Jochen Schulte am Esch, Hanswerner Bause, Eberhard Kochs,
Jens Scholz, Thomas Standl, Christian Werner

Duale Reihe

Anästhesie

Intensivmedizin, Notfallmedizin, Schmerztherapie

Die überdurchschnittliche Ausstattung dieses Buches wurde
durch die großzügige Unterstützung von einem Unternehmen ermöglicht,
das sich seit langem als Partner der Mediziner versteht.

Wir danken der
MLP Finanzdienstleistungen AG

Nähere Informationen hierzu siehe am Ende des Buches.

Duale Reihe

Anästhesie

Intensivmedizin, Notfallmedizin, Schmerztherapie

Jochen Schulte am Esch, Hanswerner Bause,
Eberhard Kochs, Jens Scholz, Thomas Standl,
Christian Werner

Reihenherausgeber Alexander und Konstantin Bob

unter Mitarbeit von:

Hanswerner Bause	Ruth Mann
Berthold Bein	Susanne Neumahr
Petra Bischoff	Werner Pothmann
Raimund Busley	Martina Richtsfeld
Volker Dörges	Andreas Rümelin
Kristin Engelhard	Gunter N. Schmidt
Elmar Entholzner	Jens Scholz
Heidrun Fink	Jochen Schulte am Esch
Patrick Friederich	Thomas Standl
André Gottschalk	Markus Steinfath
Jan-Thorsten Gräsner	Peter H. Tonner
Werner Jeckström	Klaus J. Wagner
Eberhard Kochs	Christian Werner

3., vollständig überarbeitete und erweiterte Auflage

425 Abbildungen, 217 Tabellen

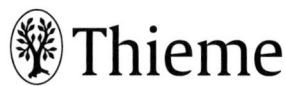

Thieme

Bibliografische Information Der Deutschen Bibliothek

Die Deutsche Bibliothek verzeichnet diese Publikation in der Deutschen Nationalbibliographie; detaillierte bibliografische Daten sind im Internet über http://dnb.ddb.de abrufbar.

Anschrift der Reihenherausgeber:

Dr. med. Alexander Bob
Weschnitzstraße 4
69469 Weinheim

Dr. med. Konstantin Bob
Weschnitzstraße 4
69469 Weinheim

Zeichnungen: M. Voll, München; K. Wesker, Berlin; W. Herzig, Essen
Layout: Arne Holzwarth, Stuttgart
Umschlaggestaltung: Thieme Verlagsgruppe
Umschlagfoto: PhotoDisc, Inc.

Wichtiger Hinweis:

Wie jede Wissenschaft ist die Medizin ständigen Entwicklungen unterworfen. Forschung und klinische Erfahrung erweitern unsere Erkenntnisse, insbesondere was Behandlung und medikamentöse Therapie anbelangt. Soweit in diesem Werk eine Dosierung oder eine Applikation erwähnt wird, darf der Leser zwar darauf vertrauen, dass Autoren, Herausgeber und Verlag große Sorgfalt darauf verwandt haben, dass diese Angabe *dem Wissensstand bei Fertigstellung des Werkes* entspricht.

Für Angaben über Dosierungsanweisungen und Applikationsformen kann vom Verlag jedoch keine Gewähr übernommen werden. *Jeder Benutzer ist angehalten,* durch sorgfältige Prüfung der Beipackzettel der verwendeten Präparate und gegebenenfalls nach Konsultation eines Spezialisten festzustellen, ob die dort gegebene Empfehlung für Dosierungen oder die Beachtung von Kontraindikationen gegenüber der Angabe in diesem Buch abweicht. Eine solche Prüfung ist besonders wichtig bei selten verwendeten Präparaten oder solchen, die neu auf den Markt gebracht worden sind. *Jede Dosierung oder Applikation erfolgt auf eigene Gefahr des Benutzers.* Autoren und Verlag appellieren an jeden Benutzer, ihm etwa auffallende Ungenauigkeiten dem Verlag mitzuteilen.

Geschützte Warennamen (Warenzeichen) werden **nicht** besonders kenntlich gemacht. Aus dem Fehlen eines solchen Hinweises kann also nicht geschlossen werden, dass es sich um einen freien Warennamen handelt.

© 2000, 2007 Georg Thieme Verlag KG
Rüdigerstraße 14, D-70469 Stuttgart
Unsere Homepage: www.thieme.de

Printed in Germany 2007

Satz: Hagedorn Kommunikation, Viernheim
Druck: Appl, Wemding

ISBN 3-13-119083-3   1   2   3   4   5
ISBN 978-3-13-119083-3

Vorwort

Zahlreiche Patienten werden während ihres Aufenthalts im Krankenhaus vom Anästhesisten betreut – anästhesiologisch, intensivmedizinisch, notfallmedizinisch und schmerztherapeutisch. Das Fach Anästhesiologie als klinisches Querschnittsfach bietet interdisziplinär und integrativ für andere und mit anderen Fachdisziplinen ein sehr breites Leistungsspektrum an.

Das für Studierende entwickelte Konzept der Dualen Reihe wurde in den ersten beiden Auflagen von *Anästhesie und Intensivmedizin* mit dem Ziel umgesetzt, den angehenden Medizinern essenzielles Prüfungswissen zu vermitteln und auch darüber hinaus ihr Interesse am Fach Anästhesiologie zu wecken. Dem Studenten bzw. jungen Assistenten sollen die anästhesiologischen Grundlagen nahegebracht werden, die letztlich für jeden Arzt eine notwendige Voraussetzung zum interdisziplinären Gespräch darstellen sowie eine kompetente Beratung bzw. Aufklärung von Patienten und Angehörigen ermöglichen.

Die aktuelle Auflage enthält neben der auf den neuesten Stand gebrachten „Allgemeinen Anästhesie" einen neuen Buchteil „Spezielle Anästhesie", der in die anästhesiologischen Besonderheiten bei Eingriffen in den verschiedenen operativen Disziplinen bzw. bei ambulanten sowie interventionellen Eingriffen einführt. Ein weiterer Abschnitt des Buches befasst sich in z. T. neuen Kapiteln mit der Intensiv- und Notfallmedizin sowie der Schmerztherapie. Im Intensivmedizin-Kapitel wird unter Integration einiger spezieller intensivmedizinischer Krankheitsbilder ausführlich auf Diagnostik, verschiedene Verfahrensweisen und Therapie eingegangen. Der in früheren Auflagen auf Wiederbelebungsmaßnahmen beschränkte Abschnitt „Notfallmedizin" wurde um ausgewählte Themen – z. B. Grundlagen der allgemeinen Notfallmedizin sowie medizinisches und taktisches Vorgehen in der Notaufnahme – ergänzt. Das Kapitel „Schmerztherapie" wurde in dieser Auflage neu gegliedert in die Abschnitte „Grundlagen der Schmerztherapie", „Therapie akuter Schmerzen" und „Therapie chronischer Schmerzen".

Für die Studierenden werden in diesem Lehrbuch die Prüfungsinhalte des bedeutenden Querschnittsfaches Anästhesiologie komfortabel abgedeckt. Darüber hinaus ermöglicht es dem erst seit Kurzem in der Anästhesiologie ärztlich Tätigen einen fundierten Informationseinstieg.

Die Bandherausgeber und der Georg Thieme Verlag sind überzeugt, dass mit der vorliegenden Neuauflage ein aktueller Einblick in das vielschichtige Fach Anästhesiologie sowohl für das Studium als auch für die frühe ärztliche Tätigkeit in diesem und angrenzenden Fachbereichen gelungen ist, ohne dabei den für die Leser „handhabbaren" Umfang zu sprengen.

Die Bandherausgeber danken den beteiligten Autoren bzw. Mitarbeitern sehr herzlich für ihr hohes zeitnahes und diszipliniertes Engagement während der Realisierung dieses Bandes. Dem Verlag, insbesondere Frau Mirjam Tessmer und Herrn Dr. Jochen Neuberger, sei für ihren unermüdlichen Einsatz und die stete Bereitschaft, den Band großzügig zu realisieren, herzlichst gedankt. Alle Leser bzw. alle Lernenden möchten wir um Verbesserungs- und Ergänzungsvorschläge bitten.

Im Oktober 2006

Jochen Schulte am Esch
Hanswerner Bause
Eberhard Kochs
Jens Scholz
Thomas Standl
Christian Werner

Inhalt

3 Allgemeine Substitutionsbehandlung 55

A. Rümelin, P. Bischoff (Hrsg.: J. Schulte am Esch)

3   Anästhesie in Gynäkologie und Geburtshilfe 276

R. Busley   *(Hrsg.: E. Kochs)*

**7   Anästhesie in der Allgemein-, Viszeral-
        und Thoraxchirurgie** **330**
        T. Standl   *(Hrsg.: T. Standl)*

10 Anästhesie in der Urologie 373
T. Standl   *(Hrsg.: T. Standl)*

11 Kinderanästhesie 387
B. Bein, P. H. Tonner   *(Hrsg.: J. Scholz)*

12 Anästhesie im Rahmen der interventionellen Radiologie 400
G. N. Schmidt   *(Hrsg.: J. Schulte am Esch)*

Teil C

1   Intensivmedizin 432

H. Bause, P. Friederich   (Hrsg.: H. Bause)

2 Notfallmedizin 606

J.-T. Gräsner, M. Steinfath, V. Dörges   *(Hrsg.: J. Scholz)*

3 Schmerztherapie 640

A. Gottschalk   *(Hrsg.: T. Standl)*

T. Standl   *(Hrsg.: T. Standl)*

Anschriften

Prof. Dr. med. Hanswerner Bause
Abt. für Anästhesiologie
und operative Intensivmedizin
Asklepios-Klinik Altona
Paul-Ehrlich-Str. 1
22763 Hamburg

PD Dr. med. Berthold Bein
Klinik für Anästhesiologie
und Operative Intensivmedizin
Universitätsklinikum Schleswig-
Holstein
Campus Kiel
Schwanenweg 21
24105 Kiel

Prof. Dr. med. Petra Bischoff
Klinik und Poliklinik für
Anästhesiologie
Universitätsklinikum
Hamburg-Eppendorf
Martinistr. 52
20246 Hamburg

Dr. med. Raimund Busley
Klinik für Anästhesie, Intensivmedizin
und Schmerztherapie
Behandlungszentrum Vogtareuth
Krankenhausstr. 20
83569 Vogtareuth

Prof. Dr. med. Volker Dörges
Klinik für Anästhesiologie
und Operative Intensivmedizin
Universitätsklinikum Schleswig-
Holstein
Campus Kiel
Schwanenweg 21
24105 Kiel

PD Dr. med. Kristin Engelhard
Klinik für Anästhesiologie
Klinikum der Johannes Gutenberg-
Universität Mainz
Langenbeckstr. 1
55131 Mainz

Prof. Dr. med. Elmar Entholzner
Anästhesie Gemeinschaft in München
Arabellastr. 5
81925 München

Dr. med. Heidrun Fink
Klinik für Anaesthesiologie
Klinikum rechts der Isar
Technische Universität München
Ismaninger Str. 22
81675 München

PD. Dr. med. Patrick Friederich
Klinik und Poliklinik für
Anästhesiologie
Universitätsklinikum
Hamburg-Eppendorf
Martinistr. 52
20246 Hamburg

PD Dr. med. André Gottschalk
Klinik für Anästhesiologie, Intensiv-
medizin und Schmerztherapie
Knappschaftskrankenhaus Bochum-
Langendreer
Universitätsklinik
In der Schornau 23–25
44892 Bochum

Dr. med. Jan-Thorsten Gräsner
Klinik für Anästhesiologie
und Operative Intensivmedizin
Universitätsklinikum Schleswig-
Holstein
Campus Kiel
Schwanenweg 21
24105 Kiel

Dr. med. Werner Jeckström
Klinik für Anästhesiologie
und Operative Intensivmedizin
Universitätsklinikum Schleswig-
Holstein
Campus Kiel
Schwanenweg 21
24105 Kiel

Prof. Dr. med. Dipl.-Phys.
Eberhard Kochs
Klinik für Anaesthesiologie
Klinikum rechts der Isar
Technische Universität München
Ismaninger Str. 22
81675 München

Dr. med. Ruth Mann
Klinik für Anaesthesiologie
Klinikum rechts der Isar
Technische Universität München
Ismaninger Str. 22
81675 München

Dr. med. Susanne Neumahr
Klinik für Anaesthesiologie
Klinikum rechts der Isar
Technische Universität München
Ismaninger Str. 22
81675 München

Dr. med. Werner Pothmann
Klinik und Poliklinik für
Anästhesiologie
Universitätsklinikum
Hamburg-Eppendorf
Martinistr. 52
20246 Hamburg

Dr. med. Martina Richtsfeld
Klinik für Anaesthesiologie
Klinikum rechts der Isar
Technische Universität München
Ismaninger Str. 22
81675 München

Dr. med. habil. Andreas Rümelin
Klinik für Anästhesiologie
Klinikum der Johannes Gutenberg-
Universität Mainz
Langenbeckstr. 1
55131 Mainz

PD Dr. med. Gunter N. Schmidt
Klinik und Poliklinik für
Anästhesiologie
Universitätsklinikum
Hamburg-Eppendorf
Martinistr. 52
20246 Hamburg

Prof. Dr. med. Jens Scholz
Klinik für Anästhesiologie
und Operative Intensivmedizin
Universitätsklinikum Schleswig-
Holstein
Campus Kiel
Schwanenweg 21
24105 Kiel

Prof. Dr. med. Dr. h. c.
Jochen Schulte am Esch
Straßenbahnring 9
20251 Hamburg

Prof. Dr. med. Thomas Standl
Klinik für Anästhesie
und operative Intensivmedizin
Städtisches Klinikum Solingen
Akademisches Lehrkrankenhaus der
Universität Köln
Gotenstr. 1
42653 Solingen

Prof. Dr. med. Markus Steinfath
Klinik für Anästhesiologie
und Operative Intensivmedizin
Universitätsklinikum Schleswig-
Holstein
Campus Kiel
Schwanenweg 21
24105 Kiel

Prof. Dr. med. Peter H. Tonner
Klinikum Links der Weser
Klinik für Anästhesie, Operative
und Allgemeine Intensivmedizin,
Notfallmedizin
Senator-Weßling-Str. 1
28277 Bremen

Dr. med. Klaus J. Wagner
Klinik für Anaesthesiologie
Klinikum rechts der Isar
Technische Universität München
Ismaninger Str. 22
81675 München

Prof. Dr. med. Christian Werner
Klinik für Anästhesiologie
Klinikum der Johannes Gutenberg-
Universität Mainz
Langenbeckstr. 1
55131 Mainz

A

Allgemeine Anästhesie

1   Einführung

Die Anästhesiologie ist heute ein
etabliertes klinisches Fach, das sich in
Deutschland auf vier Schwerpunkte stützt:
- Anästhesie
- Intensivmedizin
- Notfallmedizin
- Schmerztherapie.

Nachdem erst 1953 die Deutsche Gesell-
schaft für Anästhesie gegründet und der
Facharzt für Anästhesiologie geschaffen
worden war, kam es zu lebhaften Struk-
turentwicklungen in der Anästhesiologie.
Heute wird das Fach von der **Deutschen
Gesellschaft für Anästhesiologie und
Intensivmedizin (DGAI)** national und
international wissenschaftlich und vom
**Berufsverband Deutscher Anästhesisten
(BDA)** berufspolitisch vertreten.

Die Anästhesisten wurden zu den Pionieren der **modernen Reanimationstechniken** und der **Therapie chronischer
Schmerzen**.

Die gegenwärtige Stellung und Qualität
der Anästhesiologie kann nicht ohne
Kenntnisse der Vergangenheit verstanden
werden. Gerade heutzutage entwickelt
sich international ein starkes Bewusstsein
für die geschichtlichen Wurzeln der Anästhesiologie und ihrer Teilbereiche.

1.1   Entwicklung der Anästhesiologie

Einige wichtige Daten zur **Geschichte der
Anästhesiologie** sind in Tab. **A-1.1**
zusammengestellt.

1   Einführung

Die Anästhesiologie ist heute ein etabliertes klinisches Fach, das sich in
Deutschland auf vier Schwerpunkte stützt:
- Anästhesie
- Intensivmedizin
- Notfallmedizin
- Schmerztherapie.

Nachdem erst 1953 die Deutsche Gesellschaft für Anästhesie gegründet und
der Facharzt für Anästhesiologie geschaffen worden war, kam es zu lebhaften
Strukturentwicklungen in der Anästhesiologie. Heute wird das Fach von der
Deutschen Gesellschaft für Anästhesiologie und Intensivmedizin (DGAI) national und international wissenschaftlich und vom **Berufsverband Deutscher
Anästhesisten (BDA)** berufspolitisch vertreten. Die Narkosetechniken entwickelten sich rasch auf den heute möglichen und üblichen Standard. Dies
schließt neben der präoperativen Vorbereitung und der Durchführung der Narkose auch die Betreuung der Patienten im Aufwachraum mit ein. Als Folge hat
sich die Tätigkeit des Anästhesisten auch auf die Intensivstationen ausgedehnt.
Auf diesen Stationen werden lebenswichtige Funktionen des menschlichen
Organismus unter erforderlichenfalls temporärem apparativem Ersatz mit
modernen therapeutischen Möglichkeiten erhalten bzw. wiederhergestellt.
Neben der künstlichen Beatmung mit aufwendigen Respiratoren werden
auch extrakorporale Verfahren, z. B. die Hämofiltration als Nierenersatzthera-
pie oder auch das Verfahren der extrakorporalen Membranoxygenierung und
Eliminierung von Kohlendioxid bei schwersten Lungenfunktionseinschränkun-
gen, angewendet.
Die Anästhesisten sammelten Erfahrungen mit bewusstlosen, vital bedrohten
Patienten, Kenntnisse über die Schockbehandlung, Langzeitbeatmung und
Infusionstherapie ebenso wie über die verschiedensten Narkoseverfahren
und -techniken, sodass Anästhesisten auch zu den Pionieren der **modernen
Reanimationstechniken** wurden. Zwanglos führten die Entwicklungen der
modernen Anästhesiologie zu zusätzlichen Ausbildungsinhalten. Die Ausschaltung akuter Schmerzen während der Operation und unmittelbar postoperativ
führte neben der Entwicklung anästhesiologischer Techniken auch zur **Therapie chronischer Schmerzen**. Pionierarbeit leistete hier *John. J. Bonica* in den
1950er- und 1960er-Jahren beim Aufbau interdisziplinärer Schmerzkliniken.
Die Schmerzbehandlung wurde von ihm als interdisziplinäre Aufgabe unter
Leitung des Anästhesisten aufgefasst, an der auch Spezialisten, z. B. aus Neurologie, Psychologie, Innerer Medizin und Neurochirurgie, mitarbeiten.
Die gegenwärtige Stellung und Qualität der Anästhesiologie kann nicht ohne
Kenntnisse der Vergangenheit verstanden werden. Gerade heutzutage entwickelt sich international ein starkes Bewusstsein für die geschichtlichen Wurzeln der Anästhesiologie und ihrer Teilbereiche. Ohne Kenntnis der historischen Vorgänge neigt der heute im Krankenhaus tätige Mediziner dazu, die
aktuelle Praxis und den Standard der Anästhesie so zu akzeptieren, als sei
das, was er heute kennen lernt, immer schon so gewesen. Dabei wird jedoch
die Leistung derjeniger nicht bedacht, die alles, was heute bekannt ist, ent-
deckten und unter großem persönlichem Einsatz in die Entwicklung des Faches
Anästhesiologie bis zu dessen heutigem hohen Niveau einbrachten.

1.1   Entwicklung der Anästhesiologie

Es kann an dieser Stelle nicht differenziert und detailliert auf die geschichtliche
Entwicklung eingegangen werden, sondern lediglich auf einige bestimmende
Ereignisse und Entdeckungen, die den Weg zum heutigen Stand des Faches
Anästhesiologie geebnet haben. Einige wichtige Daten zur **Geschichte der Anäs-
thesiologie** sind in Tab. **A-1.1** zusammengestellt.

A-1.1

 A-1.1 | **Interessante und wichtige Daten zur Geschichte der Anästhesiologie**

1543	Andreas Vesalius (1514–1564) publiziert sein revolutionäres Anatomiebuch De Humani Corporis Fabrica
1628	William Harvey (1578–1657), London (Schüler des Galileo, Padua, und des englischen Philosophen Francis Bacon und von Descartes), beschreibt die Zirkulation des Blutes: De Montu Cordis
1665	Erste intravenöse Injektion einer Droge (Opiumtinktur) im Tierversuch (Hund) durch Sir Christopher Wren (1633–1723)
1771	Entdeckung des Sauerstoffes und
1772	des Stickoxyduls durch Joseph Priestley (1733–1804)
1788	Charles Kite (1768–1811) aus Gravesend benutzte erstmalig einen Trachealtubus zur Wiederbelebung Ertrunkener: Kite's pocket case of instrumental recovery
1800	Entdeckung analgetischer Eigenschaften des Stickoxyduls durch Humphrey Davy, der es als „Lachgas" bezeichnet
1806	Isolierung des Morphiums aus Opium durch den Apotheker Friedrich Wilhelm Adam Sertürner (1783–1841) aus Paderborn
1807	Seishu Hanaoka (1760–1835) aus Hirayama, Japan, verabreicht erstmalig eine Mischung aus Alkaloiden („tsu-sensan"), hauptsächlich bestehend aus Scopolamin und Atropin, zur Schmerzlinderung bei der Entfernung eines Brusttumors bei einer 60-jährigen Patientin
1831	Entdeckung des Chloroforms durch Justus von Liebig (1830–1873), Darmstadt
1845	Horace Wells (1815–1848), Zahnarzt aus Hartford, Connecticut, demonstriert erfolglos eine Anästhesie durch Lachgasinhalation für eine Zahnextraktion
1846	William Thomas Green Morton (1819–1868), Zahnarzt aus Boston, führt am 16. Oktober erfolgreich die Äthernarkose öffentlich am Massachusetts General Hospital, Boston, durch
1853	John Snow (1813–1858), Physiker und Anästhesist aus London, verabreicht der Königin Victoria zur Schmerzlinderung während der Entbindung des Prinzen Leopold Chloroform („Anesthésie à la reine")
1857	Claude Bernard (1813–1878), Physiologe aus Paris, zeigt, dass Curare den neuromuskulären Übergang blockiert
1869	Joseph Thomas Clover (1825–1882), Anästhesist aus London, setzt Äthersprudler-Dosierungssysteme ein
1871	Friedrich Trendelenburg (1844–1924), Chirurg aus Rostock, verabreicht Anästhetika über ein Tracheostoma und benutzt einen pertrachealen Tubus mit Manschette
1880	William Macewen (1848–1924), Chirurg aus Glasgow, stellt die orale endotracheale Intubation vor
1884	Carl Koller (1857–1944), Augenarzt aus Wien, demonstriert die lokalanästhetischen Eigenschaften des Kokains an der Hornhaut des Auges
1885	James Leonhard Corning (1855–1923), New Yorker Neurologe, erzeugt durch zufällige epidurale Injektion von Kokain Analgesie
1892	Carl Ludwig Schleich (1859–1922), Berlin, stellt die Infiltrationsanalgesie vor
1893	Gründung der „Society of Anaesthetists" in London
1898	August Bier (1861–1949), Chirurg aus Kiel, führt erstmalig erfolgreich klinisch die Spinalanästhesie durch
1901	Franz Kuhn (1866–1929) aus Kassel veröffentlicht seine Arbeit über die tracheale Intubation. Heinrich (1847–1917) und Bernhard (1870–1928) Dräger entwickeln als erste in Deutschland einen Narkoseapparat für Sauerstoff und Chloroform
1902	Heinrich Braun (1862–1934), Chirurg aus Leipzig, setzt der Kokainlösung Adrenalin zu, um deren Effekt zu verlängern und deren Resorption zu verzögern

☰ **A-1.1   Daten zur Geschichte der Anästhesiologie (Fortsetzung)**

1903	Emil Fischer (1852–1919), Chemiker und Nobel-Preisträger (1902) aus Berlin, und Joseph von Mering (1849–1908) aus München synthetisieren Veronal als das erste Barbiturat
1904	Alfred Einhorn (1856–1917), Chemiker aus München, synthetisiert Procain
1912	Arthur Läwen (1876–1958), Chirurg aus Königsberg, verwendet Curare zur Muskelrelaxation
1922	Im August erscheint „Current Researches" in „Anesthesia and Analgesia"
1924	Paul Sudeck (1866–1945) und Helmut Schmidt (1895–1979) führen die Lachgas-Sauerstoff-Narkose in der Universitätsklinik Hamburg-Eppendorf ein. Gleichzeitig wird zusammen mit der Firma Dräger ein Kreisatmungssystem mit Kohlendioxidabsorption entwickelt. Es handelt sich um den Narkoseapparat nach Sudeck-Schmidt
1926	John Silas Lundy (1894–1972) stellt das Konzept der „Balanced Anesthesia" vor. Otto Butzengeiger (1885–1968) in Deutschland wendet als erster Avertin (Tribromäthylalkohol) zur rektalen Anästhesie für klinische Zwecke an. Es zeigt sich aber, dass diese Narkoseart mit erheblichen Gefahren verbunden ist
1928	Gründung der Zeitschrift „Der Schmerz – Zeitschrift für Narkose und Anästhesie"
1932	Hellmut Weese (1897–1954), Scharpff und Rheinoff wenden als erste das Evipan (Hexobarbital) an, das von Kropp und Taub synthetisiert wurde
1937	Robert R. Macintosh (1897–1989) wird zum „Nuffield Professor of Anaesthesia" an der Universität von Oxford ernannt – als erster Lehrstuhlinhaber für Anästhesie in Europa
1940	Die Zeitschrift „Anesthesiology" wird erstmalig publiziert
1942	Harold Randall Griffith (1894–1985) und George Enid Johnson (1909–1979) aus Montreal wenden Curare in der Anästhesie an
1943	Robert R. Macintosh (1897–1989) aus Oxford beschreibt sein gebogenes Laryngoskop
1944	Verwendung des Lokalanästhetikums Lidocain durch Thorsten Gordt am Karolinska Institut in Stockholm
1952	Gründung der Zeitschrift „Der Anästhesist"
1953	Gründung der „Deutschen Gesellschaft für Anästhesie"
1956	Michael Johnstone aus dem Manchester Royal Infirmatory wendet Halothan klinisch an
1959	Einführung der Neuroleptanalgesie durch Joris DeCastro (1919–1990) und Paul Mundeleer (*1914)
1960	Erstbeschreibung einer malignen Hyperthermie durch den Australier Michael Denborough
1961	Anwendung des 1960 von Paul Janssen in Beerse synthetisierten Analgetikums Fentanyl
1966	Einführung der Ketamin-Analgesie durch Günther Corssen und Edward Domino in den USA
1971	Erste Isofluran-Anwendung
1973	Klinische Erstanwendung von Etomidat durch Alfred Doenicke in München
1977	B. Kay und George Rolly berichten über die erfolgreiche Anwendung von Disoprivan
1983	Erstbeschreibung der Kehlkopfmaske durch den englischen Anästhesisten Archie Brain (*1942)
1990	Erstzulassung von Sevofluran für den klinischen Gebrauch in Japan
1992	Zulassung von Desfluran in den USA
1996	Einführung des ultrakurzwirksamen Analgetikums Remifentanil

Zu den **Grundlagen der modernen Inhalationsnarkose** gehört die Entdeckung von **Sauerstoff und Lachgas** durch den englischen Lehrer und Experimentator *Joseph Priestley* 1771/1772. Lachgas wurde, zum Teil in Selbstversuchen, als schmerzlindernd erkannt, z. B. durch den Hartforder Zahnarzt *Horace Wells* 1844, und – trotz seiner erfolgreichen Anwendung im Bereich der Zahnmedizin – im Rahmen von Volksbelustigungen auf Jahrmärkten missbraucht. Bei der öffentlichen Demonstration einer Lachgasnarkose in Boston 1845 gelang eine Zahnextraktion nicht schmerzfrei, so dass Wells verlacht wurde.

Es war dann *William Thomas Green Morton* vorbehalten, 1846 der Inhalationsnarkose mittels **Äther** zum Durchbruch zu verhelfen und damit eine neue Ära der Chirurgie einzuleiten. Der Bostoner Chirurg *John C. Warren* konnte am Massachusetts General Hospital einen Speicheldrüsentumor bei einem jungen Mann, der durch *Morton* mit Äther narkotisiert worden war, schmerzfrei entfernen. Dieses Ereignis führte weltweit zum Einsatz der Äther-Narkose bei chirurgischen Eingriffen. Schon drei Monate später wurde von dem Chirurgen *Johann Heyfelder* in Erlangen die erste Äther-Narkose in Deutschland erfolgreich durchgeführt.

Auch das neben Lachgas und Äther dritte Inhalationsanästhetikum, das 1831 von *Justus von Liebig* entdeckte **Chloroform**, kam bald danach zur Anwendung. 1847 wurde es erstmals von dem Edinburgher *James Simpson* in dessen geburtshilflicher Praxis eingesetzt, und der erste Berufsanästhesist, *John Snow* in London, machte von sich reden, als er mit Chloroform die „Anesthésie à la reine" 1853 bei der Geburt des 8. Kindes der Königin Victoria anwendete. Der Siegeszug der Narkose zur Schmerzausschaltung hatte seinen ersten Höhepunkt erreicht. Seither kam es zu einer Fülle von Entdeckungen neuer Pharmaka sowie zu Verbesserungen der Narkosetechnik.

Die Wurzeln der **Lokalanästhesie** in unserem heutigen Sinne reichen nicht so weit zurück, weil es an Mitteln und Methoden fehlte. *Carl Koller*, ein Augenarzt in Wien und Freund von *Sigmund Freud*, demonstrierte 1884 in tierexperimentellen Untersuchungen die schon früher beobachteten lokalanästhetischen Effekte des **Kokains** und setzte die von ihm standardisierten Lösungen bei Operationen am Auge erfolgreich ein. Bei Experimenten von *Leonard Corning* 1885 wurde im Zusammenhang mit Injektionen im Rückenbereich vermutlich die erste **Periduralanästhesie** eher zufällig durch Einbringen von Kokain in den Periduralraum erreicht.

1892 wurde von *Carl Ludwig Schleich* erstmalig über die **Infiltrationsanästhesie** mit Kokain berichtet und in der vielfach aufgelegten, damals weit verbreiteten Publikation „Schmerzlose Operationen" niedergelegt. *August Bier*, Chirurg aus Kiel, und sein Mitarbeiter *August Hildebrandt* führten 1898 die ersten **Spinalanästhesien** in heroischen Selbstversuchen durch. Die toxischen Nebenwirkungen des Kokains durch dessen rasche systemische Resorption wurden nach Vorschlag von *Heinrich Braun*, 1902, durch Zugabe von Adrenalin verzögert.

Die Synthese von **Novocain** durch den deutschen Chemiker *Alfred Einhorn*, 1904, brachte für die Lokalanästhesie den Durchbruch aufgrund der wesentlich weniger toxischen und lokalanästhetisch potenteren Wirkung der Substanz. Die Zukunft der Lokalanästhesie wurde im Weiteren überwiegend von der Synthetisierung geeigneter Lokalanästhetika sowie der Modifikation von Techniken und technischer Ausrüstung bestimmt.

Die **enterale Applikation** von anästhetischen Substanzen zur Schmerzlinderung hat sich nicht durchsetzen können, obwohl bedeutende Ansätze bekannt sind. Zum Beispiel hat der in Japan verehrte Chirurg und Anästhesist *Seishu Hanaoka* schon 1807, 50 Jahre vor der ersten Äther-Narkose, durch orale Verabreichung einer Mischung von Alkaloiden („tsu-sensan"), die im Wesentlichen Scopolamin und Atropin enthielt, erfolgreich eine Patientin anästhesiert und ihr in dieser Narkose einen Brusttumor entfernt. Diese orale Narkose konnte Hanaoka vielhundertfach erfolgreich für die verschiedensten operativen Maßnahmen wiederholen.

Die Versuche, eine erfolgreiche **Rektalnarkose** einzuführen, wie sie z. B. 1847 der russische Chirurg *Nikolai Ivanovitsch Pirogoff* mit Äther oder 1926 *Otto*

Mit der Entdeckung von **Sauerstoff** 1771 und der schmerzlindernden Wirkung von **Lachgas** 1772 begann die Entwicklung der modernen Inhalationsnarkose.

Die erste Anwendung der **Äther-Narkose** 1846 leitete weltweit eine neue Ära der Chirurgie ein.

Auch **Chloroform**, das dritte, 1831 entdeckte Inhalationsanästhetikum, wurde wenige Jahre später bereits praktisch eingesetzt.

Die **lokalanästhetischen Effekte des Kokains** wurden 1884 erstmals demonstriert. Bereits 1885 wurde die analgetische Wirkung des Kokains im Periduralraum bei einem Versuch von Injektionen im Rückenbereich entdeckt.

Die erste **Spinalanästhesie** wurde 1898 erstmals durchgeführt. Mit der Zugabe von **Adrenalin** wurde der Effekt der Kokainlösung verlängert und deren schnelle Resorption verzögert, ohne gleichzeitig die problematische toxische Wirkung zu erhöhen.

Die **Synthese von Novocain** brachte für die Lokalanästhesie den Durchbruch aufgrund der wesentlich geringeren toxischen und lokalanästhetisch potenteren Wirkweise.

Die **enterale Applikation** von anästhetischen Substanzen zur Schmerzlinderung konnte sich nicht durchsetzen, obwohl bedeutende Ansätze bekanntermaßen praktiziert wurden.

Bemühungen, schmerzlindernde Mittel **intravenös** zu verabreichen, entwickelten sich nur langsam aufgrund des Mangels an pharmakokinetisch geeigneten Substanzen. Obwohl **Morphium** bereits 1806 und **Veronal** 1903 zur intravenösen Applikation zur Verfügung standen, konnte erst mit der Synthetisierung von **Evipan** (1932) von einer intravenösen Narkose gesprochen werden.

Dies erforderte technische Vorrichtungen, um Substanzen sicher und kontrolliert anwenden zu können. Von den frühen **Inhalatoren** für die Inhalationsanästhetika, dem **offenen System** (z. B. **Gazemaske**) und verschiedenen **Narkoseapparaten** mit Gasdosierung führte diese Entwicklung zu einem **Narkosekreissystem**.

Eine entscheidende Voraussetzung für moderne Kombinationsnarkosen war die **Sicherung der Atemwege** und die **Möglichkeit zur künstlichen Beatmung**. Sehr frühe Versuche mit Schilfrohrtubi, Einführen von Schläuchen in die Trachea als Wiederbelebungsmaßnahme im letzten Jahrhundert, das erste Einführen eines Gummitubus nach primärer Tracheotomie 1871, die pernasale „Tubage" 1901 und andere angewandte orale und nasotracheale Intubationstechniken beschreiben den Weg und das Spektrum der endotrachealen Intubation bis zur Entwicklung geeigneter Tubusmaterialien und Beatmungsgeräte in den 1960er-Jahren.

Butzengeiger mittels Avertin, einem schwer steuerbaren Tribromäthylalkohol, unternahmen, konnten sich nicht durchsetzen.

Die verschiedensten Bemühungen über die Jahrhunderte, schmerzlindernde Mittel **intravenös** zu verabreichen, entwickelten sich relativ spät aufgrund des Mangels an pharmakokinetisch geeigneten und ausreichend gereinigten Substanzen. Grundlagen hierzu wurden durch *Friedrich Sertürner*, einem Apotheker aus Paderborn, gelegt, der 1806 **Morphium** aus Opium extrahierte. Aber auch die Synthese des **Veronal** durch *Emil Fischer* und *Joseph von Mering* 1903 konnte der intravenösen Narkose noch nicht zum Durchbruch verhelfen. Erst nach der Einführung des pharmakokinetisch aufgrund einer kurzen Einschlafzeit und begrenzten Wirkdauer sehr geeigneten **Evipan**, 1932 von *Kropp* synthetisiert und von *Hellmut Weese* pharmakologisch und klinisch getestet, konnte von einer intravenösen Narkose gesprochen werden. Dieses war im Bereich der intravenösen Narkose der Beginn der Suche nach pharmakokinetisch geeigneten Substanzen, die auch heute noch nicht abgeschlossen ist.

Die Entwicklung der modernen Anästhesie wäre auch nicht möglich gewesen, wenn es nicht gleichzeitig mit der Einführung von geeigneten Pharmaka eine Entwicklung im technischen Bereich gegeben hätte, die die Voraussetzung geschaffen hat, die jeweiligen Pharmaka sicher und kontrolliert anwenden zu können. Abgesehen von komplizierten Inhalatoren für die Inhalationsanästhetika oder von dem lange angewendeten offenen System (z. B. von *Curt Schimmelbusch* eingeführte Gazemaske für die Äthernarkose), wurden seit Ende des 19. Jahrhunderts verschiedene **Narkoseapparate** mit einer brauchbaren Gasdosierung konstruiert. Neben einigen englischen und US-amerikanischen Herstellern wurden auch in Deutschland kommerziell Narkosegeräte, hier von der Firma Dräger in Lübeck, gefertigt.

Die Zusammenarbeit zwischen an der Narkose interessierten Ärzten und den Narkosegeräteherstellern führte zur Entwicklung des Narkosekreissystems, in dem durch Druckreduzierventile die anzuwendenden Gase, überwiegend Lachgas und Sauerstoff, in das ventilgesteuerte Kreissystem eingespeist werden konnten und die jeweiligen dampfförmigen Inhalationsanästhetika durch Verdunster zuführbar waren.

Eine entscheidende Voraussetzung für die Entwicklung der modernen Kombinationsnarkose war die **Sicherung der Atemwege** und die **Möglichkeit zur künstlichen Beatmung**. Der Weg zu diesem Ziel ist gekennzeichnet durch zahlreiche Beobachtungen, Entdeckungen und Einzelversuche, die alle jedoch zu ihrer jeweiligen Zeit nicht allgemein beachtet oder wieder vergessen wurden. Schon um 1543 beschrieb *Andreas Vesalius* die **endotracheale Intubation** mit Schilfrohrtuben und Beatmung mittels Blasebalg als lebenserhaltende Maßnahme beim Versuchstier. Verschiedene Beobachter führten über die Jahrhunderte ähnliche Versuche durch, und bereits im späten 18. und frühen 19. Jahrhundert wurde wiederholt über die Einführung von Schläuchen in die Trachea als Wiederbelebungsmaßnahme nach Ertrinken und Ersticken berichtet. Es dauerte immerhin noch bis 1871, als der deutsche Chirurg *Friedrich Trendelenburg*, in diesem Falle nach primärer Tracheotomie, einen Gummitubus in die Trachea einführte, um die Blutaspiration in die Lunge zu vermeiden.

1880 konnte der Glasgower Chirurg *William Macewen* am Menschen eine endotracheale Intubation unter Nutzung gekrümmter Metallrohre peroral durchführen. Der bedeutendste Pionier der endotrachealen Intubation ist sicherlich der Kasseler Chirurg *Franz Kuhn*, der 1901 über seine „Tubage" berichtete. 1902 bereits erschien eine Arbeit über die pernasale „Tubage" und 1911 die bekannte und weit verbreitete Monographie „Die perorale Intubation". Aber auch die Bemühungen Kuhns gerieten in Vergessenheit. Statt dessen kam die teurere, kompliziertere und letztlich ungeeignetere Methode der Unterdruckkammer zur Anwendung, die vehement von dem berühmten Chirurgen *Ferdinand Sauerbruch* propagiert wurde, der bedauerlicherweise die zahlreichen Publikationen zur endotrachealen Intubation und Überdruckbeatmung z. T. nicht kannte oder nicht zur Kenntnis nehmen wollte.

Wenn auch das Werk *Franz Kuhns* seinerzeit in Deutschland vergessen wurde, wurden in England schon zur Zeit des 1. Weltkrieges durch *Ivan Magill* orale und nasotracheale Intubationstechniken in der uns heute bekannten Weise eingesetzt. Voraussetzung für die weitere Entwicklung war, dass diese Methoden vermehrt von Ärzten angewendet wurden. Anhand der dabei gewonnenen Erfahrungen wurden die Laryngoskope und das Tubusmaterial verbessert.

Obwohl anhand der genannten Versuche von *Andreas Vesalius* die Beatmung von Tieren bekannt war, in **„Kite's Pocket Case of Instrumental Recovery of the Apparently Dead"** 1788 ein ganzes Spektrum von Wiederbelebungsinstrumenten einschließlich Tubusmaterial und Beatmungsblasen vorgestellt worden ist und aus dem Jahre 1878 Publikationen von *Rudolf Boehm* existieren, in denen experimentell Atmung und extrathorakale Kompression zur **kardiopulmonalen Wiederbelebung** veröffentlicht wurden, wurde lange Zeit keine Standardbeatmungsmethode entwickelt. Es bedurfte der Polioepidemien in den frühen 1950er-Jahren, während derer die Anästhesisten die Technik einer manuellen Beatmung mittels Beutel aus den benachbarten Operationssälen einbrachten und Hundertschaften von Studenten und Jungärzten rund um die Uhr die Kranken von Hand über Wochen beatmeten, um den Anstoß zu geben, geeignete Beatmungsgeräte zu entwickeln, die dann seit den 1960er-Jahren auch für Narkosezwecke genutzt wurden.

Für die moderne Kombinationsnarkose bedurfte es noch einer weiteren fundamentalen Entwicklung, nämlich der von klinisch brauchbaren **Muskelrelaxanzien**. Schon *Alexander von Humboldt* beschrieb 1807 die Wirkung des südamerikanischen indianischen Pfeilgiftes **Curare**, und *Claude Bernard* wies 1857 nach, dass es den neuromuskulären Übergang blockiert. Der erste Bericht über eine erfolgreiche intraoperative Anwendung von Curare beim Menschen zur Muskelrelaxation erfolgte durch den deutschen Chirurgen *Arthur Läwen* 1912 und wurde – ähnlich wie die Intubationstechnik *Kuhns* – in Deutschland wieder vergessen.

> 1912 wurde **Curare** als erstes **Muskelrelaxans** eingesetzt.

Das nun inzwischen rein hergestellte Alkaloid d-Tubocurarin wurde 1942 erstmals von *Harold R. Griffith* im Rahmen von Allgemeinanästhesien zu chirurgischen Eingriffen eingesetzt. Auch im Bereich der Muskelrelaxation beschränkten sich die weiteren Entdeckungen vorwiegend auf neuere, pharmakokinetisch und bezüglich des Nebenwirkungsprofils geeignetere Muskelrelaxanzien, von denen eine ganze Reihe in den vergangenen Jahrzehnten entwickelt worden ist.

Im Bereich der Allgemeinanästhesie waren nach dem Geschilderten alle Voraussetzungen vorhanden, moderne **Kombinationsnarkosen** durchzuführen. Zu Beginn der Entwicklung der Allgemeinanästhesie standen lediglich Substanzen zur Verfügung, mit denen **Mononarkosen** durchgeführt werden konnten, d. h. mit denen sämtliche Qualitäten erreicht werden mussten. Das bedeutete, dass hohe Dosierungen der jeweiligen Monosubstanz erforderlich waren, die in dichter Nachbarschaft zum toxischen Bereich lagen. Dagegen können durch Ausnutzung der verschiedenen Pharmakagruppen sämtliche Einzelqualitäten einer Narkose wie Hypnose, Analgesie, Anästhesie, Amnesie und Muskelrelaxation durch Kombination von Hypnotika, Analgetika, Inhalationsanästhetika und Muskelrelaxanzien erreicht werden. Eine Grundvoraussetzung für die Anwendung von aufwendigen Kombinationsnarkosen mit Ausschaltung der Funktion der quergestreiften Muskulatur durch Blockierung des neuromuskulären Übergangs mit Muskelrelaxanzien war die **Ausbildung von Anästhesieärzten.**

> Im Gegensatz zur **Mononarkose** erlaubt die moderne **Kombinationsnarkose** die gezielte Dosierung der eingesetzten Substanzen außerhalb des toxischen Bereichs.

Es gab einzelne Ärzte, die die Bedeutung der Narkose als Spezialdisziplin frühzeitig erkannten und dieses auch veröffentlichten. Als Beispiel sei nur ein Zitat aus der schon genannten Monographie von *Carl Ludwig Schleich* „*Schmerzlose Operation*" von 1894 erwähnt, in der er auf die Bedeutung des Unterrichts in Anästhesiemethoden hinwies: „Möchte doch einer der Machthaber unserer Kunst sich diese ... dringlichen Forderungen zu eigen machen und seinen Einfluss an den maßgebenden Stellen ... einsetzen, um ... dies eine Ziel zu verwirklichen: **Die Narkose und die Lokalanästhesie – ein obliga-**

Bereits 1924 wurde die Forderung nach obligatorischem Unterricht in Anästhesie erhoben, jedoch wurden erst Mitte der 1960er-Jahre in Deutschland die ersten Lehrstühle geschaffen.

torischer Unterrichtsgegenstand an deutschen Hochschulen! Jener Fürsprecher würde der leidenden Menschheit einen ganz unsterblichen Dienst erweisen." Auch *Ernst von der Porten*, der Mitbegründer der Zeitschrift „*Der Schmerz, zugleich Zentralorgan für Narkose und Anästhesie*", im Jahre 1928, erhob auf der Sitzung des Ärztlichen Vereins in Hamburg 1924 nicht nur die Forderung nach einem Unterricht in Narkose für Studenten, sondern auch nach einer Anerkennung der Narkose als wissenschaftliches Spezialfach. Dennoch gelang 1928 die Gründung einer deutschen Narkosegesellschaft anlässlich eines Naturforscherkongresses in Hamburg nicht.

Erst in der Zeit nach dem 2. Weltkrieg entwickelte sich das Fach Anästhesiologie auch in der Bundesrepublik Deutschland unter großen Bemühungen einzelner Pioniere. An Narkose interessierte Ärzte der Chirurgie, bei Gastaufenthalten im Ausland fortgebildet, erkämpften Positionen für die Anästhesiologie. 1952 erschien die erste Fachzeitschrift, und 1953 kam es zur Gründung der Fachgesellschaft. Mitte der 1960er-Jahre wurden die ersten Lehrstühle für Anästhesiologie an deutschen Universitäten geschaffen und mit *Karl Horatz* in Hamburg und *Rudolf Frey* in Mainz besetzt.

1.2 Entwicklung der Intensivmedizin

Die Intensivmedizin fand gegen Ende der 1950er-Jahre ihren Ursprung in Europa und den USA. Die Konzeption und die Grundlagen für dieses Gebiet wurden jedoch schon Anfang der 1930er-Jahre dieses Jahrhunderts durch die deutschen Chirurgen *Martin Kirschner* und *Ferdinand Sauerbruch* gelegt. Von ihnen wurden so genannte **Wachstationen** für die kontinuierliche Überwachung und Pflege der Frischoperierten geschaffen, um eine „Zentralisierung der Problempatienten" zu erreichen.

Ausgehend von der ersten Polioepidemie in Skandinavien im Jahre 1952 sah man sich gezwungen, die ersten Intensivstationen zu schaffen. Um der damaligen großen Zahl von ateminsuffizienten Patienten helfen zu können, wurden Betteneinheiten zusammengefasst, auf denen dann mittels Handbeatmung mit einfachen Atembeuteln Atemhilfe geleistet wurde, da es noch keine maschinellen Respiratoren gab. Auf der Höhe der Epidemie erkrankten täglich 50–75 Patienten neu. Es ließ sich durch den gewaltigen Einsatz der Studenten die Mortalität von zunächst 80% auf 25% senken.

In Hamburg waren es 1953 die Internisten Reinhard *Aschenbrenner* und *Axel Dönhardt*, in Dänemark war es *Henning Poulsen*, in Schweden *Holmdahl* und in Frankreich *Pierre Mollaret*, die künstliche Beatmungen zunächst mit der „Eisernen Lunge" durchführten. In dieser Zeit wurde die Basis für die künftige Respiratortherapie geschaffen. Das „Lungenversagen" wurde durch Sicherung der Atemwege behandelt (über ein Tracheostoma wurde ein geblockter Tubus in die Trachea eingelegt), die Beatmung wurde als Überdruckbeatmung durchgeführt, und die Lungen der Patienten wurden von Sekret freigesaugt. Die in Kopenhagen gesammelten Erfahrungen galten bald als „goldener Standard" in der Behandlung des Lungenversagens, nicht nur in Europa, sondern weltweit.

Intensivstationen im heutigen Sinne wurden jedoch erst ab 1961 durch die Anästhesisten *Peter Safar* in Pittsburgh und *Henning Poulsen* geschaffen. Anästhesisten in aller Welt waren von diesem Zeitpunkt an führend an der Entwicklung von Intensivstationen beteiligt. So wurde es nicht nur in Deutschland selbstverständlich, dass diese Spezialstationen unter die organisatorische Verantwortung von Anästhesisten gestellt wurden. Sie wurden in Deutschland Intensivstationen genannt. Seit Mitte der 1970er-Jahre waren nahezu in jedem Kreiskrankenhaus Intensivstationen eingerichtet. Im angloamerikanischen Raum wurden diese Einheiten als „Intensive Care Units (ICU)" und im französischen Raum als „Soins intensifs" bezeichnet.

Seit Ende der 1970er-Jahre gibt es an allen deutschen Universitäten Lehrstühle für Anästhesiologie und an den Krankenhäusern leistungsfähige Anästhesie-

---

1.2 Entwicklung der Intensivmedizin

Die Intensivmedizin fand gegen Ende der 1950er-Jahre ihren Ursprung in Europa und den USA. Die Konzeption und die Grundlagen für dieses Gebiet wurden jedoch schon Anfang der 1930er-Jahre dieses Jahrhunderts durch die deutschen Chirurgen *Kirschner* und *Sauerbruch* gelegt. Von ihnen wurden so genannte **Wachstationen** für die kontinuierliche Überwachung und Pflege der Frischoperierten geschaffen, um eine „Zentralisierung der Problempatienten" zu erreichen.

Intensivstationen im heutigen Sinne wurden jedoch erst ab 1961 durch die Anästhesisten *P. Safar* in Pittsburgh und *H. Poulsen* in Dänemark geschaffen. Anästhesisten in aller Welt waren von diesem Zeitpunkt an führend an der Entwicklung von Intensivstationen beteiligt.

Seit Ende der 1970er-Jahre gibt es an allen deutschen Universitäten Lehrstühle für

abteilungen. Hier werden sichere und nahezu nebenwirkungsfreie Narkosen für operative Eingriffe organisiert durchgeführt und auf Intensivstationen postoperative und posttraumatische Patienten auf hohem Standard interdisziplinär behandelt. Darüber hinaus werden die Notfallmedizin mit erd- oder luftgebundenen Rettungsmitteln praktiziert und Schmerzambulanzen bzw. -kliniken betrieben. Die moderne Anästhesiologie hat entscheidend dazu beigetragen, die Möglichkeiten der Chirurgie in ihrer Spezialisierung bis zu den heutigen chirurgischen Grenzen auszuweiten.

1.3 Ausbildung zum Anästhesisten

Die Weiterbildung in der Anästhesiologie ist in **Weiterbildungsordnungen** geregelt. Während dieser Weiterbildung müssen Kenntnisse, Erfahrungen und Fertigkeiten in der **Durchführung von Narkosen**, in der **Notfallmedizin**, in der **Intensivmedizin** und auch in der **Schmerztherapie** erworben und nachgewiesen werden. Die Kenntnisse müssen durch regelmäßige Teilnahme an Weiterbildungsveranstaltungen und Kongressen belegt und die technischen Fertigkeiten durch Vorlage von Narkosekatalogen unter Berücksichtigung bestimmter Mindestanzahlen von Narkosen in bestimmten Bereichen nachgewiesen werden. Ebenso sind Leistungsnachweise für regionalanästhesiologische Verfahren vorzulegen. Eine Weiterbildung auf einer mit entsprechenden Qualitätsmerkmalen ausgestatteten Intensivstation und die Beherrschung notfallmedizinischer Verfahren müssen theoretisch und praktisch erworben worden sein.

Zur Anerkennung als **Facharzt** für Anästhesiologie muss sich der Arzt einer **Prüfung** vor einem Ausschuss der jeweiligen Landesärztekammer unterziehen. Darüber hinaus können in der Anästhesiologie durch Ableistung einer weiteren, speziellen intensivmedizinischen Weiterbildung (fakultative Weiterbildung) Voraussetzungen erworben werden, mit denen sich der Anästhesist nach einer Zusatzprüfung für spezielle anästhesiologische Intensivmedizin qualifizieren kann.

Informationen zu den **Inhalten der Weiterbildung** in der Anästhesiologie kann man der neuesten **Musterweiterbildungsordnung** der Bundesärztekammer entnehmen (www.bundesaerztekammer.de/30/Weiterbildung). Das Fach Anästhesiologie ist somit eine Disziplin, die ein breit gefächertes Tätigkeitsfeld klinisch abdecken muss. Dies basiert auf eingehenden pathophysiologischen und pharmakologischen Grundlagen, vergesellschaftet mit eingehender Kenntnis spezifischer Besonderheiten der verschiedenen operativen und interventionell tätigen, nichtoperativen medizinischen Fachdisziplinen.

Anästhesiologie und an den Krankenhäusern leistungsfähige Anästhesieabteilungen und Intensivstationen für postoperative und posttraumatische Patientenversorgung. Darüber hinaus werden die Notfallmedizin mit erd- oder luftgebundenen Rettungsmitteln praktiziert und Schmerzambulanzen bzw. -kliniken betrieben.

1.3 Ausbildung zum Anästhesisten

Die Weiterbildung in der Anästhesiologie ist in **Weiterbildungsordnungen** geregelt. Während dieser Weiterbildung müssen Kenntnisse, Erfahrungen und Fertigkeiten in der **Durchführung von Narkosen**, in der **Notfallmedizin**, in der **Intensivmedizin** und auch in der **Schmerztherapie** erworben und nachgewiesen werden.

Zur Anerkennung als Facharzt für Anästhesiologie muss sich der Arzt einer **Facharztprüfung** vor einem Ausschuss der jeweiligen Landesärztekammer unterziehen.

Informationen zu den **Inhalten der Weiterbildung** in der Anästhesiologie kann man der neuesten **Musterweiterbildungsordnung** der Bundesärztekammer entnehmen.

2 Vorbereitung des Patienten zur Anästhesie

2.1 Übersicht

Vor jeder Anästhesie erfolgen in Abhängigkeit von Allgemeinzustand und Komorbiditäten des Patienten sowie vom geplanten Eingriff verschiedene Voruntersuchungen.

Die **Prämedikationsvisite** dient der:
- Erhebung der anästhesierelevanten Anamnese
- Einschätzung des Zustandes
- Festlegung zusätzlicher Maßnahmen
- Festlegung des Anästhesierisikos
- Auswahl des Anästhesieverfahrens
- Festlegung der postoperativen Therapie
- Aufklärung und Einwilligung des Patienten
- Verordnung der Prämedikation zur Anxiolyse.

Während des Gesprächs ist ein Vertrauensverhältnis zwischen Anästhesist und Patient wichtig.

2.2 Anästhesierisiko und Risikoeinschätzung

Die Beurteilung des Patienten erfolgt anhand der in Tab. **A-2.1** aufgelisteten **präoperativen Informationen**.

Anhand der erhobenen Befunde (s. S. 13) wird das perioperative Risiko für den Patienten festgelegt, das maßgeblich von bestehenden Begleiterkrankungen (s. S. 28) bestimmt wird.

2 Vorbereitung des Patienten zur Anästhesie

2.1 Übersicht

Vor jedem anästhesiologischen Verfahren erfolgen in Abhängigkeit vom Allgemeinzustand des Patienten, von bestehenden Komorbiditäten und von der Art des bevorstehenden Eingriffs verschiedene Voruntersuchungen. Diese werden entweder ambulant, prästationär oder nach Krankenhausaufnahme durchgeführt, so dass die Ergebnisse spätestens am Tag vor der Operation vorliegen. Bei gehfähigen Patienten erfolgt die Visite in einer anästhesiologischen Prämedikationsambulanz.

Die **Prämedikationsvisite** dient im Einzelnen der:
- Erhebung der anästhesierelevanten Anamnese (körperlicher und psychischer Zustand)
- klinischen Untersuchung
- Befundung bereits vorliegender Untersuchungen
- Festlegung zusätzlicher diagnostischer und therapeutischer Maßnahmen
- Festlegung des Anästhesierisikos
- Auswahl des Anästhesieverfahrens
- Festlegung der postoperativen Therapie (Intensivstation, Akutschmerztherapie)
- Aufklärung und Einwilligung des Patienten
- Verordnung der Prämedikation (Benzodiazepine); sie wird in der Regel am Vorabend und 30 min vor der Operation verabreicht und dient zur Anxiolyse.

Während des Gesprächs ist es wichtig, ein Vertrauensverhältnis zwischen Anästhesist und Patient zu schaffen, um dessen Ängste zu vermindern.

2.2 Anästhesierisiko und Risikoeinschätzung

Zur Vorbereitung auf Anästhesie und Operation sollte die anästhesiologische Visite möglichst frühzeitig erfolgen. Dies ermöglicht eine umfassende Beurteilung des Patienten (Tab. **A-2.1**).

Anhand der erhobenen Befunde (s. S. 13) wird das perioperative Risiko für den Patienten festgelegt, das maßgeblich von bestehenden Begleiterkrankungen (s. S. 28) bestimmt wird. Unter Berücksichtigung des geplanten operativen Eingriffs können auf den Einzelfall abgestimmte vorbereitende Maßnahmen (weitere Diagnostik, präoperative Therapie, Anästhesiemonitoring, postoperative Therapie) getroffen werden.

A-2.1

≡ A-2.1 Präoperative Informationen

- klinische Untersuchung
- laborchemische Untersuchungen
- anästhesiebezogene Anamnese
- kardiovaskuläre Leistungsfähigkeit
- respiratorische Störungen
- Hypovolämie
- Stoffwechsel- und andere Organstörungen
- Dauermedikation
- Konsultation Chirurg/Internist/Neurologe usw.
- Indikationszeitpunkt

2.2.1 Anästhesierisiko

Orientierungshilfe zur Risikoeinstufung

Hierfür stehen verschiedene **Klassifizierungssysteme** zur Verfügung. Am häufigsten wird das Schema der **American Society of Anesthesiologists** (ASA) verwendet (Tab. **A-2.2**). Dabei korreliert die ASA-Einstufung mit der perioperativen Letalität.

2.2.1 Anästhesierisiko

Orientierungshilfe zur Risikoeinstufung

Am häufigsten wird das Schema der **American Society of Anesthesiologists** (ASA) verwendet (Tab. **A-2.2**).

☰ A-2.2	ASA-Risikogruppen (neue Nomenklatur: P1–P6)	
Klassifikation	**Kriterien**	**perioperative Letalität (bis 7 d postoperativ)**
ASA I P 1	Patient ohne Systemerkrankung	0,06 %
ASA II P 2	Patient mit leichter Systemerkrankung	0,47 %
ASA III P 3	Patient mit schwerer Systemerkrankung	4,39 %
ASA IV P 4	Patient mit schwerster Systemerkrankung und konstanter Lebensbedrohung	23,48 %
ASA V P5	moribunder Patient, der ohne Operation/Intervention 24 Stunden voraussichtlich nicht überleben wird	50,77 %
P 6	Patient mit dissoziiertem Hirntod, der zur Organspende vorgesehen ist	

Die folgenden Faktoren und Begleiterkrankungen haben großen Einfluss auf die perioperative Morbidität und Letalität und bedürfen deshalb besonderer Beachtung:

- **Herz-Kreislauf-Erkrankungen:** Hypertonie, koronare Herzkrankheit, Herzinsuffizienz, pAVK.
- **Präexistente Lungenerkrankungen** (s. S. 31).
- **Niereninsuffizienz.**
- **Dauer der Operation**: Im Verlauf längerer Operationen stehen Störungen der Thermoregulation (Hypothermie), Flüssigkeitsdefizite und Blutverluste im Vordergrund.
- **Art und Umfang des chirurgischen Eingriffs:** Das perioperative Risiko steigt mit dem Ausmaß des chirurgischen Traumas deutlich an (Zweihöhlen-, Thorax-, Oberbaucheingriff).
- **Alter des Patienten:** Die mit zunehmendem Lebensalter vermehrt auftretenden Begleiterkrankungen erhöhen das perioperative Risiko.
- **Notfälle** (nicht nüchterne und nicht vorbereitete Patienten).

Die folgenden Faktoren und Begleiterkrankungen haben großen Einfluss auf das perioperative Risiko und bedürfen einer besonderen Beachtung:
- Herz-Kreislauf-Erkrankungen
- präexistente Lungenerkrankungen (s. S. 31)
- Niereninsuffizienz
- OP-Dauer
- Art und Umfang des chirurgischen Eingriffs
- Alter des Patienten
- Notfälle.

2.2.2 Operative Dringlichkeitsstufen

Die Vorbereitungszeit des Patienten wird von unterschiedlicher operativer Dringlichkeit bestimmt (Tab. **A-2.3** und Abb. **A-2.1**). Es können folgende Dringlichkeitsstufen unterschieden werden:

2.2.2 Operative Dringlichkeitsstufen

Es können folgende Dringlichkeitsstufen (Tab. **A-2.3** und Abb. **A-2.1**) unterschieden werden:

≡ A-2.3 | Übersicht der operativen Dringlichkeitsstufen mit Beispielen und Vorbereitungszeit

Dringlichkeitsstufe	Vorbereitungszeit	Beispiele
Notfalleingriffe – Soforteingriffe	Minuten	epidurales Hämatom, perforiertes Bauchaortenaneurysma, Milzruptur
dringliche Eingriffe	wenige Stunden	Ileus, offene Frakturen, penetrierende Verletzungen ohne akute Blutung
geplante (bedingt dringliche) Eingriffe	Tage	Malignome, diagnostische Eingriffe, Probeexzisionen
elektive (nicht dringliche) Eingriffe	Wochen/Monate	kosmetische Operationen, Cholezystolithiasis ohne Verschlusssymptomatik, Hernien ohne Inkarzeration usw.

◎ A-2.1

◎ A-2.1 | Operative Dringlichkeitsstufen

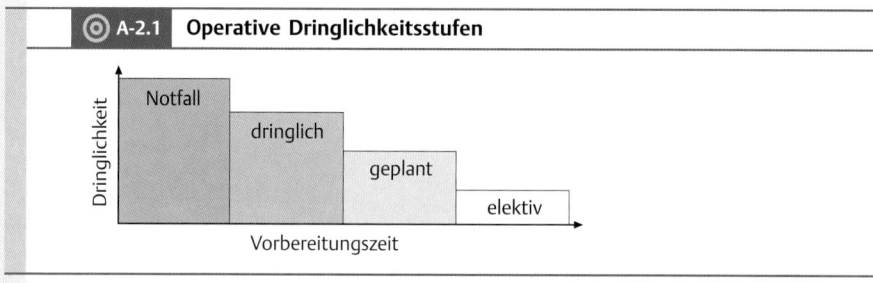

2.2.3 Kriterien für die Festlegung des Operationstermins

Jede Operation sollte sorgfältig vorbereitet werden. Besondere Beachtung gebührt dabei operationsspezifischen Risiken (z. B. Bereitstellung von Blutkonserven bei zu erwartenden Blutverlusten) und Begleiterkrankungen (s. S. 28). Reversible funktionelle Störungen müssen vor der Narkose therapiert werden.

Mit Ausnahme von Notfalleingriffen ist wegen Komplikationen (Regurgitation und Aspiration bei der Narkoseeinleitung) eine **präoperative Nahrungskarenz** (mindestens 6 h) einzuhalten.

Liegt eine **Herzinfarktanamnese** vor, so sollten aufschiebbare operative Eingriffe frühestens 6 Wochen nach dem Infarktereignis vorgenommen werden.

2.2.3 Kriterien für die Festlegung des Operationstermins

Jede Operation muss sorgfältig vorbereitet werden, um das perioperative Gesamtrisiko für den Patienten so gering wie möglich zu halten. Besondere Beachtung gebührt dabei operationsspezifischen Risiken (z. B. Bereitstellung von Blutkonserven bei zu erwartenden Blutverlusten) und Begleiterkrankungen (s. S. 28). Bei Nichtnotfalleingriffen müssen reversible funktionelle Störungen (z. B. Störungen des Wasser- und Elektrolythaushaltes bei Niereninsuffizienz) vor der Narkoseeinleitung abgeklärt und ausreichend therapiert werden. Mit Ausnahme von Notfalleingriffen rechtfertigen mögliche Komplikationen durch Regurgitation und Aspiration bei der Narkoseeinleitung die Forderung nach einer **präoperativen Nahrungskarenz** (Mindestdauer *6 h für feste Nahrung, 2 h für klare Flüssigkeit*).

Bei **Säuglingen** < 6 Monaten genügt eine Karenz von 2 h für klare Flüssigkeiten (Tee, Fruchtsaft, keine Milch!) und 4 h für Milch oder Brei.

Bei **Kleinkindern** wird eine Karenz von 2 h für klare Flüssigkeiten und 6 h für feste Nahrung empfohlen.

Liegt eine **Herzinfarktanamnese** vor, so sollten aufschiebbare Eingriffe frühestens 6 Wochen nach dem Infarktereignis vorgenommen werden, da die Reinfarktrate innerhalb dieser Frist bis zu 50 % betragen kann – mit einer sehr hohen Letalität (ca. 70 %, s. S. 30).

2.3 Präoperative Anamnese und klinische Untersuchung

2.3.1 Anamnese

Sie steht am Anfang der Prämedikationsvisite.

> ▶ **Merke:** In den Vordergrund treten die anästhesierelevanten Fragen nach früheren Operationen, Art der Anästhesieverfahren, Komplikationen während und nach der Operation, Transfusionen, Besonderheiten bei der Durchführung von Narkosen bei Blutsverwandten, Ursache und Dauer einer evtl. postoperativ notwendigen Intensivtherapie, chronischen Erkrankungen, Medikamenteneinnahme, Allergien, Gerinnungsstörungen und der letzten Aufnahme von Nahrung und Flüssigkeiten. Konkrete Fragen hierzu s. u.

Weiterer Schwerpunkt der Anamneseerhebung sind Fragen nach Herz-Kreislauf-Erkrankungen (Tab. **A-2.4**) und Erkrankungen der Atmungsorgane (Tab. **A-2.5**), da während jeder Anästhesie die Vitalfunktionen im Vordergrund stehen.

≡ A-2.4	Anästhesierelevante Herz-Kreislauf-Erkrankungen

- koronare Herzkrankheit (KHK)
- Zst. nach Myokardinfarkt, Stent-Implantation, ACVB-Operation
- Herzinsuffizienz
- Herzrhythmusstörungen, Schrittmacher, Defibrillator-Implantation
- Herzklappenfehler, Zst. nach Klappenersatz (Bio- oder Kunstklappe)
- Myokarditis
- Hypertonie/Hypotonie
- pAVK, Stroke

≡ A-2.5	Anästhesierelevante respiratorische Erkrankungen

- chronische Bronchitis
- Asthma bronchiale
- Lungenemphysem
- Lungenfibrose
- rezidivierende bronchopulmonale Infekte
- Tumoren

Gezielte Fragen zur Vorgeschichte des Patienten sind im Folgenden – nach Organsystemen gegliedert – aufgeführt:

Kardiovaskuläre Vorgeschichte:
Wie viele Treppen können Sie steigen, ohne stehen bleiben zu müssen?
Schlafen Sie mit flachem oder erhöhtem Oberkörper?
Sind Ihre Beine abends geschwollen?
Haben Sie zu hohen Blutdruck? Seit wann? Nehmen Sie regelmäßig Medikamente ein?
Haben Sie schon einmal Schmerzen in der Brust gehabt? In Abhängigkeit von Belastungen?
Haben Sie schon einmal einen Herzinfarkt oder einen Eingriff am Herzen (ACVB, Stent) gehabt?

Pulmonale Vorgeschichte:
Rauchen Sie? Wie viel? Seit wann?
Haben Sie Husten? Seit wann?
Haben Sie Auswurf? Wie oft? Wie ist er gefärbt?

2.3 Präoperative Anamnese und klinische Untersuchung

2.3.1 Anamnese

Sie steht am Anfang der Prämedikationsvisite.

◀ Merke

Schwerpunkt der Anamneseerhebung sind Fragen nach Herz-Kreislauf-Erkrankungen (Tab. **A-2.4**) und Erkrankungen der Atmungsorgane (Tab. **A-2.5**).

≡ A-2.4

≡ A-2.5

Gezielte Fragen zur Vorgeschichte des Patienten sind:

Kardiovaskuläre Vorgeschichte:
Belastungsdyspnoe?
Beinödeme?
Bluthochdruck?
Schmerzen in der Brust?
Durchgemachter Herzinfarkt?

Pulmonale Vorgeschichte:
Rauchen?
Husten?
Auswurf?

Chronische Bronchitis, Asthma usw.?
Durchgemachte Lungenentzündung?

Niere und Leber:
Nierenerkrankungen?
Nierensteine/Koliken?
Blut im Urin?
Gelbsucht/Leberentzündung?
Alkoholkonsum?

Zentrales und peripheres Nervensystem:
Krämpfe?
Lähmungen, Gefühlsstörungen?
Doppelbilder?

Allgemeine Fragen:
Neigung zu Nasenbluten/blauen Flecken?
Allergien?
Frühere Narkosen/Operationen?
Nebenwirkungen oder Komplikationen?
Bestehende Schwangerschaft?
Medikamente/Drogen?
Diabetes mellitus?
Schilddrüsenstörungen?

Einen speziellen **Anamnesebogen** kann
der Patient schon vor der Visite ausfüllen.

2.3.2 Körperliche Untersuchung

Diese umfasst:
- Auskultation von Herz und Lunge
- Messung von Blutdruck und
  Herzfrequenz
- Inspektion des peripheren Venenstatus
- Palpation peripherer Arterien
- Inspektion von Mund und Rachen sowie
  Kiefergelenken
- bei Regionalanästhesie: Inspektion und
  ggf. Palpation der entsprechenden
  Region
- Messung von Körpergröße, -gewicht
  und -temperatur.

Präexistente Störungen sollen während
der körperlichen Untersuchung objektiviert und Ausmaß sowie mögliche Konsequenzen für Operation und Narkoseverfahren bestimmt werden. Evtl. werden
weitere apparative und/oder laborchemische Untersuchungen erforderlich.

Leiden Sie unter chronischer Bronchitis, Asthma, Lungenüberblähung?
Haben Sie schon einmal eine Lungenentzündung gehabt?

Niere und Leber:
Sind oder waren Sie nierenkrank?
Haben Sie schon einmal Nierensteine/Koliken gehabt?
Haben Sie schon einmal Blut im Urin gehabt?
Haben Sie schon einmal Gelbsucht/Leberentzündung gehabt?
Trinken Sie Alkohol? Wie viel?

Zentrales und peripheres Nervensystem:
Haben Sie jemals Krämpfe gehabt?
Bestehen bei Ihnen Lähmungen oder Gefühlsstörungen in Armen oder Beinen?
Haben Sie jemals Doppelbilder gesehen?

Allgemeine Fragen:
Bekommen Sie leicht Nasenbluten oder blaue Flecken?
Sind Sie gegen irgendwelche Substanzen allergisch?
Haben Sie schon Narkosen und/oder Operationen gehabt?
Litten Sie unter Nebenwirkungen (z. B. PONV)? Gab es bei Ihnen oder in Ihrer
Verwandtschaft Narkosekomplikationen?
Besteht eine Schwangerschaft oder könnte eine bestehen?
Nehmen Sie irgendwelche Medikamente oder Drogen ein?
Sind Sie zuckerkrank?
Bestehen bei Ihnen Störungen im Bereich der Schilddrüse (Struma, Über- und
Unterfunktion)?
Einen speziell für die anästhesiologische Visite benutzten **Anamnesebogen**
kann der Patient schon vor Eintreffen des Anästhesisten ausfüllen.

2.3.2 Körperliche Untersuchung

An die Anamnese schließt sich die **klinische Untersuchung** an. Bei jedem
Patienten muss unabhängig von Gesundheitszustand, Größe und Art der Ope-
ration eine körperliche Untersuchung begrenzten Ausmaßes durchgeführt
werden. Diese umfasst:
- Auskultation des Herzens
- Auskultation der Lungen
- Messung des Blutdruckes und der Herzfrequenz
- Inspektion des peripheren Venenstatus
- Palpation peripherer Arterien
- Inspektion des Mund- und Rachenraumes sowie der Kiefergelenke
- bei geplanter Regionalanästhesie: Inspektion und ggf. Palpation der entspre-
  chenden Region
- Messung von Körpergröße, -gewicht und -temperatur (vor der Visite durch
  das Pflegepersonal).

Bestehen Hinweise auf **präexistente Störungen**, versucht man diese während
der körperlichen Untersuchung zu objektivieren und Ausmaß sowie mögliche
Konsequenzen für Operation und Narkoseverfahren zu bestimmen. Eventuell
werden weitere apparative und/oder laborchemische Untersuchungen erforderlich. Auch hier liegt es nahe, den Untersuchungsgang nach Organsystemen
gegliedert durchzuführen:
- Herz-Kreislauf-System
- respiratorisches System
- Niere und Leber
- zentrales und peripheres Nervensystem
- endokrines System
- Kopf-Hals-Region.

Untersuchung des Herz-Kreislauf-Systems

Untersuchungsmaßnahmen und **mögliche Befunde:**

- Auskultation des Herzens → Strömungsgeräusche und/oder zusätzliche Herztöne?
- Auskultation des Herzens und gleichzeitige Palpation der peripheren Pulse → Rhythmische Herzaktion? Bei Arrhythmien Ausmaß des Pulsdefizits?
- Untersuchung des hepatojugulären Refluxes → Rechtsherzinsuffizienz? Vorgehen (Abb. **A-2.2**): Der Patient wird mit ca. 45° erhöhtem Oberkörper gelagert. Normalerweise sind die Jugularvenen in dieser Lage nicht gefüllt, da die Blutsäule bei normalem Druck im rechten Vorhof (6–8 mmHg) nur bis zur Klavikula reicht. Sind die Jugularvenen gefüllt, kann eine manifeste Rechtsherzinsuffizienz vorliegen (DD: Hypervolämie; Steigerung des intrathorakalen Druckes, z. B. Tumoren, Spannungspneumothorax). Weiteres Vorgehen bei V. a. Herzinsuffizienz s. S. 28.
- Auskultation der Karotiden → Strömungsgeräusche? Strömungsgeräusche in den **Karotiden** weisen auf hämodynamisch wirksame **Karotisstenosen** hin und legen den Verdacht auf eine **koronare Herzkrankheit** (KHK) nahe. Zur Objektivierung einer KHK werden EKG, Belastungs-EKG, Stress-Echokardiographie, Koronarangiographie, Thallium-Szintigraphie und koronares CT bei entsprechender Indikation eingesetzt. Präoperative Therapie bei KHK s. S. 30.

Die **Koronarreserve** (maximal mögliche Steigerung der Koronardurchblutung) eines Patienten ist mit klinischen Mitteln nicht zu erfassen. Hier lassen nur Fragen nach vorausgegangenem Myokardinfarkt und Angina pectoris sowie die Feststellung eines generalisierten arteriosklerotischen Gefäßleidens Schlüsse auf den Zustand der Koronargefäße zu. Durch eine eingeschränkte Koronarreserve kann es infolge eines perioperativ gesteigerten O_2-Bedarfs zu Myokardischämien kommen.

Der myokardiale Status sollte entsprechend der **NYHA-Klassifikation** auf dem präoperativen Erhebungsbogen vermerkt werden (Tab. **A-2.6**).

Untersuchung des Herz-Kreislauf-Systems

Maßnahmen und **mögliche Befunde:**
- Herzauskultation→ Strömungsgeräusche? Herztöne?
- Auskultation des Herzens und gleichzeitige Palpation der peripheren Pulse → Rhythmische Herzaktion? Pulsdefizit?
- Untersuchung des hepatojugulären Refluxes (Abb. **A-2.2**) → Rechtsherzinsuffizienz? Weiteres Vorgehen bei V. a. Herzinsuffizienz s. S. 28.

- Strömungsgeräusche in den Karotiden weisen auf eine Karotisstenose hin und legen den Verdacht auf eine **KHK** nahe. Der Zustand der Koronargefäße kann mittels verschiedener diagnostischer Verfahren (u. a. [Belastungs-]EKG, Stress-Echokardiographie, Koronarangiographie) erfasst werden.

Die **Koronarreserve** eines Patienten ist mit klinischen Mitteln nicht zu erfassen. Ist sie eingeschränkt, kann es infolge eines perioperativ gesteigerten O_2-Bedarfs zu Myokardischämien kommen.

Der myokardiale Status wird nach der **NYHA-Klassifikation** beurteilt (Tab. **A-2.6**).

A-2.2 | **Hepatojugulärer Reflux**

A-2.2

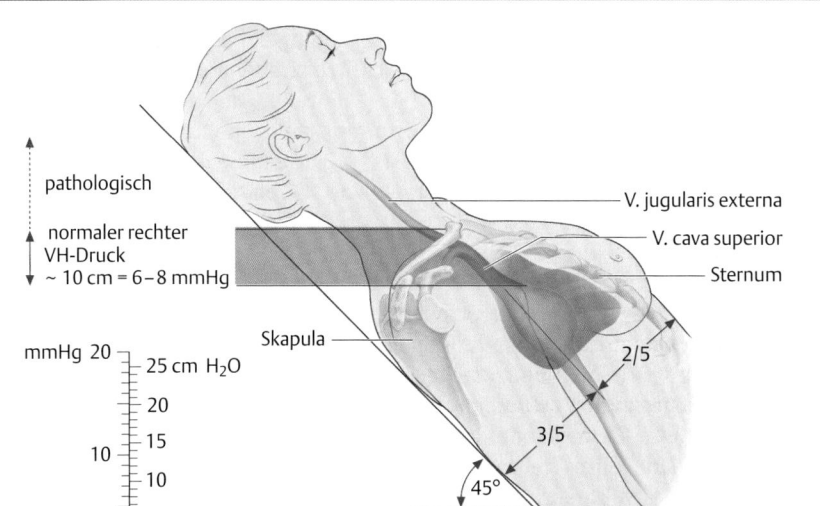

Bei 45°-Oberkörperhochlagerung sind die Jugularvenen normalerweise nicht gefüllt. Pathologischer Befund: gefüllte Jugularvenen (erhöhter rechter Vorhofdruck).

A-2.6

≡ A-2.6

≡ A-2.6	**Klassifikation der Herzinsuffizienz nach der NYHA (New York Heart Association)**
NYHA I	Beschwerdefreiheit bei normaler körperlicher Belastung
NYHA II	Beschwerden bei stärkerer körperlicher Belastung
NYHA III	Beschwerden schon bei leichter körperlicher Belastung
NYHA IV	Beschwerden in Ruhe

Peripheres Gefäßsystem. Dessen Inspektion und Palpation sollte mit zwei Zielen erfolgen:
- geeignete Zugangswege für venöse und arterielle Kanülen festlegen sowie
- Gefäßanomalien erkennen.

Respiratorisches System

Erkrankungen der Atmungsorgane beeinflussen das perioperative Risiko in entscheidendem Maße. **Perkussion** und **Auskultation der Lunge** können wichtige Hinweise auf Lungenerkrankungen geben. Auch hier gilt, dass der Schweregrad einer Störung durch zusätzliche Untersuchungen wie Röntgen-Thorax- und Schichtaufnahmen, CT, Lungenfunktions- und Blutgasanalysen objektiviert werden muss.

Niere und Leber

Die Niere wird auf Klopfschmerzhaftigkeit geprüft. Die Leber wird hinsichtlich Größe, Konsistenz und Druckdolenz palpiert.

Hier haben Laboruntersuchungen und/ oder Sonographie bzw. Funktionstests (z. B. Kreatininclearance) eine größere Aussagekraft.

Zentrales und peripheres Nervensystem

Zentrales Nervensystem:
- Fragen zur Person
- Fragen zur zeitlichen und örtlichen Orientierung
- Untersuchung der Pupillen
  - Größe
  - Seitendifferenz und
  - Lichtreaktion.

Eine **intrakranielle Raumforderung** (Blutung, Ödem, Tumor) wird präoperativ durch ein CCT ausgeschlossen.

Peripheres Gefäßsystem. Dessen Inspektion und Palpation sollte mit zwei Zielen erfolgen:
- um geeignete Zugangswege für venöse und arterielle Kanülen festzulegen und
- um Gefäßanomalien (z. B. Varizen, Z. n. Thrombose) aufzudecken (bei dialysepflichtigen Patienten: Inspektion und Palpation des Shunts).

Respiratorisches System

Erkrankungen der Atmungsorgane beeinflussen neben kardiovaskulären Erkrankungen in entscheidendem Maße das perioperative Risiko. Bei der **Perkussion** und **Auskultation der Lunge** achtet man auf:
- Giemen, Brummen oder Pfeifen als Hinweis auf Asthma bronchiale oder chronische Bronchitis,
- feuchte Rasselgeräusche, die für eine Pneumonie oder eine linksherzbedingte Lungenstauung typisch sind, oder
- einen hypersonoren Klopfschall und abgeschwächte Atemgeräusche, die z. B. bei einem Lungenemphysem vorkommen.

Auch hier gilt, dass der Schweregrad einer Störung durch zusätzliche Untersuchungen wie Röntgen-Thorax, CT, Lungenfunktions- und Blutgasanalysen objektiviert werden muss. Nachfolgende präoperative Therapie s. S. 31.

Niere und Leber

Bei Erkrankungen von Nieren oder Leber kann die körperliche Untersuchung nur wenig leisten. Sie beschränkt sich auf Prüfung der **Klopfschmerzhaftigkeit** der Niere und **Palpation der Leber** hinsichtlich Größe, Konsistenz und Druckdolenz.

Größere Aussagekraft haben hier Laboruntersuchungen und/oder Sonographie bzw. in besonderen Fällen Funktionstests (z. B. Kreatininclearance). Gefahr für die Anästhesie und präoperative Therapie von Nieren- und Lebererkrankungen s. S. 32 und 34.

Zentrales und peripheres Nervensystem

Zentrales Nervensystem: Der Schwerpunkt der Untersuchung liegt auf der **Bewusstseinslage** des Patienten. Dabei sind Fragen zur Person, zur zeitlichen und örtlichen Orientierung zu stellen und die Pupillen auf Größe, Seitendifferenz und Lichtreaktion zu untersuchen. Zeitliche und örtliche Desorientiertheit können auf eine Demenz oder im Zusammenhang mit Bewusstseinsstörungen auf ein Schädel-Hirn-Trauma hinweisen. Bei traumatologischen Patienten empfiehlt es sich daher, nach vorübergehender Bewusstlosigkeit im Zusammenhang mit dem Unfall zu fragen. Eine **intrakranielle Raumforderung** (Blutung, Ödem, Tumor) wird präoperativ durch ein CCT ausgeschlossen.

Bei vorhandener intrakranieller Raumforderung stehen neurochirurgische Interventionen (z. B. Hämatomausräumung, Anlage einer Hirndrucksonde) und hirndrucksenkende Intensivtherapie im Vordergrund.

Gefahr für die Anästhesie und präoperative Therapie für Erkrankungen des zentralen Nervensystems s. S. 42.

Peripheres Nervensystem: Richtungweisend sind die in der Anamnese gegebenen Antworten. Sind motorische oder sensible (z. B. Polyneuropathie bei Diabetes mellitus) Störungen genannt worden, gilt es, diese zu objektivieren und ihr Ausmaß zu bestimmen. Dies ist besonders dann wichtig, wenn eine Regionalanästhesie geplant ist, damit bereits bestehende pathologische Veränderungen präoperativ dokumentiert werden. Bei Untersuchungen, die das übliche Maß (Bewusstseinslage, Hirnnervenfunktion, Reflexstatus) überschreiten, sollte ein fachneurologisches Konsil eingeholt werden.

Peripheres Nervensystem: Richtungweisend sind die in der Anamnese gegebenen Antworten. Bei Regionalanästhesien ist es wichtig, bereits bestehende pathologische Veränderungen vor der OP zu dokumentieren. Evtl. wird ein fachneurologisches Konsil erforderlich.

Endokrines System

Störungen des endokrinen Systems spielen sich im „inneren Milieu" des Körpers ab, haben aber z. T. Auswirkungen, die mit klinischen Untersuchungsmethoden erfasst werden können.

Polyneuropathien und **Gefäßveränderungen**, die zur Gangrän führen können, sind häufig Zeichen eines **Diabetes mellitus** (s. S. 35).

Tachyarrhythmien, Vorhofflimmern und Hyperkapnie können auf **Störungen der Schilddrüsenfunktion** beruhen (s. S. 37).

Arterieller Hypertonus, Hyperglykämie, Osteoporose, Myopathie, Ulcera, Infektanfälligkeit und Thrombosen können durch ein **Cushing-Syndrom** (Cortisol produzierende Nebennierentumoren) bedingt sein (s. S. 40).

Akromegalen Veränderungen (großer Unterkiefer, Makroglossie, Abb. **A-2.3**) liegt eine gesteigerte Sekretion des Wachstumshormons STH zugrunde. Nicht selten treten bei Akromegalie **Herzrhythmusstörungen aufgrund einer Kardiomegalie sowie ein Diabetes mellitus** auf (s. S. 42). Darüber hinaus kann eine fiberoptische Intubation erforderlich werden (s. S. 111).

Adipositas kann auf ein **metabolisches Syndrom** hinweisen.

Endokrines System

Störungen des endokrinen Systems spielen sich im „inneren Milieu" des Körpers ab, haben aber z. T. Auswirkungen, die mit klinischen Untersuchungsmethoden erfasst werden können, wie z. B. **Diabetes mellitus** (→ Polyneuropathien, Gefäßveränderungen), **Störungen der Schilddrüsenfunktion** (→ Tachyarrhythmien, Vorhofflimmern, Hyperkapnie), **Cushing-Syndrom** (→ arterieller Hypertonus, Hyperglykämie, Osteoporose, etc.), **akromegale Veränderungen** (Abb. **A-2.3**) oder **metabolisches Syndrom** (→ Adipositas).

⊚ A-2.3	Makroglossie, z. B. bei Akromegalie

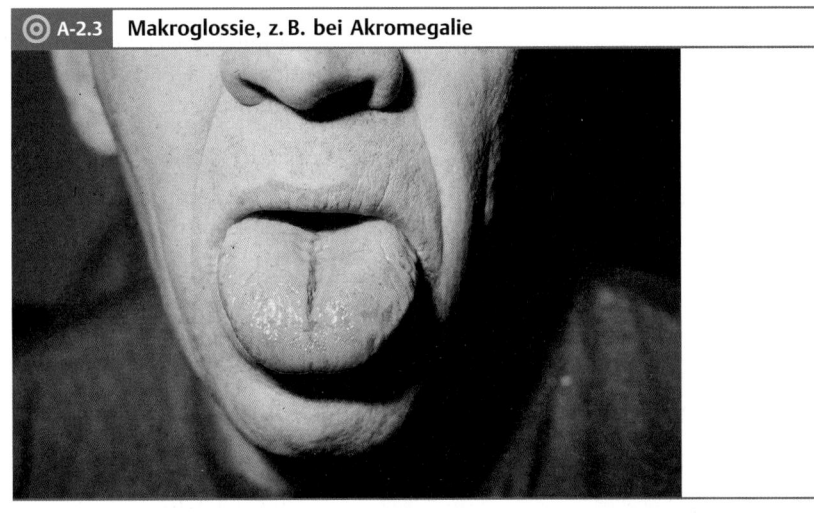

⊚ A-2.3

Kopf-Hals-Region

Ziel: Die Untersuchung der Kopf-Hals-Region soll die **Intubationsverhältnisse** klären und die Frage beantworten, ob eine **Maskenbeatmung** durchgeführt werden kann. Des Weiteren sollen die **Punktionsmöglichkeiten** für die Anlage zentralvenöser Katheter im Bereich der Jugularvenen eruiert werden.

Kopf. Die Untersuchung beginnt mit der äußerlichen Inspektion: Dabei ist auf
- anatomische Anomalien,
- Verletzungen,
- Voroperationen (z. B. neck-dissection) und
- Tumoren
zu achten.

In einigen Fällen (z. B. Kieferchirurgie oder HNO) und aufgrund von Malformationen (z. B. Akromegalie) oder Tumoren im Kieferbereich kann bereits *prima*

Kopf-Hals-Region

Ziel:
- Intubationsverhältnisse klären.
- Maskenbeatmung möglich?
- **Punktionsmöglichkeiten** in Jugularvenen?

Kopf. Intubationsschwierigkeiten sind bei Patienten mit kleinem Unterkiefer und fliehendem Kinn zu erwarten (Abb. **A-2.5**).

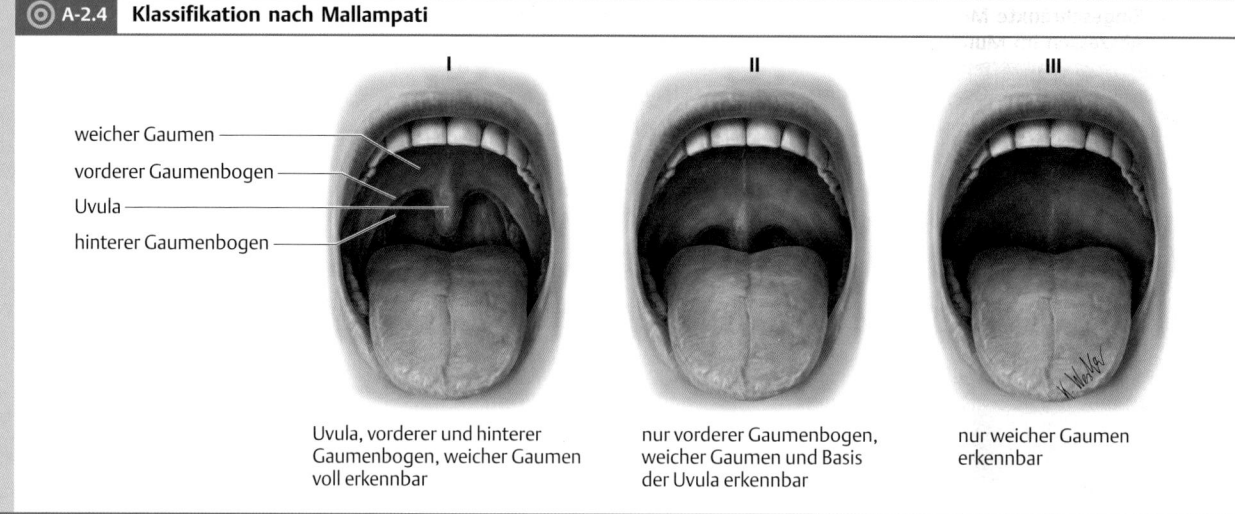

I   II   III

weicher Gaumen

vorderer Gaumenbogen

Uvula

hinterer Gaumenbogen

Uvula, vorderer und hinterer   nur vorderer Gaumenbogen,   nur weicher Gaumen
Gaumenbogen, weicher Gaumen   weicher Gaumen und Basis   erkennbar
voll erkennbar   der Uvula erkennbar

vista die Unmöglichkeit einer konventionellen Intubation und Maskenbeatmung festgestellt werden. Intubationsschwierigkeiten sind auch bei Patienten mit kleinem Unterkiefer und fliehendem Kinn zu erwarten (Abb. **A-2.5**). Bei sehr adipösen Patienten oder Vollbartträgern kann eine Beatmung mit der Gesichtsmaske stark erschwert oder unmöglich sein, da kein dichter Maskensitz gegeben ist. Außerdem ist bei sehr adipösen Patienten die Stimmritze laryngoskopisch schlecht oder gar nicht einsehbar.

Mund- und Rachenraum: Dabei ist auf
- Mundöffnung (Abb. **A-2.6**),
- Zahnstatus,
- Größe und Beweglichkeit der Zunge sowie
- Rachenraum
zu achten. Zur präoperativen Einschätzung von Intubationsschwierigkeiten hat sich die Klassifikation nach **Mallampati** bewährt (Abb. **A-2.4**).

Mund- und Rachenraum. Hierbei richtet sich das Augenmerk auf
- die **Mundöffnung** (eingeschränkt, z. B. bei Ankylose im Kiefergelenk oder bei Abszessen im Mundbereich, Abb. **A-2.6**),
- den **Zahnstatus** (Prothesen, lockere Zähne),
- Größe und Beweglichkeit der **Zunge** sowie
- den hinteren **Rachenraum**.
Zur präoperativen Einschätzung von Intubationsschwierigkeiten hat sich die Klassifikation nach **Mallampati** bewährt (Abb. **A-2.4**): Bei Patienten, die der

◎ A-2.5

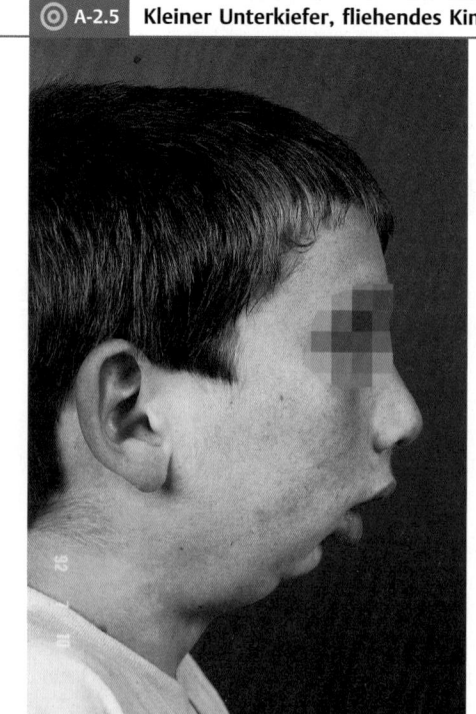

A-2.6 Eingeschränkte Mundöffnung bei Ankylose im Kiefergelenk oder Abszessen im Mundbereich

 A-2.6

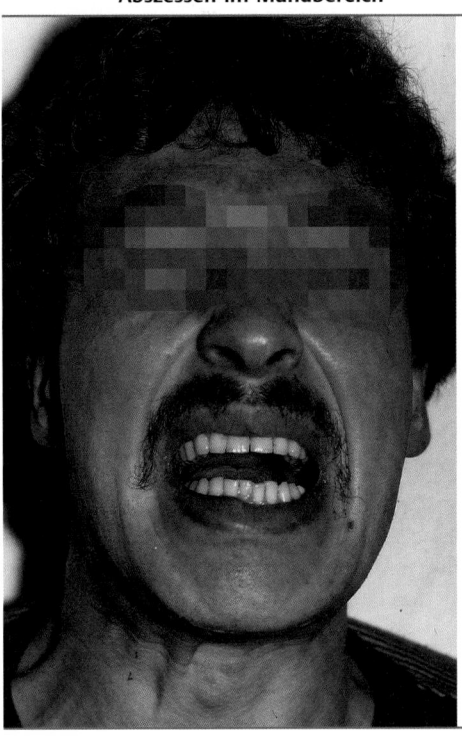

Klasse I nach Mallampati angehören, sind keine größeren Intubationsschwierigkeiten zu erwarten. Patienten, die in die Klassen II und III eingeteilt werden, sind schwierig bzw. sehr schwierig zu intubieren.

Geringe Abstände zwischen oberen und unteren Schneidezähnen (Schneidekantendifferenz: SKD < 4 cm), zwischen Schildknorpel und Kinnspitze bei Reklination des Kopfes (thyreomentaler Abstand < 6 cm) sowie zwischen Zungenbein und Kinnspitze (hyomentaler Abstand < 2 Querfinger) können ebenfalls Schwierigkeiten bei der Intubation verursachen.

Hals. Die Aufmerksamkeit gilt der Kehlkopfbeweglichkeit (→ Intubationsschwierigkeiten bei eingeschränkter Kehlkopfbeweglichkeit) sowie einer möglicherweise vorhandenen Struma. Jede Struma kann die Lumeneinengung der Trachea durch Verdrängung und Kompression zur Folge haben. Bei Verdacht sind weitere Untersuchungen (z. B. Tracheazielaufnahmen) durchzuführen (s. S. 20). Präoperative Therapie bei Struma s. S. 39.

Hals. Die Aufmerksamkeit gilt
- der Kehlkopfbeweglichkeit
- einer möglicherweise vorhandenen Struma.

2.4 Apparative präoperative Untersuchungen

2.4 Apparative präoperative Untersuchungen

Ziel: Präoperative Untersuchungen dienen dazu, entdeckte Störungen, die für Operation und Anästhesie von Bedeutung sein können, genauer abzuklären und durch entsprechende therapeutische Maßnahmen den Allgemeinzustand des Patienten präoperativ zu verbessern. Das bei der Operation ggf. notwendige Instrumentarium (z. B. für eine schwierige Intubation) kann dann bereits vorbereitet werden.

Der Umfang der präoperativen Untersuchungen richtet sich nach dem Zustand des Patienten sowie nach Größe und Dringlichkeit des Eingriffes. Bei anamnestisch Gesunden kann auf routinemäßige Voruntersuchungen verzichtet werden.

Ziel: Sie dienen dazu, entdeckte Störungen genauer abzuklären. Der Umfang richtet sich nach dem Gesundheitszustand des Patienten sowie nach der Größe und Dringlichkeit des Eingriffes.

Praktisches Vorgehen:

- Bei gesunden Kindern sind für überschaubare Eingriffe Anamnese und körperliche Untersuchung ausreichend.
- Bei Erwachsenen mit unauffälliger Anamnese werden ab 40 J. ein EKG und ab 60 J. eine Röntgen-Thorax-Aufnahme durchgeführt.
- Bei geplanter rückenmarknaher Anästhesie wird ein Gerinnungsstatus inklusive Thrombozytenzahl durchgeführt.
- Bei Hinweisen auf Vorerkrankungen werden weiterführende Untersuchungen zur Abklärung durchgeführt.

Praktisches Vorgehen: Folgendes kann empfohlen werden:

- Bei gesunden Kindern sind für überschaubare Eingriffe Anamnese und körperliche Untersuchung ausreichend.
- Bei Kindern mit Begleiterkrankungen und vor größeren Eingriffen (z. B. Tumoroperationen) erfolgt eine erweiterte bildgebende und laborchemische Diagnostik.
- Bei Erwachsenen mit unauffälliger Anamnese und ohne pathologischen klinischen Untersuchungsbefund werden ab 40 Jahren ein EKG und ab 60 Jahren eine Röntgen-Thorax-Aufnahme durchgeführt.
- Bei geplanter rückenmarknaher Regionalanästhesie sollte ein Gerinnungsstatus inklusive Bestimmung der Thrombozytenzahl durchgeführt werden.
- Bei anamnestischen und/oder klinischen Hinweisen auf Vorerkrankungen werden weiterführende Untersuchungen zur differenzierten Abklärung durchgeführt.

2.4.1 Radiologische Untersuchung

Die häufigste präoperativ durchgeführte radiologische Untersuchung ist die **Röntgenaufnahme des Thorax**.

2.4.1 Radiologische Untersuchung

Die häufigste präoperativ durchgeführte radiologische Untersuchung ist die **Röntgenaufnahme des Thorax**. Sie zielt darauf ab, bisher nicht erkannte kardiopulmonale Erkrankungen aufzudecken. Patienten, die keine Hinweise auf Erkrankungen der Thoraxorgane bieten, weisen selten pathologische Befunde im Röntgenthorax auf, daher wird nur bei Verdacht auf ein pathologisches Geschehen geröntgt.

Technik: Thoraxaufnahme **im Stehen in maximaler Inspiration**.

Technik: Zur besseren Darstellung der bronchopulmonalen und kardiovaskulären Strukturen ist die Standardtechnik eine Thoraxaufnahme **im Stehen in maximaler Inspiration**.

Indikationen:

- vor thorakalen Eingriffen
- vor einer Strumektomie (Abb. **A-2.7**, **A-2.8**).

Indikationen:

- Vor **thorakalen Eingriffen** ist eine Aufnahme empfehlenswert, um später eventuelle Operationsfolgen von schon vorhandenen Veränderungen abgrenzen zu können.
- Vor einer **Strumektomie** werden ein posterior-anteriores (p.-a.) und ein seitliches Röntgenbild angefertigt, um Lumeneinengungen der Trachea zu erkennen (Abb. **A-2.7**). Bei V. a. Tracheomalazie muss wegen Kollapsgefahr auf die Gabe von Muskelrelaxanzien verzichtet werden.

◎ A-2.7

◎ A-2.7   **Struma mit Trachealdeviation**

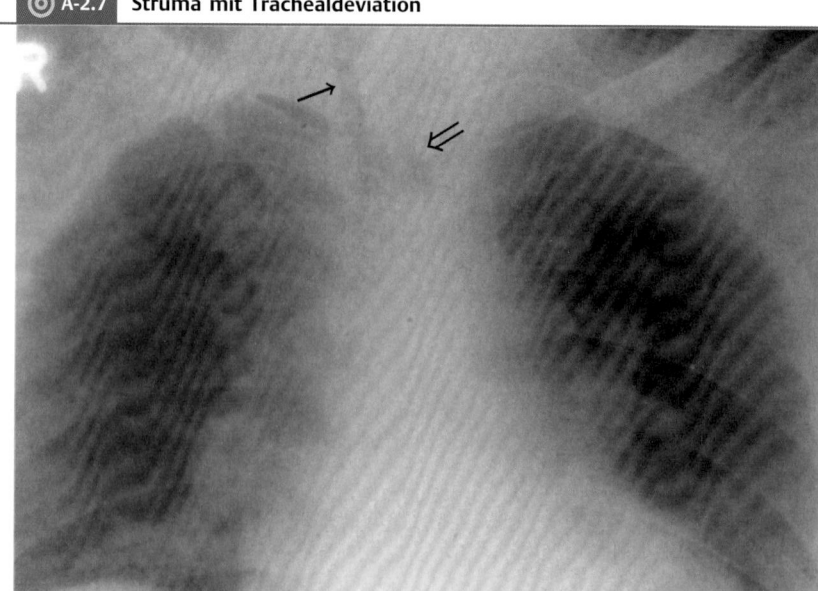

Übersichtsaufnahme: → nach rechts verlagerte Trachea; ⇒ Struma.

⊚ A-2.8 | **Tracheazielaufnahme**

⊚ A-2.8

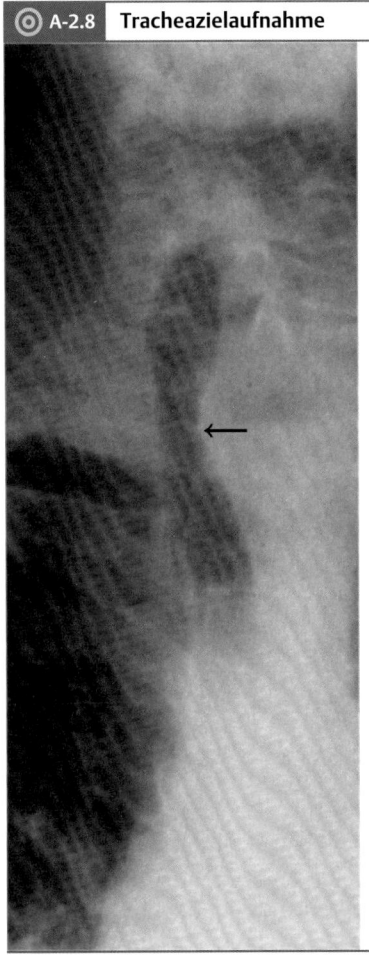

Intrathorakale (retrosternale) Struma mit Verlagerung der Trachea nach rechts und suprasternaler Einengung (←).

⊚ A-2.9 | **Herzverbreiterung mit pulmonaler Stauung**

⊚ A-2.9

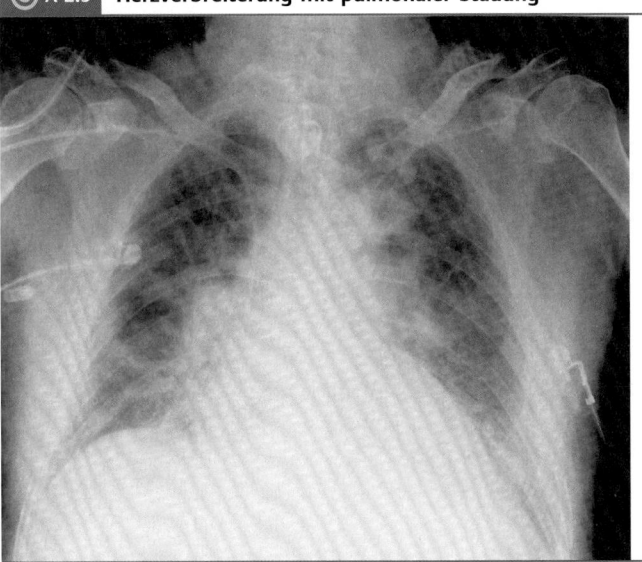

Dichte gestaute Hilusgefäße, vermehrte Lungengefäßzeichnung, alveoläres Lungenödem (basal > apikal).

Sollte das konventionelle Bild noch keinen ausreichenden Aufschluss geben, ist die Durchführung einer Tracheazielaufnahme (Abb. **A-2.8**) erforderlich.

- Bei **Lungentumoren** oder **-metastasen** ist eine präoperative radiologische Untersuchung indiziert, um deren Größe zu ermitteln und evtl. vorhandene Atelektasen, Pleuraergüsse oder eine Mediastinalverlagerung zu diagnostizieren.

- bei Lungentumoren oder -metastasen
- bei pulmonaler Stauung (Abb. **A-2.9**)
- bei höhergradiger Herzinsuffizienz (NYHA III–IV).

- Finden sich klinische Hinweise auf eine **pulmonale Stauung** (Abb. **A-2.9**) oder **höhergradige Herzinsuffizienz** (NYHA III oder IV), sollte ebenfalls geröntgt werden, um das Ausmaß der Stauung abzuschätzen und evtl. weitere diagnostische und/oder therapeutische Schritte zu veranlassen (s. S. 29).

2.4.2 EKG

Ziel: Aufdeckung behandlungsbedürftiger Herzerkrankungen.

Indikation: Bei **kardialen Risikopatienten** ist ein EKG immer indiziert, bei gesunden Patienten unter 40 Jahren ist es als Screening nicht notwendig.

Folgende **EKG-Befunde** sind von Interesse:
- absolute Arrhythmie bei Vorhofflimmern
- Vorhofflattern
- Rechtsherz- oder Linksherzhypertrophie
- AV-Blockierung verschiedener Grade
- Schenkelblockbilder
- Extrasystolen (supraventrikulär und ventrikulär)
- Präexzitationssyndrome
- ST-Streckenveränderungen
- Zeichen des durchgemachten Myokardinfarktes.

Absolute Arrhythmie bei Vorhofflimmern (Abb. A-2.10)

Pathophysiologie: Unregelmäßige Überleitung von Flimmerwellen (350–600/min) auf die Kammern (absolute Arryhthmie).

Gefahr:
- Herzinsuffizienz und
- Bildung von Thromben im linken Vorhof.

Ursachen: Herzklappenfehler mit chronischer Überdehnung der Vorhöfe, koronare Herzkrankheit, Kardiomyopathien und Myokarditis.

2.4.2 EKG

Ziel: Das EKG dient zur Aufdeckung behandlungsbedürftiger Herzerkrankungen und zur Abschätzung der Notwendigkeit weiterer Diagnostik (z. B. Echokardiographie, Koronarangiographie).

Indikation: Bei **kardialen Risikopatienten** ist die Durchführung eines EKGs immer indiziert. Bezüglich gesunder Patienten herrscht allerdings keine einheitliche Meinung darüber, ab welchem Alter ein EKG zum Screening eingesetzt werden sollte. Studienergebnisse sprechen dagegen, es bei Gesunden unter 40 Jahren als Routineuntersuchung anzuwenden.

Folgende **EKG-Veränderungen** sind von anästhesiologischem Interesse:
- absolute Arrhythmie bei Vorhofflimmern
- Vorhofflattern (s. S. 23)
- Rechtsherz- oder Linksherzhypertrophie (s. S. 23)
- AV-Blockierung verschiedener Grade (s. S. 24)
- Schenkelblockbilder (s. S. 25)
- Extrasystolen (supraventrikulär und ventrikulär) (s. S. 25)
- Präexzitationssyndrome (s. S. 26)
- ST-Streckenveränderungen (s. S. 26)
- Zeichen des durchgemachten Myokardinfarktes (s. S. 26).

Absolute Arrhythmie bei Vorhofflimmern (Abb. A-2.10)

Pathophysiologie: Die Flimmerwellen, die eine Frequenz von 350–600/min haben, werden unregelmäßig auf die Kammern übergeleitet (absolute Arrhythmie). In Abhängigkeit von der Überleitungsrate werden **Brady-, Tachy-** und **normfrequente Arrhythmien** unterschieden.

Gefahr: Bei kritischem Absinken des Herzminutenvolumens infolge asynchroner Vorhof- und Kammererregung kann es zur akuten **Herzinsuffizienz** kommen. Eine weitere Gefahr besteht in der Bildung von **Thromben im linken Vorhof**, die sich als arterielle Embolien im großen Kreislauf manifestieren können (z. B. Herz-, Hirn- oder Mesenterialinfarkt).

Ursachen: Die häufigsten sind Herzklappenfehler mit chronischer Überdehnung der Vorhöfe, koronare Herzkrankheit, Kardiomyopathien und Myokarditis.

⊙ **A-2.10**   **Grobes Vorhofflimmern mit absoluter Arrhythmie**

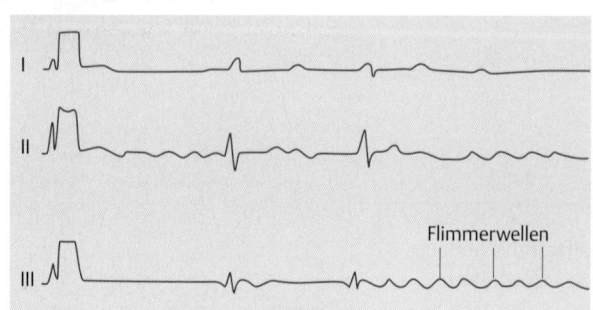
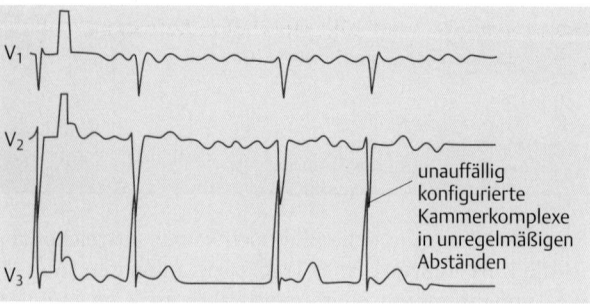

Flimmerwellen

unauffällig konfigurierte Kammerkomplexe in unregelmäßigen Abständen

Präoperative Therapie: Ziel ist es, eine Reduktion der tachykarden Kammerfrequenz, z. B. durch **Amiodaron** (Cordarex®), **Digitalis** oder **Verapamil** (Isoptin®), und ein für den Patienten adäquates Herzminutenvolumen zu erreichen. Erst sollte der Serumkaliumspiegel in hochnormale Bereiche gebracht werden (5,0–5,5 mmol/l). Dann

- wird bei noch nicht lange bestehender absoluter Arrhythmie (< 3 Monate) versucht, möglichst umgehend wieder einen Sinusrhythmus herbeizuführen.
- Bei länger bestehender Arrhythmie darf dieses nur nach echokardiographischer Kontrolle und unter begleitender Antikoagulation geschehen, um die durch Entflimmerung ausgelöste Absprengung frischer Thromben zu vermeiden.

Methode der Wahl ist die **elektrische Kardioversion.**
Ist der Sinusrhythmus wiederhergestellt, darf der Patient einer Anästhesie unterzogen werden. Bei bestehendem Vorhofflimmern ist eine Narkose zwar ebenfalls möglich, birgt aber ein größeres Risiko.

Vorhofflattern (Abb. A-2.11)

Pathophysiologie: Die Vorhoffrequenz beträgt 200–350/min. In der Regel liegt keine 1 : 1-Überleitung der Flatterwellen auf die Kammern vor, da gleichzeitig eine AV-Blockierung besteht (2 : 1-, 3 : 1-Überleitung etc.). Bei inkonstantem Blockierungsverhältnis ist die Kammerfrequenz unregelmäßig.

Ursachen: Sie entsprechen denen des Vorhofflimmerns.

Präoperative Therapie: Eine hohe Kammerfrequenz muss umgehend durch Einsatz von **beta-Rezeptorenblockern, Digitalis** oder **Verapamil** gesenkt werden. Dabei sollte möglichst eine Frequenz von < 100/min ereicht werden.

Präoperative Therapie: Ziel ist es, eine Reduktion der tachykarden Kammerfrequenz, z. B. durch **Amiodaron**, **Digitalis** oder **Verapamil**, und ein für den Patienten adäquates Herzminutenvolumen zu erreichen.
Methode der Wahl ist die **elektrische Kardioversion**.

Vorhofflattern (Abb. A-2.11)

Pathophysiologie: Die Vorhoffrequenz beträgt 200–350/min. Bei inkonstantem Blockierungsverhältnis ist die Kammerfrequenz unregelmäßig.

Ursachen: Sie entsprechen denen des Vorhofflimmerns.

Präoperative Therapie: Senkung der Kammerfrequenz (möglichst auf < 100/min) durch Einsatz von **beta-Rezeptorenblockern, Digitalis** oder **Verapamil**.

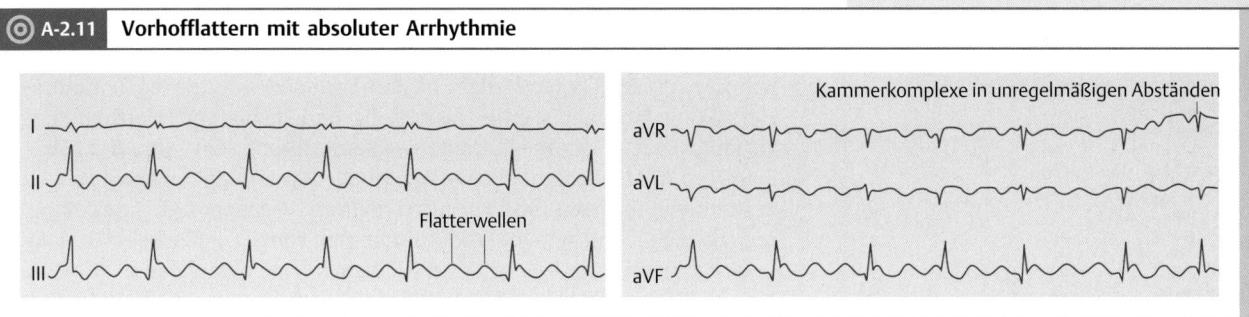

A-2.11 Vorhofflattern mit absoluter Arrhythmie

Rechts- und Linksherzhypertrophie (Abb. A-2.12)

Die Zeichen der Hypertrophie bedürfen weiterer Untersuchungen bezüglich der zugrunde liegenden Ursache und des Ausmaßes der Hypertrophie mittels **Echokardiographie** und **Röntgen-Thorax-Aufnahme.**

Rechts- und Linksherzhypertrophie (Abb. A-2.12)

Die Zeichen der Hypertrophie bedürfen weiterer Untersuchungen mittels **Echokardiographie** und **Röntgen-Thorax-Aufnahme**.

⊚ A-2.12 | **Herzhypertrophie**

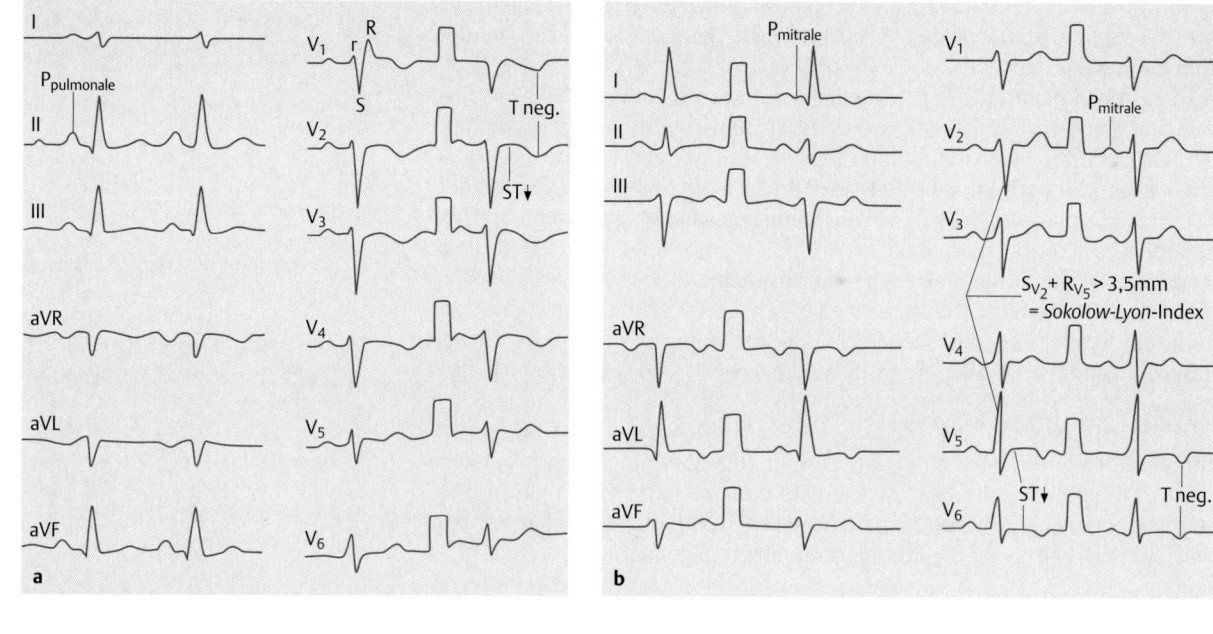

a **Rechtsventrikuläre** Hypertrophie.

b **Linksventrikuläre** Hypertrophie.

AV-Blockierungen

Der **AV-Block I. Grades** ist eine EKG-Diagnose ohne klinische Symptome (Abb. **A-2.13a**).

Der **AV-Block II. Grades** imponiert als intermittierende Leitungsunterbrechung (Abb. **A-2.13b**).

Der **AV-Block III. Grades** besteht in einer totalen Dissoziation von Vorhof- und Kammeraktionen (Abb. **A-2.13c**).

AV-Blockierungen

Der **AV-Block I. Grades** ist eine EKG-Diagnose ohne klinische Symptome (Abb. **A-2.13a**). Die PQ-Zeit ist länger als 0,2 Sekunden. Ursachen sind erhöhter Vagotonus oder Medikamenteneinflüsse (z. B. Digitalis-Überdosierung).

Der **AV-Block II. Grades** imponiert als intermittierende Leitungsunterbrechung:
- Beim Typ A (*Wenckebach*- oder *Mobitz*-I-Periodik) wird die PQ-Zeit mit jeder Herzaktion länger, bis eine Überleitung und damit eine Herzaktion ganz ausfällt. Ursache kann eine Digitalis-Überdosierung sein (Abb. **A-2.13b**).
- Beim Typ B (*Mobitz II*), dem eine organische Herzerkrankung zugrunde liegt, besteht ein fixiertes Blockierungsverhältnis. Wenn von 2 Sinusknotenerregungen eine übergeleitet wird, spricht man vom 2 : 1-Block; ein 3 : 1-Block besteht, wenn von 3 Erregungen lediglich eine übergeleitet wird. Beim Mobitz-II-Block besteht die Gefahr des Überganges zum AV-Block III. Grades mit Adams-Stokes-Anfällen.

Der **AV-Block III. Grades** besteht in einer totalen Dissoziation von Vorhof- und Kammeraktionen (Abb. **A-2.13c**). Zwischen einem normfrequenten Vorhofrhythmus werden QRS-Komplexe eingestreut, die schenkelblockartig defor-

⊚ A-2.13 | **AV-Blockierungen**

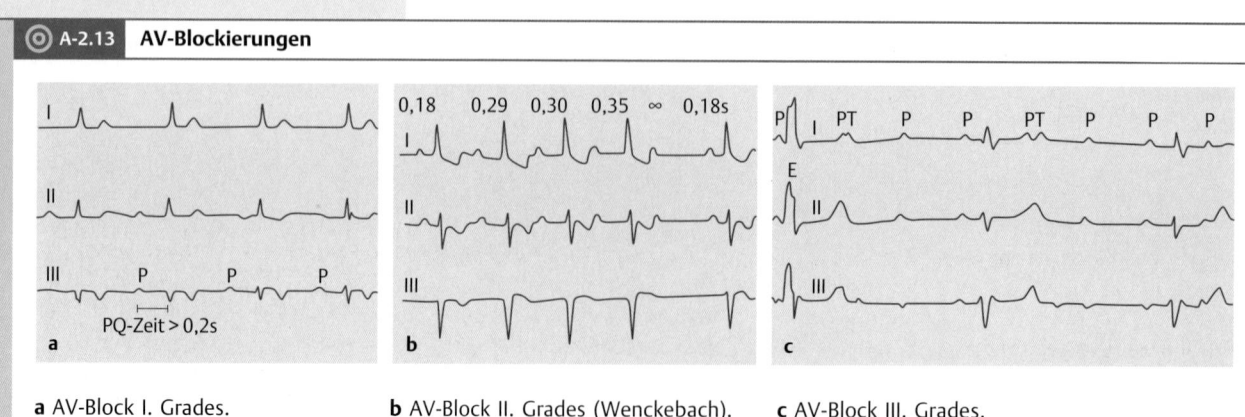

a AV-Block I. Grades.

b AV-Block II. Grades (Wenckebach).

c AV-Block III. Grades.

miert sein können und in keiner Beziehung zur P-Welle stehen. Die Gefahren bestehen im Herzstillstand (Asystolie) mit Bewusstseinsverlust und Atemstillstand und bei starker Bradykardie in einer Herzinsuffizienz.
Deswegen sollte beim AV-Block II. Grades Typ B und beim AV-Block III. Grades zumindest perioperativ ein **Herzschrittmacher** gelegt werden. In der Regel muss anschließend ein permanenter Schrittmacher implantiert werden.

Beim AV-Block II. Grades Typ B und beim AV-Block III. Grades sollte perioperativ ein **Herzschrittmacher** gelegt werden.

Schenkelblockbilder

Entsprechend den intraventrikulären Reizleitungsstrukturen unterscheidet man **unifaszikuläre, bifaszikuläre** und **trifaszikuläre** (totale) Blockbilder:
1. **Kompletter Rechtsschenkelblock** (Abb. **A-2.14a** QRS-Zeit > 0,11 Sekunden mit verspätetem Beginn der endgültigen Negativitätsbewegung; S-Zacke in I, M-förmig aufgesplitterter Linkstyp.
2. **Linksanteriorer Hemiblock:** überdrehter Linkstyp.
3. **Linksposteriorer Hemiblock:** Steilstellung bzw. Rechtsverlagerung der Herzachse ohne Rechtsherzbelastung.
4. **Kompletter Linksschenkelblock** (Abb. **A-2.14b**) QRS-Zeit > 0,11 Sekunden; breite und tiefe S-Zacke in V_1 und V_2.

Ursachen: Koronare Herzkrankheit, Herzinfarkt, Myokarditis und Kardiomyopathien.

Therapie: Bei bifaszikulärem Block (z. B. Rechtsschenkelblock + linksanteriorer Hemiblock) und zusätzlicher AV-Überleitungsverzögerung (inkompletter trifaszikulärer Block) besteht wegen der Gefahr einer kompletten Blockierung zumindest für die perioperative Phase eine **Schrittmacherindikation**.

Schenkelblockbilder

Man unterscheidet **unifaszikuläre, bifaszikuläre** und **trifaszikuläre** (totale) Blockbilder:
1. Kompletter Rechtsschenkelblock (Abb. **A-2.14a**).
2. Linksanteriorer Hemiblock.
3. Linksposteriorer Hemiblock.
4. Kompletter Linksschenkelblock (Abb. **A-2.14b**).

Ursachen: KHK, Herzinfarkt, Myokarditis und Kardiomyopathien.

Therapie: Bei bifaszikulärem Block und zusätzlicher AV-Überleitungsverzögerung besteht zumindest für die perioperative Phase eine **Schrittmacherindikation**.

⊚ A-2.14   **Schenkelblockbilder**

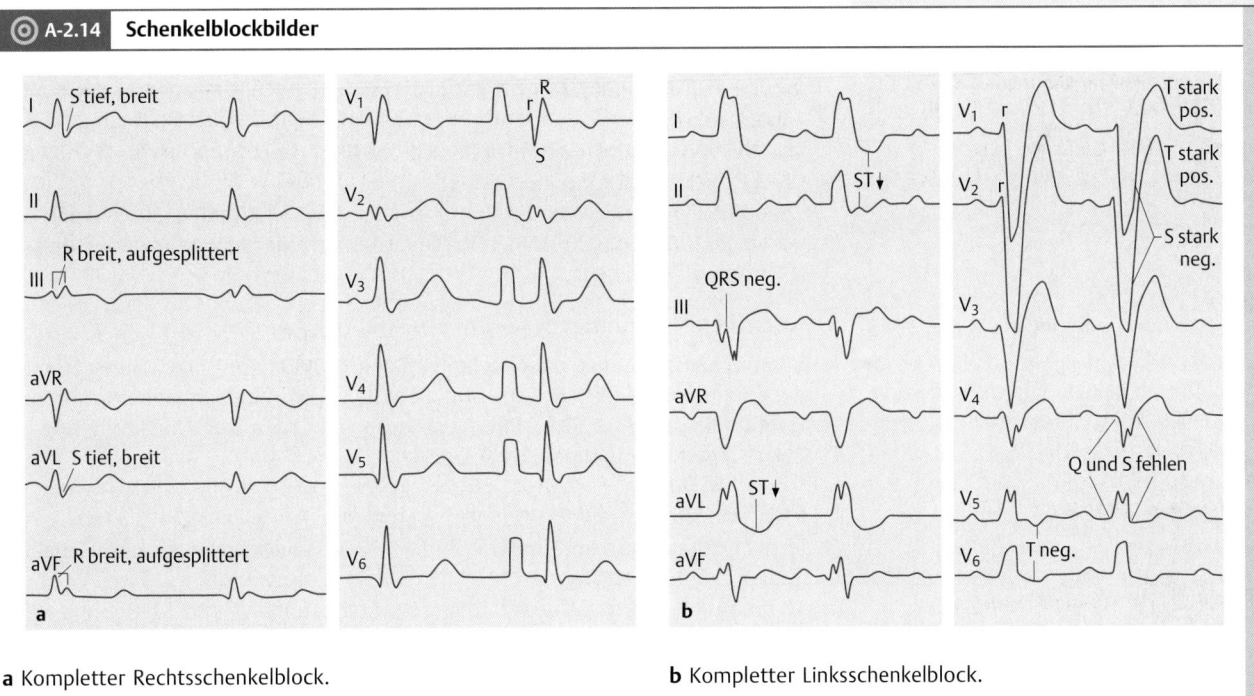

a Kompletter Rechtsschenkelblock.   **b** Kompletter Linksschenkelblock.

Extrasystolen

Supraventrikuläre Extrasystolen (SVES, Abb. **A-2.15a**) kommen auch bei Gesunden vor und bedürfen keiner Therapie.

Ventrikuläre Extrasystolen (VES, Abb. **A-2.15b**) müssen hinsichtlich ihrer Häufigkeit und ihrer Morphologie betrachtet werden.
- Vereinzelte, monomorphe VES sind in der Regel harmlos;

Extrasystolen

Supraventrikuläre Extrasystolen (SVES, Abb. **A-2.15a**) kommen auch bei Gesunden vor und bedürfen keiner Therapie.

Ventrikuläre Extrasystolen (VES, Abb. **A-2.15b**) müssen hinsichtlich ihrer **Häufigkeit** und ihrer **Morphologie** betrachtet werden.

A-2.15

A-2.15 | Extrasystolen

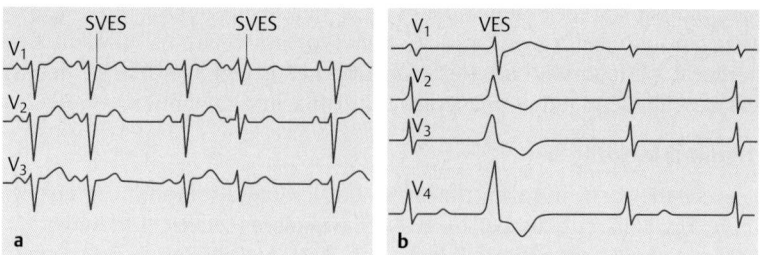

a Supraventrikuläre Extrasystolen (SVES).
b Ventrikuläre Extrasystolen (VES) mit kompensatorischer Pause.

- polymorphe und häufig auftretende VES, insbesondere bei kranken Patienten (z. B. Myokardinfarkt), sind behandlungsbedürftig, da sie Kammerflimmern auslösen können, wenn sie in die sog. „vulnerable Phase" einfallen.
Die VES werden nach Häufigkeit und Art eingeteilt (Stadium 0–V nach *Lown*).

Therapie: Nach Überprüfung und ggf. Korrektur des Serumkaliumwertes kann eine Therapie mit **Antiarrhythmika** eingeleitet werden.

Therapie: Nach Überprüfung und ggf. Korrektur des Serumkaliumwertes (angestrebter Bereich: 5,0–5,5 mmol/l) kann eine Therapie mit Antiarrhythmika eingeleitet werden (z. B. Metoprolol – Lopresor®, Lidocain – Xylocain®, Mexiletin – Mexitil®).

Präexzitationssyndrome

Sie können durch paroxysmale supraventrikuläre Tachykardien zur Verminderung des Herzzeitvolumens bis hin zum kardiogenen Schock führen.

Präexzitationssyndrome

Wolff-Parkinson-White-(WPW-) und **Lown-Ganong-Levine-(LGL-)Syndrom**. Die Präexzitationssyndrome können durch paroxysmale supraventrikuläre Tachykardien zur Verminderung des Herzzeitvolumens bis hin zum kardiogenen Schock führen.
Das **WPW-Syndrom** manifestiert sich im EKG durch eine verkürzte PQ-Zeit (< 0,12 Sekunden) und eine δ-Welle.
Beim **LGL-Syndrom** ist die PQ-Zeit ebenfalls < 0,12 Sekunden, die δ-Welle hingegen fehlt. Bei paroxysmaler Tachykardie ist eine Behandlung mit Ajmalin (Gilurytmal®) indiziert.

ST-Streckenveränderungen (Abb. A 2-16)

ST-Streckensenkungen oder -hebungen von > 0,1 mV in Ruhe können Hinweis auf eine myokardiale Ischämie sein.

ST-Streckenveränderungen (Abb. A-2.16)

ST-Streckensenkungen oder -hebungen von > 0,1 mV in Ruhe können Hinweis auf eine myokardiale Ischämie sein. Bei klinischem Verdacht auf eine koronare Herzkrankheit ohne Ruhe-EKG-Veränderungen kann zur Objektivierung ein Belastungs-EKG durchgeführt werden.

Zeichen eines Myokardinfarkts

Je nach Stadium sind folgende EKG-Veränderungen zu unterscheiden (Abb. **A-2.17a**):
1. frischer Infarkt (T-Überhöhung und ST-Hebung, Abb. **A-2.17b**)
2. Zwischenstadium (R-Verlust, terminal negatives T, Abb. **A-2.17c**)
3. alter Infarkt (T-Normalisierung, kleine R-Zacke, tiefe Q-Zacke, Abb. **A-2.17d**).

Zeichen eines Myokardinfarkts

Je nach Infarktstadium sind folgende EKG-Veränderungen zu unterscheiden (Schema Abb. **A-2.17a**):
1. **frischer Infarkt:** T-Überhöhung (sog. Erstickungs-T) und ST-Hebung (Abb. **A-2.17b**)
2. **Zwischenstadium:** R-Verlust mit QS-Komplex, terminal negatives T (Abb. **A-2.17c**)
3. **alter Infarkt:** T-Normalisierung, kleine R-Zacke, tiefe Q-Zacke (Abb. **A-2.17d**). Um abschätzen zu können, wie groß der Anteil des nicht mehr funktionsfähigen Myokards nach einem Infarkt ist, empfiehlt sich die Durchführung einer Echokardiographie oder eines koronaren CTs.

A-2.16 | **ST-Streckenveränderungen**

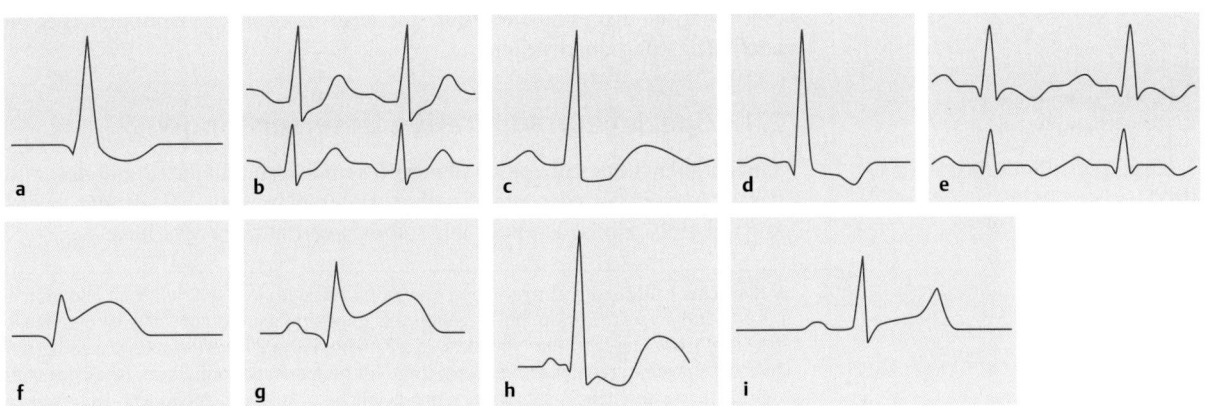

a Muldenförmige ST-Streckenveränderung. z. B. bei Digitaliseinnahme.
b Gesenkte, aszendierende ST-Strecke, z. B. bei Tachykardie, Hyperthyreose, Sympathikotonie.
c ST-Streckensenkung, z. B. bei Angina-pectoris-Anfall.
d Deszendierende ST-Streckensenkung bei Ischämie.
e Teilschichtinfarkt.
f ST-Streckenhebung, z. B. akute Ischämie bei akutem Koronarsyndrom.
g ST-Streckenhebung mit spitzer T-Welle, z. B. bei Perikarditis.
h ST-Streckensenkung mit TU-Verschmelzung, z. B. bei Hypokaliämie oder Ischämie.
i Hyperkaliämie mit zeltförmig positiver T-Welle.

A-2.17 | **Myokardinfarkt**

a Schema eines Infarktes,
b akuter Hinterwandinfarkt,
c subakuter Hinterwandinfarkt (Zwischenstadium),
d alter Hinterwandinfarkt.

2.4.3 Laboruntersuchungen

In Abhängigkeit vom klinischen Befund, Anamnese sowie Art und Umfang der geplanten Operation werden laborchemische Parameter wie Hämoglobin, Hämatokrit, Natrium, Kalium und Kalzium, Glukose, Kreatinin und Harnstoff, Gesamteiweiß, GPT und γ-GT im Serum untersucht. Bei Patienten mit unauffälliger Anamnese ist eine Blutabnahme vor kleinen Eingriffen entbehrlich.
Bei **Störungen der Blutgerinnung**, bei größeren Eingriffen und bei geplanten Regionalanästhesien sollte ein Gerinnungsstatus (INR, aPTT, Thrombozytenzahl) vorliegen.

2.4.3 Laboruntersuchungen

In Abhängigkeit vom klinischen Befund, Anamnese sowie Art und Umfang der geplanten Operation werden unterschiedliche laborchemische Parameter bestimmt. Bei Patienten mit unauffälliger Anamnese ist vor kleinen Eingriffen keine Blutabnahme nötig.

Bei **pulmonalen Erkrankungen** wird neben der arteriellen Blutgasanalyse (PaO$_2$, SaO$_2$, PaCO$_2$, SBic, BE und pH) eine weitergehende Lungenfunktionsdiagnostik (Spirometrie: z.B. Vitalkapazität, forciertes Exspirationsvolumen, s.S. 462) unter Belastung durchgeführt.

2.4.4 Spezielle präoperative Untersuchungen

Je nach Eingriff und Gesundheitszustand können spezielle präoperative Untersuchungen notwendig werden.

2.4.4 Spezielle präoperative Untersuchungen

Je nach Ausmaß des operativen Eingriffes und Gesundheitszustand des Patienten können spezielle präoperative Untersuchungen notwendig werden. Anhand eines klinischen Beispiels soll dies verdeutlicht werden.

▶ **Klinischer Fall**

▶ **Klinischer Fall.** Ein 59-jähriger Mann mit Ösophaguskarzinom soll sich einer abdominothorakalen Ösophagusresektion mit Magenhochzug unterziehen. Intraoperativ ist eine Ein-Lungen-Ventilation geplant. Die Anamnese des Patienten ergibt einen seit 10 Jahren bestehenden, mit β-Rezeptorenblockern eingestellten arteriellen Hypertonus, eine belastungsabhängige Dyspnoe, morgendlichen Husten mit gelblichem Auswurf, abendliche Unterschenkelödeme 2- bis 3-malige Nykturie, einen Nikotinabusus von 40 Zigaretten pro Tag sowie einen Alkoholabusus von 3 l Bier pro Tag. Bis auf den erhöhten Blutdruck sei der Patient immer gesund gewesen.

Die klinische Untersuchung konzentriert sich auf die Herz-Kreislauf- und Lungenfunktion. Es finden sich regelmäßige Herzaktionen, der Blutdruck wird mit 170/110 mmHg gemessen. Die Untersuchung des hepatojugulären Refluxes ergibt einen positiven Befund. Über beiden Lungenfeldern lässt sich ein hypersonorer Klopfschall perkutieren. Das Atemgeräusch ist leise, es lassen sich feinblasige Rasselgeräusche auskultieren. Die übrige körperliche Untersuchung ist bis auf beidseitige Knöchelödeme unauffällig. An pathologischen Laborparametern finden sich eine Erhöhung der γ-GT auf 47 U/l und des Blutzuckers auf 163 mg/dl. Das EKG zeigt eine Linksherzbelastung sowie ST-Streckensenkung in V1–V3. Im Röntgen-Thorax sieht man ein verbreitertes Herz, einen gestauten Gefäßhilus sowie ein Lungenemphysem.

Aufgrund der Anamnese, der bisher erhobenen Befunde und des geplanten intrathorakalen Eingriffes werden vom Anästhesisten zusätzlich eine arterielle Blutgasanalyse, eine Spirometrie, ein Belastungs-EKG und eine echokardiographische Untersuchung angefordert. Die Blutgasanalyse ergibt eine Partialinsuffizienz (PaO$_2$ unter Außenluft 68 mmHg); die Spirometrie zeigt außer einer mäßigen Überblähung keinen pathologischen Befund. Das Belastungs-EKG muss bei 100 Watt wegen Erschöpfung und deutlicher ST-Streckenveränderungen abgebrochen werden. Echokardiographisch finden sich ein erweiterter rechter und linker Ventrikel mit ausreichender Kontraktilität. Diese Befunde sprechen insgesamt für eine eingeschränkte kardiopulmonale Funktionsreserve, weshalb eine Koronarangiographie durchgeführt wird, bei der zwei koronararterielle Stenosen mit Stents versorgt werden. Nach zusätzlicher medikamentöser Einstellung wird der Patient unter invasivem Kreislaufmonitoring operiert und auf der operativen Intensivstation nachbehandelt.

Fazit: Bei intrathorakalen Eingriffen ergeben sich durch anästhesiologische Maßnahmen (Ein-Lungen-Ventilation), Lagerung (Seite) und chirurgische Manipulation (Kompression von Lunge, Gefäßen und Herz) pathophysiologische Veränderungen, die zu Komplikationen führen können. Um das perioperative Risiko dieser Patienten besser abschätzen und ggf. vermindern zu können, muss daher eine differenzierte präoperative Untersuchung und mögliche Verbesserung der Herz-Kreislauf- und Lungenfunktion erfolgen.

2.5 Bedeutung von Begleiterkrankungen

2.5 Bedeutung von Begleiterkrankungen

Begleiterkrankungen erhöhen je nach Ausprägung bzw. Schweregrad das perioperative Risiko für den Patienten und bedürfen einer sorgfältigen präoperativen Diagnostik ebenso wie gezielter therapeutischer Maßnahmen.

2.5.1 Kardiopulmonale Erkrankungen

Erkrankungen des Herz-Kreislauf-Systems

Herzinsuffizienz

2.5.1 Kardiopulmonale Erkrankungen

Erkrankungen des Herz-Kreislauf-Systems

Herzinsuffizienz

▶ **Definition**

▶ **Definition:** Bei der Herzinsuffizienz liegt eine Leistungsabnahme des Herzens vor, die durch die Unfähigkeit gekennzeichnet ist, den Organismus seinen Bedürfnissen entsprechend mit Blut zu versorgen (NYHA-Klassifikation s.S. 16).

Gefahr für die Anästhesie: Patienten mit Herzinsuffizienz zeigen eine deutlich geringere Kompensationsbreite gegenüber den negativ inotropen Wirkungen von Anästhetika, Blutdruckschwankungen, Hyper- oder Hypovolämie und Hypoxämie. Unter dem Einfluss von Operation und Anästhesie können kompensierte Zustände akut dekompensieren.

Präoperative Behandlung: Das Ziel liegt in der Beseitigung von pulmonaler und peripherer Stauung (→ kardiale Rekompensation) und in der Erhöhung des linksventrikulären Schlagvolumens.
Dazu gibt es 3 pharmakologische Ansatzpunkte (vgl. S. 506):
1. **Steigerung der Myokardkontraktilität:** Klassische Substanzen für eine Dauertherapie zur Kontraktilitätssteigerung sind die **Herzglykoside**. Durch die zunehmende Bedeutung der Vasodilatanzien in der Therapie der Herzinsuffizienz ist ihre Verwendung jedoch derzeit rückläufig.
2. **Nachlastsenkung: Vasodilatanzien** bewirken über die Abnahme des peripheren Widerstandes eine Nachlastsenkung mit nachfolgender Zunahme des Schlagvolumens.
3. **Vorlastsenkung: Nitrate** führen durch eine Erweiterung der Kapazitätsgefäße zur Reduzierung der Vorlast und können bei erhöhten ventrikulären Füllungsdrücken das Schlagvolumen steigern.
Ferner werden Substanzen mit kombiniertem Wirkungsansatz eingesetzt:
- **Angiotensin-converting-Enzyme (= ACE-)Hemmer** und **Angiotensin-II(AT-II)-Rezeptorantagonisten** vermindern sowohl die Nach- als auch die Vorlast und werden bereits in frühen Stadien der Herzinsuffizienz verwendet.
- **Phosphodiesterasehemmer** erhöhen die Kontraktilität des Herzens bei gleichzeitiger Nachlastsenkung.
- **Diuretika** dienen in erster Linie der Reduzierung des Blutvolumens, um die Stauungssymptomatik zu beseitigen; **Schleifendiuretika** vermindern zusätzlich den Tonus der Kapazitätsgefäße.

Gefahr für die Anästhesie: Unter dem Einfluss von Operation und Anästhesie können kompensierte Zustände akut dekompensieren.

Präoperative Behandlung: Ziel ist die Beseitigung der Stauung und die Erhöhung des linksventrikulären Schlagvolumens, z. B. durch:
1. **Steigerung der Myokardkontraktilität** durch **Herzglykoside,**
2. **Nachlastsenkung** durch **Vasodilatanzien,**
3. **Vorlastsenkung** durch **Nitrate.**

Ferner werden Substanzen mit kombiniertem Wirkungsansatz eingesetzt:
- ACE-Hemmer
- Phosphodiesterasehemmer
- **Diuretika** dienen zur Reduktion des Blutvolumens, **Schleifendiuretika** zur zusätzlichen Tonusminderung der Kapazitätsgefäße.

Arterielle Hypertonie

Arterielle Hypertonie

▶ **Definition:** Jeder nicht reaktiv bedingte Blutdruckwert von > 140 mmHg systolisch und > 90 mmHg diastolisch wird nach der WHO-Definition als Hypertonus eingestuft (Tab. **A-2.7**).

◀ Definition

☰ A-2.7	WHO-Einteilung der Normo- und Hypertension
normal	< 130/85 mmHg
hochnormal	130–139/85–89 mmHg
Hypertonie Stufe 1	140–159/90–99 mmHg
Hypertonie Stufe 2	160–179/100–109 mmHg
Hypertonie Stufe 3	> 180/> 110 mmHg

☰ A-2.7

Gefahr für die Anästhesie: Der unbehandelte Hypertoniker ist perioperativ stärkeren Blutdruckschwankungen ausgesetzt als der medikamentös gut eingestellte Patient.

Präoperative Therapie: Ob durch eine antihypertensive Behandlung die perioperative Morbidität und Letalität gesenkt wird, ist letztlich nicht gesichert. Eine präoperativ bestehende antihypertensive Therapie sollte jedoch auf jeden Fall fortgeführt werden, um überschießende Blutdruckentgleisungen zu verhindern.

Gefahr für die Anästhesie: Der unbehandelte Hypertoniker ist perioperativ stärkeren Blutdruckschwankungen ausgesetzt als der gut medikamentös eingestellte Patient.

Präoperative Therapie: Eine bestehende antihypertensive Therapie sollte fortgeführt werden, um überschießende Blutdruckentgleisungen zu verhindern.

Hypertensive Krise

▶ **Definition:** Hypertensive Krisen sind anfallsweise auftretende erhebliche Steigerungen des arteriellen Druckes (systolisch > 220 mmHg und diastolisch > 120 mmHg).

Gefahr für die Anästhesie: In Abhängigkeit vom Schweregrad hypertoniebedingter Folgeerkrankungen besteht die akute Gefährdung folgender Organe:
- **Herz:** Koronarinsuffizienz (Infarkt!), Herzinsuffizienz, Lungenödem
- **Gefäße:** Aortendissektion
- **Gehirn:** Enzephalopathie (Hirnödem) mit fokalen Ausfällen, Somnolenz, Krämpfen, Koma, ischämische oder hämorrhagische Ereignisse
- **Niere:** Oligurie und Nierenversagen, Azotämie
- **Retina:** Papillenödem und Blutungen.

Präoperative Therapie: Hypertensive Krisen bedürfen einer umgehenden medikamentösen Therapie (Nitroglycerin – Nitrolingual®, Nifedipin – Adalat®, Urapidil – Ebrantil®, Dihydralazin – Nepresol®, Clonidin – Catapresan®). Elektiveingriffe müssen so lange verschoben werden, bis der Blutdruck aus dem kritischen Bereich gesenkt und Organkomplikationen beseitigt werden konnten.

Koronare Herzkrankheit (KHK)

Gefahr für die Anästhesie: Etwa 3–5 % der Patienten mit koronarer Herzkrankheit erleiden in der perioperativen Phase vor allem durch Plaqueruptur in den Koronararterien eine **Myokardischämie** oder einen **Myokardinfarkt**. Kardiovaskuläre Reaktionen wie **Blutdruckanstieg** oder **-abfall** und **Tachykardie** können über eine Beeinträchtigung des myokardialen Sauerstoffgleichgewichtes (Verhältnis von Sauerstoffbedarf zu Sauerstoffzufuhr) als Auslöser fungieren.

Präoperative Therapie: Ziel ist eine **perioperative koronare Stressreduktion**. Eine ausreichende Prämedikation, um Ängste und Aufregung zu nehmen, ist ebenso erforderlich, wie eine suffiziente postoperative Schmerztherapie, um Stress zu vermeiden. Die antianginöse Dauertherapie darf perioperativ nicht unterbrochen werden. Risikopatienten entsprechend dem „Revised cardiac Risk Index" nach *Lee* (mindestens einen von vier Punkten: Hochrisiko-OP, ischämische Herzerkrankung, stabile Herzinsuffizienz und TIA/Stroke), die präoperativ nicht mit β-Blockern eingestellt sind, erhalten für 10 Tage perioperativ einen β-Blocker.
Die negativ inotropen Eigenschaften von Anästhetika können zur Reduktion des myokardialen Sauerstoffverbrauches intraoperativ genutzt werden.

Akutes Koronarsyndrom

Ausdruck einer klinisch relevanten myokardialen Ischämie und schwerwiegendste Komplikationen der KHK sind die instabile Angina pectoris mit EKG-Veränderung, der troponinpositive Nicht-ST-Hebungsinfarkt (NSTEMI) und der Myokardinfarkt mit ST-Hebung (STEMI).

Gefahr für die Anästhesie (vgl. S. 12):

▶ **Merke:** Wahleingriffe sollten wegen der hohen Reinfarktrate innerhalb der ersten 6 Wochen nach dem Infarktereignis nicht durchgeführt werden.

Lebenswichtige Eingriffe sollten nur unter invasivem hämodynamischem Monitoring erfolgen (arterielle Druckmessung, zentraler Venen- oder ggf. Pulmonalarterienkatheter oder PiCCO; TEE; postoperative Intensivüberwachung). Die Häufigkeit perioperativer Reinfarktereignisse nimmt mit zunehmendem Abstand zwischen Infarktereignis und OP ab.

Präoperative Therapie: Diese entspricht der präoperativen Therapie bei KHK.

Erkrankung der Atmungsorgane

Gefahr für die Anästhesie: Restriktive und **obstruktive Lungenerkrankungen,** vor allem bei begleitender **pulmonaler Hypertonie** mit Rechtsherzbelastung oder -insuffizienz, erhöhen das perioperative Risiko. Präoperative Stresssituationen (z.B. bei Asthma bronchiale), maschinelle Beatmung (Abnahme der funktionellen Residualkapazität [FRC] und Compliance) und postoperative Störungen der Atmungsmechanik (z.B. Schmerzen, Atemdepression durch Anästhetika und Analgetika) begünstigen das Auftreten einer **respiratorischen Insuffizienz** bei vorgeschädigter Lunge.

Ferner ist zu berücksichtigen, dass die Häufigkeit postoperativer pulmonaler Komplikationen (z.B. Atelektasen, Pneumonie) auch bei Lungengesunden ganz wesentlich von der Lokalisation des operativen Eingriffes bestimmt ist: nichtabdominelle Eingriffe (2%); Unterbaucheingriffe (10–20%); Oberbaucheingriffe (20–40%); Thoraxeingriffe (40–90%).

Präoperative Therapie: Methoden der präoperativen Diagnostik von chronischen Lungenerkrankungen zeigen Tab. **A-2.8** und Abb. **A-2.18**. Respiratorische Risikofaktoren und notwendige präoperative Maßnahmen sind in Tab. **A-2.9** dargestellt. **Ziel** dieser Maßnahmen ist eine Verminderung von Bronchospastik und Bronchialsekretion sowie eine Verbesserung des pathologischen Gasaustauschs.

Erkrankung der Atmungsorgane

Gefähr für die Anästhesie: Restriktive und **obstruktive Lungenerkrankungen,** vor allem bei begleitender **pulmonaler Hypertonie** mit Rechtsherzbelastung oder -insuffizienz, erhöhen das perioperative Risiko.
Patienten mit chronischen Lungenerkrankungen sind in stärkerem Maße gefährdet, postoperativ eine **respiratorische Insuffizienz** zu erleiden.

Präoperative Therapie: Diagnostische Methoden siehe Tab. **A-2.8** und Abb. **A-2.18**. Risikofaktoren und präoperative Maßnahmen s. Tab. **A-2.9**.

A-2.8 Präoperative Diagnostik zur Beurteilung chronisch-obstruktiver Lungenerkrankungen (COPD, „chronic obstructive pulmonary disease")

Atemfunktion	Herz-Kreislauf-Funktion	EKG (Rechtsherzbelastung)	Röntgenologische Zeichen
Anamnese: ■ Husten ■ abnorme Sekretproduktion **Inspektion:** ■ erhöhte Atemfrequenz ■ beeinträchtigte Atemmechanik ■ verlängerte Exspiration ■ Dyspnoe (Ruhe, Belastung) ■ Einsatz der Atemhilfsmuskulatur ■ Orthopnoe ■ Zyanose (Lippen, Akren) **Perkussion:** ■ hypersonorer KS (Emphysem) **Auskultation:** ■ trockene Rasselgeräusche ■ Bronchospasmus	**Rechtsherzinsuffizienz:** ■ obere Einflussstauung (Jugularvenen) ■ Hepatosplenomegalie ■ Aszites ■ periphere Ödeme	■ pulmonale Rechtsverlagerung der Herzachse ■ rechtsventrikuläre Hypertrophie ■ Rechtsschenkelblock ■ ST-Streckenveränderungen ■ Rhythmusstörungen	■ erhöhte Strahlentransparenz ■ Gefäßrarefizierung ■ Bullae (Emphysem) ■ vermehrte Gefäßzeichnung basal (Peribronchitis) ■ Fass-Thorax

A-2.18 Lungenfunktionstest

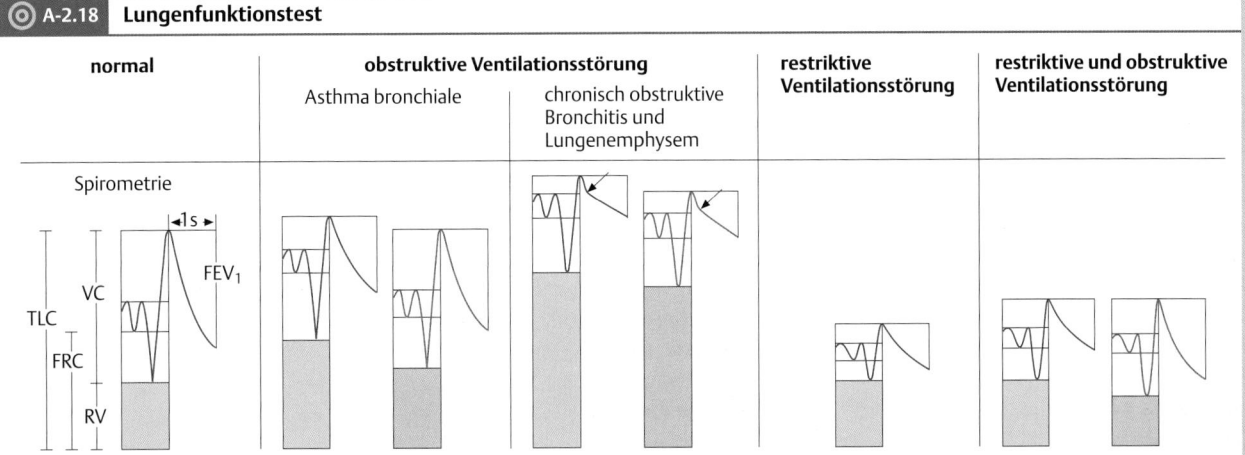

≡ A-2.9

≡ A-2.9 **Respiratorische Risikofaktoren und ihre präoperative Behandlung**

Risikofaktoren (relatives Risiko)	Präoperative Maßnahmen
▪ Infektion (obere Luftwege) ▪ akuter und chronischer Nikotinabusus (1,4–4,3) ▪ Adipositas per magna ▪ chronische unspezifische Lungenerkrankungen: – chronische Bronchitis (1,7) – COPD – Asthma bronchiale – Emphysem (2,7–4,7) ▪ spezifische Lungenerkrankungen: – Lungenfibrose ▪ Rechtsherzinsuffizienz ▪ Lokalisation des Eingriffes (s. S. 31)	▪ Aufschub der Operation ▪ Ausschaltung von Noxen, Nikotinkarenz ▪ physikalische Therapie z. B. Atemgymnastik ▪ Pharmakotherapie: – Antibiotika (z. B. Makrolide, Chinolone) – Bronchodilatatoren (z. B. β-Sympathomimetika, Theophyllin) – Sekretolytika (z. B. N-Azetyl-Zystein) – Anticholinergika (z. B. Ipratropiumbromid) – evtl. Kortikoide – bei Herzinsuffizienz: Diuretikatherapie; Digitalisierung ▪ präoperative Blutgasanalyse ▪ Lungenfunktionsprüfung zur Beurteilung der Ausgangssituation ▪ O_2- und CPAP-Therapie

Asthma bronchiale

Präoperative Therapie: Die gewohnte Medikation sollte bis zur Operation weiter verabreicht werden (Bronchodilatatoren: Terbutalin – Bricanyl® Dosier-Aerosol, Theophyllin – Euphyllin®; Glukokortikoide müssen bei chronischer Anwendung perioperativ höher dosiert werden). Präoperativ ist besonders bei Asthmatikern eine gute Stressabschirmung erforderlich, wobei allerdings wichtig ist, dass sie keine atemdepressiv wirkenden Substanzen wie Opioide zur Prämedikation erhalten dürfen.

Anästhesie: Regionale Anästhesieverfahren sind zu bevorzugen. Bei der Medikamentenwahl für Allgemeinanästhesien sind Histaminliberatoren (z. B. Barbiturate – Trapanal®, Succinylcholin – Pantolax®) zu vermeiden. Die Intubation muss in **tiefer Narkose** erfolgen, ebenso wenn möglich die Extubation. Bei der kontrollierten Beatmung müssen hohe Spitzendrücke (Gefahr des Barotraumas) und eine Behinderung der Exspiration vermieden werden: Beatmung mit niedrigem Flow, niedriger Atemfrequenz und moderatem PEEP von 5 cm H_2O; Atemzeitverhältnis > 1 : 2.

Therapie der akuten bronchopulmonalen Obstruktion

Eine intraoperative akute bronchopulmonale Obstruktion bedarf einer schnellen Therapie: Umstellung auf manuelle Beatmung mit 100 % Sauerstoff, Vertiefung der Narkose einschließlich Relaxierung; Pharmakotherapie: Terbutalin-Aerosol in den Tubus, Aminophyllin langsam i. v. (cave Intoxikation), Glukokortikoide i. v., ggf. S(+)Ketamin (Ketanest®).

2.5.2 Nierenerkrankungen

Siehe S. 524.

Chronische Niereninsuffizienz

Die chronische Niereninsuffizienz erhöht infolge vielfältiger Organveränderungen bzw. -auswirkungen das Risiko perioperativer Komplikationen (s. u.). Wahleingriffe sollten grundsätzlich erst nach Beseitigung aller reversiblen Funktionsstörungen durchgeführt werden. Dazu gehören die **Hypervolämie, Hyperkaliämie** und **schwere metabolische Azidose.**

Präoperative Therapie: Dialyse.

☰ A-2.10	Stadien der chronischen Niereninsuffizienz	☰ A-2.10

Latenzstadium	Einschränkung der Kreatinin-Clearance* bei normalen Retentionswerten
Stadium der kompensierten Retention	Erhöhung der Retentionswerte ohne Urämiesymptome
Stadium der teilkompensierten Retention	beginnende urämische Symptomatik
Terminalstadium	Urämie

* Kreatinin-Clearance gibt approximativ die GFR an

Stadien der chronischen Niereninsuffizienz (Tab. **A-2.10**): Sie geht mit einer progressiven **Abnahme des Glomerulumfiltrates** (GFR) durch den fortschreitenden Untergang der Nephrone einher. Ein messbarer Anstieg der Retentionswerte (Harnstoff, Kreatinin) im Serum besteht erst bei Untergang von > 50 % des funktionstüchtigen Nierengewebes (GFR < 60 ml/min).

Organmanifestationen der chronischen Niereninsuffizienz und perioperatives Risiko: Tab. **A-2.11**.

Stadien der chronischen Niereninsuffizienz (Tab. **A-2.10**): Sie geht mit einer progressiven **Abnahme des Glomerulumfiltrates** (GFR) durch fortschreitenden Untergang der Nephrone einher.

Organmanifestationen der chronischen Niereninsuffizienz und perioperatives Risiko: Tab. **A-2.11**.

☰ A-2.11	Organmanifestationen der chronische Niereninsuffizienz	
System	*Störung*	*Gefahr für Anästhesie*
kardiopulmonal	Dem häufigen **Hypertonus** liegt eine vermehrte Wasser- und Natriumretention (Hypervolämie) zugrunde. **Herzinsuffizienz** begünstigt das Auftreten eines Lungenödems („fluid lung") mit nachfolgender respiratorischer Insuffizienz. Nicht selten findet man bei chronisch niereninsuffizienten Patienten eine **KHK**. Affektionen der Herzklappen, Perikarditis und Pleuritis gehören ebenfalls zum urämischen Formenkreis.	Eine autonome Neuropathie führt zu eingeschränkten Kompensationsmechanismen seitens des sympathischen Nervensystems, so dass urämische Patienten leicht **Blutdruckabfälle** (schon bei geringen Volumenverlusten) entwickeln können.
hämatologisch	Hauptursache der fast regelhaft vorliegenden normochromen **Anämie** ist eine verminderte Bildung des renalen erythropoetischen Faktors (REF). Die Patienten sind meist an Hämoglobinwerte von 6–8 g/dl adaptiert und bedürfen außer bei zusätzlichen intraoperativen Blutverlusten keiner Bluttransfusion. Die Mehrzahl der niereninsuffizienten Patienten weist heutzutage allerdings aufgrund der Behandlung mit Erythropoetin eine Hämoglobinkonzentration von 9–10 g/dl auf.	Die kardiovaskuläre Kompensationsbreite ist eingeschränkt, so dass Abfälle des kompensatorisch gesteigerten Herzminutenvolumens, z. B. durch die negativ inotrope Wirkung von Anästhetika, in der Regel nicht gut toleriert werden und deshalb vermieden werden müssen (Dosisanpassung).
Elektrolyt- und Säure-Basen-Haushalt	Die chronische Niereninsuffizienz verursacht eine metabolische Azidose, die in schweren Fällen eine kompensatorische Steigerung der Atmung (Kussmaul-Atmung) bewirkt. **Kaliumwerte i. S. von 5,5 bis max. 6,0 mmol/l sind als obere Grenzwerte für die Durchführung elektiver Eingriffe zu betrachten!**	Eine azidotische Stoffwechsellage und die fehlende Elimination von Kalium bei fortschreitender Niereninsuffizienz begünstigen das Auftreten einer **Hyperkaliämie** mit der Gefahr bedrohlicher Herzrhythmusstörungen (s. S. 66). Die Kaliumwerte müssen dementsprechend in der perioperativen Phase engmaschig kontrolliert werden.
Gastrointestinaltrakt	Bei progredienter chronischer Niereninsuffizienz treten vermehrt Ulzera, Inappetenz, Übelkeit und Erbrechen sowie Durchfälle und intestinale Blutungen auf.	Durch verzögerte Magenentleerung Aspirationsgefahr bei Narkoseeinleitung.
Blutgerinnung	Im Vordergrund stehen **Störungen der Thrombozytenfunktion** (verlängerte Blutungszeit bei sonst normalen Gerinnungsparametern), die chirurgische Blutungen verstärken können.	Einschränkungen für rückenmarknahe Regionalanästhesieverfahren.

System	Störung	Gefahr für Anästhesie
A-2.11	**Organmanifestationen der chronische Niereninsuffizienz (Fortsetzung)**	
endokrines System	Die **renale Osteopathie** (Osteomalazie und Fibroosteoklasie) entsteht infolge verminderter renaler Bildung von Vitamin D (sekundärer Vitamin-D-Mangel). Es resultiert eine reduzierte Kalziumresorption (im Darm) mit Hypokalzämie und sekundärem Hyperparathyreoidismus, was mit der Gefahr von Spontanfrakturen einhergeht.	Erhöhtes Risiko für perioperative Lagerungsschäden.
Nervensystem	Die Ausprägung ist abhängig vom Schweregrad der Niereninsuffizienz und reicht von peripheren Neuropathien (inkl. autonomer Neuropathie, s. o.) über zerebrale Leistungsminderung bis hin zur Enzephalopathie und zum urämischen Koma. Komatöse Zustände können Ausdruck eines toxischen oder hypertensiven Geschehens sein, wobei eine Hyponatriämie mit Hypoosmolarität die Gefahr eines Hirnödems verstärkt.	Erhöhtes Risiko für perioperative Lagerungsschäden.

2.5.3 Lebererkrankungen

Lebererkrankungen sind mit einem erhöhten perioperativen Risiko behaftet und bedürfen einer präoperativen Abklärung.

Gefahr für die Anästhesie: Kompensierte Zustände einer eingeschränkten Syntheseleistung der Leber können unter der Anästhesie und Operation dekompensieren **(akutes Leberversagen)**. Therapeutisch verbleiben dann kaum Möglichkeiten, die Funktion einer schwer geschädigten Leber apparativ oder medikamentös in dem Maße zu stützen, wie dies bei Nieren-, Lungen- und Herzversagen möglich ist (S. 545).
Zur präoperativen Diagnostik s. Tab. **A-2.12**.

Einschätzung/Abklärung	klinische Einschätzung bzw. Konsequenzen
A-2.12	**Präoperative Diagnostik zur Erfassung von Lebererkrankungen**
Lebersyntheseleistung	▪ PTT, INR (Quick) ▪ Serumcholinesterase (CHE)
Hyperbilirubinämie	▪ Gesamtbilirubin ≥ 3 mg/dl (Norm: < 1,1mg/dl)
Leberschädigung	▪ **GPT** (ALAT, Norm bis 23 U/l; HWZ ca. 47 Stunden): ein erhöhter Serumwert ist Indikator für eine gestörte Zellmembranpermeabilität ▪ **GOT** (ASAT, Norm bis 18 U/l; HWZ ca. 17 Stunden): in Zytosol und Mitochondrien vorhanden; kann Leberparenchymschädigungen unterschiedlichen Ausmaßes anzeigen ▪ **GLDH** (Norm bis 4 U/l; HWZ ca. 17 Stunden): leberspezifisches mitochondriales Enzym; Indikator für Parenchymzellnekrosen ▪ **γ-GT** (Norm bis 28 U/l; HWZ 3–4 Tage): Vorkommen v. a. in intrahepatischen Gallengangsepithelien; erhöhte Serumwerte zeigen unabhängig von der Ursache eine Cholestase an ▪ **AP** (alkalische Phosphatase, Norm 60-200 U/l): ähnlich wie Bilirubin Parameter für die biliäre Exkretionsleistung; wird durch eine gesteigerte hepatozelluläre Enzymsynthese bei Gallensäurestau vermehrt in die Blutbahn abgegeben
floride Hepatitis	elektive Eingriffe sollten bis zur kompletten Remission verschoben werden bei: ▪ akuter Virushepatitis (HAV, HBV, HCV, CMV, Herpes simplex etc.) ▪ akuter alkoholtoxischer Hepatitis ▪ akutem Schub einer chronischen Hepatitis
Leberzirrhose	▪ **portale Hypertension** mit der Ausbildung von **Ösophagus-** und **Kardiavarizen** mit hohem Blutungsrisiko ▪ **Splenomegalie** mit Störung der Thrombozytenfunktion und Verminderung der Thrombozyten ▪ **Aszites** (gefördert durch portale Hypertension und Hypalbuminämie), unterhalten über einen **sekundären Hyperaldosteronismus** ▪ **hepatopulmonales Syndrom** mit Hypoxie und **arterieller Hypotension** durch gesteigerte arteriovenöse Shunt-Bildung in Lunge und peripherem Gefäßsystem

2.5.4 Endokrine Erkrankungen

Diabetes mellitus

Entscheidend für die diabetogene Stoffwechselstörung ist eine **mangelhafte Insulinwirkung**, die durch verminderte Insulinsekretion, verminderte Rezeptoransprechbarkeit oder Überwiegen kontrainsulinärer Hormone verursacht sein kann.
Die Einteilung des Diabetes mellitus zeigt Tab. **A-2.13**.

2.5.4 Endokrine Erkrankungen

Diabetes mellitus

Entscheidend für die diabetogene Stoffwechselstörung ist eine mangelhafte Insulinwirkung.
Die Einteilung des Diabetes mellitus zeigt Tab. **A-2.13**.

≡ A-2.13 | **Einteilung des Diabetes mellitus**

Idiopathischer Diabetes mellitus (WHO-Klassifikation)

IDDM = insulinabhängiger **Typ I** („juveniler Diabetes")

NIDDM = nicht insulinabhängiger **Typ II** (Altersdiabetes)
a) mit Übergewicht
b) ohne Übergewicht

Sekundäre Diabetesformen

Diabetes bei Pankreaserkrankungen
(chronische Pankreatitis, Z. n. totaler Pankreatektomie)

Diabetes bei endokrinen Erkrankungen (Cushing-Syndrom, Akromegalie)

iatrogener Diabetes → diabetogene Medikamente
(Glukokortikoide, Thiaziddiuretika, Östrogene)

Leitbefunde und Risiken beim Diabetes mellitus

Die **Hyperglykämie** resultiert aus der Verwertungsstörung von Glukose bzw. dem ausbleibenden Transport von Glukose in die Zellen insulinabhängiger Gewebe. Übersteigt die Glukosekonzentration im Plasma die Nierenschwelle (180 mg/dl) und damit die Kapazität des tubulären Rücktransportmechanismus (prox. Tubulus: Na-abhängiges Carrier-System), resultiert eine **osmotische Diurese** mit Glukosurie. Hieraus folgen unter dem Bild der **hypertonen Dehydratation** (siehe auch S. 535) schwer wiegende Wasser- und Elektrolytverluste mit **Hypovolämie**. Die erhöhte Serumsmolalität bewirkt Flüssigkeitsverschiebungen vom IZR in den EZR. Die intrazelluläre Dehydratation kann auch **zerebrale Symptome** bis hin zum Koma verursachen.
Fehlende Energiegewinnung aus dem Glukosestoffwechsel aktiviert kompensatorisch die Proteolyse und Lipolyse. Es kommt u. a. zur Anhäufung saurer Stoffwechselprodukte (Ketosäuren), die über den Verbrauch von Bikarbonat eine **metabolische Azidose** bewirken (siehe auch S. 539).
Beim **Diabetes mellitus** handelt es sich um eine Systemerkrankung. In Abhängigkeit von den sekundären Organveränderungen (Tab. **A-2.14**) steigt das perioperative Risiko z. T. deutlich an.

Leitbefunde und Risiken beim Diabetes mellitus

- **Hyperglykämie**
- **osmotische Diurese**
- **hypertone Dehydratation**
  (siehe auch S. 535) mit **Hypovolämie**
- **zerebrale Symptome** bis hin zum Koma
- **metabolische Azidose**
  (siehe auch Kap. S. 539).

Beim Diabetes mellitus handelt es sich um eine Systemerkrankung mit sekundären Organveränderungen (Tab. **A-2.14**).

≡ A-2.14 | **Organmanifestationen beim Diabetes mellitus**

Arterio-/Arteriolosklerose
- koronare Herzkrankheit (KHK 50 %)
- Herzinsuffizienz
- Hypertonie (30–60 %)
- AVK
- Retinopathie
- Nephropathie (35 %)
- autonome Neuropathie (z. B. Gastroparese [30 %]) und/oder
  periphere Polyneuropathie (zus. 40 %)

Infektanfälligkeit ↑

Anästhesieverfahren bei Diabetes mellitus

Grundsätzlich können beim Diabetespatienten Allgemein- oder Regionalanästhesien durchgeführt werden. Insgesamt zeigen die modernen Anästhesieverfahren selbst keinen spezifischen Einfluss auf den Glukosestoffwechsel.

Perioperatives Management

Präoperative Befunderhebung: Sie dient der Einschätzung der Diabeteseinstellung und ggf. bereits bestehender Folgeerkrankungen. Ziel ist es, akute Stoffwechselentgleisungen (Hyperglykämie → Hyperosmolalität, diabetische Ketoazidose; Hypoglykämie) perioperativ zu verhindern.

Perioperative Betreuung: Sie muss den Diabetestyp und die vorbestehende Therapie berücksichtigen.

Folgendes Konzept hat sich bewährt:
- Präoperative Nahrungskarenz von 6 h und Nüchtern-BZ.
- Sulfonylharnstoffe werden am OP-Tag abgesetzt und bei Nahrungsaufnahme wieder angesetzt.
- Wegen Gefahr einer Laktatazidose wird Metformin 2 Tage vor der Operation abgesetzt.
- Gabe von 1/3–1/2 der üblichen Insulindosis s. c., gleichzeitig 5 %ige Glukoseinfusion (100 ml/h).
- Bei großer OP perioperative Insulinzufuhr entsprechend Blutzuckerspiegel durch kontinuierliche i. v. Gabe.
- Bei Abweichung des Blutzuckerspiegels muss die Insulindosis angeglichen werden (Tab. **A-2.15**).

Perioperativer Insulinbedarf:
basaler Insulinbedarf
(Mittel: 0,4 IE/kg KG/24 h)
+
prandialer Insulinbedarf, abhängig von der perioperativ zugeführten Glukosemenge
(Mittel: 0,2 IE pro g Glukose).

Perioperativ sind engmaschige Kontrollen der Blutzuckerspiegel (intraoperativ: stündlich; postoperativ: 2- bis 4-stündlich) durchzuführen.

Anästhesieverfahren bei Diabetes mellitus

Grundsätzlich können bei Diabetespatienten Allgemein- oder Regionalanästhesien durchgeführt werden. Insgesamt zeigen die modernen Anästhesieverfahren selbst keinen spezifischen Einfluss auf den Glukosestoffwechsel. Begleitumstände wie Operation oder Trauma, Angstzustände, Stress, Nahrungskarenz, Schmerz oder Begleitmedikation (z. B. Glukokortikoide) sind dagegen häufig Ursache für eine Entgleisung eines latenten oder therapeutisch gut eingestellten Diabetes mellitus. Regionalanästhesien sollen dabei den Vorteil haben, dass die intraoperative Stressantwort des Organismus und die damit verbundenen katabolen Reaktionen im Vergleich zur Allgemeinanästhesie geringer ausfallen. Zudem bleibt die Vigilanz des Patienten erhalten, so dass bei Verzicht auf eine stärkere Sedierung hyper- und vor allem hypoglykämische Warnzeichen überprüfbar bleiben.

Perioperatives Management

Präoperative Befunderhebung: Sie dient der Einschätzung der Diabeteseinstellung und ggf. bereits bestehender Folgeerkrankungen. Ziel ist es, akute Stoffwechselentgleisungen (Hyperglykämie → Hyperosmolalität, diabetische Ketoazidose; Hypoglykämie) perioperativ zu verhindern. Aus diesem Grund werden engmaschige Blutzuckerkontrollen und ggf. weitere Laboranalysen (z. B. Serumelektrolyte, Säure-Basen-Status) durchgeführt. Insbesondere der insulinpflichtige Diabetiker sollte morgens möglichst frühzeitig operiert werden, um Hypoglykämien durch langdauernde Nahrungskarenz oder eine reaktive Hyperglykämie durch Absetzen der gewohnten Insulindosierung zu vermeiden.

Perioperative Betreuung: Sie muss den Diabetestyp und die vorbestehende Therapie berücksichtigen. Bei einer guten Stoffwechseleinstellung soll am Vortag der Operation keine Änderung der bisherigen Therapie (Diät, Antidiabetika- bzw. Insulintherapie) vorgenommen werden.
Folgendes Konzept hat sich bewährt:
- Unter engmaschigen Blutzuckerkontrollen müssen auch Diabetiker präoperativ eine Nahrungskarenz von 6 Stunden einhalten und erhalten eine Nüchtern-Blutzuckerkontrolle.
- Sulfonylharnstoffe werden am Operationstag abgesetzt und postoperativ bei Nahrungsaufnahme wieder angesetzt.
- Wegen der Gefahr einer möglicherweise letalen Laktatazidose werden Biguanide (z. B. Metformin) 2 Tage präoperativ, vor allem bei Patienten mit Herz- und Niereninsuffizienz, geplanter Kontrastmitteldarstellung und ausgedehnten Operationen abgesetzt.
- Bei insulinpflichtigen Diabetikern empfiehlt sich die Gabe von 1/3–1/2 der üblichen Dosis s. c. bei gleichzeitiger Infusion einer 5 %igen Glukoselösung (ca. 100 ml/h).
- Bei großen Operationen wird der **perioperative Insulinbedarf** durch kontinuierlich intravenöse Insulinzufuhr und bedarfsadaptierte Glukosezufuhr gedeckt.
- Abweichungen der Blutzuckerspiegel (angestrebt werden 80–110 mg/dl) erfordern die Angleichung der Insulindosis (Tab. **A-2.15**).

Perioperativer Insulinbedarf:
basaler Insulinbedarf
(Mittel: 0,4 IE/kg KG/24 h)
+
prandialer Insulinbedarf, abhängig
von der perioperativ zugeführten
Glukosemenge
(Mittel: 0,2 IE pro g Glukose).
Perioperativ sind unbedingt engmaschige Kontrollen der Blutzuckerspiegel (intraoperativ: stündlich; postoperativ: 2- bis 4-stündlich) durchzuführen.

A-2.15	Insulinsubstitution anhand des Blutzuckerspiegels

Blutzuckerwert	Bolus	Perfusor (nach Bolus)
< 300 mg/dl	8 IE s. c.	2–4 IE/h
301–400 mg/dl	8 IE i. v.	4–6 IE/h
401–500 mg/dl	12 IE i. v.	4–6 IE/h
> 500 mg/dl	16 IE i. v.	4–6 IE/h

Kontraindikationen für einen Wahleingriff:
- präoperative Blutzuckerwerte von < 60 mg/dl und >300 mg/dl
- bestehende Glukosurie und Ketonurie.

Notoperationen bei schlecht eingestelltem Diabetes mellitus

▶ **Merke:** In Akutsituationen sind bei entgleistem Kohlenhydratstoffwechsel die Blutglukosespiegel auf < 300 mg/dl durch intravenöse Insulingaben (s. o.) zu senken. Möglichst vor Narkosebeginn muss damit begonnen werden, bestehende Flüssigkeits- und Elektrolytverluste (Kalium!) auszugleichen und eine metabolische Azidose zu korrigieren (siehe auch S. 540).

Erkrankungen der Schilddrüse (Tab. A-2.16)

Bei Erkrankungen der Schilddrüse muss präoperativ die **Stoffwechselfunktion** (Eu-, Hyper- oder Hypothyreose) untersucht werden. Für elektive Eingriffe ist grundsätzlich ein euthyreoter Stoffwechsel zu fordern. Des Weiteren muss abgeklärt werden, ob bei einer **Schilddrüsenvergrößerung** (Struma) eine Ver-

Kontraindikationen für einen Wahleingriff sind **präoperative Blutzuckerwerte** von < 60 mg/dl und > 300 mg/dl sowie **Glukosurie** bzw. **Ketonurie**.

Notoperationen bei schlecht eingestelltem Diabetes mellitus

◀ Merke

Erkrankungen der Schilddrüse (Tab. A 2-16)

Stoffwechselfunktion (Eu-, Hyper- oder Hypothyreose) und evtl. vorhandene mechanische Atemwegshindernisse infolge einer **Struma** müssen präoperativ

A-2.16	Symptome bei Störungen der Schilddrüsenfunktion

Hyperthyreose	Hypothyreose
Gewichtsverlust, Hypermetabolismus	Gewichtszunahme
Diarrhö (→ Dehydratation)	Obstipation, Retention von freiem Wasser (→ Hyperhydratation)
Elektrolytstörungen	Elektrolytstörungen
Wärmeintoleranz, Hyperthermie	Kälteempfindlichkeit, Hypothermie,
warme, feuchte Haut	trockene, kühle, teigige Haut
Haarausfall	trockenes, brüchiges Haar
psychomotrische Unruhe, Schlaflosigkeit, Nervosität	Leistungsminderung, Müdigkeit, Antriebsarmut
Hyperventilation	Hypoventilation
Tremor, gesteigerte Muskelreflexe, Muskelschwäche	verlangsamte Muskelreflexe
Struma	Struma, große Zunge (Intubationshindernis)
Tachykardie, Tachyarrhythmien, Vorhof-/Kammerflimmern	Bradykardie
Herzinsuffizienz	Herzinsuffizienz
Hypertonie	Hypoxie, Hyperkapnie
Mitralklappenprolaps	raue heisere Stimme
thyreotoxische Krise/Koma	Myxödemkoma

⊙ **A-2.19**   Schilddrüse: Hormonsynthese und Laborwerte bzw. Funktionstests

Hormonsynthese

Die Jod-Resorption und -Reduktion zu Jodid erfolgt im Gastrointestinaltrakt. Anreicherung von Jodid in der Schilddrüse, wo Jodid zu Jod oxygeniert (Peroxidase) und an den Tyrosinrest (TGB) gebunden wird. Es entsteht Monojodtyrosin (MJT) oder Dijodtyrosin (DJT). Die enzymatische Kopplung dieser Verbindung ergibt T_3 oder T_4.

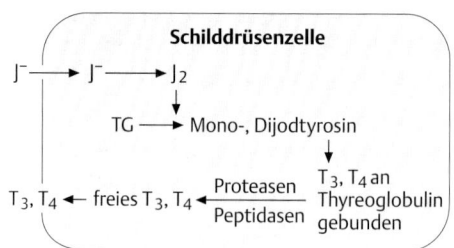

Laborwerte/Funktionstests:

▷ Bestimmung der Plasmakonzentrationen von:

- **T_4** (Thyroxin): Norm: 4 –11 µg/dl; überwiegend **TBG-** (thyroxin-bindendes Globulin) gebunden (hohe Affinität). Nur fT_4 (freies T_4; 0,03% vom Gesamt-T_4) ist stoffwechselaktiv. T_4 wird dejodiert zu T_3
- **T_3** (Trijodthyronin): Norm: 0,1– 0,2 µg/dl; T_3 vermittelt die Hormonwirkung (nierigere Affinität an TBG)
- **TSH** (thyreoideastimulierendes Hormon): Norm: 0,25 –3,1 mU/l)

▷ **TRH** (Thyreotropin-Releasing-Hormon). Die Sekretion von TSH (Hypophyse) und TRH (Hypothalamus) wird unter physiologischen Bedingungen über ein Negativ-Feedback durch die Plasma-konzentrationen von T_3 und T_4 reguliert.

TRH-Test:
→ 1. Basal-TSH-Analyse
→ 2. TRH-Stimulation
→ 3. erneut TSH-Analyse

Euthyreose	TSH-Anstieg von 2,5–20 mU/l
Hyperthyreose	TSH-Anstieg < 2,5 mU/l
primäre Hypothyreose	TSH-Anstieg < 20 mU/l
sekundäre Hypothyreose	TSH-Anstieg < 2,5 mU/l

---

abgeklärt werden (Abb. **A-2.7** und **A-2.8**, s. S. 20). Für elektive Eingriffe ist ein euthyreoter Stoffwechsel zu fordern.

Bei Vorliegen einer **Tracheomalazie** kann es zu einem Trachealkollaps kommen.

Abb. **A-2.19** gibt einen Überblick über die Schilddrüsenhormonsynthese und -funktionstests.

Hyperthyreose

Vorkommen: Autonome Schilddrüsen-adenome, Morbus Basedow, jodinduzierte Hyperthyreose, Gravidität, post partum.

▶ Merke

Präoperative Therapie: Die antihyper-thyreote Medikation muss spätestens 2–3 Wochen vor dem Operationstermin begonnen werden. Die schwefelhaltigen **Thyreostatika** hemmen die Schilddrüsen-hormonsynthese und die extrathyreoidale Umwandlung von T_4 zu T_3. Zur Stressabschirmung sollten die Patienten präoperativ sediert werden.

Perioperative Therapie: Ist eine Operation vor Erreichen der euthyreoten Funktion erforderlich oder gerät die Schilddrüsen-funktion außer Kontrolle, so wird eine zusätzliche **β-Rezeptorenblockade** durch-geführt.

drängung und Kompression von Larynx und Trachea vorliegt, wodurch die Intubation erschwert werden kann (Abb. **A-2.7** und **A-2.8**, s. S. 20). In diesem Fall wählt man einen kleinen Tubus und intubiert ohne Muskelrelaxans. Auch an eine **Tracheomalazie** sollte im Hinblick auf die Narkoseeinleitungs-phase gedacht werden. Hierbei kann es zu einem Trachealkollaps kommen. Abb. **A-2.19** gibt einen Überblick über die Schilddrüsenhormonsynthese und -funktionstests.

Hyperthyreose

Vorkommen: Autonome Schilddrüsenadenome, Morbus Basedow, jodindu-zierte Hyperthyreose, Gravidität, post partum.

▶ **Merke:** Bei Verdacht auf das Vorliegen einer Hyperthyreose muss zur Ver-hinderung einer perioperativ drohenden **thyreotoxischen Krise** (lebens-bedrohliche Komplikation, s. u.) eine präoperative Abklärung und ggf. ausrei-chende Therapie erfolgen.

Präoperative Therapie: Die antihyperthyreote Medikation muss spätestens 2–3 Wochen vor dem Operationstermin begonnen werden. Die schwefelhaltigen **Thyreostatika** hemmen die Schilddrüsenhormonsynthese und die extrathyreoi-dale Umwandlung von T_4 zu T_3:

- Propylthiouracil (Propycil®): 300 mg/d
- Methimazol (Favistan®): initial 30 mg/d; Erhaltung: 5–10 mg/d.

Die Patienten sollten präoperativ zur Stressabschirmung ausreichend sediert werden, z. B. mit Benzodiazepinen. Ein Flüssigkeits- und Elektrolytdefizit muss konsequent ausgeglichen werden.

Perioperative Therapie: Ist eine Operation vor Erreichen der euthyreoten Funk-tion zwingend erforderlich oder gerät die Schilddrüsenfunktion außer Kontrol-le, so wird eine zusätzliche β-**Rezeptorenblockade** (z. B. hochdosiert Proprano-lol – Dociton®) zur Verminderung der kardiovaskulären Reaktionen durch-geführt.

Thyreotoxische Krise

Symptome: Tachykardie, Tachyarrhythmie, Hypertonie, Zunahme des O_2-Verbrauchs und der CO_2-Produktion, hohes HZV → Herzinsuffizienz, Temperaturanstieg, starkes Schwitzen → Exsikkose, Muskelschwäche, Somnolenz und Koma.

Akute Therapie:

- Thyreostatika (Thiamazol: initial 80 mg i. v. → 240 mg/24 Stunden per inf.)
- β-Rezeptorenblocker (Propranolol 1–10 mg i. v.; cave: Herzinsuffizienz)
- Jodgabe: hochdosiertes Jod hemmt die Freisetzung von Schilddrüsenhormonen (kontraindiziert bei jodinduzierter Hyperthyreose)
- Lithiumchlorid (1500 mg/d i. v.): Hemmung der Hormonfreisetzung
- Glukokortikoide (Hydrocortison 200 mg/2 h): Verhinderung einer sekundären Nebennierenrindeninsuffizienz und der Konversion von T_4 zu T_3
- Sedierung (Benzodiazepine, z. B. Midazolam – Dormicum®)
- Ausgleich von Volumen- und Elektrolytdefiziten
- Temperatursenkung
- evtl. Digitalisierung
- Notoperation.

▶ **Merke:** Bei der thyreotoxischen Krise besteht die Gefahr der nicht beherrschbaren Herz-Kreislauf-Insuffizienz.

◀ **Merke**

Hypothyreose

Eine Verminderung der Schilddrüsenfunktion wird primär durch pathologische Prozesse innerhalb der Schilddrüse oder durch inadäquate Hormonsubstitution nach Thyreoidektomien ausgelöst. Sie kann auch sekundär im Gefolge einer Hypophysenvorderlappeninsuffizienz auftreten.

Gefahr für die Anästhesie: Hypothyreote Patienten können extrem empfindlich auf Anästhetika reagieren und sind perioperativ durch die Entwicklung eines **Myxödem-Komas** gefährdet.

Präoperative Therapie: Vor chirurgischen Eingriffen muss eine ausreichende Hormonsubstitution erfolgen. Vor Notfalloperationen können die Hormone intravenös zugeführt werden.

Struma

Eine Struma ist am häufigsten Ausdruck eines endemischen Jodmangels (kompensatorische Hyperplasie), wobei die Funktion zumeist euthyreot ist.

Gefahr für die Anästhesie: Bei **Trachealverlagerung** sind Intubationsnarkose und Beatmung erschwert. Im Falle einer Tracheomalazie besteht die Gefahr eines **Trachealkollapses** bei Relaxierung, was eine Beatmung des Patienten unmöglich macht.
Im Rahmen von **Strumektomien** muss prinzipiell mit Intubationsschwierigkeiten gerechnet werden (s. o.). Bei Verdacht auf intraoperative Schädigung des N. recurrens (am häufigsten bei Thyreoidektomien infolge eines Schilddrüsenkarzinoms) empfiehlt es sich, die Extubation unter direkter Laryngoskopie zur Beurteilung der Funktion der Stimmbänder vorzunehmen. Eine einseitige **Rekurrensparese** verursacht einen inspiratorischen Stridor, eine beidseitige führt zur kompletten Stimmbandlähmung mit Verschluss der Glottisspalte. In dieser Situation ist die umgehende Reintubation und anschließende Tracheotomie erforderlich.

Präoperative Therapie: Es gibt keine spezifische präoperative Therapie.

Thyreotoxische Krise

Symptome: Tachykardie, Tachyarrhythmie, O_2-Verbrauch↑, Hypertonie, Herzinsuffizienz, Exsikkose, Somnolenz, Koma.

Akute Therapie:
- Thyreostatika
- β-Rezeptorenblocker
- Jodgabe
- Lithiumchlorid
- Glukokortikoide
- Sedierung
- Digitalisierung
- Volumen- und Elektrolytsubstitution
- Temperatursenkung
- Notoperation.

Hypothyreose

Eine Hypothyreose entsteht primär (durch pathologische Prozesse) oder sekundär (z. B. bei HVL-Insuffizienz).

Gefahr für die Anästhesie: Hypothyreote Patienten können extrem empfindlich auf Anästhetika reagieren und ein **Myxödem-Koma** entwickeln.
Präoperative Therapie: Vor chirurgischen Eingriffen muss eine ausreichende Hormonsubstitution erfolgen.

Struma

Eine Struma ist am häufigsten Ausdruck eines endemischen Jodmangels (kompensatorische Hyperplasie), wobei die Funktion zumeist euthyreot ist.
Gefahr für die Anästhesie:
- **Trachealverlagerung** → erschwerte ITN/Beatmung
- **Trachealkollaps** bei Tracheomalazie.

Im Rahmen von **Strumektomien** muss prinzipiell mit Intubationsschwierigkeiten gerechnet werden (s. o.).
Eine einseitige **Rekurrensparese** verursacht einen inspiratorischen Stridor, eine beidseitige führt zur kompletten Stimmbandlähmung mit Verschluss der Glottisspalte.

Präoperative Therapie: Es gibt keine spezifische präoperative Therapie.

Weitere endokrine Erkrankungen

Phäochromozytom

Phäochromozytome sind Tumoren der chromaffinen Zellen des peripheren sympathischen Nervensystems. Diese Hormon produzierenden Tumoren setzen exzessiv Katecholamine (überwiegend **Noradrenalin**, seltener Adrenalin) frei.

Klinische Symptome: Die Katecholaminfreisetzung führt in erster Linie zu Symptomen von Seiten des Herz-Kreislauf-Systems (Hypertonie, Tachykardie) und des ZNS (Übererregbarkeit).

Diagnose: Der Katecholaminmetabolit **Vanillinmandelsäure** wird im **24-Stunden-Urin** bestimmt: So kann die Diagnose unabhängig vom akuten Anfall gestellt werden.

Präoperative Therapie Die kurative Therapie besteht in der operativen Entfernung des Tumors. Um intraoperativ krisenhafte Blutdrucksteigerungen zu vermeiden, müssen die Patienten ausreichend vorbehandelt werden. Im Vordergrund steht hierbei die **α-Rezeptorenblockade** mit dem langwirksamen **Phenoxybenzamin** (Dibenzyran®), das in steigenden Dosen für ca. 10–14 Tage präoperativ zugeführt wird.

Bei tachykarden Rhythmusstörungen empfiehlt sich eine zusätzliche **β-Rezeptorenblockade**.

Cushing-Syndrom

Das Cushing-Syndrom wird durch eine **Überproduktion von Glukokortikoiden** vermittelt.

Klinische Symptome: u. a. Leistungsabnahme, Adynamie, Vollmondgesicht, Stammfettsucht, Myopathien, Striae rubrae, Osteoporose, Hypertonie, Hypernatriämie, Hypokaliämie, Hyperglykämie, Herzinsuffizienz, metabolische Alkalose.

Gefahr für Anästhesie:
- erschwerte Intubation
- kardiozirkulatorische Entgleisung
- Blutzuckerschwankungen
- Elektrolytentgleisungen.

Weitere endokrine Erkrankungen

Phäochromozytom

Phäochromozytome sind Tumoren der chromaffinen Zellen des peripheren sympathischen Nervensystems. Diese Hormon produzierenden Tumoren setzen exzessiv Katecholamine (überwiegend **Noradrenalin** 85 %, seltener Adrenalin 15 %) frei. Die Inzidenz beträgt 1–2 pro 100000. In 10 % liegt eine maligne Entartung vor. Zu 90 % sind Phäochromozytome im Nebennierenmark lokalisiert; der Rest verteilt sich auf sympathische Paraganglien.

Klinische Symptome: Die Katecholaminfreisetzung führt in erster Linie zu Symptomen von Seiten des Herz-Kreislauf-Systems (Hypertonie, Tachykardie) und des ZNS (Übererregbarkeit). Sie treten anfallsweise auf (bis zu 25-mal am Tag), halten unterschiedlich lange (Minuten, Stunden bis Tage) an und entstehen spontan sowie durch endo- oder exogene Einflüsse.

Diagnose: Beweisend sind die im Anfall erhöhten Konzentrationen von **Noradrenalin** in **Blut** und **Urin**. In der Praxis wird der Katecholaminmetabolit **Vanillinmandelsäure** im **24-Stunden-Urin** bestimmt, da damit die Diagnose unabhängig vom akuten Anfall gestellt werden kann.

Präoperative Therapie. Die kurative Therapie besteht in der operativen Entfernung des Tumors. Um intraoperativ krisenhafte Blutdrucksteigerungen zu vermeiden, müssen die Patienten ausreichend vorbehandelt werden. Im Vordergrund steht hierbei die **α-Rezeptorenblockade** mit dem langwirksamen **Phenoxybenzamin** (Dibenzyran®), das in steigenden Dosen für ca. 10–14 Tage präoperativ zugeführt wird (Anfangsdosis: 20 mg/d; tägliche Steigerung um 10–20 mg/d bis zum Erreichen normotoner Blutdruckwerte). Durch die Senkung des arteriellen Gefäßtonus kommt es kompensatorisch zu zunehmender Natrium- und Wasseraufnahme (Gewichtszunahme und Abfall des Hämatokrits) mit Ansteigen des intravasalen Volumens und damit zur nachhaltigen Abnahme des Gefäßwiderstands. Hierdurch wird eine Verringerung der Gefäßreagibilität auf Noradrenalin und Adrenalin erreicht, was sich im Hinblick auf die intraoperative Manipulation am Tumor mit Freisetzung der entsprechenden Katecholamine als notwendige Voraussetzung erweist. Im Rahmen dieser Therapie können orthostatische Regulationsstörungen auftreten.
Bei tachykarden Rhythmusstörungen empfiehlt sich im Anschluss an die **α-Rezeptorenblockade** eine zusätzliche **β-Rezeptorenblockade**, da die frequenzsteigernde Wirkung endogener Katecholamine am Herzen unter der Monotherapie erhalten bleibt.

Cushing-Syndrom

Das Cushing-Syndrom entsteht durch eine **Überproduktion von Glukokortikoiden**. Als Hauptursachen gelten hormonaktive Tumoren der Nebennierenrinde und ACTH-bildende Hypophysenadenome (Morbus Cushing). Iatrogen kann das Syndrom im Rahmen einer hochdosierten chronischen Kortikoidtherapie (Cushing-Schwelle = 30 mg Hydrokortisonäquivalent) ausgelöst werden (z. B. bei Asthma bronchiale).

Klinische Symptome: Leistungsabnahme, Adynamie, Vollmondgesicht, Stirnglatze, Stammfettsucht, Myopathien, Striae rubrae, Osteoporose, Hypervolämie, Hypertonie, Hypernatriämie, Hypokaliämie, Hyperglykämie, Herzinsuffizienz, metabolische Alkalose, Eiweißkatabolie, Magen-/Darmulzera, hypertensive Krise.

Gefahr für die Anästhesie:
- erschwerte Intubation
- kardiozirkulatorische Entgleisung
- Blutzuckerschwankungen
- Elektrolytentgleisungen.

Präoperative Therapie: Abklärung von Folgeerkrankungen (Arteriosklerose, KHK); Behandlung der Hypertonie, Blutzuckereinstellung, Normalisierung des Wasser- und Elektrolythaushaltes.
Nach Beseitigung des Hyperkortisolismus (Tumorentfernung) oder bei chronischer Kortikoidmedikation (Suppression der NNR) muss eine ausreichende Kortikoidsubstitution erfolgen.

Präoperative Therapie: Nach Beseitigung des Hyperkortisolismus (Tumorentfernung) oder bei chronischer Kortikoidmedikation (Suppression der NNR) muss eine ausreichende Kortikoidsubstitution erfolgen.

Morbus Addison (primäre NNR-Insuffizienz)

Die Ursache für einen Morbus Addison ist ein relativer oder absoluter **Mangel an Gluko- und Mineralokortikoiden** infolge einer Zerstörung der NNR durch autoimmunologische, entzündliche oder tumoröse Prozesse. Im Rahmen einer Sepsis kann es durch disseminierte intravasale Gerinnung zur hämorrhagischen NNR-Infarzierung kommen (Waterhouse-Friderichsen-Syndrom). Eine Hypophysenvorderlappeninsuffizienz führt durch verminderte ACTH-Sekretion ebenso wie ein abruptes Absetzen einer chronischen Glukokortikoidmedikation (NNR-Suppression) nur zum isolierten Ausfall der Glukokortikoide und wird im engeren Sinne nicht als Morbus Addison verstanden.

Morbus Addison (primäre NNR-Insuffizienz)

Die Ursache für einen Morbus Addison ist ein relativer oder absoluter **Mangel an Gluko- und Mineralokortikoiden**.

Klinische Symptome: Leistungsabnahme, Adynamie, Gewichtsverlust, Hyperpigmentation, Myopathie, Hypovolämie, Hypotonie, Hyponatriämie, Hyperkaliämie, metabolische Azidose, Herzinsuffizienz, Addison-Krise, Herz-Kreislauf-Versagen.

Klinische Symptome: Leistungsabnahme, Adynamie, Gewichtsverlust, Hyperpigmentation, Myopathie, Hypovolämie, Hypotonie, Hyponatriämie, Hyperkaliämie, metabolische Azidose, Herzinsuffizienz, Addison-Krise, Herz-Kreislauf-Versagen.

Gefahr für die Anästhesie:
- Kreislaufversagen
- Koma
- respiratorische Insuffizienz
- Elektrolytentgleisung.

Gefahr für die Anästhesie:
- Kreislaufversagen
- Koma
- respiratorische Insuffizienz
- Elektrolytentgleisung.

Präoperative Therapie: Beseitigung der Störungen im Wasser- und Elektrolythaushalt (s. o.) und einer evtl. Hypoglykämie; Substitutionstherapie mit Glukokortikoiden (Hydrocortison: 200–300 mg/d).

Präoperative Maßnahmen: Beseitigung der Störungen im Wasser- und Elektrolythaushalt, Substitutionstherapie mit Glukokortikoiden.

▶ **Merke:** Bei einer **Addison-Krise** handelt es sich um ein lebensbedrohliches Kreislauf- und Stoffwechselversagen durch absoluten oder stressbedingten (Operation, Trauma, Infektion) relativen Kortisol- und Aldosteronmangel.
Zusätzlich zu den o. g. Maßnahmen sind die Korrektur der metabolischen Azidose, der Einsatz adrenerger Substanzen zur Kreislaufstabilisierung sowie die Substitution von Mineralokortikoiden erforderlich.

◀ **Merke**

Conn-Syndrom (primärer Hyperaldosteronismus)

Das Krankheitsbild wird durch eine **exzessive Sekretion von Aldosteron**, am häufigsten durch NNR-Adenome, geprägt.

Conn-Syndrom (primärer Hyperaldosteronismus)

Das Krankheitsbild wird durch eine **exzessive Sekretion von Aldosteron** geprägt.

Klinische Symptome: Gewichtszunahme, Hypertonie, metabolische Alkalose, Myopathie, Hypernatriämie, Hyperglykämie, Hypervolämie, Hypokaliämie, Herzinsuffizienz, Polyurie, Tetanie, hypertensive Krise.

Klinische Symptome: Gewichtszunahme, Hypertonie, metabolische Alkalose, Myopathie, Hypernatriämie, Hyperglykämie, Hypervolämie, Hypokaliämie, Herzinsuffizienz, Polyurie, Tetanie, hypertensive Krise.

Gefahr für die Anästhesie:
- akute Herzinsuffizienz
- Lungenödem
- Blutzuckerentgleisungen
- Elektrolytentgleisungen.

Gefahr für die Anästhesie:
- akute Herzinsuffizienz
- Lungenödem
- Blutzuckerentgleisungen
- Elektrolytentgleisungen.

Präoperative Therapie: Der Wasser- und Elektrolythaushalt muss mit Aldosteron-antagonisten korrigiert werden.

Akromegalie

Der Akromegalie liegt eine **Überproduktion von Wachstumshormon** (STH) durch Hypophysenadenome zugrunde.

Gefahr für die Anästhesie: Bei diesen Patienten ist grundsätzlich mit einer **erschwerten** bis **unmöglichen konventionellen Intubation und Maskenbeatmung** aufgrund anatomischer Veränderungen (Makroglossie und veränderte Gesichtsproportionen) zu rechnen. Deshalb empfiehlt sich die primäre fiberoptische Intubation (s. S. 111).

Präoperative Therapie: Diese hängt von der Art der bestehenden Störungen/Erkrankungen ab.

2.5.5 Erkrankungen des Nervensystems

Zerebrales Anfallsleiden (Epilepsie)

Für die Anästhesie sind vor allem die **„Grand-mal"-Epilepsien** von Bedeutung.

Gefahr für die Anästhesie: Beim narkotisierten und relaxierten Patienten verläuft ein Krampfanfall klinisch stumm: dabei kann es aber aufgrund des erhöhten Hirnstoffwechsels zu zerebraler Hypoxie kommen.

Präoperative Therapie: Die Serumspiegel der antikonvulsiven Pharmaka sollten im therapeutischen Bereich liegen. Aufgrund ihrer antikonvulsiven Eigenschaften eignen sich besonders die Benzodiazepine, die ausreichend hoch dosiert werden sollten.

Morbus Parkinson

Es liegen degenerative Veränderungen im Bereich der Basalganglien mit **Reduktion dopaminerger Neurone** vor.

Gefahr für die Anästhesie: Die motorischen Störungen können die Atemmechanik beeinträchtigen und postoperativ zu respiratorischen Komplikationen führen.

Präoperative Therapie: Sie beinhaltet:
- Anticholinergika
- Amantadin
- L-Dopa
- Bromocriptin

und sollte perioperativ unbedingt beibehalten werden.

Präoperative Therapie: Im Rahmen der Vorbereitung bedarf es neben der Korrektur des Wasser- und Elektrolythaushaltes (ausgeprägte Hypokaliämie) der symptomatischen Therapie mit Aldosteronantagonisten (Spironolacton – Aldactone®). Zu beachten ist, dass die volle medikamentöse Wirkung erst einige Tage nach Therapiebeginn erreicht wird.

Akromegalie

Der Akromegalie liegt eine **Überproduktion von Wachstumshormon** (STH) durch Hypophysenadenome zugrunde.

Gefahr für die Anästhesie: Bei diesen Patienten ist grundsätzlich mit einer **erschwerten bis unmöglichen konventionellen Intubation und Maskenbeatmung** aufgrund anatomischer Veränderungen (Makroglossie und veränderte Gesichtsproportionen) zu rechnen. Daneben finden sich oftmals folgende anästhesierelevante Störungen: Hyperglykämie, Hypernatriämie, Hypokaliämie sowie Arteriosklerose, Hypertonie, Herzrhythmusstörungen und Myokardinsuffizienz. Deshalb empfiehlt sich die primäre fiberoptische Intubation (s. S. 111)

Präoperative Therapie: Je nach Art der vorliegenden Störungen muss ggf. eine präoperative Therapie erfolgen (z. B. Einstellung eines Diabetes mellitus, Behandlung von Herzinsuffizienz oder Herzrhythmusstörungen).

2.5.5 Erkrankungen des Nervensystems

Zerebrales Anfallsleiden (Epilepsie)

Für die Anästhesie sind vor allem die **„Grand-mal"-Epilepsien** von Bedeutung.

Gefahr für die Anästhesie: Da beim narkotisierten und relaxierten Patienten ein Krampfanfall klinisch stumm verläuft, es aber aufgrund des dabei deutlich erhöhten Hirnstoffwechsels mit gesteigertem Sauerstoffbedarf zu zerebraler Hypoxie kommen kann, gilt es, durch geeignete Anästhesieverfahren und prophylaktische Maßnahmen den Anfällen entgegenzuwirken.

Präoperative Therapie: Die antikonvulsiven Pharmaka, deren Serumspiegel im therapeutischen Bereich liegen sollten, werden bis zum Morgen der Operation verabreicht. Aufgrund ihrer antikonvulsiven Eigenschaften eignen sich besonders Benzodiazepine, die ausreichend hoch dosiert werden sollten. Bei Durchführung einer Allgemeinanästhesie darf keine Hyperventilation vorgenommen werden. Außerdem sollte ein EEG-Monitoring (s. S. 268) eingesetzt werden. Regionalanästhesien haben den Vorteil, dass das Bewusstsein überprüfbar bleibt und intraoperative Anfälle sofort erkannt und therapiert werden können.

Morbus Parkinson

Es liegen degenerative Veränderungen im Bereich der Basalganglien mit **Reduktion dopaminerger Neurone** vor, was zum Überwiegen zentraler cholinerger Aktivität führt (extrapyramidal-motorisches Syndrom: Akinese, Rigor und Tremor). Ferner bestehen oft autonome Dysregulationen (Magen, Darm- und Harnblasenatonie, Orthostasephänomene).

Gefahr für die Anästhesie: Die motorischen Funktionsstörungen können die Atemmechanik beeinträchtigen und postoperativ respiratorische Komplikationen zur Folge haben.

Präoperative Therapie: Sie beinhaltet:
- Anticholinergika, z. B. Biperiden – Akineton® (Hemmung cholinerger Neurone)
- Amantadin – PK-Merz® (Steigerung der Synthese und Sekretion von Dopamin)
- L-Dopa – Levodopa® (Vorstufe und damit Substitution des Dopamins)
- Bromocriptin – Pravidel® (dopaminagonistische Wirkung)

und sollte perioperativ unbedingt beibehalten werden.

Multiple Sklerose

Die multiple Sklerose ist eine häufige Nervenerkrankung unbekannter Ätiologie, bei der es zu einer **Demyelinisierung** zentraler und peripherer Nerven kommt. Klinische Zeichen sind Sehstörungen mit Doppelbildern, Gehschwäche, Gleichgewichtsstörungen und Taubheitsgefühl.

Gefahr für die Anästhesie: Durch postoperative Hyperthermie können MS-Schübe ausgelöst werden. Bei Einsatz von depolarisierenden Muskelrelaxanzien droht im fortgeschrittenen Stadium die Gefahr einer akuten Hyperkaliämie.

Perioperative Therapie: Bei Patienten mit fortgeschrittener MS und starker muskulärer Beeinträchtigung (Dystrophie, Spastik, Parese) **darf kein depolarisierendes Muskelrelaxans** eingesetzt werden. Eine oftmals bestehende Kortikoidmedikation ist perioperativ mit erhöhten Dosen weiterzuführen. Eine postoperative **Temperaturerhöhung** ist **zu vermeiden** und im Falle von Fieber ist eine aggressive Temperatursenkung einzuleiten.

Auswahl des Anästhesieverfahrens: Es besteht eine relative Kontraindikation für rückenmarknahe Blockadetechniken, da postoperative neurologische Verschlechterungen der Grunderkrankung der Regionalanästhesie angelastet werden können. Nach neueren Erkenntnissen, insbesondere aus der rückenmarknahen geburtshilflichen Regionalanästhesie, haben diese Methoden keinen ungünstigen Einfluss auf den weiteren Verlauf der MS. Eine Epiduralanästhesie sollte subarachnoidalen Verfahren allerdings vorgezogen werden.

Myasthenia gravis

Die Myasthenie wird den Autoimmunerkrankungen zugeordnet. Zirkulierende **Autoantikörper** (Typ IgG) sind nachzuweisen, die gegen die postsynaptischen Acetylcholinrezeptoren der neuromuskulären Endplatte gerichtet sind und einerseits zur Zerstörung, andererseits auch zur funktionellen Blockade dieser Rezeptoren führen.
Leitsymptom ist eine im Tagesverlauf zunehmende **Schwäche der Skelettmuskulatur.** Zunächst ist nur die durch die Hirnnerven innervierte Muskulatur betroffen (Facies myasthenica, Ptosis); im weiteren Verlauf dehnt sich die Erkrankung auch auf andere Muskelgruppen wie die Atemmuskulatur (muskuläre Ateminsuffizienz) aus.

Gefahr für die Anästhesie: Bei Patienten mit Myasthenia gravis besteht die Gefahr einer respiratorischen Insuffizienz. Aufgrund der reduzierten Fähigkeit zu husten, haben sie zudem ein erhöhtes Aspirationsrisiko.

Präoperative Therapie: Präoperativ sollten Muskelkraft und Atemfunktion ($\rightarrow$ Spirometrie!) möglichst normal sein. Zu den wichtigsten **Behandlungsverfahren** gehören die medikamentöse Therapie mit Cholinesterasehemmern (Pyridostigmin – Mestinon®), die Thymektomie und Immunsuppression mit Glukokortikoiden (Hemmung der Autoantikörperbildung) sowie die Plasmapherese. Eine Überdosierung der Cholinesterasehemmer kann zur cholinergen Krise führen, die differenzialdiagnostisch wegen unterschiedlichen therapeutischen Vorgehens von der myasthenischen Krise abgegrenzt werden muss (Tab. **A-2.17**). Die präoperative Medikation sollte perioperativ beibehalten werden.

Anästhesieverfahren: Nichtdepolarisierende Muskelrelaxanzien sollten vermieden werden, da ansonsten erhebliche Verlängerungen der neuromuskulären Blockade zu erwarten sind. Wegen ihrer muskelrelaxierenden Nebenwirkung dürfen keine Benzodiazepine eingesetzt werden. Es empfiehlt sich, die Intubation in tiefer Narkose unter Verzicht auf Relaxanzien vorzunehmen. Zu beachten ist ferner, dass zahlreiche Pharmaka eine neuromuskuläre Blockade verstärken und verlängern können (z. B. Aminoglykosidantibiotika, Lokalanästhetika). Postoperativ ist eine Nachbeatmungsmöglichkeit auf der Intensivstation Voraussetzung.

Multiple Sklerose

Bei multipler Sklerose kommt es zur **Demyelinisierung** zentraler und peripherer Nerven. Es besteht eine relative Kontraindikation für rückenmarknahe Regionalanästhesieverfahren.

Gefahr für die Anästhesie: Eine postoperative **Temperaturerhöhung** ist **zu vermeiden**, da durch Hyperthermie MS-Schübe ausgelöst werden können.
Perioperative Therapie: Bei starker muskulärer Beeinträchtigung (Dystrophie, Spastik, Parese) **darf kein depolarisierendes Muskelrelaxans** eingesetzt werden. Im Falle von Fieber ist eine aggressive Temperatursenkung einzuleiten.

Auswahl des Anästhesieverfahrens: Es besteht eine relative Kontraindikation für rückenmarknahe Blockadetechniken. In der Geburtshilfe kann die Epiduralanästhesie angewendet werden.

Myasthenia gravis

Die Myasthenie wird den Autoimmunerkrankungen zugeordnet. Zirkulierende **Autoantikörper** (Typ IgG) sind nachzuweisen, die gegen die postsynaptischen Acetylcholinrezeptoren der neuromuskulären Endplatte gerichtet sind. Leitsymptom ist eine im Tagesverlauf zunehmende **Schwäche der Skelettmuskulatur.**

Gefahr für die Anästhesie:
- mögliche respiratorische Insuffizienz
- erhöhtes Aspirationsrisiko

Präoperative Therapie: Präoperativ sollten Muskelkraft und Atemfunktion möglichst normal sein. Zu den wichtigsten **Behandlungsverfahren** gehören: die Thymektomie und Immunsuppression mit Glukokortikoiden (Hemmung der Autoantikörperbildung), die medikamentöse Therapie mit Cholinesterasehemmern (Pyridostigmin – Mestinon®) sowie die Plasmapherese.

Anästhesieverfahren: Nichtdepolarisierende Muskelrelaxanzien sollten vermieden werden, weil sie die neuromuskuläre Blockade erheblich verlängern. Wegen ihrer muskelrelaxierenden NW dürfen keine Benzodiazepine eingesetzt werden. Die Intubation wird in tiefer Narkose ohne Relaxanzien vorgenommen. Postoperativ ist eine Nachbeatmungsmöglichkeit auf der Intensivstation Voraussetzung.

≡ A-2.17

≡ A-2.17	Komplikationen der Therapie mit Cholinesterasehemmern
bei Unterdosierung	■ **myasthenische Krise** Symptome der Myasthenia gravis (muskuläre Ateminsuffizienz)
bei Überdosierung	■ **cholinerge Krise** (vgl. S. 191) ausgeprägte Hemmung des Acetylcholinabbaus
	■ anhaltende Depolarisation der neuromuskulären Endplatte (nikotinartige Wirkung: kein Antidot!) Symptome: Muskelschwäche (muskuläre Ateminsuffizienz)
	■ muskarinartige Wirkung (Antidot: Atropin!) Symptome: Bradykardie, Hypotonie, Nausea, Erbrechen, Hypersalivation, Miosis

2.5.6 Ernährungsstörungen

Adipositas

Eine Adipositas liegt vor, wenn der BMI > 25 ist.

Gefahr für die Anästhesie: Im Vordergrund stehen **Störungen des Herz-Kreislauf-Systems** und der **Lungenfunktion.** Durch den gesteigerten intraabdominellen Druck besteht die Gefahr von **Regurgitation** und nachfolgender **Aspiration.**

Anästhesieverfahren: Eine Maskennarkose verbietet sich wegen erhöhter **Aspirationsgefahr** und ist generell erschwert und manchmal gar nicht durchführbar. Regionale Anästhesieverfahren sollten bevorzugt werden.

Anorexie und Kachexie

Die Anorexia nervosa geht mit einer **schweren Beeinträchtigung der Körperfunktionen** einher.

Gefahr für die Anästhesie: Zu erwarten sind Störungen des Wasser-, Elektrolyt- und Säure-Basen-Haushaltes, des Stoffwechsels, des Herz-Kreislauf-Systems und der Thermoregulation.

Präoperative Therapie: Wahleingriffe sollten erst nach Besserung des Zustandes durchgeführt werden. Notfallpatienten bedürfen einer intensiven perioperativen Betreuung.

2.5.6 Ernährungsstörungen

Adipositas

Eine Adipositas liegt vor, wenn der Body Mass Index (kg **KG/Größe m²**) > 25 ist (früher: Normalgewicht = Körpergröße in cm – 100 in kg um 30 % überschritten).

Gefahr für die Anästhesie: Im Vordergrund stehen **Störungen des Herz-Kreislauf-Systems** (Hypertonie, KHK, Linksherzinsuffizienz) und der **Lungenfunktion** (u. a. Verminderung der funktionellen Residualkapazität aufgrund hochstehender Zwerchfelle, Hypoxie). Der gesteigerte intraabdominelle Druck führt zur verzögerten Magenentleerung und zum Absinken des Verschlussdruckes des unteren ösophagealen Sphinkters, was die **Gefahr der Regurgitation mit nachfolgender tracheobronchialer Aspiration** erhöht.

Anästhesieverfahren: Wegen der erhöhten Aspirationsgefahr verbietet sich eine bei Adipösen zudem erschwerte und manchmal unmögliche Maskennarkose. Wenn möglich, sollten regionale Anästhesieverfahren bevorzugt werden. Postoperativ kann sich eine respiratorische Insuffizienz entwickeln.

Anorexie und Kachexie

Die Anorexia nervosa (Gewichtsverlust oft bis zu 40 % des ursprünglichen Körpergewichtes) geht mit einer **schweren Beeinträchtigung der Körperfunktionen** einher.

Gefahr für die Anästhesie: Zu erwarten sind Störungen des Wasser-, Elektrolyt- und Säure-Basen-Haushaltes (Hypokaliämie, -kalzämie, -magnesiämie, metabolische Azidose), des Stoffwechsels (Hypoglykämie), des Herz-Kreislauf-Systems (Bradykardie, Hypotonie, Kardiomyopathie) und der Thermoregulation (Hypothermie).

Präoperative Therapie: Wahleingriffe sollten erst nach Besserung des Ernährungs- und Allgemeinzustandes durchgeführt werden. Notfallpatienten bedürfen einer intensiven perioperativen Betreuung.

2.6 Einfluss präoperativer Dauermedikation

S. Tab. **A-2.18**.

2.6 Einfluss präoperativer
Dauermedikation

S. Tab. **A-2.18**.

▶ **Merke:**
- **Antihypertensiva, Parkinsonmedikamente** und **Antikonvulsiva** präoperativ nicht absetzen!
- Bei Langzeittherapie mit **Glukokortikoiden** oberhalb der „Cushing-Schwelle" (> 30 mg Hydrokortisonäquivalent) innerhalb der vergangenen 3 Monate ist eine erhöhte perioperative Substitution erforderlich, da ansonsten die Gefahr der Nebennierenrindeninsuffizienz besteht.

◀ **Merke**

A-2.18 | Interaktionen zwischen präoperativer Dauermedikation und Anästhetika

	Interaktionen mit	Mechanismus	Risiken
Antibiotika			
Aminoglykoside	Muskelrelaxanzien (depol. u. nichtdepol.)	Hemmung der ACh-Freisetzung	neuromuskuläre Blockierung
Diuretika			
Furosemid	Muskelrelaxanzien (nichtdepol.)	Hypokaliämie	neuromuskuläre Blockierung, Rhythmusstörungen
Thiazide			
Digitalis			
Digitoxin	Cumarinderivate	Verdrängung aus der EW-Bindung	Rhythmusstörungen (Bradykardie, AV-Block)
Digoxin	Hypokaliämie	Änderung von Reizbildung und Reizleitung	Arrhythmie
Antikoagulanzien			
Cumarine*	Barbiturate, Benzodiazepine	Verdrängung aus der EW-Bindung	Gerinnungsstörungen
Thrombozytenaggregationshemmer			
Acetylsalicylsäure	Thrombozyten	irrev. COX-Hemmung (COX-1 u. -2)	Blutungen
Thienopyridine		irrev. Hemmung der ADP-Bindung an den Thrombozytenrezeptor	
Psychopharmaka			
trizyklische Antidepressiva			kardiovaskuläre Instabilität, Hypotonie, AV-Block
Amitriptylin	ältere volatile Narkotika (z. B. Halothan)		negativ inotrop
Imipramin			hypertensive Reaktionen nach Katecholaminen
Monoaminooxydase-Inhibitoren (MAOI)			kardiovaskuläre Instabilität

* Präoperatives Verfahren mit Patienten unter Cumarin-Dauermedikation s. S. 86.

2.7   Auswahl des Anästhesieverfahrens

Das Anästhesieverfahren wird nach Einschätzung des Narkoserisikos in Abhängigkeit vom Zustand des Patienten und
von eingriffsspezifischen Faktoren wie Art,
Lokalisation und Dauer der Operation
ausgewählt (Tab. **A-2.19**). Prinzipiell wird
dasjenige Verfahren mit der **größtmöglichen Sicherheit für den Patienten**
angewandt. Es kann folgendermaßen
vorgegangen werden:

2.7 Auswahl des Anästhesieverfahrens

Das Anästhesieverfahren wird nach Einschätzung des Narkoserisikos in Abhängigkeit vom Zustand des Patienten und von spezifischen Faktoren wie Art,
Lokalisation und Dauer der Operation ausgewählt (Tab. **A-2.19**). Prinzipiell
wird dasjenige Verfahren mit der **größtmöglichen Sicherheit für den Patienten**
angewandt. Wünsche sollten hierbei, wenn möglich, berücksichtigt werden.
Betrachtet man Untersuchungen zur perioperativen Morbidität und Letalität
nach Allgemein- und rückenmarknahen Anästhesien in Abhängigkeit von
Begleiterkrankungen, muss festgehalten werden, dass es statistisch keinen
Unterschied zwischen ihnen gibt. Um sich im Einzelfall für eine Methode zu
entscheiden, geht man folgendermaßen vor:

☰ A-2.19 Auswahl des Anästhesieverfahrens	
Eingriff/Patienten	**Anästhesieverfahren**
Thorax-, Oberbauch- und 2-Höhlen-Eingriffe sowie lang dauernde Operationen	**Intubationsnarkose** mit kontrollierter Beatmung; vor Narkoseeinleitung sollte ein thorakaler Epiduralkatheter platziert werden **(Kombinationsanästhesie)**, um insbesondere postoperativ eine suffiziente Schmerztherapie zu ermöglichen
Eingriffe in Bauchlage	**Allgemeinanästhesie** unter endotrachealer Intubation oder periphere Nervenblockade
Eingriffe an den oberen Extremitäten	**Regionalanästhesie** (z. B. Blockaden des Plexus brachialis)
kurze Eingriffe (< 30 min)	**Maskennarkose**, länger dauernde Eingriffe auch unter Einsatz einer **Kehlkopfmaske** (Larynxmaske). Hierbei sind jeweils die Kontraindikationen zu beachten (Nichtnüchternheit, Adipositas per magna, Bauchlage, Laparotomie, Thorakotomie)
Patienten mit kardiopulmonalen Vorerkrankungen	rückenmarknahe **Regionalanästhesie** in der Regel vorteilhaft; insbesondere durch Einsatz von Katheterverfahren kann eine zu hohe Anästhesieausbreitung (ausgeprägte Sympathikolyse und Beeinträchtigung der Atemmuskeln) vermieden werden
Patienten unter Antikoagulanzientherapie	vor rückenmarknahen Blockaden und Katheterentfernung müssen die empfohlenen Zeitabstände eingehalten werden
unkooperative, verwirrte oder bewusstseinsgetrübte Patienten	eignen sich nicht für eine Regionalanästhesie
Notfalloperationen bei nicht nüchternen Patienten	entweder **Intubationsnarkose** („Ileuseinleitung") oder, wenn vom Eingriff her möglich, **Regionalanästhesie**
Kinder	zumeist **Allgemeinanästhesie** (Larynxmaske, ITN)

2.8   Aufklärungsgespräch
      und Einwilligungserklärung

Da invasive medizinische Maßnahmen den
strafrechtlichen Tatbestand einer Körperverletzung erfüllen, ist vor deren Durchführung die **Einwilligung** des Patienten
zwingend erforderlich.

2.8 Aufklärungsgespräch und Einwilligungserklärung

Da invasive medizinische Maßnahmen den strafrechtlichen Tatbestand einer
Körperverletzung erfüllen, ist vor deren Durchführung die **Einwilligung** des
Patienten zwingend erforderlich. Diese Einwilligung hat nur dann rechtswirk-
samen Charakter, wenn der Patient zuvor hinreichend über Art und Inhalt dieser Maßnahmen informiert wurde und deren Wesen, Bedeutung und Tragweite
in ihren Grundzügen erkennen konnte. Dieses setzt eine Aufklärung über
methodentypische Risiken sowie Vor- und Nachteile alternativ in Betracht
kommender Verfahren voraus.

Das anästhesiologische **Aufklärungsgespräch** umfasst im Einzelnen:

Das anästhesiologische **Aufklärungs-
gespräch** umfasst im einzelnen:
- Darstellung des Anästhesieverfahrens
- Erläuterung alternativer Verfahren
- Auswahl des geeigneten Verfahrens
- Erklärung der typischen Risiken
- Weitere Informationen zum Ablauf und
  Verhaltensmaßregeln.

- Darstellung des Ablaufes des für den Eingriff in Frage kommenden Anästhesieverfahrens
- Erläuterung alternativer Verfahren, falls solche in Betracht kommen, und
  deren Vor- und Nachteile
- Auswahl des geeigneten Verfahrens unter Beachtung von etwaigen Kontraindikationen und größtmöglicher Berücksichtigung der Patientenwünsche

- Erklärung der **typischen Risiken** des ausgewählten Verfahrens unabhängig von deren Häufigkeit
- Weitere Informationen zum Ablauf und Verhaltensmaßregeln:
  - Beginn der präoperativen Nahrungskarenz (Erwachsene feste Nahrung mindestens 6 Stunden, klare Flüssigkeit bis 2 Stunden vor geplanten Eingriffen)
  - Einstellen des Rauchens, da Nikotin die Magensäureproduktion stimuliert
  - ungefährer Zeitpunkt der Operation
  - Prämedikation: wozu, wann und Applikationsweg
  - Maßnahmen im Einleitungsraum
  - Besonderheiten der Lagerung im OP (Nervenschäden)
  - postoperative Maßnahmen im Aufwachraum, im Besonderen die Schmerztherapie wie z. B. PCA oder PCEA, ggf. Nachbeatmung und Intensivbehandlung
  - Transfusion von Blutprodukten.

Art und Umfang der Aufklärung müssen unbedingt **dokumentiert**, vom Patienten mit seiner Unterschrift bestätigt und vom aufklärenden Arzt gegengezeichnet werden. Am besten benutzt man den dafür speziell vorgesehenen und vom BDA empfohlenen **Anamnese- und Aufklärungsbogen**.

Mangelhafte Aufklärung über Komplikationen, die aus einer Anästhesie erwachsen sind, können hinterher zivil- bzw. haftungsrechtliche Folgen nach sich ziehen. Im schlimmsten Fall kann sich im Nachhinein die Einwilligung des Patienten bei ungenügender Aufklärung als rechtsunwirksam erweisen, was dann zusätzlich noch strafrechtliche Konsequenzen haben kann.

Die höchsten Anforderungen an Qualität und Quantität der ärztlichen Aufklärung werden verständlicherweise bei Wahleingriffen gestellt. Es gilt generell der Grundsatz, dass die Aufklärung über Risiken medizinischer Verfahren umso umfassender sein muss, je weniger dringlich die Maßnahmen erscheinen und je geringer das damit verknüpfte Risiko ist. Art und Umfang der Aufklärung hängen weiterhin vom Bildungs- und Wissensstand des Patienten ab. Der Patient kann ausdrücklich auf Aufklärung verzichten. Dieses muss dann unbedingt schriftlich festgehalten werden.

Es ergeben sich **Besonderheiten:**
- Wenn der Patient **nicht geschäftsfähig** ist:
  - Bei **Bewusstlosigkeit** oder **Bewusstseinstrübung** handelt der betreuende Arzt bei Erfordernis einer notfallmedizinischen Versorgung grundsätzlich immer unter dem Aspekt der „Geschäftsführung ohne Auftrag", d. h., er wird seine Hilfeleistung nach dem mutmaßlichen Willen des Patienten zu dessen Bestem ausführen.
  - Besteht eine **Geisteskrankheit** oder **Unmündigkeit**, so muss die Einwilligung des gesetzlichen Vertreters eingeholt werden.
  - Bei neu aufgetretener, akut zur Geschäftsunfähigkeit führender **geistiger Verwirrung** oder **Bewusstseinseinschränkung** (z. B. Analgosedierung auf Intensivstation) muss eine amtsrichterliche Verfügung (Betreuung) erwirkt werden.
- Wenn es sich um **Minderjährige** handelt:
  - Bei Kindern < 14 Jahren sollten **beide** Eltern einem geplanten Eingriff zustimmen; für dringliche Eingriffe genügt die Einwilligung eines Elternteiles.
  - Bei Verweigerung der elterlichen Zustimmung in einen **lebensrettenden Eingriff** liegt nach allgemeiner Auffassung ein Sorgerechtsmissbrauch vor. Zur Umgehung der elterlichen Verfügungsgewalt kann dann eine richterliche Genehmigung eingeholt werden. Wenn dazu keine Zeit verbleibt, handelt der Arzt wiederum unter dem Gesichtspunkt der „Geschäftsführung ohne Auftrag" (s. o.).
  - Jugendliche ab dem vollendeten 14. Lebensjahr können **selbst** rechtswirksam in einen Eingriff einwilligen, wenn sie dessen Bedeutung und Tragweite als Voraussetzung für ihre Willensbildung erfassen können.

Psychologisches Geschick und menschliches Einfühlungsvermögen des Anästhesisten tragen während des Aufklärungsgespräches am ehesten zur Reduzierung von Aufregung und Ängsten des Patienten bei.

Psychologisches Geschick und menschliches Einfühlungsvermögen des Anästhesisten tragen während des Aufklärungsgespräches am ehesten zur Reduzierung von Aufregung und Ängsten des Patienten bei. Das bedeutet gleichermaßen, dass das Aufklärungsgespräch niemals streng schematisch ablaufen kann, sondern immer an den speziellen Erfordernissen des einzelnen Patienten orientiert werden muss. Eine anxiolytische Prämedikation kann und darf dieses Vorgehen nicht ersetzen, sondern kommt nur unterstützend hinzu. Zusätzliche Beunruhigung und Verängstigung des Patienten durch das Aufklärungsgespräch müssen unbedingt vermieden werden!

2.9 Prämedikation

Für die Prämedikation stehen eine Reihe von Pharmaka mit z. T. unterschiedlichen Wirkeigenschaften zur Verfügung. Vorrangiges Prämedikationsziel ist die **Anxiolyse**. Folgende Substanzen stehen für die Prämedikation zur Verfügung:
- Benzodiazepine
- Barbiturate
- Neuroleptika
- Opioide
- Parasympathikolytika
- Antihistaminika.

Für die Prämedikation stehen eine Reihe von Pharmaka mit z. T. unterschiedlichen Wirkeigenschaften zur Verfügung. Vorrangiges Prämedikationsziel ist die **Anxiolyse**. Hierdurch können während der Anästhesieeinleitung Kreislaufdysregulationen (tachykarde Rhythmusstörungen, Blutdruckanstiege, vasovagale Synkopen) deutlich reduziert werden. Eine Sedierung ist nicht in jedem Fall erforderlich, aber oftmals erwünscht oder nicht zu vermeiden. Die Kooperation, wie sie vor allem für die Durchführung von Regionalanästhesien erwünscht ist, soll dabei aber erhalten bleiben. Folgende Substanzen stehen für die Prämedikation zur Verfügung:
- Benzodiazepine
- Barbiturate
- Neuroleptika
- Opioide
- Parasympathikolytika
- Antihistaminika.

Tab. **A-2.20** gibt einen Überblick über die verschiedenen Ziele der Prämedikation und die einzelnen hierfür verwendbaren Substanzen.

Tab. **A-2.20** gibt einen Überblick über die verschiedenen Ziele der Prämedikation und die einzelnen hierfür verwendbaren Substanzen. Sollen mehrere dieser Ziele gleichzeitig erreicht werden, ist oftmals die Kombination mehrerer Pharmaka notwendig, da das gesamte Wirkungsspektrum nicht allein von einer Substanz abgedeckt wird. Evtl. vorhandene Erfahrungen des Patienten mit bereits erhaltenen Prämedikationen sollten dabei berücksichtigt werden.

≡ A-2.20

≡ A-2.20	**Prämedikationsziele und Pharmaka**
Anxiolyse	Benzodiazepine
Sedierung	Benzodiazepine, Barbiturate, Neuroleptika
Amnesie	Benzodiazepine
Analgesie	Opioide
Antikonvulsion	Benzodiazepine, Barbiturate
Antipsychose	Neuroleptika
Antiemese	Neuroleptika, H_1-Blocker, Serotonin-(5–HT_3-)Antagonisten
Histaminhemmung	H_1- und H_2-Antagonisten, Phenothiazine
Antisalivation	Parasympathikolytika
Reflexdämpfung	Parasympathikolytika

Es kann bei bestimmten Patienten auch sinnvoll sein, auf eine Prämedikation zu verzichten. Dieses sind Neugeborene und Säuglinge sowie komatöse oder ambulante Patienten sowie Patienten mit Schädel-Hirn-Trauma, intrakraniellen Raumfor-

Es kann bei bestimmten Patienten auch sinnvoll sein, auf eine Prämedikation vollständig zu verzichten, z. B. bei ambulanten Patienten, Neugeborenen, Säuglingen, Patienten mit Schädel-Hirn-Trauma, intrakraniellen Raumforderungen, eingeschränkter Atmung sowie mit instabilen Kreislaufverhältnissen. Bei Schwangeren, die sich z. B. einer Kaiserschnittentbindung unterziehen müssen, wird zugunsten des Neugeborenen auf sedierende Medikamente zur Prämedikation verzichtet. Die Patientinnen erhalten lediglich einen H_2-Blocker, um

Atemdepression verstärken.

Produktion und Azidität des Magensaftes zu reduzieren, oder Na-Citrat p.o. (30 ml), um den Magensaft zu puffern.

2.9.1 Pharmaka

Benzodiazepine

Wegen ihrer anxiolytischen Wirkung werden sie sehr häufig zur Prämedikation eingesetzt. Die zurzeit angewandten Präparate sind in Tab. **A-2.21** entsprechend ihrer Wirkungsdauer und Eliminationshalbwertszeit (HWZ) aufgelistet. Während Barbiturate eine „schlaferzwingende" Wirkung haben, haben die meisten Benzodiazepine nur eine „schlafanstoßende" Wirkung. Abends eingenommen verbleiben allerdings z.T. auch bei den kurzwirksamen Substanzen noch Spätwirkungen am folgenden Tage (vermindertes Reaktions- und Leistungsvermögen). Benzodiazepine mit mittlerer, langer und ultralanger Halbwertzeit sind mit einem unerwünschten „Hang-over" belastet.

Nahezu alle Benzodiazepine wirken qualitativ gleich, d.h. anxiolytisch, sedierend, amnestisch, antikonvulsiv und zentral muskelrelaxierend (Hemmung polysynaptischer Reflexe auf Rückenmarksebene). Sie vermitteln ihre Effekte über spezifische Rezeptoren, die in räumlicher und funktioneller Beziehung zu den Gammaaminobuttersäure-(GABA-)Rezeptoren stehen. Dadurch verstärken sie die Wirkungen von GABA als inhibitorischen Neurotransmitter (siehe auch S. 154).

Benzodiazepine zeichnen sich durch eine sehr geringe Beeinflussung der Kreislauffunktion aus. Die Atmung wird nach therapeutischen Dosen in der Regel nicht beeinträchtigt. Bei älteren Patienten kann es jedoch nach schneller intravenöser Gabe zu Störungen des zentralen Atemmusters kommen. **Es sollte bei gleichzeitiger Opioidapplikation bedacht werden, dass Benzodiazepine die opioidinduzierte Atemdepression verstärken.** Lebererkrankungen verzögern den Abbau, so dass mit einer verlängerten Wirkung zu rechnen ist. Bei älteren Patienten und Kindern können paradoxe Erregungszustände (Agitiertheit, Verwirrtheit) auftreten.

derungen, eingeschränkter Atmung und Kreislaufinstabilität.

2.9.1 Pharmaka

Benzodiazepine

Wegen ihrer anxiolytischen Wirkung werden sie sehr häufig zur Prämedikation eingesetzt. Die zurzeit angewandten Präparate sind in Tab. **A-2.21** entsprechend ihrer Wirkungsdauer und Eliminationshalbwertszeit (HWZ) aufgelistet.

Nahezu alle Benzodiazepine wirken qualitativ gleich, d.h. anxiolytisch, sedierend, amnestisch, antikonvulsiv und zentral muskelrelaxierend.

Benzodiazepine zeichnen sich durch eine sehr geringe Beeinflussung der Kreislauffunktion aus. Die Atmung wird nach therapeutischen Dosen i.d.R. nicht beeinträchtigt. **Es sollte bei gleichzeitiger Opioidapplikation bedacht werden, dass Benzodiazepine die opioidinduzierte Atemdepression verstärken.**

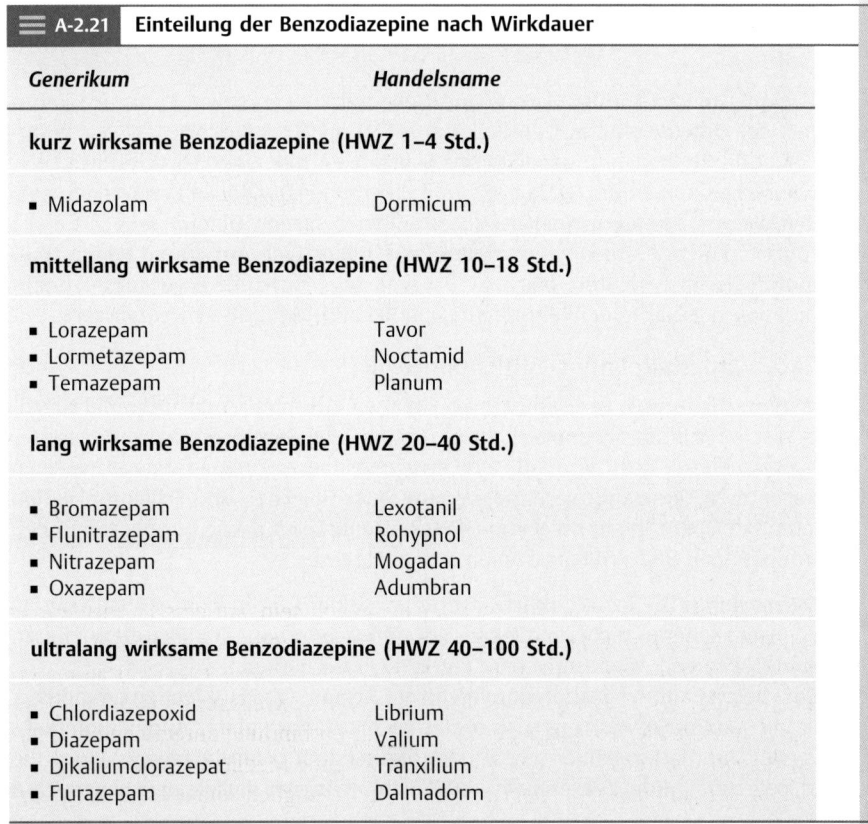

☰ A-2.21	Einteilung der Benzodiazepine nach Wirkdauer	
Generikum	**Handelsname**	
kurz wirksame Benzodiazepine (HWZ 1–4 Std.)		
▪ Midazolam	Dormicum	
mittellang wirksame Benzodiazepine (HWZ 10–18 Std.)		
▪ Lorazepam	Tavor	
▪ Lormetazepam	Noctamid	
▪ Temazepam	Planum	
lang wirksame Benzodiazepine (HWZ 20–40 Std.)		
▪ Bromazepam	Lexotanil	
▪ Flunitrazepam	Rohypnol	
▪ Nitrazepam	Mogadan	
▪ Oxazepam	Adumbran	
ultralang wirksame Benzodiazepine (HWZ 40–100 Std.)		
▪ Chlordiazepoxid	Librium	
▪ Diazepam	Valium	
▪ Dikaliumclorazepat	Tranxilium	
▪ Flurazepam	Dalmadorm	

☰ A-2.21

Kontraindikationen: Bei **Myasthenia gravis**.

Barbiturate

Alle klinisch verwendeten Barbiturate wirken prinzipiell gleich. Wirkmechanismen und einzelne Wirkungen sind ausführlich ab S. 154 dargestellt. Bei **akuter intermittierender Porphyrie** sind Barbiturate **absolut kontraindiziert** (s. S. 155).

Kontraindikationen: Gegen eine Prämedikation mit Barbituraten sprechen die pharmakokinetischen Daten (lange Eliminationshalbwertszeit, Metabolite mit z. T. unbekannter Wirkungsdauer), die Hemmung des Atemzentrums bei Überdosierung und die negativ inotrope Wirkung.

Neuroleptika

Der Einsatz von Stubstanzen wie Levomepromazin (Neurocil®), Promethazin (Atosil®) als „Sedativa" für die Prämedikation gilt heutzutage als überholt bzw. ist nur zur Ausnutzung des antiemetischen Effektes sinnvoll. Neuroleptika zur Dauertherapie von **Psychosen** sollten jedoch weiter verordnet werden.

Kontraindikationen: Bei **Morbus Parkinson**. Phenothiazine sollten nicht bei **Epileptikern** verwendet werden.

Opioide

Zur Prämedikation können rein agonistische Substanzen mit längerer Wirkungsdauer wie Morphin, Pethidin (Dolantin®) und Piritramid (Dipidolor®) verwendet werden. In der Routineprämedikation sind sie jedoch nicht mehr indiziert, mit Ausnahme von Patienten mit starken präoperativen Schmerzzuständen.

Parasympathikolytika (Anticholinergika)

Wirkmechanismus: Parasympathikolytika wie Atropin, Scopolamin und Glycopyrrolat (Robinul®) **vermindern** die **Speichel- und Schleimsekretion**. Sie sind indiziert bei Operationen im Mund- und Rachenbereich, bei fiberoptischen Intubationen und Bronchoskopien.

Darreichung: Die übliche Atropindosis von 0,01 mg/kg KG i. m. schützt nicht genügend vor reflektorischen Bradykardien. Es sind Dosen von 0,03 mg/kg KG erforderlich. Eine bereits auf der Station durchgeführte Atropingabe ist nicht zu empfehlen. Besser ist die i. v. Verabreichung unmittelbar vor

Kontraindikationen: Wegen ihres zentral muskelrelaxierenden Effektes bei **Myasthenia gravis** (siehe auch S. 43).

Barbiturate

Alle klinisch verwendeten Barbiturate wirken prinzipiell gleich. Wirkmechanismen und einzelne Wirkungen sind ausführlich ab S. 154 dargestellt. Im Gegensatz zu den meisten Benzodiazepinen sind sie hypnotisch wirksam. Vor allem bei älteren Patienten können nach Barbiturateinnahme paradoxe Erregungszustände auftreten. Bei **akuter intermittierender Porphyrie** sind Barbiturate **absolut kontraindiziert** (s. S. 155).

Kontraindikationen: Auch wenn die klinische Wirksamkeit ausreichend belegt ist, sprechen die pharmakokinetischen Daten (lange Eliminationshalbwertszeit, Metabolite mit z. T. unbekannter Wirkungsdauer), die Hemmung des Atemzentrums bei Überdosierung sowie die negativ inotrope Wirkung gegen eine Prämedikation mit Barbituraten. Wegen dieser nicht unerheblichen Risiken, die den Nutzen deutlich übersteigen, sollte auf Barbiturate für die Prämedikation nur in Ausnahmefällen zurückgegriffen werden.

Neuroleptika

Neuroleptika führen häufig zu einer „psychomotorischen Entkopplung", d. h., die Patienten wirken äußerlich ruhig bzw. teilnahmslos, verspüren aber tatsächlich eine hochgradige innere Unruhe. Der Einsatz von Substanzen wie Levomepromazin (Neurocil®), Promethazin (Atosil®) als Sedativa für die Prämedikation gilt aus diesem Grunde heutzutage als überholt bzw. ist nur zur Ausnutzung des antiemetischen Effektes – möglichst in Kombination mit Benzodiazepinen – sinnvoll. Neuroleptika, die zur Dauertherapie von **Psychosen** eingenommen werden, sollten am Operationstag weiter verordnet werden.

Kontraindikationen: Bei **Morbus Parkinson** kann selbst nach einmaliger Applikation ein medikamentöser Parkinsonismus mit Akinese, Rigor und Tremor auftreten. Phenothiazine senken die Krampfschwelle und sollten deshalb nicht bei **Epileptikern** verwendet werden.

Opioide

Wirkungsmechanismus, Haupt- und Nebenwirkungen sowie Kontraindikationen der Opioide sind ausführlich auf S. 159 und 650 beschrieben. Zur Prämedikation können rein agonistische Substanzen mit längerer Wirkungsdauer wie Morphin, Pethidin (Dolantin®) und Piritramid (Dipidolor®) verwendet werden. Wegen des atemdepressorischen Effektes spielen Opioide jedoch für die routinemäßige Prämedikation keine Rolle mehr. Eine Ausnahme bilden **traumatologische Patienten**, bei denen wegen schmerzhafter Lagerungsmaßnahmen vor der Narkoseeinleitung auf Opioide zurückgegriffen werden kann.

Parasympathikolytika (Anticholinergika)

Wirkmechanismus: Parasympathikolytika wie Atropin, Scopolamin und Glycopyrrolat (Robinul®) hemmen durch Konkurrenz mit dem Neurotransmitter Acetylcholin die parasympathische Erregungsübertragung an muskarinartigen Rezeptoren. Die damit verbundene **reduzierte Speichel- und Schleimsekretion** kann bei Operationen im Mund- und Rachenbereich sowie bei fiberoptischen Intubationen und Bronchoskopien ausgenutzt werden.

Darreichung: Die früher üblicherweise gewählte Atropindosis von 0,01 mg/kg KG i. m. schützt nicht genügend vor reflektorischen Bradykardien. Hierzu sind Dosen von mindestens 0,03 mg/kg KG erforderlich. Eine bereits auf der Station durchgeführte Atropingabe ist nicht zu empfehlen, da die maximale Wirkung nach oraler oder intramuskulärer Applikation nicht immer zur Narkoseeinleitung zur Verfügung steht. Darüber hinaus wird die einsetzende Mundtrockenheit von Patienten in der Regel als unangenehm empfunden. Besser ist deshalb die intravenöse Verabreichung unmittelbar vor Einleitungsbeginn. Die Wirkung setzt dann innerhalb von 1 Minute ein und hält etwa 30 Minuten an.

Nebenwirkungen: Reflektorische Tachykardien, Mundtrockenheit. Die kardialen Effekte von Scopolamin und Glycopyrrolat sind im Vergleich zu Atropin geringer ausgeprägt. Scopolamin kann, insbesondere bei älteren Patienten, zu paradoxen Erregungszuständen führen.

Kontraindikationen: Bei **Fieber** (Temperatursteigerung) und **Hyperthyreose** (Herzfrequenzsteigerung). Da bei **Patienten mit vollem Magen** der Tonus des unteren ösophagealen Sphinkters gesenkt wird und so Regurgitation und Aspiration begünstigt werden, sollte eine vorherige Applikation von Parasympathikolytika vermieden werden.
Tachykardien, Vorhofflattern bzw. **-flimmern, Mitral-** und **Aortenstenose** sowie **KHK** gelten wegen der möglichen Herzfrequenzsteigerung als **relative Kontraindikationen** für den Einsatz von Atropin. Hier mag die Gabe von Glycopyrrolat wegen geringerer kardialer Nebenwirkungen von Vorteil sein. Um eine Bronchialsekreteindickung zu verhindern, sollten Parasympathikolytika bei Patienten mit **chronisch-obstruktiven Lungenerkrankungen** nur mit Zurückhaltung verabreicht werden.
Bei Patienten mit **Glaukom** ist die übliche Atropindosis nicht kontraindiziert, da nach systemischer Gabe keine lokal wirksamen Konzentrationen am Auge erreicht werden.

Antihistaminika

Histamin ist an der Vermittlung anaphylaktoider Reaktionen beteiligt und darüber hinaus ein wesentlicher Mediator der Magensäuresekretion.

Gefahr für die Anästhesie: Einige im Rahmen einer Anästhesie eingesetzten Medikamente setzen unspezifisch Histamin frei, das u.a. zu kardiovaskulären (Tachykardie, Eytrasystolie, AV-Blockierung, Blutdruckabfall) und bronchialen Nebenwirkungen (Bronchospasmus) führen kann. Prädisponierte Patienten (z.B. Atopiker, Patienten mit kardiozirkulatorischen und pulmonalen Vorerkrankungen, Karzinom- und Bestrahlungspatienten) sind hiervon besonders betroffen.

Präoperative Therapie: Die Gabe einer Kombination von H_1- (z.B. Dimetinden – Fenistil®) und H_2-**Antagonisten** (z.B. Ranitidin – Zantic®) kann zur Mitigierung der o.g. Erscheinungen erwogen werden. Durch Blockade von H_2-Rezeptoren in der Magenmukosa können darüber hinaus das Magensaftvolumen und der Säuregehalt vermindert werden, so dass die Gefahr der Aspiration abnimmt bzw. deren Auswirkungen gemildert wird. Zusätzliche Eigenschaften einer solchen Prämedikation bestehen in einer Sedierung und deutlichen Reduktion postoperativer Übelkeit.

Serotonin-Antagonisten

Gefahr für die Anästhesie: Serotonin wird unter anderem in intestinalen Zellen freigesetzt und kann die Entwicklung von postoperativer Übelkeit (PONV, s.S. 253) auslösen oder verstärken.

Präoperative Therapie: Serotonin-Antagonisten (5HT3-Antagonisten) werden mit der Prämedikation oral verabreicht. Für die intra- und postoperative Applikation stehen die meisten Präparate auch als i.v. injizierbares Medikament zur Verfügung. Wichtigste Vertreter sind Ondansetron, Dolasetron, Granisetron und Topisetron.

Einleitungsbeginn. Die Wirkung setzt innerhalb von 1 min ein und hält etwa 30 min an.

Nebenwirkungen:
- reflektorische Tachykardien
- Mundtrockenheit.

Kontraindikationen:
- Fieber
- Hyperthyreose
- Nichtnüchternheit
- Tachykardie
- Vorhofflattern bzw. -flimmern
- Mitral- u. Aortenstenose
- KHK
- chronisch-obstruktive Lungenerkrankung.

Antihistaminika

Histamin ist an der Vermittlung anaphylaktoider Reaktionen beteiligt und Mediator der Magensäuresekretion.

Gefahr für die Anästhesie: Einige im Rahmen einer Anästhesie eingesetzten Medikamente setzen unspezifisch Histamin frei, das zu kardiovaskulären und bronchialen Nebenwirkungen führen kann. Prädisponierte Patienten sind hiervon besonders betroffen.

Präoperative Therapie: Die Gabe einer Kombination von H_1- (z.B. Dimetinden – Fenistil®) und H_2-**Antagonisten** (z.B. Ranitidin – Zantic®) dient der Abschwächung histaminvermittelter anaphylaktoider Reaktionen. Zusätzlich werden das Magensaftvolumen und der Säuregehalt vermindert.

Serotonin-Antagonisten

Gefahr für die Anästhesie: Serotonin kann PONV (s.S. 253) auslösen oder verstärken.

Präoperative Therapie: Serotonin-Antagonisten werden mit der Prämedikation oral verabreicht. Für die intra- und postoperative Therapie auch i.v. Darreichung.

Indikationen: Eingriffe am Kopf, in der HNO, bei laparoskopischen und gynäkologischen Eingriffen. Geschlecht des Patienten ($\female > \male$) und Dauer der Anästhesie ($\female > 2$ h, $\male > 3$ h) haben Einfluss, Patienten mit Neigung zu Kinetosen und Nichtraucher sind häufiger betroffen. Wichtigster Risikofaktor ist eine PONV-Anamnese.

Protonenpumpen-Inhibitoren

Gefahr für die Anästhesie: Die Aspiration von Magensaft während Narkoseein- und -ausleitung kann Lungenschäden verursachen.

Präoperative Therapie: Protonenpumpenhemmer wie Omeprazol oder Esomeprazol.

Indikationen: Refluxkrankheit, Adipositas, Gravidität.

Endokarditisprophylaxe

Je nach kardialer Vorgeschichte ist bei bestimmten Eingriffen eine Antibiotikagabe zur Prophylaxe einer Endokarditis indiziert.

Tab. **A-2.22** zeigt die Einteilung in verschiedene Risikoklassen.

Bei bestehendem Risiko (s. Tab. **A-2.22**) ist bei verschiedenen Eingriffen im Bereich des **Respirations-, Gastrointestinal- und Urogenitaltrakts** und bei bestimmten **zahnärztlichen Eingriffen** eine Endokarditisprophylaxe indiziert.

Indikationen: Eingriffe, die mit einer hohen Inzidenz von PONV assoziiert sind, z. B. am Kopf, in der HNO, bei laparoskopischen und gynäkologischen Eingriffen.

Das Geschlecht des Patienten ($\female > \male$) und die Dauer der Operation/Anästhesie ($\female > 2$ h, $\male > 3$ h) haben ebenfalls Einfluss auf die Häufigkeit von PONV. Auch Patienten, die zu Kinetosen neigen und Nichtraucher sind häufiger betroffen. Wichtigster Risikofaktor ist eine PONV-Anamnese des Patienten.

Protonenpumpen-Inhibitoren

Gefahr für die Anästhesie: Im Rahmen der Narkoseein- und -ausleitung kann es zur Aspiration von Magensaft kommen. Einfluss auf das Ausmaß der dadurch verursachten Lungenschäden haben sowohl die kritische Menge ($> 0,8$ ml/kg) als auch die Azidität (pH $< 3,5$) des Magensaftes.

Präoperative Therapie: Protonenpumpenhemmer wie Omeprazol (Antra®) oder Esomeprazol (Nexium®).

Indikationen: Patienten mit Refluxkrankheit (GERD z. B. Ösophagitis, Hiatushernie). Weitere Risiken sind Adipositas und Gravidität im 2. und 3. Trimenon.

Endokarditisprophylaxe

Je nach kardialer Vorgeschichte ist bei bestimmten diagnostischen und operativen/therapeutischen Eingriffen eine Antibiotikagabe zur Prophylaxe einer Endokarditis indiziert. Die Indikation zur perioperativen Endokarditisprophylaxe stellt der prämedizierende Arzt.

Tab. **A-2.22** zeigt die Einteilung in verschiedene Risikoklassen entsprechend der kardialen Vorgeschichte.

Bei bestehendem Risiko (s. Tab. **A-2.22**) ist bei den nachfolgend genannten Eingriffen eine perioperative Endokarditisprophylaxe indiziert:
- **Eingriffe im Bereich des Respirationstrakts**, wie z. B. nasotracheale Intubation, Adeno-/Tonsillektomie, starre Bronchoskopie
- **Eingriffe im Bereich des Gastrointestinaltrakts**, wie z. B. chirurgische Eingriffe, endoskopische retrograde Cholangiopankreatikographie (ERCP), Sklerosierung von Ösophagusvarizen, Ösophagusbougierung
- **Eingriffe im Bereich des Urogenitaltrakts**, wie z. B. Zystoskopien, Eingriffe an der Prostata
- **zahnärztliche Eingriffe**, wie z. B. Zahnextraktionen, Wurzelbehandlungen, parodontale Eingriffe, Zahnsteinentfernung

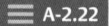 A-2.22

≡ A-2.22 | **Risikoklassifikation in Abhängigkeit von der kardialen Vorgeschichte (in Anlehnung an die Richtlinien der American Heart Association von 1997)**

Risikoklassifikation	kardiale Vorgeschichte
hohes Risiko	• Z. n. Herzklappenersatz • Z. n. bakterieller Endokarditis • komplexe kongenitale Vitien (auch korrigiert)
mäßiges Risiko	• angeborene Herzfehler • operierter Herzfehler mit Restbefund • erworbene Herzklappenfehler • Mitralklappenprolaps mit Insuffizienzgeräusch • hypertrophe Kardiomyopathie
kein relevantes Risiko	• Z. n. aortokoronarem Venenbypass (ACVB) • operierte Herzfehler ohne Restbefund • Ostium-secundum-Defekt (ASD II) • Mitralklappenprolaps ohne Insuffizienzgeräusch • Z. n. Schrittmacherimplantation

☰ A-2.23	**Medikamente zur Endokarditisprophylaxe** **(in Anlehnung an die Empfehlungen der American Heart Association von 1997)**			
Lokalisation des Eingriffs	**klinische Situation**	**Medikament**	**Dosierung**	**Einnahmezeitpunkt**
Mund, **Gesicht,** **Respirationstrakt,** **oberer** **Gastrointestinaltrakt**	Standardprophylaxe	Amoxicillin	2 g p. o.	1 h präop.
	orale Medikation unmöglich	Ampicillin	2 g i. v.	30 min präop.
	Penicillinallergie	Clindamycin oder	600 mg p. o.	1 h präop.
		Cefalexin/Cefadroxil oder	2 g p. o.	1 h präop.
		Azithromycin/Clarithromycin	500 mg p. o.	1 h präop.
	Penicillinallergie und orale Medikation unmöglich	Clindamycin oder	600 mg i. v.	30 min präop.
		Cefazolin	1 g i. v.	30 min präop.
unterer **Gastrointestinaltrakt,** **Urogenitaltrakt**	bei **mäßigem Risiko**	Amoxicillin oder	2 g p. o.	1 h präop.
		Ampicillin	2 g i. v.	bei OP-Beginn
	bei mäßigem Risiko und Penicillinallergie	Vancomycin	1 g i. v.	über 1–2 h, vollst. Infusion bis max. 30 min nach OP-Beginn
	bei **hohem Risiko**	Ampicillin	2 g i. v.	bei OP-Beginn
		plus Gentamycin	1,5 mg/kg KG	
		danach Ampicillin oder	1 g i. v.	**6 h später**
		Amoxicillin	1 g p. o.	
	bei hohem Risiko und Penicillinallergie	Vancomycin	1 g i. v.	über 1–2 h, vollst. Infusion bis max. 30 min nach OP-Beginn
		plus Gentamycin	1,5 mg/kg KG	

In Tab. **A-2.23** sind in Abhängigkeit von der Lokalisation des Eingriffs und der klinischen Situation des Patienten die zur Endokarditisprophylaxe empfohlenen Medikamente inklusive ihrer Dosierungen dargestellt.

Medikamente samt Dosierungsempfehlung in Abhängigkeit von der Lokalisation des Eingriffs und der klinischen Situation des Patienten s. Tab. **A-2.23**.

2.9.2 Verordnung und Applikation

Die **Prämedikationsverordnung** erfolgt schriftlich und setzt immer eine persönliche und nicht etwa telefonische Visite durch den Anästhesisten voraus. Es werden genaue Angaben über Zeitpunkt, Dosis und Applikationsform des oder der ausgewählten Medikamente gemacht. Es muss sichergestellt sein, dass ein Patient nach Einnahme sedierender Medikamente adäquat überwacht wird.
Am **Vorabend der Operation** wird ein **Hypnotikum** verabreicht, in der Regel ein (mittel-)lang wirksames Benzodiazepin per os. Sinn der abendlichen Prämedikation ist es, für einen ausreichenden Schlaf zu sorgen und zu verhindern, dass ein Patient sich in Erwartung der Operation in einen zunehmenden Angst- und Unruhezustand hineinsteigert. Auch äußerlich gefasste und ruhig wirkende Patienten überschätzen sich häufig während des Prämedikationsgespräches: Auch bei diesen Patienten sollte daher auf eine abendliche Prämedikation nicht verzichtet werden.
Nur wenn Schmerzen bestehen, sollte zusätzlich ein Analgetikum verabreicht werden. Eine evtl. Dauermedikation bei Begleiterkrankungen sollte bis auf Ausnahmen (z. B. orale Antikoagulanzien) unverändert fortgesetzt werden.
Die Prämedikation **am Operationstag** erfolgt **peroral**. Hierbei sollte die Einnahme mindestens 30 Minuten vor Anästhesiebeginn erfolgen, um zu gewährleisten, dass zu diesem Zeitpunkt maximal wirksame Plasmaspiegel vorhanden sind. Üblicherweise werden kurzwirksame Benzodiazepine, z. B. Midazolam (Dormicum®), eingesetzt. Für Kinder steht Midazolam als Saft zur Verfügung. Für eine schmerzfreie Venenpunktion werden bei Kindern EMLA®-Pflaster

2.9.2 Verordnung und Applikation

Die **Prämedikationsverordnung** erfolgt schriftlich und setzt eine persönliche Visite durch den Anästhesisten voraus. Sie enthält genaue Angaben über Zeitpunkt, Dosis und Applikationsform der gewählten Medikamente.

Am **Vorabend der Operation** benötigen die Patienten zur Minderung von Angst, Aufregung und Schlaflosigkeit ein **Hypnotikum**.

Die Prämedikation **am Operationstag** erfolgt in aller Regel **peroral**. Hierbei sollte die Einnahme spätestens 30 Minuten vor Anästhesiebeginn erfolgen, um zu gewährleisten, dass zu diesem Zeitpunkt maximal wirksame Plasmaspiegel vorhanden sind.

- **Perorale Applikation:** Regelfall. Die Einnahme von bis zu 100 ml Wasser erhöht nicht das Aspirationsrisiko und widerspricht demgemäß nicht dem Nüchternheitsgebot.
- **Intravenöse Applikation:** Bei Notfall- und Intensivpatienten.
- **Intramuskuläre Applikation:** nur in speziellen Fällen.

auf Venen des Handrückens und Unterarmes geklebt, die die Lokalanästhetika Lidocain und Prilocain in die Haut abgeben (s. S. 293).

Die Patienten sollen entspannt und angstfrei, manchmal sediert, aber erweckbar und kooperativ zur Anästhesieeinleitung kommen.

- **Perorale Applikation:** Regelfall. Die Einnahme von bis zu 100 ml Wasser erhöht nachgewiesenermaßen nicht das Aspirationsrisiko und widerspricht demgemäß nicht dem Nüchternheitsgebot. Auf diese Weise kann neben der Zufuhr der spezifischen Prämedikationssubstanzen auch die weitere Einnahme der Dauermedikation gewährleistet werden.
- **Intravenöse Applikation:** Bei Notfall- oder Intensivpatienten – dies garantiert einen schnellen und sicheren Wirkungseintritt.
- **Intramuskuläre Applikation:** Heutzutage kaum noch angewandt: ggf. bei Dysphagie; Verletzungen, Infektionen und Stenosen im oberen Gastrointestinaltrakt sowie mangelnder Kooperation der Patienten.

3 Allgemeine Substitutionsbehandlung

3.1 Perioperative Wasser- und Elektrolyttherapie

3.1.1 Physiologische und physikochemische Grundlagen

Flüssigkeitsverteilung

Der Gehalt des **Gesamtkörperwassers** ist unter anderem vom Geschlecht, Körperbau und Alter abhängig. Während das Körperwasser bei Neugeborenen etwa 70–80 % des Körpergewichtes ausmacht, nimmt es im Erwachsenenalter auf etwa 50–60 % ab. Dafür ist die Zunahme fester Bestandteile des Organismus (Zell-, Knochengewebe) mitverantwortlich. Die interindividuelle Varianz ist groß, nicht zuletzt aufgrund des unterschiedlichen Anteils an wasserarmem Fettgewebe.

Das Körperwasser verteilt sich in verschiedene **Flüssigkeitskompartimente**. Die beiden Hauptkompartimente sind der **Extrazellulärraum (EZR)** und der **Intrazellulärraum (IZR)**. Ergänzend fasst man die Flüssigkeitsanteile in den Hohlorganen, wie den Liquor cerebrospinalis und das Augenkammerwasser, zur **transzellulären Flüssigkeit** zusammen.

Der **Extrazellulärraum** wird in den **interstitiellen Raum** (Interstitium) und den **Intravasalraum** (Plasma und korpuskuläre Bestandteile) unterteilt.

Während bei Neugeborenen der Intra- und der Extrazellulärraum etwa gleich groß sind (jeweils 40 % des Körpergewichts, s. Abb. **A-3.1**), ist bei Erwachsenen der Intrazellulärraum mit 40 % des Körpergewichts etwa doppelt so groß wie der Extrazellulärraum (ca. 20 %: interstitieller Raum 15 % und Intravasalraum 4 %).

Die **Zusammensetzung der Körperflüssigkeiten** ist in beiden Hauptkompartimenten unterschiedlich (Tab. **A-3.1**). Durch aktive, energieverbrauchende Transportmechanismen **(Adenosin-Triphosphatase-System)** aufrechterhalten, ist das **Hauptkation** der extrazellulären Flüssigkeit **Natrium** (Hauptanion: Chlorid) und das der intrazellulären Flüssigkeit **Kalium** (Hauptanion: Phosphate). Innerhalb der Kompartimente herrscht stets ein elektrochemisches Gleichgewicht, d. h. die Summe aller Kationen entspricht der Summe aller Anionen.

3 Allgemeine Substitutionsbehandlung

3.1 Perioperative Wasser- und Elektrolyttherapie

3.1.1 Physiologische und physikochemische Grundlagen

Flüssigkeitsverteilung

Der Gehalt des **Gesamtkörperwassers** ist vom Geschlecht, Körperbau und Alter abhängig. Bei Neugeborenen macht er etwa 70–80 % des Körpergewichtes aus, im Erwachsenenalter etwa 50–60 %. Verteilung des Gesamtkörperwassers (60–65 % des Körpergewichts) in Hauptkompartimente (Abb. **A-3.1**):

- **Extrazellulärraum** (20 % des KG)
  - **interstitieller Raum** (15 % des KG)
  - **Intravasalraum** (4 % des KG)
- **Intrazellulärraum** (40 % des KG)

Die **Zusammensetzung der Körperflüssigkeiten** ist in den beiden Hauptkompartimenten unterschiedlich (Tab. **A-3.1**).

≡ A-3.1	Ionenzusammensetzung der Kompartimente							
Kationen	**EZR**		**IZR**	**Anionen**	**EZR**		**IZR**	
	Plasma	**ISF**			**Plasma**	**ISF**		
Na$^+$	141	143	15	Cl$^-$	103	115	8	
K$^+$	4	4	140	HCO$_3^-$	25	28	15	
Ca^{2+}	5	2,6	0	SO$_4^{2-}$	1	1	20	
Mg^{2+}	2	1,4	30	PO$_4^{3-}$ + organ. Säuren	6	7	87	
				Proteine	17	0	55	
gesamt (mval/l)	152	151	185	**gesamt** (mval/l)	152	151	185	

EZR = Extrazellulärraum; IZR = Intrazellulärraum; ISF = interstitieller Flüssigkeitsraum

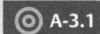

A-3.1

| ⊚ A-3.1 | **Zusammensetzung des Körpergewichts** |

	Gesamtkörperwasser (IZR + EZR)		Zell-/ Knochen-/ Fettgewebe
Kleinkind	IZR 40%	EZR 40%	20%
Erwachsener	IZR 40% (ca. 25 l)	EZR 20% (Interstitium: 12 l; Plasma: 3 l)	40%

IZR = Intrazellulärraum
EZR = Extrazellulärraum

Osmose und kolloidosmotischer Druck

Osmose: Durch semipermeable Membranen sind Natrium und Kalium im Gegensatz zu Wasser nicht frei permeabel. Der Konzentrationsunterschied der Elektrolyte in verschiedenen Flüssigkeitsräumen bewirkt die Diffusion von Wasser (Osmose).

Osmose und kolloidosmotischer Druck

Osmose: Semipermeable Membranen trennen extrazelluläre und intrazelluläre Flüssigkeitsräume. Während Wasser frei permeabel ist, diffundiert Kalium und Natrium nur langsam. Daher kann Wasser zur konzentrierten Seite gelöster, nicht frei diffusibler Teilchen gelangen, bis ein Konzentrationsausgleich erfolgt ist (→ **Osmose**). Das Maß ist der hydrostatische Druck, der notwendig wäre, um die Diffusion von Wasser zu vermeiden. Die Einheit ist **Osmolalität** (mosmol/kg Wasser), wenn die Zahl der osmotisch aktiven Teilchen in 1 kg Wasser gelöst angegeben wird, und **Osmolarität** (mosmol/l Wasser) bei Angabe der Menge der osmotisch wirksamen Teilchen in 1 l Wasser. In der Praxis ist dieser Unterschied in den Angaben gering.

▶ Merke

▶ **Merke:** Die normale Osmolalität beträgt circa 290 mosmol/kg und wird extrazellulär hauptsächlich durch Natrium und intrazellulär durch Kalium aufrechterhalten.

Isoosmotische Lösungen haben denselben osmotischen Druck. Die Teilchen einer **isotonen** Lösung sind zudem nicht permeabel. Eine 0,9%ige NaCl-Lösung ist isoosmotisch und isoton.

Kolloidosmotischer Druck (KOD): Für den kolloidosmotischen Druck sind hauptsächlich die **Albumine** verantwortlich.

Kolloidosmotischer Druck (KOD): Die Eiweiße haben aufgrund ihrer niedrigen molaren Konzentration nur einen sehr kleinen Anteil am osmotischen Druck des Plasmas. Infolge ihrer großen Oberfläche mit dementsprechend ausgeprägtem Wasserbindungsvermögen sind sie aber über den von ihnen erzeugten kolloidosmotischen (onkotischen) Druck erheblich an der Verteilung der extrazellulären Flüssigkeit zwischen Intravasalraum und Interstitium beteiligt. Der kolloidosmotische Druck (Norm: 24–28 mmHg) wird vor allem durch **Albumin** (80–85%) vermittelt.

Regulation der Homöostase

Für eine Übersicht s. Abb. **A-3.2**.

Regulation der Homöostase

An den ineinandergreifenden Regulationsmechanismen zur Aufrechterhaltung der Elektrolytkonzentration und des Gehalts an Gesamtkörperwasser **(Homöostase)** sind in erster Linie die Niere, Nebenniere, Hypophyse und Lunge beteiligt (Abb. **A-3.2**).

Die **Ausscheidung des Wassers** erfolgt zu 50–60% über die Nieren, zu 10% über den Fäzes und zu 30–40% über die Haut und Schleimhäute in Form der Perspiratio insensibilis.

⊚ **A-3.2** | **Regulationsmechanismen der Homöostase** | ⊚ **A-3.2**

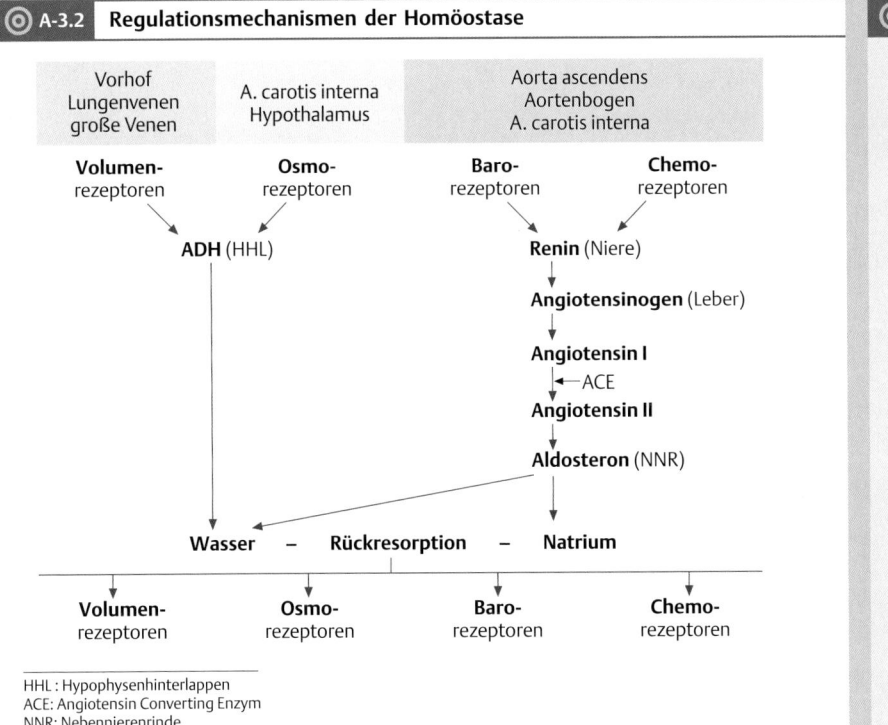

HHL : Hypophysenhinterlappen
ACE: Angiotensin Converting Enzym
NNR: Nebennierenrinde

Beteiligte Mechanismen

Antidiuretisches Hormon (ADH): Die Epithelien des distalen Konvoluts und der Sammelrohre der Niere werden durch das antidiuretische Hormon (ADH) des Hypophysenhinterlappens für Wasser permeabel. Es kommt zur Reabsorption von Wasser aus dem Lumen in das hypertone medulläre Interstitium, die Osmolalität wird aufrechterhalten. Bereits ein Anstieg der Osmolalität um 2 % bewirkt eine ADH-Ausschüttung. Wahrscheinlich befinden sich die Osmolalitätssensoren in den Nuclei supraoptici des Hypothalamus. Zusätzlich führt ein Volumenmangel des Extrazellulärwassers bzw. des Plasmas zu einer ADH-Ausschüttung. Barorezeptoren des Karotissinus (Hochdrucksystem) und im linken Vorhof (Niederdrucksystem) werden für diese von der Osmose unabhängige ADH-Sekretion verantwortlich gemacht.
Neben Stress, Schmerz und Überdruckbeatmung stimulieren auch Beta-adrenergika und Cholinergika die ADH-Ausschüttung. Pathologische Veränderungen der ADH-Sekretion werden als Syndrom der inadäquaten ADH-Sekretion (SIADH) bezeichnet.

Renin-Angiotensin-Aldosteron-System (RAAS): Ein verminderter renaler Perfusionsdruck oder ein intravasaler Volumenmangel, detektiert an den Barorezeptoren des Karotissinus, bewirkt zudem die Freisetzung von **Renin** aus dem juxta-glomerulären Apparat, welches Angiotensinogen in Angiotensin I umwandelt. Angiotensin I wird in der Lunge zu Angiotensin II, das ein potenter Stimulus für die Aldosteronfreisetzung ist, umgewandelt. In Anwesenheit von **Aldosteron** wird im distalen Tubulus Natrium resorbiert und im Austausch Kalium sezerniert.

Atriales natriuretisches Peptid (ANP): Es wird angenommen, dass durch Zunahme des intravasalen Volumens das atriale natriuretische Peptid (ANP) sezerniert wird, welches die Natriumexkretion direkt und indirekt durch Hemmung des Aldosterons fördert.
ANP wird in den Myozyten der Herzvorhöfe gebildet und bei Vorhofdehnung vermehrt freigesetzt.

Beteiligte Mechanismen

Antidiuretisches Hormon (ADH): ADH beeinflusst die Wasserdurchlässigkeit der Epithelien des distalen Konvoluts und der Sammelrohre der Niere. Es wird bei einem Anstieg der Osmolalität und bei Volumenmangel des EZR ausgeschüttet.

Renin-Angiotensin-Aldosteron-System (RAAS): Aldosteron tauscht im distalen Tubulus der Niere Natrium gegen Kalium aus.

Atriales natriuretisches Peptid (ANP): ANP wird in den Myozyten der Herzvorhöfe gebildet und bei Vorhofdehnung vermehrt freigesetzt und fördert die Natriumexkretion.

Hydratationszustände

Hydratationszustände

▶ **Definition**

▶ **Definition:**
- **Hyperhydratation** = Wasserüberschuss
- **Dehydratation** = Wassermangel
- **hyperton** = Lösung mit erhöhtem osmotischem Druck
- **hypoton** = Lösung mit geringerem osmotischem Druck

Hypertone Hyperhydratation: z. B. durch übermäßige Zufuhr isotoner oder hypertoner Kochsalzlösungen bei gleichzeitig eingeschränkter Nierenfunktion → exzessive Flüssigkeitsverschiebungen mit Dehydrierung.

Hypertone Dehydratation: durch den überproportionalen Wasserverlust (bei Diabetes insipidus etc.).

Hypotone Hyperhydratation: Überschuss an Wasser gegenüber Natrium, z. B. als Folge eines Überangebots elektrolytfreier Lösungen.

Hypotone Dehydratation: z. B. durch unzureichenden Ausgleich von Wasserverlusten durch elektrolytfreie Lösungen.

Isotone Störungen betreffen nur den Extrazellulärraum.

Sowohl eine Hyperhydratation als auch eine Dehydratation können hyper-, iso- oder hypoton sein.

Bei der **hypertonen Hyperhydratation**, beispielsweise durch übermäßige Zufuhr isotoner oder hypertoner Kochsalzlösungen und gleichzeitig eingeschränkter Nierenfunktion, kommt es zu einem Überschuss an Natrium und Wasser mit erhöhter Plasmapermeabilität. Durch die extrazelluläre Hyperosmolarität werden die Zellen entwässert. Dies kann vor allem im Gehirn zu exzessiven Flüssigkeitsverschiebungen mit Dehydrierung führen.

Die **hypertone Dehydratation** entsteht durch den überproportionalen Verlust hypotonen Wassers (bei Diabetes insipidus etc.). Die Therapie besteht in der Zufuhr von elektrolytfreier Glukoselösung.

Die **hypotone Hyperhydratation** ist durch einen Überschuss an Wasser gegenüber Natrium gekennzeichnet, beispielsweise beim SIADH-Syndrom oder als Folge eines Überangebots elektrolytfreier Lösungen.

Zur **hypotonen Dehydratation** kann es bei unzureichendem Ausgleich der Wasserverluste durch elektrolytfreie Lösungen kommen.

Isotone Störungen betreffen nur den Extrazellulärraum, der Wassergehalt der Zellen ist normal. Die **isotone Dehydratation** beschreibt den Verlust von Natrium und Wasser in gleichen Maßen bei ungenügender Substitution. Die **isotone Hyperhydratation** ist Folge einer übermäßigen Zufuhr von Vollelektrolytlösungen.

3.1.2 Perioperative Flüssigkeits- und Elektrolytsubstitution

Allgemeine Grundlagen

Zur Ausscheidung harnpflichtiger Substanzen ist ein **Mindest-Urinvolumen** von 600–1000 ml/d nötig.

Der **tägliche Mindestbedarf** eines Gesunden an Wasser beträgt 1100–1500 ml. In der Regel werden 2000–2500 ml Wasser pro Tag aufgenommen.

3.1.2 Perioperative Flüssigkeits- und Elektrolytsubstitution

Allgemeine Grundlagen

Die Nieren eines gesunden, etwa 70 kg schweren Menschen müssen täglich etwa 200–400 mval Elektrolyte, 40–80 mval Säuren und 500 mosmol Harnstoff ausscheiden. Da die meisten Menschen Urin bis zu einer Osmolalität von 1250 mosmol/kg konzentrieren können, ist zur Ausscheidung der osmotisch wirksamen Substanzen ein **Mindest-Urinvolumen** von 600–1000 ml/d nötig. Hinzu kommen noch extrarenale Wasserverluste durch die Perspiratio insensibilis (Haut, Lunge) und den Fäzes. Unter Berücksichtigung des Oxidationswassers aus dem Intermediärstoffwechsel (15 ml pro 100 kcal Energieumsatz) liegt der **tägliche Mindestbedarf** an Wasser beim Gesunden bei 1100–1500 ml. In der Regel werden 2000–2500 ml Wasser pro Tag aufgenommen.

≡ A-3.2

≡ A-3.2	Wasserbilanz eines gesunden Erwachsenen (Durchschnittswerte)		
Flüssigkeitsaufnahme	*ml*	*Flüssigkeitsabgabe*	*ml*
Trinken	1200	Urin	1400
feste Nahrung	900	Perspiratio insensibilis	850
Oxidationswasser	300	Fäzes	150
gesamt	**2400**	gesamt	**2400**

Verschiedene Einflüsse können die Berechnungen grundlegend verändern und machen eine differenzierte Betrachtungsweise des einzelnen Patienten und der jeweiligen operativen Situation erforderlich.

Beispielsweise nimmt die Konzentrationsfähigkeit des Urins mit dem Alter ab, durch katabole Stoffwechselvorgänge entsteht vermehrt Oxidationswasser, und die Perspiratio insensibilis wird durch Frequenz und Tiefe der Atmung, Körper-, Raumtemperatur und Luftfeuchtigkeit beeinflusst.

Intraoperative Flüssigkeitssubstitution

Die intraoperative Flüssigkeitssubstitution setzt sich aus folgenden Komponenten zusammen:

- Basisbedarf
- Defizitausgleich (bedingt durch die präoperative Nüchternheit)
- Ausgleich operativ bedingter Flüssigkeitsverluste.

Grundsätzlich erfolgt die intraoperative Flüssigkeitssubstitution mit Vollelektrolytlösungen. Säuglinge < 6 Monate stellen eine Ausnahme dar. Bei diesen wird der Basisbedarf durch eine glukosehaltige Elektrolytlösung gedeckt, der Ausgleich eines etwaigen Defizits und operationsbedingter Flüssigkeitsverluste erfolgt mit einer Vollelektrolytlösung.

Basisbedarf

Gesunde haben einen (Mindest-)Flüssigkeitsbedarf von **20–30 ml/kg KG** pro Tag. Bei intensivpflichtigen Patienten kann der Flüssigkeitsbedarf bis zu **40 ml/kg KG** pro Tag betragen.

Bei **Neugeborenen und Kleinkindern** können bereits kleine Flüssigkeitsverschiebungen große Auswirkungen haben. Hier gelten bezüglich des Flüssigkeitsbedarfs die folgenden Empfehlungen:

- **KG < 10 kg:** 4 ml/kg KG/h
- **KG < 20 kg:** 40 ml/h für die ersten 10 kg KG + 2 ml/kg KG/h für das Restgewicht (> 10 kg);
- **KG > 20 kg:** 60 ml/h für die ersten 20 kg KG + 1 ml/kg KG/h für das Restgewicht (> 20 kg).

Defizitausgleich der präoperativen Nüchternheit

Die Tendenz der letzten Jahre zeigt eine schrittweise Abkehr von der präoperativ strikten Nahrungs- und Flüssigkeitskarenz, sodass bei Personen ohne erhöhtes Aspirationsrisiko (keine Schwangerschaft, keine Ileussymptomatik etc.) die Aufnahme von zumindest kleinen Mengen klarer Flüssigkeit bis kurz vor Narkose- bzw. Operationsbeginn möglich ist. Daher sind nicht in jedem Fall Karenzzeiten auszugleichen.

Im Falle einer Substitution gilt es, den Basisbedarf pro Karenzzeit zu ersetzen. Das Defizit wird in der ersten Anästhesiestunde zur Hälfte ausgeglichen, der Rest zu gleichen Teilen in den folgenden beiden Stunden.

Ausgleich operativ bedingter Flüssigkeitsverluste

Bei Operationen entsteht etwa folgender zusätzlicher Flüssigkeitsbedarf:

- **bei kleinen Eingriffen:** 2 ml/kg KG/h
- **bei mittleren Eingriffen:** 4 ml/kg KG/h
- **bei größeren Eingriffen:** 6 ml/kg KG/h oder auch mehr.

Diese Angaben stellen nur einen groben Anhalt für den Ausgleich operativer Flüssigkeitsverluste dar. Die Substitution muss im Einzelfall an die tatsächlichen Flüssigkeitsverluste und die jeweiligen hämodynamischen Parameter angepasst werden. Bei größeren Blutverlusten ergänzen bzw. ersetzen onkotisch wirksame Lösungen die Vollelektrolytlösungen.

Intraoperative Flüssigkeitssubstitution

Die intraoperative Flüssigkeitssubstitution setzt sich zusammen aus:
- Basisbedarf
- Defizitausgleich
- Ausgleich operativ bedingter Verluste.

Der intraoperative Flüssigkeitsausgleich erfolgt durch eine Vollelektrolytlösung.

Basisbedarf

Bei Gesunden beträgt der Flüssigkeitsbedarf **20–30 ml/kg KG**, bei intensivpflichtigen Patienten bis zu **40 ml/kg KG** pro Tag.

Bei **Neugeborenen und Kleinkindern** ist auf eine exakte, auf das Körpergewicht bezogene Flüssigkeitssubstitution zu achten.

Defizitausgleich der präoperativen Nüchternheit

Das Defizit wird in der ersten Anästhesiestunde zur Hälfte ausgeglichen, der Rest zu gleichen Teilen in den folgenden beiden Stunden.

Ausgleich operativ bedingter Flüssigkeitsverluste

Der operationsbedingte Flüssigkeitsersatz ist abhängig vom Ausmaß der Operation und beträgt zwischen 2 und 6 ml/kg KG/h.

Die Substitution ist im Einzelfall an die tatsächlichen Flüssigkeitsverluste und die jeweiligen hämodynamischen Parameter anzupassen.

Elektrolytsubstitution

Elektrolytsubstitution

Der tägliche **Elektrolytverlust** der Hauptkationen des Intra- und Extrazellulärraums mit dem Urin beträgt etwa 60–180 mmol/l Natrium und 60–90 mmol/l Kalium.

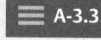 A-3.3

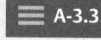 A-3.3 **Durchschnittlicher täglicher Erhaltungsbedarf der Hauptkationen beim Erwachsenen und Kind**

Kationen (mmol/kg)	Erwachsene (70 kg)	Kinder (1–8 Jahre)
Natrium	1,0–1,5	2–3
Kalium	0,75–1,0	1,5–2

Natrium

Bei Hyponatriämie ist eine Natriumsubstitution bei einer Natriumkonzentration < 130 mmol/l indiziert. Die Natriumgabe hat langsam (über Stunden) zu erfolgen, um eine **zentrale pontine Myelinolyse** zu vermeiden.
Formel zur Berechnung des Natriumdefizits:
Na^+-Defizit (mmol) = (142 – aktuelle Konz.) × kg KG × 0,1.

Natrium

Natrium ist das Hauptkation des EZR und ist für dessen Volumenbestand verantwortlich. Mögliche Ursachen einer **Hyponatriämie** (< 135 mmol/l) sind beispielsweise perioperativ ein TUR-Syndrom (TUR = transurethrale Resektion), ein paraneoplastisches Syndrom (bei Patienten mit malignen Tumoren), eine inadäquate ADH-Sekretion (SIADH) oder eine ZNS-Erkrankung. Eine Hyponatriämie kann zu neurologischen Störungen (Verwirrtheit, Unruhe, Desorientiertheit, Bewusstseinsstörungen) und Ödemen führen. Die **Therapie** besteht aus Wasserrestriktion, Gabe von Furosemid bei Überwässerung bzw. Natriumsubstitution, falls die Natriumkonzentration < 130 mmol/l ist.
Formel zur Berechnung des Natriumdefizits zur Substitution:

$$Na^+\text{-Defizit (mmol)} = (142 - \text{aktuelle Konzentration}) \times \text{kg KG} \times 0{,}1.$$

Die Natriumgabe (NaCl 5,85 %) hat langsam (über Stunden) zu erfolgen, um eine **zentrale pontine Myelinolyse** zu vermeiden.

Kalium

Die intravenöse Kaliumsubstitution sollte 20 mmol/h nicht überschreiten, da es sonst kurzfristig zu hohen Kaliumplasmakonzentrationen mit schwer wiegenden kardialen Komplikationen (Rhythmusstörungen etc.) kommen kann.
Formel zur Berechnung des Kaliumdefizits:
K^+-Defizit (mmol) = (4,5 – aktuelle Konz.) × kg KG × 0,4.

Kalium

Kalium ist das Hauptkation des IZR. Die Konzentrationsdifferenz zwischen IZR und EZR ist die Grundlage für die elektrische Erregbarkeit von Zellen. Es gibt zahlreichen Ursachen einer **Hypokaliämie**, z. B. ein veränderter intrazellulärer Transport (z. B. nach Gabe von Insulin oder β-adrenergen Substanzen), gastrointestinale Verluste (Diarrhö, Drainageverluste) oder renale Verluste (z. B. bei Therapie mit Schleifendiuretika, Hyperaldosteronismus). Im EKG findet sich eine flache ST-Senkung, flache T-Welle und ggf. eine U-Welle. Als **Therapie** kommt die orale oder intravenöse Kaliumgabe in Frage. Das Defizit wird anhand der Formel

$$K^+\text{-Defizit (mmol)} = (4{,}5 - \text{aktuelle Konzentration}) \times \text{kg KG} \times 0{,}4$$

abgeschätzt. Die intravenöse Kaliumsubstitution sollte 20 mmol/h aufgrund des sehr kleinen Verteilungsvolumens im EZR und einer insgesamt langsamen Umverteilung vom EZR in den IZR nicht überschreiten, da es sonst kurzfristig zu Plasmakonzentrationsanstiegen (Kalium > 5,5 mmol/l) mit schwer wiegenden kardialen Komplikationen (Rhythmusstörungen etc.) kommen kann.

Kalzium

Kalzium ist unter anderem an der Erregung von Muskeln und Nerven und an der Blutgerinnung beteiligt.
Therapie: 10–20 ml Ca^{2+}-Glukonat 10 % langsam i. v.

Kalzium

Kalzium ist unter anderem an der Erregung von Muskeln und Nerven, an der Blutgerinnung und an der Aktivierung einiger Enzyme und Hormone beteiligt. Indikationen zur perioperativen Substitution ergeben sich bei Hypokalziämie (z. B. infolge des hohen Zitratanteils bei der Infusion von Blutkomponenten), bei einer Hyperkaliämie (dekompensierte Niereninsuffizienz, Komplikation nach Gabe depolarisierender Muskelrelaxanzien) oder einer Hypermagnesiämie.
Therapie: 10–20 ml Ca^{2+}-Glukonat 10 % langsam i. v.

Magnesium

Magnesium ist ein wichtiger Co-Faktor für verschiedene intrazelluläre Enzyme des Energiestoffwechsels und beeinflusst Ionentransportsysteme der Zellmembran (Na-K-ATPase).

Perioperativ kann eine Hypomagnesiämie bei Malnutrition, Malabsorption (entzündliche Darmerkrankungen), renalen Verlusten (osmotische Diurese) sowie endokrin (Hyperparathyreoidismus etc.) oder medikamentös bedingt (Aminoglykoside etc.) auftreten. Klinisch kommt es zu einer neuromuskulären Übererregbarkeit (Tremor, Krämpfe), Verwirrtheit und zu Herzrhythmusstörungen (Torsade-de-pointes-Tachykardie, Kammerflimmern).

Therapie: 4–8 mmol Magnesium über 2–5 Minuten i. v.

3.2 Korrektur des Säure-Basen-Haushalts

3.2.1 Grundlagen

Im Organismus sorgen **Puffersysteme** dafür, dass die H^+-Ionenkonzentration der Körperflüssigkeiten in einem sehr engen Bereich konstant bleibt. Nur so können die biochemischen Prozesse zur Aufrechterhaltung der Homöostase ungestört ablaufen. Bei den Puffersystemen handelt es sich um schwache Säuren (H^+-Donatoren), die nach dem Massenwirkungsgesetz mit ihrer korrespondierenden Base (H^+-Akzeptoren) im Gleichgewicht stehen.

$$HA \text{ (Säure)} \rightleftharpoons H^+ + A^- \text{ (Base)}$$

Werden diesem System saure Valenzen zugesetzt, bindet der Puffer die H^+-Ionen. Werden hingegen Basen zugesetzt, so gibt der Puffer H^+-Ionen frei. Auf diese Weise kann die H^+-Ionenkonzentration in einem bestimmten Bereich konstant gehalten und einer pH-Änderung entgegengewirkt werden. Der pH-Bereich (Pufferbereich), in dem ein Puffersystem wirksam ist, kann aus der Henderson-Hasselbach-Gleichung ermittelt werden:

$$pH = pK - \log [HA]/[A^-].$$

Hierbei beschreibt K als **Dissoziationskonstante** das Maß für die Stärke der Säure, d. h. die Eigenschaft, in wässriger Lösung freie Ionen zu bilden ($K = [H^+ \times A^-]/[HA]$) und pK die negative dekadische logarithmische Form ($pK = - \log_{10} K$).

Der **pH-Wert** gibt den aktuellen Gehalt an freien Protonen (H^+-Ionenkonzentration) an. Definiert wird der pH-Wert als negativer dekadischer Logarithmus der molaren H^+-Ionenkonzentration: $pH = - \log_{10} H^+$. Reines, neutralreagierendes Wasser hat einen pH-Wert von 7 ($pH = 7 : [H^+] = 10^{-7}$ mol/l)[2], da H^+- und OH^--Ionen, bezogen auf den Dissoziationsgrad, im Gleichgewicht stehen:

$$[H^+] \times [OH^-] = 10^{-7} \times 10^{-7} \text{ (mol/l)}^2$$

Wird nun eine Säure (H^+) oder eine Base (A^-) zugesetzt, so wird der pH-Wert kleiner beziehungsweise größer als 7. Der pH-Wert des menschlichen arteriellen Blutes liegt in einem Bereich von 7,36–7,44 (Mittel: pH = 7,4), also im leicht alkalischen Bereich, in dem die meisten Enzymreaktionen optimal ablaufen (IZR: pH = 6,8–7,0; Erythrozyten: pH = 7,28–7,29).

Die Konstanz der Wasserstoffionenkonzentration wird über folgende drei Regulationsmechanismen sichergestellt:

- **Puffersysteme**
- **pulmonale Steuerung** (respiratorische Regulation)
- **renale Steuerung** (metabolische Regulation).

Puffersysteme

Folgende Puffersysteme bewirken eine direkte Pufferung der intra- und extrazellulären Flüssigkeiten im Organismus.

Magnesium

Bei einer Hypomagnesämie kann es klinisch zu einer neuromuskulären Übererregbarkeit (Tremor, Krämpfe), Verwirrtheit und zu Herzrhythmusstörungen (Torsade-de-pointes-Tachykardie, Kammerflimmern) kommen.

Therapie: 4–8 mmol Magnesium über 2–5 Minuten i. v.

3.2 Korrektur des Säure-Basen-Haushalts

3.2.1 Grundlagen

Im Organismus sorgen **Puffersysteme** dafür, dass die H^+-Ionenkonzentration der Körperflüssigkeiten in einem sehr engen Bereich konstant bleibt.

Der **pH-Wert** wird als negativer dekadischer Logarithmus der molaren H^+-Ionenkonzentration definiert:
$pH = -\log_{10} H^+$
Er gibt den Gehalt an freien Protonen (H^+-Ionenkonzentration) an.
Der pH-Wert des menschlichen arteriellen Blutes liegt im leicht alkalischen Bereich von 7,36 – 7,44 (Mittel: pH = 7,40).

Folgende Regulationsmechanismen bewirken eine Konstanthaltung der Wasserstoffionenkonzentration im Organismus:
- Pufersysteme
- pulmonale Steuerung
- renale Steuerung.

Puffersysteme

Bikarbonat-Kohlensäure-Puffersystem

Die im Stoffwechsel anfallenden H^+-Ionen werden unter Verbrauch von Bikarbonat in Kohlensäure überführt, so dass das Verhältnis von Kohlensäure (H_2CO_3) und Bikarbonat (HCO_3^-) durch die H^+-Ionenkonzentration gesteuert wird.

Phosphatpuffer ($H_2PO_4^-$/HPO_4^{2-}-System)

Phosphat bindet vor allem die fixen (nicht flüchtigen) Säuren, die überwiegend aus dem Proteinstoffwechsel stammen.

Protein und Hämoglobin

Hämoglobin hat mit seinem hohen Histidinanteil die größte Pufferkapazität unter den Proteinen. Es bindet vor allem flüchtige Säuren (CO_2), die bei der Verbrennung von Kohlenhydraten und Fetten entstehen.

Pulmonale Steuerung

Über das Kohlensäure-Bikarbonat-Puffersystem ist die Lunge durch CO_2-Abatmung ganz wesentlich an der Steuerung bzw. Regulierung des Säure-Basen-Haushalts beteiligt.

Renale Steuerung

Liegt eine Alkalose vor, dann geht kompensatorisch die H^+-Ionensekretion durch die Tubuli der Nieren zurück und in gleichem Maße wird mehr Bikarbonat ausgeschieden. Im Falle einer Azidose bestehen umgekehrte Regulationsmechanismen.

3.2.2 Überwachungsparameter des Säure-Basen-Haushalts

Überwachungsparameter des Säure-Basen-Haushalts (Abb. **A-3.3**):
- **pH-Wert** (7,36–7,44)
- **PCO₂** (35–45 mmHg)
- **Standardbikarbonat** (22–26 mval/l).
Das **Standardbikarbonat** entspricht der Bikarbonatkonzentration unter künstlich erzeugten normoventilatorischen Verhältnissen.

Bikarbonat-Kohlensäure-Puffersystem

Diesem System kommt die größte klinische Bedeutung zu, da der Puffer in hoher Konzentration im EZR vorliegt und sich durch Laboranalysen im Blut leicht erfassen lässt. Die Reaktionsgleichung lautet

Protonen + Bikarbonat $\rightleftharpoons$ Kohlensäure $\rightleftharpoons$ Wasser + Kohlendioxid
$H^+ + HCO_3^- \rightleftharpoons H_2CO_3 \rightleftharpoons H_2O + CO_2$

Die im Stoffwechsel anfallenden H^+-Ionen werden unter Verbrauch von Bikarbonat in Kohlensäure überführt, so dass das Verhältnis von Kohlensäure (H_2CO_3) und Bikarbonat (HCO_3^-) durch die H^+-Ionenkonzentration gesteuert wird. Die Effektivität dieses Systems kann über die **pulmonale Steuerung** (Hypo- und Hyperventilation mit entsprechender Veränderung von CO_2) und durch die **renale Steuerung** (Bikarbonatausscheidung bzw. -rückgewinnung sowie direkte Elimination von H^+-Ionen) noch reguliert werden (s. u.).

Phosphatpuffer ($H_2PO_4^-$/HPO_4^{2-}-System)

In Ergänzung zur Bikarbonatfunktion bindet Phosphat vor allem die fixen (nicht flüchtigen) Säuren, die überwiegend aus dem Proteinstoffwechsel stammen (Orientierungswert: 40–80 mval pro Tag).

Protein und Hämoglobin

Beim Proteinpuffersystem handelt es sich um die Carboxyl- und Aminogruppen der Aminosäuren sowie die ionisierbaren Seitengruppen zahlreicher Aminosäuren. Hämoglobin hat mit seinem hohen Histidinanteil unter den Proteinen die größte Pufferkapazität. Es bindet vor allem flüchtige Säuren (CO_2), die bei der Verbrennung von Kohlenhydraten und Fetten entstehen (Orientierungswert: 24000 mmol pro Tag).

Pulmonale Steuerung

Über das Kohlensäure-Bikarbonat-Puffersystem ist die Lunge bei normaler Ventilationsfunktion ganz wesentlich an der Steuerung bzw. Regulierung des Säure-Basen-Haushalts beteiligt. Eine Zunahme von H^+-Ionen bewirkt eine Verschiebung der Reaktion

$H^+ + HCO_3^- \rightleftharpoons H_2CO_3$

in Richtung H_2CO_3, wodurch primär ohne größere pH-Abweichungen H^+-Ionen gebunden werden. Im Anschluss an die Folgereaktion $H_2CO_3 \rightleftharpoons H_2O + CO_2$ kann Kohlendioxid über die Lunge abgeatmet werden.

Renale Steuerung

Im proximalen Tubulus der Nieren wird bei ausgeglichenem Säure-Basen-Haushalt die Menge des filtrierten Bikarbonats (HCO_3^-) quantitativ rückresorbiert (Basensparmechanismus). Darüber hinaus können H^+-Ionen direkt in das Tubuluslumen sezerniert und ausgeschieden werden. Liegt eine Alkalose vor, dann geht kompensatorisch die H^+-Ionensekretion durch die Tubuli der Nieren zurück und in gleichem Maße wird mehr Bikarbonat ausgeschieden. Im Falle einer Azidose bestehen umgekehrte Regulationsmechanismen.

3.2.2 Überwachungsparameter des Säure-Basen-Haushalts

Da alle Puffersysteme miteinander und mit den pulmonalen und renalen Kompensationsmechanismen in ständiger Wechselwirkung stehen, genügt zur Beurteilung des Säure-Basen-Haushalts im Blut (Abb. **A-3.3**) die Kenntnis folgender drei Hauptkomponenten:
- **pH-Wert** (7,36–7,44)
- **PCO₂** (35–45 mmHg)
- **Standardbikarbonat** (22–26 mval/l).

A-3.3 | **Nomogramm zur Erfassung einer Säure-Basen-Störung**

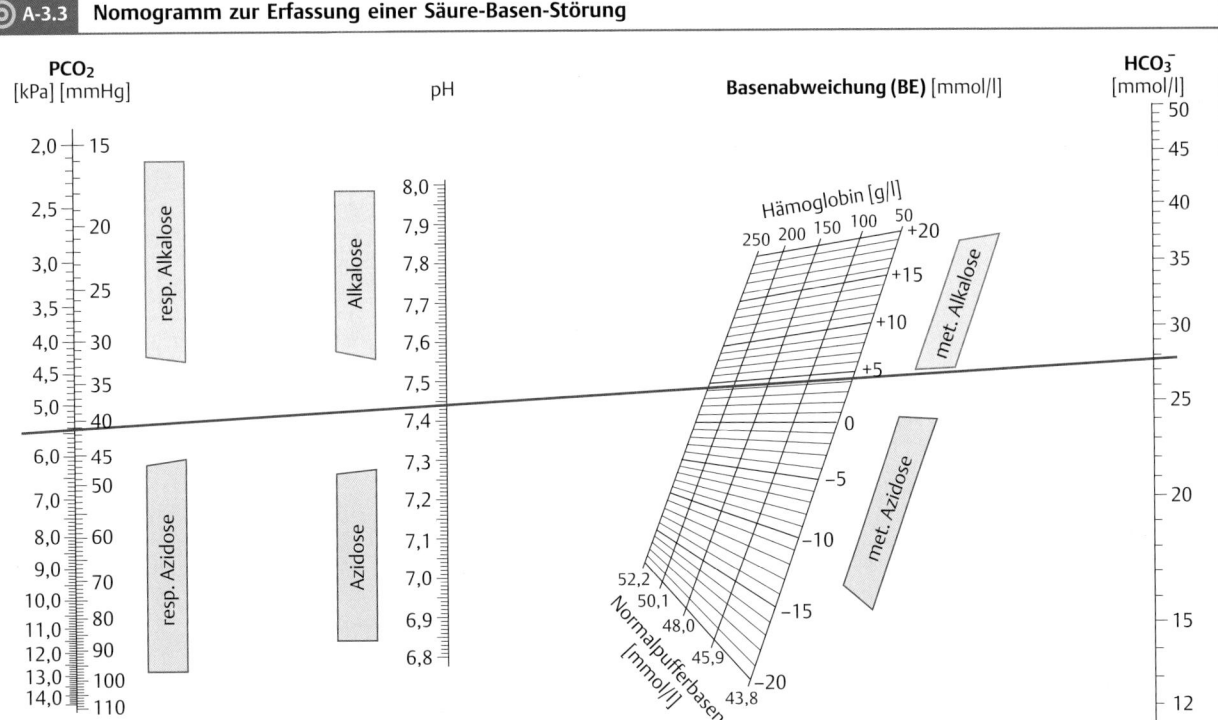

Die Messwerte von PCO_2 und pH werden auf den entsprechenden Skalen markiert. Die durch diese Punkte gelegte und nach rechts verlängerte Gerade (durchgezogene Linie) erlaubt die Ablesung der Basenabweichung (Base excess) und des aktuellen Bikarbonats (HCO_3^-).

Die In-vitro-Basenabweichung (BE) wird an der dem aktuellen Hb-Wert entsprechenden BE-Leiter abgelesen. Die In-vivo-Basenabweichung (BE_{EZR}: Basenabweichung des Extrazellulärraumes) wird an der rechten BE-Leiter (Hb = 50 g/l) abgelesen. Da metabolische Störungen vor allem den Extrazellulärraum betreffen, sollte für die Berechnung therapeutischer Dosen (z. B. von Bikarbonat oder HCl) in erster Linie die In-vivo-Basenabweichung (BE_{EZR}) verwendet werden, die zur In-vitro-Basenabweichung differieren kann. Die eingezeichnete durchgezogene Linie zeigt eine leichtgradige kompensierte metabolische Alkalose.

Der Standard-Bikarbonat-Wert [mmol/l] wird erhalten, indem eine Hilfslinie von PCO_2 = 40 mmHg durch den in vitro BE-Wert zur HCO_3^--Skala gezogen wird. Der Schnittpunkt dieser Linie mit der HCO_3^--Skala ergibt das Standard-Bikarbonat. Die Pufferbasen erhält man durch Addition des BE-Wertes zum Hb-abhängigen Gesamtwert der Normalpufferbasen (untere Skala der BE-Leiter).

Das **Standardbikarbonat** entspricht der Bikarbonatkonzentration unter künstlich erzeugten normoventilatorischen Verhältnissen (Standardbedingungen durch In-vitro-Korrektur: Vollblut wird auf einen PCO_2 von 40 mmHg eingestellt). Damit wird der Einfluss eines veränderten PCO_2 (respiratorische Komponente) ausgeschaltet und die Beurteilung von Veränderungen im metabolischen Bereich ermöglicht.

Weitere gebräuchliche Parameter sind das **aktuelle Bikarbonat**, das den Bikarbonatgehalt bezogen auf den aktuellen PCO_2 angibt, die Konzentration an **Pufferbasen** (Normbereich: 44–48 mval/l), die die Summe aller Pufferanionen (HCO_3^-, HPO_4^{2-}, Protein$^-$, Hb$^-$) im Blut umfasst und der **Basenüberschuss** (Base excess, BE) (Normbereich: −2,0 − +2,0 mval/l), der den Abweichungen der Pufferbasen vom Normalwert 0 entspricht und bei einem pH von 7,40 und einem PCO_2 von 40 mmHg gemessen wird.

3.2.3 Störungen des Säure-Basen-Haushalts

Störungen im Säure-Basen-Haushalt lassen sich in **respiratorische** und **metabolische** (nicht respiratorische) unterteilen (Tab. **A-3.4**, S. 66). Sie werden als **kompensiert** bezeichnet, wenn der pH im physiologischen Bereich bleibt, als **dekompensiert** (manifest), wenn er außerhalb desselben liegt.

Das **aktuelle Bikarbonat** gibt den Bikarbonatgehalt bezogen auf den aktuellen PCO_2 an.

3.2.3 Störungen des Säure-Basen-Haushalts

Störungen im Säure-Basen-Haushalt lassen sich unterteilen in:

- **respiratorische** und **metabolische** Störungen (Tab. **A-3.4**, S. 66)
- **kompensierte** und **dekompensierte** Störungen.

Respiratorische Störungen

Respiratorische Störungen

Respiratorische Störungen führen zu primären Änderungen des PCO_2, wobei sich die Standardbikarbonatkonzentration (SB) kompensatorisch entgegengesetzt zum pH-Wert verändert.
Azidose: pH erniedrigt, SB erhöht.
Alkalose: pH erhöht, SB erniedrigt.

Azidose:
pH → erniedrigt,
SB → erhöht;
Alkalose:
pH → erhöht,
SB → erniedrigt.

▶ **Merke**

▶ **Merke:** Bikarbonat verhält sich „reverse" = respiratorische Störung.

Respiratorische Azidose

Respiratorische Azidose

▶ **Definition**

▶ **Definition:** Bei der respiratorischen Azidose liegt aufgrund einer eingeschränkten oder behinderten Ventilation eine verminderte Abatmung von CO_2, ein Anstieg des PCO_2 und ein Abfall des pH-Wertes vor: **pH ↓, PCO_2 ↑, SB normal** (oder kompensatorisch ↑).

Ursachen:
- reduzierte Ventilation, z. B. durch Verlegung der Atemwege, Asthma bronchiale, Emphysem, Pneumonie, Aspiration, Pleuraerguss, Pneumothorax, Zwerchfellhochstand, Kyphoskoliose
- im Rahmen von Anästhesieverfahren.

Ursachen:
- Reduzierte Ventilation: Hier kommen eine Verlegung der Atemwege (z. B. im Rahmen einer Bewusstlosigkeit), eine Erkrankung der Bronchien/Alveolen (Asthma bronchiale, Emphysem, Pneumonie, Aspiration), eine mechanische Ventilationsstörung (Pleuraerguss, Pneumothorax, Zwerchfellhochstand, Kyphoskoliose, erhöhte Totraumfraktion) oder eine neurologische und neuromuskuläre Erkrankung in Betracht.
- Im Rahmen von Anästhesieverfahren ist an eine zentrale Atemdepression, z. B. durch Prämedikationssubstanzen (Opioide, Sedativa), eine unbeabsichtigte Hypoventilation bei maschineller Beatmung oder einen postoperativen Anästhetika- oder Relaxanzienüberhang zu denken.

Therapie: v. a. Versuch der Beseitigung der Ventilationsstörung.

Therapie: Die Beseitigung der Ventilationsstörung und die Erreichung einer Normoventilation stehen im Vordergrund.

▶ **Merke**

▶ **Merke:** Eine respiratorische Störung sollte auch respiratorisch therapiert werden.

Respiratorische Alkalose

Respiratorische Alkalose

▶ **Definition**

▶ **Definition:** Bei der respiratorischen Alkalose kommt es durch vermehrte Abatmung von CO_2 zur Abnahme des PCO_2 und zum Anstieg des pH-Wertes: **pH ↑, PCO_2 ↓, SB normal** (kompensatorisch ↓).

Ursachen: vermehrte alveoläre Ventilation (Hyperventilation) bei Aufregung und Angstzuständen (psychogene Hyperventilation), Stimulation des Atemzentrums (z. B. bei Meningitis, Enzephalitis) oder Hypoxämie (Herzinsuffizienz, Anämie, Schock).

Ursachen: vermehrte alveoläre Ventilation (Hyperventilation) mit gesteigerter pulmonaler CO_2-Elimination:
- Aufregung und Angstzustände (psychogene Hyperventilation), Stimulation des Atemzentrums bei zerebralen Erkrankungen (Tumoren, Meningitis, Enzephalitis, apoplektischer Insult, Schädel-Hirn-Trauma), Hypoxämie (Herzinsuffizienz, Anämie, Schock)
- im Rahmen von Anästhesieverfahren: kontrollierte Hyperventilation bei erhöhtem intrakraniellem Druck; inadäquate Einstellung des Respirators (→ unbeabsichtigte Hyperventilation).

Therapie: Behandlung der zugrunde liegenden Störung: z. B. Sedierung, CO_2-Rückatmung.

Therapie: Die Behandlung muss sich an der zugrunde liegenden Störung orientieren: Sedierung, CO_2-Rückatmung, Senkung des Atemminutenvolumens bei künstlicher Beatmung unter engmaschiger Kontrolle der Blutgaswerte. Länger anhaltende Störungen werden bei normaler Nierenfunktion metabolisch kompensiert und bedürfen in der Regel keiner akuten Therapie.

Metabolische Störungen

> ▶ **Merke:** Metabolische Störungen werden in der Blutgasanalyse dadurch charakterisiert, dass sich die Standardbikarbonatkonzentration in gleicher Richtung wie der pH-Wert ändert.

Azidose: pH erniedrigt, SB erniedrigt.
Alkalose: pH erhöht, SB erhöht.

Metabolische Azidose

> ▶ **Definition:** Bei der metabolischen Azidose ist der pH-Wert infolge eines Bikarbonatmangels erniedrigt: **pH ↓, PCO$_2$ normal** (oder kompensatorisch ↓), **SB ↓**.

Zwei Mechanismen können dieser Störung als **Ursache** zugrunde liegen, die sich unter anderem anhand der **Anionenlücke** differenzieren lassen. Ausgangspunkt ist, dass Anionen und Kationen im Serum in gleicher Menge vorliegen müssen, um die elektrische Neutralität zu wahren. Berücksichtigt man unter den Kationen lediglich das Natrium (K$^+$, Ca^{2+}, Mg^{2+} werden nicht hinzugerechnet) und nur Bikarbonat und Chlorid bei den Anionen (ohne Berechnung von Protein, PO$_4^{3-}$, SO$_4^{2-}$ und organischen Säuren), ergibt sich eine **Anionenlücke** von 12 mval/l, da 23 mval/l Anionen und 11 mval/l Kationen nicht in die Berechnung eingehen.
Berechnung der Anionenlücke: Na$^+$ – (HCO$_3^-$ + Cl$^-$) = 12 mval/l.

- **Anhäufung nicht flüchtiger Säuren** als Folge von Nierenversagen, Laktatazidose (Hypoxie, Leberversagen etc.), Hungerketoazidose, diabetischer Ketoazidose, Vergiftungen etc. führen bei Abgabe eines Protons an das Serum zu einer Verringerung der Bikarbonatkonzentration um 1 mval/l. Dadurch vergrößert sich die Anionenlücke.
- **Abnormer Verlust von Bikarbonat** z. B. bei anhaltender Diarrhö oder renal-tubulärer Azidose. Der Anstieg der Chloridkonzentration kompensiert den Verlust der negativen Ladung. Die Anionenlücke ändert sich nicht.

Therapie: Die metabolische Korrektur ist möglich, die Beseitigung der Ursache steht jedoch im Vordergrund. Dies gilt insbesondere bei Vorliegen von hypoxämischen Krankheitsbildern mit anaerober Stoffwechsellage.

Metabolische Alkalose

> ▶ **Definition:** Bei der metabolischen Alkalose ist der pH-Wert infolge eines Bikarbonatüberschusses erhöht: **pH ↑, PCO$_2$ normal** (oder komp. ↑), **SB ↑**.

Zu den wichtigsten **Ursachen** gehört der Verlust von Wasserstoffionen aufgrund von Säureverlusten (Erbrechen, Magensonde), übermäßiger Basenzufuhr (Bikarbonat, Zitrat, Azetat, Laktat), einer Medikamentengabe (Diuretika- und Steroidtherapie) oder einem ausgeprägten Kaliummangel.

Therapie: Metabolische Alkalosen werden metabolisch korrigiert. Im Allgemeinen sind nur schwere Alkalosen (pH > 7,6) therapiebedürftig. Dabei wird primär keine vollständige Korrektur angestrebt, da Bikarbonat bei normaler Nierenfunktion schnell eliminiert werden kann. Eine Alkalose bleibt dann bestehen, wenn die renale Kompensationsmöglichkeit überschritten wird (andauerndes Erbrechen von saurem Magensaft) oder keine renale Kompensation erfolgt. In diesem Fall wird im proximalen Tubulus trotz Überschusses anhaltend Bikarbonat retiniert und im distalen Tubulus weiter H$^+$-Ionen sezerniert.

Metabolische Störungen

◀ Merke

Azidose:
pH erniedrigt, SB erniedrigt.
Alkalose:
pH erhöht, SB erhöht.
Metabolische Azidose

◀ Definition

Eine **metabolische Azidose** ist bedingt durch einen Bikarbonatmangel aufgrund
- eines vermehrten Anfalls saurer Valenzen → erhöhte Anionenlücke
- eines erhöhten Verlusts von Bikarbonat → normale Anionenlücke.

Berechnung der Anionenlücke:
Na$^+$ – (HCO$_3^-$ + Cl$^-$) = 12 mval/l.

Therapie: metabolische Korrektur, aber nach Möglichkeit v. a. Beseitigung der Ursache.

Metabolische Alkalose

◀ Definition

Eine **metabolische Alkalose** ist bedingt durch:
- einen erhöhten Verlust saurer Valenzen, z. B. bei Erbrechen
- eine übermäßige Basenzufuhr, z. B. bei iatrogener Bikarbonatgabe.

Therapie: Metabolische Alkalosen werden metabolisch und nicht respiratorisch korrigiert. Im Allgemeinen sind nur schwere Alkalosen (pH > 7,6) therapiebedürftig. Eine Alkalose bleibt nur dann bestehen, wenn keine renale Kompensation erfolgt.

A-3.4

Übersicht der wichtigsten Störungen des Säure-Basen-Haushaltes

	pH	SB (mval/l)	PCO₂ (mmHg)
Normwerte	7,36–7,44	22–26	35–45
metabolische Azidose	n (erniedrigt)	erniedrigt	n, komp. erniedrigt
metabolische Alkalose	n (erhöht)	erhöht	n, komp. erhöht
respiratorische Azidose	n (erniedrigt)	n, komp. erhöht	erhöht
respiratorische Alkalose	n (erhöht)	n, komp. erniedrigt	erniedrigt

n: normal; komp.: kompensatorisch; SB = Standardbikarbonat

Ursache einer **ausbleibenden renalen Kompensation:**
- **Volumenmangel:** Hierbei kommt es zur Rückresorption von Natrium und somit auch von Bikarbonat. Es entsteht eine salz- oder chloridempfindliche Alkalose, die mit Flüssigkeit und Natriumchlorid substituiert wird.
- **Hypokaliämie:** Sie fördert die im distalen Tubulus ablaufende H⁺-Ionensekretion im Austausch gegen Kalium (Kaliumsparmechanismus), so dass trotz Defizits weiter H⁺-Ionen verloren gehen. Es liegt eine salz- oder chloridresistente metabolische Alkalose vor. Diese Form reagiert sensibel auf eine therapeutische Kaliumgabe. Für die Therapie müssen die Elektrolyte sowie der Volumenstatus engmaschig kontrolliert werden. Nur in schweren Fällen ist eine H⁺-Ionensubstitution (0,1- oder 0,2-normale Salzsäure) erforderlich.

Auswirkungen von Azidose und Alkalose

Während eine Azidose das zentrale **Nervensystem** dämpft, führt eine Alkalose zu einer Übererregbarkeit.
Azidose und Alkalose ähneln sich in ihrer Wirkung auf das **Herz-Kreislauf-System**:
- Blutdruckabfall
- Herzrhythmusstörungen
- Abfall des Herzzeitvolumens.

Neben der Beeinflussung des **Nervensystems** (Azidose: Dämpfung des zentralen Nervensystems mit Verwirrtheit, Somnolenz, Koma; Alkalose: Übererregbarkeit des peripheren Nervensystems mit Spasmen, Tetanie) und der **Herz-Kreislauf-Funktion** (Azidose/Alkalose: Blutdruckabfall, Herzrhythmusstörungen, Abfall des Herzzeitvolumens) kommt es zur Beeinflussung des **Kaliumhaushalts**.
Störungen des Säure-Basen-Haushalts haben aus Gründen der Elektroneutralität zwangsläufig Auswirkungen auf den Elektrolythaushalt, da die Kaliumverteilung zwischen intra- und extrazellulärem Raum durch pH-Wert-Veränderungen beeinflusst wird (intrazelluläre Na⁺-Ionen werden gegen extrazelluläre K⁺-Ionen bzw. H⁺-Ionen ausgetauscht). Akut bedrohliche Zustände können bei zusätzlichen Störungen des Kaliumhaushaltes entstehen.

Eine **Hyperkaliämie** kann Ursache oder Folge einer **metabolischen Azidose** sein.

Eine **Hyperkaliämie** kann Ursache oder Folge einer **metabolischen Azidose** sein. Bei Hyperkaliämie ist der Austausch von Na⁺ gegen K⁺ (anstatt H⁺) gesteigert, so dass eine metabolische Azidose entstehen kann. Andererseits wird bei einer metabolischen Azidose über den vermehrten Austausch von Na⁺ gegen H⁺ (anstatt K⁺) die Entstehung einer Hyperkaliämie begünstigt.

Eine **Hypokaliämie** kann Ursache oder Folge einer **metabolischen Alkalose** sein.

Umgekehrte Verhältnisse bestehen bei der Alkalose. Hier kann eine **Hypokaliämie** Ursache oder Folge einer **metabolischen Alkalose** sein. Eine Hypokaliämie stimuliert die H⁺-Ausscheidung und die renale Bikarbonatrückresorption. Die metabolische Alkalose erhöht die K⁺-Ausscheidung.

Eine **Hyperventilation** verursacht eine **respiratorische Alkalose**. Niedrige CO₂-Blutspannungen führen dabei zur Konstriktion der Hirngefäße, wodurch **zerebrale** und **neuromuskuläre Symptome** auftreten können.

Auch **anästhesieinduzierte Störungen des Säure-Basen-Haushalts** können im Rahmen von Intubationsnarkosen und maschineller Beatmung auftreten. Hierbei kommt den respiratorischen Störungen eine besondere Bedeutung zu. Eine **Hyperventilation** verursacht eine **respiratorische Alkalose**. Niedrige CO₂-Blutspannungen führen dabei zur Konstriktion der Hirngefäße, wodurch **zerebrale Symptome** (beim wachen Patienten Schwindel, Sehstörungen, Somnolenz) auftreten können. Besondere Vorsicht ist bei älteren Patienten geboten, deren zerebrale Perfusionsverhältnisse sich unter einem erniedrigten PCO₂ erheblich verschlechtern können. Darüber hinaus können auch **neuromuskuläre Symptome** (Hyperventilationstetanie: Parästhesien, Muskelzittern und Karpopedalspasmen) entstehen. Während der Narkose bleiben diese Zeichen in der Regel unentdeckt.

Eine **Hypoventilation** verursacht eine **respiratorische Azidose**. Dabei führt ein Anstieg der CO_2-Blutspannung zu einem verstärkten Atemantrieb. Es besteht die Gefahr, dass die Hypoventilation darüber hinaus eine arterielle Hypoxie und eine beginnende anaerobe Stoffwechsellage bewirkt.

3.2.4 Substitution von Säuren und Basen

Die Substitution muss unter strenger Kontrolle von Blutgasanalysen erfolgen. Die Substanzen sollten über einen zentralvenösen Katheter verabreicht werden. Das **extrazelluläre** Gesamtdefizit an Säuren oder Basen kann grob orientierend nach folgender Formel berechnet werden:

Bedarf (mmol) = BE × kg KG × 0,3 (BE = base excess).

Dabei sollte zunächst nur die Hälfte des errechneten Bedarfs substituiert und der Säure-Basen-Haushalt erneut kontrolliert werden.

Azidosebehandlung

Um Überkorrekturen zu vermeiden, sollte der Ausgleich einer **metabolischen Azidose** anhand von Blutgasanalysen vorgenommen werden. Die Bikarbonatsubstitution führt zu einem vermehrten CO_2-Anfall. Bei nicht angepasster Ventilation kann dies zum reaktiven Anstieg der intrazellulären CO_2-Konzentration führen und die Azidose weiter verstärken.

Die zum vollen Ausgleich einer Azidose notwendige Bikarbonatmenge wird nach folgender Formel berechnet:

1-molares NaHCO$_3$ (8,4%) in ml = negativer BE × kg KG × 0,3.

Ist eine „Blindpufferung" medizinisch indiziert (z. B. im Rahmen einer Reanimation), sollte die Gabe von **Natriumbikarbonat 8,4%** vorsichtig erfolgen (maximal **1 mmol/kg KG**).

Zur Behandlung einer Azidose steht ferner 0,3-molares Tris-(hydroxymethyl-)aminomethan (**Tris-Puffer/THAM**) zur Verfügung, das Wasserstoffionen bindet und gleichzeitig Bikarbonat zur weiteren Pufferung bereitstellt. Der Bedarf an Tris-Puffer/THAM errechnet sich nach folgender Formel:

0,3 molares THAM in ml = negativer BE × kg KG.

Tris-H$^+$ wird rasch renal eliminiert. Es besteht daher Kumulationsgefahr bei Oligurie und Anurie bzw. Niereninsuffizienz. Ferner kann die Substanz eine Atemdepression bewirken, da durch die Metabolisierung kein weiteres CO_2 entsteht (PaCO$_2$-Abnahme!), so dass besondere Vorsicht bei nicht beatmeten Patienten mit respiratorischer Insuffizienz geboten ist.

Vorteile gegenüber der Bikarbonatgabe hat die THAM-Gabe bei Patienten mit Hypernatriämie und Hyperosmolalität, da nicht zusätzlich Natrium verabreicht wird. Die empfohlene Maximaldosis beträgt 750 ml der 0,3-molaren THAM-Lösung; die Infusionsgeschwindigkeit sollte 10 ml/min nicht überschreiten.

Alkalosebehandlung

Die Korrektur einer **metabolischen Alkalose** sollte erst ab einem pH > 7,6 erfolgen und bedarf einer engmaschigen Elektrolytkontrolle (insbesondere von Chlorid und Kalium). Bei Vorliegen einer salz- und chloridempfindlichen metabolischen Alkalose, z. B. bedingt durch einen Volumenmangel, besteht die Therapie in der **Beseitigung des Volumenmangels** und der **NaCl-Zufuhr**. Handelt es sich um eine hypokalämische, salz- und chloridresistente metabolische Alkalose, wird **Kalium** substituiert.

In schweren Fällen kann die Alkalose auch mit **Salzsäure** (HCl in 0,1- oder 0,2-normaler Lösung) therapiert werden. Der Säurebedarf errechnet sich nach folgender Formel:

Säurebedarf (mmol) = positiver BE × kg KG × 0,3.

Eine **Hypoventilation** verursacht eine **respiratorische Azidose**.

3.2.4 Substitution von Säuren und Basen

Die Substitution muss unter strenger Kontrolle von Blutgasanalysen erfolgen. Das **extrazelluläre** Gesamtdefizit an Säuren oder Basen kann grob orientierend nach folgender Formel berechnet werden: *Bedarf (mmol) = BE × kg KG × 0,3.*

Azidosebehandlung

Die Pufferung sollte anhand aktueller Blutgasanalysen erfolgen. Die Bikarbonatsubstitution führt zu einem vermehrten CO_2-Anfall, daher ist die Ventilation entsprechend anzupassen.

Bei Blindpufferung sollte maximal **1mmol/kg KG Natriumbikarbonat 8,4%** verabreicht werden.

Zur Behandlung einer Azidose steht ferner **Tris-Puffer/THAM** zur Verfügung.

Durch Gabe von Tris-Puffer/THAM entsteht kein zusätzliches CO_2. Vorteile gegenüber der Bikarbonatgabe bestehen bei Patienten mit Hypernatriämie und Hyperosmolalität, da hier nicht zusätzlich Natrium verabreicht wird.

Alkalosebehandlung

Die Alkalosebehandlung (bei pH > 7,6) kann erfolgen durch:
- **NaCl** (bei Volumenmangel und normaler Kaliumkonzentration)
- **Kalium** (bei Hypokaliämie)
- **Salzsäure** (HCl in 0,1- oder 0,2-normaler Lösung).

3.3 Volumenersatzmittel bei Blutverlusten

3.3.1 Allgemeines

Das aktuelle Blutvolumen lässt sich klinisch bislang nicht verlässlich und praktikabel bestimmen. Näherungsweise beträgt das intravasale Blutvolumen bei Neugeborenen und Säuglingen 80–100 ml/kg KG und bei normalgewichtigen Erwachsenen etwa 70 ml/kg KG (7,5 % des Körpergewichts). Das intravasale Volumen wird wesentlich durch den onkotischen bzw. kolloidosmotischen Druck (KOD) der Plasmaproteine gebunden. Die Druckdifferenz zwischen Intravasalraum ($\sim$ 25 mmHg) und Interstitium ($\sim$ 5 mmHg) verhindert bei normaler Kapillarpermeabilität und Zellmembranfunktion einen weitgehenden Abstrom intravasaler Flüssigkeit in den interstitiellen Raum. Veränderungen der Kapillarpermeabilität und Zellmembranfunktion führen auch bei normalem KOD zu einer Zunahme des Flüssigkeitsübertritts in das Interstitium.

3.3.2 Physiologische Kompensation eines Blutverlustes

Ein Gesunder toleriert den Verlust von 10–15 % des Blutvolumens ohne weitere Therapie. Zur Kompensation kommt es zu einem Flüssigkeitseinstrom (bis zu 1 Liter) aus dem interstitiellen Raum in die Kapillaren. Das entstandene interstitielle Flüssigkeitsdefizit wird über eine verstärkte Retention von Natrium und Wasser (Aktivierung des Renin-Angiotensin-Aldosteron-Systems) ausgeglichen. Zudem setzt eine vermehrte Erythropoese mit langsamer Restitution des Erythrozytenvolumens (bis zu 50 ml/d) ein.

Wird die **Kompensationsfähigkeit überschritten**, kommt es zu einer intravasalen Hypovolämie. Diese bedingt eine verminderte Gewebeperfusion mit unzureichendem Sauerstoffangebot. Die Folge ist unter anderem eine mitochondriale Dysfunktion, die sich in einer verringerten Adenosintriphosphat (ATP)-Produktion zeigt. Dadurch können letzten Endes auch ATP-verbrauchende Prozesse zur Aufrechterhaltung der Zellkompartimente nicht mehr ausreichend stattfinden. Es kommt über ein Anschwellen der Zelle zu einer irreversiblen Zellschädigung. Das **klinische Bild** ist vom Ausmaß und der Dynamik des Blutverlustes (akut, chronisch) sowie von den möglichen Kompensationsmechanismen abhängig und reicht von einer orthostatischen Tachykardie (Zunahme der Herzfrequenz beim Aufstehen aus liegender Position) bei geringem Blutverlust über eine Hypotonie, Oligurie, blasses Hautkolorit, Kaltschweißigkeit und Kreislaufzentralisation beim hämorrhagischen Schock. Ein pulsoxymetrisch fehlender oder schwacher Kapillarpuls sowie erniedrigte Füllungsdrücke des rechten (zentralvenöser Druck) und linken Herzens (pulmonalkapillärer Verschlussdruck) kommen hinzu.

Die **Hämoglobinkonzentration** bleibt bis zum Einsetzen der physiologischen Kompensationsmechanismen stabil, da korpuskuläre Bestandteile und Blutplasma zu gleichen Teilen verloren gehen. Das Ausmaß akut auftretender, starker Blutungen (z. B. intraabdomiell) lässt sich zu Beginn nicht anhand der Hb-Konzentration abschätzen.

3.3.3 Ersatz akuter Blutverluste

Grundsätzliche Überlegungen

Wichtige Voraussetzung für die Möglichkeit, zeitnah Volumenverluste zu ersetzen, ist die Nutzung **großkalibriger venöser Zugänge**. Über einen zentralvenösen Zugang (16 Gauge, 14 cm Länge) lassen sich 90 ml Flüssigkeit/min substituieren, über eine größere periphere Verweilkanüle (14 Gauge, 5 cm Länge) etwa 190 ml/min. Durch die Verwendung eines Einführungsbestecks (9 French, 14 cm Länge) lassen sich Flussraten von mehr als 240 ml/min erreichen.

Die Art der Substitution akuter Blutverluste hängt vom Ausmaß des Blutverlustes ab.

3.3 Volumenersatzmittel bei Blutverlusten

3.3.1 Allgemeines

Das Blutvolumen beträgt bei:
- Neugeborenen/Säuglingen 80–100 ml/kg KG
- Erwachsenen 70 ml/kg KG.

Die kolloidosmotische Druckdifferenz zwischen Intravasalraum und Interstitium verhindert den Abstrom intravasaler Flüssigkeit.

3.3.2 Physiologische Kompensation eines Blutverlustes

Blutverluste bis zu 10–15 % werden von einem Gesunden toleriert.
Kompensationsmechanismen:
- Flüssigkeitseinstrom aus dem Interstitium
- in der Niere: verstärkte Natrium- und Wasserretention (Aldosteronwirkung)
- Erythropoese wird stimuliert.

Die **Hämoglobinkonzentration** bleibt bis zum Einsetzen der Kompensationsmechanismen stabil.
Das Ausmaß akut auftretender, starker Blutungen lässt sich zu Beginn nicht anhand der Hb-Konzentration abschätzen.

3.3.3 Ersatz akuter Blutverluste

Grundsätzliche Überlegungen

Wichtige Voraussetzung für die Möglichkeit, zeitnah Volumenverluste zu ersetzen, ist die Nutzung **großkalibriger venöser Zugänge**.

Die Art der Substitution akuter Blutverluste hängt vom Ausmaß des Blutverlustes ab.

Geringgradige Volumenverluste (bis 15 %) lassen sich im Bedarfsfall mit einer alleinigen Kristalloidgabe (Vollelektrolytlösung) kompensieren. Es wird das Flüssigkeitsdefizit des interstitiellen Raums ausgeglichen.
Volumenverluste bis etwa 30 % (Hypotension im Liegen!) machen zusätzlich einen Volumenersatz des Intravasalraums nötig. Bei ausschließlicher Verwendung kristalloider Lösungen muss ungefähr die vierfache Menge des geschätzten intravasalen Volumenverlustes ersetzt werden, weil diese Lösungen sehr rasch in den interstitiellen Raum übertreten; das intravasale Volumendefizit bleibt bestehen. Aus diesem Grund ist die Kombination mit künstlichen Kolloiden sinnvoll. Die Zufuhr von Erythrozytenkonzentraten ist in der Regel nicht nötig, da ein Abfall des Hämatokrits bis auf 30 % durch Erhöhung des Herzzeitvolumens und Verbesserung der Mikrozirkulation ausgeglichen werden kann. Entscheidend hierfür ist die Sicherung der Normovolämie im Sinne der „kontrollierten Hämodilution". Limitierender Faktor ist die Sauerstoffausschöpfung. Ab einem **Volumenverlust von etwa 40 %** ist die zusätzliche Substitution von Sauerstoffträgern (Erythrozytenkonzentrate) erforderlich.
Bei **größeren Volumenverlusten** (~**70 %**) ist darüber hinaus die Substitution plasmatischer Gerinnungsfaktoren mittels gefrorenem Frischplasma und bei weiterer Blutung die Substitution zellulärer Gerinnungskomponenten (Thrombozytenkonzentrate) und gegebenenfalls von Einzelfaktoren erforderlich.

Blutverluste:
- **15 %:** Vollelektrolytlösung
- **30 %:** + künstliche Kolloide
- **40 %:** + Sauerstoffträger (Erythrozytenkonzentrate)
- ≥ **70 %:** + Gerinnungsfaktoren (GFP, Thrombozyten, Einzelfaktoren).

Kristalloide Lösungen

Kristalloide Lösungen

▶ **Definition:** Kristalloide Lösungen sind Elektrolytlösungen (Salzlösungen).

◀ **Definition**

Eigenschaften: Elektrolytlösungen werden nach ihrer Osmolarität eingeteilt in:
- isotone (270–290 mosmol/l),
- hypertone (> 290 mosmol/l) und
- hypotone (< 270 mosmol/l) Lösungen;

bzw. nach ihrem Elektrolytgehalt in
- Voll- (120–160 mmol Kationen),
- Zweidrittel- (90–120 mmol),
- Halb- (60–90 mmol) oder
- Eindrittel-Elektrolytlösungen (< 60 mmol).

Perioperativ sollten isotone Vollelektrolytlösungen eingesetzt werden.
Kristalloide Lösungen verteilen sich schnell im gesamten EZR (Intravasalraum, Interstitium). Da das Interstitium im Vergleich zum Intravasalraum etwa die dreifache Flüssigkeitsmenge beinhaltet, werden kristalloide Lösungen vornehmlich zum Ausgleich **interstitieller Flüssigkeitsdefizite** genutzt.

Elektrolytlösungen (Salzlösungen) werden nach ihrer Osmolarität eingeteilt in isotone, hypertone und hypotone Lösungen bzw. nach ihrem Elektrolytgehalt in Voll-, Zweidrittel-, Halb- oder Eindrittel-Elektrolytlösungen.

Nachteile: Ihr intravasaler Volumeneffekt ist gering: Es müssen zum Ausgleich von 1 ml Plasmaverlust etwa 4 ml kristalloide Lösung gegeben werden. Bei Substitution größerer Mengen kristalloider Lösung kann der KOD des Plasmas rasch abnehmen, was zur Verschiebung der Flüssigkeit von intravasal in den interstitiellen Raum beitragen würde. In diesen Fällen besteht die Gefahr einer **hypoproteinämischen Überwässerung**. Zudem ist der intravasale Volumeneffekt nur kurz andauernd, denn bei normaler Nierenfunktion kommt es zur raschen Elimination von Wasser und Elektrolyten.

Nachteile: Ihr intravasaler Volumeneffekt ist gering: Es müssen zum Ausgleich von 1 ml Plasmaverlust etwa 4 ml kristalloide Lösung gegeben werden.

Kolloidale Lösungen

Kolloidale Lösungen

▶ **Definition:** Dabei handelt es sich um **onkotisch wirksame** Lösungen, die einen schnellen Volumenersatz bei akuten intravasalen Flüssigkeitsverlusten ermöglichen.

◀ **Definition**

In der klinischen Anwendung werden die kolloidalen Lösungen in **körpereigene Kolloide** (Humanalbumin, gefrorenes Frischplasma [GFP]) und **künstliche Kolloide** (Dextrane, Hydroxyäthylstärke [HES], Gelatine) unterteilt (Tab. **A-3.5**, S. 72).

- **körpereigene Kolloide:** GFP, Humanalbumin
- **künstliche Kolloide:** Dextrane, HES, Gelatine.

Körpereigene Kolloide

Humanalbumin (HA):

Eine **Indikation** zur Albuminsubstitution besteht bei:
- Verbrennungspatienten
- großen sezernierenden Wundflächen mit hohem Albuminverlust.

- **Eigenschaften:** Das körpereigene Kolloid ist für etwa 80 % des intravasalen KOD verantwortlich. Auch ist es ein wichtiges Transportprotein für Medikamente mit hoher Plasmabindung (Antibiotika etc.) und Ionen (Kalzium, Magnesium). Der KOD der 5%igen Humanalbumin-Lösung entspricht dem des Plasmas, die 25%ige Lösung weist einen KOD von 70 mmHg auf. Die Gabe von 100 ml (HA 25 %) vergrößert bei ausreichender interstitieller Flüssigkeit das Plasmavolumen um 500 ml. Dieser Effekt hält 24–36 Stunden an.
- Eine **Indikation** zur Humanalbuminsubstitution besteht bei Patienten mit Verbrennungen und bei großen sezernierenden Wundflächen, durch die Albumin verlorengeht und nicht zeitgerecht körpereigen ersetzt werden kann.
- **Nachteile:** Obwohl Humanalbumin ein wirkungsvolles und gut verträgliches Kolloid ist (selten allergische Reaktionen), werden künstliche Kolloide zur **intravasalen Volumensubstitution** vorgezogen. Erst wenn das Dosislimit künstlicher Kolloide erreicht ist, kommt Humanalbumin zur Anwendung. Es besteht für Humanalbumin eine Chargendokumentationspflicht, da es aus Blut hergestellt wird und das Risiko für mögliche Übertragung von Prionen noch nicht abschließend geklärt ist.

Gefrorenes Frischplasma (GFP):

GFP wird primär zur Therapie von Gerinnungsstörungen eingesetzt.

Gefrorenes Frischplasma (GFP): Da GFP primär zur Therapie von Gerinnungsstörungen eingesetzt wird, wird die Anwendung im Kapitel zu Gerinnungsstörungen (s. S. 81) besprochen.

Künstliche Kolloide

Drei wesentliche Eigenschaften werden von künstlichen kolloidalen Lösungen erwartet:
- **Wasserbindungsvermögen**. Lösungen, die dabei mit ihrer Wasserbindungskapazität über der des Plasmas liegen, werden als **hyperonkotische** Lösungen bezeichnet.
- Eine **geringe transkapilläre Permeabilität**.
- Eine **ausreichende Verweildauer** im Plasma.

Drei wesentliche Eigenschaften werden von künstlichen kolloidalen Lösungen erwartet:
- **Wasserbindungsvermögen**. Aufgrund ihrer kolloidosmotischen Eigenschaften sind Kolloide in Abhängigkeit vom Molekulargewicht (MW) und der Kolloidkonzentration in der Lage, die onkotische Druckdifferenz zwischen IZR und EZR aufrecht zu erhalten. Lösungen, die dabei mit ihrer Wasserbindungskapazität über der des Plasmas liegen, werden als **hyperonkotische** Lösungen bezeichnet. Sie „ziehen" Wasser aus dem Interstitium in den Intravasalraum (daher auch der Begriff **Plasmaexpander**).
- Eine **geringe transkapilläre Permeabilität**, damit die Schranken der Kapillaren und Glomerulimembranen nicht frei passiert werden können.
- Eine **ausreichende Verweildauer** im Plasma, um eine grundlegende Stabilisierung der Kreislaufverhältnisse zu ermöglichen. Die Verweildauer ist abhängig von der Molekülgröße. Moleküle bis zu einem mittleren Molekulargewicht von 50.000 Dalton werden rasch über die Nieren ausgeschieden und sind daher nur bedingt geeignet.

Manche künstlichen Kolloide enthalten keine metabolisierbaren Anionen (Azetat, Laktat, Glukonat, Malat, Zitrat) → Gefahr der Verdünnungsazidose.

Aufgrund der teilweise unphysiologischen Zusammensetzung der künstlichen Kolloide kann in Abhängigkeit vom Infusionsvolumen eine **Verdünnungsazidose** auftreten. Eine physiologische Lösung sollte 24 mmol/l Bikarbonat (HCO_3^-) enthalten. Diese Bedingung konnte bislang von keinem Hersteller erfüllt werden. Einige Hersteller haben das fehlende HCO_3^- durch metabolisierbare Anionen wie Azetat, Laktat, Glukonat, Malat oder Zitrat ersetzt. In Anwesenheit von Wasserstoffionen und Sauerstoff setzen diese Anionen in der **intakten Leber** das fehlende Bikarbonat frei. Lediglich bei eingeschränkter Leberfunktion besteht weiterhin die Gefahr der Verdünnungsazidose. Bei einem Überangebot an metabolisierbaren Anionen muss mit einer **Infusionsalkalose** gerechnet werden.

Gelatine:

Gelatine zeichnet sich durch folgende Eigenschaften aus:
- Ausscheidung über die Niere
- keine Beeinflussung der Blutgerinnung
- gutes CO_2-Transportvermögen

- **Eigenschaften:** Das älteste künstliche Kolloid ist die Gelatine, die aus bovinem Kollagenmaterial gewonnen wird. Gelatine wird nicht längerfristig im Organismus gespeichert, sondern überwiegend renal ausgeschieden. Eine spezifische Beeinflussung der Blutgerinnung (allenfalls über einen Verdünnungseffekt) ist bisher nicht nachgewiesen worden. Es besteht keine über den Dilutionseffekt hinausgehende Dosislimitierung.

- **Nachteile:** Aufgrund des herstellungsbedingt niedrigen mittleren Molekulargewichtes (30–35 kD) und der geringen Konzentration (3–5,5 %) besteht nur eine 100 %ige intravasale Verweildauer von 1–2 Stunden. 50 % der Gelatine befindet sich für etwa 5 Stunden intravasal.

▶ **Merke:** Gelatinepräparate führen zu keinen spezifischen Gerinnungsstörungen. Der Volumeneffekt ist jedoch nur kurzzeitig.

◀ **Merke**

- kurzzeitiger Volumeneffekt (1–2 Stunden).

Dextrane:

- **Eigenschaften:** Es handelt sich um wasserlösliche, hochmolekulare Polysaccharide. Durch hydrophile Spaltung entstehen Spaltprodukte unterschiedlicher Kettenlänge, die entsprechend ihrem mittleren Molekulargewicht als **Dextran-40** in 10 %iger Lösung sowie als **Dextran-60** und **-70** in 6 %iger Lösung als hyperonkotische Volumenersatzmittel in der klinischen Anwendung sind. Die empfohlenen Maximaldosen betragen jeweils 1,5 g Dextran/kg KG/d. Eine Speicherung von Dextran ist nicht nachgewiesen.
- **Nachteile:** Dextranlösungen bewirken eine **Hemmung** der thrombozytären und der plasmatischen **Gerinnung** durch eine Aktivitätsverminderung der Faktoren II, V und VIII (Ristocetin-Kofaktor), eine erleichterte Spaltung von gröberen Fibringerüsten und einer erschwerten Thrombozytenadhäsion durch Umhüllung der Thrombozyten ("coating"). Bei **eingeschränkter Diurese** kann die schnelle Ausscheidung kleinerer Dextranmoleküle über einen starken Viskositätsanstieg im Urin und verminderter glomerulärer Filtration zur **Anurie** führen. Bis zu 1 % der Patienten zeigen **anaphylaktische Reaktionen**. Bei Untersuchungen zur Klärung der Ursache anaphylaktischer Reaktionen auf Dextrane fanden sich bei einem Großteil aller Patienten präformierte dextranreaktive Antikörper. Ihre Entstehung wird als Ergebnis eines Immunisierungsprozesses gegen dextranähnliche Polysaccharide (Infektionen, Nahrungsmittel) angesehen, die mit Dextranen kreuzreagieren. Schwere Reaktionen sind nach Einführung der **Haptenprophylaxe** durch Vorinjektion von 20 ml eines niedermolekularen, monovalenten Haptendextrans (Dextran-1 [Promit®], MW 1000) seltener geworden. Durch diese Maßnahme sollen vorhandene Antikörper gebunden und damit neutralisiert werden, so dass durch eine nachfolgende Dextraninfusion eine Komplementaktivierung aufgrund einer Immunkomplexbildung verhindert wird.

Dextrane zeigen folgende Eigenschaften:
- Beeinflussung der Blutgerinnung (Faktoren II, V, VIII)
- Ausscheidung über die Niere (Cave: Anurie bei eingeschränkter Diurese)
- Haptenprophylaxe wegen Gefahr der Anaphylaxie
- guter Volumeneffekt.

▶ **Merke:** Dextranpräparate zeigen gegenüber HES- und Gelatine-Lösungen keine relevanten Vorteile. Das **Nebenwirkungsprofil** (Gerinnungsstörungen, Nierenfunktionsstörungen, anaphylaktische Reaktionen) ist jedoch zu beachten.

◀ **Merke**

Hydroxyethylstärke (HES):

- **Eigenschaften:** Die Herstellung erfolgt aus Maisstärke (Amylopektin). HES besteht aus hydroxyäthylierten und α-1,4-glykosidisch verbundenen Glukosemolekülen. Die Hydroxyäthylierung verhindert die rasche Spaltung durch Amylase im Blut und damit die rasche renale Ausscheidung. Die einzelnen Präparationen unterscheiden sich durch das Molekulargewicht und den Hydroxyäthylierungsgrad (Substitutionsgrad), wobei deren jeweilige Zunahme mit einer Verlängerung der intravasalen Verweildauer verbunden ist. Die 6 %ige Lösung hat einen KOD von 30 mmHg, die akute Volumenexpansion entspricht der von Albumin 5 %. Nach 24 Stunden ist noch die Hälfte des osmotischen Effekts vorhanden. Die pharmakologischen Daten einzelner HES-Präparationen sind in Tab. **A-3.5** zusammengestellt.
- **Nachteile:** HES wird z. T. längerfristig in **inneren Organen** (retikuloendotheliales System etc.) **gespeichert**. Möglicherweise steht das gelegentliche Auftreten eines **Juckreizes**, der nach Infusion höhermolekularer HES mehrere

Eigenschaften von **Hydroxyethylstärke (HES):**
- unterschiedlicher Volumeneffekt (je nach Präparat)
- Ausscheidung über die Niere
- Speicherung in inneren Organen
- Juckreiz, Allergien
- Erhöhung der Serumamylase
- Verdünnungseffekte auf das Gerinnungssystem und die Eiweißkonzentration.

≡ A-3.5	Pharmakologische Daten kolloidaler Lösungen			
	Kolloid	MW	Fülleffekt des infundierten Volumens (= Vol.-Eff.)	Dauer des Volumeneffekts (Std.)
Humanalbumin	5 %	66	0,7	3–4
Hydroxyethylstärke	6 %/0,5*	70	0,7	3–4
	6 %/0,4*	130	1,0	4–6
	6–10 %/0,5*	200	1,3	3–4
	6 %/0,7*	450	1,0	6–8
Dextrane	10 %	40	2,0	3–4
	6 %	60–75	1,2	6–8
Gelatine	3,5 %	30–35	0,7	1–2

* Substitutionsgrad
MW = mittleres Molekulargewicht

Wochen anhalten kann, im Zusammenhang. Selten treten **allergische Reaktionen** auf. Unter der Infusion von HES können sich die **Serumamylasespiegel** auf das 2–3fache der Norm als Reaktion auf den HES-Abbau **erhöhen**. Aufgrund von Verdünnungseffekten können sich die Serumeiweißkonzentration und die Gerinnungsfaktoren erniedrigen.

Eigenschaften hypertoner Lösungen:
- sie bewirken eine Flüssigkeitsverschiebung aus dem Interstitium in den intravasalen Raum
- kurzzeitiger Volumeneffekt
- **bei hypertonen hyperonkotischen Lösungen** wird durch den Zusatz von Dextran oder HES ein ausreichend langer Volumeneffekt erreicht.

Hypertone Lösungen:
- **Eigenschaften:** Die physiologischen Kompensationsmechanismen bei intravasalem Flüssigkeitsverlust bewirken eine Flüssigkeitsverschiebung vom Interstitium in den Intravasalraum. Die Überlegung, die interstitielle Flüssigkeitsmenge verstärkt intravasal zu nutzen und damit den Kompensationsmechanismus zu erhöhen, führte zum Einsatz einer **hypertonen Elektrolytlösung** (NaCl 7,2–7,5 %). Durch die rasche Erhöhung der Plasmaosmolalität lässt sich hier mit Gabe eines geringen Volumens **(small volume resuscitation)** eine hohe intravasale Volumenzunahme erreichen, da Flüssigkeit aus dem Interstitium, Gefäßendothel und den korpuskulären Blutanteilen in den Intravasalraum verschoben wird. Allerdings hält der resultierende hämodynamische Effekt nur etwa 30 Minuten an. Daher werden **hyperonkotische Lösungen** zugesetzt. Etabliert hat sich in einigen Ländern Europas der **Zusatz** von 6 % **Dextran** (cave: Nebenwirkungsprofil von Dextran), in anderen der Zusatz von **HES** als 6 % oder 10 % HES 200/0,5.
  Eine **einmalige, rasche Infusion** von **4 ml/kg KG** beim Erwachsenen trägt zur Kreislaufstabilisierung und Ödemreduktion bei. Die rasche Infusion bewirkt eine **kurzfristige** Senkung des peripheren Widerstandes (erhöhter Prostazyklinspiegel und verändertes 6-Keto-PGF/Thromboxan-A_2-Verhältnis) mit **Blutdruckabfall**. Um die aus dem interstitiellen Raum verschobene Flüssigkeit zu ersetzen, ist **zusätzlich** die ausreichende Gabe einer **Vollelektrolytlösung** nötig.

Nachteile: Eine wiederholte Gabe birgt die Gefahr einer Hypernatriämie und Hyperosmolalität.

- **Nachteile:** Eine kurzzeitige wiederholte Gabe ist aufgrund der Gefahr einer Hypernatriämie und Hyperosmolalität nicht zu empfehlen.

3.4   Sauerstofftransportierende
      Lösungen bei Blutverlusten

3.4 Sauerstofftransportierende Lösungen bei Blutverlusten

Unter physiologischen Bedingungen beträgt der gesamte Sauerstoffvorrat eines Erwachsenen etwa 1500 ml, davon ist mehr als die Hälfte an Hämoglobin gebunden. Der Rest befindet sich intrapulmonal, ist physikalisch gelöst oder an Myoglobin gebunden.

Aufgrund der Infektionsgefahr gewinnen **Konzepte zur Vermeidung von Fremdblutgabe** zunehmend an Bedeutung.

3.4.1 Autologes Transfusionskonzept

Eigenblutspende

Liegen keine Kontraindikationen, wie z. B. Hämoglobinopathien (Hb < 11g/dl), Infektionen, instabile Angina pectoris, frischer Herzinfarkt (< 3 Monate) Hauptstammstenose der Korronararterie, klinisch wirksame Aortenstenose, Synkopen unklarer Genese, oder dekompensierte Herzinsuffizienz vor, werden dem Patienten ambulant mit entsprechender Terminplanung einmalig, in der Regel aber nach entsprechendem Erholungszeitraum (1 Woche) mehrmalig jeweils ca. 500 ml Vollblut abgenommen (Eppendorfer Modell: maximal 6 Blutkonserven). Das Blut wird wie beim Fremdblutverfahren zu einem **autologen Erythrozytenkonzentrat** und einem **autologen „Fresh-frozen"-Plasma** aufgearbeitet. Zur Erhöhung der Eigenblutregeneration kann rekombinantes Erythropoetin verabreicht werden.

Plasmapherese

Die Plasmapherese dient der Gewinnung von menschlichem Blutplasma. Nach speziellen Trenntechniken werden die zellulären Blutbestandteile dem Spender unmittelbar retransfundiert. Dem Patienten wird ambulant vor dem geplanten Eingriff Blut zur Eigenplasmagewinnung abgenommen und für den Bedarfsfall als **autologes Plasma** eingefroren gelagert. Die Plasmapherese kann als Ergänzung zu anderen autologen Verfahren immer dann indiziert sein, wenn mit der Möglichkeit einer intraoperativen Koagulopathie zu rechnen ist (z. B. bei herzchirurgischen Eingriffen.)

Isovolämische Hämodilution

Bei diesem Verfahren werden dem Patienten unmittelbar präoperativ, je nach Ausgangshämoglobinwert und dem zu erwartenden Blutverlust etwa 15 ml/kg KG Eigenblut abgenommen. Zur Aufrechterhaltung einer **Normovolämie** werden zum Ausgleich Volumenersatzmittel und Kristalloide infundiert. Intraoperativ werden Blutverluste bis zu einer kritischen Hämoglobinkonzentration von 6–8 g/dl weiterhin kolloidal ersetzt. Ziel der Blutverdünnung sind erythrozytenärmere Blutverluste. Das entnommene Blut wird dem Patienten möglichst erst dann, wenn keine weiteren Blutverluste zu erwarten sind, unbehandelt als **autologes Warmblut** retransfundiert.

Die Hämodilution kann nicht unbegrenzt durchgeführt werden. Hierbei wird die **Sauerstofftransportkapazität** als Parameter für eine ausreichende und effiziente Funktion des Blutkreislaufs herangezogen.

Intraoperative (maschinelle) Autotransfusion

Bei diesem Verfahren handelt es sich um eine maschinelle Rückgewinnung von intraoperativ verlorenem Blut, das zur Abtrennung unerwünschter bzw. schädlicher Bestandteile mittels einer Waschzentrifuge (Zellseparator) aufgearbeitet und in Form von **autologen Erythrozytenkonzentraten** dem Patienten retransfundiert wird. Über einen speziellen OP-Sauger wird das im Operationsfeld gewonnene Blut heparinisiert in ein Reservoir geleitet. Von dort aus wird das Blut zentrifugiert und konzentriert (hoher Hämatokritgehalt!), sodass – je nach Qualität der eingesetzten Maschine – 500–800 ml Blut aufgefangen werden müssen, um 200–250 ml aufgearbeitetes Blut zurückgeben zu können.

Das Verfahren hat sich beispielsweise bei vielen orthopädischen, unfallchirurgischen, gefäß- oder herzchirurgischen Eingriffen bewährt. Es ist **kontraindiziert** bei infiziertem oder tumorzellhaltigem Absaugmaterial.

3.4.1 Autologes Transfusionskonzept

Eigenblutspende

Dem Patienten werden in der Regel mehrmalig jeweils ca. 500 ml Vollblut abgenommen. Das Blut wird zu **autologen Erythrozytenkonzentraten** und **autologem „Fresh-frozen"-Plasma** aufgearbeitet.

Plasmapherese

Lediglich das Plasma wird aufgearbeitet, um perioperativ Gerinnungsfaktoren substituieren zu können.
Indikation: z. B. vor herzchirurgischen Eingriffen.

Isovolämische Hämodilution

Unmittelbar präoperativ wird Eigenblut abgenommen und durch Kristalloide und Kolloide ersetzt.
Intraoperativ sind die Blutverluste erythrozytenärmer. Die Rückgabe des Eigenbluts erfolgt nach Blutstillung.
Cave: Gefahr der Unterschreitung der Sauerstofftransportkapazität.

Intraoperative (maschinelle) Autotransfusion

Bei diesem Verfahren handelt es sich um eine maschinelle Rückgewinnung von intraoperativ verlorenem Blut, das mittels eines Zellseparators aufgearbeitet und in Form von **autologen Erythrozytenkonzentraten** dem Patienten retransfundiert wird.
Es ist **kontraindiziert** bei infiziertem oder tumorzellhaltigem Absaugmaterial.

Postoperative Drainage – Retransfusion

Dieses Verfahren wird vor allem bei herzchirurgischen Patienten angewendet. Aufgrund der Qualität des Drainageblutes liegt die hauptsächliche Bedeutung eher im Volumenersatz als in der Rücktransfusion von Sauerstoffträgern.

3.4.2 Körpereigene Sauerstoffträger

Vollblut

▶ **Definition**

Die Gabe von Vollblut ist nur noch in Ausnahmefällen (Blutverluste und Gerinnungsstörung) in Form von **Frischblut** (nicht älter als 72 Stunden) oder **Warmblut** (nicht älter als 6 Stunden) indiziert.

Erythrozytenkonzentrate

▶ **Definition**

Vorteile gegenüber Vollblutkonserven sind (bei gleicher Erythrozytenzahl):
- eine geringere Volumenbelastung
- eine Verminderung des Infektionsrisikos und
- eine Senkung des Risikos für Transfusionsreaktionen.

▶ **Merke**

Postoperative Drainage – Retransfusion

Dieses Verfahren wird vor allem bei herzchirurgischen Patienten angewendet. Das aus den Thoraxdrainagen steril aufgefangene Blut ist defibriniert, sodass eine zusätzliche Antikoagulation entbehrlich ist. Aufgrund der Qualität des Drainageblutes liegt die hauptsächliche Bedeutung eher im Volumenersatz als in der Rücktransfusion von Sauerstoffträgern. Dieses Verfahren ergänzt in speziellen Situationen die Möglichkeiten der Autotransfusion.

3.4.2 Körpereigene Sauerstoffträger

Vollblut

▶ **Definition:** Die Vollblutkonserve (ca. 450–500 ml Spenderblut) enthält alle Blutbestandteile eines Spenders und ist mit Antikoagulanzien und einer Stabilisatorlösung auf einen Hämoglobinanteil von 10–12g/dl verdünnt.

Nachteile sind die begrenzte Infektionssicherheit (Hepatitis, HIV, Lues) und Qualitätsverluste mit zunehmender Lagerungszeit, u.a. durch freigesetzte Stoffwechselprodukte, Elektrolytverschiebungen und (rascher) Inaktivierung der Gerinnungsfaktoren.

Aus diesen Gründen ist die Gabe von Vollblut nur noch als hämostatisch aktives Blut bei Blutverlusten und gleichzeitig bestehenden Gerinnungsstörungen in Form von **Frischblut** (nicht älter als 72 Stunden, Lagerung bei +4 °C) oder **Warmblut** (nicht älter als 6 Stunden, Lagerung bei +22 °C) in Ausnahmefällen indiziert. Dabei muss die Dauer der vollständigen Verträglichkeitsprobe von etwa 1,5 Stunden abgewartet werden!

Erythrozytenkonzentrate

▶ **Definition:** Erythrozytenkonzentrate enthalten einen erhöhten Anteil an roten Blutkörperchen (Hkt: 70–85%), sind jedoch nicht vollständig frei von Plasmabestandteilen.

Vorteile gegenüber Vollblutkonserven – bei gleicher Erythrozytenzahl – sind eine geringere Volumenbelastung, eine Verminderung des Infektionsrisikos sowie des Risikos komplizierender Transfusionsreaktionen (S. 75). Letztere lassen sich durch Herstellung von **gewaschenen** (plasmaproteinfrei durch 3-maliges Waschen mit je 200 ml isotoner Elektrolytlösung) oder **gefilterten Erythrozytenkonzentraten** (leukozyten- und thrombozytenarm) erreichen.

▶ **Merke:** Es gilt folgende **Faustregel:** Die Gabe von 4 ml/kg KG Erythrozytenkonzentrat erhöht die Hb-Konzentration um 1 g/dl.

Die **Stabilisatoren** beeinflussen die Möglichkeit der Lagerung von Erythrozytenkonzentraten. Diese muss sachgemäß in speziellen erschütterungsfreien Kühlsystemen bei +2–+6 °C (sog. Kühlkette) erfolgen. Während heparinisierte Konzentrate innerhalb von 12 Stunden verwendet werden müssen, lässt sich die Lagerungszeit durch Zugabe moderner Additivlösungen auf bis zu 49 Tage und tiefgefroren auf bis zu 3 Jahre verlängern.

3.4.3 Allgemeine Risiken und Gefahren der Bluttransfusion

Infektionen

Über das Infektionsrisiko muss der Patient vor der Bluttransfusion aufgeklärt werden. Bereits bei einer Wahrscheinlichkeit von 10 % für eine perioperative Gabe von Blutprodukten ist im Vorfeld über das mögliche Transfusionsrisiko zu informieren. Hierbei sind die Hepatitis B, C und die AIDS-Erkrankung (HIV) namentlich zu erwähnen. Aber auch Erreger weiterer Infektionen (CMV etc.) können übertragen werden.

Das Virusübertragungsrisiko beträgt in Deutschland für Hepatitis B = 1 : 50 000–100 000, für Hepatitis C = 1 : 100 000–120 000 und HIV 1/2 = 1 : 1 000 000. Mit Hilfe der Quarantänelagerung, bei der Spenderblutprodukte erst dann freigegeben werden, wenn der Spender bei einer neuerlichen Spende wiederum als HBV-, HCV- und HIV-Antikörper negativ getestet wurde, vermindert sich das Risiko weiter.

Transfusionsreaktionen

Der Anästhesist muss sich immer vergegenwärtigen, dass die Allgemeinsymptome einer Transfusionsreaktion beim narkotisierten Patienten oder Intensivpatienten zunächst in abgeschwächter Form und erst mit zunehmendem Schweregrad klinisch in Erscheinung treten. **Allgemeinsymptome** transfusionsbedingter Reaktionen können Kreuz- und Lendenschmerz, Übelkeit, Erbrechen, Hitzegefühl, Juckreiz, kalter Schweiß, Blässe, Frösteln, Schüttelfrost sowie Engegefühl mit Atemnot sein. Folgende Symptome kommen bei zunehmendem Schweregrad hinzu: urtikarielle Exantheme, Bronchospasmus, Tachykardie, Hypotonie, Schocksymptome, Nierenversagen sowie hämorrhagische Diathese (Verbrauchskoagulopathie).

▶ **Merke:** Treten während einer Transfusion Zeichen einer Unverträglichkeitsreaktion auf, so muss die Transfusion **unverzüglich** abgebrochen werden. Zur Klärung der Ursache des Transfusionszwischenfalls muss **sofort** eine Blutprobe des Empfängers entnommen (Nachweis bzw. Ausschluss einer Hämolyse) und zusammen mit der Konserve **umgehend** einer Kontrolluntersuchung und Asservation zugeführt werden.

Die **Therapie** von Transfusionsreaktionen umfasst die engmaschige Überwachung bis zum vollständigen Abklingen aller Symptome. Bei schwerer Transfusionsreaktion entspricht das therapeutische Vorgehen dem bei schweren Schockzuständen. Der Patient ist insbesondere durch Störungen der Kreislauf-, Nieren- und Gerinnungsfunktion bedroht. Bei schwerer intravasaler Hämolyse ist rechtzeitig an die Möglichkeit einer Austauschtransfusion zu denken.

Fehltransfusion

Bei einer Fehltransfusion gruppenungleichen, unverträglichen Blutes kommt es zu einer schwerwiegenden **hämolytischen Transfusionsreaktion** mit Verbrauchskoagulopathie, die alle Notfallmaßnahmen einer Schocktherapie nötig sowie eine unverzügliche Austauschtransfusion und Hämodialyse erforderlich machen kann. Unter Narkose werden alarmierende Erstsymptome oft abgeschwächt bzw. überdeckt. Ebenfalls bleibt eine auftretende Hämoglobinurie oftmals zunächst unerkannt, so dass eine Fehltransfusion erst durch eine unerwartete Kreislaufreaktion bemerkt wird.

Immunologische Reaktionen

Immunologische Reaktionen gehören zu den häufigsten Nebenwirkungen. Dabei handelt es sich um Antigen-Antikörper-Reaktionen mit Plasmaeiweißen, Thrombozyten oder Leukozyten des Spenders, die insbesondere im Falle von wiederholten Transfusionen aufgrund einer Sensibilisierung auftreten. Da diese Reaktionen nicht an die Erythrozytenmerkmale gebunden sind, resultiert keine Hämolyse: **nicht hämolytische Transfusionsreaktion**.

3.4.3 Allgemeine Risiken und Gefahren der Bluttransfusion

Infektionen

Spenderblut beinhaltet grundsätzlich das Risiko der Übertragung von Infektionserregern wie z. B. Hepatitis-, HI- und Zytomegalie-Viren (CMV).

Transfusionsreaktionen

Die Allgemeinsymptome treten beim narkotisierten Patienten zunächst in abgeschwächter Form und erst mit zunehmendem Schweregrad klinisch in Erscheinung.

◀ Merke

Therapie:
- engmaschige Überwachung
- bei schwerer Transfusionsreaktion Vorgehen wie beim Schock
- bei schwerer intravasaler Hämolyse rechtzeitige Austauschtransfusion.

Fehltransfusion

Es kommt zur **hämolytischen Transfusionsreaktion** mit Verbrauchskoagulopathie, die alle Notfallmaßnahmen einer Schocktherapie sowie eine unverzügliche Austauschtransfusion und Hämodialyse erforderlich machen kann.

Immunologische Reaktionen

Es kommt aufgrund von Antigen-Antikörper-Reaktionen mit Plasmaeiweißen, Thrombozyten oder Leukozyten des Spenders zu einer **nicht hämolytischen Transfusionsreaktion**.

3.4.4 Massentransfusion

▶ Definition

Indikationen: Notoperationen, geplante große Eingriffe (z. B. Lebertransplantation, Gefäßchirurgie, Wirbelsäulenoperationen).

Mögliche **Komplikationen** und **Nebenwirkungen** sind:
- **Hyperkaliämie:** Ältere Blutkonserven können höhere Anteile an Kalium und freiem Hämoglobin aus untergegangenen Erythrozyten enthalten.

- **Zitratbelastung:** Zitrat wird den Blutprodukten als Antikoagulans zugeführt. Zitrat bindet Kalzium → **Hypokalzämie**.

- **Gerinnungsstörungen:**
  – **Verlustkoagulopathie:** Verminderung des Gerinnungspotenzials aufgrund der Blutverluste.
  – **Verdünnungskoagulopathie:** Volumensubstitution bewirkt zusätzlich eine Hämodilution.
  – **Verbrauchskoagulopathie:** überschießende Aktivierung des Gerinnungssystems.

▶ Merke

3.4.5 Richtlinien zur Blutgruppenbestimmung und Bluttransfusion

3.4.4 Massentransfusion

▶ **Definition:** Von einer Massentransfusion spricht man, wenn mehr als das Vollblutvolumen oder mehr als 10 EKs transfundiert werden.

Indikationen: Die Zufuhr von exzessiv großen Blutmengen in kurzer Zeit kann bei Notoperationen, aber auch bei geplanten großen Eingriffen (z. B. Lebertransplantation, Gefäßchirurgie, Wirbelsäulenoperationen) sowie bei (poly-)traumatisierten Patienten notwendig werden.

Es muss mit folgenden **Komplikationen bzw. Nebenwirkungen** gerechnet werden:
- **Hyperkaliämie:** Ältere Konserven enthalten höhere Anteile an Kalium und freiem Hämoglobin aus untergegangenen Erythrozyten. Dies ist bei symptomlosen Patienten mit einer Hypokaliämie und perioperativ geplanter Transfusion großer Mengen an Blutkonserven (z. B. bei Lebertransplantation) vor einer K^+-Gabe zu bedenken.
- **Zitratbelastung:** Besonders hoch ist der Zitratanteil bei GFP-Produkten, die Zitrat als Antikoagulans enthalten. Bei normaler Stoffwechsellage wird das Zitrat rasch in der Leber metabolisiert. Liegen dagegen Störungen vor, die die Metabolisierung beeinträchtigen (hämorrhagischer Schock, Leberinsuffizienz, Hypothermie etc.), werden durch das Zitrat Kalziumionen gebunden, so dass eine substitutionspflichtige **Hypokalzämie** auftreten kann.
- **Gerinnungsstörungen:** Hämostasestörungen aufgrund von Blutverlusten (perioperativ oder traumatisch) gehören zu den häufigsten Gerinnungsstörungen. Drei grundlegende Mechanismen sind dafür verantwortlich. Bei der **Verlustkoagulopathie** resultiert aus der Abnahme des Blutvolumens eine Verminderung des Gerinnungspotenzials. Die notwendige Volumensubstitution bedingt zusätzlich eine Hämodilution **(Verdünnungskoagulopathie)**. Ergänzend entsteht bei nicht rechtzeitiger oder adäquater Therapie durch die überschießende Aktivierung des Gerinnungssystems ein Verbrauch von Gerinnungsfaktoren, Thrombozyten und Gerinnungsinhibitoren **(Verbrauchskoagulopathie)**.

Therapie: Zur Vermeidung von Gerinnungsstörungen nach ausgedehnten Blutverlusten haben sich in der Praxis Therapiekonzepte mit Blutkomponentenersatz durchgesetzt.

▶ **Merke:**
- Werden **mehr als 4 Einheiten Erythrozytenkonzentrat** substituiert, sollte ab der 5. Einheit mit der Gabe von GFP begonnen werden.
- Pro weitere **1–2 Erythrozytenkonzentrate** sollte **1 Einheit GFP** gegeben werden.
- Die **Substitution von Faktorenkonzentraten** und **Thrombozyten** sollte in Abhängigkeit von **Gerinnungsanalysen** erfolgen.

3.4.5 Richtlinien zur Blutgruppenbestimmung und Bluttransfusion

Die Richtlinien zur Blutgruppenbestimmung und Bluttransfusion sind nach dem **Arzneimittelgesetz über Blutzubereitungen** durch die **Bundesärztekammer** (BÄK) und das **Transfusionsgesetz** festgelegt und regeln die rechtliche Verantwortlichkeit bei der Bluttransfusion zwischen dem Hersteller und dem Verwender (Arzt) gegenüber dem Patienten und dem Spender. Das Hauptaugenmerk richtet sich dabei auf eine möglichst gefahrlose, aber wirksame Übertragung von Blut und Blutbestandteilen, auf eine Bewahrung des Spenders vor Schäden und eine rasche und effektive Begegnung etwaiger Störungen beim Empfänger oder Spender.

▶ **Merke:** Blut und Blutbestandteile sind verschreibungspflichtige Arzneimittel. Gemäß den Richtlinien fällt die Durchführung und Überwachung einer Transfusion in den Verantwortungsbereich des transfundierenden Arztes.

◀ Merke

Wichtige Voraussetzungen:

- **Aufklärung:** Auch unvermeidbare Risiken (Transfusionsreaktion trotz sachgerechter Handhabung) können Regressansprüche zur Folge haben, wenn der Patient nicht über das Risiko aufgeklärt wurde.
- Vor elektiven Eingriffen Prüfung der Möglichkeiten einer **autologen Transfusion** (S. 73) sowie einer entsprechenden Aufklärung des Patienten.
- Blutprobenentnahme zur **Blutgruppenbestimmung** des Empfängers (unterliegt der ärztlichen Aufsichtspflicht). Die blutgruppenserologische Untersuchung beinhaltet die Bestimmung der **AB0-Blutgruppenmerkmale**, des **Rhesusfaktors**, die Durchführung eines **Antikörpersuchtests** (Auffindung sog. irregulärer Antikörper) und eine **serologische Verträglichkeitsprobe**, die so genannte Kreuzprobe (Majortest: Empfängerserum → Spendererythrozyten; Minortest: Spenderserum → Empfängererythrozyten).
- Die **Prüfung der Identität des Empfängers**, der Abgleich der **Patientendaten** mit den Konservendaten sowie die **Überprüfung der Blutgruppe** (AB0-„Bedside"-Test, s. u.) muss auch im Notfall erfolgen.

Wichtige Voraussetzungen:
- Aufklärung
- vor elektiven Eingriffen Prüfung der Möglichkeiten einer autologen Transfusion
- **Blutgruppenbestimmung** des Empfängers
- Prüfung der **Identität** des Empfängers, **Abgleich der Patientendaten** mit den Konservendaten sowie **Überprüfung der Blutgruppe** („Bedside"-Test) auch im Notfall erforderlich!

▶ **Merke:** Die Einleitung der Transfusion erfolgt **immer** durch einen Arzt! Die weitere Überwachung kann durch qualifiziertes Pflegepersonal erfolgen, wobei der Arzt jederzeit verfügbar sein muss, um bei Komplikationen eingreifen zu können.

◀ Merke

AB0-„Bedside"-Test: Mit Hilfe dieses Tests (Abb. **A-3.4**) können direkt am Patientenbett die Erythrozytenmerkmale des Patienten- und des Konservenblutes mit Anti-A- und Anti-B-Testseren überprüft werden.

AB0-„Bedside"-Test: Damit können direkt am Patientenbett die Erythrozytenmerkmale des Patienten- und des Konservenblutes mit Anti-A- und Anti-B-Testseren überprüft werden (Abb. **A-3.4**).

◉ A-3.4	AB0-„Bedside"-Test

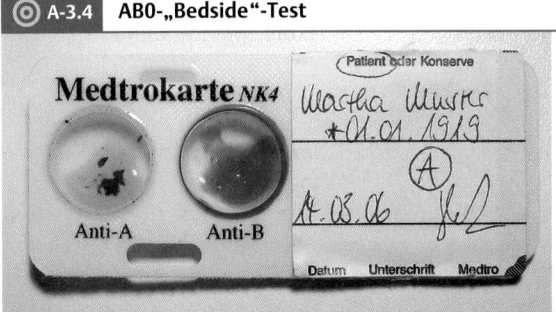

◉ A-3.4

Sonderfall „Notfalltransfusion": In lebensbedrohlichen Situationen gelten **Sonderrichtlinien**. Der behandelnde Arzt ist zur Abwendung akuter Lebensgefahr zur Erythrozytentransfusion ohne vorherige Kreuzprobe berechtigt.

Sonderfall „Notfalltransfusion":
In lebensbedrohlichen Situationen gelten Sonderrichtlinien.

▶ **Merke:** Ist die Blutgruppe des Empfängers unbekannt, so können zur Erstversorgung und bis zum Eintreffen des Blutgruppenbefundes (hämolysinfreie) Kell negative und **Rhesus negative Erythrozytenkonzentrate der Blutgruppe 0** und **gefrorenes Frischplasma der Blutgruppe AB Rhesus negativ** gegeben werden.

◀ Merke

3.5   Behandlung von
      Gerinnungsstörungen

3.5.1 Physiologische Grundlagen

Die **Blutgerinnung** hat das Ziel, Läsionen im Gefäßsystem zu erkennen, sie abzudichten und die notwendigen Reparaturmechanismen einzuleiten.
Das **fibrinolytische System** wirkt den ständig im Gefäßsystem ablaufenden Gerinnungsvorgängen entgegen.

1. Das **„Intrinsic"-System (endogenes Gerinnungssystem)** wird durch Kontakt des Blutes mit Fremdoberflächen und durch Phospholipide aus Thrombozyten aktiviert.
2. Das **„Extrinsic"-System (exogenes Gerinnungssystem)** wird durch freigesetztes Gewebethromboplastin aktiviert (Abb. **A-3.5**).

3.5 Behandlung von Gerinnungsstörungen

3.5.1 Physiologische Grundlagen

Die **Blutgerinnung** umfasst ein komplexes System aus endothelialen Faktoren, Thrombozyten und plasmatischen Gerinnungskomponenten. Es hat das Ziel, Läsionen im Gefäßsystem zu erkennen, sie abzudichten und die notwendigen Reparaturmechanismen einzuleiten. Aufgabe des **fibrinolytischen Systems** ist es, den ständig im Gefäßsystem ablaufenden Gerinnungsvorgängen entgegenzuwirken. Ein aufeinander abgestimmtes Gleichgewicht zwischen Gerinnung und Fibrinolyse schützt den Organismus zum einen vor Blutverlusten, zum anderen verhindert es Thrombosen.

Initial wird die Gerinnung über folgende zwei Wege aktiviert.

1. Das **„Intrinsic"-System (endogenes Gerinnungssystem)** beginnt mit der Aktivierung des Faktors XII durch den Kontakt des Blutes mit unphysiologischen Oberflächen (z. B. Fremdoberflächen).
   Die Freisetzung von **Phospholipiden** aus aktivierten Thrombozyten, die eine primäre lokale Blutstillung an der Gefäßwand bewirken (Thrombozytenpfropf durch Plättchenaggregation), ist für den Ablauf der endogenen Gerinnungskaskade ebenfalls von entscheidender Bedeutung.
2. Das **„Extrinsic"-System (exogenes Gerinnungssystem)** wird durch freigesetztes **Gewebethromboplastin**, welches bei der Schädigung bzw. Verletzung von Gewebezellen entsteht, aktiviert.

A-3.5   **Gerinnungskaskade**

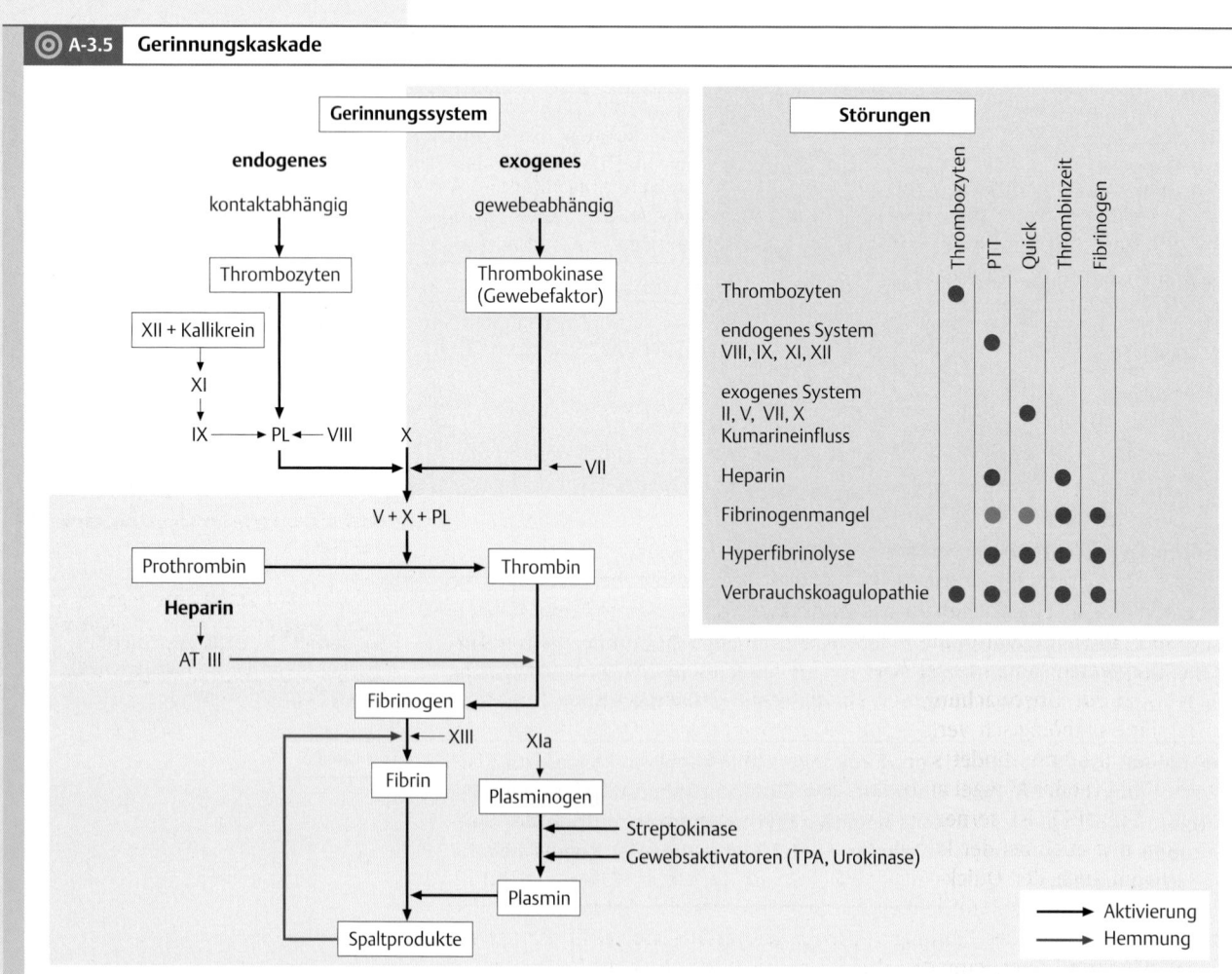

| A-3.6 | **Blutgerinnungsfaktoren** | | A-3.6 |

Faktor I	Fibrinogen	Fibrinvorstufe
Faktor II	Prothrombin	Thrombinvorstufe
Faktor III	Thromboplastin	katalysiert u. a. Faktor-II-Aktivierung
Faktor IV	freie Kalziumionen	notwendig für die Aktivierung der meisten Gerinnungsfaktoren
Faktor V	Proaccelerin	katalysiert u. a. Faktor-II-Aktivierung
Faktor VI	aktivierter Faktor V	
Faktor VII	Proconvertin	aktiviert Faktor X
Faktor VIII	antihämophiles Globulin A	bildet zusammen mit Faktor IX und Ca den Tenasekomplex, der den Faktor X aktiviert (Gendefekt am X-Chromosom: Hämophilie A)
Faktor IX	Christmas-Faktor	bildet zusammen mit Faktor VIII und Ca den Tenasekomplex, der den Faktor X aktiviert (Defekt: Hämophilie B)
Faktor X	Stuart-Prower-Faktor	aktiviert die Umwandlung von Prothrombin in Thrombin
Faktor XI	Plasmathrombo-plastin-Antecedent	durch Faktor XIIa und Thrombin aktiviert
Faktor XII	Hageman-Faktor	durch Kontakt mit unphysiologischen Oberflächen aktiviert
Faktor XIII	fibrinstabilisierender Faktor	festigt Fibrin durch kovalente Bindung

Der endogene und exogene Weg münden in die Aktivierung des Faktor X zu Faktor Xa und führen dann in einer gemeinsamen Endstrecke schließlich zur Fibrinbildung. Das Zusammenwirken bzw. Ineinandergreifen des Gerinnungsablaufs wird in Abb. **A-3.5** dargestellt.

3.5.2 Kontrollparameter des Gerinnungsablaufs

Gerinnungsaktivierung

Bestimmung der Aktivität der Faktoren des endogenen Gerinnungssystems und der gemeinsamen Endstrecke

Aktivierte partielle Thromboplastinzeit (aPTT):
Norm: ca. 40–50 Sekunden (je nach verwendetem PTT-Reagenz).
Es wird der Gerinnungseintritt von Zitratplasma nach Zugabe von partiellem Thromboplastin, oberflächenaktiven Substanzen (z.B. Kaolin) und Kalzium gemessen. Die aPTT erfasst die Faktoren des endogenen Systems und die Faktoren der gemeinsamen Endstrecke beider Gerinnungsaktivierungswege. Sie eignet sich zur Überwachung der **Therapie mit unfraktionierten Heparinen** (UFH). Eine pathologisch verlängerte aPTT bei normalem Quick (Störung des endogenen Systems) findet sich unter anderem bei Hämophilie (Mangel an Faktor VIII, IX) oder Mangel an bestimmten Faktoren (XII, XI, X, V, II und Fibrinogen). Die aPTT ist ferner verlängert beim Antiphospholipid-Antikörper-Syndrom und auch bei der klinisch manifesten Verbrauchskoagulopathie.
Ist dagegen auch der Quick-Wert pathologisch, spricht dies am ehesten für einen primären Mangel auf der Ebene des Prothrombins (Faktor II), der Faktoren V und X oder des Fibrinogens. Liegt bei verlängerter aPTT gleichzeitig eine verlängerte TZ vor, kann dies durch Heparin oder eine hohe Konzentration von Spaltprodukten (Hyperfibrinolyse) bedingt sein.

3.5.2 Kontrollparameter des Gerinnungsablaufs

Gerinnungsaktivierung

Bestimmung der Aktivität der Faktoren des exogenen Gerinnungssystems und der gemeinsamen Endstrecke

Aktivierte partielle Thromboplastinzeit (aPTT):
Norm: ca. 40–50 Sekunden.
Die Überprüfung des endogenen Gerinnungssystems erfolgt durch Bestimmung der **aPTT**. Sie eignet sich zur Überwachung der **Therapie mit unfraktionierten Heparinen**.

Bestimmung der Aktivität der Faktoren des exogenen Gerinnungssystems und der gemeinsamen Endstrecke

Bestimmung der Aktivität der Faktoren des exogenen Gerinnungssystems und der gemeinsamen Endstrecke

Quick-Wert, INR:
Norm: Quick 70–100 % bzw. INR 0,9–1,3.
Die Überprüfung des exogenen Gerinnungssystems erfolgt durch Bestimmung des Quick-Wertes bzw. INR.

Thromboplastinzeit nach Quick (Prothrombinzeit):

Norm: Quick-Wert: 70 – 100 %; INR (International normalized Ratio): 0,9–1,3.
Es wird der Gerinnungseintritt von Zitratplasma nach Zugabe von Gewebethromboplastin und Kalzium in Sekunden gemessen und der erhaltene Wert anhand einer Bezugskurve in % der Norm umgerechnet. Der Quick-Wert bzw. INR erfasst die Faktoren des exogenen Systems und der gemeinsamen Endstrecke der Blutgerinnung. Dies sind die Vitamin-K-abhängigen Faktoren VII, IX, X und II, ferner das Fibrinogen und der Faktor V.

Indikation: Überwachung einer **Antikoagulanzientherapie vom Kumarintyp.** Der Quick-Wert bzw. INR ist auch ein wesentlicher Parameter zur **Beurteilung der Leberfunktion.**

Indikation: Überwachung der **Antikoagulanzientherapie vom Kumarintyp** (Vitamin-K-Antagonisten) und Verlaufskontrolle bei Vitamin-K-Mangelzuständen.
Da alle diese Faktoren in der Leber gebildet werden, ist der Quick-Wert auch ein wesentlicher Parameter zur **Beurteilung der Leberfunktion.**

Bestimmung der Aktivität der gemeinsamen Endstrecke

Bestimmung der Aktivität der gemeinsamen Endstrecke

Thrombinzeit (TZ):
Norm: 17–25 Sekunden.
Die Überprüfung der gemeinsamen Endstrecke erfolgt durch die Bestimmung der TZ.
Indikation: Überwachung einer Heparin- und fibrinolytischen Therapie.

Thrombinzeit (TZ): *Norm: 17–25 Sekunden.*
Es wird der Gerinnungseintritt nach Zugabe einer definierten Thrombinmenge zu Zitratplasma gemessen. Die TZ erfasst die Fibringerinnselbildung aus Fibrinogen und damit die gemeinsame Endstrecke des Gerinnungssystems.

Indikation: Überwachung einer Heparin- und fibrinolytischen Therapie.
Eine pathologisch verlängerte TZ kann Folge eines **Fibrinogenmangels** (Hypofibrinogenämie), einer **Fibrinpolymerisationsstörung** (Dysfibrinogenämie), einer **Therapie mit unfraktionierten Heparinen**, einer **fibrinolytischen Therapie** (Streptokinase, Urokinase, rt-PA) und einer primären oder sekundären **Hyperfibrinolyse** sein. Verantwortlich für die TZ-Verlängerung durch Aktivierung des fibrinolytischen Systems sind die dabei entstehenden Fibrin- und Fibrinogenspaltprodukte.

▶ Merke

▶ **Merke:** Eine therapeutische Verlängerung der TZ (auf das 2- bis 3fache der Norm) wird während einer Heparin- oder Fibrinolysetherapie angestrebt.

Reptilasezeit (RZ):
Norm: ≤ 21 Sekunden.
Ist die Verlängerung der TZ heparinbedingt, dann ist die RZ normal.

Reptilasezeit (RZ): *Norm: ≤ 21 Sekunden.*
Die Reptilasezeit wird durch Fibrin- oder Fibrinogenspaltprodukte verlängert, jedoch nicht durch Heparin. Die Aktivierung erfolgt durch Zugabe der heparinunempfindlichen Reptilase (statt Thrombin). Daher lässt sich eine heparininduzierte Verlängerung der TZ durch Bestimmung der RZ demaskieren (RZ normal).

Fibrinogen (Faktor I):
Norm: ca. 150–350 mg/dl.
Pathologisch **erniedrigte Fibrinogenkonzentration** tritt auf bei:
- erhöhtem Faktorenverbrauch (DIC)
- erhöhter Plasminfreisetzung (primäre und sekundäre Hyperfibrinolyse).

Fibrinogen (Faktor I): *Norm: ca. 150–350 mg/dl.*
Näheres siehe unter Gerinnungsfaktorenersatz (s. S. 82).
Ursachen für **erhöhte Fibrinogenspiegel:** Entzündungen, Tumoren und physiologischerweise in der Schwangerschaft.
Ursachen für **pathologisch erniedrigte Fibrinogenkonzentrationen:** Erhöhter Verbrauch bei anhaltender Aktivierung der Gerinnung (Verbrauchskoagulopathie, DIC) und/oder einer erhöhten Plasminfreisetzung (primäre oder sekundäre Hyperfibrinolyse). Zu derartigen Situationen kann es beispielsweise bei postpartalen Komplikationen (Fruchtwasserembolie), beim paraneoplastischen Syndrom, bei α_2-Antiplasmin-Mangel (s. u.) oder therapeutischer Fibrinolysetherapie kommen.

Fibrinolytisches System

Fibrinolytisches System

Streptokinase, Urokinase und tPA wandeln Plasminogen in Plasmin um.
Plasmin lysiert Fibrinogen und Fibrin. Eines der spezifischen Fibrinspaltprodukte sind die D-Dimere.

Plasminogen/Plasmin: Plasminogen wird in der Leber gebildet und ist die inaktive Vorstufe von Plasmin, einem proteolytischen Enzym, welches Fibrin und auch Fibrinogen in Spaltprodukte (FSP) zerlegt. Eines der spezifischen Fibrinspaltprodukte sind die D-Dimere. Die Umwandlung von Plasminogen in Plasmin kann durch die körpereigenen Plasminogenaktivatoren tPA und Urokinase oder auch durch die körperfremde Streptokinase erfolgen. Das α_2-Antiplasmin bindet freies Plasmin. Daher tritt auch bei einem Mangel an α_2-Antiplasmin eine Plasminämie und eine erhöhte fibrinolytische Aktivität auf. Ein **Konzentrationsabfall** wird überwiegend durch einen erhöhten Verbrauch ausgelöst (Lysetherapie oder primäre bzw. sekundäre Hyperfibrinolyse).

Thrombozyten

Auch die **Anzahl** (150.000–400.000/µl, SI-Einheit: 150–400 $\times$ 10^9/l) und die **Funktion** der Thrombozyten haben einen wesentlichen Einfluss auf die Gerinnung. Während sich die Thrombozytenzahl leicht bestimmen lässt, werden zur Prüfung der Thrombozytenfunktion verschiedene Verfahren angewendet (Aggregometrie, Durchflusszytometrie, hypotone Schockresistenz, Thrombelastographie, induzierte Thrombozytenaggregation, Blutungszeit, PFA 100-Test). Im operativen Bereich hat sich die **Thrombelastographie** etabliert. Das Messprinzip beruht auf einer kontinuierlichen Aufzeichnung der Gerinnselfestigkeit, von der Bildung der ersten Fibrinfäden bis zur eventuellen Auflösung des Gerinnsels. Hierzu wird die Vollblutprobe in einer Küvette eingebracht, in die ein zylindrischer Stempel eintaucht. Das Gerinnsel hemmt die Drehung des Stempels in Abhängigkeit von seiner Festigkeit. Die Drehung wird optisch abgetastet und auf die Amplitude umgerechnet. Das entstehende Thrombelastogramm erfasst den Beginn der Gerinnung, die Dynamik des Gerinnselaufbaus (Gerinnselbildungszeit und maximale Festigkeit) sowie Stabilität bzw. Lyse des Clots. Mit dem entsprechenden Testansatz lässt sich der Einfluss einer Thrombozytopenie/-pathie an einer Gerinnungsstörung grob untersuchen.

3.5.3 Therapie von Gerinnungsstörungen

Der Einsatz von Hämotherapeutika (Konzentrate von Gerinnungsfaktoren, gefrorenes Frischplasma, Inhibitorkonzentrate oder korpuskuläre Blutbestandteile wie Thrombozyten oder Erythrozyten) ist aufgrund der bestehenden Risiken generell nur bei vorhandener oder sicher zu erwartender Hämostasestörung indiziert. In Nichtnotfallsituationen sollte eine Substitution gezielt nach Analyse des Gerinnungsablaufes bzw. der Quantifizierung des Mangelzustandes und unter Berücksichtigung der Grunderkrankung erfolgen. So sind beim septischen Intensivpatienten andere Bewertungsmaßstäbe als beim Patienten, der nur eine passagere Gerinnungsstörung (z. B. Verlustkoagulopathie) erleidet, anzulegen. Besteht dagegen eine akut lebensbedrohliche Situation, darf die Therapie nicht aufgrund ausstehender Labordaten verzögert werden (diese hinken der aktuellen Situation oft hinterher).

Gerinnungsfaktorenersatz

Gefrorenes Frischplasma (GFP)

▶ **Definition: Synonym:** Fresh-frozen-Plasma (FFP).

Eigenschaften: Die Herstellung erfolgt durch Zentrifugationsverfahren direkt nach der Blutentnahme (innerhalb von 6 Stunden). GFP enthält alle Plasmakomponenten (Plasmaproteine ebenso wie Gerinnungsfaktoren und -inhibitoren) in weitgehend nativer Form und weist mehr als 80 % der Aktivität der lagerungslabilen Faktoren V und VIII auf. GFP ist bei –30 °C für 2 Jahre haltbar, sollte aber nach Auftauen bei Raumtemperatur unmittelbar verabreicht werden. Bei Lagerung in aufgetautem Zustand kommt es rasch zum Aktivitätsverlust der kurzlebigen Gerinnungsfaktoren und damit zum Qualitätsverlust des Präparates. GFP muss im AB0-System gruppenkompatibel verwendet werden. Durch die Quarantänelagerung hat die Sicherheit von GFP deutlich zugenommen.

Nachteile: Aufgrund des Restrisikos einer Übertragung von Infektionskrankheiten (Hepatitis, HIV etc.) bedarf es einer strengen Indikationsstellung. Da die Gerinnungsfaktoren im GFP in physiologischer Konzentration vorliegen, ist

Thrombozyten

Die Anzahl der Thrombozyten (150.000–400.000/µl, SI-Einheit: 150–400 $\times$ 10^9/l) und deren Funktion haben einen wesentlichen Einfluss auf die Gerinnung. Die Prüfung der Thrombozytenfunktion erfolgt mit der **Thrombelastographie**.

3.5.3 Therapie von Gerinnungsstörungen

In Nichtnotfallsituationen sollte eine Substitution gezielt nach Analyse des Gerinnungsablaufes bzw. der Quantifizierung des Mangelzustandes und unter Berücksichtigung der Grunderkrankung erfolgen.

Gerinnungsfaktorenersatz

Gefrorenes Frischplasma (GFP)

◀ **Synonym**

Eigenschaften: GFP enthält alle Plasmakomponenten: Plasmaproteine, Gerinnungsfaktoren und -inhibitoren. GFP ist bei –30 °C für 2 Jahre haltbar, sollte aber nach Auftauen bei Raumtemperatur unmittelbar verabreicht werden.

Nachteil ist das Restrisiko einer Übertragung von Infektionskrankheiten. Da die Gerinnungsfaktoren im GFP in physiologischer Konzentration vorliegen, ist ein erheblicher Substitutionsbedarf nötig, um einen Konzentrationsanstieg zu erreichen.

ein erheblicher Substitutionsbedarf nötig, um einen Konzentrationsanstieg bei bestehendem Defizit und andauerndem Verlust zu erreichen. Hieraus resultiert eine Volumenbelastung, die bei der Versorgung eines polytraumatisierten Patienten erwünscht ist, bei der elektiven Operation eines Patienten mit kardiopulmonaler Vorerkrankung und Gerinnungsstörung jedoch erhebliche Probleme verursachen kann.

Indikationen: Blutungsneigung/akute Blutung bei komplexen Gerinnungsstörungen, Verlust- oder Verdünnungskoagulopathie, Faktorenmangel (wenn kein spezifisches Faktorenkonzentrat verfügbar ist), Plasmaaustauschtherapie, dissimierte intravasale Gerinnung (DIC).

Als **Indikationen für die Gabe von GFP** gelten: manifeste Blutungsneigung oder akute Blutung im Rahmen komplexer Gerinnungsstörungen, Verlust- oder Verdünnungskoagulopathie, Substitution von Faktorenmangel, ohne dass ein spezifisches Faktorenkonzentrat verfügbar ist (Faktor-V-Mangel), die Plasmaaustauschtherapie und in Kombination mit der Antithrombin-Gabe, die Therapie einer dissimierten intravasalen Gerinnung (DIC).

Nicht indiziert ist die GFP-Gabe als Ersatz von laborchemisch nachgewiesenem Gerinnungsfaktorenmangel *ohne* Blutungsneigung oder akuter Blutung, als alleinige Volumenersatztherapie, zur Anhebung des kolloidosmotischen Drucks anstelle von Albumin und zur Substitution von Immunglobulinen.

Prothrombinkomplexpräparate (PPSB)

PPSB enthält die Vitamin K-abhängigen Faktoren II, VII, IX und X.

Prothrombinkomplexpräparate (PPSB)

Sie werden aus gepooltem Spenderplasma hergestellt und enthalten die Faktoren II, VII, IX, X und die Inhibitoren Protein S und Protein C. Ihre Synthese erfolgt Vitamin-K-abhängig in der Leber. Gerinnungsfaktorenkonzentrate haben gegenüber der GFP-Gabe den Vorteil der geringeren Volumenbelastung und der sofortigen Verfügbarkeit. Allerdings ist eine Übertragung von Viren durch PPSB-Präparate nicht mit absoluter Sicherheit auszuschließen. Darüber hinaus haben PPSB-Präparate potenziell thrombogene Eigenschaften.

Bei Vorliegen der Indikation zur sofortigen Normalisierung der Hämostase (z. B. dringliche Operation eines Patienten unter Marcumar®-Therapie) werden initial 1.000–3.000 IE PPSB gegeben. Entsprechend der Halbwertszeit dieser Faktoren müssen in 6- bis 8-stündigen Intervallen möglicherweise weitere Substitutionen erfolgen. Eine komplette Antagonisierung des Marcumars® ist in jedem Fall zu vermeiden. Eine Anhebung des Quick-Wertes auf ca. 50 % (INR < 1,5) reicht auch für Notfalloperationen im Allgemeinen aus.

▶ Merke

▶ **Merke: Faustregel:** Die Gabe von 1 IE PPSB pro kg KG führt zu einer Anhebung des Quick-Wertes um etwa 1 %.

Wird PPSB bei Patienten mit Leberinsuffizienz gegeben, muss vorher Antithrombin substituiert werden, um thromboembolische Ereignisse zu verhindern.

Fibrinogen (Faktor I)

Erst bei Unterschreiten der kritischen Fibrinogenkonzentration (< 75 mg/dl) ist eine Substitution erforderlich, da Fibrinogen – bei stabilen Gerinnungsverhältnissen – sehr schnell neu gebildet wird (Akut-Phase-Protein). Der Fibrinogenmangel kann durch GFP-Gabe oder Fibrinogenkonzentrate ausgeglichen werden.

Fibrinogen (Faktor I)

Norm: ca. 150–350 mg/dl.

Die Substitution ist restriktiv zu handhaben. Erst bei Unterschreiten der kritischen Fibrinogenkonzentration (< 75 mg/dl) ist eine Substitution erforderlich, da Fibrinogen – bei stabilen Gerinnungsverhältnissen – sehr schnell neu gebildet wird (Akut-Phase-Protein). Beim Vorliegen perioperativer Gerinnungsstörungen ist die Indikation zur Fibrinogensubstitution großzügiger zu stellen. Der Fibrinogenmangel kann durch GFP-Gabe oder Fibrinogenkonzentrate ausgeglichen werden. Wiederum können die rasche Verfügbarkeit und eine geringere Volumenbelastung im Einzelfall für die Konzentratgabe sprechen.

▶ Merke

▶ **Merke:** Eine Fibrinogensubstitution sollte nur bei schwerer Blutung und deutlich erniedrigter Fibrinogenkonzentration erfolgen.

Faustregel: erforderliche Fibrinogendosis (mg) = erwünschter Anstieg (g/l) × Plasmavolumen (ml)

Faktor VII

Die exogene Gerinnung startet mit der Aktivierung von Faktor VII durch Bindung an Tissue-Factor (TF) auf der Oberfläche subendothelialer Zellen. Der Komplex aus TF und Faktor VIIa führt unter anderem zur Aktivierung von Faktor X. Seit einigen Jahren steht rekombinant hergestellter Faktor VIIa (rFVIIa) zur Verfügung. Die Gabe von rFVIIa in supraphysiologischer Dosierung aktiviert auch in Abwesenheit von TF den Faktor X und induziert eine starke Thrombinbildung. Dadurch erfolgt die Bildung eines äußerst stabilen Fibringerinnsels („Thrombin Burst"). Zugelassen ist dieses Präparat bisher nur zur Therapie bei akuten Blutungen im Rahmen der Hemmkörperhämophilie (Faktor-VIII-/Faktor-IX-Mangel). Es gibt inzwischen jedoch zahlreiche Erfolge beim Einsatz im Rahmen traumatischer oder chirurgisch nicht-beherrschbarer Blutungen.

Dosierung: 60–120 μg/kg KG als Bolusgabe über 2–5 Minuten. Wiederholte Gabe alle 2–3 Stunden (HWZ!), bis eine Blutstillung erreicht wird. Alternativ: kontinuierliche Infusion 20–30 μg/kg KG/h.

Faktor VII

Die Gabe von rFVIIa in supraphysiologischer Dosierung aktiviert den Faktor X und induziert eine starke Thrombinbildung.

Thrombozytenpräparationen

Für die Thrombozytensubstitution stehen **thrombozytenreiches Plasma-** und **Thrombozytenkonzentrate** zur Verfügung (Thrombozytengehalt: mindestens 60×10^9 pro Einheit). Die Lagerungszeit sollte möglichst kurz sein, sie beträgt maximal 5 Tage nach Herstellung. Die Lagerung erfolgt bei Raumtemperatur (22 °C) unter ständiger Bewegung. Thrombozytenkonzentrate dürfen auf keinen Fall im Kühlschrank gelagert werden. **Indikationen** zur Substitution ergeben sich bei **Thrombozytopenien mit Blutungsneigung**. Ein Thrombozytenkonzentrat führt beim 75 kg schweren Erwachsenen zu einer Erhöhung der Zahl zirkulierender Thrombozyten um $30 \times 10^3/\mu l$. Bei der Transfusion dürfen keine Mikrofilter verwendet werden, da diese die Thrombozyten zurückhalten können. Zur Effektivitätskontrolle ist die Thrombozytenzahl 1 Stunde nach Thrombozytentransfusion zu bestimmen.

Thrombozyten haben HLA-Antigene, so dass es sich insbesondere bei chronischer Thrombozytensubstitution oder bei Substitution im Rahmen von Organtransplantationen empfiehlt, HLA-verträgliche Präparationen nach HLA-Typisierung zu transfundieren.

Thrombozytenpräparationen

Die Lagerungszeit sollte 5 Tage nicht überschreiten. Die Lagerung erfolgt bei Raumtemperatur (22 °C) unter ständiger Bewegung. Thrombozytenkonzentrate dürfen auf keinen Fall im Kühlschrank gelagert werden.

Nebenwirkungen gerinnungsfördernder Substanzen

Die unerwünschte **Gerinnungsaktivierung** bei Überdosierung ist heute selten, da viele Präparate Heparin und AT III enthalten. Das Risiko der Übertragung von **Infektionskrankheiten** kann bei der Gabe von Plasmaproteinfraktionen nicht pauschal beurteilt werden, da neben der Spenderauswahl unterschiedliche Virusinaktivierungsverfahren zum Einsatz kommen (Angaben des Herstellers beachten). **Allergische Reaktionen bis zum anaphylaktischen Schock** werden vereinzelt beschrieben.

Nebenwirkungen gerinnungsfördernder Substanzen

- unerwünschte Gerinnungsaktivierung
- Infektionen
- allergische Reaktionen.

▶ **Merke:** Bei allen Gerinnungspräparaten besteht **Dokumentationspflicht** (Chargennummer etc.)

◀ Merke

Therapeutische Inhibitoren der Fibrinolyse (Antifibrinolytika)

Indikation: Liegt eine hämorrhagische Diathese aufgrund einer primär gesteigerten Fibrinolyse (z.B. bei Fruchtwasserembolie) vor oder kommt es unter einer therapeutischen Fibrinolyse zu bedrohlichen Blutungen, ist die Indikation zur Gabe von Antifibrinolytika gegeben.

Therapeutische Inhibitoren der Fibrinolyse (Antifibrinolytika)

Indikation: hämorrhagische Diathese aufgrund einer primär gesteigerten Fibrinolyse oder bedrohliche Blutungen unter einer therapeutischen Fibrinolyse.

Aprotinin

Hierbei handelt es sich um einen Proteinaseinhibitor, der eine Inaktivierung von Plasmin bewirkt und die Umwandlung von Plasminogen in Plasmin hemmt. Darüber hinaus werden das Kallikrein-Kinin-System und das Gerinnungssystem über eine Hemmung des Faktors XII und weitere Serinproteasen inhibiert.

Aprotinin

Aprotinin ist ein Proteinaseinhibitor, der eine Inaktivierung von Plasmin bewirkt und die Umwandlung von Plasminogen in Plasmin hemmt.

Dosierung: Nach Testung der Verträglichkeit (hohes anaphylaktisches Potenzial) initial 250.000 K.IE (Kallikrein-Inhibitor-Einheiten) als Kurzinfusion; nachfolgend 100.000 K.IE/h per infusionem. Anschließend wird die Dosis gemäß Reptilasezeit adaptiert. (Die Dosierungsangaben sollen lediglich zur groben Orientierung dienen. Im chirurgischen Bereich werden auch abweichende Dosierungen verwendet.)

Tranexamsäure

Tranexamsäure hemmt die Umwandlung von Plasminogen in Plasmin.

Dieses synthetische Antifibrinolytikum hemmt die Umwandlung von Plasminogen in Plasmin und weniger die Wirkung von Plasmin selbst. Die Substanz hat keine Wirkung auf das Gerinnungssystem, d. h. sie ist ohne antikoagulatorischen Effekt.

Dosierung: initial 10–20 mg/kg KG; nachfolgend 1–2 mg/kg KG/h.

ε-Aminocapronsäure

Im Gegensatz zu den beiden erstgenannten Substanzen hat ε-Aminocapronsäure nur einen geringen antifibrinolytischen Effekt.

Gerinnungshemmende Substanzen

Gängige Antithrombotika s. Tab. **A-3.7**.

Gängige Antithrombotika sind in Tab. **A-3.7** dargestellt.

Inhibitoren – Antithrombin (AT)

Antithrombin ist ein physiologischer Hemmstoff des Gerinnungssystems.

Antithrombin ist ein physiologischer Hemmstoff des Gerinnungssystems. Bereits leicht erniedrigte Plasmakonzentrationen (50–70 %) bedeuten ein Ungleichgewicht mit möglicherweise erhöhter Gerinnbarkeit und Thromboemboliegefährdung, so dass allgemein eher eine frühzeitige Substitution empfohlen wird. Ein stärkerer Abfall kann durch eine **Hyperkoagulämie** (AT ist ein **sensibler Indikator** für einen erhöhten Verbrauch von Gerinnungsfaktoren) oder eine verminderte Syntheseleistung der Leber („Schockleber", Leberzirrhose, Sepsis) verursacht sein.

Wirkmechanismus: Antithrombin inaktiviert mit besonderer Intensität Thrombin (Faktor IIa) und Faktor Xa und mit geringerer Affinität die Gerinnungsfaktoren IXa, XIa, XIIa und VIIa. Der Inaktivierungsablauf wird durch Heparin wesentlich beschleunigt.

Wirkmechanismus: AT inaktiviert mit besonderer Intensität Thrombin (Faktor IIa) und Faktor Xa und mit geringerer Affinität die Gerinnungsfaktoren IXa, XIa, XIIa und VIIa. Der Inaktivierungsablauf wird durch Heparin wesentlich beschleunigt.

▶ Merke

▶ **Merke: Faustregel:** Die Gabe von 1 IE AT III pro kg KG führt zur Anhebung seiner Plasmaaktivität um etwa 1 %.

Pharmakokinetik: Die HWZ beträgt unter normalem Gerinnungsablauf ca. 72 Stunden, kann aber bei Eintreten einer Verbrauchskoagulopathie auf wenige Stunden absinken.

Unfraktionierte Heparine (UFH)

Indikationen: s. Haupttext.

Indikationen sind u. a.:
- perioperative Thromboseprophylaxe
- Gerinnungshemmung bei Hämodialyse und Hämofiltration
- Gerinnungshemmung bei extrakorporalem Kreislauf (Herz-Lungen-Maschine)
- Therapie bei tiefer Venenthrombose
- Therapie bei Lungenembolie.

UFH zeichnen sich durch mindestens **3 Wirkmechanismen** aus:

Wirkungsmechanismen unfraktionierter Heparine:
- Inaktivierung von Thrombin
- Hemmung der Aktivierung von Gerinnungsfaktoren
- Hemmung der thrombininduzierten Thrombozytenadhäsion.

- **Inaktivierung von Thrombin** (Faktor IIa), die nur in Anwesenheit von AT über den Heparin-AT-Komplex geschieht
- **Hemmung der Aktivierung von Gerinnungsfaktoren** (besonders von Faktor Xa), ebenfalls unter Beteiligung des AT über den Heparin-AT-Komplex
- **Hemmung der thrombininduzierten Thrombozytenadhäsion.**

Pharmakokinetik: Heparin muss parenteral (subkutan oder intravenös) zugeführt werden, da keine enterale Resorption stattfindet. Die Wirkung nach intravenöser Bolusgabe tritt sofort ein. Die Plasmahalbwertszeit von unfraktionierten Heparinen nach intravenöser Gabe beträgt 60–90 Minuten. Nach Absetzen einer intravenösen Infusion ist dementsprechend noch mit einer anhaltenden Wirkung zu rechnen.

Nebenwirkungen: Die Hauptgefahr besteht in einer Heparinüberdosierung mit **erhöhter Blutungsneigung**. Als **Antidot** steht **Protamin** zur Verfügung. Protamin verbindet sich mit Heparin zu einem 1:1-Komplex (Protamin-Heparin-Komplex) und hebt dessen antikoagulatorische Wirkung auf. Bei Überdosierung oder alleiniger Gabe hat Protamin selbst einen antikoagulatorischen Effekt.

▶ **Merke:** 1 IE Protamin antagonisiert 1 IE Heparin.

Beim Auftreten einer **heparininduzierten Thrombozytopenie (HIT)** ist Heparin abzusetzen.

Dosierung: Die **„Low-Dose"-Therapie** kann kontinuierlich intravenös oder fraktioniert subkutan durchgeführt werden. Zur **therapeutischen Heparinisierung** wird eine intravenöse Bolusgabe von 5.000 IE mit nachfolgender intravenöser Dauerinfusion von etwa 800–1.000 IE pro Stunde unter aPTT-Adjustierung gegeben (Zielwert: 1,5- bis 2,5fache der Norm). Bei terminaler Niereninsuffizienz oder schwerer Leberschädigung verlängert sich die HWZ.
Die hochdosierte intravenöse Heparintherapie wird über die aPTT und TZ gesteuert.
Im Rahmen des Einsatzes einer **Herz-Lungen-Maschine** (HLM) oder einer extrakorporalen Membranoxygenierung (ECMO) wird Heparin hochdosiert genutzt, um eine Antikoagulation zu verhindern. Die Überprüfung der Effektivität der Heparinisierung erfolgt hier aufgrund der schnellen Verfügbarkeit mittels der Activated Clotting Time (**ACT**). Es wird die Zeit gemessen, in der eine Vollblutprobe nicht koaguliert. Bei Patienten ohne Gerinnungsstörung und ohne Heparingaben beträgt diese 70–150 Sekunden, unter hochdosierter Heparingabe ≥ 350 Sekunden. Beeinflusst wird die ACT durch die Thrombozytenzahl und -funktion, Hypothermie, Hämodilution etc.

Niedermolekulare Heparine (NMH)

Indikationen:
- perioperative Thromboseprophylaxe
- Antikoagulation bei extrakorporalen Verfahren (Hämodialyse/filtration)
- Therapie bei tiefer Bein-Becken-Venenthrombose
- Therapie bei Lungenembolie.

Wirkmechanismus: Die NMH (mittleres Molekulargewicht 4.000–6.000 Dalton) hemmen im Komplex mit AT vor allem den Faktor Xa und weniger die Thrombinwirkung. Wie bei unfraktioniertem Heparin ist eine normale AT-Konzentration erforderlich. Durch die geringere Hemmung der Thrombinwirkung sinkt das Blutungsrisiko bei erhaltenem thrombosehemmendem Effekt.

Pharmakokinetik: NMH werden vor allem subkutan, aber auch intravenös (bei extrakorporalen Verfahren) verabreicht. Die Wirkdauer ist bei subkutaner Gabe länger als bei unfraktionierten Heparinen. Zusammen mit der vergleichsweise höheren Bioverfügbarkeit (NMH: > 90 %; UFH: 20–30 %) verringert sich die prophylaktische NMH-Gabe auf einmal täglich.

Nebenwirkungen: siehe UFH. Protamin antagonisiert auch NMH. Bei Verdacht auf eine HIT ist das NMH abzusetzen.

Dosierung: Zur perioperativen und konservativen risikoadaptierten Thromboembolieprophylaxe ist eine einmalige Gabe pro Tag ausreichend (z. B. Fragmin P® (15 mg) oder Clexane® 20 (20 mg) 1 × tgl. s. c. Eine Therapieüber-

Pharmakokinetik: Heparin muss parenteral (subkutan oder intravenös) zugeführt werden, da keine enterale Resorption stattfindet (HWZ nach i.v. Gabe: 60–90 min).

Nebenwirkungen: Die Hauptgefahr besteht in einer Heparinüberdosierung mit **erhöhter Blutungsneigung**. Als **Antidot** steht **Protamin** zur Verfügung.

◀ **Merke**

Beim Auftreten **heparininduzierter Thrombozytopenien (HIT)** ist Heparin abzusetzen.

Dosierung: Die **„Low-Dose"-Therapie** kann kontinuierlich intravenös oder fraktioniert subkutan durchgeführt werden. **Therapeutische Heparinisierung:** intravenöse Bolusgabe von 5.000 IE mit nachfolgender intravenöser Dauerinfusion von etwa 800–1.000 IE pro Stunde unter aPTT-Adjustierung (Zielwert: 1,5- bis 2,5fache der Norm).

Niedermolekulare Heparine (NMH)

Indikationen: s. Haupttext.

Wirkmechanismus: Niedermolekulare Heparine (mittleres Molekulargewicht 4.000–6.000 Dalton) hemmen im Komplex mit AT vor allem den Faktor Xa.

Pharmakokinetik: Niedermolekulare Heparine werden vor allem subkutan verabreicht. Die Wirkdauer ist bei subkutaner Gabe länger als bei unfraktionierten Heparinen, daher ist zur Prophylaxe eine einmalige Gabe pro Tag ausreichend.
Nebenwirkungen: siehe UFH.

Dosierung: Zur perioperativen und konservativen risikoadaptierten Thromboembolieprophylaxe ist eine einmalige Gabe pro Tag ausreichend.

wachung ist bei subkutanaer Gabe generell nicht erforderlich. Ausnahmen stellen Erwachsene < 50 kg Körpergewicht, Kinder, Patienten mit Niereninsuffizienz, schwerer Leberschädigung, Gravidität und die intravenöse Gabe dar. In diesen Fällen soll der Anti-Faktor-Xa-Wert (aXa) bestimmt werden. Bei subkutaner Gabe ist zur Erfassung der maximalen Plasmakonzentration die Bestimmung genau 4 ± 0,5 Stunden nach der letzten Applikation sinnvoll.

Kumarine

Kumarine

Indikationen: Antikoagulanzien vom Kumarintyp sind Mittel der Wahl bei notwendiger Langzeitantikoagulation.

Indikationen: Kumarine werden zur längerfristigen antikoagulatorischen Prophylaxe bzw. Therapie eingesetzt: Nachbehandlung von Thrombosen und Lungenembolien, Z. n. mechanischem Herzklappenersatz, Vermeidung von Thrombenbildung bei Herzklappenfehlern und Vorhofflimmern, thrombotische Diathese bei angeborenem AT-Mangel oder Mangel anderer physiologischer Inhibitoren der Gerinnung.

Wirkungsmechanismus: Als **Vitamin-K-Antagonisten** blockieren sie die Vitamin-K-abhängige Karboxylierung der Faktoren II, VII, IX und X.

Wirkungsmechanismus: Als **Vitamin-K-Antagonisten** blockieren diese Substanzen (z. B. Phenprocoumon, Marcumar®) die Vitamin-K-abhängige Karboxylierung der Faktoren II, VII, IX und X (Prothrombinkomplex) in der Leber, so dass deren Konzentration entsprechend ihrer Halbwertszeiten abnimmt.

Pharmakokinetik: Kumarine werden gut enteral resorbiert. Die Überprüfung der Kumarinwirkung erfolgt durch Bestimmung des Quick-Wertes (Ziel: 25–35 %) oder des INR (Ziel: 2,0–3,0).

Pharmakokinetik: Kumarine werden gut enteral resorbiert. Bei Therapiebeginn erfolgt der Wirkungseintritt erst nach 48–96 Stunden, so dass in dieser Phase überlappend eine Heparintherapie nötig ist, bis die Prothrombinzeit den **therapeutischen Bereich** (Quick-Wert: 25–35 %; INR: 2,0–3,0) erreicht hat. Patienten mit Herzklappenveränderungen benötigen höhere Werte. Die Plasmahalbwertszeit von Marcumar®/Falithrom® beträgt ca. 150 Stunden, die von Coumadin® ca. 40 Stunden. Daher tritt ein Wirkungsverlust nach Absetzen erst nach mehreren Tagen ein.

Nebenwirkungen: Eine **erhöhte Blutungsneigung** bei Überdosierung entsteht am häufigsten durch Kumulation infolge der langen Halbwertszeiten.

Nebenwirkungen: Eine **erhöhte Blutungsneigung** bei Überdosierung entsteht am häufigsten durch Kumulation infolge der langen Halbwertszeiten. Blutungen treten oft auch auf bei Co-Medikation mit gerinnungsaktiven Substanzen wie beispielsweise bei Thrombozytenfunktionshemmern, nichtsteroidalen Antirheumatika, etc. Ferner gibt es zahlreiche weitere Substanzen, die die Marcumarwirkung verstärken oder abschwächen.

Perioperatives Management: Perioperativ werden Kumarine wegen schlechter Steuerbarkeit und Blutungsgefahr auf Heparin umgesetzt.

Perioperatives Management: Während der perioperativen Phase werden Kumarine zur Thromboembolieprophylaxe wegen der schlechten Steuerbarkeit und der Blutungsgefahr auf Heparin umgesetzt (so genanntes Bridging). Abhängig von der Indikation zur Marcumartherapie, des mit dem Eingriff verbundenen Blutungsrisikos und des individuellen Thromboembolierisikos erfolgt die alternative periinterventionelle Antikoagulation entweder mit UFH intravenös oder NMH subkutan („Bridging-Schemata" der Hersteller beachten).

▶ Merke

▶ **Merke: Antikoagulation und Anästhesieverfahren**
Ist bei einem Patienten unter oraler Antikoagulation mit einem Kumarin ein operativer Eingriff notwendig oder kommt es zu einem Trauma, so empfiehlt sich nach **Prüfung der Indikation** folgendes Vorgehen:
- Steht genügend Zeit zur Verfügung, setzt man die Kumarintherapie ab und lässt den Quick-Wert unter gleichzeitiger Heparinisierung **spontan** auf über 50 % der Norm ansteigen.
- Nach Gabe von **Konakion®** (10–20 mg oral oder i. v.) ist eine deutliche Verkürzung der Prothrombinzeit (Erhöhung des Quick-Wertes) **frühestens** nach 6–12 Stunden zu erwarten.
- Eine Beendigung der Kumarintherapie und gleichzeitige **PPSB-Gabe** (Ziel: Quick > 50 %) ist dem absoluten Notfall vorbehalten, da die abrupte Korrektur der Gerinnungsverhältnisse mit deutlich erhöhter Thromboemboliegefahr einhergeht.

☰ A-3.7	**Gängige Antithrombotika (nach der Leitlinie der Deutschen Gesellschaft für Anästhesiologie und Intensivmedizin 05/03)**	
	Generikum	*Handelsnamen (Beispiele)*
Unfraktioniertes Heparin (UFH)	Heparin	
Niedermolekulares Heparin (NMH)	Certoparin	Mono-Embolex NM®
	Dalteparin	Fragmin P®
	Enoxaparin	Clexane®
	Nadroparin	Fraxiparin®
	Reviparin	Clivarin®
	Tinzaparin	innohep®
Thrombininhibitoren	Desirudin	Revasc®
	Lepirudin	Refludan®
	Argatroban	Argatra®
Kumarine (Vitamin-K-Antagonisten)	Phenprocoumon	Marcumar®
	Warfarin	Coumadin®

Aktivatoren der Fibrinolyse

Prinzip: Fibrinolytika bewirken eine Plasminämie mit systemischer Fibrinolyse durch Spaltung von Fibrinogen und anderen Gerinnungsfaktoren (vor allem Faktor V und Faktor VIII) sowie einen Verbrauch von Plasminogen.
Bei den Aktivatoren der Fibrinolyse werden *indirekte* und *direkte* Aktivatoren unterschieden.

Wirkstoffe:
- **Streptokinase (SK):** Streptokinase bildet mit Plasminogen einen Streptokinase-Plasminogen-Aktivatorkomplex, der weiteres Plasminogen in Plasmin umwandelt (indirekter Wirkmechanismus). Ein besonderer Gesichtspunkt ergibt sich aus der **antigenen Eigenschaft** von SK. Dadurch kommt es binnen 3–5 Tagen zu einem Anstieg des Antistreptokinasetiters. Da Antistreptokinase Streptokinase neutralisiert, wird die Therapie zunehmend ineffektiv, so dass eine maximale Lysedauer von 5–7 Tagen resultiert. Das Blutungsrisiko unter einer Lysetherapie mit SK wird mit 4–10 % angegeben.
- **Anisoylierter Plasminogen-Streptokinase-Aktivatorkomplex Anistreplase:** Das unter dem Namen Eminase® im Handel befindliche Präparat verlängert infolge der Anisoylierung des Plasminogen-Streptokinase-Aktivatorkomplexes die durch ihn induzierte fibrinolytische Aktivität im Blut um das 4- bis 5fache gegenüber einem nichtanisoylierten Plasminogen-Streptokinase-Aktivator. Außerdem lagert sich die Substanz gut an Fibrin an, sodass es im fibrinreichen Thrombus zu einer hohen Plasminaktivität (lytische Wirkung) kommt.
- **Urokinase (UK):** Urokinase ist ein direkter Aktivator des fibrinolytischen Systems. Bei fehlender Antigenität ist die Dauer der Lyse von daher zeitlich nicht begrenzt. Komplizierende Blutungen treten seltener auf als unter SK. Das Blutungsrisiko unter einer Lysetherapie mit UK wird mit 1 % angegeben.
- **r-tPA („tissue plasminogen activator"):** Hierbei handelt es sich um einen Gewebeaktivator von Plasminogen mit hoher Spezifität für Fibrin (Thrombusfibrin) und einer geringeren Wirkung auf Fibrinogen, den Faktor V und Faktor VIII. Die Substanz wird gentechnologisch hergestellt (r-tPA; „r" steht für rekombinant). Sie hat gute Ergebnisse bei der Thrombolyse im Rahmen des Myokardinfarktes und der Lungenembolie bewiesen. Von Nachteil ist, dass r-tPA (Alteplase, Reteplase, Tenecteplase) aufgrund des Herstellungsverfahrens ausgesprochen teuer ist.

Therapeutische Fibrinolyse bzw. Thrombolyse: Eine **Lysetherapie** mit SK, UK oder r-tPA kann systemisch durch intravenöse Applikation oder, wenn möglich, lokal durch Infusion direkt in das betroffene Gefäß (Pulmonal-, Koronar-,

☰ A-3.7

Aktivatoren der Fibrinolyse

Prinzip: Bei den Aktivatoren der Fibrinolyse werden *indirekte* und *direkte* Aktivatoren unterschieden.

Wirkstoffe:
- **Streptokinase (SK)** bildet mit Plasminogen einen Streptokinase-Plasminogen-Aktivatorkomplex, der weiteres Plasminogen in Plasmin umwandelt (indirekter Wirkmechanismus). Die **antigenen Eigenschaften** von SK führen zu einer zeitlichen Begrenzung der Lysetherapie.

- Der **anisoylierte Plasminogen-Streptokinase-Aktivatorkomplex Anistreplase** verlängert infolge der Anisoylierung des Plasminogen-Streptokinase-Aktivatorkomplexes die durch ihn induzierte fibrinolytische Aktivität im Blut.

- **Urokinase (UK)** ist ein direkter Aktivator des fibrinolytischen Systems. Bei fehlender Antigenität ist die Dauer der Lyse zeitlich nicht begrenzt.

- **r-tPA** ist ein Gewebeaktivator von Plasminogen mit hoher Spezifität für Fibrin.

Therapeutische Fibrinolyse bzw. Thrombolyse Eine **Lysetherapie** kann systemisch durch intravenöse Applikation oder lokal durch Infusion direkt in das betroffene Gefäß erfolgen. Daran schließt sich eine **Heparinisierung** zur Vermeidung einer erneuten Thrombenbildung an. Anschließend erfolgt eine längerfristige Antikoagulation mit **Kumarinen** oder **ASS**.

Indikationen, Kontraindikationen: Tab. **A-3.8**.

periphere Arterie) erfolgen. Der Vorteil der lokalen Applikation liegt in der intensiveren Wirkung am Ort der Thrombose, wobei aber eine systemische Aktivierung der Fibrinolyse nicht vollständig vermieden werden kann. Eine thrombolytische Therapie muss mit einer **Heparinisierung** zur Vermeidung einer erneuten Thrombenbildung kombiniert werden, der anschließend eine längerfristige Antikoagulation **(Kumarine, ASS)** folgt.

Indikationen, Kontraindikationen: Tab. **A-3.8**.

☰ A-3.8	Indikationen und Kontraindikationen einer Therapie mit Fibrinolytika	
Indikationen (Beispiele) für SK, UK, r-tPA	*absolute Kontraindikationen (Auswahl)*	*relative Kontraindikationen (Auswahl)*
▪ frischer Myokardinfarkt (< 6 Stunden) ▪ frische Lungenembolie ▪ frische tiefe Beinvenenthrombose ▪ akuter peripherer arterieller Gefäßverschluss ▪ Shuntthrombosen bei Dialysepatienten	▪ hämorrhagische Diathese ▪ orale Antikoagulation ▪ latente lokale Blutungsbereitschaft (frische Ulzera des Magen-Darm-Traktes) ▪ schwere arterielle Hypertonie (> 200/110 mmHg) ▪ Endocarditis lenta ▪ Streptokokkensepsis ▪ zerebraler Insult ▪ kurz zurückliegende Lumbalpunktion	▪ diabetische Retinopathie ▪ schwere Lebererkrankungen ▪ kurzzeitig zurückliegende intramuskuläre Injektion ▪ bei der Planung einer Lyse mit SK: vorausgegangene Streptokokkeninfekte oder eine frühere Lyse mit SK. ▪ Bei der Bewertung der relativen Kontraindikationen müssen im Einzelfall Nutzen und Risiko einer Lysetherapie gegeneinander abgewogen werden

Thrombozytenaggregationshemmer

Sie hemmen die Plättchenaggregation und werden zur Prophylaxe arterieller Thrombosen eingesetzt (Tab. **A-3.9**).

Indikationen: Sekundärprophylaxe Herzinfarkt, pAVK, transitorisch-ischämische Attacke.

Thrombozytenaggregationshemmer

Hierbei handelt es sich um Substanzen, die über unterschiedliche biochemische Mechanismen eine Hemmung der Plättchenaggregation bewirken und zur Prophylaxe arterieller Thrombosen eingesetzt werden. Zu einzelnen Wirkstoffen siehe Tab. **A-3.9**.

Indikationen sind die Sekundärprophylaxe des Herzinfarktes, die periphere arterielle Durchblutungsstörung und die transitorisch-ischämische Attacke.

☰ A-3.9

☰ A-3.9	Gängige Thrombozytenaggregationshemmer	
Wirkstoff	*Generikum*	*Handelsnamen (Beispiele)*
Acetylsalicylsäure	Acetylsalicylsäure	Aspirin®
Thienopyridine (ADP-Antagonisten)	Ticlopidin Clopidogrel	Ticlopidin® Iscover®
GIIb/IIIa-Antagonisten	Abciximab Eptifibatid Tirofiban	ReoPro® Integrilin® Aggrastat®

Aggregationshemmer und Anästhesieverfahren

Bei Patienten, die Antikoagulanzien einnehmen, sind die (zum Teil langen) Zeitintervalle, die vor Punktion oder Entfernen eines Katheters einzuhalten sind, zu beachten (Tab. **A-3.10**).

Aggregationshemmer und Anästhesieverfahren

Bei Patienten der Risikogruppen ASA I und II mit unauffälliger Gerinnungsanamnese (kein häufiges Nasenbluten, keine vermehrten „blaue Flecken", keine positive Familienanamnese, keine antikoagulative Therapie, etc.) ist die Durchführung eines rückenmarknahen regionalen Anästhesieverfahrens auch ohne aktuelle Laborkontrolle entsprechend der Leitlinie der Deutschen Gesellschaft für Anästhesiologie und Intensivmedizin möglich.

Bei Patienten, die Antikoagulanzien einnehmen, sind jedoch die (zum Teil langen) Zeitintervalle, die vor Punktion oder Entfernen eines Katheters einzuhalten sind, zu beachten (Tab. **A-3.10**).

A-3.10	Empfohlene Zeitintervalle für das Ab- bzw. Wiederansetzen einer Antikoagulanzientherapie vor und nach rückenmarknaher Punktion bzw. Katheterentfernung (nach der Leitlinie der Deutschen Gesellschaft für Anästhesiologie und Intensivmedizin 05/03)		
	vor Punktion/ Katheterentfernung	**nach Punktion/ Katheterentfernung**	**Laborkontrolle**
Unfraktionierte Heparine (low dose)	4 h	1 h	Thrombozyten bei Therapie > 5 Tagen
Unfraktionierte Heparine (high dose)	4 h	1 h	aPTT, (ACT), Thrombozyten
Niedermolekulare Heparine (low dose)	10–12 h	2–4 h	Thrombozyten bei Therapie > 5 Tagen
Niedermolekulare Heparine (high dose)	24 h	2–4 h	Thrombozyten bei Therapie > 5 Tagen
Fondaparinux – normale Nierenfunktion – eingeschränkte Nierenfunktion	20–22 h 36–42 h	2–4 h	
Kumarine	INR < 1,4	nach Katheterentfernung	
Hirudine	8–10 h	2–4 h	
Acetylsalicylsäure	> 2 Tage	nach Katheterentfernung	
Clopidogrel	> 7 Tage	nach Katheterentfernung	
Ticlopidin	> 10 Tage	nach Katheterentfernung	

Weiterhin ist zu berücksichtigen, dass die Wirkung niedermolekularen Heparins nicht über die Globalparameter der Gerinnung zu erfassen ist. Hierfür ist die Bestimmung der Anti-Faktor-Xa-Aktivität nötig.

Störungen der Thrombozytenfunktion

Thrombozytopenien

▶ **Definition:** Thrombozytenzahl < 150.000/µl.

Pathologisch niedrige Werte entstehen **überwiegend** infolge eines **erhöhten Umsatzes** (z. B. Verbrauchskoagulopathie) oder seltener aufgrund einer verminderten Bildung im Knochenmark (schwere Knochenmarkdepression). Ursachen zeigt die Tab. **A-3.11**.

Störungen der Thrombozytenfunktion

Thrombozytopenien

◀ Definition

Mögliche Ursachen zeigt Tab. **A-3.11**.

A-3.11	Ursachen für Thrombozytopenien	
Umsatzsteigerung	**Knochenmarkdepression**
▪ Verbrauchskoagulopathie ▪ Hämolyse ▪ Splenomegalie ▪ Sepsis ▪ Antikörperbildung (postinfektiös, post transfusionem, idiopathisch, medikamentös-allergisch) ▪ Urämie ▪ Leberzirrhose	▪ primär (z. B. Leukämie) ▪ sekundär (z. B. medikamentös-toxisch)

Vorgehen bei thrombozytopenischer Blutungsgefährdung: Die kritische Schwelle für eine Blutungsgefährdung aufgrund eines Thrombozytenmangels wird in der Literatur unterschiedlich bewertet. Die Angaben reichen von 30.000–80.000/µl. Präoperativ sollen Patienten mit einer Plättchenzahl von 10.000–30.000/µl auch ohne aktuelle Blutung substituiert werden. Während

Vorgehen bei thrombozytopenischer Blutungsgefährdung: Präoperativ sollen Patienten mit einer Plättchenzahl von 10.000–30.000/µl auch ohne aktuelle Blutung substituiert werden. Perioperativ

sollten je nach Eingriff Werte von
> 50.000/µl angestrebt werden.
Zur Thrombozytensubstitution s. S. 83.

der perioperativen Phase sollten in Abhängigkeit von der Größe des Eingriffes Werte von > 50.000/µl angestrebt werden. Bei gleichzeitiger Plättchenfunktionsstörung kann auch bei höheren Plättchenzahlen eine Blutungsneigung auftreten. Zur Substitution von Thrombozyten s. S. 83.
Heparin hemmt die Thrombozytenaggregation und wird bei Thrombozytopenie vermindert inaktiviert. Deshalb muss Heparin, insbesondere in der postoperativen Phase, der Thrombozytenzahl angepasst werden.

Thrombozytosen

▶ **Definition:** Thrombozytenzahl > 400.000/µl.

Ursächlich liegt meist eine reaktive Plättchenvermehrung vor.

Ursächlich liegt meist eine reaktive Plättchenvermehrung (Splenektomie, Postinfektionssyndrom) vor. Thrombozytosen können Gefäßverschlüsse verursachen, indem sie die Blutgerinnbarkeit verstärken. Die Heparindosierung ist entsprechend zu erhöhen.

Thrombozytopathien

Verdacht auf eine Thrombozytopathie besteht bei pathologisch verlängerter Blutungszeit bei normaler Thrombozytenzahl.

Eine Verminderung der Gerinnungsfunktion kann nicht nur aufgrund einer zu geringen Plättchenzahl, sondern auch auf einer Plättchenfunktionsstörung (Thrombozytopathie) beruhen. Der Verdacht auf eine Thrombozytopathie ergibt sich durch eine pathologisch verlängerte Blutungszeit bei normaler Thrombozytenzahl und unauffälliger plasmatischer Gerinnung. Diese Störungen sind selten angeboren; zumeist sind sie **erworben** als Folge unterschiedlichster **Stoffwechselstörungen** (Niereninsuffizienz, Leberinsuffizienz, Sepsis) oder nach **Medikamentengabe** (Acetylsalicyläure, Dextrane, HAES, Antibiotika [Penicilline, Cephalosporine]).

Therapie: Das **Ausschalten der schädigenden Einflüsse** steht im Vordergrund. Die Gabe von **Steroiden** ist in einigen Fällen erfolgreich. Die **Substitution von Thrombozyten** ist in der Regel nur bei gleichzeitiger Thrombozytopenie und klinischer Blutungsneigung indiziert.

Therapie: Das **Ausschalten** bzw. die **Reduzierung der schädigenden Einflüsse** steht im Vordergrund, z. B. Absetzen der Pharmaka. Die Gabe von **Steroiden** ist in einigen Fällen erfolgreich. Die **Substitution von Thrombozyten** ist in der Regel nur bei gleichzeitiger Thrombozytopenie und klinischer Blutungsneigung (Haut- und Schleimhautblutungen, Petechien und Purpura) indiziert. Hierbei ist zu berücksichtigen, dass auch substituierte Plättchen z. B. bei anhaltenden Stoffwechselstörungen schnell gehemmt werden. Dann können wiederholte Thrombozytengaben erforderlich werden.
Letztlich sei auf die Möglichkeit der DDAVP-Gabe (Desmopressin, Minirin®) als Kurzinfusion (0,4 µg/kg KG innerhalb von 30 Minuten) hingewiesen, die sich bei einigen Thrombozytopathien bewährt hat. DDAVP führt zur Aktivierung der Faktor-VIII-Untereinheiten.

Disseminierte intravasale Gerinnung (DIC)

▶ **Definition:** Bei der DIC liegt eine Aktivierung des Gerinnungssystems vor. Bei Verbrauch des Inhibitorpotenzials entsteht ein autonomer Gerinnungsablauf über den Ort der Verletzung hinaus mit Blutungskomplikationen sowie disseminierten Fibrin- und Thrombozytenablagerungen im Kapillarbett. Resultierende Mikrozirkulationsstörungen haben lebensbedrohliche hypoxische Funktionsbeeinträchtigungen aller Organe zur Folge.

Ursachen sind u. a. verschiedene **Formen des Schocks**, die **Einschwemmung von thromboplastischem Material** bei Zelluntergang sowie geburtshilflichen Komplikationen (septischer Abort, Eklampsie).

Ursachen: Im Folgenden werden die wichtigsten prädisponierenden Krankheitsbilder bzw. Schädigungen aufgeführt, die eine DIC verursachen oder ihrer Entstehung Vorschub leisten. Hierunter fallen die verschiedenen **Formen des Schocks** (hämorrhagisch, kardiogen, traumatisch, septisch, nach Verbrennung) und die DIC-Auslösung im Rahmen generalisierter Mikrozirkulationsstörungen mit Stase, Hypoxie und Azidose nach **Einschwemmung thromboplastischen Materials** bei Zelluntergang (hämolytische Syndrome, Tumorerkrankungen), Gewebetraumatisierung (Polytrauma), Operationen, akuten

Organnekrosen (nekrotisierende Pankreatitis, Leberzellnekrose) und geburtshilflichen Komplikationen (septischer Abort, Eklampsie).
Auch führt eine **Schädigung des Gefäßendothels** mit Freilegung subendothelialer Strukturen, eine mechanische Erythrozytenschädigung bei extrakorporaler Zirkulation, eine **Bakterienendotoxinämie** (besonders gramnegative Septikämien), **Immunreaktionen** wie die Antigen-Antikörper-Komplexe mit Komplementaktivierung (z. B. im anaphylaktischen Schock) und unter Umständen ein Schlangenbiss zum Entstehen einer DIC.

Phasen: An klinischen Symptomen tritt eine hämorrhagische Diathese und Mikrozirkulationsstörung auf. Es hat sich die Einteilung der DIC in 3 Phasen bewährt (Tab. **A-3.12**).
1. Zu Beginn besteht eine **Hyperkoagulabilität** mit der Gefahr einer Zirkulationsstörung aufgrund von Mikrothrombenbildung.
2. Die verstärkte Aktivierung der Gerinnungsfaktoren bewirkt (als Kompensationsmechanismus) eine **Zunahme der Plasminbildung** (sekundäre Fibrinolyse). Gleichzeitig wird normalerweise eine weitere Aktivierung der Gerinnungsfaktoren gehemmt. Im Rahmen der DIC bewirken die Auslöser jedoch einen so starken Stimulus, dass sich die Gerinnungsfaktoren nicht hemmen lassen. Es kommt zum **Verbrauch der aktivierten Gerinnungsfaktoren**.
3. Die Folge der Gerinnungsaktivierung ist die diffuse Blutung aufgrund fehlender Gerinnungsfaktoren **(Verbrauchskoagulopathie)** und **gesteigerter Fibrinolyse**.
Die einzelnen Phasen gehen im klinischen Alltag ineinander über.

Phasen: (Tab. **A-3.12**):
1. **Hyperkoagulabilität** und Mikrothrombenbildung.
2. **Plasminaktivierung**.
3. **Verbrauch von Gerinnungsfaktoren** und **gesteigerte Fibrinolyse**.
Die einzelnen Phasen gehen im klinischen Alltag ineinander über.

A-3.12 Phaseneinteilung der DIC

Phase	I	II	III
Thrombozyten	(normal) erniedrigt	erniedrigt	stark erniedrigt
aPTT	erniedrigt	verlängert	stark verlängert
Quick	(normal) erhöht	erniedrigt	stark erniedrigt
TZ	normal	verlängert	stark verlängert
Fibrinogen	erhöht	erniedrigt	stark erniedrigt
AT III	normal	erniedrigt	stark erniedrigt
TAT	normal	erhöht	stark erhöht
FSP	normal	erhöht	stark erhöht
D-Dimer	normal	erhöht	stark erhöht

aPTT: aktivierte partielle Thromboplastinzeit, TZ: Thrombinzeit, AT III: Antithrombin III, TAT: Thrombin-Antithrombin-Komplex, FSP: Fibrinogenspaltprodukte, D-Dimer: Fibrinspaltprodukt.

Therapie: Das vorrangige Therapieziel ist die **Beseitigung der auslösenden Ursache**. Ferner ist eine **kardiopulmonale Stabilisierung** mittels einer adäquaten Infusions- und Transfusionstherapie unter entsprechend ausgerichteter Überwachung anzustreben.
Die **Beeinflussung der Gerinnung** erfolgt möglichst frühzeitig. Im Vordergrund steht die Normalisierung der **AT**-Plasmakonzentration, um die am Anfang stehende Hyperkoagulabilität zu unterbrechen. **Heparin** wird dabei zumeist in einer niedrigen Dosierung (2.000–5.000 IE/24 h) empfohlen, um vorhandenes AT III schneller zu aktivieren. Ferner kann durch **GFP**-Gaben das Gerinnungs- und Inhibitorpotenzial unspezifisch angehoben werden. Andere Faktorenkonzentrate (z. B. **Fibrinogen**) werden entsprechend des ermittelten Bedarfes gewählt, ebenso wie die Gabe von **Thrombozyten**.

Therapie: Beseitigung der auslösenden Ursache
- **Stadium I:** Heparin, AT III (falls < 70 %)
- **Stadium II:** siehe Stadium I plus ggf. GFP- und Faktorenersatz
- **Stadium III:** GFP-, Faktoren- bzw. Thrombozytenersatz, kein Heparin.

Die Therapie der **primären Hyperfibrinolyse** erfolgt durch Gabe von Antifibrinolytika.

Die Therapie ist abhängig vom Stadium der DIC:
- **Stadium I:** Heparin, AT III (falls < 70 %)
- **Stadium II:** siehe Stadium I plus ggf. GFP- und Faktorenersatz
- **Stadium III:** GFP-, Faktoren- bzw. Thrombozytenersatz, kein Heparin.

Bei vermuteter Fibrinosierung der Gefäßperipherie **kann** trotz eines bestehenden Hämostasedefektes im Einzelfall eine Fibrinolysebehandlung indiziert sein.

Im Gegensatz dazu wird eine **primäre Hyperfibrinolyse** durch Operationen an Lunge, Prostata oder Uterus, bei vorzeitiger Lösung der Plazenta oder bei Fruchtwasserembolie ausgelöst. Durch Freisetzung von Plasminogenaktivatoren kommt es zu einer exzessiven Plasminbildung, durch das Fibrin und Fibrinogen lysiert wird.

Die **Therapie** besteht in der Gabe von Antifibrinolytika sowie ggf. im (Einzel-) Faktorenersatz.

4 Allgemeinanästhesie

▶ **Definition:** Allgemeinanästhesie ist eine durch Medikamente hervorgerufene reversible Funktionsveränderung des zentralen Nervensystems. Sie führt zu einem Bewusstseinsverlust mit kompletter Erinnerungslosigkeit (anterograde Amnesie) für den Zeitraum der Narkose. Weitere Komponenten der Allgemeinanästhesie sind die Analgesie, die vegetative Schmerzreaktionen ausschaltet, sowie – wenn notwendig – die Relaxation der Skelettmuskulatur.

◀ **Definition**

Während dieser Zustand in den historischen Anfängen der Allgemeinanästhesie jeweils mit einer einzigen Substanz, z. B. Äther, Chloroform oder Lachgas, erreicht werden musste, wird heute die **kombinierte Gabe** von intravenösen und inhalativen Anästhetika verschiedenster Substanzgruppen, ergänzt durch Muskelrelaxanzien, bevorzugt.

Die Mechanismen, die den Zustand **„Narkose"** im ZNS verursachen, konnten bislang nicht eindeutig aufgeklärt werden. Wirkungen von intravenösen Pharmaka auf Proteinrezeptoren der Ganglienzellen und von Inhalationsanästhetika auf Membranlipide und -proteine sind beschrieben. Hierdurch werden offenbar die synaptische Übertragung im zentralen Nervensystem beeinflusst und funktionell reversible neurologische Zustandsveränderungen hervorgerufen.

Für das Verständnis des perioperativen Ablaufs einer Allgemeinanästhesie und deren möglicher Komplikationen müssen neben der Kenntnis von Pharmakokinetik und Pharmakodynamik der Injektions- und Inhalationsanästhetika sowie der Muskelrelaxanzien einige allgemeine Voraussetzungen zur Durchführung einer Narkose bekannt sein.

Heute wird die **kombinierte Gabe** von intravenösen und inhalativen Anästhetika, ergänzt durch Muskelrelaxanzien, bevorzugt.

Die Mechanismen, die den Zustand **„Narkose"** im ZNS verursachen, sind bislang nicht eindeutig aufgeklärt. Offenbar wird die synaptische Übertragung im zentralen Nervensystem beeinflusst.

4.1 Allgemeine Voraussetzungen

4.1   Allgemeine Voraussetzungen

4.1.1 Gefäßzugänge

4.1.1 Gefäßzugänge

Voraussetzung für die Durchführung einer Allgemeinanästhesie, ebenso wie bei Regionalanästhesien, ist die Schaffung eines sicheren venösen Zuganges. Die Auswahl des Zugangsortes zur Einleitung und Durchführung einer Allgemeinnarkose richtet sich nach den vorhandenen Venenverhältnissen, der Zugänglichkeit des Punktionsortes (möglichst große Entfernung zum Operationsgebiet), nach der Art und Venenverträglichkeit der verwendeten Medikamente (z. B. deren pH-Wert und Osmolarität) sowie schließlich deren Anwendungsdauer. Bei Operationen, die mit einer großen Volumenverschiebung verbunden sind, müssen ein bis zwei möglichst großlumige venöse Zugänge angelegt werden.

Ein sicherer venöser Zugang ist eine Voraussetzung für die Durchführung einer Allgemeinanästhesie. Der Zugangsort richtet sich nach der Zugänglichkeit des Punktionsortes, nach der Art und Venenverträglichkeit der Medikamente und deren Anwendungsdauer.

Periphervenöser Zugang

Periphervenöser Zugang

Allgemeinnarkosen werden in der Mehrzahl der Fälle über einen peripheren venösen Zugang eingeleitet, der intraoperativ zur Flüssigkeitstherapie mit bedarfsweiser rascher Infusion großer Flüssigkeitsmengen dient.

Venen des Handrückens und des Unterarms (Abb. **A-4.1**) werden zur Schaffung eines primären venösen Zugangs zur Einleitung der Narkose bevorzugt, da hieraus keine Bewegungseinschränkung in den Armgelenken resultiert und die Kanülen sicher fixiert werden können.

Vor der Anlage eines venösen Zuganges kann an der Punktionsstelle nach entsprechender Desinfektion eine Lokalanästhesie (z. B. mit Lidocain 1 %) durchgeführt werden. Die Punktion muss unter **sterilen Kautelen**, d. h. nach gründlicher Desinfektion des Punktionsortes (Einwirkzeit von mindestens 1 Minute abwarten) und mit sterilem Instrumentarium erfolgen. Die **indirekte Punktion** ist zu bevorzugen: Nach Anlage einer venösen Stauung mit Hilfe der Blut-

Venen des Handrückens und des Unterarms (Abb. **A-4.1**) werden zur Schaffung eines primären Zugangs bevorzugt.

Bei der Punktion sind **sterile Kautelen**, d. h. gründliche Desinfektion des Punktionsortes und steriles Instrumentarium, erforderlich. Der **indirekten Punktion** ist der Vorzug zu geben. Durch die transkutane, ca. 2 cm parallel zur Vene erfolgende Einführung der Kanüle (Tab. **A-4.1**)

≡ A-4.1   **Venenverweilkanülen**

Gauge	22 G	20 G	18 G	17 G	16 G	14 G
Farbe	blau	rosa	grün	weiß	grau	orange
Außendurchmesser	0,9 mm	1,1 mm	1,3 mm	1,5 mm	1,7 mm	2,2 mm
Durchfluss (wässrige Infusion)	36 ml/min	61 ml/min	96 ml/min	128 ml/min	196 ml/min	330 ml/min
Verwendung	Kleinkinder, „schlechte" Venen (z. B. bei Chemo-therapiepatienten	Kinder, Erwachsene	Standard-größe für Erwachsene	Volumenersatz	Volumenersatz	Volumenersatz

dient die Gewebeschicht als **Keimbarriere**. Bei der **direkten Punktion** wird nach Durchstechen der Haut die Vene direkt punktiert.

Zu den häufigsten **Komplikationen** des venösen Zugangs zählen:
- paravenöse Injektion von Medikamenten
- Thrombophlebitis
- embolische Komplikationen
- Nervenschäden.

▶ Merke

druckmanschette oder eines Stauschlauches wird die Kanüle (Tab. **A-4.1**) trans-kutan ca. 2 cm parallel zur Vene eingeführt. Bei diesem Vorgehen wird die sub-kutane Gewebeschicht zwischen Punktionsort und Vene als **Keimbarriere** wirk-sam. Bei der **direkten Punktion** dagegen wird nach dem Durchstechen der Haut die darunter liegende Vene direkt punktiert. Das Risiko des Durchstechens der Gefäße ist größer als bei der indirekten Punktion.

Zu den häufigsten **Komplikationen** des venösen Zugangs zählen:
- paravenöse Injektion von Medikamenten
- Thrombophlebitis
- embolische Komplikationen
- Nervenschäden.

▶ **Merke:**
– Um Venenreizungen und Thrombophlebitiden zu vermeiden, sollte die Osmolarität der verwendeten Lösungen 600 mosmol/l nicht über-schreiten.
– Wegen des unzureichenden Verdünnungseffektes sollte die Injektion von Medikamenten mit unphysiologischen pH-Werten in kleinlumige periphere Gefäße vermieden werden.

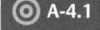

◎ A-4.1   **Schematische Darstellung des Handrückens und des Unterarmes mit den oberflächlich verlaufenden Venen**

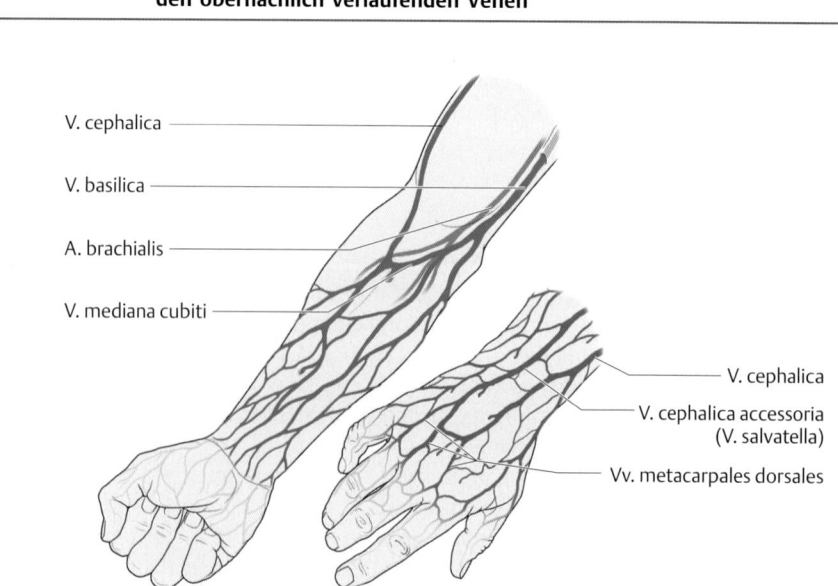

Zentralvenöser Katheter (ZVK)

Prinzip: Über eine Vene wird ein Katheter, der entweder ein Lumen oder wahlweise mehrere Lumina enthält, bis kurz vor die Einmündung der oberen Hohlvene in den rechten Vorhof vorgeschoben.

Indikationen: s. Tab. **A-4.2**.

☰ A-4.2	Indikationen zur zentralvenösen Kanülierung

- **Messung des zentralen Venendruckes (= ZVD) und Entnahme von Blutgasanalysen**
- **Medikamentenverabreichung**
  - sichere Applikation vasoaktiver Substanzen (z. B. Katecholamine)
  - Zufuhr stark venenreizender Medikamente (z. B. Kalium, Natriumbikarbonat)
  - längerfristige Anwendung von Medikamenten: Chemotherapie, Antibiotikatherapie
- **parenterale Ernährung**
- **längerfristige Flüssigkeitstherapie** (> 72 h)

Punktionsorte: zentral die V. jugularis interna oder externa und die V. subclavia, peripher die V. basilica und die V. mediana cubiti in der Ellenbeuge (Abb. **A-4.1** und **A-4.2**).

▶ **Merke:** Wenn absehbar ist, dass der ZVK länger als im direkten perioperativen Zeitraum benötigt wird, dann ist die Punktion der V. jugularis interna bzw. der V. subclavia der Punktion der peripheren Venen (V. basilica, V. mediana cubiti) zu bevorzugen. Hintergrund: Im Bereich der peripheren Venen ist die Gefahr der Entstehung von Thrombophlebitiden und Thrombosen aufgrund der geringeren Gefäßquerschnitte und der längeren intravasalen Katheterstrecke wesentlich höher.

Auswahl des Katheters: Meistens kommen mehrlumige zentrale Venenkatheter zum Einsatz, die eine parallele Infusion von Katecholaminen, Infusions- und Ernährungslösungen erlauben. Insbesondere wenn mit einem postoperativen Intensivaufenthalt zu rechnen ist, sollten mehrlumige Katheter gelegt werden. In Einzelfällen werden großlumige Katheter (Shaldon-Katheter) verwendet, v. a. für eine intraoperative Massentransfusion oder postoperative Hämofiltration.

Vorgehen: Die Punktionen dieser Gefäße und das Einführen des Katheters müssen unter strengen sterilen Voraussetzungen erfolgen, um eine frühzeitige Infektion des Punktionsortes und eine Keimverschleppung mit dem Katheter in die Blutbahn zu verhindern. Neben einer gründlichen Hautdesinfektion und sterilem Abdecken des jeweiligen Punktionsortes müssen sterile Handschuhe, Haube und Mundschutz sowie ein steriler Kittel verwendet werden.
Vor der Punktion sollte der Patient in die sog. **Trendelenburg-Position**, d. h. Tieflagerung des Oberkörpers um ca. 20°, gebracht werden (wenn dies von Seiten der Herzfunktion möglich ist). Durch die orthostatische Druckerhöhung im Bereich der oberen Hohlvene wird das Luftembolierisiko reduziert und die Venenfüllung verbessert. Bei wachen Patienten kann es hilfreich sein, den Patienten aufzufordern, tief einzuatmen und dann zu pressen, um so eine bessere Füllung der Venen zu erreichen.
- **V. jugularis interna:** Hier gibt es unterschiedliche Punktionsorte (Abb. **A-4.2**). Die Vene verläuft anterior und lateral der A. carotis, der M. sternocleidomastoideus dient als Bezugspunkt. Der Kopf sollte leicht zur Gegenseite gedreht und rekliniert werden. Bei der Punktion auf der rechten Halsseite wird die A. carotis mit der linken Hand fixiert. Mit der rechten Hand wird lateral der A. carotis etwa auf Höhe des Schildknorpels punktiert. Die Stichrichtung verläuft parallel zur A. carotis nach kaudal.

Zentralvenöser Katheter (ZVK)

Prinzip: Vorschieben eines Katheters bis in den Bereich des rechten Vorhofs.

Indikationen: s. Tab. **A-4.2**.

☰ A-4.2

Punktionsorte: V. jugularis interna und externa, die V. subclavia und peripher die V. basilica und die V. mediana cubiti (Abb. **A-4.1** und **A-4.2**).

◀ Merke

Auswahl des Katheters: Meist werden mehrlumige Katheter verwendet.

Vorgehen: Auch beim Anlegen von zentralvenösen Kathetern sind strenge aseptische Voraussetzungen einzuhalten.

Vor der Punktion sollte der Patient in die sog. **Trendelenburg-Position** (Tieflagerung des Oberkörpers um ca. 20°) gebracht werden zur Reduktion des Luftembolierisikos und Verbesserung der Venenfüllung.

- **V. jugularis interna:** Der Kopf wird leicht zur Gegenseite gedreht und rekliniert. Bei der Punktion auf der rechten Halsseite wird die A. carotis mit der linken Hand fixiert. Mit der rechten Hand wird lateral der A. carotis etwa auf Höhe des Schildknorpels punktiert.

- **V. jugularis externa:** Die Punktion der
V. jugularis externa erfolgt wie bei
anderen oberflächlichen Venen.
Das weitere Vorgehen entspricht der
Seldinger-Technik (Abb. **A-4.3**).

- **V. subclavia:** Die Punktion erfolgt
infraklavikulär in der Medioklavikularlinie zwischen Klavikula und
der 1. Rippe von lateral kaudal nach
medial kranial in Projektion auf das
Sternoklavikulargelenk.

- **V. jugularis externa:** Die V. jugularis externa verläuft über dem M. sternocleidomastoideus nach kaudal-lateral und mündet meistens im Angulus venosus. Die V. jugularis externa tritt deutlich hervor, durch kaudale Kompression wird die Füllung verbessert. Die Punktion erfolgt wie bei anderen oberflächlichen Venen. Das weitere Vorgehen entspricht der Seldinger-Technik
(Abb. **A-4.3**). Durch das J-förmige Ende des Seldinger-Drahtes gelingt es
meist, den Angulus venosus in Richtung V. cava superior zu passieren.
- **V. subclavia:** Die Punktion erfolgt vorzugsweise infraklavikulär in der Medioklavikularlinie zwischen Klavikula und der 1. Rippe von lateral kaudal nach
medial kranial in Projektion auf das Sternoklavikulargelenk unter kontinuierlichem Kontakt zum Periost der Klavikula. Durch diese relativ flache
Punktionstechnik wird das Risiko einer Pleuraverletzung sowie der Punktion
der A. subclavia und des Plexus brachialis vermindert. Da das Gefäß weitgehend bindegewebig fixiert ist, kollabiert dieses auch im **Volumenmangel-
schock** nicht!

Die Anlage eines zentralvenösen Katheters erfolgt bei der Punktion der zentralen Venen mit Hilfe der sog. **Seldinger-Technik** (Abb. **A-4.3**).

⊙ A-4.2 Punktionsorte zum Einführen von zentralvenösen Kathetern

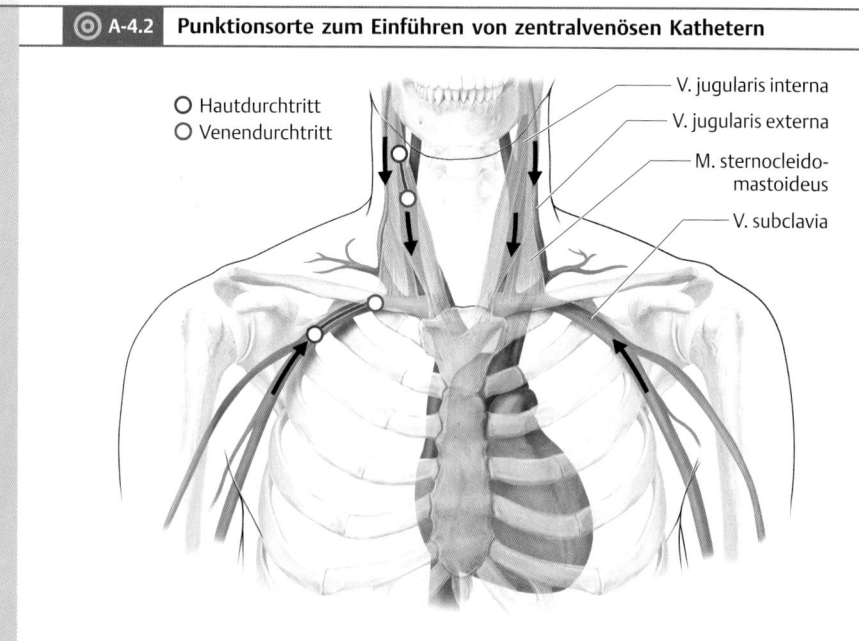

○ Hautdurchtritt
○ Venendurchtritt

V. jugularis interna
V. jugularis externa
M. sternocleido-
mastoideus
V. subclavia

⊙ A-4.3 Seldinger-Technik zur Anlage eines zentralvenösen Katheters über eine zentrale Vene (z. B. V. jugularis int.)

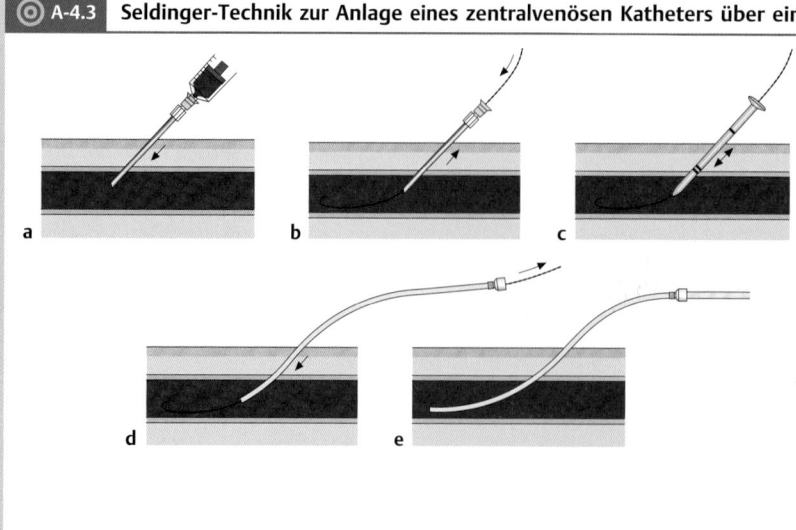

a Nach Lagerung des Patienten, Desinfektion des Punktionsgebiets und steriler Abdeckung erfolgt die Punktion der Vene mit einer Punktionskanüle bei aufgesetzter Spritze unter Aspiration.
b Nach erfolgreicher Punktion und leicht möglicher Blutaspiration wird ein flexibler Draht über die liegende Kanüle in die zentrale Vene eingebracht.
c Nach Entfernen der Kanüle wird über den verbliebenen Draht mittels eines Plastik-bougies der Stichkanal erweitert.
d Nach Entfernen des Bougies und Einführen des hier einlumigen, meist jedoch mehr-lumigen Katheters über den liegenden Draht wird dieser gezogen und über das Lumen des Katheters ohne deutlichen Widerstand Blut aspiriert.
e Abschließend erfolgen die sichere Fixation des Katheters, eine sterile Abdeckung sowie der Anschluss des Infusionssystems.

Hat man den Katheter in die gewünschte Position gebracht, wird er **fixiert**, am sichersten durch eine Naht, und anschließend steril, möglichst mit einem transparenten Pflaster, abgedeckt.

Lagekontrolle (a.-p. Thorax-Röntgenaufnahme): Sie ist obligat! Die Katheterspitze sollte in der V. cava superior 2–3 cm oberhalb des rechten Vorhofs liegen, im **Röntgenbild sollte sich die Katheterspitze auf die Bifurkation der Trachea bzw. auf den 3. ICR projizieren**. Der Abstand der Katheterspitze zum Vorhof muss eingehalten werden, weil die Katheterspitze, abhängig von Bewegungen in der Schulter-Hals-Region, in den Vorhof dislozieren und hier Irritationen bis hin zu Perforationen auslösen kann (z. B. Rhythmusstörungen, Klappenläsionen).
Eine weitere Möglichkeit zur Lagekontrolle des ZVK besteht in der Durchführung der **intrakardialen Elektrokardiographie**, bei der die Lage des ZVK anhand der Höhe der p-Welle im EKG beim Vorschieben des Kathters dargestellt wird. Eine erhöhte p-Welle im EKG zeigt eine Lage im rechten Vorhof an. Der Katheter wird so weit zurückgezogen, bis die p-Welle wieder normal groß ist. Dies entspricht der korrekten Lage des ZVK.

Tägliche Katheterpflege mit Inspektion der Punktionsstelle (bei transparentem Pflaster ausreichend), ansonsten Desinfektion und täglicher Verbandwechsel. Bei entzündlichen Veränderungen an der Punktionsstelle, insbesondere in Verbindung mit unklaren Temperaturanstiegen, muss der Katheter unverzüglich entfernt und die Katheterspitze mikrobiologisch untersucht werden.

Komplikationsmöglichkeiten (Tab. **A-4.3**) sind beim **V.-jugularis-interna-Katheter** in erster Linie die Punktion der A. carotis, selten der A. vertebralis, sowie Irritation des Ganglion stellatum mit Auftreten eines Horner-Syndroms, beim **V.-subclavia-Katheter** vorwiegend eine Punktion der A. subclavia sowie neben Infektionen ein Hämato- und Pneumothorax. Therapiemaßnahmen s. Tab. **A-4.4**.

Der Katheter wird in die gewünschte Position gebracht, fixiert und steril abgedeckt.

Lagekontrolle (a.-p. Thorax-Röntgenaufnahme): Die korrekte Position der Katheterspitze 2–3 cm oberhalb des rechten Vorhofes entspricht der Projektion auf die Bifurcatio tracheae bzw. auf den 3. ICR.

Eine weitere Möglichkeit zur Lagekontrolle des ZVK besteht in der Durchführung der **intrakardialen Elektrokardiographie**.

Die **Katheterpflege** ist täglich durchzuführen.

Mögliche **Komplikationen** von zentralen Venenkathetern im Bereich der V. jugularis und der V. subclavia sind in Tab. **A-4.3** zusammengestellt. Therapiemaßnahmen s. Tab. **A-4.4**.

☰ A-4.3	Komplikationsmöglichkeiten zentraler Venenkatheter

- Luftembolie
- Arterienpunktion
  - carotis
  - subclavia
  - vertebralis
- Punktion von Nerven
  - Horner-Syndrom
  - Plexus brachialis
  - N. phrenicus
- Pneumothorax
- Hämatothorax
- Chylothorax (links)
- Thrombosen
- Infektionen
  - lokal
  - Sepsis

☰ A-4.4	Therapiemaßnahmen bei Venenkatheter-Komplikationen

- Beendigung jeder Infusion über den Katheter
- Katheterentfernung
- Kompression des Punktionsareales bei Hämatom
- Röntgen-Thorax-Kontrolle
- bei Bedarf (Pneumo-/Hämatothorax) Bülau-Drainage
- Heparinisierung, ggf. Lysetherapie bei Thrombose
- antibiotische Therapie bei Infektionen, bei Sepsis Blutkulturen und differenzierte Therapie nach Antibiogramm

Pulmonalarterienkatheter

Pulmonalarterienkatheter

▶ **Synonym**

▶ **Synonym:** Pulmonaliskatheter.

Der Pulmonalarterienkatheter (nach Swan und Ganz) wird durch den rechten Vorhof und rechten Ventrikel in die A. pulmonalis eingeschwemmt (Abb. **A-4.4**). Er wird vorrangig zum **Monitoring von Kreislaufparametern** gelegt.

Grundsätzlich sind 3 hämodynamische Messungen möglich:
■ Messungen des rechten und indirekt des linken Vorhofdruckes und der Drücke in der Pulmonalarterie,
■ Bestimmung des Herzzeitvolumens mittels Thermodilutionsmethode sowie
■ Gewinnung gemischtvenösen Blutes für die Blutgasanalyse (BGA).

Lage und Aufbau des Katheters sind in Abb. **A-4.4** dargestellt.

Indikationen für diesen Katheter werden durch den Allgemeinzustand des Patienten, die kardiale Leistungsbreite und den Umfang der chirurgischen Maßnahmen bestimmt. Der Pulmonaliskatheter sollte wegen der möglichen Komplikationen nur noch eingesetzt werden, wenn die **Überwachung des Pulmonalarteriendruckes** erforderlich ist.

Über den zentralvenösen Zugangsweg (V. jugularis int., V. subclavia) kann auch ein Pulmonalarterienkatheter, der von Swan und Ganz entwickelt worden ist, durch den rechten Vorhof und den rechten Ventrikel in die A. pulmonalis eingeschwemmt werden (Abb. **A-4.4**). Der Pulmonalarterienkatheter ermöglicht auch eine Infusion von Flüssigkeit, wird aber vorrangig zum **Monitoring von Kreislaufparametern** gelegt.

Grundsätzlich sind mit diesem Kathetertyp 3 hämodynamische Messungen möglich:
■ Messungen des rechten und indirekt des linken Vorhofdruckes und der Drücke in der Pulmonalarterie,
■ Bestimmung des Herzzeitvolumens mittels Thermodilutionsmethode sowie
■ Gewinnung gemischtvenösen Blutes für die Blutgasanalyse (BGA).

Lage und Aufbau des Katheters sind in Abb. **A-4.4** dargestellt.

Die Indikationen für das Einschwemmen eines Pulmonaliskatheters werden hauptsächlich durch den Allgemeinzustand des Patienten und insbesondere durch seine kardiale Leistungsbreite und den Umfang der geplanten chirurgischen Maßnahmen mit ggf. zu erwartenden größeren Blut- und Flüssigkeitsverlusten bestimmt. Dementsprechend werden am ehesten Patienten mit dekompensierter Herzinsuffizienz, Zustand nach Herzinfarkt oder Lungenembolie sowie solche in stark reduziertem Allgemeinzustand vor ausgedehnten operativen Eingriffen mit einem Pulmonaliskatheter versorgt. Das HZV kann alternativ weniger invasiv, z. B. mit der **arteriellen Pulskonturanalyse (PiCCO)** (s. S. 101) oder der **transösophagealen Echokardiographie (TEE**, s. S. 131) überwacht werden.

▶ **Merke**

▶ **Merke:** Der Pulmonaliskatheter sollte heute wegen der möglichen Komplikationen (z. B. Herzrhythmusstörungen, Ruptur eines Pulmonalarterienastes, Lungeninfarkt) nur noch eingesetzt werden, wenn die **Überwachung des Pulmonalarteriendruckes** erforderlich ist.

⊚ A-4.4 | **Weg des Pulmonaliskatheters. Spitze bei geblocktem Ballon in „Wedge"-Position**

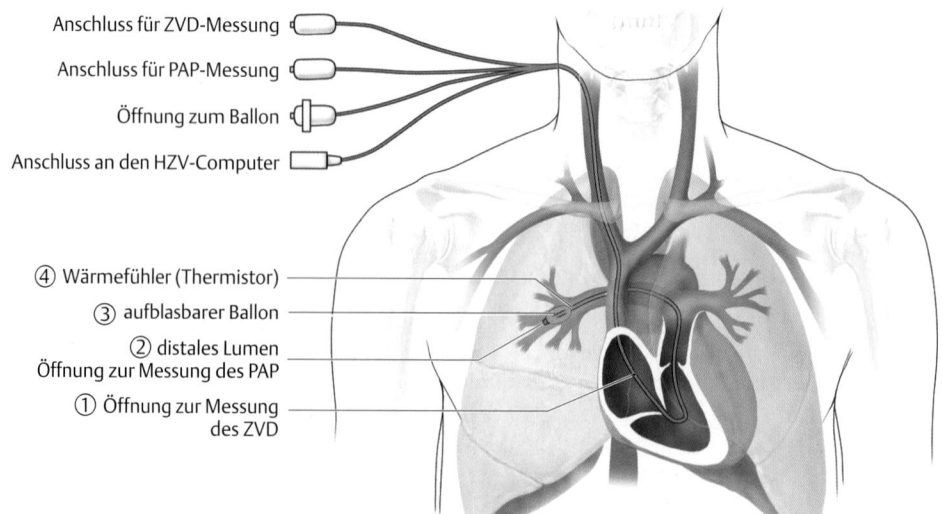

① Proximaler Kanal, dessen Öffnung bei richtiger Positionierung des Katheters im Bereich des rechten Vorhofs liegt.

② Distaler Kanal, der in der Katheterspitze endet und im Hauptast des rechten bzw. linken Pulmonalarterienastes liegt.

③ Kanal, der zum Latexballon, der sich unmittelbar hinter der distalen Katheterspitze befindet, führt.

④ Kanal, der zum Temperatursensor (Thermistor) einige Zentimeter hinter der Katheterspitze führt.

Anschluss für ZVD-Messung
Anschluss für PAP-Messung
Öffnung zum Ballon
Anschluss an den HZV-Computer

④ Wärmefühler (Thermistor)
③ aufblasbarer Ballon
② distales Lumen
Öffnung zur Messung des PAP
① Öffnung zur Messung des ZVD

A-4.5

A-4.5 Druckkurvendarstellung eines Pulmonaliskatheters während der Katheterpassage

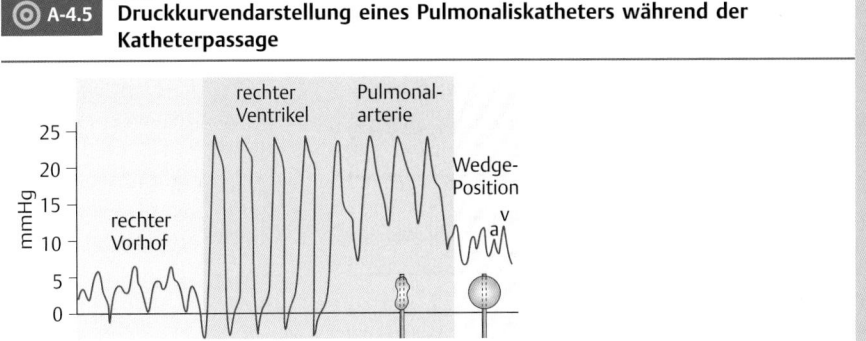

Die richtige Positionierung des Pulmonaliskatheters erfolgt durch Orientierung an der kontinuierlich überwachten Druckkurve (über den distalen Kanal) (Abb. **A-4.5**).

Nach Erreichen des rechten Vorhofeinganges und Aufblasen des Ballons (mit ca. 1–1,5 ml Luft) an der Katheterspitze wird diese durch die Trikuspidalklappe über den rechten Ventrikel in die Ausflussbahn geschwemmt und erreicht durch die Pulmonalklappe den Pulmonalarterienhauptstamm. Der Katheter wird nun so weit vorgeschoben, bis der noch gefüllte Ballon das Lumen des Gefäßes verschließt, was als **Wedge-Position** bezeichnet wird und sich zugleich als Kurve des Pulmonalarterien-Verschlussdruckes (PAOP = pulmonary artery occlusion pressure) darstellt. Nach Ablassen des Ballons muss bei korrekter Katheterlage das typische pulmonalarterielle Druckkurvenbild erscheinen.

▶ **Merke:** Mit Hilfe des Pulmonaliskatheters kann neben den rechtsatrialen und rechtsventrikulären Drücken sowie dem pulmonalarteriellen Druck und Verschlussdruck, welcher unter physiologischen Bedingungen den Druckverhältnissen im linken Ventrikel entspricht, unter Anwendung der **Kältedilutionstechnik** das Herzminutenvolumen bestimmt werden.

Die **Herzzeitvolumenbestimmung** erfolgt mit der Indikatorverdünnungsmethode, in diesem Falle einer gekühlten Elektrolytlösung. Dieser Kältebolus von bekannter Menge und Temperatur wird in den rechten Vorhof injiziert (proximale Katheteröffnung) und verteilt sich im vorbeiströmenden Blut. Die Temperaturänderung des Blutes kann über den im Pulmonalarterienast liegenden Thermistor kontinuierlich aufgenommen und registriert werden (Abb. **A-4.6**). Aus der Fläche der als Kurve aufgenommenen Temperaturänderung wird dann das Herzzeitvolumen bestimmt. Es verhält sich umgekehrt proportional zur Fläche unter der Temperaturkurve und proportional zur injizierten Kältebolusmenge. Dies bedeutet: Je höher das Herzzeitvolumen ist, desto flacher verläuft mit zunehmender Passagegeschwindigkeit die Temperaturkurve und umso kleiner wird die Fläche darunter.
Die Kalkulation der Fläche unter der Kurve wird von einem Computer übernommen, der das Herzzeitvolumen (HZV; „cardiac output", CO) in l/min berechnet.
Tab. **A-4.5** gibt die **hämodynamischen Kalkulationen** wieder, die mit Hilfe der gemessenen Drücke und des „Cardiac Output" unter Einbeziehung des mittleren arteriellen Druckes errechenbar sind. Die Widerstände im großen und kleinen Kreislauf sowie die Herzarbeit für den kleinen und großen Kreislauf unter besonderen Belastungen des Patienten im Operationssaal und auf der Intensivstation erlangen zur Einschätzung der hämodynamischen Leistungsbreite und für den Therapieansatz Bedeutung.

Die richtige Positionierung des Pulmonaliskatheters erfolgt durch Orientierung an der kontinuierlich überwachten Druckkurve (distaler Kanal) (Abb. **A-4.5**).

Der Katheter wird so weit vorgeschoben, bis der noch gefüllte Ballon das Lumen des Gefäßes verschließt, was als **Wedge-Position** bezeichnet wird und sich zugleich als Kurve des Pulmonalarterien-Verschlussdruckes darstellt. Nach Ablassen des Ballons erscheint bei korrekter Katheterlage das typische pulmonalarterielle Druckkurvenbild.

◀ Merke

Herzzeitvolumina (HZV) werden mit der **Kältedilutionstechnik** entsprechend der Indikatorverdünnungsmethode nach Verabreichung eines Kältebolus bestimmt. Die Temperaturänderung des Blutes wird kontinuierlich registriert (Abb. **A-4.6**).

Das HZV verhält sich umgekehrt proportional zum Flächenintegral unter der Temperaturkurve und proportional zur Menge des injizierten Kältebolus.

Die Berechnungen des HZV werden von einem Mikroprozessor übernommen.

Tab. **A-4.5** gibt einige **hämodynamische Kalkulationen** wieder, die anhand der gemessenen Drücke und des HZV errechnet werden.

◎ A-4.6

◎ A-4.6 | **Herzzeitvolumenbestimmung mittels Kältedilutionstechnik**

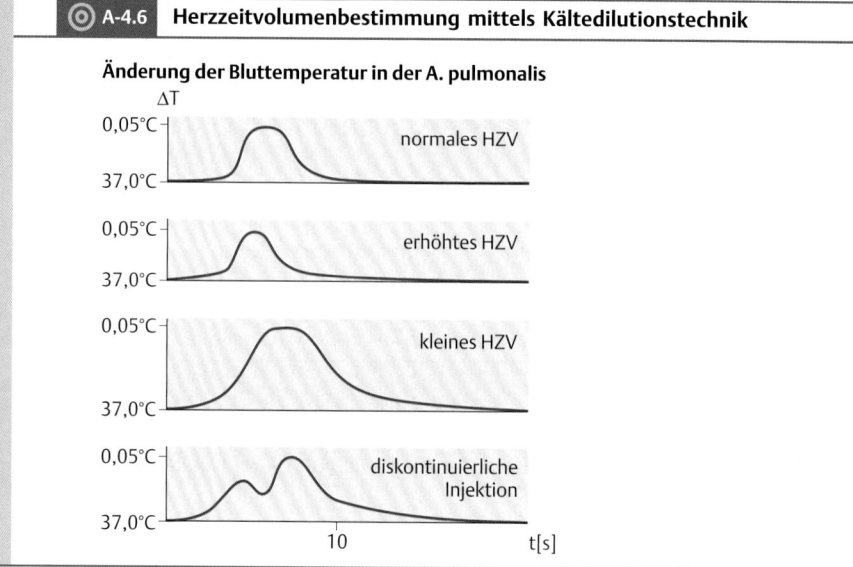

Änderung der Bluttemperatur in der A. pulmonalis

≡ A-4.5

≡ A-4.5 | **Formeln für Kreislaufwerte**

Formel		*Normbereich*
SV =	EDV-ESV	60–100 ml
CO =	HF × SV	4–8 l/min
SI =	$\dfrac{SV}{BSA}$	40–60 ml/m²
CI =	$\dfrac{CO}{BSA}$	2,8–4 l/min × m²
LVSWI =	$\dfrac{1,36 \times (MAP\text{-}PAOP) \times SI}{100}$	45–60 g × m/m²
RVSWI =	$\dfrac{1,36 \times (MPAP\text{-}CVP) \times SI}{100}$	5–10 g × m/m²
SVR =	$\dfrac{(MAP\text{-}CVP) \times 80}{CO}$	900–1.500 dyn × s × cm⁻⁵
PVR =	$\dfrac{(MAPAP\text{-}PCWP) \times 80}{CO}$	50–150 dyn × s × cm⁻⁵

Abkürzungen: SV = Schlagvolumen, CO = „Cardiac Output", EDV = enddiastolisches Volumen, ESV = endsystolisches Volumen, HF = Herzfrequenz, BSA = Körperoberfläche, LVSWI = linksventrikulärer Schlagarbeitsindex, MAP = arterieller Mitteldruck, PAOP = pulmonalkapillärer Verschlussdruck, RVSWI = rechtsventrikulärer Schlagarbeitsindex, MPAP = mittlerer Pulmonalarteriendruck, SI = Schlagvolumen-Index, CI = „Cardiac Index", SVR = systemischer Gefäßwiderstand, PVR = pulmonaler Gefäßwiderstand, CVP = zentraler Venendruck

Therapiebedürftig sind insbesondere ein CI < 2,2 l/min × m² und/oder eine Zunahme des „Wedge"-Druckes > 18 mmHg.

Die Normwerte der mittels Pulmonaliskatheter direkt gemessenen Werte sind:
- zentraler Venendruck (ZVD oder CVP): 0–10 mmHg
- mittlerer Pulmonalarteriendruck (MPAP): 9–16 mmHg
- pulmonalarterieller Verschlussdruck (Wedge-Druck, PAOP): 5–12 mmHg.

Therapiebedürftig sind insbesondere ein „Cardiac Index" < 2,2 l/min × m² und eine Zunahme des „Wedge"-Druckes > 18 mmHg.

Der Normalwert des HZV beträgt 4–8 l/min. Die Normwerte der weiteren mittels Pulmonaliskatheter direkt gemessenen Werte sind:
- zentraler Venendruck (ZVD oder CVP): 0–10 mmHg
- mittlerer Pulmonalarteriendruck (MPAP): 9–16 mmHg
- pulmonalarterieller Verschlussdruck (Wedge-Druck, PAOP): 5–12 mmHg.

Komplikationen bei Pulmonalarterienkathetern entstehen zum einen während der Katheterisierung und zum anderen durch Schädigung eines liegenden Katheters. Diese umfassen:

- Herzrhythmusstörungen
- Lungeninfarkt, wenn der Katheter zu weit eingeschwemmt wird oder zu lange in der Wedge-Position verbleibt
- Ruptur eines Astes der A. pulmonaris, am ehesten durch zu starkes Aufblasen des Ballons
- Endokardläsion, Trikuspidal- und Pulmonalklappenschädigung
- Infektion.

Komplikationen:

- Herzrhythmusstörungen
- Lungeninfarkt, wenn der Katheter zu weit eingeschwemmt wird oder zu lange in der Wedge-Position verbleibt
- Ruptur eines Astes der A. pulmonaris, am ehesten durch zu starkes Aufblasen des Ballons
- Endokardläsion, Trikuspidal- und Pulmonalklappenschädigung.

▶ **Merke:** Wegen der möglichen Komplikationen und der relativ hohen Kosten des Katheters sollte die Indikation für den Pulmonaliskatheter streng gestellt werden.
Zur Messung des Herzzeitvolumens und anderer hämodynamischer Parameter setzt sich zunehmend der sog. PiCCO-Katheter durch.

◀ **Merke**

PiCCO

Seit einigen Jahren setzt sich sowohl im intensivmedizinischen Bereich wie auch in der anästhesiologischen intraoperativen Versorgung zunehmend die Anlage eines PiCCO-Katheters anstatt eines Pulmonaliskatheters durch. Mit Hilfe des PiCCO (Pulscontour Continuous Cardiac Output) ist wie mit dem Pulmonaliskatheter eine **kontinuierliche Messung des Herzzeitvolumens** möglich. Hierzu wird ein arterieller Thermodilutionskatheter, der zusätzlich eine arterielle Druckmessung ermöglicht, zumeist in die A. femoralis gelegt. Weiterhin wird ein zentraler Venenkatheter benötigt.

Die **Indikation** für den Einsatz des PiCCO besteht, wenn ein intensiveres hämodynamisches Monitoring notwendig ist, wie z. B. bei:
- größeren chirurgischen Eingriffen
- schweren Polytraumata
- Transplantationen (z. B. Lebertransplantation).

Prinzip: PiCCO beruht auf der transpulmonalen Thermodilution und der sog. Pulskonturanalyse der arteriellen Druckkurve. Zuvor muss das System jedoch kalibriert werden. Dies geschieht, indem über den liegenden ZVK eine definierte Menge (15 ml) einer auf ca. 8°C gekühlten Flüssigkeit (NaCl) injiziert wird (Abb. **A-4.7**). Die Geschwindigkeit des Weitertransportes des Injektates ist vom Cardiac Output abhängig, welches dann in Abhängigkeit von der am PiCCO-Katheter gemessenen Temperaturänderung berechnet werden kann.
PiCCO bestimmt das Herzzeitvolumen kontinuierlich mittels Pulskonturanalyse. Mit ihr können u. a. noch folgende hämodynamischen Parameter bestimmt werden:
- arterieller Blutdruck über separaten Druckaufnehmer
- Herzfrequenz (HF)
- Schlagvolumen (SV)
- systemischer vaskulärer Widerstand (SVR).

Mit Hilfe der Thermodilution können noch weitere Parameter berechnet werden, wie z. B.
- das intrathorakale Blutvolumen (ITBV),
- das extravaskuläre Lungenwasser (EVLW),
- das globale enddiastolische Volumen (GEDV) und
- der kardiale Funktionsindex (CFI).

PiCCO

Mit Hilfe des PiCCO ist eine **kontinuierliche HZV-Messung** möglich. Hierzu wird ein arterieller Thermodilutionskatheter in der A. femoralis und ein ZVK benötigt.

Die **Indikation** für den Einsatz des PiCCO besteht, wenn ein intensiveres hämodynamisches Monitoring notwendig ist.

Prinzip: PiCCO beruht auf der transpulmonalen Thermodilution und der sog. Pulskonturanalyse der arteriellen Druckkurve.

Mit der kontinuierlichen Pulskonturanalyse können folgende Parameter bestimmt werden:
- Herzzeitvolumen
- arterieller Blutdruck
- Herzfrequenz (HF)
- Schlagvolumen (SV)
- systemischer vaskulärer Widerstand (SVR).

Mit Hilfe der Thermodilution können folgende zusätzliche Parameter berechnet werden:
- intrathorakales Blutvolumen (ITBV)
- extravaskuläres Lungenwasser (EVLW)
- globales enddiastolisches Volumen (GEDV)
- kardialer Funktionsindex (CFI).

⊙ A-4.7

⊙ A-4.7 **Aufbau und Messprinzip des PiCCO**

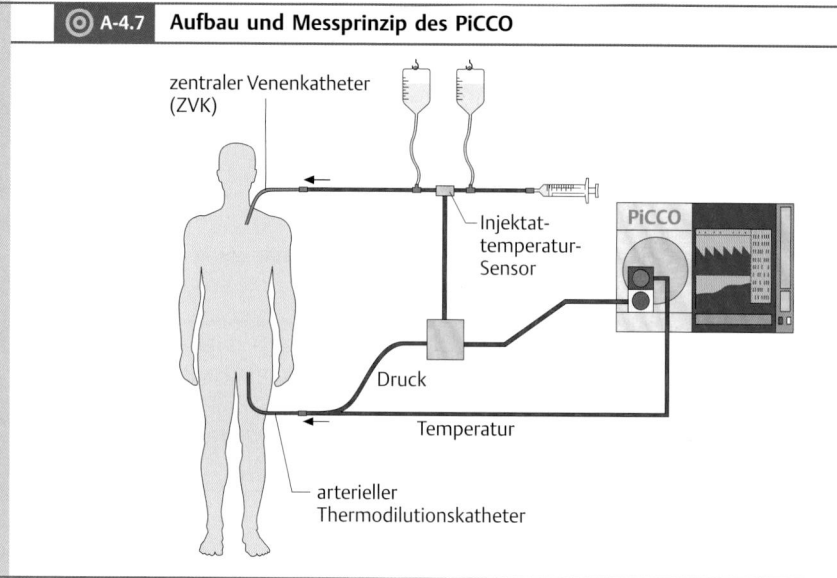

Arterienkanülierung

Indikationen: Notwendigkeit einer kontinuierlichen Blutdruckmessung sowie intermittierende Blutentnahmen, z. B. arterielle BGA.

Punktionsorte sind die A. radialis, A. dorsalis pedis oder die A. femoralis.

Die ausreichende Durchblutung von distal der Punktionsstelle liegenden Versorgungsbereichen sollte vor der Punktion geprüft werden, z. B. für die A. radialis mit dem **Allen-Test** (Abb. **A-4.8**).

Arterienkanülierung

Indikationen: Notwendigkeit einer kontinuierlichen blutigen Druckmessung bei großen operativen Eingriffen oder schlechtem Allgemeinzustand der Patienten zur differenzierten intra- und postoperativen Kreislaufüberwachung sowie zur intermittierenden Probenentnahme (z. B. arterielle Blutgasanalysen) im Operationssaal und auf der Intensivstation.

Die Punktion und Kanülierung erfolgt in der Regel über die A. radialis, A. dorsalis pedis oder A. femoralis.

Vor Anlage der Arterienkanüle muss sichergestellt sein, dass das distal der Punktionsstelle liegende Versorgungsareal durch Kollateralgefäße ausreichend perfundiert wird. Bei einer geplanten Punktion der A. radialis lässt sich dies z. B. testen, indem die A. radialis und die A. ulnaris gleichzeitig für 30 s abgedrückt werden und nach alleiniger Freigabe der A. ulnaris eine Reperfusion der Hand beobachtet wird **(Allen-Test)** (Abb. **A-4.8**).

⊙ A-4.8

⊙ A-4.8 **Funktionstest zur Prüfung der arteriellen Versorgung der Hand: Allen-Test**

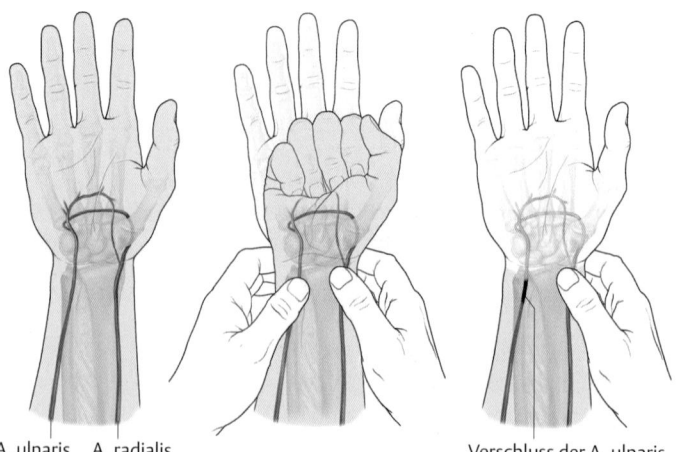

A. ulnaris A. radialis   Verschluss der A. ulnaris

Durchführung: Nach 10-maligem Faustschluss bei gleichzeitiger Kompression der A. radialis und der A. ulnaris blasst die Hand ab.
Normal: Nach Freigabe der A. ulnaris normalisiert sich die Hautfarbe der Hand innerhalb von 10–15 Sekunden.
Pathologisch: Bei Verschluss der A. ulnaris bleibt die Abblassung der Hand weiter bestehen.

Im Zusammenhang mit der Punktion der A. dorsalis pedis kann ein vergleichbares Verfahren angewendet werden, in dem die Kollateralisierung über die A. tibialis posterior überprüft wird. Die A. femoralis sollte nur in Ausnahmefällen wegen der hier fehlenden Kollateralisierung und des hohen Infektrisikos im Leistenbereich kanüliert werden.

Zur Kanülierung wird das Handgelenk leicht überstreckt gelagert. Die Punktion erfolgt in einem 30°-Winkel zur Hautoberfläche unmittelbar oberhalb des Ligamentum carpale unter sterilen Kautelen mit z.B. 20-G-Teflonkanülen. Die Kanülierung kann auch in **Seldinger-Technik** erfolgen (Abb. **A-4.3**, S. 96).

Zur Kanülierung wird das Handgelenk leicht überstreckt gelagert. Die Punktion erfolgt in einem 30°-Winkel zur Hautoberfläche. Die Kanülierung kann auch in **Seldinger-Technik** durchgeführt werden (Abb. **A-4.3**, S. 96).

Mögliche **Komplikationen:**
- Ischämie der Extremität mit Gefahr der Nekrose bei fehlender Kollateralisierung oder Thrombosierung
- Infektion
- Blutung mit Hämatombildung
- Ausbildung arteriovenöser Fisteln
- Aneurysmabildung
- Gefäßspasmen
- Fehlinjektionen.

Komplikationen: Ischämie der Extremität mit Gefahr der Nekrose bei fehlender Kollateralisierung oder Thrombosierung, Infektion, Blutung mit Hämatombildung, Ausbildung arteriovenöser Fisteln, Aneurysmabildung, Gefäßspasmen, Fehlinjektionen.

▶ **Merke:** In arterielle Kanülen dürfen niemals Medikamente injiziert werden. Bei Injektion von z.B. Thiopental in die A. radialis kann der Verlust der Hand drohen!

4.1.2 Endotracheale Intubation

▶ **Definition:** Unter endotrachealer Intubation versteht man das Einbringen eines Tubus in die Trachea. Dies kann durch den Mund (orotracheal) oder die Nase (nasotracheal) sowie durch Tracheotomie (pertracheal) erfolgen.

Eine **Indikation** zur endotrachealen Intubation (oral oder nasal) und apparativen Beatmung ergibt sich für die Anästhesie bei nahezu allen Eingriffen im Bereich des Kopfes, Thorax und Oberbauches sowie bei der überwiegenden Zahl der Operationen im Hals-Nasen-Ohren- und kieferchirurgischen Bereich, in der Neurochirurgie sowie in der Abdominalchirurgie. In der Intensivmedizin ist die Beatmung über einen Endotrachealtubus von Patienten mit respiratorischer Insuffizienz verschiedenster Ursachen, nach Trauma oder Operation eine vorrangige Therapie zur Wiederherstellung bzw. Erhaltung der Vitalfunktionen. Durch verbesserte Tubusmaterialien und Beatmungstechniken ist die Indikationsstellung zur endotrachealen Intubation und Beatmung erweitert worden.

Indikationen zur oro- oder nasotrachealen Intubation ergeben sich bei einer großen Zahl von Eingriffen im Bereich von Kopf, Thorax und Abdomen. In der Intensivmedizin ist die Beatmung über einen Endotrachealtubus bei Ateminsuffizienz unterschiedlichster Ursachen eine Standardmaßnahme.

▶ **Merke:** Die Intubation der Atemwege ist die sicherste Methode, diese freizuhalten, dem Patienten unter kontrollierten Bedingungen die jeweils gewünschte Sauerstoff- und Narkosegaskonzentration zuzuführen und dabei das Risiko tracheobronchialer Aspirationen zu minimieren bzw. nach Aspiration endobronchial abzusaugen.

Technische Ausrüstung

Unabhängig vom gewählten Verfahren zur oro- oder nasotrachealen Intubation sollte eine einheitliche instrumentelle Grundausstattung vorhanden sein, damit eine Intubation unter kontrollierten Bedingungen und unter Berücksichtigung der bekannten Komplikationsmöglichkeiten gegeben ist. Zum Instrumentarium gehören:
- Beatmungsmaske, Pharyngealtuben
- Laryngoskop
- Endotrachealtuben
- Führungsstab
- Magill-Zange.

Technische Ausrüstung

Zum Instrumentarium gehören:
- Beatmungsmaske, Pharyngealtuben
- Laryngoskop
- Endotrachealtuben
- Führungsstab
- Magill-Zange.

Beatmungsmaske, Pharyngealtuben:
Bei Verlegung der Atemwege durch die in Narkose zurückfallende Zunge kann durch Hilfsmittel, z. B. einen Oro- oder Naso- pharyngealtubus **(Guedel- bzw. Wendl-Tubus)**, diese Situation verbessert werden (Abb. **A-4.9**). Über passende **Atemmasken** (Abb. **A-4.9**) ist eine Beatmung des Patienten möglich.

Die Maske wird mit dem sog. **C-Griff** dicht auf das Gesicht aufgesetzt.

Der Atemwegsdruck bei Maskenbeatmung sollte wegen der Gefahr der Insufflation von Luft in den Magen 20–25 cm H_2O nicht übersteigen.

Beatmungsmaske, Pharyngealtuben: Nach Narkoseeinleitung wird oftmals die Rachenhinterwand durch die zurückfallende Zunge verlegt. Durch Überstrecken des Kopfes und den Esmarch-Handgriff (Vorziehen des Unterkiefers) wird der Mundboden angespannt und der Zungengrund angehoben. Dieser Vorgang kann durch Hilfsmittel verbessert werden, indem ein Oropharyngealtubus, z. B. nach **Guedel**, oder ein Nasopharyngealtubus nach **Wendl** eingelegt wird (Abb. **A-4.9**). Der Guedel-Tubus wird mit der zur Zunge konvexen Seite in den Mund eingebracht und durch 180° Drehung zwischen Zungengrund und Rachenhinterwand platziert. Der Guedel-Tubus sollte wegen Auslösens des Rachenreflexes nur beim anästhesierten oder komatösen Patienten verwendet werden. Hierdurch wird ein freier Atemweg ermöglicht. Mit einem Beatmungssystem über eine Atemmaske (Abb. **A-4.9**), die in verschiedenen Größen zur Verfügung steht, ist nun jederzeit eine Beatmung möglich.

Dabei wird mit dem 3.–5. Finger der linken Hand der Unterkiefer angehoben, die Maske mit dem 1. und 2. Finger umfasst und dicht auf das Gesicht aufgesetzt (sog. **C-Griff**). Die Dichtigkeit der aufgesetzten Beatmungsmaske, die z. B. an ein gasführendes Kreissystem angeschlossen ist, zeigt sich an der Füllung des Atembeutels. Eine suffiziente Maskenbeatmung liegt vor, wenn ein ausreichendes Atemzugvolumen bei niedrigem Atemwegsdruck ventiliert werden kann.

Die Beatmung mittels Maske sollte ausschließlich manuell über einen Atembeutel erfolgen, da so die Widerstände innerhalb der zuführenden Luftwege und der Lunge durch die Hand am Beutel spürbar werden. Der Atemwegsdruck ist durch den manuellen Druck am Beutel abschätzbar und sollte wegen der Gefahr der Insufflation von Luft in den Magen 20–25 cm H_2O (Verschlussdruck des unteren ösophagealen Sphinkters) nicht übersteigen.

Das Atemzugvolumen lässt sich durch Beobachtung der Thoraxexkursionen abschätzen oder bei Verwendung eines Kreisteils über ein Volumeter ablesen. Ein **zu hoher Atemwegsdruck** oder ein **zu niedriges Atemzugvolumen** können folgende Gründe haben:

- die Maske ist zu groß oder zu klein gewählt, es entsteht Nebenluft
- der Patient ist nicht ausreichend anästhesiert und wehrt sich gegen die Beatmung (erhöhter Muskeltonus)
- der Kopf ist nicht ausreichend rekliniert oder der Unterkiefer ist nicht ausreichend kinnwärts gezogen (Obstruktion)

⊚ A-4.9

⊚ A-4.9 **Hilfsmittel zum Freihalten der Atemwege**

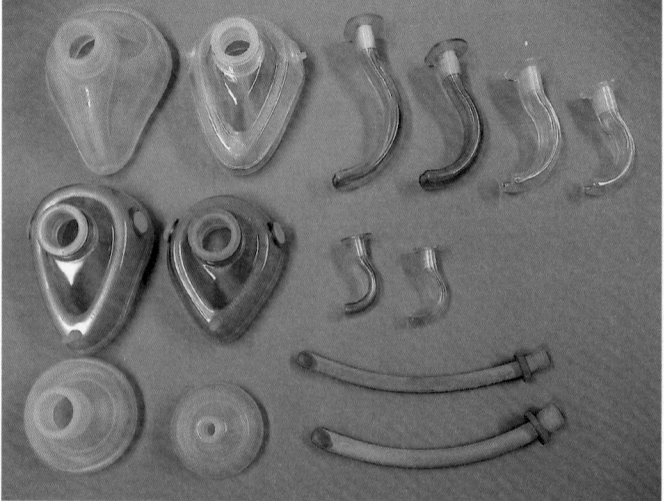

In der linken Bildhälfte befinden sich Beatmungsmasken in verschiedenen Größen, die runden Masken sind für Kleinkinder und Säuglinge geeignet.
In der oberen und mittleren rechten Bildhälfte sind Guedel-Tuben, in der unteren rechten Bildhälfte 2 Wendl-Tuben (rot) abgebildet.

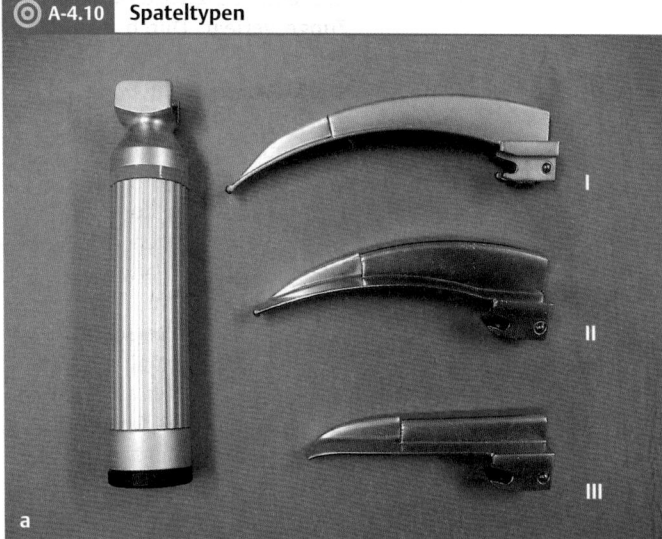

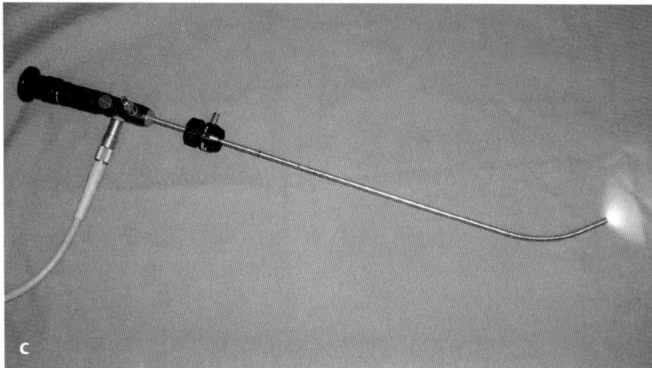

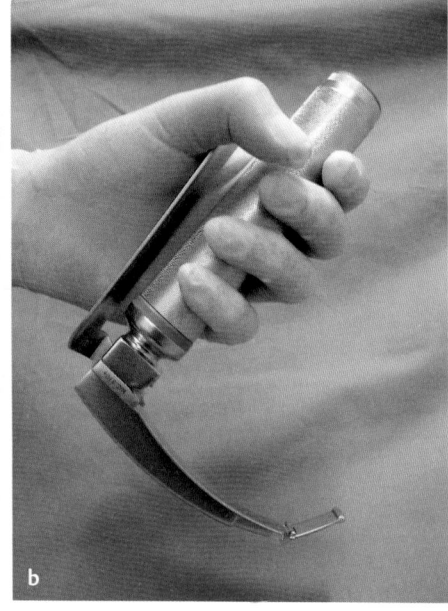

a I und II: Spatel nach MacIntosh;
III: Spatel nach Miller/Foregger.
b McCoy-Spatel.
c Intubationshilfe nach Bonfils.

- Verletzungen des Gesichtsschädels, Rachens und Kehlkopfes, Laryngo- und Bronchospasmus.

Laryngoskop: Das Laryngoskop besteht aus dem Handgriff, der Batterien oder Akkus für die Lichtquelle enthält, und dem beleuchteten Spatel. Hierbei müssen 2 verschiedene Grundtypen unterschieden werden: Der in Deutschland am häufigsten benutzte **gebogene Spatel nach MacIntosh** (Abb. **A-4.10a I + II**) und der **gerade Spatel nach Miller/Foregger** (Abb. **A-4.10a III**), der überwiegend zur Intubation von Säuglingen und Kleinkindern eingesetzt wird. Weiterhin wurden in den letzten Jahren weitere Intubationshilfen entwickelt, wie z. B. den **McCoy-Spatel** (Abb. **A-4.10b**), mit dem durch eine mobile Spatelspitze der Kehlkopf weiter angehoben werden kann, oder die optische **Intubationshilfe nach Bonfils** (Abb. **A-4.10c**).

Endotrachealtuben: Endotrachealtuben werden in verschiedensten Größen und Durchmessern angeboten. Der kleinste Tubus hat einen Innendurchmesser von 1,5 mm, fortschreitend in 0,5-mm-Schritten bis 10 mm Innendurchmesser (Tab. **A-4.6**).
Die Tubusmaterialien bestehen aus gewebefreundlichem Weichplastik, das sich an die Atemwege anpasst. Dabei müssen die Tuben eine gewisse Knickfestigkeit aufweisen. Endotrachealtuben haben einen runden Querschnitt und überwiegend eine abgeschrägte Spitze. Im Bereich der Tubusspitze befindet sich bei einigen Tuben eine kreisrunde Aussparung, das sog. Murphy-Auge, das eine Verlegung des Tubus nach Anlegen der Schrägung an die Trachealwand verhindert. Am proximalen Ende befindet sich ein genormtes Ansatzstück aus hartem Plastik, das der Verbindung zum Beatmungsgerät dient.

Laryngoskop: Das Laryngoskop besteht aus dem Handgriff und dem beleuchteten Spatel. Es werden folgende Spateltypen unterschieden:
- der **gebogene MacIntosh-Spatel** (Abb. **A-4.10a I + II**),
- der **gerade Miller/Foregger-Spatel** (Abb. **A-4.10a III**),
- der **McCoy-Spatel** (Abb. **A-4.10b**) und
- die **Intubationshilfe nach Bonfils** (Abb. **A-4.10c**).

Endotrachealtuben werden in verschiedenen Größen und Durchmessern (Tab. **A-4.6**) aus thermoplastischem, gewebefreundlichem Material hergestellt.

A-4.6 Durchmesser von Endotrachealtuben				
Alter	Innendurchmesser (mm)	Außendurchmesser (mm) (variiert je nach Hersteller)	Einheiten Charrière bzw. French	Abstand Lippe – Tubusspitze in der Trachea (cm)*
Frühgeborene	2,5	3,3	10	10
Neugeborene	3,0	4,0–4,2	12	11
1–6 Monate	3,5	4,7–4,8	14	11
6–12 Monate	4,0	5,3–5,6	16	12
2 Jahre	4,5	6,0–6,3	18	13
4 Jahre	5,0	6,7–7,0	20	14
6 Jahre	5,5	7,3–7,6	22	15–16
8 Jahre	6,0	8,0–8,2	24	16–17
10 Jahre	6,5	8,7–9,3	26	17–18
12 Jahre	7,0	9,3–10	28–30	18–20
14 Jahre und älter	7,0 (Frauen) 8,0 (Männer)	9,3–10 10,7–11,3	28–30 32–34	20–22

* zuzüglich 2–3 cm für nasotracheale Tuben.

Die blockbaren Tuben haben aufblasbare Manschetten **(Cuffs)**, die über einen Pilotschlauch von außen mit Luft gefüllt werden und somit den Tubus gegenüber der Trachea abdichten können.

Die blockbaren Tuben haben eine aufblasbare Manschette **(Cuff)**, die eine weitgehende Abdichtung gegenüber der Trachea erlaubt. In der Regel wird über einen Pilotschlauch 5–10 ml Luft in den Cuff gefüllt, wobei der Druck in der Manschette 15–20 mmHg nicht überschreiten sollte, um eine Minderdurchblutung in der Trachealschleimhaut zu vermeiden.

▶ Merke

▶ **Merke:** Intraoperativ muss beachtet werden, dass durch **Lachgasdiffusion** das Volumen im Cuff und im zuführenden Schlauchsystem deutlich zunimmt und zu einer Drucksteigerung führt. Dies wird insbesondere durch die großvolumigen „High-Volume/Low-Pressure"-Cuffs begünstigt, die wegen ihrer großen Kontaktfläche zur Trachealwand nur geringe Innendrücke zur Abdichtung benötigen, aber über die große Oberfläche viel Lachgas aufnehmen. Der Cuff-Druck muss intermittierend kontrolliert und ggf. korrigiert werden.

In Abb. **A-4.11** sind verschiedene Tubusarten dargestellt. Häufig verwendete Endotrachealtuben sind der **Magill-Tubus** und der **Oxford-non-kinking-Tubus**.

In Abb. **A-4.11** sind verschiedene Tubusarten dargestellt. Häufig verwendete Endotrachealtuben sind der **Magill-Tubus** und der Oxford-non-kinking-Tubus. Der kreissegmentförmige Magill-Tubus kann zur orotrachealen und nasotrachealen Intubation verwendet werden. Ein zu tiefes Einführen in die Atemwege (einseitige endobronchiale Intubation) ist mit diesem Tubus leicht möglich (sorgfältige Auskultation zur Überprüfung der seitengleichen Ventilation!). Der **Oxford-non-kinking-Tubus** besitzt eine rechtwinklig gebogene Form und besteht aus relativ festem Kunststoff, so dass er nicht abknickt. Er ist nur für die orotracheale Intubation geeignet. Das Einführen erfolgt mit Hilfe eines speziellen Führungsstabes. Aufgrund seiner Form ist ein zu tiefes Einführen praktisch nicht möglich.

Für besondere Indikationen (z. B. Eingriffe im Kopf-Hals-Bereich) stehen Spezialtuben wie der **Woodbridge-Spiraltubus** und der **Doppellumentubus** zur Verfügung.

Der **Woodbridge-Tubus** (Spiraltubus) besteht aus Latex mit eingearbeiteter Metallspiralfeder, so dass eine große Flexibilität bei geringer Gefahr des Abknickens oder einer Kompression gegeben ist. Aus diesem Grund wird der Woodbridge-Tubus vor allem bei operativen Eingriffen im Bereich des Kopfes (Mund-Kiefer-Gesichtschirurgie, Neurochirurgie, HNO) sowie bei speziellen Lagerungsformen (z. B. Bauchlagerung) eingesetzt.

In Abb. **A-4.11** ist darüber hinaus ein **Doppellumentubus** zur getrenntseitigen Belüftung beider Lungen abgebildet. Grundsätzlich wird das distale Ende des

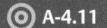 A-4.11 Endotrachealtuben

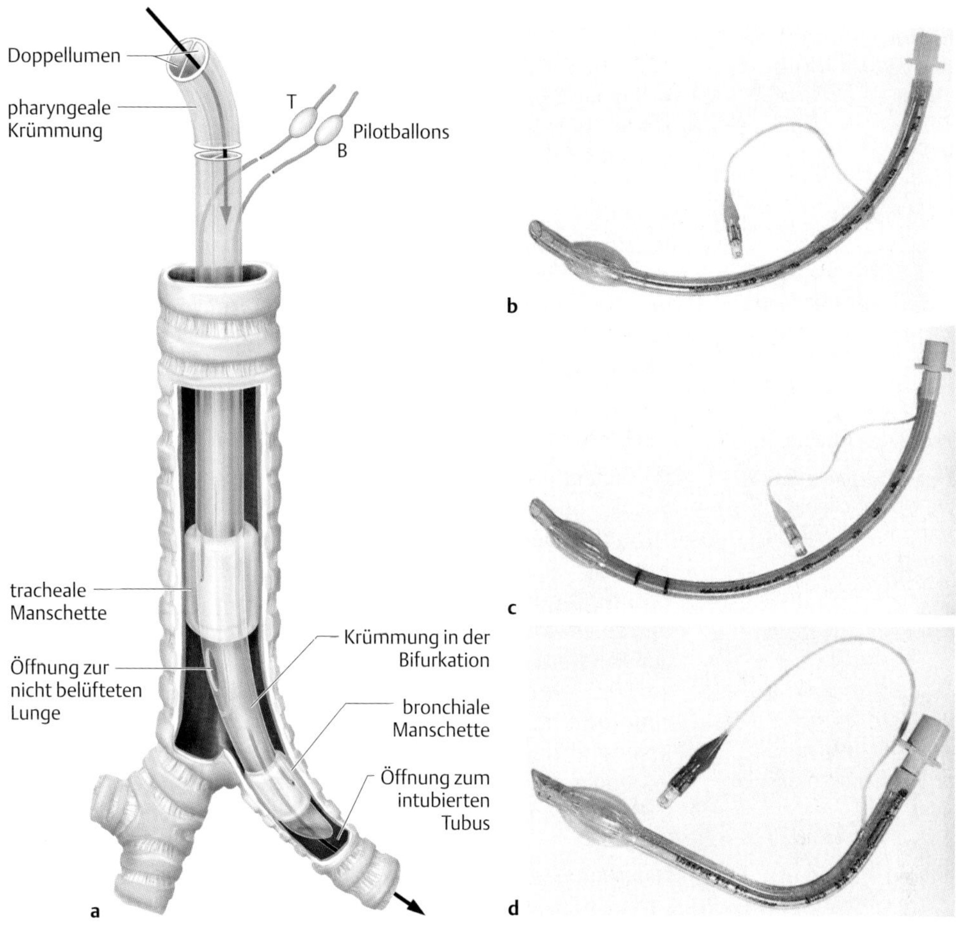

Doppellumen

pharyngeale Krümmung

T

B

Pilotballons

tracheale Manschette

Öffnung zur nicht belüfteten Lunge

Krümmung in der Bifurkation

bronchiale Manschette

Öffnung zum intubierten Tubus

a

b

c

d

a Doppellumentubus
b Magill-Tubus
c Woodbridge-Tubus
d Oxford-non-kinking-Tubus

Doppellumentubus in den Hauptbronchus der nicht beeinträchtigten Lunge eingeführt. Bei der Positionierung muss beachtet werden, dass der Oberlappenbronchus links 4–5 cm und rechts 1,5 cm distal von der Carina aus dem Hauptbronchus abgeht. Hieraus ergibt sich, dass der linksläufige Endobronchaltubus mit Blockermanschette sicherer angewendet werden kann als ein rechtsläufiger für Eingriffe an der linken Lunge. Bei einem rechtsläufigen Tubus kann ein aufgeblasener („geblockter") Cuff den Oberlappenbronchus verlegen und damit eine Atelektasenbildung begünstigen. Zur korrekten Positionierung und Lagekontrolle sollte nach Möglichkeit ein **Fiberendoskop** verwendet werden. Die Indikationen für den Einsatz des Doppelumentubus umfassen Operationen und pathologische Prozesse im Bereich von nur einer Lunge (z. B. Pneumektomie, Infektionen, massive Blutungen, bronchopleurale Fisteln) oder ventrale Eingriffe an der thorakalen Wirbelsäule.

Führungsstab: Bei Intubationsschwierigkeiten (s. Tab. **A-4.7**), bedingt durch die Unmöglichkeit, den Tubus bei seiner vorgeformten Krümmung in den Trachealeingang einzubringen, kann die Tubuskrümmung durch verformbare Plastikführungsstäbe vor der Intubation nach Einführen des Stabes in das Tubuslumen den anatomischen Gegebenheiten des Patienten besser angepasst werden.

Führungsstab: Intubationsschwierigkeiten vielerlei Ursachen (s. Tab. **A-4.7**) machen den Einsatz von Plastikführungsstäben im Tubus notwendig.

Magill-Zange: Mit der Magill-Zange kann der nasotracheale Tubus nach Einführen in den Nasopharynx gefasst und in den Kehlkopfeingang eingeführt werden. Zur Intubation werden darüber hinaus bereitgelegt:
- Einmalsaugkatheter
- Gleitmittel
- Schutzhandschuhe.

▶ **Merke**

Magill-Zange: Eine armierte Magill-Zange, mit der das distale Tubusende nach Einsetzen des Laryngoskops unter Sicht direkt in den Kehlkopfeingang eingeführt wird, kann die Intubation bei der nasotrachealen Technik erleichtern.

Zur Intubation werden weiterhin bereitgehalten:
- Einmalsaugkatheter inkl. Absaugsystem
- Gleitmittel
- saubere Handschuhe zum Schutz des Anästhesisten vor Infektionen.

▶ **Merke:** Grundsätzlich muss über ein Narkosebeatmungsgerät hinaus ein Handbeatmungsgerät (Ambu-Beutel) vorhanden sein. Sämtliche Medikamente zur Narkoseeinleitung, aber auch für evtl. Notfälle müssen ebenso wie kristalloide und kolloidale Infusionslösungen griffbereit sein. Das Instrumentarium und besonders das Beatmungsgerät müssen **vorher** auf Funktionsfähigkeit überprüft worden sein.

Technik der endotrachealen Intubation

Indikationen für die **nasotracheale Intubation** sind intraorale Operationen, langdauernde Eingriffe und mögliche längere postoperative Beatmung bzw. Intensivbehandlung.

Kontraindiziert ist der nasotracheale Weg bei intranasalen Hindernissen und Gerinnungsstörungen.

Lagerung: Eine optimale Lagerung ist für den Intubationserfolg wichtig (Abb. **A-4.12**).

In der **Schnüffelposition** ist der Abstand zwischen Zahnreihe und Kehlkopfeingang am kürzesten.

Technik der endotrachealen Intubation

Ob der nasotracheale oder orotracheale Intubationsweg gewählt wird, hängt von den anatomischen Gegebenheiten des Patienten sowie dem Operationsfeld ab. Indikationen für das erstgenannte Verfahren sind intraorale operative Maßnahmen, bei denen der orotracheale Tubus stören und torquiert werden könnte. Die nasotracheale Intubation bietet sich für lang dauernde Eingriffe und zu erwartende protrahierte postoperative Verläufe mit der Notwendigkeit zur Langzeitbeatmung bzw. für eine sich anschließende Intensivbehandlung an. Ein nasotrachealer Tubus wird von wachen Patienten leichter toleriert als ein orotrachealer.

Kontraindiziert ist der nasotracheale Weg bei intranasalen Hindernissen wie extremen Septumdeviationen, Mittelgesichtsfrakturen, ausgedehnten Oberkieferbrüchen, Tumoren und Gerinnungsstörungen.

Lagerung: Zur Intubation muss der Patient so gelagert werden, dass die direkte Laryngoskopie des Kehlkopfeingangs durch die Position der Schulter-Hals-Kopf-Achse möglichst erleichtert wird (Abb. **A-4.12**).

Hierbei kann die Halswirbelsäule durch eine Nackenrolle leicht anteflektiert und der Kopf im Atlantookzipitalgelenk nach dorsal geneigt werden. In dieser Lagerung, die als **Schnüffelposition** („sniffing position") bezeichnet wird, ist der Abstand zwischen Zahnreihe und Kehlkopfeingang am kürzesten. In diesem

---

⊚ A-4.12   **Lagerung des Kopfes zur endotrachealen Intubation**

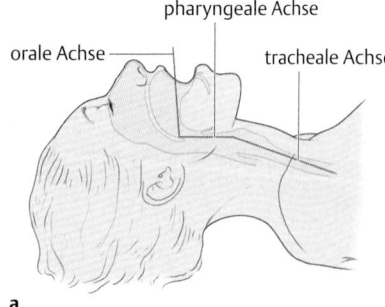 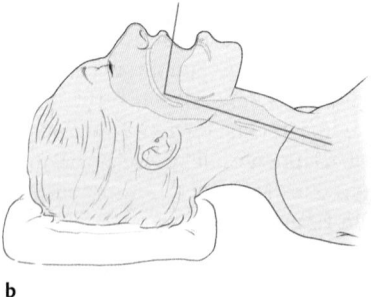 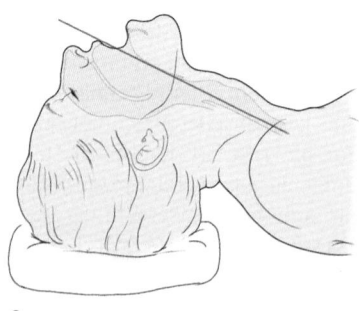

a   b   c

Der Erfolg der direkten Laryngoskopie und damit der endotrachealen Intubation hängt von einer optimalen Einstellung der orolaryngealen Achse ab.
- **a** Ungünstige Achsenstellung von Mundhöhle, Pharynx und Trachea in Rückenlage.
- **b** In verbesserter Jackson-Position mit Hochlagerung des Kopfes um 10 cm kommt es zu einer Annäherung der Achsen von Pharynx und Trachea.
- **c** Schnüffelposition: Kopfhochlagerung mit Streckung des Atlantookzipitalgelenkes erzeugt die kürzeste Entfernung zwischen Zahnreihe und Larynx mit Übereinstimmung der Achsenlinien.

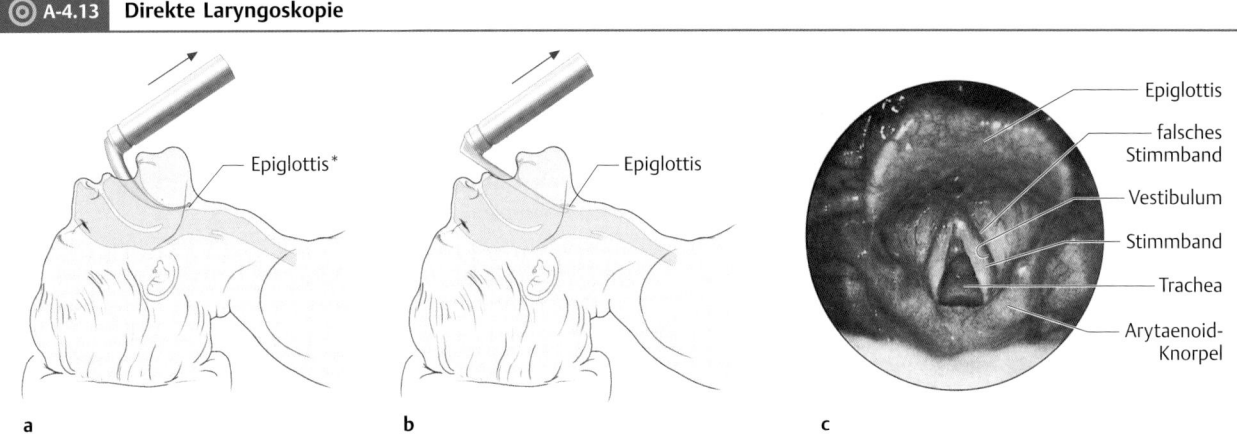

A-4.13 Direkte Laryngoskopie

Bildbeschriftungen linkes Bild: Epiglottis*
Bildbeschriftungen mittleres Bild: Epiglottis
Bildbeschriftungen rechtes Bild: Epiglottis, falsches Stimmband, Vestibulum, Stimmband, Trachea, Arytaenoid-Knorpel

a b c

a Laryngoskopie mit gebogenem Spatel nach MacIntosh:
  Die Spatelspitze wird in die Plica glossoepiglottica, d. h. vor die Epiglottis geführt, so dass diese sichtbar* bleibt (siehe **c**).
b Laryngoskopie mit geradem Spatel nach Miller/Foregger: Die Epiglottis wird vom geraden Spatel aufgeladen.
c Laryngoskopischer Blick auf die Stimmritze.

Zusammenhang muss bei der Intubation beachtet werden, dass beim Erwachsenen der Abstand Zahnreihe–Stimmritze ca. 11–16 cm beträgt, die Tracheallänge 10–11 cm.

Beim wachen Patienten, der den Mund maximal weit öffnet und die Zunge herausstreckt, sollten nach **Mallampati** der weiche Gaumen und die Uvula sichtbar sein (s.S. 18). Stellen sich in dieser Situation die genannten Strukturen in Abstufung nicht mehr dar, muss mit Schwierigkeiten bei der direkten Laryngoskopie insofern gerechnet werden, als sich möglicherweise die Epiglottis nicht darstellen bzw. aufrichten lässt.

Schon bei Besichtigung des oropharyngealen Bereiches bei weit geöffnetem Mund lassen sich die zu erwartenden Intubationsverhältnisse abschätzen.

Technik der orotrachealen Intubation: Nachdem die Narkose eingeleitet und der Patient mit reinem Sauerstoff über die Maske präoxygeniert ist, wird nach Muskelrelaxation das Laryngoskop mit der linken Hand in den Mund des Patienten eingeführt. Mit den Fingern der rechten Hand wird dabei der Mund des Patienten offen gehalten. Wird der Mittelfinger gegen die obere Zahnreihe und der Daumen gegen die untere Zahnreihe gedrückt (sog. **Kreuzgriff**), kann hierdurch der Mund kraftvoll geöffnet werden. Dann wird die Zunge mit dem Laryngoskopblatt nach links gedrängt und der **gebogene MacIntosh-Spatel** weiter in der Medianlinie in die Plica glossoepiglottica vorgeschoben (Abb. **A-4.13a**).

Durch Zug in Richtung des Mundbodens **ohne Hebeln** an den Oberkieferzähnen des Patienten wird die Epiglottis aufgestellt und gibt den dahinterliegenden Kehlkopfeingang frei, der im Idealfall einschließlich der auf dem Laryngoskopspatel anliegenden Epiglottis einsehbar wird (Abb. **A-4.13c**). Bei Einführen eines geraden **Miller/Foregger-Spatels** (Abb. **A-4.13b**) wird bei sonst vergleichbarem Vorgehen die Epiglottis mit der Spatelspitze aufgeladen.

Der orotracheale Tubus wird anschließend von seitlich rechts unter Sicht durch die Stimmritze in die Trachea eingeführt.

Technik der orotrachealen Intubation:
Nach Narkoseeinleitung und Relaxation sowie Präoxygenierung des Patienten über die Maske mit reinem Sauerstoff wird der **gekrümmte Spatel (MacIntosh)** in die Plica glossoepiglottica vorgeschoben und durch Zug nach oben der Kehlkopfeingang dargestellt (Abb. **A-4.13a**).

Mit dem **geraden Spatel** (z. B. Miller, Foregger) wird bei gleichem Vorgehen die Epiglottis aufgeladen (Abb. **A-4.13b**). Der Tubus wird nun unter direkter Sicht durch den Kehlkopfeingang in die Trachea geschoben.

▶ **Merke:** Zur Überprüfung der korrekten Tubuslage sollten folgende Kontrollen erfolgen:
– Auskultation des Epigastriums zur Überprüfung, ob Luft in den Magen gelangt. **Ein negativer Auskultationsbefund ist jedoch keine 100 %ige Sicherheit für eine korrekte Tubuslage.**
– Auskultation der Lungen zur Bestätigung der seitengleichen Ventilation
– Überprüfung des endexspiratorischen CO_2 mittels Kapnometrie.

◀ **Merke**

Abschließend wird der Tubus nach Einführen eines Beißschutzes fixiert.

Nach korrekter Platzierung des Tubus muss dieser fixiert werden, um eine spätere Dislokation in den Bronchus oder eine ungewollte Extubation im weiteren Verlauf zu vermeiden. Nach Einführen eines Beißschutzes (Guedel-Tubus oder Mullbinde) erfolgt die Fixation des Endotrachealtubus mit Nackenband oder sorgfältig geklebten Pflasterstreifen.

Technik der nasotrachealen Intubation: Bei angeborenen oder erworbenen Intubationshindernissen (Tab. **A-4.7**) bietet sich manchmal der nasotracheale Intubationsweg an.

Unter laryngoskopischer Einstellung wird der nasopharyngeal eingeführte Tubus vom Oropharynx aus mit Hilfe einer Magill-Zange durch den Larynx in die Trachea vorgeschoben (Abb. **A-4.14**).

Technik der nasotrachealen Intubation: Bei operativen Eingriffen im Mund-Kiefer-Rachen-Bereich sowie anatomischen Veränderungen wie Prognathien und Kiefergelenkdystrophien mit behinderter Mundöffnung bietet sich der nasotracheale Intubationsweg an. In Tab. **A-4.7** sind noch eine Reihe von erworbenen Veränderungen, die die Intubation, sei es oral oder nasal, erschweren können, aufgelistet.

Dabei wird unter laryngoskopischer Darstellung der nasopharyngeal eingeführte Tubus vom Oropharynx aus durch den Larynx in die Trachea vorgeschoben (Abb. **A-4.14**). Der Tubus kann entweder mit Hilfe einer Magill-Zange vorgeführt oder durch Drehen des Tubus außerhalb der Nase in die entsprechende Richtung vorgeschoben werden. Bei Schwierigkeiten einer direkten Laryngoskopie, z. B. durch Ankylose im Kiefergelenk und Unmöglichkeit, eine Mundöffnung zu erreichen, kann vom Erfahrenen eine nasotracheale Intubation ohne direkte Sicht in der Weise durchgeführt werden, dass die Tubusspitze anhand des Atemgeräusches vor der Epiglottis platziert und der Tubus in Inspiration in die Trachea vorgeschoben wird **(blinde nasotracheale Intubation)**. Voraussetzung hierfür ist eine erhaltene Spontanatmung.

≡ A-4.7

≡ A-4.7	Ursachen für eine erschwerte Intubation
Infektionen	■ Abszesse (submandibular, retropharyngeal) ■ Tetanus
Traumata	■ Fremdkörperaspiration ■ HWS-Verletzungen ■ Ober-/Unterkieferfrakturen
Tumoren	■ der oberen Luftwege (Pharynx/Larynx) ■ der unteren Luftwege (Bronchialtumoren) ■ Akromegalie
entzündliche Veränderungen	■ rheumatoide Arthritis ■ Spondylitis ankylosans (Morbus Bechterew) ■ Sklerodermie

◎ A-4.14   **Nasotracheale Intubation**

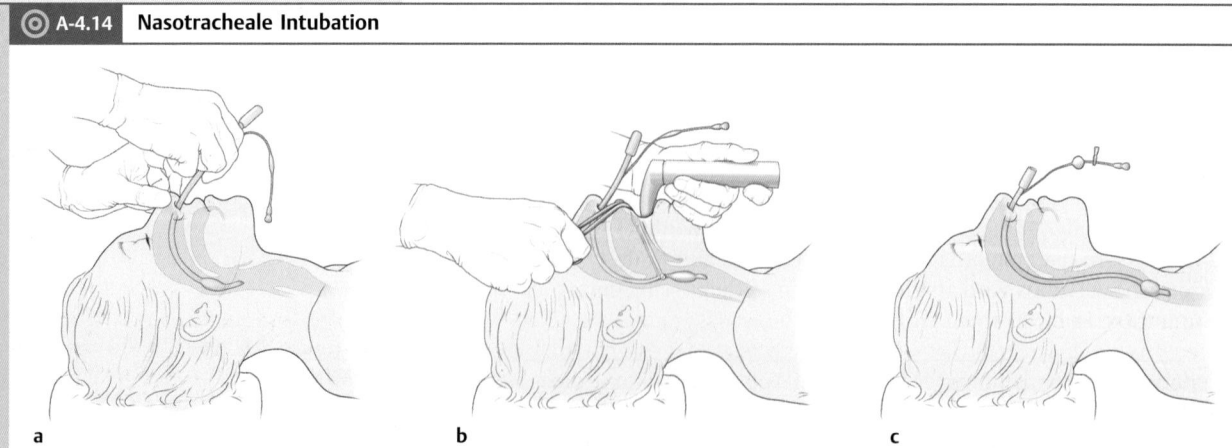

a
b
c

a Einführen des Tubus in den unteren Nasengang und sanftes Vorschieben bis in den Hypopharynx.
b Laryngoskopische Darstellung der Glottis, Fassen des Tubus mit der Magill-Zange und transglottisches Einführen (cave: Beschädigung des Tubus-Cuffs durch die Magill-Zange!).
c Korrekt platzierter nasotrachealer Tubus.

Fiberoptische Intubation: Zahlreiche infektionsbedingte, traumatische, neoplastische, entzündliche, aber auch endokrine Ursachen behindern oftmals die Schaffung eines freien Atemwegs durch endotracheale Intubation. Eine Auswahl ist in Tab. **A-4.7** zusammengestellt.

Eine weitere Methode, die Intubation der Patienten, bei denen eine direkte Laryngoskopie unmöglich ist, oro- oder nasotracheal durchzuführen, ist die fiberoptische Technik. Voraussetzung hierzu sollte eine ausreichende Spontanatmung sein.

Nach oberflächlicher Schleimhautanästhesie sollte der erwachsene Patient z. B. mit Midazolam (Dormicum®) in einer Dosierung von fraktioniert 2,5–5 mg i. v. und/oder „Low-Dose"-Ketamin (0,25–0,5 mg/kg KG) bzw. Sufentanil in niedriger Dosierung (5–10 µg/kg KG) sediert werden, jedoch erweckbar bleiben. Nach ausreichender Präoxygenierung wird dann die flexible Fiberoptik mit dem darübergestreiften Trachealtubus zumeist nasotracheal eingeführt. Nach Aufsuchen des Kehlkopfeinganges mittels der Fiberoptik und Einführen des Endoskops in die Trachea wird der Tubus über das Endoskop in die Luftröhre geschoben und fiberoptisch kontrolliert oberhalb der Carina tracheae platziert. Nach Entfernen des Endoskops und Blockung des Tubus-Cuffs wird die Narkose eingeleitet und der Patient, wenn operationsbedingt notwendig, nach Muskelrelaxation kontrolliert beatmet. Die Oxygenierung während der Intubation kann durch eine sog. Intubationsmaske oder durch einen durch das kontralaterale Nasenloch in den Rachen vorgeschobenen Endotrachealtubus mit kleinem Durchmesser (z. B. 4,0), an den das Beatmungsgerät konnektiert wird, aufrechterhalten werden.

Besonderheiten der endotrachealen Intubation bei Kindern: Bei Neugeborenen und Kleinkindern bestehen im Vergleich zu älteren Kindern und Erwachsenen große anatomische Unterschiede und einige Besonderheiten: Der Larynx steht höher als beim Erwachsenen, die Epiglottis ist U-förmig, der Ringknorpel ist die engste Stelle für die Tubuspassage, Kopf und Zunge sind beim Neugeborenen im Verhältnis zum Körper größer als beim Erwachsenen, der Hals und die Achsen für die Intubation sind kurz. Die Auswahl der passenden Tubusgröße, die sich nach der engsten Stelle des Kehlkopfes, dem Ringknorpel, richtet, erfolgt nach der Faustregel: innerer Tubusdurchmesser (ID) in mm = (16 + Alter)/4.

Komplikationen der endotrachealen Intubation

Nicht mögliche oder erschwerte Intubation: Ist eine endotracheale Intubation aufgrund der genannten Hindernisse nicht möglich, hat grundsätzlich eine Ausleitung der Narkose zu erfolgen (evtl. Antagonisierung von Opiaten und Relaxanzien) unter kontinuierlicher Maskenbeatmung bis zum Erwachen des Patienten und Eintreten einer suffizienten Spontanatmung. Ist auch die Maskenbeatmung insuffizient, bleibt als letzte Möglichkeit die notfallmäßige Konio- oder Tracheotomie.

Fehlintubation: Der Tubus kann akzidentell in den Ösophagus vorgeschoben werden oder bei zu weitem endotrachealem Vorschieben im rechten Hauptbronchus platziert werden. Aus diesen Gründen ist eine gründliche Auskultation des Thorax und des Epigastriums bzw. eine Bestimmung des endexspiratorischen CO_2 unbedingt notwendig.

Intubationstraumen: Hierbei zu nennen sind Beschädigungen von Lippen und Zähnen durch das Laryngoskop sowie Verletzungen der Nasen- und Rachenschleimhaut, der Stimmbänder und der subglottischen Region, speziell bei Kindern, durch den Tubus, besonders bei Verwendung eines zu weit vorgeschobenen Führungsstabes. Weiterhin kann es durch den Endotrachealtubus zu Ösophagusverletzungen kommen. In einzelnen Fällen wurden auch Perforationen der Trachea beschrieben.

Auslösung von Reflexen während der Intubation: Während der Intubation und nach der Extubation kann es vor allem bei zu flacher Narkose durch mechanische Irritation der Larynx- und Trachealschleimhaut zur Auslösung eines

---

Fiberoptische Intubation: Die in Tab. A-4.7 zusammengestellten Intubationshindernisse können den Einsatz des Fiberbronchoskops notwendig machen.

Nach Schleimhautanästhesie kann mit Hilfe der Fiberoptik der Kehlkopf eingesehen und ein über die Optik geschobener Tubus unter Sicht in die Trachea geleitet werden.

Besonderheiten der endotrachealen Intubation bei Kindern: Im Vergleich zu Erwachsenen steht bei Säuglingen und Kleinkindern der Larynx höher. Die Epiglottis ist U-förmig, der Ringknorpel stellt die engste Stelle für die Tubuspassage dar und die Achsen für die Intubation sind kurz. Faustregel für den inneren Tubusdurchmesser: in mm = (16 + Alter)/4.

Komplikationen der endotrachealen Intubation

Nicht mögliche oder erschwerte Intubation: In dieser Situation erfolgt die Ausleitung der Narkose unter kontinuierlicher Maskenbeatmung.

Fehlintubation: Akzidentelle ösophageale Intubation oder Vorschieben des Endotrachealtubus in den rechten Hauptbronchus.

Intubationstraumen: Im Vordergrund stehen die Beschädigung von Lippen und Zähnen durch das Laryngoskop, Verletzungen der Nasen- und Rachenschleimhaut, der Stimmbänder und speziell bei Kindern der subglottischen Region durch den Tubus.

Auslösung von Reflexen während der Intubation: Durch den Intubationsvorgang können **Laryngo-** und **Bronchospasmus** ausgelöst werden.

Ein **Laryngospasmus** kann durch Muskelrelaxanzien beherrscht werden. Einem **Bronchospasmus** kann vorgebeugt werden durch Schleimhautanästhesie vor der Intubation, rasche Narkosetiefe und Gabe von Bronchodilatanzien.

Bei der Intubation können durch vagale Stimulation **kardiovaskuläre Reaktionen** ausgelöst werden (Bradyarrhythmien und Blutdruckabfälle). Diese können – vor allem bei gleichzeitiger Verwendung von Succinylcholin – zum Herzstillstand führen.

Bei zu flacher Narkose treten unter der Intubation infolge sympathikotoner Stimulierung häufiger tachykarde Rhythmusstörungen und Blutdruckanstiege auf.

Störungen der Ventilation: Durch Abknicken des Tubus oder Obstruktion kann es zu Störungen der Ventilation nach der Intubation kommen.

Hypoxien und **Resorptionsatelektasen** können durch endobronchiale Intubation bei zu tief eingeführtem Tubus auftreten.

Spätschäden: Seltene Spätschäden durch Intubation sind Glottisödem, Ulzera im Verlauf des Tubusweges und Stimmbandgranulome. Heiserkeit ist meistens ein passageres Symptom.

▶ Merke

Laryngo- und **Bronchospasmus** kommen. Erstgenannter kann durch Gabe von depolarisierenden Muskelrelaxanzien beherrscht werden. Einem Bronchospasmus, leicht auslösbar bei Asthmatikern, kann vorgebeugt werden durch ausreichende Schleimhautanästhesie vor der Intubation (z. B. mittels Lidocain-Spray), rasche Narkosevertiefung sowie die Gabe von Bronchodilatanzien.

Bei der Intubation können durch vagale Stimulation **kardiovaskuläre Reaktionen** ausgelöst werden, die sich in Form von Bradyarrhythmien und Blutdruckabfällen äußern und selten, besonders bei gleichzeitiger Verwendung von Succinylcholin, zum Herzstillstand führen können. Daher sollten für den notfallmäßigen Einsatz Atropin und Orciprenalin (Alupent®) immer griffbereit sein.
Bei zu flacher Narkose treten unter der Intubation infolge sympathikotoner Stimulierung häufiger tachykarde Rhythmusstörungen und Blutdruckanstiege auf.

Störungen der Ventilation: Hierbei sind Komplikationen zu nennen, welche die Beatmung des Patienten nach erfolgter Intubation verhindern. Dies kann verursacht werden durch Abknickung des Tubus oder Verlegung des Tubuslumens durch angesammeltes Sekret, evtl. auch eine defekte Tubusmanschette (sog. „Blocker-Hernie"), die das Lumen aufgrund von Materialermüdung bei Mehrfachverwendung verlegt.
Zu tiefes Einführen des Tubus mit der Folge der einseitigen, vor allem **rechts**endobronchialen Intubation kann mit zunehmender Beatmungsdauer zu bedrohlichen **Hypoxien** führen sowie zu **Resorptionsatelektasenbildung** mit nachfolgenden Infektionen im Bereich der nicht ventilierten Lunge.

Spätschäden: Zu den Spätschäden sind Ödeme, Ulzerationen und Nekrosen im Bereich der Stimmbänder, des Larynx und der Trachea zu zählen. Diese Schäden sind selten und nehmen mit der Dauer der durchgeführten Beatmung zu. Häufiger dagegen treten nach Extubation leichtere Pharyngitiden und Laryngitiden auf, die sich in einer passageren Heiserkeit äußern können.

▶ **Merke:** Bei Intubationsproblemen sollten folgende Punkte unbedingt beachtet werden:
– „Der Patient benötigt vorrangig Sauerstoff, keinen Tubus" (Oxygenierung beachten)
– Frühzeitig Hilfe holen.

4.1.3 Larynxmaske

4.1.3 Larynxmaske

Eine Alternative zur klassischen Gesichtsmaskennarkose und in vielen Fällen ein Ersatz für den endotrachealen Tubus ist die seit Mitte der 1980er-Jahre auf dem Markt befindliche Kehlkopfmaske (Abb. **A-4.15**). Die Maske wird

A-4.15 Larynxmaske

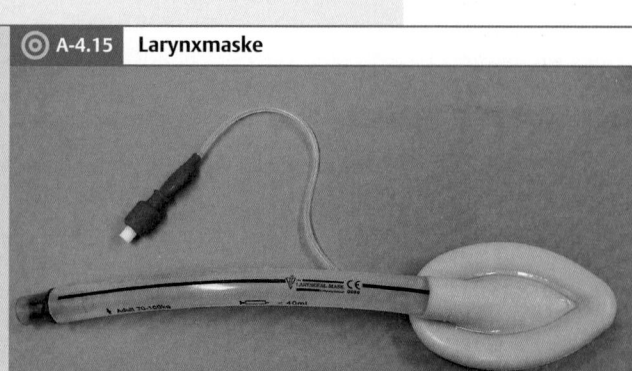
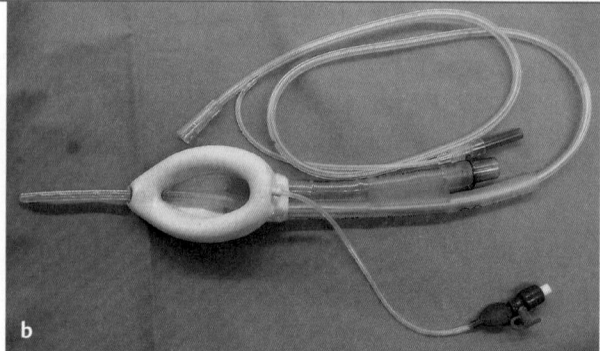

a Konventionelle Larynxmaske,   **b** Pro-Seal-Larynxmaske.

⊙ A-4.16 | **Anatomie des Kehlkopfes** ⊙ A-4.16

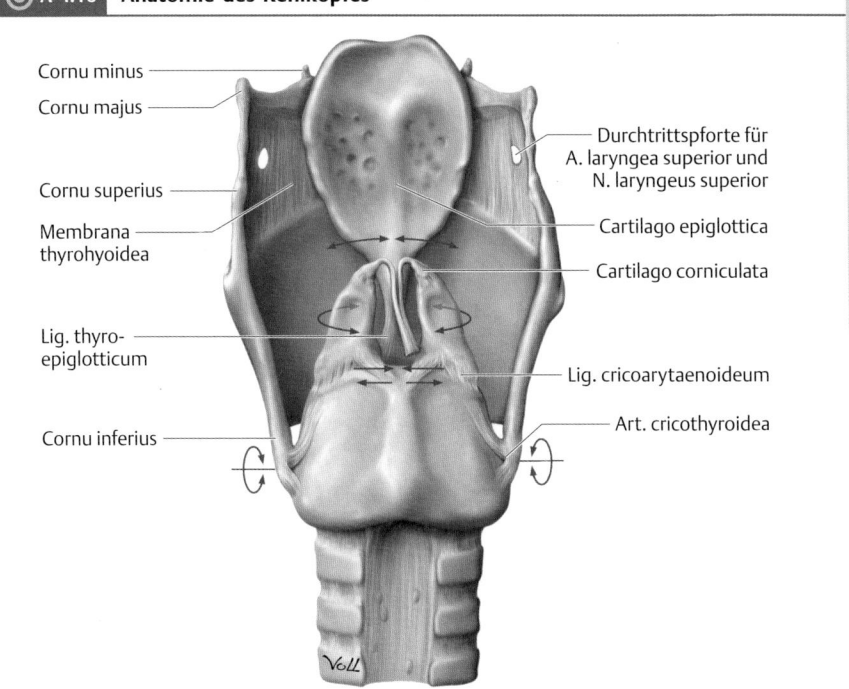

Cornu minus
Cornu majus
Cornu superius
Membrana thyrohyoidea
Lig. thyro-epiglotticum
Cornu inferius

Durchtrittspforte für A. laryngea superior und N. laryngeus superior
Cartilago epiglottica
Cartilago corniculata
Lig. cricoarytaenoideum
Art. cricothyroidea

„blind", ohne Zuhilfenahme eines Laryngoskops und ohne Relaxierung des narkotisierten Patienten in den Hypopharynx vorgeschoben (Abb. **A-4.17**). (Die Anatomie des Kehlkopfes zeigen Abb. **A-4.16**, **A-4.18**.)

Die Larynxmaske sitzt dem Kehlkopf von dorsal auf, die Ventilation ist über eine der Trachea zugewandte großlumige Öffnung möglich. Bedingt durch die anatomischen Verhältnisse im Kehlkopfbereich, an die sich die Form der Maske anpasst, wird in > 90 % der Fälle eine optimale Ventilation bereits nach dem ersten Einführen erreicht.

Die Abdichtung zum Mund-Rachen-Bereich erfolgt über eine Gummi-manschette, die der Maske bei korrektem Sitz eine gute Dichtung verleiht (Abb. **A-4.18**).

Unter Vermeidung hoher Druckniveaus (Ziel: 20–25 cmH_2O), die mit einer Luftinsufflation in den Magen einhergehen können, lässt sich so neben der Spontanatmung und der assisitierten Beatmung auch eine positive Druckbeat-mung inklusive geringer PEEP-Werte (5 mmHg) durchführen. Neben der **leichten Handhabung** und der Möglichkeit, die Kehlkopfmaske mit einer **hohen Erfolgsrate auch bei Patienten mit Intubationsproblemen** anzuwenden, ist die gute Verträglichkeit und **fehlende Irritation von Stimmbändern und Trachealschleimhaut** hervorzuheben. Zweifellos schützt die Kehlkopfmaske den Patienten vor dem Risiko einer Aspiration deutlich besser als die Anwen-dung einer Gesichtsmaske.

Nichtnüchternheit des Patienten ist jedoch eine klare **Kontraindikation**!

Die Larynxmaske liegt dem Kehlkopf von dorsal auf, die Ventilation ist über eine der Trachea zugewandte großlumige Öffnung möglich.

Die Abdichtung zum Mund-Rachen-Bereich erfolgt über eine Gummi-manschette, die der Maske bei korrektem Sitz eine gute Dichtigkeit verleiht.

Neben der **leichten Handhabung** und der Möglichkeit, die Kehlkopfmaske mit einer **hohen Erfolgsrate auch bei Patienten mit Intubationsproblemen** anzuwenden, ist die **gute Verträglichkeit** und **fehlende Irritation von Stimmbändern und Trachealschleimhaut** hervorzuheben.

Nichtnüchternheit des Patienten ist jedoch eine klare **Kontraindikation** für die Anwendung einer Larynxmaske.

◉ A-4.17   **Platzierung der Larynxmaske**

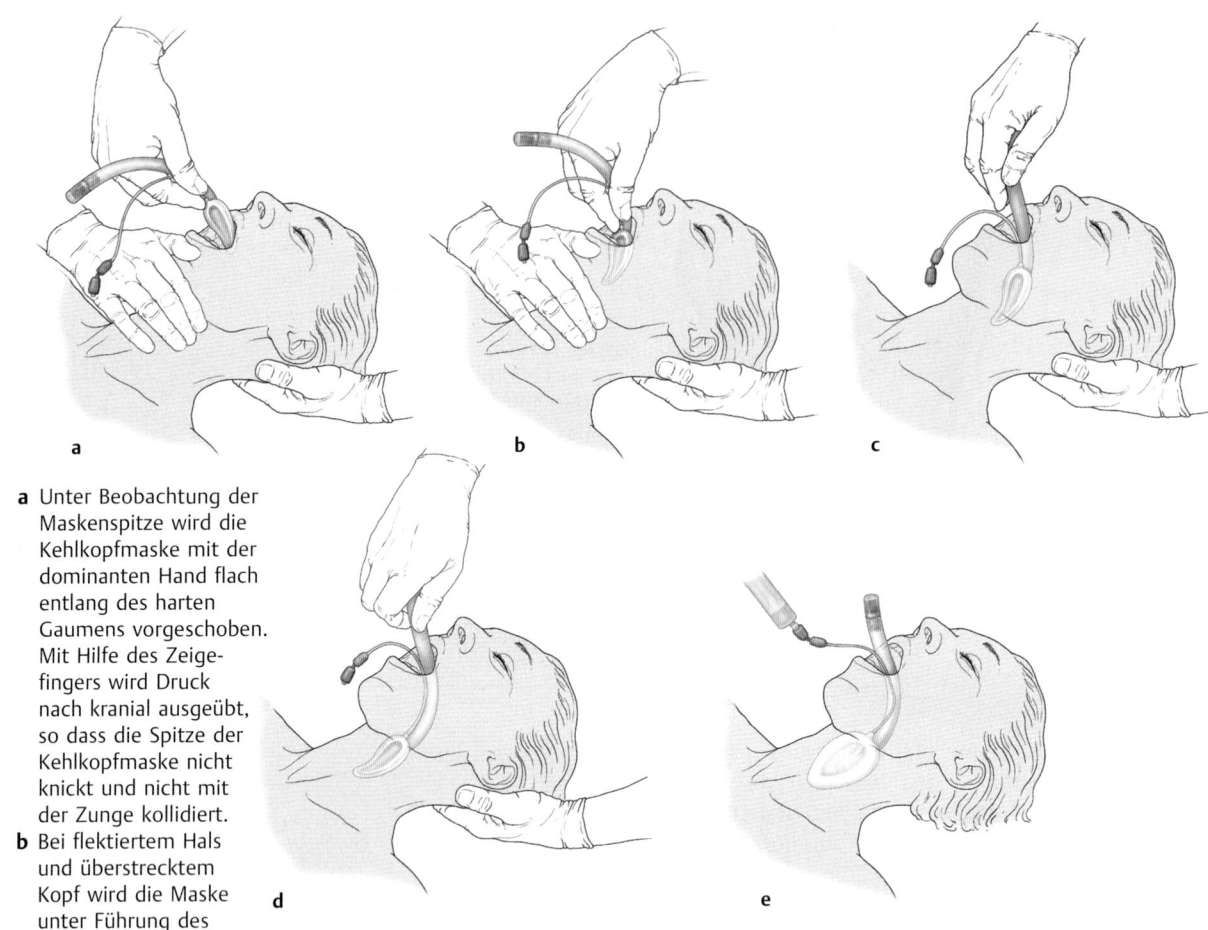

a

b

c

a Unter Beobachtung der Maskenspitze wird die Kehlkopfmaske mit der dominanten Hand flach entlang des harten Gaumens vorgeschoben. Mit Hilfe des Zeigefingers wird Druck nach kranial ausgeübt, so dass die Spitze der Kehlkopfmaske nicht knickt und nicht mit der Zunge kollidiert.

b Bei flektiertem Hals und überstrecktem Kopf wird die Maske unter Führung des Zeigefingers am hinteren Pharynx entlang geschoben.

d

e

c Nun wird die Maske mit der anderen Hand festgehalten, der Zeigefinger aus dem Rachen entfernt und die Larynxmaske mit einer raschen Bewegung sanft heruntergedrückt, bis ein Widerstand spürbar ist.

d Der Widerstand zeigt an, dass die Maskenspitze im dreieckigen Hypopharynxgrund platziert ist. In dieser Position wird die Larynxmaske belassen.

e Auffüllen des Cuffs mit dem korrekten Luftvolumen; dabei hebt sich die Maske normalerweise leicht aus dem Rachenraum an. Während des Auffüllens sollte die Larynxmaske zur Vermeidung einer Dislokation nicht berührt werden.

◉ A-4.18

◉ A-4.18   **Korrekt platzierte Larynxmaske**

Die Form der Larynxmaske ist an das unflexible Kehlkopfgerüst adaptiert (Ansicht von dorsal).

Pro-Seal-Larynxmaske

Eine Weiterentwicklung der konventionellen Larynxmaske stellt die sog. Pro-Seal-Larynxmaske (Abb. **A-4.15b**) dar. Im Unterschied zu der konventionellen Larynxmaske ist in die Pro-Seal-Larynxmaske ein weiteres Lumen integriert, welches das Vorschieben einer Magensonde in den Ösophagus erlaubt. Die Öffnung des Lumens befindet sich an der distalen Stelle der Gummimanschette. Bei einer korrekt platzierter Larynxmaske lässt sich die Magensonde problemlos vorschieben.

Pro-Seal-Larynxmaske

In die Pro-Seal-Larynxmaske ist ein zusätzliches Lumen integriert, welches das Vorschieben einer Magensonde in den Ösophagus erlaubt (Abb. **A-4.15b**).

4.1.4 Narkosesysteme, Narkosebeatmung

4.1.4 Narkosesysteme, Narkosebeatmung

> ▶ **Definition:** Narkosesysteme bestehen aus verschiedenen, aufeinander abgestimmten Bausteinen, die z. B. während einer Inhalationsnarkose untereinander und mit dem Patienten in Verbindung stehen. Sie bestehen aus dem Atemsystem, der Gasdosierung, den Narkosemittelverdampfern, dem Narkosebeatmungsgerät und Monitorkomponenten. Das richtige Verständnis für das Narkosesystem und der sachgerechte Umgang mit diesen Einzelkomponenten sind Voraussetzung für die Sicherheit der Narkose.

◀ **Definition**

Narkosesysteme

Die Narkosesysteme lassen sich entsprechend den baubedingten Strömungsverhältnissen der Atem- bzw. Narkosegase und den jeweiligen Rückatmungsanteil in 4 Systeme einteilen:
- **offene** (werden nicht mehr verwendet)
- **halboffene**
- **halbgeschlossene**
- **geschlossene** Systeme.

Die beiden Letztgenannten sind als **Kreissysteme** mit Rückatmung und Kohlendioxidabsorption konstruiert.

Narkosesysteme

Narkosesysteme lassen sich in **offene, halboffene, halbgeschlossene** sowie **geschlossene** Systeme einteilen.

Die beiden Letztgenannten sind als Kreissysteme mit Rückatmung und CO_2-Absorption konstruiert.

Halboffene Narkosesysteme

Halboffene Systeme haben entweder keine Ventile zwischen Frischgasflow und dem Patienten bzw. lediglich ein exspiratorisches Entlastungs- oder „Pop-off"-Ventil, oder sie haben ein Nichtrückatmungsventil, d. h. es findet keine Rückatmung statt. Diese Narkosesysteme werden heute nur noch selten eingesetzt.

Vorteile: einfache Handhabung und leichte Transportierbarkeit, geringe Atemwegswiderstände, geringe Totraumvolumina, konstante inspiratorische Gaszusammensetzung, geringe Hyperkapniegefahr.

Nachteile: hoher inspiratorischer Frischgasflow. Hierdurch ungenügende Erwärmung und Befeuchtung der Atemgase, übermäßiger Verbrauch von teuren Inhalationsanästhetika, hierdurch Belastung des Anästhesie- und OP-Personals mit Narkosegasen, Gefahr eines Barotraumas bei Funktionsverlust des „Pop-off"-Ventils.

Die genannten Vor- und Nachteile der halboffenen Systeme ohne Nichtrückatemventil bringen es mit sich, dass diese seltener angewendet werden. Auch in der Kinderanästhesie werden heutzutage spezielle Kreissysteme verwendet, deren Atemschläuche die speziellen Atemwegswiderstands- und Totraumbedingungen insbesondere bei Kleinkindern, Säuglingen und Frühgeborenen berücksichtigen.

Halboffene Systeme mit Nichtrückatmungsventil: Diese Systeme lassen Frischgas in Richtung des Patienten fließen und ausgeatmetes Narkosegas offen aus dem System ausströmen.

Vorteile: geringerer Frischgasflow nötig, schnelle Veränderbarkeit des inspiratorischen Gasgemisches; der vorhandene Reservoirbeutel ermöglicht assistierte und kontrollierte Beatmung.

Halboffene Narkosesysteme

Halboffene Systeme sind entweder ohne Ventile oder lediglich mit einem exspiratorischen Entlastungsventil konstruiert, oder sie haben Nichtrückatemventile.

Vorteile: einfache Handhabung und leichte Transportierbarkeit, geringe Atemwegswiderstände, geringe Totraumvolumina, konstante Gaszusammensetzung, geringe Hyperkapniegefahr.

Nachteile: hoher inspiratorischer Frischgasflow, hierdurch ungenügende Erwärmung und Befeuchtung der Atemgase, übermäßiger Verbrauch von teuren Inhalationsanästhetika, hierdurch Belastung des Anästhesie- und OP-Personals mit Narkosegasen, Gefahr eines Barotraumas bei Funktionsverlust des „Pop-off"-Ventils.

Halboffene Systeme mit Nichtrückatmungsventil: Trennung der Ein- und Ausatemgasströme.

Vorteile: geringerer Frischgasflow, schnelle Veränderbarkeit des inspiratorischen Gasgemisches, Möglichkeit der assistierten und kontrollierten Beatmung.

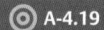

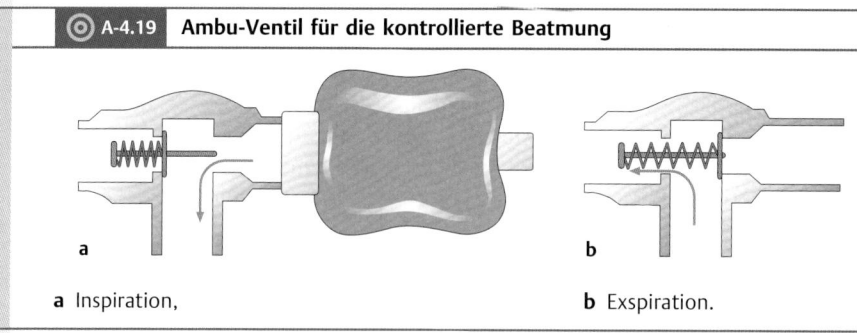

A-4.19 | Ambu-Ventil für die kontrollierte Beatmung

a Inspiration, **b** Exspiration.

Nachteile: Erhöhung des Atemwegswiderstandes; OP-Umfeldbelastung mit Narkosegasen.

Daher werden diese Systeme, ausschließlich in Handbeatmungsgeräten für Notfall- und Wiederbelebungsmaßnahmen eingesetzt.

Kreissysteme

▶ Definition

Kreissysteme werden entweder **halbgeschlossen** oder **geschlossen** betrieben.

Zum Kreissystem gehören die folgenden **Bestandteile** (Abb. **A-4.20**).

Nachteile: Das Nichtrückatemventil muss unmittelbar am Patienten lokalisiert werden und ist häufig intraoperativ nicht zugänglich; Ventile erhöhen den Atemwegswiderstand; OP-Umfeldbelastung mit Narkosegasen.

Aus den genannten Gründen werden Nichtrückatemsysteme, z. B. mit **Ambu-Ventil**, ausschließlich in Handbeatmungsgeräten wie dem Ambu-Beutel für Notfall- und Wiederbelebungsmaßnahmen eingesetzt (Abb. **A-4.19**).

Kreissysteme

▶ **Definition:** In Kreissystemen erfolgt eine Rückatmung des vom Patienten exspirierten Gases, das im Kreisteil einen CO_2-Absorber passieren muss.

Kreissysteme sind definitionsgemäß entweder **halbgeschlossene** oder **geschlossene** Systeme. Dies hängt von dem Anteil des Exspirationsgasgemisches im System bzw. von der Höhe des Frischgasflows ab. In einem Kreissystem muss neben der Steuerung und Einstellung des Frischgases und der Elimination des entstandenen Kohlendioxids (CO_2) die Fortleitung des Gasstromes in eine Richtung gewährleistet sein, um eine Steigerung der Totraumventilation zu vermeiden.

Ein Kreissystem besitzt folgende **Bestandteile** (Abb. **A-4.20**):

- Frischgasquelle und Dosierungseinrichtung
- In- und Exspirationsventile, die den Gasflow in eine Richtung leiten
- in- und exspiratorische Atemschläuche

A-4.20 | Bestandteile des Narkosekreissystems

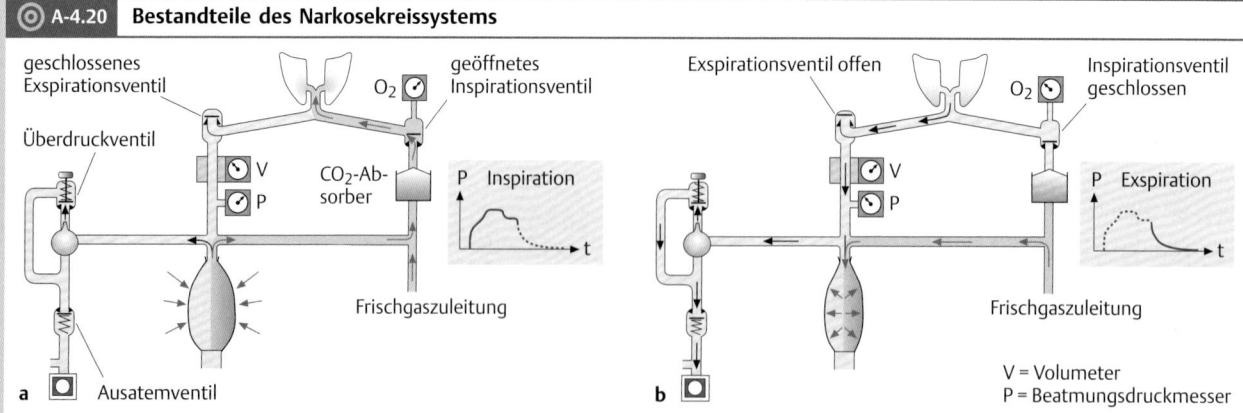

Funktionsweise des halbgeschlossenen Systems unter Beatmung (Überdruckventil eingeschaltet, gewünschter Öffnungsdruck eingestellt).

a Inspiration: Bei Kompression des Beutels verlässt ein Teil des Gasgemisches das Kreissystem am Überdruckventil, das restliche Gas strömt in den Inspirationsschenkel und gelangt nach CO_2-Absorption und Passage des geöffneten Inspirationsventils zum Patienten.

b Exspiration: Die Exspirationsluft des Patienten passiert im Exspirationsschenkel das nun geöffnete Exspirationsventil und strömt in den Atembeutel. Dort erfolgt die Mischung der Exspirationsluft mit Frischgas, der Atembeutel dehnt sich wieder aus.

- Y-Verbindungsstück zum Patienten
- Überdruckventil
- Reservoirbeutel
- CO_2-Absorber.

Um eine Rückatmung von CO_2 im Kreissystem zu verhindern, müssen bei allen Varianten der **Positionierung** der aufgeführten Bausteine im Kreissystem 3 Forderungen erfüllt sein:

- die Ventile müssen sich zwischen dem Patienten und dem Reservoirbeutel befinden und bilden mit den durch das Y-Stück verbundenen In- und Exspirationsschläuchen das Kreissystem
- der Frischgasstrom darf nicht zwischen dem Patienten und dem Exspirationsventil in das Kreissystem eingespeist werden
- das Überdruckventil darf sich nicht zwischen dem Inspirationsventil und dem Patienten befinden.

Die **Vorteile** des Kreissystems lassen sich zusammenfassen:

- Die Inspirationsgase werden angewärmt.
- Sie werden relativ gut befeuchtet.
- Bei geschlossenen Systemen resultiert eine Minimierung der Narkosegasbelastung in der Umgebung. Bei halbgeschlossenen Systemen muss der überschüssige Gasflow über das Überdruckventil in ein Narkosegasabsaugsystem eingespeist werden.
- Es werden Low-Flow- (1 l/min: 0,5 O_2 + 0,5 l N_2O bzw. Luft) bzw. Minimal-Flow-Narkosen (0,5 l/min: 0,3 l O_2 + 0,2 l N_2O bzw. Luft) durchgeführt, es können Sauerstoffverbrauch und CO_2-Aufnahme durch entsprechende Messinstrumente kontinuierlich abgestimmt werden. Diese Narkosetechniken mit niedrigem Frischgasfluss werden mit modernen Narkosegeräten durchgeführt, die eine hohe Genauigkeit der Gasdosierung und Dichtigkeit des Systems gewährleisten.

Die Kenntnis der Dosierung der Gase im Narkosekreissystem, der Dosierung und Zumischung der verdampfbaren Anästhetika sowie der Elimination des exspirierten CO_2 über Absorber sind für das Verständnis von Narkosekreissystemen unerlässlich.

Rotameter: Zur exakten Einstellung des Frischgaszuflusses (z. B. Sauerstoff und Lachgas) in das System dienen Rotameter, d. h. Messröhren, welche aus einem konisch geformten Rohr und einem Schwebekörper („Schwimmer") bestehen (Abb. **A-4.21**). Die Einstellung der Strömungsvolumina im Messrohr geschieht über ein Feindosierventil. Die Rotameter sind für jedes Gas entsprechend dessen unterschiedlicher Viskosität und Dichte spezifisch geeicht.

Um eine CO_2-Rückatmung im Kreissystem zu vermeiden, ist eine wichtige Forderung an ein solches System, dass sich die Ventile zwischen dem Patienten und dem Reservoirbeutel befinden.

Vorteile des Kreissystems sind:
- die Inspirationsgase werden angewärmt
- sie werden relativ gut befeuchtet
- bei geschlossenen Systemen resultiert eine Minimierung der Narkosegasbelastung in der Umgebung.

Rotameter: Messröhren, die aus einem konisch geformten Rohr und dem „Schwimmer" (Abb. **A-4.21**) bestehen. Über ein Feindosierventil kann ein gewünschter Flow, ablesbar auf der Flowdosierungsskala, eingestellt werden, z. B. für O_2 und N_2O.

⊚ A-4.21   **Aufbau und Ablesung von Rotameterröhren für Sauerstoff und Lachgas bzw. Luft**   ⊚ A-4.21

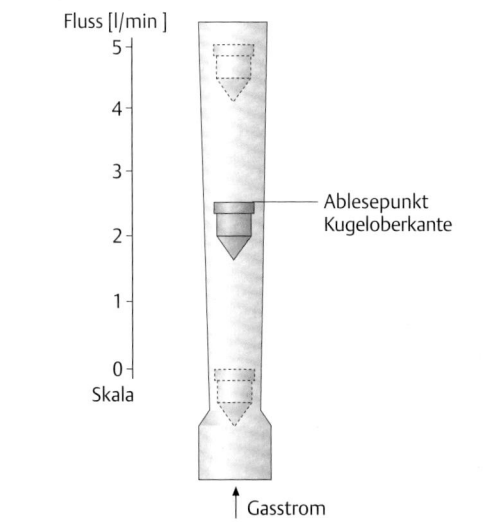

Jedes Gerät hat einen O_2-Bypass für Notfallsituationen, der unter Umgehung der O_2-Messröhre und des Vapors einen hohen Flow ermöglicht.

Verdampfersysteme (Vaporen): Narkosemittelverdampfer speisen bestimmte Konzentrationen volatiler Anästhetika in das Frischgas ein; sie sind üblicherweise im Verlauf der Frischgasleitung angebracht.

Es sind überwiegend Verdampfersysteme gebräuchlich, die konstante Konzentrationen auch bei wechselnden Umgebungsbedingungen gewährleisten.

Abb. **A-4.22** gibt das Funktionsprinzip von Verdampfersystemen wieder.

Um dem Kreissystem kurzfristig hohe Sauerstoffflows, z. B. in Notfallsituationen, zuführen zu können, befindet sich an jedem Narkosegerät ein O_2-Bypass-Ventil, dessen Betätigung den geschilderten raschen Zustrom ins Kreissystem unter Umgehung des Rotameters und Vapors ermöglicht.

Verdampfersysteme (Vaporen): Volatile Anästhetika wie Halothan, Enfluran, Isofluran, Desfluran und Sevofluran (s. S. 165) liegen bei Raumtemperatur und unter isobaren Druckverhältnissen als Flüssigkeiten vor. Narkosemittelverdampfer, die zuverlässig unter wechselnden Umgebungsbedingungen die Einspeisung einer bestimmten Konzentration eines volatilen Anästhetikums in das Beatmungssystem ermöglichen sollen, befinden sich üblicherweise im Verlauf der Frischgasleitung vor der Einspeisung des Narkosegasgemisches in das Kreisteil des Narkosesystems. Verschiedene Funktionsprinzipien sind im Laufe der Zeit angewendet worden. Es soll hier auf die allgemein gebräuchlichen Systeme, die das Prinzip der Oberflächenverdunstung nutzen, eingegangen werden. Für Desfluran, das einen Siedepunkt von 23,5 °C aufweist, wurde eine besondere Vaportechnologie entwickelt. Der TEC-6-Verdampfer (Ohmeda) wird im Gegensatz zu den konventionellen Verdampfern elektronisch gesteuert.

Prinzipiell wird bei dem Verdampfersystem der Frischgasflow nach Eintritt in den Vapor geteilt, wobei ein Teil des Frischgases einen Bypass-Kanal durchströmt, der andere dagegen eine Verdunsterkammer passiert, in der er Narkosemittel aus der Dampfphase des dort befindlichen Anästhetikums aufnimmt. Die Narkosemittelkonzentration im Frischgasschlauch ergibt sich aus der Zusammenführung der beiden genannten Gasflows in einer Mischkammer vor dem Verlassen des Vapors.

Abb. **A-4.22** gibt das Funktionsprinzip von Verdampfersystemen wieder. Durch den Einbau von Drosselungsventilen und Metallausdehnungskörpern werden die verschiedenen Einflüsse, denen die Anästhesiegasverdunstung unterliegt, wie Veränderungen von Flow, Druck und Temperatur, kompensiert, und es wird somit unter wechselnden Umgebungsbedingungen eine weitgehende konstante Konzentration der gewählten Anästhetika erreicht.

⊙ **A-4.22** | **Funktionsprinzip von Verdampfersystemen**

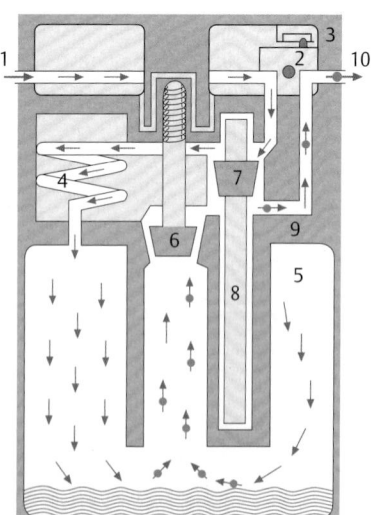

1 Frischgaseinlass
2 Ein/Aus-Schalter (durch Handrad betätigt)
3 Handrad
4 Druckkompensation
5 Verdunsterkammer
6 Steuerkonus
7 Bypass-Konus
8 Metallausdehnungskörper
9 Mischkammer
10 Frischgasauslass

Funktionsprinzip am Beispiel des Flow-Verdampfers **Vapor 19.n** (Dräger) für Halothan, Enfluran oder Isofluran:
Durch Drehen des Handrades (3) wird der Ein/Aus-Schalter (2) betätigt, so dass das Frischgas über den Frischgaseinlass (1) in die Verdunsterkammer (5) strömen kann. Der Steuerkonus (6) wird durch Drehen des Handrades bewegt. Er verändert entsprechend der Einstellung des Handrades die Größe des Kapillarspaltes am Auslass der Verdunsterkammer und damit die Menge des in die Verdunsterkammer einströmenden Frischgases. Der Bypass-Konus (7) regelt die Menge des Frischgases, das über den Bypass strömt. Temperaturänderungen werden durch den Metallausdehnungskörper (8) im Bypass-Strom kompensiert. Bei ausgeschaltetem Verdampfer strömt das Frischgas vom Frischgaseinlass (1) über einen Bypass direkt zur Frischgasauslassöffnung (10).

Da der Dampfdruck der Anästhesiegase in den Vaporen um ein Vielfaches höher liegt, als es für einen Patienten im Gasgemisch zu tolerieren wäre, und somit Gerätedefekte oder irrtümlich hoch gewählte Anästhesiegaskonzentrationen zu Schädigungen des Patienten führen können, muss die abgegebene Anästhetikakonzentration unmittelbar hinter dem Vapor oder noch besser am Y-Stück des Beatmungssystems entsprechend den Vorschriften der Medizinischen Geräteverordnung registriert und durch Alarmgrenzen gesichert werden.

> ▶ **Merke:** Jeder Vapor ist für ein bestimmtes Inhalationsanästhetikum geeicht. Verwechslungen können zu gefährlichen Überdosierungen führen.

In den neueren Narkosesystemen (Physioflex, Zeus; Fa. Dräger, Lübeck) kommen keine Vaporen mehr zum Einsatz. In diesen Geräten werden vielmehr digitale Dosiersysteme eingesetzt. Hierbei kann der Anästhesist die gewünschte inspiratorische oder exspiratorische Konzentration in der Atemluft des Patienten an einem Gerätemonitor einstellen. Die entsprechend gewählte Konzentration wird dann vom Narkosesystem eingestellt und aufrecht erhalten.

CO_2-Absorber: CO_2-Kalk- oder Bariumabsorber sollen eine effiziente CO_2-Absorption im Atemgasgemisch gewährleisten, dabei keine toxischen chemischen Reaktionen mit den Narkosegasen eingehen, die Atemwegswiderstände nicht erhöhen und zugleich kostengünstig und unkompliziert in der Anwendung sein.

Der Atemkalk besteht zu 94% aus Kalziumhydroxid $Ca(OH)_2$, zu 5% aus Natriumhydroxyd, $Na(OH)$ und einem **Farbindikator**, der sich violett verfärbt, wenn die Absorptionskapazität des Kalkes erschöpft ist.
Der Atemkalk sollte eine möglichst hohe Oberfläche (d.h. Granula mit relativ geringem Durchmesser) und eine möglichst geringe Beeinflussung des Atemwegwiderstandes besitzen. Die chemische Reaktion bei der CO_2-Resorption läuft in 3 Schritten ab:
- CO_2 verbindet sich mit Wasser zu H_2CO_3: $CO_2 + H_2O = H_2CO_3$.
- Dieses verbindet sich mit Natriumhydroxid zu Natriumkarbonat. Hierbei entstehen Wasser und Wärme: $H_2CO_3 + 2Na(OH) = Na_2CO_3 + 2H_2O$.
- Kalziumhydroxid geht mit dem Natriumkarbonat eine Verbindung ein, aus der Kalziumkarbonat und erneut Natriumhydroxid entstehen: $Ca(OH)_2 + Na_2CO_3 = CaCO_3 + 2Na(OH)$.
Ähnliche Reaktionsabläufe werden mit Bariumkalk erreicht.

Geschlossene Narkosesysteme

Im geschlossenen System wird lediglich der vom Patienten verbrauchte Sauerstoff, ca. 150–250 ml/min, als Frischgas ersetzt. Dies hat den Vorteil, dass hier keine minimal oder Low-Flow-Einstellungen durchgeführt werden müssen, um Narkosegase einzusparen. Alle verwendeten Materialien und Konnektionsstellen müssen absolut dicht sein. Weiterhin ist ein aufwendiges Monitoringsystem integriert, welches neben der Darstellung der Beatmungsdrücke, des endexspiratorischen CO_2, des Flows und der Darstellung der Atemfrequenz und des Atemminutenvolumens u.a. auch die Konzentration des Narkosegases beinhaltet.
Aufgrund der hohen technischen Anforderungen finden geschlossene Narkosesysteme bisher nur sehr langsam Eingang in die klinische Praxis.

Narkosebeatmung

Die Durchführung einer kontrollierten oder assistierten Beatmung über einen Endotrachealtubus bei verschiedenen Narkoseverfahren bewirkt eine Vielzahl von z.T. sich gegenseitig bedingenden Veränderungen der Lungenfunktion, der Hämodynamik und der Funktion der übrigen lebenswichtigen Organe.

Um irrtümlich hohe Anästhetikakonzentrationen zu verhindern, müssen entsprechend der Vorschrift in der Medizinischen Geräteverordnung die vom Dosiersystem abgegebenen Anästhetikakonzentrationen hinter dem Vapor registriert und durch eine Alarmgrenze gesichert werden.

◀ Merke

In den neueren Narkosesystemen (Physioflex, Zeus; Fa. Dräger, Lübeck) kommen keine Vaporen mehr zum Einsatz. In diesen Geräten werden vielmehr digitale Dosiersysteme eingesetzt.

CO_2-Absorber: CO_2-Kalk- oder Bariumabsorber sollen im Atemgasgemisch effizient die CO_2-Absorption gewährleisten, dabei keine toxischen chemischen Reaktionen mit den Narkosegasen eingehen und die Atemwegswiderstände nicht erhöhen.
Eine grenzwertige Absorptionskapazität wird durch einen **Farbindikator** angezeigt.

Geschlossene Narkosesysteme

Im geschlossenen System wird nur der vom Patienten verbrauchte Sauerstoff als Frischgas ersetzt.

Narkosebeatmung

Die Durchführung einer kontrollierten oder assistierten Narkosebeatmung über einen Endotrachealtubus bewirkt zahlreiche Veränderungen der Lungenfunktion, der Hämodynamik und der Funktionen der übrigen lebenswichtigen Organe.

▶ **Merke:** Ziel der Narkosebeatmung ist es, unter Kenntnis dieser Veränderungen beim anästhesierten Patienten einen optimalen Gasaustausch und stabile Kreislaufverhältnisse, d. h. eine Homöostase aller wichtigen Organfunktionen, sicherzustellen und bestmögliche Operationsbedingungen zu gewährleisten.

Nach Herstellung einer ausreichend tiefen Hypnose, Reflexdämpfung, Analgesie und Muskelrelaxation ist die Spontanatmungsaktivität ausgeschaltet, und es erfolgt die kontrollierte Beatmung.

Unter Beatmung sind die Ventilationsgrößen am Respirator so einzustellen, dass ein arterieller Sauerstoffdruck (PaO$_2$) von 80–100 mmHg und ein arterieller Kohlendioxiddruck (PaCO$_2$) von 36–45 mmHg erreicht werden.

Um die funktionelle Residualkapazität der Lunge unter Sicherstellung einer hohen alveolären Ventilation aufrechtzuerhalten, sollte die **Grundeinstellung des Narkosebeatmungsgeräts** folgendermaßen vorgenommen werden (Anhaltswerte für Erwachsene):
- **Atemzugvolumen** ca. 6–10 ml/kg KG
- **Beatmungsfrequenz** 8–12/min
- **Inspirations-/Exspirationsverhältnis** 1 : 1,5–1 : 2
- **inspiratorische Sauerstoffkonzentration** (FiO$_2$) 30–100 % (0,3–1,0) unter Zielsetzung des obengenannten PaO$_2$ und PaCO$_2$.

Kontrolliert bzw. korrigiert werden können die eingestellten Respiratorparameter anhand eines kapnographischen und pulsoxymetrischen Monitorings sowie orientierender Blutgasanalysen.

Bei veränderten Stoffwechselbedingungen unter Narkose, in der z. B. Sauerstoffverbrauch und CO$_2$-Produktion in Abhängigkeit von zunehmender Narkosetiefe sinken bzw. bei Muskelzittern, bedingt durch flache Narkose, ansteigen, müssen die Beatmungsparameter jeweils überprüft und neu eingestellt werden.

Bei Allgemeinanästhesien mit erhaltener Spontanatmung kann es mit zunehmender Narkosedauer durch den Einfluss atemdepressiv wirkender Inhalationsanästhetika zur **Hyperkapnie** infolge Hypoventilation und Steigerung der Totraumventilation kommen. Hyperkapnie äußert sich u. a. durch Puls- und Blutdruckanstieg.

Allgemeinanästhesien für operative Eingriffe werden überwiegend unter kontrollierter Beatmung durchgeführt, wobei das Beatmungsmuster an die unterschiedlichen respiratorischen Bedingungen der jeweiligen Patienten angepasst wird.

Die gebräuchlichen Respiratoren werden nach folgenden **Steuerprinzipien** eingeteilt (S. 483):
- **Volumensteuerung:** Umschaltung auf die Exspiration nach Abgabe des eingestellten Volumens
- **Drucksteuerung:** Einleitung der Exspiration nach Erreichen eines zuvor gewählten oberen Druckwertes
- **Zeitsteuerung:** zeitliche Festlegung der Dauer von In- und Exspiration
- **Flowsteuerung:** bei Unterschreiten einer bestimmten inspiratorischen Gasströmungsgeschwindigkeit (Flow) wird auf die Exspiration umgeschaltet.

Diese Steuerprinzipien sind z.T. in den heute zur Verfügung stehenden Narkosearbeitsgeräten miteinander kombiniert und ermöglichen bei entsprechender Einstellung spezielle individuelle Beatmungsmuster. In der klinischen Praxis werden zumindest bei der intraoperativen Beatmung zumeist volumen- oder druckgesteuerte Beatmungsverfahren angewendet.

Wirkungen der Beatmung auf die Lungenfunktion

Bei der Einleitung bzw. Durchführung einer Narkose kommt es durch Verlagerung des Zwerchfells nach kranial, speziell bei adipösen Patienten, bei Horizontallagen zu einer **Verminderung der funktionellen Residualkapazität (FRC)** und der thorakalen Compliance. Hierdurch können sich **Atelektasen** in den abhängigen, also unteren Lungenabschnitten durch Verschluss der terminalen Luftwege („airway closure") ausbilden. Das kritische Lungenvolumen, bei dessen Unterschreiten Teile der Luftwege kollabieren, wird als „Closing Volume" bezeichnet. Bei Absinken der FRC während der Anästhesie unter dieses kritische Volumen ist die Bildung von Mikroatelektasen vorgegeben. Zu den Auswirkungen dieser Atelektasen auf den pulmonalen Gasaustausch addieren sich die Ventilations-/Perfusionsverschiebungen, die bei Horizontallagerung gravitationsbedingt wirksam werden.

Durch volatile Anästhetika wird zudem die Umleitung des pulmonalen Blutflusses durch hypoxiegesteuerte Vasokonstriktion von schlecht zu besser ventilierten Bezirken vermindert. So liegen bei narkotisierten Patienten die **alveoloarteriellen O_2-Partialdruck-Gradienten (AaDO$_2$)** generell über der Norm. Der intrapulmonale Shuntanteil, d. h. der Anteil des Blutes, der bei der Lungenpassage nicht oxygeniert wird, steigt durchschnittlich von 5 % auf 10–15 % an. Durch kontinuierliche Überdruckbeatmung, d. h. Beatmung mit **positivem endexspiratorischem Druck (PEEP)**, standardmäßig 5–8 mmHg, werden dagegen die funktionelle Residualkapazität erhöht, das Lungenvolumen vergrößert, die Ventilations-/Perfusionsverhältnisse durch Öffnung der terminalen Luftwege verbessert mit der Folge einer Erhöhung des arteriellen PO_2. Nachteilig wirkt sich dagegen aus, dass bei steigendem kontinuierlichem Druckniveau die nichtabhängigen (oben liegenden) Alveolarbezirke überbläht werden können, was dann den Ventilations-/Perfusionsgradienten wieder verschlechtert.

Bei Allgemeinanästhesien kommt es unabhängig von den Eigenwirkungen der angewendeten Anästhesietechniken zu folgenden Veränderungen der Lungenfunktion:

- Abnahme der funktionellen Residualkapazität
- Verschiebung des Ventilations-/Perfusionsverhältnisses mit der Folge einer Neigung zur Atelektasenbildung („airway-closure")
- Anstieg des alveoloarteriellen Druckgradienten mit Absinken des arteriellen PO_2
- Anstieg des intrapulmonalen Rechts-links-Shunts
- Zunahme der Totraumventilation.

Um unter Allgemeinanästhesie arterielle Hypoxien zu vermeiden, sollte aus den genannten Gründen die **inspiratorische Sauerstofffraktion nicht** < 0,3 liegen.

Auswirkungen auf die Hämodynamik

Es kommt zu einem **Absinken des Herzzeitvolumens unter Überdruckbeatmung** bei Beatmung mit hohem PEEP bzw. großen Atemzugvolumina. Hauptursache ist die Verminderung des venösen Rückflusses durch Erhöhung des intrathorakalen Drucks. Durch diese Drucksteigerung und Vergrößerung der funktionellen Residualkapazität steigt auch der pulmonalvaskuläre Widerstand durch Kompression der perialveolären Gefäße. Hierdurch kommt es zu einer Rechtsherzbelastung; die Erhöhung des rechtsventrikulären „Afterload" mit Vergrößerung des rechten Ventrikels führt zu einer Septumverschiebung in den linken Ventrikel, die ein Absinken der linksventrikulären Compliance zur Folge hat. Zudem kann eine Volumenzunahme der Lunge unter PEEP die Dehnungsfähigkeit des linken Ventrikels behindern.

Die hämodynamische Reaktion auf diese Veränderungen, also der Abfall des Schlagvolumens und des arteriellen Blutdrucks, hängt vom intravasalen Flüssigkeitsvolumen des Patienten ab. Autoregulative Vorgänge bewirken eine Venokonstriktion, die zu einer Steigerung des venösen Rückflusses in Richtung des Herzens führt, sowie eine Steigerung des kardialen Sympathikotonus. **Inhalationsanästhetika** und einige intravenöse Pharmaka erniedrigen den peripheren Gefäßwiderstand und führen zu einem Blutdruckabfall. Dieser wird verstärkt durch den depressiven Effekt der Inhalationsanästhetika auf Herz-

depressiven Effekt auf Herzfrequenz und Myokardkontraktilität verstärkt wird.

Therapeutische Konsequenz: Volumengabe, evtl. Gabe von Vasopressoren, Reduktion des Narkosegases.

Auswirkungen auf die Nierenfunktion

Kontrollierte Überdruckbeatmung führt zu einer **Reduktion der Urinproduktion** v. a. durch einen verminderten venösen Rückfluss und konsekutivem Absinken des HZV mit hierdurch reduziertem renalem Blutfluss.

Auswirkungen auf die Leber

Der erhöhte intraabdominelle Druck bei Überdruckbeatmung durch Tiefertreten des Zwerchfells bewirkt eine **Minderdurchblutung der Leber**.

Zerebrale Auswirkungen

Durch positive Druckbeatmung mit **Anstieg der intrathorakalen Drücke** und durch Druckerhöhung in der V. cava superior wird der venöse Abfluss aus dem Gehirn behindert.

Durch **Hyperventilation** erzeugte Hypokapnie mit PaCO$_2$-Werten um 32 mmHg kann dagegen den zerebralen Blutfluss effektiv innerhalb der physiologischen Grenzen senken.

Der Effekt der Hypokapnie mit Engstellung der zerebralen Gefäße wird durch Veränderung des perivaskulären pH-Wertes erzeugt.

frequenz und Myokardkontraktilität. Bei Kombinationsanästhesien addieren sich die negativ inotropen Effekte.

Therapeutische Konsequenzen hieraus sind eine situationsangepasste Volumensubstitution, evtl. die Gabe von Vasopressoren und die Reduktion der Narkosegaskonzentration.

Auswirkungen auf die Nierenfunktion

Kontrollierte Überdruckbeatmung führt zu einer **Reduktion der Urinproduktion**. Hauptursache ist der verminderte venöse Rückfluss mit konsekutivem Absinken des Herzzeitvolumens (HZV), das zu einem reduzierten renalen Blutfluss führt. Innerhalb der Nieren kommt es dabei zu einer Umverteilung des Blutes von den kortikalen zu den juxtaglomerulären Nephronen.

Auswirkungen auf die Leber

Der erhöhte intraabdominelle Druck bei Überdruckbeatmung durch Tiefertreten des Zwerchfells bewirkt einen Anstieg des Pfortaderdruckes. Experimentelle Untersuchungen haben gezeigt, dass Lachgas und Inhalationsanästhetika die Pfortaderduchblutung reduzieren und ebenso in unterschiedlichem Ausmaß die arterielle Leberdurchblutung durch variierenden Widerstand der arteriellen Gefäße in der Leber vermindern.

Zerebrale Auswirkungen

Durch positive Druckbeatmung mit Anstieg des intrathorakalen Druckes und durch Druckerhöhung in der V. cava superior wird der **venöse Abfluss aus dem Gehirn** behindert. Bei Patienten mit verminderter intrakranieller Elastance, z. B. bei Schädel-Hirn-Trauma, kann dies über eine Zunahme des zerebralen Blutvolumens zu **intrakraniellen Druckanstiegen** > 15 mmHg bis in kritische Bereiche hinein führen. Besonders nachteilig kann sich dabei zusätzlich das Absinken des arteriellen Mitteldruckes durch den verminderten venösen Rückfluss zum Herzen und damit vermindertem Herzzeitvolumen (s. o.) auswirken, da der zerebrale Perfusionsdruck (CPP) abfällt. Der CPP ist die Differenz aus mittlerem arteriellem Blutdruck (MAP) und intrakraniellem Druck (ICP) (CPP = MAP–ICP).

Eine durch **Hyperventilation** erzeugte Hypokapnie mit PaCO$_2$-Werten um 32 mmHg kann dagegen den zerebralen Blutfluss kurzfristig effektiv innerhalb der physiologischen Grenzen senken. Hierdurch wird eine Abnahme des intrakraniellen Blutvolumens und nachfolgend des ICP erreicht, d. h. die Wirkungen von PEEP auf den ICP können kompensiert werden. Bei Werten von 25 mmHg PaCO$_2$ erfolgt dagegen die Durchblutungssenkung nicht mehr linear. Es kann hierbei zu kritischen Bedingungen für die zerebrale Oxygenierung in Form einer zerebralen Hypoxie kommen.

Der Effekt der Hypokapnie mit Engstellung der zerebralen Gefäße wird durch Veränderung des perivaskulären pH-Wertes erzeugt. Es wird nicht einheitlich diskutiert, inwieweit eine perivaskuläre pH-Steigerung über längere Zeit vasokonstriktiv wirksam bleiben kann.

Da alle volatilen Anästhetika eine intrakranielle Drucksteigerung durch zerebrale Durchblutungssteigerung bewirken können, sind sie für Narkosen bei Patienten mit eingeschränkter intrakranieller Elastance nicht die Narkosemittel der ersten Wahl.

▶ **Klinischer Fall.** Eine 40-jährige Patientin (160 cm, 90 kg) mit chronischem Gallensteinleiden steht zur geplanten **Cholezystektomie** an. Man entschließt sich, den Eingriff laparoskopisch vorzunehmen, d. h. die Gallenblase wird unter endoskopischer Sicht mit Mikroinstrumentarium entfernt. Die Patientin weist außer ihrer **erheblichen Adipositas** keine weiteren Risikofaktoren auf und wird der Narkoserisikoklasse **ASA II** zugeordnet. Als Anästhesieverfahren wird eine **Intubationsnarkose** gewählt. Nach Narkoseeinleitung und endotrachealer Intubation wird die Patientin unter kompletter Muskelrelaxation kontrolliert beatmet (FiO_2 0,3) und die Narkose als totale intravenöse Anästhesie fortgeführt. Im „Steady State" werden die Ausgangswerte respiratorischer und hämodynamischer Monitoringparameter registriert:

- Beatmungsspitzendruck   22 mbar
- endexspiratorischer Druck   5 mbar
- AMV (12×550 ml)   6,6 l
- endexspiratorischer CO_2-Partialdruck ($petCO_2$)   38 mmHg
- Sauerstoffsättigung (SaO_2)   99 %
- Herzfrequenz   75/min
- MAP (oszillometrisch) (125/65 mmHg)   80 mmHg.

Für die Operation wird durch einen speziellen Trokar CO_2 in die Bauchhöhle insuffliert (sog. **Kapnoperitoneum**), wodurch sich die Bauchdecken von den Eingeweiden abheben und die Übersicht über das Operationsgebiet hergestellt wird. Die Bauchhöhle wird bis zu einem Druck von ca. 15 mmHg „aufgeblasen". Hiernach werden folgende, z. T. deutlich veränderte Werte aufgezeichnet:

- Beatmungsspitzendruck   35 mbar
- endexspiratorischer Druck   5 mbar
- AMV (12×550 ml)   6,6 l
- $petCO_2$ 47 mmHg
- SaO_2 97 %
- Herzfrequenz   100/min
- MAP (oszillometrisch) (150/100 mmHg)   120 mmHg.

Die meisten dieser Veränderungen lassen sich durch die infolge des Kapnoperitoneums auftretende intraabdominelle Druckerhöhung erklären. Mit Steigerung des intraabdominellen Druckes (IAP) nimmt gleichfalls der intrathorakale Druck (ITP) zu, wodurch die thorakale Compliance abgesenkt wird und folglich der **Beatmungsdruck** ansteigt. Die **verminderte funktionelle Residualkapazität** kann durch die **Zunahme des intrapulmonalen Rechts-links-Shunts** eine Verschlechterung der Oxygenierung bewirken. Ob die geringfügige Abnahme der pulsoxymetrisch ermittelten Sauerstoffsättigung (SaO_2) darauf oder auf eine Messungenauigkeit im Rahmen der Methode zurückzuführen ist, lässt sich ohne arterielle Blutgasanalyse hier nicht entscheiden. Da CO_2 über das Peritoneum systemisch resorbiert und vermehrt pulmonal eliminiert wird, kommt es – bei unverändertem Atemminutenvolumen (AMV) – zur Erhöhung des endexspiratorischen CO_2-Partialdruckes ($petCO_2$).

Unterstellt man eine konstante Narkosetiefe, müssen auch die hämodynamischen Veränderungen als Folge der Anlage des Kapnoperitoneums verstanden werden. Die Steigerung von IAP und ITP kann zur **Abnahme des venösen Rückstromes** und infolgedessen zur Verminderung der ventrikulären Füllung führen **(Abnahme der Vorlast)**. Des Weiteren bewirkt sie über eine Kompression von arteriellen Gefäßen im Abdomen und Thorax eine Zunahme des peripheren und damit des Auswurfwiderstandes des linken Ventrikels **(Zunahme der Nachlast)**. Vorlastabnahme und Nachlastzunahme haben einen **Abfall des Herzminutenvolumens** zur Folge. Um dem entgegenzuwirken, kommt es zur reflektorischen Steigerung der sympathischen Aktivität mit konsekutiver Erhöhung der Herzfrequenz und des Gefäßwiderstandes. Die Steigerung des arteriellen Blutdruckes muss allerdings in erster Linie als direkte Folge der Kompression arterieller Gefäße gesehen werden. Man beachte die ausgeprägte Zunahme des diastolischen Blutdruckes als Ausdruck der Widerstandserhöhung bei gleichzeitiger Abnahme der Blutdruckamplitude, die den Abfall des Schlagvolumens reflektiert.

4.1.5 Narkoseüberwachung

Während Narkose und Operation unterliegt der Patient einer Vielzahl von gefährdenden Einflüssen. Die Überwachung der Vitalfunktionen des Patienten, Überwachung der Parameter von Narkosegerät und sonstiger apparativer Ausstattung sowie die eigentliche Überwachung der Narkose sind eine zentrale Aufgabe anästhesiologischer Tätigkeit und erfordern eine ausreichende theoretische und praktische Qualifikation des Anästhesisten. Seine Erfahrung, pathophysiologische Veränderungen beim Patienten perioperativ sicher einschätzen zu können, ist Voraussetzung für die frühzeitige Erfassung von Homöostasestörungen verschiedenster Organsysteme und für eine zuverlässige und konsequente korrigierende Therapie.

4.1.5 Narkoseüberwachung

Die Überwachung der Vitalfunktionen des Patienten, Überwachung der Parameter von Narkosegerät und sonstiger apparativer Ausstattung sowie die eigentliche Überwachung der Narkose sind eine zentrale Aufgabe anästhesiologischer Tätigkeit.

◎ A-4.23

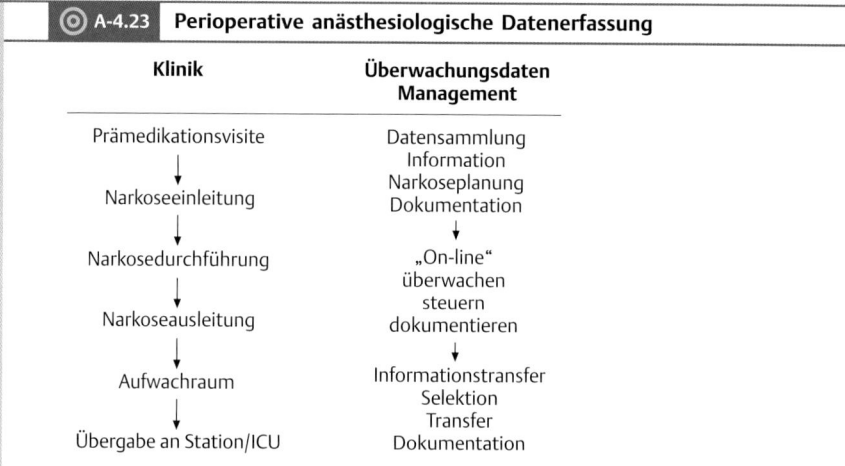

◎ A-4.23	Perioperative anästhesiologische Datenerfassung
Klinik	**Überwachungsdaten Management**
Prämedikationsvisite	Datensammlung Information Narkoseplanung Dokumentation
↓	
Narkoseeinleitung	
↓	
Narkosedurchführung	„On-line" überwachen steuern dokumentieren
↓	
Narkoseausleitung	
↓	↓
Aufwachraum	Informationstransfer Selektion Transfer Dokumentation
↓	
Übergabe an Station/ICU	

Darüber hinaus bestehen Verpflichtungen zur Dokumentation und Qualitätssicherung.

Durch die rasche Entwicklung medizintechnologischer Möglichkeiten stehen eine Vielzahl von Überwachungs- und Warnsystemen zur Verfügung. Darüber hinaus bestehen Verpflichtungen zur Dokumentation und Qualitätssicherung, die im Rahmen von EDV-unterstützten Narkoseprotokollen zu verwirklichen sind.

Die prä-, intra- und postoperative **klinische Überwachung** wird ergänzt durch das **apparative Monitoring** (Abb. **A-4.23**).

Die prä-, intra- und postoperative **klinische Überwachung** wird ergänzt durch das **apparative Monitoring**. Weiterhin wird die Information durch Datenerhebung vor der Operation, also durch **exploratives Datenmanagement**, sowie durch ein **resümierendes Datenmanagement** ergänzt. Hierbei werden die intraoperativen Daten selektiv nach Wertigkeit protokollartig zusammengefasst. Damit kann eine Kontinuität von Überwachung und Behandlung in der postoperativen Phase im Aufwachraum bzw. auf der Intensivstation gewährleistet werden (Abb. **A-4.23**).

Klinische Überwachung

Klinische Überwachung

Die klinische Überwachung umfasst:
- Inspektion
- Palpation
- Perkussion
- Auskultation.

Ungeachtet der Entwicklung einer Vielzahl von apparativen Hilfsmitteln zur Narkoseüberwachung sind die mit Hilfe der Sinne erhobenen Befunde die Grundlage einer jeglichen Zustandseinschätzung des Patienten. Die klinische Überwachung umfasst:
- Inspektion
- Palpation
- Perkussion
- Auskultation.

Die Ergebnisse apparativer Methoden ergänzen die Befunderhebung als Voraussetzung für die Einschätzung von Narkosequalität, Operationsbelastung, Narkoseführung und homöostasekorrigierender Maßnahmen.

Die Ergebnisse apparativer Methoden ergänzen die Befunderhebung als Voraussetzung für die Einschätzung von Narkosequalität, Operationsbelastung, Narkoseführung und homöostasekorrigierender Maßnahmen.

▶ Merke

▶ **Merke:** Die ungeteilte Aufmerksamkeit eines gut ausgebildeten Anästhesisten bietet für den Patienten in Narkose die größte Sicherheit.

Die Möglichkeiten zur klinischen Überwachung werden allerdings intraoperativ durch die chirurgische Abdeckung und die Bedeckung des Patienten mit Wärmedecken von Seiten der Anästhesie deutlich erschwert. Aus diesem Grund sollten die von Seiten der Anästhesie zugänglichen Körperpartien intraoperativ evtl. auch nach kurzfristigem Entfernen der Wärmedecke intermittierend inspiziert werden.

Inspektion

Im Rahmen der intraoperativen Narkoseüberwachung durch Inspektion stehen verschiedene, häufig relativ kleine Hautregionen für die Überwachung zur Verfügung (Tab. **A-4.8**).

☰ A-4.8	**Inspektion während Narkose**

- **Haut** (Fingernägel), **Schleimhaut**.
- **Augen** (Pupillen, Konjunktiven, Tränenfluss).
- **Skelettmuskulatur** (Abdomen, Thorax, Extremitäten).
- **Operationsfeldkontrolle**
  (Blutung, Anämie, Perfusionsverminderung, Muskelrelaxation).
- **Lagerungskontrolle**

Haut und **Schleimhäute** sind bezüglich ihrer Färbung und ihres Aussehens geeignet, um Rückschlüsse auf ihre Durchblutung zu ziehen. Hierbei kommt insbesondere auch den Fingernägeln eine Bedeutung zu, da hier durch Inspektion in Kombination mit einem **Nageldruckversuch** Rückschlüsse auf die Reperfusion des Nagelbettes nach druckbedingter Perfusionsunterbrechung gezogen werden können. Zyanosen sind erst bei Werten des reduzierten Hämoglobins > 5 g/dl als Ausdruck eines Sättigungsdefizites erkennbar. Eine Blässe der Haut kann erst im Zusammenhang mit anderen Informationen als Anämie gedeutet werden, z.B. wenn im Operationsfeld blasse Gewebeoberflächen auffallen. Weiterhin kann die Feuchtigkeit der Haut beurteilt werden. Schwitzen des Patienten kann Hinweise auf eine zu geringe Narkosetiefe liefern.

Ödeme der Haut geben Hinweise auf Extravasationen von Flüssigkeit. **Hämatome**, punktförmig oder flächig, sowie **Blutungen** aus Punktionsstellen geben Hinweise auf Blutstillungs- und Gerinnungsstörungen.

Die Augeninspektion ermöglicht eine Reihe von Informationen. **Pupillenweite und -reagibilität** weisen auf den Zustand des ZNS hin. Weite Pupillen sind Ausdruck der Exzitation bei unzureichender Narkosetiefe oder einer zu tiefen Narkose mit Paralysierung der Okulomotoriuskerne. Tränenfluss und Gefäßinjektion der Konjunktiven weisen auf eine zu flache Narkose hin. Stecknadelkopfgroße Pupillen sind ein Hinweis auf die Verabreichung von Opioiden, die klinisch eine Miosis hervorrufen.

Aktive **Bewegungen der Skelettmuskulatur** können intraoperativ bei kompletter Unterbrechung der neuromuskulären Übertragung durch Muskelrelaxanzien nicht erwartet werden. Bei inkompletter Muskelrelaxation hingegen sind Skelettmuskelbewegungen Ausdruck unzureichender Narkosetiefe bzw. unzureichender Muskelrelaxation. Einsetzende Bauchpresse bei eröffnetem Abdomen wird durch das Hervortreten von Bestandteilen des Abdomens vor die Bauchwand augenscheinlich.

Thoraxbewegungen müssen vor allem nach Intubation bei Beatmung unter Relaxation umgehend kontrolliert werden, um Hinweise auf seitengleiche Ventilation zu bekommen. Dies ist insbesondere an der gleichartigen Bewegung der oberen Thoraxquadranten beiderseits erkennbar. Eingeschränkte Atembeweglichkeit der linken Thoraxhälfte ist in der Regel die Folge einer zu tiefen endotrachealen Intubation mit Einführung der Tubusspitze in den rechten Hauptbronchus, was zur Belüftung der rechten und Minderbelüftung der linken Lunge führt.

Die **Operationsfeldkontrolle** gibt im intraoperativen Ablauf eine Reihe von wichtigen Hinweisen. Abgesehen von der Kontrolle des Operationsfortschritts wird das Auftreten akuter Blutungen erkennbar. Neben dem aktuellen Blutverlust sind Perfusionsverminderung, Anämie oder Relaxationsabnahme intraoperativ sofort abschätzbar.

Mit den genannten, nur unvollständig auflistbaren Überwachungsqualitäten durch Inspektion sei als Letztes die Notwendigkeit erwähnt, einsehbare Körperpartien des Patienten bezüglich der **Lagerung** (siehe S. 139) intermittierend zu kontrollieren, um intraoperative Lagerungsschäden zu minimieren.

Inspektion

☰ A-4.8

Haut und **Schleimhäute** sind bezüglich ihrer Färbung und ihres Aussehens geeignet, um Rückschlüsse auf ihre Durchblutung zu ziehen (Nageldruckversuch).

Hämatome sowie **Blutungen** aus Punktionsstellen geben Hinweise auf Blutstillungs- und Gerinnungsstörungen.

Pupillenweite und **-reagibilität** weisen auf den Zustand des ZNS hin. Weite Pupillen sind Ausdruck der Exzitation bei unzureichender Narkosetiefe oder einer zu tiefen Narkose mit Paralysierung der Okulomotoriuskerne.

Bei inkompletter Muskelrelaxation sind **Skelettmuskelbewegungen** Ausdruck unzureichender Narkosetiefe bzw. unzureichender Muskelrelaxation.

Thoraxbewegungen müssen vor allem nach Intubation bei Beatmung unter Relaxation umgehend kontrolliert werden, um Hinweise auf seitengleiche Ventilation zu bekommen.

Die **Operationsfeldkontrolle** gibt Hinweise auf Perfusionsverminderung, Anämie, Relaxationsabnahme oder aktuellen Blutverlust.

Einsehbare Körperpartien müssen im Hinblick auf eine korrekte **Lagerung** (siehe S. 139) intermittierend kontrolliert werden, um intraoperative Lagerungsschäden zu vermeiden.

Palpation

Wesentliche Palpationsmaßnahmen während der Narkose sind in Tab. **A-4.9** zusammengestellt.

 A-4.9

Die **Haut** ist bei ausreichend tiefer Narkose und stabilen Kreislaufverhältnissen trocken und warm.

Die Palpation **peripherer Arterien** lässt Rückschlüsse auf den arteriellen Blutdruck zu und gibt Auskunft über die Pulsfrequenz, den Pulsrhythmus und die Pulsqualität.

Bei der Palpation des **Thorax** sind Vibrationen Ausdruck von Sekretansammlungen im Bronchialbereich.

Perkussion

Die Perkussion von Thorax und Abdomen ist für die Narkose prinzipiell sehr bedeutsam, lässt sich aber unter Operationsbedingungen oftmals nur unzureichend durchführen (Tab. **A-4.10**).

A-4.10

Auskultation

Die Auskultation mittels Stethoskop ist perioperativ eine unverzichtbare Maßnahme (Tab. **A-4.11**).

Die Überprüfung des Atemgeräusches ist vor und nach endotrachealer Intubation standardmäßig notwendig, um die korrekte Tubuspositionierung (seitengleiches Beatmungsgeräusch) zu kontrollieren.

Palpation

Aus der palpatorischen Untersuchung (Tab. **A-4.9**) lassen sich folgende Schlüsse ziehen:

A-4.9   Palpation während der Narkose
▪ **Haut** (Temperatur, Feuchtigkeit, Turgor) ▪ **Arterien** (Pulsfrequenz, -rhythmus, -qualität) ▪ **Atmung** (Thorax, Atembeutel) ▪ **Augen** (Bulbusdruck)

Bei der Palpation während der Narkose steht die Haut im Vordergrund. Die **Haut** ist bei ausreichend tiefer Narkose und stabilen Kreislaufverhältnissen trocken und warm. Der Turgor der Haut gibt vor allem initial Hinweise auf eine ausreichende Flüssigkeitssubstitution, eine Exsikkose oder auf eine Ödembildung.

Erwärmung der **Haut** im Rahmen eines septischen Schubes weist auf periphere Vasodilatation hin. Zentralisation der Hautgefäße kann Folge eines intravasalen Volumenmangels, Ausdruck zu flacher Narkose, unzureichender Analgesie oder einer Hypothermie sein.

Die Palpation **peripherer Arterien** lässt Rückschlüsse auf den arteriellen Blutdruck zu und gibt Auskunft über die Pulsfreqenz, den Pulsrhythmus und die Pulsqualität (z. B. Pulsus celer, Pulsus altus, Pulsus frequens, Pulsus regularis).

Die Beatmung des Patienten oder seine Spontanatmung können auch palpatorisch durch Auflegen der Hände auf den **Thorax** grob erfasst werden. Bei der Palpation sind Vibrationen im Thoraxbereich Ausdruck von Sekretansammlungen im Bronchialbereich, die ebenfalls als Vibrationen im Narkoseschlauchsystem und im Atembeutel palpiert werden können.

Perkussion

Die Perkussion von Thorax und Abdomen ist für die Narkose prinzipiell sehr bedeutsam (Tab. **A-4.10**), lässt sich aber unter Operationsbedingungen oftmals nur unzureichend durchführen. Allerdings spielt die Perkussion im Rahmen der Narkoseeinleitung und bei der postoperativen Beurteilung des Patienten im Aufwachraum eine nicht zu unterschätzende Rolle
Mit der Thoraxperkussion kann die atem- oder beatmungsabhängige Lungenausdehnung festgestellt bzw. können Symptome von Pneumothorax- und/oder Hämatothoraxbildung erfasst werden. Abdominell werden Hinweise auf einen erhöhten Gasgehalt des Intestinums, auf ein Pneumoperitoneum oder Aszites gewonnen. Diese Ansammlungen von Luft oder Flüssigkeit im Abdomen führen zum Zwerchfellhochstand mit nachfolgender Beeinträchtigung der Ventilation.

A-4.10   Perkussion während Narkose
▪ **Thorax** (Lungenausdehnung, Pneumothorax, Hämatothorax) ▪ **Abdomen** (Gasgehalt des Intestinums, Pneumoperitoneum, Aszites)

Auskultation

Die **Auskultation** mittels Stethoskop ist perioperativ eine unverzichtbare Maßnahme (Tab. **A-4.11**). Die Auskultation von Atmung und Herzaktion erfolgt transthorakal oder transösophageal.
Eine Standardüberprüfung des Atemgeräusches ist vor und nach endotrachealer Intubation notwendig, um eine korrekte Tubuspositionierung (seitengleiches Beatmungsgeräusch) zu kontrollieren. Die Herzaktion kann bezüglich Tönen, Frequenz, Rhythmus und Geräuschen transthorakal nur schlecht beur-

≡ A-4.11

≡ A-4.11 | Auskultation während Narkose

- **Atemgeräusch** (Tubuspositionierung)
- **Herzaktion** (Töne, Frequenz, Rhythmus, Geräusche)
- **Abdomen** (Peristaltik, Positionierung einer Magensonde)

teilbar sein; bei Verwendung eines Ösophagusstethoskopes ist ein positions-bedingter akustischer Qualitätszuwachs zu erwarten.

Durch abdominelle Auskultation kann die gastrointestinale Peristaltik einge-schätzt werden. Hyperaktivitäten vor Stenosen oder Aktivitätsverluste im Zusammenhang mit Ileus- und Subileussymptomatik können auf diese Weise festgestellt werden. Weiterhin kann auskultatorisch durch vorsichtige Luftin-jektion in die Magensonde deren korrekte Positionierung überprüft werden.

Insgesamt ist die Auskultation ein Bestandteil des intraoperativen Monitorings, hier schwerpunktmäßig während Kinderanästhesien, aber auch bei Narkosen im Erwachsenenalter mit schwieriger Zugänglichkeit des Patienten (z. B. bei Strumektomien). Hier kann ein **Ösophagusstethoskop** (Abb. **A-4.24**) zur Über-wachung von Atmung und Herzaktion dienen.

Durch abdominelle Auskultation kann die gastrointestinale Peristaltik eingeschätzt werden. Es kann weiterhin auskultatorisch durch Luftinjektion in die Magensonde dessen korrekte Positionierung überprüft werden.

Insbesondere bei schwieriger Zugänglichkeit des Patienten kann ein **Ösophagusstethoskop** (Abb. **A-4.24**) zur Überwachung von Atmung und Herzaktion dienen.

◎ A-4.24 | Ösophagusstethoskop

◎ A-4.24

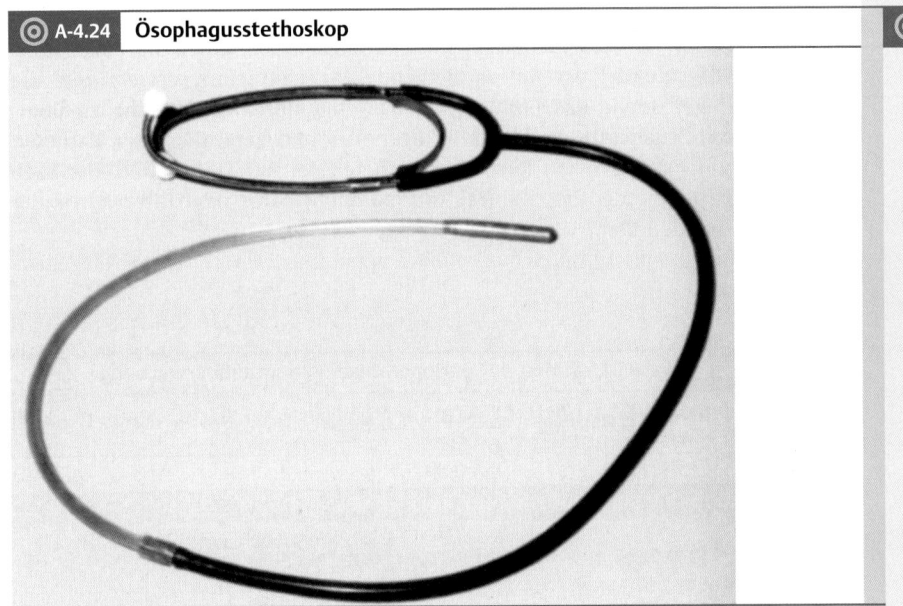

Apparative Überwachung

Siehe hierzu auch S. 435 ff. In der apparativen Patientenüberwachung ist heute durch die Entwicklung von Mikroprozessoren sowie von zuverlässigen und leis-tungsfähigen Signalaufnehmern ein technisch begründeter Wandel vollzogen. Es stehen anwenderfreundliche, insbesondere auch nicht invasive technische Überwachungsverfahren zur Verfügung. **Jeder Patient muss während der Nar-kose hinreichend und sorgfältig überwacht werden**, jedoch muss das Ausmaß der Überwachung aus medizinischen, organisatorischen und ökonomischen Gründen nicht für jede Maßnahme und jeden Patienten gleich groß sein.

Es muss zwischen einem Basis- oder Minimalmonitoring sowie einem speziel-len oder erweiterten Monitoring unterschieden werden, das darüber hinaus noch um differenzierte Monitorkomponenten ergänzt werden kann.

Apparative Überwachung

Siehe auch S. 435 ff. In der apparativen Patientenüberwachung stehen anwender-freundliche, insbesondere auch nicht invasive technische Überwachungs-verfahren zur Verfügung.

Es muss zwischen einem Basis- oder Mini-malmonitoring sowie einem speziellen oder erweiterten Monitoring unterschieden werden, das darüber hinaus noch um dif-ferenzierte Monitorkomponenten ergänzt werden kann.

Zum **Basismonitoring** gehören das **EKG**, die nicht invasive **Blutdruckmessung** und die **Pulsoxymetrie**.

Die **Invasivitätsstufen** der perioperativen Patientenüberwachung sind in der Tab. **A-4.12** zusammengestellt.

Hier ist als erste Stufe das **nicht invasive** Monitoring aufgeführt, bei dem sich Messwertaufnehmer auf der Haut befinden.

Als **minimalinvasiv** sind Maßnahmen zu bezeichnen, bei denen die lokale Penetration vorgenommen oder die Haut vorbehandelt wird.

Bei **intraluminär/nicht gefäßinvasiven** Maßnahmen werden Sonden und Messfühler in Körperöffnungen eingeführt.

Der Begriff **„invasiv"** ist für verbleibende Maßnahmen reserviert wie alle Gefäßkatheter sowie das Einführen von Messfühlern.

Im Zusammenhang mit der Verpflichtung zur Überwachung ist das **Basismonitoring** relativ gut bestimmbar. Hierzu gehören das **EKG**, die nichtinvasive **Blutdruckmessung** und die **Pulsoxymetrie**. Alle darüber hinausgehenden Maßnahmen können nicht grundsätzlich festgelegt werden, da dies vor dem Hintergrund der sich ständig im Fluss befindlichen Entwicklungen und der Individualität eines jeden zu versorgenden Einzelfalles problematisch ist.

Bei Einsatz des apparativen Monitorings muss man sich auch über dessen Invasivität im Zusammenhang mit der individuellen Indikationsstellung klar werden (Nutzen-Risiko-Abwägung). Die **Invasivitätsstufen** der perioperativen Patientenüberwachung sind in der Tab. **A-4.12** zusammengestellt.

Hier ist als erste Stufe das **nicht invasive** Monitoring aufgeführt, bei dem sich Messwertaufnehmer auf der Haut befinden, wie z. B. EKG-Elektroden, Pulsoxymetersensor, Blutdruckmanschette, EEG-Elektroden und die temporal extern aufgesetzte transkranielle Doppler-Sonde (TCD).

Als **minimalinvasiv** sind Maßnahmen zu bezeichnen, bei denen die lokale kutane Penetration vorgenommen oder die Haut vorbehandelt wird wie beim Legen einer peripheren intravenösen Kanüle, beim Rasieren und Erwärmen der Haut für O_2- und CO_2-Elektroden oder beim Einstich mit dünnster Nadel, z. B. für Sauerstoffmessungen im Gewebe.

In der Reihe der zunehmenden Invasivität soll zunächst noch die Stufe des **intraluminären/nicht gefäßinvasiven** Monitorings benannt werden. Hiermit werden Verfahren bezeichnet, bei denen Sonden und Messfühler in Körperöffnungen eingeführt werden, wie z. B. bei der transösophagealen Echokardiographie (TEE) bzw. bei der Bilanzierung der Flüssigkeit über einen Blasenkatheter.

Der Begriff **„invasiv"** ist für verbleibende Maßnahmen reserviert wie alle Gefäßkatheter sowie das Einführen von Messfühlern **in die Nähe zu überwachender Organsysteme**, wie z. B. arterieller und zentralvenöser Katheter, der Pulmonaliskatheter als Rechtsherzkatheter, der PiCCO-Katheter oder auch eine Hirndrucksonde, die epidural, intraparenchymatös oder intraventrikulär platziert werden kann.

Im Folgenden soll auf die Schwerpunkte apparativer Überwachung eingegangen werden.

≡ A-4.12

≡ A-4.12	Invasivitätsstufen der perioperativen Patientenüberwachung	
Stufe	**Bedingung**	**Beispiel**
nicht invasiv	Messwertaufnehmer auf der Haut	• EKG-Elektroden • Pulsoxymetersensor • Blutdruckmanschette • EEG-, EP-Elektroden • TCD-Sonde
minimalinvasiv	lokale Penetration oder Behandlung der Haut	• periphere i. v. Kanüle • Rasieren und Erwärmen der Haut für O_2-/CO_2-Elektroden • O_2-Histographie
intraluminal-nicht gefäßinvasiv	Einführen von Sonden und Messfühlern in Körperöffnungen	• TEE (S. 131) • Blasenkatheter
invasiv	Gefäßkatheter, Einführen von Messfühlern	• arterielle und zentralvenöse Katheter • Pulmonaliskatheter, • PiCCO-Katheter, • Hirndrucksonde

EP = evozierte Potenziale

Kreislaufüberwachung

In Tab. **A-4.13** sind die wesentlichen Parameter der Kreislaufüberwachung aufgelistet.

Als Standardmaßnahme steht die **EKG**-Ableitung II zur Verfügung, darüber hinaus die Ableitung V_5, mit denen Arrhythmien sowie Störungen der Erregungsleitung und -rückbildung erfasst werden können (s. a. S. 22). Tab. **A-4.14** zeigt, welche Informationen aus dem kontinuierlichen EKG-Monitoring gewonnen werden können. In Tab. **A-4.15** sind die Indikationen zur perioperativen Anwendung des EKG dargestellt.

Während der kontinuierlichen EKG-Überwachung werden indirekt wichtige Informationen über die Herzfunktion geliefert wie Arrhythmie, Elektrolytverschiebungen, Ischämie und abnorme Schrittmacherfunktionen, die erste Beeinträchtigungen der Ventrikelfunktion bewirken können. Weiterhin sind beispielsweise ST-Streckenalterationen und Arrhythmien häufig Zeichen von

Kreislaufüberwachung

In Tab. **A-4.13** sind die wesentlichen Parameter der Kreislaufüberwachung aufgelistet.

Während der kontinuierlichen EKG-Überwachung werden indirekt wichtige Informationen über die Herzfunktion geliefert.

☰ A-4.13 Kreislaufmonitoring

- EKG
- Pulsoxymetrie
- systemischer Blutdruck
  - invasiv-kontinuierlich (intraarteriell)
  - nicht invasiv-diskontinuierlich (Oszillometrie, Servomanometrie)
- ZVD
- Drücke im kleinen Kreislauf (PAP, pulmonal-kapillärer Verschlussdruck (Wedge-Druck)
- zentral-(gemischt-)venöse O_2-Sättigung
- transösophageale Doppler-Echokardiographie (TEE)
- HZV-Messung (Kältedilution, TEE, einfacher Doppler, Bioimpedanz, PiCCO)

☰ A-4.14 EKG-Monitoring

Herzfrequenz	Bradykardie, Tachykardie
Herzrhythmus	Sinusrhythmus, supraventrikuläre/ventrikuläre Rhythmusstörungen, künstlicher Schrittmacher
Reizleitung	normale Überleitung, AV-Block, Schenkelblock
Repolarisation	normale Rückbildung, ST-Veränderungen, Myokardischämie, -infarkt, Elektrolytentgleisungen
Kreislaufstillstand	Asystolie, Kammerflimmern/-flattern, elektromechanische Dissoziation

☰ A-4.15 Indikationen zur perioperativen Anwendung des EKG

- **präoperative Diagnostik**
  - Herzfrequenz und -rhythmus (Bradykardie, Tachykardie, supraventrikuläre und ventrikuläre Rhythmusstörungen)
  - ischämische Herzerkrankung (Veränderungen des QRS-Komplexes und des ST-Segments)
  - Herzvergrößerung (atriale und ventrikuläre Hypertrophie aus dem präoperativen EKG)
  - Blockbilder (sinuatrialer und atrioventrikulärer Überleitungsblock, Blockbilder I°, II°, III°, Hemiblock)
  - Elektrolyte und/oder Pharmakaeffekte (z. B. Hypokaliämie, Digitalis)
  - Perikarderkrankungen (Perikarditis, Perikarderguss aus dem präoperativen EKG)
  - Langzeit-EKG (24–72 h) (Suche nach ischämisch bedingten ST-Segmentveränderungen)

- **intraoperatives Monitoring**
  - Arrhythmie und Ischämie
  - Elektrolytveränderungen
  - Überwachung der Schrittmacherfunktion

- **postoperativer Einsatz**
  - Arrhythmiedetektion (im Zusammenhang mit Blutgas- und/oder Elektrolytveränderungen)
  - myokardiale Ischämie- bzw. Infarktdiagnostik

Nicht invasive arterielle Blutdruckmessung kann auf der Basis verschiedener Messtechniken durchgeführt werden:

- Oszillometrie

- klassische Auskultationsmethode der **Korotkoff**-Töne.

Die Überwachung des Blutdruckes bei kardiozirkulatorischen Risikopatienten im Zusammenhang mit langdauernden, belastenden Operationen erfolgt in der Regel als **invasive Blutdruckmessung**

Der **zentrale Venendruck** entspricht dem Druck an der Einmündung der V. cava in den rechten Vorhof. Der zentrale Venendruck informiert über den Füllungszustand des intrathorakalen Venensystems und des rechten Vorhofes sowie über das intravasale Volumen.

Für spezifische Überwachungsaufgaben im Rahmen aufwendiger und langdauernder Operationsmaßnahmen bzw. bei belastenden kardiovaskulären Begleiterkrankungen des Patienten steht der **Pulmonaliskatheter** zur Überwachung des kleinen Kreislaufs und des linken Herzens zur Verfügung (s.S. 98). Der Pulmonalarterienkatheter vermittelt 3 grundsätzliche hämodynamische Informationen: rechts- und linksseitige intrakardiale Drücke, Herzzeitvolumen und gemischtvenöse Sauerstoffsättigung.

Myokardischämien. Tachykardie bzw. Tachyarrhythmien können Frühzeichen einer beginnenden malignen Hyperthermie sein. Von besonderer Bedeutung ist die EKG-Information bei Kreislaufstillstand (siehe Kap. 8), da sofort feststeht, ob es sich um eine Asystolie, ein Kammerflimmern oder eine elektromechanische Dissoziation, d. h. vorhandene EKG-Komplexe bei fehlendem kardialem Auswurf, handelt.

Die Überwachung des **arteriellen Blutdruckes** gehört zum Standardmonitoring einer Narkose und wird im Regelfall **nicht invasiv** gemessen. Die nicht invasive arterielle Blutdruckmessung kann auf der Basis verschiedener Messtechniken durchgeführt werden:

- Bei der **Oszillometrie** wird das Maximum von blutdrucksynchronen Oszillationen an der aufgepumpten Blutdruckmanschette elektronisch registriert und als Mitteldruck angegeben. Der ermittelte systolische Druckwert entspricht dem Beginn der Oszillationen, der diastolische dem Sistieren. Diese Methode steht in automatischen Blutdruckmessgeräten mit in der Routine zufriedenstellender elektronischer Fehlerelimination zur Verfügung.

- Die klassische Auskultation der **Korotkoff**-Töne ist immer noch klinischer Standard bei nicht vorhandener apparativer Ausstattung und kann mit Hilfe der Blutdruckmanschette und des Stethoskops durchgeführt werden.

Die Überwachung des Blutdruckes bei kardiozirkulatorischen Risikopatienten im Zusammenhang mit langdauernden, kreislaufbelastenden Operationen erfolgt in der Regel als **invasive Blutdruckmessung**, die auch regelmäßige arterielle Blutgasanalysen erlaubt. Nach Kanülierung einer peripheren Arterie, z. B. der A. radialis (S. 102), wird der Druckpuls über ein mit Elektrolytlösung gefülltes Schlauchsystem auf einen elektromechanischen Druckwandler übertragen, in elektrische Energie umgewandelt und als kontinuierliche Kurve auf dem Monitor bzw. der Registriereinheit dargestellt. Bei dieser Messtechnik wird aus systolischem und diastolischem Blutdruck elektronisch der Mitteldruck bestimmt, der in peripheren Arterien näherungsweise aus dem Quotienten (Systole + 2 × Diastole) : 3 errechnet werden kann. Anhand der Blutdruckkurve kann bei atemabhängigen Undulationen der Kurve auf einen Volumenmangel des Patienten zurückgeschlossen werden.

Über zentralvenöse Katheter (s.S. 95) kann der **zentrale Venendruck** gemessen werden, der dem Druck an der Einmündung der V. cava in den rechten Vorhof entspricht. Der zentrale Venendruck informiert über den Füllungszustand des intrathorakalen Venensystems und des rechten Vorhofs sowie über das intravasale Volumen. Intrathorakale Druckschwankungen durch Atmung oder Beatmung nehmen Einfluss auf den zentralen Venendruck. Bei intravasalem Volumenmangel kommt es zu einer Erniedrigung, bei Rechtsherzversagen zum Anstieg des ZVD. Allerdings muss hinzugefügt werden, dass der ZVD ein häufig sehr unzuverlässiger Parameter ist. Insbesondere intraoperative Veränderungen der Lage des Patienten führen häufig zu starken Veränderungen des ZVD. Für spezifische Überwachungsaufgaben im Rahmen aufwendiger invasiver und langdauernder Operationsmaßnahmen bzw. belastender kardiovaskulärer Begleiterkrankungen des Patienten steht der **Pulmonaliskatheter** zur Überwachung des kleinen Kreislaufs und des linken Herzens zur Verfügung (s.S. 98). Der Pulmonalarterienkatheter vermittelt 3 grundsätzliche hämodynamische Informationen: rechts- und linksseitige intrakardiale Drücke, Herzzeitvolumen durch Thermodilutionstechnik und gemischtvenöse Sauerstoffsättigung. Tab. **A-4.16** zeigt die hämodynamischen Normalwerte. Der **pulmonalarterielle Druck** kann bei bestimmten Lungenerkrankungen chronisch erhöht sein oder akut ansteigen, z. B. bei Lungenembolie. Neben der Bestimmung des **Herzzeitvolumens** mittels Thermodilution kann das HZV auch weniger invasiv, z. B. mit der **arteriellen Pulskonturanalyse (PiCCO)** (s.S. 101) oder der **transösophagealen Echokardiographie (TEE)** überwacht werden. Die HZV-Messung ist auch mit Impedanzkardiographiegeräten möglich, welche durch Schlagvolumenberechnung aus der thorakalen, elektrischen Impedanz unter Einsatz neuer Algorithmen und verbesserter Mikroprozessortechnik das HZV kalkulieren. Die

Ergebnisse sind unter Operationssaalbedingungen aber nicht sicher genug und nur bedingt reproduzierbar.

Ein neues Verfahren ermöglicht unter Verwendung eines speziellen Pulmonaliskatheters die quasi-kontinuierliche Registrierung des Herzzeitvolumens. Im Gegensatz zur herkömmlichen Kälteverdünnungsmethode wird hierbei von einem in den Katheter integrierten Thermofilament alle 30–60 Sekunden Wärme in das Blut abgegeben und über den Thermistor die Bluttemperaturänderung in der Pulmonalarterie gemessen. Daraus kann analog zur Kälteverdünnungsmethode das HZV kalkuliert werden. Der angegebene Wert reflektiert das mittlere HZV der vergangenen 3–6 Minuten. Die Anwendung dieser Methode verspricht z. B. Vorteile bei Operationen, bei denen sich die hämodynamischen Verhältnisse abrupt und gravierend ändern können (z. B. Lebertransplantation).

Eine sehr effektive, aber auch recht spezielle und aufwendige Methode der Kreislaufüberwachung bietet sich mittels **transösophagealer Echokardiographie (TEE)** an. Es handelt sich hierbei um eine nicht gefäßinvasive hämodynamische Überwachungsmethode mittels eines an der Spitze eines Endoskops fixierten Schallkopfes.

Hierbei erlaubt die enge räumliche Beziehung zwischen Ösophagus und Herz (Abb. **A-4.25**) eine bessere räumliche Auflösung kardialer Strukturen als bei der herkömmlichen transthorakalen Echokardiographie.

Eine sehr effektive, aber auch recht aufwendige Methode der Kreislaufüberwachung bietet sich mittels **transösophagealer Echokardiographie (TEE)** an.

Die enge räumliche Beziehung zwischen Ösophagus und Herz (Abb. **A-4.25**) erlaubt eine bessere räumliche Auflösung kardialer Strukturen als bei der herkömmlichen transthorakalen Echokardiographie.

A-4.16 Normalwerte Hämodynamik

	Normbereich (mmHg)	Durchschnittswert (mmHg)
rechter Vorhofdruck (RAP)		
– Mitteldruck	4	0–8
rechter Ventrikeldruck (RVP)		
– systolisch	15–28	24
– enddiastolisch	0–8	4
Pulmonalarteriendruck (PAP)		
– systolisch	15–28	24
– enddiastolisch	4–12	8
– Mitteldruck	9–16	12
pulmonalkapillärer Verschlussdruck (PAOP) („Wedge"-Druck)		
– Mitteldruck	6–15	9
linker Vorhofdruck (LAP)		
– Mitteldruck	4–12	7
linker Ventrikeldruck (LVP)		
– systolisch	90–140	130
– enddiastolisch	4–12	7
arterieller Systemdruck (AP)		
– systolisch	90–140	130
– enddiastolisch	60–90	70
– Mitteldruck	70–105	85
zentralvenöser Druck (ZVD)	2–8	4–5

Transösophageale Echokardiographie (TEE)

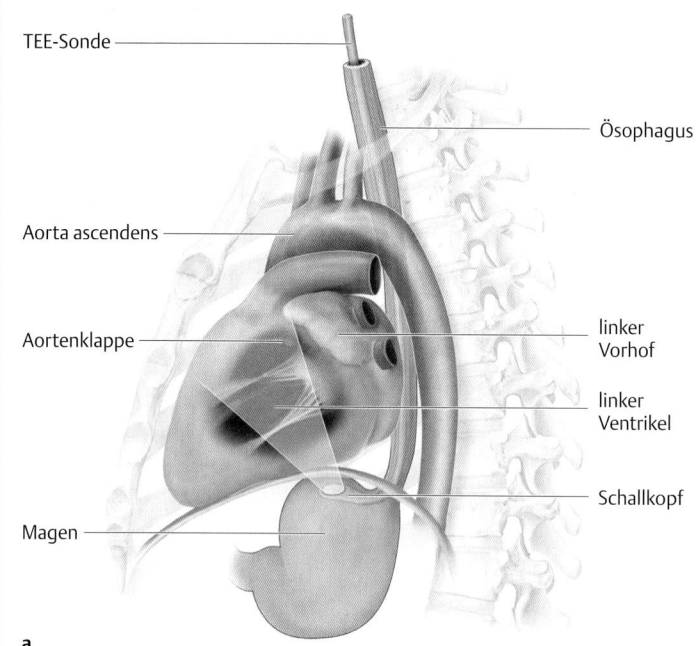

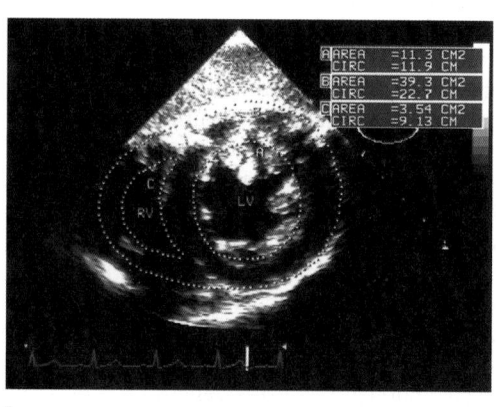

a Schematische Darstellung der transgastrischen Anschallung des Herzens in der transversalen (Querachsenschnitt) und longitudinalen (Lächsachsenschnitt) Ebene mit bipolarer oder omnipolarer Schallsonde.
b Transgastrischer Querachsenschnitt mit Darstellung des linken Ventrikels (LV) und des rechten Ventrikels (RV). Schallkopfnah am Bildoberrand in dieser Einstellung typischerweise sichtbares Lebergewebe.

Die TEE liefert Informationen über Herzklappenfunktion, Füllungsvolumina, Ejektionsfraktion, Kontraktionsablauf, Kontraktilität und Herzwandmotilität. Darüber hinaus ist eine Emboliedetektion möglich (s. Klinischer Fall, S. 134).

Mit der zweidimensionalen Darstellung in der TEE werden „On-line"-Informationen über Herzklappenfunktion, Füllungsvolumina, Ejektionsfraktion, Kontraktionsablauf, Kontraktilität und Herzwandmotilität möglich. Darüber hinaus ist eine Emboliedetektion im Rahmen einer intraoperativen kardialen Daueruüberwachung mittels TEE möglich (s. Klinischer Fall, S. 134). Ein großer Vorteil der TEE ist die Visualisierung des Herzens.

Überwachung der Atmung

Ventilation und **Gasaustausch** (Tab. A-4.17) müssen während jeder Narkose sichergestellt werden.

Beim muskelrelaxierten, künstlich beatmeten Patienten können **Hypoxie** und **Hyperkapnie** durch Störungen im Bereich der Atemwege, Funktionsmängel des Narkosebeatmungsgerätes und pulmonal bedingte Gasaustauschstörungen auftreten.

Überwachung der Atmung

Ventilation und **Gasaustausch** (Tab. A-4.17) müssen während jeder Narkose sichergestellt werden. Deshalb gehört die Überwachung der Atmung zum Basismonitoring.
Die Spontanatmung wird anästhetikabedingt beeinträchtigt. Beim muskelrelaxierten, künstlich beatmeten Patienten können **Hypoxie** und **Hyperkapnie** durch Störungen im Bereich der Atemwege, Funktionsmängel des Narkosebeatmungsgerätes und pulmonal bedingte Gasaustauschstörungen auftreten. Um die Ventilation kontinuierlich registrieren, steuern und den aktuellen Bedürfnissen anpassen zu können, sind verschiedene Monitore bzw. Messeinrichtungen am Narkosegerät bzw. am Patienten erforderlich.

A-4.17

A-4.17 **Respiratorisches Monitoring: Ventilation und Gasaustausch**

- Atemzugvolumen
- Atemminutenvolumen
- Atemwegsdrücke
- Compliance
- Blutgasanalyse
- Kapnometrie ($petCO_2$)
- Pulsoxymetrie (SaO_2)
- transkutane Sauerstoffpartialdruckmessung ($PtcO_2$)
- O_2-Verbrauch (VO_2)

Beatmungsdrücke, inspiratorischer Spitzendruck, Plateaudruck und endexspiratorischer Druck können elektronisch oder mechanisch gemessen und digital oder analog als Kurve dargestellt werden. Hierbei sind der **Stenosealarm**, der durch das Überschreiten bestimmter vorgegebener Druckwerte ausgelöst wird, und der **Diskonnektionsalarm**, der auf ein Leck im Beatmungssystem hinweist, von besonderer Bedeutung.

Die **Atemfrequenz** wird aus den Beatmungsdruckzyklen pro Minute über die entsprechenden Druckmesser kalkuliert. **Atemzug-** und **Atemminutenvolumen** werden grundsätzlich im Exspirationsschenkel des Narkosegerätes mit Gasuhren oder elektronischen Durchflusswandlern bestimmt. Das Atemminutenvolumen wird aus Frequenz und Zugvolumen kalkuliert oder direkt mit elektronischen Messgeräten bestimmt und digital angezeigt. Beim beatmeten Patienten kann als Maß für die Lungendehnbarkeit der Quotient aus Atemzugvolumen und Differenz zwischen endinspiratorischem und endexspiratorischem Druck bestimmt werden. Dieser Wert ist die dynamische **Compliance**. Die Abnahme dieses Parameters kann bedingt sein durch Atemwegsobstruktionen, intrathorakale Volumenveränderungen oder Sekretverlegungen der Atemwege.

Um evtl. Beeinträchtigungen des Gasaustausches zu objektivieren, werden Bestimmungen von arteriellem Sauerstoffpartialdruck, arteriellem Kohlendioxidpartialdruck und der arteriellen Sauerstoffsättigung herangezogen. Zusätzlich können die arteriovenöse und die alveoloarterielle Sauerstoffdifferenz kalkuliert werden. Die apparative Messung der Sauerstoff- und Kohlendioxidkonzentration (Tab. **A-4.18**), zum einen im Atemgas, zum anderen transkutan und zum dritten intravasal, geben „Online"-Information über die Effektivität von Oxygenierung und Ventilation.

Die **inspiratorische Sauerstoffkonzentration (FiO$_2$)** kann endexspiratorisch, paramagnetisch oder polarographisch bestimmt werden.

Messparameter: **Beatmungsdrücke, inspiratorischer Spitzendruck, Plateau-** und **endexspiratorischer Druck**. Von Bedeutung sind dabei **Stenose-** und **Diskonnektionsalarm**.

Beim beatmeten Patienten kann als Maß für die Lungendehnbarkeit der Quotient aus Atemzugvolumen und Differenz zwischen endinspiratorischem und endexspiratorischem Druck bestimmt werden. Dieser Wert ist die dynamische **Compliance**.

Die apparative Messung der Sauerstoff- und Kohlendioxidkonzentration (Tab. **A-4.18**), zum einen in den Atemgasen, zum anderen transkutan und zum dritten intravasal, geben „Online"-Informationen über die Effektivität von Oxygenierung und Ventilation.

Die **inspiratorische Sauerstoffkonzentration (FiO$_2$)** kann endexspiratorisch, paramagnetisch oder polarographisch bestimmt werden.

A-4.18 Techniken zur Messung von Sauerstoff (O$_2$) und Kohlendioxid (CO$_2$)

- **Techniken zur Messung von Sauerstoff (O$_2$)**
  - in der Gasphase: O$_2$-Konzentrationsmessung im Inspirationsschenkel und exspiratorisch Brennstoffzelle – paramagnetisch beide Messwerte zusammen mit dem Atemminutenvolumen ermöglichen die Bestimmung des O$_2$-Verbrauchs
  - transkutan: arterielle O$_2$-Sättigungsmessung (SaO$_2$) mit Pulsoxymeter durch Lichtabsorption Sauerstoffpartialdruck (PtcO$_2$) polarographische Messung Messgenauigkeit durch wechselnde Temperatur-/Perfusionsbedingungen beeinflusst Trendmonitoring möglich, vor allem in der Neonatologie eingesetzt
  - intravasal: Bestimmung des arteriellen und venösen PO$_2$, SaO$_2$
  - Kalkulationen
    - AaDO$_2$: aus endexspiratorischem (= alveolärem) PO$_2$ und arteriellem PO$_2$

- **Techniken zur Messung von Kohlendioxid (CO$_2$)**
  - in der Gasphase: endexspiratorische CO$_2$-Bestimmung tubusnah durch Infrarotabsorption = CO$_2$-Konzentration in der Alveolarluft
  - transkutan: polarographische Messungen des PCO$_2$, Messschwankungen wie bei PO$_2$-Bestimmung, Trendmonitoring
  - intravasal: PCO$_2$-Bestimmungen arteriell und venös

Die **endexspiratorische Kohlendioxidbestimmung** erfolgt durch Infrarotabsorptionstechniken.

Die **endexspiratorische Kohlendioxidbestimmung** erfolgt durch Infrarotabsorptionstechnik (Kapnometrie), entweder am Tubus direkt (Hauptstrom) oder nach Entnahme einer Gasprobe in Tubusnähe im Nebenstrom. Aus gemischt-endexspiratorischem CO_2-Partialdruck und arteriellem PCO_2 kann nach der Formel $V_D/V_T = (PaCO_2\text{-}petCO_2)/PaCO_2$ die **Totraumventilation** kalkuliert werden.

Für die Abschätzung der Oxygenierung sind die **transkutane Sauerstoffpartialdruckmessung** und die **Pulsoxymetrie** klinisch eingesetzte Verfahren.

Die Pulsoxymetrie beruht auf einer Kombination von spektrophotometrischer Oxymetrie und Plethysmographie (Abb. **A-4.26**).

Für die Abschätzung der Oxygenierung sind die **transkutane Sauerstoffpartialdruckmessung** und die **Pulsoxymetrie** klinisch eingesetzte Verfahren, wobei die Pulsoxymetrie als nicht invasives Verfahren eine sehr effektive Überwachung zulässt.

Die Pulsoxymetrie ist neben EKG und nichtinvasivem Blutdruck Bestandteil des Basismonitorings. Die Pulsoxymetrie beruht auf einer Kombination von spektrophotometrischer Oxymetrie und Plethysmographie, wobei die Extinktionskoeffizienten für Oxyhämoglobin und Desoxyhämoglobin bei 2 verschiedenen Wellenlängen (660 und 940 nm) den von der arteriellen Position abhängigen Lichtintensitätsschwankungen unterworfen sind. Die Signalaufnahme erfolgt über Pulsoxymetersensoren (Abb. **A-4.26**), die an zugänglichen Akren (meist Finger oder Ohrläppchen) angebracht werden.

▶ Merke

▶ **Merke:** Periphere Durchblutungsstörungen (Zentralisation), Dyshämoglobinämien (MetHb, CoHb), Nagellack (besonders schwarz, blau und grün) sowie extreme Anämie (< 5 g%) beeinträchtigen die Messgenauigkeit der Pulsoxymetrie.

Die **transkutane O_2- und CO_2-Partialdruckmessung** haben überwiegend im Bereich der Neonatologie ihren Stellenwert. Die Messwerte sind sehr stark vom Blutdruck und peripheren Perfusionszustand abhängig und geben bei Zentralisation und Hypothermie keinen verlässlichen Aufschluss über die arterielle Oxygenierung und die CO_2-Eliminierung.

Die **transkutane O_2- und CO_2-Partialdruckmessung** haben überwiegend im Bereich der Neonatologie ihren Stellenwert. Die Messwerte sind sehr stark vom Blutdruck und peripheren Perfusionszustand abhängig und geben bei Zentralisation und Hypothermie keinen verlässlichen Aufschluss über die arterielle Oxygenierung und die CO_2-Eliminierung. Beide Verfahren sind relativ aufwendig. Die transkutane CO_2-Messung ist der Kapnographie intraoperativ wegen des höheren Aufwandes, der Störanfälligkeit, der langsamen Ansprechzeiten und des Eichaufwandes unterlegen.

▶ Klinischer Fall

▶ **Klinischer Fall.** Bei einer 68-jährigen Patientin, die in Intubationsnarkose eine Totalendoprothesenoperation der Hüfte erhielt, wurde die zweidimensionale Darstellung des rechten Herzens mittels der transösophagealen Echokardiographie zur **Emboliedetektion** verwendet. Die echokardiograpisch festgestellten Embolieereignisse wurden zu den **Veränderungen nicht invasiver**, routinemäßig eingesetzter **Überwachungsverfahren** in Beziehung gesetzt. Nach Einbringen der Gelenkpfanne und des Prothesenschaftes mit Knochenzement (Palakos) traten echokardiographisch beobachtbar embolische Ereignisse mäßigen Ausmaßes und ein embolisches Ereignis ausgeprägteren Umfanges auf (Abb. **A-4.27**). Die Herzfrequenz änderte sich nicht charakteristisch. Der hier nicht invasiv gemessene Blutdruck fiel vor allem bei dem ausgeprägteren embolischen Ereignis signifikant ab. Auch die endexspiratorisch gemessene Kohlendioxidkonzentration zeigte einen Abfall. Die Pulsoxymetrie zeigte mit wenigen Minuten Latenz Sättigungsdefizite in Abhängigkeit von der Schwere des Embolieereignisses.

⊚ **A-4.26** | **Pulsoxymetrie**

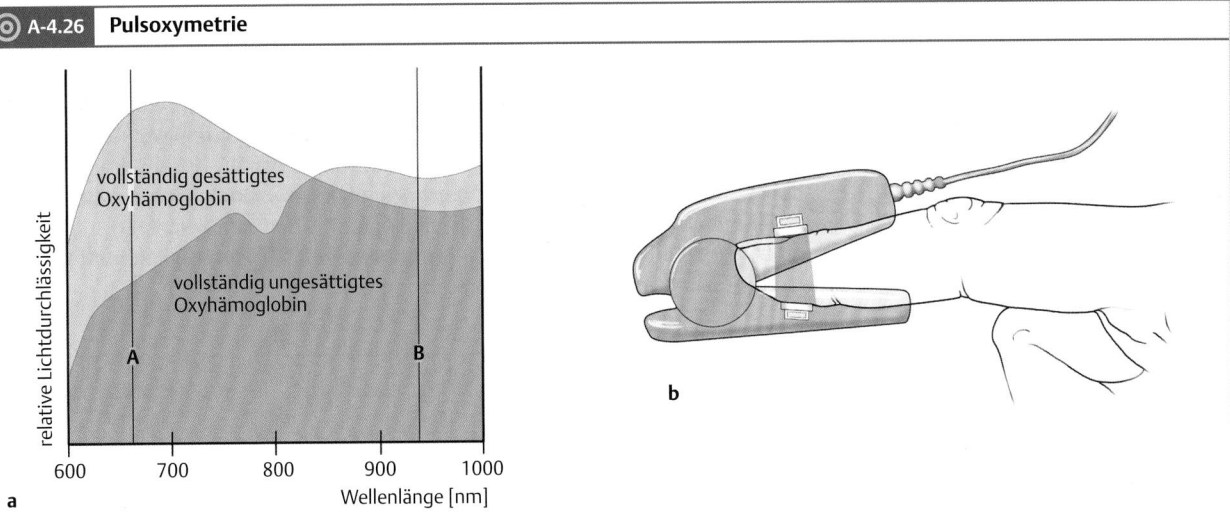

a Extinktionskoeffizienten für Oxyhämoglobin und Desoxyhämoglobin, gezeigt für die Wellenlängen 660 nm (A) und 940 nm (B).
b Pulsoxymetersensor in Form eines häufig verwendeten Fingerclips. Der Sensor besitzt 2 lichtemittierende Dioden (rot: 660 nm, infrarot: 940 nm), die das Gewebe durchstrahlen. Das nach der Absorption noch austretende Licht wird mittels Photodetektoren gemessen. Je nach Art und Hersteller des Geräts werden die Pulssignale während 3–15 Sekunden ermittelt. Der resultierende Wert für die arterielle O_2-Sättigung wird digital und/oder zusammen mit der plethysmographischen Pulskurve auf einem Bildschirm dargestellt.

⊚ **A-4.27** | **TEE-Schnittbilder in Höhe der Vorhöfe bei einer Patientin, die sich nach transzervikaler Femurfraktur einer Totalendoprothesen(TEP)-Implantation unterziehen musste**

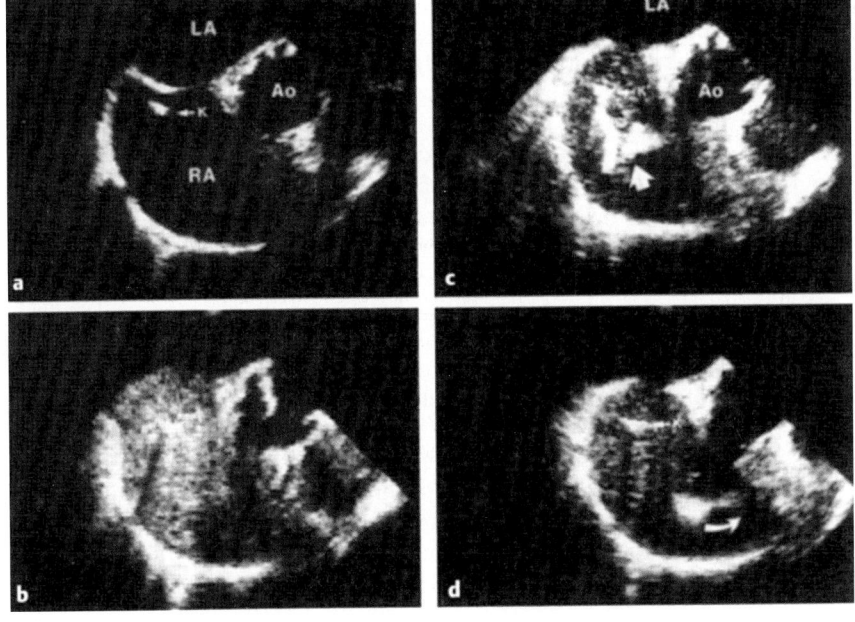

a Sektorbild ohne Kontrast im rechten Vorhof (RA) vor Prothesenimplantation (LA = linker Vorhof, K = Pulmonaliskatheter, Ao = Aorta).
b Deutliche Kontrastintensität („Schneegestöber") unmittelbar nach Schaftimplantation. Die während dieses embolischen Ereignisses auftretende massive Druckerhöhung im Pulmonalkreislauf (mittlerer Pulmonalarteriendruck 48 mmHg) manifestierte sich echokardiographisch in einer deutlichen Vorwölbung des interatrialen Septums in den linken Vorhof.
c Bei Abnahme der Kontrastintensität wurde ein etwa 6 cm langer Embolus sichtbar, der sich am PA-Katheter festgehakt hatte und im rechten Vorhof flottierte.
d Nach 10 Minuten löste sich dieser Embolus und wurde über den rechten Ventrikel (Pfeil) in die Lungenstrombahn weitertransportiert.

Zerebrale Überwachung

Das Gehirn als Zielorgan für Anästhetika direkt zu überwachen, ist mit Ausnahme der Inspektion der Pupillen und deren Reaktion auf Licht während der Narkose beim muskelrelaxierten Patienten bislang keine Routine. Es existieren jedoch – auch in der störsignalreichen Umgebung eines Operationssaales – zuverlässige Methoden, **Funktionsdiagnostik am Gehirn** durchzuführen und einen Anhalt für dessen Perfusionszustand zu erhalten. Im Ablauf von Kombinationsanästhesien lassen sich klassische Narkosestadien selten erken-

Zerebrale Überwachung

Es existieren – auch in der störsignalreichen Umgebung eines Operationssaales – zuverlässige Methoden, **Funktionsdiagnostik am Gehirn** durchzuführen und einen Anhalt für dessen Perfusionszustand zu erhalten.

Indirekte Parameter zur Sicherstellung der Energieversorgung des Gehirns während Narkose sind systemische Hämodynamik, pulmonaler Gasaustausch und Flüssigkeits-, Elektrolyt- und Säure-Basen-Haushalt.

Tab. **A-4.19** gibt Methoden wieder, die Aussagen zur **Funktion**, zum **Stoffwechsel** und zur **Perfusion des Gehirns** erlauben.

nen, so dass sich die Narkoseführung an indirekten Überwachungsgrößen wie Blutdruck, Herzfrequenz und weiteren vegetativen Zeichen orientieren muss. Um die Energieversorgung des Gehirns perioperativ sicherzustellen, ist es notwendig – und eine Voraussetzung für die Narkose – indirekte Parameter zu stabilisieren. Dies sind systemische Hämodynamik, pulmonaler Gasaustausch und Flüssigkeits-, Elektrolyt- und Säure-Basen-Haushalt. Unter derartigen Voraussetzungen kann das Gehirn, wenn es nicht direkten Schädigungsmechanismen ausgesetzt wird, intraoperativ keinen Schaden nehmen.

Tab. **A-4.19** gibt Methoden wieder, die Aussagen zur **Funktion**, zum **Stoffwechsel** und zur **Perfusion des Gehirns** erlauben.

≡ A-4.19   Zerebrales Monitoring

- **Funktion**
  - hirnelektrische Aktivität (EEG, evozierte Potenziale)
- **Stoffwechsel**
  - zerebrale O_2- und Glukoseaufnahme, zerebrale Laktat- und Pyruvatproduktion
  - zerebrovenöse O_2-Sättigung
- **Perfusion**
  - zerebrale Durchblutung (CBF)
  - transkranielle Doppler-Sonographie (TCD)
  - zerebrovenöse O_2-Sättigung (SvO_2 im Bulbus venae jugularis)
  - zerebraler Perfusionsdruck (CPP) (Kalkulation aus MAP-ICP)
  - intrakranieller Druck (ICP)

Für die Funktion bedeutende Aussagen sind heute mit EEG-Ableitungen und der computerunterstützten **Analyse des EEG-Signals** möglich.

Für die Hirnfunktion bedeutsame Aussagen sind heute mittels EEG und computerunterstützter **Analyse des EEG-Signals** möglich. Die Spektralanalyse (Fourier-Transformation) oder die Angabe von Frequenz- und Amplitudenspektren als Medianfrequenz bzw. „Spectral Edge" sind gebräuchliche Parameter. Konkrete Aussagen über Pharmakawirkungen bzw. Folgen hypoxisch-ischämischer Ereignisse am Gehirn lassen sich mit den genannten hirnelektrischen Parametern allein, ohne Kombination mit Systemparametern, nicht erstellen.

Auch **somatosensorisch** und **akustisch evozierte Potenziale** werden zur Einschätzung der Anästhesietiefe bzw. Analgesie anhand charakteristischer Änderungen von **Latenz** und **Amplituden** der Potenzialgipfel eingesetzt.

Auch **somatosensorisch** und **akustisch evozierte Potenziale** werden zur Einschätzung der Anästhesietiefe bzw. Analgesie anhand charakteristischer Änderungen von **Latenz** und **Amplituden** der Potenzialgipfel eingesetzt. Mit Hilfe der genannten Funktionsparameter sind sehr konkrete Aussagen über das Niveau der Anästhesie, den Zustand der **Analgesie** oder der **Vigilanz** möglich. Dennoch wird in der täglichen Routine die Anästhesie anhand der genannten vegetativen Parameter wie Blutdruck, Herzfrequenz sowie Schwitzen, Tränen- und Speichelfluss, Beobachtung der Hautdurchblutung und der Lichtreaktion der Pupillen gesteuert.

Möglich sind weiterhin die Messung der **zerebrovenösen O_2-Sättigung** und die Kalkulation des globalen **zerebralen Perfusionsdruckes**.

Bezüglich des Gehirnstoffwechsels sind punktuelle Messungen bzw. Kalkulationen der Sauerstoff- und Glukoseaufnahme sowie der Laktat- und Pyruvatproduktion möglich, aber relativ aufwendig. Die korrekte Messung des zerebralen Blutflusses ist nur an speziellen Untersuchungsplätzen möglich. Neuerdings können über fiberoptische Katheter im Bulbus venae jugularis durch kontinuierliche computerunterstützte Messung der **zerebrovenösen O_2-Sättigung** Veränderungen der zerebralen Perfusion indirekt abgeschätzt werden. Nach Installation von Druckaufnehmern zur Messung des intrakraniellen Drucks und der Messung des arteriellen Systemdruckes kann der globale **zerebrale Perfusionsdruck** kalkuliert werden, der zur Aufrechterhaltung der Hirndurchblutung bei normaler intrakranieller Elastance > 50 mmHg betragen sollte.

Die Blutflussgeschwindigkeit in den basalen Hirnarterien kann mittels **der transkraniellen Doppler-Sonographie (TCD)** nicht invasiv gemessen werden.

Ein Verfahren, das auch intraoperativ Fortschritte für die Anästhesie verspricht, ist die **transkranielle Doppler-Sonographie (TCD)**. Bei diesem nichtinvasiven Verfahren, bei dem von der Temporalschuppe aus üblicherweise die A. cerebri media angeschallt wird, die sich in ca. 5 cm Tiefe befindet, kann die zerebrale Blutflussgeschwindigkeit „Online" bestimmt werden.

In zahlreichen Untersuchungen wurde eine zufriedenstellende Korrelation zwischen Änderungen der Blutflussgeschwindigkeit und Änderungen der zerebralen Durchblutung festgestellt, wobei vor allem bei sich anbahnenden zerebralen Ischämien die TCD-Signale eindeutige Aussagen zum Fortschreiten dieser Situation zulassen.

Temperaturmessung

Während operativer Eingriffe **fällt** in Abhängigkeit von deren Art und Dauer und der Umgebungstemperatur die **Körperkerntemperatur** normalerweise **ab**. Differenzialdiagnostisch können **intraoperative Temperatursteigerungen** – vor allem bei Kindern – die Folge einer **wärmestauungsbedingten Hyperthermie, zentralnervöser Störungen, endokriner Ursachen** wie Thyreotoxikose oder Phäochromozytom sein oder **exogen** durch Pharmaka (Atropin), pyrogenhaltige Infusionslösungen oder Dehydratation verursacht werden.

Die Temperaturmessung erfolgt üblicherweise **rektal** oder mittels **Ösophagussonde**. Hier folgt die Temperaturänderung rasch der Bluttemperaturänderung. Die Temperatur wird mit Thermistorsonden oder Thermoelementen gemessen. **Hauttemperaturmessungen** liegen deutlich unter den Werten der rektalen und ösophagealen Bestimmung und sind nicht für die Kerntemperatur repräsentativ. Eine sichere Temperaturmessmöglichkeit ist auch über einen **Blasenkatheter** mit einem eingegossenen Temperaturdraht oder das Trommelfell (Tympanontemperatur) gegeben.

Nach Einschwemmung eines Pulmonaliskatheters kann mittels des darin eingegossenen Thermistordrahtes für die Kältedilutionsbestimmung kontinuierlich die **Blutstromtemperatur** in der A. pulmonalis gemessen werden.

Die gleichzeitige Temperaturmessung an mehreren Messorten ist dann von Nutzen, wenn **Temperaturgradienten** von der Kerntemperatur zur Peripherie aufgedeckt werden sollen. Die hat z.B. eine Bedeutung für die Steuerung einer Oberflächenhypothermie, bei der der Gesamtkörper über derartige Temperaturgradienten zunächst abgekühlt und später wieder aufgewärmt wird.

Bei intraoperativen, nicht erklärlichen Temperatursteigerungen im Zusammenhang mit einigen Frühsymptomen wie Tachykardie und Tachyarrhythmie muss immer an die Manifestation einer **malignen Hyperthermie** (S. 202) gedacht werden.

Laborüberwachung

Zu den perioperativen Überwachungsverfahren gehört die gesamte Palette der Labormessmethoden einschließlich spezieller Untersuchungen sowie Überwachung der Blutgerinnung bei entsprechender Notwendigkeit. Neben den routinemäßigen, intermittierend abgeforderten Laborbefunden, die Leber-, Nieren-, Gerinnungs- und endokrine Funktion betreffen, ist es Voraussetzung für Akutsituationen, dass in Nachbarschaft zu Operationssälen Laborgeräte zur Verfügung stehen. Hier können sofort Hämoglobin und Hämatokrit, Blutgase, Serumelektrolyte und -glukose sowie das spezifische Gewicht und die Osmolarität von Flüssigkeiten bestimmt werden.

Das in diesem **Akutlabor** für die Notfallsituation eingesetzte Personal muss die Handhabung der zur Verfügung gestellten Analysegeräte sicher beherrschen. Bezüglich einzelner, für verschiedene Organbelastungen repräsentativer Laborparameter sei auf die Seiten 27, 55, 61 und 78 verwiesen.

In zahlreichen Untersuchungen wurde eine zufriedenstellende Korrelation zwischen Änderungen der Blutflussgeschwindigkeit und Änderungen der zerebralen Durchblutung festgestellt.

Temperaturmessung

Normalerweise **fällt** die **Körperkerntemperatur** während Operationen eher **ab**.

Differenzialdiagnostisch können **intraoperative Temperatursteigerungen** – vor allem bei Kindern – die Folge einer **wärmestauungsbedingten Hyperthermie, zentralnervöser Störungen, endokriner oder exogener Ursachen sein**.

Die Temperaturmessung erfolgt **rektal** oder mittels **Ösophagussonde**.

Hauttemperaturmessungen liegen deutlich unter den Werten der rektalen und ösophagealen Bestimmung und sind nicht für die Kerntemperatur repräsentativ. Eine sichere Temperaturmessmöglichkeit ist auch über einen **Blasenkatheter** mit einem eingegossenen Temperaturdraht möglich.
Mit Hilfe eines Pulmonaliskatheters kann die **Blutstromtemperatur** in der A. pulmonalis gemessen werden.

Die gleichzeitige Temperaturmessung an mehreren Messorten ist dann von Nutzen, wenn **Temperaturgradienten** von der Kerntemperatur zur Peripherie aufgedeckt werden sollen.

Bei intraoperativen, nicht erklärlichen Temperatursteigerungen in Zusammenhang mit einigen anderen Frühsymptomen wie Tachykardie und Tachyarrhythmie muss immer an die Manifestation einer **malignen Hyperthermie** (S. 202) gedacht werden.

Laborüberwachung

Die routinemäßigen, intermittierend abgeforderten Laborbefunde betreffen die Leber-, Nieren-, Gerinnungs- und endokrine Funktion.

Im **Akutlabor** können sofort Hämoglobin und Hämatokrit, Blutgase, Serumelektrolyte und -glukose sowie das spezifische Gewicht und die Osmolarität von Flüssigkeiten bestimmt werden.

Sicherheitstechnische Überwachung am Narkosebeatmungsgerät

In Tab. **A-4.20** sind die Narkosegeräteparameter zusammengestellt, die fast ausnahmslos durch entsprechende akustische und optische Alarme den Anästhesisten auf Fehler am Gerät und Gefahren, die sich auf den Patienten auswirken können, aufmerksam machen.

Sicherheitstechnische Überwachung am Narkosebeatmungsgerät

Aufgrund des komplexen Aufbaus eines Narkosebeatmungsgerätes sind im Zusammenwirken mit dem Patienten viele Störmöglichkeiten vorhanden, wie Diskonnektion, Stenosen, Leckagen im Kreissystem, in der Gaszufuhr und in den Dosiersystemen. In Tab. **A-4.20** sind die Narkosegeräteparameter zusammengestellt, die fast ausnahmslos durch entsprechende akustische und optische Alarme den Anästhesisten auf Fehler am Gerät und Gefahren, die sich auf den Patienten auswirken können, aufmerksam machen.

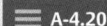 A-4.20

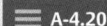 **A-4.20   Sicherheitstechnische Überwachung (Narkosebeatmungsgerät)**

- Lachgassperre
- O_2-Konzentration
- Konzentration der Inhalationsanästhetika
- Beatmungsdruck
- Diskonnektionsalarm
- Stenosealarm
- Atem-(Beatmungs-)Volumen
- Alternative Ventilationsparameter (z. B. CO_2-Konzentration)

Die **Lachgassperre** unterbricht automatisch den Lachgasstrom bei Ausfall der Sauerstoffzufuhr, verbunden mit dem Auslösen eines für den Anästhesisten erkennbaren lauten Signaltons.

EN-Vorschriften sind:
- **Sauerstoffkonzentrationsmessung** im Inspirationsschenkel. Der untere Grenzwert kann nicht tiefer als 19 % Sauerstoff eingestellt werden.

- **Beatmungsdruckmesser**, um bei auftretenden Leckagen einen Diskonnektionsalarm und bei Überschreiten der oberen Druckgrenze einen Stenosealarm auszulösen.
- **Einrichtungen** zur Überwachung des **Atemzug-** und **Atemminutenvolumens**.

Hinzu kommen **alternative Ventilationsparameter** wie die Kapnometrie.

In diesem Zusammenhang muss auf die **Medizinprodukte-Betreiberverordnung** (MpBetreibV) hingewiesen werden, die die Bauartzulassung, sicherheitstechnische Ausstattung und Wartung, Einweisung des Betreibers und die Funktionsprüfung der Narkosegeräte regelt.

Die **Dokumentation** von Überwachungs- und Therapiedaten wird zukünftig zuneh-

Die **Lachgassperre** unterbricht automatisch den Lachgasstrom bei Ausfall der Sauerstoffzufuhr, verbunden mit dem Auslösen eines für den Anästhesisten erkennbaren lauten Signaltons. Auf diese Weise wird verhindert, dass dem Patienten ein hypoxisches Gasgemisch zugeführt wird.

Die **Sauerstoffkonzentrationsmessung** im Inspirationsschenkel des Narkosekreissystems ist eine EN(Europäische Norm)-Vorschrift. Hiermit wird die inspiratorische Sauerstoffkonzentration kontinuierlich überwacht und bei einem hypoxischen Gasgemisch sofort gewarnt. Die Alarmgrenzen müssen zuvor eingestellt werden. Der untere Grenzwert kann nicht tiefer als 19 % Sauerstoff eingestellt werden.

Beatmungsdruckmesser dienen dazu, nach Einstellung vorwählbarer Druckgrenzen einen Diskonnektionsalarm bei auftretenden Leckagen am System und einen Stenosealarm bei Überschreiten der oberen Druckgrenze auszulösen.

Auch **Einrichtungen** zur Überwachung des **Atemzug-** und **Atemminutenvolumens** müssen im Narkosegerät eingebaut sein und haben ebenfalls einstellbare Alarmgrenzen. Bei Unter- oder Überschreiten eines vorgewählten Atemminutenvolumens und/oder -zugvolumens wird ein entsprechender akustischer Alarm ausgelöst.

Auch **alternative Ventilationsparameter** wie die Kapnometrie sind üblicherweise Bestandteil des Narkosearbeitsplatzes und erlauben, ventilatorische und zirkulatorische Veränderungen frühzeitig festzustellen.

In diesem Zusammenhang muss auf die **Medizinprodukte-Betreiberverordnung** (MpBetreibV) hingewiesen werden, die die Bauartzulassung, sicherheitstechnische Ausstattung und Wartung, Einweisung des Betreibers und die Funktionsprüfung der Narkosegeräte regelt. Es ist hier festgelegt, dass medizinische Geräte wie Narkoseapparate in Konstruktion und Aufbau allgemein anerkannten Regeln der Technik entsprechen müssen. Die sicherheitstechnischen Anforderungen an Narkosegeräte sind in der EN 740 (ehemals DIN 13 252) festgelegt. Die vorgeschriebenen sicherheitstechnischen Einrichtungen wurden bereits beschrieben. Für Narkosegeräte muss der Betreiber in die sachgerechte Handhabung eingewiesen sein. Diese Einweisungen sind im Gerätebuch zu dokumentieren. Wartung und Reparaturen sind in bestimmten Zeitabständen vorgeschrieben und derartige Maßnahmen sind schriftlich festzuhalten. Bei jeder erneuten Inbetriebnahme hat eine Funktionsprüfung des Gerätes zu erfolgen.

Bei dem bislang besprochenen Monitoring, das auf eine Erfassung des aktuellen Zustandes des Patienten ausgerichtet ist, wird die **Dokumentation** von

A-4.28

A-4.28 Narkosearbeitsplatz

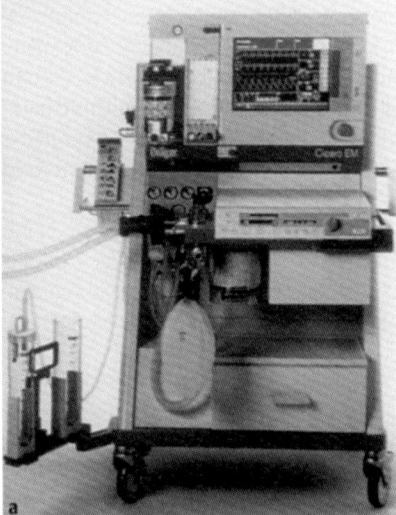
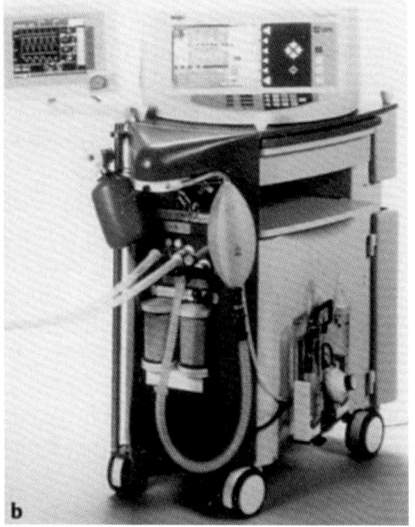
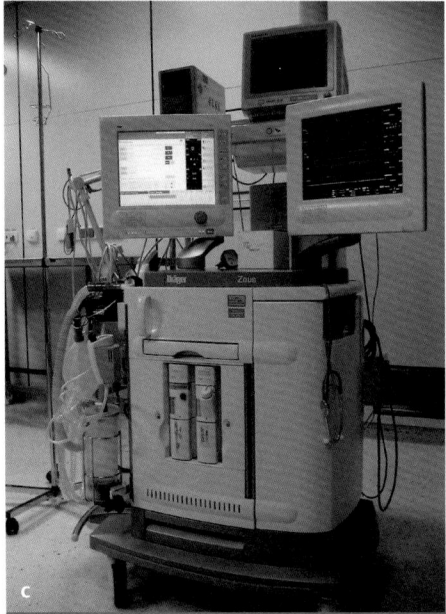

a Cicero EM (Dräger),
b PhysioFlex (Dräger),
c Zeus (Dräger).

Überwachungs- und Therapiedaten zukünftig zunehmend mit elektronischen Systemen erfolgen, um über die Leistungserfassung und Dokumentation hinaus interne und externe **Qualitätssicherung** in der Anästhesiologie durchführen zu können. Wichtige zukünftige Entwicklungen müssen darauf abzielen, eine ergonomische Gestaltung des Narkosearbeitsplatzes und die Integration aller Einzelkomponenten zu gewährleisten (Abb. **A-4.28**). Dieses wird in Kombination mit anwenderfreundlichen EDV-Systemen entwickelt, die eine Dokumentation und Weiterverarbeitung von arbeitsplatz- und patientenorientierten Daten für ganze Operationseinheiten und Intensivstationen, schließlich für komplette Klinikbereiche ermöglichen werden.

4.1.6 Lagerung

Überblick

Die Einleitung jeder Allgemeinanästhesie erfolgt – von ganz wenigen Ausnahmen abgesehen – in Rückenlage des Patienten; für regionalanästhesiologische Verfahren sind z.T. spezielle Lagerungen erforderlich.

mend mit elektronischen Systemen erfolgen, um über die Leistungserfassung und Dokumentation hinaus interne und externe **Qualitätssicherung** in der Anästhesiologie durchführen zu können. Wichtige zukünftige Entwicklungen müssen darauf abzielen, eine ergonomische Gestaltung des Narkosearbeitsplatzes und die Integration aller Einzelkomponenten zu gewährleisten (Abb. **A-4.28**).

4.1.6 Lagerung

Überblick

Durch die Art und Weise der Lagerung sollen der operative Zugang erleichtert und die zu operierenden Strukturen besser dargestellt werden. Für die meisten abdominellen Operationen ist die **Rückenlage** Standard; für viele Eingriffe (z. B. in Gynäkologie, Neurochirurgie) sind jedoch andere Lagerungen erforderlich.

Durch die Lagerungsmaßnahmen können anatomische Strukturen geschädigt werden und es ergeben sich häufig physiologische Veränderungen v. a. der Herz-Kreislauf- und Lungenfunktion.

Lagerungsformen

Rückenlagerung

Die häufigsten Lagerungsschäden betreffen den **Plexus brachialis** (Anatomie S. 220).

Bei Abduktion > 90° und Außenrotation kommt es zur **Plexusdehnung** (Abb. **A-4.29b**).

Schutz des Plexus brachialis: Abduktion des Armes im Schultergelenk ≤ 90°, Innenrotation, Lagerung in Thoraxhöhe.

Durch die Art und Weise, wie der Patient auf dem Operationstisch gelagert wird, sollen der operative Zugang erleichtert und die zu operierenden Strukturen besser dargestellt werden. Für die meisten abdominellen Operationen ist die **Rückenlage** Standard; für viele Eingriffe (z. B. in Gynäkologie, Neurochirurgie, Orthopädie, Urologie) sind jedoch andere Lagerungen erforderlich. Zu den häufiger durchgeführten besonderen Lagerungen zählen die **Steinschnittlagerung** in Gynäkologie und Urologie sowie die **Bauchlagerung** in Orthopädie und Neurochirurgie, zu den selteneren Lagerungen gehören die **Flankenlagerung** in der Urologie und die **sitzende Position** in der Neurochirurgie.

Durch die Lagerungsmaßnahmen können, da die Patienten unter Narkose keine Schutzreflexe mehr besitzen, zum einen anatomische Strukturen geschädigt werden; zum anderen ergeben sich durch die Lagerung häufig physiologische Veränderungen, die vor allem die Herz-Kreislauf- und Lungenfunktion betreffen.

Lagerungsformen

Im Folgenden werden die wichtigsten Lagerungen mit ihren anatomischen und physiologischen Besonderheiten dargestellt.

Rückenlagerung

Die Rückenlagerung ist die Standardlagerung für die meisten operativen Eingriffe. Die häufigsten Lagerungsschäden betreffen den **Plexus brachialis** (Anatomie s.S. 220).

Eine Abduktion > 90° und eine Außenrotation führen zum Bild der Plexusdehnung (Abb. **A-4.29b**).

Zum **Schutz des Plexus brachialis** muss daher bei der Auslagerung des Armes stets darauf geachtet werden, dass dieser im Schultergelenk ≤ 90° abduziert, nach innen rotiert und in Thoraxhöhe gelagert wird (Abb. **A-4.29a**). Auch bei normaler Abduktion des Armes, jedoch Drehung des Kopfes zur kontralateralen Seite, kann es zu einer Plexusdehnung kommen (Abb. **A-4.29c**).

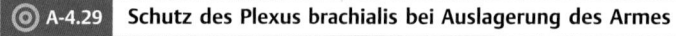

⊙ **A-4.29**   **Schutz des Plexus brachialis bei Auslagerung des Armes**

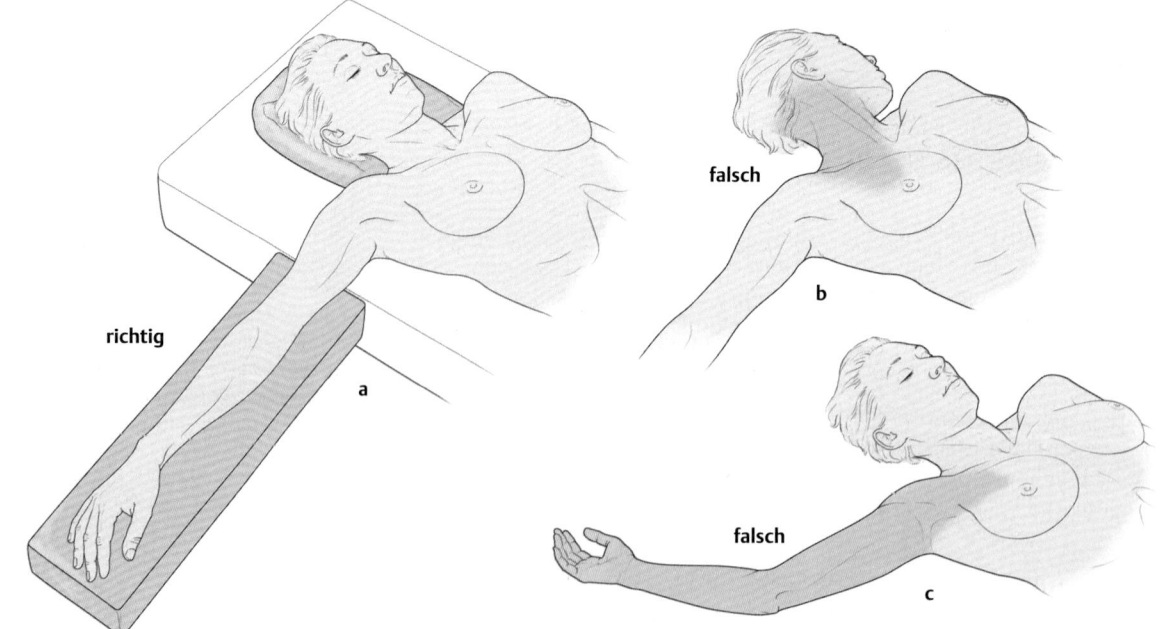

a Richtige Lagerung: Der Arm ist im Schultergelenk ≤ 90° abduziert, nach innen rotiert und liegt in Thoraxhöhe.
b Falsche Lagerung: Plexusdehnung durch Überstreckung im Schultergelenk.
c Falsche Lagerung: Plexusdehnung durch Drehung des Kopfes zur kontralateralen Seite.

A-4.30 Schutz des N. ulnaris bei Anlagerung des Armes

A-4.30

a richtig

b falsch

a Richtige Lagerung: Der Arm ist mittels eines bis über den Ellenbogen reichenden Tuches dicht an den Körper angelagert und fixiert.
b Falsche Lagerung: Gefahr der Druckschädigung des N. ulnaris im Bereich des Ellenbogens durch Kompression an der Kante des OP-Tisches.

Für den **N. ulnaris** bestehen Gefahren, wenn der Arm seitlich angelagert wird. Bei ungenügender Fixierung des angelagerten Armes (z. B. nur im Handgelenk) kann es zur **Schädigung** des N. ulnaris im Bereich des Ellenbogens kommen (Abb. **A-4.30b**). Zum **Schutz des N. ulnaris** muss der Arm mit einem über den Ellenbogen hinausreichenden Tuch (oder einer Manschette) dicht am Körper angelagert und fixiert werden (Abb. **A-4.30a**).

Seitenlagerung

Die Seitenlagerung wird häufig für Eingriffe im Thorax- und Nierenbereich angewendet; hierbei drohen eine Reihe von Gefahren: Druckschäden der unteren Extremitäten müssen verhindert werden, die Wirbelsäule wird in ihrem gesamten Verlauf torquiert und gebeugt, Abknickungen im HWS-Bereich verschlechtern die zerebrale Hämodynamik (Abb. **A-4.31c**). Der unten liegende Plexus brachialis kann geschädigt werden, wenn der Körper auf die unten liegende Achsel drückt. Der Plexus brachialis des oberen Armes, der meistens aufgehängt wird, kann durch Zug und Kompression geschädigt werden.
Zum Schutz der gefährdeten Körperpartien wird die Seitenlagerung folgendermaßen durchgeführt (Abb. **A-4.31a, b**):

- Kissen zwischen beiden Knien und Ellenbogen verhindern Druckschäden der unten liegenden Extremitäten
- ein unter die unten liegende Thoraxseite gelegtes zusammengerolltes Tuch verhindert eine Druckschädigung des Plexus brachialis
- ein unter den Kopf gelegtes, ausreichend hohes Kissen verhindert ein Abknicken der HWS.

Eine spezielle Form der Seitenlagerung ist die **Flankenlagerung** bzw. **seitliche Taschenmesserlagerung**, die bei Eingriffen an der Niere angewendet wird. Zunächst wird der Patient auf die Seite gelagert, dann Kopf- und Fußende des Tisches so weit abgesenkt, dass die Flanke des Patienten der höchste Punkt auf dem OP-Tisch ist (Abb. **A-4.32**).

Der **N. ulnaris** ist gefährdet bei ungenügender Fixierung (z. B. nur im Handgelenk), hier ggf. **Schädigung** im Bereich des Ellenbogens (Abb. **A-4.30b**). Zum **Schutz** muss der Arm mit einem über den Ellenbogen hinausreichenden Tuch (oder einer Manschette) dicht am Körper angelagert und fixiert werden (Abb. **A-4.30a**).

Seitenlagerung

Die Seitenlagerung wird häufig für Eingriffe im Thorax- und Nierenbereich angewandt; hierbei drohen eine Reihe von Gefahren: Druckschäden der unteren Extremitäten, Abknickungen im HWS-Bereich (Abb. **A-4.31c**), Schädigung des Plexus brachialis.

Bei der Seitenlagerung werden Kissen zwischen Knie und Ellenbogen sowie unter den Kopf gelegt (Abb. **A-4.31a**).

Eine spezielle Form der Seitenlagerung ist die **Flankenlagerung** bzw. **seitliche Taschenmesserlagerung**, die bei Eingriffen an der Niere angewendet wird (Abb. **A-4.32**).

⊚ A-4.31   Seitenlagerung

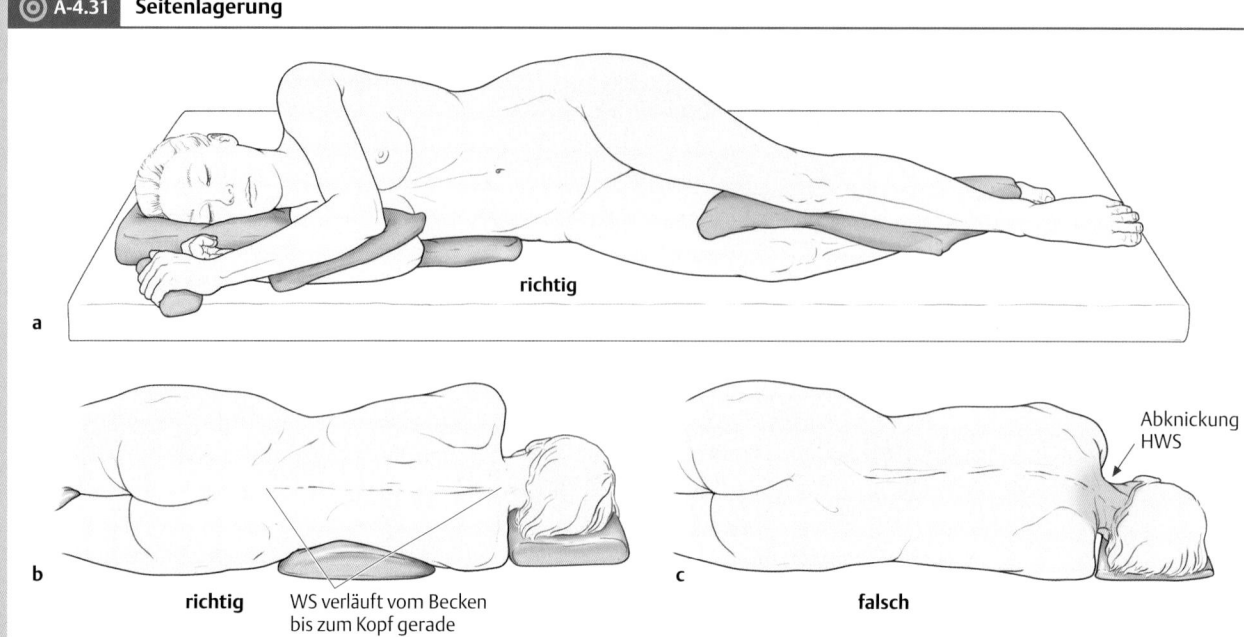

a

b   richtig   WS verläuft vom Becken
               bis zum Kopf gerade

c   falsch

Abknickung
HWS

a Richtige Lagerung: Zur Verhinderung von Druckschäden der unten liegenden Extremitäten werden Kissen zwischen beide Knie und Ellenbogen gelegt.
b Richtige Lagerung: Der Kopf wird auf einem Kissen erhöht gelagert.
c Falsche Lagerung: Abknicken im HWS-Bereich bei Lagerung des Kopfes auf einem zu flachen Kissen.

⊚ A-4.32   Flankenlagerung

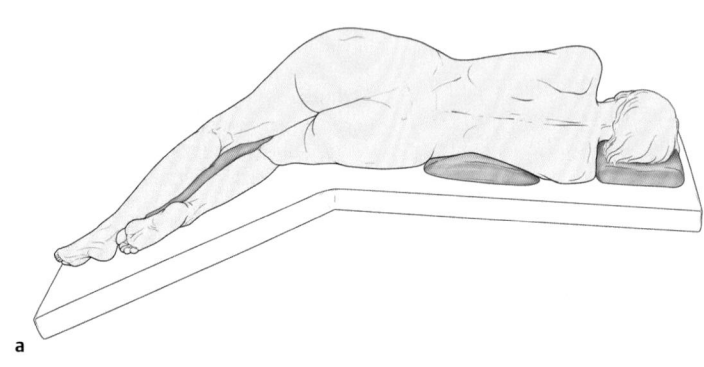

a

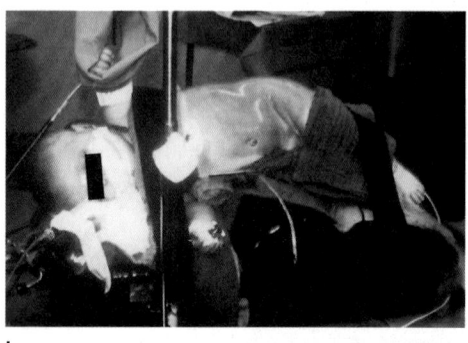

b

a Schematische Darstellung: Ansicht von hinten.
b Klinische Darstellung: Ansicht von vorn.

Bauchlagerung

Die Bauchlagerung ist besonders bei Eingriffen im Bereich der Wirbelsäule erforderlich. Neben dem **Schutz des Plexus brachialis** ist hier insbesondere auf den **Kopf** des Patienten und vor allem die Augen zu achten. Diese sollten mit Augensalbe versehen und zugeklebt werden.

Bauchlagerung

Die Bauchlagerung ist besonders bei Eingriffen im Bereich der Wirbelsäule erforderlich. Neben dem **Schutz des Plexus brachialis** gilt hier dem **Kopf** des Patienten besonderes Augenmerk: die Augen sollten – wie allgemein üblich – mit Augensalbe versehen und darüber hinaus zugeklebt werden; auf ausreichende Polsterung ist zu achten. Wird primär eine nasale Intubation durchgeführt, muss durch eine Fixierung mit einem Guedel-Tubus oder mit einer Mullbinde verhindert werden, dass die Zunge aus dem Mund austritt; andernfalls kommt es hydrostatisch bedingt zu einer Größenzunahme der Zunge, wodurch nach Extubation eine erhebliche Atmungsbehinderung verursacht werden kann.

⊚ A-4.33 | Bauchlagerung

⊚ A-4.33

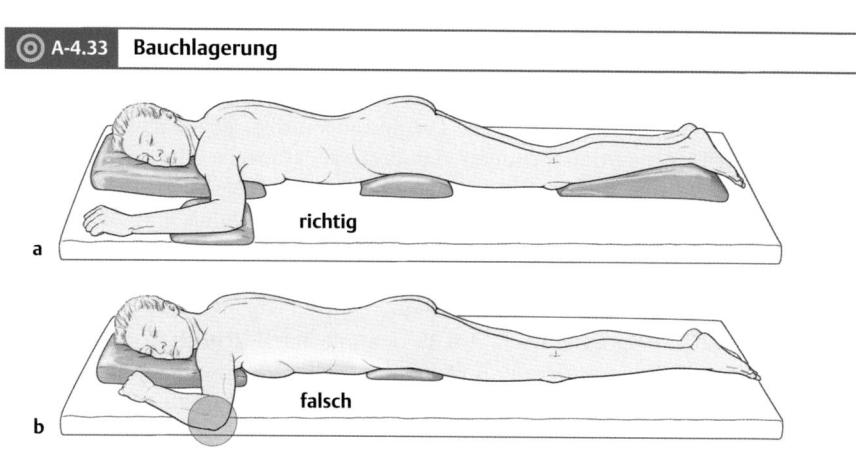

a Richtige Lagerung: Zum Schutz des Plexus brachialis und des N. ulnaris liegen die Arme unter Vermeidung von Überstreckung und Druckstellen neben dem Kopf; durch korrekte Unterpolsterung von Thorax und Becken ist die Bauchwand frei beweglich.
b Falsche Lagerung: Gefahr der Plexusdehnung sowie der Druckschädigung des N. ulnaris durch falsche Armlagerung; eingeschränkte Beweglichkeit der Bauchwand.

Von besonderer Bedeutung ist eine **freie Lagerung des Kehlkopfes und des Abdomens**, Letzteres um einerseits den venösen Rückfluss nicht zu behindern und andererseits eine freie Zwerchfellexkursion zu gewährleisten (Abb. **A-4.33**).

Sitzende Position

Die sitzende Position (Abb. **A-4.34**) ist in der Neurochirurgie für bestimmte intrakranielle Operationen erforderlich. Neben der Schädigung des N. ischiadicus ist diese Position vor allem wegen zwei Faktoren risikoreich:
- **Blutdruckabfall** durch Verminderung des venösen Rückstroms.
- **Luftembolie**, da das Operationsgebiet deutlich über dem Herzniveau liegt und damit der Druck in den Venen und Durasinus negativ wird. Bei akzidenteller Eröffnung dieser Gefäße kann es dann zur Ansaugung von Luft kommen.

Auf eine **freie Lagerung des Kehlkopfes und des Abdomens** ist besonders zu achten (Abb. **A-4.33**)!

Sitzende Position

Die sitzende Position (Abb. **A-4.34**) ist in der Neurochirurgie für bestimmte intrakranielle Operationen erforderlich. Diese Position ist vor allem wegen zwei Faktoren risikoreich:
- **Blutdruckabfall**
- **Luftembolie**.

⊚ A-4.34 | Sitzende Position

⊚ A-4.34

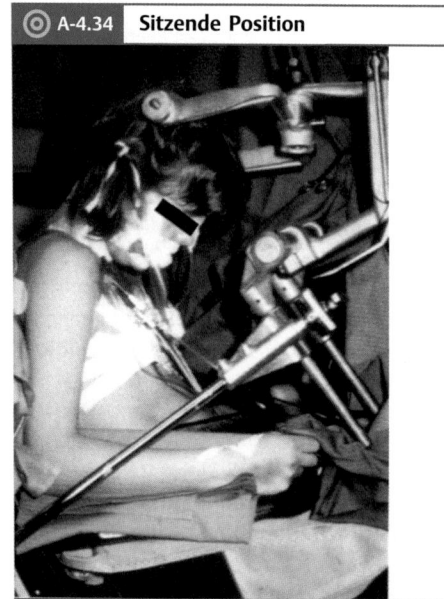

Gegenmaßnahmen:
- Verringerung des venösen „Poolings"
- invasive arterielle Blutdruckmessung, Messung des endexspiratorischen CO_2-Partialdruckes und des ZVD, präkordiale Doppler-Sonographie.

Die Beine sollten mit elastischen Binden gewickelt werden, um das venöse „Pooling" zu verringern und die Gefahr von Thrombosen zu reduzieren. Sie sollten so hoch wie möglich gelagert werden, um den venösen Rückfluss soweit als möglich zu erhalten. Die intraoperative Überwachung umfasst außer den Standardmaßnahmen die invasive arterielle Blutdruckmessung, die Messung des endexspiratorischen CO_2-Partialdruckes und des zentralen Venendruckes sowie die präkordiale Doppler-Sonographie, mit deren Hilfe auch kleinste Luftmengen erkannt werden können.

Steinschnittlagerung

Bei der Steinschnittlagerung (Abb. **A-4.35**) muss besonders auf den **N. peroneus** geachtet werden, der im Bereich des Fibulaköpfchens komprimiert werden kann.

Steinschnittlagerung

Die Steinschnittlagerung (Abb. **A-4.35**) kommt hauptsächlich in Gynäkologie, Urologie und Proktologie zur Anwendung. Neben den Kautelen, die für die Rückenlage gelten, ist hier besonders auf den **N. peroneus** zu achten, der im Bereich des Fibulaköpfchens komprimiert werden kann.

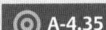
A-4.35

A-4.35　**Steinschnittlagerung**

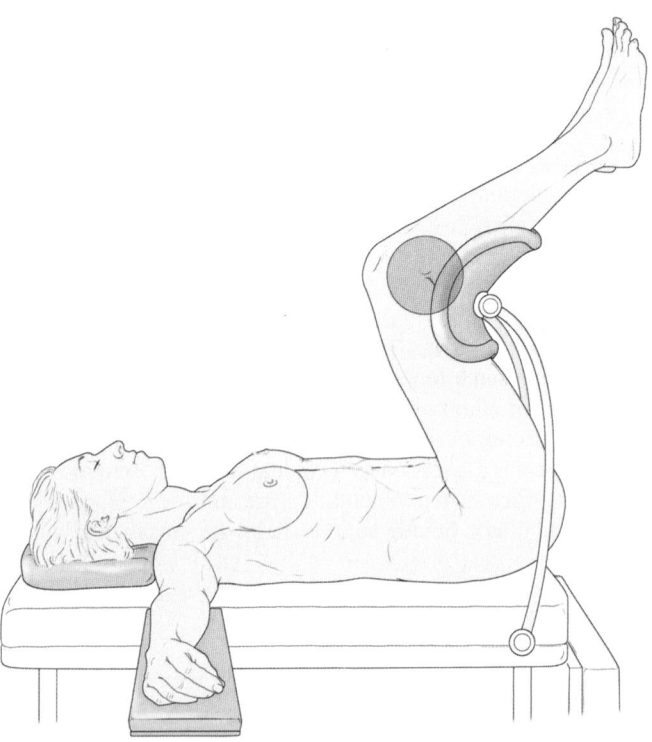

Wichtig ist der Schutz des N. peroneus (Kreis) im Bereich des Fibulaköpfchens.

Physiologische Veränderungen

Physiologische Veränderungen durch Lagerungsmaßnahmen betreffen v. a. **Herz-Kreislauf-System** und **Lunge**.

Im kardiozirkulatorischen Bereich sind es vor allem die **Veränderungen des venösen Rückstromes** z. B. durch Flankenlagerung, sitzende Position. Das Risiko perioperativer Thromboseentstehung kann durch präoperative Anlage von **Thrombosestrümpfen** minimiert werden.

Physiologische Veränderungen

Physiologische Veränderungen, die durch Lagerungsmaßnahmen ausgelöst werden, betreffen vornehmlich das **Herz-Kreislauf-System** sowie die **Lunge**.

Im kardiozirkulatorischen Bereich sind es vor allem die **Veränderungen des venösen Rückstromes**. Beim Absenken der Beine unter Herzniveau (z. B. Flankenlagerung, sitzende Position) kommt es zu einer Verminderung des venösen Rückstromes, der mit einer Reduzierung des Herzminutenvolumens und einem Abfall des arteriellen Blutdruckes einhergehen kann. Werden die Beine über Herzniveau angehoben (z. B. Steinschnittlagerung, Kopftieflagerung), wird der venöse Rückfluss erheblich gesteigert; dies kann bei herzinsuffizienten Patien-

A-4.36 | **Ventilation in Abhängigkeit von verschiedenen Körperpositionen**

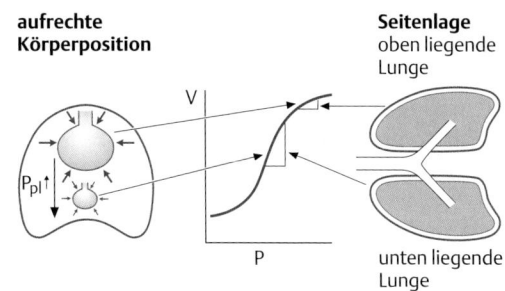

aufrechte Körperposition

Seitenlage oben liegende Lunge

unten liegende Lunge

Durch die Einwirkung der Schwerkraft nimmt der intrapleurale Druck (P_{pl}) beim **aufrecht stehenden** Menschen (linke Seite der Schemazeichnung) von apikal nach basal zu. Durch den niedrigen (am meisten negativen) intrapleuralen Druck im Bereich der Lungenspitze haben die Alveolen hier das größte Volumen. In den abhängigen basalen Lungenabschnitten mit hohem (bis in den positiven Bereich gehenden) intrapleuralem Druck sind die Alveolen komprimiert, d. h. gering luftgefüllt.

Werden diese regionalen Unterschiede des Alveolarvolumens in einer transpulmonalen alveolären Druck-(P-)Volumen-(V-)Kurve aufgetragen, befinden sich die gering entfalteten Alveolen der basalen Lungenbezirke auf dem steilen Abschnitt der Kurve, während sich die gut entfalteten Alveolen der Lungenspitze im flachen Kurvenabschnitt darstellen.

In diesem Diagramm entspricht die regionale Steilheit der Kurve der regionalen Compliance.

Entsprechend erhalten die abhängigen (basalen) Lungenbezirke einen größeren Anteil des Atemzugvolumens als die nicht abhängigen (apikalen) Lungenbezirke, die teilweise überbläht sind.

In **Seitenlage** (rechte Seite der Schemazeichnung) werden durch die Schwerkraft entsprechende intrapleurale Druckgradienten verursacht, so dass gleiche Effekte auf die Verteilung der Ventilation resultieren. Während die abhängige (unten liegende) Lunge auf dem steilen Abschnitt der Kurve zu finden ist, stellt sich die oben liegende Lunge auf dem flachen Kurvenabschnitt dar. Entsprechend erhält in Seitenlage die abhängige Lunge eine bessere Perfusion der Ventilation, die obere Lungenhälfte wird adäquat ventiliert, aber schlecht perfundiert.

---

ten zu einer myokardialen Volumenüberlastung führen. Das venöse „Pooling" und damit das Risiko perioperativer Thromboseentstehung kann durch **präoperative Anlage von Thrombosestrümpfen** minimiert werden.

Je nach Körperlage **verringert sich die funktionelle Residualkapazität**. Die ungünstigste Position ist hierbei die Kopftieflagerung. Kommen weitere Faktoren hinzu – wie etwa Adipositas oder laparoskopische Eingriffe mit Kapnoperitoneum, die zu einer Zunahme des intraabdominellen Druckes und zusätzlicher Abnahme der funktionellen Residualkapazität führen – kann es zur Hypoxie und Hyperkapnie auch stärkeren Ausmaßes kommen. Kompensiert werden können diese Störungen durch die Anwendung großer Atemzugvolumina, durch langsame inspiratorische Gasflüsse sowie durch den Einsatz von PEEP.

Weitere pulmonale Veränderungen, die es bei den Lagerungsmaßnahmen zu bedenken gibt, betreffen das **Ventilations-/Perfusionsverhältnis**. In Abb. **A-4.36** ist die Ventilation in Abhängigkeit von verschiedenen Körperpositionen dargestellt. Das 3-Zonen-Modell nach West (Abb. **A-4.37**) beschreibt unterschiedliche Perfusionsverhältnisse innerhalb der Lunge.

Je nach Körperlage **verringert sich die funktionelle Residualkapazität**. Die ungünstigste Position ist hierbei die Kopftieflagerung.

Weitere lagerungsbedingte pulmonale Veränderungen betreffen das **Ventilations-/Perfusionsverhältnis** (In Abb. **A-4.36**).

A-4.37 | **Lungenperfusion: 3-Zonen-Modell nach West**

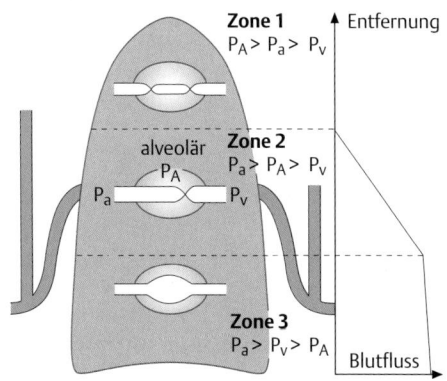

Zone 1
$P_A > P_a > P_v$

Entfernung

alveolär
P_A

Zone 2
$P_a > P_A > P_v$

P_a
P_v

Zone 3
$P_a > P_v > P_A$

Blutfluss

Nach West lassen sich 3 charakteristische Zonen der Lungendurchblutung unterscheiden (hier beim aufrecht stehenden Menschen):

Zone I: In der apikalen Zone ist der pulmonalarterielle Druck (P_a) kleiner als der alveoläre Druck (P_A). Die Gefäße sind komprimiert (Totraum, kein Blutfluss).

Zone II: In der mittleren Zone ist der pulmonalarterielle Druck größer als der Alveolardruck, dieser jedoch wiederum größer als der pulmonalvenöse Druck (P_v). Der Ausfluss aus den pulmonalen Kapillaren wird daher behindert, so dass diese partiell kollabiert sind. Die Lungenperfusion wird in dieser Zone von der Differenz zwischen Pulmonalarteriendruck und Alveolardruck (P_a–P_A) bestimmt. Nach basal nimmt der pulmonalarterielle Druck kontinuierlich zu.

Zone III: In der basalen Zone, der größten Zone, wird auch der pulmonalvenöse Druck größer als der alveoläre Druck, so dass die Gefäße nicht kollabiert sind. Die Lungenperfusion wird hier von der arteriovenösen Druckdifferenz (P_a–P_v) bestimmt.

Lagerungsschäden

Die häufigsten Lagerungsschäden sind **Läsionen nervaler Strukturen**, insbesondere des Plexus brachialis. Die Schädigung der Nerven entsteht durch eine **Ischämie der Vasa nervorum**.

Schmerzausschaltung und Muskelrelaxation begünstigen Nervenschäden.

Angeborene Anomalien und **erworbene Erkrankungen** erhöhen das Risiko für Nervenschädigungen.

Schweregradeinteilung peripherer Nervenverletzungen s. Tab. **A-4.21**.

Lagerungsschäden

Die häufigsten Lagerungsschäden sind **Läsionen nervaler Strukturen**, insbesondere des Plexus brachialis. Die Schädigung der Nerven entsteht durch eine **Ischämie der Vasa nervorum**, die durch Dehnung oder Kompression der Nerven oder durch eine Kombination beider Faktoren verursacht wird. Besteht die Ischämie über einen längeren Zeitraum, kommt es zu Nekrosen der betroffenen Nerven; zusätzlich können durch Nervendehnung Rupturen kleinerer Nervengefäße mit anschließender Hämatombildung entstehen. Durch Kompression kann dieses Hämatom schließlich zu weiteren Nervenschäden führen.

Bei allen Methoden der Schmerzausschaltung – sowohl bei allgemein- als auch bei regionalanästhesiologischen Verfahren – können Patienten für sie unangenehme und schmerzhafte Positionen einzelner Körperpartien nicht mehr wahrnehmen. Durch Einsatz von Muselrelaxanzien wird zusätzlich der Muskeltonus reduziert, was die Toleranz unphysiologischer Positionen noch erhöht. Bei nicht anästhesierten Patienten kommt es bereits nach wenigen Minuten zu schmerzhaften Sensationen, wenn der Arm beispielsweise > 90° abduziert ist; bei mehr als 80 % dieser Patienten verschwindet nach wenigen Minuten der Radialispuls. Bereits 30–40 Minuten in einer für den Patienten nicht komfortablen Position reichen aus, um zu einer Nervenschädigung zu führen.

Unter den Faktoren, die eine Nervenschädigung begünstigen, finden sich angeborene Anomalien sowie erworbene Erkrankungen.

- **Angeborene Anomalien:** Hypertrophie des M. scalenus anterior und des M. scalenus medius; Existenz einer Halsrippe; anomaler Ursprung des Plexus brachialis.
- **Erworbene Erkrankungen:** Dieses sind vor allen Dingen Erkrankungen, die mit einer Störung der Mikrozirkulation (z. B. Diabetes mellitus) oder der Gerinnung einhergehen; weitere Ursachen einer Mangeldurchblutung sind Hypotension und Hypothermie, die beide zu einer Reduktion des Blutflusses in den Vasa nervorum führen können.

Der **Schweregrad peripherer Nervenverletzungen** wird nach Seddon entsprechend der folgenden Klassifikation eingeteilt (Tab. **A-4.21**).

Zur Förderung der Regeneration eines peripheren Nervs sollten gezielte physiotherapeutische Übungen eingesetzt werden. Eine Reizstromtherapie kann bei kompletten Lähmungen Muskelatrophien verhindern. Alle anderen therapeutischen Maßnahmen müssen darauf ausgerichtet sein, Gelenkversteifungen und Muskelkontrakturen zu verhindern sowie evtl. orthopädische Hilfen anzubieten. Bei kompletter Kontinuitätsunterbrechung ist eine Nervennaht anzustreben.

A-4.21 Schweregrade peripherer Nervenverletzungen (nach Seddon)		
Neurapraxie	*Axonotmesis*	*Neurotmesis*
Passagere Funktionsstörung eines peripheren Nervs im Sinne einer Commotio nervi ohne Kontinuitätsunterbrechung.	Lokale Zerstörung der Axone und Markscheiden bei erhaltenen bindegewebigen Strukturen (Epi-, Peri-, Endoneurium). Klinisch besteht bei einer Axonotmesis eine voll ausgeprägte Lähmung mit nachfolgender Muskelatrophie.	Totale oder subtotale Durchtrennung eines peripheren Nervs, d. h. sowohl der Nervenfasern als auch der Nervenhüllstrukturen. Therapie der Wahl ist die neurochirurgische Intervention mit Reanastomosierung durch Sekundärnaht.

4.2 Intravenöse Pharmaka

4.2.1 Pharmakologische Grundlagen

Die Anästhesiologie erfordert Grundkenntnisse in der **Pharmakokinetik** und **Pharmakodynamik**, um Pharmaka zur Prämedikation, Substanzen zur intravenösen Narkoseeinleitung und -durchführung, Inhalationsanästhetika, Muskelrelaxanzien und Lokalanästhetika sowie Medikamente für die postoperative Phase richtig einsetzen und unerwünschte Wirkungen vermeiden zu können.

Pharmakodynamik

▶ **Definition:** Die Pharmakodynamik beschreibt die Einflüsse eines Arzneimittels auf den Organismus. Dies schließt Untersuchungen zu Wirkungsmechanismen, Entwicklung von Rezeptortheorien sowie Betrachtungen zu Struktur-Wirkungs-Beziehungen, Dosis-Wirkungs-Beziehungen und Nebenwirkungen ein.

Wichtige Grundbegriffe der Pharmakodynamik sind die **intrinsische Aktivität** (Effektivität) und **Affinität** (Potenz) sowie die **Dosis-Wirkungs-Kurve, effektive Dosis** und **therapeutische Breite** eines Pharmakons.

Unter **intrinsischer Aktivität** versteht man die maximal mögliche Wirkung eines Arzneimittels. Bei Betrachtung der Rezeptortheorie ist die maximale Wirksamkeit eines reinen Agonisten, z.B. Morphin, gleich 1, die eines reinen Antagonisten, wie z.B. Naloxon, gleich 0, d.h. Naloxon besetzt dosisabhängig zwar alle Opiatrezeptortypen, hat aber keine morphinartige Wirkung. Ein partieller (Ant-)Agonist, wie z.B. Nalorphin, hat die Wirksamkeit zwischen 0 und 1, d.h. auch er besetzt alle Opiatrezeptoren, hat aber nur teilweise morphinartige Wirkungen.

Der Begriff **Affinität** bezieht sich auf die Menge eines Arzneimittels, die verabreicht werden muss, um die maximale Wirkung hervorzurufen. Beispiel: Von Morphin benötigt man 10 mg und von Fentanyl lediglich 0,143 mg, um eine äquieffektive Wirkung zu erreichen. Bezogen auf die bei diesen Substanzen relativ ähnlichen Molgewichte bedeutet dies, dass die Affinität von Fentanyl ca. um den Faktor 100 größer ist als die von Morphin. Je größer die Affinität eines Pharmakons, desto wahrscheinlicher ist die Bildung eines Pharmakon-Rezeptor-Komplexes und desto niedriger ist die zur Wirkung notwendige Konzentration.

Die Abhängigkeit der Wirkung eines Pharmakons von seiner Dosis bzw. Konzentration lässt sich graphisch anhand der **Dosis-Wirkungs-Kurve** darstellen (Abb. **A-4.38**). Hierbei wird die **effektive Dosis** in der Regel als sog. ED_{50} ermittelt. Darunter versteht man die Dosis, unter der in 50 % der Fälle der spezifische Effekt einer Substanz erzielt werden kann bzw. unter der 50 % der maximal zu erreichenden Reaktion auftritt. Für die Inhalationsanästhetika wird – analog zur ED_{50} – der sog. MAC-Wert zur Charakterisierung ihrer Wirksamkeit verwendet (S. 166).

Die **therapeutische Breite** gibt einen Anhalt über den Sicherheitsabstand, den ein Arzneimittel bei seiner Anwendung bezüglich toxischer Reaktionen hat.

Der **therapeutische Index** ist definiert als LD_{50}/ED_{50}. Er wird im Tierversuch ermittelt. Die LD_{50} bezeichnet dabei die Menge eines Arzneimittels, die bei 50 % der Tiere einen letalen Effekt hervorruft. Je höher demnach der therapeutische Index ist, desto sicherer ist das Arzneimittel in seiner klinischen Anwendung.

4.2 Intravenöse Pharmaka

4.2.1 Pharmakologische Grundlagen

Die Anästhesiologie erfordert Grundkenntnisse in der **Pharmakokinetik** und **Pharmakodynamik**.

Pharmakodynamik

◀ **Definition**

Unter **intrinsischer Aktivität** versteht man die maximal mögliche Wirkung eines Arzneimittels.

Der Begriff **Affinität** bezieht sich auf die Menge eines Arzneimittels, die verabreicht werden muss, um die maximale Wirkung hervorzurufen.

Die Abhängigkeit der Wirkung eines Pharmakons von seiner Dosis bzw. Konzentration lässt sich graphisch anhand der **Dosis-Wirkungs-Kurve** darstellen (Abb. **A-4.38**). Hierbei wird die **effektive Dosis** in der Regel als sog. ED_{50} (Effektivdosis bei 50 %) ermittelt.

Die **therapeutische Breite** gibt einen Anhalt über den Sicherheitsabstand, den ein Arzneimittel bei seiner Anwendung bezüglich toxischer Reaktionen hat.
Therapeutischer Index: LD_{50}/ED_{50}.

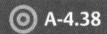

A-4.38 **Dosis-Wirkungs-Kurven**

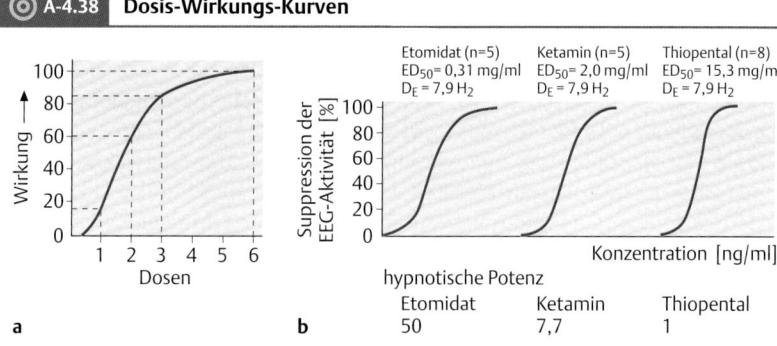

a **Schematische Darstellung einer Dosis-Wirkungs-Kurve.** Ordinate: Wirkung in % des maximal möglichen Effektes; Abszisse: Dosen in Vielfachen der Einheit. Eingezeichnet sind die Wirkungen der 1-, 2-, 3- und 6fachen Dosis. Die Kurve zeigt, dass die Wirkung nicht linear mit der Dosis zunimmt.

b **Dosis-Wirkungs-Kurven für Etomidat, Ketamin und Thiopental.** Die relative Suppression der EEG-Aktivität wurde als pharmakodynamischer Parameter zur Quantifizierung des hypnotischen Effektes benutzt. Aus den ED_{50}-Werten wurde, bezogen auf denjenigen von Thiopental, die hypnotische Potenz der einzelnen Substanzen errechnet.

▶ Merke

▶ **Merke:** Die therapeutische Breite der Anästhetika ist – bezogen auf ihre atemdepressorischen Nebenwirkungen – durchweg sehr niedrig! Sie liegt z. B. für Inhalationsanästhetika im Bereich von 1,5. Das bedeutet, dass bereits bei 1,5facher Dosierung eine potenziell letale Konzentration erreicht wird!

Pharmakokinetik

Pharmakokinetik

▶ Definition

▶ **Definition:** Die Pharmakokinetik befasst sich mit dem, was der Organismus mit dem jeweiligen Arzneimittel macht. Sie beschreibt die **Aufnahme, Verteilung, Metabolisierung** und **Ausscheidung** der Substanzen.

Ziel der Beschäftigung mit der Pharmakokinetik ist es, in Verbindung mit den Methoden der Pharmakodynamik (s. o.) möglichst optimale Dosierungsschemata für die Behandlung von Patienten zu entwickeln.

Für die Wirkung eines Pharmakons entscheidend ist eine Konzentration in der sog. **Biophase**.

Entscheidend für die Wirkung eines Pharmakons ist seine Konzentration in der sog. **Biophase**. Das ist der Raum, von dem aus es direkt mit seinen Bindungsstellen reagieren kann. Um dorthin zu gelangen, muss das Pharmakon zunächst in den Körper aufgenommen werden.

Aufnahme: Die Aufnahme kann z. B. durch Injektion der Substanz in die Blutbahn oder durch direktes Einbringen in die Biophase erfolgen.

Aufnahme: Die Aufnahme kann z. B. durch Injektion der Substanz in die Blutbahn (z. B. intravenöse Anästhesie) oder durch direktes Einbringen in die Biophase (z. B. Spinalanästhesie) erfolgen.

Verteilung: Pharmaka verteilen sich im Organismus über die Blutbahn. Man unterscheidet hauptsächlich 3 Verteilungsräume (Kompartimente):
- **Plasmaraum**
- **Interstitium**
- **Intrazellulärraum (IZR)**.

Verteilung: Man unterscheidet hauptsächlich 3 Räume (Kompartimente), auf die sich ein Pharmakon nach Erreichen der Blutbahn verteilen kann und die zueinander wechselseitig in Beziehung treten:
- den **Blutplasmaraum** mit ca. 4 % des Körpergewichtes (zentrales Kompartiment),
- das **Interstitium** mit ca. 15 % und
- den **Intrazellulärraum (IZR)** mit ca. 40 %.
Dabei ist auffällig, dass das zentrale Kompartiment Plasma, aus dem die Substanzen in die tiefer gelegenen Kompartimente Interstitium und IZR verteilt werden, sehr klein ist.

Die Geschwindigkeit dieser Verteilung ist zunächst vom Herzzeitvolumen und dem Durchblutungsanteil der einzelnen Organe abhängig.

So werden Arzneimittel schnell und in größerer Menge die gut durchbluteten Organe **Gehirn, Herz, Nieren** und **Leber** erreichen und in diese aufgenommen **(initiale Verteilung)**. Das ist mit ein Grund für den schnellen Wirkeintritt einer intravenösen Anästhesie, wie beispielhaft für die Barbiturate erläutert (s. S. 154). Danach findet eine Umverteilung in die **Skelettmuskulatur** (Terminierung der zentralen Hauptwirkung der i. v. Anästhetika) und zuletzt in das gering durchblutete **Fettgewebe** statt **(terminale Verteilung)**.
Um das zentrale Kompartiment verlassen und sich im Gewebe verteilen zu können, muss ein Pharmakon die Kapillarendothelien passieren. Die Endothelien der meisten Organe haben interzelluläre Poren oder sind gefenstert, sodass der Durchtritt relativ ungehindert geschehen kann und nur von der Molekülgröße abhängig ist. Niedermolekulare Substanzen gelangen dementsprechend außerordentlich schnell in das Interstitium (z. B. Succinylcholin).
Vom kinetischen Standpunkt imponieren Plasmaraum und Interstitium deshalb häufig als ein Kompartiment (Extrazellulärraum, EZR). Anders sind die Verhältnisse im Gehirn und der Plazenta: Hier bestehen feste Verbindungen zwischen den Endothelzellen („tight junctions"), die den Durchtritt erschweren (Blut-Hirn-Schranke bzw. Plazentaschranke). Für die Überwindung dieser Schranken ebenso wie für den Eintritt nach intrazellulär muss ein Pharmakon die lipidhaltigen Zellmembranen permeieren. Die Passage der Zellmembranen ist dabei abhängig vom physikochemischen Löslichkeitsverhalten (hydrophil, lipophil, pK-Wert, S. 211) des Arzneimittels.
Nur nicht dissoziierte, lipophile Substanzen können physiologische Membranen durchdringen.

Des Weiteren spielt für die Verteilung die **Proteinbindung** der Pharmaka im Plasma bzw. EZR eine große Rolle. Albumin, die quantitativ größte Eiweißfraktion, bindet als Ampholyt sowohl Kationen, Anionen als auch hydro- und lipophile Substanzen, das saure α_1-Glykoprotein vor allem basische Substanzen. Der gebundene Anteil eines Arzneimittels bildet funktionell ein Depot und steht mit der freien Plasmafraktion im Gleichgewicht. Nur der ungebundene Anteil steht für die Verteilung im Gewebe zur Verfügung und führt zur pharmakologischen Wirkung der Substanz. Verschiedene gleichzeitig gegebene Arzneimittel können um die Plasmaproteinbindung konkurrieren. Dadurch kann die freie Plasmakonzentration des einzelnen Arzneimittels erhöht werden, und es können Überdosierungseffekte auftreten.

⊚ A-4.39 **Schematische Darstellung der Verteilung und Elimination eines Pharmakons**

Nach Aufnahme einer Substanz in das Blut wird, abhängig von ihrer Löslichkeit, ihrem pK-Wert und dem pH des Blutes, ein Teil an Plasmaeiweiße gebunden, bis sich schließlich ein Gleichgewicht zwischen freier und ungebundener Fraktion eingestellt hat. Nur der freie Anteil des Pharmakons kann an den Wirkort gelangen und z. B. mit spezifischen Rezeptoren interagieren. Bei lipophilen Substanzen kommt es zu einer nicht unerheblichen unspezifischen Bindung an Gewebestrukturen. Die Elimination (der freien Substanz) erfolgt über Niere, Leber und bei Inhalationsanästhetika größtenteils über die Lunge. Die in der Leber entstehenden Metabolite werden teilweise über die Niere, teilweise via Galle über den Darm ausgeschieden, wobei aus dem Darmlumen eine partielle Rückresorption ins Blut stattfinden kann („enterohepatischer Kreislauf").

Ein Beispiel soll dieses verdeutlichen. Bei einer Dauertherapie mit stark eiweißgebundenen oralen Antidiabetika wie Glibenclamid (Euglucon®) kommt es bei Verwendung von i. v. Anästhetika (z. B. Barbituraten) zu einer gegenseitigen Verdrängung aus der Eiweißbindung. Dies bedeutet, dass durch den erhöhten freien Anteil des Glibenclamid Hypoglykämien induziert werden können. Die Erhöhung des freien Barbituratanteils kann andererseits zu barbiturattypischen Nebeneffekten wie Kreislaufbeeinträchtigung führen. **Für die anästhesiologische Praxis gilt Folgendes:**

▶ Merke

▶ **Merke:** Die intravenösen Anästhetika haben fast alle eine hohe Eiweißbindung! Bei Hypoproteinämie (Serumggesamteiweiß < 5 g/100 ml bzw. Serum-Albumin < 3 g/100 ml) und Dysproteinämie muss die Dosis zur Narkoseeinleitung reduziert werden, da der freie Wirkstoffanteil erhöht ist.

Die Proteinbindung ist abhängig von der Injektionsgeschwindigkeit, d. h. bei hoher Injektionsgeschwindigkeit vergrößert sich der freie Substanzanteil. Das muss besonders bei der Narkoseeinleitung beachtet werden.

Für die Anästhesie ist ebenfalls von erheblicher praktischer Bedeutung, dass die **Proteinbindung abhängig von der Injektionsgeschwindigkeit** ist, d. h. bei hoher Injektionsgeschwindigkeit vergrößert sich der freie Stubstanzanteil. Das muss besonders bei der Narkoseeinleitung beachtet werden:

▶ Merke

▶ **Merke:** Sämtliche i. v. Anästhetika müssen langsam und nach Wirkung appliziert werden, um akute Überdosierungseffekte zu vermeiden!

Nach abgeschlossener terminaler Verteilung stehen die Pharmakonkonzentrationen in den einzelnen Kompartimenten in einem festen Verhältnis zueinander (Gleichgewicht).

Nach abgeschlossener terminaler Verteilung stehen die Pharmakonkonzentrationen in den einzelnen Kompartimenten in einem festen Verhältnis zueinander (Gleichgewicht). Der weitere Konzentrationsverlauf wird nun in erster Linie durch den Vorgang der Elimination bestimmt.

Elimination: Für die Elimination (Clearance) der Pharmaka aus dem Organismus sind 2 Teilprozesse verantwortlich, die **Metabolisierung** und die **Ausscheidung** (Abb. **A-4.39**).

Elimination: Für die Elimination (Clearance) der Pharmaka aus dem Organismus sind 2 Teilprozesse verantwortlich, die **Metabolisierung** und die **Ausscheidung** (Abb. **A-4.39**).

- **Metabolisierung:** Für die Metabolisierung der Arzneimittel sind sog. **Phase-I**- und **Phase-II**-Mechanismen zuständig:
  - Phase-I-Mechanismen sind Oxidation, Reduktion und Hydrolyse.
  - Phase-II-Mechanismus: Er dient der Umwandlung in unwirksame, wasserlösliche Metabolite (z. B. durch Konjugation).

- **Metabolisierung:** Die meisten für die Biotransformation zuständigen Enzyme sind in den Mikrosomen des endoplasmatischen Retikulums der Leber zu finden. Sie sorgen für die Entstehung von unwirksamen und wirksamen Metaboliten.
  - Arzneimittel können durch **Phase-I**-Mechanismen (Oxidation, Reduktion und Hydrolyse) umgewandelt werden, wobei oftmals biologisch inaktive Metabolite entstehen. Die meisten Reaktionen werden dabei durch Cytochrom P-450 katalysiert. Dieses Enzym kann krankheitsbedingt oder durch Pharmaka stimuliert (z. B. Alkoholhepatitis, Barbiturate) oder reduziert (z. B. Leberzirrhose, H_2-Antihistaminika) sein.
  - Der **Phase-II**-Mechanismus dient der Umwandlung in unwirksame, wasserlösliche Metabolite. Dies geschieht durch Konjugation mit polaren Komponenten (z. B. Glukuronsäure).

Ausscheidung: Die Ausscheidung erfolgt renal, biliär oder pulmonal.

- **Ausscheidung:** In der Anästhesie verwendete Pharmaka werden, sei es unverändert oder metabolisiert, über die Niere und Leber oder, wie die Inhalationsanästhetika, über die Lunge ausgeschieden.

Pharmakokinetische Modelle berücksichtigen Ein- oder Mehr-Kompartiment-Verteilungen, um den Blutkonzentrationsverlauf eines Arzneimittels zu erklären.

Aufnahme, Verteilung, Metabolisierung und Ausscheidung beeinflussen den Beginn und das Ende der Wirkung eines Arzneimittels. Entscheidend für die Wirkung ist jedoch, wie eingangs erwähnt, die Konzentration eines Arzneimittels am Wirkort. In der Regel kann die Arzneimittelkonzentration dort nicht gemessen werden, da für Konzentrationsbestimmungen nur Blut, Urin und evtl. Fäzes zur Verfügung stehen. Zur Erklärung der Blutkonzentrationsverläufe auch der in der Anästhesie verwendeten Pharmaka werden in pharmakokinetischen Modellen entweder Ein- oder Mehr-Kompartiment-Verteilungen zugrunde gelegt. Es wird dabei vorausgesetzt, dass die Arzneimittelkonzentration am Wirkort in einer einfachen Weise mit der Blutspiegelkonzentration korreliert.

Beim **Zwei-Kompartiment-Modell** (Abb. **A-4.40a**) wird davon ausgegangen, dass ein Pharmakon den EZR nicht verlassen kann und sich nur im Plasma und Interstitium verteilt. Diese Verteilung gilt strenggenommen nur für die wenigsten Substanzen, z. B. für die osmotischen Diuretika und mit Einschränkung für das Succinylcholin.

Für lipophile Substanzen wie die Anästhetika muss zwar wegen der zusätzlichen Verteilung im IZR prinzipiell ein **Drei-Kompartiment-Modell** (Abb. **A-4.40b**) zugrunde gelegt werden, trotzdem können die Blutspiegelverläufe vereinfachend auch mittels eines Zwei-Kompartiment-Modelles für praktische Zwecke hinreichend genau erfasst werden.

Am Beispiel des Succinylcholin (Pantolax®) soll das kinetische Modell einer **Zwei-Kompartiment-Verteilung** erläutert werden. Succinylcholin verteilt sich nach Injektion in die Blutbahn zunächst im zentralen Kompartiment (Plasma) und von diesem in das zweite (Interstitium), von wo aus es zu seinen Wirkorten gelangt. Sobald die Verteilungsphase, die beim Succinylcholin sehr kurz ist, abgeschlossen ist, wird der weitere Plasmaspiegelverlauf nun primär durch die Eliminationsvorgänge gesteuert (in diesem Fall Metabolisierung durch die Pseudocholinesterase), und es kommt zu einem exponentiellen Abfall der Plasmakonzentration.

Unter dieser Voraussetzung (exponentieller bzw. logarithmisch-linearer Abfall der Plasmakonzentration) kann für diese Phase eine Halbwertszeit angegeben werden, die **Eliminationshalbwertszeit**, die angibt, nach welcher Zeit der Plasmaspiegel um die Hälfte abgenommen hat (Abb. **A-4.41**).

> ▶ **Merke:** Die Eliminationshalbwertszeit darf nicht mit der Wirkdauer einer Substanz gleichgesetzt werden!

Dies soll an folgendem Beispiel klargemacht werden. Wenn man ein Pharmakon, dessen Wirkung unmittelbar konzentrationsabhängig und nicht interaktionsüberdauernd ist, bezüglich des gewünschten therapeutischen Effektes z. B. 5fach überdosieren würde, müssten erst einmal einige Halbwertszeiten vergehen, um überhaupt in den Bereich der Dosis-Wirkungs-Kurve (S. 148) zu gelangen. Erst ab diesem Zeitpunkt könnte die Wirkung anfangen abzuklin-

Beim **Zwei-Kompartiment-Modell** (Abb. **A-4.40a**) wird davon ausgegangen, dass ein Pharmakon den EZR nicht verlassen kann und sich nur im Plasma und Interstitium verteilt. Diese Verteilung gilt strenggenommen nur für die wenigsten Substanzen.

Auch für lipophile Substanzen wie die Anästhetika kann ein Zwei-Kompartiment-Modell benutzt werden, obwohl wegen der zusätzlichen Verteilung im IZR eigentlich ein **Drei-Kompartiment-Modell** (Abb. **A-4.40b**) zugrunde gelegt werden müsste.

Die **Eliminationshalbwertszeit** gibt an, nach welcher Zeit der Plasmaspiegel eines Pharmakons um die Hälfte abgenommen hat (Abb. **A-4.41**).

◀ Merke

◎ **A-4.40** | **Kompartiment-Modelle**

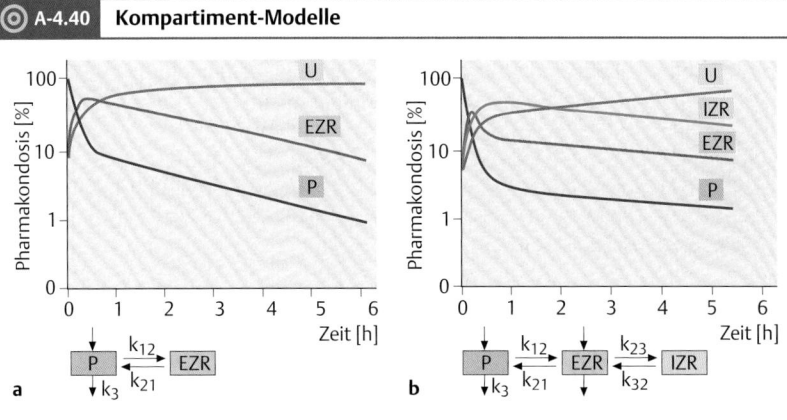

a Zwei-Kompartiment-Modell: Prozentuale Verteilung eines Pharmakons nach intravenöser Gabe auf das Plasma (P), den Extrazellulärraum (E) und den Urin (U) im Verlauf der Zeit. Die injizierte Menge wurde gleich 100 % gesetzt, die Ordinate ist logarithmisch unterteilt, Abszisse in Stunden.

b Drei-Kompartiment-Modell: Prozentuale Verteilung eines Pharmakons nach intravenöser Gabe auf das Plasma (P), den Extrazellulärraum (E), den Intrazellulärraum (I) und den Urin (U) im Verlauf der Zeit. Die injizierte Menge wurde gleich 100 % gesetzt, die Ordinate ist logarithmisch unterteilt, Abszisse in Stunden.

EZR: Extrazellulärraum; IZR: Intrazellulärraum; k: Dissoziationskonstante – die jeweiligen Ziffern geben den „Weg" des Pharmakons an (Bsp. k_{12}: hier dissoziiert das Pharmakon vom 1. ins 2. Kompartiment); k_3 = Eliminationskonstante.
In beiden Abbildungen ist erkennbar, dass es zu einer Substanzanreicherung in den tiefen Kompartimenten kommt. Dies gilt für die meisten Anästhetika, die aufgrund ihrer Lipophilie eine höhere Affinität zu Gewebestrukturen haben.

⊙ A-4.41 | **Zusammenhang zwischen Elimination eines Pharmakons und Abklingen der Wirkung**

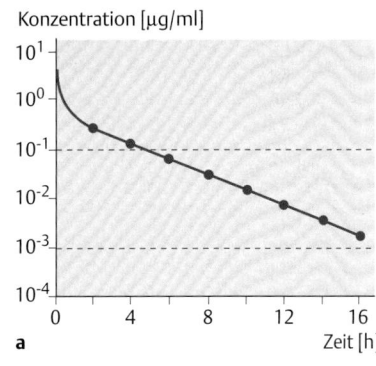

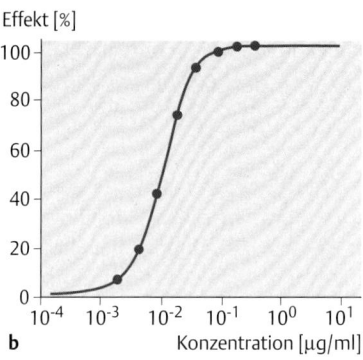

a Verlauf des Plasmaspiegels über die Zeit nach intravenöser Zufuhr einer Substanz.
b Konzentrations-Wirkungs-Kurve des betreffenden Pharmakons.

In **a** sind auf der Plasmaspiegelkurve die Intervalle, die einer Eliminationshalbwertszeit entsprechen, mit Ziffern markiert. Diese Konzentrationsschritte sind in **b** auf der Konzentrations-Wirkungs-Kurve mit denselben Ziffern markiert. Der Bereich der Konzentrations-Wirkungs-Beziehung, wie er aus **b** hervorgeht, ist in **a** gestrichelt markiert. Wie aus der Darstellung deutlich wird, nimmt der pharmakologische Effekt während der ersten Halbwertszeiten kaum ab, obwohl der Plasmaspiegel gleichmäßig abfällt. Dagegen geht die Wirkung schnell verloren, wenn der Plasmaspiegel den steilen Teil der Konzentrations-Wirkungs-Kurve durchläuft.

⊙ A-4.42

⊙ A-4.42 | **Kumulation eines Pharmakons nach wiederholter intravenöser Applikation**

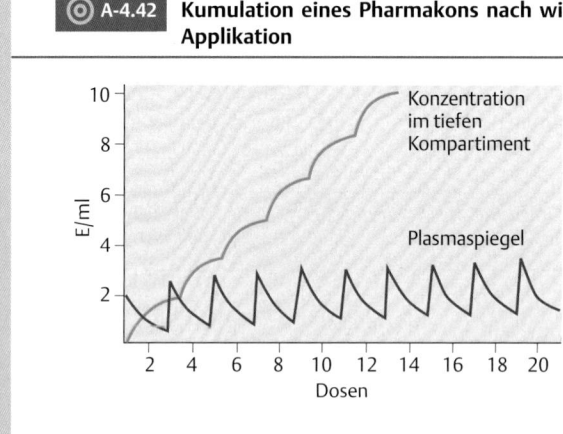

Die gegebene Substanz weist eine höhere Affinität zum Gewebekompartiment auf. Bei Betrachtung des Blutspiegels (rote Kurve) ist eine unwesentliche Kumulation ersichtlich. Dagegen zeigt der Pharmakonspiegel im tiefen Kompartiment (grüne Kurve) eine erhebliche Anreicherung, die bereits nach wenigen Dosen in toxische Bereiche führt.

Stellvertretend für die Anästhetika soll am Beispiel des Propofol (Disoprivan®) eine **Drei-Kompartiment-Verteilung** (Abb. **A-4.40b**) erklärt werden. Propofol hat als gut lipidlösliche Substanz eine hohe Affinität zu den Lipidstrukturen des Körpers. So wird verständlich, dass Propofol die Tendenz hat, sich im Fettgewebe anzureichern.

gen. Hinzu käme, dass auch innerhalb des Konzentrationsbereiches der Dosis-Wirkungs-Kurve der pharmakologische Effekt nicht einfach linear mit der Konzentration korreliert ist, d. h. es besteht keine einfache Beziehung zwischen der Geschwindigkeit, mit der der Wirkstoffspiegel absinkt, und der Geschwindigkeit, mit der der pharmakologische Effekt nachlässt.

Stellvertretend für die Anästhetika soll am Beispiel des Propofol (Disoprivan®) eine **Drei-Kompartiment-Verteilung** (Abb. **A-4.40b**) erklärt werden. Propofol hat als gut lipidlösliche Substanz eine hohe Affinität zu den Lipidstrukturen des Körpers. Lipidhaltige Strukturen findet man vornehmlich in den zellulären Membranen. Die Geschwindigkeit, mit der Propofol vom EZR in den IZR übertritt, ist größer als der Rückübertritt vom IZR in den EZR, d. h. die Propofolkonzentration ist nach abgeschlossener Verteilung im IZR größer als im EZR. So wird verständlich, dass Propofol die Tendenz hat, sich im Fettgewebe anzureichern. Das hat insofern praktische Bedeutung, als die Blutkonzentration schon weit unter den narkotisch wirksamen Spiegel abgesunken ist, während im Körperfett noch große Mengen an Propofol nachzuweisen sind. Die Konzentration im tiefen Kompartiment Fettgewebe hinkt also zeitlich den Plasmawerten erheblich hinterher.

Bei einer erneuten Injektion in gleicher Menge wie die Initialdosis trifft Propofol auf ein vorgesättigtes tiefes Kompartiment, so dass es zu überhöhten Plasmaspiegeln kommt (**Kumulation**, Abb. **A-4.42**). Aus diesem Grund müssen die zur Erhaltung des pharmakologischen Effektes gegebenen Nachinjektionen in ihrer Dosis angemessen reduziert werden.
Für die anästhesiologische Praxis gilt Folgendes:

Bei einer erneuten Injektion in gleicher Menge wie die Initialdosis trifft Propofol auf ein vorgesättigtes tiefes Kompartiment, sodass es zu überhöhten Plasmaspiegeln kommt (**Kumulation**, Abb. **A-4.42**).

▶ **Merke:** Die Höhe der **Initialdosis** eines Medikamentes zur Aufsättigung der Biophase wird durch seine Verteilung, d. h. die Größe seines Verteilungsvolumens, bestimmt, die **Repetitons-** bzw. **Dauerinfusionsdosis** zur Erhaltung des pharmakologischen Effektes dagegen weitgehend von seiner Eliminationsgeschwindigkeit.

◀ **Merke**

Unter pharmakodynamischem und pharmakokinetischem Blickwinkel ergeben sich folgende Anforderungen an ein „ideales" Anästhetikum:
- hohe intrinsische Aktivität
- hohe Affinität
- große therapeutische Breite, d. h. möglichst selektiv-anästhetische Wirkung
- gute Steuerbarkeit, d. h. schnelles Einsetzen und Abklingen der Wirkung
  - keine Kumulation
  - kurze Eliminationshalbwertszeit
- keine Metabolisierung.

„Ideales" Anästhetikum aus pharmakodynamischer und pharmakokinetischer Sichtweise:
- hohe intrinsische Aktivität
- hohe Affinität
- große therapeutische Breite
- gute Steuerbarkeit
- keine Metabolisierung.

4.2.2 Intravenöse Anästhetika

Ein **„ideales" intravenöses Anästhetikum** würde Hypnose, Amnesie und Analgesie vermitteln, gut steuerbar und frei von unerwünschten Wirkungen sein (Tab. **A-4.22**). Aber kein derzeit verwendetes intravenöses Anästhetikum besitzt alle diese Eigenschaften. Im Gegenteil, heute besteht der Ansatz, verschiedene spezifisch wirkende Substanzen miteinander zu kombinieren.
Die intravenösen Anästhetika eignen sich besonders zur Narkoseeinleitung, da sie zu einem raschen und angenehmen Einschlafen ohne deutliches Exzitationsstadium führen. Im Kapitel „Narkosedurchführung" ab S. 198 werden die verschiedenen Formen der intravenösen Anästhesie (Bolusapplikation, TIVA) detailliert besprochen.

4.2.2 Intravenöse Anästhetika

Ein **„ideales" i. v. Anästhetikum** würde Hypnose, Amnesie und Analgesie vermitteln, gut steuerbar und frei von unerwünschten Wirkungen sein (Tab. **A-4.22**).

Intravenöse Anästhetika eignen sich besonders zur Narkoseeinleitung. Zu Details s.S. 194.

▶ **Merke:** Im Gegensatz zu den Inhalationsanästhetika ist die Steuerbarkeit der intravenösen Anästhetika schlechter, denn, einmal appliziert, kann ihre Wirkdauer durch den Anästhesisten nicht mehr beeinflusst werden.

◀ **Merke**

≣ **A-4.22** Klinische Eigenschaften eines „idealen" intravenösen Anästhetikums

- gute Steuerbarkeit, d. h. rasche Veränderung der Narkosetiefe
- Analgesie und Reflexdämpfung
- große therapeutische Breite
- keine Herz-Kreislauf-Belastung
- keine Atemdepression
- keine Histaminfreisetzung
- keine Metabolisierung in der Leber
- gute Venenverträglichkeit
- gute Wasserlöslichkeit

Barbiturate

Grundlagen: Thiopental und Methohexital sind Derivate der **Barbitursäure**. Die Barbitursäure selbst hat keinerlei zentral dämpfende Wirkungen. Hypnotisch wirksame Substanzen sind die **Oxybarbiturate** (z. B. Methohexital) und **Thiobarbiturate** (z. B. Thiopental).

▶ **Merke**

Pharmakodynamik: Die Barbituratwirkungen werden z. T. über den γ-Aminobuttersäure-(GABA-)Rezeptorkomplex vermittelt. GABA ist ein inhibitorischer Neurotransmitter des zentralen Nervensystems. Der Rezeptorkomplex beinhaltet den GABA-Rezeptor mit assoziiertem Chlorid-Ionenkanal sowie den Barbiturat- und Benzodiazepinrezeptor.

▶ **Merke**

Pharmakokinetik: Nach i. v. Injektion wird Thiopental schnell in gut durchblutete Organe verteilt. Nach raschem Blutspiegelabfall erfolgt eine Umverteilung in weniger gut durchblutete Gewebe (z. B. Muskulatur, Fettgewebe).

▶ **Merke**

Eine **Dosisreduktion** ist vorzunehmen bei:
- Hypovolämie
- zunehmendem Alter.

Eine **Dosiserhöhung** ist bei Alkoholabusus und anderweitig verursachter Enzyminduktion (Cytochrom P-450) in der Leber notwendig.

Pharmakologische Daten von Thiopental und Methohexital zeigt Tab. **A-4.23**.

Barbiturate

Grundlagen: Thiopental (Trapanal®) und Methohexital sind Derivate der **Barbitursäure**. Die Barbitursäure selbst hat keinerlei zentral dämpfende Wirkungen, weil sie nahezu vollständig in dissoziierter Form vorliegt und deshalb die Blut-Hirn-Schranke nicht überwinden kann. Durch chemische Modifikationen erhält man hypnotisch wirksame Substanzen: **Oxybarbiturate** (z. B. Methohexital) und **Thiobarbiturate** (z. B. Thiopental).

▶ **Merke:** Um die Wirksamkeit zu erhalten, dürfen diese Substanzen nicht in Ringerlaktat oder andere saure Lösungen eingebracht werden.

Pharmakodynamik: Die Barbituratwirkungen werden z. T. über den γ-Aminobuttersäure-(GABA-)Rezeptorkomplex vermittelt. GABA ist ein inhibitorischer Neurotransmitter des zentralen Nervensystems. Der Rezeptorkomplex beinhaltet den GABA-Rezeptor mit assoziiertem Chlorid-Ionenkanal sowie den Barbiturat- und Benzodiazepinrezeptor. Die Aktivierung des GABA-Rezeptors erhöht den Chloridstrom durch den spezifischen Ionenkanal, hyperpolarisiert die Membran und inhibiert die Wirkung des postsynaptischen Neurons. Die Barbiturat-Rezeptor-Interaktion erhöht in niedrigen Konzentrationen, vergleichbar mit der Benzodiazepinwirkung, die GABA-Rezeptorbindung und führt dadurch zu einer verstärkten Öffnung des Chlorid-Ionenkanals. In höheren, aber klinisch relevanten Konzentrationen können Barbiturate eine GABA-vergleichbare, direkte Aktivierung des Chlorid-Ionenkanals bewirken, sogar in Abwesenheit von GABA.

▶ **Merke:** Barbiturate haben eine zuverlässige hypnotische, aber **keine** analgetische Wirkung.

Pharmakokinetik: Nach i. v. Injektion wird Thiopental schnell verteilt. Im Gehirn und in den anderen gut durchbluteten Organen wird zügig eine hypnotische Wirkung induziert. Nach dem raschen Abfall der Thiopental-Blutspiegel wird die Substanz in weniger gut durchblutete Gewebe wie Muskulatur und Fettgewebe umverteilt und der hypnotische Effekt dadurch terminiert.

▶ **Merke:** Die kurze hypnotische Wirkdauer von ca. 10–15 Minuten ist demnach durch die Umverteilung, nicht aber durch die Elimination der Substanz bedingt!

Eine **Dosisreduktion** ist entscheidend bei
- **Hypovolämie** (z. B. bei hämorrhagischem Schock), um eine erhöhte Barbituratkonzentration im Gehirn infolge des verminderten Verteilungsvolumens und eine verzögerte Umverteilung durch die Kreislaufzentralisierung zu vermeiden
- **zunehmendem Alter.**

Eine **Dosiserhöhung** ist notwendig bei Alkoholabusus oder anderweitig verursachter Enzyminduktion (Cytochrom P-450) in der Leber (z. B. Phenytoin, Rifampicin).

Die Thiopental-Dosis wird darüber hinaus vom Allgemeinzustand des Patienten und der Prämedikation beeinflusst.

Zu wichtigen pharmakologischen Daten von Thiopental und Methohexital s. Tab. **A-4.23**. Sie werden fast vollständig in der Leber metabolisiert und nur zu etwa 1 % unverändert renal eliminiert.

≡ A-4.23	Pharmakologische Daten von Thiopental und Methohexital	≡ A-4.23

	Thiopental	Methohexital
Dosierung	4–5 mg/kg KG i. v.	1–2 mg/kg KG i. v.
Wirkungseintritt	20–50 s	20–50 s
Dauer der hypnotischen Wirkung	5–10 min	5–6 min
Eliminationshalbwertszeit	5–10 h	1–2 h
Eiweißbindung	> 90 %	> 90 %

Methohexital hat eine 2,7fach höhere Affinität als Thiopental, d. h. 1,5 mg/kg KG Methohexital entsprechen etwa 4 mg Thiopental.

Wirkungen und Nebenwirkungen:

Wirkungen und Nebenwirkungen:

≡ A-4.24	Wirkungen und Nebenwirkungen von Barbituraten	
Wirkung, Nebenwirkung		**Bemerkung**
ZNS	Barbiturate wirken **nicht** analgetisch. Thiopental bewirkt dosisabhängig EEG-Veränderungen, **Reduktion des zerebralen O$_2$-Verbrauchs**, der **zerebralen Durchblutung** und des **intrakraniellen Druckes**.	Barbiturate eignen sich für neurochirurgische Operationen und bei Patienten mit Schädel-Hirn-Trauma.
Exzitation	Nach Einleitungsdosen kann es zu Muskelbewegungen kommen.	
Augeninnendruck	Der Augeninnendruck sinkt.	Eignung als Einleitungsanästhetika in der Augenheilkunde.
Atmung	Nach Barbituratinjektion kommt es dosisabhängig zur **Atemdepression** bis hin zum **Atemstillstand**. Bei Patienten mit chronischen Lungenerkrankungen kann es zu **Broncho-** und **Laryngospasmus** kommen.	
Herz-Kreislauf-System	Barbiturate bewirken eine **Venodilatation**, so dass es zu einem „Blutpooling" in der Gefäßperipherie kommt. Ein ausgeprägter **negativ inotroper Effekt** führt zur Reduktion des Herzminutenvolumens trotz einer kompensatorischen Herzfrequenzsteigerung. Der Frequenzanstieg geht mit einem Anstieg des myokardialen Sauerstoffverbrauchs einher.	Vorsicht bei Patienten mit koronarer Herzkrankheit, Herzinsuffizienz und Hypovolämie.
Niere	Die Urinausscheidung wird durch die Abnahme des renalen Blutflusses reduziert.	
Endokrinium	Der Kortisolplasmaspiegel wird vermindert.	
Geburtshilfe	Zur Schnittentbindung können bis zu 6 mg/kg KG Thiopental verabreicht werden; erst ab 8 mg/kg KG (*cave* möglicher RR-Abfall!) kann es postnatal beim Neugeborenen zu einer Atemdepression kommen.	
Injektionsschmerzen	V. a. bei Injektion in kleine Venen.	
arterielle/paravenöse Injektion	Kann zu Gewebenekrosen führen.	
Allergien	Echte Allergien sind selten. Thiopental führt zur dosisabhängigen **Histaminfreisetzung**, die selten klinisch relevant wird.	
Porphyrien	Barbiturate sind **kontraindiziert** bei Patienten mit **akuter intermittierender Porphyrie** und **Porphyria variegata**.	

Etomidat

Grundlagen: Etomidat (Hypnomidate®, Etomidat®-Lipuro) ist wasserunlöslich.

Pharmakokinetik: Siehe Tab. **A-4.25**. Die **initiale Verteilung** erfolgt mit einer Halbwertszeit von 3 min, die Halbwertszeit der **Elimination** beträgt 2–5 h. Da die Clearance von Etomidat durch die Leber hoch ist, ist die Eliminationshalbwertszeit von der Leberdurchblutung abhängig.

≡ A-4.25

Wirkungen und Nebenwirkungen:

Etomidat

Grundlagen: Etomidat ist wasserunlöslich und in neutralen Lösungen instabil. Es wird in einer Emulsion mit Sojabohnenöl, Triglyceriden, Glycerol, Eilecithin und Natriumoleat (Etomidat®-Lipuro) und – seltener – in einer Lösung mit Propylenglykol (Hypnomidate®) verwendet.

Pharmakokinetik: Zu wesentlichen Eigenschaften s. Tab. **A-4.25**. Die **initiale Verteilung** erfolgt mit einer Halbwertszeit von 3 Minuten, die **Eliminations-HWZ** beträgt 2–5 Stunden. Etomidat ist zu 75 % eiweißgebunden. Da die Clearance von Etomidat durch die Leber hoch ist, ist die Eliminationshalbwertszeit von der Leberdurchblutung abhängig. Etomidat wird in der Leber metabolisiert; die Metaboliten werden renal (85 %), biliär (13 %) und unverändert (2 %) ausgeschieden.

Wirkungen und Nebenwirkungen:

≡ A-4.25	Pharmakologische Daten von Etomidat
Dosierung	0,15–0,3 mg/kg KG i. v.
Wirkungseintritt	30–60 s
Dauer der hypnotischen Wirkung	5–10 min
Eliminationshalbwertszeit	2–5 h

≡ A-4.26 Wirkungen und Nebenwirkungen von Etomidat		
Wirkung, Nebenwirkung		**Bemerkung**
ZNS	Eine Etomidatbolusinjektion bewirkt dosisabhängig eine Hypnose von 5–10 min Dauer und hat **keinen analgetischen Effekt**. Etomidat kann den ICP bei Patienten mit erhöhtem ICP um bis zu 30 % senken. In hypnotischer Dosierung reduziert es den zerebralen Blutfluss und Sauerstoffverbrauch gleichermaßen deutlich, ohne den mittleren arteriellen Druck (MAP) nennenswert zu beeinflussen.	
Exzitation	die Verwendung von Etomidat ist relativ häufig (70 %) mit einem Auftreten von exzitatorischen Phänomenen wie myoklonischen Bewegungen assoziiert, die kein epileptisches Korrelat im EEG aufweisen.	Die Häufigkeit von Myoklonien kann durch Prämedikation mit Benzodiazepinen, vorherige Fentanylapplikation und langsame Injektion reduziert werden.
Augeninnendruck	Etomidat senkt den Augeninnendruck.	Hält nach Bolusinjektion 5 Minuten an und kann durch eine kontinuierliche Infusion aufrechterhalten werden.
Atmung	Die Narkoseeinleitung mit Etomidat kann zu einer kurzen **Apnoephase** führen.	Selten werden auch Husten und Singultus beobachtet.
Herz-Kreislauf-System	Die **minimale kardiovaskuläre Beeinträchtigung** in klinisch relevanten Dosierungen ist einer der **Hauptvorteile** von Etomidat.	Bei Patienten mit Herzerkrankungen sind die kardiovaskulären Effekte ausgeprägter und können durch zusätzliche Gabe eines Opioids noch verstärkt werden. Insgesamt gesehen bleiben sie jedoch auch hier geringer als bei den anderen Einleitungssubstanzen.
Endokrinium	Die **Kortisolsynthese** wird unter Etomidat durch Enzymhemmung in der NNR unterdrückt. Nach Etomidateinzeldosis ist dieser Effekt ohne klinische Relevanz.	
Injektionsschmerzen	Die neue Lipidemulsion (Etomidat®-Lipuro) reduziert den Injektionsschmerz deutlich.	
akzidentelle intra-arterielle Injektion	Es sollen keine Gewebenekrosen auftreten.	
Histaminfreisetzung	Etomidat bewirkt keine Histaminfreisetzung.	

Propofol

Grundlagen: Propofol ist ein Alkylphenolderivat und wasserunlöslich. Es ist in einer Emulsion mit Sojabohnenöl, Eiphosphatid, Glycerol und Natriumhydroxid erhältlich. Es liegt bei einem pH von 7 als milchartige Lösung vor, ist bei Raumtemperatur stabil und nicht lichtempfindlich. Es kann mit Glukose 5 % verdünnt werden.

Pharmakokinetik: Die **initiale Verteilungshalbwertszeit** beträgt 2–8 Minuten und die **Eliminationshalbwertszeit** variiert zwischen 1 und 3 Stunden. Bei längerer, kontinuierlicher Infusion von Propofol kommt es zur **Akkumulation**, wodurch die Aufwachphase verzögert wird. Propofol wird in der Leber schnell durch Konjugation mit Glukuronsäure und Sulfat metabolisiert. Die wasserlöslichen Metabolite sind inaktiv und werden renal ausgeschieden. Nur 1–2 % werden unverändert über den Urin und die Fäzes eliminiert.

Propofol

Grundlagen: Propofol ist ein Alkylphenolderivat.
Es ist wie Etomidat wasserunlöslich.

Die **Pharmakokinetik** von Propofol kann mit einem Zwei-Kompartiment-Modell beschrieben werden. Die **initiale Verteilungshalbwertszeit** beträgt 2–8 min und die **Eliminationshalbwertszeit** variiert zwischen 1 und 3 Std. Bei längerer Infusion kann Propofol **kumulieren**.

≡ A-4.27 — Pharmakologische Daten von Propofol

Dosierung	
Narkoseeinleitung	1,5–2,5 mg/kg KG i. v.
Narkoseerhaltung	0,1–0,2 mg/kg KG/min
Wirkungseintritt	30–45 s
Dauer der hypnotischen Wirkung	4–6 min
Eliminationshalbwertszeit	1–3 h

≡ A-4.27

Wirkungen und Nebenwirkungen:

Wirkungen und Nebenwirkungen:

≡ A-4.28 — Wirkungen und Nebenwirkungen von Propofol

Wirkungen und Nebenwirkungen		Bemerkung
ZNS	Eine Bolusinjektion von Propofol bewirkt dosisabhängig eine Hypnose von ca. 5 Minuten. **Analgetische Effekte** von Propofol sind **nicht** bekannt. Subhypnotische Dosen führen zur Sedation und Amnesie. Propofol führt vergleichbar mit den Barbituraten und Etomidat zu einer **Abnahme des Hirnstoffwechsels**, der zerebralen Durchblutung und des intrakraniellen Druckes.	Bei kurzen chirurgischen Eingriffen (z. B. ambulante Anästhesien) wird die Stimmung des Patienten weniger negativ als nach Barbituraten beeinflusst, und es kommt häufig postoperativ zu subjektivem Wohlbefinden.
Exzitation	Selten kommt es zu Myoklonien.	
Augeninnendruck	Im Vergleich zu Thiopental und Etomidat senkt Propofol den intraokulären Druck stärker.	
Atmung	Abhängig von der Propofoldosis, der Injektionsgeschwindigkeit und Prämedikation kann es nach Bolusinjektion zur **Apnoe** kommen.	
Herz-Kreislauf-System	Bei Narkoseeinleitung mit Propofol kann es in Abhängigkeit von der Injektionsgeschwindigkeit und dem intravasalen Volumenstatus zu einer 25–40 %igen Abnahme des Blutdruckes kommen.	Propofol hat **vasodilatierende** und **negativ inotrope Effekte.** Eine vorherige Opioidgabe verstärkt den Blutdruckabfall. Die Herzfrequenz wird nur leicht beeinflusst; sie nimmt in der Regel ab.
Endokrinium	Propofol hat keinen direkten Einfluss auf die Kortisolsynthese.	
Injektionsschmerzen	Seltener als nach in Propylenglykol gelöstem Etomidat.	
Histaminfreisetzung	Nicht bei der neuen Lipidemulsion von Propofol.	
Propofol-Infusionssyndrom	Tritt bei der Anwendung von höheren Dosierungen und in der Langzeitanwendung von Propofol auf. Es ist assoziiert mit metabolischer Azidose, Rhabdomyolyse, Nieren- und Herzversagen.	*Prophylaxe:* Im Rahmen der Sedierung auf der Intensivstation sollte eine Dosierung von 4 mg/kg/h sowie eine maximale Anwendungszeit von 7 d nicht überschritten werden.

Klinische Anwendung

▶ Merke

Klinische Anwendung

▶ **Merke:**
- Propofol eignet sich besonders zur Narkoseaufrechterhaltung (Dosierung s. Tab. **A-4.27**).
- Bei längerfristiger Propofolinfusion sollte die mit der Fettemulsion zugeführte Lipidmenge in die Bilanz mit einbezogen werden.
- Patienten erwachen nach Propofol früher als nach Barbituraten.
- Bei kurzfristiger Anwendung von Propofol werden Übelkeit und Erbrechen sehr selten angegeben.
- Propofol ist für Kinder unter 4 Wochen und in der Schwangerschaft und Stillzeit nicht zugelassen.

Ketamin

Grundlagen: Ketamin, ein Phenzyklin-derivat, hat chemische Ähnlichkeit mit Halluzinogenen, wie z. B. LSD.

Pharmakokinetik: Ketamin verteilt sich rasch mit einer **Halbwertszeit** von 5–10 min und hat eine kurze **Eliminationshalbwertszeit** von 2–3 h.

Ketamin

Grundlagen: Ketamin ist ein Phenzyklinderivat und hat chemische Ähnlichkeit mit Halluzinogenen (wie z. B. LSD). Ketamin ist wasserlöslich und wird in einer leicht sauren Lösung (pH 3,5–5,5) mit Benzethoniumchlorid in verschiedenen Konzentrationen (10 und 50 mg/ml) angeboten.

Pharmakokinetik: Einer raschen Verteilung mit einer Halbwertszeit von 5–10 Minuten folgt eine schnelle **Elimination** mit einer **Eliminationshalbwertszeit** von 2–3 Stunden. Ketamin wird von den mikrosomalen Leberenzymen metabolisiert. Die Metabolite (v. a. Norketamin) werden zu 95 % renal ausgeschieden. Norketamin ist 20–30 % geringer wirksam als Ketamin.

≡ A-4.29

≡ A-4.29	**Pharmakologische Daten von Ketamin**
Dosierung (die genannten Daten gelten für das Razemat, bei Verwendung von S(+)-Ketamin Halbierung der Dosis)	■ Analgesie: 0,25–1 mg/kg KG i. v. ■ Narkoseeinleitung *i. v.*: 1–2 mg/kg KG ■ Narkoseeinleitung *i. m.*: 4–6 mg/kg KG
Wirkungseintritt	30 s nach i. v. Gabe, 5–10 min nach i. m. Gabe
Dauer der hypnotischen Wirkung	5–15 min (volle Orientierung zu Person, Ort und Zeit frühestens nach 30–40 min)
Eliminationshalbwertszeit	2–3 h

Wirkungen und Nebenwirkungen:

Wirkungen und Nebenwirkungen:

≡ A-4.30	**Wirkungen und Nebenwirkungen von Ketamin**	
Wirkungen, Nebenwirkungen		*Bemerkung*
ZNS	Bewusstseinsveränderung mit ausgeprägter Analgesie *ohne* Schlafzustand (= **dissoziative Anästhesie**).	Die Patienten sind offenbar unter Ketamin in einem kataleptischen Zustand.
	In der Aufwachphase können (in 10–30 % der Fälle) **Träume, Halluzinationen** und **Delire** auftreten. Diese Zustände werden von Erregung, Verwirrung, Euphorie oder Angst begleitet.	Die Wirkorte des Ketamins scheinen in **thalamokortikalen Strukturen** zu liegen. Benzodiazepine schwächen diese Effekte ab.
	Ketamin erhöht den zerebralen Blutfluss und Stoffwechsel sowie den ICP.	Kann durch vorherige Gabe von Thiopental oder Diazepam vermindert werden.
Atmung	Im Gegensatz zu anderen Anästhetika **geringere respiratorische Begleiteffekte** (meist keine zentrale Atemdepression, kein Verlust der Schutzreflexe). Nur selten **Apnoe.**	
	Relaxiert die glatte Bronchialmuskulatur.	Kann therapeutisch (z. B. bei Asthmatikern) ausgenutzt werden.
	Speichel- und Bronchialobstruktion, v. a. bei Kindern problematisch.	Prophylaxe durch vorherige Atropingabe.
Herz-Kreislauf-System	**Stimulierende kardiovaskuläre Effekte** mit Anstieg von Blutdruck, Herzfrequenz, Herzminutenvolumen und Koronardurchblutung. Hieraus resultiert ein **vermehrter myokardialer Sauerstoffverbrauch.**	Die kardiovaskulären Effekte sind vermutlich zentral vermittelt.

▶ **Merke:**
- Die unerwünschten zentralnervösen Reaktionen, die Ketamin bei Patienten auslösen kann, machen eine Kombination, z. B. mit Benzodiazepinen, notwendig.
- Wichtige Spezialindikationen aufgrund der pharmakologischen Eigenschaften: Narkoseeinleitung bei Asthmatikern oder bei Unfallverletzten nach Blutverlusten (*cave* hier nur kurzfristige Maskierung des Volumenmangelschocks, adäquate Volumensubstitution unabdingbar!).
- **Kontraindiziert** ist die alleinige Gabe von Ketamin ohne kontrollierte Beatmung bei Patienten mit Schädel-Hirn-Trauma und/oder erhöhtem ICP. Ferner sollte Ketamin bei Patienten mit ischämischen Herzerkrankungen, Hypertonus, Phäochromozytom, Hyperthyreose oder Aneurysmen nicht verwendet werden. Bei bestimmten psychischen Erkrankungen, z. B. Schizophrenie, sollte auf den Gebrauch von Ketamin ebenfalls verzichtet werden.

◀ Merke

Opioide

Grundlagen: Hier werden nur die für Narkosezwecke eingesetzten Opioide besprochen. Bezüglich der Opioide zur Schmerztherapie s. S. 650. **Fentanyl** (Fentanyl-Janssen®), **Alfentanil** (Rapifen®), **Sufentanil** (Sufenta®) und Remifentanil werden synthetisch hergestellt. **Remifentanil** (Ultiva®) ist ein reiner µ-Agonist und zeichnet sich insbesondere durch seine gute Steuerbarkeit aus.

Pharmakodynamik – „Multiple-Receptor"-Theorie: Opioide binden an spezielle **Opiatrezeptoren**, für die körpereigene Liganden, Endorphine und Enkephaline, existieren. Zurzeit sind 4 Rezeptortypen bekannt: µ (Mü), κ (Kappa), δ (Delta) und σ (Sigma). Die µ-Rezeptoren werden in μ_1- und μ_2-Rezeptoren unterteilt, die unterschiedliche pharmakologische Effekte vermitteln.
Nach der Art der Interaktion mit den Rezeptoren werden unterschieden:
- **Reine Agonisten** besetzen den Rezeptor und haben die volle intrinsische Aktivität, d. h. sie können dosisabhängig die maximal mögliche Wirkung auslösen.
- Die Wirkung **partieller Agonisten** (gemischt wirkende Agonisten/Antagonisten) liegt dagegen immer unterhalb dieses Maximaleffektes. Ihre intrinsische Aktivität ist also – auch bei vollständiger Rezeptorbesetzung – immer geringer als die der reinen Agonisten. Sie unterliegen einem **„Ceiling"-Effekt**, d. h. ab einer bestimmten Dosis führt eine weitere Dosiserhöhung nicht zur Steigerung der Wirkung. Aufgrund ihrer antagonistischen Wirkkomponente sind sie in der Lage, reine Agonisten vom Rezeptor zu „verdrängen" und deren Wirkungen damit teilweise aufzuheben.
- **Reine Antagonisten** können sich ebenfalls an die Rezeptoren binden, haben allerdings keine intrinsische Aktivität.

Durch Stimulierung der Opiatrezeptoren in bestimmten Arealen des ZNS erklärt man sich die meisten Wirkungen der Opioide. Für die Opioideffekte im Rahmen der Narkose ist vornehmlich der µ-Rezeptor, in geringerem Maße auch der κ-Rezeptor von Interesse.
Die Erregung von µ-Rezeptoren führt zu ausgeprägter **Analgesie** (μ_1), gleichzeitig aber auch zur **Atemdepression** (μ_2). Bis heute ist es noch nicht gelungen, selektive μ_1-Rezeptoragonisten herzustellen, die analgetische Wirkungen ohne begleitende Atemdepression erzeugen. Die Stimulation der µ-Rezeptoren vermittelt analgetische Opioideffekte wegen der topographischen Verteilung dieses Rezeptortyps sowohl auf spinaler (Substantia gelatinosa im Rückenmark) als auch auf supraspinaler Ebene (Schmerzumschaltstellen im Hirnstamm und Subkortex).
Die Erregung von κ-Rezeptoren führt zu spinaler Analgesie und wegen der hohen Rezeptordichte im Kortex zu **sedierenden Nebeneffekten**, die im Rahmen der Anwendung zur Narkose durchaus erwünscht sind.

Opioide

Grundlagen: Fentanyl (Fentanyl-Janssen®), **Alfentanil** (Rapifen®), **Sufentanil** (Sufenta®) und Remifentanil werden synthetisch hergestellt. **Remifentanil** (Ultiva®) zeichnet sich durch seine gute Steuerbarkeit aus.

Pharmakodynamik – „Multiple-Receptor"-Theorie: Opioide binden sich an spezielle Rezeptoren, die **Opiatrezeptoren**. Zurzeit sind 4 Rezeptortypen bekannt: µ (μ_1 und μ_2), κ, δ und σ.

Nach der Art der Interaktion mit den Rezeptoren werden **reine Agonisten**, gemischtwirkende Agonisten/Antagonisten **(partielle Agonisten)** und **reine Antagonisten** unterschieden.

Für die Opioideffekte im Rahmen der Narkose ist vornehmlich der µ-Rezeptor, in geringerem Maße auch der κ-Rezeptor von Interesse.

Die Erregung von µ-Rezeptoren führt zu ausgeprägter (spinaler und supraspinaler) **Analgesie** (μ_1), gleichzeitig aber auch zur **Atemdepression** (μ_2).

Die Erregung von κ-Rezeptoren führt zu spinaler Analgesie und wegen der hohen Rezeptordichte im Kortex zu **sedierenden Nebeneffekten**.

Fentanyl, Alfentanil, Sufentanil und **Remifentanil** sind reine, relativ selektive μ-Agonisten. Unterschiede bestehen in der Rezeptoraffinität.

Die κ-Rezeptoraffinität soll bei Sufentanil stärker als bei Fentanyl und Alfentanil sein, was zusätzliche analgetische Eigenschaften und die ausgeprägtere Sedierung unter Sufentanil erklären würde.

Pharmakokinetik:

Fentanyl, Alfentanil, Sufentanil und **Remifentanil** unterscheiden sich in ihrer Wirkung auf die Opiatrezeptoren nicht bezüglich der intrinsischen Aktivität; sie sind alle **reine, relativ selektive μ-Agonisten**. Unterschiede bestehen lediglich in der Rezeptoraffinität. Die äquipotenten Dosen sind diesbezüglich beim Alfentanil ca. 5-mal größer, beim Sufentanil 5- bis 10-mal kleiner als beim Fentanyl. Alle Substanzen binden sich vornehmlich an den μ-Rezeptor und in geringerem Maße an den κ-Rezeptor.

Die κ-Rezeptoraffinität soll bei Sufentanil stärker als bei Fentanyl und Alfentanil sein, was zusätzliche analgetische Eigenschaften (und damit möglicherweise doch eine höhere intrinsische Gesamtaktivität!) und die ausgeprägtere Sedierung unter Sufentanil erklären würde. Wirkungen auf δ- und σ-Rezeptoren sind in klinischer Dosierung nicht vorhanden bzw. nicht relevant.

Pharmakokinetik:

☰ A-4.31	**Pharmakologische Daten von Opioiden**			
	Fentanyl	*Alfentanil*	*Sufentanil*	*Remifentanil*
Dosierung				
Narkoseeinleitung	1–5 μg/kg KG i.v.	10–30 μg/kg KG i.v.	0,3-1(2) μg/kg KG i.v.	0,5–1 μg/kg KG/min i.v. über mind. 30 s
Narkose-aufrechterhaltung	0,5–2,5 μg/kg KG i.v.	5–10 μg/kg KG i.v.	0,1-0,5 μg/kg KG i.v.	0,2–0,5 μg/kg KG/min i.v.
maximaler Wirkeffekt	4–5 min	1 min	3 min	1 min
Wirkdauer	20–30 min	15–20 min	30 min	2–3 min
Halbwertszeit	220 min	70–100 min	165 min	3–4 min
Analgetische Potenz (Morphin = 1)	125	30	1000	450–900
Bemerkungen	▪ starke Lipophilie ▪ 80–90 % hepatische Metabolisierung ▪ 40–50 % renale Ausscheidung (davon 10 % unverändert)	▪ geringere Lipohilie als Fentanyl ▪ nur geringe Kumulations-neigung bei wiederholter Gabe ▪ vor allem für kürzere Eingriffe geeignet ▪ nahezu vollständige hepatische Metabolisierung ▪ größtenteils renale Ausscheidung	▪ bezüglich Lipophilie pharmakokineti-schen Daten ähnlich Fentanyl ▪ hepatische Metabolisierung	▪ kürzeste Halbwertszeit (3–4 min) → kontinuierliche Applikation über Spritzenpumpe ▪ Vorteil: kontextsensitive Halb-wertszeit (Zeit bis zum 50 %igen Abfall der Plasmakonzentration nach kontinuierlicher Applikation) ist unabhängig von Infusionsdauer ▪ Remifentanil eignet sich beson-ders zur Durchführung einer totalen intravenösen Anästhesie (TIVA) in der Kombination mit Propofol ▪ Metabolisierung durch Plasma-esterasen, renale Ausscheidung ▪ epidurale/intrathekale Applikation ist kontraindiziert

Wirkungen und Nebenwirkungen:

Wirkungen und Nebenwirkungen:

A-4.32	Wirkungen und Nebenwirkungen von Opioiden	
Wirkungen, Nebenwirkungen		**Bemerkung**
ZNS	Eine **Hyperkapnie** infolge opioidinduzierter Atemdepression kann zu erheblicher Zunahme der zerebralen Perfusion und des intrakraniellen Blutvolumens führen.	
Atmung	Opioide bewirken parallel zu ihrem analgetischen Effekt bereits in klinischen Dosen eine **Atemdepression** über eine verringerte CO_2-Empfindlichkeit des Atemzentrums.	
	Zusätzlich wird durch Dämpfung des Hustenzentrums der Hustenreflex abgeschwächt **(antitussive Wirkung)**.	
	Hohe Dosen von Opioiden **erhöhen den Tonus der Bronchialmuskulatur** und damit den Atemwegswiderstand.	Bei Asthmatikern hohe Dosen vermeiden.
Exzitation	Extrem hohe Dosierungen von Opioiden sollen die Krampfschwelle senken.	
Herz-Kreislauf-System	Die kardiovaskulären Effekte der µ-Rezeptoragonisten kommen einerseits durch zentrale **Verminderung des Sympathikotonus** und **Erhöhung der Vagusaktivität** und andererseits durch **direkte Vasodilatation** zustande. Sie sind in klinisch üblicher Dosierung allerdings gering ausgeprägt.	
Miosis	Pupillenverengung ("stecknadelkopfgroße" Pupillen) durch µ-agonistische Wirkung in den Okulomotoriuskernen.	Unter schwerer Hypoxie verschwindet die Miosis aber wieder und die Pupillen erweitern sich.
Thoraxrigidität	Am ausgeprägtesten nach der Bolusgabe von Remifentanil.	
Übelkeit, Erbrechen	S. 653	
Magen-Darm-Trakt	S. 653	
Sucht	Die suchtauslösende Potenz der Opioide spielt im Rahmen ihrer Anwendung zu Narkosezwecken und zur Schmerzbehandlung **keine** Rolle.	
Histaminfreisetzung	Fentanyl, Alfentanil, Sufentanil und Remifentanil setzen in klinischen Dosen kein Histamin frei.	

▶ **Merke:** Fentanyl, Alfentanil, Sufentanil und Remifentanil sind allesamt keine Narkotika, da sie keine generelle Depression der neuronalen Aktivität hervorrufen. Zu Einsatzgebieten, Vor- und Nachteilen s. Tab. **A-4.33**.

◀ Merke

A-4.33	Einsatzgebiete, Vor- und Nachteile von Opioiden in der Anästhesie	
Einsatzgebiete	**Vorteile**	**Nachteile**
• intravenöse Anästhesie • balancierte Anästhesie • total intravenöse Anästhesie • Supplementierung von Inhalationsanästhetika	• ausgeprägte analgetische Wirkung • geringe hämodynamische Beeinflussung • keine Arrhythmogenität • Erleichterung der kontrollierten Beatmung • bessere Toleranz des Endotrachealtubus • keine Leber- und Nierentoxizität • postoperative Analgesie (nicht bei Remifentanil) • Antagonisierbarkeit	• unzureichende Reflexdämpfung • keine Amnesie • Thoraxrigidität • verlängerte Aufwachphase (nicht bei Remifentanil) • postoperative Atemdepression • postoperative Übelkeit und Erbrechen

Antagonisten kommen im Wesentlichen zum Einsatz, um die opioidinduzierte Atemdepression zu beseitigen.

Naloxon (Narcanti®): Um die atemdepressive Wirkung unter Erhaltung der Analgesie aufzuheben, muss Naloxon titrierend verabreicht werden.

Nalbuphin (Nubain®) gehört zu den gemischt wirkenden Agonisten/Antagonisten. Es hebt die atemdepressorische Wirkung reiner Agonisten am μ-Rezeptor auf und wirkt über κ-Rezeptorenstimulierung selbst analgetisch.

Dehydrobenzperidol

Dehydrobenzperidol ist ein Derivat des Haloperidols aus der Reihe der Butyrophenone.
Pharmakokinetik: Die **Eliminationshalbwertszeit** beträgt 2–3 h.

Wirkungen und Nebenwirkungen:

Antagonisierung von Opioiden: Die rezeptorspezifischen Opioidwirkungen lassen sich kompetitiv durch reine Antagonisten wie **Naloxon** ganz oder durch gemischt wirkende Agonisten/Antagonisten wie **Nalbuphin** teilweise aufheben. Antagonisten kommen im Wesentlichen zum Einsatz, um die opioidinduzierte Atemdepression infolge absoluter oder relativer Überdosierung oder im Rahmen eines postoperativen Wirküberhanges zu beseitigen.

- **Naloxon** (Narcanti®): Weil prinzipiell eine komplette Antagonisierung auch der analgetischen Komponente möglich ist (Gefahr von Tachykardie und Blutdruckanstieg), muss die Zufuhr dieser Substanz „titriert" werden, d. h. es wird mit einer niedrigen Dosis begonnen, die nach Abwarten des Effektes bei Bedarf repetiert werden kann. **Dosierung:** 1 Ampulle (0,04 mg) mit NaCl 0,9 % auf 10 ml aufziehen, dann titrierend jeweils 1ml verabreichen. Mit diesem Vorgehen soll nur die atemdepressive Wirkung unter Erhaltung der Analgesie aufgehoben werden. Zu beachten ist die kurze Wirkdauer von ca. 30 Minuten, nach der es zum „Rebound" der Atemdepression kommen kann. Aus diesem Grund müssen die Patienten sorgfältig und ausreichend lange nach der Antagonisierung überwacht werden.
- **Nalbuphin** (Nubain®) ist ein gemischtwirkender Agonist/Antagonist. Es besetzt in Konkurrenz zum vorher applizierten reinen Agonisten den μ-Rezeptor und hebt dadurch dessen Wirkungen auf. Nalbuphin hat seinerseits am μ-Rezeptor intrinsische Aktivität, die allerdings deutlich geringer ausfällt, so dass es selbst nur eine geringgradige (max. 25–30 %), klinisch kaum relevante Atemdepression erzeugt. Seine analgetische Wirkung hingegen wird hauptsächlich über die κ-agonistische Komponente vermittelt. Die Wirkdauer beträgt ungefähr 2–3 Stunden.

Dehydrobenzperidol

Grundlagen: Dehydrobenzperidol ist als Neuroleptikum aus der Reihe der Butyrophenone ein Derivat des Haloperidols.

Pharmakokinetik: Die **Eliminationshalbwertszeit** beträgt 2–3 Stunden. Dehydrobenzperidol wird in der Leber metabolisiert; 10 % werden unverändert renal ausgeschieden.

Wirkungen und Nebenwirkungen:

☰ A-4.34	Wirkungen und Nebenwirkungen von Dehydrobenzperidol	
Wirkung, Nebenwirkung		*Bemerkung*
ZNS	Sedierende Wirkung: tritt 2 min nach i. v. Applikation ein und hält 1–2 h an.	Neuroleptika bewirken häufig eine **psychomotorische Entkopplung**, d. h. sie führen zu einem äußerlich beruhigt wirkenden, innerlich jedoch äußerst angespannten Patienten.
	Bis zu 24 Stunden nach Gabe von Dehydrobenzperidol wurden **extrapyramidal-motorische Symptome** beobachtet (dopaminantagonistische Wirkung).	Deshalb ist Dehydrobenzperidol bei Morbus Parkinson kontraindiziert.
	Dehydrobenzperidol ist ausgeprägt **antiemetisch** wirksam.	
Atmung	Geringe Reduktion der Atemfrequenz, nicht jedoch des Atemzugvolumens.	
Herz-Kreislauf-System	Durch die α-Rezeptorenblockade bewirkt Dehydrobenzperidol in hohen Dosen eine Vasodilatation mit konsekutiver Abnahme des Blutdrucks und reflektorischer Herzfrequenzsteigerung.	

Klinische Anwendung: Überwiegend als Antiemetikum (in niedriger Dosierung, 0,625–1,25 mg), allerdings ist es in Deutschland nicht mehr im Handel (Bezug über internationale Apotheke).

Klinische Anwendung: Dehydrobenzperidol wird in niedriger Dosierung (0,625–1,25 mg) überwiegend als Antiemetikum eingesetzt. Es ist in Deutschland nicht mehr im Handel, kann jedoch bei Bedarf über die internationale Apotheke bezogen werden

Früher wurde es in Dosierungen von 0,1–0,15 mg/kg KG in Kombination mit einem Opioid (z. B. Fentanyl) bei der sog. Neuroleptanalgesie (NLA) angewendet.

Früher Einsatz bei der Neuroleptanalgesie (NLA; 0,1–0,15 mg/kg KG).

Benzodiazepine

Grundlagen: Diazepam (Valium®) wurde in den 1960er- bzw. 1970er-Jahren zur Narkoseeinleitung verwendet. Weitere Entwicklungen sind Flunitrazepam (Rohypnol®) und Midazolam (Dormicum®), das 1984 in die Klinik eingeführt wurde. Die Benzodiazepine sind bei physiologischem pH-Wert lipidlöslich. Midazolam ist das lipidlöslichste, allerdings wird es durch Salzsäurezusatz auf einen pH von 3 eingestellt, sodass es in dieser Form auch das erste wasserlösliche Benzodiazepin ist.

Pharmakodynamik: Benzodiazepine wirken **sedativ, anxiolytisch, amnestisch, antikonvulsiv** und **zentral muskelrelaxierend** und in höherer Dosierung auch hypnotisch.
Der Wirkmechanismus der Benzodiazepine ist gut untersucht. Durch Besetzung und Stimulierung des Benzodiazepinrezeptors am **GABA-Rezeptorkomplex** werden physiologische Hemmungsmechanismen verstärkt. Man nimmt an, dass die pharmakologischen Effekte der Benzodiazepine das Resultat des Grades der jeweiligen Rezeptorbesetzung sind. So scheint eine 20 %ige Rezeptorbesetzung anxiolytisch wirksam zu sein, Sedierung wird bei einer 30–50 %igen und Bewusstseinsverlust erst bei einer über 60 %igen Rezeptorbesetzung beobachtet.

Pharmakokinetik: Diazepam gehört zur Gruppe der lang wirkenden, **Flunitrazepam** zu den mittellang wirkenden und **Midazolam** zur Gruppe der kurz wirkenden Benzodiazepine.
Die Wirkdauer ist durch die Rezeptorbindung und nicht durch die Elimination limitiert. Nach einem bei allen 3 Substanzen vergleichbaren mittleren Wirkungseintritt von 2–3 Minuten beträgt die Eliminationshalbwertszeit 1,5–4,5 Stunden für Midazolam, 10–30 Stunden für Flunitrazepam und 24–48 Stunden für Diazepam.
Diazepam, Flunitrazepam und Midazolam unterliegen einem Phase-I-Metabolismus in der Leber. **Diazepam** bildet zwei biologisch aktive Metabolite, nämlich Oxazepam (Adumbran®, Halbwertszeit 5–12 Stunden) und Desmethyldiazepam (Halbwertszeit 50–99 Stunden), die die Wirkung verlängern. Die aktiven Metabolite des **Flunitrazepam** haben ebenfalls verhältnismäßig lange Halbwertszeiten im Bereich von 20–30 Stunden.
Midazolam hingegen unterliegt einer „Single-Step"-Kinetik, d. h. es wird nur zu einer einzigen Substanz, nämlich Hydroxymidazolam umgewandelt, die schwächer wirksam ist als die Muttersubstanz und mit einer Halbwertszeit von 1 Stunde auch schneller eliminiert wird.

Wirkungen und Nebenwirkungen:

Pharmakodynamik: Benzodiazepine wirken **sedativ, anxiolytisch, amnestisch, antikonvulsiv** und **zentral muskelrelaxierend**.
Durch Besetzung des Benzodiazepinrezeptors am **GABA-Rezeptorkomplex** werden physiologische Hemmungsmechanismen verstärkt.

Pharmakokinetik: Diazepam gehört zu den lang wirkenden, **Flunitrazepam** zu den mittellang wirkenden und **Midazolam** zu den kurz wirkenden Benzodiazepinen. Die Wirkdauer ist durch die Rezeptorbindung und nicht durch die Elimination limitiert.

Midazolam wird zu Hydroxymidazolam abgebaut, welches schwächer wirksam ist als die Muttersubstanz und mit einer Halbwertszeit von 1 h auch schneller eliminiert wird.

Wirkungen und Nebenwirkungen

A-4.35 Wirkungen und Nebenwirkungen von Benzodiazepinen

Wirkung, Nebenwirkung		Bemerkung
ZNS	Benzodiazepine reduzieren dosisabhängig den zerebralen Sauerstoffverbrauch und Blutfluss.	Nicht in dem Ausmaß wie Barbiturate, Etomidat und Propofol.
Atmung	Die Benzodiazepine bewirken in der Regel keine zentrale, sondern eine **periphere Atemdepression.**	
Herz-Kreislauf-System	Nach Gabe von Benzodiazepinen kommt es zu einer geringen Abnahme des peripheren Gefäßwiderstandes und des Blutdruckes.	Die zusätzliche Gabe eines Opioids, z. B. Fentanyl, hat auf die hämodynamischen Veränderungen einen verstärkenden Effekt.

Klinische Anwendung: Midazolam ist gegenwärtig unter den Benzodiazepinen das Mittel der Wahl zur Prämedikation und zur Sedierung bei Regionalanästhesien.

Antagonisierung von Benzodiazepinen: Die Wirkungen der Benzodiazepine können durch den spezifischen, kompetitiven Benzodiazepin-Antagonisten **Flumazenil** (Anexate®) aufgehoben werden.

▶ Merke

4.2.3 α₂-Agonisten

Clonidin (Catapresan)

Pharmakodynamik: Clonidin, ein Imidazolinderivat mit zentral α₂-agonistischer Wirkkomponente, wird schon seit vielen Jahren erfolgreich zur Blutdrucksenkung eingesetzt. Im Gegensatz zur früheren Auffassung werden die hypotensiven Effekte von Clonidin nicht durch Erregung der α₂-Rezeptoren vermittelt, sondern durch die Stimulierung von zentralen Imidazolin-Rezeptoren. Weitere Clonidineffekte wie Sedierung und Analgesie (supraspinal und spinal) werden der α₂-agonistischen Wirkung zugeschrieben.

Pharmakokinetik: Die maximale Clonidinwirkung wird nach 30 min erreicht und hält mehrere Stunden an.

Klinische Anwendung: Midazolam ist gegenwärtig unter den Benzodiazepinen das Mittel der Wahl zur Prämedikation und zur Sedierung bei Regionalanästhesien. Wegen des langsamen Wirkeintritts nach Midazolam-Injektion wird die Substanz nur selten zur Narkoseeinleitung verwendet.
Dosierung von Midazolam:
- zur Prämedikation: 3,75–7,5 mg p. o.
- zur Sedierung: 0,05–0,1 mg/kg KG i. v.

Antagonisierung von Benzodiazepinen: Die Wirkungen der Benzodiazepine können durch den spezifischen, kompetitiven Benzodiazepin-Antagonisten **Flumazenil** (Anexate®) aufgehoben werden. Durch Titrierung mit Flumazenil (initial 0,2 mg i. v. und evtl. nach 60 Sekunden 0,1 mg repetitiv) kann ein „diagnostisches Fenster" geschaffen werden. Die Wirkung tritt nach 1–3 Minuten ein, die Eliminationshalbwertszeit von Flumazenil beträgt 1 Stunde.

▶ **Merke:** Die Eliminationshalbwertszeit ist damit deutlich kürzer als die der Benzodiazepine, und es besteht die Gefahr einer erneuten Sedierung. Daher können repetitive Dosen oder eine kontinuierliche Infusion von Flumazenil notwendig sein. In jedem Fall ist eine genügend lange Beobachtung des Patienten erforderlich.

Ernsthafte kardiovaskuläre Entzugssymptome nach Flumazenilgabe sind im Gegensatz zur Opioidantagonisierung mit Naloxon nicht bekannt.

4.2.3 α₂-Agonisten

Clonidin (Catapresan®)

Pharmakodynamik: Zum Verständnis der Wirkungsweise α₂-agonistischer Substanzen ist es wichtig, die funktionelle Bedeutung der α₂-Rezeptoren im sympathischen Nervensystem zu verstehen. Bei Ausschüttung von Noradrenalin (NA) in den synaptischen Spalt kommt es zu einer Bindung und Stimulierung postsynaptischer α₁-Rezeptoren, die den eigentlichen pharmakologischen Effekt von NA vermitteln. Gleichzeitig bindet sich NA aber auch an vor allem präsynaptisch gelegene α₂-Rezeptoren. Dadurch wird die weitere NA-Freisetzung gehemmt und die NA-Wirkung insofern moduliert, als überschießende Effekte verhindert werden (Prozess der negativen Rückkopplung oder „Feedback"-Kontrolle). α₂-Rezeptoren befinden sich nun nicht nur im peripheren, sondern auch im zentralen Nervensystem. Hiermit wird eine zentrale Kontrolle des Sympathikotonus gewährleistet. Aus diesem Grund werden Substanzen wie Clonidin, ein Imidazolinderivat mit zentral α₂-agonistischer Wirkkomponente, schon seit vielen Jahren erfolgreich zur Blutdrucksenkung eingesetzt. In neuerer Zeit wurden weitere Clonidineffekte wie Sedierung und Analgesie (supraspinal und spinal) aufgeklärt, die einer Stimulierung zentraler α₂-Rezeptoren zugeschrieben werden. Man hat unlängst experimentell festgestellt, dass im Gegensatz zur früheren Auffassung die hypotensiven Effekte von Clonidin nicht durch Erregung der α₂-Rezeptoren zustande kommen, sondern durch eine neue Klasse clonidinbindender Rezeptoren, die Imidazolin-Rezeptoren, vermittelt werden.

Pharmakokinetik: Nach intravenöser Injektion von Clonidin tritt die Wirkung nach ca. 5 Minuten ein und ist nach 30 Minuten maximal ausgeprägt. Sie hält mehrere Stunden an. Die Eliminationshalbwertszeit beträgt im Mittel ca. 12 Stunden.

Wirkungen und Nebenwirkungen:

A-4.36	Wirkungen und Nebenwirkungen von Clonidin	
Wirkung, Nebenwirkung		*Bemerkung*
ZNS	Clonidin **reduziert den zerebralen Blutfluss** ohne Veränderung des Hirnstoffwechsels.	
Herz-Kreislauf-System	Die zentrale Verminderung des Sympathikotonus führt zur **Abnahme von Herzfrequenz und Blutdruck**. Bei zügiger intravenöser Injektion kann ein **kurzfristiger Blutdruckanstieg** beobachtet werden.	
Atmung	Clonidin führt zu **keiner** klinisch relevanten **Atemdepression**.	
Endokrinium	Clonidin vermindert in hoher Dosierung die Kortisolsekretion.	Durch eine reversible und konzentrationsabhängige Unterdrückung der Kortisolsynthese in der Nebennierenrinde.

Klinische Anwendung: Aufgrund seines umfassenden Wirkprofils wird Clonidin mittlerweile zu folgenden Zwecken klinisch eingesetzt:

- **Prämedikation von Alkoholikern.** Hierdurch sollen Entzugssymptome wie überschießende sympathoadrenerge Reaktionen vermieden und gleichzeitig Sedierung ausgelöst werden.
- **Erleichterung der Narkoseführung bei Alkoholabhängigen.** Hierbei werden neben den kreislaufstabilisierenden Eigenschaften zusätzlich die infolge der sedierenden und analgetischen Eigenschaften auftretenden MAC-reduzierenden Effekte der Substanz ausgenutzt.
- **Therapie des Alkoholentzugsdelirs.** Clonidin vermindert die Abstinenzsymptomatik, was auf die Reduzierung der überschießenden zentralen Noradrenalinfreisetzung zurückgeführt wird. Hierdurch wird die Balance zwischen noradrenerger und cholinerger synaptischer Transmission im ZNS wiederhergestellt. Die Therapie des alkoholischen Delirs macht z.T. die Verwendung extrem hoher Dosen erforderlich.
- **Begleitmaßnahme bei Opioidentzug.** Clonidin dämpft die im Opioidentzug ebenfalls gesteigerte Sympathikusaktivität und reduziert damit die vegetative Symptomatik.
- **Schmerztherapie** (intravenös, oral, intrathekal, epidural). Aufgrund seiner spinal analgetischen Wirkung eignet sich Clonidin zur rückenmarknahen Applikation nicht nur im Rahmen der postoperativen Schmerztherapie, sondern vor allem auch zur Behandlung chronischer Schmerzzustände, z.B. bei inkurablen Malignompatienten.
- **Blutdrucksenkung** bei Hypertonikern (klassische Indikation).
- Zur **Analgosedierung** bei Intensivpatienten (z.B. in Kombination mit Sufentanil).
- Zur Therapie **postoperativen Shiverings**.

4.3 Inhalationsanästhetika

Die gängigen, im klinischen Gebrauch befindlichen Inhalationsanästhetika (Abb. **A-4.43**) sind **Lachgas (N$_2$O)**, **Halothan, Enfluran, Isofluran, Sevofluran** und **Desfluran**. **Xenon** ist derzeit noch nicht breiter verfügbar, wird aus diesem Grunde lediglich als Kurzprofil dargestellt.

Die Inhalationsanästhetika liegen bei Zimmertemperatur entweder als leicht flüchtige (volatile) Flüssigkeit (Äther, Methoxyfluran, Halothan, Enfluran, Isofluran, Sevofluran, Desfluran) oder als Gas (Lachgas) vor.

Wirkungen und Nebenwirkungen:

Klinische Anwendung: Clonidin wird zu folgenden Zwecken klinisch eingesetzt:
- Prämedikation von Alkoholikern
- Erleichterung der Narkoseführung bei Alkoholabhängigen
- Therapie des Alkoholentzugsdelirs
- Begleitmaßnahme bei Opioidentzug
- Schmerztherapie
- Blutdrucksenkung bei Hypertonikern
- Analgosedierung
- Shivering.

4.3 Inhalationsanästhetika

Lachgas (N$_2$O), Halothan, Enfluran, Isofluran, Sevofluran und **Desfluran** sind die gängigen, klinisch verwendeten Inhalationsanästhetika (Abb. **A-4.43**).

Inhalationsanästhetika liegen bei Zimmertemperatur als leicht flüchtige (volatile) Flüssigkeit oder als Gas vor.

$$N \equiv N = O$$

Lachgas

$$F - \overset{\displaystyle F}{\underset{\displaystyle F}{C}} - \overset{\displaystyle H}{\underset{\displaystyle Cl}{C}} - Br$$

Halothan

$$F - \overset{\displaystyle F}{\underset{\displaystyle H}{C}} - O - \overset{\displaystyle Cl}{\underset{\displaystyle H}{C}} - \overset{\displaystyle F}{\underset{\displaystyle F}{C}} - F$$

Isofluran

$$F - \overset{\displaystyle F}{\underset{\displaystyle H}{C}} - O - \overset{\displaystyle F}{\underset{\displaystyle F}{C}} - \overset{\displaystyle Cl}{\underset{\displaystyle H}{C}} - F$$

Enfluran

$$F - \overset{\displaystyle F}{\underset{\displaystyle F}{C}} - \overset{\displaystyle H}{\underset{\displaystyle F}{C}} - O - \overset{\displaystyle F}{\underset{\displaystyle F}{C}} - H$$

Desfluran

Sevofluran

Methoxyfluran

Diäthyläther

Vorteile gegenüber i. v. Anästhesie	*Eigenschaften eines „idealen" Inhalationsanästhetikums*
▪ rasch reversible Anästhesietiefe ▪ die Effekte von Konzentrations- änderungen sind mit geringer Variabilität vorhersehbar ▪ die Elimination ist weitgehend unab- hängig von Leber- und Nierenfunktion ▪ selten postoperative Atemdepression	▪ keine Explosions- und Brandgefahr sowie Stabilität bei Lagerung ▪ rasches, angenehmes Einschlafen und Wiedererwachen aus der Narkose (u. a. angenehmer Geruch ohne Schleimhautreizung) ▪ gute Steuerbarkeit mit der Möglichkeit zur raschen Veränderung der Narkosetiefe ▪ ausreichende Analgesie, Hypnose und Muskelrelaxierung ▪ große therapeutische Breite, keine unerwünschten Wirkungen in klinisch gebräuch- lichen Dosen ▪ geringer Metabolismus

Alle zurzeit verwendeten Inhalationsanästhetika sind **nicht brennbar**. Nur
Halothan benötigt Stabilisatoren und muss
lichtgeschützt aufbewahrt werden.

Enfluran, Isofluran und Desfluran riechen
ätherartig, was zu unerwünschten Effekten
führt und sie zur Narkoseeinleitung per
inhalationem ungeeigneter erscheinen
lässt als Halothan, Sevofluran (süßlich) und
Lachgas (geruchlos).

Lachgas, Halothan, Enfluran, Isofluran und Desfluran sind in den klinisch verwendeten Dosierungen **nicht entflammbar** und benötigen bis auf Halothan
(hier wird Thymol 0,01 % zugesetzt) keine Stabilisatoren. Lachgas, Enfluran,
Isofluran und Desfluran sind UV-Licht-beständig, während Halothan in licht-
geschützten Behältern aufbewahrt werden muss.
Enfluran, Isofluran und Desfluran riechen ätherartig und können zu Schleimhautreizung, Hypersekretion, Atemanhalten, Husten und Laryngospasmus bei
Narkoseein- und -ausleitung führen. Durch schrittweise ansteigende Anästhetikakonzentrationen können diese Effekte bei der Maskeneinleitung verringert
werden. Der Geruch von Halothan und Sevofluran ist süßlich, Lachgas hingegen ist geruchlos, so dass diese Substanzen keine Schleimhautreizung auslösen und zur Narkoseeinleitung per inhalationem gut geeignet sind.
Die Inhalationsanästhetika könnten hinsichtlich Steuerbarkeit (lange Einleitungsphase und Exzitationsstadium), therapeutischer Breite (kardiovaskuläre
Nebenwirkungen), analgetischer und muskelrelaxierender Wirkung noch verbessert werden. Gegenwärtig werden sie deshalb in der Regel mit intravenösen
Anästhetika kombiniert. Aus diesen Gründen wird eine Narkose beim Erwachsenen üblicherweise mit einem kurzwirkenden i. v. Hypnotikum sowie einem
Analgetikum eingeleitet.

4.3.1 Wirkungsstärke

4.3.1 Wirkungsstärke

▶ **Definition**

▶ **Definition:** Die **minimale alveoläre Konzentration (MAC)** gibt als statistische
Größe Auskunft über die relative Wirksamkeit der Inhalationsanästhetika, so
dass diese miteinander verglichen werden können. Definitionsgemäß ist die
MAC diejenige alveoläre Konzentration eines Inhalationsanästhetikums in
reinem O_2, bei der 50 % der Patienten auf eine Hautinzision keine Abwehr-
bewegung mehr zeigen (Tab. **A-4.38**).

≡ A-4.38	MAC der klinisch gebräuchlichen Inhalationsanästhetika in Vol.% bei gesunden Erwachsenen					
	Lachgas	Halothan	Enfluran	Isofluran	Desfluran	Sevofluran
MAC	104*	0,8	1,7	1,2	6**	2,0
MAC + 70% Lachgas	–	0,3	0,6	0,5	2,8	1,1

*theoretischer Wert; **klinisch zeichnet sich ein niedrigerer Wert von 2–3 ab

Narkosedauer, Größe und Gewicht des Patienten haben keinen Einfluss auf den MAC-Wert.
Der MAC-Wert wird jedoch von folgenden Faktoren beeinflusst:

- **Körpertemperatur.** Mit abnehmender Körpertemperatur wird weniger, bei Fieber entsprechend mehr Inhalationsanästhetikum benötigt.
- **Lebensalter** (Abb. **A-4.44**). So ist der MAC-Wert für Kinder von 1–6 Monaten am höchsten und fällt dann kontinuierlich ab.
- Für **Natrium** konnte gezeigt werden, dass eine Hypernatriämie den MAC-Wert erhöht, während eine Hyponatriämie den MAC-Wert erniedrigt. Kalzium selbst hat keinen Einfluss, während **Kalzium-Antagonisten** den MAC-Wert vermindern.
- **Alkoholabusus.** Chronischer Alkoholabusus erhöht den Bedarf an Inhalationsanästhetika, während akuter ihn erniedrigt.
- Bei fortschreitender **Schwangerschaft** werden zunehmend weniger Inhalationsanästhetika benötigt.
- **ZNS-wirksame Medikamente** wie Opioide, Benzodiazepine, Barbiturate und α_2-Agonisten vermindern ebenfalls den Bedarf.
- Durch **Supplementierung mit 70% Lachgas (N_2O)** wird der MAC-Wert reduziert (Tab. **A-4.38**).

Auf den MAC-Wert haben Narkosedauer, Größe und Gewicht des Patienten keinen Einfluss, während **Temperatur, Lebensalter** (Abb. **A-4.44**), **Alkoholabusus, Schwangerschaft, Natrium** und verschiedene **Medikamente** den MAC-Wert entweder verstärken oder abschwächen. Durch **Supplementierung mit 70% Lachgas (N_2O)** wird der MAC-Wert reduziert (Tab. **A-4.38**).

◎ A-4.44	Altersabhängiger Bedarf an Sevofluran und Desfluran

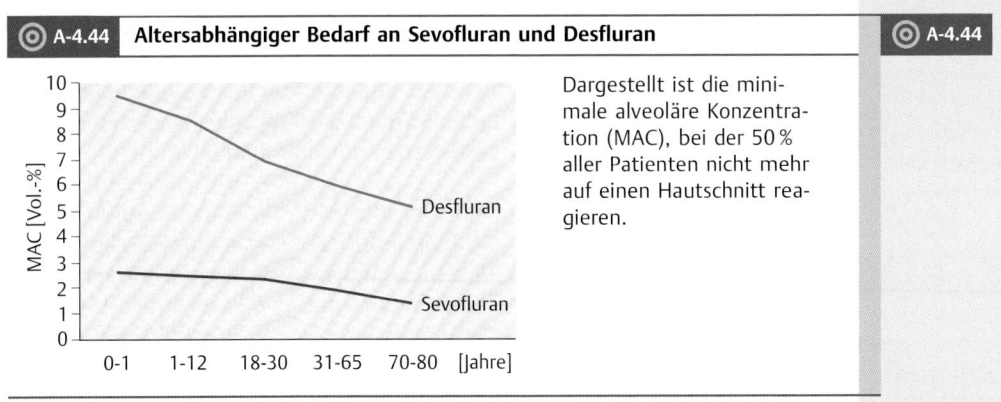

Dargestellt ist die minimale alveoläre Konzentration (MAC), bei der 50% aller Patienten nicht mehr auf einen Hautschnitt reagieren.

◎ A-4.44

4.3.2 Wirkungsmechanismus im ZNS

Inhalationsanästhetika wirken über eine reversible Hemmung der neuronalen Aktivität in verschiedenen Regionen des ZNS und reduzieren so die **Schmerzempfindung**, das **Bewusstsein**, die **Abwehrreflexe** sowie die **Muskelspannung**.

Der Wirkungsmechanismus ist bis heute nicht vollständig bekannt. Da die **Formatio reticularis** des Hirnstamms für das Bewusstsein und die Regulation der motorischen Aktivität eine wichtige Rolle spielt, nimmt man an, dass diese Struktur eine wesentliche Funktion bei der Wirkungsvermittlung der Inhalationsanästhetika hat. Inhalationsanästhetika wirken jedoch nicht selektiv in einer einzigen Region und nicht immer wirken sie dämpfend auf die neuronale Aktivität, wie neuere Untersuchungen an isolierten ZNS-Präparaten zeigen.

4.3.2 Wirkungsmechanismus im ZNS

Inhalationsanästhetika reduzieren die **Schmerzempfindung**, das **Bewusstsein**, die **Abwehrreflexe** sowie die **Muskelspannung**.
Der genaue Wirkungsmechanismus ist nicht bekannt. Man nimmt an, dass die Anästhetika die neuronale Aktivität des ZNS indirekt beeinflussen.

Die physikalische Eigenschaft, die am besten mit der Wirksamkeit der Inhalationsanästhetika korreliert, ist die **Lipidlöslichkeit**, die mit dem **Öl/Gas-Koeffizienten** beschrieben wird.

Inhalationsanästhetika lagern sich in **hydrophobe Membranbestandteile** des ZNS ein.

4.3.3 Aufnahme und Verteilung

Die Aufnahme eines Inhalationsanästhetikums hängt von **alveolärer Konzentration, Blutlöslichkeit, Herzzeitvolumen** und **alveolär-pulmonalvenöser Partialdruckdifferenz** ab. Die **alveoläre Konzentration** eines Inhalationsanästhetikums ist entscheidend für die Aufnahme in die Blutbahn.

▶ **Merke**

Der **Blut/Gas-Koeffizient** (Tab. A-4.39) ist ein Maß für die **Blutlöslichkeit** eines Anästhetikums.

Cave: Der Blut/Gas-Koeffizient gibt Auskunft über die verschiedenen Anästhetikakonzentrationen, jedoch nicht über die Partialdrücke! Ein niedriger Blut/Gas-Koeffizient (Lachgas) bedeutet schlechte Löslichkeit, aber schnelles Erreichen eines Äquilibriums.

Bei einem gut löslichen Anästhetikum dauert es länger, bis die für die Aufnahme in das Gehirn erforderliche Anästhetikakonzentration erreicht ist.

Die physikalische Eigenschaft, die am besten mit der Wirksamkeit der Inhalationsanästhetika korreliert, ist die **Lipidlöslichkeit**. Diese wird mit dem sog. **Öl/Gas-Koeffizienten** beschrieben. Je fettlöslicher ein Inhalationsanästhetikum ist, desto geringer ist die alveoläre Konzentration, die für das Erreichen einer definierten Narkosetiefe notwendig ist.

Inhalationsanästhetika lagern sich in **hydrophobe Membranbestandteile** des ZNS ein. Die dadurch bedingte Volumenzunahme der neuronalen Membran beeinflusst membranständige Funktions- bzw. Ionentransportproteine und setzt die neuronale Aktivität herab.

Bei der Vielzahl der Anästhetika (Inhalations- und intravenöse Anästhetika) ganz unterschiedlicher Struktur ist ein gemeinsamer Wirkungsmechanismus zweifelhaft, und es bleibt offen, ob eine umfassende Narkosetheorie je möglich sein wird. Evtl. ist Narkose eine uniforme Reaktion auf sehr unterschiedliche Eingriffe in die Funktion von Nervenzellen und Nervenzellverbänden.

4.3.3 Aufnahme und Verteilung

Die derzeit angewendeten Inhalationsanästhetika haben alle den Vorteil guter Steuerbarkeit, d. h. es besteht die Möglichkeit, die Narkose jederzeit zu vertiefen oder zu verflachen. Die Aufnahme als Voraussetzung zur Wirksamkeit eines Inhalationsanästhetikums hängt von dessen **alveolärer Konzentration**, der **Blutlöslichkeit**, dem **Herzzeitvolumen** sowie der **alveolär-pulmonalvenösen Partialdruckdifferenz** ab.

Die **alveoläre Konzentration** eines Inhalationsanästhetikums ist entscheidend für die Aufnahme in die Blutbahn.

▶ **Merke:** Die **alveoläre Konzentration** ist abhängig von der inspiratorisch eingestellten Anästhetikakonzentration und der Ventilation. Steigert man entweder die Ventilation und/oder die inspiratorisch eingestellte Anästhetikakonzentration, erreicht man schneller die gewünschte alveoläre Konzentration. Dadurch nimmt man Einfluss auf die Geschwindigkeit der Narkoseeinleitung und auf die Narkosetiefe.

Die klinisch eingesetzten volatilen Inhalationsanästhetika Halothan, Enfluran, Isofluran, Sevofluran und Desfluran bewirken dosisabhängig eine Atemdepression bis zur Apnoe. Dies muss bei Narkosen unter Spontanatmung beachtet werden.

Die **Löslichkeit** eines Anästhetikums **im Blut** wird durch den **Blut/Gas-Koeffizienten** (Tab. A-4.39) beschrieben. Dieser gibt die relative Affinität eines Anästhetikums für 2 verschiedene Phasen (wässrig, gasförmig) an. Entsprechend dem Partialdruckgradienten zwischen Alveolarluft und Blut wird das Anästhetikum so lange in das Blut aufgenommen und physikalisch gelöst, bis die Partialdrücke sich angeglichen haben. Die Gasmenge im Blut ist nach dem **Henry-Dalton-Gesetz** dabei dem Partialdruck des Anästhetikums im Blut direkt proportional. Abhängig vom jeweiligen Blut/Gas-Koeffizienten können die Anästhetikakonzentrationen in beiden Phasen verschieden sein, obwohl die Partialdrücke gleich sind.

Isofluran hat z. B. einen Blut/Gas-Koeffizienten von 1,4. Für Isofluran liegt im Gleichgewichtszustand also eine alveoläre Konzentration von 1 Vol% vor, im Blut sind aber 1,4 ml Isofluran pro 100 ml Blut gelöst. D. h., im Äquilibrium ist die Blutkonzentration (aber nicht der Partialdruck!) 1,4fach höher als die alveoläre Konzentration. Praktisch bedeutet ein niedriger Blut/Gas-Koeffizient, z. B. 0,47 für Lachgas, eine schlechte Löslichkeit und damit ein schnelles Erreichen eines Äquilibriums. Mit Äther (Blut/Gas-Koeffizent von 12) hingegen benötigt man mehr Zeit, bis sich ein „Steady-State" einstellt.

Ein gut lösliches Anästhetikum braucht deshalb eine längere Zeit, um die für die Aufnahme in das Gehirn erforderliche Anästhetikakonzentration zu erreichen, weil zur Erhöhung des Partialdruckes im Blut mehr Substanz aufgenommen werden muss.

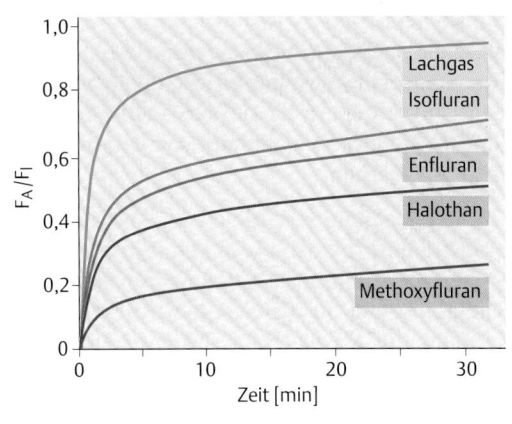

◎ A-4.45

◎ A-4.45 **Bedeutung der Löslichkeit für die alveoläre Konzentration eines Inhalationsanästhetikums**

Dargestellt ist die Geschwindigkeit, mit der sich die alveoläre Konzentration verschiedener Inhalationsanästhetika der inspiratorisch gewählten Konzentration annähern. Je geringer die Löslichkeit (z. B. Lachgas), desto rascher kommt es zu einer Annäherung, bzw. je größer die Löslichkeit, desto langsamer nähert sich die alveoläre der inspiratorischen Konzentration an.

▶ **Merke:** Je größer die Blutlöslichkeit eines Inhalationsanästhetikums ist, desto langsamer verlaufen Narkoseeinleitung und -ausleitung.
Bei gut blutlöslichen Inhalationsanästhetika muss die inspiratorische Konzentration zur Beschleunigung der Narkoseeinleitung inital erhöht werden.

◀ Merke

Sevofluran und Desfluran zeichnen sich durch geringe Blutlöslichkeit aus, d. h. sie fluten schnell an und ab.

In Abb. **A-4.45** ist die Geschwindigkeit, mit der sich die alveoläre Konzentration verschiedener Inhalationsanästhetika der inspiratorisch eingestellten Konzentration annähert (F_A/F_I: Verhältnis von alveolärer zu inspiratorisch eingestellter Konzentration), dargestellt.

Eine Steigerung des **Herzzeitvolumens** verzögert das Erreichen eines Äquilibriums zwischen inspiratorisch eingestellter und alveolärer Gaskonzentration (Abb. **A-4.46**). Durch die vermehrte Lungendurchblutung wird das Inhalationsanästhetikum schneller abtransportiert, so dass der alveoläre Konzentrationsanstieg verlangsamt wird. Klinisch macht sich dieser Aspekt vor allem bei

In Abb. **A-4.45** ist die Geschwindigkeit, mit der sich die alveoläre Konzentration verschiedener Inhalationsanästhetika der inspiratorisch eingestellten Konzentration annähert, dargestellt.

Mit einer Steigerung des **Herzzeitvolumens** verlangsamt sich der Anstieg der alveolären Anästhetikakonzentration, während im Schock schnell hohe alveoläre Konzentrationen erreicht werden (Abb. **A-4.46**).

◎ A-4.46 **Bedeutung des Herzzeitvolumens für die alveoläre Konzentration eines Inhalationsanästhetikums**

◎ A-4.46

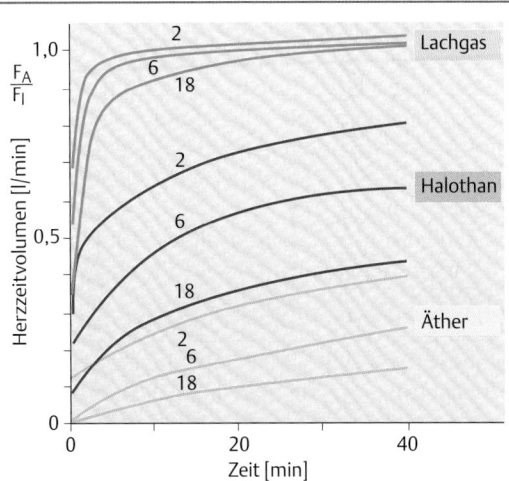

Dargestellt ist die Geschwindigkeit, mit der sich die alveolären Konzentrationen verschiedener Inhalationsanästhetika (Äther, Halothan, Lachgas) der inspiratorisch gewählten Konzentration unter verschiedenen Herzzeitvolumina (2 l/min, 6 l/min und 18 l/min) annähern. Eine Zunahme des HZV verzögert das Erreichen eines Äquilibriums zwischen inspiratorischer und alveolärer Konzentration, da das Inhalationsanästhetikum im Blut rascher zu den Geweben abtransportiert wird. Umgekehrt werden bei Abnahme des HZV schneller hohe alveoläre Konzentrationen erreicht. Dieser Effekt ist umso stärker ausgeprägt, je höher der Blut/Gas-Koeffizient bzw. je geringer die Löslichkeit eines Inhalationsanästhetikums ist.

gut löslichen Inhalationsanästhetika bemerkbar. Umgekehrt ist es bei einer Verminderung des Herzzeitvolumens, z. B. im Schock. Hier werden schnell hohe alveoläre Konzentrationen erreicht. Letzteres wird in der Regel durch die Steigerung der Ventilation noch verstärkt.

Auch Inhalationsanästhetika bewirken eine Verminderung des HZV, weshalb sie im Schock kontraindiziert sind; v. a., da sie auch den **peripheren Widerstand vermindern** und den **reflektorischen Anstieg der Herzfrequenz abschwächen.**

Da die Inhalationsanästhetika selber auch eine **Verminderung des Herzzeitvolumens** bewirken (Halothan > Enfluran > Isofluran), ist deren Verabreichung im Schock kontraindiziert, insbesondere da sie auch den **peripheren Widerstand vermindern** (Isofluran > Enfluran > Halothan) und den **reflektorischen Anstieg der Herzfrequenz abschwächen.**

Entsprechend den Blut/Gas-Koeffizienten gibt es **Gewebe/Blut-Verteilungskoeffizienten.** Im Gewebe hängt die Aufnahme des Inhalationsanästhetikums von der **Gewebelöslichkeit,** der **Gewebedurchblutung** und der **Gewebe/Blut-Partialdruckdifferenz** (Tab. **A-4.39**) des Anästhetikums ab.

Die **alveolopulmonalvenöse Partialdruckdifferenz** wird von der Aufnahme und Verteilung des Inhalationsanästhetikums in den Geweben beeinflusst. Im Gewebe hängt die Aufnahme des Inhalationsanästhetikums von der **Gewebelöslichkeit,** der **Gewebedurchblutung** und der **Gewebe/Blut-Partialdruckdifferenz** (Tab. **A-4.39**) des Anästhetikums ab. Beispielsweise bedeutet ein Gehirn/Blut-Verteilungskoeffizient von 2,9 für Halothan, dass in 1 ml Gehirn 2,9fach mehr Halothan als in 1 ml Blut gelöst ist.

≡ A-4.39

≡ A-4.39	Verteilungskoeffizienten der Inhalationsanästhetika				
	Blut/Gas	**Gehirn/Blut**	**Leber/Blut**	**Muskel/Blut**	**Fett/Blut**
Lachgas	0,47	1,1	0,8	1,2	2,3
Desfluran	0,42	1,3	1,3	2,0	27
Sevofluran	0,69	1,7	1,8	3,6	55
Isofluran	1,4	1,6	1,8	3,4	45
Enfluran	1,8	1,4	2,1	1,7	36
Halothan	2,4	2,9	2,1	4,0	51

Für die Aufnahme des Anästhetikums in das Gewebe spielt die Gewebedurchblutung eine entscheidende Rolle. So erreichen Gehirn, Herz, Leber und Niere mit niedrigem Koeffizienten und guter Durchblutung schnell ein Äquilibrium, während die Muskulatur mit ebenfalls niedrigem Koeffizienten, aber schlechterer Durchblutung länger braucht.

Das Verhältnis von Gewebevolumen zur Durchblutung spielt eine entscheidende Rolle. So wird in Gehirn, Herz, Leber und Niere aufgrund der guten Durchblutung schnell ein Äquilibrium (4–8 Minuten) erreicht, während für die Einstellung eines Gleichgewichtes in der Muskulatur mit 1/20 der Durchblutung des Gehirns etwa die 20fache Zeit benötigt wird (1–4 Stunden). Während die anderen Gewebe/Blut-Verteilungskoeffizienten zwischen 0,8 und 4 schwanken, finden sich für die Fett/Blut-Verteilungskoeffizienten Werte von 2,3 für Lachgas und von 27–55 für die übrigen Inhalationsanästhetika. D. h. das Fettgewebe hat eine ausgeprägte Aufnahmekapazität für Inhalationsanästhetika.

Fettgewebe hat eine schlechte Durchblutung und einen hohen Koeffizienten, demnach dauert die Äquilibrierung hier am längsten.

Da die Durchblutung im Fettgewebe gering ist, dauert es sehr lange, bis sich ein Gleichgewicht zwischen Blut und Fettgewebe einstellt. So erreicht man eine „halbe" Äquilibrierung mit Lachgas nach 70–80 Minuten, aber mit Enfluran und Halothan erst nach 19–37 Stunden, d. h. man erreicht während einer üblichen Inhalationsnarkose trotz „Loading Dose" (bei der Einleitung der Narkose wird eine höhere Anästhetikakonzentration inspiratorisch eingestellt als zur Aufrechterhaltung der Narkose notwendig ist) kein Gleichgewicht im schlecht durchbluteten Fettgewebe.

▶ Merke

▶ **Merke:** Eine Äquilibrierung des Fettgewebes wird während einer Narkose nicht erreicht, weder für schlecht noch für gut lösliche Inhalationsanästhetika.

Die Pharmakokinetik der Inhalationsanästhetika wird mit einem **Drei-Kompartiment-Modell** (s. S. 152) erfasst. Dieses besteht aus einem schnell, einem mittel-

Als pharmakokinetisches Modell für die Verteilung der Inhalationsanästhetika wird man prinzipiell ein **Drei-Kompartiment-Modell** (s. S. 152) zugrunde legen müssen, das aus einem schnell, einem mittelschnell und einem langsam aufsättigbaren Kompartiment zusammengesetzt ist. Um eine bestimmte alveoläre Konzentration zu erreichen und aufrechtzuerhalten, ist eine von der Aufnahmekinetik des Anästhetikums abhängige Anpassung der Verdampfereinstellung, insbesondere in der Einleitungsphase, notwendig. Die alveoläre Konzentration der Inhalationsanästhetika wird durch das Einwaschen in den Alveolarraum, Abatmung sowie Aufnahme in das Blut und Gewebe beeinflusst.

Lachgas darf bei einer Narkose in Konzentrationen nicht über 70 % verabreicht werden. Während jeder Inspiration werden große Mengen Lachgas in das Blut aufgenommen. In dem dann deutlich verminderten Restgasvolumen der Lunge liegt das verbleibende Lachgas konzentriert vor. Außerdem entsteht nun gewissermaßen eine Sogwirkung bei der folgenden Inspiration. Das bewirkt, dass zusätzlich lachgashaltiges Frischgas in die Alveolen einströmt, so dass die alveoläre Lachgaskonzentration überproportional in der Anflutungsphase der Narkose ansteigt. Dieser als **Konzentrationseffekt** bezeichnete Vorgang ist um so ausgeprägter, je höher der inspiratorische Lachgasanteil ist. Wegen des Konzentrationseffektes wird mit Lachgas schneller ein Äquilibrium erreicht. Der Konzentrationseffekt spielt bei den in niedriger inspiratorischer Konzentration verabreichten gut blutlöslichen volatilen Anästhetika keine Rolle.

Der **„Second-Gas"-Effekt** („Zweitgaseffekt") beschreibt die schnellere alveoläre Konzentrationsanreicherung eines volatilen Inhalationsanästhetikums, wenn gleichzeitig ein hoher Lachgasanteil zugeführt wird. Die schnellere Aufnahme von Lachgas in das Blut führt zu einem Volumenverlust in der Lunge, durch den die Konzentration des Inhalationsanästhetikums im verbleibenden kleineren Volumen zunimmt. Der „Second-Gas"-Effekt bewirkt eine Beschleunigung der Narkoseeinleitung mit volatilen Anästhetika in Anwesenheit von Lachgas. Lachgas diffundiert besonders in geschlossene **gasgefüllte Räume**, z. B. in gashaltige Darmabschnitte, in einen Pneumothorax oder das Mittelohr, und erhöht dort das Volumen. Bei Gabe von 75 % Lachgas verdoppelt sich das Volumen eines Pneumothorax in 10 Minuten und verdreifacht sich in 30 Minuten; dadurch können schwere kardiorespiratorische Störungen hervorgerufen werden. Beim **Pneumothorax** ist die Gabe von Lachgas **kontraindiziert**. Ähnliches gilt für **Luftembolien**. Daher sollte man Lachgas bei Operationen mit Luftembolierisiko, z. B. Kraniotomien in sitzender Position, vermeiden. Auch in luftgefüllten Darmabschnitten, insbesondere beim **Ileus**, gibt es z. T. klinisch bedeutsame Zunahmen des Gasgehaltes. Lachgas diffundiert in die Paukenhöhle und drückt das Trommelfell nach außen, dies kann bei **Tympanoplastiken** störend sein.

Der lufthaltige Cuff eines Endotrachealtubus vermehrt sein Volumen durch Lachgasaufnahme. Dies führt zu unerwünschten Cuff-Drucksteigerungen, die zur Minderperfusion der Trachealschleimhaut führen können. Daher sollte der **Cuff-Druck** routinemäßig überprüft und ggf. korrigiert werden.

Während einer Narkose durchströmt das Inhalationsanästhetikum das Patientensystem des Narkosegerätes (Respirator und Schläuche). **Gummi, PVC** und **Kalkabsorber** selbst resorbieren anteilige Mengen von Inhalationsanästhetika in Abhängigkeit von deren jeweiliger Löslichkeit. Dies spielt nur für Lachgas keine Rolle. Die Kontamination des Narkosebeatmungsgerätes mit Inhalationsanästhetika erklärt, weshalb bei der **malignen Hyperthermie** (S. 202) das Narkosegerät oder zumindest dessen Schläuche sofort gewechselt werden müssen, um eine weitere Triggerung der malignen Hyperthermie mit Spuren der Inhalationsanästhetika zu vermeiden.

4.3.4 Pulmonale Elimination

Beim Beenden einer Narkose und Ventilation mit 100 % Sauerstoff werden die **schlecht blutlöslichen Inhalationsanästhetika, z. B. Lachgas, schneller ausgewaschen** als die gut löslichen. Es bestehen bei der Ausleitung zwei entscheidende Unterschiede gegenüber der Einleitung. Zum einen kann man bei der Einleitung kurzfristig die eingestellte inspiratorische Konzentration erhöhen, um schneller eine bestimmte alveoläre Konzentration zu erreichen; bei der Auslei-

schnell und einem langsam aufsättigbaren Kompartiment.

Während jeder Inspiration werden große Mengen Lachgas in das Blut aufgenommen. In dem dann deutlich verminderten Restgasvolumen der Lunge liegt das verbleibende Lachgas konzentriert vor. Außerdem entsteht nun gewissermaßen eine Sogwirkung bei der folgenden Inspiration. Das bewirkt, dass zusätzlich lachgashaltiges Frischgas in die Alveolen einströmt, so dass die alveoläre Lachgaskonzentration überproportional in der Anflutungsphase der Narkose ansteigt. Aufgrund des **Konzentrationseffektes** darf Lachgas bei einer Narkose in Konzentrationen nicht über 70 % verabreicht werden.

Der **„Second-Gas"-Effekt** („Zweitgaseffekt") beschreibt die schnellere alveoläre Konzentrationsanreicherung eines volatilen Inhalationsanästhetikums, wenn gleichzeitig ein hoher Lachgasanteil zugeführt wird.

Lachgas diffundiert in **gasgefüllte Räume**, z. B. in gashaltige Darmabschnitte, Pneumothorax und führt zu einer Volumenzunahme. Dies kann z. B. bei **Pneumothorax** oder **Luftembolie** zu lebensgefährlichen Komplikationen führen.
Vorsicht ist auch bei **Ileus** und **Tympanoplastik** geboten.

Wegen der Gefahr einer Trachealschleimhaut-Minderperfusion sollte der **Cuff-Druck** eines Endotrachealtubus routinemäßig überprüft und ggf. korrigiert werden.

Anteilige Mengen der Inhalationsanästhetika werden zu Beginn einer Narkose von **Gummi, PVC** und **Kalkabsorber** resorbiert. Wegen der Kontamination des Beatmungsgerätes mit Inhalationsanästhetika muss bei der **malignen Hyperthermie** das Gerät gewechselt werden (s. S. 202).

4.3.4 Pulmonale Elimination

Schlecht blutlösliche Inhalationsanästhetika werden **schneller ausgewaschen** als gut lösliche.

tung kann die Konzentration aber nicht unter 0 reduziert werden. Zum anderen haben bei der Einleitung alle Gewebe dieselbe Konzentration des Inhalationsanästhetikums, nämlich 0; bei der Ausleitung sind die Gewebekonzentrationen jedoch in Abhängigkeit von der Narkosedauer sehr unterschiedlich. So haben die gut durchbluteten Organe in der Regel ein Äquilibrium erreicht, die Muskulatur erst nach einigen Stunden und das Fettgewebe üblicherweise nicht. Wird kein Äquilibrium erreicht, sind diese Gewebe initial auch nicht an der Elimination des Anästhetikums über die Lunge beteiligt, sondern nehmen, solange der Partialdruck im Blut noch höher als im betreffenden Gewebe ist, weiter das Anästhetikum auf.

▶ **Merke**

▶ **Merke:** Je länger eine Narkose gedauert hat und je größer die Gesamtdosis des Inhalationsanästhetikums ist, desto länger dauert die vollständige Elimination des Anästhetikums.

Die Abnahme der Anästhetikakonzentration ist von der **alveolären Ventilation** abhängig.

Wegen seiner schlechten Löslichkeit gelangt Lachgas bei der Narkoseausleitung schnell in die Alveolen. Wird zu diesem Zeitpunkt nur mit 21 % Sauerstoff beatmet, kommt es zu einer **Diffusionshypoxie** (Abb. **A-4.47**). Daher muss zu diesem Zeitpunkt **100 % Sauerstoff** zugeführt werden.

Wie bei der Narkoseeinleitung ist auch die Abnahme der Anästhetikakonzentration von der **alveolären Ventilation** abhängig. Eine Hypoventilation verzögert demnach das Aufwachen aus einer Inhalationsnarkose.
Das Auftreten einer **Diffusionshypoxie** (Abb. **A-4.47**) muss bei der Narkoseausleitung vermieden werden. Im Verlauf einer Narkose werden 20–30 l Lachgas im Austausch gegen 1 l Stickstoff im Körper gespeichert. Wegen seiner schlechten Blutlöslichkeit gelangt das gespeicherte Lachgas bei der Narkoseausleitung schnell in die Alveolen, wo das Inspirationsgemisch überproportional mit Lachgas angereichert wird. Wird nun nur Raumluft inspiratorisch angeboten, sinken der alveoläre und arterielle PO_2 ab. Deshalb muss jeder Patient **nach Abstellen der Lachgaszufuhr** für einige Minuten **100 % Sauerstoff** zugeführt bekommen.

◎ **A-4.47**

◎ **A-4.47**　**Diffusionshypoxie**

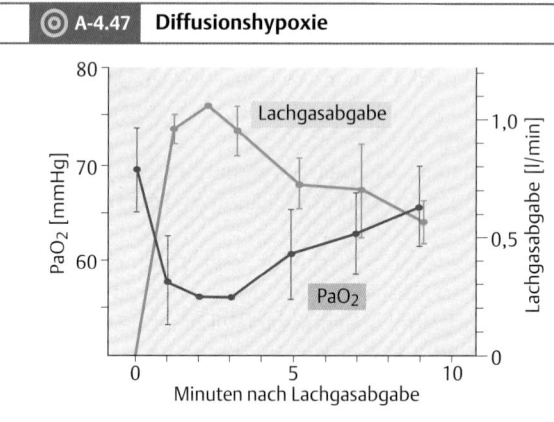

Nach Abstellen der Lachgaszufuhr gelangt N_2O bei der Ausleitung schnell in den Alveolarraum zurück und überflutet aufgrund seines großen Volumenbedarfs die Alveolen, das Inspirationsgemisch wird mit N_2O verdünnt. Wird inspiratorisch nur 21 % O_2 (Raumluft) angeboten, kann der alveoläre Sauerstoffanteil in einen kritischen Bereich absinken.

4.3.5 Metabolisierung

Inhalationsanästhetika werden teilweise in der **Leber** mittels **Cytochrom-P-450**-abhängiger Prozesse metabolisiert. Der größte Anteil wird abgeatmet.

4.3.5 Metabolisierung

Zunächst nahm man an, dass die Inhalationsanästhetika inerte Substanzen seien, die keiner Biotransformation unterlägen und zu 100 % wieder über die Lunge abgeatmet würden. Heutzutage weiß man, dass zwar der größte Anteil der Inhalationsanästhetika unverändert abgeatmet wird, ein Teil aber metabolisiert wird und die Metabolite auch unerwünschte toxische Wirkungen haben können. Der Hauptmetabolisierungsort für Inhalationsanästhetika ist die **Leber**, in der mittels einer **Cytochrom-P-450**-vermittelten Phase-I-Reaktion vor allem eine Dehalogenierung und O-Dealkylierung stattfindet.

Bestimmte Substanzen, z. B. Antikonvulsiva, Steroide, Sedativa und Ethanol können eine Enzyminduktion des Cytochrom-P-450 bewirken.

Bestimmte Substanzen, z. B. Antikonvulsiva, Steroide, Sedativa und Ethanol können eine Enzyminduktion des Cytochrom-P-450 bewirken. Das einzige, aber zunehmend weniger eingesetzte Inhalationsanästhetikum, das einer Reduktion unterliegt, ist Halothan.

Auch die Dauer der Substanzverfügbarkeit beeinflusst das Ausmaß der Biotransformation. Deshalb ist bei adipösen Patienten die Stoffwechselrate höher (Speicherung im Fettgewebe).

Die klinisch angewendeten Inhalationsanästhetika werden wie folgt abgebaut:

- **Lachgas** wird in geringen Mengen von der Bakterienflora des Darmes zu Stickstoff reduziert.
- **Halothan** wird zu etwa 20 % metabolisiert. Der Hauptmetabolit ist **Trifluoressigsäure**. Ein reaktiver Zwischenmetabolit ist Trifluoracetylchlorid, das in Zusammenhang mit der Auslösung einer „Halothanhepatitis" gebracht wird (s. u.). Es entstehen zudem noch Chlorid-, Fluorid- und Bromidionen.
- **Enfluran** wird deutlich geringer metabolisiert (etwa 2 %). Bei der Biotransformation werden vor allem Fluoridionen freigesetzt.
- **Isofluran** wird gering metabolisiert (etwa 0,2 %). Eine kleine Menge an Trifluoressigsäure ist jedoch auch hier im Urin nachweisbar.
- **Sevofluran** wird zu 3–5 % metabolisiert. Metabolite sind anorganisches Fluorid, Hexafluoroisopropanol und CO_2. Weiterhin entsteht in einer Reaktion mit trockenem Atemkalk **Compound A**, dessen Abbauprodukte nephrotoxisch sind. Als einziges Inhalationsanästhetikum wird Sevofluran durch Glukuronidierung (Phase-II-Biotransformation) entgiftet.
- **Desfluran** wird zu < 0,1 % metabolisiert. Metabolite sind Trifluoressigsäure und anorganisches Fluorid.

4.3.6 Wirkungen und Nebenwirkungen

ZNS: Isofluran vermindert dosisabhängig die **zerebrale Stoffwechselrate** und scheint im Vergleich zu Halothan und Enfluran in geringen Dosen einen „protektiven" Effekt bei regionalen zerebralen Ischämien zu haben. Der zerebrale Blutfluss, bei dem ischämische **EEG-Veränderungen** auftreten, ist für Halothan und Enfluran ungefähr doppelt so hoch wie für Isofluran. Einschränkend muss betont werden, dass Barbiturate eine deutlich bessere zerebroprotektive Wirkung haben als Isofluran und Mittel der ersten Wahl sind, um das Gehirn vor Ischämien zu schützen.

Die Inhalationsanästhetika bewirken eine **zerebrale Vasodilatation** und können bei Patienten mit intrakraniellen Raumforderungen den intrakraniellen Druck erhöhen und damit den zerebralen Perfusionsdruck reduzieren. Darum sollten bei diesen Patienten intravenöse Anästhetika (Propofol) bevorzugt werden.

Herz-Kreislauf-System: Die **kardiovaskulären Effekte** sind in Tab. **A-4.40** zusammenfassend dargestellt.

Alle Inhalationsanästhetika wirken **negativ inotrop**. Isofluran und Sevofluran scheinen aber unter den Inhalationsanästhetika bei Patienten mit eingeschränkter myokardialer Leistungsfähigkeit am geeignetsten zu sein, da sie die Nachlast durch Abnahme des peripheren Widerstandes am deutlichsten reduzieren. Daher fällt das **Herzzeitvolumen** trotz Kontraktilitätsminderung nicht so stark ab wie unter Halothan und Enfluran. Isofluran bewirkt auch eine deutliche Abnahme des **koronaren Gefäßwiderstandes**. Dies kann zu einer Verbesserung des myokardialen Sauerstoffangebotes führen, aber unter bestimmten Voraussetzungen ein „Coronary-Steal"-Phänomen bewirken. Die Sensibilisierung des Myokards gegenüber Katecholaminen mit möglicher Auslösung von **Arrhythmien** ist bei Halothan am ausgeprägtesten. Bei raschem Anfluten von Desfluran kommt es aufgrund einer symphatikotonen Reaktion zu einem vorübergehenden Anstieg von Herzfrequenz und Blutdruck.

Viel diskutiert wird zurzeit die Myokardprotektion durch verschiedene Inhalationsanästhetika, insbesondere Sevofluran (**myokardiale Präkonditionierung**, s. S. 355). Bei kardiochirurgischen Eingriffen wird daher der Einsatz von volatilen Anästhetika im Rahmen einer balancierten Anästhesie bereits empfohlen.

Die Biotransformation ist auch von der Dauer der Substanzverfügbarkeit abhängig. Deshalb ist bei Adipösen die Stoffwechselrate höher (Speicherung im Fettgewebe).
Abbau von Inhalationsanästhetika:
Lachgas wird in geringen Mengen von der Bakterienflora des Darmes zu Stickstoff reduziert.
Halothan wird zu etwa 20 %, **Enfluran** zu etwa 2 %, **Isofluran** zu etwa 0,2 %, **Sevofluran** zu 3–5 % und **Desfluran** zu < 0,1 % metabolisiert. Abbauprodukte sind Fluoride, Chloride bzw. Bromide und organische Halogenverbindungen.

4.3.6 Wirkungen und Nebenwirkungen

ZNS: Isofluran vermindert dosisabhängig die **zerebrale Stoffwechselrate** und scheint im Vergleich zu Halothan und Enfluran in geringen Dosen einen „protektiven" Effekt bei regionalen zerebralen Ischämien zu haben.

Alle Inhalationsanästhetika können durch **zerebrale Vasodilatation** den intrakraniellen Druck steigern und damit den zerebralen Perfusionsdruck reduzieren.

Herz-Kreislauf-System: siehe Tab. **A-4.40**.

Alle Inhalationsanästhetika wirken **negativ inotrop**.

☰ A-4.40

☰ A-4.40	Kardiovaskuläre Effekte der Inhalationsanästhetika				
	Halothan	**Enfluran**	**Isofluran**	**Desfluran**	**Sevofluran**
Inotropie	–	–/–	–/–	–/–	–/–
peripherer Widerstand	○/–	–	–	–	–
Herzzeitvolumen	–	–	○/–	○/+	○/–
koronarer Gefäßwiderstand	○/–	○/–	–/–	○/–	○/–
Arrhythmogenität	+++	++	+	+	+

+ = Zunahme, – = Abnahme, ○ = keine Änderung

Atmung: Inhalationsanästhetika **vermindern bronchospastische Zustände**, dies ist klinisch bedeutsam bei Asthmatikern und Patienten mit chronisch-obstruktiven Atemwegserkrankungen.

Gynäkologie (Uterus): Halothan, Enfluran, Isofluran, Sevofluran und Desfluran bewirken eine vergleichbare dosisabhängige **Uterusrelaxation**.

Leber: Nach einer Inhalationsnarkose kann es zu verschiedenen Graden einer Leberschädigung kommen. Diese äußert sich in einer leichten Erhöhung der Transaminasen bis hin zum fulminanten Leberversagen.

Vor allem **Halothan** hat **hepatotoxisches Potenzial**, wobei der Zwischenmetabolit **Trifluoracetylchlorid** hepatozelluläre Nekrosen bewirken kann. Die Inzidenz schwerer Leberschäden beträgt 1:35000 und ist bei wiederholter Gabe gesteigert. Die „Halothanhepatitis" ist eine Ausschlussdiagnose.

Praktisch gilt Folgendes:
- keine Halothanwiederholungsnarkose bei Erwachsenen
- bei Hinweisen auf eine frühere „Halothanhepatitis" keine erneute Verwendung von volatilen Inhalationsanästhetika
- vorbestehende Leberschädigung anderer Ursache ist keine Kontraindikation für die Anwendung von Enfluran und Isofluran.

Atmung: Die Inhalationsanästhetika können durch Unterdrückung der Atemwegsreflexe und z.T. durch **Relaxation der glatten Bronchialmuskulatur** bronchospastische Zustände verhindern bzw. vermindern. Dies spielt vor allem bei Asthmatikern und Patienten mit chronisch obstruktiven Lungenerkrankungen eine Rolle. Im Gegensatz zu früheren Meinungen gibt es zumindest im Tiermodell keine signifikanten Unterschiede zwischen Halothan, Enfluran und Isofluran. Wenn Patienten mit Aminophyllin oder β-Sympathomimetika behandelt werden, ist dem Isofluran wegen seiner geringeren Arrhythmogenität der Vorzug zu geben.

Gynäkologie (Uterus): Halothan, Enfluran, Isofluran, Sevofluran und Desfluran bewirken eine vergleichbare dosisabhängige **Uterusrelaxation**. Bei Verwendung höherer Konzentrationen kann es zu vermehrtem Blutverlust bei Eingriffen am graviden Uterus kommen.

Leber: Nach einer Inhalationsnarkose kann es zu verschiedenen Graden einer Leberschädigung kommen, von einer leichten Erhöhung der Transaminasen bis hin zum fulminanten Leberversagen. Der direkte Einfluss der Anästhetika ist schwer nachzuweisen; die freigesetzten Transaminasen und das Bilirubin sind nur unspezifische Marker für eine Leberschädigung. In erster Linie muss man davon ausgehen, dass geringgradige Leberschädigungen durch den chirurgischen Eingriff verursacht werden. Sie werden vermutlich durch eine Verminderung der Leberdurchblutung intraoperativ ausgelöst (z.B. Oberbaucheingriffe). Für Halothan ist eine direkt die Leberdurchblutung reduzierende Wirkung beschrieben. Enfluran und Isofluran vermindern den Leberblutfluss nur bei Abnahme des HZV.

Im Zusammenhang mit schweren Leberschäden hat vor allem **Halothan hepatotoxisches Potenzial**. Der Zwischenmetabolit **Trifluoracetylchlorid** kann als Hapten an allergisch-toxischen hepatozellulären Nekrosen beteiligt sein. Es werden jedoch auch autoimmunologische Reaktionen diskutiert. Das Auftreten einer schweren halothanbedingten Leberschädigung ist selten (ca. 1:35000). Die Gefahr einer Leberschädigung ist bei wiederholter Halothanexposition gesteigert. Betroffen sind vor allem Adipöse, Frauen doppelt so oft wie Männer und Patienten über 40 Jahre. Das Krankheitsbild tritt Stunden bis Tage nach einer Narkose mit hohem Fieber und Ikterus auf. Die Diagnose wird nach Ausschluss anderer Ursachen gestellt.

Praktisch gilt Folgendes:
- keine Halothanwiederholungsnarkosen bei Erwachsenen
- bei Hinweisen auf eine frühere „Halothanhepatitis" keine erneute Verwendung von volatilen Inhalationsanästhetika (Kreuzreaktionen nicht sicher ausgeschlossen!)
- eine vorbestehende Leberschädigung anderer Ursache ist keine Kontraindikation für die Anwendung von Enfluran und Isofluran.

▶ **Merke:** Mit der Einführung von Sevofluran (insbesondere für Kindernarkosen) gilt die Anwendung von Halothan heutzutage als entbehrlich bzw. obsolet.

◀ **Merke**

Da **Sevofluran** das einzige derzeit verfügbare fluorierte Inhalationsanästhetikum ist, das nicht zu Trifluoressigsäure (Halothan, Isofluran, Desfluran) biotransformiert wird, sondern durch eine Phase-II-Biotransformation (Glukuronidierung) entgiftet wird, ist das Auftreten von Leberschäden immunologischer Genese bei Anwendung von Sevofluran unwahrscheinlich.

Da **Sevofluran** durch eine Phase-II-Biotransformation (Glukuronidierung) entgiftet wird, ist das Auftreten von Leberschäden immunologischer Genese bei Anwendung von Sevofluran unwahrscheinlich.

Nieren: Inhalationsanästhetika vermindern die Nierenfunktion durch Abnahme des renalen Blutflusses, der glomerulären Filtrationsrate, des Urinflusses und der Elektrolytausscheidung. Diese Effekte sind in der Regel sekundär, bedingt durch Beeinflussung des Herz-Kreislauf-Systems, und normalisieren sich nach Beendigung der Narkose.

Die Inhalationsanästhetika werden zwar unabhängig von der Nierenfunktion eliminiert, jedoch werden beim Metabolismus fluoridierter Inhalationsanästhetika nephrotoxisch wirkende **Fluoridionen** freigesetzt. In der Anästhesie ist das hochfluoridierte Methoxyfluran die klassisch nephrotoxische Substanz, die deshalb klinisch nicht mehr eingesetzt wird. Serumfluoridkonzentrationen ab 35–55 µmol/l beeinträchtigen die Konzentrationsfähigkeit der Niere, und bei Werten > 150 µmol/l können irreversible Nierenschäden auftreten. Die maximale Fluoridkonzentration als Maß für die Nephrotoxizität volatiler Anästhetika wird heute angezweifelt.

Von den modernen Inhalationsanästhetika finden sich nur bei Enfluran und Sevofluran erhöhte Fluoridkonzentrationen. Die nephrotoxische Schwelle wird aber nicht überschritten.

Nieren: Inhalationsanästhetika vermindern die Nierenfunktion durch Abnahme des HZV.

Fluoridionen wirken direkt nephrotoxisch. Methoxyfluran ist die klassische nephrotoxische Substanz.

Von den modernen Inhalationsanästhetika finden sich nur bei Enfluran und Sevofluran erhöhte Fluoridkonzentrationen. Die nephrotoxische Schwelle wird aber nicht überschritten.

Weitere Nebenwirkungen:
- Lachgas führt zu einem Wirkverlust von Vitamin B_{12} durch Oxidierung des Kobaltatoms. Das klinische Bild nach Langzeitverabreichung von Lachgas entspricht dem einer **pernizösen Anämie** mit hämatologischen, neurologischen und gastrointestinalen Störungen. Milde Symptome sind nach 6- bis 12-stündiger Gabe von Lachgas, gravierendere frühestens nach 24-stündiger ununterbrochener Anwendung zu erwarten.
- Bis heute findet sich in Kurz- und Langzeituntersuchungen kein sicherer Nachweis, dass Inhalationsanästhetika am Menschen **mutagen** oder **karzinogen** wirken.

Weitere Nebenwirkungen:
- Lachgas führt zu einem Wirkverlust von Vitamin B_{12} durch Oxidierung des Kobaltatoms. Das klinische Bild nach Langzeitverabreichung von Lachgas entspricht dem einer **pernizösen Anämie**.

- Es gibt keinen sicheren Nachweis der **Mutagenität** bzw. **Karzinogenität**.

4.3.7 Kurzprofil der Inhalationsanästhetika

4.3.7 Kurzprofil der Inhalationsanästhetika

Xenon

Xenon

Xenon ist ein Edelgas, welches 1898 erstmals beschrieben wurde. Die erste Narkose mit Xenon am Menschen wurde 1951 durchgeführt. Xenon ist ein sehr seltenes Gas und macht nur 0,0000087 % der Atmosphäre aus. Es ist ca. 4-mal schwerer als Luft und ist farb-, geruch- und geschmacklos. Der MAC von Xenon liegt bei 68 % und der Blut/Gas-Verteilungskoeffizient beträgt 0,14 und weist somit für die Steuerung der Narkose den günstigsten Blut/Gas-Verteilungskoeffizienten auf. Xenon ist weiterhin weder teratogen noch mutagen und ist umweltneutral.

Xenon hat potente anästhetische und analgetische Eigenschaften, zeigt keine signifikante negative Inotropie, eine hohe kardiovaskuläre Stabilität sowie schnelle Erholung nach Beendigung der Xenonzufuhr. Nichtkardiovaskuläre Nebenwirkungen unterscheiden sich nicht von denen des Isoflurans.

Das größte Hemmnis für den breitflächigen Einsatz von Xenon, welches bisher nahezu ausschließlich in klinischen Studien eingesetzt wurde, ist das seltene Vorkommen des Gases, was wiederum zu einem sehr hohen Preis führt und entsprechende Recyclingkonzepte notwendig macht.

Xenon ist ein Edelgas, welches 0,0000087 % der Atmosphäre ausmacht. Der MAC liegt bei 68 %, der Blut/Gas-Verteilungskoeffizient beträgt 0,14.

☰ A-4.41	**Kurzprofil von Inhalationsanästhetika**		
	Wirkungen	*unerwünschte Wirkungen*	*Bemerkung*
Lachgas	▪ gute analgetische Wirkung ▪ schwache hypnotische Wirkung ▪ keine muskelrelaxierende Wirkung	▪ Anstieg des Hirndrucks ▪ geringe Myokarddepression ▪ α-Rezeptor-vermittelte periphere Vasokonstriktion ▪ Verringerung der pharyngealen und laryngealen Reflexaktivität ▪ Diffusion in luftgefüllte Räume ▪ Gefahr eines Vitamin-B_{12}-Mangels mit perniziöser Anämie ▪ postoperative Übelkeit und Erbrechen	Im Rahmen der modernen Anästhesie spielt Lachgas insbesondere aufgrund des Nebenwirkungsprofils eine untergeordnete Rolle. Es gibt inzwischen zahlreiche Krankenhäuser, die nicht mehr über Leitungen für Lachgas verfügen.
Halothan	▪ schwache analgetische Wirkung ▪ gute hypnotische Wirkung ▪ schwache muskelrelaxierende Wirkung, dabei gute Bronchialmuskulaturdilatierende Wirkungen (erwünscht bei Asthma bronchiale und chronisch-obstruktiver Bronchitis) ▪ die muskelrelaxierenden Wirkungen von Halothan und Muskelrelaxanzien addieren sich	▪ Anstieg der Hirndurchblutung und des Hirndruckes ▪ negative Inotropie, Dämpfung der Sinusknotenaktivität (Folge: Sinusbradykardie, AV-Knoten-Rhythmus), Verkürzung der Refraktärzeit (Folge: ventrikuläre Extrasystolen), gesteigerte Empfindlichkeit gegenüber Katecholaminen (Folge: Arrhythmien), Verminderung des peripheren Gefäßwiderstandes (Folge: Blutdruckabfall) ▪ Steigerung der Bronchialsekretion und Atemdepression ▪ Verminderung der Leberdurchblutung ▪ halothanbedingte Leberschädigung ▪ Verminderung der Nierendurchblutung ▪ Hemmung der Uteruskontraktilität: Vorsicht ist deshalb bei einer Sectio caesarea geboten, da es wegen nicht ausreichender Uteruskontraktion zu Nachblutungen kommen kann	Halothan wurde zuletzt lediglich noch zur Narkoseeinleitung bei Kindern angewendet. Allerdings wird auch für diese Indikation inzwischen überwiegend Sevofluran eingesetzt. Eine Indikation für Halothan besteht weiterhin in einem anderweitig nicht zu therapierenden Status asthmaticus.
Enfluran	▪ schwache analgetische Wirkung ▪ gute hypnotische Wirkung ▪ gute muskelrelaxierende Wirkung ▪ Enfluran verstärkt die Wirkungen von Muskelrelaxanzien	▪ Anstieg der Hirndurchblutung und des Hirndruckes ▪ EEG-Veränderungen im Sinne von Krampfpotenzialen sind bei hohen Enflurankonzentrationen (2–3 Vol. %) nachweisbar und werden durch Hyperventilation verstärkt (**cave:** Epileptiker!) ▪ geringe negative Inotropie, Verminderung des peripheren Gefäßwiderstandes (Folge: Blutdruckabfall, kompensatorische Tachykardie), Verminderung der Koronardurchblutung ▪ Verminderung der Leberdurchblutung ▪ Verminderung der Nierendurchblutung, potenziell nephrotoxisch ▪ Atemdepression ▪ Uterusrelaxation	Enfluran wird klinisch kaum noch eingesetzt.
Isofluran	▪ schwache analgetische Wirkung ▪ gute hypnotische Wirkung ▪ gute muskelrelaxierende Wirkung ▪ Isofluran verstärkt die Wirkungen von Muskelrelaxanzien	▪ geringe Hirndruckerhöhung ▪ geringe negative Inotropie, deutliche Verminderung des peripheren Widerstandes (Folge: Blutdruckabfall, kompensatorische Tachykardie), fragliche Verminderung der Koronardurchblutung („Coronary-steal"-Phänomen) in hohen Dosierungen ▪ Atemdepression ▪ Schleimhautreizung ▪ Uterusrelaxation	

A-4.41	Kurzprofil von Inhalationsanästhetika (Fortsetzung)		
	Wirkungen	*unerwünschte Wirkungen*	*Bemerkung*
Sevofluran	▪ schwache analgetische Wirkung ▪ gute hypnotische Wirkung ▪ gute muskelrelaxierende Wirkung ▪ durch die geringe Blutlöslichkeit ist die Anästhesietiefe besser „steuerbar" als bei Narkosen mit Halothan, Enfluran und Isofluran. Aufgrund der fehlenden Atemwegsreizung ist Sevofluran heute das Anästhetikum der Wahl für die Maskeneinleitung, insbesondere bei Kindern	▪ Zersetzung bei Kontakt mit trockenem Atemkalk führt zur Bildung des nephrotoxischen Haloalkens Compound A. Im Rattenmodell führte Compound A ab einer Konzentration > 100 ppm zu Nierenschäden. Im Narkosesystem liegt die Konzentration auch bei niedrigem Flow (0,5 l/min) unter 25 ppm ▪ geringe Hirndruckerhöhung ▪ geringe negative Inotropie, Abnahme des peripheren Gefäßwiderstandes ▪ Atemdepression (rascher abklingend als bei Halothan, Enfluran und Isofluran) ▪ Uterusrelaxation	
Desfluran	▪ schwache analgetische Wirkung ▪ gute hypnotische Wirkung ▪ gute muskelrelaxierende Wirkung ▪ durch die geringe Blutlöslichkeit ist die Anästhesietiefe besser steuerbar als bei Narkosen mit Halothan, Enfluran und Isofluran	▪ unangenehm stechender Geruch, dadurch gehäuft Atemwegsirritationen und Laryngospasmus ▪ geringe Hirndruckerhöhung ▪ geringe negative Inotropie, Abnahme des peripheren Widerstandes, vorübergehende Zunahme von Herzfrequenz und Blutdruck bei raschem Anfluten hoher Konzentrationen (sympathikomimetischer Effekt) ▪ Atemdepression (rascher abklingend als bei Halothan, Enfluran und Isofluran) ▪ Uterusrelaxation.	

4.3.8 Arbeitsplatzkontamination mit Inhalationsanästhetika

Im Interesse der Sicherheit am Arbeitsplatz ist es von Bedeutung, wie sich die **chronische Exposition gegenüber niedrigen Konzentrationen** von Inhalationsanästhetika auf das medizinische Personal auswirkt. Akute toxische Effekte („Halothanhepatitis" und Nierenschädigung, s.o.) sind nahezu mit Sicherheit auszuschließen, da die entsprechenden Schwellenwerte nicht erreicht werden. Bezüglich der chronischen Toxizität hat es nicht an Hinweisen auf eine erhöhte Spontanabortrate, z.B. unter Halothan oder Lachgas, gefehlt. Aus heutiger Sicht müssen diese Untersuchungen aber eher kritisch gesehen und deren Ergebnisse infrage gestellt werden.
Bisher ist nur für Lachgas ein teratogenes Potenzial im Tierversuch zweifelsfrei nachgewiesen worden, während davon ausgegangen werden kann, dass sämtliche Inhalationsanästhetika, wie bereits oben gesagt, weder mutagene noch karzinogene Effekte aufweisen.

Darüber hinaus müssen die Inhalationsanästhetika noch unter dem Aspekt ihrer **ökologischen Auswirkungen** betrachtet werden. Für Lachgas ist eine ozonzerstörende Wirkung bekannt. Gleiches gilt für die Halogene Brom, Chlor und Fluor, die aus den volatilen Anästhetika in die Umwelt freigesetzt werden. Verglichen mit den eigentlichen FCKW-Stoffen ist das ozonabbauende Potenzial der Inhalationsanästhetika aber ebenso wie ihre Persistenz in der Stratosphäre deutlich geringer. Hinzu kommt, dass ihr quantitativer Anteil im Vergleich zu den Treibhausgasen kaum ins Gewicht fällt. Mittlerweile existieren aus Sicherheitsgründen **Richtwerte der Arbeitsschutzbehörden** für die zulässige Raumluftkonzentration von Inhalationsanästhetika am Arbeitsplatz. Bei Überschreiten dieser Grenzwerte müssen bestimmte Maßnahmen zum Gesundheitsschutz ergriffen werden. Erhöhte Arbeitsplatzkontaminierung kann bei ungenügender Dichtigkeit der Beatmungs- und Gas-

4.3.8 Arbeitsplatzkontamination mit Inhalationsanästhetika

Im Interesse der Sicherheit am Arbeitsplatz ist es von Bedeutung, wie sich die **chronische Exposition gegenüber niedrigen Konzentrationen** von Inhalationsanästhetika auf das medizinische Personal auswirkt.

Bisher ist nur für Lachgas ein teratogenes Potenzial im Tierversuch zweifelsfrei nachgewiesen worden, während sämtliche Inhalationsanästhetika weder mutagene noch karzinogene Effekte aufweisen.
Betrachtet man die Inhalationsanästhetika unter **ökologischen Aspekten**, muss für alle eine im Vergleich zu den eigentlichen FCKW-Stoffen äußerst geringe ozonzerstörende Wirkung unterstellt werden.

Mittlerweile existieren aus Sicherheitsgründen **Richtwerte der Arbeitsschutzbehörden** für die zulässige Raumluftkonzentration von Inhalationsanästhetika am Arbeitsplatz.

In der Nähe des nikotinergen Rezeptors befindet sich das membranständige Enzym **Acetylcholinesterase**. Dieses inaktiviert Acetylcholin innerhalb kürzester Zeit (ca. 15 ms) durch hydrolytische Spaltung in Cholin und Acetat. Hierdurch wird eine anhaltende Depolarisation der postsynaptischen Membran verhindert.

Acetylcholin wird durch die **Acetylcholinesterase** inaktiviert. Hierdurch wird eine anhaltende Depolarisation der postsynaptischen Membran verhindert.

Nikotinartige Rezeptoren

Der nikotinartige Rezeptor, der in den „Schultern" der postsynaptischen Membran gegenüber den mit Acetylcholin gefüllten Vesikeln liegt, setzt sich aus 5 Untereinheiten (2α, β, γ, δ) zusammen. Diese bilden einen **Ionenkanal**, durch den Natrium- und Kalziumionen in die Zelle hinein- und Kaliumionen aus der Zelle herausfließen können. Dieser Mechanismus ist die Grundlage einer normalen neuromuskulären Übertragung.
Die Anatomie des nikotinergen Rezeptors und der motorischen Endplatte zeigt Abb. **A-4.49**.

Muskelrelaxanzien konkurrieren mit Acetylcholin um die Bindung am nikotinergen Rezeptor. Bei einer zahlenmäßig ausreichend großen Rezeptorbesetzung durch Muskelrelaxanzien wird die neuromuskuläre Übertragung unterbunden.

Nikotinartige Rezeptoren

Der nikotinartige Rezeptor bildet einen **Ionenkanal**, durch den Natrium- und Kalziumionen die Zelle hinein- und Kaliumionen aus der Zelle herausfließen (Mechanismus der neuromuskulären Übertragung).

Die Anatomie des nikotinergen Rezeptors und der motorischen Endplatte zeigt Abb. **A-4.49**.

Muskelrelaxanzien konkurrieren mit Acetylcholin um die Bindung am nikotinergen Rezeptor an der neuromuskulären Endplatte.

⊙ **A-4.49** | **Anatomie des nikotinergen Rezeptors und der motorischen Endplatte**

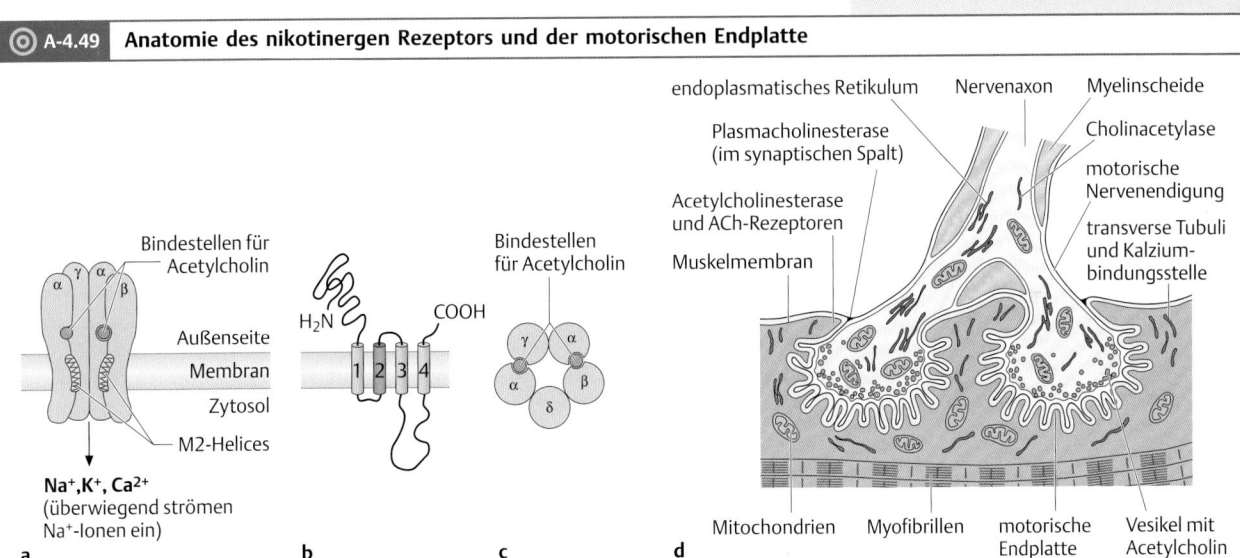

a Querschnitt durch den **nikotinergen Acetylcholinrezeptor**. Dieser besteht aus 5 zylinderförmig angeordneten Untereinheiten (2α, β, γ, δ), welche die Zellmembran durchdringen und so einen Ionenkanal bilden.
b Struktur einer einzelnen Untereinheit.
c Anordnung der Untereinheiten in der Ansicht von oben.
d Schematische Darstellung der **motorischen Endplatte:** Ein einlaufendes Nervenaktionspotenzial setzt präsynaptisch aus den Vesikeln Acetylcholin frei, welches durch den synaptischen Spalt zur postsynaptischen Membran diffundiert. Dort bindet es sich an die Acetylcholinrezeptoren, die bevorzugt in den „Schultern" der postsynaptischen Membran lokalisiert sind. Die Stimulation einer genügenden Anzahl von Acetylcholinrezeptoren bewirkt schließlich eine Kontraktion der Myofibrillen. Acetylcholin wird im postsynaptischen Spalt durch die Acetylcholinesterase gespalten.

4.4.2 Pharmakologie

Aufgrund elektrophysiologischer Unterschiede in der Wirkweise werden die Muskelrelaxanzien in zwei Hauptgruppen unterteilt (Tab. **A-4.42**).
- **depolarisierende** Muskelrelaxanzien (Öffnung der Ionenkanäle)
- **nicht depolarisierende** Muskelrelaxanzien (Schließung der Ionenkanäle).

4.4.2 Pharmakologie

Muskelrelaxanzien werden entsprechend ihrer Wirkweise an der neuromuskulären Endplatte eingeteilt (Tab. **A-4.42**):
- depolarisierend
- nicht depolarisierend.

≡ A-4.42

≡ A-4.42 Unterteilung von Muskelrelaxanzien nach dem Wirkmechanismus

depolarisierend	nicht depolarisierend
▪ Succinylcholin (Pantolax®)	**kurze bis mittellange Wirkdauer:** ▪ Mivacurium (Mivacron®) ▪ Atracurium (Tracrium®) ▪ Cisatracurium (Nimbex®) ▪ Rocuronium (Esmeron®) ▪ Vecuronium (Norcuron®) **lange Wirkdauer:** ▪ Pancuronium (z. B. Pancuronium Organon®) ▪ d-Tubocurarin ▪ Alcuronium (Alloferin®) nicht mehr im klinischen Einsatz

Depolarisierende Muskelrelaxanzien

Succinylcholin ist das klinisch am häufigsten verwendete depolarisierende Muskelrelaxans. In einer Dosierung von **1 mg/kg KG i. v.** hat es einen Wirkungseintritt nach **30–60 Sekunden** und eine Wirkungsdauer von **3–5 Minuten**.

Depolarisierende Muskelrelaxanzien

Klassischer Vertreter depolarisierender Muskelrelaxanzien ist das **Succinylcholin** (Tab. **A-4.42**). Succinylcholin ist wegen seines schnellen Wirkungseintritts eine nahezu ideale Substanz zur Erzielung einer kompletten Muskelerschlaffung zur Intubation. Nach einer Dosis von **1 mg/kg KG i. v.** tritt innerhalb von **30–60 Sekunden** eine nur **3–5 Minuten anhaltende Lähmung** der quer gestreiften Muskulatur ein, wobei die ungehinderte Muskelkraft jedoch erst nach 10–25 Minuten wieder erreicht wird.

▶ Merke

▶ **Merke:** Ebenso wie Acetylcholin bindet sich Succinylcholin an den nikotinergen Rezeptor. Dies führt zu einer länger als durch Acetylcholin hervorgerufenen Depolarisation der postsynaptischen Membran, da das Succinylcholin im Gegensatz zu Acetylcholin nur durch die im Plasma vorhandene **Pseudocholinesterase** gespalten werden kann.

▶ Merke

▶ **Merke:** Ein durch Succinylcholin hervorgerufener Depolarisationsblock (sog. Phase-I-Block) kann – im Gegensatz zu einer Blockade mittels nicht depolarisierender Muskelrelaxanzien – nicht durch Cholinesterasehemmer antagonisiert werden.

Klinische Zeichen bei Entwicklung eines Depolarisationsblockes sind:
▪ Muskelfaszikulationen
▪ Muskelkontraktionen
▪ schlaffe Lähmung.
Werden sehr hohe Dosen Succinylcholin (> 3–6 mg/kg KG) verabreicht, kommt es zu einer lang anhaltenden Muskelblockade, einem sog. **Dualblock** (Phase-II-Block). Hierbei besteht eine Muskelblockade auch ohne Depolarisation.

Klinisch zeigt sich ein Depolarisationsblock initial in Muskelfaszikulationen und -kontraktionen und nachfolgender schlaffer Lähmung.

Werden sehr hohe Dosen Succinylcholin (> 3–6 mg/kg KG) verabreicht, kommt es zu einer lang anhaltenden Muskelblockade, einem sog. **Dualblock** (Phase-II-Block). Hierbei besteht eine Muskelblockade auch ohne Depolarisation. Der genaue Mechanismus ist nicht bekannt. Ein Dualblock kann teilweise durch Cholinesterasehemmer antagonisiert werden.

Succinylcholin wird durch unspezifische Esterasen (**Pseudocholinesterase**) im Plasma gespalten.

Während Acetylcholin durch die im synaptischen Spalt vorkommende **Acetylcholinesterase** abgebaut wird, wird Succinylcholin nur durch die im Plasma vorhandene **Pseudocholinesterase** gespalten. Sie hydrolisiert Succinylcholin rasch in großer Menge, so dass nur ein kleiner Teil des intravenös applizierten Succinylcholins die Rezeptoren der postsynaptischen Membran erreicht. Die Pseudocholinesterase kommt nicht innerhalb des synaptischen Spaltes vor. Hier wird die Wirkdauer eines durch Succinylcholin hervorgerufenen Blockes durch die Abdiffusion von Succinylcholin in die Extrazellulärflüssigkeit bestimmt.

Eine **Verminderung der Plasmacholinesterase** kann auftreten:
▪ genetisch bedingt
▪ nach schweren Lebererkrankungen

Eine **Verminderung der Plasmacholinesterase**, wie sie nach **schweren Lebererkrankungen** auftreten kann, oder aber auch ein **genetisch** bedingtes Vorkommen von „atypischen" Plasmacholinesterasen kann zu einem verlangsamten Abbau von Succinylcholin führen. Eine Abnahme der Plasmacholinesterase um > 80% äußert sich klinisch in einem verlängerten neuromuskulären Block nach Gabe von Succinylcholin. Die Plasmacholinesterase kann weiterhin **medikamenteninduziert** vermindert sein. Unter einer Therapie mit Cholinesterasehemmern (z. B. Edrophonium, Pyridostigmin, Neostigmin), wie sie zur Behandlung eines Glaukoms oder der Myasthenia gravis eingesetzt werden, oder Therapie mit Zytostatika (z. B. Cyclophosphamid-Endoxan) muss mit einem verminderten Abbau von Succinylcholin gerechnet werden. Hohe Östrogenspiegel, wie sie am Ende der **Schwangerschaft** beobachtet werden, können zu einer 40%igen Abnahme der Plasmacholinesterase führen. Da der Plasmawert für die Plasmacholinesterase in aller Regel vor Beginn der Narkose nicht bekannt ist, muss bei verlängerter Wirkung der Muskelrelaxanzien (Patient ist wach, kann aber die Extremitäten kaum oder nur unkoordiniert bewegen) differenzialdiagnostisch an einen Cholinesterasemangel gedacht werden.

Das Vorkommen einer sog. **atypischen Plasmacholinesterase** (Häufigkeit 1 : 2500) bei sonst gesunden Patienten wird oftmals erst durch eine lang anhaltende neuromuskuläre Blockade (1–3 Stunden) nach einer Einzelgabe von Succinylcholin diagnostiziert. Therapeutisch besteht die Möglichkeit einer Substitution mit einer synthetisch hergestellten Plasmacholinesterase. Alternativ erfolgt die verlängerte Beatmung unter Hypnotikagabe bis zum spontanen Verschwinden der neuromuskulären Blockade.

- medikamentös induziert (z. B. Cholinesterasehemmer)
- im letzten Schwangerschaftsdrittel (hohe Östrogenspiegel).
- Eine Abnahme äußert sich in einem verlängerten neuromuskulären Block.

Eine sog. **atypische Plasmacholinesterase** kann zu einer lang anhaltenden neuromuskulären Blockade und der Notwendigkeit einer verlängerten Beatmung unter Hypnotikagabe bis zum spontanen Verschwinden der Blockade führen.

▶ **Klinischer Fall.** Eine 25-jährige, 70 kg schwere Erstgebärende ohne Begleiterkrankungen und Voroperationen soll wegen Beckenendlage des Feten mit Kaiserschnitt entbunden werden. Man entschließt sich aufgrund der Einnahme von ASS am Morgen zur Durchführung einer Allgemeinanästhesie. Die Narkose wird nach Präkurarisierung mit 5 mg Rocuronium mit Thiopental (Trapanal®, 5 mg/kg KG i. v.) intravenös eingeleitet. Zur Erleichterung der Intubation werden anschließend ohne überbrückende Maskenbeatmung 70 mg Succinylcholin i. v. verabreicht. Nach Intubation wird die Patientin bis zur Entbindung mit 100% Sauerstoff, danach mit einem Sauerstoff-Lachgas-Gemisch kontrolliert beatmet. Die pulsoxymetrisch bestimmten Werte der Sauerstoffsättigung sind über den gesamten Verlauf unauffällig. Zur Aufrechterhaltung der Narkose wird Isofluran in niedriger Konzentration zugeführt. Nach Nabelschnurabklemmung werden zusätzlich 0,1 mg Fentanyl i. v. appliziert. Eine erneute Relaxierung ist zu diesem Zeitpunkt nicht erforderlich.

Beim Bauchdeckenverschluss wird mit der Ausleitung der Narkose begonnen. Es kommt erwartungsgemäß zu den Zeichen einer sympathoadrenergen Stimulierung wie Herzfrequenz- und Blutdruckanstieg, allerdings ohne Einsetzen einer Spontanatmung. Bei OP-Ende sind ca. 35 Minuten seit Narkoseeinleitung vergangen. Da nach wie vor trotz eines endexspiratorischen CO_2-Partialdruckes von 45 mmHg keine Zeichen einer wiederkehrenden Spontanatmung zu verzeichnen sind und der Muskeltonus schlaff ist, mittlerweile aber die Herzfrequenz auf > 140/min angestiegen ist und bei der Patientin profuses Schwitzen zu beobachten ist, wird ein Cholinesterasemangel differenzialdiagnostisch erwogen. Die Patientin wird daraufhin mit Midazolam (Dormicum®, initial 7,5 mg i. v.) sediert und weiterhin beatmet, worauf die Herzfrequenz auf Werte unter 100/min absinkt und auch das Schwitzen zurückgeht. Nach ca. 20 Minuten werden erste Zeichen einer Eigenatmung erkennbar. Nach weiteren 30 Minuten kann die Patientin bei nunmehr suffizienter Spontanatmung extubiert werden. Die Bestimmung der Aktivität der Serumcholinesterase ergibt einen Wert von 200 U/l (Normbereich: 3000–8000 U/l) und damit eine ausgeprägte Verminderung, so dass von einem genetisch bedingten Mangel der Succinylcholin abbauenden Pseudocholinesterase auszugehen ist, der zu einer erheblichen Verlängerung der succinylcholininduzierten neuromuskulären Blockade geführt hat.

◀ **Klinischer Fall**

Nebenwirkungen

Klinisch beobachtbare Nebenwirkungen von Succinylcholin sind:
- kardiale Arrhythmien
- Hyperkaliämie
- Anstieg des Augeninnendruckes
- Anstieg des intrakraniellen Druckes
- Erhöhung des Mageninnendruckes
- Kontrakturen
- Myalgien
- Myoglobinurie
- Histaminfreisetzung.

Nebenwirkungen

Nebenwirkungen von Succinylcholin:
- kardiale Arrhythmien
- Hyperkaliämie
- Anstieg des intrakraniellen, des Augen- und Mageninnendruckes
- Kontrakturen
- Myalgien
- Myoglobinurie
- Histaminfreisetzung.

Herz-Kreislauf-System: Succinylcholinwirkung am Herzmuskel:
- **Sinusknotenbradykardie**
- **Knotenrhythmus**
- **ventrikuläre Extrasystolen**

Succinylcholinwirkung am vegetativen Nervensystem:
- **Steigerung der Herzfrequenz**
- **Steigerung des arteriellen Blutdruckes**.

Hyperkaliämie: Succinylcholingabe kann zu **exzessiven Kaliumanstiegen** führen bei Patienten mit:
- neuronaler Denervation
- Verbrennungen III. Grades
- schweren intraabdominellen Infektionen
- Schädigung von Motoneuronen.

Die **Überempfindlichkeit auf Succinylcholingabe** entwickelt sich bei diesen Krankheiten innerhalb von 2–60 Tagen und kann in Einzelfällen bis zu zwei Jahren andauern. Die Verwendung von **Succinylcholin** bei den genannten Erkrankungen ist **absolut kontraindiziert.**

Intraokularer Druck: Succinylcholin führt zu einem **Anstieg des intraokularen Druckes.**
Deshalb: kein Succinylcholin bei offenen Augenverletzungen und Glaukom.

Intrakranieller Druck: Der intrakranielle Druck kann bei Patienten mit **Schädel-Hirn-Trauma** oder **intrakraniellen Tumoren** nach Gabe von Succinylcholin **ansteigen!**

Intragastraler Druck: Succinylcholin führt zu einem Anstieg des intraabdominellen Druckes (**Aspirationsgefahr!**, z. B. bei Patienten mit „vollem Magen", Ileus oder Schnittentbindung).

Zur **„Blitzintubation"** (Rapid Sequence Induction) kann Succinylcholin eingesetzt werden.

Kontrakturen: Bei Patienten mit Myotonien ist die Gabe von Succinylcholin kontraindiziert, da es bei diesen Patienten zu einzelnen oder generalisierten **Kontrakturen** kommen kann.

Herz-Kreislauf-System: Die durch depolarisierende Muskelrelaxanzien hervorgerufenen kardialen Effekte sind: **Sinusknotenbradykardie** bis hin zum **Sinusknotenstillstand, Knotenrhythmen** und **ventrikuläre Extrasystolen**, besonders wenn innerhalb von 5 Minuten wiederholt Succinylcholin injiziert wird. Kinder (bis zu 5–7 Jahren) sind besonders häufig von einer Sinusbradykardie nach Succinylcholingabe betroffen. Die Effekte werden durch Erregung kardialer muskarinartiger Rezeptoren vermittelt. Durch Stimulation der nikotinergen Rezeptoren in den autonomen Ganglien kann es zu **Anstiegen der Herzfrequenz und des arteriellen Blutdruckes** kommen.

Hyperkaliämie: Von einer succinylcholininduzierten Hyperkaliämie besonders betroffen sind Patienten mit:
- neuronaler Denervation, die zur Muskelatrophie führt (z. B. Trauma, Querschnitt)
- Verbrennungen III. Grades
- schweren intraabdominellen Infektionen
- Schädigung von Motoneuronen.

Die Gefahr einer möglichen exzessiven Steigerung der Blutkaliumkonzentration nach Succinylcholingabe entwickelt sich innerhalb von 2–60 Tagen nach den oben angegebenen Schädigungen und kann in Einzelfällen bis zu zwei Jahre anhalten. Vorbehandlung mit nicht depolarisierenden Muskelrelaxanzien kann den Kaliumanstieg nicht verhindern! Deshalb ist die Verwendung von **Succinylcholin** bei den genannten Erkrankungen **absolut kontraindiziert.**

Intraokularer Druck: Depolarisierende Muskelrelaxanzien führen zu einem **Anstieg des intraokularen Druckes.** Dieser beruht auf einer tonischen Kontraktion der Augenmuskeln und/oder einer vorübergehenden Dilatation choroidaler Blutgefäße. Das Maximum des Druckanstieges wird 2–4 Minuten nach Bolusapplikation erreicht und dauert 5–10 Minuten an. Patienten mit **Glaukom** und **offenen Augenverletzungen** oder nach **Eröffnung der Sklera** dürfen wegen der Gefahr des Glaskörperverlustes **kein Succinylcholin** zur Muskelrelaxation erhalten.

Intrakranieller Druck: Bei Patienten mit **Schädel-Hirn-Trauma** oder **Hirntumoren** kann der intrakranielle Druck nach Gabe von Succinylcholin **ansteigen** (Zunahme der Hirndurchblutung, Druckerhöhung infolge verminderten Blutabflusses aus dem Gehirn bei Muskelfaszikulationen). Aus diesem Grunde wird bei neurochirurgischen Patienten nach Möglichkeit kein Succinylcholin gegeben.

Intragastraler Druck: Als Folge des durch Succinylcholin hervorgerufenen Muskelfaszikulierens kann der Mageninnendruck ansteigen, was die Gefahr von **Regurgitation** und **Aspiration** von Magen- und Dünndarminhalt erhöht. Besonders trifft dies auf Patienten mit „vollem Magen", Ileus oder bei Schnittentbindung zu, bei denen als zusätzlicher Faktor eine intraabdominelle Druckerhöhung durch überdehnte Darmschlingen bzw. den schwangeren Uterus besteht. Vorausinjektion eines niedrig dosierten nicht depolarisierenden Muskelrelaxans kann den Anstieg des intragastralen Druckes abschwächen.
Unter dieser Voraussetzung kann Succinylcholin (1–1,5 mg/kg KG) zur **„Blitzintubation"** (Rapid Sequence Induction) bei diesen Patienten nach ausreichender Präoxygenierung und ohne Beatmung (Gefahr der Erhöhung des intragastralen Druckes!) verwendet werden.

Kontrakturen: Succinylcholin kann bei myotonischen Muskelerkrankungen (Myotonia congenita Thomsen, Myotonia dystrophica Curschmann-Steinert, Paramyotonia congenita) generalisierte oder in einzelnen Muskeln lokalisierte Kontrakturen hervorrufen. Dies kann bei Beteiligung der Kehlkopf- oder Massetermuskulatur zur Unmöglichkeit der Intubation führen. Aus diesem Grunde sowie wegen einer zu erwartenden Wirkungsverlängerung ist die **Gabe von Succinylcholin bei Patienten mit Myotonien kontraindiziert.**

Maligne Hyperthermie: Succinylcholin ist eine potente Triggersubstanz für die Auslösung einer **Malignen-Hyperthermie-Krise**. Eine myotonische Komplikation nach Gabe von Succinylcholin (z. B. Masseterspasmus) muss immer auch an die Entstehung einer MH-Krise (siehe S. 202) denken lassen. Bei Patienten mit einer Prädisposition für dieses Krankheitsbild oder bei bekannten Hyperthermiefällen in der Verwandtschaft ist die Verwendung von **Succinylcholin absolut kontraindiziert**.

Myalgien: Besonders bei jüngeren Patienten treten nach Gabe von Succinylcholin postoperativ Muskelschmerzen im Bereich der Rücken- und Abdominalmuskulatur auf. Diese sind Folge **unsynchronisierter Kontraktionen** nach Succinylcholin. Vorbehandlung mit nicht depolarisierenden Muskelrelaxanzien (Präkurarisierung) kann die Muskelfaszikulationen und die hiermit verbundenen Muskelschmerzen abschwächen.

Myoglobinurie: Die in Einzelfällen bei Kindern beobachtete Myoglobinurie wird auf die durch Depolarisation hervorgerufenen Muskelfaszikulationen bei einem vorbestehenden muskulären Defekt zurückgeführt.

Histaminfreisetzung: Eine unspezifische Wirkung von Succinylcholin ist die Freisetzung von Histamin aus Blut- und Gewebemastzellen. In Einzelfällen wurde neben dem sofortigen Auftreten von Hauterythemen auch über schwere Komplikationen (Tachykardie, Blutdruckabfall, Quincke-Ödem, Bronchospasmus, Asthmaanfall) berichtet.

Nicht depolarisierende Muskelrelaxanzien

Wirkungsmechanismus

Nicht depolarisierende Muskelrelaxanzien konkurrieren mit Acetylcholin (kompetitive Hemmung) um die Bindung am nikotinergen Rezeptor der postsynaptischen Membran (s. Abb. **A-4.49**, S. 179). Die Rezeptorbindung durch nicht depolarisierende Muskelrelaxanzien bewirkt **keine Depolarisation** der postsynaptischen Membran.

Nach Injektion nicht depolarisierender Muskelrelaxanzien werden zunächst die kleinen, dicht innervierten Muskeln (Augen, Finger, Zehen, Zunge) betroffen. Es folgt die Lähmung der Extremitäten-, Stamm- und Halsmuskulatur und zuletzt der Zwerchfell- und Interkostalmuskulatur. Die neuromuskuläre Blockade lässt in umgekehrter Reihenfolge nach.

Die neuromuskuläre Übertragung wird erst dann messbar vermindert (siehe Kap. 4.4.4: Überwachung der neuromuskulären Funktion), wenn mehr als 70 % der Rezeptoren besetzt sind. Dies zeigt die große Sicherheitsbreite für die neuromuskuläre Übertragung und muss bei der klinischen Beurteilung der Muskelrelaxation beachtet werden.

Nicht depolarisierende Muskelrelaxanzien werden nach der Wirkdauer in lang (> 30 Minuten), mittellang (10–30 Minuten) und kurz (10–15 Minuten) wirkende Substanzen unterschieden (Tab. **A-4.43**).

Maligne Hyperthermie: Cave: Succinylcholin ist eine Triggersubstanz zur Auslösung einer **Malignen-Hyperthermie-Krise**; daher **kein Succinylcholin** bei Patienten mit MH-Disposition (s. S. 202).

Myalgien: Myalgien als Folge der succinylbedingten **Muskelfaszikulationen** können durch Vorabgabe nicht depolarisierender Muskelrelaxanzien (Präkurarisierung) abgeschwächt werden.

Myoglobinurie: ist in Einzelfällen bei Kindern zu beobachten.

Histaminfreisetzung: Succinylcholin kann durch Histaminfreisetzung zu Tachykardie, Blutdruckabfall, Bronchospasmus, Asthmaanfall, Hauterythem und Quincke-Ödem führen.

Nicht depolarisierende Muskelrelaxanzien

Wirkungsmechanismus

Nicht depolarisierende Muskelrelaxanzien konkurrieren mit Acetylcholin um die Bindung an nikotinergen Rezeptoren der postsynaptischen Membran (s. Abb. **A-4.49**, S. 179).

Die Muskelerschlaffung nach Gabe von nicht depolarisierenden Muskelrelaxanzien (Tab. **A-4.43**) erfasst zunächst die dicht innervierten Muskeln (Auge, Finger, Zehen, Zunge). Erst zuletzt werden Zwerchfell und Interkostalmuskulatur betroffen.

A-4.43 Einteilung der nicht depolarisierenden Muskelrelaxanzien

lang wirkend	mittellang wirkend	kurz wirkend
(d-Tubocurarin)*	Vecuronium	Mivacurium
Pancuronium	Rocuronium	
(Alcuronium)*	Cisatracurium	
	Atracurium	

*heutzutage obsolet

Lang wirkende Substanzen

d-Tubocurarin und Alcuronium: Diese Substanzen werden heute nicht mehr eingesetzt.

Pancuronium: Pancuronium kann zu Anstiegen der Herzfrequenz, des arteriellen Blutdruckes und Herzminutenvolumens führen. Wirkdauer und Dosierungen siehe Tab. **A-4.44**.

Lang wirkende Substanzen

d-Tubocurarin und Alcuronium: Diese Substanzen werden wegen ausgeprägter histaminliberierender und ganglienblockierender Potenz bzw. aufgrund starker Verlängerung der Wirkung bei Niereninsuffizienz nicht mehr eingesetzt.

Pancuronium: Pancuronium verursacht geringfügige (10–15 %) Steigerungen der Herzfrequenz, des arteriellen Blutdruckes und des Herzminutenvolumens, die auf eine kardiale Vagusblockade und Aktivierung des sympathischen Nervensystems (indirekt sympathomimetische Wirkung) mit Anstieg von Katecholaminen im Plasma zurückgeführt werden. Seine Dosierungen und Wirkdauer können Tab. **A-4.44** entnommen werden.

A-4.44

☰ A-4.44	Dosierung und Wirkdauer von Pancuronium
Dosierung	
▪ initiale Dosis	
– Neugeborene	0,03–0,08 mg/kg KG i. v.
– Kinder und Erwachsene	0,04–0,10 mg/kg KG i. v.
▪ Repetitionsdosis	0,02 mg kg KG i. v.
Wirkungseintritt	45 Sek. (nach 3–4 min gute Intubationsbedingungen)
Wirkungsdauer	ca. 45–90 min

Mittellang wirkende Substanzen

Vecuronium, Atracurium, Cisatracurium und Rocuronium sind mittellang wirkende Substanzen. Sie haben einen Wirkungseintritt von 1,5–3 min, eine Wirkdauer von ca. 15–30 min und nur geringe kardiovaskuläre Nebenwirkungen.

Die neuromuskuläre Blockade dieser Substanzen lässt sich durch Cholinesterasehemmer antagonisieren.

Vecuronium: Vecuronium ist chemisch mit Pancuronium verwandt.

Pancuronium und Vecuronium führen bei gleicher Dosierung zu vergleichbaren Plasmakonzentrationen und neuromuskulärer Blockade, bei Vecuronium ist jedoch die Wirkungsdauer deutlich kürzer (Tab. **A-4.45**).

Mittellang wirkende Substanzen

Vecuronium, Atracurium, Cisatracurium und Rocuronium zählen zu den mittellang wirkenden Substanzen und werden alternativ zu Succinylcholin oder den lang wirkenden, nicht depolarisierenden Muskelrelaxanzien eingesetzt. Verglichen mit diesen haben sie einen im zeitlichen Verlauf vergleichbaren Wirkungseintritt (1,5–3 Minuten) und eine kürzere Wirkdauer (ca. 15–30 Minuten).
Die durch mittellang wirkende, nicht depolarisierende Muskelrelaxanzien hervorgerufene neuromuskuläre Blockade kann verlässlich durch Cholinesterasehemmer antagonisiert werden.

Vecuronium: Chemisch ähnelt Vecuronium dem Pancuronium. Die im Vergleich mit Pancuronium höhere Lipidlöslichkeit erleichtert u. a. den Eintritt in Hepatozyten, in denen Vecuronium metabolisiert wird. Die schnelle Abnahme der Plasmakonzentration nach Bolusapplikation wird zu einem großen Teil mit der ausgeprägten Aufnahme in die Leber erklärt („firstpass"-Effekt). Innerhalb von 24 Stunden wird Vecuronium zu ca. 30 % mit dem Urin und zu ca. 40 % mit der Galle ausgeschieden.
Verglichen mit Pancuronium stellt sich das Maximum des Wirkungseintritts schneller ein, jedoch ist die Wirkungsdauer wesentlich kürzer (Tab. **A-4.45**). Pancuronium und Vecuronium führen bei gleicher Dosierung zu vergleichbaren Plasmakonzentrationen und Blockierungen der neuromuskulären Übertragung (Äquipotenz). Wiederholte Gaben von Vecuronium lassen die Dauer der neuromuskulären Blockade ansteigen (Kumulation).

A-4.45

☰ A-4.45	Dosierung und Wirkdauer von Vecuronium
Dosierung	
▪ zur Intubation	0,08–0,1 mg/kg KG i. v.
▪ zur Aufrechterhaltung der neuromuskulären Blockade	0,03–0,05 mg/kg KG i. v.
Wirkungseintritt	nach 2–3 min
Wirkungsdauer	ca. 20–30 min

Rocuronium: Das Steroidrelaxans Rocuronium bietet Vorteile durch seine unter den nicht depolarisierenden Muskelrelaxanzien kürzeste Anschlagzeit (Tab. **A-4.46**). Hieraus ergibt sich die Nutzbarkeit zur zügigen endotrachealen Intubation bei nicht nüchternen Patienten.

Rocuronium wird > 50 % biliär eliminiert, nur 10 % der Substanz werden renal ausgeschieden. Vor allem bei eingeschränkter Leberfunktion ist deshalb mit einer verlängerten Wirkdauer zu rechnen.
Tachykardien, die unter höheren Dosierungen von Rocuronium (> 0,9 mg/kg KG) beobachtet werden können, werden – ähnlich wie bei Pancuronium – auf einen direkten, atropinartigen Effekt am Herzen zurückgeführt. Über klinisch signifikante Erhöhungen der Plasmahistaminspiegel ist nur in Einzelfällen berichtet worden.

Rocuronium: Durch die kürzeste Anschlagzeit nicht depolarisierender Muskelrelaxanzien (Tab. **A-4.46**) kann Rocuronium zur zügigen endotrachealen Intubation bei nicht nüchternen Patienten eingesetzt werden.

Rocuronium wird überwiegend biliär eliminiert.

Unter höheren Dosierungen von Rocuronium können als Folge eines direkten, atropinartigen Effektes am Herzen Tachykardien auftreten.

≡ A-4.46	Dosierung und Wirkdauer von Rocuronium
Dosierung	
▪ zur Intubation	0,6 mg/kg KG i. v.
▪ zur Aufrechterhaltung der neuromuskulären Blockade:	0,1–0,2 mg/kg KG i. v.
Wirkungseintritt	nach 60–90 s
Wirkungsdauer	ca. 30–45 min

Atracurium: Die chemische Struktur von Atracurium hat keine Ähnlichkeit mit anderen Muskelrelaxanzien. Es handelt sich dabei um ein Benzylisochinolin. Es zerfällt bei normaler Körpertemperatur und physiologischem pH-Wert spontan **(Hofmann-Elimination)**, sodass die Elimination unabhängig vom hepatischen oder renalen Blutfluss oder der Aktivität der Plasmacholinesterase ist.

Die entstehenden Spaltprodukte Laudanosin und Monoacrylat sind jedoch potenziell toxisch. Eine häufig auftretende Nebenwirkung ist jedoch die Histaminfreisetzung, die zu Hautrötung, Blutdruckabfall, Tachykardie und Bronchospasmus führen kann. Die Substanz ist thermolabil und muss bis direkt zum Gerbauch im Kühlschrank gelagert werden.

Atracurium: Atracurium hat chemisch keine Ähnlichkeit mit anderen Muskelrelaxanzien. Es zerfällt spontan im Blut **(Hofmann-Elimination)**. Die Elimination ist unabhängig vom hepatischen oder renalen Blutfluss oder der Plasmacholinesterase

Eine relevante Nebenwirkung ist die Freisetzung von Histamin.

≡ A-4.47	Dosierung und Wirkdauer von Atracurium
Dosierung	
▪ zur Intubation	0,5 mg/kg KG i. v.
▪ zur Aufrechterhaltung der neuromuskulären Blockade	0,1 mg/kg KG i. v.
Wirkungseintritt	2 min
Wirkungsdauer	ca. 20-30 min

Cisatracurium: Auch Cisatracurium unterliegt als Stereoisomer des Atracuriums der Hoffmann-Elimination. Es weist jedoch eine 4–5fach höhere Potenz als Atracurium auf. Der Wirkungseintritt nach Cisatracurium ist vergleichbar demjenigen nach Vecuronium. Die Erholungszeit für die neuromuskuläre Übertragung ist kürzer als nach Pancuronium und vergleichbar derjenigen nach Vecuronium. Cisatracurium hat eine Eliminationshalbwertszeit von ca. 20 Minuten (Tab. **A-4.48**).

Cisatracurium: Cisatracurium weist als Stereoisomer von Atracurium eine 4–5fach höhere Potenz auf.

≡ A-4.48

≡ A-4.48	Dosierung und Wirkdauer von Cisatracurium
Dosierung	
▪ zur Intubation	0,1–0,15 mg/kg KG i. v.
▪ zur Aufrechterhaltung der neuromuskulären Blockade	0,03 mg/kg KG i. v.
Wirkungseintritt	nach 3–5 min
Wirkungsdauer	ca. 30 min

Wegen der schnellen Eliminierung von Cisatracurium wird keine Kumulation beobachtet.

Wegen der schnellen Eliminierung von Cisatracurium wird keine Kumulation beobachtet. Grundsätzlich besteht jedoch ebenso wie für Vecuronium die Möglichkeit, dass Dosen, die oberhalb der Plasmaclearance liegen, die Dauer der neuromuskulären Blockade verlängern.
Im Gegensatz zu Atracurium kommt es nach der Injektion von Cisatracurium zu keiner relevanten Freisetzung von Histamin.

Kurz wirkende Substanzen

Mivacurium: Mivacurium zeichnet sich unter den nicht depolarisierenden Muskelrelaxanzien durch die kürzeste Wirkdauer aus (Tab. **A-4.49**).

Es wird zum überwiegenden Teil durch Esterhydrolyse zügig eliminiert, so dass eine Kumulation unter physiologischen Bedingungen nicht zu erwarten ist.

Bis auf eine Histaminfreisetzung, die mit kurz dauerndem Blutdruckabfall sowie Herzfrequenzanstieg einhergehen kann, verhält sich Mivacurium kreislaufneutral.

Kurz wirkende Substanzen

Mivacurium: Mivacurium, ein Benzylisochinolin-Muskelrelaxans wie Atracurium und Cisatracurium, zeichnet sich unter den nicht depolarisierenden Muskelrelaxanzien durch die kürzeste Wirkdauer aus (Tab. **A-4.49**).

Es wird im Gegensatz zu Cisatracurium zum überwiegenden Teil (ca. 90 %) durch Esterhydrolyse zügig eliminiert. Aus diesem Grund bewirkt eine Verminderung der Plasmacholinesterase eine verlängerte Wirkdauer von Mivacurium. Der Spontanzerfall (Hofmann-Reaktion, s. o.) spielt keine Rolle. Eine Kumulation der Substanz ist unter physiologischen Bedingungen dementsprechend nicht zu erwarten.
Mivacurium kann zur Histaminfreisetzung führen, die mit kurzdauerndem Blutdruckabfall sowie Herzfrequenzanstieg einhergeht. Andere Kreislaufveränderungen sind bislang nicht nachgewiesen worden.

≡ A-4.49

≡ A-4.49	Dosierung und Wirkdauer von Mivacurium
Dosierung	
▪ zur Intubation	0,15–0,2 mg/kg KG i. v.
▪ zur Aufrechterhaltung der neuromuskulären Blockade	0,03–0,05 mg/kg KG i. v.
Wirkungseintritt	nach 2–3 min
Wirkungsdauer	ca. 10–15 min

„Priming"-Prinzip

Die Vorgabe einer kleineren Dosis Muskelrelaxans, gefolgt von einer größeren, zur Intubation geeigneten Dosis wird als „Priming"-Prinzip bezeichnet.

„Priming"-Prinzip

Mit dem „Priming"-Prinzip wird versucht, eine ähnlich schnelle Relaxierung mit nicht depolarisierenden Muskelrelaxanzien wie mit Succinylcholin zu erreichen. Dies kommt vor allem bei Patienten zur Anwendung, die bestehende Kontraindikationen gegen Succinylcholin (Hyperkaliämie, Verbrennungen, muskuläre Denervation) aufweisen. Bei Vorgabe einer kleinen, subparalytischen Dosis des nicht depolarisierenden Relaxans 3–6 Minuten vor Applikation einer weiteren, größeren Dosis zur Intubation tritt eine um ca. 1 Minute beschleunigte Maximalwirkung auf („Priming"-Prinzip).

Pharmakokinetik

Die Wirkung nicht depolarisierender Muskelrelaxanzien wird beeinflusst durch:

- die Menge an applizierter Substanz
- Nierenerkrankungen
- biliäre Ausscheidung und Lebererkrankungen
- Lebensalter
- Störungen im Säure-Basen-Haushalt
- Hypothermie.

Die geringe Lipidlöslichkeit der meisten nicht depolarisierenden Muskelrelaxanzien hat zur Folge, dass die **Blut-Hirn-Schranke**, das renal-tubuläre System und die **Plazenta** nicht nennenswert überwunden werden können. Bei Schwangeren können sie deshalb in klinischer Dosierung ohne wesentliche Beeinträchtigung des Feten verabreicht werden.

Nierenerkrankungen: Die Ausscheidung nicht depolarisierender Muskelrelaxanzien erfolgt z.T. renal (Tab. **A-4.50**). Z.B. werden 80% einer einmaligen Dosis von Pancuronium unverändert mit dem Urin ausgeschieden. Die Eliminationshalbwertszeit kann aus diesem Grunde durch renale Erkrankungen verlängert sein. Im Gegensatz dazu werden bei renaler Insuffizienz selbst nach hohen Dosierungen von Cisatracurium keine und von Vecuronium nur geringe Verlängerungen der neuromuskulären Blockade beobachtet.

A-4.50 Renale Elimination von Muskelrelaxanzien

Muskelrelaxans	% der injizierten Menge
Pancuronium	60–80
Rocuronium	10–30
Atracurium	10
Vecuronium	20–30
Cisatracurium	15
Mivacurium	10
Succinylcholin	0

Lebererkrankungen: Bei Patienten mit Lebererkrankungen kann eine verlängerte Wirkung der Muskelrelaxanzien eintreten. Dies beruht auf einer verlängerten Halbwertszeit infolge verminderter Plasmaclearance sowie einem vergrößerten Verteilungsvolumen. Ein größeres Verteilungsvolumen bedeutet, dass zur Erzielung einer bestimmten Plasmakonzentration eine größere Dosis appliziert werden muss. Die resultierende neuromuskuläre Blockade kann zusätzlich aufgrund einer verminderten Clearancefunktion verlängert sein. Durch Lebererkrankungen hervorgerufene pharmakokinetische Veränderungen treten klinisch nur teilweise in Erscheinung. Lediglich Vecuronium und Rocuronium werden in relevanter Menge (60–80%) über die Leber eliminiert. Für Atracurium, Cisatracurium und Mivacurium wurde keine Veränderung der Eliminationshalbwertszeit bei Patienten mit Lebererkrankungen beschrieben.

Einsatz bei älteren Patienten: Die Eliminationshalbwertszeit von Pancuronium, Vecuronium und Rocuronium ist bei älteren Patienten deutlich verlängert. Die hierdurch hervorgerufene Verlängerung der neuromuskulären Blockade wird in erster Linie auf eine altersabhängige Verminderung der Leber- und Nierendurchblutung sowie eine verminderte renale Funktion zurückgeführt. Die Ansprechbarkeit der neuromuskulären Übertragung wird hingegen nicht durch das Alter beeinflusst.

Pharmakokinetik

Die Wirkung nicht depolarisierender Muskelrelaxanzien wird beeinflusst durch:
- die Menge an applizierter Substanz
- Nierenerkrankungen
- biliäre Ausscheidung und Lebererkrankungen
- Lebensalter
- Störungen im Säure-Basen-Haushalt
- Hypothermie.

Blut-Hirn-Schranke und **Plazenta** werden nicht nennenswert überwunden.

Nierenerkrankungen: Pancuronium wird nach einmaliger Dosis zu 80% unverändert mit dem Urin eliminiert. Bei renalen Erkrankungen kann die Eliminationshalbwertszeit verlängert sein. Im Gegensatz hierzu wurde nach Cisatracurium und Vecuronium bei renaler Insuffizienz keine bzw. nur eine geringe Verlängerung der neuromuskulären Blockade beobachtet (Tab. **A-4.50**).

A-4.50

Lebererkrankungen: Bei Lebererkrankungen muss mit Ausnahme von Atracurium, Cisatracurium und Mivacurium mit einer verlängerten Wirkung nicht depolarisierender Muskelrelaxanzien gerechnet werden.

Einsatz bei älteren Patienten: Die Eliminationshalbwertszeit der nicht depolarisierenden Muskelrelaxanzien ist bis auf Cisatracurium, Atracurium und Mivacurium im Alter verlängert. Dagegen ist die Ansprechbarkeit der neuromuskulären Übertragung nicht beeinflusst.

Die Plasmaclearance von Vecuronium nimmt im höheren Alter (> 65 Jahren) ab. Zusätzlich nimmt wahrscheinlich die Aktivität mikrosomaler Enzymaktivitäten ab, was zu einer Verlängerung der Erholungszeiten für die neuromuskuläre Blockade beiträgt.

Für Cisatracurium sind keine altersabhängigen Faktoren bezüglich des erzielten Grades der neuromuskulären Blockierung, des Stoffwechsels und der Erholungszeit nachgewiesen worden.

Einsatz bei Kindern: Die auf das Körpergewicht bezogenen Dosierungen zur Erzielung einer bestimmten neuromuskulären Blockade sind für Kinder und Erwachsene gleich.

Einsatz bei Kindern: Bei Säuglingen (< 6 Monate) ist die Eliminationshalbwertszeit von nicht depolarisierenden Muskelrelaxanzien verlängert. Dies wird mit einem größeren Verteilungsvolumen begründet. Die Sensitivität gegenüber Muskelrelaxanzien ist bei Neugeborenen erhöht. Dennoch gleicht wegen des relativ größeren Verteilungsvolumens die auf das Körpergewicht bezogene Dosis der von Erwachsenen.

Störungen im Säure-Basen-Haushalt: Hypoventilation (pH-Veränderungen) kann eine noch bestehende Blockade z. B. von Vecuronium wieder verstärken.

Störungen im Säure-Basen-Haushalt: Die Einflüsse von pH-Wert-Veränderungen auf die Wirkung von Vecuronium hängen davon ab, ob Vecuronium vor oder nach ihrem Auftreten gegeben wird. $PaCO_2$-Änderungen vor Gabe von Vecuronium ändern den neuromuskulären Blockierungsgrad nicht, wohingegen Hyperkapnie bei bestehender vecuroniuminduzierter Blockade den neuromuskulären Effekt verstärkt. Aus diesem Grunde kann eine Hypoventilation, wie sie oftmals in der frühen postoperativen Phase gesehen wird, eine residuale Blockade wieder verstärken. Für Cisatracurium sind keine derartigen klinisch relevanten Veränderungen des Stoffwechsels bekannt.

Hypothermie: Sie verlängert und verstärkt die Wirkung.

Hypothermie: Eine Hypothermie verlängert und verstärkt die Wirkung nicht depolarisierender Muskelrelaxanzien.

Interaktionen

Interaktionen

Volatile Inhalationsanästhetika: Die neuromuskuläre Blockade von nicht depolarisierenden Muskelrelaxanzien wird durch volatile Anästhetika verstärkt (Abb. **A-4.50**).

Volatile Inhalationsanästhetika: Volatile Anästhetika (Halothan, Enfluran, Isofluran, Sevofluran und Desfluran) verstärken konzentrationsabhängig die neuromuskuläre Blockade nicht depolarisierender Muskelrelaxanzien (Abb. **A-4.50**). Der muskelrelaxierende Effekt der volatilen Anästhetika führt dazu, dass die zur Erzielung einer bestimmten muskulären Erschlaffung nötige Dosierung der Muskelrelaxanzien reduziert werden kann. Bei den lang wirkenden Muskelrelaxanzien macht sich die Wirkungsverstärkung ausgeprägter bemerkbar als bei Cisatracurium und Vecuronium.

Elektrolyte: Magnesium verstärkt und **Kalzium** vermindert die neuromuskuläre Blockade von depolarisierenden und nicht depolarisierenden Muskelrelaxanzien. **Hypokaliämie** verstärkt die nicht depolarisierende Blockade.

Elektrolyte: Magnesium verstärkt und **Kalzium** vermindert die neuromuskuläre Blockade von depolarisierenden und nicht depolarisierenden Muskelrelaxanzien. Die Dosis der Muskelrelaxanzien bei Patientinnen mit EPH-Gestose, die mit Magnesium behandelt werden, muss demnach reduziert werden. **Hypokaliämie** (z. B. Diuretikatherapie) verstärkt die nicht depolarisierende Blockade.

⊚ A-4.50

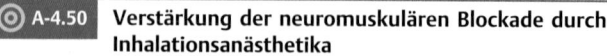

⊚ A-4.50   **Verstärkung der neuromuskulären Blockade durch Inhalationsanästhetika**

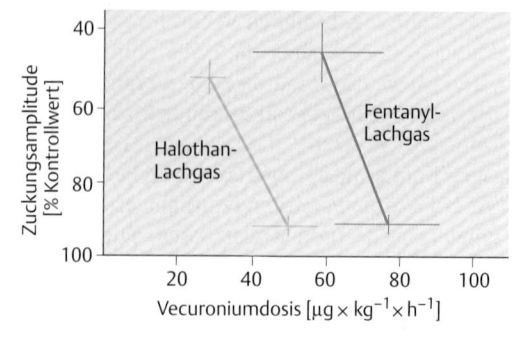

Die neuromuskuläre Blockade durch Vecuronium wird durch Anästhesie mit Halothan/Lachgas und Fentanyl/Lachgas unterschiedlich beeinflusst. In diesem Beispiel bewirkt die durch Halothan verstärkte muskuläre Blockade eine Reduktion der Vecuroniumdosis (Messung der Amplitude der muskulären Zuckung nach Einzelreiz).

Antibiotika: Aminoglykoside, Polymyxin B, Colistin, Tetracycline und Clinda-mycin (Sobelin) können den neuromuskulären Block aller nicht depolarisieren-den Muskelrelaxanzien verstärken. Die Antagonisierbarkeit bei durch Antibio-tika induzierter Verstärkung des Blockes durch Cholinesterasehemmer lässt sich im Einzelnen nicht abschätzen. Penicilline und Chephalosporine sollen, wenn überhaupt, nur eine geringe Beeinflussung der neuromuskulären Funk-tion hervorrufen.

Lokalanästhetika: In geringer Dosierung können Lokalanästhetika die durch nicht depolarisierende Muskelrelaxanzien hervorgerufene neuromuskuläre Blockade verstärken. In höherer Dosierung wird die neuromuskuläre Überlei-tung unterbrochen.

Diuretika: Furosemid (Lasix®) verstärkt den neuromuskulären Block nicht depolarisierender Muskelrelaxanzien unabhängig von der Wirkung auf den Kaliumhaushalt.

Nebenwirkungen

Kardiovaskuläres System: Grundsätzlich können Muskelrelaxanzien an allen Bindungsstellen, für die Acetylcholin der Neurotransmitter ist, wirken. Hierbei wird das **vegetative Nervensystem** durch Interaktion mit den nikotinergen oder muskarinergen Rezeptoren entweder stimuliert oder inhibiert.
Kardiovaskuläre Effekte nicht depolarisierender Muskelrelaxanzien werden vermittelt über:
- kardiale muskarinerge Rezeptoren
- nikotinerge Rezeptoren autonomer Ganglien
- Freisetzung von Histamin und anderer vasoaktiver Substanzen (Tab. **A-4.51**).
Die Blockade von kardialen muskarinergen Rezeptoren bewirkt eine Steigerung der Herzfrequenz, des Herzminutenvolumens und des arteriellen Blutdruckes. Vecuronium und weitgehend auch Cisatracurium führen als derzeit einzige Muskelrelaxanzien zu keinen nennenswerten Störungen des kardiovaskulären Systems.

Antibiotika: Aminoglykoside, Polymyxin B, Colistin, Tetracycline und Clindamycin können den neuromuskulären Block aller nicht depolarisierenden Muskelrelaxanzien verstärken.

Lokalanästhetika: In hoher Dosierung wird die neuromuskuläre Überleitung unterbrochen.

Diuretika: Furosemid verstärkt den neuromuskulären Block nicht depolari-sierender Muskelrelaxanzien.

Nebenwirkungen

Kardiovaskuläres System
Kardiovaskuläre Effekte nichtdepolari-sierender Muskelrelaxanzien werden vermittelt über:
- muskarinerge Rezeptoren
- nikotinerge Rezeptoren
- Histamin und andere vasoaktive Substanzen (Tab. **A-4.51**).

Vecuronium und weitgehend auch Cisa-tracurium führen zu keiner nennenswerten Störung des kardiovaskulären Systems.

≡ A-4.51 | **Muskelrelaxanzien: Wirkung auf autonome Ganglien und kardiale muskarinerge Rezeptoren und Auslösen einer Histaminausschüttung**

Substanz	autonome Ganglien	kardiale muskarinerge Rezeptoren	Histaminausschüttung
Succinylcholin	Stimulation	Stimulation	teils ausgeprägt
Pancuronium	–	Blockade	–
Alcuronium	Blockade	–	teils ausgeprägt
Vecuronium	–	–	–
Rocuronium	–	–	–
Mivacurium	–	–	–
Atracurium	–	–	deutlich ausgeprägt
Cisatracurium	–	–	teils ausgeprägt

Histaminausschüttung: Unter klinisch üblicher Dosierung von Pancuronium, Vecuronium, Rocuronium und Mivacurium wurde keine relevante Histamin-ausschüttung beobachtet, während insbesondere Atracurium ausgeprägte his-taminliberierende Eigenschaften hat. Succinylcholin, Alcuronium und Cisatra-curium können in Einzelfällen eine ausgeprägte Histaminausschüttung hervor-rufen, haben ansonsten jedoch geringe histaminliberierende Eigenschaften.

Allergische Reaktionen: Anaphylaktische Reaktionen sind nur in Einzelfällen nach Gabe nicht depolarisierender Muskelrelaxanzien beschrieben worden.

Histaminausschüttung: Unter klinisch üblicher Dosierung von Pancuronium, Vecuronium, Rocuronium und Mivacurium wurde keine relevante Histaminausschüt-tung beobachtet, während insbesondere Atracurium ausgeprägte histaminliberie-rende Eigenschaften hat.

Allergische Reaktionen: Nicht depolari-sierende Muskelrelaxanzien haben nur eine geringe allergische Potenz.

4.4.3 Antagonisierung von
Muskelrelaxanzien

Cholinesterasehemmer

Nicht depolarisierende Muskelrelaxanzien
können durch Cholinesterasehemmer
antagonisiert werden. Diese wirken an der
neuromuskulären Endplatte, an nikotinergen und muskarinergen Rezeptoren.

Neostigmin und Pyridostigmin werden
zur Antagonisierung nicht depolarisierender Muskelrelaxanzien eingesetzt,
Pyridostigmin auch zur Therapie bei
Myasthenia gravis.

Physostigmin kann die Blut-Hirn-Schranke
überwinden. Es wird u. a. zur Therapie des
zentral-anticholinergen Syndroms (ZAS)
verwendet.

Pharmakologische Begleiteffekte

Sie beinhalten Bradykardie, Hypersalivation, Miosis und Hyperperistaltik
des Gastrointestinaltraktes.

Klinische Anwendung von
Cholinesterasehemmern

Antagonisierung der neuromuskulären
Blockade: Die Inhibition der Acetylcholinesterase führt zu einer größeren
Verfügbarkeit von Acetylcholin an der
neuromuskulären Endplatte.

Gleichzeitige Gabe von Anticholinergika:
Zur Verhinderung der durch Neostigmin
und Pyridostigmin auftretenden Bradykardie und Hypersalivation wird Atropin
eingesetzt.

Falls durch hohe Dosen von Neostigmin
der neuromuskuläre Block nicht aufgehoben wird, muss der Patient unter Sedierung weiter beatmet werden, bis die Wirkung des Muskelrelaxans abgeklungen ist.

4.4.3 Antagonisierung von Muskelrelaxanzien

Cholinesterasehemmer

Die Wirkung nicht depolarisierender Muskelrelaxanzien kann durch Cholinesterasehemmer aufgehoben werden. Cholinesterasehemmer inhibieren die Acetylcholinesterase und damit den Abbau des Acetylcholins. Neben der Wirkung
an der **neuromuskulären Endplatte** üben Cholinesterasehemmer auch Effekte
an **nikotinergen Rezeptoren** autonomer Ganglien und **muskarinergen Rezeptoren** glatter Muskelzellen, des Herzens und exokriner Drüsen aus.
Neostigmin (Prostigmin) und **Pyridostigmin** (Mestinon®) führen ebenfalls zu
einer reversiblen Inhibition der Acetylcholinesterase. Die Wirkung hält länger
an als unter Edrophonium. Insbesondere Neostigmin, aber auch Pyridostigmin
werden eingesetzt zur Antagonisierung nicht depolarisierender Muskelrelaxanzien, Pyridostigmin weiterhin auch zur Therapie bei Myasthenia gravis.
Physostigmin (Anticholium®) ist im Gegensatz zu den vorher genannten
Cholinesterasehemmern aufgrund seiner chemischen Struktur (tertiäres
Amin) in der Lage, die Blut-Hirn-Schranke zu überwinden und wird deshalb
u. a. zur Therapie des zentral-anticholinergen Syndroms (ZAS) verwendet.

Pharmakologische Begleiteffekte

Die pharmakologischen Begleiteffekte von Cholinesterasehemmern spiegeln
vor allem die Akkumulation von Acetylcholin an muskarinergen Rezeptoren
wider. Sie beinhalten: Bradykardie, Hypersalivation, Miosis und Hyperperistaltik des Gastrointestinaltraktes.

Klinische Anwendung von Cholinesterasehemmern

Antagonisierung der neuromuskulären Blockade: Die Inhibition der Acetyl-
cholinesterase führt zu einer größeren Verfügbarkeit von Acetylcholin an der
neuromuskulären Endplatte. Hierdurch wird die Wahrscheinlichkeit für eine
Rezeptorbindung von Acetylcholin in Konkurrenz zu den nicht depolarisieren-
den Muskelrelaxanzien erhöht.
Äquipotente Dosierungen der Cholinesterasehemmer sind:
- Neostigmin: 0,043 mg/kg KG
- Pyridostigmin: 0,21 mg/kg KG.
Zur Antagonisierung von Muskelrelaxanzien wird zumeist Neostigmin einge-
setzt: wiederholte Einzeldosen von 0,5 mg, die Maximaldosis beträgt 5 mg.

Gleichzeitige Gabe von Anticholinergika: Zur Antagonisierung der neuromuskulären Blockade wird nur der über nikotinerge Rezeptoren im Bereich der
neuromuskulären Endplatte vermittelte Effekt benötigt. Aus diesem Grunde
wird versucht, die gleichzeitig über muskarinerge Rezeptoren vermittelte
Wirkung der Cholinesterasehemmer durch adjuvante Applikation von Anticholinergika, wie z. B. **Atropin** oder **Glycopyrrolat**, zu unterdrücken. Zur Verhinderung der nach Neostigmin und Pyridostigmin auftretenden Bradykardie und
Hypersalivation werden ca. 15 μg/kg KG Atropin benötigt. Die bei gleichzeitiger
Gabe von Atropin und Neostigmin initial auftretende Tachykardie ist Ausdruck
eines, verglichen mit Atropin, langsameren Wirkungseintritts der Cholinesterasehemmer.
Nach maximaler Inhibition der Acetylcholinesterase wird die neuromuskuläre
Blockade durch zusätzliche Zufuhr von Cholinesterasehemmern nicht weiter
beeinflusst. Falls durch repetitive Gaben von Neostigmin oder äquivalente
Dosen anderer Cholinesterasehemmern der neuromuskuläre Block nicht aufgehoben wird, muss der Patient unter angemessener Sedierung bis zum
Abklingen der Wirkung der Muskelrelaxanzien weiter künstlich beatmet
werden.

> ▶ **Merke:** Praktisch wird so vorgegangen, dass 1 mg Neostigmin und 0,5 mg Atropin zusammen in einer Spritze aufgezogen und dem Patienten langsam intravenös zugeführt werden. Bei nicht ausreichender Wirkung kann Neostigmin bis zu einer Gesamtdosis von maximal 5 mg fraktioniert nachgegeben werden.

◀ Merke

Einflüsse auf die Antagonisierbarkeit der neuromuskulären Blockade

Geschwindigkeit und Ausmaß einer Antagonisierung durch Cholinesterasehemmer werden durch eine Reihe von Faktoren bestimmt:

- dem Grad des zum Zeitpunkt der Applikation von Antagonisten vorliegenden Blocks
- der Konzentration des nicht depolarisierenden Muskelrelaxans am Rezeptor.

Die Antagonisierbarkeit eines neuromuskulären Blockes kann verzögert oder gar verhindert werden durch:

- einige Antibiotika (s.S. 189)
- Hypothermie
- respiratorische Azidose (PaCO$_2$ > 50 mmHg)
- Hypokaliämie.

Einflüsse auf die Antagonisierbarkeit der neuromuskulären Blockade

Der Erfolg der Antagonisierung wird beeinflusst bzw. verzögert durch:
- den Grad des vorliegenden Blockes
- die Konzentration des nicht depolarisierenden Muskelrelaxans am Rezeptor
- Antibiotika
- Hypothermie
- respiratorische Azidose
- Hypokaliämie.

> ▶ **Merke:** Wenn die neuromuskuläre Blockade noch nicht abgeklungen ist (keine Zeichen einer Spontanatmung), kann es nach zunächst erfolgreicher Antagonisierung zur erneuten Relaxierung kommen ("Rebound"-Phänomen). **Jeder "antagonisierte" Patient muss über einen Zeitraum von 2 Stunden sorgfältigst überwacht werden!**

◀ Merke

Überdosierungen von Cholinesterasehemmern

Symptome

Akute Intoxikationszeichen nach Überdosierung von Cholinesterasehemmern zeigen sich durch das Auftreten muskarinerger und nikotinerger Symptome im peripheren und zentralen Nervensystem.

Durch **muskarinerge Rezeptoren** vermittelte Symptome sind:
- Bradykardie
- Bronchokonstriktion
- Miosis und Akkommodationsstörungen
- Hypersalivation
- abdominelle Krämpfe
- Verlust der Blasen- und Mastdarmkontrolle.

Durch **nikotinerge Rezeptoren** an der neuromuskulären Endplatte vermittelte Symptome reichen von einer Schwäche der quer gestreiften Muskulatur bis hin zu einer **Atemlähmung**.

Zentrale Effekte sind:
- Konfusion
- zerebrale Krämpfe
- Atemdepression
- Koma.

Überdosierungen von Cholinesterasehemmern

Symptome

Klinische Zeichen einer Intoxikation mit Cholinesterasehemmern sind:
- Bradykardie
- Bronchokonstriktion
- Miosis und Akkommodationsstörungen
- Hypersalivation
- abdominelle Krämpfe
- Verlust der Blasen- und Mastdarmkontrolle
- Schwäche der quer gestreiften Muskulatur bis hin zur Atemlähmung.

Zentrale Effekte sind:
- Konfusion
- zerebrale Krämpfe
- Atemdepression
- Koma.

Behandlung

Eine Überdosierung von Cholinesterasehemmern kann mit Atropin behandelt werden. Atropin (35–70 µg/kg KG, alle 3–10 Minuten i.v.) kann die mit der Besetzung muskarinerger Rezeptoren verbundenen Symptome antagonisieren. Die durch Interaktion mit den nikotinergen Rezeptoren an der neuromuskulären Endplatte verbundenen Effekte werden durch Atropin allerdings nicht aufgehoben. Zusätzlich muss bei einer infolge Überdosierung auftretenden Muskellähmung der Patient u.U. intubiert und beatmet werden. Zerebrale Krämpfe werden mit Barbituraten oder Benzodiazepinen durchbrochen.

Behandlung

Die Überdosierung von Cholinesterasehemmern wird mit Atropin behandelt. Die weitere Therapie ist symptomatisch.

4.4.4 Überwachung der
neuromuskulären Funktion

Der Relaxierungsgrad kann sowohl anhand **klinischer Zeichen** als auch objektiv durch **Relaxometrie** erfasst werden.

Klinische Zeichen einer nachlassenden Muskelrelaxierung sind:
- Spontanbewegungen
- Änderung des Beatmungsdruckes
- Anspannung der Bauchdecke.

Eine **Extubation** kann durchgeführt werden, wenn der Patient mindestens 5 Sekunden lang
- die Augen öffnen kann
- den Kopf anheben kann
- die Zunge herausstrecken kann
- die Hand drücken kann
- über ein ausreichendes Atemzugvolumen verfügt.

Überwachung mittels Nervenstimulation

Methoden zur **Quantifizierung** der neuromuskulären Blockade sind:
- **evoziertes Mechanomyogramm (eMMG)**
- **evoziertes Elektromyogramm (eEMG).**

Als Reizmuster kommen **Einzelreize, Train-of-four-Stimulation** (TOF; Abb. **A-4.51**) und **tetanische Reizformen** zur Anwendung.

Abb. **A-4.52** zeigt das Verhalten von EMG, EEG, TOF und PetCO$_2$ unter Allgemeinanästhesie.

4.4.4 Überwachung der neuromuskulären Funktion

Der Relaxierungsgrad der quer gestreiften Muskulatur kann sowohl anhand **klinischer Zeichen** als auch objektiv nach Nervenstimulation und Aufzeichnung der muskulären Zuckungsantwort **(Relaxometrie)** erfasst werden.
Klinische Zeichen einer nachlassenden Muskelrelaxierung sind vor allem:
- Rückkehr von Spontanbewegungen
- Änderung des Beatmungsdruckes
- Anspannen der Bauchdeckenmuskulatur.

Ein Patient hat seine Muskelkraft größtenteils wiedererlangt und die **Extubation** kann durchgeführt werden, wenn er mindestens 5 Sekunden lang
- die Augen öffnen kann
- den Kopf anheben kann
- die Zunge herausstrecken kann
- die Hand drücken kann
- über ein ausreichendes Atemzugvolumen verfügt (hierbei soll die Atemfrequenz nicht über 25/min betragen).

Überwachung mittels Nervenstimulation

Eine **Quantifizierung** der neuromuskulären Blockade kann durch wiederholte elektrische Reizung eines peripheren motorischen Nervs (z. B. N. ulnaris, N. tibialis) mittels Nervenstimulator erfolgen. Angewendet wird entweder das **evozierte Mechanomyogramm (eMMG)** oder das **evozierte Elektromyogramm (eEMG)**. Beim eMMG wird die durch die Reizung hervorgerufene Muskelkontraktion und beim eEMG das evozierte Oberflächensummenaktionspotenzial gemessen. Mit Hilfe dieser Überwachungsmethoden können sowohl die Ausprägung als auch der Typ der neuromuskulären Blockade bestimmt werden. Zur Erzielung reproduzierbarer Resultate muss der periphere Nerv supramaximal stimuliert werden, damit sich alle Fasern des Muskels kontrahieren können und die Kraftentwicklung maximal ist.
Als Reizmuster kommen **Einzelreize** mit einer Frequenz von 0,1 Hz, **Train-of-four-Stimulation** (TOF-Einzelreize in Viererserie) und **tetanische Reizformen** mit Reizfrequenzen von 50 Hz zur Anwendung.
Das Train-of-four-Stimulationsmuster verwendet 4 Einzelreize mit einer Frequenz von 2 Hz (Abb. **A-4.51**). Die Reizantwort auf die 1. Stimulation (T_1) einer jeden Viererreihe entspricht der von Einzelreizen mit 0,1 Hz. Der sog. Train-of-four-Quotient gibt das Verhältnis der 4. (T_4) zur 1. Reizantwort (T_1) und damit den Grad der Muskelrelaxierung wieder. Je größer die Differenz bzw. je kleiner der Train-of-four-Quotient ist, desto größer ist der Blockierungsgrad.
Durch Muskelrelaxanzien vermindert sich die Kontraktionsamplitude dosisabhängig bis zum völligen Ausbleiben einer muskulären Antwort. Hieraus können Rückschlüsse auf das Ausmaß der neuromuskulären Blockade gezogen werden. Beachtet werden muss jedoch, dass mindestens 75 % der Rezeptoren durch ein Muskelrelaxans besetzt sein müssen, ehe nach Einzelreizen eine Minderung der Kontraktionskraft zu messen ist. Bei 95 %iger Rezeptorbesetzung sinkt die Einzelreizantwort auf Null ab. Die Erholung der muskulären Antwort läuft den umgekehrten Weg. Wiederum können bei voll messbarer muskulärer Antwort noch 75 % der Rezeptoren mit Muskelrelaxanzien besetzt sein.
Abb. **A-4.52** zeigt das Verhalten von EMG, EEG, TOF und PetCO$_2$ unter Allgemeinanästhesie.

Train-of-four-Stimulation (TOF)

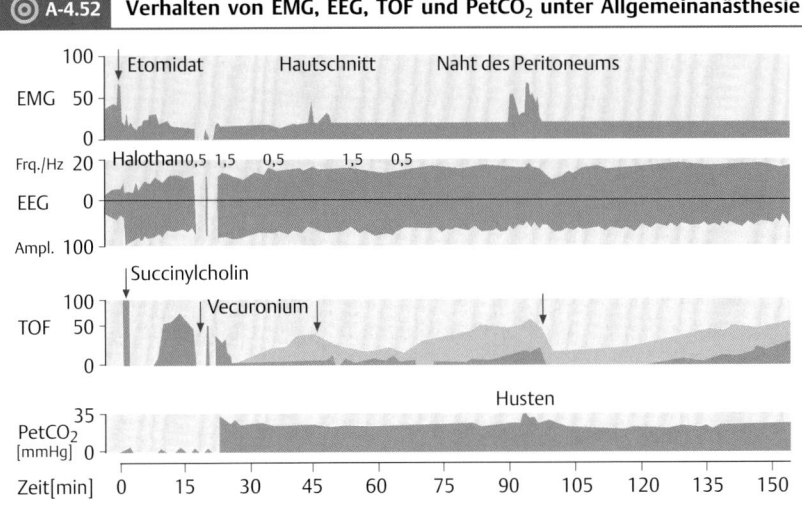

normale Muskelantwort: Train-of-four-Test

1 2 3 4 $\dfrac{\text{Amplitude der 4. Antwort}}{\text{Amplitude der 1. Antwort}} = 100\%$ kein Muskelrelaxans

partielle neuromuskuläre Blockade:

1 2 3 4 $\dfrac{\text{Amplitude der 4. Antwort}}{\text{Amplitude der 1. Antwort}} = 50\%$ nicht depolarisierendes Muskelrelaxans

a

a Darstellung der evozierten muskulären Antwort nach Train-of-four-Stimulation mit 2 Hz vor und nach Anwendung eines nicht depolarisierenden Muskelrelaxans. Das Verhältnis der 4. (T_4) zur 1. Reizantwort (T_1) gibt den Grad der Muskelrelaxierung wieder. Je größer die Differenz bzw. je kleiner der Train-of-four-Quotient ist, desto größer ist der Blockierungsgrad.

b Typische Verlaufskurve der Muskelantwort nach Gabe von 0,1 mg/kg KG Vecuronium bei einer 50-jährigen Patientin nach Narkoseeinleitung. Innerhalb von 90 Sekunden kann keine muskuläre Zuckung, auch unter einer tetanischen Reizung mit 50 Hz über 5 Sekunden, ausgelöst werden. Diese Konstellation zeigt eine vollständige muskuläre Blockade an, wie sie zur Intubation notwendig ist. Im weiteren Verlauf erholt sich die Muskelantwort langsam wieder, bis nach > 60 Minuten nach Gabe des Muskelrelaxans die Ausgangswerte wieder erreicht sind.

b

Kontraktionsamplitude — 100% / 0%
50 Hz 5 sec tetanische Stimulierung
0 — 30 min

Verhalten von EMG, EEG, TOF und PetCO$_2$ unter Allgemeinanästhesie

EMG 100 / 50 / 0 — Etomidat — Hautschnitt — Naht des Peritoneums
Frq./Hz 20 — Halothan 0,5 1,5   0,5   1,5   0,5
EEG 0
Ampl. 100
TOF 100 / 50 / 0 — Succinylcholin — Vecuronium
PetCO$_2$ [mmHg] 35 / 0 — Husten
Zeit[min] 0   15   30   45   60   75   90   105   120   135   150

Dargestellt ist das Verhalten des iEMG (integriertes Elektromyogramm), des Spontan-EEG mit mittlerer Amplitude und mittlerer Frequenz, der Train-of-four-Stimulation (TOF) sowie der endexspiratorischen Kohlendioxidspannung (PetCO$_2$) während eines abdominellen Eingriffes unter Allgemeinanästhesie. Die Narkoseeinleitung erfolgte mit Etomidat (0,3 mg/kg KG), gefolgt von Succinylcholin (1 mg/kg KG). Nach Intubation wurde die Narkose mit Halothan in einem Lachgas-Sauerstoff-Gemisch ($N_2O/O_2 = 2/1$) weitergeführt. Deutlich ersichtlich ist die schnelle Erholung der Train-of-four-Antworten nach Gabe von Succinylcholin. Die Muskelrelaxation wurde durch repetitive Vecuroniumgaben fortgeführt. Intraoperative Schmerzstimuli führten zu einer deutlichen Antwort im EMG, während im EEG keine signifikanten Änderungen auftraten. Weiterhin ist ersichtlich, dass mit schmerzhaften Stimuli verbundene Hustenstöße zu einem Anstieg der endexspiratorischen Kohlendioxidspannung (PetCO$_2$) führten. ↓ Injektion des entsprechenden Medikamentes.

4.5 Narkoseeinleitung

4.5.1 Allgemeine Voraussetzungen

Vor dem Beginn jeder Anästhesie (Allgemein- oder Regionalanästhesie) müssen alle medikamentösen und technisch-apparativen Voraussetzungen erfüllt sein, um eine maximale Patientensicherheit zu gewährleisten.

4.5   Narkoseeinleitung

4.5.1 Allgemeine Voraussetzungen

Vor dem Beginn jeder Anästhesie (Allgemein-, Regionalanästhesie) müssen alle medikamentösen und technisch-apparativen Voraussetzungen erfüllt sein, um eine maximale Patientensicherheit zu gewährleisten.

Für eine Narkose sind bereitzustellen:
- Infusionen inkl. Zubehör
- Pharmaka für die Narkose
- Notfallmedikamente
- geprüftes Narkosegerät
- Sauerstoff
- Beatmungsmaske
- Intubationsbesteck
- Monitoring
- Zubehör für spezielle Maßnahmen.

Vor der Narkoseeinleitung wird der Patient identifiziert und die Patientenakte auf Vollständigkeit geprüft.
Der Anästhesist sollte unmittelbar vor der Narkoseeinleitung beim Patienten nochmals Nüchternheit erfragen und den Zahnstatus (gelockerte Zähne!) sowie den Grad der Mundöffnung überprüfen.

Danach wird eine Venenverweilkanüle platziert. Weiterhin werden die Ausgangswerte der Herzfrequenz, des Blutdruckes und der Pulsoxymetrie protokolliert.

Die Einleitung der Allgemeinnarkose erfolgt in aller Regel intravenös. Daran schließt sich eine Masken- (Gesichts- oder Kehlkopfmaske) oder Intubationsnarkose als Inhalations-, balancierte oder intravenöse Anästhesie an.

Einleitungen bei Säuglingen und Kleinkindern werden vielerorts per inhalationem durchgeführt.

4.5.2 Intravenöse Einleitung

Hypnose, Analgesie und **Relaxierung** werden durch die Gabe von selektiv wirkenden Pharmaka unterschiedlicher Substanzgruppen erreicht und gehen mit dem Verlust von Schutzreflexen einher.

Vor der Narkoseeinleitung wird eine **Präoxygenierung** des Patienten durchgeführt.

Nach der Applikation eines **Opioids** zur Analgesie wird ein i. v. **Hypnotikum** injiziert (Barbiturate, Etomidat, Propofol, Ketamin, Benzodiazepine).

Für eine Narkose sind Venenkanülen, Infusionslösungen mit angeschlossenem entlüftetem Infusionsbesteck, Hypnotika, Inhalationsanästhetika, Muskelrelaxanzien und Notfallmedikamente bereitzuhalten. Die Beatmung erfordert ein auf Funktionsfähigkeit geprüftes Narkosegerät, Sauerstoff sowie alle Voraussetzungen für eine sichere Maskenbeatmung (Beatmungsmasken, Guedel-Tuben, Ambu-Beutel) und endotracheale Intubation (Laryngoskop, endotrachealer Tubus, Führungsstab, Magill-Zange, Absauggerät). Die Überwachung erfolgt durch einen EKG-Monitor, nicht invasive (Blutdruckmanschette) oder invasive Blutdruckmessung (z. B. Kanülierung der A. radialis) und Pulsoxymetrie sowie Kapnometrie. In Abhängigkeit von Art und Umfang des Eingriffes können die Anlage eines zentralen Venenkatheters oder eines Pulmonaliskatheters, einer Magensonde und eines Blasenkatheters indiziert sein.

Sind alle apparativen und medikamentösen Voraussetzungen für eine sichere Narkoseeinleitung erfüllt, wird folgendermaßen vorgegangen. Zunächst wird der Patient identifiziert und die Patientenakte auf Vollständigkeit geprüft. Hierzu gehören die Kontrolle der präoperativen Befunde wie EKG, Röntgen-Thorax-Aufnahme, aktuelle Laborparameter sowie anamnestische Informationen über mögliche Dauermedikationen und Vorerkrankungen. Vor Eingriffen mit Blutungsgefahr wird der Blutgruppenbefund kontrolliert und überprüft, ob ausreichend Blutkonserven (Eigen- oder Fremdblut) bereitgestellt sind. Der Anästhesist sollte unmittelbar vor der Narkoseeinleitung beim Patienten nochmals Nüchternheit erfragen und den Zahnstatus (gelockerte Zähne!) sowie den Grad der Mundöffnung überprüfen.

Danach wird eine Venenverweilkanüle platziert und sicher fixiert. Weiterhin werden die Ausgangswerte der Herzfrequenz, des Blutdruckes und der Pulsoxymetrie protokolliert. Sofern die Anlage eines Epiduralkatheters notwendig ist, erfolgt diese am wachen Patienten. Lediglich bei Kindern und nicht einsichtsfähigen Patienten kann eine Anlage des Epiduralkatheters in Narkose in Erwägung gezogen werden.

Die Einleitung der Allgemeinnarkose erfolgt in aller Regel intravenös. Daran schließt sich eine Masken- (Gesichts- oder Kehlkopfmaske) oder Intubationsnarkose als Inhalations-, balancierte oder intravenöse Anästhesie an.

Eine Ausnahme von dieser Vorgehensweise sind Einleitungen bei Säuglingen und Kleinkindern. Sie werden vielerorts per inhalationem über eine Gesichtsmaske oder seltener durch intramuskuläre oder rektale Hypnotikaapplikation eingeleitet.

4.5.2 Intravenöse Einleitung

„Narkose" ist der Verlust von Bewusstsein, Schmerzempfinden und Muskeltonus. **Hypnose, Analgesie** und **Relaxierung** werden durch die Gabe von selektiv wirkenden Pharmaka unterschiedlicher Substanzgruppen erreicht (Kombinationsnarkose) und gehen mit dem Verlust von Schutzreflexen einher.

Risikopatienten sollten daher durch Insufflation von Sauerstoff über eine Gesichtsmaske unter Spontanatmung **präoxygeniert** werden. Eine 95%ige „Denitrogenierung" kann bei dicht sitzender Maske innerhalb von 3 Minuten erreicht werden. Die Sauerstoffsättigung kann dabei mit einem Pulsoxymeter nicht invasiv überwacht werden.

Nach der intravenösen Applikation eines **Opioids** zur Analgesie (z. B. Sufentanil: 0,3–0,5 µg/kg KG) erfolgt die Gabe eines intravenösen **Hypnotikums**. Zur Einleitung können Barbiturate (Thiopental-Trapanal®, Methohexital-Brevimytal®), Etomidat (Etomidat®-Lipuro), Propofol (Disoprivan®), Ketamin oder Midazolam (Dormicum®) verwendet werden. Alle Substanzen sind stets langsam (ggf. Venenreizung, Histaminfreisetzung etc.) und individuell nach Wirkung zu dosieren.

Das Einschlafen des Patienten ist an fehlender Ansprechbarkeit und erloschenen Schutzreflexen (z. B. aufgehobener Lidreflex) zu erkennen. Die hypnotische bzw. sedierende Wirkung der injizierten Substanzen in Verbindung mit Analgetika macht jetzt bei noch vorhandener Resteigenatmung die **assistierte** bzw. **kontrollierte Maskenbeatmung** des Patienten erforderlich. Ist die Maskenbeatmung sicher durchführbar, kann nun in Abhängigkeit von der Wahl des **Muskelrelaxans** (in der Regel **nicht depolarisierend**) die Relaxierung zur Intubation erfolgen. Die Dauer der Maskenbeatmung bis zur Intubationsbereitschaft des Patienten richtet sich nach dem Wirkungseintritt des Muskelrelaxans.

Nebenwirkungen und Gefahren

Zu den Nebenwirkungen und Gefahren einer intravenösen Narkoseeinleitung gehören die **zentrale Atemdepression**, die **Herz-Kreislauf-Depression** sowie **anaphylaktische** oder **anaphylaktoide Reaktionen**. Weiterhin können **Injektionsschmerzen** auftreten.

4.5.3 Intramuskuläre und rektale Einleitung

Die intramuskuläre oder rektale Narkoseeinleitung kann in Situationen sinnvoll sein, in denen eine Venenverweilkanüle zunächst nicht gelegt werden kann (Kinder, unkooperativer Patient, Katastrophenmedizin). Das Freihalten der Atemwege bzw. die Möglichkeit zur Beatmung sind jedoch ebenso Voraussetzung wie ein venöser Zugang nach Induktion der Analgosedierung oder Narkose. Die intramuskuläre Einleitung kann durch Gabe von Ketamin (5 mg/kg KG i. m.) erreicht werden. Die selten indizierte rektale Einleitung kann entweder durch Instillation von Methohexital (10–40 mg/kg KG) oder Ketamin (5–15 mg/kg KG) erfolgen.

4.5.4 Inhalationseinleitung

Die Narkoseeinleitung durch Inhalationsanästhetika kann bei Säuglingen und Kleinkindern durchgeführt werden, wenn die Kanülierung einer peripheren Vene am wachen Kind nicht durchführbar ist oder nicht zumutbar erscheint. Die Inhalationseinleitung kann ebenfalls bei Patienten mit zu erwartenden Atemwegsobstruktionen sinnvoll sein.
Zur Inhalationseinleitung wird heutzutage Sevofluran verwendet. Die Inhalationseinleitung erfolgt über eine Maske, die an das Narkosekreisteil angeschlossen ist. Die Maske wird dicht über das Gesicht des Patienten gehalten. Nach angemessener Präoxygenierung wird Sevofluran mit einer initial hohen Dosierung appliziert (6–8 Vol %), die dann schrittweise reduziert wird. Es ist auch eine so genannte „Single-Breath"-Einleitung möglich. Bei Sistieren der Bewegung der Extremitäten sollte die Kanülierung einer peripheren Vene erfolgen, um die intravenöse Gabe von Medikamenten zu ermöglichen.

Nebenwirkungen und Gefahren

Die potenziell gefährliche Phase einer Inhalationseinleitung ist das **Exzitationsstadium**.

Hier kann es neben Kreislaufdepression und Erbrechen durch Irritation der Atemwege zu Apnoe, Laryngospasmus, Bronchospasmus und Hypersalivation kommen. Durch eine frühzeitige assistierte, d. h. der Spontanatmung des Patienten angepassten Beatmung, können diese Probleme reduziert werden. Die Behandlung des Laryngospasmus erfolgt durch Reduktion der inspiratorischen Narkosegaskonzentration, assistierte Beatmung mit 100 % Sauerstoff und ggf. Injektion von Succinylcholin mit sofortiger Intubation.

Das Einschlafen ist an fehlender Ansprechbarkeit und erloschenen Schutzreflexen erkennbar. Bei noch vorhandener Resteigenatmung muss jetzt bereits **assistiert** bzw. **kontrolliert** per Maske beatmet werden. Nun kann ein zumeist **nicht depolarisierendes Muskelrelaxans** zur Intubation gegeben werden.

Nebenwirkungen und Gefahren

- zentrale Atemdepression
- Herz-Kreislauf-Depression
- anaphylaktische/anaphylaktoide Reaktion
- Injektionsschmerzen.

4.5.3 Intramuskuläre und rektale Einleitung

Die intramuskuläre oder rektale Narkoseeinleitung kann in Situationen sinnvoll sein, in denen eine Venenverweilkanüle zunächst nicht gelegt werden kann (Kinder, unkooperativer Patient, Katastrophenmedizin). Die i. m. Einleitung erfolgt durch **Ketamin**, die rektale durch Instillation von **Methohexital**.

4.5.4 Inhalationseinleitung

Sie wird bei Säuglingen und Kleinkindern durchgeführt, wenn die Kanülierung einer peripheren Vene nicht möglich ist, sowie bei Patienten mit zu erwartenden Atemwegsobstruktionen.

Die Inhalationseinleitung erfolgt über eine Maske, die an das Narkosekreisteil angeschlossen ist.

Nach einer angemessenen Präoxygenierungsphase wird Sevofluran in initial hoher Dosierung (6–8 Vol %) dem Inspirationsgas hinzugegeben.

Nebenwirkungen und Gefahren

Die potenziell gefährliche Phase einer Inhalationseinleitung ist das **Exzitationsstadium**.

Hier können auftreten:
- Kreislaufdepression
- Erbrechen
- Apnoe
- Laryngospasmus
- Bronchospasmus
- Hypersalivation.

4.5.5 Anästhesieeinleitungen bei Patienten mit erhöhtem Aspirationsrisiko

Eine Aspiration im Rahmen der Narkose ist definiert als das Eindringen von festem und/oder flüssigem Mageninhalt in die Trachea und die tieferen Atemwege.
Bei elektiven Allgemeinanästhesien liegt die Aspirationsrate ca. bei 1:4000, bei Notfalleingriffen bei 1:800 und bei notfallmäßigen Intubationen außerhalb des OP bei 1:25.

Indikationen

Siehe Tab. **A-4.52**.

Aspirationsprophylaxe

- 300 mg Ranitidin p. o. am Vorabend
- 150 mg Ranitidin 45 Minuten vor Einleitung

Bei Notfalleingriffen:

- 0,4 ml/kg KG Natriumzitrat
- ggf. 150 mg Ranitidin und 10 mg Metoclopramid i. v.

4.5.5 Anästhesieeinleitungen bei Patienten mit erhöhtem Aspirationsrisiko

Eine Aspiration im Rahmen von Narkosen ist definiert als das Eindringen von festem und/oder flüssigem Mageninhalt in die Trachea und die tieferen Atemwege.

Bei elektiven Allgemeinanästhesien liegt die Aspirationsrate bei ca. 1:4000, bei Notfalleingriffen steigt die Inzidenz jedoch auf 1:800. Findet eine notfallmäßige Intubation außerhalb des Operationssaales statt, wie zum Beispiel im Rettungsdienst, beträgt die Aspirationsrate bis zu 1:25. Die Mortalität nach Aspirationen wird mit 4–5 % beziffert. Man geht davon aus, dass ca. 75 % aller Aspirationen in der Anästhesieeinleitungsphase auftreten, während 25 % der Aspirationen im Rahmen der Narkoseausleitung stattfinden.

Indikationen

Die Indikationen zur Durchführung einer sog. Nichtnüchterneinleitung (auch „Ileuseinleitung" genannt) sind vielfältig. Zu den wichtigsten Indikationen siehe Tab. **A-4.52**.
Nach einem Beschluss der Deutschen Gesellschaft für Anästhesie und Intensivmedizin (DGAI) aus dem Jahr 2004 ist das Trinken von 1–2 Gläsern klarer Flüssigkeit (Wasser, Tee) bis zu 2 Stunden vor der Narkoseeinleitung möglich. Im Rahmen der zunehmenden Bedeutung von operativen Fast-Track-Konzepten erscheint das Trinken von klarer Flüssigkeit bis zu 2 Stunden vor Narkoseeinleitung geradezu wünschenswert.

≡ A-4.52	Indikationen für eine Nichtnüchterneinleitung

- Nahrungsaufnahme innerhalb von 6 Stunden vor Narkoseeinleitung
- ausgeprägter Aszites
- akutes Abdomen, Ileus
- Ösophaguserkrankungen (z. B. Divertikel, Achalasie)
- Refluxkrankheit
- stenosierende Erkrankungen des oberen oder unteren Gastrointestinaltraktes
- Blutungen aus dem Gastrointestinaltrakt oder aus dem Pharynx
- abdominelle Raumforderungen
- Adipositas permagna
- Schwangerschaft ab dem 2. Trimenon, Sectio caesarea
- Intoxikationen (Medikamente, Alkohol)
- (Poly)traumapatienten
- neurologische Erkrankungen mit pathologischem Reflexstatus
- gesteigerter Hirndruck
- Dialysepatienten

Aspirationsprophylaxe

Bei elektiven Eingriffen sollte bereits am Vorabend der Operation eine medikamentöse Prophylaxe durchgeführt werden. Diese besteht in der oralen Gabe von 300 mg Ranitidin. Außerdem sollte 45 Minuten vor Anästhesieeinleitung erneut 150 mg Ranitidin p. o. appliziert werden.
Bei Notfalleingriffen sollte eine medikamentöse Prophylaxe mit der oralen Gabe von 0,4 ml/kg KG Natriumzitratlösung 0,3 molar ca. 30 Minuten vor Anästhesieeinleitung zur Pufferung des sauren Mageninhaltes appliziert werden. Weiterhin kann die intravenöse Applikation von 150 mg Ranitidin und 1 Amp. à 10 mg Metoclopramid in Erwägung gezogen werden.

Durchführung der Narkoseeinleitung bei aspirationsgefährdeten Patienten

Bei der Durchführung der so genannten Ileuseinleitung ist insbesondere auf eine adäquate Vorbereitung zu achten. Weiterhin sollte eine Ileuseinleitung immer durch einen oder zumindest in Anwesenheit eines erfahrenen Anästhesisten durchgeführt werden. Im Rahmen der Vorbereitung ist insbesondere auch auf die Bereitstellung eines eingeschalteten und gut funktionierenden Absauggerätes mit einem dicklumigen Absaugkatheter zu achten.

Der Patient wird auf dem OP-Tisch in **45°** **Oberkörperhochlage** gelagert, im Falle einer Sectio in 20° Oberkörpertieflagerung in Linksseitenlage.

Nach einer ausgiebigen topischen Analgesie in der Nase und auf den Schleimhäuten des Rachens wird in milder Sedierung (z. B. Midazolam) über eine am wachen Patienten gelegte Magensonde der Magen entleert. Im Anschluss daran wird die Magensonde unter kontinuierlicher Saugung entfernt, da diese ansonsten als Schiene für ein Erbrechen bei Narkoseeinleitung wirken kann. Anschließend wird der Patient bei dicht sitzender Maske für mindestens 5 Minuten mit 100 % Sauerstoff **präoxygeniert**. Daraufhin erfolgt die zügige Anästhesieeinleitung unter weiterer Oxygenierung, jedoch **ohne** manuelle Beatmung mit einem Opioid (z. B. Sufentanil), einem Hypnotikum (z. B. Etomidate, Propofol) und dem Muskelrelaxans Succinylcholin. Hierbei sollte erwähnt werden, dass eine Präkurarisierung mit einem nicht depolarisierenden Muskelrelaxans zur Vermeidung der Muskelfaszikulationen prinzipiell möglich ist, dadurch jedoch der Wirkeintritt und die Wirkdauer von Succinylcholin verlängert werden kann.

Nach dem Einschlafen des Patienten wird der **Krikoiddruck** („Sellick-Handgriff") zum Verschluss des oberen Ösophagus bis zur Verifizierung der korrekten Tubuslage durchgeführt.

Die apnoische Oxygenierung wird bis zur kompletten Relaxation des Patienten durchgeführt, danach erfolgt die zügige endotracheale Intubation per os und ein unmittelbares Blocken der Tubusmanschette und eine sichere Fixation des Tubus. Zur Intubation sollte immer ein Führungsstab verwendet werden. Nach Narkoseeinleitung erfolgt erneut das Legen einer Magensonde, das Absaugen des Mageninhaltes und die Flachlagerung des Patienten.

Bei Patienten, bei denen eine Kontraindikation für die Gabe des depolarisierenden Muskelrelaxans Succinylcholin vorliegt (neuromuskuläre Erkrankung, Disposition zur malignen Hyperthermie, Hyperkaliämie, Verbrennungspatienten etc.) wird eine so genannte modifizierte Ileuseinleitung durchgeführt. In diesen speziell begründeten Fällen wird ein nicht depolarisierendes Muskelrelaxans wie z. B. Rocuronium mit einer 2fachen ED_{95} angewendet.

Vorgehen bei erfolgter Aspiration

Sollte trotz der durchgeführten Maßnahmen eine Aspiration stattgefunden haben, ist das weitere Vorgehen entsprechend dem klinischen Befund zu gestalten. Zügig sollte über den Endotrachealtubus der aspirierte Mageninhalt abgesaugt werden. Dabei sollte immer der pH-Wert des Aspirats bestimmt werden, da die Folgen der Aspiration im Allgemeinen umso gravierender sind, je saurer das Aspirat ist. Anschließend sollte sofort eine Bronchoskopie durchgeführt werden, um eventuell vorhandene Nahrungsreste aus der Trachea und den Bronchien zu entfernen. Alle Patienten, bei denen sich eine Aspiration ereignet hat, sollten intubiert und mit einem adäquaten PEEP (8–10 mmHg) beatmet auf die Intensivstation verlegt werden. Inwieweit zuvor die geplante Operation durchgeführt werden kann, hängt unmittelbar von der OP-Indikation ab und sollte in interdisziplinärer Absprache mit den operativen Kollegen diskutiert werden.

Eine früher häufig durchgeführte Antibiotikaprophylaxe nach stattgehabter Aspiration wird heutzutage ohne einen entsprechenden Keimnachweis eher kritisch gesehen.

Durchführung der Narkoseeinleitung bei aspirationsgefährdeten Patienten

Ein eingeschaltetes und gut funktionierendes Absauggerät mit einem dicklumigen Absaugkatheter muss bereitstehen.

Der Patient wird auf dem OP-Tisch in **45° Oberkörperhochlage** gelagert.

Nach einer topischen Analgesie wird über eine am wachen Patienten gelegte Magensonde der Magen entleert. Nach Entfernung der Magensonde wird der Patient über mindestens 5 Minuten mit 100 % Sauerstoff **präoxygeniert**. Danach erfolgt eine zügige Anästhesieeinleitung.

Nach dem Einschlafen des Patienten wird der **Krikoiddruck** („Sellick-Handgriff") bis zur Verifizierung der korrekten Tubuslage durchgeführt.
Die apnoische Oxygenierung wird bis zur kompletten Relaxation des Patienten durchgeführt. Zur Intubation sollte immer ein Führungsstab verwendet werden.

Bei Kontraindikationen für Succinylcholin Anwendung von z. B. Rocuronium in 2facher ED_{95}

Vorgehen bei erfolgter Aspiration

Vorgehen nach Aspiration:
- Absaugen der Trachea
- pH-Wert-Bestimmung des Aspirats
- Bronchoskopie zur Entfernung von Nahrungsresten
- PEEP-Beatmung
- Verlegung auf die Intensivstation.

4.6 Narkosedurchführung

4.6.1 Maskennarkose

Die **Gesichtsmaske** ist nur bei Narkosen für kurze Eingriffe bis zu einer Dauer von ca. 30 min geeignet, die **Larynxmaske** auch bei längeren Operationen.

Maskennarkosen sollten nur bei **nüchternen Patienten** in Rückenlage durchgeführt werden. Die Einleitung kann per inhalationem (Kinder) oder besser durch Gabe intravenöser Substanzen erfolgen.

Die Maskennarkose erfolgt intraoperativ unter assistierter, manuell kontrollierter Beatmung oder Spontanatmung.

▶ Merke

Nebenwirkungen und Gefahren

Diese beinhalten
- die tracheobronchiale Aspiration und
- die Kontamination des Operationssaales mit Narkosegasen.

Kontraindikationen der Maskennarkose:
- Nichtnüchternheit
- Bauchlage
- Adipositas permagna
- Eingriffsdauer > 30 min (Ausnahme: Larynxmaske).

4.6.2 Inhalationsanästhesie

Nach einer Narkoseeinleitung mit Inhalations- oder intravenösen Anästhetika kann die Anästhesie mit Inhalationsanästhetika (Isofluran, Desfluran, Sevofluran) fortgeführt werden. Die Inhalationsanästhesie kann als **Masken-** oder **Intubationsnarkose** durchgeführt werden.

4.6 Narkosedurchführung

4.6.1 Maskennarkose

Die **Gesichtsmaske** ist nur bei Narkosen für kurze Eingriffe bis zu einer Dauer von ca. 30 Minuten geeignet. Bei Verwendung der **Larynxmaske** sind auch längere Operationen möglich. Bei der Verwendung einer Larynxmaske ist eine maschinelle Beatmung des Patienten möglich. Hier ist es nicht notwendig, durchgehend die Maske dicht auf das Gesicht zu halten. Der Anästhesist ist somit in der Lage, parallel andere notwendige Tätigkeiten, wie z. B. die Dokumentation etc., durchzuführen. Als kurze Eingriffe gelten u. a. Abszessspaltungen, Repositionen von Frakturen und Luxationen, schmerzhafte Verbandswechsel, diagnostische Probeentnahmen von Gewebe.

Maskennarkosen sollten nur bei **nüchternen Patienten** in Rückenlage durchgeführt werden, eine Larynxmaske dagegen kann auch problemlos bei Patienten in Seitenlage, in einigen Fällen auch in Bauchlage angewendet werden. Die Einleitung kann per inhalationem (bei Kindern) oder besser durch Gabe intravenöser Substanzen erfolgen. Neben dem intravenösen Anästhetikum kann zusätzlich ein kurzwirksames Analgetikum (z. B. Alfentanil) gegeben werden, um eine ausreichende Analgesie zu erreichen. Wird auf Analgetika verzichtet, muss die inspiratorische Narkosegaskonzentration entsprechend erhöht werden.

Während einer Maskennarkose wird der Patient entweder assistiert oder manuell kontrolliert beatmet (bei Verwendung einer Larynxmaske auch maschinelle Beatmung möglich), oder man lässt ihn – bei suffizienter Eigenatmung! – spontan atmen. Das Ende der Maskennarkose wird durch die Gabe von 100 % Sauerstoff und die Unterbrechung der Narkosegaszufuhr eingeleitet

▶ **Merke:** Der Patient darf erst dann aus dem Aufwachraum verlegt werden, wenn die Schutzreflexe und der Muskeltonus normalisiert sind und der Patient ansprechbar und voll orientiert ist.

Nebenwirkungen und Gefahren

Hierzu zählt besonders die tracheobronchiale **Aspiration**, die bei einer Maskennarkose nie sicher vermieden werden kann. Das Aspirationsrisiko ist jedoch beim nüchternen Patienten gering, zumal wenn die Maskenbeatmung mit einem niedrigen Atemwegsdruck durchgeführt wird. Die Kontamination der Raumluft mit Anästhetikagasen kann durch zentrale Absauganlagen sowie spezielle Absaugvorrichtungen an der Beatmungsmaske drastisch reduziert werden.

Es ergeben sich folgende **Kontraindikationen** zur Durchführung einer Maskennarkose:
- Nichtnüchternheit
- Bauchlage (in Einzelfällen Verwendung einer Larynxmaske möglich)
- Adipositas permagna
- Eingriffsdauer > 30 Minuten (Ausnahme: Larynxmaske).

4.6.2 Inhalationsanästhesie

Nach einer Narkoseeinleitung mit Inhalations- oder intravenösen Anästhetika kann die Anästhesie durch Inhalationsanästhetika fortgeführt werden. Hierzu werden Substanzen wie Isofluran, Sevofluran oder Desfluran verwendet. Sie werden einem Frischgasgemisch aus Sauerstoff und Raumluft zugemischt. Die Inhalationsnarkose zeichnet sich durch eine relativ stabile Hämodynamik sowie eine nur geringgradige postoperative Atemdepression aus.

In Abhängigkeit von Art und Dauer des Eingriffs kann die Inhalationsanästhesie als **Masken- oder Intubationsnarkose** durchgeführt werden.

Die **Steuerung der Anästhesietiefe** orientiert sich im Allgemeinen an systemisch-hämodynamischen Parametern wie Herzfrequenz und arteriellem Blutdruck. Ein Anstieg von Herzfrequenz und Blutdruck als Hinweis auf eine inadäquate Narkosetiefe wird mit einer Erhöhung der inspiratorischen Narkosegaskonzentration behandelt. Dagegen deutet eine Abnahme der sympathischen Stimulierung auf eine zu tiefe Narkose hin, wenn andere Ursachen ausgeschlossen werden können. Der Anästhesist muss wegen des verzögerten Wirkungseintritts der Inhalationsanästhetika den Ablauf des chirurgischen Vorgehens kennen, um frühzeitig die alveoläre Konzentration der Anästhetika der chirurgischen Stimulation anpassen zu können.

Nebenwirkungen und Gefahren

Nach reinen Inhalationsnarkosen wird postoperativ wegen der schnellen Abflutung des Anästhetikums oftmals eine **unzureichende Analgesie** beobachtet. Des Weiteren treten häufiger **Muskelzittern** sowie Übelkeit und Erbrechen (**PONV**, postoperative nausea and vomiting) auf.

4.6.3 Intravenöse Anästhesie

Sedativa, Hypnotika

Intravenöse Anästhetika vermindern das Bewusstsein oder schalten es aus (Ausnahme: Ketamin). Sie führen zu Amnesie, Sedierung, Schlaf oder Bewusstlosigkeit. Zur Durchführung einer Narkose werden sie im Allgemeinen mit einem potenten Analgetikum (Opioid) und einem Muskelrelaxans kombiniert. Zu den intravenösen Anästhetika zählen die Barbiturate, Etomidat und Propofol sowie die Benzodiazepine und Ketamin (S. 153).

Eine intravenöse Sedierung oder Narkose kann entweder durch wiederholte Bolusapplikation oder durch kontinuierliche Infusion der Anästhetika aufrechterhalten werden. Wirkungseintritt, Wirkungsdauer und Aufwachzeit sind abhängig von der Pharmakokinetik, der Geschwindigkeit der Injektion/Infusion und der gewählten Dosierung der Substanzen. Die Steuerung der Narkose erfolgt durch Steigerung oder Reduktion der Dosis. Die Abschätzung des Anästhetikabedarfs richtet sich wie bei der Inhalationsanästhesie nach klinischen Zeichen und Herz-Kreislauf-Parametern.

Barbiturate sind im Rahmen einer intravenösen Anästhesie nur selten indiziert, da sie besonders nach längerer Infusionsdauer zur Kumulation und damit zu einer deutlich verzögerten Aufwachphase führen. Barbiturate können jedoch wegen ihrer antikonvulsiven und möglicherweise hirnprotektiven Eigenschaften während Eingriffen am zentralen Nervensystem nützlich sein.

Etomidat ist als intravenöses Anästhetikum zur Narkoseeinleitung bei hämodynamisch instabilen Patienten gut geeignet. Hypnotische Dosierungen von Etomidat führen nur zu geringer respiratorischer Suppression. Die Aufwachphase ist im Vergleich zu Barbituraten wesentlich kürzer. Etomidat kann jedoch Myoklonien hervorrufen. Die Suppression der Kortisolsynthese ist im Rahmen der Etomidatanwendung zur Einleitung der Narkose nicht relevant, spielt jedoch bei der kontinuierlichen Applikation eine Rolle.

Propofol zeigt einige vorteilhafte Eigenschaften. Es führt gegenüber Barbituraten zu einer deutlich schnelleren Aufwachzeit und Erholung psychomotorischer Funktionen. Die gewünschte Anästhesietiefe kann daher besser aufrechterhalten werden. Übelkeit und Erbrechen sind unter Propofol im Vergleich zu Barbituraten deutlich seltener.

Die wesentliche Nebenwirkung von Propofol besteht in einem möglichen Abfall des arteriellen Blutdrucks.

Benzodiazepine werden gelegentlich zur Unterhaltung einer Anästhesie in Kombination mit Opiaten eingesetzt.

Sedierung, Hypnose und Amnesie bei guter hämodynamischer Stabilität sind die vorteilhaften Eigenschaften der Benzodiazepine. Die Aufwachzeit ist in

Die **Steuerung der Anästhesietiefe** orientiert sich im Allgemeinen an systemisch-hämodynamischen Parametern wie Herzfrequenz und arteriellem Blutdruck. Ein Anstieg von Herzfrequenz und Blutdruck als Hinweis auf eine inadäquate Narkosetiefe wird mit einer Erhöhung der inspiratorischen Narkosegaskonzentration behandelt.

Nebenwirkungen und Gefahren

Postoperativ werden relativ häufig **unzureichende Analgesie** und **Muskelzittern** sowie **Übelkeit** beobachtet.

4.6.3 Intravenöse Anästhesie

Sedativa, Hypnotika

Intravenöse Anästhetika führen zu Amnesie, Sedierung, Schlaf oder Bewusstlosigkeit.
Zu den intravenösen Anästhetika zählen die Barbiturate, Etomidat und Propofol sowie die Benzodiazepine und Ketamin (S. 153).

Eine intravenöse Sedierung oder Narkose kann entweder durch wiederholte Bolusapplikationen oder durch kontinuierliche Infusion der Anästhetika aufrechterhalten werden.

Barbiturate sind im Rahmen einer intravenösen Anästhesie nur selten indiziert, da sie nach längerer Infusionsdauer zur Kumulation führen können (verzögerte Aufwachphase).

Etomidat ist als intravenöses Anästhetikum zur kontinuierlichen Gabe bei hämodynamisch instabilen Patienten geeignet. Die Aufwachphase ist kürzer als bei Barbituraten.

Propofol führt zu einer deutlich schnellen Aufwachzeit und Erholung psychomotorischer Funktionen als Barbiturate.

Die wesentliche Nebenwirkung von Propofol besteht in einem möglichen Abfall des arteriellen Blutdruckes.

Benzodiazepine werden gelegentlich in Kombination mit Opiaten eingesetzt.

Sedierung, Hypnose und Amnesie bei guter, stabiler Hämodynamik sind die

Vorteile. Die Aufwachzeit ist jedoch verlängert.

Ketamin bewirkt als einziges i. v. Anästhetikum eine Kombination aus qualitativer Bewusstseinsveränderung und Analgesie. Die Schutzreflexe sind ebenso wie die Atmung zumeist wenig beeinträchtigt.

Patienten mit Asthma bronchiale, Status asthmaticus oder im Schock können von der Verwendung von Ketamin profitieren.

Durch vorherige Gabe von Benzodiazepinen kann das Auftreten von Angstträumen, Wahnvorstellungen vermindert oder vermieden werden.

Opioide

Opioide führen zu einer ausgeprägten Analgesie. Die Induktion von Amnesie und Hypnose kann selbst durch hochdosierte Opioidgaben nicht sicher erreicht werden.

Die alleinige Opioidgabe erfordert zur Anästhesie sehr hohe Dosen. Wegen der **geringen bis fehlenden Herz-Kreislauf-Depression** ist diese Anästhesieform aber besonders für Patienten mit erheblicher kardiovaskulärer Funktionseinschränkung geeignet.

Vorteilhaft ist die das Ende der Operation überdauernde Analgesie.

Nebenwirkungen und Gefahren

- Atemdepression
- Übelkeit und Erbrechen.

Abhängigkeit von der Dauer der Infusion gegenüber anderen intravenösen Anästhetika allerdings verlängert. Bei sedierten Patienten (z. B. im Rahmen einer Regionalanästhesie) muss auf die Zeichen einer Obstruktion der oberen Atemwege als Folge eines Zurückfallens der Zunge geachtet werden.

Ketamin bewirkt als einziges intravenöses Anästhetikum eine Kombination aus qualitativer Bewusstseinsveränderung und Analgesie. Die Schutzreflexe sind unter Ketamin ebenso wie die Atmung zumeist wenig beeinträchtigt. Ketamin eignet sich als Monoanästhetikum für kleinere chirurgische Eingriffe besonders bei Kindern oder Verbrennungspatienten.

Notfallpatienten mit schweren respiratorischen Erkrankungen (z. B. Asthma bronchiale, Status asthmaticus) oder im Schock können von der Verwendung von Ketamin profitieren. Ketamin sollte wegen der Stimulation des sympathoadrenergen Systems allerdings nicht bei Patienten mit koronarer Herzkrankheit eingesetzt werden. Da unter Ketamin ein Anstieg der Hirndurchblutung und des intrakraniellen Druckes vorkommen kann, ist Ketamin als alleinige Substanz bei Patienten mit intrakranieller Raumforderung nicht geeignet. Ketamin kann in der Aufwachphase zu intensiven Angstträumen und Wahnvorstellungen führen.

Durch vorherige oder gleichzeitige Gabe von Benzodiazepinen kann das Auftreten unerwünschter ZNS-Reaktionen vermindert oder vermieden werden.

Opioide

Opioide führen zu einer ausgeprägten Analgesie. Die Induktion von Amnesie und Hypnose kann selbst durch hochdosierte Opioidgaben nicht sicher erreicht werden. Werden Opioide als „Monoanästhetika" eingesetzt, muss damit gerechnet werden, dass die Patienten sich an intraoperative Ereignisse erinnern können. Zur Aufrechterhaltung einer Narkose ist die Kombination von Opioiden mit intravenösen Sedativa bzw. Hypnotika sinnvoll. Zu den im Rahmen der Narkose einsetzbaren Opioiden gehören Fentanyl (Fentanyl-Janssen®), Alfentanil (Rapifen®), Sufentanil (Sufenta®) und Remifentanil (Ultiva®).

Die Gabe eines Opioids kann entweder durch wiederholte Bolusapplikation oder durch kontinuierliche Infusion erfolgen. Wirkungseintritt, Wirkungsdauer sowie Nebenwirkungen sind abhängig von der gewählten Dosierung und der individuellen Empfindlichkeit. Die Steuerung der analgetischen Effekte erfolgt durch Steigerung oder Reduktion der Dosis. Die Abschätzung des Opioidbedarfs richtet sich wie bei den Inhalations- und intravenösen Anästhetika nach klinischen Zeichen und Herz-Kreislauf-Parametern.

Die alleinige Opioidgabe erfordert zur Anästhesie sehr hohe Dosen. Wegen der **geringen bis fehlenden Herz-Kreislauf-Depression** ist diese Anästhesieform aber besonders für Patienten mit erheblicher kardiovaskulärer Funktionseinschränkung geeignet. Sie wird daher in einigen Zentren zur Kardioanästhesie eingesetzt. Patienten mit intrakranieller Druckerhöhung profitieren in Kombination mit hirndrucksenkenden Anästhetika ebenfalls von der hämodynamischen Stabilität unter Opioiden, da der zerebrale Perfusionsdruck nicht reduziert wird.

Vorteilhaft ist auch die das Ende der Operation überdauernde Analgesie. Selbst hohe Dosen von Opioiden können aber bei besonders schmerzhafter chirurgischer Stimulation (z. B. Sternotomie) einen Anstieg des arteriellen Blutdrucks und der Herzfrequenz als Ausdruck unzureichender Analgesie nicht immer verhindern.

Nebenwirkungen und Gefahren

Opioide wirken atemdepressiv und machen insbesondere nach Anwendung höherer Dosen eine postoperative Nachbeatmung erforderlich. Unerwünscht ist auch das gelegentliche Auftreten von Übelkeit und Erbrechen.

4.6.4 Balancierte Anästhesie

Unter balancierter Anästhesie wird die Kombination von Einzelsubstanzen verstanden, die die Kriterien Amnesie/Hypnose, Analgesie, Blockade autonomer Reflexe und Muskelrelaxation erfüllen. Die Narkoseeinleitung erfolgt mit einem kurz wirksamen intravenösen Hypnotikum (z.B. Barbiturate, Propofol oder Etomidat), kombiniert mit einem Opioid (z.B. Fentanyl) und einem Muskelrelaxans (z.B. Vecuronium). Nach Intubation wird die Narkose mit einem Inhalationsanästhetikum in einem Luft/Sauerstoffgemisch und intermittierender Gabe von Opioiden fortgeführt. Die Muskelrelaxierung wird durch Bolusgabe eines nicht depolarisierenden Relaxans aufrechterhalten.

Die balancierte Anästhesie gestattet einen gegenüber Mononarkosen differenzierteren Einsatz von Einzelsubstanzen, um die gewünschten Effekte einer Narkose dem intraoperativen Verlauf anzupassen. Wird z.B. während der Operation eine Phase schmerzhafter Stimulation absehbar, so ist die Gabe eines Analgetikums indiziert. In Phasen geringer Stimulation ist primär Hypnose und weniger die Analgesie Ziel der Behandlung.

Der gezielte Einsatz der einzelnen Medikamente führt zu einer **Reduktion unerwünschter Nebenwirkungen** wie Herz-Kreislauf-Depression (volatile Anästhetika), zentrale Atemdepression (Opioide) oder Relaxanzienüberhang.

4.6.5 Total intravenöse Anästhesie (TIVA)

Bei einer total intravenösen Anästhesie wird vollständig auf die Verwendung von Inhalationsanästhetika verzichtet. Statt dessen werden Hypnotika (zumeist Propofol) mit Opioiden und Muskelrelaxanzien nach einem an der Pharmakokinetik orientierten Dosierungsregime kombiniert verabreicht. Die Beatmung erfolgt mit reinem Sauerstoff oder einem Sauerstoff-Luft-Gemisch. Ziel der TIVA ist es, die Anästhetika so zu verwenden, dass schnell ein sog. pharmakokinetischer „Steady State" erreicht wird, d.h. konstante Plasmaspiegel. Die Höhe der Plasmaspiegel sollte überdies zügig variierbar sein, um die Narkosetiefe der jeweiligen Operationsphase unmittelbar anpassen zu können. Hierzu müssen Substanzen mit möglichst schneller Elimination verwendet werden. Nach initaler Aufsättigung mit Bolusdosen werden die Einzelsubstanzen anschließend per infusionem zugeführt. Mit dem derzeit zur Verfügung stehenden Propofol und Remifentanil kann eine gute Steuerbarkeit erreicht werden. Aus diesem Grund empfiehlt sich dieses Verfahren zur Zeit vor allem für Operationen mit gleichförmiger chirurgischer Stimulation (z.B. minimal-invasive Chirurgie).

Der Vorteil der TIVA besteht u.a. darin, dass die Patienten **postoperativ schnell erwachen**.

4.7 Narkoseausleitung

Die Phase der Narkoseausleitung ist durch das Abklingen von Hypnose und Relaxierung sowie das Wiederkehren autonomer Reflexe gekennzeichnet. Die analgetische Komponente einer Narkose ist in der unmittelbar postoperativen Phase erwünscht. Die zeitgerechte Narkoseausleitung hängt bei jedem der vorgestellten Narkoseverfahren von der rechtzeitigen Abschätzung des Operationsendes ab. So ist es sinnvoll, länger wirksame Substanzen gegen Ende des chirurgischen Eingriffs zu vermeiden und auf kurzwirksame Alternativen zu wechseln. Im Allgemeinen sollten Opioide und Muskelrelaxanzien bei einer Restoperationszeit von < 30 Minuten nicht mehr eingesetzt werden, da ein postoperativer Überhang die Aufwachphase der Patienten verlängert bzw. kompliziert. Die Konzentration des gewählten Narkosegases kann in der Phase des Wundverschlusses ebenfalls reduziert werden, wenn keine weitere schmerzhafte Stimulation zu erwarten ist. Die Ventilationsparameter sind so

4.6.4 Balancierte Anästhesie

Unter balancierter Anästhesie wird die Kombination von Einzelsubstanzen verstanden, die die Kriterien Amnesie/Hypnose, Analgesie, Blockade autonomer Reflexe und Muskelrelaxation erfüllen.

Die balancierte Anästhesie gestattet einen gegenüber Mononarkosen differenzierten Einsatz von Einzelsubstanzen, um die gewünschten Effekte einer Narkose dem intraoperativen Verlauf anzupassen.

Geringere Dosen der einzelnen Medikamente führen zu einer **Reduktion unerwünschter Nebenwirkungen** wie Herz-Kreislauf-Depression (volatile Anästhetika), zentrale Atemdepression (Opioide) oder Relaxanzienüberhang.

4.6.5 Total intravenöse Anästhesie (TIVA)

Bei einer total intravenösen Anästhesie wird vollständig auf die Verwendung von Inhalationsanästhetika verzichtet. Statt dessen werden Hypnotika mit Opioiden und Muskelrelaxanzien nacheinander einem an der Pharmakokinetik orientierten Dosierungsregime kombiniert verabreicht. Die Beatmung erfolgt mit reinem Sauerstoff oder einem Sauerstoff-Luft-Gemisch.

Der Vorteil der TIVA besteht u.a. darin, dass die Patienten **postoperativ schnell erwachen**.

4.7 Narkoseausleitung

Die Phase der Narkoseausleitung ist durch das Abklingen von Hypnose und Relaxierung sowie das Wiederkehren autonomer Reflexe gekennzeichnet. Die analgetische Komponente einer Narkose ist in der unmittelbar postoperativen Phase erwünscht.

Die **Extubation** des Patienten erfordert folgende Voraussetzungen:
- ausreichende Spontanatmung
- Rückkehr der Schutzreflexe
- Kontaktfähigkeit.

Eine **nicht ausreichende Spontanatmung** kann folgende Ursachen haben:
- Überhang an volatilen Anästhetika
- Überhang an Opioiden
- Überhang an Muskelrelaxanzien.

Unmittelbar nach Extubation sollte eine Sauerstoffinsufflation durchgeführt und die Suffizienz der Spontanatmung überprüft werden. Besonders bei Säuglingen und Kleinkindern, aber auch bei Erwachsenen kann nach Extubation ein **Laryngospasmus** auftreten.

Alle Patienten nach Allgemeinanästhesie werden nach Ausleitung der Narkose vom Anästhesiepersonal (Ärzte und Pflegekräfte) im **Aufwachraum** überwacht (siehe Kap. A 6).

4.8   Maligne Hyperthermie

▶ **Definition**

zu wählen, dass der Patient noch während der abflutenden Narkose beatmet und erst nach Abklingen der Atemdepression zur Spontanatmung geführt wird. Die **Extubation** des Patienten erfordert folgende Voraussetzungen:
- Spontanatmung mit einem Atemzugvolumen von mindestens 400–500 ml bei Atemfrequenzen von > 10/min (Erwachsene)
- Rückkehr der pharyngealen und laryngealen Schutzreflexe (Hustenreflex, Schluckreflex)
- Kontaktfähigkeit (z. B. Augenöffnen auf Aufforderung).

Eine **nicht ausreichende Spontanatmung** kann folgende Ursachen haben:
- **Überhang an volatilen Anästhetika.** Bei dieser Form der Atemdepression liegen in der Regel kleine Zugvolumina und normale bis erhöhte Atemfrequenzen vor. Der Patient muss weiter ventiliert werden, um das Narkosegas zu eliminieren bzw. den Abbau des Hypnotikums abzuwarten.
- **Überhang an Opioiden.** Diese Situation ist durch ein normales oder erhöhtes Atemzugvolumen bei niedriger Atemfrequenz gekennzeichnet. Häufig sind Patienten mit Opioidüberhang kontaktierbar. Die assistierte oder kontrollierte Nachbeatmung oder ggf. die Antagonisierung des Opioids mit Naloxon (Narcanti®) sind hier indiziert.
- **Überhang an Muskelrelaxanzien.** Hierbei wird die Beatmung unter begleitender Sedierung assistiert oder kontrolliert bis zum spontanen Abklingen der neuromuskulären Blockade fortgesetzt. Ein Überhang an nicht depolarisierenden Relaxanzien kann alternativ mittels Cholinesterasehemmern aufgehoben werden (s. S. 190). Eine fortbestehende Relaxation nach Gabe depolarisierender Substanzen, die durch einen Pseudocholinesterasemangel bedingt ist, kann durch Substitution humaner Cholinesterase beendet werden.

Sobald eine ausreichende Spontanatmung sichergestellt ist, wird der Patient oropharyngeal abgesaugt, um eine Aspiration von Sekreten nach der Extubation zu vermeiden. Der Tubus wird dann nach Entblockung zumeist unter endotrachealer Absaugung unter sterilen Kautelen aus der Luftröhre zurückgezogen und entfernt.

Unmittelbar nach Extubation sollte eine Sauerstoffinsufflation durchgeführt und die Suffizienz der Spontanatmung überprüft werden. Besonders bei Säuglingen und Kleinkindern, selten auch bei Erwachsenen kann die Extubation zur Irritation des Pharynx oder Larynx führen und einen **Laryngospasmus** auslösen. Kann der Laryngospasmus nicht durch alleinige Maskenbeatmung mit reinem Sauerstoff beherrscht werden, ist die zusätzliche Gabe kleiner Dosen von Succinylcholin (10–20 mg i. v.) erforderlich.

Alle Patienten nach Allgemeinanästhesie werden nach Ausleitung der Narkose vom Anästhesiepersonal (Ärzte und Pflegekräfte) im **Aufwachraum** überwacht (S. 246). Die Verlegung aus dem Aufwachraum erfolgt erst dann, wenn der Patient wach, orientiert und im Vollbesitz seiner Schutzreflexe ist und Atmung sowie Kreislauf stabil sind.

4.8 Maligne Hyperthermie

▶ **Definition:** Nach heutigem Wissen ist die **maligne Hyperthermie (MH)** eine nicht nur den Menschen, sondern auch viele Tierarten betreffende biochemische Anomalie, der ein pharmakogenetischer Defekt der myoplasmatischen Kalziumhomöostase zugrunde liegt. Als gemeinsames, grundlegendes Ereignis wird bei allen MH-Episoden ein Anstieg der myoplasmatischen Kalziumkonzentration angesehen, der zu einer hyperkatabolen Stoffwechselentgleisung führt. Bei disponierten Individuen können ganz unterschiedliche Triggermechanismen, unter denen Allgemeinanästhesien den größten Raum einnehmen, das lebensbedrohliche Syndrom der MH auslösen.

Während es sich bei den meisten Komplikationen der Narkose um verfahrensassozierte Komplikation handelt, die auch in den entsprechenden Kapiteln beschrieben werden, handelt es sich bei der malignen Hyperthermie (MH) um eine eigenständige pharmakogenetische, subklinische Erkrankung, die mit einer Störung der zellulären Kalziumhomöostase nach Triggerung durch bestimmte Anästhetika oder auch andere Faktoren wie Stress, Drogen, Alkohol einhergeht.

Die maligne Hyperthermie ist die wahrscheinlich gefährlichste Komplikation der Allgemeinanästhesie, die unbehandelt in 70–80 % der Fälle zum Tod des Patienten unter den Zeichen des Herzversagens führt. Die ersten Berichte, die sich mit dem Problem „Hyperthermie und Narkose" befassten, gehen auf das Ende des 19. bzw. den Beginn des 20. Jahrhunderts zurück. 1960 wurde erstmalig der Zusammenhang zwischen der Narkose als auslösendem Faktor und Erblichkeit der Disposition hergestellt. Erst Anfang der 1970er-Jahre wurde die MH auch hinsichtlich ihrer klinischen Relevanz zunehmend beachtet. Ende der 1970er-Jahre wurde die MH als die häufigste anästhesieinduzierte Todesursache in Nordamerika und Europa angesehen. Rückblickend ist davon auszugehen, dass die eigentliche Geschichte der MH spätestens mit dem Einsatz der klassischen und experimentell als MH-Triggersubstanzen erwiesenen Anästhetika wie Chloroform und Äther begonnen haben muss.

4.8.1 Epidemiologische Aspekte

Als gesichert kann gelten, dass die MH bei allen Menschenrassen und auch bei einigen Tierspezies vorkommt. Beide Geschlechter und sämtliche Altersstufen sind betroffen, wobei eine Prädominanz des männlichen Geschlechts und des jugendlichen Alters erkennbar ist. Der jüngste im Schrifttum erwähnte Patient war ein Neugeborenes, der älteste 75 Jahre alt.

Die Gesamtinzidenz MH-disponierter Patienten ist nicht bekannt. Nach retrospektiven Untersuchungen beträgt die Inzidenz von schweren MH-Krisen – wiederum bezogen auf Allgemeinanästhesien – bei Kindern 1:14000 und bei Erwachsenen 1:50000.

In einer prospektiven Studie mit muskelbioptisch gesicherten Fällen wird die Häufigkeit von Masseterspasmen, die etwa zur Hälfte als MH-Äquivalent gewertet werden, bei Kindern unter Halothan-Succinylcholin-Anästhesie mit 1:100 angegeben.

Diese divergierenden Häufigkeitsangaben erklären sich z.T. aus den nicht einheitlichen Kriterien für die klinische Diagnose der MH sowie aus der Verschiedenartigkeit der untersuchten Patientenpopulation und der Narkoseverfahren. Die hohe Inzidenz mitigierter Verlaufsformen bei narkotisierten Kindern lässt eine größere Verbreitung der MH-Veranlagung in der Bevölkerung vermuten, als dies bislang angenommen wurde.

4.8.2 Disposition, Triggerung und Pathogenese

Die Disposition zur MH wird vererbt, wobei beim Menschen ein autosomaldominanter Modus mit variabler Penetranz und unterschiedlicher Expressivität angenommen wird.

Die meisten Patienten mit Neigung zur MH sind entgegen früherer Auffassung klinisch muskelgesund; nur bei wenigen sind eindeutig Myopathien, wie z.B. „Central-Core-Disease"-Muskeldystrophie vom Typ Duchenne oder Missbildungen wie Ptosis, Kryptorchismus usw. zu beobachten.

Bei disponierten Individuen können Anästhetika ganz unterschiedlicher chemischer Natur, selten auch Pharmaka, die außerhalb der Anästhesie zum Einsatz kommen, das lebensbedrohliche MH-Syndrom auslösen. Als typische **MH-Triggersubstanzen in der Anästhesie** gelten **depolarisierende Muskelrelaxanzien** vom Typ des Succinylcholin und **volatile Inhalationsanästhetika**, wie z.B. Halothan (Tab. **A-4.53**).

Die maligne Hyperthermie (MH) ist die wahrscheinlich gefährlichste Komplikation der Allgemeinanästhesie, die unbehandelt in 70–80 % der Fälle zum Tod des Patienten unter den Zeichen des Herzversagens führt.

4.8.1 Epidemiologische Aspekte

Beide Geschlechter und sämtliche Altersstufen sind betroffen, wobei eine Prädominanz des männlichen Geschlechts und des jugendlichen Alters erkennbar ist.

Nach retrospektiven Untersuchungen beträgt die Inzidenz von schweren MH-Krisen – bezogen auf Allgemeinanästhesien – bei Kindern 1:14000 und bei Erwachsenen 1:50000.

Die hohe Inzidenz mitigierter Verlaufsformen lässt eine größere Verbreitung der MH-Veranlagung in der Bevölkerung vermuten, als dies bislang angenommen wurde.

4.8.2 Disposition, Triggerung und Pathogenese

Die Disposition zur MH wird vererbt.

Nur bei wenigen MH-Patienten sind eindeutig Myopathien oder Missbildungen zu beobachten.

Als **typische MH-Triggersubstanzen in der Anästhesie** gelten **depolarisierende Muskelrelanxanzien** vom Typ des Succinylcholin und **volatile Inhalationsanästhetika**, wie z.B. Halothan (Tab. **A-4.53**).

A-4.53

A-4.53	MH-Triggersubstanzen in der Anästhesiologie
Triggerung sicher	*Triggerung möglich*
volatile Inhalationsanästhetika • Halothan • Enfluran • Isofluran • Sevofluran • Desfluran	Phenothiazine
depolarisierende Muskelrelaxanzien • Succinylcholin	**trizyklische Antidepressiva**

Als Triggermechanismus wird ein **latenter Defekt der die Kalziumströme kontrollierenden Membranen** (sarkoplasmatisches Retikulum, Mitochondrien und/oder Sarkolemm) der Skelettmuskulatur angenommen.

Ausgelöst durch MH-Triggeragenzien, kommt es zu einer **hyperkatabolen Stoffwechselsituation** mit exzessiver Zunahme des O_2-Verbrauchs sowie Produktion von CO_2, Laktat und Wärme, meist einhergehend mit Kontraktur der Myofibrillen. Eine **intrazelluläre Laktatazidose** und **intramitochondrale Kalziumakkumulation** führen zur Verschlechterung der Energiebereitstellung.

Die Aufzehrung des Energiepools bewirkt den Verlust der Zellintegrität mit zunehmender Membranpermeabilität für Ionen und Moleküle bzw. Enzyme und schließlich einen irreversiblen „energetisch-dynamisch-toxischen" Zelluntergang.

4.8.3 Klinische Symptomatik und Therapie

Die klinische Symptomatik der MH ist Ausdruck der dramatischen Steigerung des aeroben und anaeroben Stoffwechsels mit erhöhtem O_2-Verbrauch. Häufiges Frühzeichen ist eine **Tachykardie**.

Die klinische Symptomatik der MH ist in Tab. **A-4.54** zusammengefasst.

50–80 % der Patienten entwickeln einen generalisierten **Muskelrigor**.

Der der MH zugrunde liegende Defekt und der Triggermechanismus sind unbekannt. Die gegenwärtigen Vorstellungen lassen sich vereinfacht wie folgt zusammenfassen: Es wird ein **latenter Defekt der die Kalziumströme kontrollierenden Membranen** (sarkoplasmatisches Retikulum, Mitochondrien und/ oder Sarkolemm) der Skelettmuskulatur angenommen. Verschiedene MH-Triggeragenzien bewirken aufgrund dieser latenten Membrandysfunktion eine abrupte oder progrediente Fehlregulation der Kalziumströme mit konsekutiver Erhöhung der myoplasmatischen Kalziumkonzentration.

Obwohl bis heute der direkte Beweis noch aussteht, wird als pathogenetische Startbedingung die erhöhte myoplasmatische Kalziumkonzentration angesehen, die nicht, wie bei der Relaxation, reduziert werden kann. Der erhöhte Kalziumgehalt im Myoplasma führt durch Aktivierung des kontraktilen Apparates und Beschleunigung des Zellstoffwechsels zu einem gesteigerten Energieverbrauch. Es kommt zu einer **hyperkatabolen Stoffwechselsituation** mit exzessiver Zunahme des O_2-Verbrauchs sowie Produktion von CO_2, Laktat und Wärme, meist einhergehend mit Kontraktur der Myofibrillen. Eine **intrazelluläre Laktatazidose** und **intramitochondrale Kalziumakkumulation** mit konsekutiver Entkopplung der oxidativen Phosphorylierung führen aufgrund ihrer zytotoxischen Wirkung zu einer Verschlechterung der Energiebereitstellung.

Die Energieproduktion bricht bei gleichzeitig erhöhtem Energiebedarf zusammen. Die Aufzehrung des Energiepools bewirkt den Verlust der Zellintegrität mit zunehmender Membranpermeabilität für Ionen und Moleküle bzw. Enzyme (Rhabdomyolyse). Die dargestellten Pathomechanismen münden schließlich aufgrund der sich selbst beschleunigenden Eigendynamik in einen irreversiblen „energetisch-dynamisch-toxischen" Zelluntergang.

4.8.3 Klinische Symptomatik und Therapie

Die **klinische Symptomatik** der MH ist Ausdruck der dramatischen Steigerung des aeroben und anaeroben Stoffwechsels mit erhöhtem O_2-Verbrauch. Häufiges Frühzeichen einer MH-Episode ist eine **Tachykardie**, die leider oft erst retrospektiv richtig eingeordnet wird. Schon in der Frühphase können bedrohliche ventrikuläre Arrhythmien auftreten. Nicht selten sind ventrikuläre Arrhythmien die Ursache für den vorzeitigen Tod bei der MH-Manifestation. Symptome wie Tachypnoe (bei nicht relaxierten Patienten), Zyanose, Hyperthermie und Blutdruckinstabilität prägen das klinische Bild der vollausgebildeten Krise (Tab. **A-4.54**).

Die Hyperthermie hat der Krankheit zwar den Namen gegeben, ist aber keineswegs das erste Symptom. 50–80 % der Patienten entwickeln einen generalisierten **Muskelrigor**. Im späteren Verlauf können Verbrauchskoagulopathie, Lungenödem und neurologische Störungen hinzutreten. Die Labordiagnostik zeigt eine respiratorische und metabolische Azidose, eine Hyperkapnie sowie eine Hypoxie.

≡ A-4.54   **Symptomatik der MH**

≡ A-4.54

- unklare Tachykardie/Tachyarrhythmie
- steiler Anstieg der endexspiratorischen CO_2-Konzentration beim volumen-konstant beatmeten Patienten; bei spontanatmenden Patienten Zunahme von Atemminutenvolumen und Atemfrequenz; abnorme Erwärmung des CO_2-Absorbers im Narkosekreissystem
- Abfall der pulsoxymetrisch gemessenen O_2-Sättigung
- Zyanose
- Rigor der Skelettmuskulatur
  (bei Narkoseeinleitung Rigor der Kiefermuskulatur nach Succinylcholin)
- respiratorische und metabolische Azidose
- Anstieg der Körpertemperatur
- Blutdruckinstabilität

später:
- Myoglobinämie, -urie
- extremer CK-Anstieg
- Verbrauchskoagulopathie (Blutungsneigung)
- Hirnödem, Pupillendilatation
- Kreislaufstillstand

Der Verlauf einer experimentellen MH-Krise und **Behandlung** mit Dantrolen wird anhand der CO_2-Konzentration in Abb. **A-4.53** wiedergegeben.

Weiterhin finden sich als Folge der Rhabdomyolyse eine Hyperkaliämie, eine Myoglobinämie sowie ein hoher Anstieg der Kreatinphosphokinase (CK) im Serum. Der Tod in der Akutphase einer nicht oder nur unzureichend behandelten MH wird auf kardiales Versagen zurückgeführt.
Zu den sofort einzuleitenden **Therapiemaßnahmen** gehört die Beendigung der Zuführung von Triggersubstanzen, Ventilation mit reinem O_2, Gabe von Dantrolen und Natriumbikarbonat sowie Oberflächenkühlung (Tab. **A-4.55**). Nur die Therapie mit **Dantrolen** (initial 2,5 mg/kg KG i.v.) kann derzeit als kausal angesehen werden. Dantrolen hemmt die Kalziumfreisetzung aus dem sarkoplasmatischen Retikulum und ist damit in der Lage, den Triggerungsprozess zu durchbrechen.
Bei frühzeitiger Diagnose des Syndroms und konsequenter Therapie kann die Letaliät entscheidend gesenkt werden. Um den tachykarden Herzrhythmusstörungen bei MH wirksam begegnen zu können, wurde früher der Kalziumantagonist Verapamil als Antiarrhythmikum empfohlen.

Der Verlauf einer experimentellen MH-Krise und **Behandlung** mit Dantrolen wird anhand der CO_2-Konzentration in Abb. **A-4.53** wiedergegeben.
Der Tod in der Akutphase einer nicht oder nur unzureichend behandelten MH wird auf kardiales Versagen zurückgeführt.

Sofortmaßnahmen (Tab. **A-4.55**):
- Zufuhr von Triggersubstanzen beenden
- Ventilation mit 100 % O_2
- Dantrolen
- Natriumbikarbonat
- Kühlung.

Bei frühzeitiger Diagnose des Syndroms und konsequenter Therapie kann die Letalität entscheidend gesenkt werden.

▶ **Merke:** Kalziumantagonisten sind heute – ganz abgesehen von ihrer fehlenden therapeutischen Wirkung bei MH – wegen lebensbedrohlicher Interaktionen mit Dantrolen kontraindiziert.

◀ Merke

◎ A-4.53   **Verlauf der malignen Hyperthermie**

◎ A-4.53

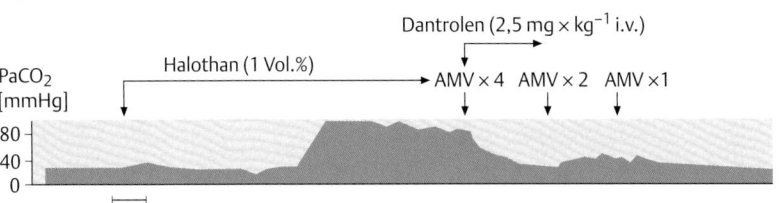

Darstellung eines MH-Verlaufes anhand kapnometrischer Überwachung bei einem beatmeten, mit Thiopental und N_2O narkotisierten Schwein mit MH-Veranlagung unter Halothanexposition. Erfolgreiche Behandlung einer Hyperthermiekrise (PaCO$_2$-Anstieg um das 3fache) mit Dantrolen (2,5 mg/kg KG i.v.), Beatmung mit 100 % O_2, Vervierfachung des Atemminutenvolumens und Natriumbikarbonatgabe (2–3 mmol/kg KG i.v.).

≡ A-4.55

≡ A-4.55 | **Therapiemaßnahmen bei der MH-Krise**

- **sofort:**
- Zufuhr von Triggersubstanzen beenden
- AMV verdrei- bis vervierfachen, 100 % O_2, Frischgas 15 l/min
  (Ziel: normaler p_aCO_2 und p_aO_2)
- Atemschläuche und Atemkalkbehälter am Narkosegerät wechseln
  (besser das ganze Gerät)
- Dantrolen 2,5 mg/kg KG i. v. über 15 Minuten wenn nach 30 Minuten keine
  Wirkung: Wiederholung der Dosis (evtl. mehrfach bis max. 10 mg/kg KG)

danach:
- Natriumbikarbonat 2–3 mmol/kg KG
- Oberflächenkühlung
- Blasenkatheter
- Diuretikagabe (Achtung: Dantrolenlösung enthält pro 20-mg-Flasche 3 g Mannit!)
- zentralvenöser Zugang, arterielle Kanüle
- Fortführung der Dantrolengabe mit 7,5 mg/kg KG über 24 Stunden
- Heparin („low dose") zur Prophylaxe einer Verbrauchskoagulopathie
- Intensivüberwachung, -behandlung (Rezidive noch nach Tagen möglich)

4.8.4 Identifikation von Anlageträgern

Eine zuverlässige Screeningmethode zur Ermittlung der MH-Empfindlichkeit gibt es derzeit nicht. Präoperative MH-Risikofaktoren sind in Tab. **A-4.56** zusammengestellt.

4.8.4 Identifikation von Anlageträgern

Eine zuverlässige Screeningmethode zur Ermittlung der MH-Empfindlichkeit gibt es derzeit nicht. Für die präoperative Identifizierung eines gefährdeten Patienten ist die Eigen- und Familienanamnese von Bedeutung (Tab. **A-4.56**). Angaben über die Erhöhung der Serum-CK bei Anlageträgern schwanken zwischen 30 und 70 %.

≡ A-4.56

≡ A-4.56 | **Präoperative MH-Risikofaktoren**

Familien- und/oder Eigenanamnese
- Komplikationen im Zusammenhang mit vorangegangenen Narkosen:
  - unerklärte perioperative Temperaturanstiege
  - Muskelbeschwerden
  - Trismus nach Succinylcholingabe
  - unerklärte postoperative CK-Anstiege und/oder Myoglobinurien
  - unerklärte Todesfälle
  - unerklärte Tachykardien und Arrhythmien
- plötzliche, unerwartete Todesfälle („Sekundenherztod, Hitzschlag")
- plötzlicher Kindstod (SIDS)
- malignes neuroleptisches Syndrom
- Herzerkrankungen
- Diabetes mellitus
- Synkopen
- erhöhte Ruhe-CK-Werte
- rezidivierende, spontane Temperaturanstiege bzw. Fieberkrämpfe
- Rückenschmerzen
- Muskelkrämpfe
- Muskelschwäche

physische Abnormalitäten:
- Myopathien
- Strabismus
- Hernien (sowie alle sonstigen Zeichen von Bindegewebsschwäche)
- angeborene Luxationen
- Kyphoskoliose
- Ptosis
- Osteogenesis imperfecta
- Kryptorchismus
- Fußabnormalitäten

Ein pathologischer CK-Wert kann als Hinweis auf eine MH-Anlage angesehen werden, normale Werte schließen sie allerdings nicht aus. Als biochemische Anomalie soll die MH morphologisch nicht diagnostizierbar und aufgrund ihres dynamischen Charakters nur durch Provokationstests zu erkennen sein. Der invasive, in vitro am Skelettmuskel durchzuführende **Coffein-Halothan-Kontrakturtest** bietet bislang die aussagekräftigste Möglichkeit, eine MH-Disposition festzustellen.

4.8.5 Prophylaxe

Die heutige MH-Prophylaxe bei Eingriffen an Patienten mit vermuteter oder bekannter MH-Disposition beinhaltet in erster Linie den Verzicht auf Narkosemittel mit bekannter oder ungewisser Triggerpotenz (Tab. **A-4.53**). Dazu gehört auch der Einsatz eines „dekontaminierten" Narkose- bzw. Beatmungsgerätes. Nach neueren Untersuchungen kann durch Auswechseln von CO_2-Kalkabsorber und Beatmungsschläuchen, Entfernen des Vapors und 10-minütiger Durchspülung des Gerätes mit reinem O_2 (10 l/min) die in einem kontaminierten Gerät befindliche Menge eines volatilen Anästhetikums suffizient ausgewaschen werden.

Für Narkosen bei MH-gefährdeten Patienten können Lachgas, Opioide, Benzodiazepine, Barbiturate, Etomidat und Propofol sowie nicht depolarisierende Muskelrelaxanzien eingesetzt werden.

An Überwachungsmaßnahmen sind Kapnometrie, Pulsoxymetrie, Temperaturmessung, arterielle Blutgasanalysen (möglichst auch zentralvenöse!) zu fordern. Zusätzlich sollten Laktat, CK, Myoglobin im Serum und Urin sowie der Gerinnungsstatus kontrolliert werden.

Zurückhaltend wird heute die Position gesehen, bei MH-gefährdeten Patienten sollte eine intravenöse Prophylaxe mit Dantrolen (45 Minuten vor Narkosebeginn 2,5 mg/kg KG über 20 Minuten, Repetition nach 6 Stunden bei längeren Eingriffen) vorgenommen werden.

Ein pathologischer CK-Wert kann als Hinweis auf eine MH-Anlage angesehen werden, normale Werte schließen sie allerdings nicht aus.

Der invasive, in vitro am Skelettmuskel durchzuführende **Coffein-Halothan-Kontrakturtest** bietet bislang die aussagekräftigste Möglichkeit, eine MH-Disposition festzustellen.

4.8.5 Prophylaxe

Die heutige MH-Prophylaxe bei Eingriffen an Patienten mit vermuteter oder bekannter MH-Disposition beinhaltet in erster Linie einen Verzicht auf Narkosemittel mit bekannter oder ungewisser Triggerpotenz (Tab. **A-4.53**) und den Einsatz eines dekontaminierten Narkosegerätes.

Lachgas, Opioide, Benzodiazepine, Barbiturate, Etomidat und Propofol sowie nicht depolarisierende Muskelrelaxanzien können eingesetzt werden.
Überwachungsmaßnahmen sind: Kapnometrie, Pulsoxymetrie, Temperaturmessung, arterielle Blutgasanalysen, Laktat, CK, Myoglobin und ein Gerinnungsstatus.
Eine Prophylaxe mit Dantrolen bei MH-gefährdeten Patienten wird kontrovers diskutiert.

5 Regionalanästhesie

5.1 Pharmakodynamik
der Lokalanästhetika

5.1.1 Wirkung

V. a. über eine **Hemmung des Na$^+$-Ein-stromes** in die Nervenzelle und **Veränderungen der K$^+$- und Ca^{2+}-Leitfähigkeit** wirken Lokalanästhetika membranstabilisierend und blockieren **reversibel** die Fortleitung von Nervenaktionspotenzialen.

Analgesie

▶ **Definition**

Niedrig konzentrierte Lokalanästhetika wirken analgetisch durch Unterbrechung der Impulsfortleitung in schmerzleitenden unmyelinisierten und gering myelinisierten Nervenfasern (Tab. **A-5.1**). Es besteht eine Analgesie ohne Verlust von Berührungsempfindlichkeit und motorischen Funktionen (sog. **Differenzialblock**). Bei Anwendung höher konzentrierter Lokalanästhetika resultiert durch Blockade dicker myelinisierter motorischer Nervenfasern zusätzlich eine motorische Blockade.

☰ A-5.1

5 Regionalanästhesie

5.1 Pharmakodynamik der Lokalanästhetika

5.1.1 Wirkung

Lokalanästhetika wirken membranstabilisierend und blockieren **reversibel** die Fortleitung von Nervenaktionspotenzialen hauptsächlich über eine **Hemmung des Natriumeinstromes** in die Nervenzelle und **Veränderungen der Kalium- und Kalziumionenleitfähigkeit**. Dies wird über einen spezifischen Rezeptor für Lokalanästhetika in der Nervenzellmembran vermittelt.

Analgesie

▶ **Definition:** Als Analgesie wird die Ausschaltung der Schmerzempfindung bezeichnet.

Niedrig konzentrierte Lokalanästhetika wirken analgetisch durch Unterbrechung der Impulsfortleitung in schmerzleitenden unmyelinisierten und gering myelinisierten Nervenfasern (Tab. **A-5.1**). Dicker myelinisierte Nervenfasern (z. B. Aβ-Fasern) können in Abhängigkeit von der **Lokalanästhetikakonzentration** und **Lipidlöslichkeit** ebenfalls blockiert werden. Klinisch bedeutet dies, dass durch geringe Konzentrationen von Lokalanästhetika eine analgetische Wirkung ohne Verlust der Berührungsempfindung und der motorischen Funktionen, die über myelinisierte Aα-Fasern mit einer dicken Myelinscheide vermittelt werden, erzielt werden kann (sog. **Differenzialblock**). Bei Anwendung höher konzentrierter Lokalanästhetika resultiert durch Blockade dicker myelinisierter motorischer Nervenfasern zusätzlich eine motorische Blockade.

☰ A-5.1	Einteilung und Funktion von Nervenfasern			
Nervenfaser		*myelinisiert*	*Durchmesser (µm)*	*vermittelte Funktion*
A	α	+	12–20	Motorik, Propriozeption
	β	+	5–12	Motorik, Berührung, Druck
	γ	+	3–6	Muskeltonus
	δ	+	1–4	Schmerz, Temperatur
B		+	< 3	sympathische Funktion (präganglionär)
C		–	0,3–1,2	Schmerz, Temperatur, sympathische Funktion (postganglionär), parasympathische Funktion

5.1.2 Nebenwirkungen
der Lokalanästhetika

Diese können sich vor allem als **toxische** Reaktionen an ZNS und kardiovaskulärem System sowie als **allergische** Reaktionen manifestieren.
Ausprägungsgrad und Schwere dieser Reaktionen werden von der **Anflutung** bestimmt.

5.1.2 Nebenwirkungen der Lokalanästhetika

Nebenwirkungen von Lokalanästhetika können sich vor allem als **toxische Reaktionen** am zentralen Nervensystem und am kardiovaskulären System sowie als **allergische Reaktionen** manifestieren.

Der Ausprägungsgrad und die Schwere der toxischen Reaktionen werden hierbei von der **Anflutung**, d. h. von der Schnelligkeit des Konzentrationsanstieges, bestimmt. Eine intravenöse Injektion eines Lokalanästhetikums birgt somit ein größeres Risiko für Nebenwirkungen als z. B. eine Gewebeinfiltration mit der gleichen Dosis.

▶ **Merke:** Toxische Reaktionen können durch Überschreiten von für die verschiedenen Lokalanästhetika unterschiedlichen **venösen Schwellenkonzentrationen** infolge einer versehentlichen intravasalen Applikation, einer raschen Resorption aus dem Injektionsgebiet oder einer zu hohen Gesamtdosis auftreten.

◀ Merke

Zentralnervöse Reaktionen

Symptomatik: Toxische Nebenwirkungen äußern sich **zunächst** durch das Auftreten von **zentralnervösen Reaktionen** wie Unruhe, Schwindel, Nausea, Erbrechen, Euphorie, Sehstörungen, Muskelzittern und Angst. Auf Befragen gibt der Patient frühzeitig ein Taubheitsgefühl der Zunge bzw. im gesamten Mundbereich an. Weiter steigende Plasmaspiegel können zu **generalisierten Krampfanfällen, Koma** und zentralem **Atemstillstand** führen (Abb. **A-5.1**). Die Krämpfe sind Folge einer Blockierung inhibitorischer Neurone. Die venösen Blutspiegel, bei deren Überschreiten zerebrale Krampfanfälle auftreten können, liegen zwischen 1,6 (Bupivacain) und 19,2 µg/ml (Procain) (*Cousins* et al. 1976).

Zentralnervöse Reaktionen

Symptomatik: Typische Reaktionen sind Taubheitsgefühle (Zunge, perioral), Unruhe, Schwindel, Nausea, Erbrechen, Euphorie, Sehstörungen, Muskelzittern und Angst. Weiter steigende Lokalanästhetikaplasmaspiegel können zu **generalisierten Krampfanfällen, Koma** und zentralem **Atemstillstand** führen (Abb. **A-5.1**).

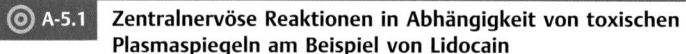

◉ **A-5.1** **Zentralnervöse Reaktionen in Abhängigkeit von toxischen Plasmaspiegeln am Beispiel von Lidocain**

◉ A-5.1

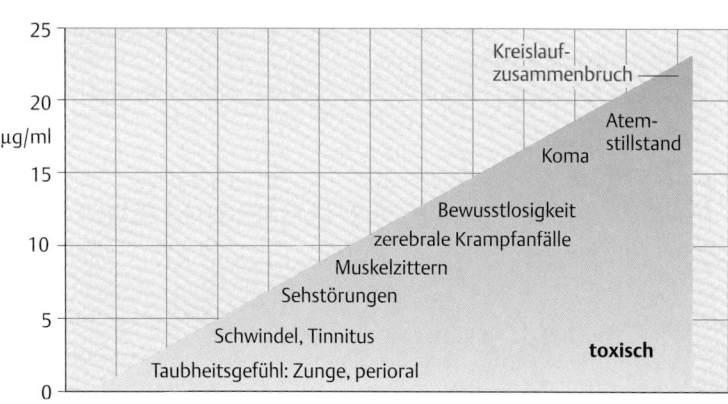

Therapie: Durch toxische Lokalanästhetika-Blutspiegel hervorgerufene zerebrale Krampfanfälle können mit Benzodiazepinen (z. B. Diazepam, Midazolam) oder Barbituraten (z. B. Thiopental, Methohexital) therapiert werden. Hierbei muss streng nach den Regeln der Wiederbelebung (s. Kap. C 2) auf eine Sicherung der Atemwege und Stabilisierung der Hämodynamik geachtet werden.

Therapie: Zerebrale Krampfanfälle können mit Benzodiazepinen oder Barbituraten therapiert werden.

▶ **Merke:** Zentralnervöse Reaktionen können auch bei Einhaltung der empfohlenen maximalen Lokalanästhetikadosen nicht mit Sicherheit ausgeschlossenen werden. Bei der Planung von regionalen Anästhesieverfahren ist die **notwendige Gesamtmenge an Lokalanästhetika individuell abzuschätzen** und **die geringstmögliche Menge zur Erreichung des therapeutischen Effektes zu applizieren!**

◀ Merke

Hämodynamische Reaktionen

Kardiovaskuläre Nebenwirkungen von Lokalanästhetika treten bei wesentlich (3- bis 7-mal) höheren Plasmakonzentrationen auf als zentralnervöse Reaktionen.

Symptomatik: Durch Gefäßdilatation und Verringerung der Kontraktionskraft des Myokards mit Abfall des Herzzeitvolumens kommt es zum **Blutdruckabfall**. Weiterhin können **Bradykardien** und **Verlängerungen der AV-Überleitungszeit** auftreten.

Hämodynamische Reaktionen

Symptomatik:
- Blutdruckabfall
- Bradykardie
- Verlängerung der AV-Überleitungszeit.

Therapie:
- Sauerstoffzufuhr über eine Maske (ggf. endotracheale Intubation)
- Flüssigkeitssubstitution
- ggf. intravenöse Injektion kardiovaskulär stabilisierender Medikamente (s. S. 628).

Allergische Reaktionen

Allergische Reaktionen sind für Lokalanästhetika **extrem selten**.

Am häufigsten sind sie für Substanzen vom **Ester-Typ** beschrieben. Hier ist die bei der Esterhydrolyse entstehende **Paraaminobenzoesäure** das Hauptagens.

Bei **anaphylaktischem Schock** muss nach den Regeln der kardiopulmonalen Wiederbelebung (s. S. 617) therapiert werden.

▶ Merke

Therapie: Die Therapie besteht neben der Sauerstoffzufuhr über eine Maske (ggf. endotracheale Intubation) in einer Flüssigkeitssubstitution und ggf. in der intravenösen Injektion kardiovaskulär stabilisierender Medikamente (z. B. Atropin, Noradrenalin, Adrenalin). Schwere kardiovaskuläre Reaktionen müssen nach den Regeln der kardiopulmonalen Wiederbelebung (s. S. 617) behandelt werden.

Allergische Reaktionen

Allergische Reaktionen sind bei der Anwendung von Lokalanästhetika **extrem selten** zu erwarten.
Hauterscheinungen (z. B. Urtikaria, Pruritus, Erythem) nach Injektion von Lokalanästhetika deuten auf eine allergische Reaktion hin. Durch Lokalanästhetika bedingte allergische Reaktionen sind am häufigsten bei den Substanzen vom **Ester-Typ** beschrieben. Hier ist die bei der Esterhydrolyse entstehende **Paraaminobenzoesäure** das Hauptagens. Zwischen Paraaminobenzoesäure und Methylparaben, einem gebräuchlichen Medikamentenkonservierungsmittel, besteht eine Kreuzsensibilität.
Im Falle eines **anaphylaktischen Schocks** muss nach den Regeln der kardiopulmonalen Wiederbelebung (s. S. 617) therapiert werden.

▶ **Merke:** Eine ständige Beobachtung des Patienten zur Beurteilung seines Zustandes, der Analgesiequalität sowie zur Erkennung möglicher Nebenwirkungen muss bei allen Regionalanästhesieverfahren gewährleistet sein!

5.2 Pharmakokinetik der Lokalanästhetika

Aufbau und Einteilung: Chemisch bestehen Lokalanästhetika aus einer lipophilen aromatischen Gruppe, die über eine Intermediärkette an eine Aminogruppe gebunden ist (Abb. **A-5.2**). Die klinisch wichtigsten Lokalanästhetika werden in **Aminoester** und **Aminoamide** unterteilt.

Kenngrößen, die die Wirkung von Lokalanästhetika an Nervenfasern bestimmen, sind:

- **Lipidlöslichkeit:** Lokalanästhetika mit hoher Lipidlöslichkeit durchdringen biologische Membranen schneller als solche mit niedriger Lipidlöslichkeit.

5.2 Pharmakokinetik der Lokalanästhetika

Aufbau und Einteilung: Chemisch bestehen Lokalanästhetika aus einer lipophilen aromatischen Gruppe, die über eine Intermediärkette an eine Aminogruppe gebunden ist. Die klinisch wichtigsten Lokalanästhetika werden in zwei unterschiedliche chemische Gruppen, **Aminoester** (z. B. Procain, Novocain®) und **Aminoamide** (z. B. Lidocain, Xylocain®; Mepivacain, Scandicain®), unterteilt. Aminoester sind mit einer Esterbrücke zwischen aromatischem Anteil und zwischengeschalteter Kette verbunden, bei Aminoamiden dagegen ist hier eine Amidverbindung vorhanden. Abb. **A-5.2** gibt den Aufbau eines Lokalanästhetikamoleküls am Beispiel des Lidocains wieder.
Wichtige Kenngrößen, die die Wirkung von Lokalanästhetika an Nervenfasern bestimmen, sind Lipidlöslichkeit, pH- (s. S. 61) und pK-Wert, Molekulargewicht sowie Proteinbindung:

Lipidlöslichkeit: Etwa 90 % des Axolemms bestehen aus Fett. Durch die aromatische Gruppe wird die Lipidlöslichkeit eines Lokalanästhetikums bestimmt. Diese ist entscheidend für seine Potenz, da Lokalanästhetika mit hoher Lipidlöslichkeit leichter und schneller die Nervenmembranen durchdringen als solche mit niedriger Lipidlöslichkeit.

◉ A-5.2   **Aufbau eines Lokalanästhetikamoleküls am Beispiel des Lidocains**

pK-Wert: Er gibt an, wieviel Lokalanästhetikum nach Injektion in ionisierter und nichtionisierter (= lipophiler) Form vorliegt. Zwischen dem pK-Wert und der Konzentration der nichtionisierten Form (freier Basenanteil) besteht eine umgekehrt proportionale Beziehung: Je niedriger der pK-Wert ist, umso höher ist der Anteil an freier (lipophiler) Base. Folglich wird das Nervengewebe leichter penetriert und die lokalanästhetische Wirkung setzt rascher ein.

> ▶ **Merke:** Je kleiner der pK-Wert ist, desto kürzer ist die Anschlagzeit.

◀ **Merke**

Da die intrazelluläre Anlagerung des Lokalanästhetikums an den Natriumkanal nur in Form des hydrophilen Kations erfolgt, ist das geladene Kation zur Ausbildung der Blockade ebenso wichtig wie die ungeladene Base.

> ▶ **Merke:** Lokalanästhetika können nur als **freie Base** (undissoziierte Form) Zellmembranen penetrieren.
> Die **ionisierte (dissoziierte) Form** des Lokalanästhetikums ist hingegen die **biologisch aktive Form**. Ihre Konzentration in der Nervenzelle bestimmt das Ausmaß der Erregungsunterbrechung.

◀ **Merke**

Molekulargewicht: Die Wirkdauer eines Lokalanästhetikums nimmt u. a. mit steigendem Molekulargewicht zu.

Proteinbindung: Lokalanästhetika liegen im Plasma an saures α-1-Glykoprotein gebunden sowie in freier Form vor. Nur der nicht gebundene, freie Anteil des Lokalanästhetikums steht für die Penetration der Nervenzellmembran zur Verfügung. Andererseits bestimmt nach Penetration des Lokalanästhetikums in die Nervenzelle eine hohe Proteinbindung die Wirkdauer: Ein stark proteingebundenes Lokalanästhetikum verbleibt länger im Lipoprotein der Nervenzellmembran, wodurch sich die Wirkdauer der Nervenblockade verlängert. Resorption, Verteilung und Metabolismus bestimmen die Pharmakokinetik und somit die Wirkdauer und Wirkintensität eines Lokalanästhetikums und sein Nebenwirkungsprofil.

5.2.1 Resorption

Die Aufnahme eines Lokalanästhetikums vom Ort der Injektion in die zu blockierende Nervenzellmembran verläuft in Abhängigkeit von **Konzentrationsgefälle, Molekulargewicht** und **Lipidlöslichkeit**: Lokalanästhetika mit hoher Konzentration, niedrigem Molekulargewicht und hoher Lipidlöslichkeit diffundieren am schnellsten durch Zellmembranen. Weitere Parameter, die die Resorption eines Lokalanästhetikums beeinflussen sind:
- **Anteil an Fettgewebe** im Bereich der Injektionsstelle eines Lokalanästhetikums: Die Lipidmembran des Axons und das Fettgewebe „konkurrieren" um das Lokalanästhetikum
- **Vaskularisierungsgrad** des Gewebes: Je stärker das Gewebe durchblutet wird, desto mehr Anästhetikum wird ausgewaschen und desto langsamer tritt die Wirkung ein (Anschlagzeit ↑)
- **Diffusionsstrecke** zum Wirkort: Je größer die Diffusionsstrecke ist, desto langsamer tritt die Wirkung ein (Anschlagzeit ↑)
- **Lokalanästhetikamenge:** Die Anschlagzeit verändert sich umgekehrt proportional zur applizierten Lokalanästhetikamenge (Dosis ↑ → Anschlagzeit ↓)
- **Zusammensetzung der Lokalanästhetikumlösung:** Da nur der Basenanteil eines Lokalanästhetikums die Nervenzellmembran penetrieren kann, versucht man, den Wirkungseintritt durch eine **Alkalisierung** der Lokalanästhetikumlösung zu beschleunigen.

Überprüfung der Ausdehnung des anästhesierten Areals: Vor chirurgischer Intervention wird die Ausbreitung der Anästhesie z. B. durch Überprüfung

- **pK-Wert:** Je kleiner der pK-Wert, umso höher ist der Anteil an freier Base und umso leichter wird das Nervengewebe penetriert.

- **Molekulargewicht:** Die Wirkdauer eines Lokalanästhetikums nimmt mit steigendem Molekulargewicht zu.

- **Proteinbindung:** Lokalanästhetika werden überwiegend an saures α-1-Glykoprotein im Plasma gebunden. Nur der nicht gebundene Anteil der Lokalanästhetika ist pharmakologisch aktiv.

5.2.1 Resorption

Lokalanästhetika mit hoher Konzentration, **niedrigem Molekulargewicht** und **hoher Lipidlöslichkeit** diffundieren am schnellsten durch Nervenzellmembranen.
Die Resorption wird außerdem durch folgende Faktoren bestimmt:
- **Anteil an Fettgewebe:** viel Fettgewebe → Anschlagzeit ↑
- **Vaskularisierungsgrad:** starke Durchblutung → späterer Wirkungseintritt (Anschlagzeit ↑)
- **Diffusionsstrecke** zum Wirkort: lange Strecke → späterer Wirkungseintritt (Anschlagzeit ↑)
- **applizierte Lokalanästhetikamenge:** Dosis ↑ → Anschlagzeit ↓
- **Zusammensetzung der Lokalanästhetikumlösung:** alkalische Anästhetikumlösung → schnellerer Wirkungseintritt (Anschlagzeit ↓).

Überprüfung der Ausdehnung des anästhesierten Areals: Die Ausdehnung der

Anästhesie kann durch Überprüfung des Diskriminationsvermögens für spitze/stumpfe Reize bzw. für kalt/warm getestet werden.

Beim sog. **Wedensky-Block** handelt es sich um eine inkomplette Nervenblockade → einzelne Nadelstiche werden nicht gespürt, eine Hautinzision ist aber schmerzhaft.

5.2.2 Verteilung

Lokalanästhetika verteilen sich in allen Körpergeweben. Wie auch bei anderen Medikamenten weisen gut durchblutete Organe wie **Gehirn, Herz, Lunge** und **Nieren** dabei deutlich höhere Konzentrationen auf.

Lokalanästhetika gelangen via **plazentarer Diffusion** in den kindlichen Blutkreislauf. Proteinbindung des Lokalanästhetikums und fetale Lokalanästhetikaspiegel stehen hierbei in umgekehrtem Verhältnis zueinander.

5.2.3 Elimination

Metabolisierung

Lokalanästhetika vom **Ester-Typ** werden **im Plasma** schnell durch die **Pseudocholinesterase hydrolysiert.**

▶ Merke

Mit Ausnahme von Prilocain werden Lokalanästhetika vom **Amid-Typ** zum überwiegenden Teil **in der Leber metabolisiert.**
Eine Niereninsuffizienz führt daher nicht zur Kumulation dieser Lokalanästhetika.

▶ Merke

Verursacht wird die Methämoglobinämie durch **o-Toluidin** (Stoffwechselprodukt von Prilocain). Eine Zyanose kann bei Prilocain-Plasmakonzentrationen > 3–5 ng/ml auftreten. Durch Gabe von **Methylenblau** (1–3 mg/kg KG) wird das Methämoglobin wieder in Hämoglobin umgewandelt. Vorsicht bei Anämie, Störungen des pulmonalen Gasaustausches und Glukose-6-Phosphat-Dehydrogenase-Mangel.

---

des Diskriminationsvermögens für spitze und stumpfe Reize getestet. Alternativ ist auch die Unterscheidungsfähigkeit von Kälte und Wärme bei Applikation eines Alkoholtupfers auf das entsprechende Hautareal als Testverfahren zu verwenden.

Beim sog. **Wedensky-Block** handelt es sich um eine inkomplette Nervenblockade. Dadurch werden Einzelreize im Gegensatz zu mehreren aufeinander folgenden Reizen nicht weitergeleitet, so dass der Patient einzelne Nadelstiche nicht spürt, eine Hautinzision aber mit Schmerzen verbunden ist.

5.2.2 Verteilung

Lokalanästhetika verteilen sich in allen Körpergeweben. Wie auch bei anderen Medikamenten weisen gut durchblutete Organe wie **Gehirn, Herz, Lunge** und **Nieren** dabei deutlich höhere Konzentrationen auf. Die **Skelettmuskulatur** hat wegen ihrer relativ großen Masse eine Reservoirfunktion für Lokalanästhetika.

Lokalanästhetika diffundieren durch die **Plazenta** und gelangen so in den kindlichen Blutkreislauf. Die Plasmaproteinbindung ist hierbei eine wichtige Determinante, da Lokalanästhetika mit hoher Proteinbindung (z. B. Bupivacain, Ropivacain, Etidocain) die Plazenta in wesentlich geringerem Maße überwinden als Lokalanästhetika mit niedriger Proteinbindung (z. B. Prilocain, Lidocain).

5.2.3 Elimination

Metabolisierung

Lokalanästhetika vom **Ester-Typ** (z. B. Procain, Tetracain) werden **im Plasma** schnell durch die **Pseudocholinesterase** (Esterspaltung) **hydrolysiert.** Als Stoffwechselprodukt wird **Paraaminobenzoesäure** gebildet, die zu allergischen Reaktionen führen kann. Nach der Esterspaltung erfolgt in der **Leber** die Spaltung in gut wasserlösliche **Aminoalkohole** und **Carbonsäuren.**

▶ **Merke:** Bei Patienten mit atypischer Pseudocholinesterase oder Pseudocholinesterasemangel kann die Halbwertszeit des Lokalanästhetikums verlängert sein. Dies kann klinisch zu einer verlängerten Nervenblockade führen.

Mit Ausnahme von Prilocain (→ Hydroxylierung in der Leber und Abbau in Nieren und Lunge) werden Lokalanästhetika vom **Amid-Typ** zum überwiegenden Teil **in der Leber metabolisiert**, so dass bei einer Niereninsuffizienz nicht mit einer Kumulation zu rechnen ist. Die Verstoffwechselung in der Leber (→ Hydroxylierung, Dealkylierung, Konjugation mit Glucuronsäure) ist jedoch im Vergleich zur **Esterspaltung** durch die Pseudocholinesterase ein bedeutend langsamerer Vorgang, so dass für Amide Eliminationshalbwertszeiten von 1,5–3,5 Stunden gemessen werden.

▶ **Merke:** Nach **Prilocaingabe** (> 10 mg/kg KG) kann eine **Methämoglobinämie** auftreten.

Verursacht wird die Methämoglobinämie durch **o-Toluidin**, ein Stoffwechselprodukt von Prilocain, welches das 2-wertige Eisen im Hämoglobinmolekül zu 3-wertigem Methämoglobin oxidiert. Eine Zyanose kann bei Prilocain-Plasmakonzentrationen von mehr als 3–5 ng/ml auftreten. Durch Gabe von **Methylenblau** (1–3 mg/kg KG) wird das Methämoglobin wieder in Hämoglobin umgewandelt. Bei Patienten mit Anämie, einer klinisch relevanten Einschränkung des pulmonalen Gasaustausches, einer koronaren Herzerkrankung oder einem Glukose-6-Phosphat-Dehydrogenase-Mangel sollten Prilocaindosen > 400 mg nicht zur Anwendung kommen. Bei diesen Patienten kann die

Methämoglobinämie zu einer kritischen Einschränkung der Sauerstofftransportkapazität führen.

Ausscheidung

Sowohl die Lokalanästhetika vom Ester-Typ als auch die vom Amid-Typ werden nach Metabolisierung in der Leber über die Niere ausgeschieden.

Wirkdauer

Die Wirkdauer einer Lokalanästhesie wird durch die **Lipidlöslichkeit** und **Proteinbindung** sowie **vasodilatatorischen Eigenschaften** des einzelnen Lokalanästhetikums bestimmt. Lokalanästhetika mit stark vasodilatatorischer Komponente (z. B. Lidocain) werden schneller wieder ausgewaschen. Außerdem ist die Wirkdauer direkt proportional zur applizierten **Lokalanästhetikamenge**.

Durch Beimischung von **Vasokonstriktoren** zum injizierten Lokalanästhetikum kann versucht werden, dessen systemische Resorption zu verzögern: So wird durch Zusatz von **Adrenalin** (Konzentration 1:200.000) die Lokalanästhetikakonzentration am Wirkort erhöht und die Wirkdauer verlängert:

- Bei **kurzwirksamen Lokalanästhetika** (z. B. Lidocain, Prilocain) kann durch Zusatz von Adrenalin die Wirkdauer um bis zu 100 % gesteigert werden.
- Bei **langwirksamen Lokalanästhetika** (z. B. Bupivacain, Ropivacain, Etidocain) wird aufgrund der schon primär hohen Anreicherung im Gewebe lediglich eine Verlängerung der Wirkdauer um etwa 10 % erreicht. **Ropivacain** hat eine vasokonstriktorische Nebenwirkung.

Generell gilt, dass in Geweben mit hoher Durchblutung durch Zugabe von Vasokonstriktoren eine stärkere Beeinflussung der Resorption erzielt werden kann als in Geweben mit niedriger Durchblutung. Bei subarachnoidaler Applikation wird durch Vasokonstriktorenzusatz keine nennenswerte Verzögerung der Resorption erreicht.

> ▶ **Merke:**
> Bei Zusatz von **Vasokonstriktoren** besteht bei akzidentieller **intraneuraler Injektion** die Gefahr einer **Minderperfusion** im Bereich des blockierten Nervs. Eine versehentliche **intravasale Injektion** kann durch den zugesetzten Vasokonstriktor **Arrhythmien** und **Tachykardien** sowie eine **koronare Minderperfusion** hervorrufen.
> Vasokonstriktoren dürfen nicht bei Nervenblockaden in arteriellen **Endstromgebieten** (z. B. Finger, Penis) angewendet werden, da bei einer Durchblutungseinschränkung die Gefahr von Gewebenekrosen besteht.

Kontraindikationen für den Gebrauch von Adrenalin als Zusatz zu Lokalanästhetika sind:
- koronare Herzerkrankung
- Hyperthyreose
- Gefäßerkrankungen
- Diabetes mellitus mit Mikroangiopathie
- Blockaden an Nase, Finger und Penis.

5.3 Allgemeines Vorgehen

5.3.1 Vorbereitung des Patienten

Die Prämedikationsvisite erfolgt nach den für eine Allgemeinanästhesie gültigen Regeln (s. S. 10). Der Erfolg einer Regionalanästhesie hängt in entscheidendem Maße von einer **intensiven präoperativen Aufklärung des Patienten** ab. Hierbei sollten die geplante Blockadetechnik und das damit verbundene Vorgehen (Lagerung, etc.) dem Patienten genau dargelegt werden.

Ausscheidung
Lokalanästhetika (Ester- und Amid-Typ) werden nach Metabolisierung in der Leber über die Niere ausgeschieden.
Wirkdauer
Die Wirkdauer hängt von **Lipidlöslichkeit, Proteinbindung** und **vasodilatatorischen Eigenschaften** der Lokalanästhetika ab. Sie ist direkt proportional zur applizierten **Lokalanästhetikamenge**.
Durch **Zusatz von Vasokonstriktoren** zum injizierten Lokalanästhetikum kann versucht werden, dessen systemische Resorption zu verzögern. Dadurch wird die Konzentration am Wirkort erhöht und die Wirkdauer verlängert.
In Geweben mit hoher Durchblutung kann durch Vasokonstriktorenzusatz eine stärkere Reduktion der Resorption erzielt werden als in Geweben mit niedriger Durchblutung.
◀ Merke
Kontraindikationen für den Zusatz von Adrenalin sind:
- koronare Herzerkrankung
- Hyperthyreose
- Gefäßerkrankungen
- Diabetes mit Mikroangiopathie
- Blockaden an Nase, Finger, Penis.
5.3 Allgemeines Vorgehen
5.3.1 Vorbereitung des Patienten
Der Erfolg einer Regionalanästhesie hängt in entscheidendem Maße von einer **intensiven präoperativen Aufklärung des Patienten** ab.

Dafür müssen dem Anästhesisten und dem Patienten Art der Operation, Operationsablauf und voraussichtliche Dauer des operativen Eingriffes bekannt sein. **Aufklärung** und **schriftliche Einverständniserklärung** des Patienten müssen vor Beginn der Anästhesie erfolgt sein.

Sowohl dem Anästhesisten als auch dem Patienten müssen die Art der Operation, der Operationsablauf und die voraussichtliche Dauer des operativen Eingriffes bekannt sein. In die Wahl der Regionalanästhesietechnik gehen weiterhin Überlegungen hinsichtlich der Blockadequalität (sensorisch, ggf. auch motorisch) ein. Erst nach genauer **Aufklärung** und **schriftlicher Einverständniserklärung** des Patienten darf eine Regionalanästhesie durchgeführt werden. Ein Patient sollte nie zu einer Regionalanästhesie „überredet" werden.

5.3.2 Voraussetzungen für eine Regionalanästhesie

Die Voraussetzungen für die Durchführung einer Regionalanästhesie unterscheiden sich nicht von einer Allgemeinanästhesie: i. v. Zugang, EKG, Blutdrucküberwachung, Pulsoxymetrie, Intubations- und Beatmungsmöglichkeit inklusive der apparativen und medikamentösen Hilfsmittel zur Reanimation.

5.3.2 Voraussetzungen für eine Regionalanästhesie

Für die Durchführung einer Regionalanästhesie gelten die gleichen Vorbereitungsregeln wie für eine Allgemeinanästhesie (s. S. 93): i. v. Zugang, EKG-, Blutdrucküberwachung, Pulsoxymetrie, Intubations- und Beatmungsmöglichkeit sowie apparative und medikamentöse Hilfsmittel zur Reanimation müssen vorhanden sein. Die für die geplante Blockadetechnik notwendigen Utensilien – Nadel(n), Lokalanästhetikum, Abdecktücher, Desinfektionslösung und u. U. ein peripherer Nervenstimulator – müssen bereitgestellt sein.

5.3.3 Durchführung

Zunächst müssen Indikation und evtl. Kontraindikationen abgewogen werden (Abb. **A-5.3**).

5.3.3 Durchführung

Die Entscheidung zur Durchführung einer Regionalanästhesie richtet sich nach der klinischen Beurteilung unter Abwägung von Indikation und evtl. Kontraindikationen (Abb. **A-5.3**).

⊚ A-5.3 | **Algorithmus zur Wahl eines Regionalanästhesieverfahrens**

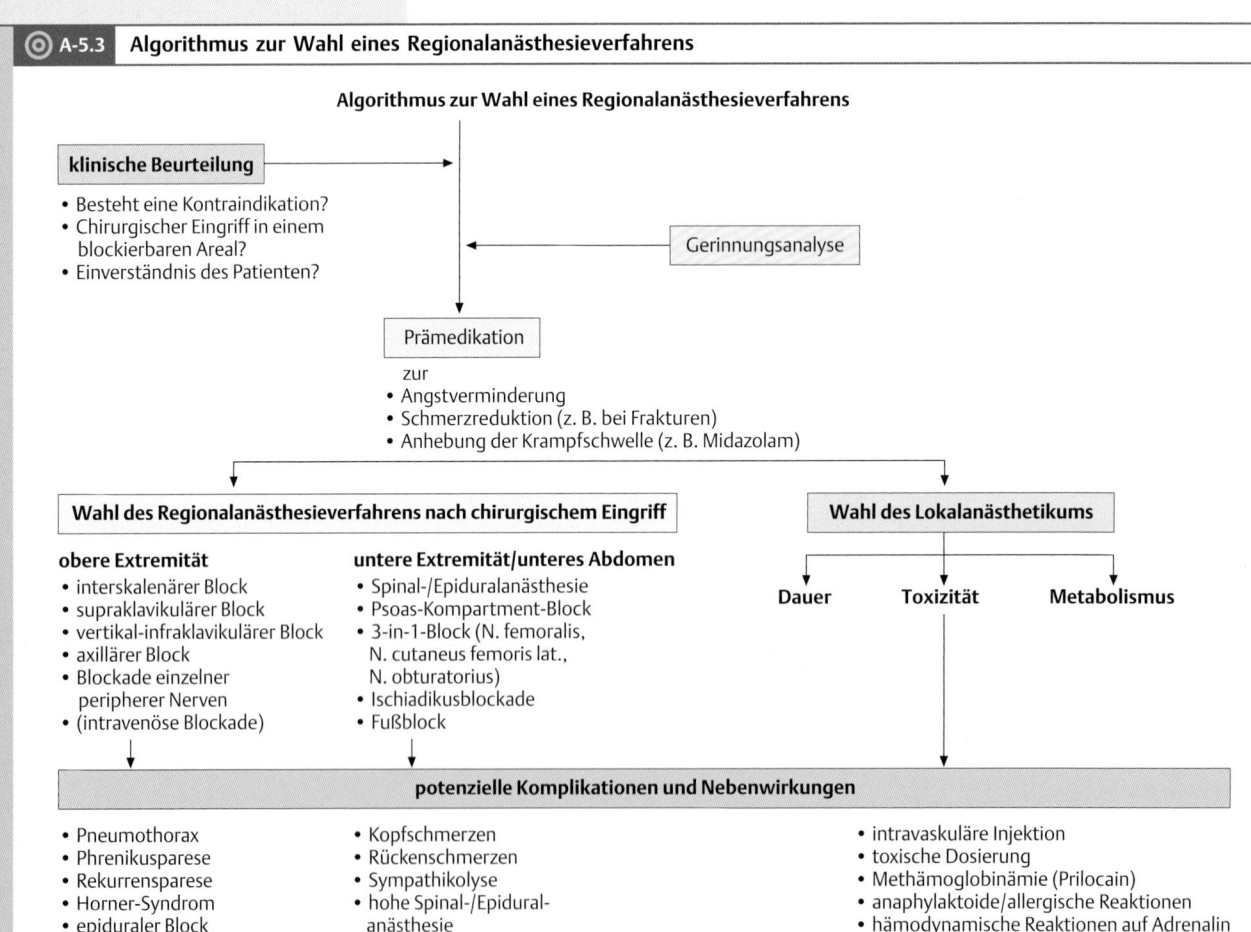

⊙ A-5.4 | **Verteilung der Dermatome auf die Körperoberfläche**

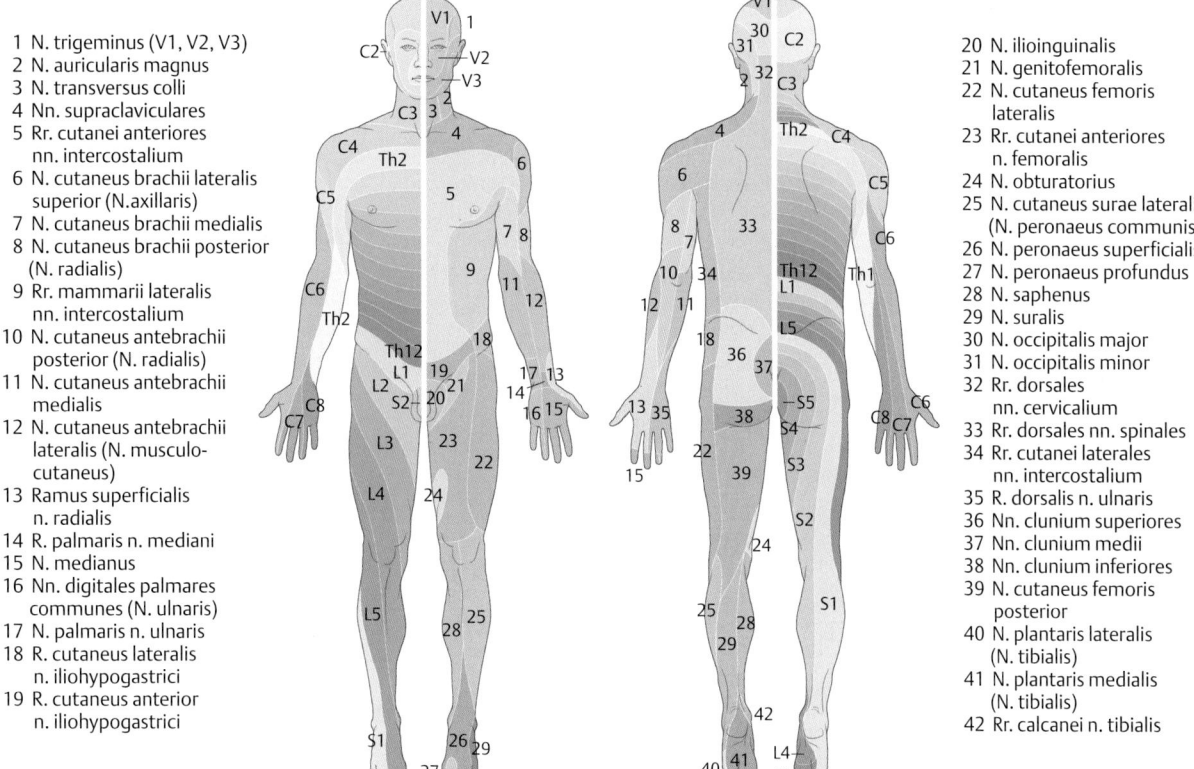

1 N. trigeminus (V1, V2, V3)
2 N. auricularis magnus
3 N. transversus colli
4 Nn. supraclaviculares
5 Rr. cutanei anteriores nn. intercostalium
6 N. cutaneus brachii lateralis superior (N. axillaris)
7 N. cutaneus brachii medialis
8 N. cutaneus brachii posterior (N. radialis)
9 Rr. mammarii laterales nn. intercostalium
10 N. cutaneus antebrachii posterior (N. radialis)
11 N. cutaneus antebrachii medialis
12 N. cutaneus antebrachii lateralis (N. musculo-cutaneus)
13 Ramus superficialis n. radialis
14 R. palmaris n. mediani
15 N. medianus
16 Nn. digitales palmares communes (N. ulnaris)
17 R. palmaris n. ulnaris
18 R. cutaneus lateralis n. iliohypogastrici
19 R. cutaneus anterior n. iliohypogastrici

20 N. ilioinguinalis
21 N. genitofemoralis
22 N. cutaneus femoris lateralis
23 Rr. cutanei anteriores n. femoralis
24 N. obturatorius
25 N. cutaneus surae lateralis (N. peronaeus communis)
26 N. peronaeus superficialis
27 N. peronaeus profundus
28 N. saphenus
29 N. suralis
30 N. occipitalis major
31 N. occipitalis minor
32 Rr. dorsales nn. cervicalium
33 Rr. dorsales nn. spinales
34 Rr. cutanei laterales nn. intercostalium
35 R. dorsalis n. ulnaris
36 Nn. clunium superiores
37 Nn. clunium medii
38 Nn. clunium inferiores
39 N. cutaneus femoris posterior
40 N. plantaris lateralis (N. tibialis)
41 N. plantaris medialis (N. tibialis)
42 Rr. calcanei n. tibialis

ventral   dorsal

Schema der segmentalen Innervation, sog. Dermatome, und peripheren Innervation. Die erste Nervenwurzel ist rein motorisch. Die in Klammern gesetzten Nerven bezeichnen den Nervenstamm der jeweiligen Hautäste.

Die Wahl des Regionalanästhesieverfahrens hängt von der sensorischen Versorgung des für den chirurgischen Eingriff vorgesehenen Areals ab (Abb. **A-5.4**).

„Stand-by"-Verfahren: Eine Reihe von Infiltrations- und Leitungsanästhesien werden traditionell vom Operateur selbst durchgeführt (Bsp. Augenheilkunde: retro- und peribulbärer Block; Dermatologie: subkutane Umspritzung des Operationsfeldes). Hier ist der Anästhesist nur im Rahmen eines **„Stand-by"-Verfahrens** beteiligt: Im Bedarfsfall sorgt er für eine zusätzliche, meist intravenöse Analgesie mit Opioiden sowie für eine adäquate Sedierung des Patienten. Im Verlauf einer Operation kann es notwendig werden, das ursprüngliche **Lokalanästhesieverfahren abzubrechen** und eine **Allgemeinanästhesie einzuleiten**. Weiterhin können sich auch die Vitalfunktionen des Patienten während der Operation verschlechtern. In diesen Fällen ist die Kenntnis der durch den Operateur durchgeführten Lokalanästhesieverfahren hilfreich bei der Einschätzung und weiteren Therapie des Patienten.

5.3.4 Auswahl des Lokalanästhetikums

Die Auswahl des Lokalanästhetikums richtet sich nach Art des Regionalanästhesieverfahrens und voraussichtlicher Dauer des operativen Eingriffes. Bei der Auswahl werden auch die pharmakologischen Besonderheiten wie Toxizität und Verstoffwechselung des Lokalanästhetikums berücksichtigt (Abb. **A-5.3** und Tab. **A-5.2**).

Die Wahl des Verfahrens hängt von der sensorischen Versorgung des OP-Gebietes ab (Abb. **A-5.4**).

„Stand-by"-Verfahren: Eine Reihe von Infiltrations- und Leitungsanästhesien werden traditionell vom Operateur selbst durchgeführt. Hier ist der Anästhesist nur im Rahmen eines „Stand-by"-Verfahrens beteiligt und sorgt ggf. für eine zusätzliche, meist intravenöse Analgesie mit Opioiden sowie für eine adäquate Sedierung des Patienten. Die **Einleitung einer Allgemeinanästhesie** kann im Verlauf der Operation notwendig werden.

5.3.4 Auswahl des Lokalanästhetikums

Diese richtet sich nach der Art des Regionalanästhesieverfahrens, der voraussichtlichen Dauer des operativen Eingriffes und den pharmakologischen Besonderheiten des Lokalanästhetikums (Abb. **A-5.3** und Tab. **A-5.2**).

☰ A-5.2	Auswahl von Lokalanästhetika nach durchzuführendem Blockadetyp und Anwendungsgebiet				
Blockadetyp	**Anwendungsgebiet**	**Indikation**		**Medikament (Auswahl)**	**Verabreichungsform**
Oberflächen-anästhesie	sensible Nerven-endigungen (Haut, Schleimhaut)	diagnostische Maßnahmen (Bronchoskopie) Ophthalmologie		Lidocain Tetracain Kokain	Spray Lösungen Salben
Infiltrations-anästhesie	sensible Nerven-endigungen in der Subkutis	oberflächliche chirurgische Eingriffe Zahnbehandlungen		Lidocain Mepivacain Prilocain	Injektionslösung
periphere Nervenblockade	gemischte Nerven Plexus	Extremitäteneingriffe Zahnbehandlungen		Lidocain Prilocain Bupivacain Ropivacain	Injektionslösung
Spinalanästhesie	Subarachnoidalraum	chirurgische, urologische, gynäkologisch-geburtshilfliche Eingriffe		Lidocain Mepivacain Bupivacain Tetracain	Injektionslösung (isobar, hyperbar in 10 % Glukose)
Epiduralanästhesie	Epiduralraum	chirurgische, urologische, gynäkologisch-geburtshilfliche Eingriffe		Lidocain Mepivacain Bupivacain Ropivacain	Injektionslösung

5.3.5 Allgemeine Komplikationen bei Regionalanästhesieverfahren

Die möglichen allgemeinen Komplikationen aller Verfahren sind:
- **intraneurale Injektion** mit häufig irreversiblen Nervenschädigungen
- **direkte Nervenverletzung**
- **Blutung**
- **intravasale Injektion**
- **Infektion**.

5.3.5 Allgemeine Komplikationen bei Regionalanästhesieverfahren

Die möglichen allgemeinen Komplikationen aller Verfahren sind:
- **Intraneurale Injektion** von Lokalanästhetika: Dies führt durch Kompression der Vasa nervorum zur Ischämie des Nerven mit **häufig irreversiblen Schädigungen**. Erste Zeichen für eine intraneurale Injektion sind ein akut auftretender, stärkster stechender Schmerz bereits nach Injektion von geringen Mengen an Lokalanästhetika und eine frühzeitige, d. h. unmittelbar wirksame Blockade.
- Primäre Nervenschädigung durch **direkte Verletzung** mittels Punktionsnadel.
- **Blutung** mit druckbedingter sekundärer Nervenschädigung.
- **Intravasale Injektion** von Lokalanästhetika.
- **Infektion**.

5.3.6 Versagerquote

Eine **inkomplette Analgesie** tritt bei ca. 5 % der peripheren und 1 % der zentralen Nervenblockaden auf. In diesen Fällen kann u. U. eine zusätzliche Wundinfiltration durchgeführt werden.

5.3.6 Versagerquote

Eine **inkomplette Analgesie** kann selbst bei sorgfältigster Technik bei peripheren Nervenblockaden in ca. 5 % und bei zentralen Nervenblockaden in ca. 1 % der Fälle nicht vermieden werden. Abhängig von der Größe des nicht ausreichend anästhesierten Areals kann u. U. eine zusätzliche Wundinfiltration durchgeführt werden.

5.3.7 Überwachung des Patienten

Prä-/intraoperativ: Bei der Durchführung der Regionalanästhesie sowie während der gesamten Dauer der Nervenblockade müssen die **Vitalparameter** des Patienten fortlaufend überwacht werden.

5.3.7 Überwachung des Patienten

Prä-/intraoperativ: Bei der Durchführung der Regionalanästhesie und während der gesamten Dauer einer Nervenblockade müssen die **Vitalparameter** des Patienten fortlaufend überwacht werden. Der Patient darf unmittelbar nach Anlage der Blockade so lange nicht umgelagert und transportiert werden, bis sich eventuelle Störungen der vitalen Funktionen stabilisiert haben.

Bei längeren Operationen oder bei ängstlichen Patienten ist es u.U. nötig, zusätzlich **sedierende Maßnahmen** (z. B. intermittierende Gabe von 1–5 mg Midazolam i. v.) zu ergreifen oder eine **Allgemeinanästhesie** mit endotrachealer Intubation einzuleiten.

Postoperativ: Der Patient muss im Aufwachraum bis zum Abklingen der Regionalanästhesie weiter überwacht werden. Hierbei ist insbesondere auf die zeitliche Rückbildung der sensorischen und motorischen Restblockade zu achten.

> ▶ **Merke:** Durch unsachgemäße Lagerung der Extremitäten bei noch bestehender Blockade können **Lagerungsschäden** verursacht werden!

Bei **rückenmarknahen Regionalanästhesien** muss zusätzlich beachtet werden, dass durch die bestehende Sympathikusblockade (Gefäßweitstellung!) während des Umlagerns des Patienten **kardiovaskuläre Reaktionen** auftreten können (s. S. 209). Eine prolongierte motorische Blockade der unteren Extremitäten nach rückenmarknahen Regionalanästhesieverfahren kann ein erster Hinweis auf das Vorliegen eines epiduralen Hämatoms sein. Dies tritt zwar sehr selten auf, muss jedoch in die differenzialdiagnostischen Überlegungen bei verlängerten motorischen Blockaden mit einbezogen werden. Ggf. sollten frühzeitig diagnostische Maßnahmen (NMR, CT) erfolgen.

5.4 Relative und absolute Kontraindikationen für regionale Anästhesieverfahren

5.4.1 Hämorrhagische Diathese

Bei der Anlage einer Nervenblockade können auch bei sorgfältigster Technik Gefäßverletzungen nicht sicher vermieden werden. Bei hämorrhagischer Diathese können sich ausgedehnte Hämatome entwickeln, die durch Druck auf Nerven zu Ischämien mit irreversiblen Nervenschädigungen führen können. Aus diesem Grund sollte bei Gerinnungsstörungen die Indikation zu einer Nervenblockade streng gestellt werden (relative Kontraindikation). Schmerzzustände als Folge sich entwickelnder Kompressionssyndrome (z. B. infolge eines Hämatoms) können postoperativ nur sehr schwer von durch den Eingriff bedingten Schmerzzuständen differenziert werden.

5.4.2 Pyodermien

Infektionen im vorgesehenen Punktions- und Injektionsbereich sind absolute Kontraindikationen für eine Regionalanästhesie. In Ausnahmefällen kann auf einen anderen Punktionsort ausgewichen werden (z. B. supraklavikulärer Block anstatt einer axillären Nervenblockade).

> ▶ **Merke:** Bei Patienten mit **Leber-, Niereninsuffizienz oder zerebralem Krampfleiden** können bei richtiger Auswahl und Dosierung der Lokalanästhetika chirurgische Eingriffe unter Regionalanästhesie durchgeführt werden. Bei **Hypalbuminämie** kann die ungebundene Lokalanästhetikafraktion erhöht sein. In diesem Fall ist die Gefahr toxischer Blutkonzentrationen erhöht (s. S. 209).

Bei längeren Operationen oder ängstlichen Patienten muss evtl. zusätzlich **sediert** oder eine **Allgemeinanästhesie** eingeleitet werden.

Postoperativ: Der Patient muss bis zum Abklingen der Regionalanästhesie weiter überwacht werden.

◀ **Merke**

Bei **rückenmarknahen Regionalanästhesien** muss beachtet werden, dass durch die bestehende Sympathikusblockade (Gefäßweitstellung!) während des Umlagerns des Patienten **kardiovaskuläre Reaktionen** auftreten können (s. S. 209).

5.4 Relative und absolute Kontraindikationen für regionale Anästhesieverfahren

5.4.1 Hämorrhagische Diathese

Gefäßverletzungen während der Punktion können zu Hämatomen führen, die bei pathologischer Gerinnung durch Druck auf nervale Strukturen Ischämien mit irreversiblen Nervenschädigungen zur Folge haben können.

5.4.2 Pyodermien

Infektionen im vorgesehenen Punktions- und Injektionsbereich sind eine absolute Kontraindikation für eine Regionalanästhesie.

◀ **Merke**

5.5 Verschiedene
Regionalanästhesieverfahren

5.5.1 Infiltrationsanästhesie

Hierbei werden die sensiblen Nerven-
endigungen in einem umschriebenen
Hautareal anästhesiert. Indikationen und
Lokalanästhetika s. Tab. **A-5.2**, S. 216.

5.5.2 Periphere Leitungsanästhesie

Bei der Leitungsanästhesie peripherer
Nerven wird die Nervenleitung unterbrochen, so dass der anästhesierte Bereich
distal der Injektionsstelle liegt. Es können
neben sensiblen auch motorische Fasern
blockiert werden.

Es können einzelne Nerven (s. u.)
und ganze Nervenplexus (s. S. 219)
anästhesiert werden.

Lokalisation der zu blockierenden Nerven

Das Aufsuchen der zu blockierenden
Nerven wird durch anatomische Orientie-
rungspunkte erleichtert. Durch vorsichti-
gen Nervenkontakt unter Vermeidung von
Nervenläsionen lassen sich oftmals
Parästhesien auslösen.

▶ Merke

Da durch dieses Vorgehen eine Nervenschädigung nicht ausgeschlossen werden
kann und postoperative Dysästhesien
provoziert werden können, wird der Einsatz eines elektrischen **Nervenstimulationsgerätes** zur Auslösung von **Muskelkontraktionen** oder **Parästhesien** empfohlen. Stumpfschliffnadeln verringern
zusätzlich die Gefahr von Nervenläsionen.

Bei Blockaden von **Nerven mit Faszienscheide** spürt man oftmals anhand eines
Widerstandsverlusts deren Penetration.
Anschließend wird die Kanüle noch 1–3
mm vorgeschoben.

**Leitungsanästhesie einzelner
peripherer Nerven**

Nerven, die blockiert werden können:
- Endäste des N. trigeminus
- N. medianus, N. radialis, N. musculocu-
  taneus, N. ulnaris (am Finger Methode
  nach *Oberst*, s. Abb. **A-5.5**)
- Interkostalnerven
- N. ischiadicus, N. femoralis,
  N. obturatorius und N. pudendus.

5.5 Verschiedene Regionalanästhesieverfahren

5.5.1 Infiltrationsanästhesie

Bei der Infiltrationsanästhesie werden durch Injektion des Lokalanästhetikums in die Subkutis die sensiblen Nervenendigungen in einem umschriebenen Hautareal vorübergehend ausgeschaltet. Indikationen und zu verwendende Lokalanästhetika zeigt Tab. **A-5.2**, S. 216.

5.5.2 Periphere Leitungsanästhesie

Bei der Leitungsanästhesie peripherer Nerven wird die Weiterleitung von Aktionspotenzialen unterbrochen, so dass der anästhesierte Bereich **distal** der Punktionsstelle liegt. In Abhängigkeit von der Injektionsstelle, der Konzentration des Lokalanästhetikums und des Injektionsvolumens können neben sensiblen auch motorische Fasern blockiert werden. Hieraus resultiert eine schlaffe Lähmung der abhängigen Muskulatur.

Es können sowohl einzelne periphere Nerven (s. u.) als auch ganze Nervenplexus (s. S. 219) anästhesiert werden.

Lokalisation der zu blockierenden Nerven

Das Aufsuchen der zu blockierenden peripheren Nerven erfolgt anhand von anatomischen Orientierungspunkten, die den Nervenverlauf möglichst exakt wiedergeben (z. B. Mittellinie der Klavikula für die supraklavikuläre Plexusanästhesie, s. u.). Die Verifizierung der korrekten Nadelposition erfolgt über das Auslösen von **Parästhesien** durch Kontakt der Punktionskanüle mit einem sensiblen Nerv. Dabei muss sehr vorsichtig vorgegangen werden, um Nervenläsionen zu vermeiden.

▶ **Merke:** Vor Injektion des Lokalanästhetikums sollte die Kanülenspitze 1–2 mm **zurückgezogen** werden, um eine intraneurale Injektion mit größter Sicherheit zu vermeiden.

Da durch dieses Vorgehen eine Nervenschädigung nicht sicher ausgeschlossen werden kann und postoperative Dysästhesien provoziert werden können, wird der Einsatz eines elektrischen **Nervenstimulationsgerätes** mit variabler Simulationsstärke (0,1 bis 5 mA) empfohlen. Nach Annäherung der Kanülenspitze an den zu blockierenden Nerven werden synchron zur Stimulationsfrequenz (1–2 Hz) rhythmische **Muskelkontraktionen** bzw. **Parästhesien** ausgelöst. Der kleinstmögliche Abstand zum aufgesuchten Nerv ist dann erreicht, wenn bei geringer Stromstärke (0,4 mA) noch Muskelkontraktionen bzw. Parästhesien in den durch den Nerv versorgten Arealen ausgelöst werden. Stumpf angeschliffene Nadeln (30°) verringern zusätzlich die Gefahr von Nervenläsionen.
Bei Blockaden von **Nerven mit Faszienscheide** gelingt es oftmals, das Penetrieren dieser bindegewebigen Hülle an einem **Widerstandsverlust** zu spüren. Auch bei dieser Punktionstechnik werden zur Vermeidung von Nervenläsionen stumpf angeschliffene Kanülen verwendet, die nach Überwindung der Faszienhülle noch 1–3 mm **vorgeschoben** werden.

Leitungsanästhesie einzelner peripherer Nerven

Durch Leitungsanästhesien können u. a. die folgenden peripheren Nerven blockiert werden:
- **Kopf:** Endäste des N. trigeminus
- **Arm/Hand:** N. medianus, N. radialis, N. musculocutaneus, N. ulnaris (am Finger Methode nach *Oberst*, s. Abb. **A-5.5**)
- **Thorax:** Interkostalnerven
- **Becken/Bein:** N. ischiadicus, N. femoralis, N. obturatorius und N. pudendus.

⊙ A-5.5 Interdigitalblockade (modifiziert nach Oberst)

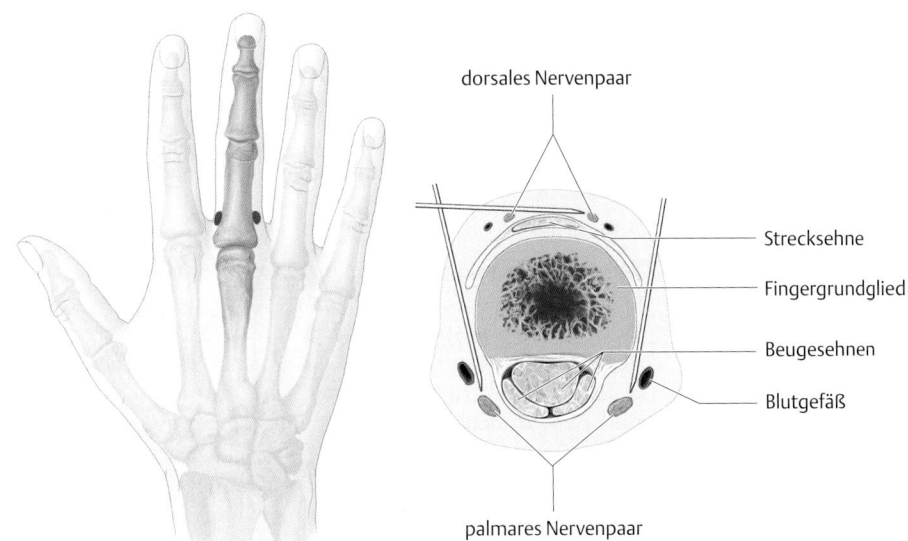

dorsales Nervenpaar

Strecksehne

Fingergrundglied

Beugesehnen

Blutgefäß

palmares Nervenpaar

Die Digitalnerven verlaufen in der Nähe der Digitalarterien und -venen am lateralen und medialen Rand der Finger bzw. Zehen. Hier sind sie einer Infiltration von dorsal und plantar bzw. palmar leicht zugänglich (cave: keine Lösungen mit vasokonstriktorischen Zusätzen verwenden!).

Blockaden des Plexus brachialis

Die Blockaden des Plexus brachialis (Abb. **A-5.7**) sind eine Sonderform der Leitungsanästhesien. Nach ihrem Abgang aus dem Spinalkanal verlaufen die Nervenstränge zusammen mit Gefäßen und werden von einer besonderen Faszienanordnung umgeben. In dieser Faszienstruktur kann sich das Lokalanästhetikum ausbreiten und eine gemeinsame Anästhesie aller in diesen Gewebescheiden verlaufenden Nerven herbeiführen.
Eine Anästhesie des Plexus brachialis kann über die verschiedenen in Abb. **A-5.6** dargestellten und ab S. 221 beschriebenen **Zugangswege** erfolgen.

Blockaden des Plexus brachialis

Nach ihrem Abgang aus dem Spinalkanal werden die Nervenstränge des Plexus brachialis (Abb. **A-5.7**) von einer Faszienanordnung umgeben. Das Lokalanästhetikum breitet sich darin aus und anästhesiert alle dort verlaufenden Nerven.

Eine Anästhesie des Plexus brachialis kann über verschiedene **Zugangswege** erfolgen (s. Abb. **A-5.6** bzw. S. 221).

⊙ A-5.6 Zugangswege zum Plexus brachialis

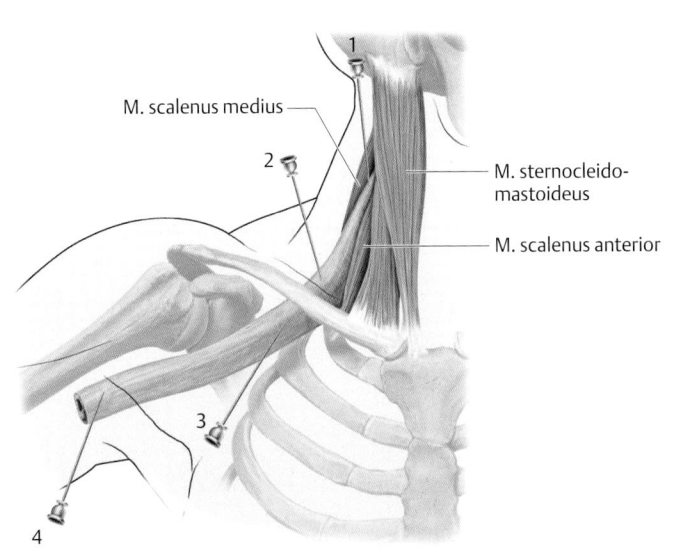

M. scalenus medius

M. sternocleido-mastoideus

M. scalenus anterior

1 Interskalenärer Zugang
  (Methode nach Winnie)
2 Supraklavikulärer Zugang
  (Methode nach Kulenkampff)
3 Infraklavikulärer Zugang
4 Axillärer Zugang

Alle Zugangswege gestatten neben einer einzeitigen **Lokalanästhetikainjektion** auch das Einführen eines dünnen **Kunststoffkatheters**, über den auch postoperativ Lokalanästhetika zur Schmerztherapie infundiert werden können.

Besonders für die supraklavikulären Techniken empfiehlt sich zum Aufsuchen des Plexus die Verwendung eines **Nervenstimulationsgerätes**.

Anatomie

Die **Rami anteriores** der Spinalnerven **C5–Th1** bilden den Plexus brachialis (Abb. **A-5.7**). Nach ihrem Zusammenlaufen in der Skalenuslücke bilden die einzelnen Wurzeln der Spinalnerven insgesamt **3 Trunci**, aus deren ventralen und dorsalen Ästen **3 Faszikel** hervorgehen. Diese folgen dem Verlauf der **A. subclavia**.

Der Plexus brachialis ist von einer Hülle aus kollagenen Bindegewebsfasern umgeben, die diesen in ein **proximales** (reicht von der Halswirbelsäule bis zur supraklavikulären Region) und ein **distales Kompartiment** (reicht bis in den Oberarmbereich) aufteilen (Abb. **A-5.8**).

Alle Zugangswege gestatten neben einer einzeitigen **Lokalanästhetikainjektion** auch das Einführen eines dünnen **Kunststoffkatheters**, über den im weiteren, insbesondere postoperativen Verlauf eine Lokalanästhetikainfusion durchgeführt werden kann. Dies ermöglicht dem Patienten eine hervorragende Analgesiequalität mit minimalen Nebenwirkungen (s. auch S. 226).

Besonders für die supraklavikulären Techniken empfiehlt sich zum Aufsuchen des Plexus nach Möglichkeit die Verwendung eines **Nervenstimulationsgerätes**, um Nebenwirkungen bzw. Komplikationen zu minimieren.

Anatomie

Die **Rami anteriores** der Spinalnerven **C5–Th1** bilden den Plexus brachialis (Abb. **A-5.7**). Sie erscheinen nach zunächst laterokaudaler Verlaufsrichtung zwischen den Ursprüngen der Mm. scaleni. Nach ihrem Zusammenlaufen in der Skalenuslücke bilden die einzelnen Wurzeln der Spinalnerven insgesamt 3 Trunci: den **Truncus superior** (aus C5 und C6), den **Truncus medius** (C7) und den **Truncus inferior** (C8 und Th1). Aus den ventralen und dorsalen Ästen der Trunci entstehen der **Fasciculus posterior**, der **Fasciculus lateralis** und der **Fasciculus medialis**. Die 3 Faszikel folgen dem Verlauf der **A. subclavia**. Kaudal der Klavikula wird nach Kreuzung der 1. Rippe die Achselhöhle erreicht. Der Plexus brachialis ist von einer Hülle aus kollagenen Bindegewebsfasern umgeben, die diesen nach neueren Untersuchungen in zwei Kompartimente aufteilen (Abb. **A-5.8**). Das **proximale Kompartiment** erstreckt sich von der Halswirbelsäule bis zur supraklavikulären Region. Dort inseriert seine ventrolaterale Faszienwand in das **distale Kompartiment**, das bis in den Oberarmbereich hineinreicht. Im distalen Kompartiment verlaufen die Nerven und Gefäße in einem feinen, septierten Fasziennetz.

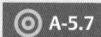

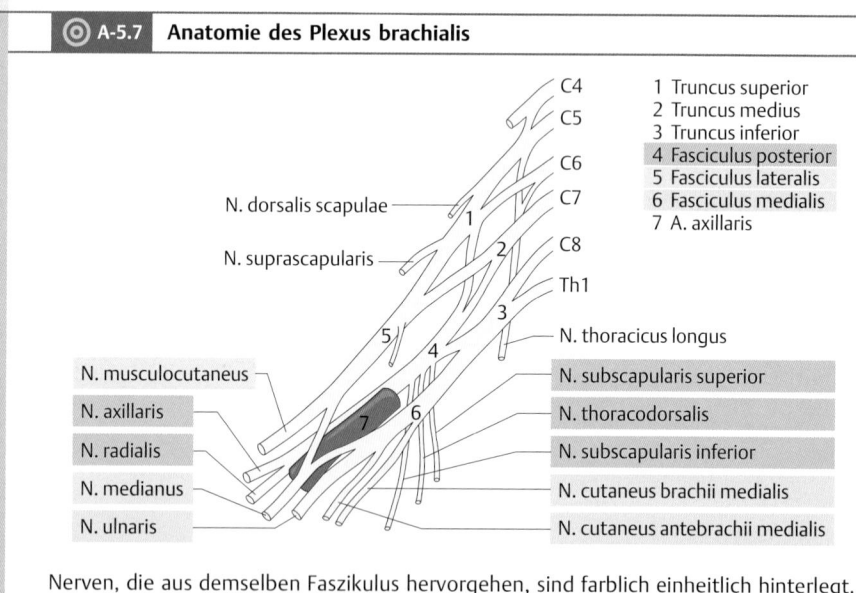

A-5.7 Anatomie des Plexus brachialis

- C4
- C5
- C6
- C7
- C8
- Th1

1 Truncus superior
2 Truncus medius
3 Truncus inferior
4 Fasciculus posterior
5 Fasciculus lateralis
6 Fasciculus medialis
7 A. axillaris

N. dorsalis scapulae
N. suprascapularis

N. musculocutaneus
N. axillaris
N. radialis
N. medianus
N. ulnaris

N. thoracicus longus
N. subscapularis superior
N. thoracodorsalis
N. subscapularis inferior
N. cutaneus brachii medialis
N. cutaneus antebrachii medialis

Nerven, die aus demselben Faszikulus hervorgehen, sind farblich einheitlich hinterlegt.

A-5.8 | Schematische Darstellung zur Anatomie des Plexus brachialis

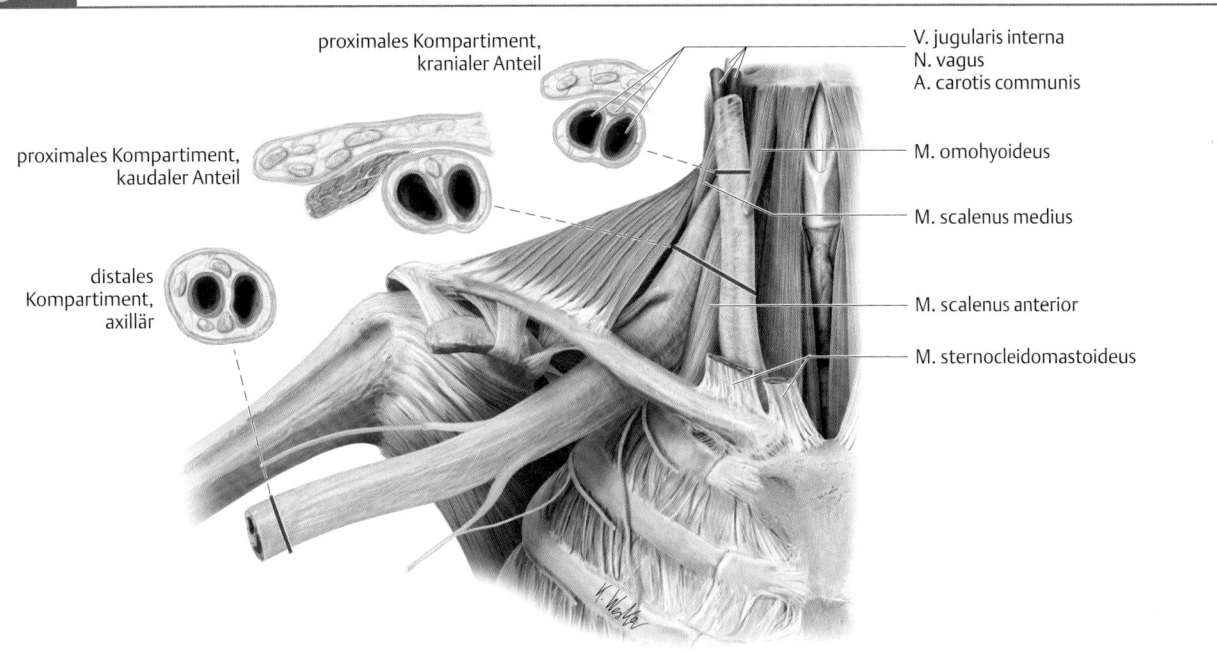

proximales Kompartiment, kranialer Anteil

proximales Kompartiment, kaudaler Anteil

distales Kompartiment, axillär

V. jugularis interna
N. vagus
A. carotis communis

M. omohyoideus

M. scalenus medius

M. scalenus anterior

M. sternocleidomastoideus

Dargestellt sind das proximale und das distale Kompartiment mit längs- und quer verlaufenden Kollagenfasern der äußeren Hüllen.

Interskalenärer Block nach Winnie

Bei dieser Methode wird der Plexus brachialis in seinem Verlauf zwischen den Mm. scalenus anterior und scalenus medius **(Skalenuslücke)** anästhesiert. Daraus resultiert eine zuverlässige Anästhesie im Schulter-Oberarm-Bereich. Die Nn. medianus und ulnaris sowie die sensiblen Hautäste an der Innenseite des Armes sind mit dieser Technik nicht sicher auszuschalten.

Technik: Der Kopf des Patienten wird leicht zur Gegenseite gedreht und die Skalenuslücke palpiert. Die Punktion erfolgt in Höhe des Krikoids, die Kanüle wird mit einer leichten Abweichung in Richtung dorsal und lateral nach kaudal vorgeschoben (Nervenstimulator). Nach Auffinden des Plexus werden 30–40 ml Lokalanästhetikum injiziert. Die Ausdehnung der Blockade wird durch das Injektionsvolumen bestimmt. Bei korrekter Injektionstechnik wird neben dem kranial betonten Anteil des Plexus brachialis auch der kaudale Anteil des Plexus cervicalis blockiert (Abb. **A-5.9a**).

Dosierung: Entsprechend der gewünschten Wirkdauer wird das Lokalanästhetikum ausgewählt und ein Gesamtvolumen von 40 ml injiziert.

Indikationen:
- **chirurgische Eingriffe:**
  Schulter-Oberarm-Bereich (Ausnahme: Oberarminnenseite), Schlüsselbein
- **Reposition:**
  Schultergelenksluxation
- **Schmerztherapie:**
  Schmerzen im Schulter-Oberarm-Bereich (Arthrose, CRPS = complex regional pain syndrome, Gefäßerkrankungen).

Kontraindikationen:
- kontralaterale Rekurrensparese
- kontralaterale Phrenikusparese
- schwere Lungenfunktionsstörungen
- Pneumothorax.

Interskalenärer Block nach Winnie

Der Plexus brachialis wird hier in seinem Verlauf in der **Skalenuslücke** anästhesiert, woraus eine zuverlässige Anästhesie im Schulter-Oberarm-Bereich resultiert.

Technik: Bei richtiger Injektionstechnik wird neben kranial betonten Anteilen des Plexus brachialis auch der kaudale Anteil des Plexus cervicalis blockiert (Abb. **A-5.9a**).

Dosierung: 40 ml Lokalanästhetikum. Das Anästhetikum wird je nach gewünschter Wirkdauer ausgewählt.

Indikationen:
- **chirurgische Eingriffe:** Schulter-Oberarm-Bereich (Ausnahme: Oberarminnenseite), Schlüsselbein
- **Reposition:** Schultergelenksluxation
- **Schmerztherapie:** Schmerzen im Schulter-Oberarm-Bereich.

Kontraindikationen:
- kontralaterale Rekurrens- oder Phrenikusparese
- schwere Lungenfunktionsstörungen
- Pneumothorax.

A-5.3	**Komplikationen bei interskalenärer Blockade und deren klinische Symptomatik**	
Komplikation	*klinische Symptomatik*	*Bemerkung*
epidurale oder spinale Anästhesie	▪ Hypotension ▪ Bradykardie ▪ motorische und sensorische Blockade der unteren Extremität und/oder des Thorax	▪ bei korrekter Punktionsrichtung selten
intraarterielle Injektion	▪ Krampfanfälle ▪ Bewusstseinsverlust ▪ Hämatombildung evtl. mit nachfolgender Nervenischämie (→ starke Schmerzen distal der Punktionsstelle nach Abklingen der Nervenblockade)	▪ besonders gefährdet ist die A. vertebralis aufgrund der anatomischen Nähe zum Injektionsort ▪ Hämatome, die zur Nervenischämie führen, müssen sofort ausgeräumt werden, um bleibende Nervenläsionen zu verhindern
Pneumothorax bei zu tiefer Punktion	▪ Dyspnoe und thorakale Schmerzen bei wachen Patienten ▪ Oxygenierungsprobleme und hämodynamische Instabilität bei intubierten und beatmeten Patienten	▪ Näheres zum Krankheitsbild „Pneumothorax" s. S. 465.
Blockade des N. phrenicus	▪ Dyspnoe	▪ kann bei oftmals nicht zu vermeidender Blockade der Wurzeln C3–5 mit blockiert werden, ist jedoch bei unilateraler Blockierung klinisch von untergeordneter Bedeutung
Blockade des Ganglion stellatum	▪ Horner-Syndrom (Trias: Miosis, Ptosis, Enophthalmus)	
Blockade des N. vagus	▪ ohne klinisch apparente Symptomatik	
Blockade des N. recurrens	▪ Heiserkeit ▪ Schluckstörungen	▪ Aspiration möglich

Komplikationen und deren klinische Symptomatik: Tab. **A-5.3** gibt einen Überblick.

Komplikationen und deren klinische Symptomatik: In Tab. **A-5.3** sind mögliche Komplikationen und deren klinische Symptomatik aufgeführt.

▶ Merke

▶ **Merke:** Der Patient muss über alle möglichen Komplikationen im Prämedikationsgespräch aufgeklärt werden, auch wenn diese selten sind und in den meisten Fällen keine schwerwiegenden Konsequenzen haben.

Supraklavikulärer Block nach Kulenkampff

Bei dieser Blockade werden die 3 Faszikel des Plexus brachialis in der **Fossa supraclavicularis major** in der Nähe der 1. Rippe und der A. subclavia blockiert. In Abb. **A-5.9b** ist die Analgesiezone dargestellt.

Die Blockade nach Kulenkampff wird zunehmend weniger durchgeführt.

Supraklavikulärer Block nach Kulenkampff

Bei der supraklavikulären Blockade nach Kulenkampff werden die 3 Faszikel des Plexus brachialis in der **Fossa supraclavicularis major** in der Nähe der 1. Rippe und der A. subclavia blockiert. Um die gesamte obere Extremität und den lateralen Anteil des Schulter-Arm-Bereiches zu erfassen (Abb. **A-5.9b**), sollte das Injektionsvolumen 30–40 ml betragen.
Da sich die Analgesiezone nur unwesentlich von der einer vertikal infraklavikulären Blockade unterscheidet, Komplikationen jedoch häufiger sind, wird die Blockade nach Kulenkampff zunehmend weniger durchgeführt. Aus diesem Grund wird hier auf die Technik auch nicht näher eingegangen.

▶ Merke

▶ **Merke:** Eine besonders engmaschige und sorgfältige Überwachung der respiratorischen Funktion ist nach supraklavikulärer Plexusanästhesie aufgrund der potenziellen Punktion der Pleura (→ Pneumothorax) obligat.

Kontraindikationen:
▪ deutliche Einschränkung der Lungenfunktion
▪ kontralateraler Pneumothorax
▪ kontralaterale Phrenikus- oder Rekurrensparese.

Kontraindikationen: Wegen der Gefahr der Entstehung eines Pneumothorax, einer Phrenikus- oder Rekurrensparese:
▪ deutliche Einschränkung der Lungenfunktion
▪ kontralateraler Pneumothorax
▪ kontralaterale Phrenikusparese
▪ kontralaterale Rekurrensparese.

⊚ A-5.9 **Analgesiezonen bei verschiedenen Zugangswegen zum Plexus brachialis**

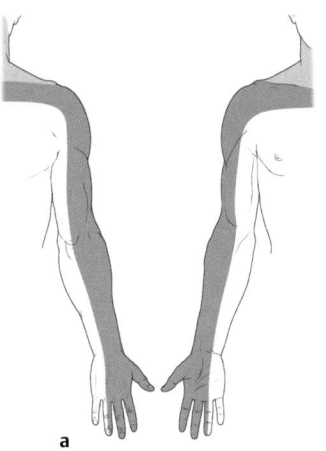
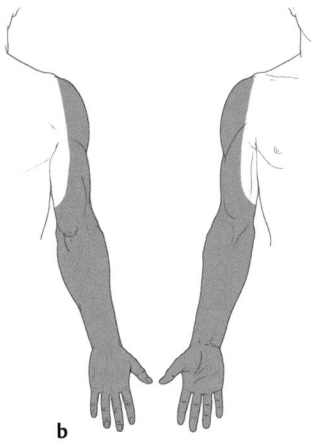
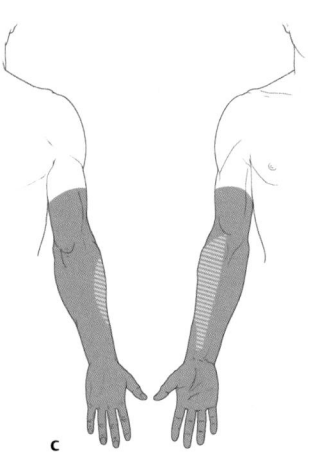

a   b   c

a Analgesiezone beim interskalenären Block (Methode nach Winnie).
b Analgesiezone beim supraklavikulären Block (Methode nach Kulenkampff).
c Analgesiezone beim vertikal infraklavikulären Block (VIB) und beim axillären Block.
  Im Gegensatz zum VIB besteht beim axillären Block im Bereich der schraffierten Fläche lediglich eine unsichere Analgesie.
(dunkel = sichere, hell = unsichere Analgesie)

Komplikationen und deren klinische Symptomatik: Bei der supraklavikulären Nervenblockade nach Kulenkampff ist das Risiko eines **Pneumothorax** am größten. Weitere mögliche Komplikationen sind **Nervenläsionen** (N. phrenicus, N. recurrens, Ganglion stellatum) und **Gefäßinjektionen**. Informationen zur jeweiligen klinischen Symptomatik s. Tab. **A-5.3**.

Vertikal infraklavikulärer Block (VIB)

Die 3 Faszikel des Plexus brachialis werden hier dicht unterhalb der Klavikula durch Injektion eines Lokalanästhetikums in die mit der A. und V. axillaris gemeinsam verlaufende Faszienloge ausgeschaltet. Nachteile der axillären Blockade (unsichere Blockade des N. musculocutaneus, mangelnde Toleranz einer Oberarmblutsperre, s. S. 225) werden bei diesem Zugangsweg vermieden. Allerdings können **Operationen im Schulterbereich** mit dieser Anästhesietechnik nicht durchgeführt werden, da eine Blockade im Schulterbereich nicht erfolgt (Abb. **A-5.9c**).

Technik: Als Leitpunkte dienen die Incisura jugularis, die Klavikula und das Acromion. Die Injektion erfolgt auf halber Strecke zwischen Acromion und Fossa jugularis dicht unterhalb der Klavikula in streng senkrechter Richtung. Auf den Plexus trifft man in einer Tiefe von ca. 3–4 cm. Umlagerungen des zu blockierenden Arms sind bei dieser Methode im Gegensatz zur axillären Blockade nicht notwendig, was insbesondere bei Vorliegen von Frakturen (Schmerzen!) vorteilhaft ist.

Dosierung: Das Injektionsvolumen beträgt 35–45 ml eines entsprechend der gewünschten Wirkdauer ausgewählten Lokalanästhetikums.

Indikationen: Alle chirurgischen Eingriffe im Bereich des distalen Oberarms, des Unterarms und der Hand können mit dieser Blockadetechnik durchgeführt werden. Die Erfolgsquote liegt bei korrekter Injektionstechnik bei > 95 %.

Kontraindikationen:
- **kontralateraler Pneumothorax** (→ die Entstehung eines Pneumothorax ist zwar extrem selten, kann aber z. B. bei asthenischem Körperbau oder Emphysematikern nicht gänzlich ausgeschlossen werden).

Komplikationen und deren klinische Symptomatik: Hohes Risiko eines **Pneumothorax**. Außerdem kann es zu **Nervenläsionen** und **Gefäßinjektionen** kommen. Klinische Symptomatik s. Tab. **A-5.3**.

Vertikal infraklavikulärer Block (VIB)

Die 3 Faszikel des Plexus brachialis werden hier dicht unterhalb der Klavikula durch Injektion eines Lokalanästhetikums in die mit der A. und V. axillaris gemeinsam verlaufende Faszienloge ausgeschaltet. In Abb. **A-5.9c** ist die Analgesiezone dargestellt (→ keine Analgesie im Schulterbereich!).

Technik: Als Leitpunkte dienen die Incisura jugularis, die Klavikula und das Acromion. Die Injektion erfolgt auf halber Strecke zwischen Acromion und Fossa jugularis dicht unterhalb der Klavikula.

Dosierung: 35–45 ml eines nach gewünschter Wirkdauer ausgewählten Lokalanästhetikums.

Indikationen: Alle chirurgischen Eingriffe im Bereich des distalen Oberarms, des Unterarms und der Hand.

Kontraindikationen:
- kontralateraler Pneumothorax
- gestörte Blutgerinnung.

Komplikationen und deren klinische Symptomatik:
- **Pneumothorax** sowie
- **Gefäßpunktion** (A. und V. subclavia). Klinische Symptomatik s. Tab. **A-5.3**.

- **Beeinträchtigung der Blutgerinnung** (Gefahr einer versehentlichen Punktion der A. oder V. subclavia mit Hämatombildung).

Komplikationen und deren klinische Symptomatik: Bei zu medialer Punktionsrichtung besteht die Möglichkeit der **Verletzung von A. und V. subclavia**, bei zu tiefer sowie nicht streng vertikal zur Unterlage des Patienten ausgerichteter Punktionsrichtung ist die Entstehung eines **Pneumothorax** möglich. Hier sollte wie bei der Blockade nach Kulenkampff beschrieben vorgegangen werden. In ca. 6 % der Fälle kann ein **Horner-Syndrom** beobachtet werden, das jedoch die Sicherheit des Patienten nicht beeinträchtigt.
Informationen zur jeweiligen klinischen Symptomatik s. Tab. **A-5.3**.

Axillärer Block

Hier werden die 4 Hauptnerven des Plexus brachialis durch Injektion des Lokalanästhetikums in die Faszienhülle, in der auch die A. und V. axillaris verlaufen, ausgeschaltet (→ Analgesiezone s. Abb. **A-5.9c**).

Axillärer Block

Beim sog. axillären Block werden die 4 Hauptnerven des Plexus brachialis (Nn. ulnaris, medianus, radialis und musculocutaneus) im Bereich der Achselhöhle durch Injektion eines Lokalanästhetikums in die Faszienhülle, in der auch die A. und V. axillaris verlaufen, ausgeschaltet (→ Analgesiezone s. Abb. **A-5.9c**).

Anatomie: Der infraklavikuläre Teil des Plexus brachialis umgibt in der kranialen Achselhöhle die A. axillaris mit den 3 Faszikeln (Abb. **A-5.10**), aus denen die Nn. medianus, ulnaris und radialis hervorgehen.

Anatomie: Der infraklavikuläre Teil des Plexus brachialis umgibt in der kranialen Achselhöhle die A. axillaris mit seinen 3 Faszikeln (Abb. **A-5.10**), aus denen noch in der Achselhöhle die langen Armnerven – N. medianus, N. ulnaris und N. radialis – hervorgehen. Diese liegen kaudal vom M. coracobrachialis um die A. axillaris herum. Der N. intercostobrachialis und der N. cutaneus brachii medialis liegen außerhalb der Faszienscheide zwischen Haut und Faszienhülle.

Technik: Nach Lokalisation der gewünschten Nervenfasern und sorgfältiger Aspiration in 2 Ebenen werden 40 ml Lokalanästhetikum in die Gefäß-Nerven-Scheide injiziert (Abb. **A-5.11**). Zu beachten ist, dass der N. radialis hinter und kranial der A. axillaris verläuft.
Die Nn. ulnaris und medianus liegen kaudal und ventral der Arterie.

Technik: Der Patient liegt auf dem Rücken und hat den zu blockierenden Arm um 90° abduziert. Nach Vorbereitung der Axilla (Haarrasur, Hautdesinfektion, sterile Abdeckung des Punktionsbereiches) wird 0,5 cm lateral der mit Zeige- und Mittelfinger palpierten A. axillaris im Winkel von ca. 60° zur Hautoberfläche möglichst weit kranial in der Axilla eine stumpf geschliffene Punktionskanüle eingeführt und vorsichtig die Faszienhülle perforiert. Durch Nutzung eines Nervenstimulators (→ Auslösen von Muskelzuckungen im Versorgungsbereich der betroffenen Nervenfasern, alternativ: Erzeugung von Parästhesien) kann die Lage der Kanülenspitze optimiert werden. Nach Lokalisation der gewünschten Nervenfasern und sorgfältiger Aspiration in 2 Ebenen werden 40–50 ml Lokalanästhetikum in die Gefäß-Nerven-Scheide injiziert (Abb. **A-5.11**). Zu beachten ist, dass der N. radialis hinter und kranial der A. axillaris verläuft. Die Nn. ulnaris und medianus liegen kaudal und ventral der Arterie.

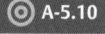 A-5.10

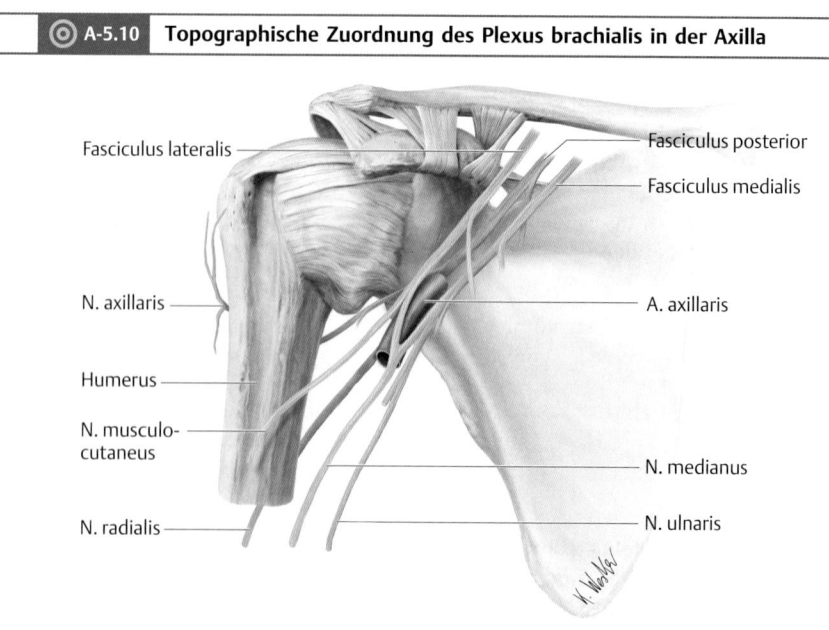

⊚ A-5.10   **Topographische Zuordnung des Plexus brachialis in der Axilla**

Fasciculus lateralis
Fasciculus posterior
Fasciculus medialis
N. axillaris
A. axillaris
Humerus
N. musculo-cutaneus
N. medianus
N. ulnaris
N. radialis

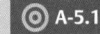

| ◎ A-5.11 | **Punktionstechnik für die axilläre Blockade des Plexus brachialis** | ◎ A-5.11 |

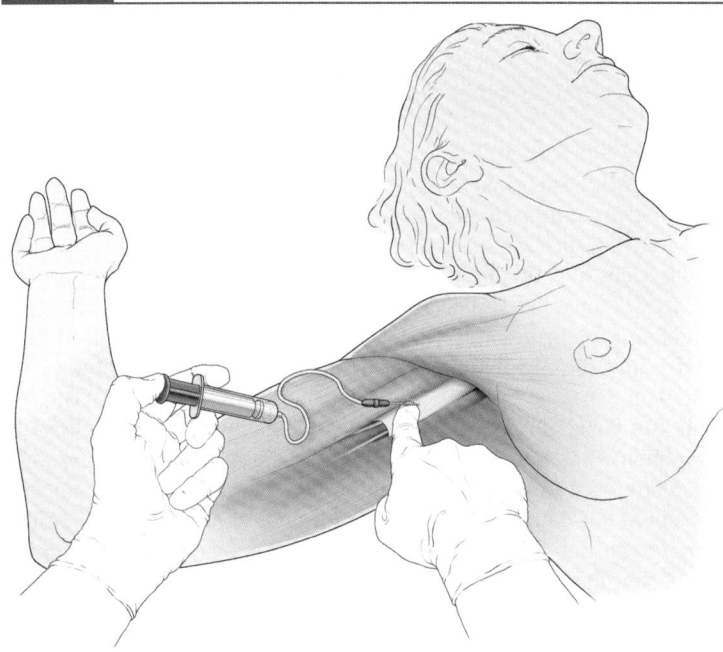

Bei in einem Winkel von 90° abgewinkeltem Arm wird lateral der A. axillaris die Nadel möglichst weit kranial eingeführt, bis die Faszienscheide punktiert wird. Nach Auslösen von Parästhesien oder Muskelkontraktionen (z. B. Nervenstimulator) wird nach Aspiration das Lokalanästhetikum appliziert. Eine „Single-Shot"-Technik ist ebenso wie eine kontinuierliche Plexusanästhesie über einen Verweilkatheter möglich.

Zur Verhinderung einer unerwünschten distalen Ausbreitung des Lokalanästhetikums kann die Faszienhülle nach Aufheben der Abduktion und Anlegen des Armes an den Körper über mehrere Minuten distal der Punktionsstelle **digital** gegen den Humerus **komprimiert** werden. Zusammen mit einer möglichst proximalen Punktionstechnik erhöht sich die Wahrscheinlichkeit einer **Blockade des N. musculocutaneus** (sensible Fasern für die Radialseite des Unterarms), da dieser Nerv die Gefäß-Nerven-Scheide in der Regel weiter proximal in der Achselhöhle verlässt.

Zur gezielten **Blockade des N. cutaneus brachii medialis** (Versorgung eines Teils der Oberarminnenseite) kann an der medialen Oberarmseite ein **Feldblock** (Infiltration der Subkutis) angelegt werden.

Für die Erzielung einer **prolongierten Anästhesie** kann bei entsprechender vorheriger Wahl der Punktionskanüle ein Verweilkatheter in die Faszienloge in kranialer Richtung eingeführt werden. Über den Katheter kann bei längeren chirurgischen Eingriffen sowie zur postoperativen Analgesie bei Bedarf Lokalanästhetikum nachinjiziert werden.

Dosierung: Das Lokalanästhetikavolumen sollte beim normalgewichtigen Erwachsenen 40 ml (z. B. 30 ml Mepivacain 1 % oder Prilocain 1,5 % plus 10 ml Ropivacain 0,75 %) nicht unterschreiten, da sonst mit einer insuffizienten Blockade gerechnet werden muss.

Indikationen: Alle Eingriffe an Hand, Unterarm und distalem Oberarm.

Kontraindikationen:
- Vorschädigungen des Plexus brachialis
- distale Lymphangitis
- vorangegangene Mastektomie auf der zu blockierenden Seite.

Zur Verhinderung einer distalen Ausbreitung des Lokalanästhetikums kann die Faszienhülle nach Aufheben der Abduktion **digital** gegen den Humerus **komprimiert** werden. Dadurch erhöht sich bei möglichst proximaler Punktionstechnik die Wahrscheinlichkeit einer **Blockade des N. musculocutaneus**.

Über einen **Feldblock** am medialen Oberarm kann der **N. cutaneus brachii medialis** gezielt blockiert werden.

Für die Erzielung einer **prolongierten Anästhesie** kann ein Verweilkatheter in die Faszienloge in kranialer Richtung eingeführt werden.

Dosierung: Das Lokalanästhetikavolumen sollte beim normalgewichtigen Erwachsenen nicht < 40 ml sein, da sonst mit einer insuffizienten Blockade gerechnet werden muss.

Indikationen: Alle Eingriffe an Hand, Unterarm und distalem Oberarm.

Kontraindikationen:
- Vorschädigungen des Plexus brachialis
- distale Lymphangitis
- vorausgegangene Mastektomie ipsilateral.

Komplikationen und deren klinische Symptomatik:
- unbeabsichtigte intraneurale Injektion
- Punktion der A. oder V. axillaris mit Hämatombildung (Tab. **A-5.3**, S. 222).

Blockaden des Plexus lumbosacralis

Die **komplette Anästhesie einer unteren Extremität** erfordert eine kombinierte Blockade von Plexus lumbalis und Plexus sacralis.

Die Blockade des Plexus lumbosacralis stellt eine **wichtige Alternative zu rückenmarknahen Anästhesieverfahren** dar, falls diese vom Patienten abgelehnt werden oder sich die Anwendung aufgrund von Kontraindikationen verbietet.

Verschiedene Zugangswege zum Plexus lumbosacralis sind beschrieben. Nachfolgend werden je zwei Möglichkeiten zur Blockade des Plexus lumbalis bzw. sacralis dargestellt.

Zugangswege zum Plexus lumbalis:
- Psoas-Kompartment-Blockade (Chayen, s. S. 228)
- „3-in-1"-Blockade (Winnie, s. S. 229).

Zugangswege zum Plexus sacralis:
- parasakrale Ischiadikusblockade (Mansour, s. S. 230)
- anteriore Ischiadikusblockade (Beck, s. S. 231).

Diese Zugangswege gestatten neben einer **einzeitigen Lokalanästhetikainjektion** auch eine wiederholte oder auch kontinuierliche **Lokalanästhetikaapplikation** über einen dünnen Kunststoffkatheter.

▶ Merke

Anatomie

Der **Plexus lumbosacralis** (Abb. **A-5.12**) entsteht aus den Rami anteriores der Spinalnerven **Th12–S4** die im weiteren Verlauf einen ventralen und einen dorsalen Plexusteil formen.

Komplikationen und deren klinische Symptomatik:
- unbeabsichtigte intraneurale Injektion mit langfristiger Funktionsstörung im Versorgungsbereich peripherer Nerven
- Punktion der A. oder V. axillaris mit Hämatombildung und der Gefahr von Nervendruckschäden. Zur klinischen Symptomatik s. Tab. **A-5.3**, S. 222.

Blockaden des Plexus lumbosacralis

Die **komplette Anästhesie einer unteren Extremität** erfordert die unilaterale Blockade des Plexus lumbosacralis, der für die sensomotorische Innervation des Beines verantwortlich ist. Trotz der räumlichen Nähe von Plexus lumbalis und Plexus sacralis sind für die Anästhesie bzw. Analgesie zwei Injektionen notwendig. Dies kann eine Umlagerung des Patienten (→ Beeinträchtigung des Patientenkomforts insbesondere bei Vorliegen von Frakturen) erforderlich machen und bringt die Anwendung großer Mengen an Lokalanästhetika mit sich.

Die Blockade des Plexus lumbosacralis stellt u. a. eine wichtige **Alternative zu rückenmarknahen Anästhesieverfahren** dar, falls diese vom Patienten abgelehnt werden oder sich die Anwendung aufgrund von Kontraindikationen verbietet. Ebenso wie die Nerven der oberen Extremität können auch die beiden wichtigsten Nerven der unteren Extremität (N. ischiadicus, N. femoralis) in ihrem Verlauf von der Wirbelsäule bis zur Peripherie an nahezu jeder Stelle blockiert werden.

Verschiedene **Zugangswege zum Plexus lumbosacralis** sind möglich, sie unterscheiden sich zum Teil jedoch nur durch geringe Modifikationen. Zur Vereinfachung werden hier jeweils nur zwei Möglichkeiten zur Blockade des Plexus lumbalis und des Plexus sacralis dargestellt.

Zugangswege zum Plexus lumbalis:
- Psoas-Kompartment-Blockade (nach Chayen), s. S. 228
- „3-in-1"-Blockade (nach Winnie), s. S. 229.

Zugangswege zum Plexus sacralis:
- parasakrale Ischiadikusblockade (nach Mansour), s. S. 230
- anteriore Ischiadikusblockade (nach Beck), s. S. 231.

Diese Zugangswege gestatten neben einer **einzeitigen Lokalanästhetikainjektion** auch eine wiederholte oder auch kontinuierliche **Lokalanästhetikaapplikation** über einen dünnen Kunststoffkatheter. Dies ermöglicht – insbesondere auch im postoperativen Verlauf – eine hervorragende Analgesie mit minimalen Nebenwirkungen.

▶ **Merke: Vorteile kontinuierlicher peripherer Regionalanästhesietechniken:**
- erhöhte Sicherheit durch portionierte Injektion der zur Blockade erforderlichen gesamten Lokalanästhetikadosis
- bei Schmerzfreiheit und nur unilateraler Blockade wird die Frühmobilisation erleichtert
- verbesserte postoperative Durchblutung (→ Sympathikolyse)
- keine Vigilanzstörungen des Patienten
- hoher Patientenkomfort durch Reduktion von Übelkeit und Erbrechen.

Anatomie

Der **Plexus lumbosacralis** (Abb. **A-5.12**) entsteht aus den Rami anteriores der Spinalnerven **Th12–S4** die im weiteren Verlauf einen ventralen und einen dorsalen Plexusteil formen. Teile des ventralen Plexusanteils gelangen zur Bauchwand, durch den Canalis obturatorius und unter dem Leistenband hindurch in die Peripherie. Die gesamten dorsalen Plexusanteile ziehen durch das Foramen ischiadicum zur Gesäßregion und weiter an der Dorsalseite der unteren Extremität in die Peripherie.

| ⊚ A-5.12 | Anatomie des Plexus lumbosacralis | ⊚ A-5.12 |

12. Rippe
N. subcostalis

N. iliohypogastricus
N. ilioinguinalis

N. genitofemoralis

N. obturatorius

N. femoralis

N. cutaneus femoris lateralis

N. ischiadicus

Plexus coccygeus,
Nn. anococcygei

Rr. cutanei femoris anteriores
N. femoralis
Rr. musculares
N. saphenus

Th 12
L 1

L 5
S 1

Nn. glutei superior u. inferior

N. coccygeus
Rr. musculares

N. pudendus

Lig. inguinale

R. anterior
R. posterior } N. obturatorius

Rr. musculares

N. ischiadicus
(N. fibularis [peroneus] communis u. N. tibialis)

Aus dem Plexus lumbalis (Th12–L4) hervorgehende Nerven sind gelb hinterlegt, aus dem Plexus sacralis (L5–S4) hervorgehende Nerven sind grün hinterlegt.

Plexus lumbalis: Die Rami anteriores der Spinalnerven **Th12–L4** bilden den Plexus lumbalis (wichtigster Nerv: **N. femoralis**) der zwischen oberflächlichem und tiefem Teil des M. psoas verborgen und umgeben von einer Faszienhülle nach kaudal in einer Loge verläuft. Diese wird ventral begrenzt vom M. psoas major, medial von den lumbalen Wirbelkörpern mit ihren Querfortsätzen und den dazwischen liegenden Ligamenten und kleinen Muskeln und dorsal vom M. quadratus lumborum mit der Fascia lumbalis.

Plexus sacralis: Die Rami anteriores der Spinalnerven **L4–S4** formen den Plexus sacralis (wichtigster Nerv: **N. ischiadicus**). Der N. ischiadicus verlässt das Becken durch das Foramen ischiadicum majus und gelangt zur Dorsalseite des Oberschenkels im Bereich von Trochanter major und Tuber ischiadicum. Im weiteren Verlauf nach distal teilt sich der N. ischiadicus in seine Hauptäste (N. tibialis, N. peronaeus communis) auf. Diese Aufteilung erfolgt meist im Bereich des distalen Oberschenkels, kann jedoch auch wesentlich proximaler erfolgen. In diesem Fall liegen die beiden Nerven zwar in enger Nachbarschaft, jedoch in einer getrennten Bindegewebsscheide, was die Ursache für **inkomplette Blockaden** sein kann.

Plexus sacralis: Die Rami anteriores der Spinalnerven **Th12–L4** bilden den Plexus lumbalis (wichtigster Nerv: **N. femoralis**), der umgeben von einer Faszienhülle zwischen oberflächlichem und tiefem Teil des M. psoas in einer Loge nach kaudal verläuft.

Plexus sacralis: Die Rami anteriores der Spinalnerven **L4–S4** formen den Plexus sacralis (wichtigster Nerv: **N. ischiadicus**). Der N. ischiadicus verlässt das Becken durch das Foramen ischiadicum majus, gelangt zur Dorsalseite des Oberschenkels und teilt sich im weiteren Verlauf nach distal in seine Hauptäste (N. tibialis, N. peronaeus communis) auf.

Psoas-Kompartment-Blockade (nach Chayen)

Hierbei werden die **Nn. femoralis, cutaneus femoris lateralis, obturatorius und genitofemoralis** blockiert. Abb. **A-5.15a** zeigt die Analgesiezone.

Technik: Der Patient befindet sich in Seitenlage (zu blockierendes Bein oben) oder in sitzender Position, der Rücken ist kyphosiert, die Beine sollten leicht angezogen sein, ähnlich der Lagerung zur Anlage einer rückenmarknahen Blockade (s. S. 235). Zum Auffinden des korrekten **Punktionsorts** s. Abb. **A-5.13**. Nach Desinfektion und Stichkanalinfiltration wird unter Nervenstimulation streng sagittal punktiert. In einer Tiefe von 8–10 cm zeigen Kontraktionen des M. quadriceps femoris bei einer Stromstärke von 0,4 mA die korrekte Position an.

Dosierung:
- zunächst 4 ml Testdosis, dann
- fraktioniert weitere 25–35 ml Lokalanästhetikum.

▶ Merke

Indikationen:
- **chirurgische Eingriffe:** singulär für Eingriffe am ventralen und lateralen Oberschenkel, in Kombination mit einem proximalen Zugang zum N. ischiadicus für sämtliche Eingriffe am Bein
- **Schmerztherapie.**

Kontraindikationen: Wie bei rückenmarknahen Regionalanästhesieverfahren (s. S. 234).

◉ **A-5.13**

Psoas-Kompartment-Blockade (nach Chayen)

Die Psoas-Kompartment-Blockade stellt den kranialsten Zugang zum Plexus lumbalis dar. Bei dieser Blockadetechnik werden die **Nn. femoralis, cutaneus femoris lateralis, obturatorius und genitofemoralis** blockiert. In Abb. **A-5.15a** ist die Analgesiezone dargestellt.

Technik: Der Patient befindet sich in Seitenlage (zu blockierendes Bein oben) oder in sitzender Position, der Rücken ist kyphosiert, die Beine sollten leicht angezogen sein, ähnlich der Lagerung zur Anlage einer rückenmarknahen Blockade (s. S. 235). Der korrekte **Punktionsort** wird wie folgt ermittelt (s. auch Abb. **A-5.13**): Die Verbindungslinie beider Beckenkämme schneidet in aller Regel die Wirbelsäule in Höhe des Dornfortsatzes L 4. Vom Dornfortsatz L 4 wird eine 3 cm lange interspinale Linie nach kaudal gezogen und von diesem Punkt wiederum eine senkrechte, 5 cm lange Linie nach lateral. Der so ermittelte Punktionsort wird markiert, sorgfältig desinfiziert und zunächst eine Stichkanalinfiltration durchgeführt. Unter Anwendung eines elektrischen Nervenstimulators wird anschließend streng sagittal punktiert. Bei Knochenkontakt handelt es sich in aller Regel um den Querfortsatz von L 4. In diesem Fall wird die Nadel zurückgezogen, die Stichrichtung leicht nach kranial korrigiert und die Stimulationsnadel in eine Tiefe von 8–10 cm vorgeschoben bis Kontraktionen des M. quadriceps femoris bei einer Stromstärke von 0,4 mA die korrekte Position anzeigen.

Dosierung: Nach Injektion von **4 ml Testdosis** zum Ausschluss einer akzidentellen intraspinalen Kanülenlage werden **weitere 25–35 ml** Lokalanästhetikum (z. B. Prilocain 1 %, Ropivacain 0,75 %) fraktioniert injiziert.

▶ **Merke:** Eine epidurale oder spinale Applikation des Lokalanästhetikums muss durch sorgfältige Aspiration sowie fraktionierte Gabe des Lokalanästhetikums vermieden werden. Ein engmaschiges kardiovaskuläres Monitoring ist erforderlich.

Indikationen: Hierzu gehören:
- **Chirurgische Eingriffe:** Als singuläre Anästhesieform können Eingriffe am ventralen und lateralen Oberschenkel durchgeführt werden. In Kombination mit einem proximalen Zugang zum N. ischiadicus sind sämtliche Eingriffe am Bein (auch Hüftendoprothetik) möglich.
- **Schmerztherapie:** Dieses Verfahren bietet die Möglichkeit der kontinuierlichen postoperativen Analgesie; die schmerzfreie passive Bewegung in Knie- und Hüftgelenk (zur Vermeidung und Therapie von Arthrofibrosen) wird erleichtert.

Kontraindikationen: Die Kontraindikationen entsprechen denen der rückenmarknahen Regionalanästhesieverfahren (s. S. 234).

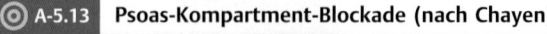

◉ **A-5.13**   **Psoas-Kompartment-Blockade (nach Chayen)**

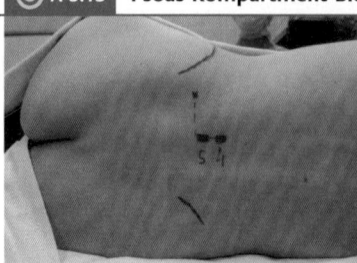

Anatomische Orientierungspunkte und Lokalisation der Einstichstelle.

Komplikationen: Dazu gehören:

- akzidentelle Spinal- oder Epiduralanästhesie (bei korrekter Punktionsrichtung extrem selten) mit entsprechenden kardiozirkulatorischen Nebenwirkungen (s. S. 238, Tab. **A-5.5**)
- Gefäßpunktion, -injektion, Hämatombildung
- Nierenpunktion (das Risiko einer – insbesondere rechtsseitigen – Nierenpunktion ist bei der Wahl von L 3 als Orientierungspunkt erhöht)
- Nervenschädigung.

Komplikationen:
- akzidentelle Spinal- oder Epiduralanästhesie mit entsprechenden kardiozirkulatorischen Nebenwirkungen (s. S. 238, Tab. **A-5.5**)
- Gefäßpunktion, -injektion Hämatombildung
- Nierenpunktion
- Nervenschädigung.

▶ **Merke:** Der Patient muss über mögliche Nebenwirkungen im Prämedikationsgespräch schriftlich aufgeklärt werden.

◀ Merke

„3-in-1"-Blockade (nach Winnie)

„3-in-1"-Blockade (nach Winnie)

▶ **Synonym:** Inguinale paravaskuläre Blockade.

◀ Synonym

Mit dieser Technik werden durch eine einzige Injektion im Bereich des Leistenbandes die **Nn. femoralis, cutaneus femoris lateralis und obturatorius** blockiert. Die Analgesiezone ist in Abb. **A-5.15b** dargestellt.
Im Bereich der Leiste verläuft der N. femoralis ca. 1–2 cm lateral der A. femoralis und liegt – anders als bei den anderen hier beschriebenen Leitungsanästhesien der unteren Extremität – in geringer Tiefe unter der Haut (Abb. **A-5.14a**).

Hierbei werden mit einer Injektion die **Nn. femoralis, cutaneus femoris lateralis und obturatorius** blockiert (Abb. **A-5.15b**).

Im Bereich der Leiste verläuft der N. femoralis ca. 1–2 cm lateral der A. femoralis und liegt in geringer Tiefe unter der Haut (Abb. **A-5.14a**).

Technik: Der Patient befindet sich in Rückenlage. Als Leitstrukturen dienen die Spina iliaca anterior superior und das Tuberculum pubicum, deren Verbindungslinie hinreichend genau den Verlauf des Leistenbandes wiedergibt (Abb. **A-5.14b**). Nach Desinfektion und Infiltration von Haut und Subkutangewebe ca. 3 cm kaudal und 1–2 cm lateral der palpierten A. femoralis wird die Punktionskanüle in einem Winkel von ca. 40° parallel zur Arterie unter Verwendung eines Nervenstimulators in kranialer Richtung vorgeschoben. Kontraktionen des M. quadriceps femoris und konsekutives „Tanzen" der Patella bei einem Stimulationsstrom von 0,4 mA zeigen die korrekte Nadellage an.

Technik: s. auch Abb. **A-5.14b**. Nach Desinfektion und Infiltration von Haut und Subkutangewebe wird die Punktionskanüle in einem Winkel von ca. 40° parallel zur Arterie unter Verwendung eines Nervenstimulators in kranialer Richtung vorgeschoben. Kontraktionen des M. quadriceps femoris und „Tanzen" der Patella bei 0,4 mA Stimulationsstrom zeigen die korrekte Nadellage an.

Dosierung: Bei Verwendung von **30–40 ml** Lokalanästhtikum (z. B. Prilocain 1 %, Ropivacain 0,75 %) wird nicht nur der in unmittelbarer Nähe der Punk-

Dosierung: Für eine „3-in-1"-Blockade werden **30–40 ml** Lokalanästhtikum (z. B. Prilocain 1 %, Ropivacain 0,75 %) benötigt.

◉ A-5.14   „3-in-1"-Blockade (nach Winnie)

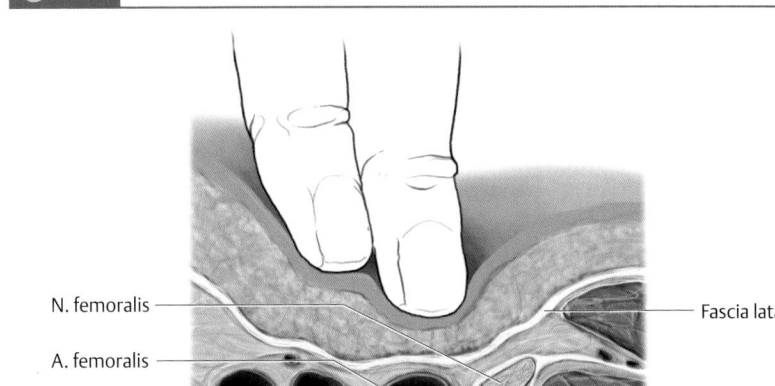

N. femoralis
A. femoralis
V. femoralis

Fascia lata
Fascia iliaca

b

a Transversalschnitt durch die rechte Leiste. Zur Orientierung bei Anlage einer „3-in-1"-Blockade muss die A. femoralis palpiert werden.
b Anatomische Orientierungspunkte und Lokalisation der Einstichstelle.

⊚ A-5.15   **Analgesiezonen der verschiedenen Zugänge zum Plexus lumbosacralis**

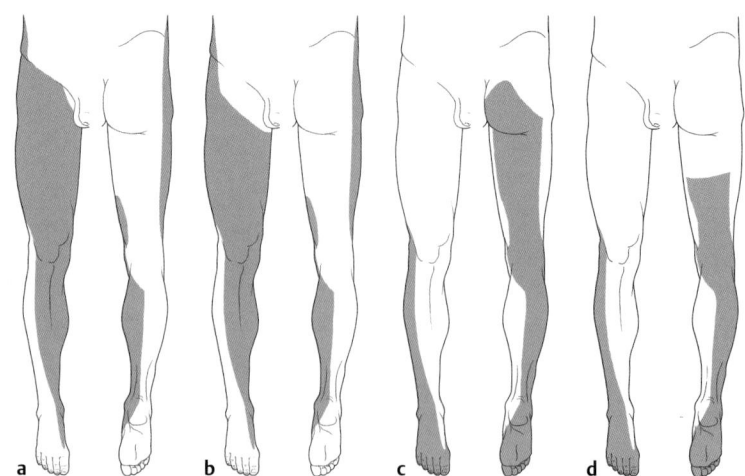

a Analgesiezone beim Psoas-Kompartment-Block (nach Chayen).
b Analgesiezone beim "3-in-1"-Block (nach Winnie).
c Analgesiezone beim posterioren Ischiadikusblock (nach Mansour).
d Analgesiezone beim anterioren Ischiadikusblock (nach Beck).

tionsnadel lokalisierte N. femoralis blockiert, sondern auch durch kraniale Ausbreitung des Lokalanästhetikums eine Blockade des N. femoralis lateralis sowie N. obturatorius erreicht. Hieraus erklärt sich die Bezeichnung „3-in-1"-Block.

▶ Merke

▶ **Merke:** Orientierungshilfe zum Verlauf des Gefäß-Nerven-Bündels im Leistenkanal: **„IVAN"** – **I**nnen **V**ene, **A**rterie, **N**erv (s. auch Abb. **A-5.14**).

Indikationen:
- **chirurgische Eingriffe:** singulär für Eingriffe an ventralem/lateralem Oberschenkel und Unterschenkelinnenseite, in Kombination mit einer proximalen Ischiadikusblockade: sämtliche chirurgische Eingriffe am Bein
- **postoperative Schmerztherapie.**

Indikationen: Hierzu gehören:
- **Chirurgische Eingriffe:** Bei isolierter „3-in-1"-Blockade können Eingriffe am ventralen und lateralen Oberschenkel und an der Unterschenkelinnenseite durchgeführt werden. In Kombination mit einer proximalen Ischiadikusblockade (z. B. Zugang nach Mansour) können sämtliche chirurgischen Eingriffe am Bein durchgeführt werden.
- **Postoperative Analgesie** im Bereich der Hüfte, des Oberschenkels und des Knies (→ Kniegelenkmobilisation).

Kontraindikationen: Es bestehen keine spezifischen Kontraindikationen.

Kontraindikationen: Neben den üblichen, für jede periphere Nervenblockade bestehenden Kontraindikationen (s. S. 217) bestehen keine spezifischen Kontraindikationen.

Komplikationen: Der „3-in-1"-Block ist bei korrekter Technik ein nebenwirkungs- und komplikationsarmes Verfahren. Mögliche Komplikationen sind:
- **Gefäßpunktion**
- **Gefäßinjektion**
- **Hämatombildung**
- **Nervenläsion.**

Komplikationen: Die „3-in-1"-Blockade ist bei korrekter Technik ein nebenwirkungs- und komplikationsarmes Verfahren. Mögliche Komplikationen sind:
- **Gefäßpunktion** (Nähe des N. femoralis zu den Leistengefäßen – insbesondere A. femoralis!)
- **Gefäßinjektion** (→ hohe Lokalanästhetikaspiegel sind durch Aspiration vor Injektion vermeidbar)
- **Hämatombildung** (→ lässt sich bei intakter Blutgerinnung und ausreichender Kompression weitgehend verhindern)
- **Nervenläsion** (z. B. ischämische Nervenläsion durch Kompression bei Hämatom).

Parasakrale Ischiadikusblockade (nach Mansour)

Diese Methode stellt den proximalsten Zugangsweg zum N. ischiadicus dar und ermöglicht eine komplette Blockade des Plexus sacralis.

Parasakrale Ischiadikusblockade (nach Mansour)

Die parasakrale Ischiadikusblockade stellt den proximalsten Zugangsweg zum N. ischiadicus dar. Dieser Zugang ermöglicht eine komplette Blockade des Plexus sacralis. Die Analgesiezone ist in Abb. **A-5.15c** dargestellt.

⊚ A-5.16

⊚ A-5.16 | Parasakrale Ischiadikusblockade (nach Mansour)

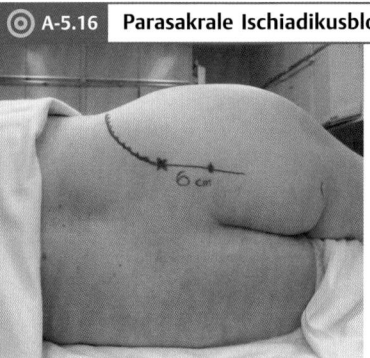

Anatomische Orientierungspunkte und Lokalisation der Einstichstelle.

Technik: Der Patient befindet sich zur Anlage der Blockade in Seitenlage, das zu blockierende Bein liegt oben und ist in Hüft- und Kniegelenk gebeugt. Leitpunkte sind die Spina iliaca posterior superior und das Tuber ischiadicum, die mit einer Linie verbunden werden. Der **Punktionsort** befindet sich auf dieser Linie 6 cm distal der Spina iliaca posterior superior. Nach Anlage einer Stichkanalinfiltration wird die Punktionskanüle in sagittaler Richtung vorgeschoben bis mittels Nervenstimulator Muskelkontraktionen im tibialen oder peronealen Anteil des N. ischiadicus ausgelöst werden können. Der Stimulationsstrom wird bei erhaltenen muskulären Antworten bis auf 0,4 mA reduziert und nach Aspiration das Lokalanästhetikum injiziert.
Bei Knochenkontakt während der Punktion müssen die Punktionskanüle zurückgezogen und der Punktionsort auf der zuvor festgelegten Verbindungslinie Spina iliaca posterior superior – Tuber ischiadicum ca. 2 cm nach kaudal korrigiert werden. Kann keine Muskelantwort erreicht werden sollte die sagittale Stichrichtung nach kaudal verändert werden.

Dosierung: Es werden **20–30 ml** Lokalanästhetikum (z. B. Prilocain 1 %, Ropivacain 0,75 %) injiziert.

Indikationen: Bei Anwendung des Verfahrens in Kombination mit einer Plexuslumbalis-Blockade (Psoas-Kompartment, „3-in-1") können sämtliche **chirurgischen Eingriffe im Bereich des Beins** durchgeführt werden. Also auch Hüftgelenksendoprothetik, ausgedehnte Operationen am proximalen Femur und Amputationen.

Kontraindikationen: Spezifische Kontraindikationen liegen nicht vor. Da eine Kompression eines akzidentell punktierten Blutgefäßes von außen aufgrund der Gewebetiefe nicht möglich ist, sollte die Blutgerinnung nicht beeinträchtigt sein.

Komplikationen: Wird der Punktionsort korrekt bestimmt (cave: adipöse Patienten) und eine zu tiefe Punktion vermieden, ist der parasakrale Zugang zum N. ischiadicus ein **nebenwirkungs- und komplikationsarmes Verfahren.** Mögliche Komplikationen sind:
- Gefäßpunktion
- Gefäßinjektion
- Hämatomentstehung
- Nervenschädigung
- Schmerzen bei Knochenkontakt (Os sacrum)
- Verletzung von Strukturen des kleinen Beckens bei zu tiefer Punktion.

Anteriore Ischiadikusblockade (nach Beck)

Die anteriore Ischiadikusblockade bietet die Möglichkeit, in **Kombination mit einer „3-in-1"-Blockade** eine ausreichende Anästhesie für einen Großteil der Eingriffe am Bein zu erzielen. Von **Vorteil** ist, dass beide Blockaden in Rücken-

Technik: Der Patient liegt auf der Seite, das zu blockierende, oben liegende Bein ist in Hüft- und Kniegelenk gebeugt. Der **Punktionsort** befindet sich auf einer Verbindungslinie zwischen Spina iliaca posterior superior und Tuber ischiadicum, 6 cm distal der Spina. Nach Stichkanalinfiltration wird die Kanüle in sagittaler Richtung vorgeschoben bis mittels Nervenstimulator Muskelkontraktionen im tibialen oder peronealen Anteil des N. ischiadicus ausgelöst werden können. Nach Reduktion des Stroms auf 0,4 mA wird bei erhaltener muskulärer Antwort das Lokalanästhetikum injiziert (Aspiration!).

Dosierung: 20–30 ml Lokalanästhetikum (z. B. Prilocain 1 %, Ropivacain 0,75 %).

Indikationen: Bei Kombination mit einer „3-in-1"- oder Psoas-Kompartment-Blockade können sämtliche **chirurgischen Eingriffe im Bereich des Beins** durchgeführt werden.

Kontraindikationen: Es gelten die allgemeinen Kontraindikationen für periphere Nervenblockaden (s. S. 217).

Komplikationen: Komplikationen sind bei korrekter Durchführung **selten.** Möglich sind:
- Gefäßpunktion
- Gefäßinjektion
- Hämatomentstehung
- Nervenschädigung
- Schmerzen bei Knochenkontakt (Os sacrum)
- Verletzung von Strukturen des kleinen Beckens bei zu tiefer Punktion.

Anteriore Ischiadikusblockade (nach Beck)

Die anteriore Ischiadikusblockade wird meist in **Kombination mit einer „3-in-1"-Blockade** durchgeführt, da beide

Blockaden in Rückenlage erfolgen und eine schmerzhafte **Umlagerung** (z. B. bei Frakturen) **nicht erforderlich** ist. Der dorsale Oberschenkelbereich wird beim Zugang nach Beck oftmals nur unzureichend blockiert, weshalb Oberschenkelblutsperren druckschmerzhaft sein können. Eingriffe am Hüftgelenk sind mit dieser Methode nicht möglich (→ Analgesiezone s. Abb. **A-5.15d**, S. 230).

Technik: Zur Ermittlung des **Punktionsortes** s. Abb. **A-5.17**. Nach Stichkanalinfiltration wird in kraniolateraler Richtung in einem Winkel von 70° punktiert und in einer Tiefe von ca. 8–14 cm der N. ischiadicus erreicht. Das weitere Vorgehen (Nervenstimulator, motorische Antwort bei 0,4 mA, Injektion des Lokalanästhetikums) unterscheidet sich nicht von anderen Blockaden.

Dosierung: Es werden **30–40 ml** Lokalanästhetikum injiziert.

Indikationen: In Kombination mit einer Plexus-lumbalis-Blockade sind alle Operationen an Oberschenkel (Ausnahme: Hüftgelenk), Knie oder Fuß möglich.
Kontraindikationen: Spezifische Kontraindikationen existieren nicht.

Komplikationen: Es existieren keine spezifischen Komplikationen. Möglich sind:
- Gefäßpunktion (→ A. und V. femoralis)
- intravasale Lokalanästhetikainjektion
- Hämatombildung mit sekundärer ischämischer Nervenschädigung.

lage erfolgen und somit eine Anästhesie des Beines **ohne Umlagerung** des Patienten möglich ist, wodurch umlagerungsbedingte Schmerzen bei Vorliegen von Frakturen vermieden werden können. Kommen Kathetertechniken zur Anwendung, wird das postoperative Management ebenfalls vereinfacht. Da der dorsale Oberschenkelbereich beim Zugang nach Beck jedoch oftmals nur unzureichend blockiert wird, können bei der Verwendung von Oberschenkelblutsperren Druckschmerzen resultieren. Eingriffe am Hüftgelenk sind nicht möglich, da die das Hüftgelenk versorgenden Nerven bereits kranial der Punktionsstelle den N. ischiadicus verlassen haben (→ Analgesiezone s. Abb. **A-5.15d**, S. 230).

Technik: Zur Ermittlung des **Punktionsortes** werden Spina iliaca anterior superior, Tuberculum pubicum und Trochanter major palpiert und markiert. Anschließend werden eine Verbindungslinie zwischen Spina iliaca anterior superior und Tuberculum pubicum sowie eine dazu parallele Linie durch den Trochanter major gezogen (Abb. **A-5.17**). Die Punktionsstelle ergibt sich aus dem Kreuzungspunkt der Senkrechten auf dem Übergang vom mittleren und medialen Drittel der Verbindungslinie zwischen Spina iliaca anterior superior und Tuberculum mit der Parallelen durch den Trochanter major. Nach Stichkanalinfiltration wird in kraniolateraler Richtung in einem Winkel von 70° punktiert und in einer Tiefe von ca. 8–14 cm der N. ischiadicus erreicht. Das weitere Vorgehen (Nervenstimulator, motorische Antwort bei 0,4 mA, Injektion des Lokalanästhetikums) unterscheidet sich nicht von anderen Blockaden.

Dosierung: Es werden 30–40 ml Lokalanästhetikum (z.B. Prilocain 1% oder Ropivacain 0,75%) injiziert.

Indikationen: In Kombination mit einer Plexus-lumbalis-Blockade (Psoas-Kompartment, „3-in-1") sind sämtliche operativen Eingriffe an Oberschenkel (Ausnahme: Hüftgelenk), Knie oder Fuß möglich.

Kontraindikationen: Für die anteriore Ischiadikusblockade liegen keine spezifischen Kontraindikationen vor. Allgemeine Kontraindikationen der peripheren Leitungsanästhesien s. S. 217.

Komplikationen: Spezifische Komplikationen existieren für den anterioren Zugang zum N. ischiadicus nicht. Wie bei allen peripheren Nervenblockaden, die in unmittelbarer Umgebung von Gefäßen erfolgen, kann es zu folgenden Komplikationen kommen:
- Gefäßpunktionen (→ A. und V. femoralis, bei medialem Abweichen der Punktionsrichtung)
- intravasale Lokalanästhetikainjektion (→ hohe Lokalanästhetikablutspiegel)
- Hämatombildung mit sekundärer ischämischer Nervenschädigung.

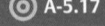

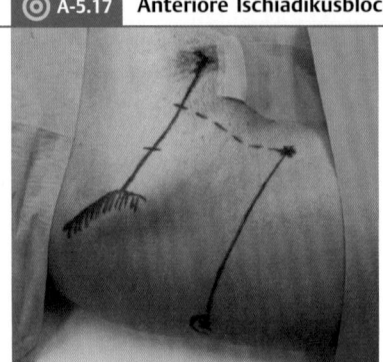

A-5.17 **Anteriore Ischiadikusblockade (nach Beck)**

Anatomische Orientierungspunkte und Lokalisation der Einstichstelle.

5.5.3 Zentrale Leitungsanästhesie

Zu den zentralen Leitungsanästhesien gehören
- die **Spinalanästhesie** (Syn.: Subarachnoidalblock) und
- die **Periduralanästhesie** (Syn.: Epiduralanästhesie, s. S. 239).

Anatomische Grundlagen

Rückenmark:

Aus dem Rückenmark, das beim Erwachsenen von der Medulla oblongata (Foramen magnum) bis in Höhe des **1.–2. LWK** hinabreicht, entspringen 31 Spinalnervenpaare.

Der kurze Stamm der Spinalnerven, welche aus der Vereinigung einer anterioren und posterioren Wurzel entstehen (zuzüglich des Ganglion spinale aus der Radix posterior), teilt sich noch im Intervertebralkanal in 4 Äste:
- anteriorer Ast **(R. anterior)** mit dem größten Innervationsgebiet, aus dessen Verbindungen mit anderen anterioren Ästen Plexus entstehen (Pl. cervicalis, Pl. brachialis, Pl. lumbalis und Pl. sacralis), aus denen wiederum die verschiedenen peripheren Nerven hervorgehen
- posteriorer Ast **(R. posterior)**, der zum Rücken zieht und dort Muskulatur und Haut versorgt
- **R. meningeus**, der die Dura mater versorgt
- **R. communicans albus** und **griseus**, die die Verbindung mit dem sympathischen Grenzstrang herstellen.

Aufgrund der Wachstumsverschiebungen zwischen Rückenmark und Wirbelsäule verlaufen die thorakalen Spinalnervenwurzeln annähernd horizontal, die lumbalen und sakralen dagegen als sog. **Cauda equina** schräg abwärts zu den entsprechenden Foramina intervertebralia (Abb. **A-5.18**).

5.5.3 Zentrale Leitungsanästhesie

Hierzu gehören die **Spinal-** und die **Periduralanästhesie** (s. S. 239).

Anatomische Grundlagen

Rückenmark:

Das Rückenmark reicht von der Medulla oblongata (Foramen magnum) bis in Höhe des **1.–2. LWK** hinab.

Der kurze Stamm der Spinalnerven teilt sich noch im Intervertebralkanal in 4 Äste:
- **R. anterior**
- **R. posterior**
- **R. meningeus**
- **R. communicans albus** und **griseus**.

Die thorakalen Spinalnervenwurzeln verlaufen annähernd horizontal, die lumbalen und sakralen dagegen als sog. **Cauda equina** schräg abwärts zu den entsprechenden Foramina intervertebralia (Abb. **A-5.18**).

◎ A-5.18 **Anatomie der Spinalnerven**   **◎ A-5.18**

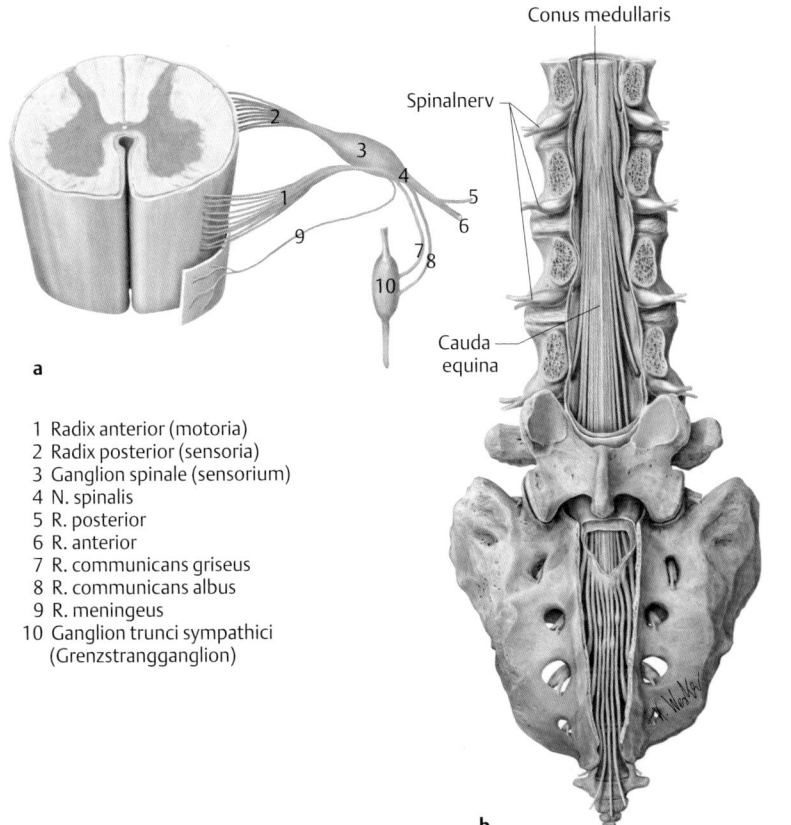

1 Radix anterior (motoria)
2 Radix posterior (sensoria)
3 Ganglion spinale (sensorium)
4 N. spinalis
5 R. posterior
6 R. anterior
7 R. communicans griseus
8 R. communicans albus
9 R. meningeus
10 Ganglion trunci sympathici (Grenzstrangganglion)

a Rückenmark mit Spinalnerv, Wurzeln und Ästen.
b Cauda equina mit Spinalnerven, die aus den Foramina intervertebralia austreten.

Rückenmarkshäute und von ihnen begrenzte Räume:

Rückenmark und Cauda equina befinden sich innerhalb des liquorgefüllten **Durasackes**.
Der Epi- bzw. Periduralraum dagegen befindet sich zwischen Durasack und Periost der Wirbelkörper.

Liquor:
Die Gesamtmenge des **Liquors** beträgt ca. 150 ml; davon befinden sich ca. 50 ml im Rückenmarkbereich.

Spinalanästhesie

▶ **Synonym**

▶ **Definition**

Indikationen

Mögliche Indikationen sind:
- Operationen an den unteren Extremitäten (inkl. Hüfte)
- Operationen in der Leistenregion
- Operationen am Perineum
- Operationen im Bereich des Unterbauchs (z. B. Sectio caesarea)
- Patienten mit respiratorischen Vorerkrankungen.

Kontraindikationen

- ausgeprägte Hypovolämie
- Blutgerinnungsstörungen
- Hautinfektionen im Punktionsgebiet
- Bakteriämie bzw. Sepsis
- Allergie gegen Lokalanästhetika
- Hirndruckerhöhung
- Erkrankungen des Rückenmarks
- unphysiologische Lagerung
- nicht kontaktierbare, unkooperative Patienten
- Ablehnung durch Patienten.

Rückenmarkshäute und von ihnen begrenzte Räume:
Das Rückenmark ist von innen nach außen von folgenden Häuten umgeben: Pia mater, Arachnoidea und Dura mater.
Die Pia mater liegt dem Rückenmark unmittelbar auf und endet mit ihm in Höhe von LWK 1–2. Der zwischen Pia mater und Arachnoidea befindliche **Subarachnoidalraum** ist mit Liquor cerebrospinalis gefüllt. Die Dura mater besteht aus einem inneren Blatt (= Dura mater spinalis) und einem äußeren Blatt (= Endorhachis, bildet das Periost des Wirbelkanals). Arachnoidea und Dura mater spinalis sind miteinander verwachsen und bilden den sog. Durasack, der bis zum 4. Sakralwirbel hinabreicht. Unterhalb des Conus medullaris enthält er nur noch die vom Liquor umgebenen, als Cauda equina bezeichneten Spinalnervenwurzeln. Zwischen den beiden Blättern der Dura mater (also zwischen Durasack und Periost) befindet sich der **Epi- oder Periduralraum**, der Fettgewebe und einen dichten Venenplexus (Plexus venosus vertebralis) enthält. Umgeben von einer Aussackung der Dura mater spinalis (sog. Wurzeltasche) ziehen die Spinalnervenwurzeln in Richtung ihrer Foramina intervertebralia.

Liquor:
Die Gesamtmenge des **Liquors** (spezifisches Gewicht 1,003 + 0,003 kg/l) beträgt beim Erwachsenen ca. 150 ml, wovon sich etwa 50 ml im Rückenmarksbereich befinden. Der Liquor ist klar, farblos, leicht alkalisch und enthält geringe Konzentrationen an Proteinen und Glukose. Er wird mit einer Rate von 0,3–0,35 ml/min im Plexus chorioideus des Gehirns kontinuierlich neu gebildet und in den Villi arachnoidales resorbiert. Das bedeutet, dass das Gesamtliquorvolumen jeden Tag ca. 3-mal ausgetauscht wird.

Spinalanästhesie

▶ **Synonym:** Subarachnoidalblock.

▶ **Definition:** Einbringen eines Lokalanästhetikums in den Subarachnoidalraum und dadurch bedingte Anästhesie der unteren Körperhälfte.

Indikationen

Mögliche Indikationen für die Durchführung einer Spinalanästhesie sind
- Operationen an den unteren Extremitäten (einschließlich Hüfte)
- Operationen in der Leistenregion
- Operationen im Bereich des Perineums
- Operationen im Bereich des Unterbauchs (einschließlich Sectio caesarea)
- Patienten mit respiratorischen Vorerkrankungen.

Kontraindikationen

- Patienten mit ausgeprägter Hypovolämie (z. B. hämorrhagischer Schock, Ileus)
- Blutgerinnungsstörungen (angeboren oder erworben)
- Hautinfektionen im Punktionsgebiet
- Bakteriämie bzw. Sepsis
- Allergie gegen Lokalanästhetika
- Hirndruckerhöhung bzw. unklare Hirndruckverhältnisse (z. B. SHT, intrakranielle Tumoren)
- Erkrankungen des Rückenmarks (z. B. Syringomyelie)
- unphysiologische Lagerung (z. B. extreme Kopftieflagerung) auf dem OP-Tisch aus chirurgischer Indikation
- nicht kontaktierbare, unkooperative Patienten
- Ablehnung durch den Patienten.

> ► **Merke:** Nach einmaliger Einnahme von 500 mg Acetylsalicylsäure (Aspirin®) dauert es mehrere Tage, bis sich die Thrombozytenfunktion normalisiert hat! Eine **absolute Kontraindikation** zur Durchführung einer rückenmarknahen Regionalanästhesie besteht nicht, eine strenge Nutzen-Risiko-Abwägung muss erfolgen!

◄ Merke

Vorbereitung

Vor Beginn der Spinalanästhesie muss eine Überprüfung der **Kreislaufverhältnisse** erfolgen und eine kompensierte **Hypovolämie**, wie sie besonders bei älteren Patienten (zumal nach präoperativer Nahrungs- und Flüssigkeitskarenz) vorkommt, durch Volumensubstitution über einen peripher venösen Zugang ausgeglichen werden. Ansonsten besteht die Gefahr, dass die (absolute) Hypovolämie infolge der mit der Spinalanästhesie einhergehenden **Sympathikolyse** mit nachfolgender Gefäßweitstellung (relative Hypovolämie) zu einer gravierenden Hypotension führt.

Zur **Behandlung möglicher Komplikationen** müssen zur Verfügung stehen:
- Beatmungsgerät mit Maske, Sauerstoff, Absaugung
- Intubationsbesteck (Endotrachealtuben verschiedener Größen, Laryngoskop)
- Narkosemedikamente
- Infusionen (Ringerlösungen, Volumenersatzlösungen)
- Vasopressoren (Etilefrin, z. B. Effortil® 1:10, Akrinor® oder Adrenalin [Suprarenin® 1:1000 und 1:10.000]).

Durchführung (Technik)

Zur Durchführung der Spinalanästhesie muss der Patient in sitzender oder seitlich liegender Position eine gekrümmte Körperhaltung („Katzenbuckel") mit gebeugtem Kopf und im Hüftgelenk angewinkelten Beinen einnehmen.

Nach gründlicher Hautdesinfektion und steriler Abdeckung des Punktionsbereiches wird die Punktionsstelle getastet und gekennzeichnet; üblicherweise wird der Raum zwischen dem **3. und 4. LWK** (also **unterhalb des Conus medullaris!**) bevorzugt, da hier keine Gefahr einer Rückenmarkspunktion besteht. Zur Identifizierung des 4. LWK dient eine gedachte **Verbindungslinie zwischen beiden Cristae iliacae**.

Nach Anlage einer Hautquaddel mit einem Lokalanästhetikum wird zwischen Zeige- und Mittelfinger, die auf den begrenzenden Dornfortsätzen ruhen, eine Einführungsnadel („**Introducer**") durch Haut und Subkutangewebe bis zum Lig. interspinale vorgeschoben. Diese hat einen größeren Querschnitt als die verwendete Spinalnadel und verhindert den Kontakt von Spinalnadel und Haut weitgehend (→ kein Einbringen von Hautpartikeln nach epidural und subarachnoidal).

Die nun durch den „Introducer" vorgeschobene Spinalnadel sollte einen möglichst kleinen Durchmesser (25–27 G) und einen atraumatischen Schliff (z. B. **Pencil-Point-Kanüle**) aufweisen, um die Größe der Duraperforation, die Liquorleckage und somit das Risiko **postspinaler Kopfschmerzen** (s. S. 238) zu minimieren. Bei Verwendung einer Nadel mit schräg angeschnittener Spitze sollte die **Anschliffebene nach lateral** zeigen, somit wird die Dura mit geringstmöglichem Trauma perforiert. Beim Vorschieben der Nadel sollten die anatomischen Strukturen – also das Lig. flavum (als dorsale Begrenzung des Epiduralraumes) und die Dura mater spinalis/Arachnoidea – anhand von Widerstandsveränderungen registriert werden.

Nach erfolgreicher Subarachnoidalpunktion wird der Mandrin aus der Spinalnadel entfernt. Bevor nun das Lokalanästhetikum appliziert werden kann, lässt man einige Tropfen Liquor abfließen. Ist dieser **sanguinolent**, muss die Punktion wiederholt werden. Wenn nur der erste Tropfen als Folge eines beim Vorschieben der Nadel perforierten Epiduralgefäßes blutig (tingiert),

Vorbereitung

Vor Beginn der Spinalanästhesie muss eine Überprüfung der **Kreislaufverhältnisse** erfolgen und eine **Hypovolämie** durch Volumengabe über einen peripher venösen Zugang kompensiert werden.

Zur **Behandlung möglicher Komplikationen** müssen zur Verfügung stehen:
- Beatmungsgerät
- Intubationsbesteck
- Narkosemedikamente
- Infusionen
- Vasopressoren.

Durchführung (Technik)

Zur Durchführung der Spinalanästhesie muss der Patient in sitzender oder seitlich liegender Position eine gekrümmte Körperhaltung einnehmen (**„Katzenbuckel"**).

Üblicherweise wird der Raum zwischen dem **3. und 4. LWK-Dornfortsatz** bevorzugt (**unterhalb des Conus medullaris!**) da hier keine Gefahr einer Rückenmarksverletzung besteht.

Nach Anlage einer Hautquaddel mit einem Lokalanästhetikum wird dann eine Einführungsnadel („**Introducer**") durch Haut und Subkutangewebe bis zum Lig. interspinale vorgeschoben.

Die nun durch den „Introducer" vorgeschobene Spinalnadel sollte einen möglichst kleinen Durchmesser (25–27 G) und einen atraumatischen Schliff (z. B. **Pencil-Point-Kanüle**) aufweisen, um die Größe der Duraperforation, die Liquorleckage und somit das Risiko **postspinaler Kopfschmerzen** (s. S. 238) zu minimieren. Die Passage von Lig. flavum und Dura mater spinalis/Arachnoidea kann anhand von Widerstandsveränderungen registriert werden.

Nach erfolgreicher Subarachnoidalpunktion wird der Mandrin aus der Spinalnadel entfernt und das Abfließen einiger Tropfen Liquors abgewartet. Nur wenn der **Liquor** klar ist, darf das Lokalanästhetikum injiziert werden (Abb. A-5.19).

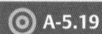

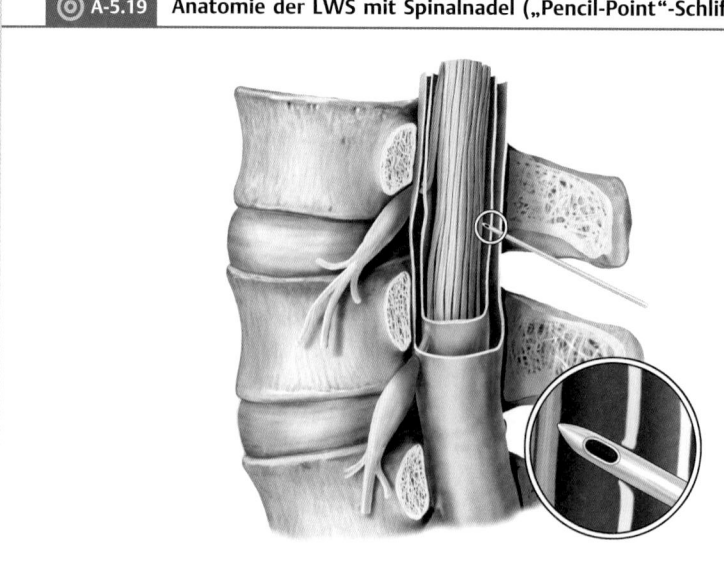

der im weiteren abfließende **Liquor** aber klar ist, kann die Injektion des Anästhetikums erfolgen (Abb. **A-5.19**).

Durch die Spinalnadel kann alternativ zum einmaligen Einbringen des Lokalanästhetikums **(„Single-Dose"-Methode)** auch ein dünner **Kunststoffkatheter** in den Subarachnoidalraum eingeführt werden, über den z. B. bei längeren Eingriffen repetitive Lokalanästhetikagaben erfolgen können **(kontinuierliche Spinalanästhesie)**. Desgleichen kann der Katheter zur postoperativen Analgesie genutzt werden. Ein weiterer Vorteil besteht darin, dass der Katheter fraktioniert aufgespritzt werden kann, wodurch übermäßig aufsteigende Spinalanästhesien mit möglichen Kreislaufreaktionen infolge einer Sympathikolyse (s. S. 238) vermindert werden können.

Durch die Spinalnadel kann alternativ zum einmaligen Einbringen des Lokalanästhetikums **(„Single-Dose"-Methode)** auch ein dünner **Kunststoffkatheter** in den Subarachnoidalraum eingeführt werden, über den bei längeren Eingriffen repetitive Lokalanästhetikagaben erfolgen können **(kontinuierliche Spinalanästhesie)**.

Anästhesieausdehnung: Steuerung und Überprüfung

Die Ausbreitung der Spinalanästhesie beeinflussen: **Dosis, spezifisches Gewicht** und **Injektionsgeschwindigkeit** des Lokalanästhetikums sowie bei nicht isobaren Lösungen die **Lagerung des Patienten** (Tab. **A-5.4**).

Man unterscheidet:
- **Sattelblock** (bis L5/S1)
- **tiefen Spinalblock** (bis L1)
- **mittleren Spinalblock** (bis Th8)
- **hohen Spinalblock** (bis Th4).

Anästhesieausdehnung: Steuerung und Überprüfung

Für die Ausbreitung der Spinalanästhesie spielen **Dosis, spezifisches Gewicht** und **Injektionsgeschwindigkeit** des Lokalanästhetikums eine wichtige Rolle (Tab. **A-5.4**). Bei nicht isobaren Lösungen kommt noch die **Lagerung des Patienten** hinzu. Durch Variation dieser Faktoren kann die Ausdehnung des anästhesierten Bereiches verändert und gesteuert werden.

Je nach Ausdehnung unterschiedet man
- **Sattelblock** (bis L5/S1) für Eingriffe im perinealen Bereich
- **tiefen Spinalblock** (bis L1) für Operationen im Bereich der unteren Extremitäten
- **mittleren Block** (bis Th8) für Unterbaucheingriffe
- **hohen Block** (bis Th4) für Sectio caesarea (selten auch für Oberbaucheingriffe).

Spezifisches Gewicht des Lokalanästhetikums und Lagerung des Patienten:

Bei Verwendung **hyperbarer Lösungen** muss der Patient nach der Injektion bis zur endgültigen Fixation des Lokalanästhetikums an die Nervenwurzeln entsprechend der gewünschten Anästhesieausbreitung gelagert werden. Hyperbare Lösungen sinken bei Oberkörperhochlagerung nach kaudal und umgekehrt.

Spezifisches Gewicht des Lokalanästhetikums und Lagerung des Patienten:

Bei Verwendung **hyperbarer Lösungen** (d. h. das spezifische Gewicht der Lokalanästhetika ist größer als das des Liquors, z. B. Mepivacain 4 %, hyperbar durch Zusatz von Glukose 10 %) muss der Patient nach der Injektion bis zur endgültigen Fixation des Lokalanästhetikums an die Nervenwurzeln entsprechend der gewünschten Anästhesieausbreitung gelagert werden. Hyperbare Lösungen sinken bei Oberkörperhochlagerung nach kaudal, d. h. sie führen zu einer tiefen Blockade, und umgekehrt. Deshalb wird der Patient z. B. für einen Sattelblock aufgesetzt, für einen tiefen Spinalblock horizontal gelagert und zur Erzielung höherer Blockierungen in etwa 5–10° Kopftieflage gebracht. Die Nutzung der unterschiedlichen Barizitäten der Lokalanästhetika bei der Spinalanästhesie ermöglicht z. B. bei Eingriffen an einer unteren Extremität eine seitenbetonte Anästhesie durch Lagerung des Patienten auf die Seite der zu operierenden Extremität. Dies hat außerdem den Vorteil, dass die hämodynamischen Auswirkungen infolge einer geringeren Sympathikusblockade abgeschwächt werden. Bei Verwendung **isobarer Lösungen** hat die Lagerung des Patienten keinen Einfluss auf die Anästhesieausdehnung.

Dosierung, Injektionsgeschwindigkeit:
Die Ausbreitung der Blockade nimmt mit der gewählten Dosis und der Injektionsgeschwindigkeit des Lokalanästhetikums zu. Da noch weitere Faktoren (z. B. Alter, Adipositas) die Anästhesieausdehnung beeinflussen, stellen die in Tab. **A-5.4** angegebenen Lokalanästhestikadosierungen nur einen Anhaltswert dar und müssen dem einzelnen Patienten individuell angepasst werden.

Bei **isobaren Lösungen** hat die Lagerung des Patienten keinen Einfluss auf die Anästhesieausdehnung.

Dosierung, Injektionsgeschwindigkeit:
Die Ausbreitung der Blockade nimmt mit der Dosis und der Injektionsgeschwindigkeit des Lokalanästhetikums zu (Tab. **A-5.4**).

A-5.4 Lokalanästhetikadosierung zur Spinalanästhesie

Medikament	Fixierungszeit	Wirkdauer	Dosis (ml)	Ausdehnung	maximale Dosis
Lidocain 5 % hyperbar	5–10 min	45–60 min (bis 90 min)	0,6–0,8 0,8–1,2 1,0–1,4 1,4–2,0	Sattelblock (S1–5) bis L1 bis Th10 bis Th5	100 mg = 2 ml
Mepivacain 4 % hyperbar	5–10 min	45–60 min (bis 120 min)	0,6–0,8 0,8–1,2 1,0–1,4 1,4–2,0	Sattelblock (S1–5) bis L1 bis Th10 bis Th5	80 mg = 2 ml
Bupivacain 0,5 % hyperbar	10–30 min	≈ 160 min (bis 240 min)	0,5–1,0 1,0–1,5 1,5–2,0 2,0–4,0	Sattelblock (S1–5) bis L1 bis Th10 bis Th5	20 mg = 4 ml
Bupivacain 0,5 % isobar	10–30 min	≈ 180 min (bis 240 min)	2,0–4,0	abhängig von Barbotage* und Injektionsgeschwindigkeit	25 mg = 5 ml

* Barbotage: Aspiration von Liquor in die lokalanästhetikagefüllte Spritze (bei korrekter Lage durchmischt sich der Liquor schlierenartig mit dem Lokalanästhetikum) und anschließende Injektion (heute weitgehend verlassen!).

Überprüfung des Analgesieniveaus:
Zur Prüfung des Analgesieniveaus nach subarachnoidaler (oder auch periduraler) Gabe eines Lokalanästhetikums ist die Kenntnis der von den Spinalnerven segmental versorgten Hautareale **(Dermatome)** notwendig (Abb. **A-5.4**, S. 215). Zu beachten ist dabei, dass z. B. viszerale Organe nicht deckungsgleich mit der spinalen Innervation der Dermatome sind. Eine gynäkologische Operation im kleinen Becken ist daher nur bei einer Anästhesieausbreitung, die die thorakalen Segmente Th7 und -8 einschließt, möglich. Bei der Festlegung des Analgesieniveaus anhand der Dermatome liegt die Grenze der motorischen Blockade ca. 2 Segmente tiefer, der sympathische Block 2 Segmente höher als das Analgesieniveau.
Das Analgesieniveau kann anhand der blockierten Dermatome mit Hilfe von Temperatur- (kalt/warm) bzw. „spitz/stumpf"-Diskriminationstestung abgeschätzt werden:
- Leiste: Th12/L1
- Nabel: Th10
- Rippenbogen: Th8
- Xyphoid: Th6
- Mamillen: Th4.

Überprüfung des Analgesieniveaus:
Bei der Festlegung des Analgesieniveaus anhand der **Dermatome** (Abb. **A-5.4**, S. 215) liegt die motorische Blockade ca. 2 Segmente **unter**, der sympathische Block dagegen ca. 2 Segmente **über** dem Analgesieniveau.

Das erreichte Analgesieniveau kann anhand der blockierten Dermatome mit Temperatur- bzw. „spitz/stumpf"-Diskriminationstestung abgeschätzt werden:
- Leiste: Th12/L1
- Nabel: Th10
- Rippenbogen: Th8
- Xyphoid: Th6
- Mamillen: Th4.

Überwachung

Initialphase: Engmaschige Kontrolle von
- Kreislauf (EKG, Blutdruckmessung alle 3 Minuten),
- Bewusstsein und
- Atmung.

Weiterer Verlauf bei stabilen Kreislaufverhältnissen:
- Blutdruckmessung alle 5 min
- adäquate Volumensubstitution
- ggf. Sedierung.

Komplikationen

Kreislauf:

Ausgedehnte **Sympathikusblockade** mit daraus resultierender **Vasodilatation** und **Bradykardie** (massiver Abfall von Blutdruck und Herzzeitvolumen). Tab. **A-5.5** zeigt die kardiozirkulatorischen Auswirkungen der Spinal- und Epiduralanästhesie.

Maßnahmen:
- Vasopressoren
- Volumengabe.

Überwachung

Initialphase: In der Initialphase müssen
- Kreislauf (EKG, Blutdruckmessung alle 3 Minuten),
- Bewusstsein und
- Atmung
engmaschig kontrolliert werden.

Weiterer Verlauf bei stabilen Kreislaufverhältnissen:
- Blutdruckmessung alle 5 min,
- auf adäquate Volumensubstitution achten
- normoxämische, schmerzfreie, aber unruhige Patienten leicht sedieren, z. B. Erwachsene mit 2,5 mg Midazolam (Dormicum®).

Komplikationen

Kreislauf:

Bei allen rückenmarknahen Anästhesieverfahren kann die ausgedehnte **Blockade präganglionärer Sympathikusfasern** (Sympathikolyse) zu ausgeprägter arterieller und venöser **Vasodilatation** und **Bradykardie** (Blockade der Nn. accelerantes) mit nachfolgender Kreislaufdekompensation führen. In Tab. **A-5.5** sind die pathophysiologisch identischen kardiozirkulatorischen Auswirkungen bei Spinal- und Epiduralanästhesie dargestellt.

Maßnahmen: Neben rascher Applikation von **Vasopressoren** (z. B. Akrinor®, 0,5 ml i. v., bei Bedarf repetitiv, evtl. Adrenalin oder Noradrenalin 1 : 10.000 nach Bedarf) **Volumengabe** (z. B. 500–1000 ml Hydroxyäthylstärke, z. B. Voluven®).

≡ A-5.5	Kardiozirkulatorische Auswirkungen der Spinal- und Epiduralanästhesie		
	Analgesieniveau S1	*Analgesieniveau Th10*	*Analgesieniveau Th4*
Mechanismus	keine Vasodilatation (keine oder geringe Sympathikusblockade; tiefste sympathische Efferenzen verlassen das Rückenmark im Segment L4)	Vasodilatation (durch Sympathikusblockade ab Segment Th8)	Vasodilatation (durch weitgehende Sympathikusblockade sowie Blockade der Nn. accelerantes aus den Segmenten Th1, Th2)
Blutdruck	unverändert	↓	↓↓
Herzfrequenz	unverändert	unverändert oder ↑	↓
Herzminutenvolumen	unverändert	unverändert oder ↑	↓

Respiratorische Funktion:

Bei einer Anästhesieausdehnung > Th2 kann es durch Ausfall der Atemhilfs- und der Interkostalmuskulatur zu **Dyspnoe** kommen.

Maßnahmen:
- O$_2$-Insufflation (6 l/min)
- evtl. Intubation und Beatmung.

Postspinaler Kopfschmerz:

Ein nach Spinalanästhesie auftretender Kopfschmerz kann Folge eines **Liquorverlustes** aus der Punktionsstelle sein.

Prophylaxe: s. S. 235.

Respiratorische Funktion:

Eine hochthorakale Anästhesieausdehnung (> Th2) kann zu einer insuffizienten Atmung führen. Zunächst kommt es zur **Dyspnoe** und durch Ausfall der Atemhilfsmuskulatur sowie der Interkostalmuskulatur zur Ateminsuffizienz. Eine weiter aufsteigende Blockade führt schließlich zur Zwerchfellatmung infolge einer Phrenikusparese (Blockade der Segmente C3–C5!).

Maßnahmen: Zuerst **Sauerstoffinsufflation** unter pulsoxymetrischer Kontrolle (6 l/min). Falls weiter zunehmende Luftnot besteht, müssen **Intubation** und **Beatmung** nach üblicher Narkoseeinleitung erfolgen (cave: zusätzlicher Blutdruckabfall!).

Postspinaler Kopfschmerz:

Ein nach Spinalanästhesie auftretender lagerungsabhängiger Kopfschmerz (Inzidenz 1–2 %) kann Ausdruck einer **Liquorunterdrucksymptomatik** als Folge eines Liquorverlustes aus der Punktionsstelle sein.

Prophylaxe: Zur Prophylaxe s. S. 235.

Therapie: Beim Auftreten von postpunktionellen Kopfschmerzen sollte eine **flache Lagerung** im Bett eingehalten werden ($\rightarrow$ Verminderung des Liquordrucks im Leckagebereich). Zusätzlich können **Analgetika** (z. B. Paracetamol, Novaminsulfon) zur symptomatischen Behandlung gegeben werden. Die **Trinkmenge** sollte dann mindestens **3 Liter pro Tag** betragen (Erhöhung der Liquorproduktion). Dauern die Beschwerden länger als 48 h an oder treten neurologische Ausfälle auf, sollte eine epidurale Eigenblutinjektion von 20 ml (**„Blood patch"**) in Höhe der erfolgten Duraperforation durchgeführt werden.

Neurologische Schäden:
Neurologische Schäden treten extrem selten auf:
- direkte Läsion des Rückenmarkes bzw. der Spinalnervenwurzeln durch die Spinalnadel
- neurologische Ausfälle durch Kompression nervaler Strukturen aufgrund einer Hämatombildung bei Verletzung von Epiduralgefäßen (in diesem Fall muss umgehend eine chirurgische Dekompression durchgeführt werden)
- entzündliche Veränderungen (z. B. Arachnoiditis)
- Hirnnervenstörungen durch Liquorverlust und dadurch bedingte geringfügige Verlagerungen des ZNS. Betroffen ist insbesondere der N. abducens ($\rightarrow$ vorübergehende Doppelbilder).

Periduralanästhesie (PDA)

▶ **Synonym:** Epiduralanästhesie.

▶ **Definition:** Bilaterale Blockade von Spinalnerven durch Einbringen eines Lokalanästhetikums in den Epi- bzw. Periduralraum in „Single-Dose"-Technik oder kontinuierlich über einen Verweilkatheter.

Indikationen

Die Indikationen entsprechen denen für die Spinalanästhesie (s. S. 234). Darüber hinaus ergeben sich für die **Katheterperiduralanästhesie** folgende Indikationen:
- lang dauernde operative Eingriffe (repetitive Gabe des Lokalanästhetikums möglich)
- Kombination mit einer Allgemeinanästhesie (dadurch Reduzierung des Anästhetikabedarfs)
- postoperative Schmerztherapie (z. B. im Rahmen der „Fast-Track"-Versorgung", s. S. 661)
- chronische Schmerztherapie
- Geburtshilfe.

Kontraindikationen

Die Kontraindikationen entsprechen denen der Spinalanästhesie (s. S. 234).

Durchführung (Techniken)

Die Punktion des Epiduralraumes erfolgt unter den gleichen Kautelen wie bei der Spinalanästhesie (s. S. 235). Intubationsbesteck, Notfallmedikamente und Narkosegerät müssen vorbereitet und funktionstüchtig sein.
Im Lumbalbereich enthält der Wirbelkanal einen oval geformten Durasack; hier beträgt der Dura-Ligamentum-flavum-Abstand beim Erwachsenen ca. 6 mm. Bei medianer Punktion des Epiduralraumes ist zu beachten, dass die Dornfortsätze, zwischen denen punktiert wird, im Lumbalbereich annähernd horizontal übereinander liegen, im Thorakalbereich dagegen, speziell zwischen Th 5 und Th 9, dachziegelartig schräg nach kaudal verlaufen (Abb. **A-5.20**).

Therapie:
- **flache Lagerung**
- **Analgetika**
- **Trinkmenge** mindestens **3 l/Tag**
- epidurale Blutinjektion (**„Blood patch"**) bei **Beschwerdedauer** > 48h oder neurologischen Ausfällen.

Neurologische Schäden:
Neurologische Schäden treten extrem selten auf:
- Rückenmarkschädigung
- Spinalnervenschädigung
- neurologische Ausfälle durch Kompression aufgrund eines Hämatoms
- entzündliche Veränderungen
- Hirnnervenstörungen, insbesondere des N. abducens ($\rightarrow$ vorübergehende Doppelbilder).

Periduralanästhesie (PDA)

◀ **Synonym**

◀ **Definition**

Indikationen

Die Indikationen entsprechen denen für die Spinalanästhesie (s. S. 234). Darüber hinaus ergeben sich für die **Katheterperiduralanästhesie** folgende weitere Indikationen:
- lang dauernde operative Eingriffe
- Kombination mit einer Allgemeinanästhesie
- postoperative oder chronische Schmerztherapie
- Geburtshilfe.

Kontraindikationen

Diese entsprechen denen der Spinalanästhesie (s. S. 234).

Durchführung (Techniken)

Die Punktion des Epiduralraumes erfolgt unter den gleichen Kautelen wie bei der Spinalanästhesie (s. S. 235).

Die Dornfortsätze liegen im Lumbalbereich annähernd horizontal übereinander. Im Thorakalbereich dagegen verlaufen sie dachziegelartig schräg nach kaudal (Abb. **A-5.20**).

⊙ A-5.20 | **Thorakale (a) und lumbale (b) PDA**

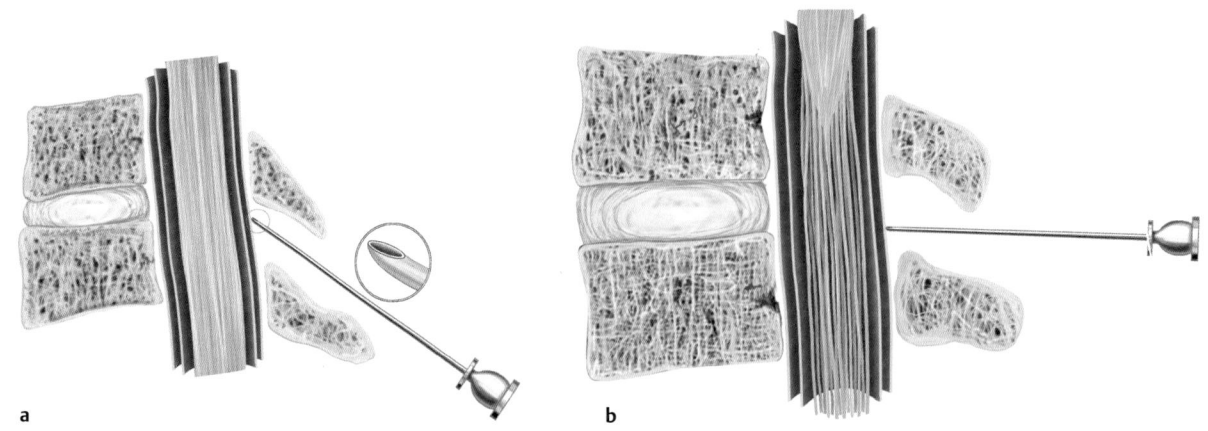

a   b

Anpassung der Punktionsrichtung an den schräg dachziegelartigen Verlauf der thorakalen (a) und den mehr horizontalen Verlauf der lumbalen (b) Dornfortsätze.

Nach Identifizierung der angestrebten Punktionshöhe wird eine Infiltrationsanästhesie angelegt.

Nach Identifizierung der angestrebten Punktionshöhe durch Ertasten der Dornfortsätze (für Eingriffe im Bereich des Unterbauches und der unteren Extremitäten meist L 3/4, für Oberbauchoperationen thorakale Punktionshöhen, z. B. Th 4–8), wird eine Infiltrationsanästhesie durchgeführt.

▶ **Merke**

▶ **Merke:** Orientierungshilfen bei der korrekten Bestimmung des Zwischenwirbelraumes sind die Vertebra prominens (C 7), der Angulus inferior scapulae (Th 7) und die Verbindungslinie der Cristae iliacae (L 4).

Anschließend wird eine **Tuohy-Periduralnadel** (16–18 G), deren Öffnung nach kranial zeigen sollte (Abb. **A-5.20**), eingeführt und bis zum Lig. supraspinale vorgeschoben.

2 mögliche Techniken zur Identifikation des Periduralraumes:

- **„Loss-of-Resistance"-Methode:** Auf das Nadelende wird eine mit Kochsalz gefüllte Spritze mit leicht gleitendem Kolben aufgesetzt. Nach Durchdringen des Lig. flavum kommt es zum Eintritt der Kanülenspitze in den Periduralraum, was durch einen plötzlichen Widerstandsverlust am Spritzenkolben angezeigt wird (Abb. **A-5.21**).

- **„Hanging-Drop"-Methode:** Hierbei wird ein Tropfen Kochsalzlösung an den Ansatz der Tuohy-Nadel gebracht, der bei Eintritt der Nadelspitze in den Epiduralraum durch den dort herrschenden Unterdruck angesaugt wird.

Die Injektion des Lokalanästhetikums nach Periduralpunktion kann als Einzeldosis (**„Single-Dose"**) direkt durch die Nadel oder über einen durch die Tuohy-Nadel eingeführten **Katheter** erfolgen (Abb. **A-5.22**).

Anschließend wird eine **Tuohy-Periduralnadel** (Durchmesser 16–18 G), deren Öffnung nach kranial zeigen sollte (Abb. **A-5.20**), eingeführt und bis zum Lig. supraspinale vorgeschoben.

Für das weitere Vorgehen stehen **2 mögliche Techniken** zur Verfügung:

„Loss-of-Resistance"-Methode: Für das tiefere Vordringen der Tuohy-Nadel wird der Plastikmandrin (er dient der Verhinderung einer Einschleppung von ausgestanzten Gewebezylindern) entfernt und auf das Nadelende eine Spritze, die mit 10 ml Kochsalz gefüllt ist und einen leicht gleitendem Kolben besitzt, aufgesetzt. Beim weiteren Vorschieben stützt sich eine Hand am Rücken ab, um ruckartige Bewegungen der Nadel zu vermeiden. Mit der anderen Hand wird ein leichter, kontinuierlicher Druck auf den Spritzenkolben ausgeübt. Nach Überwinden des Lig. flavum kommt es zum Eintritt der Kanülenspitze in den Periduralraum, was durch einen plötzlichen Widerstandsverlust am Spritzenkolben angezeigt wird (Abb. **A-5.21**).

„Hanging-Drop"-Methode: Hierbei wird anstelle der aufgesetzten Spritze ein Tropfen Kochsalzlösung an den Ansatz der Tuohy-Nadel gebracht, der dann bei Eintritt der Nadelspitze in den Epiduralraum durch den dort herrschenden Unterdruck angesaugt wird.

Die Injektion des Lokalanästhetikums nach Periduralpunktion kann als Einzeldosis (**„Single-Dose"**) direkt durch die Nadel oder über einen durch die Tuohy-Nadel ca. 2–4 cm epidural eingeführten **Katheter** erfolgen (Abb. **A-5.22**). Die angestrebte Verlaufsrichtung des Katheters nach kranial kann hierbei nicht immer erreicht werden. Die Anwendung eines Katheters bietet die Möglichkeit

Punktion des Periduralraumes nach der „Loss-of-Resistance"-Methode

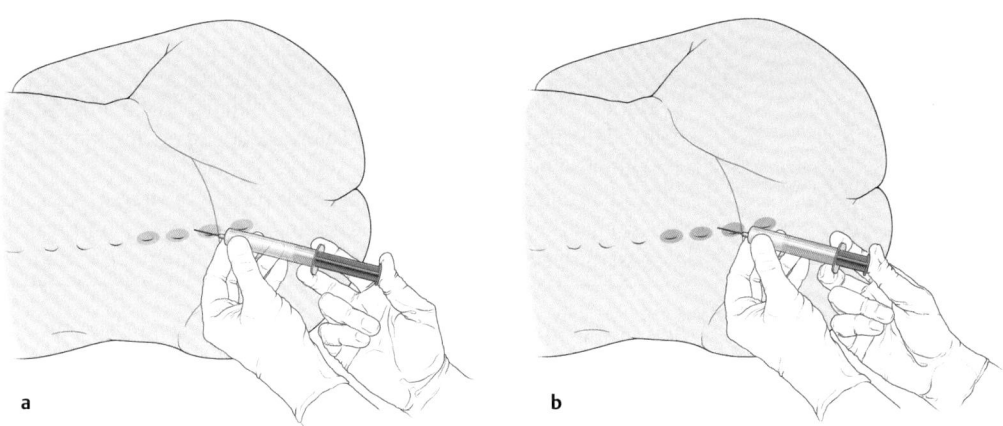

a

b

a Unter sanftem Druck auf den Kolben der mit Kochsalzlösung gefüllten Spritze wird die Nadel vorgeschoben.
b Der Eintritt in den Periduralraum nach Passage des Lig. flavum wird durch Widerstandsverlust des Spritzenkolbens angezeigt.

Injektion des Lokalanästhetikums nach Periduralpunktion | ◎ A-5.22

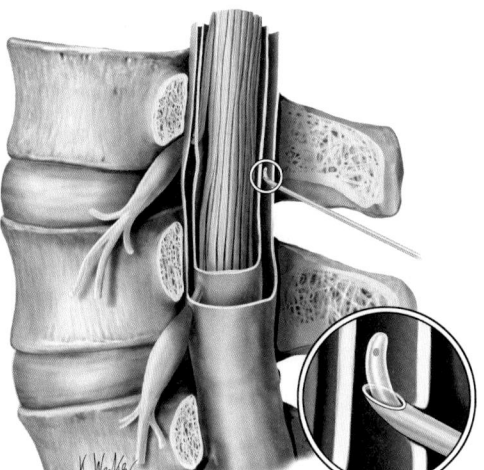

Anatomie des Periduralraumes mit Tuohy-Nadel und Periduralkatheter.

einer repetitiven oder kontinuierlichen Medikamentenapplikation und gestattet auch die Durchführung einer periduralen postoperativen Schmerztherapie (s. S. 661).

Dosierung

Bei der „Single-Dose"-Technik ebenso wie bei der Kathetermethode muss vor Applikation jeder größeren Lokalanästhetikamenge eine Fehllage der Kanüle bzw. der Katheterspitze ausgeschlossen werden:
- Die **Aspirationskontrolle** soll eine subarachnoidale (Aspiration von Liquor) oder intravasale (Aspiration von Blut) Lage erkennen lassen.
- Die Gabe einer **Testdosis** von z. B. 2–3 ml Lidocain dient dem Ausschluss einer subarachnoidalen Lage: Das schnelle Eintreten einer ausgedehnteren motorische Blockade und ein signifikanter Blutdruckabfall lassen dabei auf eine **subarachnoidale Lage** schließen.

Dosierung

Bei der „Single-Dose"-Technik ebenso wie bei der Kathetermethode muss vor jeder Applikation einer größeren Lokalanästhetikamenge eine Fehllage der Kanülen- bzw. der Katheterspitze ausgeschlossen werden: Hierzu dienen die **Aspirationskontrolle** und die Gabe von **Testdosen**. Das schnelle Eintreten einer ausgedehnteren motorischen Blockade und ein signifikanter Blutdruckabfall lassen auf eine subarachnoidale Fehllage schließen.

Bei intravasaler Fehllage steigt bei Verwendung einer adrenalinhaltigen Testdosis die Herzfrequenz innerhalb weniger Sekunden an.

- Zum Ausschluss einer **intravasalen Lage** kommt außerdem die Verwendung von 0,1–0,2 ml **Adrenalin** 1 : 10.000 unter Beobachtung des Kreislaufeffektes infrage. Bei intravasaler Lage wird innerhalb weniger Sekunden ein Herzfrequenzanstieg zu verzeichnen sein (cave: Patient mit β-Blocker-Therapie).

▶ **Merke**

▶ **Merke:** Die **Aspirationskontrolle** schließt eine versehentliche subarachnoidale oder intravasale Lage der Tuohy-Nadel bzw. des Katheters nicht mit absoluter Sicherheit aus!
Sowohl vor dem ersten als auch vor jedem weiteren Aufspritzen eines Periduralkatheters müssen eine subarachnoidale und intravasale Fehllage ausgeschlossen werden (mögliche Lageveränderung der Katheterspitze!).

Bei der „Single-Dose"-Gabe wird die zuvor kalkulierte Gesamtmenge des Lokalanästhetikums als Einzeldosis, bei der Kathetermethode hingegen fraktioniert injiziert.

Bei korrekter epiduraler Lage wird anschließend bei der „Single-dose"-Methode die zuvor kalkulierte Gesamtmenge (abzüglich der bereits verabreichten Testdosis) des Lokalanästhetikums als Einzeldosis, bei Anwendung der Kathetertechnik hingegen fraktioniert injiziert.

▶ **Merke**

▶ **Merke:** Als nützliche **Faustregel** für das erforderliche Lokalanästhetikavolumen gilt für Erwachsene 1 ml/Segment bei einer Körpergröße von 150 cm und weitere 0,1 ml/Segment pro zusätzlicher 5 cm Körpergröße.

⊙ A-5.23   **Ausbreitung und Wirkmechanismen eines peridural verabreichten Lokalanästhetikums**

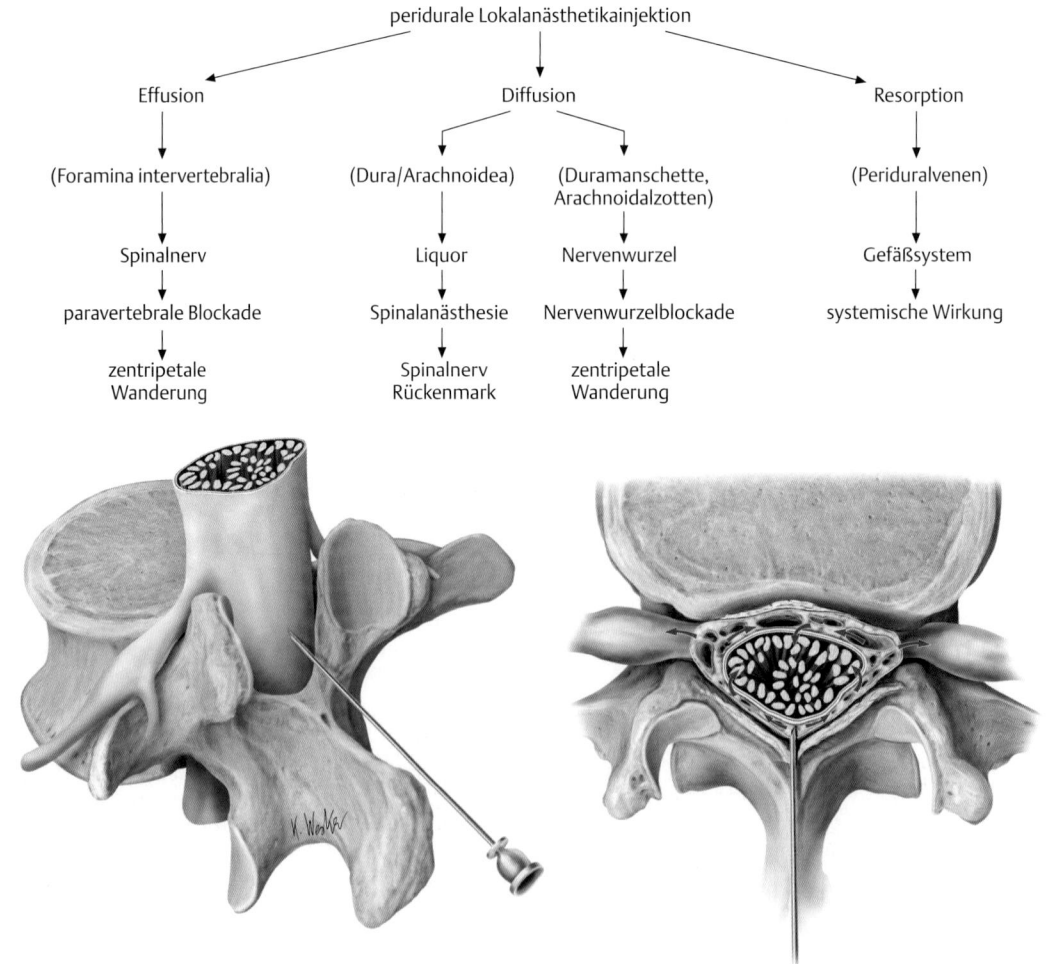

Das Injektionsvolumen bestimmt neben den Ausbreitungswegen die Anästhesiehöhe.
Durch verminderte Absorption und Perfusion wird bei alten Patienten eine ausgedehntere Anästhesieausbreitung erzielt!

Bei einer Köpergröße von 170 cm und einer gewünschten Anästhesieausbreitung von Th8 bis S5 resultiert hieraus ein Lokalanästhetikavolumen von 21 ml (1,4 ml × 15 Segmente).

Das erforderliche Volumen pro Segment ist weiterhin abhängig von der **Injektionsstelle:** Im zervikalen Bereich ist es am niedrigsten, nimmt nach kaudal hin zu und ist im lumbosakralen Bereich am höchsten. Thorakale Blockaden erfordern eine Volumenreduktion um 20%. Zusätzlich muss das Volumen bei Vorliegen einer **Arteriosklerose** (verminderte Resorption), **Adipositas** oder **Schwangerschaft** (Zunahme des epiduralen Volumens durch Fett bzw. vermehrte epidurale Venenfüllung) um bis zu 30% reduziert werden. Der erforderliche Bedarf ist im Einzelfall schwer vorauszusagen; die angegebenen Daten können nur als Richtwerte gelten, individuell sind große Abweichungen möglich.

Abhängig von der Injektionsgeschwindigkeit, verlässt ein Teil des Lokalanästhetikums den Periduralraum über die Foramina intervertebralia und erzeugt eine paravertebrale Nervenblockade. Ein weiterer Teil wird über die periduralen Venenplexus absorbiert und kann somit systemische Wirkungen entfalten. Da das Lokalanästhetikum bei periduraler Applikation eine **längere Diffusionsstrecke** zu den Wirkorten zu überwinden hat als nach subarachnoidaler Gabe, setzt die Nervenblockade dementsprechend erst verzögert ein (nach ca. 20–30 Minuten).

In Abb. **A-5.23** sind die Ausbreitungswege sowie die Wirkmechanismen eines peridural verabreichten Lokalanästhetikums dargestellt.

Komplikationen

- **Blutdruckabfall** durch Sympathikusblockade.
- **Duraperforation** mit der Tuohy-Nadel oder dem Periduralkatheter. In diesem Fall sollte die Punktion in einem anderen Segment wiederholt werden. Wegen des relativ großen Dura-Arachnoidea-Defekts mit dementsprechendem Liquorverlust besteht die Gefahr **postspinaler Kopfschmerzen** (s. S. 238).
- Im Falle der Injektion größerer Volumina eines Lokalanästhetikums subarachnoidal tritt eine **hohe oder totale Spinalanästhesie** auf. Unbehandelt können eine schwere Kreislaufdepression, eine Atemlähmung, tonisch-klonische Krämpfe und eine zerebrale Hypoxie resultieren (→ sofortige Intubation und Schocktherapie!).
- Versehentliche **intravenöse Lage:** Tuohy-Nadel oder Periduralkatheter liegen in einer Vene des epiduralen Venenplexus mit der Gefahr einer **Intoxikation** durch das Lokalanästhetikum.
- Zu **hohe PDA** durch Überdosierung oder zu schnelle Injektion.
- **Katheterabriss** (z. B. bei Umlagerung oder versuchter Katheterentfernung unter starkem Zug). Ein Periduralkatheter darf wegen der Gefahr einer Abscherung niemals durch die liegende Tuohy-Nadel zurückgezogen werden!
- **Peridurales Hämatom** bei Verletzung einer Vene im Periduralraum. Bei Kompression des Rückenmarks Gefahr einer Querschnittssymptomatik!
- **Infektion** (durch bakterielle Kontamination).
- **Rückenmarkverletzung** nur bei Punktion oberhalb von L 2 (extrem selten!).

Kombinierte Spinal- und Epiduralanästhesie (CSE)

Alternativ zu Peridural- und Spinalanästhesie kann insbesondere im geburtshilflichen und orthopädischen Bereich auch eine Kombination aus beiden Verfahren **(CSE = combined spinal-epidural anaesthesia)** durchgeführt werden. Üblicherweise erfolgt die subarachnoidale Gabe des Lokalanästhetikums nach Identifikation des Periduralraums über eine spezielle Spinalkanüle, die über die Tuohy-Kanüle hinaus in den Subarachnoidalraum vorgeschoben wird. Der Vorteil dieser Technik liegt in der raschen Anschlagzeit infolge der subarachnoidalen Lokalanästhetikaapplikation, verbunden mit der Möglichkeit, bei Bedarf über den nach Entfernen der Spinalkanüle im Periduralraum platzierten Katheter fraktionierte Dosen des entsprechenden Medikaments zu injizieren. In Abb. **A-5.24** ist ein zur kombinierten Spinal- und Periduralanästhesie gebräuchliches Katheterset abgebildet.

Das erforderliche Volumen pro Segment ist weiterhin abhängig von der **Injektionsstelle:** Im zervikalen Bereich ist es am niedrigsten, nimmt nach kaudal hin zu und ist im lumbosakralen Bereich am höchsten. Das Volumen muss bei Vorliegen einer **Arteriosklerose, Adipositas** oder **Schwangerschaft** um bis zu 30% reduziert werden.

Da das Lokalanästhetikum bei periduraler Applikation eine **längere Diffusionsstrecke** zu den Wirkorten zu überwinden hat als nach subarachnoidaler Gabe, setzt die Nervenblockade dementsprechend erst verzögert ein (nach ca. 20–30 min).

Abb. **A-5.23** zeigt Ausbreitungswege und Wirkmechanismen eines peridural verabreichten Lokalanästhetikums.

Komplikationen

- **Blutdruckabfall.**
- **Duraperforation** mit Tuohy-Nadel oder Periduralkatheter und der Gefahr **postspinaler Kopfschmerzen** (s. S. 238).
- **Hohe oder totale Spinalanästhesie** bei akzidenteller Injektion größerer Volumina eines Lokalanästhetikums subarachnoidal.
- **Intravenöse Katheterlage** mit der Gefahr einer **Intoxikation** durch das Lokalanästhetikum.
- Zu **hohe PDA** durch Überdosierung oder zu schnelle Injektion.
- **Katheterabriss** durch Umlagerung oder Katheterentfernung unter starkem Zug. Ein Periduralkatheter darf niemals durch die liegende Tuohy-Nadel zurückgezogen werden!
- **Peridurales Hämatom** mit der Gefahr einer Querschnittssymptomatik.
- **Infektion** (bakterielle Kontamination).
- **Rückenmarkverletzung** nur bei Punktion oberhalb von L 2 (extrem selten!).

Kombinierte Spinal- und Epiduralanästhesie (CSE)

Diese Methode wird insbesondere in Geburtshilfe und Orthopädie angewendet. Der Vorteil dieser Technik liegt in der raschen Anschlagzeit infolge der subarachnoidalen Lokalanästhetikaapplikation, verbunden mit der Möglichkeit, bei Bedarf über den im Periduralraum liegenden Katheter fraktionierte Dosen des entsprechenden Medikaments zu injizieren. Abb. **A-5.24** zeigt ein zur kombinierten Spinal- und Periduralanästhesie (CSE) gebräuchliches Set.

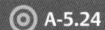

A-5.24

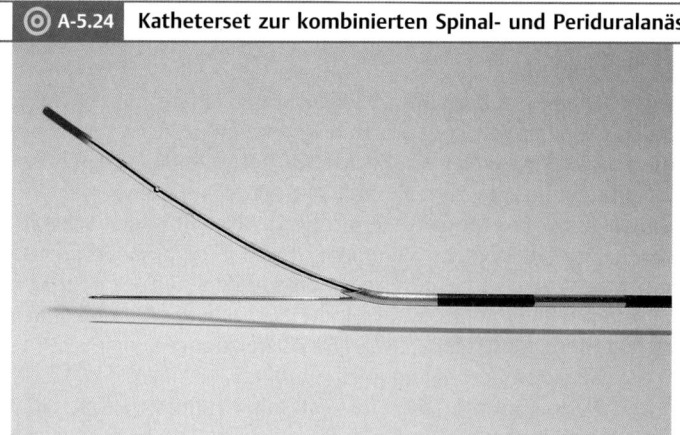

Spezielle Tuohy-Nadel mit vorgeschobenem Periduralkatheter und separatem Führungskanal für die Spinalnadel.

5.5.4 Intravenöse Regionalanästhesie

Hier wird das Lokalanästhetikum venös in eine durch ein Tourniquet (s. u.) okkludierte Extremität appliziert. Bei versehentlicher Öffnung der Blutleere können schnell hohe Plasmakonzentrationen des Lokalanästhetikums erreicht werden.

Durchführung

Die Extremität wird mit Hilfe einer elastischen Binde exsanguiert (Abb. **A-5.25**), die Blutleere wird mit einer pneumatischen Doppelkammermanschette aufrechterhalten **(Tourniquet)**. Die Anästhesie tritt in der Regel 5–10 Minuten nach Injektion des Lokalanästhetikums (Mepivacain oder Prilocain 0,5 %) ein. Zur Vermeidung von ischämischen Gewebeschäden sollte die **Blutleere** nicht länger als **2 Stunden** andauern. Nach Operationsende wird das Lokalanästhetikum durch intermittierendes Absenken des Staudruckes langsam ausgewaschen. Die Stauung darf frühestens 15 Minuten nach Injektion des Lokalanästhetikums aufgehoben werden, um systemisch-toxische Wirkungen des Lokalanästhetikums zu vermeiden.

5.5.4 Intravenöse Regionalanästhesie

Eine Regionalanästhesie kann auch durch venöse Applikation eines Lokalanästhetikums in eine durch ein Tourniquet (s. u.) okkludierte, blutleere Extremität herbeigeführt werden. Hierbei ist insbesondere auf die Toxizität des Lokalanästhetikums zu achten, da bei versehentlicher vorzeitiger Öffnung der Blutleere schnell hohe Plasmakonzentrationen des Lokalanästhetikums erreicht werden können.

Durchführung

An Hand- oder Fußrücken wird eine Vene punktiert. Die Extremität wird angehoben und „ausgewickelt", d. h. mit Hilfe einer elastischen Binde exsanguiert (Abb. **A-5.25**). Anschließend wird mit einer pneumatischen Doppelkammermanschette die Blutleere aufrechterhalten **(Tourniquet)**. In der proximalen Kammer der Manschette wird der Staudruck auf Werte oberhalb des systolischen Blutdruckes eingestellt, so dass der periphere Puls nicht mehr tastbar ist. Anschließend wird das Lokalanästhetikum injiziert (cave: Adrenalinzusatz!). Es bieten sich Mepivacain oder Prilocain 0,5 % (obere Extremität: 30–40 ml, untere Extremität: 50–100 ml) an. Eine Anästhesie tritt in der Regel nach 5–10 Minuten ein. Nach Auffüllen der distalen Kammer der Manschette (ca. 50 mmHg oberhalb des systolischen Blutdruckwertes) kann die proximale Kammer der Manschette entleert werden, falls der Patient über stauungsbedingte Schmerzen klagt. Da die distale Kammer im bereits anästhesierten Bereich liegt, verursacht die Stauung hier keine Schmerzen. Zur Vermeidung von ischämischen Gewebeschäden sollte die **Blutleere** eine Dauer von **2 Stunden** nicht überschreiten. Nach Operationsende wird das Lokalanästhetikum durch vorsichtige, intermittierende Absenkung des Staudruckes langsam ausgewaschen. Die Stauung darf frühestens 15 Minuten nach Injektion des Lokalanästhetikums aufgehoben werden, um systemisch-toxische Wirkungen des Lokalanästhetikums zu vermeiden.

A-5.25 | Intravenöse Regionalanästhesie

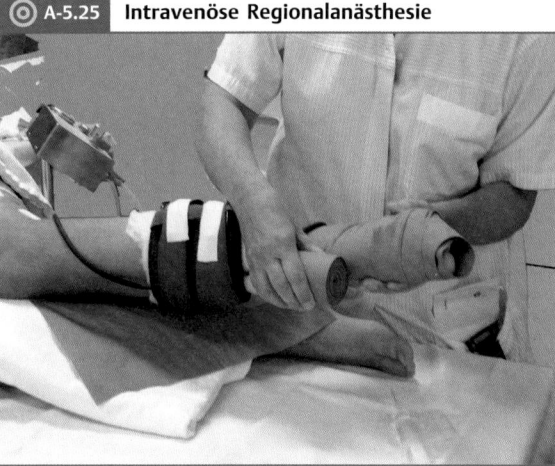

6   Unmittelbar postoperative
    Versorgung im Aufwachraum

6.1 Funktion des Aufwachraumes
     (AWR)

Der Aufwachraum liegt im Kompetenzbereich des Anästhesisten, der dort die
medizinische Verantwortung trägt. Die
unmittelbar postoperative Phase bedeutet
für den Patienten eine kritische Zeitspanne, weil die körpereigenen Regulations-
und Kompensationsmechanismen infolge
von operativem Trauma und anästhesiebedingten Nachwirkungen noch nicht
vollständig wiederhergestellt sind.

Die Aufgaben einer Aufwacheinheit sind:
■ Überwachung
■ Prophylaxe
■ Therapie.

6.2 Organisation des Aufwachraumes

Der AWR befindet sich in unmittelbarer
räumlicher Nähe zum Operationsbereich
bzw. ist in diesen integriert.
Der AWR ist ein Bindeglied zwischen
Operationsabteilung und allgemeinem
Pflegebereich (Abb. **A-6.1**). Spätestens
hier wird entschieden, ob der Patient auf
die Allgemein-, Intermediate-Care- oder
Intensivstation verlegt wird oder bei
ambulanten Eingriffen entlassen werden
kann.

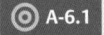
A-6.1

6   Unmittelbar postoperative Versorgung im Aufwachraum

6.1 Funktion des Aufwachraumes (AWR)

Der Aufwachraum liegt im Kompetenzbereich des Anästhesisten, der dort die medizinische Verantwortung trägt. Ziel der Versorgung im Aufwachraum ist es, einen Patienten auf die periphere Station zu verlegen, der wach ist, adäquat auf Ansprache reagiert und über stabile Vitalparameter verfügt. Die unmittelbar postoperative Phase bedeutet für den Patienten eine kritische Zeitspanne, weil die körpereigenen Regulations- und Kompensationsmechanismen infolge von operativem Trauma und anästhesiebedingten Nachwirkungen noch nicht vollständig wiederhergestellt sind: In dieser Phase ist daher eine sorgfältige und lückenlose **Überwachung der Vitalfunktionen** geboten.

Der moderne Aufwachraum (AWR) soll die Überwachung und Therapie mit den Möglichkeiten der Intensivmedizin gewährleisten.

6.2 Organisation des Aufwachraumes

Der AWR befindet sich in unmittelbarer räumlicher Nähe zum Operationsbereich bzw. ist nach Möglichkeit in diesen integriert. Damit ist der jederzeitige Kontakt mit dem Anästhesisten und dem Operationsteam garantiert und eine bei eintretenden Komplikationen erforderliche Rückführung des Patienten in den Operationsraum umgehend möglich. Der AWR ist als **Bindeglied** zwischen Operationsabteilung und allgemeinem Pflegebereich zu verstehen (Abb. **A-6.1**). Spätestens hier wird entschieden, ob der Patient auf die Allgemein-, Intermediate-Care- oder Intensivstation verlegt wird oder, bei ambulanten Eingriffen, nach Hause entlassen werden kann. Bis auf die Patienten, die postoperativ sofort einer Intensivstation übergeben werden, sollten alle anderen zunächst in einer Aufwacheinheit betreut werden. Das gilt unabhängig von Art und Dauer der Anästhesie.

Die ärztliche Leitung des AWR ist Aufgabe des Anästhesisten. Eine ausreichende apparative Ausstattung und Besetzung mit erfahrenem Anästhesiepflegepersonal sind für die angemessene Versorgung Frischoperierter unabdingbar. Man geht dabei heutzutage von einem Personal-Patienten-Verhältnis von 1:2 bis 1:3 aus. Die Anzahl an benötigten Aufwachbetten ist in den einzelnen operativen Fachdisziplinen unterschiedlich. Sie schwankt zwischen 1,5 und 3 Betten pro Operationstisch.

A-6.1   **Der Aufwachraum als Bindeglied zwischen OP-Abteilung und allgemeinem Pflegebereich**

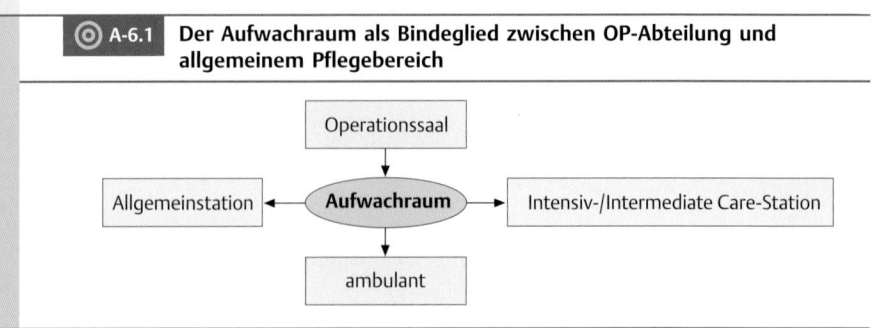

6.3 Pflegerische Maßnahmen

Die Aufgabe des Pflegepersonals besteht darin, bei jedem Aufwachpatienten neben der Grundpflege allgemeine und spezielle pflegerische und therapeutische Maßnahmen fachgerecht durchzuführen. Art und Ausmaß dieser Pflege werden bestimmt durch die Operation, das Anästhesieverfahren und die Vorerkrankungen des Patienten. Zu Beginn des Aufenthaltes im AWR erfolgt die korrekte Übergabe des Patienten durch den Anästhesisten an die Pflegeperson, die den Patienten von seiner Aufnahme bis zur Entlassung im AWR betreut.

Information bei Übergabe des Patienten (Abb. **A-6.2**):

- Name und Alter des Patienten
- durchgeführte Operation
- durchgeführte Anästhesie
- aufgetretene Komplikationen

6.3 Pflegerische Maßnahmen

Neben der Grundpflege sind spezielle pflegerische und therapeutische Maßnahmen fachgerecht durchzuführen. Art und Ausmaß dieser Pflege werden bestimmt durch die Operation, das Anästhesieverfahren und die Vorerkrankungen des Patienten.

Information bei Übergabe des Patienten:
Alle wichtigen Informationen über den Patienten, die für die weitere Pflege von Bedeutung sind, müssen übergeben werden.

A-6.2 **Aufwachraumprotokoll**

- Vorerkrankungen
- spezielle Anordnungen.

6.3.1 Allgemeine pflegerische Maßnahmen

6.3.1 Allgemeine pflegerische Maßnahmen

Hierzu gehören:
- korrekte Lagerung des Patienten
- Sauerstoffinsufflation
- Überwachung der Vitalfunktionen
- Fortführung der Infusionstherapie
- medikamentöse Versorgung entsprechend der ärztlichen Anordnungen
- Ableitung von Drainagen, Blasenkatheter und Magensonde
- Bilanzierung von Ein- und Ausfuhr
- Wärmeapplikation nach perioperativer Hypothermie.

Eine **korrekte Lagerung** des Patienten erfolgt unter besonderer Berücksichtigung der Funktionen von Atmung und Herz-Kreislauf-System sowie der durchgeführten Operation. So sollte z. B. bei der Lagerung von Patienten nach Eingriffen am Abdomen auf eine Hochlagerung des Oberkörpers um ca. 30° und eine leichte Beugestellung von Hüft- und Kniegelenken geachtet werden.

Zu den Routinemaßnahmen gehört die **Sauerstoffinsufflation**, weil zumindest nach Allgemeinanästhesien mit passageren Störungen des Gasaustausches zu rechnen ist. Jeder Patient muss hinsichtlich seiner **Vitalfunktionen** ausreichend überwacht werden (s. u.). Die Fortführung der **Infusionstherapie** mit kristalloiden oder kolloidalen Lösungen hat den Besonderheiten des postoperativen Flüssigkeitshaushaltes Rechnung zu tragen (s. S. 69). Sie ist bis auf kurz dauernde periphere Eingriffe unverzichtbar. **Medikamente** werden grundsätzlich intravenös verabreicht. Ihre Gabe erfolgt entsprechend den ärztlichen Anordnungen. Die **Ableitung von Drainagen, Blasenkatheter und Magensonde** sowie die **Bilanzierung von Ein- und Ausfuhr** sind selbstverständlich.

Infolge **perioperativer Hypothermie** ist besonders nach größeren und länger dauernden Eingriffen eine **Wärmeapplikation** notwendig.

Über die pflegerischen Tätigkeiten muss eine sorgfältige und lückenlose **Dokumentation** geführt werden.

Pflegerische Tätigkeiten müssen sorgfältig **dokumentiert** werden.

6.3.2 Spezielle pflegerische Maßnahmen

6.3.2 Spezielle pflegerische Maßnahmen

Zu den speziellen pflegerischen Maßnahmen im AWR gehören die Betreuung von Patienten mit:
- invasiver Blutdruckmessung
- Pulmonaliskatheter (Messung von HZV etc.)
- Nachbeatmung (Überwachung)
- invasiver Schmerztherapie.

Zu den speziellen pflegerischen Maßnahmen im AWR gehört die Betreuung von Patienten mit invasiver Blutdruckmessung, Pulmonaliskatheter oder Monitoring mit einem Katheter zur transpulmonalen Messung der Kreislaufparameter (PiCCO) sowie die Versorgung derer, die nicht sofort nach Beendigung der Operation extubiert werden können und im AWR nachbeatmet werden müssen. Weiterhin muss bei der Durchführung einer invasiven Schmerztherapie mit perioperativ angelegtem Katheter (Epiduralkatheter, Peripherer Nervenkatheter, Katheter zur Wundinfiltration) eine adäquate Einstellung und Dosierung überwacht sowie der neurologische Status der Patienten erhoben werden.

6.4 Monitoring

6.4 Monitoring

Vorrangig ist die **Kontrolle der Vitalfunktionen**, die in Abhängigkeit vom operativen Vorgehen durch Überprüfung spezieller Parameter ergänzt wird.

In der direkten postoperativen Phase ist die **Kontrolle der Vitalfunktionen** vorrangig. Hierzu kann neben der Standardüberwachung auch die Überprüfung spezieller Parameter erforderlich werden. Das Ausmaß des Monitorings richtet sich nach den Vorerkrankungen und dem Alter des Patienten, der Art und Dauer des chirurgischen Eingriffes, dem anästhesiologischen Verfahren und etwaigen Komplikationen. Neben der **klinischen Untersuchung** stehen **apparative** und **laborchemische Methoden** zur Verfügung.

6.4.1 Klinische Überwachung

6.4.1 Klinische Überwachung

Bewusstseinslage, Atmung, Kreislauf und grobe Muskelkraft müssen regelmäßig überprüft werden (s. auch S. 124). Zur Beurteilung der peripheren Zirkulation dienen die **Hautfarbe** und **-temperatur** und der **Pulsbefund**. Die Wiederkehr neurologischer Funktionen nach Regionalanästhesien ist ebenfalls zu überprüfen.

Die klinische Untersuchung bildet die Basis der Patientenüberwachung im AWR. Hierunter fallen die Überprüfung der **Bewusstseinslage**, der **Atemfrequenz** und **-tiefe** und die Auskultation der **Atemgeräusche** (s. auch S. 124). Nach Anwendung von Muskelrelaxanzien sollte die **grobe Muskelkraft** eingeschätzt werden (s. S. 192).

Zur Beurteilung der peripheren Zirkulation dienen die **Hautfarbe** und **-temperatur** und der **Pulsbefund**. Die zuletzt genannten Parameter müssen vor allem nach gefäßchirurgischen Eingriffen und Operationen von Extremitätenfrakturen überwacht werden. Bei Letzteren ist zusätzlich die Kontrolle der Sensibilität und Motorik angezeigt, um neurologische Ausfälle erkennen zu können. Die Wiederkehr neurologischer Funktionen nach Regionalanästhesien ist ebenfalls zu überprüfen.

6.4.2 Apparative Überwachung

Zur Standardkreislaufüberwachung bei jedem Patienten gehören die fortlaufende **EKG**-Registrierung mittels eines Monitors und die regelmäßige **nichtinvasive Blutdruckmessung**. Bei manchen Patienten ist vor allem nach größeren Eingriffen zur Kontrolle des intravasalen Volumenhaushaltes die **invasive Blutdruckmessung** über eine intraarterielle Kanüle unentbehrlich. Die Messung des zentralen Venendrucks allein lässt keine sicheren Rückschlüsse auf den Volumenstatus der Patienten zu. Die Verwendung eines **Pulmonalarterienkatheters** bleibt speziellen Indikationen zur Messung des Herzzeitvolumens und zur differenzierten Beurteilung der Rechts- und Linksherzfunktion vorbehalten (s.S. 98). Hierbei ist zu beachten, dass die Indikation zur Anlage eines Pulmonalarterienkatheters zunehmend zurückhaltend gestellt wird. Alternativ kommt die Anlage einer PiCCO-Arterie (s.S. 101) zur Bestimmung des Herzzeitvolumens infrage.

Die kontinuierliche Überwachung der Atemfrequenz ist in die modernen EKG-Monitore integriert. So wird eine Apnoe sofort erkennbar. Zusätzlich muss die orientierende Beurteilung des pulmonalen Gasaustausches für Sauerstoff mit Hilfe der **Pulsoxymetrie** erfolgen.

Nach größeren Eingriffen ist die Messung der **Körperkerntemperatur** zur Überprüfung des Wärmehaushaltes und der **Stundendiurese** zur groben Einschätzung der Nierenfunktion obligat.

Die Lage eines zentralen Venenkatheters oder Pulmonaliskatheters wird röntgenologisch kontrolliert.

Die Durchführung einer Röntgenaufnahme des Thorax bzw. der Lungen ist außerdem indiziert bei Verdacht auf pulmonale und/oder kardiale Komplikationen. Auf diese Weise können z. B. Atelektasen, Pneumothorax, Pleuraerguss und Lungenödem festgestellt werden.

6.4.3 Laborchemische Überwachung

Häufig werden unmittelbar postoperativ Laboruntersuchungen nötig. In erster Linie handelt es sich hierbei um Hämoglobin-, Hämatokrit-, Blutzucker- und Elektrolytbestimmungen sowie um Blutgas- und Gerinnungsanalysen (siehe entsprechende Kapitel). Die Untersuchung weiterer Parameter bleibt speziellen Indikationen vorbehalten.

6.5 Komplikationen nach Narkose und Operation

6.5.1 Respiratorische Komplikationen

▶ **Merke:** Im Mittelpunkt des Spektrums postoperativer Komplikationen im AWR stehen die Störungen der Atmung, die unbehandelt rasch zu einer respiratorischen Insuffizienz führen (Tab. **A-6.1**).

Zu einer mechanischen **Verlegung der oberen Atemwege** kommt es beim Zurückfallen der Zunge. Auch durch den chirurgischen Eingriff selbst kann eine Obstruktion von Larynx und Pharynx verursacht werden, so z. B. durch Ödem und Blutung nach Karotis- und Halsoperationen sowie durch eine Rekurrensparese nach Strumektomien. Ein **Laryngospasmus** kann durch eine Stimulation des Larynx während der Narkoseausleitung entstehen. Auslöser sind

6.4.2 Apparative Überwachung

Zur apparativen Standardüberwachung gehören **EKG, nichtinvasive Blutdruckmessung, ZVD** und als spezielle Maßnahmen die **invasive Blutdruckmessung** und der **Pulmonalarterienkatheter** zur Messung von HZV und der Beurteilung der Rechts- und Linksherzfunktion.

Zusätzlich muss die Beurteilung des pulmonalen Gasaustausches für Sauerstoff mit Hilfe der **Pulsoxymetrie** erfolgen. Obligat sind nach großen Eingriffen **Körpertemperatur- und Diuresemessungen**.

Eine Röntgenaufnahme des Thorax bzw. der Lungen ist indiziert zur Katheterlagekontrolle und bei Verdacht auf pulmonale und/oder kardiale Komplikationen.

6.4.3 Laborchemische Überwachung

Nicht selten werden unmittelbar postoperativ Hämoglobin-, Hämatokrit-, Blutzucker- und Elektrolytbestimmungen sowie Blutgas- und Gerinnungsanalysen durchgeführt.

6.5 Komplikationen nach Narkose und Operation

6.5.1 Respiratorische Komplikationen

◀ Merke

Ein **Laryngospasmus** kann häufiger bei Kindern durch eine Stimulation des Larynx während der Narkoseausleitung entstehen. Ein **Bronchospasmus** ereignet sich ebenfalls bevorzugt in der Narkoseausleitungsphase. Prädisponiert sind vor allem Asthmatiker und starke Raucher mit chronischer Bronchitis.

Ein **Überhang an Narkotika** kann zur Hemmung des Atemzentrums führen und so eine Hypoventilation bewirken.

Mit steigendem arteriellem CO_2-Gehalt kommt es schließlich zur **CO_2-Narkose**, die unbemerkt im Atemstillstand, dem „Silent Death", enden kann.
Thorax- und Oberbaucheingriffe, chronische Lungenerkrankungen und erhebliches Übergewicht prädisponieren zur **Mikroatelektasenbildung**.

Eine bronchopulmonale **Aspiration von Mageninhalt** kann sich nach Erbrechen in der Narkoseausleitungsphase bei noch nicht vollständig wiederhergestellten Schutzreflexen ereignen.

Manipulationen im Bereich der oberen Atemwege und Sekret- und Blutansammlungen. Er tritt häufiger bei Kindern als bei Erwachsenen auf. Traumatische Intubationen und laryngeale Eingriffe führen nicht selten zum Larynxödem. Ein **Bronchospasmus** ereignet sich ebenfalls bevorzugt in der Narkoseausleitungsphase. Prädisponiert sind vor allem Patienten mit Asthma bronchiale und starke Raucher mit chronischer Bronchitis.

Ein **Überhang an Narkotika** kann zur Hemmung des Atemzentrums führen und so eine Hypoventilation bewirken. Neben den Opioiden kommen auch die volatilen Inhalationsanästhetika als Auslöser in Betracht. Die besondere Gefahr liegt darin, dass ansteigende Blut-CO_2-Partialdrücke keine Ventilationssteigerung nach sich ziehen. Dadurch wird verhindert, dass der Patient das subjektive Gefühl der Dyspnoe entwickelt.

Mit steigendem arteriellem CO_2-Gehalt kommt es schließlich zur **CO_2-Narkose**, die unbemerkt im Atemstillstand, dem „Silent Death", enden kann. Nachwirkungen von **Muskelrelaxanzien** können durch eine neuromuskuläre Blockade eine periphere Atemlähmung verursachen. Komplikationen des chirurgischen Eingriffes, wie z. B. eine Phrenikusparese, oder Systemerkrankungen der Skelettmuskulatur, wie z. B. die Myasthenia gravis, sind ebenfalls in der Lage, postoperativ die Atmungsfunktion zu behindern.

Thorax- und Oberbaucheingriffe, chronische Lungenerkrankungen und erhebliches Übergewicht prädisponieren zur **Mikroatelektasenbildung**.

Eine bronchopulmonale **Aspiration von Mageninhalt** kann sich nach Erbrechen in der Narkoseausleitungsphase bei noch nicht vollständig wiederhergestellten Schutzreflexen ereignen. Bei Thoraxoperationen, Strumektomien, Eingriffen am Zwerchfell und Nierenoperationen besteht die Gefahr einer Pleuraperforation mit Ausbildung eines Pneumothorax. Auch ein Lungenödem oder eine Lungenembolie können den pulmonalen Gasaustausch erheblich beeinträchtigen. Zu einer Steigerung des Sauerstoffbedarfs kommt es regelhaft durch Kältezittern, motorische Unruhe oder Fieber. Die Sauerstoffversorgung einzelner Organe, vor allem von Herz und Gehirn, kann dadurch bei disponierten Patienten kritisch werden.

☰ A-6.1	**Respiratorische Komplikationen im Aufwachraum**
Atemwegsobstruktion	• Tonusverlust der Zungengrundmuskulatur • chirurgischer Eingriff • Laryngospasmus • Larynxödem • Bronchospasmus
Hypoventilation	• zentrale Atemdepression • periphere Atemlähmung
Atelektasen	
bronchopulmonale Aspiration	
Pneumothorax	
Lungenödem	
Lungenembolie	
gesteigerter Sauerstoffbedarf	• Muskelzittern • Fieber

6.5.2 Kardiovaskuläre Komplikationen

Unterkühlung, Schmerzen, Hypoxämie, Hyperkapnie und Störungen des Blut- und Plasmavolumens bewirken eine erhöhte Aktivität des sympathischen Nervensystems. Hieraus können sich in der unmittelbar postoperativen Phase kardiovaskuläre Komplikationen wie **arterielle Hyper- und Hypotension, kardiale Arrhythmien** und ggf. **Herzinsuffizienz, Myokardinfarkt** und **Herz-Kreislauf-Stillstand** entwickeln (Tab. **A-6.2**). Am stärksten gefährdet sind Patienten mit kardiovaskulären Vorerkrankungen: Bei ihnen ist neben der Prävention ein subtiles und erweitertes Monitoring dringend angezeigt.

Eine **Lungenembolie** im AWR ist zwar ein eher seltenes Ereignis, darf aber bei foudroyanten Kreislaufdepressionen in den differenzialdiagnostischen Überlegungen nicht fehlen. Gleiches gilt für die **Perikardtamponade**, die sich nach Thorax- und Oberbaucheingriffen ereignen kann. **Septische Kreislaufreaktionen** sind vor allem dann möglich, wenn intraabdominelle Abszesse ausgeräumt und dabei Erreger bzw. Endotoxine in die Blutbahn eingeschwemmt wurden. Bei Patienten mit Nebennierenrindenatrophie im Rahmen chronischer Glukokortikoidmedikation, aber auch nach Hypophysektomien, Nephrektomien und Adrenalektomien muss bei Kreislaufbeeinträchtigungen an einen **akuten Kortisolmangel** gedacht werden.

6.5.2 Kardiovaskuläre Komplikationen

Unterkühlung, Schmerzen, Hypoxämie, Hyperkapnie und Störungen des Blut- und Plasmavolumens erhöhen die Sympathikusaktivität. Hieraus können sich kardiovaskuläre Komplikationen wie **arterielle Hyper- und Hypotension, kardiale Arrhythmien** und ggf. **Myokardinfarkt** und **Herz-Kreislauf-Stillstand** entwickeln (Tab. **A-6.2**).

Weitere Ursachen für Kreislaufbeeinträchtigungen können **Lungenembolie, Perikardtamponade, septische Kreislaufreaktionen** sowie **Kortisolmangel** sein.

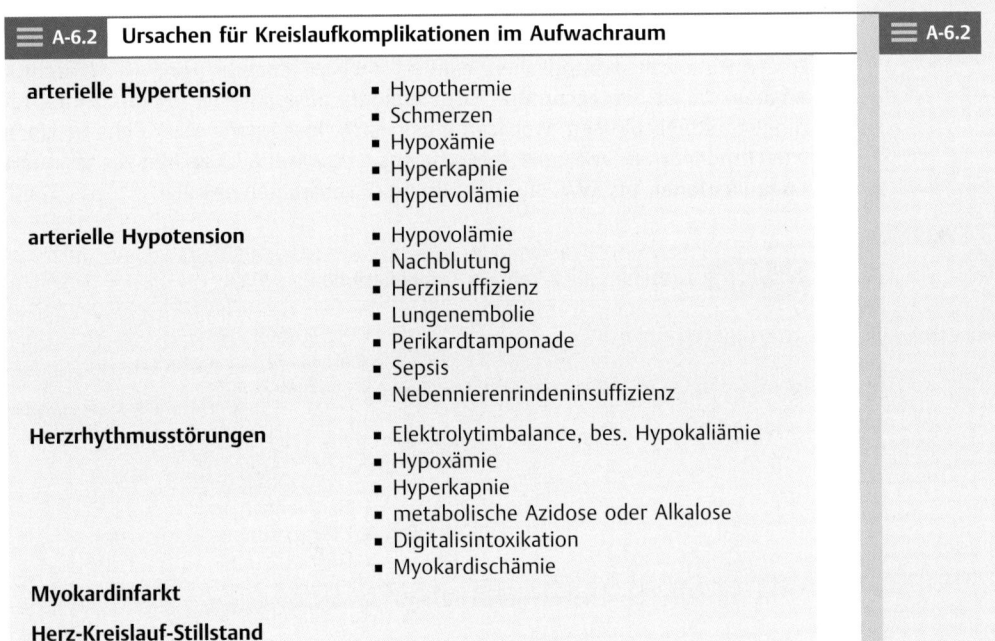

A-6.2 Ursachen für Kreislaufkomplikationen im Aufwachraum	
arterielle Hypertension	<ul><li>Hypothermie</li><li>Schmerzen</li><li>Hypoxämie</li><li>Hyperkapnie</li><li>Hypervolämie</li></ul>
arterielle Hypotension	<ul><li>Hypovolämie</li><li>Nachblutung</li><li>Herzinsuffizienz</li><li>Lungenembolie</li><li>Perikardtamponade</li><li>Sepsis</li><li>Nebennierenrindeninsuffizienz</li></ul>
Herzrhythmusstörungen	<ul><li>Elektrolytimbalance, bes. Hypokaliämie</li><li>Hypoxämie</li><li>Hyperkapnie</li><li>metabolische Azidose oder Alkalose</li><li>Digitalisintoxikation</li><li>Myokardischämie</li></ul>
Myokardinfarkt	
Herz-Kreislauf-Stillstand	

6.5.3 Zerebrale Komplikationen

Ein verzögertes Erwachen aus der Narkose ist häufig durch einen Narkoseüberhang verursacht. Diese Patienten sollten postoperativ nachbeatmet werden. Kommen Opioide oder Benzodiazepine als Auslöser infrage, ist prinzipiell eine medikamentöse Antagonisierung möglich.

> ▶ **Merke:** Bei der Antagonisierung von Opioiden und/oder Benzodiazepinen muss beachtet werden, dass es zu **überschießenden Kreislaufreaktionen** mit Tachykardien und Blutdruckanstiegen kommen kann. Außerdem sind „Rebound"-Phänomene möglich, wenn aufgrund unterschiedlicher Halbwertszeiten die Wirkung des Antagonisten früher nachlässt als die des Agonisten.

6.5.3 Zerebrale Komplikationen

Patienten mit Narkoseüberhang sollten postoperativ nachbeatmet werden. Kommen Opioide oder Benzodiazepine als Auslöser infrage, ist eine Antagonisierung möglich.

◀ Merke

Auch eine Hypoglykämie kann Ursache einer Vigilanzminderung sein.

Postoperative Erregungszustände werden häufig durch Schmerzen verursacht. Hypoxämie und/oder Hyperkapnie dürfen in diesem Zusammenhang aber nicht übersehen werden.

Das **zentral-anticholinerge Syndrom (ZAS)** ist medikamentös bedingt und beruht auf einer Blockade cholinerger Rezeptoren bzw. einer Abnahme von Acetylcholin im Bereich zentraler Synapsen. Neben Atropin und Scopolamin sollen nahezu alle Anästhetika und die Opioide als Auslöser in Betracht kommen. Das Therapeutikum der Wahl ist Physostigmin (Anticholium).

Ursachen für zerebrale Komplikationen im AWR sind in Tab. **A-6.3** zusammengestellt.

Eine exzessive intraoperative Hyperventilation führt neben einer möglichen zerebralen Ischämie zu einer hypokapniebedingten Verminderung bzw. Aufhebung des Atemantriebs. Sie ist anhand einer endexspiratorischen CO_2-Messung oder Blutgasanalyse erkennbar und vermeidbar.

Eine Hypoglykämie kann ebenfalls die Ursache einer Vigilanzminderung sein und ist durch eine Blutzuckerbestimmung mittels BZ-Stix sofort nachweisbar. **Postoperative Erregungszustände** werden häufig durch Schmerzen verursacht. Hypoxämie und/oder Hyperkapnie dürfen in diesem Zusammenhang aber nicht übersehen werden. Ebenso infrage kommt bei nicht katheterisierten Patienten ein Harnverhalt bei voller Blase. Eine Dehydratation nach unzureichendem intraoperativem Flüssigkeitsersatz führt insbesondere beim älteren Patienten nicht selten zu postoperativer Agitiertheit. Medikamenten- und Alkoholentzug können bei Abhängigen ein Delir auslösen.

Das **zentral-anticholinerge Syndrom (ZAS)** ist medikamentös bedingt und beruht auf einer Blockade cholinerger Rezeptoren bzw. einer Abnahme von Acetylcholin im Bereich zentraler Synapsen. Neben Atropin und Scopolamin sollen nahezu alle Anästhetika und die Opioide als Auslöser in Betracht kommen. Man unterscheidet entsprechend der klinischen Symptomatik eine **zentral-exzitatorische** von einer **zentraldepressorischen Form**. Die Häufigkeit des Auftretens nach Narkosen ist allerdings als eher gering einzuschätzen. Das Therapeutikum der Wahl ist Physostigmin (Anticholium). Es durchdringt die Blut-Hirn-Schranke und erhöht als Cholinesterasehemmstoff die Acetylcholinkonzentration im synaptischen Spalt.

Können die bisher genannten Ursachen für postoperative Bewusstseinsstörungen ausgeschlossen werden, muss nach hirnorganischen Schädigungen wie Hirnödem, -infarkt oder -blutung gesucht werden. **Ursachen für zerebrale Komplikationen** im AWR sind in Tab. **A-6.3** zusammengestellt

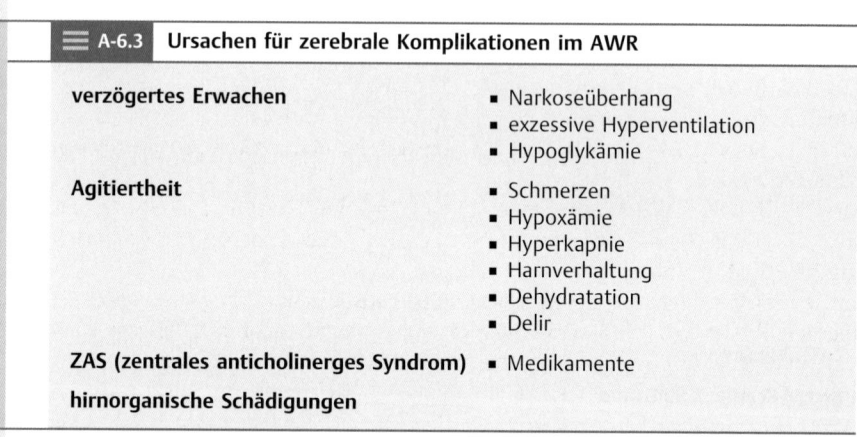

≡ A-6.3

≡ A-6.3	**Ursachen für zerebrale Komplikationen im AWR**
verzögertes Erwachen	■ Narkoseüberhang ■ exzessive Hyperventilation ■ Hypoglykämie
Agitiertheit	■ Schmerzen ■ Hypoxämie ■ Hyperkapnie ■ Harnverhaltung ■ Dehydratation ■ Delir
ZAS (zentrales anticholinerges Syndrom)	■ Medikamente
hirnorganische Schädigungen	

6.5.4 Hypo- und Hyperthermie

Störungen der Wärmehomöostase treten fast immer nach langen thorakalen und abdominellen Operationen auf.

Hypothermie: Wärmeverluste entstehen intraoperativ infolge Flüssigkeitsverdunstung über großen Wundflächen bei zu niedriger Umgebungstemperatur. Aggravierend wirkt die durch die Narkose aufgehobene Thermoregulation.

6.5.4 Hypo- und Hyperthermie

Störungen der Wärmehomöostase treten nahezu immer nach langdauernden, thorakalen und abdominellen Operationen auf.

Hypothermie: Wärmeverluste entstehen intraoperativ infolge Flüssigkeitsverdunstung über großen Wundflächen bei zu niedriger Umgebungstemperatur. Aggravierend wirkt die durch die Narkose aufgehobene Thermoregulation. Aus diesen Gründen sollten die Patienten bei lang andauernden Operationen intraoperativ gewärmt werden. Eine perioperative Hypothermie führt zu einer Zunahme der Inzidenz von Wundinfektionen, erhöht durch Gerinnungsstörungen den Blutverlust und konsekutiv den Transfusionsbedarf und führt zu einer Verlängerung der Krankenhausaufenthaltsdauer. Der Abfall der Körperkerntemperatur bewirkt postoperativ deutliche Reaktionen mit **Kältezittern**. Hierbei können Grundumsatz und Sauerstoffverbrauch bis auf das 4fache ansteigen, wodurch vor allem Patienten mit kardiovaskulären Vorerkrankungen gefährdet werden.

Pethidin (Dolantin) ist in subanalgetischer Dosierung (25 mg) ebenso wie Clonidin (75 µg) in der Lage, das Kältezittern zumindest abzuschwächen. Gleichzeitig sollten die Patienten mittels Wärmedecken von außen wiedererwärmt werden.

> ▶ **Merke:** Für Risikopatienten gilt, dass sie bis zum Erreichen der Normaltemperatur sediert und nachbeatmet werden müssen.

◀ Merke

Hyperthermie: Eine postoperative Hyperthermie beruht meistens auf einer Sollwertverstellung der Körpertemperatur durch Narkose und Operation, kann aber auch Ausdruck einer Septikämie oder in seltenen Fällen einer malignen Hyperthermie sein (s. S. 202).

Hyperthermie: Mögliche Ursachen sind Sollwertverstellung der Körpertemperatur, Septikämie oder maligne Hyperthermie (selten!).

6.5.5 Muskelzittern

Postoperatives Muskelzittern wird besonders nach Inhalationsanästhesien beobachtet. Der genaue Entstehungsmechanismus ist noch nicht bekannt. Es kann sich, wie oben beschrieben, um eine Reaktion auf intraoperative Wärmeverluste handeln. Muskelzittern tritt aber auch bei normothermen Patienten auf. Vorstellbar ist hier eine unterschiedlich schnelle Abflutung des Anästhetikums aus kortikalen und subkortikalen Regionen. Die Anwendung des α_2-Agonisten Clonidin (Catapresan, 75–150 µg) ist hier indiziert.

6.5.5 Muskelzittern

Postoperatives Muskelzittern kann auch bei normothermen Patienten auftreten und wird besonders nach Inhalationsanästhesien beobachtet.

6.5.6 Postoperative Übelkeit und Erbrechen (PONV)

6.5.6 Postoperative Übelkeit und Erbrechen (PONV)

> ▶ **Synonym:** PONV = postoperative nausea and vomiting.

◀ Synonym

Übelkeit und Erbrechen entstehen nach Stimulierung des Brechzentrums in der Medulla oblongata. Die postoperative Häufigkeit beträgt im Durchschnitt 20–30 %. Somit zählt Übelkeit und Erbrechen zu den häufigsten postoperativen Komplikationen.

Ursächlich kommen neben Anästhetika und Opioiden (Reizung chemosensibler Rezeptoren im Bereich der Area postrema) auch Schmerzen sowie der chirurgische Eingriff infrage.

In den letzten Jahren konnten verschiedene Risikoscores für PONV etabliert werden. Anhand dieser Risikoscores kann für jeden Patienten festgelegt werden, ob mit einer erhöhten Inzidenz von PONV zu rechnen ist und eine eventuelle Prophylaxe indiziert ist. Eine Prophylaxe sollte durchgeführt werden, wenn die Patienten in der Anamnese über PONV berichten oder mindestens 4 von folgenden 5 **Risikofaktoren** auf den Patienten zutreffen:

- Kinetose
- Nichtraucher
- Narkosedauer > 2 h (weibliche Patienten) oder > 3 h (männliche Patienten)
- Verwendung von volatilen Anästhetika oder Lachgas
- intraabdominelle oder urologische Eingriffe sowie Eingriffe im HNO- oder Kopfbereich.

Um die Inzidenz von PONV zu vermindern, werden folgende **Maßnahmen** empfohlen:

- Verzicht auf volatile Anästhetika, statt dessen intravenöse Anästhesie
- Verzicht auf den Einsatz von Lachgas.

Zur medikamentösen Pharmakoprophylaxe von PONV werden in neuerer Zeit zumeist Serotonin-(5-HT$_3$)-Rezeptorantagonisten (z. B. Ondansetron 4–8 mg, Dolasetron 12,5 mg) mit gutem Erfolg eingesetzt. Weiterhin kommt auch der Einsatz vom Dexamethason (4–8 mg) und in schweren Fällen eine Kombination aus Dexamethason und einem Serotoninrezeptorantagonisten infrage.

Übelkeit und Erbrechen entstehen nach Stimulierung des Brechzentrums in der Medulla oblongata. Die postoperative Häufigkeit beträgt 20–30 %. Ursächlich kommen neben Anästhetika und Opioiden (Reizung chemosensibler Rezeptoren im Bereich der Area postrema) auch Schmerzen sowie der chirurgische Eingriff infrage.

Risikofaktoren für PONV sind:
- Kinetose
- Nichtraucher
- Narkosedauer > 2 h (weibliche Patienten) oder > 3 h (männliche Patienten)
- Verwendung von volatilen Anästhetika oder Lachgas
- intraabdominelle oder urologische Eingriffe sowie Eingriffe im HNO- oder Kopfbereich.

Zur Prophylaxe und Therapie von PONV werden Serotoninantagonisten eingesetzt.

Insgesamt ist die Inzidenz von Übelkeit und Erbrechen bei der Durchführung von Regionalanästhesien deutlich niedriger als bei der Durchführung von Allgemeinanästhesien.

6.5.7 Nachblutung

Eine schwerwiegende Komplikation beim Frischoperierten ist die Nachblutung. Hierbei ist nicht nur die Menge des Blutverlustes wichtig, sondern auch die Lokalisation der Blutung.
Nachblutungen sind nicht immer am Blutfluss über die Drainagen erkennbar, da diese verstopfen oder dislozieren können.

Bei V. a. auf Nachblutung sollten zügig der Operateur verständigt und ggf. diagnostische Maßnahmen (z. B. Sonographie, Hb-Kontrolle) ergriffen werden.

6.6   Postoperative Schmerztherapie

Informationen hierzu s. Kap. C 3.2.

6.7   Verlegung des Patienten

Erst wenn der Patient über hinreichend stabile Vitalfunktionen verfügt, darf er auf die Allgemeinstation verlegt oder nach ambulanten Operationen nach Hause entlassen werden.
Verlegungskriterien:
- ausreichende Spontanatmung
- stabile Herz-Kreislauf-Funktion
- klares Bewusstsein
- ausreichende Schutzreflexe
- rückläufige Nervenblockade nach Regionalanästhesie
- suffiziente Schmerztherapie
- Normothermie.

Bei der Verlegung auf die Intermediate-Care- oder Intensivstation sollte der Patient immer vom Anästhesisten begleitet und an das Stationspersonal übergeben werden.

6.5.7 Nachblutung

Eine schwerwiegende Komplikation beim Frischoperierten ist die **Nachblutung**. Hierbei ist nicht nur die Menge des Blutverlustes wichtig, sondern auch die Lokalisation der Blutung. So kann z. B. nach einer Strumaresektion eine geringe Nachblutung durch die mechanische Kompression der Trachea und die hieraus resultierende Hypoxie bereits deletäre Folgen für den Gesamtorganismus haben. Nachblutungen sind nicht immer am Blutfluss über die Drainagen erkennbar, da diese verstopfen oder dislozieren können.

Bei V. a. Nachblutung sollte zügig der entsprechende Operateur hinzugezogen werden. Außerdem sollten ggf. diagnostische Maßnahmen wie z. B. Sonographie und Hb-Kontrolle durchgeführt werden.

6.6   Postoperative Schmerztherapie

Informationen hierzu finden Sie in Kap. C 3.2 ab S. 655.

6.7   Verlegung des Patienten

Über die Verlegung des Patienten auf die Allgemeinstation oder über seine Entlassung nach Hause im Rahmen von ambulanten Operationen entscheidet der für den AWR zuständige Anästhesist, nachdem er sich persönlich davon überzeugt hat, dass der Patient über hinreichend stabile Vitalfunktionen verfügt.

Verlegungskriterien:
- ausreichende Spontanatmung
- stabile Herz-Kreislauf-Funktion
- klares Bewusstsein
- ausreichende Schutzreflexe
- rückläufige Nervenblockade nach Regionalanästhesie
- suffiziente Schmerztherapie
- Normothermie.

Weiterhin sollte unbedingt darauf geachtet werden, dass bei Verlegung keine Nachblutung im OP-Gebiet besteht.
Bei der Verlegung des Patienten muss eine adäquate Übergabe an das Personal auf der Normalstation, der Intermediate-Care- oder der Intensivstation sichergestellt werden. Bei der Verlegung von Patienten auf die Normalstation ist häufig eine telefonische Übergabe an das Stationspersonal ausreichend, Besonderheiten sollten jedoch auch in diesen Fällen direkt mit dem Operateur besprochen werden. Bei einer Verlegung auf die Intermediate-Care- oder Intensivstation sollte der Patient immer von Anästhesisten auf die Station begleitet und dort eine Übergabe an den jeweiligen Stationsarzt und das Pflegepersonal durchgeführt werden.

B

Spezielle Anästhesie

B 1 Anästhesie in der Augenheilkunde

1 Anästhesie in der Augenheilkunde

1.1 Einleitung

In der Augenheilkunde kommen sowohl Allgemein- als auch Lokalanästhesien zum Einsatz. Den Lokalanästhesieverfahren wird zunehmend der Vorzug gegeben, da operative Eingriffe am Auge vermehrt ambulant durchgeführt werden. Bei speziellen Eingriffen und bei besonderen Patientengruppen wird jedoch die Allgemeinanästhesie bevorzugt. Die Auswahl des Anästhesieverfahrens sollte immer in enger Absprache zwischen Patient, Augenarzt und Anästhesist getroffen werden.

1.2 Besonderheiten der Patientengruppe

Die Verteilung der **Altersstruktur** der Patienten in der Augenheilkunde ist **zweigipflig:** Die Mehrzahl der Eingriffe wird an Patienten unter 10 oder über 60 Jahren durchgeführt, wobei die Eingriffe an Patienten höheren Alters deutlich überwiegen. Bei Frühgeborenen und Kindern bestehen oftmals neben der Augenerkrankung auch Missbildungen an ZNS bzw. Herz-Kreislauf-System oder Komplikationen aufgrund von unreifen Organsystemen. Ältere Patienten leiden häufig an einer oder mehreren chronischen Begleiterkrankungen, wie z.B. arterielle Hypertonie, KHK, Diabetes mellitus, COPD und pAVK.

1.3 Präoperative Risikoeinschätzung

1.3.1 Anamnese und Untersuchung

Wie in allen anderen operativen Bereichen beinhaltet die präoperative Visite auch in der Augenheilkunde eine genaue Anamnese und körperliche Untersuchung. Um eventuelle Medikamenteninteraktionen oder systemische Nebenwirkungen abschätzen zu können, sollte eine genaue Medikamentenanamnese sowohl der systemisch applizierten Medikamente als auch der Ophthalmika erhoben werden. Die präoperative Diagnostik wird nach den allgemein gültigen Regeln entsprechend dem Alter des Patienten und der bestehenden Begleiterkrankungen durchgeführt.

1.3.2 Prämedikation

Die orale Gabe von **Benzodiazepinen** zur Prämedikation ist auch in der Augenheilkunde sinnvoll. Allerdings muss sie bei älteren Patienten wegen potenzieller Nebenwirkungen (z.B. Verwirrtheitszustände, postoperativer Überhang) kritisch eingesetzt werden.

1.4 Verschiedene Anästhesieverfahren

1.4.1 Lokalanästhesieverfahren

Für Operationen am Auge sind verschiedene Lokalanästhesietechniken etabliert:
- **Retrobulbäranästhesie mit und ohne Fazialisblock:** Hierzu wird über einen inferior-temporalen Zugang Lokalanästhetikum (bis 4 ml) hinter das Auge in den Konus der äußeren Augenmuskeln injiziert (Abb. **B-1.1a**). Da eine Anästhesie und Akinesie der Augenlider hiermit nicht erreicht wird, wird der Retrobulbärblock häufig mit einer Blockade des Nervus facialis kombiniert.

Bis vor wenigen Jahren war die Retrobulbäranästhesie das in der Kataraktchirurgie am häufigsten angewandte Anästhesieverfahren.

- **Peribulbäranästhesie:** Das den Muskelkonus umgebende Fettgewebe wird über einen inferior-temporalen und einen superior-nasalen Zugang mit Lokalanästhetikum infiltriert (Abb. **B-1.1b**). Für diese Technik ist ein größeres Volumen (8–12 ml) Lokalanästhetikum, das auch in die Augenlider diffundiert und somit einen zusätzlichen Fazialisblock überflüssig macht, notwendig.
Die Peribulbäranästhesie verdrängt aufgrund einer geringeren Komplikationsrate zunehmend die Retrobulbäranästhesie und stellt derzeit das Standardverfahren der Lokalanästhesie bei Netzhaut-Glaskörper-Eingriffen dar.

- **Subtenonanästhesie:** Die Tenon-Kapsel ist eine den Bulbus umgebende Faszienscheide, in der die den Bulbus versorgenden sensorischen Nervi ciliares verlaufen und die sowohl in die Lider als auch in die Faszienscheiden der äußeren Augenmuskeln ausläuft. Bei der Subtenonanästhesie wird das Lokalanästhetikum zwischen Sklera und Tenon-Kapsel eingebracht. Auf diese Weise wird eine Akinesie und Anästhesie von Bulbus, Konjunktiven und Lidern ermöglicht.
Die Subtenonanästhesie gilt derzeit als Technik der Wahl für intraoperative Nachinjektionen sowohl bei lang andauernden Netzhaut-Glaskörper-Operationen als auch bei Komplikationen während eines Eingriffs am vorderen Augenabschnitt.

- **Subkonjunktivale Anästhesie:** Hierzu wird jeweils bei 12 und 6 Uhr ein subkonjunktivales Depot von ca. 0,5 ml Lokalanästhetikum 2–4 mm postlimbal gesetzt. Das Lokalanästhetikum wird dann mit einem Tupfer zirkulär am Limbus verteilt. Damit wird eine ausreichende Analgesie im Bereich der Cornea sowie der limbalen Sklera erreicht.
Diese Anästhesietechnik wird zunehmend in der Kataraktchirurgie, jedoch auch bei Schiel- und Glaukomoperationen eingesetzt.

- **Topische Anästhesie:** Zur topischen Anästhesie werden Lokalanästhetika in Form von Augentropfen entweder allein oder in Kombination mit in die Vorderkammer eingebrachten Lokalanästhetika (intrakamerale Injektion) eingesetzt. Zur intrakameralen Injektion sind nur konservierungsstofffreie Lokalanästhetika geeignet. Diese Form der Anästhesie, die vorwiegend im Rahmen der Kataraktchirurgie angewendet wird, ist zwar so gut wie komplikationslos, erfordert aber sehr kooperative Patienten, da sie nur die Augenvorderkammer umfasst und keine Akinesie des Bulbus gewährleistet.

- **Peribulbäranästhesie:** Das den Muskelkonus umgebende Fettgewebe wird mit Lokalanästhetikum infiltriert (Abb. **B-1.1b**); hier ist kein zusätzlicher Fazialisblock notwendig.

- **Subtenonanästhesie:** Das Lokalanästhetikum wird zwischen Sklera und Tenon-Kapsel eingebracht, wodurch eine Akinesie und Anästhesie von Bulbus, Konjunktiven und Lidern ermöglicht wird.

- **Subkonjunktivale Anästhesie:** 2–4 mm postlimbal subkonjunktival eingebrachtes Lokalanästhetikum wird mit einem Tupfer zirkulär am Limbus verteilt. Damit wird eine ausreichende Analgesie im Bereich der Cornea sowie der limbalen Sklera erreicht.

- **Topische Anästhesie:** Hier werden Lokalanästhetika in Form von Augentropfen entweder allein oder in Kombination mit in die Vorderkammer eingebrachten Lokalanästhetika (intrakamerale Injektion) eingesetzt.

⊚ **B-1.1**   **Ophthalmochirurgische Lokalanästhesietechniken**

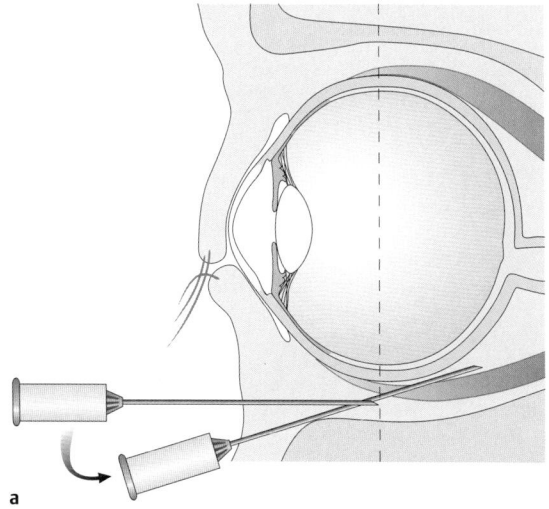 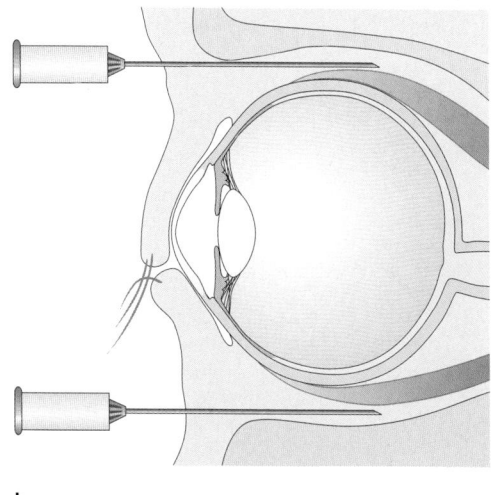

a

b

a Injektionstechnik bei der Retrobulbäranästhesie.   **b** Injektionstechnik bei der Peribulbäranästhesie.

≡ B-1.1   Kontraindikationen und mögliche Komplikationen der Lokalanästhesie

Kontraindikationen zur Lokalanästhesie	Komplikationen bei/nach Lokalanästhesie
<ul><li>Ablehnung des Verfahrens durch den Patienten</li><li>Operationsdauer über 2 Stunden</li><li>Kinder</li><li>Gerinnungsstörungen</li><li>Allergie gegen Lokalanästhetika</li><li>perforierende Augenverletzung</li><li>Ruhedyspnoe oder chronischer Husten</li><li>Unfähigkeit, flach zu liegen</li><li>neurologische Bewegungsstörungen (z. B. Morbus Parkinson)</li><li>geistige Retardierung, Demenz, erschwerte Kommunikation</li><li>ungeeigneter psychischer Status (Klaustrophobie, Angstzustände, Agitiertheit, Psychose usw.)</li></ul>	<ul><li>Stimulation des okulokardialen Reflexbogens (s.S. 260)</li><li>retrobulbäre Blutung</li><li>Perforation des Bulbus</li><li>intraokulare Injektion</li><li>Zentralarterienverschluss</li><li>Verletzung des Nervus opticus oder der Zentralarterie</li><li>Hirnstammanästhesie (versehentliche Injektion des Lokalanästhetikums in die Opticus-Scheide)</li><li>Punktion der Bulbushinterwand mit Netzhautablösung und Glaskörperblutung</li><li>intraarterielle Injektion mit sofortigen Konvulsionen</li><li>Augenmuskel-Funktionsstörungen durch myotoxische Effekte der Lokalanästhetika</li></ul>

Vorteile sind eine geringe Beeinträchtigung von Vigilanz und Vitalfunktionen, eine zunächst postoperativ fortbestehende Analgesie und ein geringer materieller und technischer Aufwand.

Es gibt jedoch auch zahlreiche **Komplikationen** und **Kontraindikationen** (Tab. **B-1.1**).

Bei operativen Eingriffen in Lokalanästhesie sollten die Patienten genauso überwacht werden wie bei einer Allgemeinanästhesie.

Die **Vorteile** der Lokalanästhesietechniken sind:
- eine verminderte postoperative Beeinträchtigung von Vigilanz und Vitalfunktionen,
- eine fortbestehende Analgesie in der frühen postoperativen Phase und
- ein geringer materieller und technischer Aufwand.

Lokalanästhesien in der Augenheilkunde haben aber auch verschiedene **Kontraindikationen** und bringen mögliche **Komplikationen** mit sich. Einen Überblick gibt Tab. **B-1.1**. Die Komplikationsrate scheint bei der Peribulbäranästhesie (PBA) im Vergleich zur Retrobulbäranästhesie (RBA) deutlich geringer zu sein (Gesamtinzidenz zentralnervöser Komplikationen bei der PBA 0,006 % versus 0,27 % bei der RBA).

Für die Durchführung einer Lokalanästhesie gelten die gleichen **Vorbereitungs- und Überwachungsregeln** wie für eine Allgemeinanästhesie: i. v. Zugang, Pulsoxymetrie, EKG- und Blutdrucküberwachung sowie Einhalten des präoperativen Nüchternheitsgebotes. Diese Maßnahmen sind Voraussetzung für das schnelle Erkennen und die Behandlung von möglichen Komplikationen, insbesondere da der Zugang zu den Atemwegen durch die sterile Abdeckung über Gesicht und Oberkörper erschwert ist.

1.4.2 Allgemeinanästhesie

Von allen augenchirurgischen Eingriffen werden ca. 40 % in Allgemeinanästhesie operiert.

Vorteile gegenüber der Lokalanästhesie sind:
- absolute Bewegungslosigkeit des Patienten
- sichere Atemwegskontrolle
- Senkung des intraokularen Drucks (IOP).

Husten, Pressen und unerwartete Bewegungen des Patienten während der Operation müssen unbedingt vermieden werden.

1.4.2 Allgemeinanästhesie

Von allen augenchirurgischen Eingriffen werden ca. 40 % in Allgemeinanästhesie operiert. Dabei können alle etablierten Verfahren der Allgemeinanästhesie eingesetzt werden.

Vorteile der Allgemeinanästhesie gegenüber der Lokalanästhesie sind:
- die absolute Bewegungslosigkeit des Patienten,
- die sichere Atemwegskontrolle und
- die Senkung des intraokularen Drucks (IOP) durch systemische Anästhetika.

Husten, Pressen oder Bewegungen des Patienten müssen unbedingt vermieden werden, da es dabei zum Anstieg des IOP und bei eröffnetem Bulbus zum Herauspressen des Glaskörperinhaltes kommen kann. Außerdem können unerwartete Bewegungen des Patienten bei unzureichender Narkosetiefe zu Verletzungen bis hin zur Erblindung führen, wenn in der Nähe von Makula oder Papille operiert wird, oder sich Instrumente nahe am oder im Auge des Patienten befinden.

▶ **Merke:** Es muss daher zu jedem Zeitpunkt der Operation eine ausreichende Anästhesietiefe vorliegen. Bei bestimmten Operationen ist darüber hinaus eine kontinuierliche Muskelrelaxation empfehlenswert. Die neuromuskuläre Funktion sollte dabei mit Hilfe eines Nervenstimulators überwacht werden.

◀ Merke

Wenn der Patient oder der Operateur eine Sedierung zur Anlage der Lokalanästhesie und/oder intraoperativ wünscht, ist das Konzept einer **„Conscious Sedation"** (Sedierung unter Erhaltung des Bewusstseins) zu favorisieren, da bei zu tiefer Sedierung die Gefahr einer Atemdepression oder Atemwegsverlegung mit daraus resultierender Hypoxämie besteht. Auch können Komplikationen frühzeitiger erkannt werden, wenn der Patient entsprechende Symptome sofort äußern kann. Unbeabsichtigte Bewegungen oder abrupte Aufwachreaktionen des Patienten müssen unbedingt vermieden werden.

Grundsätzlich stehen für eine Analgosedierung folgende Substanzgruppen zur Verfügung:
- Hypnotika/Sedativa (z. B. Propofol, Midazolam)
- Opioidanalgetika (z. B. Remifentanil, Alfentanil)
- S(+)-Ketamin
- Nichtopioidanalgetika (Metamizol, Paracetamol).

Das Konzept der **„Conscious Sedation"** ist zur Analgosedierung während eines augenchirurgischen Eingriffs zu favorisieren.

Substanzen zur Analgosedierung sind:
- Hypnotika/Sedativa
- Opioidanalgetika
- S(+)-Ketamin
- Nichtopioidanalgetika.

▶ **Merke:** Die Substanzen Propofol und Remifentanil haben sich durch ihre gute Steuerbarkeit und hohe Potenz für die Analgosedierung in der Augenheilkunde bewährt.

◀ Merke

1.5 Allgemeine Aspekte zur Anästhesie in der Augenheilkunde

1.5 Allgemeine Aspekte zur Anästhesie in der Augenheilkunde

1.5.1 Anästhesie und intraokularer Druck

1.5.1 Anästhesie und intraokularer Druck

Der **Augeninnendruck (IOP)** variiert normalerweise zwischen 10 und 20 mmHg. Werte über 25 mmHg werden als pathologisch eingestuft. Unter physiologischen Bedingungen hängt er vor allem von folgenden drei Variablen ab:
- externer Druck auf den Bulbus (Tonus der äußeren Augenmuskeln, orbitaler Venenplexus)
- Elastizität der Sklera
- intraokulares Volumen (Kammerwasser, intraokulares Blutvolumen und Glaskörpervolumen).

Der wichtigste Faktor für die Aufrechterhaltung eines normalen IOP ist das Gleichgewicht zwischen Kammerwasserproduktion und -abfluss. **Anstiege des IOP** können durch Druckschädigung des Sehnervs und Ischämie aufgrund von Gefäßkompression zu dauerhaftem Verlust des Sehvermögens führen. Besteht zum Zeitpunkt der Operation ein erhöhter IOP, können beim Eröffnen des Auges intraokuläre Strukturen herausgedrängt werden. Ein **verminderter Augeninnendruck** kann mit Netzhautablösung und Blutungen aus retinalen Gefäßen einhergehen. Die Kontrolle des IOP ist somit von entscheidender Bedeutung.

Laryngoskopie und Intubation können den IOP stark erhöhen, insbesondere wenn es hierbei zu Husten und Pressen kommt. Es kann jedoch auch ohne äußerlich erkennbare Reaktion, vor allem bei zu flacher Anästhesie, über eine sympathikotone kardiovaskuläre Reaktion zu einem Anstieg des IOP kommen. Weitere Faktoren, die den IOP beeinflussen, sind in Tab. **B-1.2** zusammengefasst.

Augeninnendruck (IOP):
Normalwert: 10–20 mmHg, Werte > 25 mmHg sind pathologisch.

Ein erhöhter IOP kann durch Druckschädigung des Sehnerven und Ischämie aufgrund von Gefäßkompression zu dauerhafter Erblindung führen.
Aus einem verminderten IOP können Netzhautablösungen und Blutungen aus retinalen Gefäßen resultieren.

Perioperative Faktoren, die den IOP beeinflussen siehe Tab. **B-1.2**.

≡ B-1.2

≡ B-1.2 **Auswirkungen perioperativer Faktoren auf den intraokularen Druck (IOP)**

perioperativer Faktor	Einfluss auf den IOP
Behinderung des venösen Abflusses (z. B. bei Husten, Pressen, Erbrechen, Kopftieflagerung, Hypervolämie, ZVD-Anstieg)	↑
Förderung des venösen Abflusses (z. B. durch adäquate Anästhesietiefe und damit Vermeidung von Husten und Pressen, Oberkörperhochlagerung)	↓
choroidale Vasodilatation (z. B. durch Hypoventilation, Hypoxie, Azidose)	↑
choroidale Vasokonstriktion (z. B. durch Hyperventilation)	↓
Laryngoskopie/Intubation	↑
abrupte Steigerung des arteriellen Blutdrucks	↑
operative Manipulation (z. B. retrobulbäre Injektion, manuelle Bewegung von Augenmuskeln)	↑
Hypothermie	↓

↑: Zunahme des IOP; ↓: Abnahme des IOP

Einfluss perioperativ eingesetzter Medikamente auf den IOP:

- Inhalationsanästhetika, Hypnotika und Opiate senken den IOP.
- Die Effekte von Ketamin auf den IOP sind nicht abschließend geklärt.
- Nicht depolarisierende Muskelrelaxanzien senken den IOP über eine Tonusabnahme der äußeren Augenmuskeln.
- Succinylcholin erhöht (!) den IOP um durchschnittlich 4–8 mmHg ein bis vier Minuten nach einer i. v. Injektion.

Einfluss perioperativ eingesetzter Medikamente auf den IOP:

- Alle **Inhalationsanästhetika** senken den IOP relativ zur Narkosetiefe.
- Die meisten anderen **zentral dämpfenden Pharmaka** wie Propofol, Barbiturate, Etomidate, Benzodiazepine, Neuroleptika und Opioide senken den IOP ebenfalls und zwar sowohl am gesunden als auch am glaukomatösen Auge.
- Die Effekte von **Ketamin** auf den IOP sind nicht abschließend geklärt. Es wird sowohl über Anstiege als auch über Reduktion des IOP nach Applikation von Ketamin berichtet.
- **Nicht depolarisierende Muskelrelaxanzien** senken den IOP über eine Tonusabnahme der äußeren Augenmuskeln.
- Das depolarisierende Muskelrelaxans **Succinylcholin** hingegen erhöht den IOP um durchschnittlich 4–8 mmHg ein bis vier Minuten nach einer i. v. Injektion. Deshalb ist es bei perforierenden Augenverletzungen kontraindiziert, da bei derartigen Verletzungen ein Anstieg des IOP und die damit verbundene Gefahr des Austrittes von Augeninhalt durch die Perforationsstelle unbedingt vermieden werden muss.

▶ Merke

▶ **Merke:** Succinylcholin ist bei perforierenden Augenverletzungen kontraindiziert!

1.5.2 Okulokardialer Reflex

1.5.2 Okulokardialer Reflex

Der okulokardiale Reflex kann sowohl während einer Allgemeinanästhesie als auch während einer Regionalanästhesie auftreten.

Mechanismus und Symptomatik: Druck auf den Bulbus bzw. Zug an den äußeren Augenmuskeln, Konjunktiven oder intraorbitalen Strukturen können zu einer **Sinusbradykardie** bis hin zur **Asystolie** führen.

Mechanismus und Symptomatik: Auslöser dieses Reflexes sind

- Druck auf den Bulbus bzw.
- Zug an den äußeren Augenmuskeln, Konjunktiven oder intraorbitalen Strukturen.

Der afferente Schenkel des Reflexes läuft über den Nervus trigeminus, während die Efferenz über den Nervus vagus vermittelt wird. Die häufigste Manifestation des okulokardialen Reflexes ist eine ausgeprägte **Sinusbradykardie** bis hin zur **Asystolie**. Es kann aber auch zu anderen Herzrhythmusstörungen wie AV-Blockaden, Knotenrhythmen, ventrikulären Bigemini, polytopen ventrikulären Extrasystolen bis hin zur Kammertachykardie kommen.

Inzidenz: Hier schwanken die Angaben zwischen 16 und 82 %. Besonders häufig wird der Reflex bei **Kindern** im Rahmen von **Strabismus-Operationen** beobachtet. Ursachen hierfür sind wahrscheinlich der erhöhte Vagotonus im Kindesalter und der intraoperative Zug an den äußeren Augenmuskeln.

Therapie: Die Therapie des okulokardialen Reflexes besteht in der Unterbrechung des auslösenden Reizes durch den Operateur. Gewöhnlich reicht dies bereits aus, um die Herzfrequenz innerhalb von ca. 20 Sekunden wieder auf den Ausgangswert zurückzubringen. Im weiteren Verlauf kommt es nach einer okulokardial bedingten Bradykardie häufig zu einem deutlichen Anstieg von Herzfrequenz und Blutdruck als Ausdruck einer adrenergen Gegenregulation. Persistierende Herzrhythmusstörungen werden mit 0,01 mg/kg Körpergewicht (KG) Atropin i. v. therapiert.

Prophylaxe: Maßnahmen zur Prävention von okulokardialen Effekten werden kontrovers diskutiert. Die intramuskuläre Prämedikation mit Atropin hat sich hierbei als nicht effektiv erwiesen. Bei Erwachsenen wird die routinemäßige intravenöse Atropin-Prophylaxe nicht empfohlen, da durch die parasympatholytische Wirkung Arrhythmien oder Tachykardien provoziert werden können. Bei **Kindern** wird dagegen die prophylaktische Gabe von 0,01–0,02 mg/kg KG **Atropin** i. v. unmittelbar vor OP-Beginn empfohlen, da diese Patientengruppe an sich einen erhöhten Vagotonus aufweist.

1.5.3 Systemische Wirkungen ophthalmologischer Medikamente

Lokal am Auge verabreichte Medikamente können nach Resorption durch die Schleimhaut der Konjunktiven und des Ductus nasolacrimalis zu systemischen Nebenwirkungen führen. Durch die rasche Resorption kann es zu ähnlich hohen Plasmaspiegeln wie nach intravenöser Applikation kommen, so dass für diese Medikamente die gleichen Kontraindikationen wie bei systemischer Gabe gelten. Typischerweise topisch verabreichte Medikamente in der Augenheilkunde, deren Wirkmechanismus und systemische Nebenwirkungen sind in Tab. **B-1.3** zusammengefasst.

Inzidenz: 16–82 %, besonders häufig bei **Kindern** im Rahmen von **Strabismus-Operationen**.

Therapie: Die Unterbrechung des auslösenden Reizes ist gewöhnlich ausreichend, persistierende Herzrhythmusstörungen werden mit Atropin (0,01 mg/kg KG) behandelt.

Prophylaxe: Bei **Kindern** wird die prophylaktische Gabe von **Atropin** unmittelbar vor OP-Beginn empfohlen.

1.5.3 Systemische Wirkungen ophthalmologischer Medikamente

Lokal am Auge verabreichte Medikamente können nach Resorption durch die Schleimhaut der Konjunktiven und des Ductus nasolacrimalis zu systemischen Nebenwirkungen führen (Tab. **B-1.3**).

≡ B-1.3 Wirkmechanismus und systemische Effekte ophthalmologischer Medikamente

Medikament	Wirkmechanismus	Systemische Effekte
Adrenalin und Phenylephrin	Mydriasis und Vasokonstriktion durch sympathomimetische Wirkung	Hypertonie, Kopfschmerz, Tachykardie, Reflex-Bradykardie, Herzrhythmusstörungen
Muskarin-Rezeptor-Antagonisten (Atropin, Scopolamin, Homatropin, Topicamid, Cyclopentolat)	Mydriasis durch parasympatholytische Wirkung	Tachykardie, zentral anticholinerges Syndrom
β-Blocker (Timolol und Betaxolol)	Senkung des Augeninnendrucks durch verminderte Kammerwasserproduktion	Bradykardie, Asthmaanfälle
α_2-Agonisten	Senkung des Augeninnendrucks durch verminderte Produktion und verbesserten Abfluss des Kammerwassers	Benommenheit, Sedierung, Hypotonie, Bradykardie
Cholinesterase-Hemmer (Neostigmin)	Miosis, Senkung des Augeninnendrucks durch verbesserten Abfluss des Kammerwassers	Aktivitätsverminderung der Plasmacholinesterase, eventuelle Verlängerung der Wirkdauer von Succinylcholin oder Mivacurium
direkte Parasympathomimetika (Acetylcholin, Pilocarpin)	Miosis, Senkung des Augeninnendrucks durch verbesserten Abfluss des Kammerwassers	Bradykardie, Hypotonie, Bronchospasmus, Hypersalivation
Azetazolamid	Senkung des Augeninnendrucks durch Hemmung der Carboanhydrase	Diurese, metabolische Azidose, Elektrolytimbalancen

1.5.4 Intraokulare Gasinsufflation

Lachgas, das einen 35fach höheren Blut-Gas-Verteilungskoeffizienten als Stickstoff besitzt, diffundiert in gasgefüllte Räume. Dadurch kann es bei bestehender gashaltiger **Endotamponade** zu einem unkontrollierten **Anstieg des IOP** führen.

▶ **Merke**

Postoperativ soll der Patient so gelagert werden, dass die Endotamponade den Netzhautdefekt funktionell verschließt.

Heutzutage wird zunehmend auf den Einsatz von Lachgas verzichtet.

1.5.5 Postoperative Übelkeit und Erbrechen (PONV)

PONV ist ein häufiges Problem der **Strabismuschirurgie**.

Prophylaxe: Geeignete Maßnahmen sind der Einsatz von TIVA, Serotonin-Rezeptor-Antagonisten, Dexamethason sowie Dimenhydrinat.

1.5.4 Intraokulare Gasinsufflation

Bei **vitreoretinalen Eingriffen** wird oftmals am Ende der Operation eine **Endotamponade** (Injektion von Luft, Schwefelhexafluorid oder Silikonöl) angelegt, um die Netzhaut auf ihre Unterlage zu drücken. Bei Narkoseführung mit **Lachgas**, das einen 35fach höheren Blut-Gas-Verteilungskoeffizienten als Stickstoff besitzt, kann es durch dessen Diffusion in gasgefüllte Räume zu einem unkontrollierten **Anstieg des IOP** kommen.

▶ **Merke:** Bei Operationen mit Anlage von gashaltigen Endotamponaden muss auf eine Narkoseführung mit Lachgas verzichtet werden bzw. dessen Zufuhr spätestens 15 Minuten vor Einbringen des Gases beendet werden, um einen unkontrollierten Anstieg des IOP zu verhindern. Auch bei einer Folgeoperation darf Lachgas je nach Halbwertszeit des ins Auge eingebrachten Gases nicht verwendet werden.

Postoperativ sollten die Patienten so gelagert werden, dass die Endotamponade durch Auftriebskräfte einen funktionellen Verschluss der Netzhautdefekte herstellen kann.

Grundsätzlich wird in der Augenheilkunde, wie auch in anderen operativen Bereichen, heutzutage zunehmend auf den Einsatz von Lachgas verzichtet.

1.5.5 Postoperative Übelkeit und Erbrechen (PONV)

Die postoperative Emesis ist ein vorrangiges Problem bei **Strabismusoperationen**. Hier wird eine Häufigkeit von PONV (engl.: postoperative nausea and vomiting, s. auch S. 253) von **40 % bis 80 %** angegeben. Nach anderen ophthalmologischen Eingriffen ist Erbrechen nicht häufiger als in der Allgemeinchirurgie.

Prophylaxe: Geeignete prophylaktische Maßnahmen sind die Durchführung einer TIVA mit Propofol und Remifentanil sowie die Injektion von Ondansetron bzw. Granisetron. Ebenso wirksam sind auch Dimenhydrinat (Vomex A) oder Dexamethason. Durch die Vermeidung von Inhalationsanästhetika bei der Verwendung von Propofol und Remifentanil in Form einer TIVA wird die Inzidenz von PONV um 30 % reduziert.

2 Anästhesie in der Neurochirurgie

2 Anästhesie in der Neurochirurgie

2.1 Einführung

2.1 Einführung

Die Anästhesie in der Neurochirurgie beinhaltet die diagnostische und operative Versorgung von Patienten mit intrakraniellen und spinalen Prozessen neurovaskulärer, onkologischer, infektiöser oder traumatischer Genese. Hierbei werden die Hirndurchblutung, der Hirnstoffwechsel und der intrakranielle Druck durch die Anästhesie, die Erkrankung und die Operation in unterschiedlicher Weise beeinflusst. Die differenzierte Wahl spezieller Anästhetika und die perioperative Kontrolle physiologischer Variablen ermöglicht dem Operateur ein optimales Arbeiten und verhindert sekundäre Hirnschädigungen.

Die Anästhesie in der Neurochirurgie betreut Patienten mit intrakraniellen, spinalen und neurovaskulären Erkrankungen.

Eingriffe in der Neurochirurgie:

- Eingriffe am Rückenmark und an der Wirbelsäule
- Ausräumung einer intrakraniellen Raumforderung (Blutung, Tumor, Abszesse)
- Verschluss von Aneurysmen (Clipping)
- Resektion von Angiomen und arteriovenösen Fehlbildungen (AVM = AV-Malformation)
- Hypophysektomie
- Stereotaktische Operationen
- Diagnostische und interventionelle Neuroradiologie
- Neurotrauma.

Eingriffe in der Neurochirurgie:
- Eingriffe an Rückenmark und Wirbelsäule
- Ausräumung einer intrakraniellen Raumforderung
- Aneurysmen-Clipping
- Resektion von Angiomen und arteriovenösen Fehlbildungen
- Hypophysektomie
- Stereotaktische OPs
- Diagnostische und interventionelle Neuroradiologie
- Neurotrauma.

2.2 Physiologische Grundlagen

2.2 Physiologische Grundlagen

2.2.1 Zerebraler Blutfluss (CBF)

2.2.1 Zerebraler Blutfluss (CBF)

Die arterielle Versorgung des Gehirns erfolgt durch die Aa. carotides internae und die Aa. vertebrales, die sich zu einem Gefäßring an der Hirnbasis schließen, dem Circulus arteriosus cerebri (Willisii).
Die Venen sind dünnwandig und klappenlos, sie münden in die Sinus. Der weitere venöse Abfluss erfolgt über die Vv. jugulares internae und die Vv. vertebrales.
Der zerebrale Blutfluss (CBF) beträgt 15 % des Herzzeitvolumens, was ca. 700–900 ml/min entspricht und ein zerebrales Blutvolumen (CBV) von 100–150 ml reflektiert.

Die arterielle Blutversorgung des Gehirns erfolgt durch die Aa. carotides internae und die Aa. vertebrales.
Der venöse Abfluss erfolgt über klappenlose Venen und Sinus.
Der zerebrale Blutfluss benötigt 15 % des Herzzeitvolumens (700–900 ml/min).

Autoregulation

Autoregulation

Der zerebrale Blutfluss wird beim normotensiven Patienten in einem Bereich des zerebralen Perfusionsdruckes (CPP, s. u.) von 50–150 mmHg durch Vasokonstriktion (wenn mittlerer arterieller Druck ↑) oder Vasodilatation (wenn mittlerer arterieller Druck ↓) konstant gehalten (Autoregulation, Abb. **B-2.1**).

Durch die Autoregulation bleibt der zerebrale Blutfluss bei einem zerebralen Perfusionsdruck von 50–150 mmHg konstant (Abb. **B-2.1**).

◎ B-2.1 | **Darstellung des zerebralen Blutflusses (CBF) in Abhängigkeit vom zerebralen Perfusionsdruck (CPP)**

◎ B-2.1

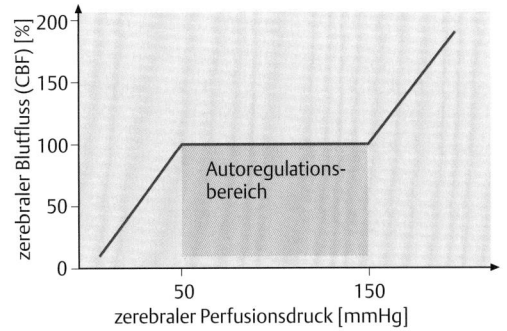

Außerhalb der Autoregulationsgrenzen folgt der zerebrale Blutfluss passiv dem zerebralen Perfusionsdruck.
Durch Trauma, vaskuläre Läsionen oder Raumforderungen des Gehirns kann es zum Verlust der Autoregulation kommen.

Bei Patienten mit einer vorbestehenden arteriellen Hypertonie ist die Autoregulation zu höheren CPP-Werten verschoben. Außerhalb dieser Grenzen folgt der zerebrale Blutfluss passiv dem zerebralen Perfusionsdruck.
Die Autoregulation kann durch eine zerebrale Ischämie/Blutung, Schädel-Hirn-Trauma, Hypoxie, Hyperkapnie oder durch Medikamente eingeschränkt oder aufgehoben sein.

2.2.2 Zerebraler Perfusionsdruck (CPP)

▶ **Definition**

▶ **Definition:** Der zerebrale Perfusionsdruck (CPP) ist die Differenz zwischen mittlerem arteriellem Druck (MAP) und intrakraniellem Druck (ICP): CPP = MAP – ICP

Der zerebrale Perfusionsdruck ist ein entscheidender Faktor zur Aufrechterhaltung des zerebralen Blutflusses bei gestörter Autoregulation.
Zentrales Therapieziel bei aufgehobener Autoregulation ist ein CPP von 60–70 mmHg.

Unter physiologischen Bedingungen spielt der zerebrale Perfusionsdruck eine untergeordnete Rolle, da, wie oben erwähnt, der zerebrale Blutfluss durch die Autoregulation aufrechterhalten wird.
Bei aufgehobener Autoregulation ist der zerebrale Perfusionsdruck entscheidend für die Blutversorgung des Gehirns. Zentrales Therapieziel bei diesen Patienten sollte ein zerebraler Perfusionsdruck von 60–70 mmHg sein. Daraus ergibt sich die Notwendigkeit zur Messung der Determinanten des CPP, d. h. MAP und ICP.

2.2.3 Einfluss von arteriellem pCO_2 und pO_2 auf zerebralen Blutfluss und zerebrales Blutvolumen

Hypokapnie führt zur Vasokonstriktion: CBV ↓.
Hyperkapnie führt zur Vasodilatation: CBV ↑.
Hypoxie führt zur Steigerung des zerebralen Blutflusses (CBF ↑ und CBV ↑).

Hypokapnie führt zu einer Vasokonstriktion zerebraler Gefäße und somit zu einem verminderten CBV.
Hyperkapnie löst eine Vasodilatation aus und führt zu einem gesteigerten CBV. Da der intrakranielle Druck durch das CBV erhöht wird, kann es bei Hyperkapnie zu krisenhaften Anstiegen des intrakraniellen Drucks kommen.
Hypoxie (pO_2-Werte < 50 mmHg) verursacht einen Anstieg des zerebralen Blutflusses und kann zu einer Steigerung des intrakraniellen Drucks beitragen.

2.2.4 Intrakranieller Druck

▶ **Definition**

▶ **Definition:** Der intrakranielle Druck (ICP) wird bestimmt durch Hirnvolumen, Liquor cerebrospinalis und das zerebrale Blutvolumen (CBV). Der Normalwert beträgt 10–15 mmHg.

Mögliche Ursachen für einen ICP-Anstieg:
- intrakranielle Raumforderung
- Hirnödem
- Liquorabflussstörung.

Die intrakranielle Druck-Volumen-Beziehung (Abb. **B-2.2**) zeigt in der Kompensationsphase einen geringen Anstieg, in der Dekompensationsphase einen steilen Anstieg.

Mögliche Ursachen für einen Anstieg des intrakraniellen Drucks:
- intrakranielle Raumforderungen (Blutung, Tumor, Abszess)
- Hirnödem
- Liquorabflussstörung.

Die Beziehung zwischen ICP und intrakraniellem Volumen (intrakranielle Elastance) wird in Abb. **B-2.2** verdeutlicht. In der Kompensationsphase steigt der ICP bei zunehmendem Volumen nur minimal an, es kommt zunächst zu einer Verschiebung von Liquor in den spinalen Subarachnoidalraum und zu einer verstärkten Liquorresorption. In der Dekompensationsphase sind die Reserveräume aufgebraucht, durch eine geringe Volumenzunahme kommt es zu einem steil ansteigenden ICP. Die Folge ist eine Zirkulationsstörung von Blut und Liquor mit zerebraler Ischämie und Einklemmung.

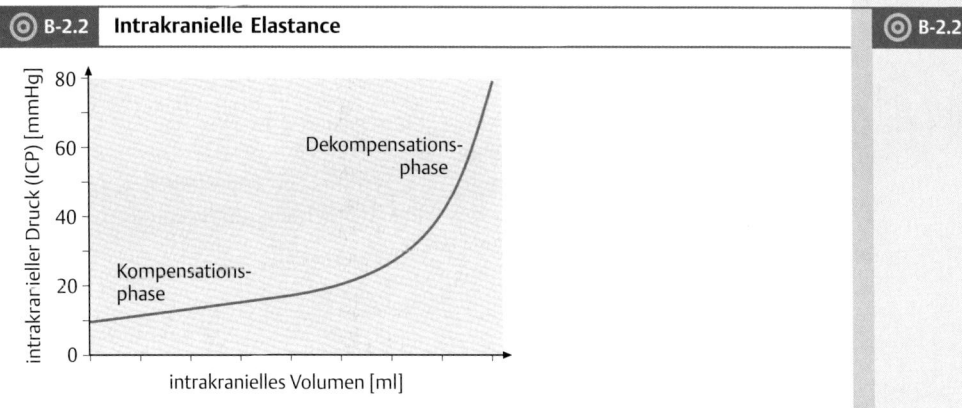

B-2.2 Intrakranielle Elastance

B-2.2

2.3 Besonderheiten bei der präoperativen Untersuchung

Siehe Tab. **B-2.1**.

2.3 Besonderheiten bei
der präoperativen Untersuchung

Siehe Tab. **B-2.1**.

B-2.1	Besonderheiten bei der präoperativen Untersuchung
Abzuklären	*Maßnahme*
Bewusstseinslage?	• bei intrakraniellen Prozessen müssen präoperativ die Bewusstseinslage und die Pupillenreaktion überprüft und dokumentiert werden • bei bewusstseinsgetrübten Patienten ist die Einwilligungsfähigkeit zu überdenken und gegebenenfalls eine Betreuung einzurichten • allgemein gilt für Patienten mit intrakraniellen Prozessen eine strenge Indikationsstellung für sedierende Medikamente
Neurologische Ausfälle?	• Dokumentation der Lokalisation sensorischer und/oder motorischer Ausfälle und des zeitlichen Verlaufs
Schluckstörung?	• bei Schluckstörungen besteht ein erhöhtes Aspirationsrisiko → Dokumentation und Hinweis zur Rapid Sequence Induction → keine orale Prämedikation
Krampfanfälle?	• Feststellung der Anfallsart (fokal, generalisiert?) • Dauermedikation perioperativ fortführen
Morbus Parkinson?	• Dauermedikation fortführen – mit Ausnahme des stereotaktischen Eingriffs
Diabetes mellitus?	• Blutzucker sollte regelmäßig kontrolliert und zwischen 80 und 120 mg/dl eingestellt werden
Kortisondauertherapie?	• prä- und perioperativ zusätzlich 100 mg Hydrokortison i. v.
Hypophysentumor?	• präoperativ endokrinologische Abklärung
HWS-Instabilität?	• Aufklärung über fiberoptische Intubation
Kraniotomie in sitzender Position geplant?	• präoperativ Ausschluss eines offenen Foramen ovale mittels Echokardiographie

2.4 Lagerungen in der Neurochirurgie

2.4.1 Rückenlage

Indikationen sind Eingriffe an der Halswirbelsäule mit ventralem Zugang, Hypophysektomien und Kraniotomien mit frontotemporoparietalem operativem Zugang.

Risiken: Aus anästhesiologischer Sicht bestehen hierbei die geringsten lagerungsbedingten Komplikationen.

2.4 Lagerungen in der Neurochirurgie

2.4.1 Rückenlage

Indikationen: HWS-Eingriffe von ventral, Hypophysektomien, Kraniotomien von frontotemporoparietal.

Risiken: gering.

2.4.2 Seitenlage

Indikationen: Kraniotomien von posterior-parietal oder okzipital.

Risiken: Eine zu starke Drehung des Kopfes provoziert eine venöse Abflussstörung.

2.4.3 Bauchlage

Indikationen: Operationen an Rückenmark, Wirbelsäule (Abb. **B-2.3**) und selten in der hinteren Schädelgrube.

Besonderheiten: Ziel ist es, eine ungehinderte Zwerchfellexkursion zu gewährleisten und ein Vena-cava-Kompressionssyndrom zu vermeiden.

2.4.2 Seitenlage

Indikationen sind Kraniotomien mit posterior-parietalem oder okzipitalem operativem Zugang.

Risiken: Durch Drehen des Kopfes kann der venöse Abfluss behindert werden, weiterhin besteht die Gefahr einer „cervical flexion myelopathie" mit Schädigung des zervikalen Rückenmarkes und einer postoperativen Querschnittlähmung. Um einen Schaden des Plexus brachialis zu verhindern, werden Lagerungskissen eingesetzt.

2.4.3 Bauchlage

Indikationen. Die Bauchlagerung wird bei Operationen am Rückenmark, an der Wirbelsäule (Abb. **B-2.3**) und selten bei Eingriffen in der hinteren Schädelgrube durchgeführt.

Besonderheiten: Der Kopf liegt in Neutralposition; der Bauch muss frei sein, um eine ausreichende Zwerchfellexkursion zu gewährleisten und um ein Vena-cava-Kompressionssyndrom zu vermeiden. Es ist darauf zu achten, dass besondere Druckpunkte wie Augen, Nase, Ohren, Ellenbogen ausreichend geschützt sind. Es wird ein Spiraltubus verwendet, um ein Abknicken zu vermeiden. Gleichzeitig erfolgt eine ausreichende Fixierung, um eine versehentliche Dislokation auszuschließen.

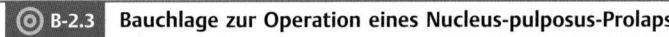

◎ B-2.3

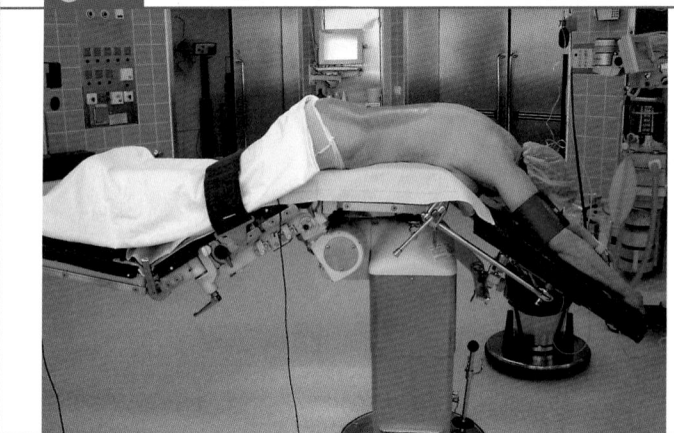

◎ B-2.3 **Bauchlage zur Operation eines Nucleus-pulposus-Prolaps**

2.4.4 Sitzende Position

Indikationen: Eingriffe in der hinteren Schädelgrube (Abb. **B-2.4**) und an der Halswirbelsäule.

Vorteil: Besserer Abfluss von hirnvenösem Blut und von Liquor.

Risiken: Arterielle Hypotension und Luftembolie.

Luftembolie als Gefahr bei sitzender Position

Im Sitzen befindet sich das Operationsfeld über dem Herzniveau, in den Sinus- und Diploevenen herrscht ein Unterdruck. Durch teilweise knöcherne Fixierung der

2.4.4 Sitzende Position

Indikationen: Eingriffe in der hinteren Schädelgrube und an der Halswirbelsäule werden in einigen Zentren in halbsitzender oder sitzender Position (Abb. **B-2.4**) durchgeführt.

Vorteil: Besserer Abfluss des hirnvenösen Blutes und des Liquors.

Risiken: Gefahr der arteriellen Hypotension und Luftembolie (s. u.), deshalb wird diese Lagerung auch zunehmend verlassen. Darüber hinaus kann es zu Druckschäden vor allem des Plexus brachialis und des N. ischiadicus kommen. Eine zu starke Anteflexion des Kopfes kann zu Druckschäden am Kinn und zu Abflussstörungen von venösem Blut mit unter Umständen kritischen Erhöhungen des intrakraniellen Drucks führen.

Luftembolie als Gefahr bei sitzender Position

Bei Eingriffen in der hinteren Schädelgrube in sitzender Position besteht die besondere Gefahr einer Luftembolie, da sich das Operationsfeld oberhalb des Herzniveaus befindet und damit in den Sinus- und Diploevenen ein Unterdruck

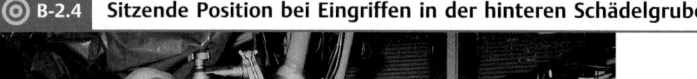

B-2.4 Sitzende Position bei Eingriffen in der hinteren Schädelgrube

 B-2.4

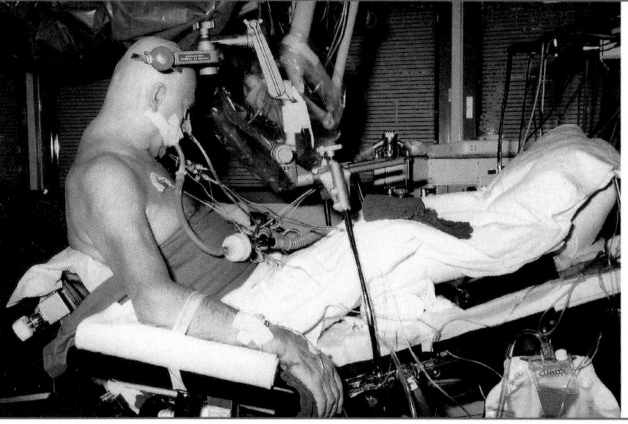

herrscht. Da diese Venen teilweise am knöchernen Schädel fixiert sind, kommt es auch bei geringer Füllung zu keinem Kollaps. Wird während des operativen Eingriffs eine dieser Venen eröffnet und Luft angesaugt, kann es zu einer venösen oder bei offenem Foramen ovale zur paradoxen Embolie kommen. In Abhängigkeit von der angesaugten Luftmenge kann die Embolie tödlich verlaufen.

Venen kollabieren diese nicht, sodass Luft angesaugt werden kann.

Zeichen einer Luftembolie:
- plötzlicher Abfall des $petCO_2$
- Anstieg des $paCO_2$ und Abfall des paO_2
- arterielle Hypotension, Abfall des Herzzeitvolumens
- Tachykardie, Herzrhythmusstörungen
- Anstieg des pulmonalarteriellen Drucks (PAP)
- ZVD-Anstieg, Rechtsherzversagen
- Herz-Kreislauf-Stillstand
- transösophageale Echokardiographie: Luftbläschen im rechten Vorhof und Ventrikel
- präkordiale Dopplersonographie: donnerndes Geräusch
- präkordiale Auskultation: Mühlradgeräusch.

Zeichen einer Luftembolie:
- plötzlicher $petCO_2$ ↓
- $paCO_2$ ↑, paO_2 ↓
- RR ↓, Herzzeitvolumen ↓
- Tachykardie, Herzrhythmusstörungen
- PAP ↑
- ZVD ↑, Rechtsherzversagen
- Herz-Kreislauf-Stillstand
- TEE: Luftbläschen im rechten Vorhof und Ventrikel
- präkordiale Dopplersonographie: donnerndes Geräusch
- präkordiale Auskultation: Mühlradgeräusch.

Monitoring bei Eingriffen mit Luftembolierisiko:
- Pulsoxymetrie
- EKG
- invasive arterielle Blutdruckmessung.
- zentraler Venenkatheter (Katheterspitze 2 cm im rechten Vorhof)
- endexspiratorische CO_2-Messung
- transösophageale Echokardiographie („Goldstandard") oder transthorakale Dopplersonographie
- Pulmonalarterienkatheter bei kritisch Kranken.

Monitoring bei Eingriffen mit Luftembolierisiko:
- Pulsoxymetrie, EKG
- invasive arterielle Blutdruckmessung
- zentraler Venenkatheter
- endexsp. CO_2-Messung
- TEE oder transthorakale Dopplersonographie
- Pulmonalarterienkatheter bei kritisch Kranken.

Präventive Maßnahmen: Um einer Luftembolie vorzubeugen, sollte auf ausreichende Flüssigkeitszufuhr geachtet und die Beine möglichst hoch gelagert werden. Eine PEEP-Beatmung zwischen 5–15 cm H_2O wird kontrovers diskutiert, da zwar die Gefahr einer Luftembolie verringert wird, zum anderen aber ein bereits verschlossenes Foramen ovale wiedereröffnet werden könnte, was eine paradoxe Embolie zur Folge hätte. Auf Lachgas wird verzichtet, da Lachgas das Volumen der eingetretenen Luft weiter erhöht und damit die klinischen Symptome verschlimmert.

Präventive Maßnahmen:
- ausreichende Flüssigkeitszufuhr
- Hochlagerung der Beine
- evtl. PEEP-Beatmung
- Verzicht auf Lachgas.

▶ **Merke:** Bei ca. 30 % der Bevölkerung besteht ein offenes Foramen ovale, was als absolute Kontraindikation für die sitzende Position gilt, da die Gefahr einer **paradoxen Luftembolie** besteht. Es sollte deshalb präoperativ in der Echokardiographie ausgeschlossen werden (Tab. **B-2.1**).

◀ Merke

Therapie:
- Verschluss der Lufteintrittsstelle
- Gabe von 100 % Sauerstoff
- Kopftief- und Linksseitenlage
- Aspiration der Luft über den ZVK
- beidseitiger Jugularvenendruck
- Stabilisierung der Hämodynamik
- ggf. kardiopulmonale Reanimation.

Therapie: Bei Anzeichen einer Luftembolie muss umgehend der Operateur informiert werden, um die Lufteintrittsstelle zu identifizieren und zu verschließen. Die weitere Behandlung umfasst folgende Maßnahmen:
- inspiratorische Sauerstoffkonzentration auf 100 % erhöhen
- wenn möglich, Patient in Kopftief- und Linksseitenlage bringen, um zu verhindern, dass Luft in die Pulmonalarterien gelangt
- Aspiration der Luft über den zentralen Venenkatheter
- beidseitiger Jugularvenendruck, um einen weiteren Lufteintritt zu verhindern
- Hämodynamik mittels Vasopressoren und Volumentherapie stabilisieren
- ggf. kardiopulmonale Reanimation.

2.5 Monitoring

2.5.1 Allgemeines Monitoring

Standardmonitoring: 5-Kanal-EKG, nicht invasive Blutdruckmessung, pulsoxymetrische Sauerstoffsättigung, Messung von in- und exspiratorischen Atemwegsgasen, kontinuierliche Temperaturregistrierung.

2.5 Monitoring

2.5.1 Allgemeines Monitoring

Das **Standardmonitoring** umfasst bei allen Operationen die Ableitung eines 5-Kanal-EKG, die nicht invasive Blutdruckmessung, die Messung der pulsoxymetrischen Sauerstoffsättigung sowie die Messung von in- und exspiratorischen Atemwegsgasen. Die Temperatur wird kontinuierlich registriert; sie kann entweder oropharyngeal, nasopharyngeal oder mittels eines am Blasenkatheter angeschlossenen Thermistors gemessen werden. Das Monitoring wird je nach Größe und Schwere des Eingriffs und Zustand des Patienten erweitert.

Das **erweiterte Monitoring** bei Kraniotomien umfasst invasive arterielle Blutdruckmessung, ZVK, Dauerkatheter und Magensonde und bei Kraniotomien in sitzender Position zusätzlich transösophageale Echokardiographie oder präkordiale Dopplersonographie.

Bei Kraniotomien wird neben dem Standardmonitoring ein **erweitertes Monitoring** durchgeführt. Es besteht aus einer invasiven arteriellen Blutdruckmessung, einer ZVK-Anlage, Anlage eines Dauerkatheters und einer Magensonde. Bei Kraniotomien in sitzender Position wird zusätzlich eine transösophageale Echokardiographie oder eine präkordiale Dopplersonographie durchgeführt.

2.5.2 Neuromonitoring

Elektroenzephalographie (EEG)

Das EEG stellt die Summe der synaptischen Aktivität kortikaler Neurone dar. Aus dem EEG berechnete Parameter werden zur Abschätzung der Narkosetiefe oder zur Titration von Medikamenten zur Neuroprotektion bei schwerem Schädel-Hirn-Trauma angewandt.

2.5.2 Neuromonitoring

Elektroenzephalographie (EEG)

Das EEG wird mittels Oberflächenelektroden in standardisierter Anordnung von der Schädeloberfläche abgeleitet. Es stellt die Summe der synaptischen Aktivität kortikaler Neurone dar. Erfasst werden kann nur die Hirnrindenaktivität an der Hemisphärenoberfläche (35 % aller Neurone). Durch Medikamente oder durch Minderperfusion kommt es zur Reduktion von neuronaler Aktivität und damit zu EEG-Veränderungen. Aus dem EEG berechnete Parameter werden auch zur Abschätzung der Narkosetiefe (z. B. Bispektralindex oder Entropie) oder zur Titration von Medikamenten zur Neuroprotektion (Burst-Suppression-Verhältnis) bei schwerem Schädel-Hirn-Trauma angewandt.

Evozierte Potenziale (EP)

Akustisch evozierte (AEP) und somatosensorisch evozierte Potenziale (SEP) dienen der Überprüfung von afferenten Leitungsbahnen.

Evozierte Potenziale (EP)

Mittels akustisch evozierter Potenziale (AEP) und somatosensorisch evozierter Potenziale (SEP) können afferente Leitungsbahnen erfasst werden.
Die frühen akustisch evozierten Potenziale werden zur Überwachung bei Eingriffen in der hinteren Schädelgrube (Kleinhirnbrückenwinkel) oder bei Operationen am N. vestibulocochlearis (Akustikusneurinom) eingesetzt.
SEP-Ableitungen werden vorzugsweise in der Karotischirurgie und bei Aneurysmaoperationen eingesetzt. So kann eine intraoperative Verlängerung der zentralen Überleitung eine Indikation zur Shunteinlage sein.

Intrakranieller Druck (ICP)

Eine ICP-Messung erfolgt epidural, intraparenchymatös oder intraventrikulär (s. auch S. 559).

Intrakranieller Druck (ICP)

Zur Messung des ICP können Sonden unterschiedlich platziert werden (s. auch S. 559):
- epidural

- intraparenchymatös
- Ventrikeldrainage in einem Vorderhorn der Seitenventrikel.

Die Ventrikeldrainage kann im Unterschied zu den anderen Sonden zur Diagnostik und Therapie verwendet werden und gilt als „Goldstandard". Beispielsweise kann Material für Laboruntersuchungen gewonnen oder Liquor bei krisenhaften ICP-Anstiegen drainiert werden.

Die Ventrikeldrainage gilt als „Goldstandard".

Jugularvenöse Oxymetrie ($S_{vj}O_2$)

Durch einen in den Bulbus der V. jugularis eingebrachten Katheter wird die Balance zwischen Sauerstoffangebot und -bedarf der gesamten Hemisphäre abgeschätzt. Der Normalwert beträgt 55–75 %, Werte von weniger als 40 % weisen auf eine zerebrale Ischämie oder Hypoxie hin.

Jugularvenöse Oxymetrie ($S_{vj}O_2$)

Messung der Sauerstoffbalance einer Hemisphäre.

Transkranielle Dopplersonographie

Mittels der transkraniellen Dopplersonographie (s. auch S. 560) werden intrakranielle Blutflussgeschwindigkeiten gemessen. Eingesetzt wird das Verfahren zur Erfassung einer zerebralen Minderperfusion, der Verlaufsbeobachtung eines Vasospasmus, nach schwerem Schädel-Hirn-Trauma oder zur Erfassung zerebraler Embolien.

Transkranielle Dopplersonographie

Messung intrakranieller Blutflussgeschwindigkeiten, z. B. zur Erfassung einer zerebralen Minderperfusion bzw. zur Verlaufsbeobachtung eines Vasospasmus.

Nah-Infrarot-Spektroskopie (NIRS)

Die Nah-Infrarot-Spektroskopie dient der Messung der regionalen Sauerstoffsättigung im Gehirn. Nah-Infrarotlicht (700–1000 nm) passiert zunächst den Schädel und wird im Gewebe absorbiert. Es gibt die Konzentration von Oxyhämoglobin, Desoxyhämoglobin und oxidiertem Cytochrom aa_3 wieder. Das Verfahren leidet jedoch nach wie vor an der Kontamination durch Blut nichtzerebraler Gewebe.

Nah-Infrarot-Spektroskopie (NIRS)

Messung regionaler Sauerstoffsättigungen im Gehirn.

Gewebe-pO_2-Messung

Mittels einer über ein Bohrloch implantierten Elektrode kann der regionale Gewebe-pO_2 bestimmt werden. Das invasive Verfahren erlaubt Aussagen über lokale Gewebeischämien.

Gewebe-pO_2-Messung

Messung des lokalen Gewebe-pO_2.

2.6 Anästhetika und ihre Wirkungen auf das ZNS

2.6 Anästhetika und ihre Wirkungen auf das ZNS

▶ **Merke:** Anästhetika verändern den intrakraniellen Druck, den zerebralen Blutfluss und den zerebralen Sauerstoffverbrauch.

◀ Merke

Volatile Anästhetika: Alle volatilen Anästhetika reduzieren den Hirnstoffwechsel, führen aber dosisabhängig zu einem direkten vasodilatatorischen Effekt. Hierdurch kommt es zu einer Zunahme des intrakraniellen Blutvolumens mit einer potenziellen Zunahme des intrakraniellen Drucks. Bei Konzentrationen unter einem MAC (= minimale alveoläre Konzentration) sind diese Effekte nicht oder sehr gering ausgeprägt, insbesondere bei Sevofluran. Andere volatile Anästhetika sind für neurochirurgische Eingriffe weniger geeignet.

Volatile Anästhetika erhöhen dosisabhängig das intrakranielle Blutvolumen und können damit zu einem Anstieg des intrakraniellen Drucks führen.

Lachgas (N_2O) hat einen stärkeren vasodilatatorischen Effekt als Isofluran oder Sevofluran und erhöht das zerebrale Blutvolumen. Darüber hinaus steigert es den zerebralen Metabolismus. Bei Patienten mit intrakraniellen Lufteinschlüssen kommt es zu einer Vergrößerung dieses Volumens. Lachgas sollte deshalb bei neurochirurgischen Patienten nicht eingesetzt werden.

Lachgas (N_2O) führt zu einer intrazerebralen Vasodilatation. Intrakranielle Lufteinschlüsse nehmen durch Lachgas weiter zu.

Hypnotika: Propofol, Etomidat und Barbiturate führen zu einer Reduktion des Hirnstoffwechsels und zu einer Reduktion des zerebralen Blutvolumens und damit des intrakraniellen Drucks. Aufgrund der starken Kreislaufwirksamkeit von Propofol und Barbituraten kann es dennoch zu einer Reduktion des zerebralen Perfusionsdrucks kommen.

Hypnotika reduzieren das zerebrale Blutvolumen und können bei erhöhtem intrakraniellem Druck eingesetzt werden.

Benzodiazepine reduzieren den zerebralen Sauerstoffverbrauch und das zerebrale Blutvolumen.

Ketamin besitzt neuroprotektive Eigenschaften.

Opioide senken den zerebralen Blutfluss.

Benzodiazepine führen zu einer geringen Reduktion des zerebralen Sauerstoffverbrauchs sowie des zerebralen Blutvolumens, die Krampfschwelle wird erhöht. Benzodiazepine werden zur Prämedikation und zur Supplementierung der Narkose eingesetzt.

Ketamin ist ein NMDA-Rezeptorantagonist und erhöht den intrakraniellen Druck nur bei gestörter Autoregulation. Wegen neuroprotektiver Effekte wird Ketamin in der Behandlung von Schädel-Hirn-Traumen wieder eingesetzt.

Opioide senken dosisabhängig den zerebralen Sauerstoffverbrauch und den zerebralen Blutfluss.

2.7 Beatmung

Bei erhöhtem intrakraniellem Druck ist eine Normo- bis leichte Hyperventilation anzustreben.

2.7 Beatmung

Die Beatmung orientiert sich am intrakraniellen Druck. Es sollte eine Normo- bis leichte Hyperventilation eingehalten werden, bei krisenhaften Anstiegen des intrakraniellen Drucks kann kurzfristig hyperventiliert werden, um eine zerebrale Vasokonstriktion mit konsekutiver Reduktion des zerebralen Blutvolumens zu nutzen.

▶ **Merke**

▶ **Merke:** Eine extreme Hyperventilation muss unbedingt vermieden werden, da die Gefahr einer zerebralen Ischämie besteht.

2.8 Flüssigkeitstherapie

Der Austausch von Flüssigkeiten wird an der Blut-Hirn-Schranke durch einen osmotischen Gradienten reguliert.

2.8 Flüssigkeitstherapie

Die Blut-Hirn-Schranke ist eine semipermeable Membran, an der der Flüssigkeitsaustausch, im Gegensatz zu peripheren Kapillaren, durch osmotische Gradienten und nicht durch den onkotischen Druck stattfindet. Die normale Plasmaosmolarität beträgt 280–300 mOsmol/l und wird zu 90 % durch die Na$^+$-Ionen-Konzentration bestimmt. Sinkt die Plasmaosmolarität, entsteht durch Einstrom von Wasser in den interstitiellen Raum ein Ödem. Deshalb sollten vor allem **isoosmolare Lösungen** infundiert werden, z. B. NaCl 0,9 % oder Ringer-Lösung.

▶ **Merke**

▶ **Merke:** Glukoselösungen sind – mit Ausnahme einer Hypoglykämie – kontraindiziert, da durch die schnelle Verstoffwechselung freies Wasser entsteht; dieses trägt zur weiteren Steigerung des intrakraniellen Drucks bei.

2.9 Osmodiuretika

Durch Osmodiuretika diffundiert Wasser aus dem Interstitium in den intravasalen Raum und führt zur **Senkung des intrakraniellen Drucks**.
Als Osmodiuretika können Mannitol 20 % und hypertone NaCl-Lösungen eingesetzt werden.

2.9 Osmodiuretika

Durch den Aufbau eines osmotischen Gradienten diffundiert Wasser aus dem interstitiellen Raum in den intravasalen Raum. Durch verbesserte Fließeigenschaften des Blutes und damit einem verbesserten venösen Abfluss kommt es zu einer **Reduktion des intrakraniellen Drucks**.
Als am günstigsten hat sich **Mannitol 20 %** erwiesen. Mannitol wird nicht verstoffwechselt und unverändert renal ausgeschieden. Wegen einer möglichen Nierenschädigung sollte eine Plasmaosmolarität von 330 mOsmol/l nicht überschritten werden. Neuere Untersuchungen zeigen, dass auch **hypertone NaCl-Lösungen** die Wirkungsvielfalt des Mannitols erreichen.

2.10 Spezielle neurochirurgische Eingriffe

2.10.1 Eingriffe am Rückenmark und an der Wirbelsäule

Indikationen: Angeborene (z. B. Syringomyelie) oder erworbene (z. B. Bandscheibenvorfall, spinale Stenose, Tumor, Abszess, Hämatom, Fraktur) Schädigungen am Rückenmark und der Wirbelsäule.

Lagerung: Die meisten Eingriffe werden in Bauchlage durchgeführt, Eingriffe im Zervikalbereich teilweise auch in Rückenlage und selten in sitzender Position.
Bei einer Schädigung im Bereich der Halswirbelsäule darf der Kopf bei der Intubation nicht rekliniert werden! In diesen Fällen wird stets eine fiberoptische Intubation angestrebt.

2.10.2 Ausräumung einer intrakraniellen Raumforderung

Es wird unterschieden zwischen **supratentoriellen** und **infratentoriellen** Prozessen (hintere Schädelgrube).

Lagerung: Der Kopf des Patienten wird häufig mittels einer Mayfield-Klemme, einer Metallzwinge mit 3 Dornen, am Operationstisch fixiert, um jegliche Veränderung der Lage zu verhindern. Wie bereits oben beschrieben, wird je nach operativem Zugang die Rücken-, Seiten- oder Bauchlage gewählt, Eingriffe in der hinteren Schädelgrube erfordern oftmals die sitzende Position.

Monitoring: Es wird das erweiterte Standardmonitoring eingesetzt (S. 268), bei Eingriffen in der hinteren Schädelgrube und bei sitzender Position kommt zusätzlich das TEE oder die präkordiale Dopplersonographie zur frühen Detektion einer Luftembolie zum Einsatz.

Medikamentöse Therapie: Die **Prämedikation** erfolgt bei nicht bewusstseinsgestörten Patienten mit Benzodiazepinen. Zur **Narkoseeinleitung** bieten sich Barbiturate oder Sedativa (Propofol, Etomidat) an. Als Opiate werden überwiegend Sufentanil oder Fentanyl eingesetzt. Die **Narkoseaufrechterhaltung** erfolgt mittels volatiler Anästhetika, auf Lachgas sollte verzichtet werden. Bei massiv erhöhtem intrakraniellem Druck sollte die Narkose mittels einer **T**otal **I**ntra**v**enösen **A**nästhesie (TIVA) aufrechterhalten werden, da es hierbei zu einer geringeren Steigerung des zerebralen Blutvolumens kommt.

Beatmung: Ziel ist eine Normo- bis milde Hyperventilation.

2.10 Spezielle neurochirurgische Eingriffe

2.10.1 Eingriffe am Rückenmark und an der Wirbelsäule

Indikationen: Angeborene oder erworbene Schädigungen am Rückenmark und der Wirbelsäule.

Lagerung: Meistens Bauchlage, im Zervikalbereich ggf. Rückenlage oder im Sitzen.
Bei instabiler HWS sollte eine fiberoptische Intubation durchgeführt werden.

2.10.2 Ausräumung einer intrakraniellen Raumforderung

Lagerung: Der Kopf des Patienten wird häufig mit einer Mayfield-Klemme fixiert. Je nach operativem Zugang Rücken-, Seiten- oder Bauchlage, bei Eingriffen in der hinteren Schädelgrube ggf. sitzend.

Monitoring: Erweitertes Standardmonitoring, bei Eingriffen in der hinteren Schädelgrube und bei sitzender Position zusätzlich TEE oder präkordiale Dopplersonographie.

Medikamentöse Therapie: Prämedikation mit Benzodiazepinen (bei bewusstseinsklaren Patienten). **Narkoseeinleitung** mit Barbituraten und Sedativa, **Narkoseaufrechterhaltung** mit volatilen Anästhetika.

Beatmung: Normo- bis milde Hyperventilation.

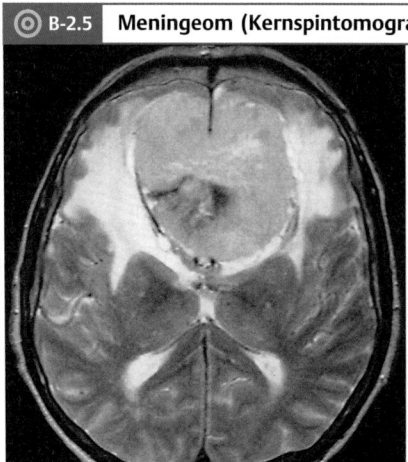

B-2.5 | **Meningeom (Kernspintomographie)**

B-2.5

2.10.3 Aneurysma-Clipping

2.10.3 Aneurysma-Clipping

▶ Definition

▶ **Definition:** Aneurysmen sind meist spindel- oder sackförmige Erweiterungen der Hirngefäße (Abb. **B-2.6**). Sie treten an Gefäßverzweigungen auf und bleiben klinisch meist stumm. Kommt es zu einer Ruptur, kann es zu einer lebensbedrohlichen subarachnoidalen Blutung (SAB, s. Abb. **B-2.7**) kommen.

B-2.6

B-2.6 Aneurysma (Angiographie)

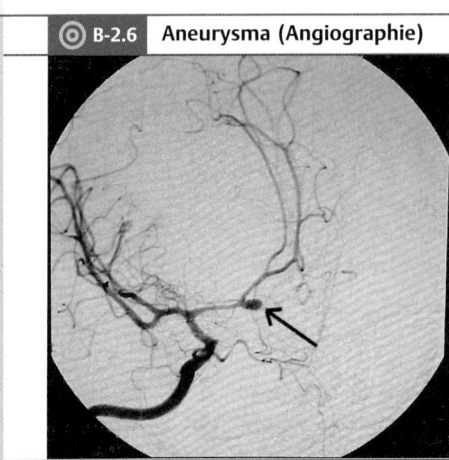

B-2.7 Subarachnoidalblutung mit Einbruch in das Ventrikelsystem nach einer Aneurysmablutung (Computertomographie)

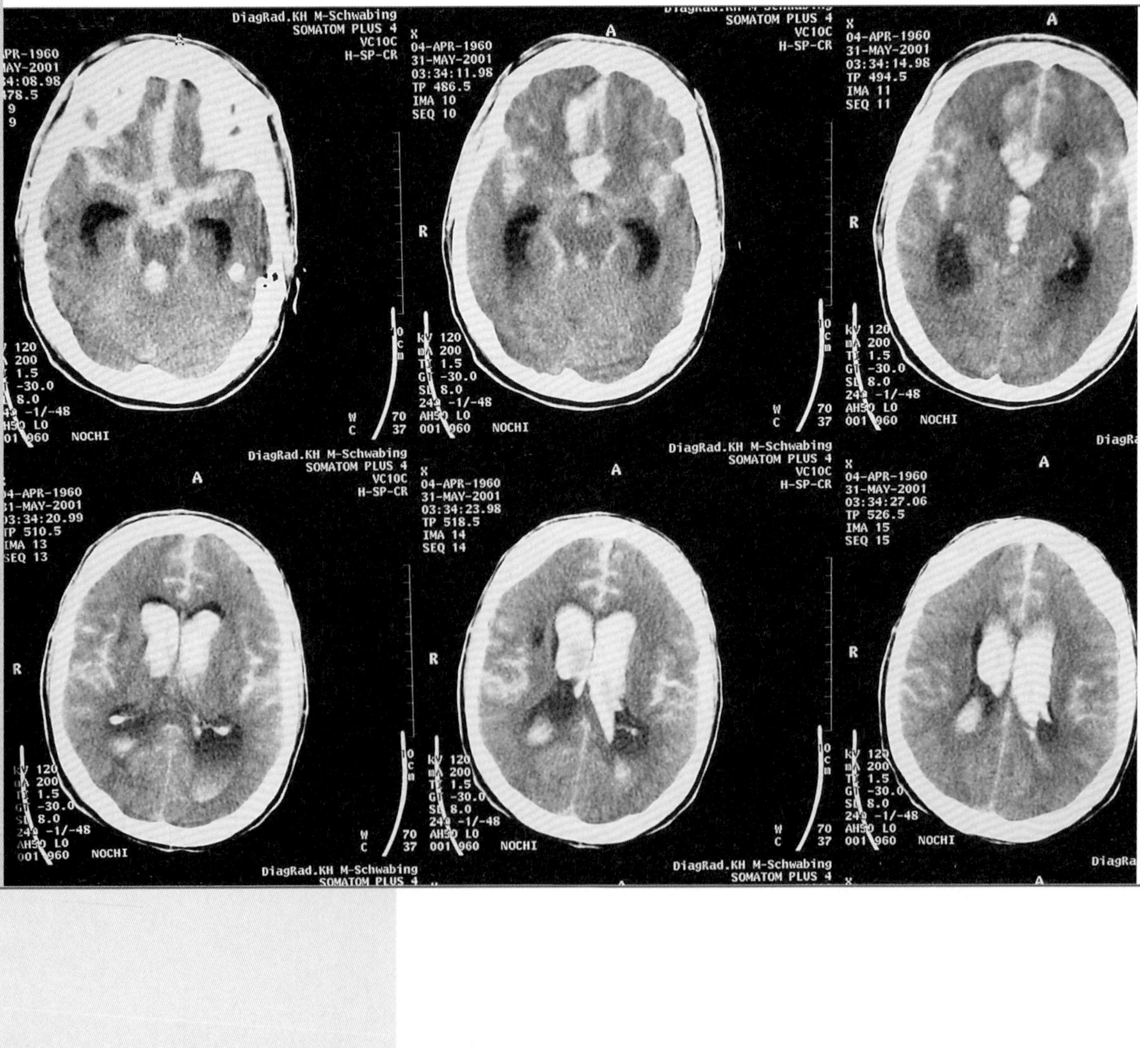

B-2.2	Schweregradeinteilung einer Subarachnoidalblutung nach Hunt und Hess	B-2.2
Grad 0	Aneurysma ohne Ruptur	
Grad 1	leichte Nackensteifigkeit, leichter Kopfschmerz	
Grad 2	Kopfschmerz, Nackensteifigkeit, evtl. Hirnnervenausfälle, erhaltenes Bewusstsein	
Grad 3	Bewusstseinsstörung, Patient noch kontaktierbar, neurologische Herdsymptomatik	
Grad 4	Stupor, Hemiparese, Streckkrämpfe, vegetative Störungen	
Grad 5	Koma, Streckkrämpfe, gestörte Vitalfunktionen	

Die **Schweregradeinteilung** einer Subarachnoidalblutung nach Hunt und Hess ist in Tab. **B-2.2** dargestellt.

Operationsprinzip: Ausschaltung des Aneurysmas durch a) Aufbringen eines Metallclips auf den „Hals" des Aneurysmas („Clipping") oder b) Verschluss des Aneurysmas durch Einbringen eines sog. Coils (thrombogenes Material) in das Aneurysma („Coiling").

Mögliche Komplikationen:
- erneute Blutung
- postoperatives Ödem des Hirngewebes
- zerebraler Vasospasmus
- Verschluss des Ventrikelsystems durch Blut mit der Folge einer Liquorabflusstörung; deshalb wird intraoperativ eine Ventrikeldrainage eingelegt.

Ziele der Anästhesieführung: Vermeidung bzw. Reduktion intraoperativer Risiken wie Blutung, Ischämie, zerebraler Vasospasmus und Anstieg des intrakraniellen Drucks. **Maßnahmen:**
- **Konsequente Blutdruckeinstellung:** Zur Vermeidung von Blutdruckspitzen und damit der Gefahr einer Aneurysmaruptur, wird der Blutdruck invasiv arteriell gemessen. Während des Clippings sollten Normalwerte bzw. Supranormalwerte vorliegen (wenn notwendig medikamentös eingestellt).
- **Behandlung von Herzrhythmusstörungen:** Bei einer Subarachnoidalblutung kommt es gehäuft zu Herzrhythmusstörungen; diese werden symptomatisch behandelt.

2.10.4 Hypophysektomie

Eine Raumforderung im Bereich der Hypophyse kann entweder zu hormonellen Störungen oder durch Kompression und Infiltration des Tumors selbst zu gestörten Funktionen in Nachbargebieten führen. Mögliche Begleiterkrankungen sind ein Hyperthyreoidismus, Akromegalie, Morbus Cushing, Elektrolytentgleisungen und eine Sehstörung durch Kompression des N. opticus. Anästhesiologische Konsequenzen umfassen engmaschige Elektrolyt- und Blutzuckerkontrollen und eventuell eine fiberoptische Intubation bei Akromegalie. Wegen der Gefahr einer postoperativen Addison-Krise wird intraoperativ Kortison verabreicht.

Zur **Schweregradeinteilung** der SAB s. Tab. **B-2.2**.

Operationsprinzip: Ausschaltung des Aneurysmas mit Metallclip („Clipping") oder durch sog. Coils („Coiling").

Mögliche Komplikationen:
- erneute Blutung
- postoperatives Hirnödem
- zerebraler Vasospasmus
- Verschluss des Ventrikelsystems.

Ziele der Anästhesieführung: Vermeidung bzw. Reduktion intraoperativer Risiken wie Blutung, Ischämie, zerebraler Vasospasmus und Anstieg des intrakraniellen Drucks. Maßnahmen:
- konsequente Blutdruckeinstellung
- Behandlung von Herzrhythmusstörungen.

2.10.4 Hypophysektomie

Hypophysentumore können zu Sehstörungen oder zu hormonellen Entgleisungen führen. Anästhesiologische Konsequenzen umfassen engmaschige Elektrolyt- und Blutzuckerkontrollen, eventuell eine fiberoptische Intubation bei Akromegalie und wegen der Gefahr einer postoperativen Addison-Krise die intraoperative Verabreichung von Kortison.

2.10.5 Stereotaktische Eingriffe

Indikationen: Rigor und Tremor, Schmerzzustände, tief sitzende Tumoren (für Biopsie).
Prinzip: Anbringen eines stereotaktischen Ringes und Ermittlung des Zielpunktes mittels CT. Über ein Bohrloch wird eine Sonde zur betreffenden Hirnregion vorgeschoben, dort wird entweder stimuliert oder biopsiert. Der Patient muss bei Bewusstsein sein, um mögliche Nebenwirkungen bzw. Effekte auf Parkinson-Symptome feststellen zu können, deshalb Eingriff nur in Lokalanästhesie.

Monitoring: Standardmonitoring (S. 268).

2.10.6 Diagnostische Neuroradiologie

Neuroradiologische Interventionen wie das Coiling eines zerebralen Aneurysmas oder Thrombolyse können meist in Lokalanästhesie, unter Standardmonitoring, durchgeführt werden. Sehr lange dauernde Eingriffe erfolgen in Allgemeinanästhesie.

2.10.7 Schädel-Hirn-Trauma (SHT)

▶ **Definition**

2.10.5 Stereotaktische Eingriffe

Indikationen: Rigor und Tremor (z. B. bei Parkinson-Patienten), Schmerzzustände, Biopsie tief sitzender intrakranieller Tumoren.

Prinzip: Nach dem Anbringen eines stereotaktischen Ringes am Kopf des Patienten wird mittels Computertomographie der Zielpunkt ermittelt. Eine am Ring befestigte Sonde wird dann über ein kleines Bohrloch zu der betreffenden Hirnregion vorgeschoben und mit elektrischen Impulsen stimuliert oder im Falle einer Raumforderung biopsiert. Da die Mitarbeit des Patienten benötigt wird, z. B. um mögliche Nebenwirkungen (Sprechstörungen, Kribbeln, Augenbewegungsstörungen) bzw. Effekte auf Parkinson-Symptome feststellen zu können, wird der Eingriff in Lokalanästhesie durchgeführt. Lediglich zum schmerzhaften Einsetzen des stereotaktischen Ringes kann eine Analgosedierung mit kurzwirksamen Medikamenten durchgeführt werden.

Monitoring: Während des zum Teil mehrere Stunden dauernden Eingriffes wird ein Standardmonitoring durchgeführt mit EKG, nichtinvasiver Blutdruckmessung, Pulsoxymetrie und Anlegen eines Dauerkatheters (vgl. S. 268).

2.10.6 Diagnostische Neuroradiologie

Diagnostische Eingriffe wie MRT-, CT-, SPECT- und PET-Untersuchungen haben in den letzten Jahren zunehmend an Bedeutung gewonnen. Neuroradiologische Interventionen wie das Coiling eines zerebralen Aneurysmas oder Thrombolyse können meist in Lokalanästhesie durchgeführt werden. Es wird ein Standardmonitoring angelegt, ein sehr lange dauernder Eingriff wird in Allgemeinanästhesie durchgeführt.

2.10.7 Schädel-Hirn-Trauma (SHT)

▶ **Definition:** Als Schädel-Hirn-Trauma bezeichnet man eine Störung der funktionellen und strukturellen Integrität des Gehirns, die durch äußere Gewalteinwirkung entstanden ist.

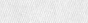 B-2.8

 B-2.8   **Epidurales Hämatom durch Schädelfraktur**

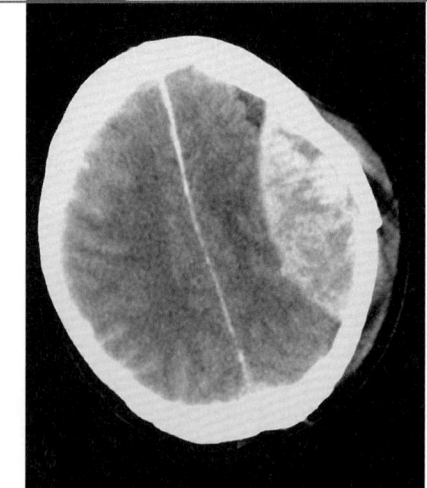

≡ B-2.3 Einteilungen des Schädel-Hirn-Traumas

nach Duraverletzung	*nach Schweregraden*	*mittels Glasgow-Coma-Scale (GCS)*
offenes SHT (Duraeröffnung) **geschlossenes SHT** (Dura unverletzt)	**Grad I: Commotio cerebri:** keine Substanzschäden des Gehirns, kurze Bewusstlosigkeit, evtl. vorhandene neurologische Ausfälle sind innerhalb von 4 Tagen reversibel **Grad II: leichte Contusio cerebri:** Substanzschäden des Gehirns, Bewusstlosigkeit bis zu 1 Stunde, neurologische Ausfälle sind nach 3 Wochen reversibel **Grad III: schwere Contusio cerebri:** Substanzschäden des Gehirns, Bewusstlosigkeit Tage bis Wochen, neurologische Ausfälle bilden sich nur teilweise oder nicht zurück	**leichtes SHT:** GCS > 12, Bewusstlosigkeit und/oder Bewusstseinstrübung bis zu 1 h **mittelschweres SHT:** GCS 9–12, Bewusstlosigkeit und/oder Bewusstseinsstörung bis zu 24 h **schweres SHT:** GCS < 8, Bewusstlosigkeit und Bewusstseinstrübung > 24 h oder > 6 h bei Hirnstammläsion

Einteilungen des Schädel-Hirn-Traumas

Primäre und sekundäre Hirnschäden: Der primäre Hirnschaden entsteht als unmittelbare Folge des vorangegangenen Traumas, wie Kontusionen, Blutungen (epidural, s. Abb. **B-2.8**, subdural, subarachnoidal).
Der sekundäre Hirnschaden entsteht als Folge von globalem oder regionalem intrazerebralem Sauerstoffmangel.
Weitere Informationen zur Einteilung des SHT s. Tab. **B-2.3**.

Therapie des Schädel-Hirn-Traumas

▶ **Merke:** Ziel der Therapie eines Schädel-Hirn-Traumas ist die Vermeidung sekundärer Hirnschäden.

Therapieziele:
- **Adäquater zerebraler Perfusionsdruck** (CPP 60–70 mmHg). Da sich dieser aus der Differenz aus dem mittleren arteriellen Druck (MAP) und dem intrakraniellen Druck (ICP) ergibt, besteht die Therapie einerseits in der Behandlung des MAP (gegebenenfalls mit einer Katecholamintherapie), andererseits in der Senkung des ICP.
- **Intrakranieller Druck** < **20–25 mmHg.** Durch eine Oberkörperhochlagerung und eine achsengerechte Kopflagerung kann der venöse Abstrom verbessert werden. Weiterhin sind zu nennen Osmotherapie, Barbiturattherapie, milde Hyperventilation und gegebenenfalls chirurgische Dekompression oder Einlage einer Ventrikeldrainage.
- Normothermie (Temperatur < 37 °C).
- Normo- bzw. milde Hyperventilation ($p_aCO_2 \approx 35$ mmHg).
- Normoglykämie (Blutzucker 80–150 mg/dl).
- Normoxämie ($paO_2 > 100$ mmHg).
- Normovolämie.
- Ausgleich des Elektrolythaushalts.
- Hämoglobinkonzentration ca. 10 g/dl.

Einteilungen des Schädel-Hirn-Traumas

Ein **primärer Hirnschaden** ensteht durch das vorangegangene Trauma. Ein **sekundärer Hirnschaden** entsteht als Folge eines intrazerebralen Sauerstoffmangels.

Weitere Informationen zur Einteilung des SHT s. Tab. **B-2.3**.

Therapie des Schädel-Hirn-Traumas

◀ Merke

Therapieziele:
- adäquater zerebraler Perfusionsdruck (CPP) von 60–70 mmHg
- intrakranieller Druck < 20–25 mmHg
- Normothermie (Temperatur < 37 °C)
- Normo- bzw. milde Hyperventilation ($p_aCO_2 \approx 35$ mmHg)
- Normoglykämie (Blutzucker 80–150 mg/dl)
- Normoxämie ($paO_2 > 100$ mmHg)
- Normovolämie
- Ausgleich des Elektrolythaushalts
- Hämoglobinkonzentration ca. 10 g/dl.

3 Anästhesie in Gynäkologie
und Geburtshilfe

3.1 Anästhesie in der Gynäkologie

3.1.1 Einleitung

Operationen im gynäkologischen Fachgebiet reichen vom transvaginalen Kurzeingriff über die Laparaskopie und die
Mamma-Chirurgie bis hin zur großen
transabdominellen Tumorresektion.

3.1.2 Besonderheiten
der Patientengruppe

Eine Besonderheit ist das häufige
Auftreten von **postoperativer Übelkeit**
und **Erbrechen.**

3.1.3 Gynäkologische Operationen

Mamma-Operationen

Besonderheiten bei der Lagerung:
Besondere Aufmerksamkeit muss auf die
Auslagerung der Arme gerichtet werden:
Der Arm darf im Schultergelenk nur bis zu
einem Winkel von 90° abduziert werden.

Anästhesieverfahren: In der Regel wird in
Allgemeinanästhesie (mit endotrachealer
Intubation oder Larynxmaske) operiert.

Transvaginale Operationen

Besonderheiten bei der Lagerung: Transvaginale Operationen erfolgen in **Steinschnittlagerung** (s. Abb. A-4.35, S. 144),
häufig bei gleichzeitiger Kopftieflagerung
(**Trendelenburg-Lagerung**).
Lagerungsbedingte **Komplikationen** sind
Läsionen des N. peroneus, Thrombosen
der V. femoralis und druckbedingte Mal-
perfusions- oder Nervenschädigungen im
Schulter-Arm-Bereich.

Anästhesieverfahren: Welches Verfahren
hier gewählt wird, hängt u. a. vom zeitli-

3 Anästhesie in Gynäkologie und Geburtshilfe

3.1 Anästhesie in der Gynäkologie

3.1.1 Einleitung

Operationen im gynäkologischen Fachgebiet reichen vom transvaginalen Kurzeingriff über die Laparaskopie und die Mamma-Chirurgie bis hin zur großen transabdominellen Tumorresektion. Der Anästhesist muss sich hierbei nicht nur vielfältigen medizinischen, sondern – mehr noch als in anderen Fachbereichen – auch psychologischen Herausforderungen bei der perioperativen Betreuung der Patientinnen stellen.

3.1.2 Besonderheiten der Patientengruppe

Eine Besonderheit bei gynäkologischen Eingriffen ist das häufige Auftreten von **postoperativer Übelkeit** und **Erbrechen.** Die Genese ist multifaktoriell (z. B. Angst bzw. psychische Anspannung, Zug am Peritoneum, Kopftieflagerung), bleibt aber häufig ungeklärt. Die Inzidenz von Übelkeit und Erbrechen kann durch entsprechende Narkoseführung (TIVA, Verzicht auf Lachgas, ggf. Prophylaxe mit Butyrophenonderivaten oder HT_3-Rezeptorantagonisten) verringert werden.

3.1.3 Gynäkologische Operationen

Mamma-Operationen

Besonderheiten bei der Lagerung: Mamma-Operationen werden in Rückenlage der Patientin durchgeführt. Besondere Aufmerksamkeit muss auf die Auslagerung der Arme – insbesondere für die Axilla-Dissektion – gerichtet werden. Hierbei ist zu beachten, dass der Arm im Schultergelenk nur bis zu einem Winkel von 90° abduziert wird, um eine Überdehnung und damit Schädigung des axillären Nervenplexus zu vermeiden.
Wenn ein Wiederaufbau der Brust mit einem gestielten Muskellappen von Bauch oder Rücken in gleicher Sitzung angestrebt wird, ist eine intraoperative Umlagerung erforderlich.

Anästhesieverfahren: Eingriffe im Bereich der Mammae sind oft zeitaufwendig, so dass eine Allgemeinanästhesie mit endotrachealer Intubation oder Anwendung der Larynxmaske in der Regel das Verfahren der Wahl darstellt.

Transvaginale Operationen

Besonderheiten bei der Lagerung: Transvaginale Operationen erfolgen in **Steinschnittlagerung** (s. Abb. A-4.35, S. 144). Komplikationen, die aufgrund dieser Form der Lagerung entstehen können, sind z. B. eine Läsion des N. peroneus oder eine Thrombose der V. femoralis. Bei gleichzeitiger Kopftieflagerung (sog. **Trendelenburg-Lagerung**, s. auch S. 95) wird der Druck der Bauchorgane auf Zwerchfell und Thoraxorgane verstärkt, so dass Inspiration und diastolische Herzfunktion eingeschränkt werden, während die Vorlast des Herzens durch Volumenverlagerung nach thorakal erhöht wird. In Kopftieflagerung werden häufig Schulterstützen angebracht, um zu verhindern, dass die Patientin vom OP-Tisch rutscht. Allerdings besteht bei übermäßigem Druck gegen die Schulterstützen das Risiko einer Malperfusions- oder Nervenschädigung im Schulter-Arm-Bereich.

Anästhesieverfahren: Das anästhesiologische Vorgehen hängt vom zeitlichen Ablauf des operativen Eingriffs ab: Während für eine 10-minütige Kürettage eine intravenöse Kurznarkose mit Maskenbeatmung möglich ist, empfiehlt sich für eine transvaginale Hysterektomie die Sicherung der Atemwege mittels Tubus oder Larynxmaske. Prinzipiell sind auch regionalanästhesiologische Verfahren wie Spinal- oder Periduralanästhesie (s. S. 234 bzw. 239) anwendbar.

chen Ablauf des operativen Eingriffs ab. Zum Einsatz kommen sowohl allgemein- als auch regionalanästhesiologische Verfahren.

Laparoskopische Eingriffe

Besonderheiten bei der Lagerung: Zur Darstellung der Unterbauchorgane ist eine **Kopftieflagerung** erforderlich. Die dadurch bedingten Auswirkungen auf die respiratorische und kardiozirkulatorische Funktion (s. o. und S. 144) werden hier durch die Anlage eines **Pneumoperitoneums**, das zu einer intraabdominellen Druckerhöhung führt, noch verstärkt.

Anästhesieverfahren: Prinzipiell unterscheidet sich das anästhesiologische Vorgehen bei laparoskopischen Eingriffen in der Gynäkologie nicht von dem in anderen Fachgebieten.

Große transabdominelle Eingriffe

Besonderheiten beim perioperativen Management: Patientinnen mit metastasierenden Tumoren zeigen häufig einen reduzierten Allgemeinzustand, eventuell mit Kachexie. Oft liegen ein Volumenmangel und Aszites vor. Insbesondere bei älteren Patientinnen bestehen häufig Begleiterkrankungen wie arterielle Hypertonie, Adipositas oder Diabetes mellitus, die einer besonderen Beachtung bedürfen (s. S. 28). Das perioperative Management erfordert meist großlumige Zugänge und, in Abhängigkeit von der Größe des Eingriffs bzw. der Vorerkrankungen der Patientin, ein invasives Monitoring mit arteriellem und zentralvenösem Katheter, die Anlage eines Blasendauerkatheters, eine bilanzierte Substitution von Flüssigkeit und Blutprodukten sowie eine postoperative Intensivüberwachung.

Besonderheiten bei der Lagerung: Die Operation erstreckt sich häufig über mehrere Stunden, so dass besonders auf eine gute Unterpolsterung der aufliegenden Körperpartien (z. B. mit Gelmatten) zu achten ist.

Anästhesieverfahren: Das anästhesiologische Vorgehen bei großen transabdominellen, gynäkologischen Eingriffen unterscheidet sich nicht von dem bei anderen großen intraabdominellen Eingriffen. Neben der **Allgemeinanästhesie** hat sich für die perioperative Schmerztherapie die Anlage eines **Periduralkatheters** (Höhe Th 8–10, s. auch S. 661) bewährt.

Laparoskopische Eingriffe

Besonderheiten bei der Lagerung: Die durch **Kopftieflagerung** bedingten Auswirkungen auf die respiratorische und kardiozirkulatorische Funktion werden hier durch die Anlage des **Pneumoperitoneums** noch verstärkt.

Anästhesieverfahren: Prinzipiell unterscheidet sich das anästhesiologische Vorgehen nicht von dem in anderen Fachgebieten.

Große transabdominelle Eingriffe

Besonderheiten beim perioperativen Management: Das perioperative Monitoring orientiert sich an Befund und Begleiterkrankungen der häufig schwer kranken Patientinnen.

Besonderheiten bei der Lagerung: Wegen der langen Eingriffsdauer ist eine gute Unterpolsterung aufliegender Körperpartien erforderlich.
Anästhesieverfahren: Die Kombination aus **Allgemein-** und **Periduralanästhesie** (Th 8–10) hat sich bewährt.

3.2 Anästhesie in der Geburtshilfe

3.2.1 Einleitung

Während der Schwangerschaft kommt es zu zahlreichen physiologischen Veränderungen, die bei der Anästhesie zu berücksichtigen sind.

3.2.2 Besonderheiten der Patientengruppe

Bei der Anpassung des mütterlichen Organismus an die verschiedenen Anforderungen einer Schwangerschaft greifen mechanische, hormonelle und metabolische Veränderungen ineinander. Im letzten Trimenon verändern vor allem mechanische Faktoren Atmung und Herz-Kreislauf-Funktion der werdenden Mutter. Der mütterliche Grundumsatz steigt deutlich an.

3.2   Anästhesie in der Geburtshilfe

3.2.1 Einleitung

Die physiologischen Veränderungen während der Schwangerschaft sind bei der Anästhesie zu berücksichtigen.
3.2.2 Besonderheiten der Patientengruppe

Der mütterliche Organismus macht während der Schwangerschaft mechanische, hormonelle und metabolische Veränderungen durch.

▶ **Merke:** Alle anästhesiologischen Maßnahmen wirken nicht nur auf den mütterlichen Organismus, sondern können immer auch das Wohlergehen des Feten beeinflussen.

◀ Merke

Respiration

Die respiratorischen Veränderungen während der Schwangerschaft sind gekennzeichnet durch eine Zunahme des Atemzug- und Atemminutenvolumens bei Verringerung der funktionellen Residualkapazität durch Verschiebung der Atemruhelage Richtung Residualvolumen. Kleine Atemwege können während der Exspiration kollabieren.

Herz-Kreislauf-System

Während der Schwangerschaft kommt es zur Zunahme des intravasalen Volumens bei gleichzeitiger Abnahme des systemischen Gefäßwiderstands. Dadurch erhöht sich das Herzzeitvolumen und das Sauerstoffangebot an die peripheren Organe wird optimiert (Abb. **B-3.1**).

Uteroplazentare Einheit

Uterusperfusion: Der uterine Blutfluss erfolgt druckpassiv und beträgt um den Geburtstermin ca. 10 % des mütterlichen Herzminutenvolumens.

Blut-Plazenta-Schranke: Gut passieren können:
- nicht ionisierte volatile Anästhetika,
- fettlösliche Anästhetika (MG 250–450 Da, z. B. Thiopental, Propofol, Ketamin, Benzodiazepine),
- Opioide,
- basische Lokalanästhetika (Bupivacain, Ropivacain, Lidocain).

Muskelrelaxanzien können kaum passieren.

Fetales Kompartiment: Medikamente, die über das umbilikal-venöse Blut zum Feten gelangen, werden rasch in Leber, Herz und Gehirn verteilt.

Sowohl der fetale Lebermetabolismus als auch die zerebrale Blut-Hirn-Schranke sind noch unvollständig ausgebildet, so dass Anästhetika eine verstärkte Wirkung im Feten zeigen können.

Respiration

Als Anpassung an den zunehmenden Sauerstoffbedarf und einen erhöhten CO_2-Anfall erhöhen Schwangere unter dem Einfluss von bronchodilatierend wirksamem Progesteron das Atemzugvolumen um bis zu 40 % bei gleichzeitiger Zunahme des Atemminutenvolumens. Während sich die totale Lungenkapazität nur geringgradig vermindert, verringert sich die funktionelle Residualkapazität durch Verschiebung der Atemruhelage in Richtung Residualvolumen. Bei einem Teil der Schwangeren steigt das Closing Volume (Lungenvolumen, bei dem die kleinen Luftwege zu kollabieren beginnen) im letzten Trimenon über die erniedrigte funktionelle Residualkapazität an, so dass schon in Atemruhelage ein Teil der kleinen Atemwege kollabiert. Die Apnoetoleranz in der Einleitungsphase einer Vollnarkose ist hierdurch deutlich verringert, die Sauerstoffsättigung des arteriellen Blutes fällt durch die verminderte Gasaustauschfläche in Atemruhelage rapide ab.

Herz-Kreislauf-System

Die Veränderungen im mütterlichen Herz-Kreislauf-System sind durch eine vermehrte Flüssigkeitsretention mit Zunahme des intravasalen Volumens, relativer Anämie, Ödemneigung und eine damit einhergehende Abnahme des systemischen Gefäßwiderstands gekennzeichnet (Abb. **B-3.1**). Letztere wird noch verstärkt durch Regionalanästhesieverfahren mit sympatholytischer Wirkung, die zur hypotonen Kreislaufreaktion der Mutter und damit zur vitalen Gefährdung des Feten führen können (s. S. 238). Durch Erhöhung des Herzzeitvolumens und eine gesteigerte Erythropoese wird eine Optimierung des Sauerstoffangebots erreicht. Regionale Ödembildungen können anästhesiologische Zugangswege behindern (z. B. Venenpunktion, Intubation, Anlage eines Periduralkatheters).

Uteroplazentare Einheit

Uterusperfusion: Der uterine Blutfluss erfolgt druckpassiv, wird nicht autoreguliert und beträgt zum Geburtstermin ungefähr 10 % des mütterlichen Herzminutenvolumens. Der uteroplazentare Perfusionsdruck errechnet sich aus der Differenz des mittleren arteriellen Drucks der Mutter und des intrauterinen Drucks. Der intrauterine Druck beträgt in den Wehenpausen ca. 10 mmHg. Er kann während einer Wehe aber auf bis zu 50 mmHg ansteigen.

Blut-Plazenta-Schranke: Die Blut-Plazenta-Schranke stellt pharmakologisch eine semipermeable Membran dar, die das mütterliche vom kindlichen Blut trennt und von Substanzen mit einem Molekulargewicht < 1000 Dalton (Da) durch einfache Diffusion durchdrungen werden kann. Fettlösliche Anästhetika (MG 250–450 Da) wie Thiopental, Propofol, Ketamin, Benzodiazepine, aber auch Opioide passieren trotz hoher Proteinbindung und Ionisierung rasch die Plazentaschranke. Noch besser penetrieren die nicht ionisierten volatilen Anästhetika. Auch basische Lokalanästhetika wie Bupivacain, Ropivacain und v. a. Lidocain passieren die Plazentarschranke gut, während Muskelrelaxanzien mit ihrer quarternären Ammoniumstruktur diese kaum überwinden können.

Fetales Kompartiment: Aus den Chorionzotten der Plazenta tritt das oxygenierte Blut über die Nabelvenen in den kindlichen Organismus ein. Medikamente, die über das umbilikal-venöse Blut zum Feten gelangen, werden infolge der anatomischen Besonderheiten des fetalen Kreislaufs (Rechts-Links-Shunt auf Vorhofebene) rasch in die Organe Leber, Herz und Gehirn verteilt.
Der fetale Leberstoffwechsel ist insgesamt in seiner Leistungsfähigkeit noch sehr eingeschränkt und wird rasch überlastet. Die Proteinbindung der meisten fettlöslichen Substanzen ist im fetalen Kompartiment vermindert, so dass sich hier gegenüber den Plasmaspiegeln der Mutter häufig ein erhöhter Anteil von nicht gebundenen und somit pharmakodynamisch aktiven Substanzen ergibt. Die fetale Blut-Hirn-Schranke ist noch nicht vollständig ausgebildet und weist eine erhöhte Permeabilität auf, so dass z. B. für Opioide und Lokalanästhetika beim Feten im Vergleich zur Mutter die zerebralen Effekte verstärkt sein können.

▶ **Merke:** Medikamente aus dem fetalen Kompartiment werden überwiegend über eine diaplazentare Rückverteilung in den mütterlichen Organismus eliminiert.

◀ **Merke**

Aortokavales Kompressionssysndrom

Im letzten Trimenon der Schwangerschaft werden durch den höher tretenden Uterus vor allem in Rückenlage zunehmend die großen intraabdominellen Blutgefäße komprimiert. Der Druck auf die Vena cava inferior behindert den venösen Rückfluss zum Herzen. Dadurch sinken rechtsatriale Vorlast, Schlagvolumen und – trotz kompensatorischer Tachykardie – auch das Herzzeitvolumen. Da gleichzeitig auch die mütterliche Bauchaorta komprimiert wird und die Blutgefäße zudem nur vermindert auf Vasokonstriktoren ansprechen, entwickelt sich rasch eine arterielle Hypotonie mit Übelkeit, Blässe oder Kaltschweißigkeit, im Extremfall mit Bewusstlosigkeit. Die Abnahme des arteriellen Blutdrucks sowie die Abflussbehinderung aus den uterinen Venen vermindert gleichzeitig auch die uteroplazentare Durchblutung und kann zu fetaler Hypoxie und Azidose führen. Bei der Lagerung der Schwangeren ist eine aortokavale Kompression deshalb unbedingt zu vermeiden (→ **Linkshalbseitenlagerung**, s. S. 284)!

Aortokavales Kompressionssysndrom

Im letzten Trimenon werden bei der Schwangeren in Rückenlage Vena cava inferior und Aorta abdominalis komprimiert. Die Abnahme von Vorlast, Herzzeitvolumen und arteriellem Fluss kann zur Ausbildung einer Schocksymptomatik bei der Mutter und zur Minderperfusion des Uterus mit konsekutiver Hypoxie und Azidose des Feten führen.

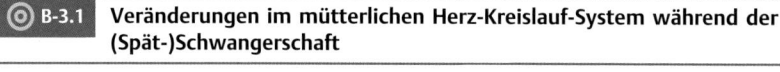

B-3.1 Veränderungen im mütterlichen Herz-Kreislauf-System während der (Spät-)Schwangerschaft

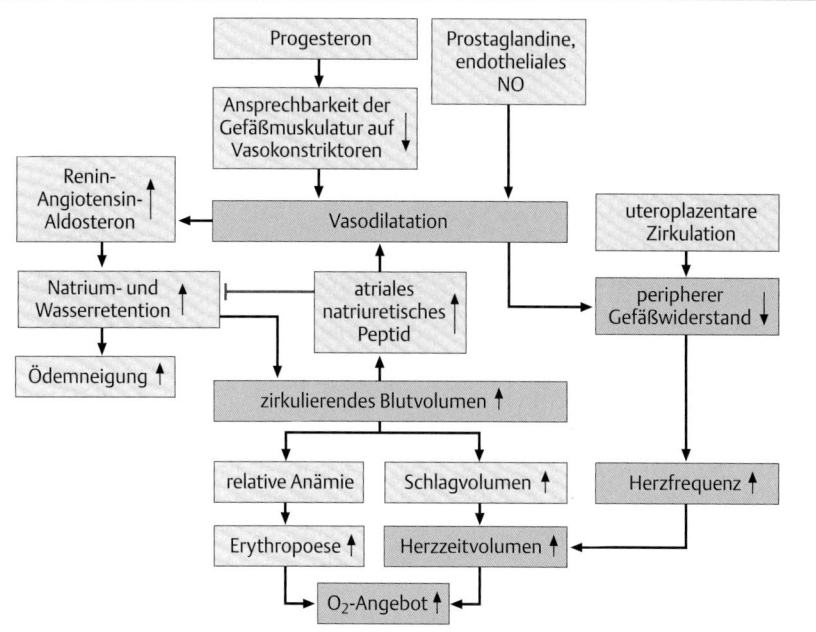

3.2.3 Analgesie und anästhesiologische Verfahren

Das subjektive Empfinden des Geburtsschmerzes weist eine starke interindividuelle Variabilität auf und ist neben mechanischen Faktoren abhängig von psychologischen und soziokulturellen Prägungen. Deshalb ist zur geburtshilflichen Schmerztherapie ein multimodales Vorgehen unter Einbeziehung von pharmakologischen, physio- und atemtherapeutischen sowie psychologischen Methoden sinnvoll.
Bei der Lokalisation des Geburtsschmerzes muss zwischen Eröffnungs- und Austreibungsperiode unterschieden werden (Abb. **B-3.2**).

3.2.3 Analgesie und anästhesiologische Verfahren

Zur geburtshilflichen Schmerztherapie ist ein multimodales Vorgehen unter Einbeziehung von pharmakologischen, physio- und atemtherapeutischen sowie psychologischen Methoden sinnvoll.

Bei der Lokalisation des Geburtsschmerzes muss zwischen Eröffnungs- und Austreibungsperiode unterschieden werden (Abb. **B-3.2**).

B-3.2

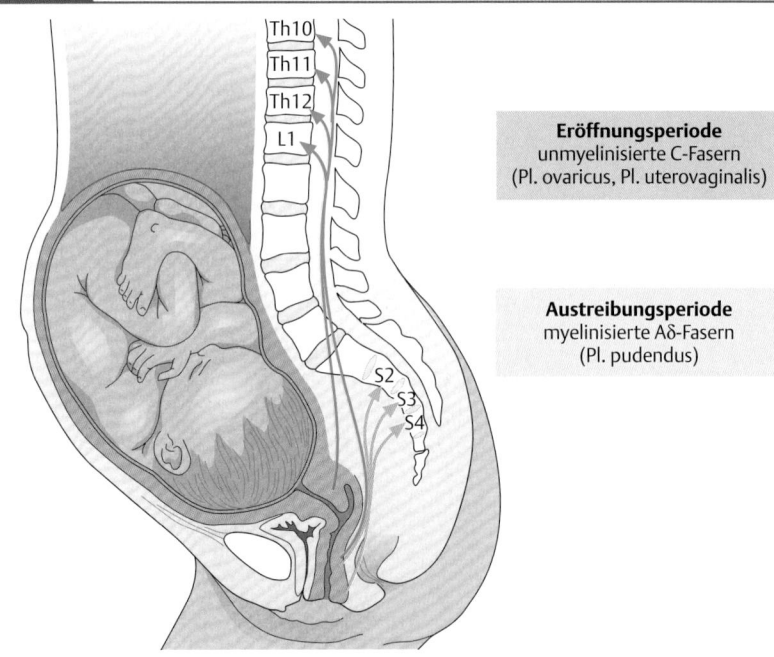

B-3.2 Schmerzausbreitung während des Geburtsvorgangs

Th10
Th11
Th12
L1

Eröffnungsperiode
unmyelinisierte C-Fasern
(Pl. ovaricus, Pl. uterovaginalis)

Austreibungsperiode
myelinisierte Aδ-Fasern
(Pl. pudendus)

S2
S3
S4

Während der Eröffnungsperiode (regelmäßige schmerzhafte „muttermundswirksame" Wehen → fortschreitende Auflockerung/Dilatation der Zervix) breitet sich der Schmerz über unmyelinisierte C-Fasern (Th10–L1) aus, in der Austreibungsperiode (Dilatation von Vagina, Perineum, Faszien und Kutis) über myelinisierte Aδ-Fasern (S2–S4).

B-3.3

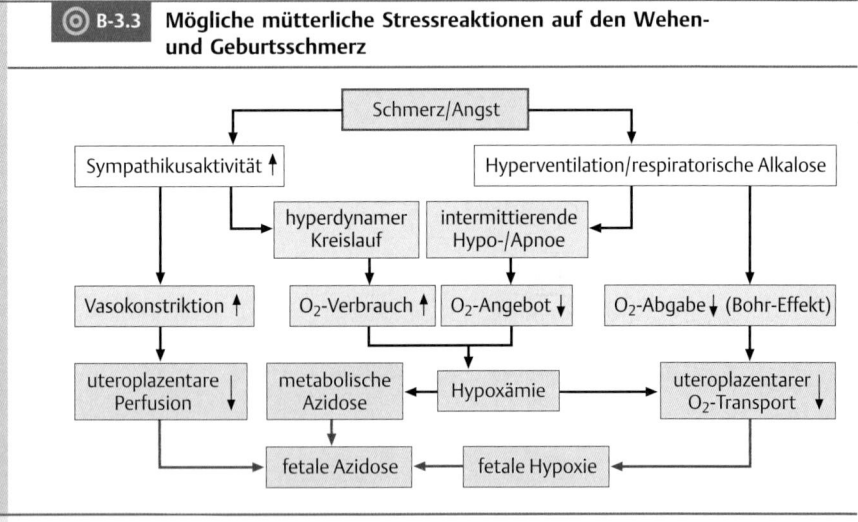

B-3.3 Mögliche mütterliche Stressreaktionen auf den Wehen- und Geburtsschmerz

Schmerz/Angst

Sympathikusaktivität ↑ | Hyperventilation/respiratorische Alkalose

hyperdynamer Kreislauf | intermittierende Hypo-/Apnoe

Vasokonstriktion ↑ | O₂-Verbrauch ↑ | O₂-Angebot ↓ | O₂-Abgabe ↓ (Bohr-Effekt)

uteroplazentare Perfusion ↓ | metabolische Azidose | Hypoxämie | uteroplazentarer O₂-Transport ↓

fetale Azidose ← fetale Hypoxie

Starke Schmerzen während der Geburt können zu mütterlichen Stressreaktionen führen, die den Feten gefährden (Abb. **B-3.3**).

Systemische Analgesie zur vaginalen Entbindung

Die systemische Gabe von **Opioiden** an die Mutter kann beim Neugeborenen zur Atemdepression führen, die mit Naloxon behandelt wird.

Starke Schmerzen während der Geburt können zu mütterlichen Stressreaktionen führen, die den Feten gefährden (Abb. **B-3.3**). Insofern dient eine Analgesie nicht nur der Mutter, sondern auch dem Wohlergehen des Feten.

Systemische Analgesie zur vaginalen Entbindung

Eine systemische Gabe von **Opioiden** ist fester Bestandteil der Betreuung von Gebärenden im Kreißsaal und obliegt meist dem Geburtshelfer. Die intravenöse Applikation erlaubt eine bedarfsgerechte Titrierung. Ist zum Zeitpunkt der Entbindung noch eine Restwirkung eines Opioids bei der Mutter vorhanden, muss beim Neugeborenen mit einer Atemdepression gerechnet werden, die mit Naloxon (0,01 mg/kg KG i.v, ggf. auch i.m. oder s.c.) behandelt werden kann.

Die intermittierende Inhalation von bis zu 50 % **Lachgas** in Sauerstoff findet für die geburtshilfliche Analgesie breite Anwendung, obgleich eine klinische Wirksamkeit für diese Indikation nie belegt werden konnte. Nach bisherigen Untersuchungen ist die Neugeborenenadaptation bei kurzfristiger Anwendung von Lachgas nicht beeinträchtigt, bereits nach 30-minütiger Lachgasexposition der Mutter konnte allerdings eine Beeinträchtigung des fetalen Stoffwechsels (Methionin-Synthetase-Hemmung) nachgewiesen werden.

Rückenmarknahe Regionalanästhesie zur vaginalen Entbindung

Periduralanästhesie (PDA)

Die lumbale Periduralanästhesie mittels eines Katheters ist gut steuerbar, weist eine hohe analgetische Wirksamkeit auf und ist ein für Mutter und Kind sicheres Verfahren. Deshalb wird die PDA von den werdenden Müttern gerne angenommen und ist im Rahmen der geburtshilflichen Schmerztherapie weit verbreitet.

Mit der geburtshilflichen Periduralanästhesie wird in 80 % der Fälle eine vollkommene Schmerzfreiheit und bei weiteren 10–15 % eine deutliche Schmerzlinderung während der Wehen erreicht. Die für die Eröffnungsperiode entscheidenden Segmente Th10 bis L1 werden durch die lumbale Periduralanästhesie gut erfasst, die für die Austreibungsperiode wichtigen Segmente S2 bis S4 häufig nur unvollständig.

Indikationen: Die Indikationsstellung erfolgt üblicherweise durch den Geburtshelfer oder auf Wunsch der Patientin. Bei Gebärenden mit starkem Schmerzempfinden, besonders bei Erstgebärenden, kann der Geburtsvorgang durch Anlage einer Periduralanästhesie wesentlich erleichtert werden. Die Periduralanästhesie bietet Vorteile bei pulmonal oder kardial vorerkrankten Müttern, bei vaginalen Geburten aus Beckenendlage oder bei Zwillingsgeburten. Plazentainsuffizienz, Präeklampsie (soweit keine manifeste Gerinnungsstörung vorliegt), Diabetes mellitus und Frühgeburt sind weitere Indikationen für die Anlage einer geburtshilflichen Periduralanästhesie.

▶ **Merke:** Eine **Aufklärung** über die **Risiken** sollte nach Möglichkeit schon während der Geburtsvorbereitung erfolgen. Eine Aufklärung unter der stark schmerzhaften Eröffnungsperiode ist oft nur unzureichend möglich und rechtlich nicht unumstritten.

Anlage des Periduralkatheters: Die Katheterperiduralanästhesie wird in der üblichen Technik unter Beachtung der Kontraindikationen durchgeführt (s. S. 239). Eine kurzfristige Tokolyse kann die Anlage einer Periduralanästhesie bei unruhigen Gebärenden erleichtern.

Schwangerschaftsbedingt ergeben sich bei der Anlage einer Periduralanästhesie allerdings Besonderheiten:

- Flüssigkeitseinlagerungen im Gewebe erschweren die Palpation anatomischer Leitstrukturen
- der Abstand zwischen Haut und Periduralraum nimmt durch das Ödem zu
- eine Verbreiterung des intervertebralen Zugangswegs durch Beugung des Rückens nach vorne ist wegen des schwangeren Uterus häufig nur unvollständig möglich
- im aufgelockerten Gewebe kann der „Loss of Resistance" nach Passage des Ligamentum flavum schlechter erkannt werden.

Eine einseitige Ausbreitung der Analgesie weist häufig auf eine Dislokation des Katheters in eine Wurzeltasche hin. Durch Zurückziehen des Katheters kann fast immer eine segmentale Ausbreitung erreicht werden.

Rückenmarknahe Regionalanästhesie zur vaginalen Entbindung

Periduralanästhesie (PDA)

Die lumbale PDA mittels eines Katheters ist gut steuerbar, weist eine hohe analgetische Wirksamkeit auf und ist ein für Mutter und Kind sicheres Verfahren.

Mit der geburtshilflichen Periduralanästhesie wird in 80 % der Fälle eine vollkommene Schmerzfreiheit und bei weiteren 10–15 % eine deutliche Schmerzlinderung während der Wehen erreicht.

Indikationen: starkes Schmerzempfinden (→ PDA zur Erleichterung des Geburtsvorgangs), kardiale/pulmonale Vorerkrankungen der Mutter, vaginale Entbindung aus Beckenendlage oder bei Geminigravidität, Plazentainsuffizienz, Präeklampsie (ohne manifeste Gerinnungsstörung), Diabetes mellitus und Frühgeburt.

◀ **Merke**

Anlage des Periduralkatheters: Diese erfolgt nach der üblichen Technik unter Beachtung der Kontraindikationen (s. S. 239). Ggf. kann eine kurzfristige Tokolyse hilfreich sein.

Schwangerschaftsbedingte Besonderheiten:

- Flüssigkeitseinlagerungen im Gewebe erschweren die Palpation anatomischer Leitstrukturen
- Abstand zwischen Haut und Periduralraum ↑
- „runder Rücken" häufig wegen schwangerem Uterus erschwert
- im aufgelockerten Gewebe kann der „Loss of Resistance" schlechter erkannt werden.

Bei einseitiger Ausbreitung der Analgesie kann durch Zurückziehen des Katheters eine segmentale Ausbreitung erreicht werden.

Wichtig ist eine gute Fixierung des liegenden Periduralkatheters.

Kontinuierliche Spinalanästhesie

Vorteile:
- geringere Medikamentendosierung (vgl. Tab. **B-3.1**)
- schnellere Anschlagszeit.

Nachteil: Der sehr dünne Katheter kann Knoten bilden oder abscheren.

Kombinierte Spinal- und Epiduralanästhesie

Bei der kombinierten Epidural- und Spinalanästhesie (CSE) gewährleistet die initiale Spinalanästhesie ein rasches Nachlassen des Wehenschmerzes, der Periduralkatheter die Möglichkeit der Fortführung und Titrierung der Analgesie.

Verwendete Medikamente

Medikamente für rückenmarknahe Regionalanästhesien sind:

Lokalanästhetika:
In der Geburtshilfe verwendete Lokalanästhetika sollen sensorische Fasern bei niedrigeren Konzentrationen mehr blockieren als motorische Fasern („Differenzialblockade").

Ziel ist es, durch eine möglichst niedrige Lokalanästhetikakonzentration eine ausreichende Schmerzfreiheit bei weitestgehend erhaltener Motorik zu erwirken.

Bupivacain und **Ropivacain** werden am häufigsten verwendet.

Wichtig ist eine gute Fixierung des liegenden Periduralkatheters, damit dieser bei Bewegung nicht verschoben wird.

Kontinuierliche Spinalanästhesie

In den letzten Jahren hat die Einführung sehr dünner Katheter die kontinuierliche intrathekale Spinalanästhesie ermöglicht. Dem Vorteil einer einfacheren Punktion des Spinalraumes sowie geringerer Medikamentendosierungen (vgl. Tab. **B-3.1**) bei gleichzeitig wesentlich schnellerer Anschlagzeit stehen aber verfahrensspezifische Nachteile wie die Gefahr der Knotenbildung oder des Abscherens des sehr dünnen Katheters gegenüber. Ein Konsens über spezielle Indikationen für dieses Verfahren im Rahmen der geburtshilflichen Anästhesie besteht bisher nicht. In den USA ist wegen der potenziell toxischen Wirkung von Lokalanästhetika bei intrathekaler Depotbildung (v. a. Lidocain) das Verfahren nicht zugelassen.

Kombinierte Spinal- und Epiduralanästhesie

Zur Technik der kombinierten Spinal- und Epiduralanästhesie **(CSE)** s. S. 243. Die initiale Spinalanästhesie (intrathekale Einmalinjektion) gewährleistet ein rasches Nachlassen des Wehenschmerzes, der Periduralkatheter die Möglichkeit der Fortführung und weiterer Titrierung der Analgesie. Durch diese Technik können spinalkatheterassoziierte Nachteile einer kontinuierlichen Spinalanästhesie vermieden werden, andere Komplikationsmöglichkeiten wie die primäre oder sekundäre Fehllage des Periduralkatheters sowie die intrathekale Aufnahme von peridural appliziertem Medikament werden allerdings kontrovers diskutiert.

Verwendete Medikamente

Bei der geburtshilflichen rückenmarknahen Regionalanästhesie kommen Lokalanästhetika und Opioide zum Einsatz:

Lokalanästhetika:
Voraussetzung für die Verwendung von Lokalanästhetika in der Geburtshilfe ist ihre besondere Eigenschaft, konzentrationsabhängig die dünneren sensorischen C- und $A\delta$-Fasern mehr zu blockieren als die dickeren motorischen $A\alpha$- und $A\beta$-Fasern („Differenzialblockade"). Die rückenmarknahe Applikation betrifft aber nicht nur die motorischen und sensorischen Fasern, sondern bewirkt gleichzeitig durch Blockade der besonders empfindlichen dünnen postganglionären Fasern des sympathischen Nervensystems eine Sympathikolyse mit der Folge, dass der arterielle Druck und somit auch der uteroplazentare Perfusionsdruck abfallen kann (s. u.).

Ziel ist es, durch eine möglichst niedrige Lokalanästhetikakonzentration eine ausreichende Schmerzfreiheit bei weitestgehend erhaltener Motorik zu erwirken, um der Mutter die weitere aktive Mitarbeit im Geburtsverlauf zu gestatten oder sie gegebenenfalls sogar noch umhergehen zu lassen (**„walking epidural"**).

Die am häufigsten verwendeten Substanzen sind **Bupivacain** und **Ropivacain**, wobei Ropivacain den Vorteil einer etwas geringeren ZNS- und Kardiotoxizität aufweist. Unterschiede in Anschlagzeit und Wirkdauer zwischen Bupivacain und Ropivacain hängen von Dosierung und Konzentration ab und sind klinisch kaum relevant (Tab. **B-3.1**).

≡ **B-3.1** **Dosierungsmöglichkeiten von Lokalanästhetika und Opioiden* für die rückenmarknahe Regionalanästhesie in der Geburtshilfe**

	vaginale Geburt		Sectio caesarea	
	peridural	*intrathekal*	*peridural*	*intrathekal*
Lokalanästhetikum				
Bupivacain	0,1–0,25 % initial 10 ml, 5–10 ml repetitiv	0,1–0,25 % Titration von 0,5 ml über den Katheter	0,5 % 15–25 ml	0,5 % Bolus von 2–3 ml oder Titration über den Katheter
Ropivacain	0,1–0,2 % initial 10 ml, 5–10 ml repetitiv	nicht zugelassen	0,75 % 12–20 ml	nicht zugelassen
Lidocain			2 % 15–20 ml	
Opioid (alleinige Gabe reicht für die Eröffnungsperiode häufig aus)				
Sufentanil	Boli zu je 7,5 μg (max. 30 μg)	Boli von 5–10 μg, auch für CSE	nur kombiniert mit Lokalanästhetika	
Medikamentenkombinationen				
Bupivacain/Sufentanil	0,1 % Bupivacain + 0,75 μg/ml Sufentanil initial 10 ml, 5–10 ml repetitiv alle 1–3 h (bis maximal 40 ml Gesamtdosis)	getrennte Titration über den Katheter: 0,1–0,25 % Bupivacain 0,5 ml + 2–5 μg Sufentanil	0,5 % Bupivacain 15–20 ml + 20–30 μg Sufentanil	0,2 % Bupivacain + 3 μg/ml Sufentanil von der Mischung: 2,5–3,5 ml Bolus
Ropivacain/Sufentanil	0,1 % Ropivacain + 0,75 μg/ml Sufentanil initial 10 ml, 5–10 ml repetitiv alle 1–3 h (bis maximal 40 ml Gesamtdosis)	nicht zugelassen	0,75 % Ropivacain 12–16 ml + 20–30 μg Sufentanil	nicht zugelassen

* in Deutschland ist von den Opioiden nur Sufentanil für die Anwendung zur Regionalanästhesie in der Geburtshilfe zugelassen

Opioide:
Sufentanil ist das einzige für die Periduralanästhesie in der Geburtshilfe zugelassene Opioid (Tab. **B-3.1**). Von allen μ-agonistisch wirksamen Opiaten ist es am lipophilsten und wirksamsten, weil im Rückenmark vor allem μ-Rezeptoren ausgebildet sind. Daher breitet sich nur ein kleiner Teil des Sufentanils durch Liquorzirkulation nach rostral bis ins Gehirn aus. Allerdings wird ein Teil des peridural applizierten Sufentanils über den periduralen Venenplexus resorbiert, so dass immer auch ein geringes Risiko für die Ausbildung einer Atemdepression von Mutter und Neugeborenem besteht. Als Nebenwirkung tritt häufig Juckreiz auf.

Medikamentenkombinationen:
Die Kombination von Bupivacain oder Ropivacain mit Sufentanil zur geburtshilflichen Periduralanästhesie verbessert die Analgesie, beschleunigt den Wirkungseintritt, reduziert die für eine Analgesie notwendige Konzentration des Lokalanästhetikums und vermindert damit die motorische Blockade (Tab. **B-3.1**).

Komplikation – mütterliche Hypotension
Die Blockade der besonders empfindlichen dünnen postganglionären sympathischen Nervenfasern im Rahmen der rückenmarknahen Regionalanästhesie und weitere Kofaktoren (Tab. **B-3.2**) können eine arterielle Hypotension auslösen, die wegen der druckpassiven, nicht autoregulierten uteroplazentaren Perfusion (s. S. 278) den Feten gefährdet.

Opioide:
Sufentanil ist das einzige für die Periduralanästhesie in der Geburtshilfe zugelassene Opioid (Tab. **B-3.1**). Ein Teil des peridural applizierten Sufentanils wird über den periduralen Venenplexus resorbiert, mit dem Risiko einer Atemdepression von Mutter und Neugeborenem. Als Nebenwirkung tritt häufig Juckreiz auf.

Medikamentenkombinationen: Eine Kombination von Lokalanästhetikum und Opioid bei der PDA verbessert die Analgesie, beschleunigt den Wirkungseintritt und vermindert die motorische Blockade (Tab. **B-3.1**).

Komplikation – mütterliche Hypotension
Die Blockade der postganglionären sympathischen Nervenfasern und weitere Kofaktoren (Tab. **B-3.2**) können eine arterielle Hypotension auslösen.

B-3.2

- Blockade der postganglionären sympathischen Nervenfasern durch das Lokalanästhetikum
- verminderte Katecholaminausschüttung nach erfolgreicher Behandlung des Wehenschmerzes
- Reduktion des venösen Rückstroms zum Herzen durch aortokavales Kompressionssyndrom
- verminderte Gefäßreagibilität bei Schwangeren auf Vasopressoren

▶ **Merke**

▶ **Merke:** Ein mittlerer arterieller Blutdruck von mindestens 70 mmHg ist für eine ausreichende Blutzufuhr zum Uterus nötig. Fällt der arterielle Druck durch die sympathikolytische Wirkung der rückenmarknahen Regionalanästhesie unter diesen Wert ab, so muss unverzüglich eine Blutdruckanhebung erfolgen, um die Entwicklung einer fetalen Hypoxie und Azidose zu vermeiden.

Prophylaxe und Therapie:
- Linksseitenlage der Schwangeren,
- Lateroposition des Uterus,
- parenterale Flüssigkeitssubstitution,
- Sympathikomimetika.

Prophylaxe und Therapie:
- linksseitige Lagerung der Schwangeren,
- Lateroposition des Uterus,
- parenterale Flüssigkeitssubstitution (cave: mütterliche Ödeme),
- Sympathikomimetika.

Nach wie vor wird kontrovers diskutiert, ob kristalloide oder kolloidale Lösungen für die parenterale Flüssigkeitssubstitution verwendet werden sollen.

▶ **Merke**

▶ **Merke:** Die Flüssigkeit (500–1000 ml) sollte erst unmittelbar vor bzw. während der Anlage einer Periduralanästhesie verabreicht werden, da ein maximaler intravasaler Volumeneffekt nur für kurze Zeit besteht.

Häufig ist die Gabe eines **Sympathomimetikums (Akrinor, Ephedrin)** zur Aufrechterhaltung eines ausreichenden Perfusionsdrucks notwendig.

Häufig wird die zusätzliche intravenöse Applikation eines **Sympathomimetikums** zur Aufrechterhaltung eines ausreichenden Perfusionsdrucks unumgänglich sein. Bewährt haben sich hierfür **Akrinor** und **Ephedrin** (Letzteres nur über die internationale Apotheke erhältlich) mit seiner kombinierten α- und β-stimulierenden Wirkung.

Eine reine α-Stimulation, z.B. mit Noradrenalin, ist mit der Gefahr einer Drosselung der uteroplazentaren Durchblutung verbunden und sollte nur unter kontinuierlicher Überwachung des Feten (z.B. Kardiotokographie) titriert werden.

Analgesie und Anästhesie für die vaginal-operative Entbindung

Analgesie und Anästhesie für die vaginal-operative Entbindung

Für die vaginal-operative Entbindung **(Forzeps/Vakuumextraktion)** sind alle kontinuierlichen rückenmarknahen Regionalanästhesieverfahren geeignet (→ Beckenbodenrelaxation, Analgesie). Misslingt der Versuch einer vaginal-operativen Entbindung bei der wachen Schwangeren, wird unverzüglich eine Allgemeinanästhesie für einen erneuten vaginal-operativen Versuch bzw. für eine Sectio caesarea (s. S. 285) eingeleitet.

Eine vaginal-operative Entbindung mittels Zange (**Forzeps**) oder Vakuum (**Vakuumextraktion**) wird nötig, wenn der Muttermund vollständig eröffnet und der führende Teil des Kindes bereits in den Geburtskanal eingetreten ist, aber die Austreibungsperiode zu lang dauert (Geburtsstillstand in der Austreibungsphase) und/oder eine kindliche Asphyxie droht. Kontinuierliche rückenmarknahe Regionalanästhesieverfahren erleichtern die vaginal-operative Entbindung, da sie den Beckenboden relaxieren und eine ausreichende Analgesie herbeiführen. Misslingt der Versuch einer vaginal-operativen Entbindung bei der wachen Schwangeren, wird unverzüglich eine Allgemeinanästhesie für einen erneuten vaginal-operativen Versuch bzw. für eine Sectio caesarea (s. S. 285) eingeleitet. Eine „hohe Zange" kann das Umgebungsgewebe verletzen und ausgeprägte peripartale Blutungen bis hin zum hämorrhagischen Schock auslösen. Wegen des erhöhten kindlichen Risikos sollte für die Versorgung des Neugeborenen ein Neonatologe oder ein in der Neugeborenenreanimation erfahrener Anästhesist zur Verfügung stehen.

Anästhesie zur Sectio caesarea

Kaiserschnittentbindungen haben in den letzten Jahren nicht nur in der Bundesrepublik Deutschland, sondern auch weltweit an Häufigkeit zugenommen. Hierzu trägt die durch verbesserte kindliche Überwachung häufige – und in Anbetracht von haftungsrechtlichen Erwägungen eher großzügig gestellte – kindliche Indikation zur Sectio bei. Zunehmende Verbreitung findet allerdings auch die „Wunschsectio".

Wahl des Anästhesieverfahrens

Aspiration und Hypoxie durch erschwerte Intubation bei Einleitung einer Allgemeinanästhesie sind die Hauptursachen anästhesiebedingter Todesfälle im Rahmen der Kaiserschnittentbindung. Die Mortalität von 32,2 pro 1 Mio. kennzeichnet die Allgemeinanästhesie als deutlich risikoreicheres Verfahren für die Sectio caesarea gegenüber den Regionalanästhesieverfahren mit 1,9 pro 1 Mio. Tab. **B-3.3** gibt einen Überblick über die Vorteile der Regionalanästhesie für die Sectio caesarea. Die Indikationen einer Allgemeinanästhesie stellt Tab. **B-3.4** dar.

▶ **Merke:** Rückenmarknahe Anästhesieverfahren werden inzwischen als Vorgehen der Wahl für die Sectio caesarea empfohlen und angewendet.

≡ B-3.3 Vorteile der Regionalanästhesie für die Sectio caesarea

- verminderte Aspirationsgefahr
- Vermeidung der erschwerten Intubation
- keine kindliche Anästhetikaexposition
- fehlender Zeitdruck für die Darstellung des Uterus
- Geburtserlebnis für die wache Mutter
- Neugeborenes wacher, besserer APGAR-Index

≡ B-3.4 Indikation für die Allgemeinanästhesie zur Sectio caesarea

- Dringlichkeit der operativen Schnittentbindung lässt die Anlage einer Regionalanästhesie nicht zu
- Vorliegen von Kontraindikationen gegen die rückenmarknahen Verfahren (z. B. Gerinnungsstörung)
- psychischer Zustand der Mutter verbietet die Sectio caesarea bei wacher Patientin
- fehlende Zustimmung der Mutter für regionalanästhesiologisches Vorgehen

Einteilung der Dringlichkeit zur Sectio: Zur Erleichterung der Kommunikation zwischen Geburtshelfer und Anästhesist hat sich die in Tab. **B-3.5** dargestellte Einteilung der Dringlichkeit zur Sectio bewährt.

≡ B-3.5 Einteilung der Dringlichkeit für die Sectio caesarea

Bezeichnung	Zeitraum	Anästhesieverfahren
Notsectio	Anästhesie und operative Entbindung „so schnell wie möglich"	Allgemeinanästhesie
dringliche Sectio	Anästhesie und operative Entbindung innerhalb von 15–30 Minuten	Anlage einer Spinalanästhesie oder „Komplettierung" einer PDA (d. h. Wirkungsverstärkung der Analgesie hin zur kompletten Anästhesie durch Injektion erhöhter Mengen bzw. Konzentrationen von Lokalanästhetikum und Opioid, s. Tab. **B-3.1**)
Sectio mit aufgeschobener Dringlichkeit	Anästhesie und operative Entbindung innerhalb von 30–120 Minuten	Anlage einer Spinalanästhesie oder eines anderen rückenmarknahen Verfahrens möglich
elektive Sectio	wie bei „Sectio mit aufgeschobener Dringlichkeit"	

Anästhesie zur Sectio caesarea

Kaiserschnittentbindungen haben in den letzten Jahren nicht nur in der Bundesrepublik Deutschland, sondern auch weltweit an Häufigkeit zugenommen.

Wahl des Anästhesieverfahrens

Aspiration und Hypoxie durch erschwerte Intubation bei Einleitung einer Allgemeinanästhesie sind die Hauptursachen anästhesiebedingter Todesfälle im Rahmen der Kaiserschnittentbindung.

Zu den Vorteilen der Regionalanästhesie s. Tab. **B-3.3**, Indikationen einer Allgemeinanästhesie s. Tab. **B-3.4**.

◀ Merke

≡ B-3.3

≡ B-3.4

Einteilung der Dringlichkeit zur Sectio: s. Tab. **B-3.5**.

Allgemeinanästhesie

Prämedikation: Eine sedierende Prämedikation wird standardmäßig nicht empfohlen.

Aspirationsprophylaxe: Schwangere dürfen während der Wehentätigkeit kleine Mengen klarer Flüssigkeiten zu sich nehmen. Jede Schwangere jenseits der 20. Schwangerschaftswoche ist wegen verzögerter Magenentleerung a priori als nicht nüchtern anzusehen (→ **Ileuseinleitung** (Syn.: **Rapid Sequence Induction**, s. S. 196). Die Abpufferung der Magensäure mit Natriumzitrat ist weit verbreitet.

▶ Merke

Intubation und Beatmung: Nach mindestens 3-minütiger Präoxygenierung wird die Narkose eingeleitet.

Die Narkoseeinleitung muss unter Aspirationsprophylaxe mit angehobenem Oberkörper, Krikoiddruck und eingeschaltetem Sauger erfolgen. Ist eine primäre Intubation nicht möglich, müssen andere Verfahren der Oxygenierung zur Verfügung stehen.

▶ Merke

Vom Einsetzen des OP-Sperrers bis zur Kindsentwicklung sollte mit reinem Sauerstoff beatmet werden, um die fetale Oxygenierung zu optimieren.

Verwendete Medikamente: siehe Tab. **B-3.6**.

Nach der Entbindung wird die Anästhesie in üblicher Weise fort- und ausgeleitet.

Allgemeinanästhesie

Prämedikation: Eine Schwellendosis von Sedativa, unterhalb der das Neugeborene vor Nebenwirkungen sicher ist, kann derzeit nicht angegeben werden. Daher wird eine sedierende Prämedikation nicht standardmäßig empfohlen.

Aspirationsprophylaxe: Die Einnahme kleiner Mengen klarer, auch gesüßter Flüssigkeiten durch die Schwangere während der Wehentätigkeit sind bedenkenlos möglich, allerdings sollte sie in diesem Zeitraum keine feste Nahrung zu sich nehmen. Da jede Schwangere jenseits der 20. Schwangerschaftswoche wegen verzögerter Magenentleerung a priori als nicht nüchtern anzusehen ist, muss die Allgemeinanästhesie nach den Grundsätzen einer sog. **Ileuseinleitung** (Syn.: **Rapid Sequence Induction**, s. S. 196) erfolgen.

Die Abpufferung der Magensäure mit Natriumzitrat (30 ml p. o. 15 Minuten vor Einleitung der Anästhesie) ist weit verbreitet, um mögliche Folgen einer Aspiration zu vermindern. Bei entsprechender Vorlaufzeit (ca. 1–2 Stunden) kann auch die Gabe eines H_2-Blockers sinnvoll sein.

▶ **Merke:** Eine Allgemeinanästhesie für die Sectio caesarea soll erst nach erfolgter Lagerung der Mutter und Vorbereitung des operativen Eingriffs eingeleitet werden, so dass unmittelbar nach Einleitung der Hautschnitt erfolgen kann. Die Anästhetikaexposition für den Feten soll so möglichst kurz gehalten werden.

Intubation und Beatmung: Vor Narkoseeinleitung sollte eine mindestens 3-minütige Präoxygenierung erfolgen, da Schwangere durch ihre verminderte funktionelle Residualkapazität (s. S. 278) in der Apnoephase während der Intubation sehr rasch desoxygenieren und der fetale Organismus schon durch eine kurzfristige Hypoxie äußerst gefährdet ist.

Die Narkose muss unter Aspirationsprophylaxe (s. o.) mit angehobenem Oberkörper, Krikoiddruck und eingeschaltetem großlumigem Sauger eingeleitet werden.

Die veränderte Anatomie der Schwangeren mit angeschwollenem Hals- und Brustbereich sowie angeschwollenen Atemwegen, insbesondere nach längerem und frustranem Geburtsverlauf, erschweren häufig die endotracheale Intubation. Ist eine primäre Intubation nicht möglich, sollte eine Sicherung der Atemwege per Larynxmaske oder Kombitubus erfolgen oder notfalls auch per Maske mit reinem Sauerstoff beatmet werden. Ein Notfall-Koniotomie-Besteck sollte im geburtshilflichen OP immer bereitliegen. Ist eine schwierige Intubation abzusehen, muss die primäre wach-fiberoptische Intubation (s. S. 111) erwogen werden (vgl. ASA-Algorithmus zur Sicherung der Atemwege und der Oxygenierung, S. 11).

▶ **Merke:** Mutter und Kind sind bei der Sectio in Allgemeinanästhesie weniger durch einen fehlenden Tubus gefährdet als vielmehr durch die Hypoxie.

Eine Hyperventilation sollte wegen einer hierdurch bedingten Linksverschiebung der Sauerstoffbindungskurve vermieden werden. Auf eine Beatmung mit hohem PEEP sollte wegen dadurch bedingter Verminderung der kardialen Vorlast und Gefahr der fetalen Minderperfusion verzichtet werden. Vom Einsetzen des OP-Sperrers bis zur Kindsentwicklung sollte mit reinem Sauerstoff beatmet werden, um die fetale Oxygenierung zu optimieren.

Verwendete Medikamente: Tab. **B-3.6** gibt einen Überblick über die zur Allgemeinanästhesie verwendeten Medikamente und deren Besonderheiten. Nach Entwicklung des Kindes wird die Allgemeinanästhesie in üblicher Weise fortgesetzt und ausgeleitet.

☰ B-3.6	Medikamente für die Allgemeinanästhesie zur Sectio caesarea	
Medikamenten-gruppe	**Medikament (Beispiele)**	**Kommentar**
intravenöse Hypnotika	Thiopental	seit den 1950er Jahren für die Narkoseeinleitung zur Sectio caesarea bewährt; erscheint nach 2–3 Minuten im fetalen Umbilikalvenenblut, wird allerdings durch die fetale Leberpassage rasch inaktiviert
	Propofol	postnatale kindliche Adaptationsstörungen beschrieben; für Sectio caesarea nicht spezifisch zugelassen
	Ketamin	insbesondere bei hypovolämischen Schockzuständen und bei bronchoobstruktiven Störungen der Mutter indiziert; kindliche Adaptationsstörungen beschrieben
Opioide	Morphin, Fentanyl, Sufentanil, Alfentanil, Piritramid	treten rasch diaplazentar über; Risiko für kindliche Brady- oder Apnoe, die ggf. antagonisiert werden muss; Applikation möglichst erst nach Kindsentwicklung
	Remifentanil	wird im kindlichen Organismus rasch durch unspezifische Esterasen abgebaut
Inhalations-anästhetika	Isofluran, Sevofluran, Desfluran	rasche Anflutung durch verminderte FRC der Mutter; Uterusrelaxierung bei Konzentration $\geq$ 1 MAC kann zu verstärkter Nachblutung führen; keine Beeinträchtigung der kindlichen Adaptation bei Expositionsdauer < 15 Minuten
	Lachgas	Lachgas-Applikation bis 50 Vol% zur Analgesie sinnvoll; nach Einsetzen des OP-Sperrers allerdings Beatmung mit reinem O_2 zur optimalen fetalen Oxygenierung empfohlen
Muskelrelaxanzien	Succinylcholin (depolarisierend)	Medikament der Wahl für die „Rapid Sequence Induction"; Kontraindikationen beachten; ggf. Nachrelaxierung nach Intubation mit kurz bis mittellang wirksamem, nicht depolarisierendem Muskelrelaxans (Atracurium, Mivacurium, Rocuronium)
	Rocuronium (nicht depolarisierend)	frühzeitiger Verlust von Schutzreflexen und Atemantrieb; insbesondere bei gleichzeitiger Magnesiumtherapie gelegentlich lange und variable Wirkdauer

Postoperative Schmerztherapie: Eine wirkungsvolle postoperative Schmerztherapie nach Sectio in Allgemeinanästhesie erfordert häufig die parenterale Anwendung von Opioiden. Hierbei ist zu beachten, dass Opioide in die Muttermilch übertreten können ($\rightarrow$ Atemdepression beim gestillten Säugling). Falls ein rückenmarknaher Katheter für die Behandlung des Wehenschmerzes gelegt wurde, kann dieser auch für die postoperative Analgesie durch intermittierende und/oder kontinuierliche Opioid- und/oder Lokalanästhetikagabe weiter genutzt werden. Hierbei ist keine Opioidauswirkung auf den gestillten Säugling zu erwarten.

Die **Schmerztherapie** nach der Sectio erfordert häufig die parenterale oder peridurale Anwendung von Opiaten. Bei systemischer Gabe tritt das Opiat auch in die Muttermilch über und kann zu entsprechenden Nebenwirkungen beim gestillten Säugling führen.

Regionalanästhesie

Spinal- oder Periduralanästhesie: Beide Verfahren können erfolgreich für die Sectio angewendet werden.
Zur Technik s. S. 234 bzw. 239. Die jeweiligen Vorteile sind in Tab. **B-3.7** dargestellt.
Zur Dosierung von Lokalanästhetika und Opioiden s. Tab. **B-3.1**, S. 283.

Regionalanästhesie

Spinal- oder Periduralanästhesie: Beide kommen bei der Sectio zum Einsatz.
Zu den jeweiligen Vorteilen s. Tab. **B-3.7**.
Zur Dosierung von Lokalanästhetika und Opioiden s. Tab. **B-3.1**, S. 283.

☰ B-3.7	Vorteile von Spinal- bzw. Periduralanästhesie zur Sectio caesarea	☰ B-3.7
Spinalanästhesie (single shot)	**Periduralanästhesie (Katheter)**	
■ einfachere Technik ■ kürzere Zeit zwischen Punktion und vollständiger Ausbreitung der motorischen und sensiblen Blockade ■ weniger unzureichende (einseitige) Blockaden ■ geringere Dosis des Lokalanästhetikums notwendig	■ seltener und geringfügiger ausgeprägte Hypotensionen ■ bei ungenügender Ausbreitung Nachinjektion möglich ■ postoperative Schmerztherapie ohne kindliche Opioidbelastung	

Prophylaxe und Therapie von Komplikationen der Regionalanästhesie: Zur Prophylaxe und Therapie der mütterlichen Hypotension s. S. 283.

▶ Merke

Durch Kombination mit einem Opioid kann auch bei der Sectio die Lokalanästhetikakonzentration vermindert werden, so dass bei ausreichender Analgesie ein geringeres Risiko für die Entwicklung einer arteriellen Hypotension besteht.

Bei Katheterverfahren kann das erforderliche Anästhesieniveau mit Lokalanästhetika und Opioiden titriert werden.

Bei Spinalanästhesie (single shot!) wird bei **ungenügender Anästhesieausbreitung** die systemische Gabe von Analgetika notwendig.

▶ Merke

Prophylaxe und Therapie von Komplikationen der Regionalanästhesie: Die Prophylaxe und Behandlung der mütterlichen **Hypotension** bei der Sectio caesarea unterscheidet sich nicht gegenüber der Vorgehensweise bei der Regionalanästhesie zur vaginalen Geburt (s. S. 283).

▶ **Merke:** Jeder Abfall des mütterlichen arteriellen Mitteldrucks um 20% oder unter 70 mmHg muss unverzüglich behandelt werden.

Da ein unmittelbarer Zusammenhang zwischen der Dosis des Lokalanästhetikums und der Sympathikolyse bzw. dem Blutdruckabfall besteht, kann auch bei der Sectio versucht werden, mit einer verminderten Dosis des Lokalanästhetikums die Inzidenz und das Ausmaß der Hypotensionen zu reduzieren. Die durch die Dosisreduktion des Lokalanästhetikums bewirkte verminderte sensible Blockade und damit auch verschlechterte Analgesiequalität kann durch zusätzliche Applikation eines stark wirksamen Opioids kompensiert werden (s. Tab. **B-3.1**, S. 283).

Steht genügend Zeit zur Verfügung, kann bei Katheterverfahren das für die Sectio erforderliche Anästhesieniveau mit Lokalanästhetika und Opioiden titriert werden.

Da eine einzeitige Spinalanästhesie (single shot!) keine Titration erlaubt, müssen bei **ungenügender Anästhesie** zusätzliche Analgetika systemisch gegeben werden (z. B. Remifentanil).

▶ **Merke:** Die Kombination von Regionalanästhesie und systemisch verabreichten sedierenden bzw. atemdepressiv wirksamen Medikamenten gefährden die Mutter durch Apnoe und Aspiration und das Neugeborene durch Apnoe und verzögerte Adaptation.

Daher ist es wichtig, sich beim Versagen einer Regionalanästhesie rechtzeitig für eine Allgemeinanästhesie unter kontrollierten Bedingungen zu entscheiden.

3.2.4 Anästhesiologische Besonderheiten bei pathologischem Schwangerschafts- und Geburtsverlauf

Schwangerschaftsassoziierte Systemerkrankungen: Hypertonie, Präeklampsie, Eklampsie, HELLP

Pathogenese: . Die Pathogenese ist noch nicht vollständig geklärt – folgende Faktoren scheinen jedoch eine wichtige Rolle zu spielen:
- Neigung zu Vasospasmus
- immunologische Faktoren
- Eikosanoide.

Klinische Symptome und charakteristische Laborbefunde: s. Tab. **B-3.8**. Blutdruck, Urinausscheidung und Laborparameter müssen zur Verlaufsbeurteilung engmaschig kontrolliert werden.

3.2.4 Anästhesiologische Besonderheiten bei pathologischem Schwangerschafts- und Geburtsverlauf

Schwangerschaftsassoziierte Systemerkrankungen: Hypertonie, Präeklampsie, Eklampsie, HELLP

Pathogenese: Die schwangerschaftsassoziierten Systemerkrankungen werden heute wegen ihrer gemeinsamen Pathophysiologie zusammengefasst. Die Pathogenese ist noch nicht vollständig geklärt – folgende Faktoren scheinen jedoch eine wichtige Rolle zu spielen:
- Neigung zu Vasospasmus (erhöhte Empfindlichkeit der Gefäßintima gegenüber vasokonstriktorischen Substanzen)
- immunologische Faktoren
- Eikosanoide (Verschiebung des Gleichgewichts zw. PGE_1, Prostazyklin und Thromboxan zugunsten von Thromboxan [→ Vasokonstriktion, Thrombozytenaggragation!], vermutlich aufgrund einer Endothelzell-Dysfunktion).

Klinische Symptome und charakteristische Laborbefunde: Tab. **B-3.8** gibt einen Überblick über Leitsymptome und charakteristische Laborbefunde der schwangerschaftsassoziierten Systemerkrankungen. Blutdruck, Urinausscheidung und Laborparameter müssen zur Verlaufsbeurteilung engmaschig kontrolliert werden.

≡ B-3.8	Leitsymptome und charakteristische Laborbefunde schwangerschaftsassoziierter Systemerkrankungen				
	Schwanger- schaftsinduzierte Hypertonie	Präeklampsie	Schwere Präeklampsie	Eklampsie	HELLP-Syndrom
Blutdruck	> 140/90 mmHg	> 140/90 mmHg	> 160/110 mmHg	> 140/90 mmHg	art. Hyptertonie nicht obligat
Proteinurie	keine	> 0,3 g/l	> 3 g/24 h	> 0,3 g/l	nicht obligat
klinische Symptomatik		Ödeme/Gewichts- zunahme > 500 g/Woche	Oligurie (< 500 ml/d), Ödeme/Gewichts- zunahme > 2 kg/Woche	tonisch-klonische Krampfanfälle mit Bewusstlosigkeit (Auf- treten bis zu 1 Woche postpartal möglich!), meist Prodromi wie Kopfschmerzen, Seh- störungen, Unruhe, etc. (mütterliche Letalität 1,5–2 %; kindliche Letalität 7–12 %!)	rechtsseitige Ober- bauchschmerzen, innere Unruhe, Übelkeit/Erbrechen
charakteris- tische Labor- veränderungen					Thrombozytopenie (< 100 000/µl); Hämolyseparameter (im Frühstadium oft noch nicht nach- weisbar): LDH und Bilirubin ↑, Hb und Haptoglobin ↓; Transaminasen ↑; später evtl. Gerin- nungsstörungen (Quick ↓, etc.)

Therapie: Einen Überblick über Therapieziele, eingesetzte Medikamente und jeweilige Indikationen gibt Tab. **B-3.9**.

Therapie: s. Tab. **B-3.9**.

≡ B-3.9	Therapeutische Optionen bei schwangerschaftsassoziierten Systemerkrankungen	
Ziel	Indikation	Medikament/Dosierung
Krampfprophylaxe Blutdrucksenkung Tokolyse		▪ **Magnesiumsulfat** (Bolus 6 g/20 min; Erhaltungsdosis 1–5 g/h) Cave: Nierenfunktionsstörungen! Überdosierung führt zu Muskelschwäche (Warnsymptome) und lebensbedrohlichen Komplikationen (Herzrhythmusstörungen, Atemlähmung und Herzstillstand)!
Blutdrucksenkung		▪ **α-Methyldopa** (3 × 125 mg bis 4 × 500 mg p. o.) ▪ **Dihydralazin** (initial 5 mg i. v., ggf. Wiederholung der Initialdosis, evtl. Dauertherapie bis 100 mg/24 h) ▪ **Nifedipin** (inital 5 mg bis 60 mg p. o.; 0,6–1,2 mg/h i. v.)
Volumensubstitution		
Förderung der fetalen Lungenreife	zwischen der 24. und der vollendeten 34. SSW bei drohender Frühgeburt	▪ **Kortikosteroide** (z. B. Celestan 2 × 12 mg i.m. im Abstand von 24 h)
antikonvulsive Therapie	eklamptischer zerebraler Anfall	▪ **Diazepam** (10–20 mg i. v.) ▪ **Thiopental** (75–125 mg i. v.)

Komplikationen: akutes Nieren-/Leberversagen, Leberhämatom (Abb. **B-3.4**)/ -ruptur, akute Herzinsuffizienz, Krampfanfall, Bewusstlosigkeit, Hirnblutung, DIC, vorzeitige Plazentalösung.

Komplikationen: akutes Nierenversagen, Leberversagen, -hämatom (Abb. **B-3.4**), -ruptur, akute Herzinsuffizienz, eklamptischer Krampfanfall, Bewusstlosigkeit, Hirnblutung, DIC (disseminierte intravasale Gerinnung) bei HELLP, vorzeitige Plazentalösung. In diesen Fällen ist eine unverzügliche Beendigung der Schwangerschaft indiziert.

Anästhesie bei Präeklampsie

Regionalanästhesie: Ein kontinuierliches rückenmarknahes Anästhesieverfahren zur peripartalen Analgesie senkt effektiv den erhöhten Blutdruck und durchbricht die überschießende Stressreaktion auf den Wehenschmerz. Wird eine Sectio caesarea notwendig, so kann das Verfahren weitergeführt werden.

Regionalanästhesie: Ein kontinuierliches rückenmarknahes Anästhesieverfahren zur peripartalen Analgesie senkt effektiv den erhöhten Blutdruck und durchbricht die für präklamptische Patientinnen besonders gefährliche überschießende Stressreaktion auf den Wehenschmerz. Das Verfahren kann für eine ggf. notwendige Sectio caesarea weitergeführt werden. Präklamptische Patientinnen reagieren wegen des häufig vorbestehenden Volumenmangels sehr empfindlich auf die Sympathikusblockade durch die Epiduralanästhesie. Allerdings reagieren sie aber auch besonders empfindlich auf die Gabe von Vasopressoren, so dass nach geringen Dosen von z. B. Ephedrin häufig ein effektiver, wenn nicht sogar überschießender Blutdruckanstieg beobachtet wird.

Allgemeinanästhesie: v. a. bei entgleister Gerinnung oder großer Dringlichkeit zur Sectio.

Allgemeinanästhesie: Eine Allgemeinanästhesie ist vor allem bei entgleister Gerinnung oder großer Dringlichkeit einer Sectio indiziert. Dabei muss beachtet werden, dass es unter antihypertensiver Therapie nach Narkoseeinleitung zu einem massiven Blutdruckabfall kommen kann.

Anästhesie bei Eklampsie

Kann ein Status epilepticus nicht durch Antikonvulsiva durchbrochen werden, erfolgt eine notfallmäßige Sectio caesarea in Allgemeinanästhesie.

Kann eine Eklampsie nicht durch entsprechende Antikonvulsiva durchbrochen werden und dauert ein Status epilepticus an, muss nach notfallmäßiger Einleitung einer Allgemeinanästhesie und Intubation (Ileuseinleitung, s. S. 196) eine Sectio caesarea erfolgen.

Anästhesie beim HELLP-Syndrom

▶ **Definition**

▶ **Definition:** Die Symptomentrias aus Hämolyse (**H**aemolysis), Leberenzymerhöhung (**E**levated **L**iver Enzymes) und Thrombozytopenie (**L**ow **P**latelets) wird als HELLP-Syndrom bezeichnet.

Beim HELLP-Syndrom ist die **Allgemeinanästhesie** für die Sectio das **Vorgehen der Wahl**, Regionalverfahren scheiden wegen der Gerinnungssituation aus.

Für die Sectio bei HELLP-Syndrom ist die **Allgemeinanästhesie** das **Vorgehen der Wahl**, Regionalverfahren scheiden wegen der Gerinnungssituation aus. Wegen des besonderen Blutungsrisikos müssen Erythrozyten- und Thrombozytenkonzentrate sowie gefrorenes Frischplasma verfügbar sein. Unter intensiver perioperativer Überwachung und Ausschluss von Blutungen können kurzfristig allerdings auch Thrombozytenzahlen unter 20.000/µl akzeptiert werden. Abb. **B-3.4** zeigt das CT-Bild eines intrahepatischen Hämatoms im Rahmen eines HELLP-Syndroms.

Abb. **B-3.4** zeigt das CT-Bild eines intrahepatischen Hämatoms bei HELLP-Syndrom.

◎ **B-3.4**

◎ **B-3.4**   **CT-Bild eines intrahepatischen Hämatoms im Rahmen eines HELLP-Syndroms**

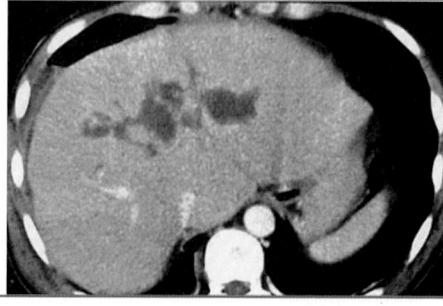

Blutungskomplikationen

Ursachen vermehrter peripartaler Blutungen:

- **Uterusatonie** (u. a. nach Gebrauch von Inhalationsanästhetika > 1MAC, Tokolyse, Überdosierung einer Oxytocintherapie oder Überdehnung/Minderperfusion des Uterus)
- **Uterusruptur**
- **plazentare Komplikationen** (z. B. Placenta praevia, Plazentaretention)
- **Verletzungen der Geburtswege** (z. B. Zervixriss).

> ▶ **Merke:** Ein peripartaler Blutverlust von bis zu 1(–1,5) l wird von gesunden Schwangeren in der Regel wegen der schwangerschaftsbedingten Anpassungsvorgänge und der Autotransfusion aus dem sich kontrahierenden Uterus gut toleriert.

Therapie großer Volumenverluste:

- **Volumengabe** über großlumige Zugänge; häufig ist dabei die Transfusion von Fremdblut unvermeidbar
- nach Ausschluss traumatischer Ursachen hochdosiert **Oxytocin**; falls keine ausreichende Wirkung zu erzielen ist, **Prostaglandin PGF$_{2\alpha}$** systemisch oder auch intrauterin (→ Vasokonstriktion; Nebenwirkungen: Bronchokonstriktion, pulmonalarterieller Druckanstieg)
- für eine **operative Blutstillung** (Kürettage, im Extremfall Hysterektomie) oder rasche Entbindung des Feten muss in aller Regel eine Allgemeinanästhesie durchgeführt werden.

Fruchtwasserembolie

Inzidenz: 1:20.000 bis 1:30.000; **Letalität** > 80 %.

Pathogenese: In den Lungenkreislauf eingeschwemmtes Fruchtwasser obstruiert die pulmonal-arterielle Strombahn.

Klinische Symptome und Verlauf: Es zeigt sich eine meist vollkommen überraschend auftretende respiratorische Störung mit Hypoxämie und ausgeprägtem Blutdruckabfall. Selten geht ein zerebraler Krampfanfall durch Verschluss zerebraler Gefäße der pulmonalen Symptomatik voraus. Im Verlauf tritt eine disseminierte intravasale Koagulopathie (DIC) auf, die schwerwiegende Blutungskomplikationen induzieren kann.

Therapie:

- unverzügliche Intubation und Beatmung
- differenzierte Flüssigkeits- und Katecholamintherapie
- Therapie der Blutungskomplikationen.

Blutungskomplikationen

Ursachen vermehrter peripartaler Blutungen:
- Uterusatonie
- Uterusruptur
- plazentare Komplikationen
- Verletzungen der Geburtswege.

◀ **Merke**

Therapie großer Volumenverluste:
- **Volumengabe** über großlumige Zugänge, ggf. auch Transfusion von Fremdblut
- **Oxytozin** bzw. **Prostaglandin PGF$_{2\alpha}$**
- für eine **operative Blutstillung** ist die Allgemeinanästhesie indiziert.

Fruchtwasserembolie

Inzidenz: 1:20.000 bis 1:30.000; Letalität > 80 %.

Pathogenese: Eingeschwemmtes Fruchtwasser obstruiert die pulmonal-arterielle Strombahn.

Klinische Symptome und Verlauf:
- überraschend auftretende Hypoxämie
- ausgeprägter Blutdruckabfall
- im Verlauf disseminierte intravasale Koagulopathie.

Therapie: Unverzügliche Intubation und Beatmung, differenzierte Flüssigkeits- und Katecholamintherapie, Therapie der Blutungskomplikationen.

▶ **Klinischer Fall.** Eine 39-jährige Erstgravida kommt in der 33. Schwangerschaftswoche durch Überweisung ihrer betreuenden Gynäkologin in die Klinik.

In der Vorsorgeuntersuchung waren eine übermäßige Gewichtszunahme, ein erhöhter Blutdruck sowie eine vermehrte Proteinausscheidung mittels Urin-Teststreifen diagnostiziert worden. Bei Aufnahme beträgt der Blutdruck 160/100 mmHg. Die Patientin gibt intermittierende Kopfschmerzen an. Im Aufnahmelabor finden sich eine mäßige Anämie (Hb 9,8 g/dl), normale Thrombozytenzahlen (180.000/ml) sowie eine Proteinurie (360 mg/l). Bei der körperlichen Untersuchung fallen ausgeprägte Ödeme an Rumpf und Extremitäten sowie eine Hyperreflexie bei Testung der Muskeleigenreflexe auf.

Unter der Diagnose „Präeklampsie" wird die werdende Mutter stationär aufgenommen und mit Magnesiumsulfat per infusionem behandelt. Zur Förderung der fetalen Lungenreife erhält sie Glukokortikoide. Nachdem der Blutdruck über die nächsten Stunden nur unzureichend abnimmt, werden zusätzlich Nifedipin-Kapseln per os verordnet. Darunter stabilisiert sich der arterielle Druck auf Werte von 130/85 mmHg, die Kopfschmerzen sistieren.

Am dritten Tag nach der Klinikaufnahme wirkt die Patientin bei der morgendlichen Visite unruhig und gibt dumpfe Schmerzen im rechten Oberbauch an. Das morgendliche Routine-Blutbild zeigt jetzt einen Abfall der Thrombozytenzahl auf 50.000/ml. In den nachgeforderten Serum-Untersuchungen werden erhöhte Werte für LDH sowie die Aminotransferasen nachgewiesen. Die werdende Mutter wird nun mit der Diagnose „HELLP-Syndrom" zur weiteren Überwachung auf die Intensivstation verlegt. Bei wieder angestiegenem arteriellem Blutdruck (170/100 mmHg) wird mit einer intravenösen Dihydralazin-Therapie begonnen.

Um die Mittagszeit wird erneut ein Blutbild angefertigt, die Thrombozytenzahl ist jetzt auf 22.000/ml abgefallen. Um das weitere Fortschreiten der Erkrankung einzudämmen, wird jetzt eine dringliche Sectio caesarea vorbereitet. Nach oraler Gabe von 30 ml Natriumcitratlösung wird die Patientin mit laufendem Dihydralazin-Perfusor in den geburtshilflichen OP gebracht und mit erhöhtem Oberkörper und leichter Linksseitenneigung gelagert. Nach Desinfektion und Fixierung der OP-Tücher wird die Narkose mit Thiopental, Remifentanil und Succinylcholin eingeleitet und die Patientin nach den Regeln der „Rapid Sequence Induction" intubiert. Die Kindsentwicklung erfolgt innerhalb weniger Minuten. Das Kind wird gemeinsam von der Hebamme und einer Neonatologin versorgt, die APGAR-Werte sind unauffällig. Bei der Mutter dauern die sorgfältig durchgeführte Blutstillung und der Wundverschluss insgesamt eine dreiviertel Stunde. Die Patientin erwacht regelrecht aus der Narkose und kann problemlos extubiert werden. Zur weiteren Überwachung wird sie für weitere zwei Tage auf die Intensivstation gebracht.

Der Blutdruck normalisiert sich in den ersten 24 h nach der Sectio, so dass die Antihypertensiva abgesetzt werden können. Die Magnesiumtherapie wird noch für einige Tage fortgeführt. Die Thrombozytenzahlen steigen über die nächsten Tage allmählich an, LDH und Aminotransferasen fallen auf Normalwerte. Da es zu keiner Nachblutung kommt, wird auf eine Thrombozyten-Substitution verzichtet. Bei Entlassung aus der Klinik eine Woche nach der Sectio beträgt die Thrombozytenzahl 110.000/ml.

4 Anästhesie in der Dermatologie

4.1 Einleitung

Die operative Dermatologie beinhaltet chirurgische Prozeduren wie:
- oberflächliche Abtragungen
- Exzision von Haut, Schleimhaut und Hautanhangsgebilden (diagnostisch und therapeutisch, z. B. bei malignem Melanom)
- Entfernung von Lymphknoten (z. B. Sentinel- = „Wächter"-Lymphknoten bei malignen Erkrankungen der Haut)
- plastisch-ästhetische Operationen
- Laserbehandlungen.

Dabei kommen, abhängig vom Ausmaß der Operation und Wunsch des Patienten und unter Beachtung der Kontraindikationen, sämtliche Techniken der Anästhesie zur Anwendung: Vollnarkose, rückenmarknahe Anästhesie, Regionalverfahren sowie verschiedene Verfahren der örtlichen Betäubung. Mit der zunehmenden Bedeutung ambulant durchgeführter Operationen und dem steigenden ökonomischen Druck haben in den letzten Jahren vor allem die Techniken der Lokalanästhesie an Bedeutung gewonnen. Aufgrund der Tatsache, dass zum Erkennen und Bekämpfen möglicher Nebenwirkungen der Lokalanästhetika spezifisches Wissen, Erfahrung und Know-how eines Anästhesisten notwendig ist, sollten ausgedehnte örtliche Betäubungen auch nur von Anästhesisten durchgeführt werden. Der zunehmende Trend, dass dies operativ tätige Hautärzte selbst vornehmen, muss eher kritisch betrachtet werden.

Die Grundregeln der Vollnarkose, der rückenmarknahen Anästhesie sowie der peripheren Leitungsblockaden unterscheiden sich in der Dermatologie nicht von denen anderer Fächer und werden in den jeweiligen Kapiteln ausführlich besprochen. Die pharmakologische Wirkungsweise und die physikochemischen Besonderheiten der einzelnen Lokalanästhetika werden in Kapitel A 5 erläutert. Im Folgenden sollen daher nur für die Dermatologie spezifische Verfahren der Lokalanästhesie näher betrachtet werden.

4.1 Einleitung

Die operative Dermatologie beinhaltet chirurgische Prozeduren wie oberflächliche Abtragungen, Exzision von Haut, Schleimhaut und Hautanhangsgebilden, Entfernung von Lymphknoten, plastisch-ästhetische Operationen und Laserbehandlungen.

Dabei kommen, je nach Ausmaß der Operation, Wunsch des Patienten und eventuellen Kontraindikationen, sämtliche Techniken der Anästhesie zur Anwendung: Vollnarkose, rückenmarknahe Anästhesie, Regionalverfahren sowie verschiedene Verfahren der örtlichen Betäubung.

Im Folgenden sollen nur die für die Dermatologie spezifischen Verfahren der Lokalanästhesie näher betrachtet werden. Zu den pharmakologischen Wirkungsweisen und physikochemischen Besonderheiten einzelner Lokalanästhetika s. Kapitel A 5.

4.2 Topische Oberflächenanästhesie

▶ **Definition:** Unter topischer (gr. *topos* = Ort, Stelle) Anästhesie versteht man die Anästhesie ohne Injektion durch direktes Auftragen des Anästhetikums bei intakter oder eröffneter Haut und Schleimhaut.

◀ **Definition**

4.2.1 Lokalanästhesie der Haut

Entscheidend für die erfolgreiche Betäubung der Haut ist die Diffusion des Lokalanästhetikums durch die Epidermis und die Penetration in die Axonmembran dermaler Nervenfasern. Zur topischen Anwendung steht dazu ein Lokalanästhesiegemisch (2,5 % **Lidocain** und 2,5 % **Prilocain**) in einer Öl-in-Wasser-Emulsion zur Verfügung (**EMLA** = **E**utectic **M**ixture of **L**ocal **A**nesthetics). Der pH von ca. 9,4 bedingt, dass das Lokalanästhetikum überwiegend in Basenform vorliegt, welches die Haut um ein Vielfaches besser penetriert als eine Säure. Eutektisch bedeutet, dass durch die Kombination von gleichen Mengen an Prilocain und Lidocain eine Mischung entsteht, deren Schmelzpunkt mit 18 °C niedriger ist als der der Einzelsubstanzen (Lidocain 67 °C, Prilocain 37 °C). Damit löst sich diese eutektische Mischung bei Raumtemperatur zu 80 % in der Ölphase der Emulsion. Die hohe Konzentration des basenförmigen Lokalanästhetikums in der Ölphase in Kombination mit der kleinen Tröpfchengröße (< 1 µm) der Ölphase ermöglicht die Penetration und Diffusion durch intakte Haut. Die maximale **Eindringtiefe** beträgt ca. **5 mm**.

4.2.1 Lokalanästhesie der Haut

Zur erfolgreichen Betäubung der Haut müssen Lokalanästhetika durch die Epidermis diffundieren und die Axonmembran dermaler Nervenfasern penetrieren. Zur topischen Anwendung steht **EMLA** (**E**utectic **M**ixture of **L**ocal **A**nesthetics), ein Lokalanästhesiegemisch aus 2,5 % **Lidocain** und 2,5 % **Prilocain** in einer Öl-in-Wasser-Emulsion zur Verfügung. Die hohe Konzentration des basenförmigen Lokalanästhetikums in der Ölphase und die kleine Tröpfchengröße (< 1 µm) ermöglichen die Penetration und Diffusion durch intakte Haut. Die maximale **Eindringtiefe** beträgt **ca. 5 mm**.

Indikationen: Oberflächliche Eingriffe (z. B. Venenpunktionen), Abtragung von Mollusken und Keratosen, Laserbehandlungen, Flachexzisionen und oberflächliche Biopsien.

Anwendung:
- Darreichungsformen: Gebrauchsfertiges Pflaster (1 g EMLA pro Pflaster) oder Creme (→ Okklusivverband, s. Abb. **B-4.1**).
- Wirkungseintritt und -dauer: Mindestens 1 h Einwirkzeit, maximale Wirkung nach 2–3 h, nach Entfernen noch 1–3 h wirksam.
- Empfohlenen Höchstmengen: Bei EMLA-Creme abhängig von Alter und Körpergewicht (Tab. **B-4.1**); Dosisanpassung bei speziellen Anwendungen erforderlich (Tab. **B-4.2**).

Indikationen:
- Oberflächliche Eingriffe wie Venenpunktionen,
- Abtragung von Mollusken und Keratosen,
- Laserbehandlungen,
- Flachexzisionen und
- oberflächliche Biopsien.

Anwendung:
- **Darreichungsformen:** 1. Gebrauchsfertiges Pflaster (1 g EMLA pro Pflaster), 2. Creme. Sie muss nach Auftragen mit einem Okklusivverband (z. B. Tegaderm®) abgedichtet werden (Abb. **B-4.1**).
- **Wirkungseintritt und -dauer:** Das Lokalanästhesiegemisch muss mindestens 1 Stunde einwirken. Die maximale Wirkung wird nach 2–3 Stunden erzielt. Nach Entfernung der Creme hält die Wirkung für 1–3 Stunden an.
- **Empfohlenen Höchstmengen:** Sie richten sich für die Anwendung von EMLA-Creme nach Alter und Körpergewicht (Tab. **B-4.1**). Spezielle Anwendungen erfordern unterschiedliche Dosierungen (Tab. **B-4.2**). Zu beachten ist dabei v. a. die verkürzte Einwirkzeit von EMLA auf der Genitalschleimhaut und bei Ulcus cruris.

◎ B-4.1

◎ B-4.1 **Okklusivverband mit EMLA-Creme**

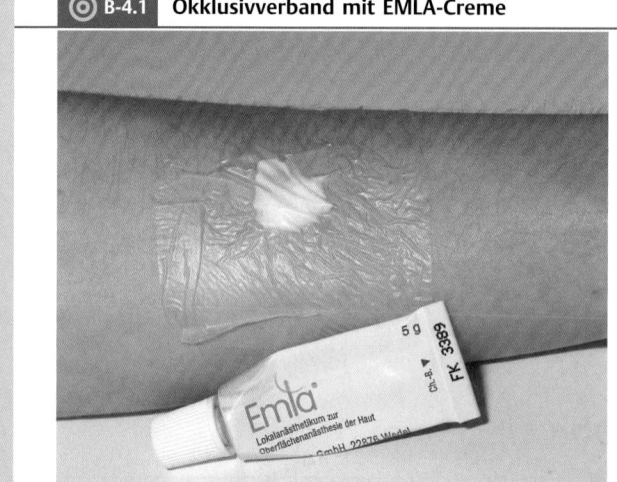

Wirkmechanismus: Siehe S. 208.

Wirkmechanismus: Informationen hierzu finden Sie ab S. 208.

≡ B-4.1 **Empfohlene Höchstmengen für die topische Anwendung von EMLA-Creme**

Alter	Körpergewicht	Maximale Dosis	Maximale Applikationsfläche
< 2 Monate	< 5 kg	1 g	10 cm²
3–12 Monate	> 5 kg	2 g	20 cm²
1–6 Jahre	> 10 kg	10 g	100 cm²
7–12 Jahre	> 20 kg	20 g	200 cm²
Erwachsene		1,5 g/10 cm²	

≡ B-4.2 **Spezielle Anwendungen von EMLA-Creme**

Indikation	Empfohlene Dosis	Einwirkzeit vor dem Eingriff
Genitalschleimhaut: lokale Läsionen, Condylomentfernung	5–10 g	5–10 min
Ulcus cruris	1–2 g/10 cm² max. 10 g	30–60 min
dermale Eingriffe (intakte Haut): Hauttransplantationen, Spalthautentnahme	1,5–2 g/10 cm²	mind. 2 h – max. 5 h

Kontraindikationen:

- EMLA-Creme darf **nicht** auf offene Wunden oder Schleimhäute aufgetragen werden. Einzige zugelassene Ausnahmen sind hier die Reinigung eines Ulcus cruris und die Verwendung auf Genitalschleimhaut (s. Tab. **B-4.2**).
- Da eine Schädigung des Innenohres nicht mit Sicherheit ausgeschlossen werden kann, darf EMLA auch nicht für operative Eingriffe im Innenohr und Gehörgang angewendet werden.

Nebenwirkungen: Das in der EMLA-Creme enthaltene Prilocain ist ein Methämoglobinbildner. Wichtigste Nebenwirkung ist neben örtlicher Reizung und Allergien daher die Bildung von Methämoglobin. Bei eingeschränkter Methämoglobin-Reduktase-Aktivität und anderen Hämoglobinopathien kann es zu einer Beeinträchtigung der Sauerstofftransportkapazität kommen (s. auch S. 212).

4.2.2 Lokalanästhesie von Schleimhäuten

Lokalanästhetika erreichen die peripheren Nervenendigungen durch den geringen Schutz von Mukosa und Submukosa gut.

▶ **Merke:** Bei der topischen Anwendung auf Schleimhäuten muss bedacht werden, dass bei entzündlich-hyperämischen Veränderungen die Resorptionsgeschwindigkeit erhöht sein und es dadurch zu Intoxikation (s. S. 209) kommen kann.

Zur Lokalanästhesie des Mund-Nasen-Rachen-Raumes eignet sich feinzerstäubtes Lokalanästhetikum, wie z. B. 4–10 % **Lidocain-Spray**. Die lokalanästhesierende Wirkung tritt wenige Minuten nach der Applikation ein. Die Schleimhaut der Urethra (bis zur Harnblase) kann auch mittels Instillation eines **Lidocain-Gels** (Instillagel®) anästhesiert werden.

Indikationen: u. a. Einführen von Blasenkathetern, Spiegelungen von Harnröhre und Blase, Exzisionen.

Anwendung: Die zu beachtende Höchstdosierung beträgt:

- Bei **Erwachsenen:**
  - für Lidocain-Spray 200 mg (ein Sprühstoß Lidocain 10 % enthält 10 mg Lidocain),
  - für Lidocain-Gel 300 mg (= 15 ml 2 %iges Gel).
- Bei **Kindern:**
  - für Lidocain-Spray 3 mg/kg,
  - für Lidocain-Gel 6 mg/kg.

4.3 Iontophorese

▶ **Definition:** Die Iontophorese (griechisch: *phorein* = hineintragen) ist das Einbringen körperfremder Wirkstoffe mittels elektrischen Stroms durch die Haut.

Indikationen:

- Einschleusung von Lokalanästhetika
- häufiger Einsatz auch bei rein kosmetischen Indikationen (z. B. Verringerung der Faltentiefe, Festigung und Straffung der reiferen Haut), zur Behandlung von Akne und zur Verringerung der Tiefe von Akne- und sonstigen Narben.

Anwendung zur örtlichen Anästhesie: Ionisierte Lokalanästhetika, z. B. Lidocain, werden unter die Haut eingeschleust. Voraussetzungen hierfür sind eine konstante Gleichstromquelle und ein ionisiertes Pharmakon. Prinzipiell

Kontraindikationen: EMLA-Creme darf weder auf offene Wunden oder Schleimhäute aufgetragen (Ausnahmen, s. Tab. **B-4.2**) noch für operative Eingriffe im Innenohr und Gehörgang verwendet werden.

Nebenwirkungen: Das in der EMLA-Creme enthaltene Prilocain ist ein Methämoglobinbildner. Bei Hämoglobinopathien droht eine Beeinträchtigung der Sauerstofftransportkapazität (s. auch S. 212).

4.2.2 Lokalanästhesie von Schleimhäuten

Durch den geringen Schutz von Mukosa/Submukosa erreichen Lokalanästhetika die peripheren Nervenendigungen gut.

◀ **Merke**

Zur Lokalanästhesie des Mund-Nasen-Rachen-Raumes eignet sich **Lidocain-Spray**. Für die Schleimhaut der Urethra kann auch ein **Gel** verwendet werden.

Indikationen: u. a. Einführen von Blasenkathetern, Blasenspiegelungen, Exzisionen.

Anwendung und Wirkung: Höchstdosis für die topische Anwendung von Lidocain:

- **Erwachsene:**
  10 %iges Spray → 20 Sprühstöße
  10 %iges Gel → 15 ml
- **Kinder:**
  Lidocain-Spray → 3 mg/kg
  Lidocain-Gel → 6 mg/kg.

4.3 Iontophorese

◀ **Definition**

Indikationen: Einschleusung von Lokalanästhetika, rein kosmetische Indikationen (z. B. Reduktion der Faltentiefe), Behandlung von Akne, Verringerung der Tiefe von Akne- und sonstigen Narben.

Anwendung zur örtlichen Anästhesie: Das Anästhetikum wird unter einer Hautelektrode aufgetragen, durch eine angelegte Spannung positiv aufgeladen und „wandert" entsprechend in Richtung Minuspol. Die maximale **Eindringtiefe** beträgt **6 mm**. Die Menge des eingeschleusten Medikamentes ist abhängig von Stromstärke, Behandlungsdauer und Größe der Elektrodenfläche. Aufgrund der deutlich gesteigerten Penetration reicht eine **10-minütige Applikation** aus.

Mögliche **Nebenwirkungen** dieser in der Regel schmerzlosen Applikationstechnik sind Erytheme, Kribbelsensationen, vereinzelt Verbrennungen, metallischer Geschmack bei Anwendung im Gesicht.

wird das einzuschleusende Medikament unter einer Hautelektrode aufgetragen und durch eine angelegte Spannung entweder negativ oder positiv aufgeladen. Lokalanästhetika werden positiv aufgeladen und „wandern" somit von der Pluspol-Elektrode zum Minuspol. Die **Eindringtiefe** des Wirkstoffs beträgt bei dieser Methode maximal **6 mm** (im Vergleich EMLA: 5 mm). Die Menge des eingeschleusten Medikamentes ist abhängig von der Stromstärke, der Behandlungsdauer und der Größe der Elektrodenfläche. Da die stromgeleitete Penetration des Lokalanästhetikums gegenüber der topischen Anwendung 20–60fach gesteigert ist, reicht eine **10-minütige Applikation** bereits aus.

Nebenwirkungen: Die Iontophorese ist eine Applikationstechnik, die in der Regel nicht schmerzhaft ist. Mögliche Nebenwirkungen sind Erytheme sowie Kribbelsensationen aufgrund der Stromspannung. Vereinzelt gibt es Berichte über Verbrennungen. Bei Anwendungen im Bereich des Gesichts kann ein metallischer Geschmack auftreten. Im Bereich der Handflächen und Fußsohlen ist die Effektivität herabgesetzt.

4.4 Kryoanästhesie

▶ **Definition**

▶ **Definition:** Die Kryoanästhesie (griechisch: *kryos* = Kälte) ist das kurzzeitige Betäuben der Haut mittels Kälte.

Etabliert hat sich inzwischen **Tetrafluoromethan**, ein umweltverträgliches Kryoanästhetikum mit einer maximalen Kühltemperatur von –60 °C.

Etabliert hat sich inzwischen **Tetrafluoromethan** (Shur/Freeze Cryogen Spray®), ein umweltverträgliches Kryoanästhetikum mit einer maximalen Kühltemperatur von –60 °C. Das älteste Kryoanästhetikum Chlorethanspray wird heute aufgrund seiner Hepatotoxizität sowie seiner narkotischen Wirkung nur noch selten eingesetzt. Seine Brennbarkeit verbietet zudem den Einsatz bei den in der Dermatologie häufigen Laseroperationen. Die für den Menschen weniger toxischen Chlorofluorethanverbindungen wurden zum Schutz der Umwelt aus dem Handel genommen.

Indikationen: Kryoanästhetika eignen sich für kurze Eingriffe (Sekundenbereich).

Indikationen: Die Kryoanästhesie (Vereisung) eignet sich für kurze Eingriffe im Sekundenbereich wie Probeexzisionen oder Kürettagen von Warzen.

Anwendung und Wirkung: Das zu betäubende Areal wird für 5–20 Sekunden aus 10–20 cm Entfernung eingesprüht (→ Weißfärbung der Haut). Bei längerer Einwirkdauer droht die Haut zu erfrieren. Die anästhetische Wirkung beruht auf der schnellen Verdampfung der Substanz auf der Haut. Damit geht ein starker lokaler Temperaturabfall einher, der die synaptische Übertragung kurzzeitig erlahmen lässt.

Anwendung und Wirkmechanismus: Das zu betäubende Areal wird für 5–20 Sekunden aus einer Entfernung von 10–20 cm eingesprüht. Dies führt zu einer Weißfärbung der Haut. Eine längere Einsprühdauer birgt die Gefahr der Erfrierung der Haut. Das Kryoanästhetikum betäubt die oberflächlichen Hautareale für ca. 1 Minute.
Der Effekt der Kryoanästhesie beruht auf der schnellen Verdampfung des Anästhetikums nach Applikation auf die Haut, da sein Siedepunkt unter der Umgebungstemperatur liegt. Dies bewirkt kurzzeitig einen erheblichen Temperaturabfall auf dieser Fläche. Unterhalb von –10 °C erlahmt die Reizleitung des Nerven und es kommt zu einer Oberflächenanästhesie.

Nebenwirkungen: Erfrierungen, allergische Reaktionen.

Nebenwirkungen: Neben den möglichen Erfrierungen bei zu langer Applikation, können die eingesetzten Substanzen auch Allergien hervorrufen.

4.5 Infiltrationsanästhesie

▶ **Definition**

▶ **Definition:** Die Infiltrationsanästhesie ist das örtliche Um- und Unterspritzen eines Hautareals mit Lokalanästhetikum.

Die Auswahl des Lokalanästhetikums hängt von individuellen Faktoren (Vorerkrankungen, etc.) und der gewünschten Anästhesiedauer (s.S. 213) ab.

Die Auswahl des Lokalanästhetikums hängt von individuellen Faktoren wie Vorerkrankungen des Patienten, allergische Disposition, Durchblutung des zu betäubenden Areals und von der gewünschten Anästhesiedauer (s.S. 213) ab.

Indikationen: Die Infiltrationsanästhesie wird am häufigsten bei kleinen und mittelgroßen Operationen der oberflächlichen Hautschichten (Wundversorgung, Exzisionen, Dehnungsplastiken etc.) eingesetzt.

Anwendung: Das zu betäubende Areal wird ringartig oder fächerförmig umspritzt (Abb. **B-4.2**). Dabei werden die terminalen Nervenäste peripherer Nerven blockiert. Zu beachten ist, dass keine akzidentelle intravasale Gabe des Lokalanästhetikums stattfinden darf, da sonst die Gefahr einer Intoxikation (s. S. 209) besteht. Durch wiederholtes Aspirieren lässt sich dies vermeiden.

▶ **Merke:** Bei Wundversorgungen aufgrund der Gefahr einer Keimverschleppung nie vom inneren Wundrand aus punktieren!

Indikationen: V. a. kleine und mittelgroße Operationen im Bereich der oberflächlichen Hautschichten.

Anwendung: Durch fächerförmiges Umspritzen (Abb. **B-4.2**) des zu betäubenden Areals werden die terminalen Nervenäste blockiert. Wiederholtes Aspirieren vermeidet die versehentliche intravasale Injektion.

◀ Merke

⊙ B-4.2 **Spritztechnik bei der Infiltrationsanästhesie** ⊙ B-4.2

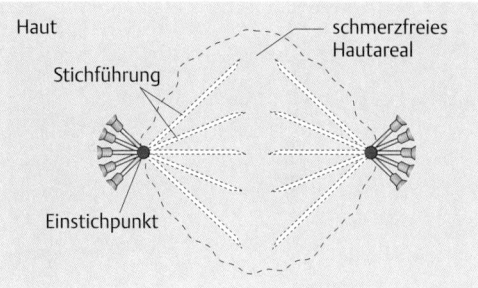

Haut — schmerzfreies Hautareal; Stichführung; Einstichpunkt

4.6 Tumeszenzlokalanästhesie

4.6 Tumeszenzlokalanästhesie

▶ **Definition:** Die Tumeszenzlokalanästhesie (TLA) (lateinisch: *tumescere* = anschwellen) ist eine Regionalanästhesie der Haut und des subkutanen Fettgewebes durch direkte Infiltration großer Volumina eines verdünnten Lokalanästhetikums.

◀ Definition

Die Technik der TLA entwickelte sich Ende der 80er Jahre aus dem Druck heraus, kosmetisch-dermatologische Operationen (z. B. die Liposuktion) anstatt in Vollnarkose in örtlicher Betäubung durchzuführen.

Indikationen: U. a. Exzisionen (auch größerer Hautareale), diagnostische Lymphknotenbiopsien, Hauttransplantationen, Verschiebelappen, Phlebochirurgie, Abdominoplastiken, Facelifts, operative Sanierung der Acne inversa und subkutane Schweißdrüsenkürettage bei genuiner Hyperhydrosis axillaris.

Anwendung: Bei der TLA werden mehrere Liter eines Gemischs aus isotoner Kochsalzlösung (bis zu 6000 ml!), Lokalanästhetikum und Adrenalin zur Vasokonstriktion unter die Haut injiziert (Abb. **B-4.3**).

▶ **Merke:** Die maximale Blutkonzentration kann durch die Zugabe der Vasokonstriktoren oft erst nach mehr als 10 Stunden erreicht werden.

Nebenwirkungen: Beim Gebrauch von Prilocain besteht die Gefahr der Methämoglobinämie, welche z. T. mehr als 20 % vom Gesamt-Hb ausmachen kann. Kritisch zu betrachten sind außerdem die Gesamtvolumenbelastung und die Gesamtmengen an Adrenalin und Lokalanästhetikum.
Cave: Durch unkritische Verabreichung großer Mengen dieser TLA-Lösungen sind bei der Durchführung von Liposuktionen bereits Todesfälle beschrieben worden. Die Deutsche Gesellschaft für Anästhesie und Intensivmedizin (DGAI)

Die TLA wurde Ende der 80er Jahre entwickelt, um kosmetisch-dermatologische Operationen in örtlicher Betäubung durchführen zu können.

Indikationen: U. a. Exzisionen, Lymphknotenbiopsien, Hauttransplantationen, Verschiebelappen, Phlebochirurgie, Abdominoplastiken, Facelifts, Sanierung der Acne inversa.

Anwendung: Es werden bis zu 6000 ml (!) eines Gemischs aus isotoner Kochsalzlösung, Lokalanästhetikum und Adrenalin subkutan injiziert (Abb. **B-4.3**).

◀ Merke

Nebenwirkungen: : Beim Gebrauch von Prilocain besteht die Gefahr der Methämoglobinämie.

Cave: Da es bereits zu Todesfällen i. R. von Liposuktionen in TLA gekommen ist, steht die DGAI dieser Methode sehr kritisch gegenüber und betont die z. T. lebens-

B-4.3 **Tumeszenzlokalanästhesie**

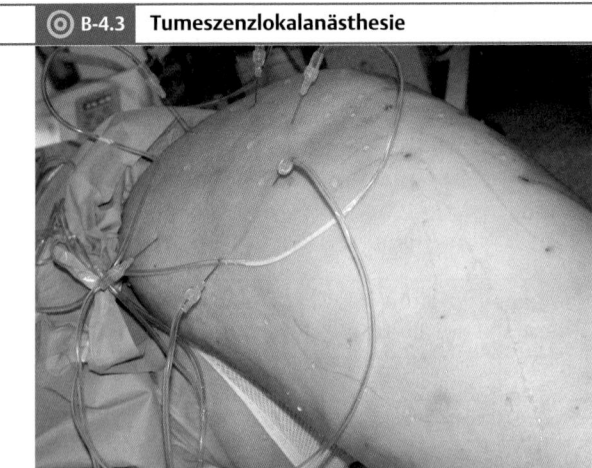

Nach Infiltration der Tumeszenzlösung haben Haut und subkutanes Fettgewebe eine prall-elastische Konsistenz.

bedrohlichen Folgen von Volumenüberlastung, großen Mengen an zugegebenem Vasokonstriktor und verzögerter Resorption des Lokalanästhetikums.

steht dieser Methode daher sehr kritisch gegenüber und betont die z. T. lebensbedrohlichen Folgen der Volumenüberlastung, der großen Mengen an zugegebenem Vasokonstriktor und der verzögerten Resorption des Lokalanästhetikums.

4.7 Provokationstest nach Hyposensibilisierung

4.7 Provokationstest nach Hyposensibilisierung

Ziel ist die systematische Gewöhnung an das Allergen.

Ziel der Hyposensibilisierung von Patienten mit schweren Allergien ist die systematische Gewöhnung an das Allergen.

Indikation: V. a. dann, wenn eine Exposition gegenüber dem Allergen nur schwer vermieden werden kann.

Indikation: Eine Hyposensibilisierung ist v. a. dann indiziert, wenn der Betroffene eine Exposition gegenüber dem Allergen nur schwer vermeiden kann, z. B. bei Insektengiften.

Hyposensibilisierung bei Insektengiftallergien: Über Monate werden dem Betroffenen zunächst steigende Dosen des Insektengifts, anschließend über die übliche Gesamtbehandlungsdauer von 3–5 Jahren eine Erhaltungsdosis von typischerweise 100 µg injiziert. Zur Überprüfung der Wirksamkeit erfolgt 6–12 Monate nach Erreichen der Erhaltungsdosis ein sog. Provokationstest (Insektenstich unter kontrollierten Bedingungen). Bei 10 % der Patienten ist die Therapie erfolglos.

Hyposensibilisierung bei Insektengiftallergien: Dem Betroffenen wird, beginnend mit Dosen von 1–20 ng, das Gift über Monate in steigenden Dosierungen subkutan injiziert, bis eine sog. Erhaltungsdosis von typischerweise 100 µg Gift erreicht ist. Die Erhaltungsdosis wird zur Konsolidierung der Hyposensibilisierung für die übliche Gesamtbehandlungsdauer von 3–5 Jahren weiter verabreicht. Während der Steigerungsphase wird das Gift durch die sukzessive langsame Dosiserhöhung meist gut toleriert. Dennoch auftretende allergische Reaktionen werden symptomatisch behandelt. 6–12 Monate nach Erreichen der Erhaltungsdosis wird zur Testung der Wirksamkeit der Hyposensibilisierung eine sog. Stichprovokation durchgeführt. Dabei wird der Patient unter kontrollierten Bedingungen von einem lebenden Insekt gestochen (Giftdosis ca. 200 µg). 10 % der Patienten können nicht erfolgreich hyposensibilisiert werden und zeigen daher bei diesem Test schwerste allergische Reaktionen bis hin zum anaphylaktischen Schock.

▶ Merke

▶ **Merke:** Aufgrund der dabei bestehenden Gefahr einer Atemwegsobstruktion und Herz-Kreislauf-Insuffizienz sollte der Provokationstest nur in Anwesenheit eines Anästhesisten in Intubations- und Reanimationsbereitschaft durchgeführt werden.

5 Anästhesie in der Orthopädie

5   Anästhesie in der Orthopädie

5.1 Einleitung

Bei orthopädischen Operationen kommen sowohl die Allgemeinanästhesie als auch verschiedene Regionalanästhesieverfahren zur Anwendung. Aufgrund des häufig hohen Blutverlusts spielen fremdblutsparende Methoden bei Operationen in der Orthopädie eine wichtige Rolle. Eine besondere anästhesiologische Herausforderung stellen die häufig sehr alten Patienten sowie polymorbide und adipöse Patienten mit chronischen Erkrankungen dar.

5.1   Einleitung

Bei orthopädischen Operationen werden die Allgemeinanästhesie und verschiedene Regionalanästhesieverfahren angewendet. Eine besondere Herausforderung stellen die häufig sehr alten, polymorbiden und/oder auch adipösen Patienten dar.

5.2 Besonderheiten der Patientengruppe und präoperative Risikoeinschätzung

Orthopädische Eingriffe sind in der Regel elektiv, so dass eine umfassende präoperative Anamneseerhebung und anästhesiologische Vorbereitung möglich sind. Dadurch kann das präoperative Risiko gut eingeschätzt und oftmals auch reduziert werden.

Bei orthopädischen Patienten finden sich häufig folgende **Besonderheiten:**

5.2   Besonderheiten der Patientengruppe und präoperative Risikoeinschätzung

Orthopädische Eingriffe sind in der Regel elektiv und erlauben eine umfassende anästhesiologische Vorbereitung des Patienten.

Besonderheiten bei orthopädischen Patienten:

- Orthopädische Patienten können aufgrund ihrer **Bewegungseinschränkung** häufig keine suffiziente Auskunft über ihre körperliche Belastungsfähigkeit geben. Deshalb sind bei Patienten mit Begleiterkrankungen oft zusätzliche Untersuchungen wie arterielle Blutgasanalyse, Lungenfunktionsprüfung, Echokardiographie oder Belastungsszintigraphie des Herzens sinnvoll. Besonders bei älteren und immobilisierten Patienten dürfen bronchopulmonale Infekte oder Zeichen einer Herzinsuffizienz nicht übersehen werden.

- Orthopädische Patienten können aufgrund ihrer **Bewegungseinschränkung** häufig keine suffiziente Auskunft über ihre körperliche Belastungsfähigkeit geben.

- **Skelettanomalien** und eine hiermit verbundene eingeschränkte Mobilität sind nicht selten koinzident mit **Adipositas, restriktiven Ventilationsstörungen** sowie arteriellen und venösen **Durchblutungsstörungen.**

- **Skelettanomalien** sind oft koinzident mit **Adipositas, restriktiven Ventilationsstörungen** sowie **Durchblutungsstörungen.**

- Die **Intubation** kann bei **Erkrankungen im Bereich der Halswirbelsäule** (z. B. Ankylosen bei chronischer Arthritis, Morbus Bechterew, Extension zur HWS-Stabilisierung) erschwert sein. Ggf. muss der Patient bei der präoperativen Visite über eine fiberoptische Wachintubation (s.S. 111) aufgeklärt werden.

- Bei **Erkrankungen der Halswirbelsäule** kann eine fiberoptische **Wachintubation** erforderlich werden.

- Gelenkveränderungen und Kontrakturen gehen mit einem **erhöhten Risiko für Lagerungskomplikationen** einher. Zur Ermöglichung einer optimalen Lagerung müssen oftmals bereits präoperativ suffiziente Analgesiekonzepte (z. B. periphere Leitungsblockaden) angewendet werden.

- Gelenkveränderungen und Kontrakturen gehen mit einem **erhöhten Risiko für Lagerungskomplikationen** einher.

- Orthopädische Patienten sind häufig mit Analgetika vorbehandelt. Bei **chronischen Schmerzpatienten** muss nach den Folgen eines möglichen Analgetikagebrauchs und/oder Alkoholabusus sowie einer Glukokortikoid-Dauermedikation gefragt werden (→ gastrointestinale Ulzerationen/Blutungen, Gerinnungsstörungen, Nierenschädigung, Nebennierenrindeninsuffizienz, Osteoporose). Abgesehen von organischen Veränderungen und deren möglichen Konsequenzen für die Anästhesie, kann bei diesen Patienten auch ein erhöhter Analgetikabedarf vorliegen.

- Bei **chronischen Schmerzpatienten** muss nach Folgen eines möglichen Analgetikagebrauchs oder Alkoholabusus sowie einer Glukokortikoid-Dauermedikation gefragt werden.

- Bei einigen orthopädischen Operationen beträgt die Wahrscheinlichkeit, dass eine **Bluttransfusion** notwendig wird, mehr als 10 %. Entsprechend müssen die betroffenen Patienten über alle Möglichkeiten der Fremdblut sparenden Maßnahmen und über die Risiken der Eigenblut- sowie Fremdbluttransfusion aufgeklärt werden (s.S. 75).

- Wird bei einer Operation eine **Bluttransfusion** mit einer Wahrscheinlichkeit > 10 % notwendig, müssen die Patienten über Fremdblut sparende Maßnahmen und Transfusionsrisiken aufgeklärt werden.

5.3 Anästhesieverfahren

In der Orthopädie bieten sich neben der **Allgemeinanästhesie** verschiedene zentrale (Spinal-, Epidural-, Kaudalanästhesie) und periphere (Plexusanästhesien, etc.) **Regionalanästhesieverfahren** an.

5.3.1 Allgemeinanästhesie

Indikationen:
- große und blutreiche Eingriffe,
- Eingriffe mit auf Dauer unkomfortabler Lagerung,
- unruhige/unkooperative Patienten.

Vorteile: Bei intraoperativen Komplikationen ist unmittelbar eine adäquate Therapie zur Sicherung der Atem- und Herz-Kreislauf-Funktion möglich.

5.3.2 Regionalanästhesie

Indikationen:
- kürzere Eingriffe,
- Operationen mit geringem Blutungsrisiko.

Vorteile:
- Sympathikusblockade mit positivem Einfluss auf die Durchblutung der Extremitäten,
- Reduktion des intraoperativen Blutverlusts und postoperativer thromboembolischer Ereignisse,
- postoperative Analgesie bei Kathetertechnik.

5.3.3 Kombination von Allgemein- und Regionalanästhesie

Diese kann bei großen, mit hohem Blutverlust einhergehenden Eingriffen zur Optimierung der **intra- und postoperativen Schmerztherapie** indiziert sein.

5.4 Anästhesiologische Besonderheiten bei orthopädischen Operationen

5.4.1 Lagerung

Ziel: Schaffung optimaler Operationsbedingungen und dadurch letztlich auch Reduktion des Blutverlusts.

Gefahren: Bei falscher Lagerung können Nerven (v. a. **Nervus ulnaris, Plexus brachialis**), Weichteile, Muskellogen und

5.3 Anästhesieverfahren

In der Orthopädie bieten sich neben der **Allgemeinanästhesie** verschiedene zentrale (Spinal-, Epidural-, Kaudalanästhesie) und periphere (Plexusanästhesien, etc.) **Regionalanästhesieverfahren** an. Bei der Wahl des Narkoseverfahrens muss der häufig hohe Operations- und Lagerungsstress bei orthopädischen Operationen berücksichtigt werden. Das ideale Narkoseverfahren sollte es dem Patienten ermöglichen, auch lang dauernde Operationen und Eingriffe mit größeren Blutverlusten gut zu tolerieren.

5.3.1 Allgemeinanästhesie

Indikationen:
- große, mit hohen Blutverlusten verbundene Eingriffe (wegen der Volumenverschiebungen und der größeren kardiovaskulären Belastung),
- Eingriffe mit auf Dauer unkomfortabler Lagerung,
- bei unruhigen und unkooperativen Patienten.

Vorteile: Die Allgemeinanästhesie bietet den Vorteil, bei intraoperativen Komplikationen den Patienten bei bereits gesicherten Atemwegen mit 100 % Sauerstoff versorgen (z. B. bei Verdacht auf Lungenembolie bei Prothesenwechsel) bzw. Katecholamine oder große Volumina (z. B. Elektrolytlösungen, Blut) verabreichen zu können.

5.3.2 Regionalanästhesie

Indikationen:
- kürzere Eingriffe,
- Operationen mit geringem Blutungsrisiko.

Vorteile:
- Die durch die Regionalanästhesie ausgelöste Sympathikusblockade kann sich positiv auf die Durchblutung der Extremitäten auswirken.
- Zahlreiche Untersuchungen beschreiben einen verminderten intraoperativen Blutverlust sowie eine Reduktion postoperativer thromboembolischer Ereignisse unter Regionalanästhesieverfahren.
- Periduralanästhesien können wie alle anderen peripheren Kathetertechniken für die postoperative Analgesie genutzt werden.

5.3.3 Kombination von Allgemein- und Regionalanästhesie

Bei großen, mit hohem Blutverlust einhergehenden Eingriffen kann auch die Kombination beider Verfahren indiziert sein. Dadurch kann sowohl die **intra-** als auch die **postoperative Schmerztherapie** optimiert werden.

5.4 Anästhesiologische Besonderheiten bei orthopädischen Operationen

5.4.1 Lagerung

Ziel: Eine gute Lagerung soll dem Operateur optimale Operationsbedingungen schaffen. Hierdurch kann auch der intraoperative Blutverlust verringert werden.

Gefahren: Bei falscher Lagerung können Nerven, Weichteile, Muskellogen und das kardiopulmonale System geschädigt werden. An den Extremitäten sind insbesondere der **Nervus ulnaris** sowie der **Plexus brachialis** gefährdet. Bei

Gelenkveränderungen und Kontrakturen ist das Risiko für Lagerungsschäden erhöht.

> ▶ **Merke:** Im Rahmen der Prämedikationsvisite muss der Patient auf seine Lagerungsfähigkeit untersucht und auf die mit einer Lagerung verbundenen Risiken aufgeklärt werden.

Regeln zur Lagerung: Die Lagerung der Patienten erfolgt unter Beachtung der im Kapitel „Allgemeinanästhesie" ab S. 139 beschriebenen Richtlinien.

> ▶ **Merke:** Im Aufwachraum muss neurologisch überprüft werden, ob lagerungsbedingte Schäden vorliegen.

5.4.2 Maßnahmen zur Einsparung von Fremdblut

Entzündliche, degenerative und **tumoröse Knochenveränderungen** sind meist sehr **stark kapillarisiert**. Deshalb ist bei entsprechenden Operationen mit größeren Blutverlusten zu rechnen.

Die **Indikation zur Bluttransfusion** hängt von der aktuellen Kreislaufsituation, dem Alter und den Vorerkrankungen des jeweiligen Patienten ab. Allerdings sollte die Gabe von Fremdblut unter Einsatz der verschiedenen Fremdblut sparenden Methoden (s. u.) so gering wie möglich gehalten werden.

Zu den **Maßnahmen zur Einsparung von Fremdblut** gehören die Gabe von vor oder während der Operation gewonnenem Eigenblut und die verschiedenen Verfahren, die dazu beitragen, den Blutverlust bei der Operation zu minimieren:

- **Eigenblutspende:** Bei allen Operationen, die mit einer mehr als 10 %igen Wahrscheinlichkeit für eine Fremdbluttransfusion einhergehen, muss der Patient über die Möglichkeit der Eigenblutspende (s. S. 73) aufgeklärt werden. Die präoperative Eigenblutspende muss bei der Planung des Operationstermins berücksichtigt werden, da die autologen Erythrozytenkonzentrate (Abnahme von 2–4 500-ml-Konserven über einen Zeitraum von 3–4 Wochen) nur ca. 5 Wochen haltbar sind.
- **Maschinelle Autotransfusion:** Mit Hilfe des sog. **Cell-Savers** (Abb. **B-5.1**) können intraoperativ verlorenes Blut zurückgewonnen und postoperativ gewonnenes Drainageblut wieder aufbereitet werden (s. auch S. 73).
- **Normovolämische Hämodilution:** Die akute normovolämische Hämodilution (s. S. 73) zeigt nur einen geringen Blut sparenden Effekt.
- **Kontrollierte Hypotension:** Diese reduziert zwar den Blutverlust und ermöglicht dem Operateur somit bessere Operationsbedingungen, ist aber mit dem Risiko neurologischer und kardialer Ischämien verbunden.
- **Antifibrinolytika:** Antifibrinolytische Medikamente wie **Tranexamsäure** und **Aprotinin** hemmen die Plasminbildung. Hierdurch kann die Transfusion von Fremdblut ebenfalls reduziert werden. Nach Aprotiningaben können jedoch schwere anaphylaktische Reaktionen auftreten, weshalb die Vor- und Nachteile der Verabreichung kritisch abgewogen werden müssen.
- **Wahl des Anästhesieverfahrens:** Auch dies kann den intraoperativen Blutverlust beeinflussen. So ist beispielsweise bei Knieoperationen der Blutverlust unter Regionalanästhesie geringer als unter einer Allgemeinanästhesie.
- **Blutsperre:** Operationen im Bereich der Extremitäten können unter Anwendung einer Blutsperre (**Tourniquet**) wesentlich übersichtlicher und blutungsärmer durchgeführt werden. In Tab. **B-5.1** sind potenzielle Risiken dieser Methode und deren Ursachen aufgeführt. Zur Anlage der Blutsperre s. S. 244. Die Manschette sollte nach abgeschlossener Operation wegen des einsetzenden Reperfusionsschmerzes noch in Narkose geöffnet werden!

das kardiopulmonale System geschädigt werden.

◀ **Merke**

Regeln zur Lagerung: Hier gelten die im Kapitel „Allgemeinanästhesie" ab S. 139 beschriebenen Richtlinien.

◀ **Merke**

5.4.2 Maßnahmen zur Einsparung von Fremdblut

Bei Operation an entzündlich, degenerativ und tumorös veränderten Knochen ist mit größeren Blutverlusten zu rechnen.

Die **Indikation zur Bluttransfusion** hängt von Kreislaufsituation, Alter und Vorerkrankungen des Patienten ab. Es sollte jedoch so wenig Fremdblut wie möglich verabreicht werden.

Maßnahmen zur Einsparung von Fremdblut:
- Eigenblutspende (s. S. 73),
- maschinelle Autotransfusion (s. auch S. 73),
- normovolämische Hämodilution (s. S. 73),
- kontrollierte Hypotension (Gefahr neurologischer und kardialer Ischämien),
- Antifibrinolytika (Gefahr anaphylaktischer Reaktionen),
- Minimierung des Blutverlustes über das Anästhesieverfahren,
- Operation unter Blutsperre (→ Tourniquet, s. auch S. 244 und Tab. **B-5.1**).

B-5.1

≡ B-5.1 | **Potenzielle Risiken bei Operationen unter Blutsperre und deren Ursachen**

Risiko	Ursache
Muskelschwäche Kompartmentsyndrom arterielle Verschlüsse Nervenschädigungen	} durch Kompression bedingte Minderperfusion
Dekompensation nach Öffnen der Staumanschette (ältere Patienten und Patienten mit eingeschränkter myokardialer Reserve)	■ Blutsperre: **pO$_2$** und **pH-Wert** ↓, **CO$_2$** und **Laktatspiegel** ↑ (in der ischämischen Extremität); ■ Wiedereröffnen der Tourniquet-Manschette: **Blutdruck** ↓, **Herzfrequenz** ↑, **Laktat, Kalium** und **CO$_2$** werden aus der ischämischen Extremität ausgeschwemmt → Dekompensation durch CO$_2$-Anstieg, plötzliche einsetzende Azidose und Hypotension.

◎ B-5.1

◎ B-5.1 | **Cell-Saver**

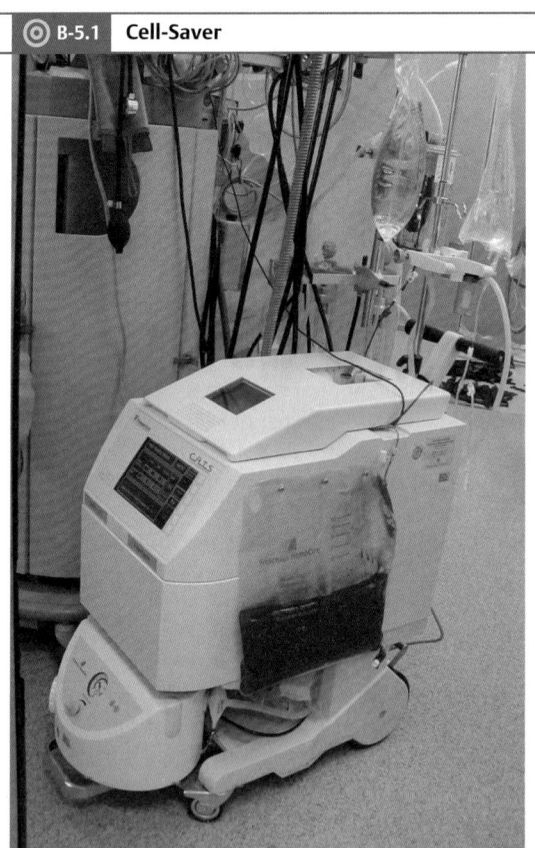

▶ Merke

▶ **Merke:** Die höchste Effektivität zur Einsparung von Fremdbluttransfusionen liegt in der Kombination mehrerer Fremdblut sparender Maßnahmen. Zudem ist auf Normothermie zu achten (s.S. 303).

5.4.3 Hypothermie

Bei großen orthopädischen Eingriffen ist gehäuft mit hypothermen Zuständen zu rechnen.

5.4.3 Hypothermie

Wegen niedriger Raumtemperatur im Operationssaal und ausgedehnten Wund- bzw. steril abgedeckten Körperoberflächen ist bei großen orthopädischen Eingriffen gehäuft mit hypothermen Zuständen zu rechnen.

Folgen der Hypothermie können sein:
- Hypoperfusion und metabolische Azidose,
- Herzrhythmusstörungen,
- Verschlechterung der Gewebeoxygenierung infolge verminderter Sauerstoffabgabe (Linksverschiebung der Sauerstoffbindungskurve),
- Störung der Funktionsfähigkeit von Gerinnungs- und Immunsystem,
- erhöhte Gefahr einer Nachblutung und Wundinfektion.

Maßnahmen: Zur Vorbeugung einer Hypothermie empfehlen sich:
- aktive Wärmung der Haut mit Warmluftdecken,
- Erhöhung der Raumtemperatur (insbesondere bei Kindern),
- Verabreichung angewärmter Transfusionen,
- angefeuchtete Frischgaszufuhr.

5.4.4 Thromboembolische Komplikationen

Traumatologische Patienten sowie Patienten nach **großen Eingriffen an der unteren Extremität** gelten als hochgradig gefährdet für thromboembolische Komplikationen. Das Risiko einer tiefen Beinvenenthrombose nach totalem Hüftgelenkersatz wird mit 20–80 % angegeben, nach Knieersatz mit 50 %. Die Letalität nach orthopädischen Operationen bedingt durch eine Lungenembolie liegt bei 0,1 %.

Ursachen für das Entstehen einer tiefen Beinvenenthrombose nach orthopädischen Operationen sind insbesondere
- Stase (besonders ausgeprägt bei langen Operationszeiten in Verbindung mit Hypovolämie, Hypothermie, Vasokonstriktion und Blutverlust auf),
- verstärkte Koagulationsneigung und
- Verletzung der Gefäßwände.

Maßnahmen: Wichtig ist eine **Thromboseprophylaxe**. Diese sollte **schon präoperativ** beginnen und setzt sich aus verschiedenen Faktoren zusammen:
- Heparinisierung (niedermolekular oder unfraktioniert), eventuell Fondaparinux (s.S. 84),
- Kompressionsstrümpfe/-verbände,
- Vermeidung hypovolämer Zustände,
- frühe krankengymnastische Betreuung/Frühmobilisierung.

Ein **antithrombotischer Effekt von Regionalanästhesien** wird kontrovers diskutiert, so dass insbesondere bei antikoagulierten Patienten Nutzen und Risiko abzuwägen sind. Fondaparinux (ein Heparin-Analogon) und Ximelagatran (ein oraler Thrombininhibitor) sind kürzlich für diese Hochrisikogruppe zugelassen worden. Erste Untersuchungen belegen eine signifikant geringere Thrombose- und Embolierate gegenüber einer Antikoagulation mit Heparin.

5.5 Orthopädische Eingriffe

5.5.1 Untere Extremität

Orthopädische Eingriffe an der unteren Extremität können in **Allgemein- oder Regionalanästhesie** durchgeführt werden. Für die Wahl des Anästhesieverfahrens sind neben den üblichen Kriterien die Kenntnis der Operationsdauer, der Invasivität, der spezifischen Lagerung sowie das Ausmaß der zu erwartenden intraoperativen Blutverluste entscheidend.

Folgen der Hypothermie können sein:
- Hypoperfusion und metabolische Azidose,
- Herzrhythmusstörungen,
- Verschlechterung der Gewebeoxygenierung infolge verminderter Sauerstoffabgabe,
- Störung der Funktionsfähigkeit von Gerinnungs- und Immunsystem,
- erhöhte Gefahr einer Nachblutung und Wundinfektion.

Maßnahmen: Wärmung der Haut mit Warmluftdecken, Erhöhung der Raumtemperatur, Verabreichung angewärmter Transfusionen und angefeuchtete Frischgaszufuhr.

5.4.4 Thromboembolische Komplikationen

Traumatologische Patienten sowie Patienten nach **großen Eingriffen an der unteren Extremität** sind besonders gefährdet für thromboembolische Komplikationen.

Ursachen für tiefe Beinvenenthrombosen nach orthopädischen Operationen sind:
- Stase,
- verstärkte Koagulationsneigung und
- Verletzung der Gefäßwände.

Maßnahmen: Wichtig ist eine bereits präoperativ beginnende **Thromboseprophylaxe:**
- Heparinisierung, eventuell Fondaparinux (s.S. 84),
- Kompressionsstrümpfe/-verbände,
- Vermeidung hypovolämer Zustände,
- Frühmobilisierung.

Ein **antithrombotischer Effekt von Regionalanästhesien** wird kontrovers diskutiert, sodass insbesondere bei antikoagulierten Patienten Nutzen und Risiko abzuwägen sind.

5.5 Orthopädische Eingriffe

5.5.1 Untere Extremität

Zur Wahl des geeigneten Anästhesieverfahrens **(Allgemein- oder Regionalanästhesie)** müssen Operationsdauer, Invasivität, spezifische Lagerung und Ausmaß des zu erwartenden Blutverlusts bekannt sein.

Hüftgelenk

Totalendoprothese des Hüftgelenks (Hüft-TEP)

Hierbei unterscheidet man zwischen zementierten und zementlosen Prothesen sowie Hybridformen.

Indikationen: Coxarthrosen unterschiedlicher Genese.

Spezifische Problematik: Unmittelbar nach Einbringen von Knochenzement kann es zu **Herzrhythmusstörungen, Hypoxie** sowie **ausgeprägter Hypotonie** mit **Schockzustand** kommen.

Mögliche **Ursachen** sind:
- Beeinträchtigung der Herzfunktion und Vasodilatation durch ins Blut gelangte Zementpolymerreste,
- Lungenembolie (durch Fett, Luft oder Knochenmark),
- Histaminfreisetzung bei Verwendung von Akrylzement.

Anästhesieverfahren:
- Allgemeinanästhesie (ggf. + Blockade der Nn. femoralis und ischiadicus bzw. + PDA),
- Spinalanästhesie,
- PDA.

Prothesenwechsel

Indikationen: Eine häufige Indikation ist die **Infektion**.

Anästhesieverfahren: Ein TEP-Wechsel sollte in **Allgemeinnarkose** erfolgen.

Anästhesiologisches Management: Beim Prothesenausbau können **große Blutverluste** von mehr als 3 Litern auftreten. Ein invasives Monitoring ist erforderlich.

Operation des Hüftgelenks bei Schenkelhalsfraktur

Patienten mit Schenkelhalsfraktur befinden sich häufig in **reduziertem Allgemeinzustand**. Dennoch sollte die Fraktur dringlich operativ versorgt werden.

Anästhesieverfahren: Dieselben wie bei Hüft-TEP, s. o.

Anästhesiologisches Management: Blut-, Flüssigkeits- und Elektrolytdefizite sind präoperativ auszugleichen.

▶ Merke

Hüftgelenk

Totalendoprothese des Hüftgelenks (Hüft-TEP)

Bei den Totalendoprothesen des Hüftgelenks unterscheidet man zwischen zementierten und zementlosen Prothesen sowie Hybridformen.

Indikationen: Indikationen für eine Hüft-TEP sind in erster Linie **Coxarthrosen** unterschiedlicher Genese.

Spezifische Problematik: Das Einbringen von Knochenzement bei zementierten Prothesen stellt ein spezifisches Risiko dar: Unmittelbar nach Einbringen des Knochenzements kann es zu **Herzrhythmusstörungen**, **Hypoxie** sowie ausgeprägter **Hypotonie** mit **Schockzustand** kommen. Diese Komplikationen treten in unterschiedlichen Ausprägungen in etwa 5 % der Fälle auf, normalisieren sich jedoch meist wieder binnen weniger Minuten. Bei andauernder Hypotonie kann die Gabe von Katecholaminen notwendig werden.
Als **Ursachen** werden diskutiert:
- direkte Beeinträchtigung der Herzfunktion und vasodilatierende Effekte durch in die Blutbahn eingeschwemmte Reste von Zementpolymer,
- Einschleusen von Fett, Luft oder Knochenmark in das venöse System mit anschließender Lungenembolie,
- Freisetzung von Histamin nach Verwendung von Akrylzement.

Anästhesieverfahren: Angewendet werden:
- Allgemeinanästhesie (ggf. in Kombination mit einer Blockade der Nn. femoralis und ischiadicus oder einer PDA),
- Spinalanästhesie,
- Periduralanästhesie (PDA).

Prothesenwechsel

Indikationen: Häufige Ursache für den Ausbau und Wechsel einer Hüft-TEP ist eine **Infektion**.

Anästhesieverfahren: Ein TEP-Wechsel sollte wegen der zu erwartenden langen Operationsdauer, starken Volumenverschiebungen und massiven operativen Manipulationen in **Allgemeinnarkose** erfolgen.

Anästhesiologisches Management: Beim Prothesenausbau können **große Blutverluste** von mehr als 3 Litern auftreten. Eine massive Transfusion von Blutprodukten ist einzuplanen. Das anästhesiologische Management umfasst neben der Bereitstellung einer ausreichenden Anzahl an Blutkonserven die Anlage von mindestens zwei großlumigen Venenverweilkanülen, eine arterielle Kanülierung, das Legen eines zentralen Venenkatheters zur fortlaufenden Überwachung der Hämodynamik sowie eines Blasenkatheters zur Bilanzierung.

Operation des Hüftgelenks bei Schenkelhalsfraktur

Patienten mit Schenkelhalsfraktur befinden sich häufig aufgrund ihres meist fortgeschrittenen Lebensalters und der verletzungsbedingten Bettlägerigkeit in einem **reduzierten Allgemeinzustand**. Dennoch sollte die Fraktur dringlich operativ versorgt werden, da bei längerer Immobilisation Morbidität (z. B. durch eine Pneumonie) und Mortalität deutlich steigen.

Anästhesieverfahren: Es werden dieselben Verfahren angewendet wie bei Implantation einer Hüft-TEP, s. o.

Anästhesiologisches Management: Blut-, Flüssigkeits- und Elektrolytdefizite müssen vor Operationsbeginn ausgeglichen sein.

▶ **Merke:** Ein **normaler Hämoglobinwert** ist oft Zeichen einer **Dehydrierung**.

Durch die **frakturbedingten Schmerzen** kann die Anlage einer Spinal- bzw. Epiduralanästhesie erschwert sein. Vor der Punktion ist daher für eine ausreichende Analgesie, entweder systemisch oder mittels einer 3-in-1-Blockade, zu sorgen.

Eine suffiziente postoperative Schmerztherapie ist essenziell, um eine **frühe Mobilisation** des Patienten zu erreichen.

Kniegelenk

Kniegelenkersatz

Indikationen: Ein Kniegelenkersatz kann bei schwerer **rheumatischer Arthritis** oder **degenerativer Arthrose** erforderlich werden.

Spezifische Problematik: Zur Prothesenimplantation wird meist ein Tourniquet angelegt, dadurch ist der intraoperative Blutverlust zunächst gering. Postoperativ jedoch kann der Blutverlust deutlich zunehmen (0,5–1 Liter). Eine **postoperative Überwachung** der Kreislaufparameter ist deshalb sehr wichtig. Gegebenenfalls kann eine Volumensubstitution erforderlich werden.

Anästhesieverfahren: Wegen langer OP-Dauer und starker Manipulation am Patienten sollte die Operation in **Allgemeinanästhesie** und aufgrund erheblicher postoperativer Schmerzen vorzugsweise in Kombination mit einer **PDA** oder einer **Blockade der Nn. femoralis und ischiadicus** erfolgen.

Postoperativ können periphere Nervenblockaden (z. B. 3-in-1-Blockade oder Nervus-ischiadicus-Katheter) oder auch eine Periduralanästhesie die essenzielle **frühzeitige Mobilisierung** des neuen Kniegelenks erleichtern.

Arthroskopie

Kniegelenkarthroskopien sind relativ kurze Eingriffe bei ansonsten meist gesunden Patienten.

Anästhesieverfahren: Die **Spinalanästhesie** mit kurzwirksamen Lokalanästhetika ist häufig das Anästhesieverfahren der Wahl. Der Eingriff kann auch in Vollnarkose mit Larynxmaske durchgeführt werden.

Unterschenkel und Fuß

Operationen an Unterschenkel oder Fuß werden in **Rücken-**, teilweise aber auch in **Bauchlage** (z. B. Achillessehnen-OP) durchgeführt.

Anästhesieverfahren: Es können prinzipiell alle Narkoseverfahren angewendet werden – welches Verfahren im Einzelfall zum Einsatz kommt, muss individuell entschieden werden. Bei Eingriffen am Fuß beispielsweise hat sich der **Fußblock** bewährt. Bei der Entscheidung für ein Regionalanästhesieverfahren bei Operationen in Bauchlage muss bedacht werden, dass im Fall von kardiorespiratorischen Komplikationen die Notfallversorgung erschwert ist.

5.5.2 Becken

Indikationen: Orthopädische Operationen am Becken dienen u. a. der **osteosynthetischen Stabilisierung** des Beckens bei Beckenmetastasen sowie der Versorgung einer **Beckenfraktur** im Rahmen von Polytraumen.

Anästhesiologisches Management: Operationen am Becken dauern häufig lange und gehen mit erheblichen Volumenverschiebungen einher. Deshalb muss der Patient mit großlumigen Venenverweilkanülen ausgestattet sein. Bei schwierigen Venenverhältnissen, wie sie häufig nach Chemotherapie vorzufinden sind, ist ein zentraler Venenkatheter indiziert. Die Aufrechterhaltung einer Normothermie ist wesentlich.

Anästhesieverfahren: Operationen am Becken werden in **Allgemeinanästhesie** durchgeführt. Im Hinblick auf die meist starken postoperativen Schmerzen bie-

Durch die **frakturbedingten Schmerzen** kann die Anlage einer Spinal- bzw. Epiduralanästhesie erschwert sein.

Eine suffiziente postoperative Schmerztherapie soll eine **Frühmobilisation** ermöglichen.

Kniegelenk

Kniegelenkersatz

Indikationen: Schwere **rheumatische Arthritis** oder **degenerative Arthrose**.

Problematik: Intraoperativ ist der Blutverlust zunächst gering (Tourniquet), **postoperativ** jedoch kann der Blutverlust deutlich zunehmen.

Anästhesieverfahren: Wegen starker Manipulation am Patienten und erheblicher postoperativer Schmerzen vorzugsweise **Allgemeinanästhesie**, kombiniert mit **PDA** oder **Blockade der Nn. femoralis und ischiadicus**.

Arthroskopie

Hier handelt es sich um relativ kurze Eingriffe bei ansonsten meist gesunden Patienten.

Anästhesieverfahren: Die **Spinalanästhesie** ist häufig das Anästhesieverfahren der Wahl.

Unterschenkel und Fuß

Operationen an Unterschenkel oder Fuß erfolgen in **Rücken-**, oder auch in **Bauchlage**.

Anästhesieverfahren: Prinzipiell können alle Narkoseverfahren angewendet werden → individuelle Entscheidung im Einzelfall. Bei Eingriffen am Fuß hat sich beispielsweise der **Fußblock** bewährt.

5.5.2 Becken

Indikationen: Hierzu gehören u. a. die **osteosynthetische Stabilisierung** des Beckens bei Beckenmetastasen und die Versorgung von Beckenfrakturen.

Anästhesiologisches Management: Operationen am Becken dauern häufig lange und gehen mit erheblichen Volumenverschiebungen einher (→ großlumige Venenverweilkanülen, ggf. ZVK). Die Aufrechterhaltung einer Normothermie ist wesentlich.

Anästhesieverfahren: Allgemeinanästhesie, zur postoperativen Analgesie ggf. kombiniert mit einer **PDA** (→ mögliche Blutungskomplikationen im Rahmen von Gerinnungsstörungen!)

tet sich die Kombination mit einer **PDA** an. Dabei muss allerdings bedacht werden, dass es im Rahmen von Gerinnungsstörungen bei einem rückenmarksnahen Katheter zu Blutungen mit entsprechenden Komplikationen kommen kann.

5.5.3 Wirbelsäule

Indikationen: Hierzu gehören u. a. **Skoliosen**, **Spondylolisthesis** und Resektion von **Tumormetastasen**.
Problematik: Aus einer Wirbelsäulendeformität können sich Folgeerkrankungen ergeben, die insbesondere das **kardiorespiratorische System** betreffen. Pathologische Veränderungen an der Halswirbelsäule können eine **fiberoptische Wachintubation** erforderlich machen.

Anästhesiologisches Management: Die meisten Operationen dauern mehrere Stunden und werden in **Allgemeinanästhesie** durchgeführt.

Die Indikation für ein **umfangreiches invasives Monitoring** (Standardmonitoring, arterielle Kanüle, ZVK, BDK, Ösophagusstethoskop, mehrere großlumige Venenzugänge; optional: Messung des HZV, großlumiger ZVK und TEE) ist großzügig zu stellen.

Störungen der Rückenmarkfunktion können mittels
- Aufwachtest bzw.
- Ableitung motorisch evozierter Potenziale
frühzeitig entdeckt werden.

Lagerung: Die meisten Eingriffe erfolgen in **Bauchlage**. Lagerungsschäden sind zu vermeiden (s. auch S. 142). Zur **Atelektasenprophylaxe** können Beatmung mit positivem PEEP und intermittierendes Blähen der Lungen sinnvoll sein.

5.5.3 Wirbelsäule

Indikationen: Indikationen für Eingriffe an der Wirbelsäule sind u. a. **Skoliosen**, **Spondylolisthesis** und die Resektion von **Tumormetastasen**.

Spezifische Problematik: Skoliosepatienten weisen häufig **kongenitale** oder **neuromuskuläre Begleiterkrankungen** auf. Zudem ergeben sich aus der Wirbelsäulendeformität Folgeerkrankungen, die insbesondere das kardiorespiratorische System betreffen (z. B. **respiratorische Globalinsuffizienz** oder **Cor pulmonale**). Bei Spondylolisthesis sowie Wirbelsäulenmetastasen kann es zu **neurologischen Störungen** bis hin zum Querschnitt kommen. Pathologische Veränderungen an der Halswirbelsäule mit Einschränkung der Reklination können eine **fiberoptische Wachintubation** erforderlich machen.

Anästhesiologisches Management: Die meisten Operationen an der Wirbelsäule werden in **Allgemeinanästhesie** durchgeführt. Die Operationszeiten betragen meist mehrere Stunden. Dabei ist es wichtig, einer intraoperativen Auskühlung vorzubeugen.
Da es sich meist um große Eingriffe handelt, ist die Indikation für ein **umfangreiches invasives Monitoring** großzügig zu stellen: Die Patienten werden zusätzlich zum Standardmonitoring mit arterieller Kanüle, zentralem Venenkatheter, Blasendauerkatheter (BDK), Ösophagusstethoskop und mehreren großlumigen Venenzugängen ausgestattet. Optional sind die Messung des Herzzeitvolumens, die Anlage eines großlumigen ZVK (z. B. Shaldon-Katheter) sowie eine transösophageale Echokardiographie (TEE).
Zur frühzeitigen Detektion intraoperativ neu aufgetretener **Störungen der Rückenmarkfunktion** wurden zwei Verfahren etabliert:
- der Aufwachtest mit Kontrolle der Motorik und
- die Ableitung motorisch evozierter Potenziale zur Kontrolle der Funktion von motorischen Leitungsbahnen.

Lagerung: Die meisten Eingriffe erfolgen in **Bauchlage**. Hierbei ist besonders auf eine korrekte Lagerung von Kopf und Augen (Druckschädigung des Bulbus!) zu achten. Das Abdomen sollte druckfrei gelagert werden, um eine Stauung periduraler Venen zu vermeiden (s. auch S. 142). Durch Kompression von Thorax und Abdomen kann es zur Ausbildung von Atelektasen kommen. Zur **Prophylaxe einer Atelektasenbildung** sind die Beatmung mit positivem PEEP (5 cm H_2O, bei Bedarf auch höher) sowie ein intermittierendes Blähen der Lungen sinnvoll. Die Narkoseausleitung erfolgt erst, nachdem der Patient wieder auf den Rücken zurückgelagert wurde.

▶ Merke

▶ **Merke:** Der größte Blutverlust erfolgt zu Beginn der Operation bei **Dekortikation der Wirbelsäule** und **Präparation der Muskulatur**. Der Blutverlust ist dabei proportional zur Zahl der freigelegten Wirbelkörper und kann im Verlauf der Operation mehrere Liter betragen.

5.5.4 Obere Extremität

Eingriffe an der oberen Extremität können in **Allgemein- und/oder Regionalanästhesie** durchgeführt werden. Ein **Standardmonitoring** ist meist ausreichend.

5.5.4 Obere Extremität

Eingriffe an der oberen Extremität können in **Allgemein- und/oder Regionalanästhesie** durchgeführt werden. Die Operationsdauer liegt meist unter 2 Stunden, der Blutverlust ist in der Regel gering. Ein **Standardmonitoring** ist meist ausreichend. Plexuskatheter erleichtern die postoperative Schmerztherapie und Mobilisation.

Schulter

Spezifische Problematik: Operationen an der Schulter erfolgen häufig in **sitzender Position** (Abb. **B-5.2**). Das Aufrichten des Patienten in eine sitzende Position sollte nur langsam nach adäquater Volumensubstitution und unter engmaschiger Kreislaufüberwachung erfolgen, da es hierbei zu ausgeprägten **Volumenverschiebungen** kommen kann. Der Kopf muss stabil befestigt werden und sollte dabei möglichst wenig nach lateral gelagert werden, um eine Überdehnung des Plexus brachialis zu verhindern. In sitzender Position besteht die Gefahr von **Luftembolien** (s. auch S. 143).

Anästhesieverfahren: Die meisten Operationen an der Schulter erfolgen in **Allgemeinanästhesie**. Ein **interskalenärer Plexuskatheter** unterstützt die perioperative Analgesie und insbesondere die frühzeitige postoperative Mobilisierung.

Schulter

Spezifische Problematik: Operationen an der Schulter erfolgen häufig in **sitzender Position** (Abb. **B-5.2**) (→ Gefahr von **Luftembolien**, s. auch S. 143). Das Aufrichten des Patienten muss wegen der ausgeprägten **Volumenverschiebungen** langsam, nach adäquater Volumensubstitution und unter engmaschiger Kreislaufüberwachung erfolgen.

Anästhesieverfahren: In der Regel wird in **Allgemeinanästhesie** operiert. Ein interskalenärer Plexuskatheter dient der perioperativen Analgesie und frühzeitigen Mobilisierung.

⊚ B-5.2 | **Lagerung bei Schulter-OP**

⊚ B-5.2

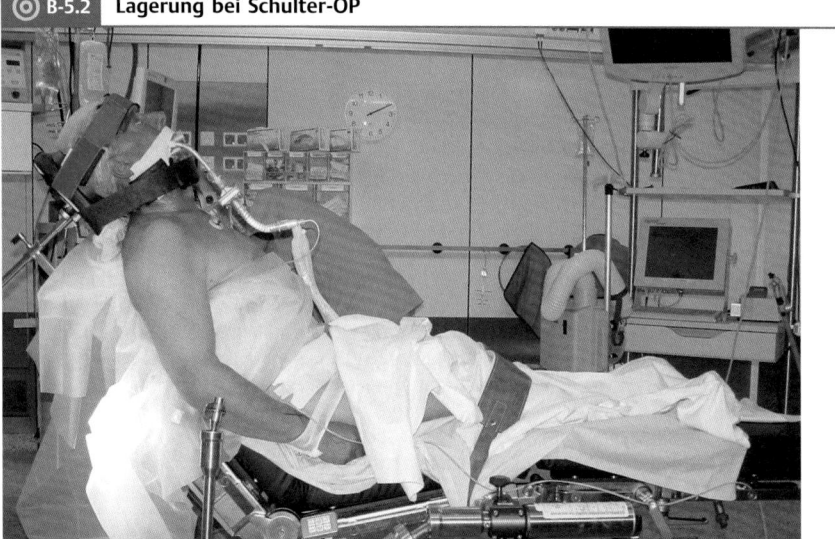

Ellenbogen, Unterarm und Hand

Ellenbogen: Für die Anästhesie des Ellenbogenbereichs eignet sich die **supra- und infraklavikuläre Blockade des Plexus brachialis**. Um bei einer axillären Plexusblockade für ein Tourniquet eine komplette Analgesie des Armes zu erzielen, muss häufig zusätzlich eine **selektive Blockade der Nervi musculocutaneus** und **intercostobrachialis** erfolgen.

Unterarm und Hand: Für Eingriffe an Unterarm oder Hand eignet sich die **axilläre** bzw. **vertikal infraklavikuläre Plexusblockade**. Einige Operationen lassen sich auch unter **selektiver Blockade** einzelner peripherer Nerven durchführen. Eingriffe an Handgelenk oder Hand können auch unter **intravenöser Regionalanästhesie** erfolgen.

Ellenbogen, Unterarm und Hand

Ellenbogen: Für die Anästhesie des Ellenbogenbereichs eignet sich die **supra- und infraklavikuläre Blockade des Plexus brachialis**.

Unterarm und Hand: Für Eingriffe an Unterarm oder Hand eignet sich die **axilläre** bzw. **vertikal infraklavikuläre Plexusblockade**.

5.6 Postoperative Phase

Bei einigen Eingriffen (z.B. Hüft-TEP, Wirbelsäulen-OP) ist in den ersten Stunden nach der Operation nur noch mit einem geringeren Blutverlust zu rechnen. Bei anderen Operationen (z.B. Kniegelenkersatz) nimmt der Blutverlust postoperativ noch einmal stark zu. Im Aufwachraum ist deshalb auf einen **ausgeglichenen Volumenhaushalt** (Verband-/Drainagekontrolle!) mit adäquater Volumensubstitution und ggf. Transfusion von Eigen- und Fremdblutkomponenten sowie regelmäßige Laborwertkontrollen zu achten.

5.6 Postoperative Phase

Nach einigen Eingriffen (z.B. Kniegelenkersatz) kann der Blutverlust postoperativ noch einmal stark zunehmen. Deshalb ist im Aufwachraum auf einen **ausgeglichenen Volumenhaushalt** (Verband-/Drainage-/Laborwertkontrolle!) zu achten.

Lagerungsbedingten **Nervenschädigungen** sowie **Thromboembolien** müssen frühzeitig erkannt werden.

Ist eine **postoperative Nachbeatmung** bzw. **intensivmedizinischen Betreuung** wahrscheinlich, muss bereits präoperativ ein Intensivüberwachungsplatz gesichert sein.

▶ **Klinischer Fall**

Wichtig ist auch die Früherkennung von lagerungsbedingten **Nervenschädigungen** sowie **Thromboembolien.** Hierfür müssen die Sensorik und Motorik aller Extremitäten geprüft werden.

Bei großen, mit hohem Blutverlust verbundenen Eingriffen sowie bei alten, multimorbiden Patienten ist die Notwendigkeit einer **postoperativen Nachbeatmung** bzw. **intensivmedizinischen Betreuung** nicht auszuschließen. Bereits präoperativ muss ein Intensivüberwachungsplatz gesichert sein.

▶ **Klinischer Fall.** Eine 82-jährige Patientin mit **pertrochantärer Schenkelhalsfraktur** soll operativ mit einer Hüftendoprothese versorgt werden. Bekannte Vorerkrankungen sind: **arterieller Hypertonus, Herzinsuffizienz, Diabetes mellitus** und **kompensierte Niereninsuffizienz.** Obwohl bei der Patientin eine Dyspnoe und feinblasige Rasselgeräusche unter diuretischer Therapie bestehen, erfolgt nach interdisziplinärer Absprache zwischen dem Kardiologen, dem Anästhesisten und dem Orthopäden der Entschluss zur raschen Operation, um eine frühestmögliche Mobilisation der Patientin zu erreichen. Wegen des **schlechten Allgemeinzustandes** der Patientin erfolgt der Eingriff in **Intubationsnarkose.** Der Patientin werden eine arterielle Kanüle und ein zentraler Venenkatheter gelegt. Ein Blasenkatheter ist bereits vorhanden. Der Narkoseverlauf ist bis zum Einbringen des Knochenzements komplikationslos. Zehn Minuten nach **Einschlagen der Prothese** fällt der systolische Blutdruck von 130 mmHg auf 70 mmHg, die Herzfrequenz steigt von 77 auf 115/Minute, dabei treten vereinzelt ventrikuläre Extrasystolen auf. Die Sauerstoffsättigung fällt von 96 auf 89 % unter einer Beatmung mit 50 % O_2, das endexspiratorische CO_2 fällt von 38 mmHg auf 25 mmHg. Die Haut der Patientin ist blass und livide marmoriert, die Halsvenen sind gestaut bei einem ZVD von 15 mmHg (Blutgase: pO_2 60 mmHg, pCO_2 59 mmHg, pH 7,21, Laktat 4,4 mmol/l). Trotz fraktionierter und schließlich kontinuierlicher Verabreichung von Noradrenalin sinkt der Blutdruck weiter. Eine Herzdruckmassage wird erforderlich. Nach 5-minütiger Reanimation bessern sich Hämodynamik und Gasaustausch. Die anschließend durchgeführte transösophageale Echokardiographie zeigt einen deutlich vergrößerten rechten Vorhof und Ventrikel sowie einen hochfrequent schlagenden, kaum gefüllten linken Ventrikel. Dieser Befund erhärtet die Verdachtsdiagnose einer stattgehabten **Lungenembolie.** Operateur und Anästhesist entscheiden sich wegen maximaler Blutungsgefahr gegen eine Lysetherapie. Die Patientin wird unter Katecholamingabe auf die Intensivstation verlegt, wo sie 8 Stunden später erneut reanimationspflichtig wird und schließlich verstirbt. Der Obduktionsbefund ergibt eine massive Embolie der linken Pulmonalarterie. Abb. **B-5.3** zeigt einen mittels TEE dargestellten Thrombus in der Pulmonalarterie.

 B-5.3

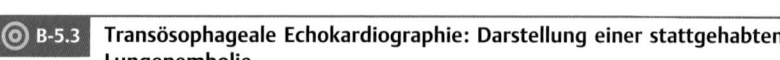 B-5.3 **Transösophageale Echokardiographie: Darstellung einer stattgehabten Lungenembolie**

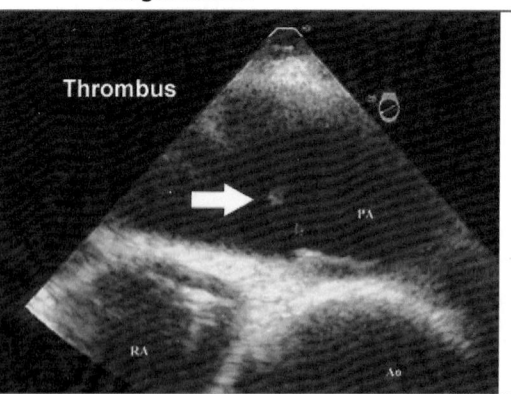

6.3 Anästhesiologische Besonderheiten bei Eingriffen im
Hals-Nasen-Ohren- bzw. Mund-Kiefer-Gesichtsbereich

309

6 Anästhesie in der Hals-Nasen-Ohrenheilkunde und Mund-Kiefer-Gesichtschirurgie

6 Anästhesie in der
Hals-Nasen-Ohrenheilkunde und
Mund-Kiefer-Gesichtschirurgie

6.1 Einleitung

6.1 Einleitung

Bei Eingriffen im Hals-Nasen-Ohren- bzw. Mund-Kiefer-Gesichtsbereich sind wegen der **unmittelbaren anatomischen Nachbarschaft** von Operationsgebiet und Atemwegen eine enge Kooperation und klare Absprachen zwischen Operateur und Anästhesist unabdingbare Vorraussetzung für die sichere Durchführung der Eingriffe.

In diesen beiden operativen Disziplinen sind wegen der **unmittelbaren anatomischen Nachbarschaft** von Operationsgebiet und Atemwegen klare Absprachen zwischen Operateur und Anästhesist notwendig.

6.2 Besonderheiten der Patientengruppe

6.2 Besonderheiten
der Patientengruppe

- Viele Patienten, die an den Nasennebenhöhlen operiert werden, haben einen **chronischen Infekt der Atemwege**, der mit asthmatischen Beschwerden einhergeht. Allergische Reaktionen auf Pollen, Gräser, Hausstaub, aber auch Medikamente (Schmerzmittel, Antibiotika) treten bei diesen Patienten vermehrt auf. Für elektive Eingriffe sollten die Patienten allerdings **infektfrei** sein.
- Unter den HNO-Patienten finden sich oft **Kinder**. Das Alter der Patienten zur Adenotomie bzw. Anlage eines Paukenröhrchens liegt häufig zwischen 3 und 6 Jahren, zur Tonsillektomie zwischen 6 und 10 Jahren.
- Einige HNO-Patienten leiden an einem obstruktiven **Schlafapnoe-Syndrom**. Typische Begleiterkrankungen sind hier Adipositas, Hypertonus und Herzinsuffizienz.
- Ein beträchtlicher Anteil der Patienten mit Oropharynx- oder Larynxkarzinom hat über einen längeren Zeitraum **Alkohol** und **Nikotin** konsumiert. Hieraus ergeben sich neben der Tumorerkrankung Erkrankungen von Lunge, Herz, Leber und anderen Organen. Häufig zeigen diese Patienten eine **Entzugssymptomatik**.
- Bei Säuglingen und Kindern mit **fazialen Missbildungssyndromen** sind insbesondere gleichzeitig vorliegende **Fehlfunktionen von Herz und Lunge** zu dokumentieren und in die präoperative Risikoeinschätzung miteinzubeziehen.

- Viele Patienten zur Nasennebenhöhlen-OP haben **chronischen Infekte der Atemwege**. Für elektive Eingriffe sollten sie jedoch **infektfrei** sein.
- Unter den HNO-Patienten finden sich oft **Kinder**.
- Patienten mit obstruktivem **Schlafapnoe-Syndrom** haben oft begleitend eine Adipositas, einen Hypertonus oder eine Herzinsuffizienz.
- Patienten mit Oropharynx- oder Larynxkarzinom haben oft bedingt durch einen langjährigen **Alkohol-** und **Nikotinmissbrauch** auch Erkrankungen anderer Organe.
- Bei **fazialen Missbildungssyndromen** sind mögliche **Fehlfunktionen von Herz und Lunge** zu berücksichtigen.

6.3 Anästhesiologische Besonderheiten bei Eingriffen im Hals-Nasen-Ohren- bzw. Mund-Kiefer-Gesichtsbereich

6.3 Anästhesiologische Besonderheiten bei Eingriffen im Hals-Nasen-Ohren- bzw. Mund-Kiefer-Gesichtsbereich

6.3.1 Einschätzung des Intubationsrisikos

6.3.1 Einschätzung des Intubationsrisikos

Bei diesem Patientengut muss im Rahmen der Prämedikationsvisite unbedingt eine Einschätzung der Intubationsbedingungen erfolgen. Hierzu können verschiedene Untersuchungsmethoden hilfreich sein, z. B. der Test nach **Mallampati** (s. S. 18).

Bei diesem Patientengut muss im Rahmen der Prämedikationsvisite unbedingt eine Einschätzung der Intubationsbedingungen erfolgen.

▶ **Merke:** Im Einzelfall kann jedoch eine unerwartete schwierige Intubation nicht sicher ausgeschlossen werden!

◀ Merke

Eine stark eingeschränkte Mundöffnung (< 2 cm), Makroglossie, eine eingeschränkte Beweglichkeit in den Kiefergelenken und der Halswirbelsäule, kraniofaziale Missbildungen, große pharyngeale und laryngeale Tumoren, starke Narbenbildung nach Verbrennungen und Operationen im Gesichtsbereich sowie schwere traumatische Gesichtsverletzungen sind **sichere Hinweise auf eine schwierige Intubation** (s. S. 17).

Zu den **sicheren Hinweisen auf eine schwierige Intubation** (s. S. 17) gehören: Mundöffnung < 2 cm, kraniofaziale Missbildungen, große pharyngeale und laryngeale Tumoren, starke Narbenbildung und schwere traumatische Gesichtsverletzungen.

Bei Säuglingen und Kindern mit **Gesichts-schädelmissbildungen** sollte grundsätz-lich mit einer schwierigen Intubation gerechnet werden.

Liegen bei Säuglingen und Kindern **Gesichtsschädelmissbildungen** vor, sollte grundsätzlich mit einer schwierigen Intubation gerechnet werden. Dieses gilt insbesondere für das **Pierre-Robin-, Goldenhaar-** oder **Treacher-Collins-Syndrom.**

▶ **Merke**

▶ **Merke:** Nach einer unerwartet schwierigen Intubation müssen die Patienten über die bestehende Problematik aufgeklärt werden und einen entsprechenden Ausweis (Abb. **B-6.1**) erhalten.

◎ **B-6.1**

◎ **B-6.1**   Anästhesie-Ausweis

Europäische Vereinigung der
Fachärzte (UEMS)

Deutsche Gesellschaft für Anästhesiologie
und Intensivmedizin (DGAI)

Anästhesie-Ausweis

Union Européenne des Médecins
Spécialistes (UEMS)

German Society of Anaesthesiology
and Intensive Care Medicine (DGAI)

Anaesthesia Problem Card

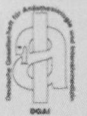

Stempel der Klinik / Abteilung

Universitätsklinikum Schleswig-Holstein
Campus Kiel
Klinik für Anästhesiologie
und Operative Intensivmedizin
Direktor: Prof. Dr. med. J. Scholz
Schwanenweg 21 · 24105 Kiel

DGAI Geschäftsstelle: Roritzerstraße 27, D-90419 Nürnberg

6.3.2 Sedierung von Kindern und unkooperativen Patienten

Kleinkinder, geistig behinderte oder unkooperative Patienten sollten präoperativ **ausreichend sediert** werden. Außerdem sollte ca. 1 h vor Narkosebeginn ein **Emla-Pflaster** auf die spätere Venenpunktionsstelle geklebt werden.

6.3.2 Sedierung von Kindern und unkooperativen Patienten

Operationen (z. B. Zahnerkrankungen, Paukenerguss, Cholesteatom, Tonsillitis, Abszess usw.) bei Kleinkindern, geistig behinderten oder unkooperativen Patienten sind im kieferchirurgischen und HNO-Bereich häufig ohne Narkose nicht möglich. Eine **ausreichende Sedierung** mit einem Benzodiazepin (z. B. Dormicum rektal bis 0,5 mg/kg KG oder oral als Saft [0,5 mg/kg KG] oder Tablette [3,75–7,5 mg]) 30 Minuten vor Narkosebeginn kann für das Kind, die Eltern, den unkooperativen Patienten und den Anästhesisten Stress vermindern. Außerdem sollte ca. eine Stunde vor Narkosebeginn ein mit Lokalanästhetika benetztes Pflaster (**Emla-Pflaster**, s. auch S. 293) auf die spätere Venenpunktionsstelle geklebt werden.

▶ **Merke**

▶ **Merke: Kinder** und **unkooperative Patienten** sollten vor Narkoseeinleitung **ausreichend sediert** werden.

6.3.3 Vorgehen bei schwieriger Intubation

Bei schwierigen Intubationsverhältnissen muss der Patient ggf. **fiberoptisch intubiert** werden (s. auch S. 111). Vor Beginn der Endoskopie werden **schleimhaut-**

6.3.3 Vorgehen bei schwieriger Intubation

Bei schwierigen Intubationsverhältnissen sollte die Intubation unter Sedierung bei ausreichend erhaltener Spontanatmung mit einem flexiblen Endoskop (**fiberoptische Intubation**, s. auch S. 111) erfolgen. Vor Beginn der Endoskopie werden **schleimhautabschwellende** (z. B. Xylometazolin 1 %) und **schleimhaut-**

6.3 Anästhesiologische Besonderheiten bei Eingriffen im
Hals-Nasen-Ohren- bzw. Mund-Kiefer-Gesichtsbereich

311

◎ B-6.2 **Lagerung des Patienten bei schwieriger Intubation** | **◎ B-6.2**

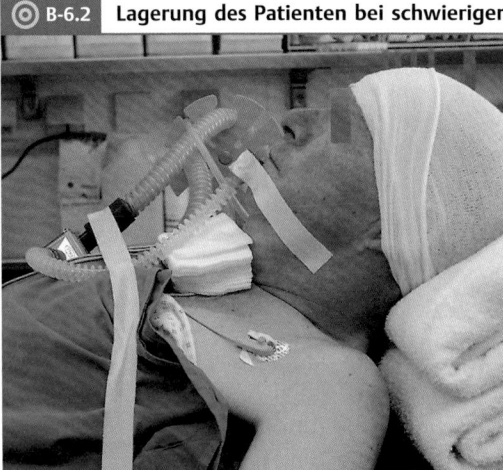

Bei erhaltener Spontan-
atmung ist die Sauerstoffzufuhr (> 15 l/min) auf
Mund und Nase gerichtet.

---

anästhesierende Substanzen (z. B. Xylocain 4 %) entweder über eine Gesichtsmaske vernebelt oder auf Watteeinlagen aufgetragen und dann in beide Nasengänge eingeführt. Zur Erhöhung der inspiratorischen Sauerstoffkonzentration
wird über einen flexiblen Schlauch (Gänsegurgel) Sauerstoff unter hohem
Fluss (> 15 l/min) über die Mundöffnung gegeben (Abb. **B-6.2**).

Nach einer schwierigen Intubation sollte am Ende der Operation **vor Extuba-
tion** noch in Narkose eine **endoskopische Inspektion von Hypopharynx und
Larynx** durchgeführt werden, um das Reintubationsrisiko abzuschätzen. Die
Extubation erfolgt bei liegender **Umintubationshilfe** (z. B. Cook® Airway
Exchange Catheter).

abschwellende und **schleimhautanästhe-
sierende Substanzen** lokal verabreicht.
Abb. **B-6.2** zeigt die Lagerung des Patienten bei schwieriger Intubation.

Nach einer schwierigen Intubation erfolgt
die Extubation über eine **Umintubationshilfe**.

◎ B-6.3 **Umintubation**

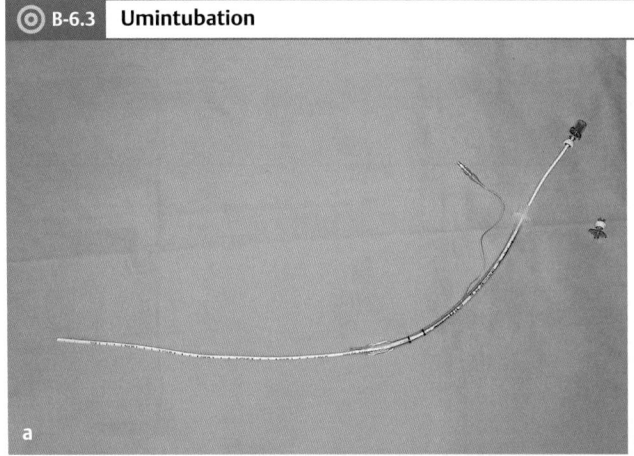

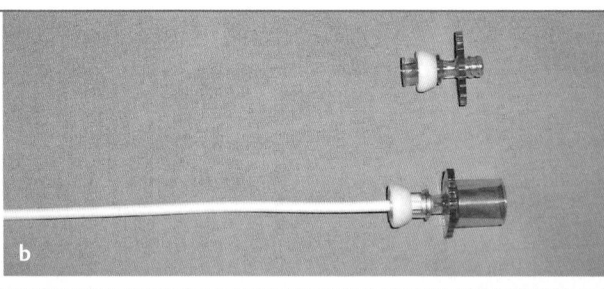

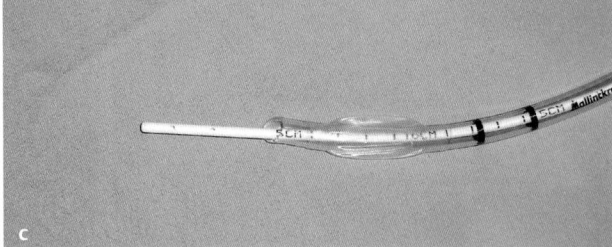

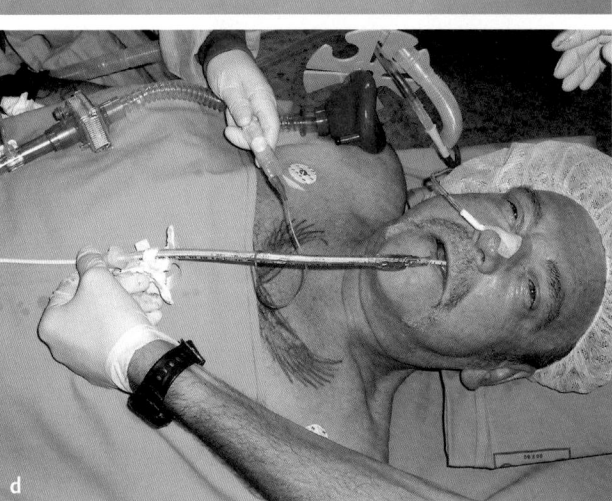

a Umintubationshilfe mit Beatmungstubus.
b Proximaler Anteil der Umintubationshilfe inklusive Konnektor
(blau).
c Trachealer Anteil der Umintubationshilfe mit aufgefädeltem
Tubus.
d Die Umintubationshilfe liegt bei der Umintubation tief in
der Trachea. (Der in die Nase führende Schlauch ist eine
Ernährungssonde.)

Bei insuffizienter Atmung nach Extubation erfolgt ggf. eine **Reintubation** über die Umintubationshilfe (Abb. **B-6.3**).

Nachdem der Endotrachealtubus aus dem Larynx zurückgezogen wurde, wird der Patient aufgefordert, tief ein- und auszuatmen. Ist dies ohne Stridor möglich, kann auch die Umintubationshilfe (Abb. **B-6.3**) aus Trachea und Kehlkopf entfernt werden. Bei insuffizienter Atmung nach Extubation muss ggf. **reintubiert** werden. Hierzu wird der Tubus über die Umintubationshilfe, die als **Führungsschiene** dient, wieder in die Trachea vorgeschoben.

6.3.4 Nasale Intubation

Für viele **kieferchirurgische Eingriffe** muss nasal intubiert werden.

6.3.4 Nasale Intubation

Wegen der Behinderung durch den oralen Tubus wird für viele **kieferchirurgische Eingriffe** (z. B. Zahnextraktionen) die nasale Intubation (s. auch S. 110) gewünscht.

Vor der nasalen Intubation werden **schleimhautabschwellende Nasentropfen** verabreicht. Wegen der potenziellen **Verletzungsgefahr** bei der Nasenpassage sollte ein eher kleinerer Tubus gewählt werden (Abb. **B-6.4**).

Bei geplanter nasaler Intubation werden schon auf Station **schleimhautabschwellende Nasentropfen** (z. B. Xylometazolin = Otriven® 1 %) verabreicht. Für die nasale Intubation haben sich **spezielle Tuben** (RAE® nasal, Polar Nord®) bewährt (Abb. **B-6.4**). Der benötigte Tubusdurchmesser für die nasale Intubation sollte im Vergleich zur oralen Intubation wegen der **Verletzungsgefahr** bei der Nasenpassage eher kleiner gewählt werden. Die relativ harte Tubusspitze wird einschließlich des Cuffbereichs unmittelbar vor Intubation mit einem **Gleitmittel** (z. B. Xylocain-Gel) gleitfähiger gemacht. Das erleichtert das Vorschieben und vermindert das Verletzungsrisiko sowohl an der Nasenschleimhaut als auch im Cuffbereich. Zur nasalen Intubation wird der **Kopf leicht erhöht** gelagert.

Gefürchtete **Komplikationen** während der nasalen Intubation sind **Blutungen bei Schleimhautverletzungen**. **Kontraindikationen** der nasalen Intubation sind daher: anamnestisch kaum stillbares Nasenbluten, Gerinnungsstörungen, Choanalatresie, krankhafte Veränderungen der Nasenhöhlen, Rachenmandelhyperplasie und intranasale Abszesse.

Gefürchtete **Komplikationen** während der nasalen Intubation sind **Blutungen bei Schleimhautverletzungen**.

Deshalb sind folgende **Kontraindikationen für eine nasale Intubation** zu beachten:
- anamnestisch kaum stillbares Nasenbluten
- Gerinnungsstörungen
- Choanalatresie
- krankhafte Veränderungen der Nasenhöhlen
- Rachenmandelhyperplasie
- intranasale Abszesse.

◎ **B-6.4**   **Nasale Intubation**

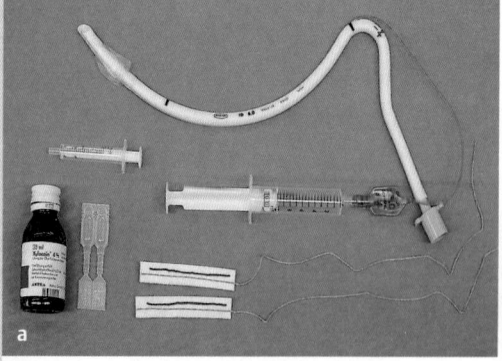
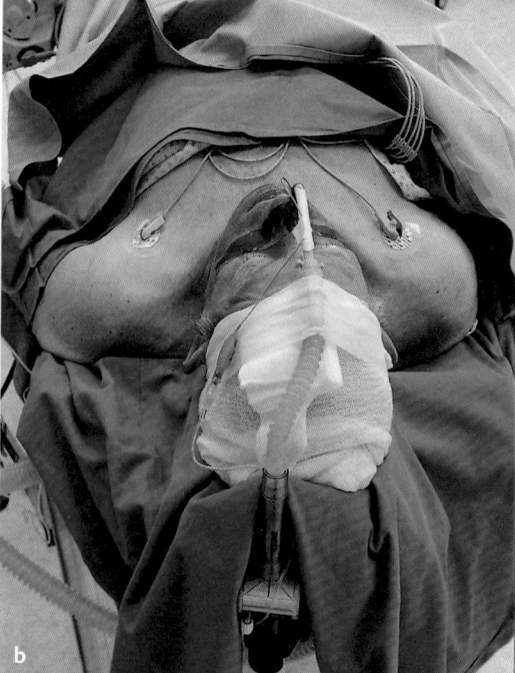

a Utensilien zur nasalen Intubation. Unten im Bild sind Einlagen für die Nasengänge zu sehen.
b Nasal intubierter Patient.

6.3 Anästhesiologische Besonderheiten bei Eingriffen im
Hals-Nasen-Ohren- bzw. Mund-Kiefer-Gesichtsbereich

313

▶ **Merke:** Bei der Aufklärung muss der Patient über die **Risiken der nasalen Intubation** informiert werden. Die **Kontraindikationen** für eine nasale Intubation sind zu beachten.

◀ Merke

6.3.5 Narkosen bei Säuglingen und Kindern

Kinder ohne Fehlbildungen im Bereich des Gesichtsschädels

Narkosen bei anamnestisch gesunden Säuglingen und Kindern ohne Fehlbildungen werden nach den allgemeinen Grundsätzen der Anästhesie für diese Altersgruppen durchgeführt.

Kinder mit Fehlbildungen im Bereich des Gesichtsschädels

Gesichtsschädelfehlbildungen können zu **schwieriger Intubation** führen (s. auch S. 17). Bei fazialen Fehlbildungssyndromen ist außerdem eine sorgfältige Statuserhebung notwendig. Insbesondere Fehlfunktionen von Herz und Lunge sind zu dokumentieren und in die präoperative Risikoeinschätzung einzubeziehen. Das **Prämedikationsgespräch** mit den Eltern dieser Hochrisikokinder erfordert besondere Sensibilität, da die besonders hohen Risiken (im Extremfall hypoxischer Hirnschaden, Tod) angesprochen und dokumentiert werden müssen, gleichzeitig aber Zuversicht für das Gelingen des Eingriffs vermittelt werden muss.

Anästhesiologisches Management: Für diese Narkose sind 2 Anästhesisten erforderlich. Wenn möglich, sollte vor Beginn der Narkose ein intravenöser Zugang angelegt werden. Häufig ist dieses jedoch in dieser Altersgruppe nicht ohne erheblichen Stress für den kleinen Patienten möglich.
Wird die schwierige Intubation erwartet, werden Säuglinge/Kleinkinder mit Sevofluran per inhalationem über die Intubationsmaske beatmet. Nach ausreichender Narkose wird, wenn vorher nicht möglich, der venöse Zugang gelegt. In tiefer Narkose führt ein Anästhesist die Maskenbeatmung durch, während der 2. Anästhesist zeitgleich über die Intubationsmaske mit Hilfe des flexiblen Endoskops intubiert (Abb. **B-6.5**).
Hauptgefahren sind Laryngospasmus bei zu flacher Narkose oder Blutungen nach iatrogenen Verletzungen. Die Beherrschung erfordert Erfahrung. Schon während der Narkoseeinleitung muss ein erfahrener Chirurg für eine Notfallkoniotomie bereit stehen.

▶ **Merke:** Vor geplanter schwieriger Intubation muss die Ausrüstung besonders gewissenhaft auf Vollständigkeit und Funktionsbereitschaft überprüft werden. Anästhesisten, Assistenz und Chirurg müssen mit der geplanten Narkosestrategie vertraut sein.

6.3.6 Lagerung

Bei Eingriffen im Hals-Nasen-Ohren- bzw. Mund-Kiefer-Gesichtsbereich wird der Kopf bzw. Rumpf häufig **leicht erhöht gelagert**, um den venösen Abfluss aus dem Operationsgebiet zu verbessern. Bei Lagerung des Operationsgebiets über Herzniveau besteht allerdings die Gefahr von **Luftembolien**. Ein plötzlicher Abfall der endexspiratorischen CO_2-Konzentration kann auf ein embolisches Geschehen hinweisen.
Da Kopf und Rumpf während der Operation kaum zugänglich sind, muss bei der Lagerung hier besonders sorgfältig vorgegangen werden. Dies gilt insbesondere für lang dauernde Operationen.
Der Anästhesist muss jedoch zu jedem Zeitpunkt Zugang zum **Infusionsarm** haben. Am Infusionsarm wird auch das periphere Nervenmonitoring zur Abschätzung der Muskelrelaxierung und die transkutane Sauerstoffsättigungsmessung angebracht (Abb. **B-6.6**). Am kontralateralen Arm wird die automatische Blutdruckmessung angelegt.

6.3.5 Narkosen bei Säuglingen und Kindern

Kinder ohne Fehlbildungen im Bereich des Gesichtsschädels

Diese Kinder werden nach den allgemeinen Grundsätzen der Anästhesie für diese Altersgruppen durchgeführt.

Kinder mit Fehlbildungen im Bereich des Gesichtsschädels

Gesichtsschädelfehlbildungen können zu **schwieriger Intubation** führen (s. auch S. 17). Das **Prämedikationsgespräch** mit den Eltern dieser Hochrisikokinder erfordert besondere Sensibilität.

Anästhesiologisches Management: Es sind 2 Anästhesisten erforderlich. Wird die schwierige Intubation erwartet, werden die Kinder mit Sevofluran per inhalationem über die Endoskopiemaske beatmet. Nach ausreichender Narkose wird, wenn vorher nicht möglich, ein i. v. Zugang gelegt. Während ein Anästhesist die Maskenbeatmung durchführt, intubiert der andere über die Endoskopiemaske mit Hilfe des flexiblen Endoskops (Abb. **B-6.5**).

Hauptgefahren sind Laryngospasmus bei zu flacher Narkose oder Blutungen nach iatrogenen Verletzungen.

6.3.6 Lagerung

Für die Operation werden Kopf bzw. Rumpf häufig **leicht erhöht gelagert**, um den venösen Abfluss aus dem Operationsgebiet zu verbessern (→ Gefahr der Luftembolie bei Lagerung über Herzniveau!).

Kopf und Rumpf müssen sorgfältig gelagert werden, da sie intraoperativ kaum zugänglich sind.

Der Anästhesist muss zu jedem Zeitpunkt Zugang zum **Infusionsarm** (Abb. **B-6.6**) haben.

⊚ **B-6.5**   **Intubation mit einem flexiblen Endoskop unter Maskenbeatmung**

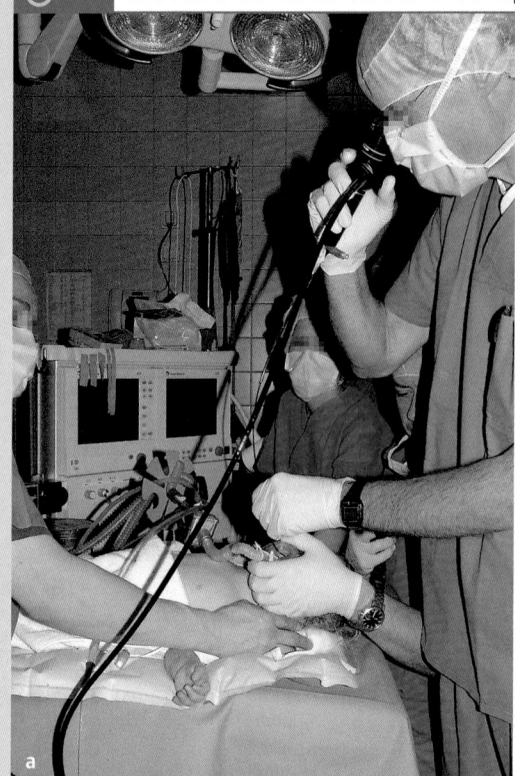

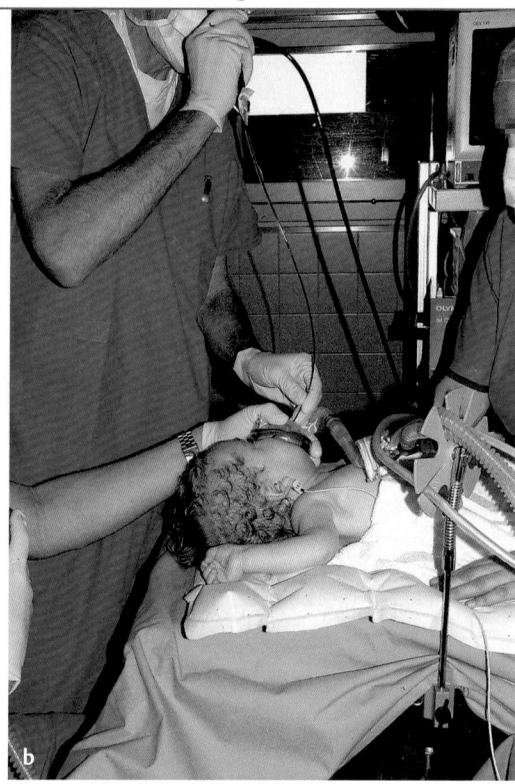

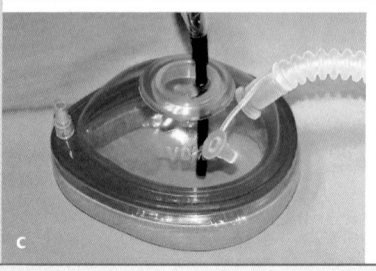

a + b Während ein Anästhesist am narkotisierten Kind die Maskenbeatmung durchführt, intubiert ein anderer Anästhesist mit Hilfe eines flexiblen Endoskops über die Endoskopiemaske.

c Endoskopiemaske mit flexiblem Endoskop und trachealem Anteil des Beatmungstubus.

⊚ **B-6.6**

⊚ **B-6.6**   **Lagerung des Arms**

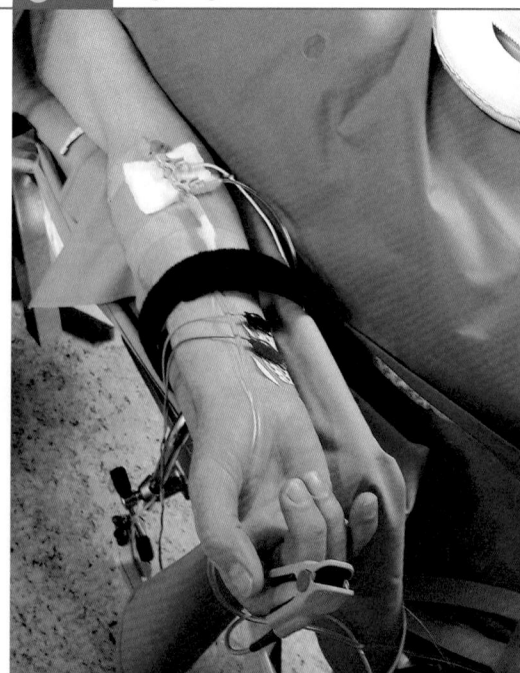

Über einen Venenzugang in der Ellenbeuge wird die TIVA appliziert. Für das Neuromonitoring wurden Elektroden über dem N. ulnaris platziert. Am Zeigefinger wird mittels Pulsoxymetrie die Sauerstoffsättigung im Blut gemessen.

6.3 Anästhesiologische Besonderheiten bei Eingriffen im
Hals-Nasen-Ohren- bzw. Mund-Kiefer-Gesichtsbereich

315

6.3.7 Operationen in Lokalanästhesie

Im kieferchirurgischen und HNO-Bereich lassen sich viele Operationen in Lokalanästhesie durchführen. In der Regel wird dem Lokalanästhetikum **Epinephrin** (Adrenalin) zugesetzt. Es verlängert die Lokalanästhesiewirkzeit und verringert wegen der Vasokonstriktion die Blutungsneigung. Da schon bei üblichen Mengen (5–10 ml Lokalanästhetikum + 1:200 000 Epinephrinzusatz) Epinephrinplasmaspiegel erreicht werden, die denen nach schwerer körperlicher Arbeit entsprechen, sollten Patienten mit **koronarer Herzerkrankung** eher in **Vollnarkose** operiert werden. Patienten mit isolierter dilatativer Kardiomyopathie können jedoch auch in Lokalanästhesie operiert werden.

6.3.8 Mikrochirurgische Operationen

Viele Operationen (z. B. Tympanoplastik, Cochleaimplantation) werden unter dem Operationsmikroskop durchgeführt. Eine **absolute Bewegungslosigkeit** des Patienten während der Operation ist eine wichtige Voraussetzung. Die Eingriffe werden in Allgemeinanästhesie als TIVA oder auch mit volatilen Anästhetika durchgeführt. Manipulationen am Infusionsarm und an Narkotikaperfusoren können zu Erschütterungen des OP-Situs führen, die sich im Operationsmikroskop als extreme Bewegungen darstellen. Deshalb ist jede Manipulation am Patienten oder Operationstisch vorher mit dem Operateur abzustimmen.

Ebenso ist darauf zu achten, dass der **Blutdruck im unteren Normbereich** gehalten wird, da Schleimhautblutungen bei hohen Blutdruckwerten die Sicht unter dem Operationsmikroskop derart behindern können, dass sich die Operationszeit verlängert oder im Einzelfall die Operation unmöglich wird. Um dennoch eine ausreichende Organdurchblutung zu gewährleisten, sollte für **Normotoniker** ein **mittlerer arterieller Blutdruck von 60 mmHg**, für **Hypertoniker 90 mmHg** nicht unterschritten werden. Dieser Zieldruck wird durch Gabe von Clonidin, Narkosevertiefung und ggf. Titration von Vasodilatatoren erreicht. Da es aufgrund der Vasodilatation im Einzelfall zu Blutungen kommen kann, ist die kontrollierte Hypotension umstritten. **Kontraindikationen** sind: arterieller Hypertonus, koronare Herzkrankheit, Herzvitien, Herzinsuffizienz, ausgeprägte Arteriosklerose, Hypovolämie, Hirndruck und Anämie.

6.3.9 Operationen mit Laser

In der HNO und MKG kommen der **CO_2-Laser** und der **Neodym:YAG-Laser** zum Einsatz. Tab. **B-6.1** gibt einen Überblick über Eigenschaften und Anwendung der beiden Lasertypen.

Risiken: Wegen der unmittelbaren Nachbarschaft von Atemwegen und Operationsgebiet besteht während der Laserchirurgie die größte Gefahr in der **Entflammung von brennbarem Material**. Es konnte gezeigt werden, dass sowohl hohe Lachgas- als auch Sauerstoffkonzentrationen über 30 % in der Inspirationsluft bei versehentlichem CO_2-Laserbeschuss einen konventionellen PVC-Tubus entflammen können. Deshalb sind seit Jahren **spezielle Lasertuben** (Abb. **B-6.7**) verfügbar, die einen wesentlich besseren Schutz vor Tubusbrand

6.3.7 Operationen in Lokalanästhesie

Da dem Lokalanästhetikum in der Regel **Epinephrin** zugesetzt wird (→ Wirkzeit ↑) und hierbei Epinephrinspiegel auch im Plasma nachweisbar sind, sollten Patienten mit **koronarer Herzerkrankung** eher in Vollnarkose operiert werden.

6.3.8 Mikrochirurgische Operationen

Bei mikrochirurgischen Operationen ist eine **absolute Bewegungslosigkeit** des Patienten während der Operation eine wichtige Voraussetzung. Die Eingriffe erfolgen in Allgemeinanästhesie als TIVA oder auch mit volatilen Anästhetika.

Da zu starke Schleimhautblutungen die Sicht unter dem Operationsmikroskop behindern, sollte der **Blutdruck im unteren Normbereich** gehalten werden.

6.3.9 Operationen mit Laser

In der HNO und MKG kommen der **CO_2-Laser** und der **Neodym:YAG-Laser** zum Einsatz (Tab. **B-6.1**).

Risiken: Hierzu gehören:
- **Tubusbrand** → **spezielle Lasertuben** bieten einen gewissen Schutz vor Tubusbrand. Außerdem sollte die **FiO_2** nach Möglichkeit < **0,25** sein und **kein Lachgas** verwendet werden.

☰ B-6.1	Lasertypen in HNO und MKG			
Typ	*Wellenlänge*	*Eindringtiefe*	*sonstige Eigenschaften*	*Anwendung*
CO_2-Laser	10 600 nm	0,03 mm	wird in Wasser gut resorbiert	v. a. zum Schneiden in der Tumorchirurgie
Neodym: YAG-Laser	1064 nm	> 2 mm	kann nur in direktem Gewebekontakt seine Wirkung entfalten; wird kaum von Wasser aber gut von pigmentiertem Gewebe resorbiert	v. a. zum Veröden von Gefäßen in Hämangiomen oder in der Nasenschleimhaut bei rezidivierendem Nasenbluten

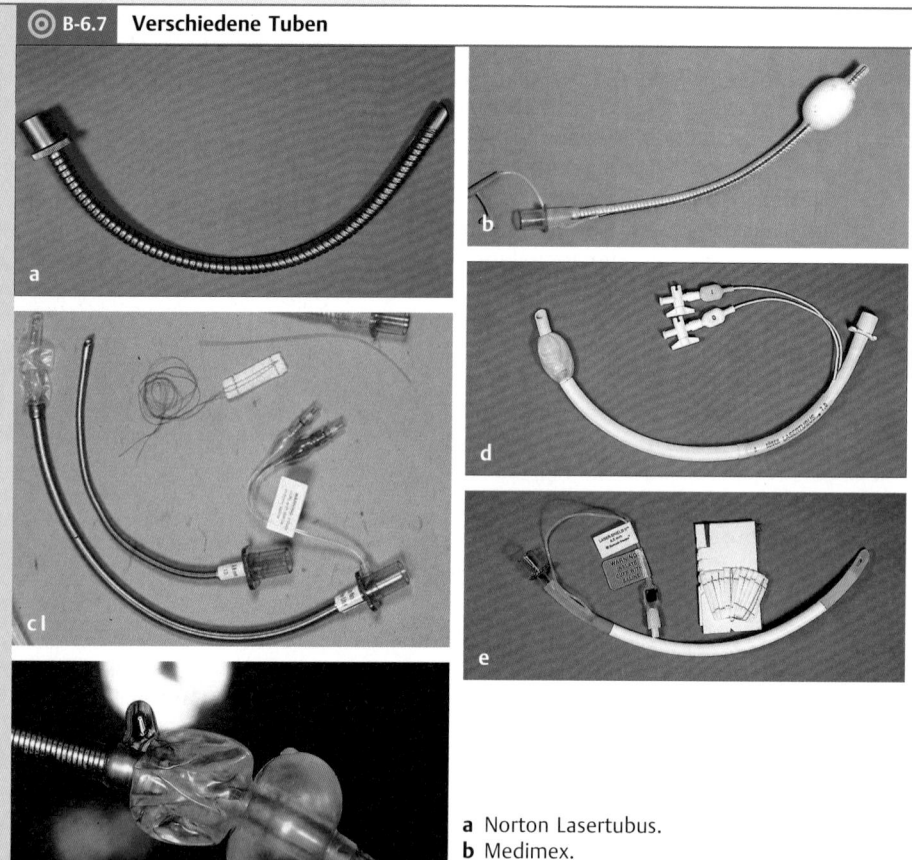

a Norton Lasertubus.
b Medimex.
c I: Mallinckrodt, II: Übereinander liegende Cuffs beim Mallinckrodt-Tubus.
d Rüsch.
e Xomed Laser Shield.

bieten als konventionelle Kunststofftuben. Die Cuffs dieser Tuben werden mit Kochsalzlösung geblockt. Außerdem sollten bei Laseroperationen die **FiO$_2$** nach Möglichkeit < **0,25** sein und **kein Lachgas** verwendet werden.

Tatsächlich werden aber häufig wegen des um den Faktor 20 bis 40 niedrigeren Preises konventionelle **PVC-Tuben** verwendet. Während die Cuffs spezieller Lasertuben mit Kochsalzlösung geblockt werden, kann diese Methode für konventionelle PVC-Tuben nicht empfohlen werden. Die Entflammungsgefahr ist für inspiratorische Sauerstoffkonzentrationen größer 0,25 hoch. Im Experiment konnte gezeigt werden, dass es im Falle der explosionsartigen Verbrennung eines ungeschützten Kunststofftubus unmöglich ist, den mit Kochsalzlösung gefüllten Cuff zu entblocken. Wegen der enormen Hitzeentwicklung schmilzt die Cuffleitung sofort ein. Beim Versuch, den Tubus zu entfernen, zerreißt dieser vor dem Cuff, da der mit Flüssigkeit gefüllte Cuff noch für einige Sekunden dem Feuer standhält. Die Tubusspitze und Teile des Cuffs verbleiben in der Trachea und verbrennen dort.

▶ Merke

▶ **Merke:** Bei allen laserchirurgischen Operationen im Aerodigestivtrakt muss der Operationssitus auf einen Videomonitor übertragen werden, um die unmittelbare Gefahr für den Atemweg einschätzen zu können. Gegebenenfalls muss auf einen speziellen Lasertubus umintubiert oder die eigentliche Operation muss in Apnoe durchgeführt werden. Die Cuffblockung spezieller Lasertuben erfolgt mit NaCl 0,9 %, die konventioneller PVC-Tuben mit Luft.

6.3 Anästhesiologische Besonderheiten bei Eingriffen im
Hals-Nasen-Ohren- bzw. Mund-Kiefer-Gesichtsbereich

317

Im Rahmen der Prämedikationsvisite muss der Patient über die **speziellen Risiken der Laserchirurgie** aufgeklärt werden. Dazu zählt neben dem **Tubusbrand** die **Ödembildung mit möglicher Atemwegsobstruktion**, die eine **Nachbeatmung** notwendig machen kann.

Vorgehen bei Brandkomplikationen: Für den Fall, dass dennoch Feuer im Aerodigestivtrakt auftritt, sollte für alle laserchirurgischen Eingriffe ein Gefäß mit **Kochsalzlösung 0,9 %** und saugfähiger Gaze bereitstehen, um den Brandherd unverzüglich zu löschen und die betroffene Schleimhaut zu kühlen. In dieser Situation wird der Laser sofort abgeschaltet und die Beatmung unterbrochen. Der Brandherd (Tubus, Gaze, flexibles Endoskop etc.) wird entfernt, die Narkose vertieft und der Patient vollständig relaxiert. Dann wird mit der Maske beatmet und erneut intubiert. Anschließend erfolgen eine direkte Laryngoskopie, Tracheoskopie und Bronchoskopie, um verbliebene Verbrennungsrückstände (z. B. Tubusreste) zu entfernen. Das weitere Vorgehen wird mit dem Chirurgen abgesprochen. Der Patient wird über Nacht stationär überwacht, selbst wenn kein unmittelbarer Schaden zu erkennen ist. Ausmaß und Lokalisation des Hitzetraumas müssen dokumentiert werden. Auch wenn bisher keine Studie den Nutzen einer hochdosierten Kortisongabe belegt, scheint sich das laserbedingte Hitzeödem nicht so dramatisch zu entwickeln bzw. bildet sich schneller zurück, wenn **4 mg/kg KG Prednisolon i. v.** injiziert werden.

Narkoseverfahren: Das Narkoseverfahren hat keinen Einfluss auf einen möglichen Tubusbrand. Prinzipiell ist sowohl eine Narkose mit **volatilen** als auch mit **intravenösen Anästhetika** möglich. Wegen der guten Steuerbarkeit und der geringen Nebenwirkungen (kaum Übelkeit und Erbrechen) hat sich auch hier die Verwendung von Propofol, Remifentanil und Mivacurium bewährt. Volatile Anästhetika hätten bei den tubuslosen Beatmungstechniken den Nachteil, dass sie die Raumluft kontaminieren würden.

Beatmung: Die inspiratorische Sauerstoffkonzentration sollte während kontrollierter Beatmung über einen Tubus unter 25 % liegen. Im Einzelfall sind kurzfristig Sauerstoffsättigungswerte bis zu 90 % zu tolerieren. Die meisten laserchirurgischen Eingriffe lassen sich in **Intubationsnarkose** durchführen. Für spezielle Eingriffe im Kehlkopf oder in der Trachea kann jedoch der Tubus den Chirurgen derart behindern, dass nur tubuslose Techniken die Operation ermöglichen. Dazu zählen:

- **Intermittierende Hyperventilation** mit 100 % Sauerstoff. Hier wird die Operation jeweils im Intervall für 2 bis 5 Minuten in Apnoe durchgeführt.
- **Jetventilation:** Für die Jetventilation wird mit 10- bis 20-mal höheren Arbeitsdrücken als bei konventioneller Beatmung ein Luft/Sauerstoffgemisch über eine nicht brennbare Jetkanüle gepresst. Bei der proximalen Jetventilation liegt die Spitze der Jetkanüle oberhalb des Kehlkopfes. Im Gegensatz dazu befindet sie sich bei der distalen Jetventilation unterhalb des Kehlkopfes. Im Vergleich zum Tubus hat die Jetkanüle einen viel geringeren äußeren Durchmesser und ermöglicht so eine bessere Sicht auf das Operationsgebiet. Extreme Obstruktion wie z. B. durch einen Tumor oberhalb der Jetkanüle ist eine Kontraindikation für die Jetventilation, da die Luft nicht mehr entweichen und sich ein von Inspiration zu Inspiration wachsender intrathorakaler Druck entwickeln könnte, der im Extremfall zum lebensbedrohlichen Spannungspneumothorax führt.
- **Hajekventilation:** Dies ist die reinste der tubuslosen Beatmungstechniken. Sie wird durch den Wechsel von Druck- und Sogkräften auf den Thorax ermöglicht. Dazu umschließen 2 starre Kunststoffhalbschalen den Thorax (Abb. **B-6.8**). Zur Abdichtung besteht der Übergang zum Körper aus luftundurchlässigem weichem Kunststoff. In tiefer Narkose wird während der Exspiration Luft in den Raum zwischen Thorax und Kunststoffschale gepresst, während in der Inspiration ein Unterdruck erzeugt wird.

Ödembildung mit möglicher Atemwegsobstruktion, kann eine Nachbeatmung notwendig machen.

Vorgehen bei Brandkomplikationen: Bei allen laserchirurgischen Eingriffen sollte ein Gefäß mit **Kochsalzlösung** zur Löschung des Brandherdes bereitstehen. Im Falle eines Tubusbrands werden der Laser sofort abgeschaltet, die Beatmung unterbrochen, der Brandherd entfernt, die Narkose vertieft und der Patient vollständig relaxiert. Nach erneuter Intubation erfolgt eine endoskopische Kontrolle zur Entfernung verbliebener Verbrennungsrückstände. Das laserbedingte Hitzeödem scheint sich nicht so dramatisch zu entwickeln bzw. bildet sich schneller zurück, wenn **4 mg/kg KG Prednisolon i. v.** injiziert werden.

Narkoseverfahren: Prinzipiell ist sowohl eine Narkose mit **volatilen** als auch mit **intravenösen Anästhetika** möglich. Bewährt haben sich Propofol, Remifentanil und Mivacurium.

Beatmung: Die meisten laserchirurgischen Eingriffe lassen sich in **Intubationsnarkose** durchführen. Bei speziellen Eingriffen an Kehlkopf oder Trachea können tubuslose Beatmungstechniken erforderlich sein. Dazu gehören:

- **Intermittierende Hyperventilation** mit 100 % Sauerstoff.
- **Jetventilation:** Hier wird mit 10- bis 20-mal höheren Arbeitsdrücken als bei konventioneller Beatmung ein Luft/Sauerstoffgemisch über eine nicht brennbare Jetkanüle gepresst.

- **Hajekventilation:** Die Beatmung wird hier durch den Wechsel von Druck- und Sogkräften auf den Thorax ermöglicht (Abb. **B-6.8**).

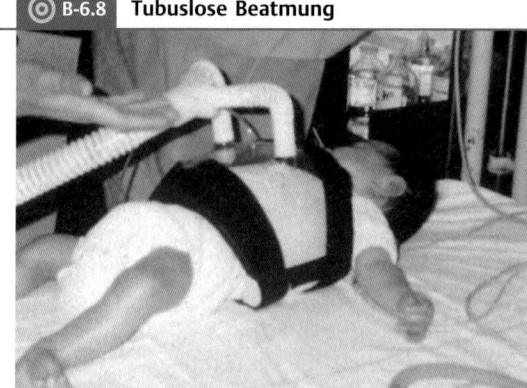

⊚ B-6.8 **Tubuslose Beatmung**

◆ **Merke:** Bei allen tubuslosen Beatmungsverfahren sind die Atemwege nicht gegen Aspiration geschützt.

Dies gilt auch für CO_2-laserchirurgische Eingriffe in der Trachea, die über ein spezielles starres Bronchoskop durchgeführt werden.

Schutzmaßnahmen beim Einsatz des Lasers: Alle im OP anwesenden Personen sollten laserlichtundurchlässige **Schutzbrillen** und **Spezialatemmasken** tragen.

Schutzmaßnahmen beim Einsatz des Lasers: Das Gesicht des Patienten, einschließlich Augen, Nase und Lippen, sollte mit nassen Tüchern abgedeckt werden. Alle im OP anwesenden Personen sollten laserlichtundurchlässige **Schutzbrillen** und **Spezialatemmasken** tragen, da normale Atemmasken die beim Lasern entstehenden pathogenen Substanzen nicht ausreichend filtern.

6.3.10 Ausgedehnte Tumoroperationen

Bei ausgedehnten Tumoren ist die **Indikation für eine fiberoptische Wachintubation** weit zu stellen.

6.3.10 Ausgedehnte Tumoroperationen

Üblicherweise geht der eigentlichen Tumorresektion die **diagnostische Panendoskopie** (s.S. 322) voraus. Die bei dieser Untersuchung festgestellte Tumorausdehnung und eventuell aufgetretene Narkoseprobleme sind bei der nachfolgenden Operation zu berücksichtigen. **Die Indikation für eine fiberoptische Wachintubation ist weit zu stellen.**

Operation: Möglich sind Tumorverkleinerung, -resektion, Defektdeckung mit/ohne plastische Deckung und Implantation von Brachystäben.
Komplikationen: Intraoperativ besteht durch Manipulation am Karotissinus oder Nervus vagus die Gefahr von **Herzrhythmusstörungen.** In seltenen Fällen kann nach Präparation des Tumors entlang der A. carotis ein **Schlaganfall** auftreten.

Operation: Zu den operativen Möglichkeiten gehören Tumorverkleinerung, Tumorresektion, Defektdeckung mit und ohne plastische Deckung und Implantation von Brachystäben zur lokalen Bestrahlung.

Komplikationen: Intraoperativ sind bei Präparation am Karotissinus oder mechanischem Zug am Nervus vagus **Herzrhythmusstörungen** bis hin zum Herzstillstand möglich. Meist können die Rhythmusstörungen durch Unterbrechung des mechanischen Reizes beseitigt werden. In seltenen Fällen kann bei Vorliegen einer allgemeinen Gefäßsklerose nach Präparation des Tumors entlang der A. carotis ein **Schlaganfall** auftreten. Um **postoperativ** möglichst frühzeitig eine **neurologische Beurteilung** gewährleisten zu können, sollte die Sedierung so früh wie möglich beendet werden.

Anästhesiologisches Management: Die Eingriffe erfolgen in **TIVA** oder **balancierter Anästhesie.** Perioperativ sind eine **ausgeglichene Flüssigkeitssubstitution** sowie **Kontrollen von Blutgasen, Hb, Hkt, Elektrolyten** und **Gerinnung** wichtig. Meist sind **mehrere großlumige venöse Zugänge** und bei Eingriffen > 4 h ein **Harnblasenkatheter** sinnvoll. Entsprechend dem kardiopulmonalen Risikoprofil kann eine **invasive Blutdruckmessung** notwendig sein. Speziell bei plastischer

Anästhesiologisches Management: Die Operationen werden in **TIVA** oder auch in **balancierter Anästhesie** durchgeführt. Perioperativ ist auf eine **ausgeglichene Flüssigkeitssubstitution** zu achten. Je nach Flüssigkeitsverlusten sind **Kontrollen von Blutgasen, Hb, Hkt, Elektrolyten** und **Gerinnung** durchzuführen. Der intraoperative Blutverlust ist häufig schwer abzuschätzen, da sich der größte Anteil des Blutes nicht in der Saugung, sondern in den Tupfern befindet. Meist sind **mehrere großlumige venöse Zugänge** notwendig. Bei Eingriffen, die länger als 4 Stunden andauern, ist ein **Harnblasenkatheter** sinnvoll, auch zur Abschätzung der Flüssigkeitssubstitution. Eine mittlere Urinproduktion von 0,5–1 ml/kg KG und Stunde ist bei anamnestisch normaler Nierenfunktion anzustreben.

Entsprechend dem kardiopulmonalen Risikoprofil kann eine **invasive Blutdruckmessung** notwendig sein. Speziell bei plastischer Defektdeckung sind Blutdruckabfälle unbedingt zu vermeiden, denn das Transplantat kann nur dann „überleben", wenn es permanent ausreichend perfundiert wird. **Temperaturkontrolle**, ausreichende Wärmezufuhr, sorgfältige Lagerung, regelmäßige Überprüfung und Dokumentation aller gemessenen Parameter sind unabdingbar. Im Rahmen der OP-Planung ist im Einzelfall auch eine **postoperative intensivmedizinische Überwachung**, ggf. mit der Möglichkeit der Nachbeatmung, zu berücksichtigen.

Defektdeckung sind Blutdruckabfälle unbedingt zu vermeiden. Außerdem sind **Temperaturkontrolle**, ausreichende Wärmezufuhr, sorgfältige Lagerung und Dokumentation wichtig.

Im Rahmen der OP-Planung ist ggf. eine **postoperative intensivmedizinische Überwachung** mit der Möglichkeit der Nachbeatmung zu berücksichtigen.

Kontrolluntersuchungen nach Tumoroperationen

Einige Zeit nach der primären Tumorbehandlung werden Kontrolluntersuchungen mit Hilfe des **Operationsmikroskops** in Narkose durchgeführt.

Kontrolluntersuchungen nach Tumoroperationen

Diese werden einige Zeit nach der primären Tumorbehandlung mit einem **Operationsmikroskops** in Narkose durchgeführt.

▶ **Merke:** Nach Tumoroperation ist aufgrund der **Narbenbildung** und **Bestrahlungsfolgen** mit einer **schwierigen Intubation** zu rechnen.

◀ **Merke**

Die Intubationsbedingungen können sich so wesentlich verschlechtert haben, dass wieder eine flexibelendoskopische Wachintubation notwendig wird.

Die Bedingungen können sich so stark verschlechtern, dass wieder eine flexibelendoskopische Wachintubation nötig wird.

6.4 Eingriffe im Hals-Nasen-Ohren-Bereich

6.4 Eingriffe im Hals-Nasen-Ohren-Bereich

6.4.1 Epistaxis

Operationsbedürftiges Nasenbluten kann zu **Volumenmangel** mit kardiopulmonaler Dekompensation führen.

Operation: Die Blutgefäße, welche die Blutung unterhalten, werden koaguliert, ligiert und tamponiert.

Anästhesiologisches Management: Der Eingriff kann in **TIVA** oder **balancierter Anästhesie** erfolgen. Es ist bereits präoperativ auf eine **ausreichende Volumenzufuhr** zu achten. In seltenen Einzelfällen können Transfusionen von Erythrozytenkonzentraten, Frischplasma und Gerinnungsfaktoren notwendig werden.

6.4.1 Epistaxis

Epistaxis kann zu **Volumenmangel** mit kardiopulmonaler Dekompensation führen.

Operation: Die blutenden Gefäße werden koaguliert, ligiert und tamponiert.

Anästhesiologisches Management: Der Eingriff kann in **TIVA** oder **balancierter Anästhesie** erfolgen. Es ist bereits präoperativ auf eine **ausreichende Volumenzufuhr** (ggf. Transfusionen) zu achten.

▶ **Merke:** Patienten mit starkem Nasenbluten gelten als **nicht nüchtern** (Aspirationsgefahr!). Die Narkoseeinleitung wird deshalb als Schnellintubation **(Rapid Sequence Induction**, sog. **Ileuseinleitung)** durchgeführt.

◀ **Merke**

Bei nicht nüchternen Patienten wird die Narkose in der Regel in Oberkörperhochlagerung eingeleitet. Ob in diesem Fall eher eine **Kopftieflagerung** sinnvoll ist, hängt von der Blutungsintensität und dem damit verbundenen Blutverlust ab. Bei massiver sprudelnder Blutung kann die Kopftieflagerung auch die Laryngoskopie erleichtern. In jedem Fall müssen **suffiziente Saugungen** verfügbar sein, die auch Blutkoagel aufnehmen können. Auch der **Magen** sollte **abgesaugt** werden. Bei der Anlage einer **Bellocq-Tamponade** können **vagale Reaktionen** mit Herzfrequenzabfall bis zur Asystolie auftreten.

Ob hier eher in Oberkörperhochlagerung oder besser in **Kopftieflagerung** intubiert wird, hängt von der Blutungsintensität und dem damit verbundenen Blutverlust ab. Eine **suffiziente Saugung** muss vorhanden sein. Bei der Anlage einer **Bellocq-Tamponade** können **vagale Reaktionen** auftreten.

6.4.2 Operationen im Bereich der Nase und der Nasennebenhöhlen

Bei Operationen in der Nase, den Nasennebenhöhlen und den Siebbeinzellen (Letztere liegen in unmittelbarer Nachbarschaft zur Dura mater!) muss die Narkose so geführt werden, dass **intraoperative Patientenbewegungen ausgeschlossen** sind. Der operative Zugang für die Nasennebenhöhlenoperation erfolgt mittlerweile überwiegend von nasal.

6.4.2 Operationen im Bereich der Nase und der Nasennebenhöhlen

Bei Operationen in der Nase, den Nasennebenhöhlen und den Siebbeinzellen sind **intraoperative Patientenbewegungen auszuschließen.**

⊚ **B-6.9**

⊚ **B-6.9**   Rachentamponade

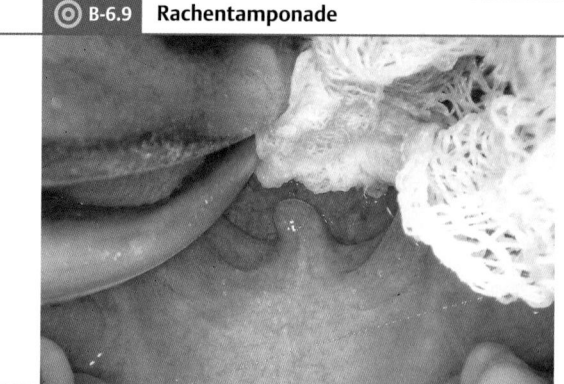

Anästhesiologisches Management:
Grundsätzlich sind sowohl eine **total
intravenöse** als auch eine **balancierte
Anästhesie** mit Opioid und Narkosegas
möglich.

Eine **Tamponade** (Abb. **B-6.9**) im Hypopharynx soll den intraoperativen Blutabfluss in Kehlkopf und Ösophagus verhindern, andernfalls könnte es postoperativ zu **Übelkeit** und **Erbrechen** kommen.

Kommt es trotz **Xylometazolin-getränk-
ter Wattetupfer** in den Nasengängen zu
operationsbehindernden Blutungen, kann
eine **kontrollierte Hypotension** helfen.

Da nach Extubation nur eine **Atmung über
den Mund** möglich ist, sollte die Extubation erst bei ausreichend vorhandenen
Schutzreflexen erfolgen.

Anästhesiologisches Management: Grundsätzlich sind sowohl eine total intravenöse als auch eine **balancierte Anästhesie** mit Opioid und Narkosegas möglich. Vorteil einer **total intravenösen Anästhesie** mit Remifentanil und Propofol
sind die gute Steuerbarkeit und geringe Inzidenz von postoperativer Übelkeit
und Erbrechen.
Nach Narkoseeinleitung wird der Hypopharynx mit einer **Tamponade aus
saugfähiger Gaze** (Abb. **B-6.9**) ausgestopft, um einen intraoperativen Blutabfluss in Kehlkopf und Ösophagus zu verhindern. Sollte dennoch Blut bis in
den Magen vordringen, kann dies **postoperativ** zu erheblicher **Übelkeit** und
Erbrechen führen.
Die Nasengänge werden zur Durchblutungsreduktion mit mit **Xylometazolin
(Otriven®)** getränkten Wattetupfern austamponiert. Kommt es dennoch zu
operationsbehindernden Blutungen, kann eine **kontrollierte Hypotension** hilfreich sein.
Am Ende der Operation wird die Nase austamponiert, so dass nach Extubation
nur eine **Atmung über den Mund** möglich ist. Da der Operationssitus selten
ganz trocken ist, sollte die Extubation erst bei ausreichend vorhandenen
Schutzreflexen und beim wachen Patienten erfolgen. Die **stabile Seitenlage**
nach Extubation kann die Atemwege vor Blutaspiration schützen.

6.4.3 Ohroperationen (Tympanoplastik,
       Cochleaimplantation)

Eingriffe im Mittelohr und an der Cochlea
erfordern eine **absolute Bewegungslosigkeit** des Patienten.

Anästhesiologisches Management: Durch
die Verwendung von **i. v. Anästhetika**
(z. B. Remifentanil, Propofol, Mivacurium
und Rocuronium) lassen sich **lachgas-
bedingte negative Nebeneffekte**
vermeiden.

Mit einem **Nervenstimulator** wird die
Relaxierung überwacht.

Bei **Cochleaimplantation** muss zur Überprüfung der Lage der Cochleaelektroden
anhand des Stapediusreflexes die Narkose
mit Midazolam und Remifentanil aufrechterhalten werden.

6.4.3 Ohroperationen
        (Tympanoplastik, Cochleaimplantation)

Eingriffe im Mittelohr und an der Cochlea werden unter dem **Operationsmikroskop** in Narkose durchgeführt und erfordern eine **absolute Bewegungslosigkeit**
des Patienten.

Anästhesiologisches Management: Unter Verwendung von Lachgas kann es
nach Wund- bzw. Trommelfellverschluss zunächst zu einer Druckerhöhung
im Mittelohr kommen. Nach Beendigung der Lachgaszufuhr diffundiert das
Lachgas jedoch sehr schnell ab und im Mittelohr entwickelt sich ein Unterdruck. Diese Druckdifferenz kann z. B. zu mechanischen Verschiebungen des
Transplantats führen und somit das Operationsergebnis verschlechtern. Mit
Anästhetika wie Remifentanil, Propofol, Mivacurium und Rocuronium lassen
sich die **lachgasbedingten negativen Nebeneffekte** vermeiden.
Mit einem **Nervenstimulator** wird kontinuierlich die Relaxierung überwacht.

Bei **Cochleaimplantation** muss zur Überprüfung der korrekten Lage der Cochleaelektroden anhand des Stapediusreflexes die Narkose mit Midazolam und
Remifentanil aufrechterhalten werden (→ Steuerung der Narkosetiefe mit EEG-
gestütztem zerebralem Monitoring), da Inhalationsanästhetika, i. v. Hypnotika
wie Propofol und Muskelrelaxanzien den Reflex dämpfen.

Wegen der unmittelbaren Nachbarschaft vom Mittelohr zu den Bogengängen können Operationen in diesem Gebiet **postoperative Übelkeit** und **Erbrechen** auslösen bzw. verstärken. In hartnäckigen Fällen kann z. B. die Kombination von Dexamethason und einem Serotonin-Antagonisten (z. B. Ondansetron = Zofran®) Linderung verschaffen.

Wegen der Nähe zu den Bogengängen ist mit einer erhöhten Inzidenz von **postoperativer Übelkeit** und **Erbrechen** zu rechnen.

6.4.4 Adenotomie, Anlage eines Paukenröhrchens, Tonsillektomie

Die Eingriffe können in total intravenöser Anästhesie (**TIVA**) oder **balancierter Anästhesie** durchgeführt werden.

Die Sicherung des Atemweges kann sowohl mit einem **Endotrachealtubus** als auch mit einer **Larynxmaske** durchgeführt werden. Aber gerade bei Kindern mit rezidivierenden Atemwegsinfekten hat die Larynxmaske Vorteile, weil sie keinen Kontakt mit der vulnerablen Schleimhaut von Kehlkopf und Trachea hat. Ein weiterer Vorteil der Larynxmaske besteht in der geringeren Inzidenz von **postoperativem Laryngospasmus** und **Husten** im Vergleich zur Intubationsnarkose.

Intraoperativ können Probleme bei der Beatmung nach **akzidenteller Dislokalisation des Atemweges** entstehen, wenn die Lage des Mundsperrers durch den Operateur verändert wurde.

Vor Extubation wird der Rachen unter Sicht von Blut und Sekret abgesaugt. Um das Nachblutungsrisiko zu minimieren, sollte hierbei die Tonsillektomiewunde nicht berührt werden. Die **Tonsillektomienachblutung** ist eine gefürchtete Komplikation, die mit erheblichen Volumenverlusten einhergehen kann. Zur Extubation sollten Vigilanz und Schutzreflexe vorhanden sein.

Die **postoperative Schmerztherapie** wird schon nach Narkoseeinleitung mit Paracetamol (**Benuron**®) supp. (10–20 mg/kg KG) oder gegen Ende der Operation mit Paracetamol i. v. (**Perfalgan**®) durchgeführt. Kinder mit einem Körpergewicht zwischen 33 und 50 kg werden mit Perfalgan® bis 15 mg/kg Körpergewicht und Anwendung behandelt. Das Anwendungsintervall beträgt mindestens 4 Stunden. Eine Tageshöchstdosis von 60 mg/kg KG sollte nicht überschritten werden. Die schmerzhaftere Tonsillektomie erfordert im Einzelfall **zentral wirkende Analgetika** wie Piritramid (Dipidolor®) (0,05–0,1 mg/kg KG i. v.), das unter ständiger Überwachung im Aufwachraum nach Bedarf titriert wird.

6.4.4 Adenotomie, Anlage eines Paukenröhrchens, Tonsillektomie

Die Eingriffe können in **TIVA** oder **balancierter Anästhesie** erfolgen.

Häufig werden diese Eingriffe bei Kindern durchgeführt. Die Anwendung einer **Larynxmaske** bietet hier Vorteile.

Intraoperativ können Probleme bei der Beatmung nach **akzidenteller Dislokalisation des Atemweges** entstehen.

Die **Tonsillektomienachblutung** ist eine gefürchtete Komplikation, die mit erheblichen Volumenverlusten einhergehen kann.

Auf eine **suffiziente postoperative Schmerztherapie**, die mit **Paracetamol supp.** bereits nach Narkoseeinleitung, mit **Perfalgan**® gegen Ende der Operation beginnt, ist zu achten. Die schmerzhaftere Tonsillektomie erfordert im Einzelfall **zentral wirkende Analgetika** wie Piritramid (Dipidolor®) (0,05–0,1 mg/kg KG i. v.), das unter ständiger Überwachung im Aufwachraum nach Bedarf titriert wird.

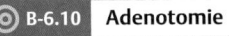

B-6.10 | Adenotomie

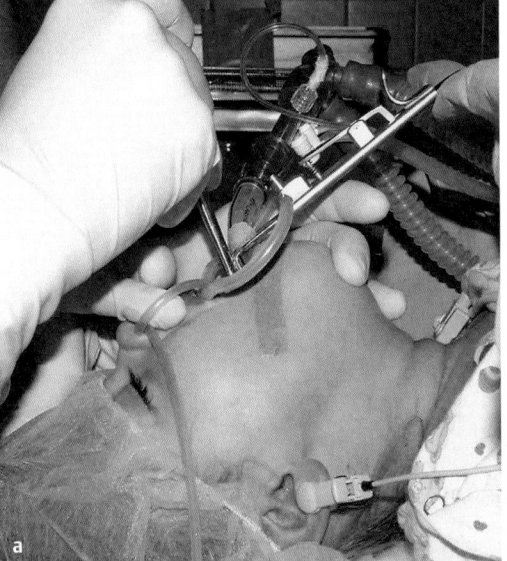
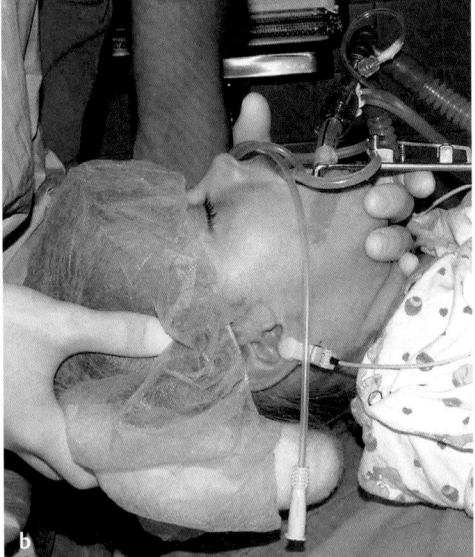

a Der Kopf ist rekliniert, der Mund wird mit Hilfe eines speziellen Mundsperrers offen gehalten.
b Der Kopf wird angehoben, um den Blutabfluss aus der Nase in den Rachen zu ermöglichen.

6.4.5 Panendoskopie

Bei unklaren Befunden bzw. im Rahmen
des Tumorstagings wird zunächst eine
Panendoskopie (Abb. **B-6.11**) mit Hilfe
eines **Intubationstracheoskops**
(**„Starres Rohr"**) durchgeführt.

6.4.5 Panendoskopie

Bei unklaren Befunden bzw. im Rahmen des Tumorstagings findet zunächst
eine Panendoskopie (Abb. **B-6.11**) mit Inspektion von Pharynx, Larynx, Trachea
und Ösophagus statt. Im HNO-Bereich werden Tracheoskopie und Bronchoskopie mit dem sog. **„Starren Rohr"**, dem **Intubationstracheoskop**, durchgeführt,
in das eine Lichtquelle und starre Optiken mit unterschiedlichen Inspektions-
winkeln (0°, 30°, 60°, 90°), aber auch Absaugung oder Fasszangen eingebracht
werden können. Außerdem lässt sich der Patient über das Rohr beatmen. Die
suffiziente Beatmung lässt sich am ehesten an in- und exspiratorischen
Thoraxbewegungen sowie über die transkutane Messung der Sauerstoffsättigung abschätzen. Da das „Starre Rohr" keinen Cuff hat, ist eine Leckage für
Beatmungsgase die Regel. Zur Ösphagoskopie, Pharyngoskopie und Laryngoskopie wird der Patient auf einen konventionellen PVC-Tubus umintubiert.

⊙ **B-6.11** Panendoskopie

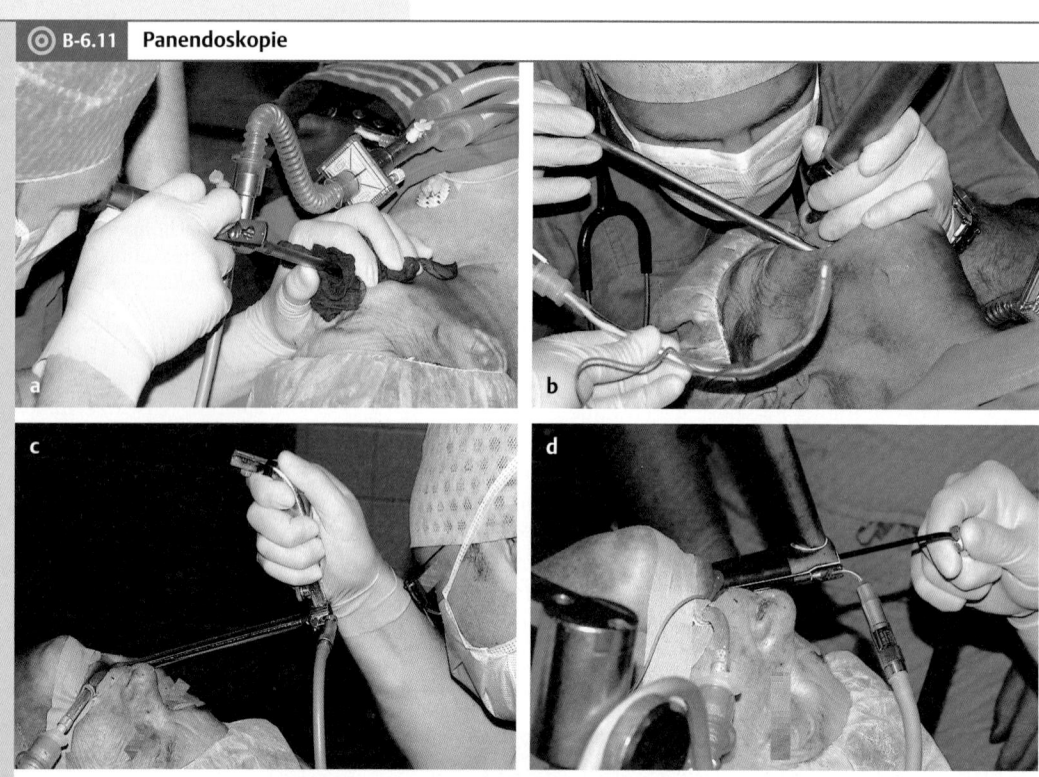

a Tracheoskopie mit einem starren Bronchoskop; ein nasses OP-Tuch dient zur Abdichtung von Mund und Nase.
b Umintubation: Das starre Bronchoskop wird entfernt, anschließend wird mit einem Tubus mit Führungshilfe intubiert.
c Starre Ösophagoskopie.
d Mikrolaryngoskopie. Vom unteren Bildrand zieht der Lichtleiter zum Mikrolaryngoskoprohr.
  Der Anästhesist hält die starre Absaugung in seiner Hand.

**6.4.6 Patienten mit obstruktivem
Schlafapnoe-Syndrom**

Die **Ursache** des Schlafapnoe-Syndroms
(SAS) kann zentral und/oder peripher
liegen.

Operation: Möglichkeiten:
▪ Uvulopalatopharyngoplastik,
▪ Tonsillektomie bei hyperplastischen
  Tonsillen und
▪ Septumplastik.

6.4.6 Patienten mit obstruktivem Schlafapnoe-Syndrom

Die **Ursache** des Schlafapnoe-Syndroms (SAS) kann zentral und/oder peripher
liegen. Typische Begleiterkrankungen sind Adipositas, Hypertonus und Herzinsuffizienz.

Operation: Operative therapeutische Ansätze sind:
▪ Uvulopalatopharyngoplastik (UPPP),
▪ Tonsillektomie bei hyperplastischen Tonsillen und
▪ Septumplastik.

Anästhesiologisches Management: Eine **präoperative Sedierung** sollte nur dann erfolgen, wenn eine kontinuierliche Intensivüberwachung mit Beatmungsmöglichkeit gewährleistet ist. Am Vorabend der Operation sollte auf Sedativa verzichtet werden.

Die **Intubation** ist häufig schwierig. Die Eingriffe werden in totaler intravenöser Anästhesie (**TIVA**) durchgeführt.

> ▶ **Merke:** Patienten mit SAS sollten postoperativ intensiv überwacht werden, wenn gesicherte Apnoephasen auftraten, kardiovaskuläre Vorerkrankungen bestehen, von erschwerter Intubation berichtet wurde oder postoperativ Sättigungsabfälle auftraten.

Besitzt der Patienten ein CPAP-Gerät, so sollte er dieses mitbringen. Zur OP wird es in den Aufwachraum mitgegeben, um durch CPAP-Therapie mit dem vertrauten Gerät Apnoephasen zu verhindern.

6.4.7 Larynxchirurgie

Unabdingbare Vorraussetzung in der Larynxchirurgie sind eine klare Absprache und gute Kooperation zwischen Anästhesist und Operateur, da der Anästhesist über den Larynx die Beatmung gewährleisten muss, während der Operateur in diesem Bereich bei bestmöglicher Sicht operieren möchte.

Laryngozelenresektion

Laryngozelen können nach vollständiger Relaxierung den **Kehlkopfeingang** so **verlegen**, dass weder Maskenbeatmung noch eine konventionelle Intubation unter larygoskopischer Sicht möglich sind (Abb. **B-6.12a**).

In dieser Situation lässt sich die Laryngozele z. B. mit einem mit Führungsdraht (mit Kunststoff ummantelter Metalldraht) versehenen Tubus anheben bzw. zur Seite schieben (Abb. **B-6.12b**). Nach diesem Manöver wird der Kehlkopfeingang sichtbar und die Intubation ermöglicht. Auch das „Starre Rohr" oder das an der Spitze leicht gekrümmte Endoskop nach „Bonfils" können hilfreich sein. Die **iatrogene Perforation** der Laryngozele kann im ungünstigsten Fall zum Ausfluss des Sekrets und Blutung in die Trachea führen. Besteht Perforationsgefahr der Laryngozele, sollte diese vor der Intubation ggf. zunächst **punktiert** und der Inhalt abgesaugt werden. Eine **ausreichende Präoxygenierung** und betriebsbereite **Absaugung** sind hier wegen der möglichen Komplikationen obligat. Die Intubation mit dem flexiblen Endoskop unter Spontanatmung am leicht sedierten, aber kooperativen Patienten nach Schleimhautanästhesie ist hier eine risikoärmere Methode der Intubation.

Die Laryngozelenresektion erfolgt in **TIVA** oder **balancierter Anästhesie**.

Anästhesiologisches Management: Nur dann **präoperativ sedieren**, wenn eine kontinuierliche Intensivüberwachung mit Beatmungsmöglichkeit gewährleistet ist.

Die **Intubation** ist häufig schwierig. Die Eingriffe werden in **TIVA** durchgeführt.

◀ **Merke**

Besitzt der Patienten ein CPAP-Gerät, können in der Aufwachphase mit dem vertrauten Gerät Apnoephasen verhindert werden.

6.4.7 Larynxchirurgie

Unabdingbare Vorraussetzung in der Larynxchirurgie ist eine klare Absprache zwischen Anästhesist und Operateur.

Laryngozelenresektion

Laryngozelen können nach Relaxierung durch **Verlegung des Kehlkopfes** Maskenbeatmung und konventionelle Intubation unmöglich machen (Abb. **B-6.12** a).
Die **iatrogene Perforation** der Laryngozele im Rahmen der Intubation kann zum Ausfluss des Sekrets in die Trachea führen. Eine **ausreichende Präoxygenierung** und betriebsbereite **Absaugung** sind aus diesem Grund obligat.

Die Laryngozelenresektion erfolgt in **TIVA** oder **balancierter Anästhesie**.

◉ B-6.12 **Laryngozele**

◉ B-6.12

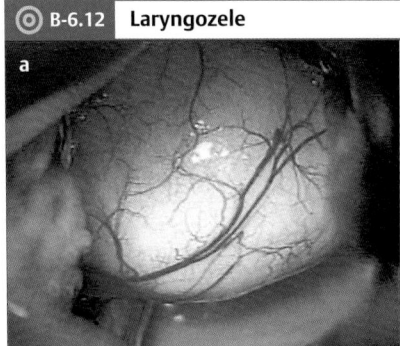 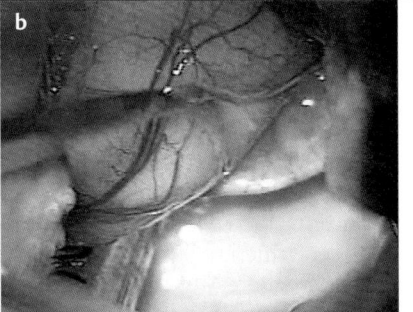

a Die Laryngozele verdeckt den Kehlkopfeingang vollständig.
b Nachdem die Laryngozele zur Seite gedrängt wurde, ist die Epiglottis sichtbar.

▶ **Merke**

▶ **Merke:** Laryngozelen können nach Relaxierung die Atemwege verlegen.

Larynxtumoren

Nach laserchirurgischen Operationen (s. S. 315) am Kehlkopf kann es wegen des **Hitzetraumas** zu **Schwellungen** kommen, die ggf. eine Nachbeatmung erforderlich machen. Eine Tracheotomie sollte nach Möglichkeit vermieden werden.

Seit dem Einsatz des CO_2-Lasers (s.S. 315) werden Kehlkopftumoren zunehmend minimal invasiv kehlkopferhaltend operiert. Nach laserchirurgischen Operationen am Kehlkopf kann es vor allem wegen des **Hitzetraumas** zu **Schwellungen** kommen, die unmittelbar nach Operationsende eine ausreichende Spontanatmung trotz Kortisongabe unmöglich machen. Patienten mit entsprechender obstruierender Schwellung werden nachbeatmet und können nach Abschwellung 1 bis 2 Tage später extubiert werden. Eine Tracheotomie sollte nach Möglichkeit vermieden werden.

Laryngektomie und Neckdissektion

Die Eingriffe können in **TIVA** oder **balancierter Anästhesie** durchgeführt werden.

Bei fortgeschrittenem Larynxkarzinom ist mit einer **erschwerten Intubation** zu rechnen. Zunächst wird der Patient oral intubiert. Nach Tracheostomaanlage wird der Patient über einen sog. **Laryngektomietubus** (Abb. **B-6.13**) beatmet.

Nach Absetzen des Kehlkopfes wird der Pharynx verschlossen und ein Silikonsprechventil eingesetzt.

Bei Laryngektomie und Neckdissektion können ausgeprägte Blut- und Wärmeverluste auftreten. Eventuell kann eine Nachbeatmung notwendig sein.

Die Eingriffe können in total intravenöser Anästhesie (**TIVA**) oder **balancierter Anästhesie** durchgeführt werden.
Bei fortgeschrittenem Larynxkarzinom ist mit einer **erschwerten Intubation** zu rechnen. Zunächst wird der Patient oral intubiert. Im Rahmen der Laryngektomie wird nach erfolgter Tracheotomie der orale Tubus zurückgezogen und ein sog. **Laryngektomietubus** (Abb. **B-6.13**) über das **Tracheostoma** eingeführt.

Nach Absetzen des Kehlkopfes wird der Pharynx verschlossen und ein Silikonsprechventil zwischen dem oberen Tracheaende und Hypopharynx eingeführt.

Bei Laryngektomie und Neckdissektion können ausgeprägte Blutverluste sowie Wärmeverlust auftreten. Da die Operation oft länger als 4 Stunden dauert, sollte ein Blasenkatheter gelegt werden. Eventuell kann eine Nachbeatmung notwendig sein.

◎ B-6.13

◎ B-6.13   **Laryngektomietubus (LGT-Tubus)**

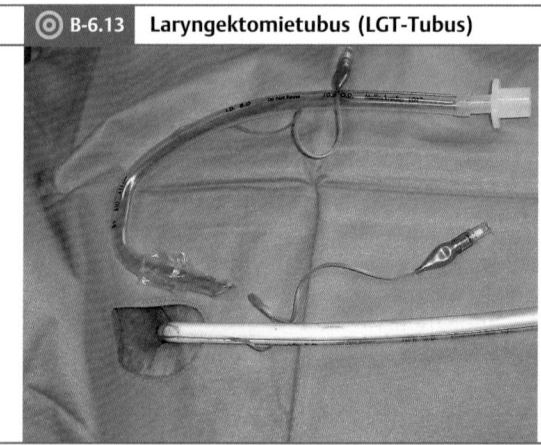

Unten im Bild sieht man einen über ein Tracheostoma eingeführten Laryngektomietubus. Zum Vergleich und um sich den Verlauf besser vorstellen zu können, ist ein weiterer Laryngektomietubus darüber abgebildet.

6.4.8 Sonstige Tumoreingriffe

Speicheldrüsentumoren

Bei Tumoroperationen an der **Glandula submandibularis** gibt es keine anästhesiologischen Besonderheiten.

Bei Tumoreingriffen an der **Glandula parotis** soll der **N. facialis** mit Hilfe eines Nervenmonitorings geschont werden. Hierfür sollte der Patient nicht relaxiert sein.

Tumoroperationen an der **Glandula submandibularis** stellen in der Regel keine anästhesiologischen Besonderheiten dar. Sie können sowohl in **TIVA** als auch in **balancierter Anästhesie** durchgeführt werden.
Tumoreingriffe im Bereich der **Glandula parotis** sind technisch aufwendig und können mehrere Stunden andauern. Üblicherweise benutzt der Operateur ein Nervenmonitoring, um den **N. facialis** darzustellen und zu schonen. Während dieser Operationsphase sollte der Patient nicht relaxiert sein.

Nasennebenhöhlentumoren

Die Tumorresektion erfolgt bevorzugt in total intravenöser Anästhesie (**TIVA**).

Da während einer Tumorresektion im Bereich der Nasennebenhöhlen **massive Blutverluste** auftreten können, sollten vor Operationsbeginn mehrere großlumige venöse Zugänge angelegt und Kreuzblut abgenommen sein. Erytrozytenkonzentrate sollten auf Abruf zur Verfügung stehen.

Zungengrundtumoren

Bei Vorliegen eines Zungengrundtumors ist mit einer **erschwerten Intubation** zu rechnen. Die Tumorresektion erfolgt bevorzugt in total intravenöser Anästhesie (**TIVA**). Die Patienten werden zunehmend mit Hilfe des CO_2-Lasers operiert. Wegen der **Schwellungs-** und **Nachblutungsgefahr** werden die Patienten häufig für 24–48 Stunden **nachbeatmet**. In besonderen Fällen wird im Rahmen der Tumorresektion eine vorübergehende Tracheotomie angelegt. Die Extubation erfolgt erst, wenn die vorherige Inspektion von Hypopharynx und Larynx keine Atemwegsverlegung erwarten lässt. Im Einzelfall ist die geplante **Tracheotomie** die sicherste Methode, um die Atemwege zu sichern.
Bei **Wiederholungseingriffen**, z. B. wegen Tumornachresektion, ist zu bedenken, dass die alte Operationswunde noch extrem vulnerabel ist. Mechanische Manipulationen mit dem Laryngoskop können die alte Wunde verletzen und **gefährliche Blutungen** auslösen. Die **fiberoptische Wachintubation** ist hier die Methode der Wahl.

6.4.9 Fremdkörperentfernung

Fremdkörper können in Larynx, Trachea und Ösophagus vorkommen. Typische Fremdkörper beim **Erwachsenen** sind Zahnprothesen, Knochen, Fischgräten und Fleischboli. Bei **Kindern** finden sich Erdnüsse, Wurzel-/Apfelstücke oder Buntstiftminen häufiger in der Trachea, Geldstücke z. B. verbleiben eher im Ösophagus. Bei Kindern kann das Aspirat längere Zeit unbemerkt bleiben. Erst der immer wiederkehrende, zunächst nicht produktive Husten ohne eigentlichen Atemwegsinfekt gibt den Hinweis auf Fremdkörperaspiration. In der Röntgenthoraxaufnahme ist die Aspirationsseite häufig überbläht, das Mediastinum zur gesunden Seite verschoben (Ventileffekt, „Airtrapping").

Eingriff: Im HNO-Bereich werden **Fremdkörper in Trachea bzw. Bronchialsystem** meist mit einem **starren Bronchoskop** und entsprechen Fasszangen und Saugern entfernt. Prinzipiell können Fremdkörper aber auch mit einem **flexiblen Endoskop** über den liegenden Intubationstubus mit entsprechen Greifinstrumenten aus dem Respirationstrakt entfernt werden. Ist der Durchmesser des Fremdkörpers größer als der innere Tubus- bzw. starre Bronchoskopdurchmesser, werden Tubus bzw. starres Bronchoskop und Fasszange mit dem Fremdkörper gleichzeitig aus der Trachea entfernt. Auch **Fremdkörper im Ösophagus** können sowohl mit dem flexiblen Endoskop als auch mit dem starren Ösophagoskop und entsprechenden Fasszangen entfernt werden.

Anästhesiologisches Management: Beim Patienten erfolgt zunächst eine i. v. Narkoseeinleitung, über die Maske wird er mit Sauerstoff (FIO_2 = 1) beatmet. Anschließend muss der Patient vollständig relaxiert werden. Nachdem sich der Anästhesist durch Laryngoskopie von der Intubierbarkeit überzeugt hat, übergibt er dem Operateur das Laryngoskop zur **Intubation** mit dem **starren Bronchoskop**. Über dieses wird anschließend auch die Beatmung fortgesetzt.

Nach Entfernen des Fremdkörpers wird unverzüglich wieder intubiert und weiter beatmet. Die **Extubation** erfolgt nach muskulärer Erholung und ausreichenden Schutzreflexen. Bei unkooperativen Patienten und bei Eingriffen mit dem starren Ösophagoskop sollte eine Intubationsnarkose mit Vollrelaxierung durchgeführt werden.

Nasennebenhöhlentumoren

Bevorzugtes Anästhesieverfahren ist die **TIVA**.

Während einer Tumorresektion im Bereich der Nasennebenhöhlen können **massive Blutverluste** auftreten.

Zungengrundtumoren

Bei Vorliegen eines Zungengrundtumors ist mit einer **erschwerten Intubation** zu rechnen. Bevorzugtes Anästhesieverfahren ist die **TIVA**. Durch die Anwendung des CO_2-Lasers und einer dadurch bedingten **Schwellung** und **Nachblutungsgefahr** werden die Patienten häufig **nachbeatmet**.

Bei **Wiederholungseingriffen**, z. B. wegen Tumornachresektion, ist zu bedenken, dass die alte Operationswunde noch extrem vulnerabel ist ($\rightarrow$ Blutungsgefahr!).

6.4.9 Fremdkörperentfernung

Fremdkörper können in Larynx, Trachea und Ösophagus vorkommen. Bei **Kindern** kann das Aspirat (am häufigsten sind Erdnüsse) längere Zeit unbemerkt bleiben. Erst der immer wiederkehrende, zunächst nicht produktive Husten ohne eigentlichen Atemwegsinfekt gibt den Hinweis auf Fremdkörperaspiration, was durch einen Röntgen-Thorax bestätigt werden kann.

Eingriff: Im **HNO-Bereich** werden Fremdkörper meist mit einem **starren Bronchoskop** und entsprechen Fasszangen und Saugern aus dem Respirationstrakt entfernt. Auch die Entfernung mittels flexiblem Endoskop ist möglich. Ebenso können Fremdkörper aus dem **Ösophagus** entfernt werden.

Anästhesiologisches Management: Nach i. v. Narkoseeinleitung und Maskenbeatmung wird der Patient vollständig relaxiert. Nach laryngoskopischer Kontrolle durch den Anästhesisten **intubiert** der Operateur mit dem **starren Brochoskop**, worüber auch die Beatmung fortgesetzt wird.

Nach Entfernen des Fremdkörpers wird unverzüglich wieder intubiert und weiter beatmet. Die **Extubation** erfolgt nach muskulärer Erholung und ausreichenden Schutzreflexen.

▶ Merke

▶ **Merke:** Bei unkooperativen Patienten und bei Eingriffen mit dem starren Ösophagoskop sollte eine Intubationsnarkose mit Vollrelaxierung durchgeführt werden.

6.5 Eingriffe im
Mund-Kiefer-Gesichtsbereich

6.5.1 Abszesse im Gesichtsbereich

Die Abszesse (Abb. **B-6.14**) können zu einer **eingeschränkten Mundöffnung** führen.

6.5 Eingriffe im Mund-Kiefer-Gesichtsbereich

6.5.1 Abszesse im Gesichtsbereich

Abszesse im kieferchirugischen Bereich gehen meistens von den Zähnen aus (Abb. **B-6.14**). Die Abszesse können zu einer **eingeschränkten Mundöffnung** führen. Ursachen für die Bewegungseinschränkung im Kiefergelenkbereich können Schmerzen und mechanische Blockierung sein.

Anästhesiologisches Management:
Regional begrenzte Abszesse werden in **Lokal-**, schwer zugängliche intraorale Abszesse in **Allgemeinanästhesie** behandelt. Mechanische Manipulationen können zur **Abszesseröffnung** mit nachfolgender Atemwegsverlegung führen.

Anästhesiologisches Management: Während regional begrenzte Abszesse in **Lokalanästhesie** behandelt werden, werden schwer zugängliche intraorale Abszesse in **Allgemeinanästhesie** operiert. Wegen der anatomischen Deformitäten des Mund-Nasen-Bereichs kann die Maskenbeatmung erschwert sein. Mechanische Manipulationen, z. B. mit einem Güdeltubus, oder nasale Intubationsversuche können bei der sehr vulnerablen Schleimhaut zu Blutungen und **Abszesseröffnung** mit nachfolgender Atemwegsverlegung führen.

▶ Merke

▶ **Merke:** Im Zweifelsfall ist die Indikation für eine **fiberoptische Intubation** großzügig zu stellen.

Nach schwieriger Intubation sollte noch in Narkose eine endoskopische Inspektion von Hypopharynx und Larynx durchgeführt werden. Die Extubation erfolgt anschließend mit liegender **Umintubationshilfe** (s.S. 311).

Nach schwieriger Intubation sollte am Ende der OP vor Extubation noch in Narkose eine endoskopische Inspektion von Hypopharynx und Larynx durchgeführt werden, um ein mögliches Reintubationsrisiko abschätzen zu können. Die Extubation erfolgt mit liegender **Umintubationshilfe** (s.S. 311).

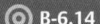

B-6.14

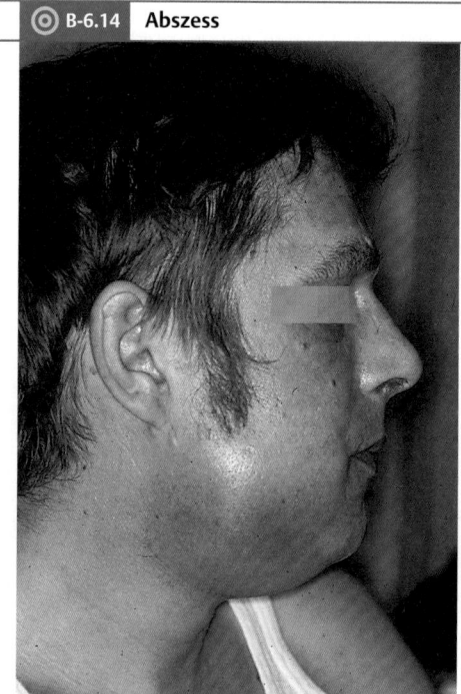

◉ B-6.14   **Abszess**

Bei diesem Patienten hat der Abszess zu Bewegungseinschränkungen im Kiefergelenkbereich geführt.

⊚ B-6.15 Kieferfraktur

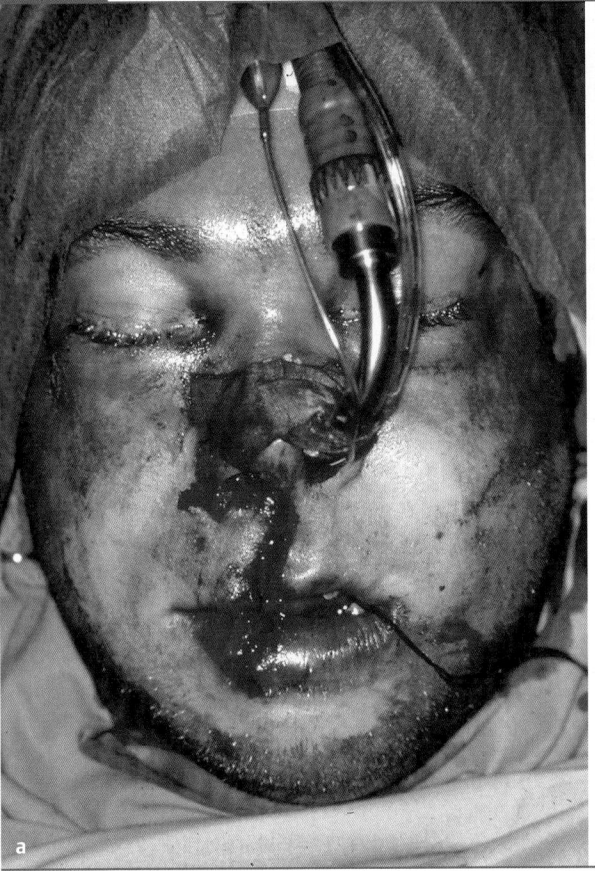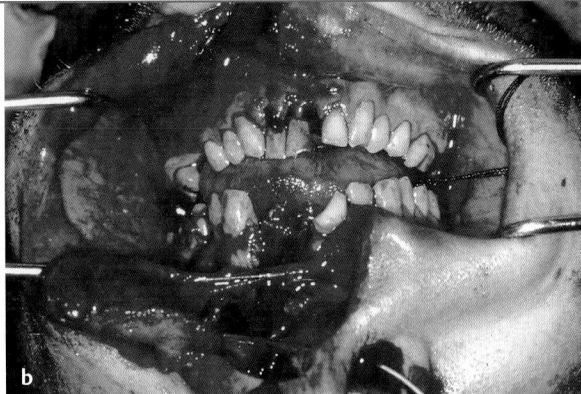

6.5.2 Kieferfrakturen

Da Kieferfrakturen (Abb. **B-6.15**) durch Gewalteinwirkung entstehen, sind diese nicht selten mit Schwellungen von Mittelgesicht und Zunge verbunden.

Anästhesiologisches Management: Durch die Schwellungen kann die **Maskenbeatmung erschwert** sein. Durch Hervorziehen des Unterkiefers und Einführen eines Güdeltubus lässt sich die Maskenbeatmung häufig verbessern.

▶ **Merke:** Bei Kieferfrakturen ist mit einer erschwerten Maskenbeatmung und erschwerter Intubation zu rechnen.

6.5.3 Narkose bei Schädelverletzten

Bei Kopfverletzungen im Rahmen eines Polytraumas sind **begleitende Verletzungen** von Gehirn, Thorax, Abdomen und Extremitäten zu berücksichtigen. Die Operationsplanung ist mit den Kollegen der anderen Abteilungen eng abzustimmen. Die Koordination der notwendigen Maßnahmen (z. B. Computertomogramm zur weiteren Diagnostik, logistische Vorbereitung der Operation, aktuelle Laboruntersuchungen, Bereitstellung von Blutkonserven, Überwachung und Aufrechterhaltung von Oxygenierung, Lungenfunktion, Kreislauf, Ausscheidung und Normothermie, Möglichkeit der postoperativen Intensivüberwachung) liegt beim Anästhesisten. **Oberste Priorität** hat jedoch die **neurologische Situation.** Es sollten keine ausgedehnten kieferchirurgischen osteosynthetischen Rekonstruktionen durchgeführt werden, wenn der Patient gleichzeitig einen zunehmenden Hirndruck entwickelt. Hier sollte zunächst nach Anlage einer Hirndrucksonde der Hirndruck normalisiert werden. Das

6.5.2 Kieferfrakturen

Kieferfrakturen (Abb. **B-6.15**) sind oft mit Schwellungen von Mittelgesicht und Zunge verbunden.

Anästhesiologisches Management: Durch die Schwellungen kann die **Maskenbeatmung erschwert** sein.

◀ Merke

6.5.3 Narkose bei Schädelverletzten

Bei Kopfverletzungen im Rahmen eines Polytraumas sind **begleitende Verletzungen** von Gehirn, Thorax, Abdomen und Extremitäten zu berücksichtigen. Die **neurologische Situation** hat **oberste Priorität.** Auch andere lebensbedrohliche Begleitverletzungen wie **Spannungspneumothorax** oder **massive Blutungen** sind bevorzugt zu behandeln.

Wenn bei ausgeprägten Verletzungen im Bereich des Gesichtsschädels die Maskenbeatmung erschwert oder unmöglich erscheint, sollte die **Intubation primär mit dem flexiblen Endoskop** erfolgen.

Gleiche gilt für andere lebensbedrohliche Begleitverletzungen wie **Spannungspneumothorax** oder **massive Blutungen**.
Wenn bei ausgeprägten Verletzungen im Bereich des Gesichtsschädels die Maskenbeatmung erschwert oder unmöglich erscheint, sollte die **Intubation primär mit dem flexiblen Endoskop** erfolgen. Im Rahmen der Operation werden häufig Ober- und Unterkiefer mit Drahthäkchen versorgt und die Okklusionsstellung mit Gummibändern fixiert.

▶ **Merke**

▶ **Merke: Lebensbedrohliche Begleitverletzungen** wie Hirndruck, Thoraxverletzung und akute Blutungen müssen **zuerst versorgt** werden.

6.5.4 Kiefer-/Gaumenspalten

Patienten zur operativen Korrektur von Lippen-Kiefer-Gaumenspalten werden **oral intubiert**. Für die operative Korrektur werden spezielle **Mundsperrer** (Abb. **B-6.16**) mit Aussparung für den Tubus benutzt.

Wegen der Abknickgefahr werden Tuben mit Metallspirale, so genannte „**Woodbridge-Tuben**" benutzt. Besonders umsichtig muss der Mundsperrer eingesetzt bzw. am Ende der Operation entfernt werden, um eine Dislokation zu vermeiden. Wird der Sperrer nicht regelrecht eingesetzt, kann die Metallspirale bei entsprechender Kraftanwendung derart verbogen werden, dass das Lumen des Tubus stark eingeengt wird, was eine **Reintubation** notwendig macht.

Die Kiefer/Gaumenspalte wird am **extrem reklinierten Kopf** operiert. Am Ende der OP muss das Blut aus den Nasengängen abgesaugt werden. Die **Extubation** erfolgt bei ausreichenden Schutzreflexen am Ende der manuellen Inspiration.

▶ **Merke**

6.5.4 Kiefer-/Gaumenspalten

Während für viele kieferchirurgische Operationen die nasale Intubation gefordert wird, werden Patienten zur operativen Korrektur von Lippen-Kiefer-Gaumenspalten **oral intubiert**. Der Tubus wird in der Mitte der Unterlippe sorgfältig mit Pflasterstreifen fixiert. Für die operative Korrektur werden spezielle **Mundsperrer** (Abb. **B-6.16**) benutzt, die eine kleine Aussparung für den Tubus aufweisen.
Während der Narkose muss die seitengleiche Belüftung der Lunge mit an die laterale Thoraxwand aufgeklebten Stethoskopen überprüfbar sein. Wegen der Abknickgefahr werden Tuben mit Metallspirale, so genannte „**Woodbridge-Tuben**" benutzt. Besonders umsichtig muss der Mundsperrer eingesetzt bzw. am Ende der Operation entfernt werden, um eine Dislokation zu vermeiden. Wird der Sperrer nicht regelrecht eingesetzt, kann die Metallspirale bei entsprechender Kraftanwendung derart verbogen werden, dass das Lumen des Tubus stark eingeengt wird. Entfernung des beschädigten Tubus und **erneute Intubation** sind dann unumgänglich. In der Narkoseausleitungsphase kann ein Beißschutz mechanische Schäden am Woodbridge-Tubus verhindern. Besteht dieser Beißschutz nicht, können verbogenen Metallspiralen zu einer massiven Obstruktion führen. Unverzügliche Narkosevertiefung, Entfernung des Tubus, Maskenbeatmung, Reintubation müssen erfolgen.
Die Kiefer/Gaumenspalte wird am **extrem reklinierten Kopf** operiert. Der Schwerkraft folgend sammelt sich Blut aus der Operationswunde am tiefsten Punkt, in diesem Fall in den Nasengängen. Das Blut wird am Ende der Operation abgesaugt, am besten in Normalposition des Kopfes. Die **Extubation** erfolgt bei ausreichenden Schutzreflexen am Ende der manuellen Inspiration.

▶ **Merke:** Bei Manipulationen mit dem Mundsperrer besteht die Gefahr der Tubusdislokation.

◎ **B-6.16**

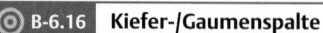
◎ **B-6.16**   **Kiefer-/Gaumenspalte**

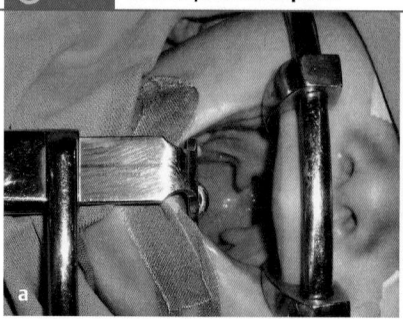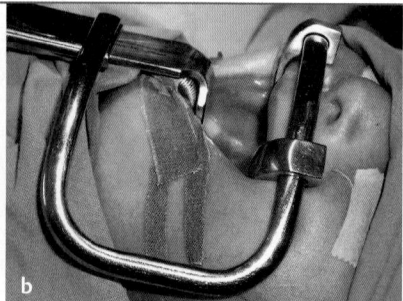

a Kind mit Kiefer-/Gaumenspalte. Der Mund wird zur OP mit Hilfe eines speziellen Mundsperrers offen gehalten.
b Blick von der Seite.

▶ **Klinischer Fall:**

Bei einem **3-jährigen Jungen** (15 kg) soll wegen **rezedivierenden Mittelohrentzündungen mit Ergussbildung** eine **Adenotomie mit Paukenröhrchenanlage** durchgeführt werden. Bei der Prämedikationsvisite trifft der Anästhesist ein Kind mit abklingendem Schnupfen an. Die Auskultation von Herz und Lunge ergibt keine pathologischen Geräusche. Der Allgemeinzustand entspricht **ASA 2**. Die Inspektion des Rachens zeigt einen leicht geröteten Rachenring, die sichtbaren Strukturen entsprechen **Mallampati 1**. Da im OP-Saal während der späteren Narkose nur die rechte Körperhälfte zugänglich sein wird, sucht der Anästhesist bevorzugt am rechten Arm nach geeigneten Venen für die spätere Venenpunktion. In der rechten Ellenbeuge und auf dem rechten Handrücken finden sich mögliche Punktionsorte, die auf dem Narkoseprotokoll entsprechend benannt werden und mit einem **Emla®-Pflaster** am Operationstag präoperativ versorgt werden sollen. Bei einem Körpergewicht von 15 kg soll eine **Sedierung mit 7,5 mg Dormicum-Saft p.o.** erfolgen.

Bei Ankunft im OP ist das Kind noch wach, aber schon deutlich verlangsamt. Atmung und Kreislauf sind unauffällig. Vor Beginn der anästhesiologischen Maßnahmen wird die Narkoseausrüstung auf Vollständigkeit und Betriebsbereitschaft überprüft. Nach Anlage von EKG, Blutdruckmessung und transkutaner O_2-Sättigungsmessung misslingt der erste Venenpunktionsversuch in der rechten Ellenbeuge. Da der kleine Patient nun zunehmend unruhig wird, entschließt sich der Anästhesist zu einer **Maskeneinleitung**. Der Kreisarm und das Narkoseschlauchsystem werden bei verschlossenem Y-Stück mit ca. 6 Liter Sauerstoff/min und 8 Vol.% Sevofluran durchströmt. Anschließend wird dem Jungen die Maske mit dem Narkosegas so vor Mund und Nase gehalten, dass er das Gasgemisch bei fast offenem Kreissystem ein- und ausatmet. Nach weniger als 1 Minute wird der Junge bewusstlos. Die Spontanatmung wird mehr und mehr assistiert. 3 Minuten nach Beginn der Einleitung wird die inspiratorische Sevoflurankonzentration auf 6 Vol.% reduziert. Nach weiteren 2 Minuten suffizienter Maskenbeatmung erfolgt die Sicherung der Atemwege durch Einführen einer **Larynxmaske** Größe 2 und Füllung des Cuffs mit Luft auf einen Cuffdruck von 60 mBar. Nach Anschluss des Y-Stücks an die Larynxmaske wird das Kind manuell beatmet. Adäquate Thoraxexkursionen und regelrechte seitengleiche Beatmungsgeräusche über beiden Lungen bei einem endexspiratorischen pCO_2 von 38 mmHg und einer transkutanen O_2-Sättigung von 99% zeigen eine suffiziente Beatmung an. Die Larynxmaske wird nun mit Pflasterstreifen in der Mitte der Unterlippe fixiert. Die automatische, druckkontrollierte Beatmung mit einem Spitzendruck von 12 mBar und einer Atemfrequenz von 15 wird gestartet. Die FIO_2 wird auf 30% und die Sevoflurankonzentration auf 2,5 Vol.% reduziert. Am rechten Handrücken gelingt jetzt die problemlose Anlage eines Venenzugangs. Nach Sicherung der Braunüle wird die vorbereitete Elektrolytinfusion über einen Dreiwegehahn an die Braunüle angeschlossen. Die Analgesie erfolgt über den noch freien Schenkel des Dreiwegehahns mit **Remifentanil** in einer Dosis von 0,5 µg/kg KG/min. Später liegt die Remifentanilzufuhr zwischen 0,2 und 0,5 µg/kg KG/min. Die inspiratorische Sevoflurankonzentration wird auf 2 Vol.% und der Frischgasfluss auf 1 l/min gesenkt. Der Junge erhält in der nächsten Stunde 300 ml Sterofundin. (In der ersten Stunde wird die Hälfte des Flüssigkeitsdefizits, bedingt durch die Nüchternheit, ausgeglichen: Bedarf 60 ml/h, seit 10 Stunden nüchtern.)

Nun wird der Kopf für die Operation rekliniert. Dabei sichert der Anästhesist die Larynxmaske, bis der **Mundsperrer** seine endgültige Position erreicht hat. Nach der Adenotomie wird der Kopf für die Anlage des Paukenröhrchens zur Seite gedreht. Auch hier muss der Atemweg vom Anästhesisten gegen Dislokation gesichert werden. Am Ende der Operation wird die Adenotomiewunde noch einmal inspiziert und das Blut über die Nase aus dem Rachen abgesaugt. Anschließend wird der Mundsperrer vorsichtig entfernt, ohne die Larynxmaske zu dislozieren. Nun wird die Sevofluran- und Remifentanil-Zufuhr beendet und der Frischgasfluss mit einer FIO_2 von 100% erhöht. Die Extubation erfolgt unter Spontanatmung ohne Husten und Würgen in Seitenlage.

7 Anästhesie in der Allgemein-, Viszeral- und Thoraxchirurgie

7.1 Besonderheiten der Patientengruppe

Unter den viszeral- und thoraxchirurgischen Patienten finden sich **organisch gesunde, mulitmorbide** und auch **Tumorpatienten**.

7.2 Präoperative Risikoeinschätzung

Dem Anästhesisten kommt präoperativ bei der Risikoeinschätzung und der Erstellung eines perioperativen Behandlungskonzepts eine wichtige Rolle zu. Ein einfaches System zur Einschätzung der perioperativen Mortalität ist die **ASA-Klassifikation** (s.S. 11, Tab. **A-2.2**).

▶ Merke

Anamnese, körperliche Untersuchung und Aufklärung über die Narkoserisiken erfolgen im Idealfall in der **Prämedikations-ambulanz**. Hierbei wird festgelegt, ob außer den **präoperativen Standarduntersuchungen** noch weiterführende Untersuchungen notwendig sind.

Pulmonale Erkrankungen: Spirometrie und **arterielle Blutgasanalyse** liefern wertvolle Zusatzinformationen. Bei V. a. **chronisches Cor pulmonale** empfiehlt sich die Beurteilung der Herzfunktion durch TTE und ggf. Rechtsherzkatheter-Untersuchung.

Kardiale Erkrankungen: Präoperativ wichtigste Untersuchungsmethode bei KHK-Patienten ist die transthorakale Echokardiographie. Innerhalb von 2 Jahren nach Koronarangiographie und 5 Jahren nach Revaskularisierungs-OP muss bei Beschwerdefreiheit außer der Standarddiagnostik keine weitere kardiologische Diagnostik erfolgen.

▶ Merke

7 Anästhesie in der Allgemein-, Viszeral- und Thoraxchirurgie

7.1 Besonderheiten der Patientengruppe

Unter den viszeral- und thoraxchirurgischen Patienten finden sich
- organisch gesunde Patienten (z. B. Hernienchirurgie)
- ältere, multimorbide Patienten
- Tumorpatienten: Diese stellen einen hohen Anteil dar und zeigen häufig eine Kombination aus internistischen Vorerkrankungen und tumorbedingten Krankheitsbildern.

7.2 Präoperative Risikoeinschätzung

Dem Anästhesisten kommt präoperativ im Rahmen der Risikoeinschätzung sowie bei der Erstellung eines perioperativen Behandlungskonzepts eine wichtige Rolle zu. Ein einfaches System zur Risikoeinschätzung für die perioperative Mortalität ist die **Klassifikation der American Society of Anesthesiologists (ASA)**. Die jahrzehntelang gültige Einteilung in ASA Klassen 1–5 wurde 2003 in die Klassen P1–6 geändert (s.S. 11, Tab. **A-2.2**).

▶ **Merke:** Ökonomische Restriktionen und Veränderungen im Gesundheitswesen wie die Einführung des **DRG-Systems** führen zu einer Verkürzung, insbesondere der präoperativen Verweildauer chirurgischer Patienten im Krankenhaus. Dies erfordert eine weitestgehende Abklärung von Operationsindikation, Begleiterkrankungen und anästhesiologischen Risiken im prästationären Bereich.

Die Anamnese, die körperliche Untersuchung sowie das Aufklärungsgespräch über die Narkoserisiken erfolgen im Idealfall in der **Prämedikationsambulanz**. Hierbei wird unter Berücksichtigung des Alters, des Allgemein- und Ernährungszustands des Patienten und der geplanten Operation festgelegt, ob zusätzlich zu den **präoperativen Standarduntersuchungen** (Ruhe-EKG, Röntgen-Thorax und Basislabor) weiterführende Untersuchungen notwendig sind.

Pulmonale Erkrankungen: Spirometrie und **arterielle Blutgasanalyse** liefern, insbesondere bei pulmonalen Risikopatienten und Patienten vor Thorax- oder Lungeneingriffen, wertvolle Zusatzinformationen. Bei einer Lungenresektion ist z. B. die Funktion der Restlunge prognostisch bedeutsam. Bei Verdacht auf Vorliegen eines **chronischen Cor pulmonale** empfiehlt sich die Beurteilung der Herzfunktion durch eine TTE und ggf. durch eine Rechtsherzkatheter-Untersuchung.

Kardiale Erkrankungen: Für KHK-Patienten stellt die **transthorakale (Stress-) Echokardiographie (TTE)** präoperativ die wichtigste Untersuchungsmethode dar. Die Patienten müssen bei Beschwerdefreiheit innerhalb von 2 Jahren nach der letzten Herzkatheteruntersuchung bzw. innerhalb von 5 Jahren nach einer Revaskularisations-OP (ACVB oder Stenteinlage) präoperativ außer der Standarddiagnostik keiner weiteren kardiologischen Diagnostik zugeführt werden.

▶ **Merke:** Patienten mit einer KHK haben ein Risiko von 3–5 %, im Rahmen eines nicht herzchirurgischen Eingriffs eine **myokardiale Ischämie** zu erleiden.

Da das **Reinfarktrisiko** innerhalb der ersten Wochen nach einem Herzinfarkt bis zu 50 % beträgt, sollten **elektive Eingriffe** frühestens **6 Wochen nach einem Herzinfarkt** durchgeführt werden.

Lebererkrankungen, chronisch-entzündliche Darmerkrankungen, Tumoren: Patienten mit diesen Erkrankungen weisen oftmals eine **Mangelernährung** mit Vitaminmangelzuständen, Anämie, Hypoproteinämie, Elektrolytverschiebungen und Hypovolämie bis hin zu Exsikkose und Kachexie auf. Bei Patienten mit Ösophaguskarzinomen, Pankreas- und bestimmten Lebertumoren findet sich überdurchschnittlich häufig ein **Alkohol- und Nikotinabusus** mit entsprechenden pathologischen Veränderungen auch an anderen Organen (z. B. alkoholbedingte Kardiomyopathie).

Vor einer **Leberteilresektion** muss die metabolische und synthetische Leistung der Leber bewertet werden. Dies erfolgt anhand von bildgebenden Verfahren (Sonographie, CT, Endoskopie), durch Bestimmung der hepatischen Clearance (→ Injektion von Indocyanidgrün i. v. und anschließende Messung der Eliminationsrate) und durch Analyse der Gerinnungsfaktoren.

Gastroösophageale Refluxkrankheit: Solche Patienten unterliegen, insbesondere bei der Narkoseeinleitung, einem erhöhten **Aspirationsrisiko**.

Erkrankungen der Schilddrüse: Hier muss die Abklärung einer **Hyper-** bzw. **Hypothyreose** erfolgen.

Phäochromozytom: Patienten mit Phäochromozytom leiden meist unter arterieller Hypertonie, Tachykardie, Kopfschmerzen und starkem Schwitzen. Häufig findet sich auch ein noradrenalinbedingter **chronisch erhöhter Gefäßwiderstand** mit **intravasalem Volumenmangel**. Setzen die Tumoren vorwiegend Adrenalin frei, kann sich aufgrund der β-mimetischen Wirkung ein Diabetes mellitus entwickeln.

Karzinoid: Bei diesen Patienten finden sich oft asthmoide Beschwerden sowie Klappenveränderungen im Bereich des rechten Herzens (**Trikuspidalinsuffizienz** oder **Pulmonalstenose**). Im Rahmen der Klappenveränderungen kann es zu einer akuten Rechtsherzdekompensation kommen. Präoperativ sollten eine transthorakale Echokardiographie (TTE) und ggf. eine Herzkatheteruntersuchung (pulmonalarterieller Katheter PAK) durchgeführt werden.

▶ **Merke:** Es ist eine wichtige Aufgabe des Anästhesisten, aus dem heterogenen viszeral- und thoraxchirurgischen Patientengut präoperativ diejenigen Patienten zu identifizieren, die einer **weitergehenden präoperativen Diagnostik** und **Therapie** bedürfen. Bei anamnestischen Besonderheiten und vor bestimmten Operationen können Zusatzuntersuchungen der Lunge (Spirometrie, BGA), des kardiovaskulären Systems (TTE, Koronarangiographie) sowie der Leberfunktion indiziert sein.

Notfälle: Viszeralchirurgische Patienten müssen oftmals notfallmäßig operiert werden, thoraxchirurgische Patienten eher selten, z. B. im Rahmen eines Polytraumas. Bei diesen **Notfallpatienten** ist das perioperative Risiko signifikant erhöht, da die Zeit für die präoperative Vorbereitung und Diagnostik extrem kurz ist und meist ein **nicht nüchterner Patient** zu versorgen ist. Trotz Narkoseeinleitung durch eine „Rapid Sequence Induction" (RSI) haben diese Patienten ein deutlich **erhöhtes Aspirationsrisiko**. Bei stärkeren Blutungen oder bestehender Ileussymptomatik liegt häufig gleichzeitig eine **Hypovolämie** vor, die sich je nach Ausprägung in einem verminderten Hautturgor, einer Tachykardie und Hypotension bis hin zum hypovolämischen bzw. hämorrhagischen Schock manifestieren kann.

7.3   Risikoreduktion

Pulmonale Erkrankungen: Bei pulmonal erkrankten Patienten kann durch Nikotinabstinenz und Atemtraining sowie medikamentös präoperativ die Lungenfunktion verbessert werden (Tab. **B-7.1**).

 B-7.1

7.3 Risikoreduktion

Pulmonale Erkrankungen: Bei pulmonal erkrankten Patienten und insbesondere Patienten vor intrathorakalen Operationen mit **Lungenresektion** kann durch Nikotinabstinenz, Atemtraining und Inhalieren sowie medikamentös präoperativ die Lungenfunktion verbessert werden (Tab. **B-7.1**).

☰ B-7.1	Präoperative Verbesserung der Lungenfunktion

Nikotinabstinenz

- nach 24 Stunden Nikotin- und CO-Konzentration im Blut reduziert, Ziliarfunktion verbessert
- nach 7 Tagen Bronchialsekrektion vermindert
- nach 6–8 Wochen Sputum vermindert, Lungenfunktionstests verbessert und Inzidenz an pulmonalen Komplikationen gesenkt
- nach 6–12 Monaten NO-Produktion normalisiert

Medikamente

- Sekretolytika, z. B. N-Acetylcystein per os
- Anticholinergika, z. B. Ipratropiumbromid, Tiotropiumbromid inhalativ
- β_2-Sympathomimetika, z. B. Fenoterol, Formoterol inhalativ
- Prostazykline, z. B. Iloprost inhalativ
- Methylxanthine, z. B. Theophyllin per os
- Antibiotika, z. B. Makrolide, Cephalosporine, Chinolone per os
- Kortison, z. B. Beclomethason inhalativ, Prednisolon per os
- Sauerstoff intermittierend, z. B. über CPAP-Maske

Physiotherapie

- Atemgymnastik
- Sekretolyse

Kardiale Erkrankungen: Patienten mit **KHK** und anderen **kardialen Vorerkrankungen** sollen ihre Dauermedikation mit Ausnahme von ACE-Hemmern (s. auch S. 353), AT-II-Rezeptor-Antagonisten (s. auch S. 353) und Gerinnungshemmern (Aspirin® → > 2 Tage präoperativ absetzen, Clopidogrel oder Kumarine) fortführen. Die perioperative Thromboembolieprophylaxe erfolgt mit Heparin.
Risikopatienten erhalten perioperativ eine **kardiale Stressabschirmung** durch die Verabreichung von **β-Blockern**, sofern diese nicht ohnehin schon Bestandteil der Dauermedikation sind oder eine Kontraindikation besteht.

Chronisch-entzündliche Darmerkrankungen: Bei Patienten mit chronisch-entzündlichen Darmerkrankungen und Kortikoiden in der Dauermedikation muss perioperativ eine adaptierte **Kortisonsubstitution** erfolgen (Tab. **B-7.2**).

Leberinsuffizienz: Bei **Leberinsuffizienz** müssen Gerinnungsdefekte ggf. präoperativ durch Substitution von Fresh Frozen Plasma (FFP), Gerinnungsfaktoren (PPSB) und Thrombozytenkonzentraten (TKZ) ausgeglichen werden.

Anämie: Besteht aufgrund einer **Blutung** bereits präoperativ eine **Anämie** mit Hämoglobinwerten von < 9–10 g/dl, sollte diese durch die präoperative Transfusion homologer Erythrozytenkonzentrate (EK) ausgeglichen werden. Bei **Ileuspatienten** kann die Anämie durch Hämokonzentration aufgrund von Flüssigkeitsverlusten auch maskiert sein.

Kardiale Erkrankungen: Patienten mit **KHK** und anderen **kardialen Vorerkrankungen** sollen ihre Dauermedikation mit Ausnahme von ACE-Hemmern, AT-II-Antagonisten und Gerinnungshemmern fortführen.

Außerdem erhalten sie perioperativ **β-Blocker** zur **kardialen Stressabschirmung**.

Chronisch-entzündliche Darmerkrankungen: Bei Patienten mit Kortikoid-Dauermedikation muss perioperativ eine adaptierte **Kortisonsubstitution** erfolgen (Tab. **B-7.2**).
Leberinsuffizienz: Eventuelle Gerinnungsdefekte müssen präoperativ ausgeglichen werden.

Anämie: Eine ausgeprägte präoperative **Anämie** wird durch Transfusion von Erythrozytenkonzentraten ausgeglichen.

| ≡ B-7.2 | Schema für die perioperative Kortisonsubstitution | ≡ B-7.2 |

Steroidtherapie vor > 3 Monaten abgesetzt:	keine Substitution
unter Steroidtherapie und Steroidtherapie innerhalb der letzten 3 Monate abgesetzt:	perioperative Steroidtherapie:
▪ Steroidtherapie < 10 mg Prednison oder Prednisolon/d	perioperativ keine Dosiserhöhung notwendig
▪ Steroidtherapie > 10 mg Prednison oder Prednisolon/d	
– OP-Dauer < 2 h	OP-Tag: präop. übliche Dosis + 25 mg HC als Bolus; ab dem 1. postop. Tag: präop. übliche Dosis
– OP-Dauer 2–4 h	OP-Tag: präop. übliche Dosis + 25 mg HC als Bolus + 100 mg HC/24 h 1. postop. Tag: 100 mg HC/24 h ab dem 2. postop. Tag: präop. übliche Dosis
– ausgedehnte Operationen	OP-Tag: präop. übliche Dosis + 25 mg HC als Bolus + 100 mg HC/24 h 1.–3. postop. Tag: 100 mg HC/24 h ab dem 4. postop. Tag: präop. übliche Dosis

HC: Hydrocortison

Gastroösophageale Refluxkrankheit: Bei Patienten mit **gastroösophagealer Refluxkrankheit** oder anderen **Erkrankungen im Ösophagus- oder Kardiabereich** (z. B. Divertikel, Hiatushernien) sowie bei **Ileus** oder **gastrointestinalen Blutungen** besteht eine erhöhte Regurgitations- und Aspirationgefahr. Daher ist eine Narkoseeinleitung als **Rapid Sequence Induction** ohne vorherige Maskenbeatmung obligat.

Phäochromozytom: Bei Patienten mit **Phäochromozytom** sollte präoperativ medikamentös eine Senkung des Gefäßwiderstands, des Blutdrucks und der Herzfrequenz durch Gabe von **α-** (Phenoxybenzamin, Prazosin) und **β-Blockern** (Propranolol) erreicht werden. Hierdurch und durch eine präoperative **Volumensubstitution** kann bei diesen Patienten eine akute Hypotension bei Narkoseeinleitung vermieden werden. Ein guter Richtwert für eine intravasale Volumenzunahme ist ein langsam abfallender Hämatokritwert.

7.4 Besonderheiten bei der Überwachung

Invasives Monitoring: Ein invasives Monitoring ist bei großen abdominal- und thoraxchirurgischen Operationen obligat und beinhaltet:
- eine arterielle Blutdruckmessung (i. d. R. über die A. radialis) mit Möglichkeit der Abnahme einer arteriellen Blutgasanalyse (BGA),
- die Überwachung des ZVD über einen mehrlumigen zentralvenösen Katheter sowie
- bei schweren kardiopulmonalen Vorerkrankungen die Überwachung des pulmonalarteriellen Drucks, des pulmonalarteriellen Verschlussdrucks und des Herzminutenvolumens mit Hilfe eines Pulmonaliskatheters oder semiinvasiv durch die transösophageale Echokardiographie (TEE).

I. v. Zugänge: Bei zu erwartenden intraoperativen Blutverlusten sollten mindestens **zwei großlumige Venenverweilkanülen** vorhanden sein.

EKG: Ein **EKG mit ST-Streckenanalyse** ist hilfreich zur perioperativen Detektion drohender myokardialer Ischämien.

Gastroösophageale Refluxkrankheit: Bei Patienten mit erhöhter Aspirationsgefahr erfolgt die Narkoseeinleitung als **Rapid Sequence Induction.**

Phäochromozytom: Bei Patienten mit **Phäochromozytom** werden präoperativ **α-** und **β-Blocker** sowie Flüssigkeit verabreicht.

7.4 Besonderheiten bei der Überwachung

Invasives Monitoring: Es beinhaltet:
- arterielle Blutdruckmessung,
- mehrlumigen ZVK und
- ggf. Pulmonaliskatheter oder TEE
und ist bei großen abdominal- und thoraxchirurgischen Operationen obligat.

I. v. Zugänge: Es sollten mindestens **zwei großlumige Venenverweilkanülen** vorhanden sein.

EKG: Der Einsatz eines **EKGs mit ST-Streckenanalyse** ist sinnvoll.

BDK/Magensonde: Außerdem erhalten die Patienten einen **Blasendauerkatheter** und eine **Magensonde**.

Temperaturüberwachung: Hypothermie kann zu „**Shivering**" mit gesteigertem O₂-Verbrauch führen (→ Gefahr einer **Myokardischämie** bei kardialen Risikopatienten!). Zur Hypothermieprophylaxe dienen Wärmedecken; Blutprodukte werden vor Transfusion erwärmt.

Postoperativ schließt sich häufig eine Überwachung und Therapie auf der **Intensivstation** an.

▶ Merke

BDK/Magensonde: Ein **Blasendauerkatheter** (BDK) ist bei größeren Operationen obligat (→ Überwachung der Diurese!). Zur Ableitung von Magensekret wird i. d. R. in Narkose eine **Magensonde** platziert.

Temperaturüberwachung: Bei Eingriffen in Allgemeinanästhesie kommt es zu erheblichen **Wärmeverlusten**. Eine Hypothermie kann zu postoperativem Muskelzittern (**Shivering**) führen, wodurch der O₂-Verbrauch ansteigt. Dies kann bei kardialen Risikopatienten eine **Myokardischämie** auslösen. Eine Hypothermie kann intraoperativ mit Hilfe von Wärmedecken verhindert werden. Blutprodukte wie EK und FFP werden über spezielle Blutwärme- und Infusionssysteme transfundiert.

Postoperativ schließt sich aufgrund bestehender Komorbiditäten oder wegen der Invasivität des Eingriffs häufig eine Überwachung und Therapie auf einer operativen **Intensivstation** an.

▶ **Merke:** Nach großen viszeral- und thoraxchirurgischen Eingriffen ist eine **Röntgenaufnahme des Thorax** zur Lagekontrolle der Katheter und Drainagen sowie zum Ausschluss von Pneumothorax, Ergüssen oder Atelektasen obligat.

7.5 Anästhesieverfahren

7.5.1 Allgemeinanästhesie

In der Viszeral- und Thoraxchirurgie ist die **Intubationsnarkose** das Anästhesieverfahren der Wahl (Abb. **B-7.1**). In der Thoraxchirurgie und bei laparoskopischen Eingriffen wird die **TIVA** bevorzugt.

7.5 Anästhesieverfahren

7.5.1 Allgemeinanästhesie

In der Viszeral- und Thoraxchirurgie ist die **Intubationsnarkose** mit kontrollierter Beatmung das Anästhesieverfahren der Wahl (Abb. **B-7.1**). Es werden sowohl **balancierte Anästhesien** als auch **total intravenöse Anästhesien** (TIVA) durchgeführt. Da die TIVA unter Ein-Lungen-Beatmung die hypoxische pulmonale Vasokonstriktion weniger unterdrückt als volatile Anästhetika und mit einer geringeren Inzidenz postoperativer Übelkeit assoziiert ist, wird sie in der Thoraxchirurgie und bei laparoskopischen Operationen bevorzugt.

◉ B-7.1

◉ **B-7.1**   **Intubationsnarkose in der Abdominalchirurgie mit modernem Narkosegerät und integriertem Monitoring**

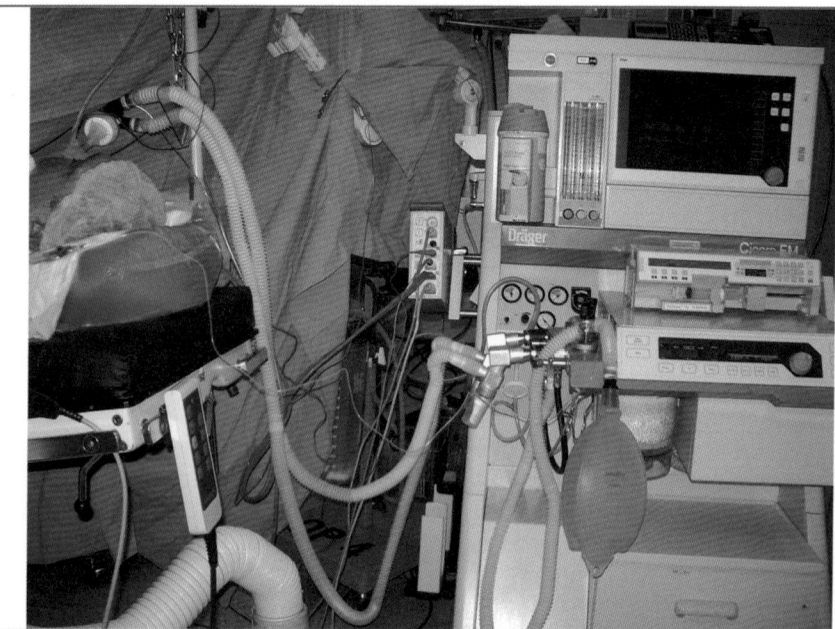

Bei laparoskopischen Operationen sollte zur Vermeidung einer Darmdistension mit Verschlechterung der Übersicht für den Operateur, aufgrund einer verzögerten intravasalen Auflösung der CO_2-Gasbläschen bei eventueller Embolie und wegen der erhöhten Inzidenz für postoperative Übelkeit auf **Lachgas** verzichtet werden.

7.5.2 Regionalanästhesie

Von den verschiedenen Regionalanästhesieverfahren werden in der Allgemein-, Viszeral- und Thoraxchirurgie v. a. die rückenmarknahen Verfahren (Epidural- und Spinalanästhesie) eingesetzt:

Alleinige rückenmarknahe Regionalanästhesie

Eine alleinige rückenmarknahe Regionalanästhesie kommt in der Viszeralchirurgie z. B. bei konventionell operierten Leistenhernien oder bei perianalen Eingriffen zur Anwendung.

Kombination aus Allgemeinanästhesie und thorakaler Epiduralanästhesie

Bei ausgedehnten abdominalchirurgischen Eingriffen und thoraxchirurgischen Operationen reduziert die Kombination aus Allgemeinanästhesie und thorakaler Epiduralanästhesie (TEA) in Kathetertechnik den intraoperativen Analgetika- und Anästhetikabedarf und erhält weitgehend die hypoxische pulmonale Vasokonstriktion (→ verbesserter pulmonaler Gasaustausch). Der thorakale Epiduralkatheter sollte im Zentrum des Schmerzes (je nach Operation zwischen Th 4–Th 10) eingeführt werden (Abb. **B-7.2**).

7.5.2 Regionalanästhesie

Es werden v. a. die rückenmarknahen Verfahren eingesetzt:

Alleinige rückenmarknahe Regionalanästhesie

Diese kommt z. B. bei konventionell operierten Leistenhernien oder perianalen Eingriffen zur Anwendung.

Kombination aus Allgemeinanästhesie und thorakaler Epiduralanästhesie

Bei ausgedehnten abdominalchirurgischen Eingriffen und thoraxchirurgischen Operationen ist die Kombination aus Allgemeinanästhesie und thorakaler Epiduralanästhesie (Abb. **B-7.2**) vorteilhaft.

Bei laparoskopischen Eingriffen sollte auf die Verwendung von **Lachgas** verzichtet werden.

⊚ **B-7.2** **Schema für die Insertionshöhe einer thorakalen Epiduralanästhesie (TEA) bei unterschiedlichen Eingriffen in Thoraxraum oder Abdomen.**

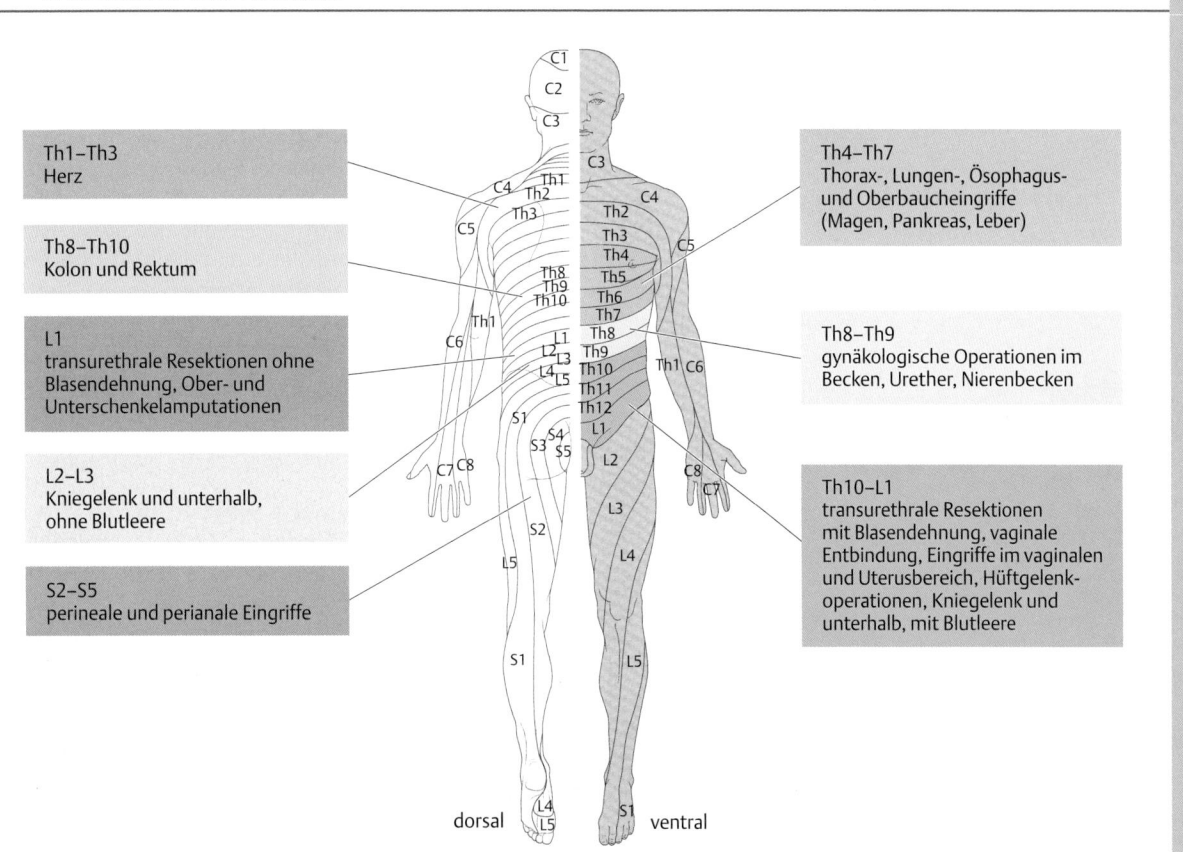

Th1–Th3
Herz

Th8–Th10
Kolon und Rektum

L1
transurethrale Resektionen ohne Blasendehnung, Ober- und Unterschenkelamputationen

L2–L3
Kniegelenk und unterhalb, ohne Blutleere

S2–S5
perineale und perianale Eingriffe

Th4–Th7
Thorax-, Lungen-, Ösophagus- und Oberbaucheingriffe (Magen, Pankreas, Leber)

Th8–Th9
gynäkologische Operationen im Becken, Urether, Nierenbecken

Th10–L1
transurethrale Resektionen mit Blasendehnung, vaginale Entbindung, Eingriffe im vaginalen und Uterusbereich, Hüftgelenkoperationen, Kniegelenk und unterhalb, mit Blutleere

dorsal   ventral

Die Epiduralanästhesie bewirkt eine hervorragende **postoperative Analgesie, frühzeitige postoperative Mobilisierung** und **sympathikolytische Wirkung am Darm.**

Eine **präventive Analgesie** kann das Risiko für die Entstehung chronischer postoperativer Schmerzen verringern.

▶ Merke

Die Epiduralanästhesie mit einer Kombination aus langwirksamen Lokalanästhetika wie Bupivacain oder Ropivacain und Sufentanil bewirkt eine hervorragende **postoperative** Analgesie, die i.d.R. mittels spezieller Pumpen als **patientenkontrollierte Epiduralanalgesie (PCEA)** fortgeführt wird. Dadurch werden eine **frühzeitige postoperative Mobilisierung** und aufgrund der **sympathikolytischen Wirkung am Darm** ein früherer Beginn mit enteraler Ernährung ermöglicht. Insgesamt bedeutet dies eine Verbesserung des postoperativen Outcomes nach großen abdominal- und thoraxchirurgischen Eingriffen.

Die epidurale Injektion von Analgetika vor Eintritt der Noxe, d.h. des Hautschnitts, wird als **präventive Analgesie** bezeichnet und kann das Risiko für die Entstehung chronischer postoperativer Schmerzen verringern.

▶ **Merke:** Der wesentliche Nutzen der TEA liegt in der **postoperativen Schmerztherapie.** Insbesondere kardiopulmonale Risikopatienten und Patienten nach ausgedehnten thorax- oder abdominalchirurgischen Eingriffen profitieren durch verbesserten pulmonalen Gasaustausch, frühere Mobilisation und enterale Ernährung sowie Reduktion postoperativer Komplikationen (z.B. Thromboembolien, Pneumonie) von der TEA.

7.6 Allgemein-/Viszeralchirurgische Eingriffe

7.6.1 Schilddrüse und Nebenschilddrüse

Eingriffe an der Schilddrüse

Indikationen: Operationen an der **Schilddrüse** werden bei euthyreoter (Jodmangel-)Struma, kalten Knoten, medikamentös eingestellter Hyperthyreose (heiße Knoten, Morbus Basedow) oder Tumoren (Schilddrüsenkarzinom, Lymphome, Metastasen) durchgeführt. Bei großen Strumen kann eine Operation an der Schilddrüse auch aufgrund von mechanischer Kompression der Trachea oder aus kosmetischen Gründen indiziert sein.

7.6 Allgemein-/Viszeralchirurgische Eingriffe

7.6.1 Schilddrüse und Nebenschilddrüse

Eingriffe an der Schilddrüse

Indikationen: Operationen an der **Schilddrüse** werden bei euthyreoter Struma, kalten Knoten, medikamentös eingestellter Hyperthyreose und Tumoren durchgeführt.

▶ Merke

▶ **Merke:** Wegen der Gefahr einer **thyreotoxischen Krise** bei unbehandelter Hyperthyreose oder eines **Myxödemkomas** bei Hypothyreose (s. Tab. **A-2.16**, S. 37) sollen operative Eingriffe grundsätzlich in **euthyreoter Stoffwechsellage** durchgeführt werden. Ausnahmen stellen die jodinduzierte Hyperthyreose, die Schwangerschaftsthyreotoxikose und die medikamentös nicht beherrschbare thyreotoxische Krise dar. Hier ist eine operative Notfallintervention erforderlich.

Vorbereitung: Präoperative Untersuchungen:
- Rö-Thorax
- EKG
- Labor: Schilddrüsenwerte
- HNO-Konsil (Funktion der Nn. recurrentes!)
- ggf. Tracheazielaufnahme.

Vorbereitung: Präoperativ sollten folgende **Untersuchungen** durchgeführt werden:
- Röntgen-Thorax
- Ruhe-EKG
- Labor: Bestimmung der Schilddrüsenwerte → sollten im Normbereich liegen, also TSH basal 0,3–3 mU/l, fT3 2,2–5,5 pg/ml, fT4 0,6–1,8 ng/ml
- HNO-Konsil zur Beurteilung der präoperativen Funktion der beiden Nn. recurrentes
- bei ausgedehnten Strumen zusätzlich Anfertigung einer Tracheazielaufnahme wegen möglicher strumabedingter Verlagerung der Trachea.

Anästhesiologisches Management:

Die **Augen** müssen **sorgfältig abgedeckt** werden (Abb. **B-7.3**). Die OP erfolgt in Allgemeinanästhesie (balancierte oder TIVA). Es wird mittels Spiraltubus oder Spezialtubus mit Rekurrensstimulation, bei Trachealverlagerung ggf. primär fiberoptisch intubiert. Vorsicht mit **Muskelrelaxanzien** bei Tracheomalazie!

Anästhesiologisches Management:

Vor Beginn der Operation müssen die **Augen sorgfältig abgedeckt** werden, um sie vor Druck und Austrocknung zu schützen (Abb. **B-7.3**). Schilddrüsenoperationen werden in Allgemeinanästhesie als **balancierte Anästhesie** oder **TIVA** durchgeführt. Die **Intubation** erfolgt mittels Spiraltubus oder Spezialtubus mit Rekurrensstimulation. Bei Trachealverlagerung kann primär die fiberoptische Intubation indiziert sein. Bei einer Tracheomalazie sollten **Muskelrelaxanzien** vorsichtig angewendet werden.

◉ B-7.3

⊙ B-7.3 | Operationssitus bei Schilddrüsenoperation

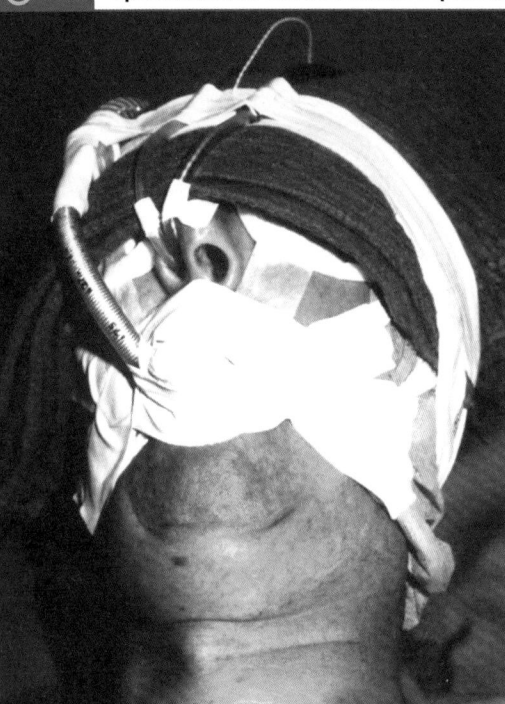

Die Augen sind mit Augen-
klappen vor Druck und
Austrocknung geschützt.
Endotrachealtubus, Magen-
sonde und Ösophagus-
stethoskop werden nach
kranial abgeleitet und mit
Klebepflaster gesichert.

▶ **Merke:** Wegen möglicher Rekurrensparese nach Schilddrüsen-OP muss die **Extubation in Reintubationsbereitschaft** erfolgen.

◀ Merke

Bei **Euthyreose** besteht kein erhöhtes Anästhesierisiko und ein Standardmonitoring ist i. d. R. ausreichend.

Besonderheiten beim anästhesiologischen Mangement bei Hyper- bzw. Hypothyreose:

- **Hyperthyreose:** Hier sollte präoperativ eine Euthyreose angestrebt werden (→ Thyreostatika, β-Blocker, Kortison zur Reduktion der Konversion von T4 zu T3). Ist dies nicht möglich (z. B. bei einer Notfall-OP), sind ein invasives Monitoring, Temperaturmessung, Relaxometrie und Rehydratation erforderlich. Anschließend folgt eine Überwachung auf der Intensivstation.
- **Hypothyreose:** Hier sollte präoperativ mittels Hormonsubstitution (auch am OP-Tag) eine euthyreote Stoffwechsellage angestrebt werden. Wegen möglicher Makroglossie muss mit Intubationsproblemen gerechnet werden. Die Narkoseeinleitung muss als **Rapid Sequence Induction** erfolgen, da die Patienten eine Gastroparese mit verzögerter Magenentleerung haben. Da Patienten mit Hypothyreose besonders empfindlich auf Sedativa und Muskelrelaxanzien reagieren, ist bei deren Anwendung Vorsicht geboten. Aufgrund der guten Steuerbarkeit empfehlen sich Desfluran und Remifentanil. Da hypothyreote Patienten durch eine Hypothermie gefährdet sind, ist zusätzlich zu einem invasiven Monitoring die engmaschige Temperaturmessung indiziert. Auf eine adäquate Rehydratation ist zu achten. Perioperativ sollte Kortison substituiert werden. Eine postoperative Intensivüberwachung ist einzuplanen.

Bei **Euthyreose** besteht kein erhöhtes Anästhesierisiko → Standardmonitoring.

Anästhesiologische Besonderheiten falls bei Hypo-/Hyperthyreose präoperativ keine euthyreote Stoffwechsellage erzielt werden kann:

- **Hyperthyreose:** Ein **invasives Monitoring**, Temperaturmessung, Relaxometrie und Rehydratation sind erforderlich.
- **Hypothyreose:** Bei Vorliegen einer Makroglossie ist eine erschwerte Intubation häufig. Aufgrund der Gastroparese (→ verzögerte Magenentleerung) ist eine **RSI** erforderlich. Wegen guter Steuerbarkeit empfehlen sich Narkosen mit Desfluran und Remifentanil. Ein **invasives Monitoring** und engmaschige Temperaturmessungen (Gefahr der Hypothermie) sind indiziert. Perioperativ sollte **Kortison** substituiert werden.

In beiden Fällen ist eine postoperative Überwachung auf der **Intensivstation** indiziert.

▶ **Merke:** Bei **Hyperthyreose** sind **Amiodaron** und **Aspirin®** **kontraindiziert**. Bei Amiodarin handelt es sich um eine jodhaltige Substanz, und Aspirin® verdrängt T4 aus der Proteinbindung.

◀ Merke

Eingriffe an der Nebenschilddrüse

▶Synonym

Eingriffe an der Nebenschilddrüse

Indikationen: Eingriffe an der **Neben-schilddrüse** erfolgen bei primärem Hyper-parathyreoidismus und selten aufgrund von Tumoren. Anästhesierelevante Verän-derungen sind Hyperkalzämie und EKG-Veränderungen.

Anästhesiologisches Management: Ope-rationen im Bereich der Nebenschilddrüse werden in Intubationsnarkose als **balan-cierte Anästhesie** oder **TIVA** durchgeführt. Bei Vorliegen eines Hyperparathyreoi-dismus sind intra- und postoperative Kalziumkontrollen wichtig.

▶ **Synonym:** Epithelkörperchen

Indikationen: Eingriffe an der **Nebenschilddrüse** erfolgen bei primärem Hyper-parathyreoidismus und selten aufgrund von Tumoren. Für die Anästhesie rele-vante Veränderungen i. R. eines primären Hyperparathyreoidismus sind Hyper-kalzämie (Gesamt-Kalzium > 2,6 mmol/l) und EKG-Veränderungen (Verkür-zung der PQ- und QT-Zeit), die nicht selten gemeinsam mit einer Niereninsuf-fizienz auftreten.

Anästhesiologisches Management: Operationen im Bereich der Nebenschild-drüse werden in Intubationsnarkose als **balancierte Anästhesie** oder **TIVA** durchgeführt. Bei Vorliegen eines Hyperparathyreoidismus sind intra- und postoperative Kalziumkontrollen wichtig. Bei Hyperkalzämie erfolgt eine for-cierte Diurese mit Furosemid bei gleichzeitiger Gabe von Vollelektrolytlösung und Kaliumsubstitution. Eine postoperative Intensivüberwachung ist einzupla-nen. Wegen möglicher **Rekurrensparese** muss in Reintubationsbereitschaft extubiert werden.

7.6.2 Ösophagus

Indikationen:
- Achalasie
- Divertikel
- Hiatushernien
- Tumoren
- Ösophagusperforation.

7.6.2 Ösophagus

Indikationen: Zu den möglichen Indikationen für operative Eingriffe am Öso-phagus gehören:
- Achalasie
- Divertikel (Zenker-Divertikel → Zugang vom Hals, Traktionsdivertikel → transthorakaler Zugang, epiphrenales Divertikel → Zugang von abdominal)
- Hiatushernien
- Tumoren (am häufigsten Ösophaguskarzinom)
- Ösophagusperforation.

Anästhesiologisches Management: Bei Refluxbeschwerden erfolgt eine Prämedi-kation mit **Protonenpumpen-Hemmern.**

Anästhesiologisches Management: Vor einer Hiatushernien-OP oder bei Refluxbeschwerden erfolgt eine Prämedikation mit **Protonenpumpen-Hem-mern** (z. B. Omeprazol).

▶Merke

▶ **Merke:** Eingriffe am Ösophagus bzw. an der Kardia des Magens sind vor allem durch eine erhöhte **Aspirationsgefahr** bei Narkoseeinleitung gekenn-zeichnet. Bei diesen Patienten wird deshalb eine **Rapid Sequence Induction** durchgeführt.

V. a. vor ausgedehnten Eingriffen ist prä-operativ eine optimale Behandlung even-tueller Begleiterkrankungen erforderlich. Ggf. ist eine ZVK-Anlage zur parenteralen Ernährung sowie Flüssigkeits- und Elektrolytsubstitution indiziert.

Bei Thorakotomie und Ein-Lungen-Beat-mung erfolgt die Intubation mit einem **Doppellumentubus**. Zur postoperativen Analgesie, Frühmobilisation des Patienten und Reduktion perioperativer Komplika-tionen empfiehlt sich die Anlage eines **Epiduralkatheters** (Abb. **B-7.4**).

Insbesondere vor ausgedehnten Eingriffen am Ösophagus ist präoperativ eine optimale Behandlung von spezifischen Begleiterkrankungen (z. B. COPD, KHK, Kardiomyopathie, Hepathopathie) wichtig. Bei erheblich reduziertem Ernäh-rungszustand oder Exsikkose, z. B. bei Ösophaguskarzinom, kann präoperativ die Anlage eines ZVK zur parenteralen Ernährung sowie Flüssigkeits- und Elek-trolytsubstitution indiziert sein.

Bei rechtsseitiger Thorakotomie und Ein-Lungen-Beatmung (z. B. bei trans-thorakaler Ösophagusresektion) erfolgt die Intubation mit einem linksläufigen **Doppellumentubus**. Standard bei Operationen am Ösophagus sind die **lachgas-freie balancierte Anästhesie** oder die **TIVA**. Zur postoperativen Analgesie, Frühmobilisation des Patienten und Reduktion perioperativer Komplikationen empfiehlt sich die Anlage eines **Epiduralkatheters** (Abb. **B-7.4**) in Höhe Th 4–5 vor Narkoseeinleitung. Auf eine strikte bedarfsadaptierte intra- und postopera-tive **Flüssigkeitsbilanzierung** ist zu achten.

▶Merke

▶ **Merke:** Bei Zwei-Höhlen-Eingriffen ist ein **invasives Monitoring** obligat. Die meist mehrstündigen Operationen mit entsprechenden Blutverlusten führen trotz intraoperativer Wärmezufuhr zu **postoperativer Hypothermie** bis 35 °C. Dies erfordert bis zum Erreichen der Normothermie eine **Nach-beatmung**.

B-7.4

> **B-7.4** Situs nach Anlage der thorakalen Epiduralanästhesie (hier Th 7/8) mit Untertunnelung des Katheters zur linken Seite und Annaht an der Austrittsstelle

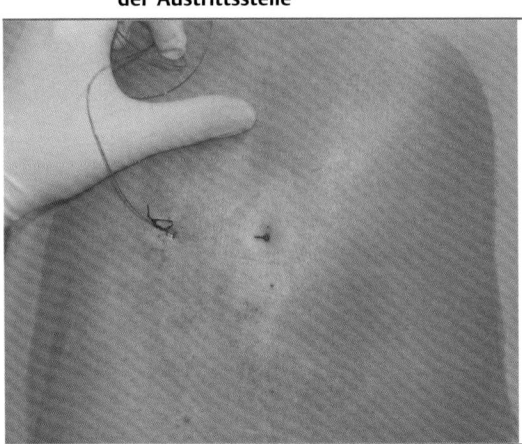

Postoperativ wird der Patient auf die operative Intensivstation verlegt.

Eine postoperative intensivmedizinische Überwachung ist erforderlich.

7.6.3 Magen und Duodenum

7.6.3 Magen und Duodenum

Indikationen: Mögliche Indikationen für operative Eingriffe an Magen oder Duodenum sind
- Ulkus,
- Blutung,
- Perforation,
- Karzinom und
- Adipositas per magna (→ z. B. Gastric banding).

Indikationen: Mögliche Indikationen sind
- Ulkus,
- Blutung,
- Perforation,
- Karzinom und
- Adipositas per magna (→ z. B. Gastric banding).

Anästhesiologisches Management: Patienten mit gastroösophagealer Refluxkrankheit erhalten eine Prämedikation mit Protonenpumpen-Hemmern (z. B. Omeprazol). Das Standardanästhesieverfahren bei Operationen im Bereich des Magens/Duodenums ist die **lachgasfreie balancierte Anästhesie**. Wie bei Operationen im Ösophagusbereich ist auch bei Eingriffen am Magen oder Duodenum die **Anlage eines Epiduralkatheters** (Höhe Th 6–7) vor Narkoseeinleitung vorteilhaft. Ein **ZVK** dient der perioperativen Überwachung und Flüssigkeitstherapie sowie der postoperativen parenteralen Ernährung. Die Art des **Monitorings** ist abhängig vom Umfang des Eingriffs und den Begleiterkrankungen des Patienten.

Anästhesiologisches Management: Standardverfahren bei Operationen im Bereich des Magens/Duodenums ist die **lachgasfreie balancierte Anästhesie**. Die Kombination mit einem Epiduralkatheter ist vorteilhaft. Zur perioperativen Überwachung, Flüssigkeitstherapie und postoperativen parenteralen Ernährung ist ein ZVK erforderlich. Das Monitoring richtet sich nach Umfang der OP und Begleiterkrankungen des Patienten.

> ▶ **Merke:** Eine **akute Blutung** und **Perforation** im Bereich von Magen und Duodenum erfordern eine notfallmäßige Versorgung. Die Gefahr einer **bronchopulmonalen Aspiration** und die Fremdbluttransfusion stehen im Vordergrund des anästhesiologischen Managements.

◀ Merke

Adipöse Patienten, die sich einem **laparoskopischen Gastric Banding** unterziehen (Abb. **B-7.5**), sind Risikopatienten, da sich die Risiken der Adipositas (s. S. 44) zu den pathophysiologischen Auswirkungen des Kapnoperitoneums (s. S. 144) addieren. Diese Patienten müssen vor Narkoseeinleitung ausreichend lange **präoxygeniert** werden. Alternativ kann eine **fiberoptische Intubation** in Lokalanästhesie indiziert sein. Als Narkoseverfahren eignen sich **TIVA** oder **balancierte Anästhesie mit Desfluran**, da dieses am besten steuerbar ist (kein Lachgas!). Ein invasives Monitoring oder TEE ist obligat. Bei kardiozirkulatorischen Komplikationen oder Problemen bei der Beatmung muss auf eine Laparotomie umgestiegen werden.

Beim **lapararoskopischen Gastric Banding** (Abb. **B-7.5**) addieren sich die Risiken der Adipositas zu den pathophysiologischen Auswirkungen des Kapnoperitoneums. Vor Intubation muss ausreichend lange präoxygeniert werden. Ggf. ist eine fiberoptische Intubation indiziert. Als Narkoseverfahren eignen sich **TIVA** oder **balancierte Anästhesie mit Desfluran**. Ein invasives Monitoring oder TEE ist obligat.

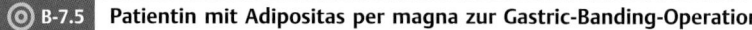

⊚ B-7.5

⊚ B-7.5   **Patientin mit Adipositas per magna zur Gastric-Banding-Operation**

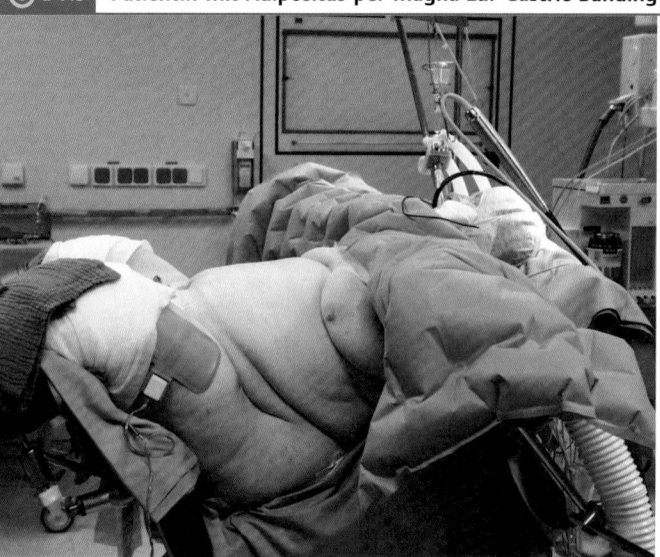

Operation in halbsitzender Position, Monitoring u. a. mit TEE.
Konvektive Wärmung an der oberen Körperhälfte mittels Wärmedecke.

▶ Merke

▶ **Merke:** Aufgrund von erhöhter Aspirationsgefahr und schnellem Abfall der O_2-Sättigung unter Narkoseeinleitung werden **adipöse Patienten** in **Oberkörperhochlagerung** und mittels **Rapid Sequence Induction** eingeleitet.

7.6.4 Dünn- und Dickdarm

Eingriffe am Dünndarm

Indikationen: Häufige Indikationen für Operationen im Dünndarmbereich sind
- Divertikel,
- Bridenileus,
- chronisch-entzündliche Darmerkrankungen und
- Tumoren.

Anästhesiologisches Management bei akutem Abdomen am Beispiel eines Ileus: Die Hauptrisiken bei der Narkoseeinleitung bestehen in der **Aspiration** und **Kreislaufdepression**. Es ist mindestens ein möglichst **großlumiger peripher-venöser Zugang** erforderlich, außerdem muss spätestens vor Narkoseeinleitung eine **Magensonde** gelegt werden. Die Narkoseeinleitung erfolgt mittels **Rapid Sequence Induction** (s. S. 196).

7.6.4 Dünn- und Dickdarm

Eingriffe am Dünndarm

Indikationen: Häufige Indikationen für Operationen im Dünndarmbereich sind
- **Divertikel** (Meckel-Divertikel) → Divertikulitis, Ileus, Blutung, Perforation mit Peritonitis,
- **Bridenileus** nach intraabdominellen Verwachsungen,
- **chronisch-entzündliche Darmerkrankungen** (z. B. Morbus Crohn) → bei Fistelbildung, Stenosen und Abszessen elektive Operation, bei Perforation und Ileus Notfall-OP,
- **Tumoren** (Hämangiome, Myome, Karzinome, Sarkome).

Anästhesiologisches Management bei akutem Abdomen am Beispiel eines Ileus: Patienten mit einem **Ileus** weisen aufgrund von Volumenverschiebungen in das Darmlumen einen erheblichen intravasalen Volumenmangel auf. Die **Hypovolämie** führt zu erniedrigten Füllungsdrücken des Herzens und im fortgeschrittenen Stadium zu einer arteriellen Hypotension. Häufig finden sich zusätzlich **Elektrolytverschiebungen** (Hypokaliämie) und eine **metabolische Azidose**. Die Hauptrisiken bei der Narkoseeinleitung eines Patienten mit akutem Abdomen bestehen in der **Aspiration** und **Kreislaufdepression**. Um das perioperative Risiko der Notfalloperation bei akutem Abdomen zu reduzieren, sollte präoperativ trotz der limitierten Zeit eine Basisversorgung des Patienten erfolgen. Hierzu zählt die Anlage eines möglichst **großlumigen peripher-venösen Zugangs**, der auch zur Blutabnahme für die Bestimmung der wichtigsten Laborparameter (Hb, Elektrolyte, Gerinnung) und der Blutgruppe, für die Abnahme von Kreuzblut sowie zur Infusion von Elektrolytlösungen genutzt werden kann. Bei Ileussymptomatik wird spätestens vor Narkoseeinleitung eine **Magensonde** zur Entlastung des oberen Gastrointestinaltraktes gelegt. Die Narkoseeinleitung erfolgt mittels **Rapid Sequence Induction** (s. S. 196).

Bei **Kontraindikationen gegen Succinylcholin** wird ein nicht depolarisierendes Relaxans mit schnellem Wirkungseintritt, wie z. B. **Rocuronium** (1,0–1,2 mg/ kgKG) eingesetzt. Während des gesamten Vorgangs der RSI muss ein suffizientes Absaugsystem betriebsbereit zur Verfügung stehen. Ist eine erschwerte Intubation zu erwarten, sollte primär die **fiberoptische Wachintubation** in Lokalanästhesie angestrebt werden.

Die **bronchopulmonale Aspiration** von **saurem** Mageninhalt (pH < 3,5) stellt eine schwerwiegende Komplikation während der Narkoseeinleitung dar. Die ungünstigste Verlaufsform stellt das **Mendelson-Syndrom** dar, eine chemische Pneumonitis mit massiver Bronchospastik und gravierender Störung des Gasaustauschs. Die kritische Grenze für schwere Aspirationsreaktionen scheint bei Volumina > 0,8 ml/kg KG und einem pH < 3,5 zu liegen.

Anästhesiologisches Management bei chronisch-entzündlichen Erkrankungen im Bereich des Dünndarms: Gravierende Normwertabweichungen bei den Laborwerten (Anämie, Elektrolytstörungen, Koagulopathie) müssen präoperativ ausgeglichen werden. Bei gleichzeitig vorliegender **Arthritis im Kiefergelenkbereich** kann eine **fiberoptische Intubation** indiziert sein. Über einen **ZVK** kann der Patient parenteral ernährt werden. Postoperativ ist nach Anlage einer **Dünndarmsonde** auch eine enterale Ernährung möglich. Perioperativ ist die Kortisongabe abhängig von der präoperativen Kortisondosis zu erhöhen (Tab. **B-7.2**, S. 333), sonst kann eine **Addison-Krise** drohen.

Anästhesiologisches Management bei Tumoren: Hämangiome, Myome, Karzinome und Sarkome sind im Dünndarmbereich selten. Das **Karzinoid** ist der häufigste semimaligne Tumor, es befindet sich zu nahezu 50 % in der Appendix des Zökums, seltener in Bronchien oder Ovarien. Nachfolgend werden die anästhesiologischen Besonderheiten bei der Operation eines Karzinoids beschrieben.

> ▶ **Merke:** Bei einem Karzinoid kommt es durch die Ausschüttung von **Serotonin, Histamin, Bradykinin** und **Prostaglandin** nach Filialisierung in die Leber, die ansonsten einen Großteil der freigesetzten Substanzen metabolisiert, zu Diarrhö, asthmoiden Beschwerden, Flush, Hyperglykämie und Hypalbuminämie.

Am rechten Herzen kann im Rahmen eines Karzinoids eine **Trikuspidalinsuffizienz** oder **Pulmonalstenose** bestehen. Die präoperative Untersuchung schließt daher **Spirometrie, arterielle Blutgasanalyse** und **Echokardiographie** ein. Präoperativ ist auf eine ausreichende **Hydrierung** zu achten. Intraoperativ dient die adäquate **Volumensubstitution** der Vermeidung von Blutdruckabfällen. Zur Narkoseeinleitung werden H_1- und H_2-Blocker sowie **Serotonin-Antagonisten** verabreicht. Medikamente, die zu einer Histaminliberation führen (Morphin, bestimmte Muskelrelaxanzien), sind zu vermeiden. **Cisatracurium** und **Rocuronium** eignen sich wegen fehlender Histaminfreisetzung zur Muskelrelaxierung. Die Operation wird in **Allgemeinanästhesie** unter einem **erweiterten invasiven Monitoring** (inklusive Pulmonaliskatheter) durchgeführt. Postoperativ schließt sich eine Überwachung auf der Intensivstation an.

Eingriffe am Dickdarm

Indikationen: Eingriffe am Dickdarm erfolgen aufgrund **entzündlicher Erkrankungen** (Divertikulits, Appendizitis, Colitis ulcerosa), **Verletzungen** (Perforation) oder **Tumoren** (Kolon- und Rektumkarzinom). Neben elektiven Operationen werden zahlreiche Eingriffe am Dickdarm wegen akuter Komplikationen notfallmäßig durchgeführt. Akute und chronisch-entzündliche Dickdarmerkrankungen können z. B. zur Darmperforation mit Peritonitis führen.

Anästhesiologisches Management: Eingriffe im Dickdarmbereich werden in Intubationsnarkose als **balancierte lachgasfreie Anästhesie** oder **TIVA** (v. a. bei

Bei **Kontraindikationen gegen Succinylcholin** kann **Rocuronium** eingesetzt werden. Ist eine schwierige Intubation zu erwarten, sollte primär **fiberoptisch** intubiert werden.

Die **bronchopulmonale Aspiration** von **saurem** Mageninhalt stellt eine schwerwiegende Komplikation während der Narkoseeinleitung dar.

Anästhesiologisches Management bei chronisch-entzündlichen Erkrankungen im Bereich des Dünndarms: Gravierende Laborwertabweichungen müssen präoperativ ausgeglichen werden. Perioperativ ist auf eine adäquate Kortisonsubstitution (Tab. **B-7.2**, S. 333) zu achten.

Anästhesiologisches Management bei Tumoren: Nachfolgend werden die anästhesiologischen Besonderheiten bei der Operation eines Karzinoids beschrieben.

◀ Merke

Präoperativ werden **Spirometrie, arterielle Blutgasanalyse** und **Echokardiographie** durchgeführt.

Beim **Karzinoid** ist präoperativ auf eine ausreichende **Hydrierung** zu achten. Zur Narkoseeinleitung werden H_1- und H_2-Blocker sowie **Serotonin-Antagonisten** verabreicht.

Eingriffe am Dickdarm

Indikationen: Eingriffe am Dickdarm erfolgen aufgrund **entzündlicher Erkrankungen, Verletzungen** oder **Tumoren.**

Anästhesiologisches Management: Eingriffe im Dickdarmbereich werden in Intubationsnarkose als **balancierte lachgas-**

B-7.6

| B-7.6 | **Fast-track Surgery** |

Aufklärungsgespräch über Verfahren inkl. Entlassung ab 3. postoperativem Tag

↓

verkürzte präoperative Nüchternheit, PONV-Prophylaxe

↓

TEA mit LA/Opioid, zusätzlich Nichtopioid für 2 Tage

↓

Intubationsnarkose als TIVA oder balancierte Anästhesie (Desfluran)

↓

Extubation und Entfernen der Magensonde am OP-Ende

↓

reduzierte Infusionsmenge perioperativ, Tee ab 2 h postoperativ, danach 2 Joghurt oder Proteindrinks, ab 5 h postoperativ Mobilisation im Stuhl oder Laufen

↓

1.–2. postoperativer Tag: TEA plus Nichtopioid, trinken, Vollkost, Mobilisation 8 h

↓

ab 3. postoperativem Tag: Entlassung, Wiedervorstellung am 8. postoperativen Tag

---

freie Anästhesie oder **TIVA** (v. a. bei laparoskopischen Eingriffen) durchgeführt. Eine **thorakale Epiduralanästhesie** bewirkt eine optimale postoperative Analgesie, Stimulation der Darmdurchblutung und Verbesserung der Darmmotilität durch Sympathikolyse.

laparoskopischen Eingriffen) durchgeführt. Ein **invasives Monitoring** mit ZVK und ggf. arterieller Blutdruckmessung ist obligat, zudem werden eine Magensonde und ein Blasenkatheter gelegt. Wegen eines zu erwartenden erhöhten Blutverlusts bei Rektumresektionen ist präoperativ die Blutgruppe zu bestimmen, außerdem sind großlumige Zugänge anzulegen sowie Erythrozytenkonzentrate und FFP bereitzustellen. Eine **thorakale Epiduralanästhesie** (Höhe Th 8–10) bewirkt eine optimale postoperative Analgesie, Stimulation der Darmdurchblutung und Verbesserung der Darmmotilität durch Sympathikolyse.

▶ Merke

▶ **Merke: Fast-track Surgery** in der Kolonchirurgie bedeutet ein multimodales interdisziplinäres Konzept aus verkürzter prä- und postoperativer Nahrungskarenz, optimierter perioperativer Analgesie, reduzierter parenteraler Flüssigkeitsapplikation und forcierter Mobilisation des Patienten. Hierdurch können das Outcome nach Kolonresektion verbessert, die Hospitalisationsdauer verkürzt und die Kosten gesenkt werden (Abb. **B-7.6**).

Bei Verdacht auf **Peritonitis:**
- Verlegung auf die Intensivstation in intubiertem und beatmetem Zustand
- breite antibiotische Abdeckung
- ggf. tägliche Inspektion, Lavage und Verzicht auf Verschluss des Abdomens.

Bei Verdacht auf **Peritonitis** erfolgt eine Verlegung auf die Intensivstation in intubiertem und beatmetem Zustand. Eine breite antibiotische Abdeckung ist indiziert. Ggf. ist für eine tägliche Inspektion und Lavage auf einen Verschluss des Abdomens zu verzichten.

Eingriffe in der Analregion

Eingriffe in der Analregion

Indikationen:
- Hämorrhoiden
- Abszesse
- Analkarzinome.

Indikationen: Hierzu gehören:
- Hämorrhoiden
- Abszesse
- Analkarzinome (→ kryochirurgische Versorgung).

Anästhesiologisches Management: Die Eingriffe können in **Spinalanästhesie** unter Verwendung eines hyperbaren Lokalanästhetikums (sog. **Sattelblock**) oder in **Larynxmaskennarkose** durchgeführt werden. Die Kombination aus hyperbarem Lokalanästhetikum und Steinschnittlagerung bringt des Öfteren (v. a. bei Lidocain) sog. **transitorische neurologische Symptome (TNS)** mit sich → Therapie mit NSAID.

Anästhesiologisches Management: Die Eingriffe können in **Spinalanästhesie** unter Verwendung eines hyperbaren Lokalanästhetikums (sog. **Sattelblock**) oder in **Larynxmaskennarkose** durchgeführt werden. Die Kombination aus hyperbarem Lokalanästhetikum und Steinschnittlagerung scheint eine sakrale Maldistribution des Lokalanästhetikums zu begünstigen. In der Folge treten oftmals sog. **transitorische neurologische Symptome (TNS)** auf: Die Patienten haben mehrere Tage andauernde, ins Gesäß ausstrahlende Nervenschmerzen. Diese TNS sind besonders häufig nach Anwendung von hyperbarem Lidocain, am seltensten kommen sie nach Applikation von Bupivacain vor. Die Prognose der TNS ist gut, therapeutisch werden über einige Tage nichtsteroidale Antiphlogistika eingesetzt.

> ▶ **Merke:** Operationen im Analbereich sind sehr schmerzhaft und können bei unzureichender Allgemeinanästhesie einen **Laryngospasmus** auslösen.

◀ Merke

7.6.5 Pankreas

Indikationen: Operative Eingriffe am Pankreas werden bei Tumoren, chronischer Pankreatitis oder bei intraabdominellen Verletzungen polytraumatisierter Patienten (hier oftmals Kombination mit Leber-, Milz- oder Magenläsionen) durchgeführt.

Anästhesiologisches Management: Ausgedehnte Operationen am Pankreas (z. B. Operation nach Whipple oder Pankreasresektion unter Erhaltung des Duodenums) erfolgen in **Allgemeinanästhesie**. Sie erfordern ein **invasives Monitoring** sowie aufgrund der Volumenverluste ein Infusions- und Transfusionskonzept mit Kristalloiden, Kolloiden (HES) und Erythrozytenkonzentraten und eine sorgfältige Bilanzierung. Postoperativ muss der Patient auf der Intensivstation überwacht werden. Eine vor Narkoseeinleitung angelegte **thorakale Epiduralanästhesie** mit Kathetertechnik ermöglicht eine suffiziente postoperative Analgesie. Postoperativ muss der Patient zunächst parenteral ernährt werden, wobei eine frühzeitige enterale Ernährung anzustreben ist.

> ▶ **Merke:** Bei **Pankreasschwanzresektion** kann postoperativ ein **insulinpflichtiger Diabetes mellitus** drohen.

7.6.6 Leber und Gallenblase

Eingriffe an der Leber

Indikationen: Mögliche Indikationen für Operationen an der Leber zeigt Tab. **B-7.3**. Informationen zu den anästhesiologischen Besonderheiten bei Lebertransplantation finden Sie ab S. 413.

> ▶ **Merke: Elektiveingriffe** müssen bei akuten Erkrankungen der Leber (z. B. Hepatitis) verschoben werden.

Vorbereitung: Die präoperative Leberfunktion des Patienten bestimmt die Behandlung operationsrelevanter Mangelzustände (z. B. Substitution von Gerinnungsfaktoren), die Operationsmöglichkeiten, die Auswahl des Anästhesieverfahrens und den Umfang des Monitorings. Deshalb müssen präoperativ verschiedene **Laborparameter** bestimmt werden: Cholinesterase (CHE), Gerinnungsfaktoren, Antithrombin III und Albumin sind Indikatoren für die Syntheseleistung der Leber und erlauben Rückschlüsse auf das Ausmaß der funktionellen Leberschädigung. Ein Anstieg der Transaminasen zeigt einen Leberzellschaden an.

≣ **B-7.3** Indikationen für Eingriffe an der Leber

Infektion	Trauma	benigne Tumoren	maligne Tumoren
● Abszess (Bakterien, Pilze, Amöben) ● Echinokokkuszysten	● Ruptur ● Perforation	● Adenom ● fokal noduläre Hyperplasie (FNH) ● Hämangiom ● Kavernom	● Klatskin-Tumor ● cholangiozelluläres Karzinom ● hepatozelluläres Karzinom ● Metastasen

Der **MEGX-Test** (Bestimmung der Serumkonzentration von Monoethylglycinxylidid [MEGX, ein Abbauprodukt von Lidocain] nach Lidocain-Injektion) und die **Indocyanin-Clearance** geben vor Leberteilresektionen einen Anhalt über die metabolische Funktion der Leber.

▶ **Merke:** Gerinnungsstörungen manifestieren sich in einer **Abnahme der Vitamin-K-abhängigen Gerinnungsfaktoren**, einer **Erniedrigung der AT-III-Spiegel** und einer durch die Splenomegalie bedingten **Thrombozytopenie**.

Anästhesiologisches Management:

Anästhesiologisches Management:

Tumoren, Abszesse, Zysten: Große Eingriffe an der Leber erfolgen in **Allgemeinanästhesie** mit **invasivem Monitoring**. Intraoperativ ist während der Präparation und Resektion der Leber der **ZVD niedrig** zu halten.

Tumoren, Abszesse, Zysten: Elektive Leberteilresektionen bei Patienten mit primären und sekundären Lebertumoren, Zysten oder Abszessen werden in **Allgemeinanästhesie** mit einem **invasiven Monitoring** durchgeführt. Intraoperativ ist während der Präparation und Resektion der Leber auf eine zurückhaltende Infusionstherapie **(niedriger ZVD)** zu achten, um eine Leberschwellung zu vermeiden. Daher sind ein invasives Monitoring über einen ZVK und eine arterielle Kanüle obligat (Abb. **B-7.7**).

Leberruptur: Hier ist mit erheblichen Blutverlusten zu rechnen → bei benignen Lebererkrankung ist eine maschinelle Autotransfusion indiziert.

Leberruptur: Bei polytraumatisierten Patienten mit Leberruptur ist mit erheblichen Blutverlusten zu rechnen. Bei Operationen **benigner Lebererkrankungen** ist die maschinelle Autotransfusion (MAT) zur Reduktion des Fremdblutbedarfs indiziert.

Leberzirrhose: Patienten mit Leberzirrhose und **hepatischer Enzephalopathie** sollten keine Prämedikation erhalten. Die Operation erfolgt in **Allgemeinanästhesie mit erweitertem invasivem Monitoring**; es müssen ausreichend Blutkomponenten bereitgestellt sein. Die postoperative Überwachung und Nachbehandlung erfolgt auf der Intensivstation.

Leberzirrhose: Patienten mit Leberzirrhose und **hepatischer Enzephalopathie** sollten keine Prämedikation erhalten. Die Operation erfolgt in **Allgemeinanästhesie mit erweitertem invasivem Monitoring** (ZVK, arterielle Kanüle, PAK). Eine rechtzeitige und ausreichende Bereitstellung von Blutkomponenten (Erythrozyten- und Thrombozytenkonzentrate, FFP) muss gewährleistet sein. Typische **kardiorespiratorische Veränderungen bei Leberzirrhose** sind eine Hyperzirkulation (HZV 8–10 l/Minute), eine Hypotension aufgrund eines erniedrigten systemischen Gefäßwiderstands und eine durch pulmonale Shunts bedingte arterielle Hypoxie.
Die postoperative Überwachung und Nachbehandlung erfolgt auf der Intensivstation (Gefahr der Hypothermie, rechtsseitige Pleuraergüsse, Atelektasen!).

◎ B-7.7

◎ B-7.7 **Patient in Intubationsnarkose zur Leberteilresektion**

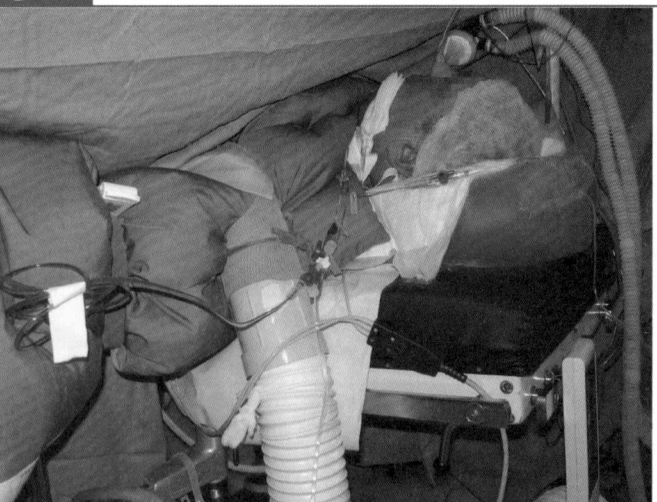

Der ZVD wird kontinuierlich über ein Drucksystem gemessen, das am ZVK (Dreilumenkatheter in der V. jugularis links) angeschlossen ist.
Zur Verhinderung einer Hypothermie liegt der Patient unter einer Wärmedecke (→ Warmluftzuleitung in der unteren Bildmitte).

▶ **Merke:** Nach **ausgedehnter Leberresektion** muss eine engmaschige Kontrolle von Leberenzymen, Blutzucker, Gerinnungsstatus, Nierenfunktion und Vigilanz des Patienten erfolgen, um eine beginnende Insuffizienz der Restleber rechtzeitig erkennen zu können.

◀ Merke

Eingriffe an der Gallenblase

Indikationen: Der häufigste operative Eingriff an der Gallenblase ist die laparoskopische Cholezystektomie bei **chronischer Cholezystolithiasis**. Bei **stenosierenden Prozessen** im Bereich der Gallenwege handelt es sich meist um inoperable **Tumoren von Gallenblase, Leberpforte oder Pankreas**, die mit einer palliativen biliodigestiven Anastomose versorgt werden.

Anästhesiologisches Management: Die laparoskopische (und auch offene) **Cholezystektomie** erfolgt in **Intubationsnarkose** (balancierte Anästhesie oder TIVA) mit einem an Alter und Vorerkrankungen des Patienten adaptierten Monitoring (invasiv mit ZVK und arteriellem Zugang).
Patienten mit den o. g. Tumorerkrankungen zeigen häufig einen deutlich reduzierten Allgemeinzustand mit Ikterus, Hyperbilirubinämie und Gewichtsverlust.

Eingriffe an der Gallenblase

Indikationen: Hierzu gehören:
- chronische Cholezystolithiasis
- Tumoren von Gallenblase, Leberpforte oder Pankreas.

Anästhesiologisches Management: Die Cholezystektomie erfolgt in **Intubationsnarkose.** Der Umfang des Monitorings richtet sich nach Alter und Vorerkrankungen des Patienten.

7.6.7 Milz

Indikationen: Hierzu gehören u. a.:
- traumatische Milzruptur
- hämatologische Erkrankungen
- maligne Milztumoren
- Milzvenenthrombose
- große Zystenmilz.

Traumatische Milzrupturen als häufige Begleitverletzung bei einem Polytrauma sind wegen massiver intraabdomineller Blutung meist lebensbedrohlich und erfordern die notfallmäßige Splenektomie.

Eine elektive Entfernung der Milz **(Splenektomie)** wird u. a. bei hämatologischen Erkrankungen und Tumoren durchgeführt. Eine Splenomeglie geht meist mit einer **Thrombozytopenie** einher, bisweilen kann ein großer Milztumor den intraabdominellen Druck und damit das Aspirationsrisiko erhöhen.

Anästhesiologisches Management: Bei einer Milzruptur muss bei massiver intraabdomineller Blutung in kürzester Zeit ein großes Volumen mit Kristalloiden, Kolloiden sowie Transfusion von Erythrozytenkonzentraten substituiert werden. Die offene oder laparoskopische Splenektomie erfolgt in **Intubationsnarkose** unter **Antibiotikaprophylaxe** mit einem an Alter und Vorerkrankungen des Patienten adaptierten Monitoring.

7.6.7 Milz

Indikationen:
- traumatische Milzruptur
- hämatologische Erkrankungen
- maligne Milztumoren
- Milzvenenthrombose
- große Zystenmilz.

Traumatische Milzrupturen bei Polytrauma sind wegen massiver Blutungen meist lebensbedrohlich und erfordern eine Notfall-Splenektomie.

Eine elektive **Splenektomie** wird bei hämatologischen Erkrankungen und Tumoren durchgeführt.

Anästhesiologisches Management: Die Splenektomie erfolgt in **Intubationsnarkose** unter **Antibiotikaprophylaxe.**

▶ **Merke: Splenektomierte Patienten** haben ein erhöhtes Risiko für foudroyant verlaufende bakterielle Infektionen (v. a. durch **Pneumokokken**). Deshalb werden Kinder > 2 Jahre und immunsupprimierte Patienten gegen Pneumokokken geimpft. Außerdem haben splenektomierte Patienten, bedingt durch eine **Thrombozytose**, ein erhöhtes Risiko für **thromboembolische Ereignisse** (→ verstärkte perioperative Thromboseprophylaxe, z. B. Fragmin P forte®!).

◀ Merke

7.6.8 Bauchwand

Die operative Versorgung von **Hernien** (Leisten-, Femoral-, Umbilikal-, Narbenhernien) gehört zu den häufigsten Eingriffen in der Abdominalchirurgie. Hernien kommen in jedem Alter vor und können laparoskopisch oder „offenchirurgisch" versorgt werden.

7.6.8 Bauchwand

Operationen von **Leisten-, Femoral-, Umbilikal- und Narbenhernien** gehören zu den häufigsten abdominalchirurgischen Eingriffen.

Indikationen: Wegen der **Inkarzertions-gefahr** sollten o. g. Hernien immer operativ versorgt werden.

Anästhesiologisches Management: **Offene Herniotomien** werden in Spinalanästhesie oder unter Larynxmaskennarkose durchgeführt, **laparoskopische Herniotomien** erfolgen in Allgemeinanästhesie mit Intubation. Bei Frühgeborenen und ältere Risikopatienten ist die Spinalanästhesie von Vorteil.

7.6.9 Nebenniere

Nebennierenmark

Indikation: Phäochromozytom.

Anästhesiologisches Management: Informationen zur präoperativen Therapie s.S. 40. Eine ausreichend starke Prämedikaiton ist erforderlich. Die Operation wird in **balancierter Anästhesie** mit **invasivem Monitoring** inklusive TEE oder Pulmonalarterienkatheter durchgeführt. Wegen der Gefahr postoperativer Hyper- bzw. Hypotension und Hypoglykämie erfolgt eine Verlegung auf die Intensivstation.

Nebennierenrinde

Indikationen: Hierzu gehören:
- Nebennierenrindenkarzinom
- hormonproduzierende Adenome der Nebennierenrinde.

Anästhesiologisches Management: Informationen zum perioperativen Management s.S. 40 (Cushing-Syndrom) bzw. s.S. 41 (Conn-Syndrom). Es wird in **Intubationsnarkose** unter **invasivem Monitoring** operiert.

7.7   Thoraxchirurgische Eingriffe

Indikationen: Die meisten Operationen im Bereich von Pleura und Lunge werden aufgrund von **malignen Tumoren** durchgeführt.

Vorbereitung: Aufgrund der hohen Anzahl an Komorbiditäten maligner Tumoren, der regelhaft notwendigen intraoperativen Ein-Lungen-Beatmung und einer erhöhten postoperativen Komplikationsrate ist eine intensive Vorbereitung nötig.

Indikationen: Die Indikation für eine operative Versorgung von Leisten-, Femoral-, Umbilikal-, Narbenhernien ist aufgrund der **Gefahr einer Darminkarzeration** bereits bei **Diagnosestellung** gegeben.

Anästhesiologisches Management:
- Die „offen-chirurgische" Versorgung von Hernien erfolgt bevorzugt in Spinalanästhesie oder unter Larynxmaskennarkose.
- Laparoskopische Herniotomien erfolgen in Allgemeinanästhesie mit Intubation.
- Bei Frühgeborenen und älteren Risikopatienten bietet die Spinalanästhesie Vorteile wegen fehlender Beeinflussung zerebraler und respiratorischer Funktionen.
- Ein Standardmonitoring ist hier i. d. R. ausreichend.

7.6.9 Nebenniere

Nebennierenmark

Indikation: Bei Vorliegen eines **Phäochromozytoms** ist immer die Indikation zur Operation gegeben.

Anästhesiologisches Management: Informationen zur präoperativen Therapie s.S. 40. Vor der Operation müssen die Patienten ausreichend stark prämediziert werden. Auf regionalanästhesiologische Verfahren (thorakale Epiduralanästhesie) sollte wegen der Gefahr von Blutdruckabfällen eher verzichtet werden. Die Operation wird in **balancierter Anästhesie** mit **invasivem Monitoring** inklusive transösophagealer Echokardiographie oder Pulmonalarterienkatheter durchgeführt. Intraoperativ werden bei Blutdruckspitzen Natrium-Nitroprussid (2–10 µg/kg KG/min), bei Tachykardien Esmolol (50–100 mg) und bei ventrikulären Rhythmusstörungen Lidocain (50–100 mg) verabreicht. Wegen der Gefahr postoperativer Hyper- bzw. Hypotension und Hypoglykämie erfolgt eine Verlegung auf die Intensivstation.

Nebennierenrinde

Indikationen: Hierzu gehören:
- Nebennierenrindenkarzinom
- hormonproduzierende Adenome der Nebennierenrinde (→ u. a. Morbus Cushing, Morbus Conn/primärer Hyperaldosteronismus).

Anästhesiologisches Management: Informationen zum perioperativen Management des Cushing-Syndroms s.S. 40 und des Conn-Syndroms s.S. 41. Die Operationen werden in Intubationsnarkose als **balancierte Anästhesie oder TIVA** durchgeführt. Dabei ist ein **invasives Monitoring** (ZVK, arterielle Kanüle) erforderlich.

7.7   Thoraxchirurgische Eingriffe

Indikationen: Die meisten Operationen im Bereich von Pleura und Lunge werden aufgrund von **malignen Tumoren** (z. B. Bronchialkarzinom, Pleuramesotheliom, Lungenmetastasen) durchgeführt. Zu den **selteneren Indikationen** gehören: Lungenemphysem, Lungenabszess, Bronchiektasen, Pleuraempyem, Pneumothorax und Hämatothorax.

Vorbereitung: Aufgrund der hohen Anzahl an Komorbiditäten maligner Tumoren (COPD, Emphysem, Cor pulmonale), der regelhaft notwendigen intraoperativen Ein-Lungen-Beatmung und einer erhöhten postoperativen Komplikationsrate (Ateminsuffizienz, Pneumonie, Atelektase, Pleuraergüsse) müssen diese Patienten besonders intensiv voruntersucht und präoperativ vorbereitet werden.

▶ **Merke:** Jeder intrathorakale Eingriff bedeutet zusätzlich eine (zumindest zeitlich begrenzte) Einschränkung der Lungenfunktion.

◀ Merke

Wichtige Voruntersuchungen neben der **Anamneseerhebung** mit Beurteilung der körperlichen Belastbarkeit sind **Spirometrie** mit **arterieller Blutgasanalyse** (BGA), **bildgebende Verfahren** wie Röntgen und CT von Lunge und Thorax, **Perfusionsszintigraphie** und **kardiologische Untersuchung**. Die wichtigsten Untersuchungsmethoden und die gemessenen Parameter, die jeweils auf Alter, Geschlecht und Größe des Patienten bezogen werden müssen, sind in Tab. **B-7.4** zusammengefasst.

Vor einer Lungenresektion wird der drohende Funktionsverlust anhand dieser Parameter und nach bestimmten Formeln errechnet, z. B. bei Resektion des linken Oberlappens (5 Segmente) bei insgesamt 19 Segmenten (beide Lungen):

Funktionsverlust [%] = 100% − [(19 − 5) 19 × 100%] = 26%.

Eine präoperative Verbesserung der Lungenfunktion dieser Hochrisikopatienten wird entsprechend den in Tab. **B-7.1**, S. 332 dargestellten Therapieoptionen versucht. Kardiologisch werden die Patienten, vor allem bei Bestehen eines Cor pulmonale mit ACE-Hemmern, AT-II-Antagonisten, Kalziumantagonisten, PDE-Hemmern und Diuretika eingestellt. Eine vorbestehende pulmonale Hypertonie wird sich aufgrund der hypoxischen pulmonalen Vasokonstriktion nach Lungenresektion verschlechtern.

Wichtige Voruntersuchungen sind **Spirometrie** mit **arterieller Blutgasanalyse**, **bildgebende Verfahren** (Röntgen und CT von Lunge und Thorax), **Perfusionsszintigraphie** und **kardiologische Untersuchung** (Tab. B-7.4).

Vor einer Lungenresektion wird der drohende Funktionsverlust anhand dieser Parameter und nach bestimmten Formeln errechnet.

Eine präoperative Verbesserung der Lungenfunktion dieser Hochrisikopatienten wird entsprechend den in Tab. B-7.1, S. 332 dargestellten Therapieoptionen versucht.

▶ **Merke:** Lungenresektionen führen zu einem **Funktionsverlust in der Restlunge**, der erst ca. 6 Monate postoperativ vollständig kompensiert ist. Eine Pneumonektomie führt zu einer dauerhaften Funktionsminderung der Lunge von ca. 33%.

◀ Merke

≡ **B-7.4** **Diagnostische Methoden und Parameter zur Beurteilung der Operabilität der Lunge**

≡ B-7.4

pulmonologisch	*kardiologisch*
▪ **Spirometrie** oder **Bodyplethysmographie:** – FEV1 (Tiffeneau-Test) (OP-Voraussetzung: > 40% vor Lungenteilresektion, > 80% vor Pneumonektomie) – Residualvolumen, – Totalkapazität, – maximale willkürliche Ventilation	▪ **Belastungs-EKG** ▪ **Myokardszintigraphie** ▪ **transthorakale Echokardiographie** (TTE) ▪ **Stress-Echo** mit Dobutamin ▪ **Links- und Rechtsherzkatheter**
▪ **maximale Sauerstoffaufnahme** (OP-Voraussetzung: VO_2 max > 15 ml/kg × min)	▪ **maximale Sauerstoffaufnahme** (OP-Voraussetzung: VO_2 max > 15 ml/kg × min)
▪ **Treppensteigen** > 2 Etagen	▪ **Treppensteigen** > 2 Etagen
▪ Abnahme der **SaO_2** (OP-Voraussetzung: < 4% nach 6 Min. Gehen)	▪ Abnahme der **SaO_2** (OP-Voraussetzung: < 4% nach 6 Min. Gehen)
▪ **TLCO** (CO-Diffusionskapazität) (OP-Voraussetzung: > 40%)	
▪ **BGA** (OP-Voraussetzung: paO_2 > 60 mmHg, $paCO_2$ < 45 mmHg)	

≡ B-7.5

≡ B-7.5 **Indikationen für eine Einlungenventilation**

absolute Indikationen	relative Indikationen
• Bronchiektasen	• thorakoskopische Sympathektomie
• pulmonale Abszesse	• thorakoskopische Lungenteilresektion
• Emphysemblasen, Lungenzysten	• Parenchym sparende Lungenresektion
• bronchopleurale Fisteln	• abdominothorakale Ösophagusresektion
• Pneumonektomie (zentrales Bronchialkarzinom)	• Aortenchirurgie
• tracheobronchiales Trauma	• thorakoskopische Pleuraresektion
• Lungentrauma	• thorakoskopische Wirbelsäulenchirurgie
• Hämoptysen	

Anästhesiologisches Management: Bei Eingriffen an Pleura und Lunge ist fast immer eine **Einlungenventilation** (ELV) erforderlich. In Tab. **B-7.5** sind verschiedene Indikationen einer ELV zusammengestellt. Die Intubation erfolgt mit einem **Doppellumentubus** (DLT, links- oder rechtsläufig, s. Abb. **B-7.8**). Bei schwierigen Intubationsverhältnissen erfolgt die Intubation entweder mit einem Tubus inklusive Bronchusblocker (Univent-Tubus®) oder fiberoptisch mit einem flexiblen Tubus (Woodbridge-Tubus) plus endoskopisch platziertem Endobronchialblocker (Endobronchialblocker-Set nach Cook®, s. Abb. **B-7.9**). Endobronchialblocker können auch bei Kleinkindern und sehr kleinen Erwachsenen angewendet werden. Beim Doppellumentubus sollte ein **größtmöglicher Durchmesser** gewählt werden, um die Atemwegswiderstände gering zu halten, Sekret absaugen zu können und ein geringes Volumen im Bronchus-Cuff mit geringerem Bronchustrauma zu ermöglichen.

▶ **Merke:** Die **Mindestgröße eines Doppellumentubus** sollte bei Männern 39–41 Ch, bei Frauen 35–37 Ch und bei Kindern ≥ 26 Ch betragen.

Nach Intubation, Lagerung und bei intraoperativen Auffälligkeiten bei der Beatmung (Veränderung des Beatmungsdrucks, Beatmungsprobleme, Störungen des Gasaustauschs) erfolgt eine **fiberoptische Lagekontrolle** des DLT.

▶ **Merke:** Bei einem **rechtsläufigen DLT** ist insbesondere auch auf die **Belüftung des rechten Oberlappens** zu achten, da dieser sehr proximal vom Hauptbronchus abgeht!

Das Risiko einer Operation in Seitenlage ist die **Atelektasenbildung** in den abhängigen Lungenarealen. Die **Hypoxie** stellt ein Risiko der Einlungenventilation dar, insbesondere bei vorbestehenden Lungenerkrankungen. Abb. **B-7.10** zeigt das Vorgehen bei Hypoxie unter Einlungenventilation. Eröffnung des Thorax und gleichzeitige Einlungenventilation erhöhen den **Rechts-Links-Shunt** des Blutes auf 30–40 %, d. h. 30–40 % des HZV werden nicht oxygeniert (→ das normale Shuntvolumen beträgt 2–5 %). Die **hypoxische pulmonale Vasokonstriktion** (HPV) in nicht ventilierten Lungenarealen vermindert den Rechts-Links-Shunt und die Hypoxie, erhöht aber gleichzeitig die Drücke in der A. pulmonalis.

Lachgasfreie balancierte Anästhesie und vor allem **TIVA** sind die Standardanästhesieverfahren in der Thoraxchirurgie. Lachgas führt zu einer Reduktion der HPV und erhöht zusätzlich durch Diffusion die Hypoxiegefahr. Volatile Anästhetika können die HPV ebenso abschwächen. Daher bietet die **TIVA**, insbe-

◎ B-7.8
B-7.8 Situs nach Insertion eines rechtsläufigen Doppellumentubus zur Lungenresektion

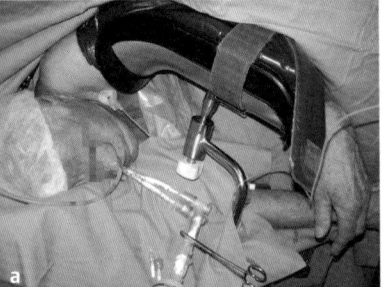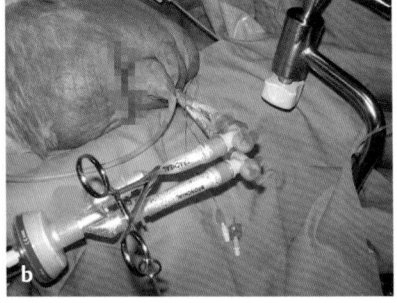

a Lagerung des Patienten in Seitenlage zur Lungenresektion links.
b Über den blauen bronchialen und den weißen trachealen (hier abgeklemmten) Schenkel des Tubus sind seitengetrennte Beatmung, Bronchoskopie und Absaugen des linken und rechten Bronchus möglich. Bei diesem Patienten wird über die bronchiale Öffnung ausschließlich die unten liegende rechte Lunge ventiliert.

◎ B-7.9
B-7.9 Seitengetrennte Beatmung über einen konventionellen Tubus

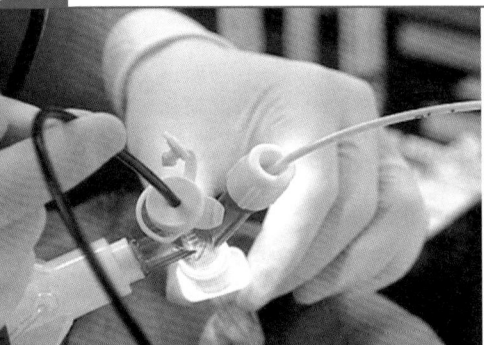

Zur seitengetrennten Beatmung über einen konventionellen Tubus werden Bronchoskop und Bronchusblocker durch zwei verschiedene Ports des Aufsatzstücks eingeführt. Links ist der Anschluss zum Narkosegerät, über den während der Prozedur die Beatmung des Patienten erfolgt.

sondere in Kombination mit einer **thorakalen Epiduralanästhesie**, bei thoraxchirurgischen Eingriffen Vorteile.

▶ **Merke:** Die Beatmung der nicht operierten Lunge erfolgt im **PCV (Pressure-controlled-Ventilation)-Modus**, um ein Barotrauma zu vermeiden.

◀ Merke

Bei **pulmonaler Hypertonie** wird zusätzlich entweder Iloprost verabreicht oder NO zur Beatmungsluft eingespeist (aufwendiges Verfahren).
Ein **invasives Monitoring** mit arterieller Kanüle, ZVK und in Abhängigkeit vom Eingriff und Zustand des Patienten (z. B. Cor pulmonale) mit Anlage eines Pulmonaliskatheters ist **obligat**. Die Volumenzufuhr erfolgt bedarfsadaptiert, sollte aber eher restriktiv gehalten werden (Gefahr des interstitiellen Lungenödems, kardiale Überlastung bei Herzinsuffizienz). Die Transfusion von Fremdblut ist nur selten (z. B. bei Pleuradekortikation) indiziert. Da eine Frühextubation noch auf dem OP-Tisch anzustreben ist (cave: Bronchusstumpf-Insuffizienz!), muss durch konvektive Wärmezufuhr über Wärmedecken eine Normothermie erhalten werden. Eine **thorakale Epiduralanästhesie** (Höhe Th 5–7) ermöglicht eine optimierte postoperative Analgesie und reduziert postoperativ Schonatmung sowie pulmonale Komplikationen. Nach der Operation ist eine intensivmedizinische Versorgung obligat. Es erfolgen eine Röntgenkontrolle des Thorax sowie ggf. eine transösophageale Echokardiographie zur Volumenüberwachung und zum kardialen Monitoring. Mittels PiCCO werden HZV, intrathorakales Blutvolumen und extravasales Lungenwasser überwacht.

Ein **invasives Monitoring** mit arterieller Kanüle, ZVK und – je nach Eingriff und Zustand des Patienten – mit Anlage eines Pulmonaliskatheters ist obligat. Eine **thorakale Epiduralanästhesie** ermöglicht eine optimierte postoperative Analgesie und reduziert postoperativ Schonatmung sowie pulmonale Komplikationen. Eine intensivmedizinische Überwachung im Anschluss an die OP ist erforderlich. Außerdem muss ein Röntgen-Thorax erfolgen. Mittels PiCCO werden HZV, intrathorakales Blutvolumen und extravasales Lungenwasser überwacht.

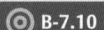

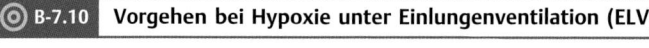

⊚ B-7.10   Vorgehen bei Hypoxie unter Einlungenventilation (ELV)

fiberoptische Lagekontrolle des DLT
Erhöhung der FiO_2 auf 1,0

↓

Umsteigen von balancierter Anästhesie auf TIVA

↓

PEEP der ventilierten Lunge (bis max. 30 cm H_2O erhöhen)

↓

O_2-Insufflation und CPAP (5 –10 cm H_2O) auf der kollabierten Lunge

↓

Ventilation der operierten Lunge

8 Anästhesie in der Herzchirurgie

8 Anästhesie in der Herzchirurgie

Die perioperative Betreuung von herzchirurgischen Patienten stellt an den Anästhesisten besondere Anforderungen. Zum einen ist das Herz als zentrales Kreislauforgan durch pathologische Veränderungen in seiner Funktion beeinträchtigt, zum anderen erfordern Art und Umfang der durchgeführten Eingriffe und speziell die Übernahme der körpereigenen Pump- und Oxygenierungsfunktion durch die **Herz-Lungen-Maschine** besondere Kenntnisse der Herz-Kreislauf-Physiologie und der Veränderungen im Rahmen der **extrakorporalen Zirkulation**.

Die Anästhesie in der Herzchirurgie erfordert vom Anästhesisten grundlegende Kenntnisse der Herz-Kreislauf-Physiologie und der Prinzipien der **extrakorporalen Zirkulation**.

8.1 Besonderheiten der Patientengruppe

Im Wesentlichen lassen sich in der Herzchirurgie **zwei Patientengruppen** unterscheiden:
- **Gruppe 1:** Patienten mit ausreichender kardialer Leistungsreserve trotz Vorliegen einer koronaren Herzkrankheit oder Herzklappenerkrankung. Herzzeitvolumen (HZV) und Auswurfleistung des linken Ventrikels (Ejektionsfraktion, EF) liegen im Normbereich. Der linksventrikuläre enddiastolische Druck (LVEDP) ist nicht erhöht. Klinische Zeichen einer Herzinsuffizienz fehlen.
- **Gruppe 2:** Patienten mit schlechter Ventrikelfunktion (EF < 40 %), das HZV ist reduziert und der LVEDP erhöht. Häufig finden sich aufgrund einer Herzinsuffizienz Zeichen einer unzureichenden Endorganperfusion.

8.1 Besonderheiten der Patientengruppe

Es werden **zwei Patientengruppen** unterschieden:
- **Gruppe 1:** Patienten mit ausreichender kardialer Leistungsreserve, HZV, EF und LVEDP liegen im Normbereich. Klinische Zeichen einer Herzinsuffizienz fehlen.
- **Gruppe 2:** Patienten mit schlechter Ventrikelfunktion. Häufig Zeichen einer unzureichenden Endorganperfusion.

8.2 Präoperative Risikoeinschätzung

8.2.1 Scoring-Systeme zur Risikoabschätzung

Unabhängig von der kardialen Grunderkrankung ist das perioperative Risiko in dieser Patientenpopulation deutlich erhöht. Mit Hilfe verschiedener **Scoring-Systeme** lässt sich präoperativ das individuelle Patientenrisiko abschätzen. Häufig wird im europäischen Raum der **Euro-Risikoscore** angewendet. Er berücksichtigt Alter, Geschlecht, Begleiterkrankungen, kardiale und operative Faktoren (Tab. **B-8.1**).

8.2 Präoperative Risikoeinschätzung

8.2.1 Scoring-Systeme zur Risikoabschätzung

Mit Hilfe verschiedener **Scoring-Systeme** lässt sich das individuelle Patientenrisiko abschätzen. Häufig wird der **Euro-Risikoscore** angewendet (Tab. **B-8.1**).

▶ **Merke:** Herzchirurgische Patienten haben meistens **zahlreiche Begleiterkrankungen**, die das individuelle Risiko erhöhen. Wiederholungseingriffe, eine schlechte Ventrikelfunktion und ein präoperativ deutlich reduzierter Allgemeinzustand sind wichtige Faktoren.

◀ Merke

8.2.2 Präoperative Diagnostik

Bei herzchirurgischen Patienten ist die präoperative Diagnostik **sehr umfangreich**. Die präoperative anästhesiologische Visite umfasst:
- ausführliche Anamneseerhebung
- sorgfältige körperliche Untersuchung mit Bewertung der körperlichen Belastbarkeit im Alltag (bei Strömungsgeräuschen über den Karotiden und Herzrhythmusstörungen muss ggf. noch präoperativ eine definitive Abklärung und Therapie erfolgen)
- EKG
- Thorax-Röntgenbild
- Doppler-Sonographie der Halsgefäße
- Lungenfunktionsprüfung (fakultativ bei klinischer Einschränkung der Lungenfunktion)

8.2.2 Präoperative Diagnostik

Die präoperative Diagnostik umfasst Anamneseerhebung, körperliche Untersuchung (→ insbesondere auch auf Strömungsgeräusche über den Karotiden und Herzrhythmusstörungen achten!), Bewertung der körperlichen Belastbarkeit, EKG, Thorax-Röntgenbild, Doppler-Sonographie der Halsgefäße, Lungenfunktionsprüfung, Koronarangiographie, Echokardiographie sowie Laboruntersuchungen.

- Koronarangiographie (mit Linksherzangiographie)
- Echokardiographie (obligat bei Herzklappenerkrankungen)
- Labor (Hb, Hkt, Leukozyten, Thrombozyten, Elektrolyte, Retentionsparameter, Blutzucker, Leberenzyme, Gerinnungsstatus, Blutgruppe, Kreuzblut, bei Z. n. frischem Myokardinfarkt Troponin T bzw. I und CK-MB).

 B-8.1

B-8.1 Euro-Risikoscore	
Parameter	**Punktzahl**
Alter	
▪ > 60 Jahre; 1 zusätzlicher Punkt je weitere 5 Lebensjahre	1
Geschlecht	
▪ weiblich	1
Begleiterkrankungen	
▪ COPD: Langzeiteinnahme von Bronchodilatatoren und Steroiden	1
▪ arterielle Verschlusskrankheit: Claudicatio, Karotisverschluss oder -stenose > 50 %, vorangegangene oder geplante Intervention an der abdominellen Aorta, den Extremitätenarterien oder Karotiden	2
▪ neurologische Dysfunktion mit schwerer Beeinträchtigung der Alltagsbewältigung	2
▪ vorangegangene Herzoperation mit eröffnetem Perikard	3
▪ Serumkreatinin > 200 µmol·l⁻¹ präoperativ	2
▪ akute Endokarditis unter Antibiotikatherapie	3
kritischer präoperativer Status	
▪ einer oder mehrere Faktoren: ventrikuläre Tachykardie, Kammerflimmern, Z. n. Reanimation, präoperative Beatmung (vor Narkoseeinleitung), präoperative Therapie mit positiv inotropen Substanzen, IABP, akutes Nierenversagen (Anurie, Oligurie)	3
▪ kardiale Faktoren	
– instabile AP und Ruhe-AP, die mit i. v. Nitraten therapiert wird	2
– EF 30–50 %	1
– EF < 30 %	3
– vorangegangener Myokardinfarkt (< 90 Tage)	2
– pulmonale Hypertonie (systolischer Druck > 60 mmHg)	2
▪ operative Faktoren	
– Notfalloperation am Tag der Krankenhausaufnahme	2
– größere Herzoperationen außer isolierter ACB-OP	2
– thorakale Aortenchirurgie (Aorta ascendens, Aortenbogen)	3
– postinfarzieller Ventrikelseptumdefekt	4

IABP = intraaortale Ballonpumpe
ACB = aortokoronarer Bypass
Das individuelle Risikoprofil ergibt sich durch Addition der Punktwerte (niedriges Risiko: 1–2 Punkte, mittleres Risiko: 3–5 Punkte, hohes Risiko: ≥ 6 Punkte).

8.3 Präoperative Begleitmedikation

Herzchirurgische Patienten haben meist eine **umfangreiche Begleitmedikation**, die in der präoperativen Anamnese erfragt werden muss:

- Obwohl es keine klare Evidenz gibt, sollten **ACE-Hemmer** präoperativ eher abgesetzt werden, da sie mit einer erhöhten Inzidenz schwerer Blutdruckabfälle nach Narkoseeinleitung assoziiert sind. Auch **AT$_1$-Antagonisten** sollten präoperativ abgesetzt werden.
- **β-Blocker** sollten präoperativ nicht abgesetzt werden, da sie unerwünschte Tachykardien und Hypertonie verhindern können und die Herzarbeit ökonomisieren. Bei abruptem Absetzen droht ein Rebound-Phänomen mit u. U. deletärer sympathoadrenerger Aktivierung.
- **Antiarrhythmika** sollten perioperativ weitergeführt werden. Hierbei muss die negativ inotrope (z. B. Ca^{2+}-Antagonisten wie Verapamil) und proarrhythmogene Wirkung zahlreicher Antiarrhythmika berücksichtigt werden.
- **Antikoagulanzien:** Aktuelle Daten legen nahe, das Antikoagulans **ASS** nicht wie früher üblich vor der geplanten Operation abzusetzen. Eine Fortführung der ASS-Therapie geht mit einer geringeren Inzidenz postoperativer, thromboembolischer Ereignisse einher, ohne das Risiko postoperativer Blutungskomplikationen zu erhöhen. Eine **Marcumar-Therapie** muss ausreichend lange vor der Operation abgesetzt werden, ggf. muss auf **Heparin** umgestellt werden (s. auch S. 86).
- **Orale Antidiabetika** sollten wegen der Gefahr einer **Laktatazidose** (Metformin) und einer **postoperativen Hypoglykämie** präoperativ abgesetzt werden.

- **Digitalis:** Bei V. a. eine relevante Veränderung des Digitalisspiegels (z. B. bei Niereninsuffizienz oder i. R. einer Diuretikatherapie) ist eine präoperative Spiegelbestimmung indiziert. Auf einen ausreichend hohen Kaliumspiegel ist zu achten.

> ▶ **Merke:** Generell sollte eine präoperativ verordnete medikamentöse Therapie perioperativ fortgeführt werden. Ausnahmen sind ACE-Inhibitoren, AT$_1$-Antagonisten, orale Antidiabetika und Marcumar.

8.4 Prämedikation

Eine individuell angepasste **Prämedikation** ist bei herzchirurgischen Patienten sehr wichtig. Andernfalls droht in der präoperativen Phase eine **sympathoadrenerge Aktivierung** mit einem stressbedingten Anstieg von Blutdruck und Herzfrequenz. Der myokardiale Sauerstoffverbrauch nimmt zu mit der Gefahr einer **Myokardischämie** bei eingeschränkter Koronarreserve. Für die Prämedikation werden folgende Substanzen verordnet:

- **Benzodiazepine:** wirken anxiolytisch und sedierend.
- **α$_2$-Adrenozeptor-Agonisten** (z. B. Clonidin): bewirken eine pharmakologische Sympathikolyse.
- **β-Blocker:** Bei Patienten ohne vorbestehende β-Blockade sollte eine präoperative Verabreichung eines β-Blockers in Erwägung gezogen werden.

α$_2$-Adrenozeptor-Agonisten und **β-Blocker** sind für die anästhesiologische Prämedikation noch nicht offiziell zugelassen (**„off-label use"**) und müssen daher immer nach individueller Nutzen-Risiko-Abwägung verordnet werden.

> ▶ **Merke:** Neben einer **anxiolytischen Prämedikation** sollte nach individueller Risikoabschätzung auch die Verordnung von **β-Rezeptorenblockern** und/oder **α$_2$-Adrenozeptoragonisten** erwogen werden.

8.3 Präoperative Begleitmedikation

Herzchirurgische Patienten haben meist eine **umfangreiche Begleitmedikation.**

- **ACE-Hemmer** und **AT$_1$-Antagonisten** sollten präoperativ abgesetzt werden.

- **β-Blocker** werden präoperativ nicht abgesetzt; bei abruptem Absetzen droht ein Rebound-Phänomen.

- **Antiarrhythmika** werden perioperativ weitergegeben. Cave: negativ inotrope und proarrhythmogene Wirkung.

- **Antikoagulanzien:** Eine perioperative Fortführung der ASS-Therapie verringert die Inzidenz postoperativer, thromboembolischer Ereignisse. Marcumar muss ausreichend lange vor der Operation abgesetzt werden, ggf. Umstellung auf Heparin (s. S. 86).

- **Orale Antidiabetika** werden präoperativ wegen der Gefahr einer Laktatazidose und einer postoperativen Hypoglykämie abgesetzt.
- **Digitalis:** Bei V. a. eine relevante Veränderung des Digitalisspiegels ist eine präoperative Spiegelbestimmung indiziert.

◀ Merke

8.4 Prämedikation

Eine adäquate Prämedikation verhindert eine **sympathoadrenerge Aktivierung** in der präoperativen Phase. Folgende Medikamente werden zur Prämedikation verordnet:
- Benzodiazepine
- α$_2$-Adrenozeptor-Agonisten
- β-Blocker.

Allerdings sind **α$_2$-Adrenozeptor-Agonisten** und **β-Blocker** für die anästhesiologische Prämedikation noch nicht offiziell zugelassen (**„off-label use"**).

◀ Merke

8.5   Besonderheiten bei
       der Überwachung

8.5.1 Kreislaufüberwachung

Das **umfangreiche und invasive Monitoring** umfasst u. a.:
- arterielle Blutdruckmessung
- Messung des ZVD
- Messung des HZV.

Zur **Bestimmung des HZV** können neben einem **Pulmonalarterienkatheter** auch weniger invasive Maßnahmen **(PiCCO, TEE)** eingesetzt werden.

8.5.2 Überwachung der Narkosetiefe

Die Überwachung der Narkosetiefe soll eine intraoperative Wachheit **(Awareness)** verhindern.

▶ Merke

8.5 Besonderheiten bei der Überwachung

8.5.1 Kreislaufüberwachung

Bei herzchirurgischen Patienten ist neben den üblichen Überwachungsmaßnahmen (u. a. EKG, Pulsoxymetrie) meist ein **umfangreiches und invasives Monitoring** zur Überwachung der Herz-Kreislauf-Funktion indiziert:
- **arterielle Blutdruckmessung** (die Kanüle für die arterielle Blutdruckmessung wird vor Narkoseeinleitung in Lokalanästhesie gelegt!)
- Messung des **zentralen Venendrucks** (**ZVD**) – dazu ist die Anlage eines **mehrlumigen ZVK** obligat, über den auch die Medikamentenapplikation erfolgt
- Messung des **HZV** bei Patienten mit **schlechter Ventrikelfunktion.**

Zur Bestimmung des HZV wurde früher ein **Pulmonalarterienkatheter** (PAK) verwendet. Er sollte heute wegen der möglichen Komplikationen (z. B. Herzrhythmusstörungen, Ruptur eines Pulmonalarterienastes, Lungeninfarkt) nur noch eingesetzt werden, wenn die **Überwachung des Pulmonalarteriendruckes** erforderlich ist. Das HZV kann auch weniger invasiv, z. B. mit der **arteriellen Pulskonturanalyse (PiCCO)** (s.S. 101) oder der **transösophagealen Echokardiographie** (**TEE**, Abb. **B-8.1**) überwacht werden. Die TEE ermöglicht darüber hinaus die Beurteilung der Ventrikelfunktion, der Struktur und Funktion der Herzklappen sowie des aktuellen Volumenstatus. Bei **Operationen an den Herzklappen** und der **aszendierenden Aorta** ist eine Überwachung mittels TEE heutzutage obligat.

8.5.2 Überwachung der Narkosetiefe

Da gezeigt wurde, dass herzchirurgische Eingriffe mit einem erhöhten Risiko für eine intraoperative Wachheit **(Awareness)** einhergehen, sollte eine **Überwachung der Narkosetiefe** (z. B. mittels Bispektralanalyse, BIS), insbesondere bei Durchführung einer total intravenösen Anästhesie (TIVA), erwogen werden.

▶ **Merke:** Ein **erweitertes hämodynamisches Monitoring** ist obligat. Die Indikation zur Überwachung mittels **TEE** und zur **Narkosetiefemessung** sollte großzügig gestellt werden.

◎ B-8.1

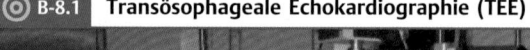

◎ B-8.1   **Transösophageale Echokardiographie (TEE)**

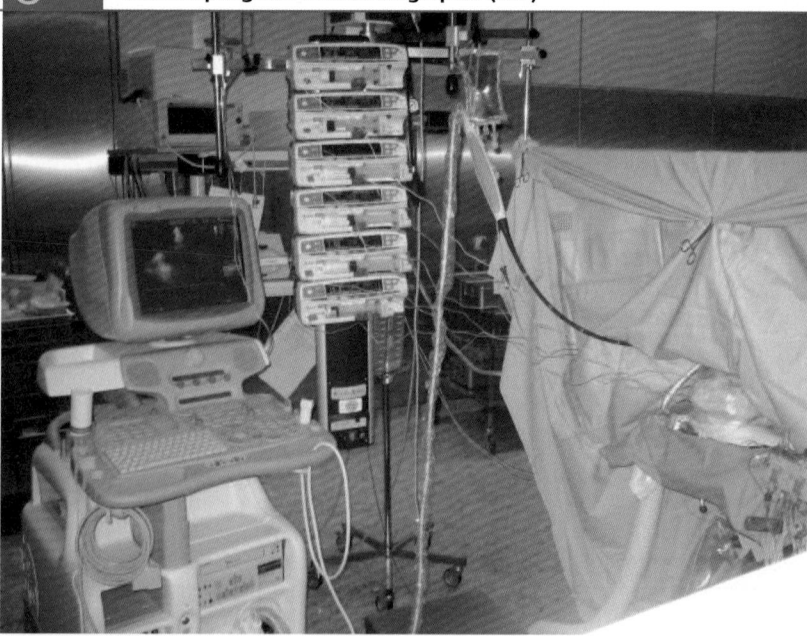

Eine Überwachung mittels TEE ist bei vielen herzchirurgischen Eingriffen Standard.

8.6 Anästhesieverfahren

8.6.1 Total intravenöse Anästhesie

Im letzten Jahrzehnt wurden für herzchirurgische Eingriffe überwiegend **total intravenöse Anästhesieverfahren** durchgeführt. **Midazolam** bzw. **Propofol** in Kombination mit **Fentanyl** oder **Sufentanil** erlauben eine sichere Narkoseführung. Das Risiko für intraoperative Wachheit ist jedoch erhöht.

Bei der **Narkoseeinleitung mit Propofol** ist zu beachten, dass Propofol bei schneller Infusion **Bradykardien** und **Blutdruckabfälle** auslösen kann. Daher sollte Propofol nur über einen Perfusor und über mindestens 2 Minuten verabreicht werden. Bei kardialen Risikopatienten wird auch **Etomidat** zur Narkoseeinleitung eingesetzt, da Etomidat keine klinisch nennenswerten Nebenwirkungen auf das Herz-Kreislauf-System hat.

8.6.2 Balancierte Anästhesie

In letzter Zeit haben **balancierte Anästhesieverfahren** mit Verwendung **volatiler Anästhetika** wieder einen größeren Stellenwert bekommen. In zahlreichen tierexperimentellen und klinischen Studien konnte gezeigt werden, dass volatile Anästhetika auf zellulärer Ebene Veränderungen induzieren, die unter dem Begriff Präkonditionierung zusammengefasst werden.

Unter **Präkonditionierung** versteht man allgemein die Applikation eines Reizes, der in der Zelle spezifische Anpassungsreaktionen triggert. Dadurch kann die Zelle eine wiederholte Reizapplikation besser tolerieren. Volatile Anästhetika rufen Veränderungen im Bereich der mitochondrialen kaliumabhängigen ATP-Kanäle hervor, wie sie auch bei einer kurzzeitigen Ischämie beobachtet werden können **(ischämische Präkonditionierung)**. Die Ischämietoleranz der Zelle wird dadurch größer und die Inzidenz myokardialer Zellschäden geht zurück.

Diese **myokardprotektive Nebenwirkung** volatiler Anästhetika (sog. **anästhetikainduzierte** oder **pharmakologische Präkonditionierung**) ist bei herzchirurgischen Eingriffen mit extrakorporaler Zirkulation (EKZ, s.S. 356) besonders vorteilhaft, da während des Bypasses nach Abklemmen der Aorta das stillstehende Herz nicht mit Sauerstoff versorgt wird und deshalb potenziell ein hohes Ischämierisiko besteht. Ischämiebedingte Schäden können durch die anschließende Reperfusion noch vergrößert werden (= Reperfusionsschaden). Neuere Studien weisen darauf hin, dass die Wirkung der anästhetikainduzierten Präkonditionierung auch auf einer **Modifikation des Reperfusionsschadens** nach EKZ beruht. Daher ist die günstige Wirkung volatiler Anästhetika möglicherweise bei Gabe während der EKZ größer.

8.6.3 Thorakale Epiduralanästhesie

Der Stellenwert eines **thorakalen Epiduralkatheters** in Kombination mit einer **Allgemeinanästhesie** wird kontrovers diskutiert. Während die Befürworter die **intraoperative Sympathikolyse** und die **postoperative Schmerztherapie** als wichtige Vorteile ansehen, weisen Kritiker des Verfahrens auf das **erhöhte Risiko epiduraler Hämatome** aufgrund der notwendigen Vollheparinisierung während der EKZ mit u. U. bleibenden neurologischen Schäden (Querschnitt) hin. Auf jeden Fall sollte der Epiduralkatheter am **Vortag der Operation** gelegt werden, um im Falle einer blutigen Punktion die Operation nicht verschieben zu müssen. Eine strenge Nutzen-Risiko-Abwägung ist bei jedem Patienten notwendig!

8.6 Anästhesieverfahren

8.6.1 Total intravenöse Anästhesie

Herzchirurgische Eingriffe können unter **total intravenöser Anästhesie** (Midazolam bzw. **Propofol** in Kombination mit **Fentanyl** oder **Sufentanil**) durchgeführt werden.
Propofol kann bei schneller Infusion **Bradykardien** und **Blutdruckabfälle** auslösen. Bei kardialen Risikopatienten wird auch **Etomidat** zur Narkoseeinleitung eingesetzt.

8.6.2 Balancierte Anästhesie

Balancierte Anästhesieverfahren mit Verwendung **volatiler Anästhetika** haben wieder einen größeren Stellenwert bekommen.

Volatile Anästhetika können eine sog. **pharmakologische Präkonditionierung** induzieren, wodurch die Ischämietoleranz der Zelle größer wird und die Inzidenz myokardialer Zellschäden zurückgeht.

Diese **myokardprotektive Nebenwirkung** volatiler Anästhetika ist bei herzchirurgischen Eingriffen mit extrakorporaler Zirkulation (EKZ, s.S. 356) besonders vorteilhaft (→ potenziell höheres Ischämierisiko). Neuere Studien weisen darauf hin, dass die Wirkung vermutlich u. a. auf einer **Modifikation des Reperfusionsschadens** nach EKZ beruht.

8.6.3 Thorakale Epiduralanästhesie

Der Stellenwert eines **thorakalen Epiduralkatheters** in Kombination mit einer **Allgemeinanästhesie** wird kontrovers diskutiert. Auf jeden Fall sollte der Epiduralkatheter am **Vortag der Operation** gelegt werden, um im Falle einer blutigen Punktion die Operation nicht verschieben zu müssen. Eine strenge individuelle Nutzen-Risiko-Abwägung ist erforderlich!

8.7 Extrakorporale Zirkulation (EKZ) – kardiopulmonaler Bypass (CPB)

8.7.1 Prinzip

Die überwiegende Zahl herzchirurgischer Eingriffe wird am offenen, nicht schlagenden Herzen im CPB durchgeführt: Während Herz und Lungen aus dem Kreislauf ausgeschalten sind, übernimmt die **HLM** ihre Aufgaben und der Operateur kann am stillgelegten Herzen unter optimalen Bedingungen arbeiten.

8.7.2 Technischer Ablauf der extrakorporalen Zirkulation

Es werden die verschiedenen Elemente der Herz-Lungen-Maschine durchlaufen. Anschließend wird das Blut wieder dem Körperkreislauf zugeführt.

Priming

Vor Beginn der extrakorporalen Zirkulation wird das **Reservoir der HLM** mit kristalloider oder kolloidaler Infusionsflüssigkeit gefüllt (sog. Priming), um die EKZ anschließend problemlos starten zu können. Bei zu starker **Hämodilution** durch die Infusionsflüssigkeit müssen ggf. Erythrozytenkonzentrate gegeben werden.

Venöses Reservoir

Das Blut wird über eine **großlumige Kanüle** aus dem **rechten Vorhof** in das **Reservoir der HLM** (Abb. **B-8.2** [6]) geleitet.

Wärmetauscher

Darüber wird die Körpertemperatur des Patienten aufrechterhalten.

Oxygenator

Über einen **Oxygenator** (Abb. **B-8.2** [5]) wird Kohlendioxid (CO_2) eliminiert und das Blut wieder mit Sauerstoff (O_2) gesättigt.

Filter

Dieser entfernt Luft und Partikel aus dem Blut.

8.7 Extrakorporale Zirkulation (EKZ) – kardiopulmonaler Bypass (CPB)

8.7.1 Prinzip

Die moderne Herzchirurgie ist ohne die Entwicklung der **Herz-Lungen-Maschine (HLM)** nicht denkbar. Operationen am schlagenden Herzen werden zwar in letzter Zeit zunehmend häufiger durchgeführt (MIDCAB, OPCAB, s.S. 363 bzw. 364), die überwiegende Zahl herzchirurgischer Eingriffe wird aber nach wie vor am offenen Herzen im kardiopulmonalen Bypass (CPB) durchgeführt. Dabei werden Herz und Lungen aus dem Kreislauf ausgeschaltet und stillgelegt (s.S. 357), ihre Funktion übernimmt in der Zwischenzeit die HLM (→ extrakorporale Zirkulation, EKZ). Dies bietet dem Operateur die Möglichkeit, am stillgelegten Herzen unter optimalen Bedingungen zu arbeiten.

8.7.2 Technischer Ablauf der extrakorporalen Zirkulation

Bei der extrakorporalen Zirkulation über den kardiopulmonalen Bypass werden nacheinander die verschiedenen Elemente der Herz-Lungen-Maschine durchlaufen. Anschließend wird das Blut wieder dem Körperkreislauf zugeführt.

Priming

Vor Beginn der extrakorporalen Zirkulation wird das **Reservoir der HLM** (Abb. **B-8.2** [6]) mit kristalloider oder kolloidaler Infusionsflüssigkeit gefüllt (sog. Priming). Um die EKZ problemlos starten zu können, muss ein Mindestvolumen (ca. 500 ml) im Reservoir der HLM vorhanden sein (→ Füllvolumen von Schläuchen etc.). Ist das Volumen der HLM im Vergleich zum Blutvolumen des Patienten sehr groß, kann beim Patienten eine zu starke **Hämodilution** resultieren, die ggf. mit Erythrozytenkonzentraten (EK) korrigiert werden muss. 2 EK müssen im OP-Saal sofort verfügbar sein, weitere 4 müssen gekreuzt auf Abruf in der Blutbank bereitliegen.

Venöses Reservoir

Nach Sternotomie und Eröffnung des Herzbeutels wird das Blut über eine **großlumige Kanüle** aus dem **rechten Vorhof** in das **Reservoir der HLM** (Abb. **B-8.2** [6]) geleitet. Der Blutfluss vom rechten Vorhof in das Reservoir erfolgt dabei passiv entsprechend der Schwerkraft und hängt daher von der Position des Reservoirs relativ zum Vorhof ab. Die Höhe des OP-Tisches hat also Einfluss auf den venösen Rückstrom zur HLM.

Wärmetauscher

In der HLM durchläuft das Blut einen Wärmetauscher, der die Körpertemperatur des Patienten aufrechterhält.

Oxygenator

Anschließend wird das Blut über einen **Oxygenator** (Abb. **B-8.2** [5]) geleitet. Dort wird Kohlendioxid (CO_2) eliminiert und das Blut wieder mit Sauerstoff (O_2) gesättigt. Bei den heute überwiegend verwendeten Oxygenatoren handelt es sich um **Membranoxygenatoren**, bei denen Blut- und Gasphase durch eine (semipermeable) Membran voneinander getrennt sind.

Filter

Hinter dem Oxygenator befindet sich noch ein Filter, der Luft und Partikel aus dem Blut entfernt.

B-8.2   Herz-Lungen-Maschine

B-8.2

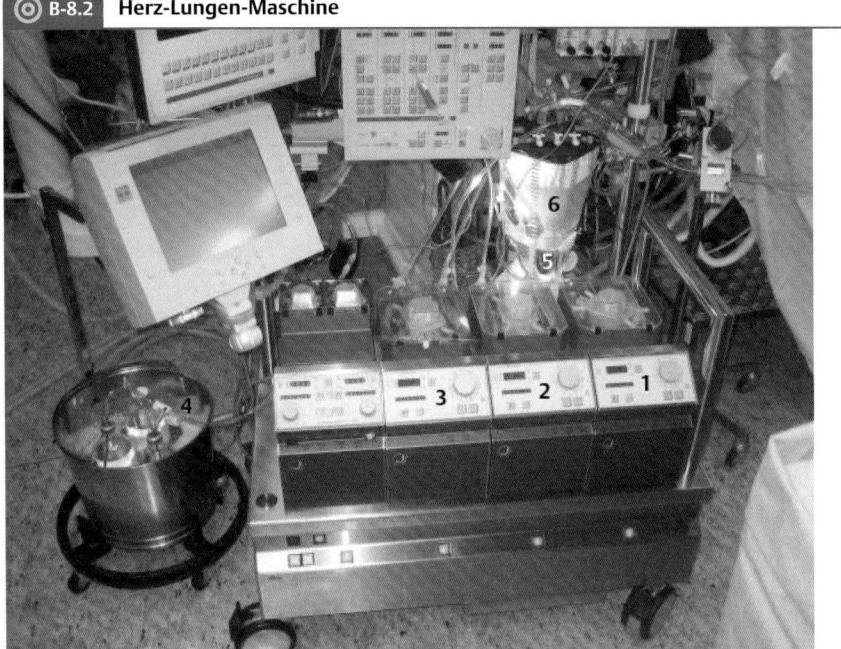

1 Rollerpumpe für den systemischen Blutfluss.
2 Rollerpumpe zur Drainage des linken Ventrikels (LV-Vent).
3 Rollerpumpe zur Infusion der gekühlten Kardioplegielösung (4).
5 Oxygenator.
6 Venöses Reservoir.

Rollerpumpe für den systemischen Blutfluss

Anschließend wird das Blut über eine in der Aorta ascendens befindliche Kanüle wieder in den **Kreislauf** zurückgepumpt. Treibende Kraft hierfür ist eine Rollerpumpe (Abb. **B-8.2** [1]), die einen **nicht pulsatilen Blutfluss** erzeugt.

Weitere Bestandteile der Herz-Lungen-Maschine (HLM)

Weitere Bestandteile der HLM sind **kleinere Rollerpumpen**, über die Blut aus dem OP-Feld (Kardiotomiesauger) und dem linken Ventrikel (Vent-Katheter) abgesaugt (Abb. **B-8.2** [2]) oder aber Kardioplegielösung in die Koronarien gepumpt werden kann (s. u. und Abb. **B-8.2** [3]). Ein **Vent-Katheter** ist erforderlich, weil sich über Kollateralverbindungen auch nach Abklemmen der Aorta noch Blut im linken Ventrikel ansammelt, wodurch eine Überdehnung des Ventrikels mit Gefügedilatation verursacht werden kann.

8.7.3 Myokardprotektion

Stillegung des Herzens mittels Kardioplegielösung

Um am bewegungslosen, blutleeren Herzen operieren zu können, muss das Herz zunächst still gestellt werden. Dies geschieht mit einer sog. **Kardioplegielösung**, die nach Abklemmen der Aorta proximal der arteriellen Kanüle über einen in die Aortenwurzel eingebrachten Schlauch in die Koronarien infundiert wird. Neben dieser **antegraden Infusion** über die Aortenwurzel wird auch eine **retrograde Gabe** über den Sinus coronarius praktiziert, vor allem, wenn eine zeitgerechte Verteilung der Kardioplegielösung über pathologisch veränderte oder verschlossene Koronararterien nicht möglich ist. Weltweit werden unterschiedliche Kardioplegielösungen eingesetzt. Alle Kardioplegielösungen sind **kaliumreich**, wodurch das Herz in einen **diastolischen Herzstillstand** versetzt wird. Kardioplegielösungen verfügen über spezielle Adjuvanzien, die der Ernährung der Herzmuskelzellen oder einer Unterbrechung

Rollerpumpe für den systemischen Blutfluss

Diese Rollerpumpe (Abb. **B-8.2** [1]) pumpt das Blut wieder in den **Kreislauf** zurück **(nicht pulsatiler Blutfluss)**.

Weitere Bestandteile der Herz-Lungen-Maschine (HLM)

Über kleinere Rollerpumpen wird Blut aus dem OP-Gebiet und dem linken Ventrikel (**Vent-Katheter**) abgesaugt (Abb. **B-8.2** [2]) und Kardioplegielösung in die Koronarien gepumpt (s. u. und Abb. **B-8.2** [3]).

8.7.3 Myokardprotektion

Stillegung des Herzens mittels Kardioplegielösung

Um am bewegungslosen, blutleeren Herzen operieren zu können, muss das Herz zunächst mit Hilfe einer **Kardioplegielösung** still gestellt werden. Diese kann **antegrad** oder **retrograd** verabreicht werden. Kardioplegielösungen sind kaliumreich und induzieren dadurch einen **Herzstillstand.**

inflammatorischer Kaskaden dienen sollen. Bei Patienten mit eingeschränkter linksventrikulärer Funktion hat sich gezeigt, dass bulthaltige Kardioplegielösungen Verlauf und Ergebnis der OP günstig beeinflussen können.

▶ Merke

▶ **Merke:** Zur **Myokardprotektion** werden **Kardioplegielösungen** verwendet, die einen Herzstillstand induzieren und den O_2-Verbrauch des Herzens reduzieren.

Reduzieren des Sauerstoffverbrauchs mittels Hypothermie

Hypothermie senkt den Sauerstoffverbrauch des Herzmuskels und erhöht die Toleranz des Myokards gegenüber einer Ischämie. Der **Sauerstoffbedarf** des Organismus ist unter Hypothermie **reduziert**.

Reduzieren des Sauerstoffverbrauchs mittels Hypothermie

Hypothermie senkt den Sauerstoffverbrauch des Herzmuskels und erhöht die Toleranz des Myokards gegenüber einer Ischämie. Daher werden die Kardioplegielösungen im Allgemeinen gekühlt (ca. 4 °C). Weil der Sauerstoffbedarf des Organismus unter **Hypothermie** reduziert ist, wird der Patient in der Regel über den Wärmeaustauscher der HLM gekühlt. Die verschiedenen Hypothermiegrade mit ihrem Einfluss auf den Sauerstoffverbrauch sind in Tab. **B-8.2** dargestellt. Bei Hypothermie nimmt allerdings die **Viskosität des Blutes** zu. Deshalb wird mittels kristalloider oder kolloidaler Infusionslösungen im Reservoir der HLM eine **Hämodilution** durchgeführt (s. S. 356).

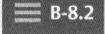 B-8.2

☰ B-8.2	Einteilung der Hypothermie und Einfluss auf den O_2-Verbrauch	
Grad	*Definition*	*gemessene Körpertemperatur*
1	leichte Hypothermie	34–32°C rektal
2	mäßige Hypothermie	32–28°C rektal
3	tiefe Hypothermie	28–18°C rektal
4	ausgeprägte Hypothermie	< 18°C rektal

O_2-Verbrauch und Körpertemperatur:
- 30°C: Abnahme des O_2-Verbrauchs auf 50 % des Ausgangswerts
- 25°C: Abnahme auf 25 %
- 15°C: Abnahme auf 10 %.

8.7.4 Steuerung und Überwachung

Der Kardiotechniker muss während des CPB in enger Abstimmung mit dem Anästhesisten für eine **Volumenhomöostase** sorgen, die **Blutgerinnung** überwachen und v. a. eine **globale Oxygenierung** sicherstellen.

8.7.4 Steuerung und Überwachung

Für Steuerung und Betrieb der HLM während der Operation ist der Kardiotechniker verantwortlich. Die adäquate Sauerstoffversorgung des Organismus während des CPB erfordert eine enge Abstimmung zwischen ihm, dem Anästhesisten und dem Operateur. Der Kardiotechniker muss in enger Abstimmung mit dem Anästhesisten für eine **Volumenhomöostase** sorgen, die **Blutgerinnung** überwachen und v. a. eine **globale Oxygenierung** sicherstellen. Unter moderater Hypothermie (32 °C) ist für eine ausreichende Versorgung des Organismus mit O_2 ein Blutfluss über die Pumpe zwischen 2,2 und 2,6 $l \cdot min^{-1} \cdot m^{-2}$ erforderlich.

Steuerung und Kontrolle der Volumenhomöostase

Das Reservoirvolumen der HLM muss sorgfältig überwacht werden: Bei unzureichendem venösem Rückfluss wird das Reservoirvolumen aufgebraucht und es kann Luft in die arterielle Strombahn gelangen.

Steuerung und Kontrolle der Volumenhomöostase

Für eine Volumenhomöostase müssen venöser Rückstrom (→ Reservoirvolumen) und Pumpleistung der HLM einander entsprechen. Bei unzureichendem venösem Rückstrom (→ Fahndung nach evtl. Blutverlusten, z. B. in die Pleura!) wird das Reservoirvolumen aufgebraucht und es kann Luft in die arterielle Strombahn gelangen. Durch **Variieren der Höhe des OP-Tisches** kann der venöse Rückstrom verbessert werden, ebenso durch Pharmaka, die den Widerstand im venösen Gefäßbett reduzieren (z. B. Dobutamin).

Steuerung und Kontrolle der Blutgerinnung

Heparinisierung: Die Gerinnungsfähigkeit des Blutes wird durch Gabe von **Heparin (300 I. E. Heparin pro kg KG)** aufgehoben.

Steuerung und Kontrolle der Blutgerinnung

Heparinisierung: Damit das Blut beim Kontakt mit den verschiedenen Fremdoberflächen nicht gerinnt, muss seine Gerinnungsfähigkeit aufgehoben werden. In der Regel wird hierfür **Heparin** verwendet. Zur **Vollheparinisierung**

werden einige Minuten vor Kanülierung der großen Gefäße ca. **300 I. E. Heparin pro kg KG** appliziert.

Überwachung: Der Effekt der Heparinisierung wird mittels der sog. **„Activated Clotting Time" (ACT)**, einem globalen Gerinnungstest, überwacht. Die ACT sollte während des CPB **nicht unter 400 Sekunden** abfallen. Eine normale Gerinnbarkeit des Blutes besteht in der Regel ab einer ACT < 140 Sekunden. Da das Heparin während des CPB abgebaut wird, muss die ACT mindestens alle 30 Minuten kontrolliert werden, um ggf. rechtzeitig Heparin nachinjizieren zu können.

Antagonisierung: Nach Entwöhnen von der HLM wird das Heparin durch Gabe von **Protamin** antagonisiert (1 I. E. Protamin antagonisiert 1 I. E. Heparin). Die Kontrolle erfolgt ebenfalls durch Messung der ACT. Protamin bildet mit Heparin **Komplexe**, die bei zu schneller Infusion von Protamin eine **schwere Kreislaufdepression** auslösen können.

In vielen Zentren wird der unspezifische Proteaseninhibitor **Aprotinin** (Trasylol) der HLM zugesetzt, um die Rate postoperativer Nachblutungen zu reduzieren. Da allergische Reaktionen auf Aprotinin vorkommen können, muss die Substanz vor CPB mittels einer Testdosis (1 ml) auf Verträglichkeit geprüft werden.

Therapie postoperativ überschießender Fibrinolyse: Dazu sind **Tranexamsäure** (Ugurol®) und **ε-Aminocapronsäure** (in Deutschland nicht verfügbar) geeignet.

Vorgehen bei Heparinallergie: Besteht bei einem Patienten eine **heparininduzierte Thrombozytopenie Typ II (HIT II)**, muss das Blut mit anderen Substanzen ungerinnbar gemacht werden. Zur Verfügung stehen derzeit **Danaparoid-Natrium** (Orgaran®), **Hirudin** (Refludan®) und **Davorudin**.

Überwachung anhand verschiedener Laborparameter

Folgende Untersuchungen werden in regelmäßigen Abständen (ca. alle 30 min, gemeinsam mit der ACT) im Patientenblut vorgenommen:

- **Blutgasanalysen** (**BGA**, s. u.) zur Überwachung des Säure-Basen-Haushalts: Da in Hypothermie die Löslichkeit der **Gase** zunimmt, kommt es zu einem Abfall des O_2- und CO_2-Partialdrucks im Blut. Der **pH-Wert** nimmt hingegen wegen der geringeren Dissoziation der H^+-Ionen zu. Eine **metabolische Azidose** weist auf eine ungenügende O_2-Versorgung des Organismus bzw. einzelner Organsysteme hin.
- **Elektrolytkontrollen:** Hier sind **Normokaliämie** (wegen des Herzrhythmus) und **Normokalzämie** (wegen Gerinnung und Inotropie) anzustreben.
- **Blutzuckerkontrollen:** Es sollte möglichst eine **Normoglykämie** erreicht werden (→ günstigeres „outcome" [= postoperativer Verlauf]).
- **Kontrollen von Hämoglobin (Hb) bzw. Hämatokrit (Hk):** Theoretisch ist die O_2-Transportkapazität bei einem Hk von ca. 30 % am größten. Da unter Hypothermie der O_2-Bedarf reduziert ist, kann ein **Absinken des Hk** bis auf Werte um ca. **25 %** toleriert werden. Bei Wiedererwärmen des Patienten muss der Erythrozytengehalt des Blutes allerdings wieder angehoben werden.

Unterschiedliche Verfahren der Blutgasanalytik: Die folgenden beiden Verfahren der Blutgasanalytik werden in der Praxis angewandt:

- **α-stat-Verfahren:** Hier werden die beim hypothermen Patienten entnommenen Proben im Gerät bei 37 °C gemessen und nicht auf die aktuelle Körpertemperatur des Patienten korrigiert. Es gelten die Normwerte für Bestimmungen während Normothermie.
- **ph-stat-Verfahren:** Hier werden die bei 37 °C gemessenen Werte auf die aktuelle Körpertemperatur korrigiert.

Überwachung: Der Effekt der Heparinisierung wird mit der sog. **„Activated Clotting Time" (ACT)** überwacht. Diese sollte während des CPB **nicht < 400 Sekunden** sein.

Antagonisierung: Nach Entwöhnen von der HLM wird das Heparin durch Gabe von **Protamin** antagonisiert (1 I. E. Protamin antagonisiert 1 I. E. Heparin).

In vielen Zentren wird **Aprotinin** der HLM zur Reduzierung postoperativer Nachblutungen zugesetzt.

Therapie postoperativ überschießender Fibrinolyse: Hierzu sind **Tranexamsäure** und **ε-Aminocapronsäure** geeignet.

Vorgehen bei Heparinallergie: Für Patienten mit **heparininduzierter Thrombozytopenie Typ II (HIT II)** stehen **Danaparoid-Natrium, Hirudin** und **Davorudin** zur Verfügung.

Überwachung anhand verschiedener Laborparameter

Folgende Untersuchungen werden in regelmäßigen Abständen im Patientenblut vorgenommen:
- Blutgasanalysen (BGA)
- Elektrolytkontrollen
- Blutzuckerkontrollen
- Kontrollen von Hämoglobin (Hb) bzw. Hämatokrit (Hk).

Unterschiedliche Verfahren der Blutgasanalytik:
- **α-stat-Verfahren:** Die Blutproben des hypothermen Patienten werden bei 37 °C gemessen und nicht auf die aktuelle Körpertemperatur korrigiert.
- **ph-stat-Verfahren:** Hier werden die Werte auf die aktuelle Körpertemperatur korrigiert.

In vielen Zentren wird das praktisch einfacher zu handhabende **α-stat-Verfahren** angewandt.

8.7.5 Beendigung der extrakorporalen Zirkulation

Folgende **Voraussetzungen** müssen vor Entwöhnung von der HLM gegeben sein: Körpertemperatur normal (mindestens 35,5°C), Säure-Basen-Haushalt und Elektrolyte im Normbereich, Hb $\geq$ 9 g·dl^{-1}, Hkt $\geq$ 28%, Blutstillung abgeschlossen, Beatmung wieder gestartet.

Aufwärmen des Patienten

Das Anheben der Körpertemperatur am Ende der Operation ist ein kritischer Prozess. Die Nasopharyngealtemperatur sollte während der Wiedererwärmung 37,5°C nicht überschreiten.

Praktische Durchführung

Der Fluss über die venöse Kanüle in die HLM wird zunächst reduziert (→ Herz wirft bereits selbst Blut aus), dann wird die **venöse Kanüle** ganz **abgeklemmt** (→ der gesamte venöse Rückstrom gelangt wieder in den rechten Ventrikel). Das restliche, in der HLM befindliche Volumen kann ggf. noch über die arterielle Kanüle infundiert werden. Nach Entwöhnung wird Heparin mit Protamin antagonisiert (s.S. 359).

8.7.6 Minimal-invasive extrakorporale Zirkulation (MECC)

Die **MECC (minimal invasive extracorporeal circulation,** s. Abb. **B-8.3)** ist eine modifizierte und verkleinerte HLM.

Vorteile: Die **Traumatisierung des Blutes** durch Kontakt mit Fremdoberflächen ist **reduziert**. Da Blut aus dem OP-Feld im **Cell-Saver** aufbereitet und anschließend retransfundiert wird, reduziert sich der Fremdblutbedarf.

Nachteile: Die **Steuerung** der MECC ist **schwieriger** als die der konventionellen CPB.

Da es keine klare Evidenz gibt, die die Bevorzugung eines Verfahrens rechtfertigen würde, wird in vielen Zentren das praktisch einfacher zu handhabende **α-stat-Verfahren** angewandt.

8.7.5 Beendigung der extrakorporalen Zirkulation

Erst wenn der Patient die folgenden **Voraussetzungen** erfüllt, darf er von der HLM entwöhnt werden:
- der Patient ist normotherm (Minimaltemperatur 35,5°C),
- Säure-Basen-Haushalt und Elektrolyte sind im Normbereich, Hb $\geq$ 9 g·dl^{-1}, Hkt $\geq$ 28%,
- die Blutstillung ist abgeschlossen,
- die Lunge ist gebläht und abgesaugt, die Beatmung wieder gestartet.

Aufwärmen des Patienten

Am Ende der Operation muss der Patient wieder aufgewärmt werden. Die Temperaturmessung erfolgt i.d.R. nasopharyngeal und in der Blase. Das Aufwärmen ist ein kritischer Prozess: Zum einen darf der Temperaturgradient zwischen Blut und Wärmeaustauscher nicht zu hoch sein, da sonst **Proteine denaturieren** können. Zum anderen kann bei zu schneller Temperaturerhöhung eine überschießende Erwärmung des Blutes resultieren. **Hyperthermie** erhöht aber den O_2-Bedarf der Organe – insbesondere das **Gehirn** reagiert auf Hyperthermie sehr empfindlich. Da die Hirntemperatur nach neueren Untersuchungen meist ca. 1°C über der Nasopharyngealtemperatur liegt, sollte Letztere während der Wiedererwärmung 37,5°C nicht überschreiten.

Praktische Durchführung

Sind die Voraussetzungen zur Entwöhnung von der HLM erfüllt, reduziert der Kardiotechniker in Absprache mit Operateur und Anästhesist den Fluss über die venöse Kanüle in die HLM. Dadurch wird vom Herzen selbst schon Blut ausgeworfen. Schließlich wird die **venöse Kanüle** ganz **abgeklemm**t, der gesamte venöse Rückstrom gelangt wieder in den rechten Ventrikel. Der Kardiotechniker kann nun noch das restliche, in der HLM befindliche Volumen abhängig vom Füllungszustand und der Kontraktilität des Herzens über die arterielle Kanüle infundieren.

Nach erfolgreicher Entwöhnung von der HLM wird das Heparin mit **Protamin** antagonisiert. Bei weiterhin verlängerter ACT ist ggf. nach anderen Ursachen der Koagulopathie zu fahnden (s.S. 359).

8.7.6 Minimal-invasive extrakorporale Zirkulation (MECC)

Die Technik der EKZ ist in letzter Zeit weiterentwickelt worden. Bei der **MECC (minimal invasive extracorporeal circulation)** handelt es sich um eine modifizierte und verkleinerte HLM. Sie besteht aus heparinbeschichteten Schläuchen, einer Zentrifugalpumpe und einem Membranoxygenator (Abb. **B-8.3**).

Vorteile: Da hier die Schlauchverbindungen verkürzt sind und kein Reservoir vorhanden ist, ist die **Traumatisierung des Blutes** durch Kontakt mit Fremdoberflächen und die Blut-Luft-Grenzfläche **reduziert**. Das Blut aus dem Operationsfeld wird direkt zur Aufbereitung in einen sog. **Cell-Saver** gesaugt und anschließend – gereinigt und frei von Zelldetritus – wieder retransfundiert. Dadurch reduziert sich der Fremdblutbedarf.

Nachteile: Die **Steuerung** der MECC ist **schwieriger** als die der konventionellen CPB, da kein venöses Reservoir existiert und der venöse Rückfluss immer exakt dem Pumpenfluss entsprechen muss. Dies erfordert eine differenzierte pharmakologische Beeinflussung des venösen Gefäßtonus.

⊙ B-8.3 | **Minimal-invasive extrakorporale Zirkulation (MECC)**

⊙ B-8.3

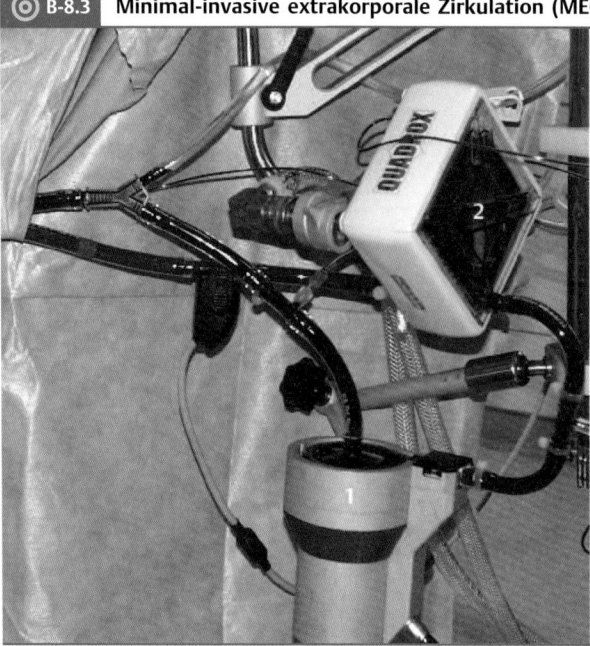

1 = Zentrifugalpumpe;
2 = Oxygenator.
Reservoir und
Rollerpumpe fehlen
im MECC-System.

Obwohl Vorteile der MECC hinsichtlich des Fremdblutbedarfs und postoperativer Komplikationen gezeigt werden konnten, ist es für eine abschließende Bewertung dieses Verfahrens noch zu früh.

Für eine abschließende Bewertung dieses Verfahrens ist es noch zu früh.

8.8 Herzoperationen mit kardiopulmonalem Bypass (CPB)

8.8 Herzoperationen mit kardiopulmonalem Bypass (CPB)

8.8.1 Aortokoronare Bypassoperation

Stenosen der Koronararterien können operativ behandelt werden, indem mit einem autologen (körpereigenen) Venentransplantat ein künstlicher Umgehungskreislauf von der Aorta zur poststenotischen Koronararterie hergestellt wird. Diesen Umgehungskreislauf bezeichnet man als **aortokoronaren Venenbypass (ACVB)**.
Bei der Anlage eines ACVB können im Wesentlichen **3 operative Phasen** unterschieden werden (Abb. **B-8.4**):

8.8.1 Aortokoronare Bypassoperation

Stenosen der Koronararterien können operativ durch einen **aortokoronaren Venenbypass (ACVB)** behandelt werden.

3 operative Phasen werden unterschieden (Abb. **B-8.4**):

Präbypass-Phase (Präparationsphase): In der **Präbypass-Phase** werden die Venen aus den Beinen entnommen und die Thoraxwandarterie **(A. mammaria)** präpariert, die häufig für den Bypass auf den Ramus interventricularis anterior **(RIVA)** verwendet wird. Die Präparation der A. mammaria wird häufig erleichtert, wenn mit **niedrigem Atemzugvolumen, hoher Frequenz** und **niedrigem PEEP** beatmet wird. Eine **BGA** sollte bei länger dauernder Präparation durchgeführt werden, um die Auswirkung dieses Beatmungsmusters abschätzen zu können. Beim Aufsägen des Sternums muss die **Beatmung in Exspiration** kurzzeitig unterbrochen werden, um eine Verletzung der Lunge zu vermeiden. Vor Beginn der extrakorporalen Zirkulation (EKZ) müssen **Heparin** appliziert und die **ACT** kontrolliert werden. Außerdem ist bei Verwendung von Aprotinin die Gabe einer Testdosis (s.S. 359) erforderlich.

Präbypass-Phase (Präparationsphase): Die Beinvenen werden entnommen, die **A. mammaria** wird präpariert. Die Präparation der A. mammaria wird erleichtert, wenn mit **niedrigem Atemzugvolumen, hoher Frequenz** und **niedrigem PEEP** beatmet wird. Beim Aufsägen des Sternums muss die **Beatmung in Exspiration** kurzzeitig unterbrochen werden (→ Verletzungsgefahr!). Vor Beginn der EKZ muss **Heparin** appliziert werden (→ ACT-Kontrolle).

Bypass-Phase: In dieser Phase wird der Patient gekühlt (in der Regel auf 28–32°C). Nach Abklemmen der Aorta und Infusion der Kardioplegielösung werden die Bypässe am stillstehenden Herzen aufgenäht. Dabei erfolgt zunächst die Fertigstellung der distalen Anastomose. Um die proximalen

Bypass-Phase: Der Patient wird gekühlt (in der Regel auf 28–32°C). Nach Abklemmen der Aorta und Infusion der Kardioplegielösung werden die Bypässe am stillstehenden Herzen aufgenäht.

◎ B-8.4

◎ B-8.4   **Aortokoronare Bypassoperation**

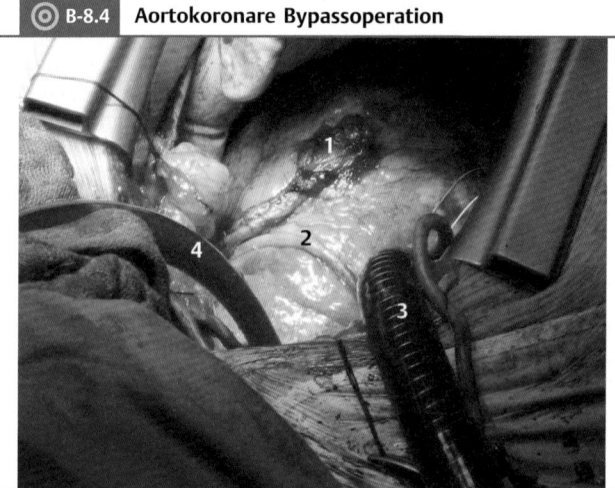

Situs nach Fertigstellung der Anastomosen:
1 = A.-mammaria-Bypass auf den Ramus interventricularis anterior.
2 = Venenbypass.
3 = Venöse Kanüle.
4 = Arterielle Kanüle.

Anastomosen vollenden zu können, wird die aszendierende Aorta tangential geklemmt.

Postbypass-Phase (Reperfusionsphase):
Das Herz wird wieder über die Koronarien mit Blut versorgt, es muss aber selbst noch keine Arbeit leisten („Erholungsphase").

Postbypass-Phase (Reperfusionsphase): Die Wiedererwärmung des Patienten beginnt nach Öffnen der Aortenklemme **(Reperfusion)**. In der **Postbypass-Phase** wird das Herz wieder über die Koronarien mit Blut versorgt, es muss aber selbst noch keine Arbeit leisten. Diese „Erholungsphase" sollte in der Regel mindestens ein Drittel der Klemmzeit betragen, um eine problemlose Entwöhnung von der HLM (s.S. 360) gewährleisten zu können.

8.8.2 Operationen an den Herzklappen

Besonderheiten:
- Bei einer **Aorteninsuffizienz** ist eine Bradykardie unerwünscht, da diese das Regurgitationsvolumen erhöht.
- Bei einer **Aortenstenose** sollten Tachykardie und Hypertonie vermieden werden, da dadurch der myokardiale O$_2$-Bedarf steigt.
- Ein Monitoring mittels **TEE** ist obligat.

8.8.2 Operationen an den Herzklappen

Operationen an den Herzklappen weisen einige Besonderheiten auf:
- Bei einer Aorteninsuffizienz ist eine Bradykardie unerwünscht, da diese das Regurgitationsvolumen erhöht.
- Bei einer Aortenstenose sollten Tachykardie und Hypertonie vermieden werden, da dadurch der myokardiale O$_2$-Bedarf steigt.
- Ein Monitoring mittels TEE ist obligat, um das operative Ergebnis beurteilen zu können, was bei der Rekonstruktion einer erkrankten Klappe besonders wichtig ist.
- Da das Herz zur operativen Korrektur der Herzklappe eröffnet werden muss, ist vor Abgehen von der HLM ein sorgfältiges Entfernen der ins Herz gelangten Luft erforderlich. Auch hierzu ist eine Überwachung mittels TEE hilfreich.

8.9 Herzoperationen ohne kardiopulmonalen Bypass (CPB)

Der Einsatz der HLM ist häufig mit einem **systemischen Inflammationssyndrom** assoziiert. Nach EKZ finden sich häufig **postoperative neurokognitive Defizite.** In den letzten Jahren sind zunehmend Verfahren entwickelt worden, die eine Revaskularisation am schlagenden Herzen ohne Einsatz der HLM ermöglichen. Dabei ist eine enge Kooperation zwischen Anästhesist und Operateur erforderlich.

8.9 Herzoperationen ohne kardiopulmonalen Bypass (CPB)

Der Einsatz der HLM ist häufig mit einem **systemischen Inflammationssyndrom (systemic infection response syndrome, SIRS)** assoziiert. Der Kontakt des Blutes mit Fremdoberflächen, die Traumatisierung der korpuskulären Blutbestandteile durch die Rollerpumpe, der unphysiologische, nicht pulsatile Blutfluss und die Ischämie-Reperfusionsphase sind wichtige Auslöser. Darüber hinaus finden sich nach EKZ häufig **postoperative neurokognitive Defizite**, die möglicherweise auf die Embolisierung von atheromatösem Material in die zerebrale Zirkulation bei der Aortenkanülierung zurückzuführen sind. Deshalb sind in den letzten Jahren zunehmend Verfahren entwickelt worden, die eine Revaskularisation am schlagenden Herzen ohne Einsatz der HLM ermöglichen. Da hier der Kreislauf vom operierten Organ selbst aufrechterhalten werden muss, ist eine sehr enge Kooperation zwischen Anästhesist und Operateur erforderlich.

⊚ B-8.5

⊚ B-8.5   Prewarming

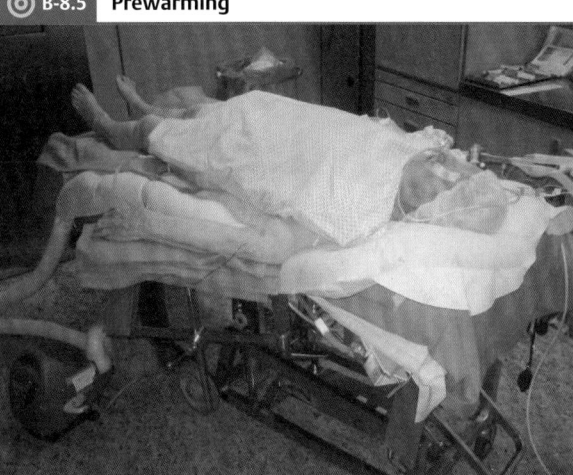

Um eine intraoperative Hypothermie zu verhindern, müssen die Patienten bereits im Einleitungsraum gewärmt werden („Prewarming").

Anästhesiologische Besonderheiten:
- Für Eingriffe ohne HLM ist eine Überwachung mit der **TEE** indiziert.
- In der Regel wird das Herzzeitvolumen invasiv überwacht, um schnell auf eine ungenügende Organperfusion reagieren zu können.
- Bei Operationen ohne HLM kann der Patient nicht über den Wärmeaustauscher gewärmt werden. Um eine Auskühlung des Patienten zu verhindern, sollte die aktive Wärmung mittels Wärmedecken schon in der Einleitung beginnen (**„Prewarming"**, Abb. **B-8.5**).

▶ **Merke:** Der CPB induziert ein **systemisches Inflammationssyndrom**.

8.9.1 MIDCAB(minimally invasive direct coronary artery bypass)-Operation

Bei der **MIDCAB-Operation** wird über eine linksseitige Thorakotomie eine Anastomose zwischen der linken A. mammaria und dem RIVA angelegt. Um ein nahezu **bewegungsloses Operationsfeld** zu erreichen, wird mittels eines speziellen Stabilisators der Abschnitt der Herzwand mit dem freipräparierten RIVA fixiert (Abb. **B-8.6**).

Anästhesiologische Besonderheiten:
- Das chirurgische Vorgehen wird durch einen Kollaps der linken Lunge erleichtert, in der Regel erfolgt eine **Ein-Lungen-Beatmung** (→ Doppellumentubus oder Tubus mit integriertem Bronchusblocker). Bei schweren vorbestehenden Lungenerkrankungen wird die Ein-Lungen-Beatmung möglicherweise vom Patienten nicht toleriert. Eine präoperative Überprüfung der Lungenfunktion ist bei entsprechender Anamnese deshalb unbedingt notwendig.
- Vor Abklemmen des Koronargefäßes zum Annähen der Anastomose wird mittels Heparingabe eine **ACT von > 200 Sekunden** angestrebt.
- Abhängig vom vorbestehenden Stenosegrad kommt es während des Abklemmens zu einer Ischämie des nachgeschalteten Versorgungsgebietes, was ggf. die Einlage eines Shunts erforderlich macht. Um die Auswirkungen einer Ischämie abzuschwächen, kommen die **Präkonditionierung mit volatilen Anästhetika** (s.S. 355) oder die **ischämische Präkonditionierung** zum Einsatz. Bei Letzterer wird das Koronargefäß kurzzeitig abgeklemmt (für ca. 3 Minuten) und anschließend wieder freigegeben. Beide Prozesse lösen in der Zelle Adaptationsprozesse aus.
- **„Prewarming"** (Abb. **B-8.5**) ist erforderlich.

Anästhesiologische Besonderheiten:
- Für Eingriffe ohne HLM ist eine Überwachung mit der **TEE** indiziert.
- Das Herzzeitvolumen wird i. d. R. invasiv überwacht.
- Wichtig ist eine aktive Wärmung des Patienten schon in der Einleitung (**„Prewarming"**, Abb. **B-8.5**).

◀ **Merke**

8.9.1 MIDCAB(minimally invasive direct coronary artery bypass)-Operation

Bei der **MIDCAB-Operation** (Abb. **B-8.6**) wird linksseitig thorakotomiert und eine Anastomose zwischen der linken A. mammaria und dem RIVA angelegt.

Anästhesiologische Besonderheiten:
- **Ein-Lungen-Beatmung** erleichtert das chirurgische Vorgehen.
- Vor Abklemmen des Koronargefäßes zum Annähen der Anastomose wird mittels Heparingabe eine **ACT >200 s** angestrebt.
- Während des Abklemmens kommt es zu einer Ischämie des nachgeschalteten Versorgungsgebietes, was ggf. die Einlage eines Shunts erforderlich macht → **Präkonditionierung** mit **volatilen Anästhetika** (s.S. 355) oder **ischämische Präkonditionierung** zur Verminderung der Ischämieauswirkungen.
- **„Prewarming"**.
- Schmerztherapie: Bewährt hat sich eine präoperativ angelegte **Interkostalblockade** über 4 Segmente und die intravenöse Gabe von **Paracetamol** 20 Minuten vor Ende der Operation.

◉ B-8.6

◉ B-8.6   **MIDCAB(minimally invasive direct coronary artery bypass)-Operation**

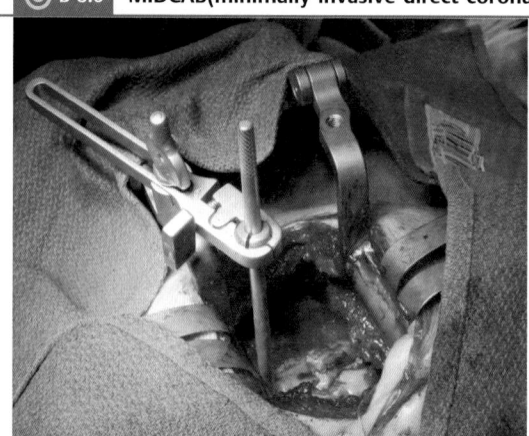

Der eingesetzte Rippen-
spreizer ermöglicht den
Zugang zur Herzvorderwand.
Der Bereich der Anasto-
mosennaht wird mit einem
Stabilisatorfuß ruhig gestellt.

■ Eine laterale Thorakotomie ist im Allgemeinen schmerzhafter als eine
mediane Sternotomie. Daher kommt der postoperativen Schmerztherapie
eine wichtige Rolle zu. Verschiedene Regime sind dafür geeignet. Bewährt
hat sich eine präoperativ angelegte **Interkostalblockade** über 4 Segmente
und die intravenöse Gabe von **Paracetamol** 20 Minuten vor Ende der Operation.

8.9.2 OPCAB(off pump coronary artery
bypass)-Operation

Bei der **OPCAB-Operation** (Abb. **B-8.7**)
wird eine **mediane Sternotomie** durchge-
führt. Durch Luxation des Herzens aus der
Perikardhöhle kann der **venöse Rückstrom**
beeinträchtigt werden (→ **Abfall des**
HZV). Hier kommt es ebenfalls zu einer
Myokardischämie während der
Anastomosennaht (s.S. 355).

8.9.2 OPCAB(off pump coronary artery bypass)-Operation

Die **OPCAB-Operation** wird ebenfalls am schlagenden Herzen durchgeführt.
Allerdings wird hierfür eine **mediane Sternotomie** durchgeführt, so dass eine
Ein-Lungen-Beatmung nicht erforderlich ist (Abb. **B-8.7**). Nach therapeutischer
Heparinisierung (ACT > 400 Sekunden) werden die einzelnen Koronarien dargestellt. Dazu wird das Herz mittels spezieller Greifarme, die über einen Saug-
mechanismus an der Herzwand fixiert werden, aus der Perikardhöhle luxiert.
Dadurch kann der **venöse Rückstrom** sehr stark beeinträchtigt werden mit
nachfolgendem **Abfall des HZV**. Volumengabe und eine Neupositionierung
der Greifarme können Abhilfe schaffen. Auch bei der OPCAB-Operation
kommt es zu einer **Myokardischämie** während der Anastomosennaht
(s.S. 355). Das Wärmemanagement erfolgt mit konvektiver Wärmezufuhr
über spezielle Decken (bereits als „Prewarming").

◉ B-8.7

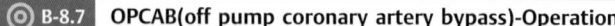

◉ B-8.7   **OPCAB(off pump coronary artery bypass)-Operation**

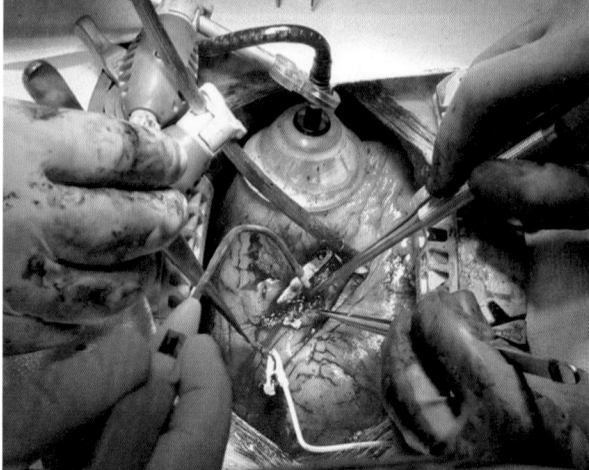

Das Herz wird mit
einem speziellen
Saugfuß luxiert.
Der Bereich der
Anastomosennaht
wird mit einem spe-
ziellen Stabilisator-
fuß ruhig gestellt.

▶ **Klinischer Fall.** Es wird eine 72-jährige Patientin mit einer **Dreigefäß-KHK** zur Operation vorgestellt. Das Gewicht beträgt 106 kg, die Größe 1,62 m. An wichtigen Begleiterkrankungen werden ein arterieller Hypertonus (Therapie mit einem ACE-Hemmer), eine Hypercholesterinämie (Therapie mit einem Lipidsenker) und eine COPD (Therapie mit einem β_2-Mimetikum) angegeben. In der Koronarangiographie hatten sich ein Verschluss des RIVA sowie hochgradige Stenosen des Ramus circumflexus (RCX) und der rechten Koronararterie (RCA) gezeigt. Bei der Lävokardiographie hatte sich eine Ejektionsfraktion von 45 % ergeben. Im Euro-Score wird für die Patientin ein hohes Risiko (6 Punkte) errechnet. Bei der Prämedikationsvisite beträgt die Herzfrequenz 90 Schläge pro Minute, der Blutdruck wird mit 180/80 mmHg gemessen. Perioperativ wird ein β-Rezeptorenblocker verordnet, den die Patientin morgens am OP-Tag zusammen mit ihrer eigenen Dauermedikation (außer dem ACE-Hemmer) und einem Benzodiazepin einnehmen soll.

Die Patientin kommt sehr erregt zur **Narkoseeinleitung**. Die Prämedikation ist erst vor 15 Minuten verabreicht worden. Die Herzfrequenz beträgt 125 Schläge pro Minute, der Blutdruck 220/110 mmHg. In Lokalanästhesie werden eine periphere Venenverweilkanüle und eine Kanüle in die linke Arteria radialis gelegt. Unter O_2-Insufflation werden dann vor Narkoseeinleitung 2 mg Midazolam und 2 mg Metoprolol intravenös injiziert. Die Narkoseeinleitung erfolgt mit einer Induktionsdosis Propofol (1,5 mg/kg KG über 120 Sekunden) und Sufentanil (0,75 µg/kg KG über 60 Sekunden). Nach Erlöschen des Lidreflexes werden 0,6 mg/kg KG Rocuronium injiziert. Nach problemloser endotrachealer Intubation werden ein zentralvenöser Katheter in die rechte V. anonyma und eine venöse Schleuse in die rechte V. jugularis interna gelegt. Zusätzlich erfolgt die Platzierung einer TEE-Sonde.

Der **operative Verlauf** ist zunächst unproblematisch. Es sind drei Bypässe geplant: Die A. mammaria wird auf den RIVA anastomosiert, außerdem werden zwei Venenbypässe auf den RCX und die RCA gelegt. Nach Kanülierung ist die Infusion der Kardioplegielösung zunächst schwierig. Daher wird die Kardioplegie retrograd über den Sinus coronarius gegeben. Nach einer Aortenabklemmzeit von 50 Minuten wird das Herz 25 Minuten reperfundiert. In dieser Zeit werden die zentralen Anastomosen an der tangential abgeklemmten Aorta ascendens fertig gestellt. Obwohl das Herz wieder spontan in einen Sinusrhythmus konvertiert ist, lassen sich echokardiographisch nicht sicher Kontraktionen identifizieren. Der Kardiotechniker drosselt nun die Drainage über die Vorhofkanüle, damit das Herz wieder Volumen zum Auswerfen zur Verfügung hat („Anstauen"). Es zeigt sich ein globales Low-output-Syndrom ohne nennenswerten Auswurf. Ein Perfusor mit Adrenalin wird gestartet (0,1 µg/kg KG/min). Obwohl jetzt sichtbare Kontraktionen erfolgen, wird die Ventrikelfunktion weiterhin als sehr eingeschränkt eingeschätzt. Es wird nun ein Phosphodiesterase-Hemmer über den Zuspritzport direkt in die Herz-Lungen-Maschine gegeben (0,5 mg/kg KG Enoximon). Wenige Minuten später beginnt das Herz wieder kräftigere Eigenkontraktionen zu zeigen. Schrittweise wird nun der Fluss über die HLM reduziert, bis die Entwöhnung vom CPB vollständig geglückt ist. Da der arterielle Widerstand deutlich erniedrigt ist, wird ein Perfusor mit Noradrenalin gestartet (0,05 µg/kg KG/min). Nach Thoraxverschluss kann die Patientin mit stabilen Kreislaufverhältnissen auf die anästhesiologische Intensivstation verlegt werden.

9   Anästhesie in der Gefäßchirurgie

9.1   Besonderheiten der Patientengruppe

Gefäßchirurgische Patienten haben häufig **anästhesierelevante Begleiterkrankungen**, die mit **erhöhter kardialer Morbidität und Mortalität** verbunden sind.

9.2   Präoperative Risikoeinschätzung

9.2.1 Anamnese und Untersuchung

Die **präoperative Diagnostik** umfasst in der Regel:
- Anamneseerhebung,
- klinische Untersuchung,
- Bewertung der körperlichen Belastbarkeit,
- Ruhe-EKG,
- Thorax-Röntgenbild sowie
- Laboruntersuchungen.

Je nach Alter, Anamnese und Untersuchungsbefund kann ggf. auf EKG und/oder Röntgenthorax verzichtet werden.

Bei Vorliegen von **Begleiterkrankungen** (z.B. KHK) müssen zur Abklärung des kardialen Risikos oftmals präoperativ noch **weitere Unterschungen** (z.B. Belastungs-EKG, Echokardiographie) vorgenommen werden.

9.2.2 Scoring-Systeme zur Risikoabschätzung

Der **„Revised cardiac Risk Index"** (Tab. **B-9.1**) ermöglicht die Abschätzung des Risikos für perioperative kardiale Ereignisse.

9.3   Risikoreduktion

Bei Patienten mit mindestens 2 Risikofaktoren im Revised cardial Risk Index kommt es durch perioperative Gabe von **β-Rezeptorenblockern** zu einer Risikoreduktion.
Eine weitere Risikoreduzierung ist möglicherweise durch eine Prämedikation mit **α$_2$-Adrenozeptoragonisten** (z.B. Clonidin) zu erreichen (→ Sympathikolyse).

9   Anästhesie in der Gefäßchirurgie

9.1   Besonderheiten der Patientengruppe

Gefäßchirurgische Patienten weisen **häufig anästhesierelevante Begleiterkrankungen** auf. Die lokalen Veränderungen im Bereich des Operationsgebietes reflektieren in vielen Fällen eine generalisierte Atherosklerose einschließlich der Koronararterien. Daher haben gefäßchirurgische Patienten eine **hohe kardiale Morbidität und Mortalität**. Umso wichtiger ist eine sorgfältige präoperative Risikoeinschätzung, um durch geeignete pharmakologische Maßnahmen und ein adaptiertes Monitoring eine Verminderung der Inzidenz schwerwiegender Komplikationen zu erreichen.

9.2   Präoperative Risikoeinschätzung

9.2.1 Anamnese und Untersuchung

Die Patienten sollten in ausreichendem Zeitabstand zum geplanten Eingriff anästhesiologisch beurteilt werden. Dies ermöglicht eine entsprechende Planung der notwendigen Voruntersuchungen. Die **präoperative Diagnostik** umfasst in der Regel:
- eine ausführliche Anamneseerhebung,
- eine sorgfältige körperliche Untersuchung,
- die Bewertung der körperlichen Belastbarkeit im Alltag,
- ein Ruhe-EKG,
- ein Thorax-Röntgenbild sowie
- folgende Laboruntersuchungen: kleines Blutbild, Elektrolyte, Gerinnungsanalytik, Retentionsparameter, Blutzucker, Blutgruppe und Kreuzblut.

Bei leerer Anamnese und unauffälligem körperlichem Untersuchungsbefund kann bis zum 45. Lebensjahr auf ein EKG und bis zum 65. Lebensjahr auf ein Thorax-Röntgenbild verzichtet werden.
Begleiterkrankungen (typischerweise KHK, arterielle Hypertonie, Herzrhythmusstörungen, Störungen des Glukose- und Fettstoffwechsels) sind häufig. Deshalb müssen präoperativ oftmals noch **weitere Voruntersuchungen** (z.B. Belastungs-EKG, Echokardiographie, Myokardszintigraphie und ggf. Koronarangiographie) zur Abklärung des kardialen Risikos erfolgen.

9.2.2 Scoring-Systeme zur Risikoabschätzung

Zur individuellen Risikoeinschätzung sind in der Literatur verschiedene **Scores** beschrieben. Diese ermöglichen eine Abschätzung des perioperativen Risikos für kardiale Ereignisse. Unter praktischen Gesichtspunkten hat sich der **„Revised cardiac Risk Index"** (Tab. **B-9.1**) bewährt, der von Lee und Mitarbeitern an einem großen Patientenkollektiv validiert wurde.

9.3   Risikoreduktion

Die Evaluierung des Revised cardiac Risk Index innerhalb eines gefäßchirurgischen Patientenguts konnte unter anderem den Nutzen der perioperativen Gabe von **β-Rezeptorenblockern** bei Patienten mit mindestens 2 Risikofaktoren belegen. Bei Vorliegen von mehr als 2 Risikofaktoren ist in der Regel eine präoperative kardiologische Untersuchung indiziert.
Eine weitere Risikoreduzierung ist möglicherweise durch eine Prämedikation mit **α$_2$-Adrenozeptoragonisten** (z.B. Clonidin) zu erreichen. Diese bewirken eine medikamentöse Sympathikolyse.

≡ B-9.1

B-9.1	Revised cardiac Risk Index	
Risikofaktoren:		**perioperatives kardiales Risiko**

- Hochrisiko-OP (Thorax-, Bauch- und suprainguinale Gefäßchirurgie)
- koronare Herzerkrankung
  - Z. n. Myokardinfarkt
  - Angina pectoris
  - positiver Belastungstest
  - Q-Zacken im EKG
  - Therapie mit Nitroglyzerin (sublingual)
  - Patienten mit Z. n. PTCA oder Bypass-OP mit Thoraxschmerz
- Linksherzinsuffizienz
- Z. n. zerebralem Insult/TIA
- Diabetes mellitus (insulinpflichtig)
- chronische Niereninsuffizienz (Serumkreatinin ≥ 2 mg/dl).

0 Risikofaktoren:	0,4 %
1 Risikofaktor:	0,9 %
2 Risikofaktoren:	6,6 %
≥ 3 Risikofaktoren:	11 %

Die perioperative Gabe von β-Blockern sollte bei Vorliegen von ≥ 2 Risikofaktoren erwogen werden.

9.4 Besonderheiten bei der Überwachung

9.4 Besonderheiten bei der Überwachung

Je nach geplantem operativem Eingriff und damit einhergehendem Risiko sollte die Indikation zum **invasiven Monitoring** (u. a. arterielle Blutdruckmessung, mehrlumiger ZVK → ZVD-Messung) großzügig gestellt werden. Die jeweils notwendigen Maßnahmen zur Überwachung des Patienten werden bei den einzelnen gefäßchirurgischen Eingriffen aufgeführt.

Je nach geplantem operativem Eingriff und damit einhergehendem Risiko sollte die Indikation zum **invasiven Monitoring** großzügig gestellt werden.

9.5 Anästhesieverfahren

9.5 Anästhesieverfahren

Zurzeit gibt es keine Daten, die einem bestimmten Anästhesieverfahren bei gefäßchirurgischen Patienten eindeutig den Vorzug geben.

Derzeit ist in der Gefäßchirurgie kein Anästhesieverfahren eindeutig zu bevorzugen.

Regionalanästhesie

Regionalanästhesie

Die **Spinalanästhesie** hat in einigen Untersuchungen bei Eingriffen an peripheren Gefäßen Vorteile hinsichtlich der Inzidenz postoperativer Komplikationen gezeigt. Allerdings ist das Verfahren durch die oft peri- oder intraoperativ notwendige Gerinnungshemmung in der Anwendung limitiert. In der Karotischirurgie werden lokal- oder regionalanästhesiologische Verfahren erfolgreich angewendet. Ein eindeutiger Vorteil gegenüber der Allgemeinanästhesie konnte bislang jedoch nicht nachgewiesen werden.

Die **Spinalanästhesie** kann bei Eingriffen an peripheren Gefäßen Vorteile haben. Allerdings ist ihre Anwendung aufgrund der oftmals notwendigen Gerinnungshemmung limitiert.

Allgemeinanästhesie

Allgemeinanästhesie

Mehrere Untersuchungen zeigten bei Anwendung von volatilen Anästhetika während des kardiopulmonalen Bypasses eine Verminderung der Inzidenz eines postoperativen myokardialen Zellschadens sowie eine Verbesserung der kardialen Funktion (anästhetikainduzierte Präkonditionierung, s.S. 355). Da volatile Anästhetika möglicherweise auch bei gefäßchirurgischen Patienten Vorteile bieten, sollten bei solchen Patienten **balancierte Anästhesieverfahren mit volatilen Anästhetika** bevorzugt werden.

Da volatile Anästhetika möglicherweise auch bei gefäßchirurgischen Patienten Vorteile (anästhetikainduzierte Präkonditionierung, s.S. 355) bieten, sollten bei solchen Patienten **balancierte Anästhesieverfahren mit volatilen Anästhetika** bevorzugt werden.

Ausnahme: Eingriffe an der A. carotis. Hier wird die zerebrale Integrität mittels somatosensorisch evozierter Potenziale (SSEP) überwacht (s.S. 444). Volatile Anästhetika vermindern die Amplitude der SSEP deutlich und erschweren somit das SSEP-Monitoring.

Ausnahme: Eingriffe an der A. carotis, da volatile Anästhetika das SSEP-Monitoring erschweren (Amplitude ↓).

▶ **Merke: Volatile Anästhetika** sind für Patienten mit KHK aufgrund ihrer präkonditionierenden Eigenschaften möglicherweise von Vorteil.

◀ Merke

9.6 Gefäßchirurgische Operationen

9.6.1 Operation eines
Bauchaortenaneurysmas

Besonderheiten bei
OP-Vorbereitung und Monitoring

OP-Vorbereitung:
- Anlage eines mehrlumigen **ZVK** und
  zweier großlumiger **Venenverweil-
  kanülen**
- Bereitstellung von **Cell-Saver** und
  Schnellinfusionssystem.

Monitoring:
- obligat: arterielle Blutdruckmessung
- großzügige Indikation zur TEE.

Operationsmethoden und
deren für die Anästhesie wichtigsten
Operationsschritte

Die operative Versorgung von Bauchaortenaneurysmen erfolgt **offen-chirurgisch**
oder durch **Stenteinlage**.

Offenes chirurgisches Vorgehen

Man unterscheidet 4 operative Phasen:

Präparationsphase: In dieser Phase kann
es bei gedeckt oder offen perforierten
Aneurysmen zu einem dramatischen **Blutdruckabfall** kommen.

Aortenclamping: Hier kommt es zu einem
massiven **Anstieg der linksventrikulären
Nachlast**. Bei Ischämiezeichen im EKG
oder deutlichem Abfall des Herzzeitvolumens muss die Nachlast medikamentös
(z. B. mit Nitroglyzerin oder Nitroprussid)
gesenkt werden.

Vor Öffnen der Aortenklemme:
Durch Volumengabe soll der Blutdruck
hochnormal eingestellt werden.

Öffnen der Aortenklemme: Nach dem
Öffnen der Aortenklemme kommt es zu
einem raschen **Abfall der Nachlast**
(→ ggf. Therapie mit einem Vasopressor).
Außerdem sollte der **Säure-Basen-Status**
überprüft werden.

Zur optimalen Kreislauftherapie sind enge
Absprachen zwischen Operateur und
Anästhesist nötig.

9.6 Gefäßchirurgische Operationen

Im Folgenden werden die häufigsten gefäßchirurgischen Operationsverfahren
mit ihren für die Anästhesie relevanten Besonderheiten dargestellt.

9.6.1 Operation eines Bauchaortenaneurysmas

Besonderheiten bei OP-Vorbereitung und Monitoring

OP-Vorbereitung: Vor der Operation ist die Anlage eines mehrlumigen **ZVK**
obligat. Außerdem sollten zwei großlumige periphere **Venenverweilkanülen**
gelegt werden, über die ggf. zügig Volumen zugeführt werden kann. Zur Volumentherapie müssen außerdem **Cell-Saver** und **Schnellinfusionssystem** vorbereitet sein.

Monitoring: Der häufig eingeschränkte Allgemeinzustand der Patienten (meist
ASA III, s. S. 11) macht ein **umfangreiches invasives Monitoring** erforderlich. Die
arterielle Blutdruckmessung ist obligat. Die Indikation zur Messung des HZV und
zur Überwachung der Herzfunktion mittels TEE ist großzügig zu stellen.

Operationsmethoden und deren für die Anästhesie wichtigsten Operationsschritte

Zur operativen Versorgung von Bauchaortenaneurysmen stehen folgende
Methoden zur Verfügung:
- **offen-chirurgisches Vorgehen** nach medianer Laparotomie
- Einlage **endoluminärer Stents** über arterielle Gefäßzugänge in der Leiste.

Offenes chirurgisches Vorgehen

Beim offenen chirurgischen Vorgehen sind im Wesentlichen 4 operative Phasen zu unterscheiden:

Präparationsphase: Hier wird der erkrankte Teil der Bauchaorta freigelegt
(Abb. **B-9.1**). Bei gedeckt oder offen perforierten Aneurysmen (Notfalleingriff!)
kann es unmittelbar nach Laparotomie zu einem dramatischen **Blutdruckabfall**
kommen, da die sich zuvor selbst komprimierende Blutung nun frei in die
Bauchhöhle abfließen kann. Unabhängig von der Dringlichkeit des Eingriffes
sollten auf jeden Fall 2 Erythrozytenkonzentrate sofort im OP verfügbar sein,
weitere 4 sollten gekreuzt auf Abruf in der Blutbank bereitstehen.

Aortenclamping: Hier kommt es (je nach Position der Klemme) zu einem
plötzlichen, massiven **Anstieg der linksventrikulären Nachlast**. Während dies
von Herzgesunden meist gut toleriert wird, kann bei vorbestehender KHK
oder einer Aortenstenose eine myokardiale Ischämie resultieren. Bei Ischämiezeichen im EKG oder deutlichem Abfall des Herzzeitvolumens muss die Nachlast medikamentös gesenkt werden. Hierzu sollten gut steuerbare Substanzen
(Nitroglyzerin, Nitroprussid) eingesetzt werden.

Vor Öffnen der Aortenklemme: In dieser Phase der Operation sollte der Blutdruck zur Vorbereitung auf das nachfolgende Öffnen der Aortenklemme
durch Volumengabe hochnormal eingestellt werden.

Öffnen der Aortenklemme: Hier kommt es zu einem raschen **Abfall der Nachlast** und einem relativen intravasalen Volumenmangel, da die Körperpartien
unterhalb der Aortenklemme wieder perfundiert werden. Deshalb ist es wichtig, den Blutdruck vor dem Öffnen anzuheben. Ggf. kann ein starker Blutdruckabfall durch Gabe eines Vasopressors therapiert werden. Außerdem sollte nach
dem Öffnen der Klemme auch der **Säure-Basen-Status** überprüft werden. Nicht
selten tritt während der Reperfusion eine metabolische Azidose auf.
Eine enge Absprache mit dem Operateur (z. B. langsames Öffnen der Klemme)
erleichtert in allen Phasen der Operation eine optimierte Kreislauftherapie.

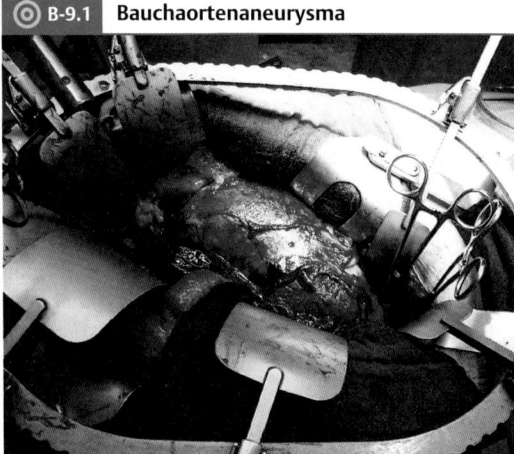

Postoperative Phase: Postoperativ ist in der Regel eine **Intensivtherapie** erforderlich. Da die postoperative Nachbeatmung bei hypothermen Patienten häufig verlängert ist und Hypothermie allgemein ungünstige Auswirkungen auf Blutgerinnung und Wundheilung hat, sollten alle Patienten mittels einer Wärmedecke perioperativ gewärmt werden. Besonders wichtig ist der Beginn der Wärmekonservierung schon vor Narkoseeinleitung (Prewarming).

Stenteinlage

Bei der operativen Versorgung eines Bauchaortenaneurysmas mittels **Stenteinlage** handelt es sich häufig um Notfalleingriffe. Die Patienten befinden sich oftmals in sehr reduziertem Allgemeinzustand. Manche Operateure bevorzugen während der Platzierung des Stents eine kontrollierte Hypotension, da die ausgeworfene Blutsäule dann weniger Druck auf die Gefäßwand ausübt und die Gefahr der sekundären Stentdislokation somit geringer ist. Nitroglyzerin und Nitroprussid sind auch hierfür Substanzen der ersten Wahl.

▶ **Merke:** Wichtige Besonderheiten bei Operation eines Bauchaortenaneurysmas:
Bei der chirurgischen Versorgung eines Bauchaortenaneurysmas steht die A. femoralis zur invasiven Blutdruckmessung nicht zur Verfügung (dies gilt auch für Eingriffe an den Leistengefäßen).
Bei perforierten Aneurysmen wird das Zwerchfell durch den erhöhten, intraabdominellen Druck nach kranial verschoben, wodurch hohe Beatmungsdrücke resultieren können.

Wahl des Anästhesieverfahrens

Bei beiden Operationsmethoden sollten **balancierte Anästhesieverfahren mit volatilen Anästhetika** bevorzugt werden.
Die Anlage eines **thorakalen Epiduralkatheters** wird von manchen Autoren empfohlen. Eine sorgfältige individuelle Risiko-Nutzen-Abwägung ist in jedem Fall erforderlich.

9.6.2 Karotis-Thrombendarteriektomie

Besonderheiten der Patientengruppe

Die Patienten haben häufig transitorische ischämische Attacken (TIA), prolongierte ischämische neurologische Defizite (PRIND) oder apoplektische Insulte in der Vorgeschichte. Darüber hinaus liegen oft die für gefäßchirurgische Patienten typischen Begleiterkrankungen (s.S. 366) vor. Bei manifesten neurologischen Residuen sollte präoperativ ein neurologischer Status erhoben wer-

Postoperative Phase: Postoperativ ist in der Regel eine **Intensivtherapie** erforderlich. Wegen ungünstiger Auswirkungen auf Blutgerinnung und Wundheilung sollte eine Hypothermie des Patienten vermieden werden (Prewarming).

Stenteinlage

Bei der operativen Versorgung mittels **Stenteinlage** handelt es sich häufig um Notfalleingriffe.

◀ Merke

Wahl des Anästhesieverfahrens

Beide OP-Methoden sollten in **balancierter Anästhesie** durchgeführt werden.

Die Anlage eines **thorakalen Epiduralkatheters** wird von manchen Autoren empfohlen.

9.6.2 Karotis-Thrombendarteriektomie

Besonderheiten der Patientengruppe

Die Patienten haben häufig TIA, PRIND oder apoplektische Insulte in der Vorgeschichte. Darüber hinaus liegen oft anästhesierelevante Begleiterkrankungen vor.

den, um intra- und postoperative Ereignisse von präoperativ bestehenden Defiziten differenzieren zu können.

Besonderheiten beim Monitoring

Besonderheiten beim Monitoring

Das Monitoring umfasst eine **arterielle Druckmessung** und die **Überwachung der zerebralen Integrität**.

Das **Monitoring** umfasst eine **arterielle Blutdruckmessung** (Anlage der arteriellen Kanüle noch vor Narkoseeinleitung!) und die **Überwachung der zerebralen Integrität**. Für Letzteres stehen verschiedene Verfahren zur Verfügung:

Überwachung mittels SSEP: SSEP (somatosensorisch evozierte Potenziale) repräsentieren die periphere und zentrale Nervenleitgeschwindigkeit nach Reizung des kontralateralen N. medianus. Bei einer Hirnischämie kommt es zu einer typischen Verminderung der Potenzialamplitude und -latenz.
Diese Methode des zerebralen Monitorings wird derzeit am häufigsten angewandt.

Überwachung mittels SSEP: SSEP (somatosensorisch evozierte Potenziale) repräsentieren die periphere und zentrale Nervenleitgeschwindigkeit nach Reizung des kontralateralen N. medianus. Bei einer Hirnischämie kommt es zu einer typischen Verminderung der Potenzialamplitude und -latenz. Zahlreiche Studien konnten einen Zusammenhang zwischen SSEP-Amplitude und -Latenz und Änderungen der zerebralen Durchblutung belegen. Eine enge Kommunikation mit dem Operateur bezüglich des zerebralen Monitorings ist erforderlich. Die Messung der SSEP ist die derzeit am häufigsten angewandte Methode des zerebralen Monitorings. Die beiden nachfolgend beschriebenen Methoden haben in der Klinik noch keinen vergleichbaren Stellenwert.

Überwachung mittels transkranieller Dopplersonographie (TCD): Die Blutflussgeschwindigkeit in der A. cerebri media korreliert bei konstantem Gefäßquerschnitt gut mit dem zerebralen Blutfluss (Abb. **B-9.2**).

Überwachung mittels transkranieller Dopplersonographie (TCD): Hier wird über einem Knochenfenster (z. B. Schläfenbein) dopplersonographisch die Blutflussgeschwindigkeit in der A. cerebri media der betroffenen Seite ermittelt (Abb. **B-9.2**). Bei unverändertem Gefäßquerschnitt korreliert die Blutflussgeschwindigkeit gut mit dem zerebralen Blutfluss. Klare Grenzwerte für eine kritische Verminderung der zerebralen Perfusion existieren nicht – meist wird eine Verminderung der Ausgangsgeschwindigkeit um 50 % als kritisch angesehen.

◎ B-9.2

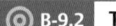

◎ B-9.2   **Transkranielle Dopplersonographie (TCD)**

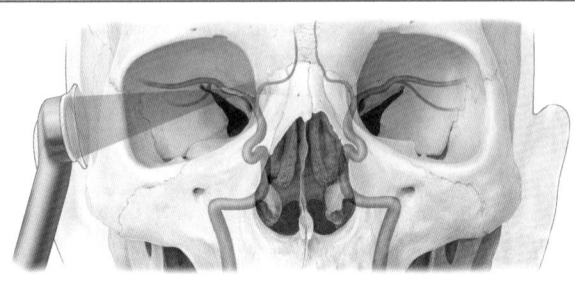

Überwachung mittels Nah-Infrarotspektroskopie: Die Nah-Infrarotspektroskopie erlaubt die nicht invasive Bestimmung der zerebralen Gewebesauerstoffsättigung. Allerdings existieren auch für dieses Verfahren zurzeit noch keine klaren Interventionsgrenzen und das Problem einer extrakraniellen Beeinflussung der Messwerte ist noch nicht abschließend gelöst.

Überwachung mittels Nah-Infrarotspektroskopie: Die Nah-Infrarotspektroskopie erlaubt die nicht invasive Bestimmung der zerebralen Gewebesauerstoffsättigung. Von gepulsten Laserdioden erzeugtes Licht im Nah-Infrarotbereich durchdringt Haut, Knochen und Dura und wird bei der Passage durch das Hirngewebe – je nach Konzentration der dort vorhandenen biologischen Farbstoffe Oxy-Hämoglobin und Desoxy-Hämoglobin – abgeschwächt. Aus der Intensitätsabschwächung des emittierten Lichts kann mittels mathematischer Algorithmen die zerebrale Sauerstoffsättigung berechnet werden. Allerdings existieren auch für dieses Verfahren zurzeit noch keine klaren Interventionsgrenzen und das Problem einer extrakraniellen Beeinflussung der Messwerte ist noch nicht abschließend gelöst.

Wahl des Anästhesieverfahrens

Wahl des Anästhesieverfahrens

Allgemeinanästhesie: Eine TIVA mit Propofol/Remifentanil ist zu bevorzugen, da Propofol zum einen die SSEP nicht beeinflusst und sehr gut steuerbar ist. Evtl. neu

Allgemeinanästhesie: Da das zerebrale Monitoring derzeit am häufigsten durch Überwachung der SSEP erfolgt und Propofol im Gegensatz zu den volatilen Anästhetika die SSEP nicht beeinflusst, sollte eine **total intravenöse Anästhesie** bevorzugt werden. Außerdem sind Propofol und auch Remifentanil gut steuerbar, was eine Extubation noch im OP-Saal ermöglicht. Dadurch können möglicherweise neu aufgetretene Defizite möglichst zeitnah erkannt und therapiert werden. Die Notwendigkeit der motorischen Stimulation im Rahmen der Überwachung mittels SSEP legt die Verwendung kurzwirksamer Muskelrelaxanzien nahe.

Regionalanästhesie: Grundsätzlich ist auch eine Operation in Lokal- oder Regionalanästhesie möglich. Die Lokalanästhesie erfordert jedoch Anästhetikavolumina, die zu einer Überschreitung der zulässigen Höchstdosen und demzufolge zu schwerwiegenden kardialen und zerebralen Nebenwirkungen führen können. Bei einer kunstgerecht durchgeführten zervikalen Epiduralanästhesie kann auf ein spezielles zerebrales Monitoring verzichtet werden, da der Patient wach ist und eine kritische Verminderung der zerebralen Durchblutung in Form einer plötzlichen Somnolenz oder neu aufgetretener Teilleistungsdefizite schnell diagnostiziert werden kann. Da während der Klemmphase Heparin verabreicht wird (→ mögliche Blutungskomplikationen!), muss vor Anwendung dieses Verfahrens eine sorgfältige individuelle Nutzen-Risiko-Abwägung erfolgen.

Für die Anästhesie besonders wichtige Operationsschritte

Die kritischste Phase einer Karotis-Thrombendarteriektomie stellt das **Abklemmen der A. carotis** dar (Abb. **B-9.3**). Abhängig von der Kollateralversorgung über den Circulus Willisii kann es zur zerebralen Ischämie der betroffenen Hirnseite kommen. Nicht selten wird eine passagere Shunteinlage erforderlich. Während der Klemmphase sollte der Blutdruck im hochnormalen Bereich gehalten werden. Dabei ist zu berücksichtigen, dass bei vielen Patienten aufgrund der vorbestehenden arteriellen Hypertonie die Autoregulationsschwelle verschoben ist.

aufgetretene neurologische Defizite können so postoperativ schnell erkannt und behandelt werden.

Regionalanästhesie: Bei einer kunstgerecht durchgeführten zervikalen Epiduralanästhesie kann auf ein spezielles zerebrales Monitoring verzichtet werden, da der Patient wach ist und Symptome einer kritischen zerebralen Durchblutungsverminderung mitteilen kann. Wegen möglicher Blutungskomplikationen nach Heparingabe in der Klemmphase ist eine sorgfältige individuelle Nutzen-Risiko-Abwägung ist erforderlich.

Für die Anästhesie besonders wichtige Operationsschritte

Die kritischste Phase einer Karotis-Thrombendarteriektomie stellt das **Abklemmen der A. carotis** dar (Abb. **B-9.3**). Es kann zu zerebraler Ischämie der betroffenen Hirnseite mit der Notwendigkeit einer passageren Shunteinlage kommen.

| ◎ B-9.3 | A. carotis: OP-Situs | ◎ B-9.3 |

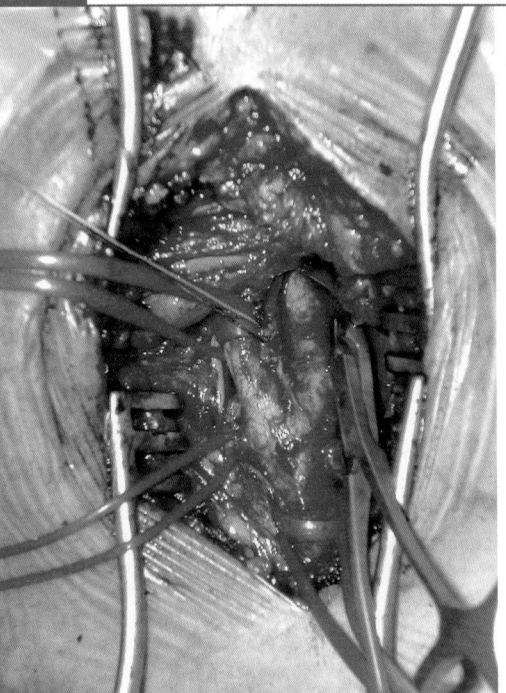

Die Aa. carotis communis und interna sind mit roten Tourniquets angeschlungen.

9.6.3 Eingriffe an peripheren Gefäßen

Zu typischen Begleiterkrankungen und notwendigen Voruntersuchungen s.S. 366.

Besonderheiten beim Monitoring

Das erforderliche Monitoring richtet sich nach Art und Umfang des Eingriffs und der voraussichtlichen OP-Dauer. Eine perioperative Wärmekonservierung ist hier von großer Bedeutung. Eine Intensivtherapie ist postoperativ in der Regel nicht erforderlich.

Wahl des Anästhesieverfahrens

Periphere Gefäßoperationen können in **Allgemeinanästhesie** oder **rückenmarksnaher Regionalanästhesie** durchgeführt werden. Regionalanästhesiologische Verfahren können die postoperative Thromboseneigung günstig beeinflussen. Sympathikolyse verbessert die Durchblutung der operierten Extremität.

9.6.3 Eingriffe an peripheren Gefäßen

Bei diesen Patienten bestehen gewöhnlich die auf S. 366 dargestellten **Begleiterkrankungen**. Zu den notwendigen Voruntersuchungen s. ebenfalls S. 366.

Besonderheiten beim Monitoring

Das erforderliche Monitoring richtet sich nach Art und Umfang des Eingriffs und der voraussichtlichen OP-Dauer. Während eine Embolektomie in 30 Minuten beendet sein kann, dauern z. B. komplizierte Cross-over-Bypässe und Re-Eingriffe häufig mehrere Stunden. Eine perioperative Wärmekonservierung ist hier von großer Bedeutung. Eine Intensivtherapie ist postoperativ in der Regel nicht erforderlich.

Wahl des Anästhesieverfahrens

Grundsätzlich können periphere Gefäßoperationen in **Allgemeinanästhesie** oder **rückenmarksnaher Regionalanästhesie** durchgeführt werden. Bei einer Allgemeinanästhesie sollten **volatile Anästhetika** bevorzugt werden (s.S. 165). Regionalanästhesiologische Verfahren können von Vorteil sein, da sie die postoperativ erhöhte Thromboseneigung günstig beeinflussen. Durch eine Sympathikolyse verbessern sie die Durchblutung der operierten Extremität. Wegen der peri- oder intraoperativen Verabreichung gerinnungshemmender Substanzen müssen regionalanästhesiologische Verfahren jedoch schon im Vorfeld sorgfältig geplant werden.

▶ **Klinischer Fall.** Während des laufenden OP-Programms wird aus der Notaufnahme ein Patient mit einem **gedeckt perforierten Bauchaortenaneurysma** zur dringlichen operativen Versorgung angemeldet.

Der OP-Koordinator weist dem Patienten den nächsten frei werdenden OP-Saal zu (Wartezeit ca. 30 min). Im Einleitungsraum wird kurz die Anamnese des Patienten erhoben. Der Patient wird über Durchführung und Risiken einer Vollnarkose aufgeklärt. Auch die Risiken einer Bluttransfusion und die Notwendigkeit einer postoperativen Intensivbehandlung werden besprochen. Der Patient ist 67 Jahre alt, 87 kg schwer und 1,73 m groß. Er ist kaltschweißig, die Herzfrequenz beträgt 130 Schläge pro Minute, der Blutdruck 100/50 mmHg. An relevanten Begleiterkrankungen werden eine arterielle Hypertonie und ein Diabetes mellitus angegeben, der bislang diätetisch und mit oralen Antidiabetika behandelt worden sei.

Da der Kreislauf des Patienten bereits zentralisiert ist, gelingt am rechten Handrücken die Punktion nur mit einer 18 G Venenverweilkanüle. In Lokalanästhesie wird eine Kanüle in die linke A. radialis gelegt. In der sofort entnommenen arteriellen BGA zeigt sich eine respiratorische Alkalose ($paCO_2$ 28 mmHg, pH 7,56). Der Hb beträgt 11,5 g/dl. Auffällig sind ein erniedrigtes Serum-Kalium (3,2 mmol) und ein stark erhöhter Blutzucker (339 mg/dl).

Die notwendigen Materialien zur Narkoseeinleitung werden vorbereitet. Nach einer 3-minütigen Präoxygenierung über die dicht aufgesetzte Gesichtsmaske wird mit der **Rapid Sequence Induction** (,,Ileuseinleitung") begonnen, da der Patient erst 2 Stunden zuvor gefrühstückt hatte. Es werden unmittelbar nacheinander 20 µg Sufentanil, 30 mg Etomidate und 100 mg Succinylcholin injiziert. Unter Krikoiddruck wird nach Erlöschen des Lidreflexes laryngoskopiert und ein mit einem Führungsstab armierter Endotrachealtubus (Innendurchmesser 8,0 mm) problemlos eingeführt. Es besteht kein Anhalt für Regurgitation oder Aspiration. Unmittelbar nach der Intubation fällt der Blutdruck auf 60/30 mmHg, die Herzfrequenz steigt auf 190 Schläge/min. Es besteht der dringende Verdacht auf eine offene Ruptur des Aneurysmas. Es wird beschlossen, den Patienten sofort in den OP zu fahren. Eine Stabilisierung des Patienten im Einleitungsraum ist bei einer offenen Aneurysmaperforation nicht erfolgversprechend. Es werden 10 ungekreuzte Erythrozytenkonzentrate und 10 Frischplasmen zur sofortigen Gabe in den OP bestellt. Die Punktion der linken V. subclavia mit einem dreilumigen Dialysekatheter gelingt noch. Der Patient wird nun sehr zügig in den gerade frei gewordenen OP gebracht. Beim Abwaschen und Abdecken lässt sich der arterielle Mitteldruck nur mit hohen Dosen Noradrenalin (jeweils Boli à 30 µg) im Bereich um 50 mmHg halten. Über den Dialysekatheter werden 2 Liter Hydroxyethylstärke (HAES 130/0,6) schnell infundiert. Nach Eröffnen des Retroperitoneums füllt sich der Operationssitus rasch mit großen Mengen hellroten Blutes. Solche Blutmengen übersteigen die Kapazität der OP-Sauger. Vom Operateur wird blind eine Aortenklemme gesetzt. Dies bleibt jedoch zunächst ohne nennenswerten Effekt. Der Blutdruck ist zu diesem Zeitpunkt nicht mehr sicher messbar (40/20 mmHg), die Herzfrequenz beträgt 220 Schläge pro Minute mit gehäuft auftretenden ventrikulären Extrasystolen. Die Position der Aortenklemme wird mehrfach korrigiert. Schlagartig sistiert die Blutung und der arterielle Blutdruck steigt auf 70/40 mmHg. Der Operationssitus lässt sich nun darstellen. Es handelt sich um ein **akut rupturiertes Bauchaortenaneurysma**. Während der operativen Versorgung wird der Hämoglobinwert durch Transfusion von 8 Erythrozytenkonzentraten und Gabe von insgesamt 2000 ml Blut aus dem Cell-Saver auf 10 g/dl angehoben. Die Blutgerinnung wird durch Gabe von 8 Frischplasmen stabilisiert. Insgesamt werden 40 Einheiten Humaninsulin verabreicht und 100 mmol Kaliumchlorid substituiert. Nach Einnähen der Rohrprothese, Blutstillung und Wundverschluss kann der Patient mit stabilen Kreislaufverhältnissen und ausgeglichenem Säure-Basen-Haushalt auf die Intensivstation verlegt werden.

10 Anästhesie in der Urologie

10.1 Einleitung

In der Urologie werden Patienten jeden Alters behandelt. Ein Schwerpunkt liegt bei **älteren Patienten** > **65 Jahre** und bei **Säuglingen**. Bei den urologischen Erkrankungen im Säuglingsalter handelt es sich meist um angeborene Missbildungen der harnableitenden Wege. In der Urologie sind Männer überproportional häufig vertreten. Eine Besonderheit bei urologischen Eingriffen ist außerdem die große Anzahl an endoskopischen Untersuchungen und Operationen sowie der hohe Anteil an ambulant durchgeführten Eingriffen.

10.2 Besonderheiten der Patientengruppe

Säuglinge: Säuglinge mit angeborenen Missbildungen der harnableitenden Wege sind ansonsten in der Regel gesund. Bei Verdacht auf Missbildungen anderer Organe (z. B. Herz) erfolgt ein präoperatives pädiatrisches Konsil.

Ältere männliche Patienten: Bei älteren Männern finden sich oft altersbedingte **Komorbiditäten** an Herz, Kreislauf und Lunge. Bei Verdacht auf eine kardiopulmonale Vorerkrankung, insbesondere vor ausgedehnten Tumoroperationen oder belastenden Eingriffen (z. B. transurethrale Prostataresektion in Steinschnittlage), wird eine **internistische Voruntersuchung** mit dem Ziel, den Ausgangszustand des Patienten zu verbessern, durchgeführt.

Patienten mit Nierentumoren: Bei diesen Patienten finden sich infolge von Tumor und Hämaturien oftmals **Anämien**.

Patienten mit terminaler Niereninsuffizienz: Diese Patienten müssen als Hochrisikogruppe eingestuft werden, da die terminale Niereninsuffizienz mit einer Vielzahl von Komorbiditäten vergesellschaftet ist (Tab. **B-10.1**). Perioperativ muss Folgendes beachtet werden:

- Dialysepatienten sollten möglichst am Vortag der Operation dialysiert werden. Anschließend werden die Elektrolyte im Serum sowie die partielle Thromboplastinzeit (PTT) zum Ausschluss einer nach Dialysebehandlung weiter bestehenden Heparinwirkung kontrolliert.
- Perioperativ muss bei terminal niereninsuffizienten Patienten ein restriktives Flüssigkeitsregime eingehalten werden.
- Gefäßpunktionen am Shunt-Arm müssen unbedingt vermieden werden. Der Arm muss während des Eingriffs ohne Druckeinwirkung in speziellem Material (z. B. Watte) gelagert werden.
- Postoperativ müssen hyperkaliämische Patienten schnellstens auf der Intensivstation dialysiert oder hämofiltriert werden. Bei forcierter Dialyse kann es durch zu schnellen Volumenentzug und Elektrolytverschiebungen zu einem **Dialysesyndrom** kommen (→ Hypovolämie, Hypotonie, Übelkeit, Erbrechen, Muskelschwäche und -krämpfe, Herzrhythmusstörungen, zerebrale Krämpfe, Koma). In diesem Fall sind Überwachung des Patienten, Bettruhe, Elektrolytsubstitution und ggf. Volumenersatz mit künstlichen Kolloiden erforderlich.

▶ **Merke:** Bei Patienten mit terminaler Niereninsuffizienz ist eine besonders sorgfältige präoperative Vorbereitung und perioperative Überwachung angezeigt.

10.1 Einleitung

Es werden Patienten jeden Alters behandelt, ein Schwerpunkt liegt bei **älteren Patienten** > **65 Jahre** und **Säuglingen**. Männer sind überproportional häufig vertreten. Es werden zahlreiche endoskopische Untersuchungen/Operationen durchgeführt und der Anteil an ambulanten Eingriffen ist hoch.

10.2 Besonderheiten der Patientengruppe

Säuglinge: Säuglinge mit angeborenen Missbildungen der harnableitenden Wege sind ansonsten in der Regel gesund.

Ältere männliche Patienten: Bei älteren Männern finden sich oft altersbedingte **Komorbiditäten** (→ bei V. a. kardiopulmonale Vorerkrankung, insbesondere vor ausgedehnten Tumoroperationen, **internistisches Konsil**!).

Patienten mit Nierentumoren: Diese haben oftmals **Anämien**.

Patienten mit terminaler Niereninsuffizienz: Diese Patienten werden aufgrund der Vielzahl vergesellschafteter Komorbiditäten als Hochrisikopatienten eingestuft (Tab. **B-10.1**). Folgendes muss perioperativ beachtet werden:
- Es sollte möglichst am Vortag der Operation eine Dialyse durchgeführt werden.
- Perioperativ muss ein restriktives Flüssigkeitsregime eingehalten werden.
- Gefäßpunktionen am Shunt-Arm müssen vermieden werden.
- Postoperativ müssen hyperkaliämische Patienten schnellstens auf der Intensivstation dialysiert oder hämofiltriert werden (→ Gefahr eines Dialysesyndroms bei forcierter Dialyse!).

◀ Merke

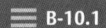

B-10.1 Häufige Begleiterkrankungen bei terminaler Niereninsuffizienz	
Einteilung	**Erkrankung**
kardiovaskulär	• Hypertonie • Kardiomyopathie • Herzinsuffizienz • koronare Herzkrankheit • Herzklappenvitien • Perikarderguss
pulmonal	• Lungenödem • Pleuraerguss • urämische Lunge
metabolisch-endokrin	• Anämie, Thrombozytopathie • metabolische, teilweise respiratorisch kompensierte Azidose • Hyperkaliämie, Hyponatriämie, Hypokalzämie, Hyperphosphatämie, Hypermagnesiämie • sekundärer Hyperparathyreoidismus • Osteopathie • Hyperglykämie (Glucosetoleranz erniedrigt) • Hyperlipidämie • Hypalbuminämie
sonstige Veränderungen	• Neuropathie • Gastroparese • Ulzera in Magen und Duodenum • chronische Infektionen (z. B. Hepatitis B oder C bei älteren Patienten nach früheren Transfusionen)

10.3 Anästhesieverfahren

Grundsätzlich kommen in der Urologie **alle Verfahren der Regional- und Allgemeinanästhesie** zur Anwendung.

Anästhesie in der urologischen Diagnostik:
- Ein Teil der diagnostischen urologischen Eingriffe kann in Lokalanästhesie erfolgen.
- Da viele urologische Untersuchungen mit Kontrastmittel durchgeführt werden, ergibt sich bei bekannter oder hinreichendem Verdacht auf eine Kontrastmittelallergie die Indikation zur Überwachung des Patienten durch den Anästhesisten in Form eines Stand-by. In ausreichendem zeitlichem Abstand vor der Kontrastmittelinjektion werden zusätzlich H1- und H2-Blocker (Dimetinden und Cimetidin) sowie Cortison i. v. verabreicht.

Anästhesie bei urologischen Eingriffen: Bei der Auswahl des Anästhesieverfahrens für **große Tumoroperationen** müssen neben dem jeweiligen operativen Eingriff auch Alter und Vorerkrankungen des Patienten berücksichtigt werden. Bei niereninsuffizienten Patienten beispielsweise sollten bevorzugt volatile Anästhetika und intravenöse Medikamente, deren Abbau in der Leber oder durch unspezifische Esterasen erfolgt, zum Einsatz kommen.
Welche Anästhesieverfahren bei den verschiedenen urologischen Eingriffen angewendet werden, wird in den entsprechenden Abschnitten ab S. 376 beschrieben.

10.4 Urologische Eingriffe beim Erwachsenen

Urologische Operationen erfordern häufig **extreme Lagerungen**, wie z. B. die **perineale Steinschnittlagerung** oder die **Flankenschnittlagerung**, die sich ungünstig auf Gasaustausch und Hämodynamik auswirken können. Dies macht sich insbesondere bei adipösen (Abb. **B-10.1**) oder älteren Patienten mit pulmonalen und kardiovaskulären Vorerkrankungen bemerkbar. Bei diesen Patienten kann sich eine kardiale Dekompensation oder Verschlechterung des Gasaustausches entwickeln. Nähere Informationen zu den verschiedenen Lagerungsformen finden Sie im Kapitel „Allgemeinanästhesie" ab S. 140.

▶ **Merke:** Die speziellen Positionen während urologischer Eingriffe stellen eine kardiopulmonale Belastung für den Patienten dar und erfordern zudem eine besonders sorgfältige Lagerung und Unterpolsterung aller aufliegenden Körperteile, um nervale und muskuläre Schäden zu vermeiden.

10.4 Urologische Eingriffe beim Erwachsenen

Urologische Operationen erfordern häufig **extreme Lagerungen**, wie z. B. die **perineale Steinschnittlagerung** oder die **Flankenschnittlagerung**, die sich ungünstig auf Gasaustausch und Hämodynamik auswirken können. Nähere Informationen zu den verschiedenen Lagerungsformen siehe Kapitel „Allgemeinanästhesie" ab S. 140.

◀ Merke

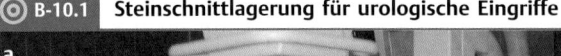

⊙ B-10.1   **Steinschnittlagerung für urologische Eingriffe**

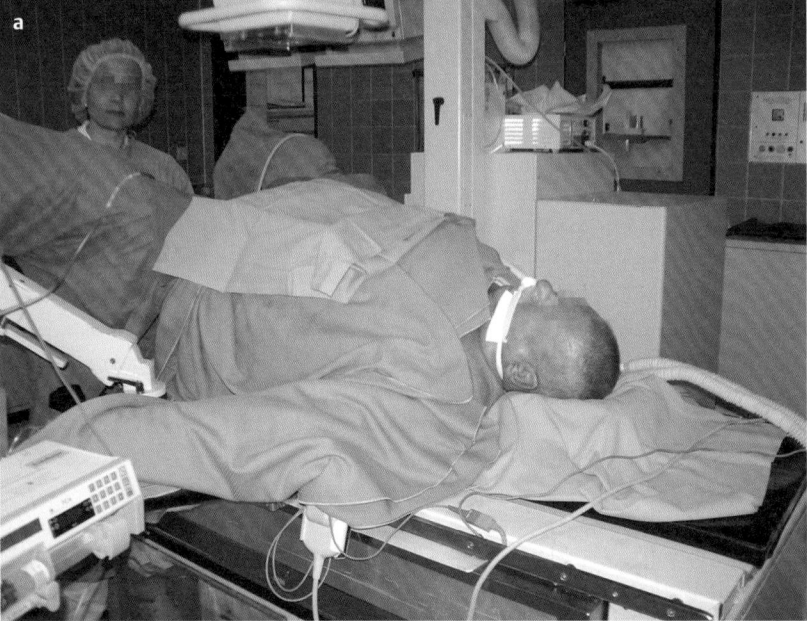

a Adipöser Patient in asymmetrischer Steinschnittlagerung und Intubationsnarkose für eine Ureterorenoskopie (URS).
b Situs für Untersuchungen und Eingriffe in der urologischen Poliklinik; alle aufliegenden Körperteile müssen sorgfältig gelagert und unterpolstert werden.

10.4.1 Spezielle Methoden

Urethrocystoskopie und Ureterorenoskopie

10.4.1 Spezielle Methoden

Urethrocystoskopie
und Ureterorenoskopie

Urethrocystoskopien und Ureterorenoskopien werden in der Regel in **Analgosedierung** unter Spontanatmung oder in
Masken- bzw. **Larynxmaskennarkose**
durchgeführt. Die **Spinalanästhesie** (z. B.
mit Mepivacain) bietet sich bei Erwachsenen für länger dauernde Untersuchung in
Kombination mit therapeutischen Interventionen an.

Urethrocystoskopien und Ureterorenoskopien (URS) werden in der Regel in
Analgosedierung unter Spontanatmung, z. B. mit Remifentanil und ggf. niedrig
dosierten Propofolgaben oder in **Masken-** bzw. **Larynxmaskennarkose** mit Propofol oder volatilen Anästhetika, z. B. Sevofluran, durchgeführt. Patienten mit
terminaler Niereninsuffizienz oder Refluxkrankheit werden aufgrund der erhöhten Aspirationsgefahr auch für kurzzeitige Eingriffe intubiert. Bei Erwachsenen bietet sich für länger dauernde Untersuchungen in Kombination mit therapeutischen Interventionen (z. B. einer Harnröhren-Schlitzung) die **Spinalanästhesie** mit mittellang wirksamen Lokalanästhetika (z. B. Mepivacain) als
Alternative an.

Extrakorporale Stoßwellenlithotripsie

Extrakorporale Stoßwellenlithotripsie

Indikation: Die Methode wird zur nicht
invasiven Behandlung von Steinerkrankungen insbesondere der oberen ableitenden Harnwege eingesetzt.

Prinzip: Das Prinzip der ESWL beruht auf
einer Zerstörung der Konkremente durch
Stoßwellen.

Indikation: Die extrakorporale Stoßwellenlithotripsie (ESWL) wird als nicht
invasives Verfahren zur Behandlung von Steinerkrankungen insbesondere der
oberen ableitenden Harnwege eingesetzt.

Prinzip: Das Prinzip der ESWL beruht auf einer Zerstörung der Konkremente
durch Stoßwellen. Die zerkleinerten Konkremente werden nach Zertrümmerung auf natürlichem Wege durch den Harnfluss über das harnableitende
System ausgeschwemmt.

Anästhesiologisches Management:
Eine Analgosedierung hilft dem Patienten,
während der ESWL bei erhaltener Spontanatmung möglichst ruhig und entspannt
in **Rückenlage** im Fokus der Stoßwellen zu
liegen.

Die **Analgosedierung** erfolgt mit Remi-
fentanil oder Boli eines anderen potenten
Opioids, ggf. ergänzt mit niedrig dosierten
Propofolgaben. Dabei wird prophylaktisch
Sauerstoff (4–6 l/min) verabreicht und der
Patient mittels EKG, RR-Messung und
Pulsoxymetrie überwacht.

In besonderen Fällen erfolgt der Eingriff
unter **Allgemeinanästhesie** mit
Larynxmaske oder Intubation, selten unter
Regionalanästhesie.

Durch Infusion einer **Vollelektrolytlösung**
und Gabe von **Schleifendiuretika** wird der
Harnfluss gesteigert (Serum-K⁺-Konzen-
tration!).

Anästhesiologisches Management: Da die Steinzertrümmerung zum Teil mit
sehr hoher Energie durchgeführt wird, ist eine gute Analgesie für diese
schmerzhafte Prozedur von 30-40 min Dauer essenziell. Eine Analgosedierung
hilft dem Patienten, während der ESWL bei erhaltener Spontanatmung möglichst ruhig und entspannt in **Rückenlage** im Fokus der Stoßwellen zu liegen.

Nach einer **Prämedikation** mit Midazolam p. o. erfolgt die **Analgosedierung** mit
Remifentanil oder Boli eines anderen potenten Opioids (Sufentanil, Fentanyl),
ggf. ergänzt mit niedrig dosierten Propofolgaben. Bei einer Analgosedierung
sollte generell prophylaktisch Sauerstoff (4–6 l/min) verabreicht werden
sowie eine Überwachung des Patienten mittels EKG, nicht invasiver Blutdruckmessung und Pulsoxymetrie erfolgen.

In besonderen Fällen (Kleinkinder, Behinderte, Vorhandensein von großen Stei-
nen) erfolgt der Eingriff unter **Allgemeinanästhesie** mit Larynxmaske oder
Intubation. Selten wird die ESWL unter **Regionalanästhesie** wie Spinal- oder
Epiduralanästhesie durchgeführt.

Durch Infusion einer **Vollelektrolytlösung** und Gabe von **Schleifendiuretika**
(Furosemid) soll ein hoher Harnfluss erreicht werden. Wichtig bei älteren
Patienten unter Digitalisbehandlung ist hierbei die Kontrolle der Kaliumkon-
zentration im Serum.

▶ Merke

▶ **Merke:** Bei Koliken kann eine i. v. Injektion von 10–20 mg Butylscopolamin, evtl. ergänzt durch 1g Novaminsulfon i. v., schmerzhafte Ureterspasmen
verhindern oder abschwächen.

Brachytherapie

Brachytherapie

Indikation: Bei älteren Männern mit
umschriebenem Prostatakarzinom und
kardiopulmonalen Begleiterkrankungen.

Prinzip: s. Abb. **B-10.2**.

Anästhesiologisches Management:
Anästhesieverfahren der Wahl sind eine
Spinalanästhesie oder eine **Larynx-**

Indikation: Alternativ zur radikalen Prostatektomie wird bei Patienten mit
umschriebenem Prostatakarzinom, insbesondere bei Männern in höherem
Alter und mit kardiopulmonalen Komorbiditäten, eine Brachytherapie durchgeführt.

Prinzip: Informationen hierzu s. Abb. **B-10.2**.

Anästhesiologisches Management: Anästhesiologische Probleme bestehen aufgrund von Alter und häufigen Begleiterkrankungen des Patienten sowie durch
die Steinschnittlagerung. Anästhesieverfahren der Wahl für diesen Eingriff sind

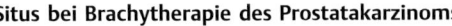

B-10.2 Situs bei Brachytherapie des Prostatakarzinoms

B-10.2

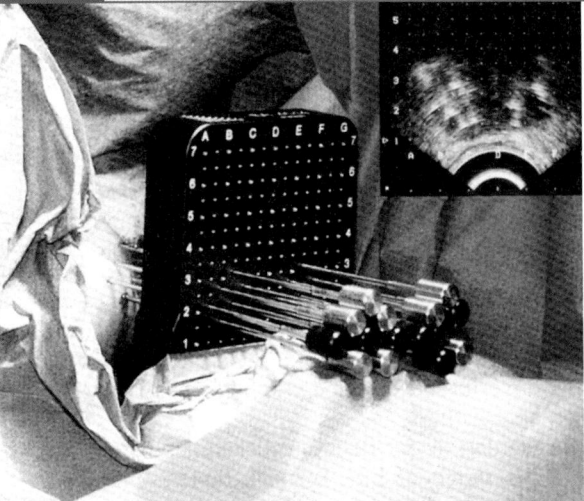

Der Patient liegt in Steinschnittposition. Durch den Damm werden die Applikatoren ultraschallgesteuert in das Prostatagewebe eingeführt und anschließend mit radioaktiver Strahlung beschickt (Afterloading). Die Positionierung der Applikatoren dauert ca. 20 min, die Bestrahlung selbst nur 5–10 min. Während dieser Zeit muss der Patient absolut ruhig liegen.

eine **Spinalanästhesie** mit mittellang wirksamen Lokalanästhetika (z. B. Mepivacain) oder eine **Larynxmaskennarkose**. Das Monitoring des Patienten muss telemetrisch oder per Videokamera erfolgen.

Endoskopische Operationen

Zu den häufigsten endoskopischen Eingriffen in der Urologie gehören die transurethral durchgeführten Resektionen von Prostata- **(TUR-P)** oder Blasentumoren **(TUR-B)** sowie die **perkutane Nephrolitholapaxie (PCN)**, d. h. die endoskopische Entfernung von Nierenbeckenausguss- und Nierenbeckenkelchsteinen durch perkutane, endoskopisch kontrollierte Nephrostomie.

Die endoskopisch geführten Eingriffe haben in den letzten Jahren weiter zugenommen und machen inzwischen einen Großteil der urologischen Operationen aus. Diese als weniger invasiv eingestuften Verfahren beinhalten jedoch spezifische **Nebenwirkungen und Risiken**, die durch den Einsatz von Spüllösungen (→ **TUR-Syndrom**, s.S. 378) und die Patientenlagerung bedingt sind.

Die bei endoskopischen Eingriffen oft notwendige **Verdunkelung des Operationssaals** erschwert dem Anästhesisten die visuelle Überwachung des Patienten, so dass ein suffizientes Monitoring besonders wichtig ist.

Transurethrale Resektion der Prostata (TUR-P)

Indikation: Stadium II (Restharnbildung) der benignen Prostatahypertrophie, auch **Prostataadenom** genannt.

Prinzip und Problematik: Bei der TUR-P wird transurethral unter Endoskopie mit Hilfe einer Hochfrequenz-Diathermieschlinge schichtweise das hypertrophierte Prostatagewebe abgetragen und ausgespült. Hierzu sind große Mengen (6–12 l) einer **Spüllösung** nötig. Dazu werden elektrolytfreie Lösungen wie **Mannit, Sorbit oder Glycin** verwendet (→ elektrolythaltige Lösungen würden aufgrund ihrer Leitfähigkeit zu Verbrennungen führen!). Die Menge der resorbierten Flüssigkeit wird vor allem durch die Dauer der TUR bestimmt. Da mehr als die Hälfte der Patienten älter als 70 Jahre sind, bedeutet die intraoperative Flüssigkeitsaufnahme (bis zu 6 l bei Operationen > 60 Minuten) zusätzlich zur **Steinschnittlagerung** eine erhebliche Belastung für Herz und Kreislauf. Während herz- und nierengesunde Patienten die vermehrte Flüssigkeitsbelastung kompensieren können, treten bei herz- und niereninsuffizienten Patienten wesentlich früher Dekompensationszeichen auf.

maskennarkose. Das Monitoring muss telemetrisch oder per Videokamera erfolgen.

Endoskopische Operationen

Zu den häufigsten endoskopischen Eingriffen in der Urologie gehören **TUR-P, TUR-B** und **perkutane Nephrolitholapaxie (PCN)**.

Die endoskopisch geführten Eingriffe haben in den letzten Jahren weiter zugenommen und machen inzwischen einen Großteil der urologischen Operationen aus.

Durch die oft nötige **Verdunkelung des Operationssaals** wird dem Anästhesisten die visuelle Überwachung des Patienten erschwert.

Transurethrale Resektion der Prostata (TUR-P)

Indikation: Stadium II der benignen Prostatahypertrophie.

Prinzip und Problematik: Bei der TUR-P werden große Mengen einer hypotonen **Spüllösung** (Mannit, Sorbit oder Glycin) gebraucht. Eine Resorption dieser Flüssigkeit kann zusätzlich zur **Steinschnittlagerung** eine erhebliche Belastung für Herz und Kreislauf darstellen.

▶ Merke

▶ **Merke:** Bei der endoskopischen Resektion der Prostata kommt es zur Eröffnung kapselnah gelegener venöser Gefäße mit konsekutiver Resorption von Spülflüssigkeit und hypotoner Hyperhydratation. Bei intravasaler Aufnahme großer Mengen elektrolytfreier Spüllösung kommt es zum **TUR-Syndrom** (Syndrom der transurethralen Resektion) (Abb. **B-10.3**).

Das Auftreten eines TUR-Syndroms wird durch eine lange Operationsdauer, einen hohen Applikationsdruck der Spülflüssigkeit und große Wundflächen begünstigt. In Abb. **B-10.3** sind die Hauptkomplikationen des TUR-Syndroms dargestellt.

Faktoren, die das Auftreten eines TUR-Syndroms begünstigen, sind neben einer langen Operationsdauer ein hoher Applikationsdruck der Spülflüssigkeit und große Wundflächen. Die Hypervolämie verursacht eine Zunahme des HZV und eine Blutdrucksteigerung. Dies kann bei Patienten mit koronarer Herzkrankheit Angina-pectoris-Anfälle und Ischämiezeichen im EKG sowie bei herzinsuffizienten Patienten ein Lungenödem hervorrufen (Abb. **B-10.3**).

Maßnahmen bei TUR-Syndrom: Bei einem TUR-Syndrom muss der operative Eingriff zügig beendet werden. Gegen die

Maßnahmen bei TUR-Syndrom: Bei einem TUR-Syndrom muss der operative Eingriff zügig beendet werden. Gegen die Hypervolämie werden Schleifendiuretika (20–40 mg Furosemid i. v.) appliziert. Die Insertion eines zentralen

⊚ B-10.3

⊚ **B-10.3** **TUR-Syndrom**

Resorption großer Mengen elektrolytfreier Spüllösungen über Prostatavenen

↓

initial häufig Blutdruckanstieg, evtl. mit reflektorischer Bradykardie

↓

Anzeichen der rechts- und linksventrikulären Dekompensation mit Tachykardie, Lungenödem, Hypotonie und kardialem Schock

↓

hypotone Hypervolämie führt durch Hyponatriämie und Hypokaliämie oder durch Hämolyse-bedingte Hyperkaliämie zu Herzrhythmus-Störungen und EKG-Veränderungen

↓

ausgeprägte Hyponatriämie (< 120 mmol/l) führt zum Hirnödem mit Unruhe, Verwirrtheit, Übelkeit, Erbrechen und epileptiformen Krämpfen bis zum Koma

a Entstehung des TUR-Syndroms.

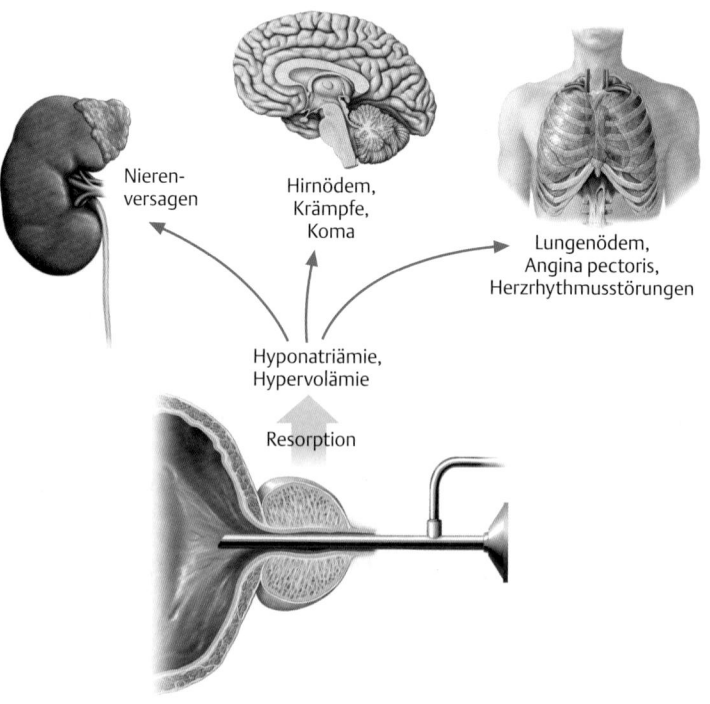

b Hauptkomplikationen beim TUR-Syndrom.

Venenkatheters (ZVK) ermöglicht die Bestimmung des zentralen Venendrucks (ZVD) und der zentral-venösen O_2-Sättigung (S_vO_2). Des Weiteren werden positiv inotrope Substanzen (z. B. Dobutamin) sowie Nitrate zur Vorlastsenkung verabreicht. Bei respiratorischer Insuffizienz besteht die Indikation zur Intubation und kontrollierten Beatmung. Elektrolytstörungen werden durch Infusion von Na^+- und K^+-Konzentraten ausgeglichen. Eine schwere Hyponatriämie (< 120 mmol/l) darf wegen der Gefahr der pontinen Myelinolyse nur langsam und unter engmaschiger Kontrolle der Na^+-Konzentration ausgeglichen werden.

Anästhesiologisches Management der TUR-P: Eine **Spinalanästhesie** mit mittellang wirksamen Lokalanästhetika (z. B. Mepivacain) ist das anästhesiologische Verfahren der Wahl. Eine durch die Spinalanästhesie bedingte Erweiterung der venösen Kapazitätsgefäße erhöht die kardiale Toleranz für die intraoperativ resorbierte Flüssigkeit. Außerdem bleibt die neurologische Beurteilbarkeit erhalten. Bei Vorliegen von Kontraindikationen gegen eine Spinalanästhesie wird der Eingriff in **Allgemeinanästhesie** (Larynxmaskennarkose oder Intubationsnarkose) durchgeführt.

▶ **Merke:** Patienten, die bei suffizienter Spinalanästhesie intraoperativ mit Unruhe und Verwirrtheit reagieren, dürfen so lange nicht sediert werden, bis ein TUR-Syndrom ausgeschlossen ist.

◀ Merke

Für den Fall einer starken intraoperativen Blutung sollte präoperativ die Blutgruppe des Patienten bestimmt werden. Das **Standardmonitoring** umfasst EKG, eine engmaschige, nicht invasive Blutdruckmessung sowie pulsoxymetrische Überwachung der O_2-Sättigung. Bei entsprechender Anamnese oder intraoperativen Komplikationen erfolgen zusätzlich eine invasive arterielle Blutdruckmessung und die Kontrolle des ZVD über einen ZVK.

Transurethrale Resektion von Blasentumoren (TUR-B)

Prinzip und Problematik: Mit Hilfe einer Hochfrequenz-Diathermieschlinge und unter Verwendung einer Spüllösung erfolgt eine endoskopische Abtragung von Blasentumoren. Wie bereits bei der TUR-P (s. S. 377) beschrieben, kann es dabei zu einer erheblichen **Kreislaufbelastung** kommen.
Für die transurethrale Resektion von Blasentumoren sind präoperativ Kenntnisse über Lokalisation und Ausdehnung des Tumors von Bedeutung, da bei Eingriffen im ostiumnahen Teil der Blasenseitenwand eine Stimulation des beidseits lateral der Blase verlaufenden **N. obturatorius** möglich ist. Die hierdurch ausgelöste Kontraktion der Mm. adductores kann zur Perforation der Blasenwand mit dem Resektoskop führen.

Anästhesiologisches Management:
- Da unter **Spinalanästhesie** die direkte Stimulierbarkeit peripherer Nerven erhalten bleibt, empfiehlt sich bei lateralen Blasentumoren zusätzlich eine selektive **Blockade des N. obturatorius** auf der betreffenden Seite. Hierzu wird der Nerv auf der Seite des Blasentumors vor Durchführung der Spinalanästhesie mit Lokalanästhetika (z. B. mit 10–15 ml Prilocain 1 %) ausgeschaltet (Abb. **B-10.4**).
- Bei Durchführung einer **Allgemeinanästhesie** sollte unmittelbar vor Resektion des Tumors an der lateralen Blasenwand die Gabe eines kurz wirksamen **Muskelrelaxans** (z. B. Mivacurium) erfolgen.

Das weitere anästhesiologische Management entspricht dem der TUR-P (s. o.).

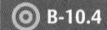

◎ B-10.4

◎ B-10.4 | **Blockade des N. obturatorius (nach Meier) für die TUR-B**

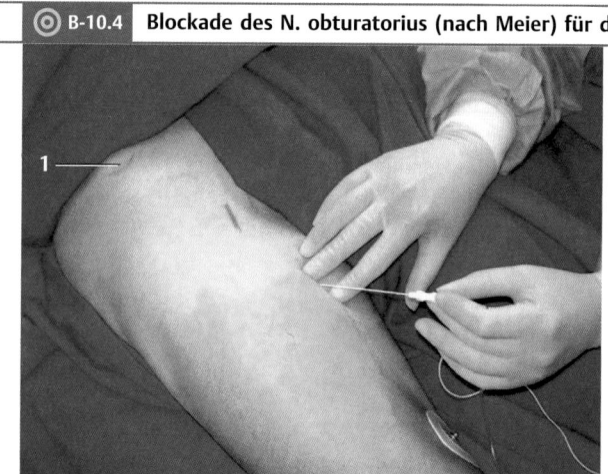

Nach Palpation und Verlagerung des M. adductor longus nach medial wird die Punktionskanüle im Winkel von 45° auf die A. femoralis unterhalb des Leistenbands zugeschoben.
[1] Spina iliaca anterior superior

Perkutane Nephrolitholapaxie (PCN)

Prinzip und Problematik: Perkutane endoskopische Zertrümmerung und Entfernung von Nierenbeckensteinen.

Der Eingriff erfolgt in der Regel in **Bauchlage** (Abb. **B-10.5**) und wird unter kontinuierlicher Spülung durchgeführt. Elektrolytverschiebungen, Hämolyse oder Gerinnungsstörungen treten jedoch seltener auf als bei der TUR.

Anästhesiologisches Management: Der Eingriff wird in **Allgemeinanästhesie** durchgeführt. Das Monitoring beinhaltet EKG, nicht invasive Blutdruckmessung, Pulsoxymetrie, Messung des endexspiratorischen CO_2 (petCO$_2$) und ggf. einen ZVK zur Kontrolle von ZVD und S$_v$O$_2$.

Komplikationen: TUR-Syndrom, Nierenbeckenperforation, Verletzung von Ureter und benachbarten Organen mit Blutungen, Verletzung von Interkostalarterien, Pleuraverletzung, Zwerchfellperforation.

Perkutane Nephrolitholapaxie (PCN)

Prinzip und Problematik: Die perkutane Nephrolitholapaxie ist ein perkutanes endoskopisches Verfahren zur Zertrümmerung und Entfernung von Nierenbeckensteinen.

Der Eingriff erfolgt in der Regel in **Bauchlage** (Abb. **B-10.5**). Ebenso wie bei den endoskopischen Eingriffen an Prostata und Blase wird auch die perkutane Nephrolitholapaxie unter kontinuierlicher Spülung (hier mit isotoner NaCl-Lösung, da die Abtragung nicht elektrisch erfolgt) durchgeführt. Durch die Eröffnung von Nierenvenen ist eine resorptive Hypervolämie möglich. Elektrolytverschiebungen, Hämolyse oder Gerinnungsstörungen treten jedoch seltener auf als bei der TUR.

Anästhesiologisches Management: Der Eingriff wird in **Allgemeinanästhesie** mit endotrachealer Intubation und kontrollierter Beatmung durchgeführt. Der Patient wird mittels EKG, nicht invasiver Blutdruckmessung, Pulsoxymetrie und Messung des endexspiratorischen CO_2 (petCO$_2$) überwacht. Bei Patienten mit eingeschränkter kardialer Leistungsfähigkeit wird zusätzlich ein ZVK zur Kontrolle des ZVD und der S$_v$O$_2$ angelegt. Bei Hypervolämie werden Diuretika und Vasodilatatoren (Nitrate) verabreicht.

Komplikationen: Hierzu gehören TUR-Syndrom, Perforation des Nierenbeckens, Verletzung von Ureter und benachbarten Organen mit Blutungen und bei hohem Zugang zur oberen Kelchgruppe Verletzung von Interkostalarterien, Pleuraverletzung oder Zwerchfellperforation (→ Hämatopneumothorax).

◎ B-10.5

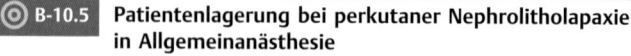

◎ B-10.5 | **Patientenlagerung bei perkutaner Nephrolitholapaxie in Allgemeinanästhesie**

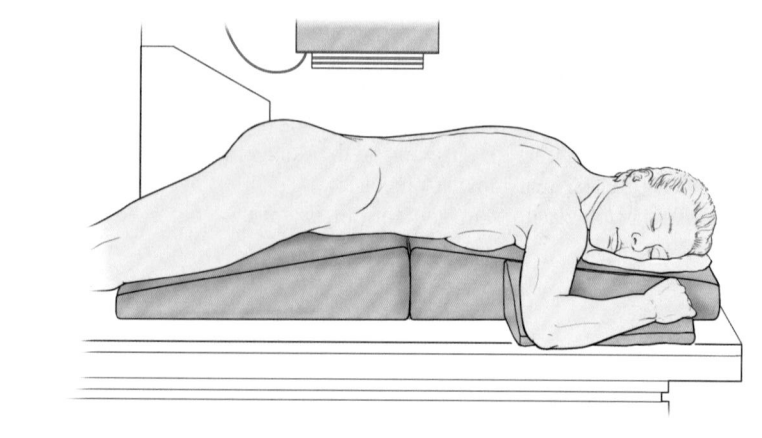

10.4.2 Niere

Die häufigste offene Operation an der Niere ist die **Nephrektomie** aufgrund eines Tumors (Hypernephrom, Nierenzellkarzinom), bei Schrumpfniere oder Transplantatversagen. Bei den beiden letzten Indikationen wird immer häufiger laparoskopisch operiert.

Nierensteine stellen heutzutage eine seltene Indikation für eine **Nephrostomie** dar.

Zu den **Notfallindikationen** gehören die Nephrostomie bei Harnstau in den ableitenden Harnwegen (durch Steine oder Tumoren) und die Nierenruptur. Letztere erfordert eine partielle oder komplette Nephrektomie.

Tumornephrektomie

Problematik: Die operative Entfernung von Nierentumoren wird in **Rückenlage** oder in **Flankenlagerung** durchgeführt. Die Flankenlagerung hat erhebliche Auswirkungen auf Gasaustausch und Hämodynamik (s.S. 144). Ein intraoperatives **Abklemmen der V. cava inferior** führt zusätzlich zu einer Verminderung des venösen Rückstroms mit der Gefahr eines akuten Abfalls des arteriellen Mitteldrucks und des HZV.

Eine Besonderheit des Hypernephroms ist der Tumoreinbruch in die Nierenvenen (in bis zu 50 %) und die Vena cava inferior (in bis zu 10 %) (Abb. **B-10.6**). Im Falle eines Tumoreinbruchs in die abführenden Venen ist intraoperativ mit einer vermehrten Blutung zu rechnen (Gefäßeröffnung; Umgehungskreisläufe). Embolien von Tumoranteilen in die Lunge können gravierende Störungen von Gasaustausch und Hämodynamik verursachen.

Anästhesiologisches Management: Der Eingriff erfolgt in einer Kombination aus **Intubationsnarkose (balancierte Anästhesie)** und **thorakaler Epiduralanästhesie**. Ein invasives Monitoring wie eine arterielle und zentralvenöse Druckmessung sind bei Tumornephrektomie obligat, bei Tumoreinbruch in die V. cava wird zusätzlich ein **Pulmonaliskatheter** gelegt. Wichtig sind eine ausreichende perioperative Hydrierung und Volumensubstitution. Präoperativ muss die Blutgruppenbestimmung erfolgen, vor Operationsbeginn müssen zwei Erythrozytenkonzentrate bereitstehen.

10.4.2 Niere

Die häufigste offene Operation an der Niere ist die **Nephrektomie** aufgrund von Tumoren, Schrumpfniere oder Transplantatversagen.

Nierensteine stellen heutzutage eine seltene Indikation für eine **Nephrostomie** dar.
Notfallindikationen sind die Nephrostomie bei Harnstau und die Nierenruptur.

Tumornephrektomie

Problematik: Die operative Entfernung von Nierentumoren wird in Rückenlage oder in **Flankenlagerung** durchgeführt. Ein intraoperatives **Abklemmen der V. cava inferior** führt zu einer Verminderung des venösen Rückstroms.

Bei Tumoreinbruch in die Nierenvenen und die V. cava inferior (Abb. **B-10.6**) kann es zu einer verstärkten intraoperativen Blutung kommen. Außerdem besteht die Gefahr einer Embolisation von Tumoranteilen in die Lunge.

Anästhesiologisches Management:
Der Eingriff erfolgt in **Intubationsnarkose** (balancierte Anästhesie) bei gleichzeitiger **thorakaler Epiduralanästhesie**.
Ein invasives Monitoring ist obligat.

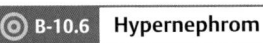
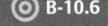

B-10.6 | Hypernephrom

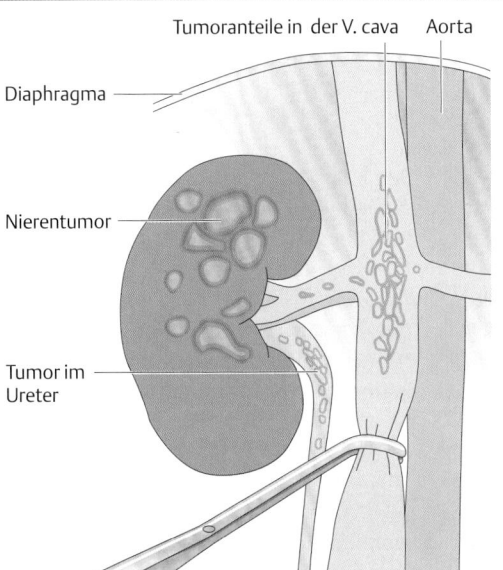

Diaphragma
Tumoranteile in der V. cava   Aorta
Nierentumor
Tumor im Ureter

Hauptkomplikation ist der Einbruch des Tumors in das harnableitende System und in die V. cava inferior.

Nierentransplantation

Anästhesiologisches Management: Terminal niereninsuffiziente Patienten stellen eine **Hochrisikogruppe** dar. Aufgrund der erhöhten Infektanfälligkeit muss besonders auf **sterile Kautelen** geachtet werden.

Bei Nierentransplantation sollte eine **präoperative Dialyse** durchgeführt werden. Der Eingriff erfolgt in **Intubationsnarkose**. Wegen häufig vorliegender Gastroparese erfolgt die Narkoseeinleitung mittels **„Rapid Sequence Induction"** (cave: kein Succinylcholin bei Hyperkaliämie!).

10.4.3 Harnleiter

Isolierte operative Eingriffe an den Harnleitern (z. B. Ureterotomie bei inkarzerierten Steinen, Strikturen oder kleinen Tumoren) sind selten. Bei Harnleiterkomprimierung oder -infiltration durch intraabdominelle Tumoren erfolgt eine Harnleiterschienung nach Ureterorenoskopie.

Anästhesiologisches Management: Allgemeinanästhesie (kleinere Eingriffe → Larynxmaskennarkose, Tumor-OP → Intubationsnarkose).

10.4.4 Harnblase

Bei fortgeschrittenen **Harnblasenkarzinomen** wird eine Zystektomie bzw. Zystoprostatovesikulektomie mit Lymphadenektomie durchgeführt.

Anästhesiologisches Management: Der Eingriff erfolgt in **Intubationsnarkose (balancierte Anästhesie)** bei gleichzeitiger **thorakaler Epiduralanästhesie**. Ein invasives Monitoring ist obligat. Wichtig ist eine ausreichende perioperative Hydrierung und Volumensubstitution.

10.4.5 Prostata

Die operative Therapie des **Prostataadenoms** erfolgt meist als TUR-P (s.S 377). Bei umschriebenem **Prostatakarzinom** und fehlendem Lymphknotenbefall kann die radikale Prostatovesikulektomie entweder

Nierentransplantation

Anästhesiologisches Management: Während gesunde Nierenspender keine anästhesiologischen Besonderheiten bieten, stellen terminal niereninsuffiziente Patienten eine **Hochrisikogruppe** dar (vgl. Tab. **B-10.1**, S. 374). Wegen der erhöhten Infektanfälligkeit und der perioperativen Immunsuppression muss bei Nierentransplantat-Empfängern besonders auf **sterile Kautelen** geachtet werden.

Bei Nierentransplantation sollte eine **präoperative Dialyse** angestrebt werden. Der Eingriff erfolgt in **Intubationsnarkose**. Da bei terminal niereninsuffizienten Patienten häufig eine Gastroparese vorliegt, erfolgt die Narkoseeinleitung mittels **„Rapid Sequence Induction"** (cave: kein Succinylcholin bei Hyperkaliämie!). Ein ZVK für die Kontrolle des Volumenstatus ist obligat. Eine intraoperative Hyperkaliämie wird mit einer Infusion aus Glucose und Insulin unter engmaschiger Überwachung der Kaliumkonzentration und des Blutzuckers behandelt.

Generell sind Pharmaka, die nicht primär renal ausgeschieden werden, zu bevorzugen.

10.4.3 Harnleiter

Operative Eingriffe, die sich nur auf den Harnleiter beschränken (z. B. Ureterotomie bei inkarzerierten Steinen, Strikturen oder kleinen Tumoren) sind selten. Häufig wird der Harnleiter der betroffenen Seite zusammen mit der Niere im Rahmen einer Nephrektomie (zum anästhesiologischen Management s.S. 381) entfernt. Bei Harnleiterkomprimierung oder -infiltration durch intraabdominelle Tumoren erfolgt eine Harnleiterschienung nach Ureterorenoskopie. Dabei kann es zu Schleimhautverletzungen (→ Blutung, Hämatom), Harnleiterperforation oder -abriss kommen.

Anästhesiologisches Management: Operationen am Harnleiter erfolgen in Allgemeinanästhesie – bei kleineren Eingriffen in der Regel als Larynxmaskennarkose, bei Tumor-Operationen als Intubationsnarkose.

10.4.4 Harnblase

Harnblasenkarzinome sind die zweithäufigsten urologischen Tumoren und werden im Frühstadium transurethral reseziert. Tumorstadien jenseits von T2 werden bei Frauen als Zystektomie und bei Männern als Zystoprostatovesikulektomie mit Lymphadenektomie operiert. Wenn möglich wird ein orthotoper Harnblasenersatz mit einem Dünndarmteil (Neoblase) und Anastomose mit beiden Ureteren und der Harnröhre angestrebt.

Anästhesiologisches Management: Der Eingriff erfolgt in einer Kombination aus **Intubationsnarkose (balancierte Anästhesie)** und **thorakaler Epiduralanästhesie**. Eine invasive arterielle und zentralvenöse Druckmessung sind obligat. Wichtig ist eine ausreichende perioperative Hydrierung und Volumensubstitution mit Kristalloiden, Kolloiden sowie ggf. Erythrozytenkonzentraten und FFP. Es muss darauf geachtet werden, dass der Patient während der OP nicht auskühlt. Postoperativ sind auf der Intensivstation eine engmaschige Kontrolle von Urinmenge, Elektrolyt- und Hämoglobinkonzentration und eine Volumenbilanzierung erforderlich.

10.4.5 Prostata

Die operative Therapie des **Prostataadenoms** erfolgt meist als TUR-P (s.S 377). Große Adenome werden offen mittels suprapubischer transvesikaler oder retropubischer Prostatektomie operiert. Die operative Therapie des umschriebenen **Prostatakarzinoms**, dem häufigsten Malignom des Mannes, besteht bei fehlendem Lymphknotenbefall in der radikalen Prostatovesikulektomie. Diese wird entweder offen über eine **Laparotomie** oder laparoskopisch (Abb. **B-10.7**) durchgeführt. Die **Laparoskopie** ermöglicht eine optimale Einsicht in das OP-Gebiet, eine blutungsärmere Operation und ein besseres kosmetisches Ergebnis. Die offene Prostatovesikulektomie geht z. T. mit ausgedehnten Blutverlusten (> 1 l) aus den venösen Plexus im OP-Gebiet einher.

Anästhesiologisches Management:

Bei der **Laparoskopie** sind die Nebenwirkungen des Kapnoperitoneums und längere OP-Zeiten zu berücksichtigen. Patienten mit obstruktiven und restriktiven Lungenerkrankungen sowie einer Herzinsuffizienz können einer laparoskopischen Prostatektomie nur unter **invasiver Überwachung** des Blutdrucks sowie intermittierender Bestimmung von arteriellen und zentralvenösen Blutgasen und ZVD-Kontrollen unterzogen werden. Intraoperativ stehen **Blutverluste** aus den Venenplexus der Prostata und **Auskühlung** des Patienten im Vordergrund.

Laparotomie und Laparoskopie erfolgen beide in einer Kombination aus **Intubationsnarkose** (balancierte Anästhesie) und **tiefer thorakaler Epiduralanästhesie** (Th11/12). Präoperativ sollte eine **Eigenblutspende** zur Gewinnung von zwei autologen Erythrozytenkonzentraten und FFPs erwogen werden. Alternativ kann eine iso- bzw. hypervolämische **Hämodilution** den Fremdblutverbrauch reduzieren. Eine invasive arterielle und zentralvenöse Druckmessung sind obligat. Bei Vorliegen kardiopulmonaler Begleiterkrankungen ist eine postoperative intensivmedizinische Überwachung notwendig.

offen oder **laparoskopisch** (u. a. geringerer Blutverlust; Abb. **B-10.7**) durchgeführt werden.

Anästhesiologisches Management: Bei der **Laparoskopie** sind Nebenwirkungen des Kapnoperitoneums und längere OP-Zeiten zu berücksichtigen. Intraoperativ ist mit **Blutverlusten** aus den Venenplexus der Prostata zu rechnen. Einer Auskühlung muss vorgebeugt werden.

Laparotomie und Laparoskopie erfolgen beide in **Intubationsnarkose** (balancierte Anästhesie) bei gleichzeitiger **tiefer thorakaler Epiduralanästhesie**. Eine präoperative **Eigenblutspende** bzw. eine **Hämodilution** reduzieren den Fremdblutverbrauch. Ein invasives Monitoring ist obligat.

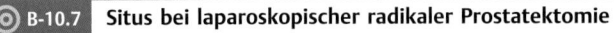

⊚ **B-10.7** | **Situs bei laparoskopischer radikaler Prostatektomie**   ⊚ **B-10.7**

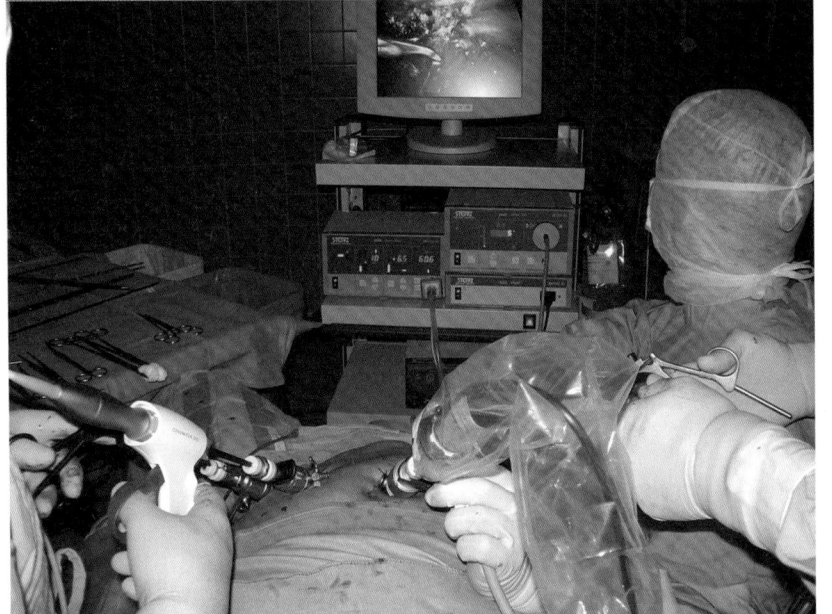

Alle Instrumente werden über kleine Stichkanäle in den Unterbauch eingeführt.

10.4.6 Harnröhre

Eingriffe an der Harnröhre werden bei Strikturen, im Rahmen der großen Tumorchirurgie (radikale Prostatektomie, Zystektomie) oder zur Behandlung von Inkontinenz (→ sog. tension-free vaginal tape, TVT) durchgeführt.

Prinzip der TVT-Operation: Über eine beidseits der Harnröhre durchgeführte vaginale Stichinzision wird ein Kunststoffband im Bereich der mittleren Harnröhre hinter der Symphyse spannungsfrei hochgezogen, wodurch die Harn-

10.4.6 Harnröhre

Eingriffe an der Harnröhre werden bei Strikturen, im Rahmen der großen Tumorchirurgie oder zur Inkontinenzbehandlung (sog. TVT) durchgeführt.

Prinzip der TVT-Operation: Über eine beidseits der Harnröhre durchgeführte vaginale Stichinzision wird ein Kunststoffband im Bereich der mittleren Harnröhre hinter der Symphyse spannungsfrei hochgezogen, wodurch die Harnröhre angehoben wird.

röhre angehoben wird. Optimale Position und Zugfestigkeit des Bandes werden dadurch kontrolliert, dass die Patientin intraoperativ zu husten aufgefordert wird. Hierbei darf es nicht zum Austritt von Urin aus der Blase in die Harnröhre kommen.

Anästhesiologisches Management: Spinalanästhesie und **Analgosedierung** sind für sämtliche diagnostischen und therapeutischen Eingriffe an der Urethra geeignet.

Anästhesiologisches Management: Bei der TVT-Operation ermöglichen eine Spinalanästhesie oder Analgosedierung (z. B. mit Remifentanil) in Kombination mit Lokalanästhesie durch den Operateur eine aktive intraoperative Mitarbeit der Patientin (Husten). **Spinalanästhesie** und **Analgosedierung** sind auch für alle anderen diagnostischen und therapeutischen Eingriffe an der Urethra geeignet.

10.4.7 Männliches Genitale

Zu den operativen Eingriffen am männlichen Genitale gehören:
- Zircumzision
- (Re-)Fertilitätsoperationen
- Varikozelenoperation
- Operation bei Hodenkarzinom
- Operation bei Seminom
- Operation bei Peniskarzinom.

10.4.7 Männliches Genitale

Zu den operativen Eingriffen am männlichen Genitale gehören:
- **Zircumzision** (entweder im Säuglingsalter aus rituellen Gründen, im Kindes- und Adoleszentenalter aufgrund einer Phimose oder im höheren Alter z. B. wegen chronischer Balanitis)
- **(Re-)Fertilitätsoperationen** (in der Regel jüngere Patienten ohne Begleiterkrankungen)
- **Varikozelenoperation** (bei jungen Männern zur Erhaltung der Fertilität)
- **Operation bei Hodenkarzinom** (in der Regel jüngere Männer < 40 Jahre; einseitige hohe Ablatio testis mit kontralateraler Biopsie, in einem Zweiteingriff Lymphadenektomie von den Iliacalgefäßen bis zum Zwerchfell, anschließend Chemotherapie)
- **Operation bei Seminom** (gehäuft bei > 40-Jährigen; einseitige hohe Ablatio testis mit kontralateraler Biopsie, anschließend Radiatio)
- **Operation bei Peniskarzinom** (ältere Patienten; lokale Exzision oder (partielle) Amputation mit regionaler Lymphadenektomie).

Anästhesiologisches Management: Meist reicht ein **nicht invasives Monitoring**. Die **Spinalanästhesie** ist für die meisten Eingriffe das Anästhesieverfahren der Wahl. (Re-)Fertilisationsoperationen erfolgen in Allgemeinanästhesie oder unter rückenmarknahen Verfahren. Eine Ablatio testis mit RLA bei Hoden-Ca erfolgt unter Allgemeinanästhesie mit thorakaler Epiduralanästhesie.

Anästhesiologisches Management: Aufgrund des jüngeren Alters und guten Allgemeinzustands der Patienten sowie der begrenzten OP-Dauer ist meist ein **nicht invasives Kreislaufmonitoring** ausreichend.
Die **Spinalanästhesie** ist für die meisten Eingriffe das Anästhesieverfahren der Wahl. (Re-)Fertilisationsoperationen werden in Allgemeinanästhesie oder unter rückenmarknahen Verfahren mit lang wirksamen Lokalanästhetika (z. B. Bupivacain plus Clonidin) bzw. Kathetertechnik durchgeführt. Eine Ablatio testis mit retroperitonealer nervenerhaltender Lymphadenektomie (RLA) bei Hodenkarzinom erfolgt unter Allgemeinanästhesie mit thorakaler Epiduralanästhesie.

10.5 Urologische Eingriffe im Kindesalter

Indikationen: Urologische Krankheitsbilder im Kindesalter, die eine operative Intervention erfordern, sind angeborene Fehlbildungen an Nieren, ableitenden Harnwegen oder Genitale sowie Tumoren an Niere und Blase (Tab. **B-10.2**). Häufigster urologischer Notfall ist die Hodentorsion.

10.5 Urologische Eingriffe im Kindesalter

Indikationen: Urologische Krankheitsbilder im Kindesalter, die eine operative Intervention erfordern, sind angeborene Fehlbildungen an Nieren, ableitenden Harnwegen oder Genitale sowie Tumoren an Niere und Blase (Tab. **B-10.2**). Um schwerwiegende Folgeschäden wie z. B. die Entwicklung von Harnstauungsnieren ($\rightarrow$ Niereninsuffizienz) oder Entartung zu verhindern, werden die Kinder frühzeitig operiert. Häufigster urologischer Notfall im Kindes- bzw. Pubertätsalter ist die Hodentorsion.

▶ Merke

▶ **Merke:** Bei angeborenen oder erworbenen Harnabflussstörungen ist die Verhinderung der Ausbildung einer chronischen Stauungsniere Ziel der präventiven operativen Behandlung.

Anästhesiologisches Management:
Kleinere Eingriffe wie eine Urethromeatotomie und interne Urethrotomie bei Harnröhrenklappen werden unter **Larynxmaskennarkose** als **balancierte Anästhesie** durchgeführt. Bei Neugeborenen ist eine engmaschige postoperative Überwachung aufgrund der Unreife des Atemzentrums notwendig. Wichtig sind auch die Kontrolle der Körpertemperatur sowie die Aufrechterhaltung der normalen Körpertemperatur durch konvektive Wärmezufuhr und Erhöhung der Temperatur im OP-Saal. Auf eine ausgeglichene Flüssigkeitsbilanz mit Halbelektrolytlösung bei Kindern < 2 Jahren (evtl. mit Glukosezusatz) bzw. Vollelektrolytlösung bei Kindern > 2 Jahren ist zu achten.
Langdauernde Operationen erfolgen in **Intubationsnarkose**, bei Tumoroperationen wird zusätzlich ein ZVK zur Volumen- und Laborkontrolle angelegt. Volumenverluste werden mit Elektrolytlösungen und Kolloiden (z. B. HES 130) ersetzt, bei Bedarf werden Erythrozytenkonzentrate und FFP transfundiert.
Bei Hypo- oder Epispadieoperation und Zirkumzision wird vor Beendigung der Narkose ein **Peniswurzelblock** (s. S. 397) mit Bupivacain 0,25 % gesetzt. Bei größeren Eingriffen (z. B. Tumoroperationen oder operativer Korrektur einer Blasenekstrophie) wird zusätzlich eine **kaudale** oder **lumbale Epiduralanästhesie** mit Katheter durchgeführt.

Die **postoperative Schmerztherapie** erfolgt mit Suppositorien (20 mg/kg KG Paracetamol, evtl. zusätzlich Codein) oder Opioiden wie Piritramid (0,1 mg/kg KG i. v.). Bei größeren Kindern kann auch eine patientenkontrollierte Analgesie (PCA, s. S. 396) zum Einsatz kommen.

Anästhesiologisches Management:
Kleinere Eingriffe werden unter **Larynxmaskennarkose** als **balancierte Anästhesie** durchgeführt. Neugeborene müssen postoperativ aufgrund der Unreife des Atemzentrums engmaschig überwacht werden. Auf ausreichende Wärmezufuhr und ausgeglichene Flüssigkeitsbilanz ist zu achten.

Langdauernde Operationen erfolgen in **Intubationsnarkose**.

Bei Hypo-/Epispadieoperation und Zirkumzision wird vor Beendigung der Narkose ein **Peniswurzelblock** (s. S. 397) gesetzt. Bei größeren Eingriffen wird zusätzlich eine **kaudale** oder **lumbale Epiduralanästhesie** mit Katheter durchgeführt.
Die **postoperative Schmerztherapie** erfolgt mit Suppositorien (Paracetamol) oder Opioiden (Piritramid), bei größeren Kindern ggf. auch als **PCA** (s. S. 396).

≡ B-10.2	Urologische Krankheitsbilder im Kindesalter
betroffenes Organ	*Erkrankung*
Niere und Ureter	<ul><li>Zystenniere</li><li>Harnleiteranomalien</li><li>vesikourethraler Reflux</li><li>Wilms-Tumor</li></ul>
Harnblase	<ul><li>Blasenekstrophie</li><li>persistierender Urachus</li><li>Rhabdomyosarkom</li></ul>
Genitale	<ul><li>Hypo-, Epispadie</li><li>Phimose</li><li>Meatusstenose</li><li>Harnröhrenklappen</li><li>Zwitterbildung</li><li>Hodentorsion</li><li>Maldescensus testis</li><li>Hodentumoren</li></ul>

≡ B-10.2

10.6 Urologische Notfälle

Zu den urologischen Notfälle gehören
- akuter Harnverhalt (z. B. durch Blasentamponade),
- Urosepsis,
- Hodentorsion,
- Paraphimose,
- Priapismus,
- Nierenruptur und
- andere Verletzungen bzw. akute Blutungen des Urogenitaltraktes.

10.6 Urologische Notfälle

Urologische Notfälle (akuter Harnverhalt, Urosepsis, Hodentorsion, Paraphimose, Priapismus, Nierenruptur und andere Verletzungen bzw. akute Blutungen des Urogenitaltraktes) erfordern eine unverzügliche operative Intervention.

Beim **anästhesiologischen Management** ist Folgendes zu beachten:

- Bei urologischen Notfällen besteht aufgrund der fehlenden Nüchternheit die Indikation zur **Rapid Sequence Induction** bzw. bei Erwachsenen alternativ zur **Spinalanästhesie**.

- Bei Läsionen von Niere, Blase und Harnröhre im Rahmen eines Polytraumas sind eine **Stabilisierung der Vitalfunktionen** und eine **ausreichende Volumensubstitution** wichtig.

- Patienten mit einer **Urosepsis** können das Vollbild eines septischen Schocks zeigen. Laborchemisch finden sich bei fortgeschrittenem Krankheitsbild eine Laktazidose sowie eine Aktivierung der Blutgerinnung.
  Bei Obstruktion der ableitenden Harnwege als Ursache für eine Urosepsis ist eine sofortige Wiederherstellung des Harnabflusses angezeigt. Eine **antibiotische Therapie** ist einzuleiten. Durch Intubation und Beatmung kann das **O$_2$-Angebot** erhöht werden. Es werden **Katecholamine** (HZV ↑) und Schleifendiuretika (Diurese ↑) verabreicht. **ZVK** und **arterielle Kanüle** erlauben eine engmaschige Überwachung von Hämodynamik und Blutgasen.

▶ **Klinischer Fall**

Alle diese Krankheitsbilder erfordern eine unverzügliche operative Intervention. Beim **anästhesiologischen Management** ist Folgendes zu beachten:

- Bei akuten urologischen Notfällen besteht aufgrund der fehlenden Nüchternheit eine Aspirationsgefahr bei der Anästhesieeinleitung. Daher sind hier alle Vorkehrungen für eine **Rapid Sequence Induction** („Ileuseinleitung", s. S. 196) zu treffen. Bei nicht nüchternen erwachsenen Patienten stellt die **Spinalanästhesie** eine Alternative zur Intubationsnarkose dar.

- Bei Läsionen von Niere, Blase und Harnröhre im Rahmen eines Polytraumas stehen die **Stabilisierung der Vitalfunktionen** und eine **ausreichende Volumensubstitution**, ggf. mit Erythrozytenkonzentraten und FFPs, im Vordergrund.

- Patienten mit einer **Urosepsis** (z. B. im Rahmen von obstruktiven Harnwegserkrankungen, primär entzündlichen urologischen Krankheitsbildern, abszedierenden Infekten oder iatrogenen Infektionen nach diagnostischen/therapeutischen Eingriffen) imponieren schwer krank und können das Vollbild eines septischen Schocks zeigen. Laborchemisch finden sich bei fortgeschrittenem Krankheitsbild eine Laktazidose sowie eine Aktivierung der Blutgerinnung. Diese kann zu einer disseminierten intravasalen Koagulopathie (DIC) mit Thrombozytopenie, Erhöhung der INR, Abfall von Fibrinogen und AT III sowie dem Auftreten von Fibrinspaltprodukten führen.
  Bei Obstruktion der ableitenden Harnwege als Ursache für eine Urosepsis ist eine sofortige Wiederherstellung des Harnabflusses über Ureterenkatheter oder Nephrostomie in Intubationsnarkose angezeigt. Unabhängig von der Ursache der Urosepsis ist eine Therapie mit **Breitspektrum-Antibiotika** einzuleiten. Durch Intubation und Beatmung kann das **O$_2$-Angebot** erhöht werden, durch **Katecholamingabe** (z. B. Dobutamin) wird das HZV angehoben. Ein ausreichender arterieller Mitteldruck ist häufig nur bei Verabreichung hoher Dosen Noradrenalin erreichbar. Schleifendiuretika werden zur Diuresesteigerung eingesetzt. Ein ausreichendes intravasales Füllungsvolumen und ausgeglichene Elektrolytwerte sind anzustreben. Eine **arterielle Kanüle** und ein **zentraler (mehrlumiger) Venenkatheter** erlauben eine engmaschige Überwachung von Hämodynamik und Blutgasen.

▶ **Klinischer Fall.** Eine 68-jährige adipöse Patientin mit Diabetes mellitus wird vom Notarzt in somnolentem Zustand und mit hypotonen Blutdruckwerten in die Notaufnahme gebracht. Dort trübt die Patientin weiter ein und entwickelt einen Schockzustand mit einer Tachyarrhythmie von 128/min und Blutdruckwerten von 80/35 mmHg. Die Patientin bietet keinen Anhalt für äußere oder innere Blutungen (Hb 11,8 g/dl), der Blutzucker wird mit 128 mg/dl bestimmt. Nach notfallmäßiger Intubation und Beatmung mit 100 % O$_2$ benötigt die Patientin zusätzlich zur Infusion von Kristalloiden und Kolloiden hochdosiert Katecholamine (Noradrenalin) zur Kreislaufunterstützung. In der Blutgasanalyse imponiert eine schwere metabolische Azidose (SBic 18,1 mval, BE – 6,9, pH 7,14) und im Blutbild eine Leukozytose von 21.000/µl sowie eine Thrombozytopenie von 78.000/µl. Es wird die Diagnose „septischer Schock" gestellt. Nach Insertion eines Blasenkatheters fällt auf, dass die Harnblase leer ist. Die anschließende Sonographie zeigt einseitig ein massiv aufgestautes Nierenbecken. Nach Nephrostomie entleert sich trüber Urin durch die Drainage. Die Patientin wird mit einem nierengängigen Breitbandantibiotikum abgedeckt und mit der Diagnose **„Urosepsis bei Harnstauungsniere"** auf die Intensivstation zur weiteren Therapie verlegt.

11 Kinderanästhesie

Die perioperative anästhesiologische Betreuung von Kindern stellt an den Anästhesisten spezielle Anforderungen. Zum einen muss er die **Besonderheiten der Anatomie** und **Physiologie** im Kindesalter kennen, zum anderen ist ein optimales Management bei Komplikationen erforderlich, da die **Reservekapazität** wichtiger Organsysteme im Vergleich zum Erwachsenen **deutlich eingeschränkt** ist. Das Spektrum der Patienten reicht vom nur 500 Gramm schweren Frühgeborenen bis zum 100 Kilogramm schweren, übergewichtigen Jugendlichen. Neben der Beziehung zwischen Arzt und Patient spielt die Beziehung zu den Eltern eine wichtige Rolle und entscheidet mit über die Bewertung der anästhesiologischen Versorgung.

11 Kinderanästhesie

Für die anästhesiologische Betreuung von Kindern sind Kenntnisse über die **Besonderheiten der Anatomie** und **Physiologie** im Kindesalter wesentlich. Bei Kindern ist zu beachten, dass die **Reservekapazität** wichtiger Organsysteme **deutlich eingeschränkt** ist.

11.1 Besonderheiten der Patientengruppe

> ▶ **Merke:** Kinder sind keine kleinen Erwachsenen!

11.1 Besonderheiten der Patientengruppe

◀ Merke

Diese ebenso triviale wie zutreffende Feststellung gilt ganz besonders für die Kinderanästhesie. Generell sind die Unterschiede zwischen Kindern und Erwachsenen im Narkosemanagement umso größer, je kleiner der Patient ist. Im Laufe der Entwicklung werden die Unterschiede geringer, und ab dem Schulalter ist von einer dem Erwachsenen sehr ähnlichen **Pharmakokinetik** (d. h. Aufnahme, Verteilung, Verstoffwechselung und Ausscheidung des Arzneimittels) und **Pharmakodynamik** (d. h. Wirkung des Medikaments auf den Körper) auszugehen.

Leber und Niere

Zunächst aber ist die **Unreife wichtiger Organsysteme** bei der Planung der Narkose zu berücksichtigen. Die Konzentrationsfähigkeit der Niere und die Konjugationskapazität der Leber sind eingeschränkt, was den Abbau von Anästhetika deutlich verzögern und eine **Wirkverlängerung** zur Folge haben kann. Weil das Verteilungsvolumen wasserlöslicher Pharmaka aufgrund des relativ zum Körpergewicht deutlich größeren, intrazellulären Flüssigkeitsgehaltes vergrößert ist, benötigen Kinder umgekehrt für eine äquipotente Wirkung aber höhere Anästhetikadosen.

Leber und Niere

Insbesondere die **Unreife wichtiger Organsysteme**, die zu einer Wirkverlängerung der Anästhetika führen kann, ist bei der Narkose zu berücksichtigen.

Hämoglobin

Von besonderer Bedeutung ist die Veränderung in Menge und Zusammensetzung des Hämoglobins. Säuglinge haben nach der Geburt noch einen hohen Anteil an **fetalem Hämoglobin (HbF)**. Das HbF besitzt im Vergleich zum normalen Hämoglobin eine nach links verschobene Sauerstoffbindungskurve, was die O_2-Aufnahme in der Plazenta erleichtert. Durch die hohe O_2-Affinität ist die O_2-Abgabe aber reduziert. Das HbF wird nun in den ersten 3 Lebensmonaten vollständig durch das in der postnatalen Phase physiologische HbA ersetzt. Dadurch kommt es zur so genannten **Trimenonanämie**. Im Anschluss steigt der Hb-Gehalt des Blutes wieder auf die für Säuglinge geltenden Normwerte an.

Hämoglobin

Fetales Hämoglobin besitzt eine hohe O_2-Affinität, dadurch ist die O_2-Abgabe an das Gewebe reduziert.

Kreislauf- und Atmungsparameter

Aufgrund des noch relativ dünnwandigen Myokards können Säuglinge ihr Herzzeitvolumen nicht durch eine Steigerung der Inotropie erhöhen. Das Herzzeitvolumen ist daher überwiegend von der Herzfrequenz abhängig, wobei der Herzindex in einer ähnlichen Größenordnung wie bei Erwachsenen liegt. Normwerte für Herzfrequenz, Atemfrequenz und arteriellen Blutdruck in den verschiedenen Altersklassen sind in Tab. **B-11.1** zusammengestellt.

Kreislauf- und Atmungsparameter

Tab. **B-11.1** zeigt die Normwerte für Herzfrequenz, Atemfrequenz und arteriellen Blutdruck in den verschiedenen Altersklassen.

≡ B-11.1

≡ B-11.1	Normwerte für Kreislauf- und Atmungsparameter		
	Herzfrequenz *(Schläge pro min)*	**Atemfrequenz** *(Atemzüge pro min)*	**Blutdruck (mmHg)** *(systolisch/diastolisch)*
Frühgeborenes	120–170	50	50–60/30–35
Neugeborenes	115–150	40–45	70–80/40–50
Säugling	110–140	30	90/55
Kleinkind	100–120	25	100/60
Schulkind	80–100	20	110/60

Körpergröße und Körperoberfläche

Durch eine im Verhältnis zur Körpergröße deutlich erhöhte Oberfläche sind Säuglinge und Kleinkinder durch **intraoperative Wärmeverluste** besonders gefährdet.

Körpergröße und Körperoberfläche

Eine weitere wichtige Besonderheit stellt das Verhältnis zwischen **Körpergröße** und **Körperoberfläche** dar. Säuglinge und Kleinkinder haben eine im Verhältnis zur Körpergröße deutlich erhöhte Oberfläche und sind deshalb besonders durch **intraoperative Wärmeverluste** gefährdet. Entscheidender Parameter für das Wärmemanagement ist die so genannte **Neutraltemperatur** (Tab. **B-11.2**). Sie gibt an, bei welcher Umgebungstemperatur der Organismus in der Lage ist, seine Kerntemperatur aufrechtzuerhalten. Unterhalb der **kritischen Temperatur** lässt sich die Körperkerntemperatur selbst durch maximale Stoffwechselaktivität nicht mehr aufrechterhalten. Bei Frühgeborenen ist aufgrund des geringen Körperfetts häufig keine suffiziente Wärmeproduktion möglich. Daher kommt es bei Auskühlung rasch zu einem lebensbedrohlichen Zustand mit Azidose, Kreislaufzentralisation und Bradykardie.

≡ B-11.2

≡ B-11.2	Neutraltemperatur und kritische Temperatur	
	Neutraltemperatur	**kritische Temperatur**
Erwachsene	28 °C	1 °C
reife Neugeborene	32 °C	23 °C
Frühgeborene	34 °C	28 °C

Anatomie der Atemwege

Die **engste Stelle** des Atemweges befindet sich im Kindesalter **unterhalb des Kehlkopfes.** Diese Stelle darf nicht mit Gewalt überwunden werden.
Die **funktionelle Residualkapazität** ist im Vergleich zum Erwachsenen deutlich **vermindert.**

Anatomie der Atemwege

Die Atemwegsanatomie weist ebenfalls wichtige Besonderheiten auf. Die **engste Stelle** befindet sich im Kindesalter **unterhalb des Kehlkopfes.** Selbst nach problemlosem Passieren der Stimmbandebene kann dadurch ein weiteres Vorschieben des Tubus unmöglich sein. Keinesfalls darf versucht werden, diesen Widerstand mit Gewalt zu überwinden. Säuglinge sind obligate Zwerchfellatmer. Durch die Form des Thorax ist die **funktionelle Residualkapazität (FRC)** deutlich gegenüber dem Erwachsenenalter **vermindert.** Säuglinge und Kleinkinder entsättigen deshalb bei ungenügender Ventilation sehr schnell, und der Zeitraum, der für die Sicherung des Atemweges im Anschluss an die Maskenbeatmung zur Verfügung steht, ist dementsprechend kurz.

▶ **Merke**

▶ **Merke:** Säuglinge und Kleinkinder
- **metabolisieren Anästhetika langsamer** als Erwachsene wegen einer noch nicht voll entwickelten Leber- und Nierenfunktion,
- benötigen häufig **höhere Anästhetikadosen** bezogen auf ihr Körpergewicht bedingt durch ein höheres Verteilungsvolumen,
- sind sehr **empfindlich gegenüber Auskühlung,**
- sind im Rahmen der **Trimenonanämie** besonders hypoxiegefährdet,
- entsättigen sehr schnell aufgrund der **kleinen FRC,**
- haben die **engste Stelle** des Atemweges **unterhalb des Kehlkopfes.**

11.2 Präoperative Risikoeinschätzung

Im Vergleich zum Erwachsenen haben Säuglinge und Kleinkinder ein anderes Spektrum von Begleiterkrankungen. Arterielle Hypertonie, KHK, Diabetes mellitus und Fettstoffwechselstörungen, die im Erwachsenenalter das perioperative Risiko erhöhen, spielen praktisch keine Rolle. Dafür finden sich angeborene Syndrome, die mit anatomischen und physiologischen Besonderheiten einhergehen. Relativ häufig findet sich nach wie vor das **Down-Syndrom**. Wichtig ist dabei für den Anästhesisten die **Makroglossie**, die die Intubation erschweren kann; außerdem liegen oft weitere Fehlbildungen, z. B. Herzfehler, vor.

Das **Pierre-Robin-Syndrom** erfordert ebenfalls ein spezielles Atemwegsmanagement, da die Intubation auf konventionellem Weg meist nicht gelingt und eine fiberoptische Wachintubation notwendig macht. Kinder, bei denen ein Syndrom diagnostiziert wurde, bringen meistens umfangreiche Voruntersuchungen vor elektiven Eingriffen zur Vorstellung mit, und anästhesierelevante Besonderheiten können im Vorfeld festgestellt werden.

Ein erhöhtes Risiko besteht selbstverständlich auch bei **Notfalleingriffen** und **fehlender Nüchternheit**, da für die **Schnelleinleitung (Rapid Sequence Induction, RSI)** wegen der kleinen FRC weniger Zeit bis zum Auftreten einer Hypoxie zur Verfügung steht.

Bei Kindern mit **banalen Infekten** sind die Atemwege sehr irritabel und die Gefahr eines **Laryngospasmus** oder anderer beatmungsassoziierter Komplikationen ist deutlich erhöht. Die erhöhte Irritabilität dauert nach Abklingen der Erkältung noch geraume Zeit an. Daher sollten Kinder sich – falls realisierbar – bis **4–6 Wochen** nach einem Infekt im Nasen-Rachen-Raum keinem elektiven Eingriff in Allgemeinanästhesie unterziehen.

Unter praktischen Gesichtspunkten sollte jedoch bei Kindern mit chronischen Infekten, die zur Sanierung der infektunterhaltenden Grundkrankheit (z. B. Polypen) anstehen, auch ohne ein ausreichendes freies Intervall eine Narkose durchgeführt werden.

Einige kinderchirurgische Eingriffe sind mit speziellen Risiken vergesellschaftet, die bei der Besprechung der einzelnen Krankheitsbilder abgehandelt werden (s. u.).

11.2 Präoperative Risikoeinschätzung

Das nach wie vor relativ häufige **Down-Syndrom** geht mit einer **Makroglossie**, die die Intubation erschweren kann, einher. Oft finden sich noch weitere Fehlbildungen, z. B. am Herzen.

Das **Pierre-Robin-Syndrom** erfordert ebenfalls ein spezielles Atemwegsmanagement.

Bei indizierter **Rapid Sequence Induction** steht wegen der kleinen FRC weniger Zeit bis zum Auftreten einer Hypoxie zur Verfügung.

Bei Kindern mit **banalen Infekten** der Atemwege besteht eine erhöhte Gefahr eines **Laryngospasmus.** Daher sollten elektive Eingriffe in Allgemeinanästhesie erst **4–6 Wochen** nach dem Infekt durchgeführt werden.

▶ **Merke:**

- Kinder mit **Chromosomenaberrationen** und **Syndromen** haben häufig anästhesierelevante Begleiterkrankungen.
- Das **Down-Syndrom (Trisomie 21)** ist das häufigste Syndrom und mit einer schwierigen Atemwegssicherung vergesellschaftet.
- Nach Atemwegsinfekten ist das Bronchialsystem noch ca. **4–6 Wochen** vermehrt irritabel mit einer erhöhten Gefahr von **Laryngo-** und **Bronchospasmus.**

◀ **Merke**

11.3 Materialien und Monitoring

Die sorgfältige Vorbereitung des Arbeitsplatzes ist die wichtigste Voraussetzung für eine sichere Narkoseeinleitung. Erfahrungsgemäß nimmt das Heranschaffen und Bereitlegen von Materialien im Notfall zu viel Zeit in Anspruch. OP-Saal und Einleitungsraum müssen aufgewärmt werden; als Kompromiss im Hinblick auf die Arbeitsfähigkeit von Operateuren und Pflegepersonal kann meist eine Raumtemperatur von 25 °C angestrebt werden. Daher ist unbedingt eine **aktive Wärmezufuhr** über konvektive Wärmedecken erforderlich (Abb. **B-11.1**).

Wärmelampen und mit warmem Wasser betriebene OP-Tischauflagen sind wenig effektiv und können im Falle der Wärmelampen mit akzidentellen Verbrennungen einhergehen.

11.3 Materialien und Monitoring

Zur Temperaturhomöostase ist eine **aktive Wärmezufuhr** erforderlich (Abb. **B-11.1**).

⊚ B-11.1

⊚ B-11.1 **Wärmezufuhr über konvektive Wärmedecken**

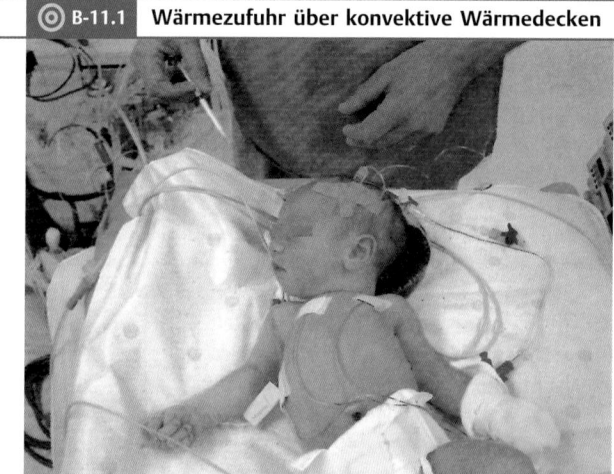

Zur Temperatur-
homöostase wird
das Kind auf einer
konvektiven
Wärmedecke
gelagert.

Unnötiges Ausziehen des Kindes ist zu vermeiden.

Vor Beginn jeder Maßnahme ist eine **pulsoxymetrische Sättigungsüber-wachung** anzubringen.

Zur Narkoseeinleitung werden außerdem benötigt: **EKG,** passende **Beatmungs-masken** und **Atemwegshilfen** (z. B. Guedel-Tubus, s. Abb. **A-4.9**, S. 104), **Laryngoskopgriff** mit diversen Spateln.

Geblockte und **ungeblockte Endo-trachealtuben** für Kinder s. Abb. **B-11.3**.

Ist eine längere maschinelle Beatmung abzusehen, sollte wegen der geringeren Inzidenz von Drucknekrosen ein **unge-blockter Tubus** verwendet werden.
Geblockte Tuben bieten u. a. den Vorteil einer **verlässlichen Kapnometrie.**

Unnötiges Ausziehen des Kindes ist zu vermeiden, Desinfektionslösungen soll-ten nach Möglichkeit angewärmt werden (Verdunstungskälte!).

Vor Beginn jeder Maßnahme ist als **Basismonitoring** eine **pulsoxymetrische Sät-tigungsüberwachung** anzubringen. Dafür müssen spezielle, pädiatrische Kle-besensoren verfügbar sein (Abb. **B-11.2**), die Fingerclips für Erwachsene funk-tionieren meistens nicht!

Ein **EKG** ist Teil des Routinemonitorings, für die Einleitung selbst aber entbehr-lich. Vor Beginn der Anästhesieeinleitung müssen passende **Beatmungsmasken** und **Atemwegshilfen** (Guedel-Tubus, s. Abb. **A-4.9**, S. 104) bereitliegen, außer-dem ein **Laryngoskopgriff** mit diversen Spateln.

Für die Kinderanästhesie stehen **geblockte** und **ungeblockte Endotracheal-tuben** zur Verfügung (Abb. **B-11.3**).

Obwohl es keine klare Evidenz zur Bevorzugung eines Tubustyps gibt, ist es unter praktischen Gesichtspunkten sinnvoll, Kinder, die wahrscheinlich über einen **längeren Zeitraum maschinell beatmet** werden müssen, mit einem **unge-blockten Tubus** zu versorgen, da man einen größeren Innendurchmesser wäh-len kann und die Inzidenz von **Drucknekrosen** im Bereich der Trachealschleim-haut möglicherweise niedriger ist. Ansonsten bietet die Verwendung eines **geblockten Tubus** den Vorteil, auch bei einem etwas zu kleinen Innendurch-messer **nicht reintubieren** zu müssen, da eine Abdichtung über den Cuff erreicht werden kann. Außerdem ist dann eine **verlässliche Kapnometrie** mög-lich. Es konnte gezeigt werden, dass viele zurzeit auf dem Markt befindliche, blockbare Kindertuben ein mangelhaftes Design zeigen (Cuffposition und -länge) und aus minderwertigem Material gefertigt sind (scharfe Kanten bei ungeblocktem Cuff). Neuerdings stellen hier sog. Micro-Cuffs aus weichem Polyurethan eine Alternative dar.

⊚ B-11.2

⊚ B-11.2 **Pädiatrischer Klebesensor rechts, Fingerclip für Erwachsene links**

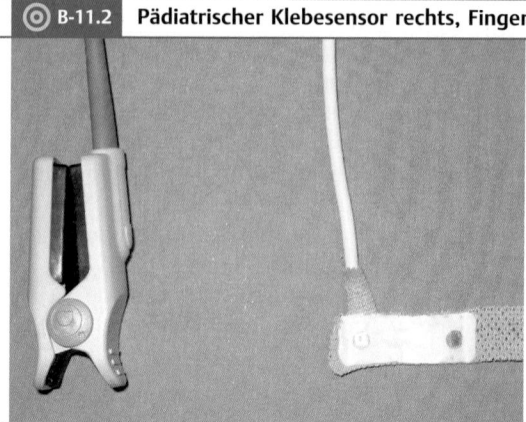

◎ B-11.3

◎ B-11.3 **Verschiedene Gesichtsmasken und ungeblockte bzw. blockbare Endotrachealtuben**

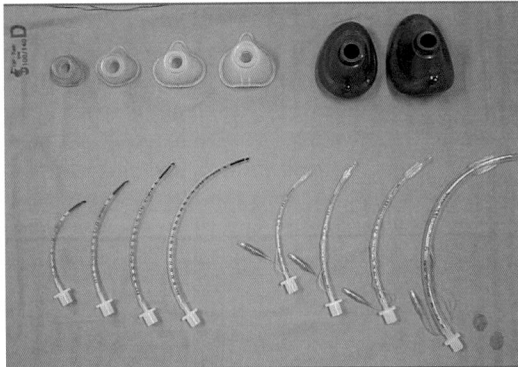

Aufgrund der speziellen U-Form der kindlichen Epiglottis und dem hochstehenden Kehlkopf haben sich in der Kinderanästhesie **Laryngoskopspatel mit geradem Blatt** bewährt. Gekrümmte Macintosh-Spatel sind aber ebenfalls weit verbreitet. Persönliche Erfahrung ist meist entscheidend für die Bevorzugung eines bestimmten Spateltyps.

Nach erfolgter Intubation wird das **Monitoring** um die **nicht invasive Blutdruckmessung** und das **EKG** erweitert. Bei größeren Eingriffen wird wie bei Erwachsenen eine invasive Blutdruckmessung und ein ZVK angelegt. Bis zum 6. Lebensmonat wird hierfür die Punktion der V. subclavia als komplikationsärmer empfohlen; auch hier ist aber die persönliche Erfahrung ausschlaggebend. Aufgrund der kontinuierlichen Wärmezufuhr ist ein **Monitoring der Körpertemperatur** (rektale oder nasopharyngeale Sonde) obligat.

Nach erfolgter Intubation wird das **Standardmonitoring** um die **nicht invasive Blutdruckmessung,** das **EKG** und die **Temperatursonde** erweitert.

▶ **Merke:**
- Säuglinge und Kleinkinder, besonders aber Frühgeborene, sind extrem durch **Hypothermie** gefährdet. Daher sind eine **perioperative Wärmekonservierung** und **Wärmezufuhr** obligat.
- Das **Standardmonitoring** umfasst pulsoxymetrische Sauerstoffsättigung, EKG, nicht invasive Blutdruckmessung und eine nasopharyngeale Messung der Körpertemperatur.
- Vor Narkoseeinleitung müssen alle eventuell benötigten Medikamente und Materialien bereitliegen.

◀ Merke

◎ B-11.4 **Laryngoskopie**

◎ B-11.4

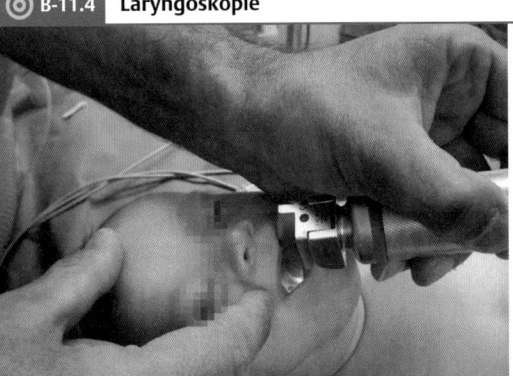

Für die Bevorzugung eines bestimmten Spateltyps (gerade oder gekrümmt) ist in der Kinderanästhesie die persönliche Erfahrung entscheidend.

11.4 Wahl des Anästhesieverfahrens

11.4   Wahl des Anästhesieverfahrens

Grundsätzlich können die bekannten allgemein- und regionalanästhesiologischen Verfahren verwendet werden.

Grundsätzlich können auch in der Kinderanästhesie die bekannten allgemein- und regionalanästhesiologischen Verfahren verwendet werden.

Die Regionalanästhesie bei Kindern erfordert ein sehr hohes Maß an Routine und Erfahrung und sollte daher nur in spezialisierten Zentren mit entsprechenden Fallzahlen durchgeführt werden. Außerdem ist umstritten, inwieweit eine Punktion in Sedierung und/oder Allgemeinanästhesie durchgeführt werden darf, was im Erwachsenenalter als obsolet gilt. Daher beschränkt sich die Darstellung regionalanästhesiologischer Verfahren auf die leicht zu erlernenden und komplikationsarmen Techniken der **Kaudalanästhesie** und des **Peniswurzelblocks** (S. 397).

11.4.1 Allgemeinanästhesie

11.4.1 Allgemeinanästhesie

Die überwiegende Zahl kinderchirurgischer Eingriffe wird in Allgemeinanästhesie durchgeführt. Oft werden Anästhetika im Rahmen des so genannten **„off-label use"** eingesetzt.

Aus den genannten Gründen wird die überwiegende Zahl kinderchirurgischer Eingriffe in Allgemeinanästhesie durchgeführt. Unter Berücksichtigung der pharmakokinetischen und pharmakodynamischen Besonderheiten (s. o.) können alle auch in der Anästhesie des Erwachsenen verwendeten Substanzen benutzt werden. Besonderes Augenmerk ist jedoch darauf zu richten, ob eine Substanz für die Verwendung bei Säuglingen und Kleinkindern zugelassen ist. Häufig verzichtet die pharmazeutische Industrie aus Kostengründen auf das Zulassungsverfahren für Kinder, und die Verwendung eines derartigen Medikaments erfolgt dann im Rahmen des so genannten **„off-label use"** als individueller Heilversuch.

▶ Merke

▶ **Merke:** Die Eltern müssen prinzipiell auf die geplante Verwendung nicht zugelassener Substanzen im Aufklärungsgespräch hingewiesen werden.

Prämedikation

Prämedikation

Während der Prämedikationsvisite soll auch eine Vertrauensbeziehung zwischen dem Anästhesisten, dem Kind und seinen Eltern aufgebaut werden.

Aufgabe der Prämedikationsvisite ist die präoperative Einschätzung des Kindes und der Aufbau einer Vertrauensbeziehung zwischen dem Anästhesisten, dem Kind und seinen Eltern. Bereits im Vorfeld kann so die präoperative Einstellung des kleinen Patienten günstig beeinflusst und die Traumatisierung durch den Krankenhausaufenthalt, die Narkose und den operativen Eingriff minimiert werden.

Bei der Anamneseerhebung ist die Frage nach familiären Muskelerkrankungen sowie aktuellen respiratorischen Infekten wichtig.

Anamnestisch muss nach (familiärer) Disposition zu Muskelerkrankungen **(maligne Hyperthermie!)** und nach vorherigen Narkosen und Allergien gefragt werden. Bei der körperlichen Untersuchung ist nach aktuellen respiratorischen Infekten zu fahnden. Laboruntersuchungen sind bei sonst gesunden Kindern nicht erforderlich.

Weitere Untersuchungen richten sich nach Größe des geplanten Eingriffs.

Wichtig ist auch die Erläuterung der **Nüchternheitsanforderungen:**
- **6 Stunden** für **feste Nahrung,**
- **4 Stunden** für **visköse** und **sämige Flüssigkeiten** (Milch, Karottenbrei etc.) und
- **2 Stunden** für **klare Flüssigkeiten** (Wasser, Apfelsaft, Tee).

Wichtig ist auch die Erläuterung der **Nüchternheitsanforderungen.** Aktuell wird eine abgestufte Nüchternheit empfohlen:
- **6 Stunden für feste Nahrung,**
- **4 Stunden** für **visköse** und **sämige Flüssigkeiten** (Milch, Karottenbrei etc.) und
- **2 Stunden** für **klare Flüssigkeiten** (Wasser, Apfelsaft, Tee).

Da die Diskussion über die notwendigen Karenzzeiten noch nicht abgeschlossen ist, empfiehlt sich im Zweifelsfall eine Konsultation der aktuellen Leitlinien (www.dgai.de/06_0_00tabelle.htm).

Eine pharmakologische Prämedikation erfolgt im Allgemeinen ab dem 12. Lebensmonat. Hierfür eignet sich das Benzodiazepin **Midazolam (Dormicum®).**

Eine pharmakologische Prämedikation wird im Allgemeinen ab dem 12. Lebensmonat verabreicht. Bewährt hat sich hierfür das Benzodiazepin **Midazolam (Dormicum®)**, das eine gute anxiolytische und sedierende Komponente besitzt und eine kurze Halbwertszeit hat. Midazolam kann oral, nasal und rektal appliziert werden. Für die orale Applikation im Kleinkindesalter eignen sich geschmackskorrigierte Saftdarreichungen, da Midazolam ansonsten unangenehm bitter schmeckt. Die empfohlene Dosierung beträgt rektal 0,5(-0,75) mg/kg KG, oral 0,4(–0,5) mg/kg KG, ab dem Schulalter können auch die üblichen Tabletten (ggf. geteilt) verwendet werden. Wenn eine intravenöse Narkoseeinleitung geplant ist, sollten Kinder eine Betäubung der geplanten Venenpunktionsstelle mit einem speziellen Pflaster (**EMLA-Pflaster**, s. auch S. 293) erhalten, um unnötige Schmerzen bei der Punktion zu vermeiden. Das EMLA-Pflaster besteht aus einer anästhetikahaltigen (Lidocain und Prilocain) Creme, die durch die intakte Haut eindringt und das behandelte Areal dabei für kleinere Schmerzreize unempfindlich macht.

Narkoseeinleitung

Es gibt keine klare Evidenz zur Bevorzugung der intravenösen Einleitung gegenüber der Einleitung über die Maske (Abb. **B-11.5**). Wenn die Punktion einer Vene problemlos gelingt, ist die intravenöse Einleitung in der Regel schneller und sanfter (Abb. **B-11.6**). Bei Säuglingen hat es sich bewährt, während der Punktion zur Beruhigung ein paar Tropfen Glukose 40 % auf den Schnuller zu träufeln.

Viele Eltern wollen ihr Kind bei der Narkoseeinleitung begleiten. Es gibt unterschiedliche Verfahrensweisen im Hinblick auf die Anwesenheit von Eltern bei der Narkoseeinleitung. Unter praktischen Gesichtspunkten hat es sich bewährt, die Anwesenheit der Eltern bis unmittelbar vor Einschlafen ihres Kindes zuzulassen. Die Intubation etc. sollte dann aber ohne Angehörige durchgeführt werden.

Zur Narkoseeinleitung ist in der Regel als **Monitoring** die **pulsoxymetrische Sauerstoffsättigung** ausreichend. Bei der Maskeneinleitung wird mit einer hohen inspiratorischen Narkosegaskonzentration begonnen (z. B. 8 % Sevofluran in 100 % Sauerstoff). Sobald das Kind sicher schläft, wird dann ein venöser Zugang angelegt. Die Verabreichung von Opioiden und Muskelrelaxanzien erfolgt dann abhängig von Art und Umfang des operativen Eingriffs und der geplanten Atemwegssicherung (Abb. **B-11.7**).

Narkoseeinleitung

Es gibt keine klare Evidenz zur Bevorzugung der intravenösen Einleitung gegenüber der Einleitung über die Maske (Abb. **B-11.5**).

Zur Narkoseeinleitung ist in der Regel als **Monitoring** die **pulsoxymetrische Sauerstoffsättigung** ausreichend. Opioide und Muskelrelaxanzien werden in Abhängigkeit von Art und Umfang des operativen Eingriffs und geplanter Atemwegssicherung verabreicht (Abb. **B-11.7**).

⊚ B-11.5 | **Maskeneinleitung**

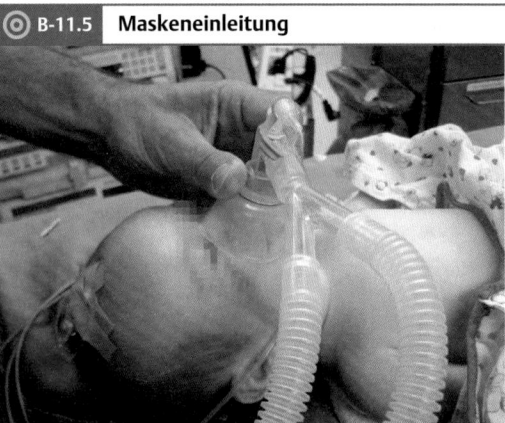

Bei kleinen Kindern sind spezielle pädiatrische Schlauchsysteme mit reduzierter Compliance erforderlich.

⊚ B-11.5

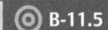

⊚ B-11.6 | **Punktionskanülen**

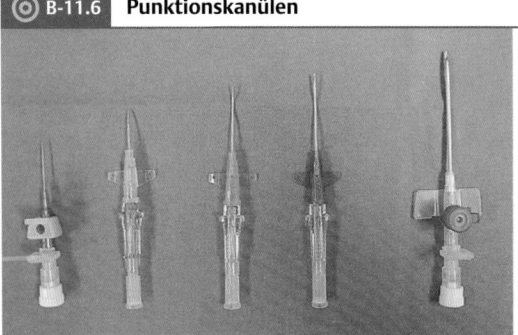

Rechts außen zum Vergleich eine großlumige Venenverweilkanüle für Erwachsene.

⊚ B-11.6

⊙ B-11.7

⊙ B-11.7 Narkosemedikamente

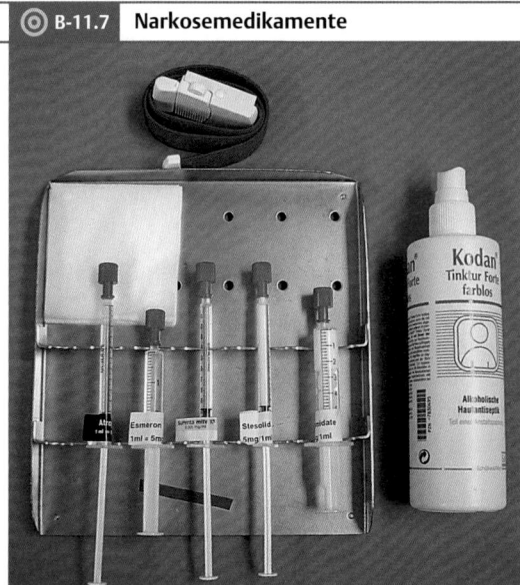

Zur besseren Dosierbarkeit werden Insulinspritzen verwendet.

Atemwegssicherung

Der **Tubusdurchmesser** wird anhand des Kleinfingerdurchmessers abgeschätzt. Die passende **Larynxmaske** wird anhand des Körpergewichts ermittelt (Tab. **B-11.3**).

Atemwegssicherung

Für die Atemwegssicherung stehen unterschiedliche Materialien zur Verfügung. Zahlenmäßig sind nur der Endotrachealtubus und die Larynxmaske von Bedeutung. Auf die Kontroverse hinsichtlich geblockter oder ungeblockter Tuben wurde weiter oben schon eingegangen. Die **Tubusgröße** kann zwar mit verschiedenen Faustformeln berechnet werden, in der Praxis hat sich aber das einfachere Verfahren bewährt, den Tubusdurchmesser anhand des Durchmessers des Kleinfingers des Patienten abzuschätzen. Die passende **Larynxmaske** wird abhängig vom Körpergewicht ermittelt (Tab. **B-11.3**).

≡ B-11.3

≡ B-11.3 Auswahl der Larynxmaske nach Patientengewicht

Körpergewicht	Größe
bis 6,5 kg	1
6,5–20 kg	2
20–30 kg	2,5
30–50 kg	3

Bei der Atemwegssicherung ist zu beachten, dass Kinder deutlich schneller entsättigen.
Vor Einlegen der Larynxmaske bzw. Intubation muss eine ausreichende Narkosetiefe erreicht sein, da sonst ein **Broncho-** und **Laryngospasmus** drohen können.

Bei der Atemwegssicherung spielt der **Zeitfaktor** eine wichtige Rolle. Wie bereits erwähnt, entsättigen Kinder wegen der kleinen FRC deutlich schneller als Erwachsene und haben dazu noch einen höheren Sauerstoffverbrauch. Daher müssen Atemwegshilfen und Instrumente (Guedel-Tuben, verschiedene Gesichtsmasken und Laryngoskopspatel) immer griffbereit liegen! Vor Einlegen der Larynxmaske bzw. Intubation ist auf eine **ausreichende Narkosetiefe** zu achten, da andernfalls durch die Irritation der Atemwege ein **Bronchospasmus** und/oder **Laryngospasmus** induziert werden kann.

Flüssigkeitsbedarf und Transfusionsindikation

Kinder haben gegenüber Erwachsenen einen deutlich **erhöhten Flüssigkeitsumsatz.** Daher ist auf eine **adäquate perioperative Volumenzufuhr** zu achten.

Flüssigkeitsbedarf und Transfusionsindikation

Kinder haben einen gegenüber dem Erwachsenenalter deutlich **erhöhten Flüssigkeitsumsatz.** Bei mangelnder Flüssigkeitszufuhr (z. B. durch präoperative Nüchternheit) oder Flüssigkeitsverlusten (Diarrhö, Erbrechen) kann schnell eine bedrohliche Dehydrierung resultieren. Daher ist eine **adäquate perioperative Volumenzufuhr** sehr wichtig.

≡ B-11.4 | Flüssigkeitstherapie bei Kindern

≡ B-11.4

Basisbedarf

bis 10 kg	4 ml/kg KG/h
10–20 kg	40 ml/h + 2 ml/kg KG/h für jedes Kilo > 10 kg
> 20 kg	60 ml/h + 1 ml/kg KG/h für jedes Kilo > 20 kg

Korrekturbedarf

kleiner Eingriff	3–5 ml/kg KG/h
mittlerer Eingriff	5–10 ml/kg KG/h
großer Eingriff	8–20 ml/kg KG/h

Defizitausgleich
- Flüssigkeitsdefizit = Basisbedarf × Anzahl der Stunden ohne Zufuhr
- 50 % in der ersten Stunde und je 25 % in der 2. und 3. Stunde ersetzen

Neben dem Ausgleich eines evtl. präoperativ bestehenden Defizits müssen Basis- und Korrekturbedarf berechnet und infundiert werden (Tab. **B-11.4**). Der **Basisbedarf** deckt den Wasserverlust aufgrund von Ausscheidung (Niere und Stuhl) sowie die Perspiratio insensibilis (Lunge und Haut). Der **Korrekturbedarf** richtet sich nach dem operativen Eingriff. Hier sind Flüssigkeits- und Blutverluste (Wundfläche) möglichst genau (je kleiner das Kind, umso genauer) zu erfassen. Bei Infusionsvolumina, die über den Basisbedarf hinausgehen, sind gewärmte Lösungen zu verwenden, um eine Auskühlung zu vermeiden.

Die Art der verwendeten Infusionslösung ist umstritten. Früher wurden regelhaft glukosereiche und natriumarme Lösungen („Pädiatrielösung", „1/3–2/3") verabreicht. Aktuell wird die Verwendung von **Vollelektrolytlösungen** empfohlen, die Glukose in unterschiedlicher Konzentration enthalten (für hypoglykämiegefährdete Säuglinge Glukose 5 %, ansonsten Glukose 1 %). Diese Lösungen können zum Beispiel von der Krankenhausapotheke zubereitet werden. Spezielle Pädiatrielösungen sind nicht erforderlich.

Bei größeren Blutverlusten ist die **Transfusion von Blutbestandteilen** erforderlich. Die **Indikation** zur Transfusion hängt vom **maximal tolerierbaren Blutverlust** ab. Säuglinge und Kleinkinder haben mit 80 ml/kg KG ein etwas erhöhtes Blutvolumen. Gesunde Säuglinge und Kleinkinder tolerieren einen Hämatokrit von 30–35 % ohne wesentliche Probleme. Der maximal tolerierbare Blutverlust lässt sich dann näherungsweise bei Kenntnis des aktuellen Hämatokrits (HK_a) wie in Tab. **B-11.5** dargestellt berechnen.

Neben dem Ausgleich eines evtl. präoperativ bestehenden Defizits müssen **Basis-** und **Korrekturbedarf** berechnet und infundiert werden (Tab. **B-11.4**).

Für die Flüssigkeitstherapie wird aktuell die Verwendung von **Vollelektrolytlösungen** empfohlen.

Die **Indikation** zur Transfusion hängt vom **maximal tolerierbaren Blutverlust** ab (Tab. **B-11.5**).

≡ B-11.5 | Berechnung des Transfusionsbedarfs

≡ B-11.5

Alter	normaler Hämatokrit	kritischer Hämatokrit (HK_k)
Frühgeborene	40–45	35
Neugeborene	45–65	35
3 Monate	30–42	30
1 Jahr	34–42	30
6 Jahre	35–43	30

Maximal tolerierbarer Blutverlust = Blutvolumen $\times \dfrac{(HK_a - HK_k)}{HK_a}$

Beispiel:
Neugeborenes, 4000 g, Blutvolumen 320 ml, HK_a = 57 %, HK_k = 35 %
Maximal tolerierbarer Blutverlust = 123 ml

Der Erfolg der Transfusionstherapie muss in jedem Fall aber auch klinisch überprüft werden, wobei Urinausscheidung, Kreislaufparameter und ggf. die zentralvenöse Sättigung zu berücksichtigen sind. Die Transfusion erfolgt mit einer Perfusorspritze oder von Hand in adaptierten 5- bis 10-ml-Schritten. Wünschenswert ist möglichst die Verwendung frischer Konserven.

Blutverluste bis 10 % des Blutvolumens werden mit kristalloiden oder kolloidalen Lösungen ausgeglichen. Moderne Hydroxyethylstärkepräparate (HAES 130/0.6, Voluven®) können bei Kindern ohne Bedenken eingesetzt werden.

Schmerztherapie

Schmerztherapie

Eine **adäquate Schmerztherapie** stellt auch und gerade bei Kindern einen zentralen Bestandteil der anästhesiologischen Versorgung dar.

Bei **intravenöser Einleitung** ist die Hautbetäubung der Punktionsstelle mit **EMLA-Pflaster** obligat.

Die Kinder sollten bereits bei Narkoseeinleitung mit einem **Paracetamol-Zäpfchen** versorgt werden. Postoperativ kann bei mittelschweren Schmerzen auch **Diclofenac (Voltaren®)**, bei stärkeren Schmerzen **Piritramid (Dipidolor®)** eingesetzt werden.

Eine **adäquate Schmerztherapie** stellt auch und gerade bei Kindern einen zentralen Bestandteil der anästhesiologischen Versorgung dar. Es ist ratsam, bereits im Prämedikationsgespräch Ängste hinsichtlich intra- und/oder postoperativen Schmerzerlebens offen anzusprechen und das schmerztherapeutische Konzept vorzustellen. Hier kann auch die Durchführung regionalanästhesiologischer Verfahren (s. u.) erörtert werden.

Die Narkoseeinleitung sollte so atraumatisch und schmerzfrei wie möglich erfolgen. Bei **intravenöser Einleitung** ist die Hautbetäubung der Punktionsstelle mit **EMLA-Pflaster** obligat. Gelingt die Venenpunktion nicht, ist die Einleitung via Maske spätestens dann vorzunehmen, wenn Punktionsversuche schmerzhaft sind und aversive Reaktionen auslösen.

Es hat sich bewährt, alle Kinder mit einem **Paracetamol-Zäpfchen** bereits bei Narkoseeinleitung zu versorgen. Das Präparat hat eine große therapeutische Breite. Dennoch ist auf sorgfältige Dokumentation und gewissenhafte Übergabe der applizierten Dosis zu achten, um versehentliche Überdosierungen (Lebertoxizität) zu vermeiden. In der Regel sind 20 mg/kg KG Paracetamol alle 4–6 Stunden zur Beherrschung leichter bis mittelschwerer Schmerzen ausreichend. Bei mittelschweren Schmerzen kann auch **Diclofenac (Voltaren®)** eingesetzt werden (1 mg/kg rektal). Bei stärkeren Schmerzen sollten Kinder auch Opioide erhalten. Am gebräuchlichsten ist derzeit das **Piritramid (Dipidolor®)**. Die empfohlene Einzeldosis beträgt 50 µg/kg KG. Gelegentlich sind wiederholte Gaben für das Erreichen einer akzeptablen Schmerzintensität erforderlich, gegebenenfalls kann eine **patientenkontrollierte Analgesie (PCA)** mittels Spritzenpumpe ab dem Schulalter angeboten werden.

11.4.2 Regionalanästhesie

11.4.2 Regionalanästhesie

Wie oben schon angemerkt, kommen in der Routineversorgung nur wenige regionalanästhesiologische Verfahren in Betracht. Die beiden wichtigsten sind im Folgenden kurz dargestellt.

Kaudalblock

Kaudalblock

Der Kaudalblock ist technisch relativ einfach durchführbar und komplikationsarm (Abb. **B-11.8**).

Die Kaudalanästhesie ist grundsätzlich bei allen **Eingriffen unterhalb des Nabels** (Orchidopexie, Zirkumzision, Inguinalhernie) indiziert.

Die Kaudalanästhesie ist das bei Kindern am häufigsten angewendete regionalanästhesiologische Verfahren. Es ist technisch relativ einfach durchführbar und komplikationsarm. Das Prinzip besteht in der **periduralen Injektion** eines Lokalanästhetikums in den **Hiatus sacralis** (Abb. **B-11.8**). Die Kaudalanästhesie ist grundsätzlich bei allen **Eingriffen unterhalb des Nabels** (Orchidopexie, Zirkumzision, Inguinalhernie) indiziert. Das Kind wird in Linksseitenlage gebracht, wobei das obere Hüftgelenk stark, das untere Hüftgelenk mäßig gebeugt werden. Anatomische Landmarken sind die Spinae iliacae posteriores superiores und der Hiatus sacralis. Daraus lässt sich ein gleichschenkeliges Dreieck konstruieren, an dessen Spitze der Hiatus sacralis liegt.

Nach Desinfektion und steriler Abdeckung erfolgt die Punktion mit einer 25-G-Butterfly-Kanüle ca. 45–60° zur Haut. Die Perforation des **Ligamentum sacrococcygeum** bewirkt einen **Widerstandsverlust** und ist daher relativ eindeutig zu verifizieren. Anschließend wird die Nadel noch 1–2 mm vorgeschoben. Nach Probeaspiration (es darf kein Liqour zurückfließen) erfolgt dann die Injektion einer Testdosis, um eine intravasale Fehllage auszuschließen (z. B.

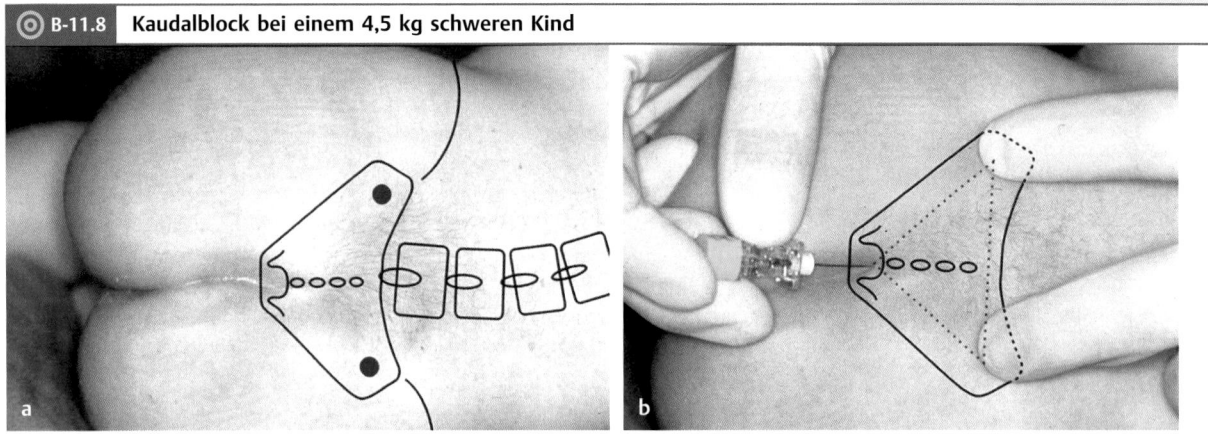

B-11.8 | **Kaudalblock bei einem 4,5 kg schweren Kind**

a Projektion der anatomischen Verhältnisse auf die Körperoberfläche.
b Punktion des Hiatus sacralis zur anschließenden Injektion des Lokalanästhetikums.

Ropivacain 0,2 % [Naropin®] 0,2 ml/kg KG). Die Dosis des Lokalanästhetikums richtet sich nach der Art des operativen Eingriffs und beträgt zwischen 0,5 und 1,25 ml/kg KG Ropivacain 0,2 %. Kathetertechniken sind möglich, bleiben aber lang dauernden Eingriffen vorbehalten.

Peniswurzelblock

Der Peniswurzelblock ist sehr gut zur Schmerztherapie nach **Zirkumzision** geeignet. Der Penis wird nach fußwärts gezogen (oder mit Pflaster entsprechend fixiert). Die Injektion erfolgt mit einer kurz geschliffenen 24-G-Kanüle beidseits paramedian unterhalb der Symphyse, die Nadelspitze zeigt nach medial kaudal (Anästhesie des N. dorsalis penis). Die Dosis beträgt 0,1–0,2 ml/kg KG Ropivacain 0,5 %. Der Zusatz von Adrenalin ist strengstens verboten (Endarterie!).

Peniswurzelblock

Der Peniswurzelblock ist sehr gut zur Schmerztherapie nach **Zirkumzision** geeignet.

▶ **Merke:**
- Es gibt keine klare Evidenz zur Bevorzugung eines Anästhesieverfahrens.
- **Flüssigkeits-** und **Blutersatz** müssen differenziert nach Alter und Art des Eingriffs durchgeführt werden.
- Zur **Schmerztherapie** können regionalanästhesiologische Verfahren (z. B. Kaudalblock), nichtsteroidale Antiphlogistika und Opioide verwendet werden.

◀ **Merke**

11.5 Kinderchirurgische Eingriffe

Im Kindes- und Jugendalter findet sich eine typische Häufung bestimmter operativer Eingriffe. Die wichtigsten sind mit ihren anästhesiologischen Besonderheiten im Folgenden kurz dargestellt.

11.5 Kinderchirurgische Eingriffe

11.5.1 Tonsillektomie, Adenotomie

Eingriffe im HNO-Bereich zählen nach wie vor zu den häufigsten Eingriffen im Kindesalter. Die Atemwegssicherung erfolgt mit einem **Endotrachealtubus**, da wegen der mitunter erheblichen Blutung aus dem Wundbett prinzipiell eine **Aspirationsgefahr** besteht. Die Intubation kann bei sehr großen Tonsillen („kissing tonsils") gelegentlich erschwert sein. Bei der Racheninspektion ist außerdem auf lockere und/oder schadhafte Milchzähne zu achten. Der Tubus wird mittig fixiert.

11.5.1 Tonsillektomie, Adenotomie

Die Atemwegssicherung erfolgt aufgrund der **Aspirationsgefahr** mit einem **Endotrachealtubus**.

Eine **Rachentamponade** soll das Abfließen von Blut in den Magen verhindern.

Nach Einbringen des Zungenspatels muss die Beatmung erneut kontrolliert werden, da es zum Abknicken des Tubus mit Obstruktion kommen kann. Häufig wird eine **Rachentamponade** aus Mull eingelegt, um das Abfließen von Blut aus dem OP-Gebiet in den Magen zu verhindern. Blut ist ein sehr **starkes Emetikum**. Bei Narkoseausleitung ist darauf zu achten, dass die Tamponade entfernt wird.

Nachblutungen treten typischerweise innerhalb der ersten **24 Stunden** postoperativ auf.

Die **postoperative Schmerztherapie** beinhaltet meist eine Halskrawatte aus Eisbeuteln. Die Verabreichung eines Paracetamol-Zäpfchens bei Narkoseeinleitung ist ebenfalls sinnvoll. Der venöse Zugang sollte unbedingt auch bei Verlegung aus dem Aufwachraum noch belassen werden, da **Nachblutungen** aus dem Wundbett typischerweise innerhalb der ersten **24 Stunden** postoperativ auftreten.

▶ Merke

▶ **Merke:** Die Tonsillennachblutung stellt einen unmittelbaren Notfall dar.

Bei Nachblutung muss die Narkoseeinleitung als **Rapid Sequence Induction** erfolgen.

Häufig haben die Kinder bereits einen relevanten Teil ihres Blutvolumens verloren und sind anämisch. Die Narkoseeinleitung muss als **Rapid Sequence Induction** erfolgen, die Absaugung des Magens (häufig viel Blut durch Herunterschlucken) vor Ausleitung ist zu empfehlen.

11.5.2 Leistenhernien, Orchidopexie und Hypospadiekorrektur

11.5.2 Leistenhernien, Orchidopexie und Hypospadiekorrektur

Diese Eingriffe werden unter einer Kombination aus **Allgemeinanästhesie** und **Kaudalblock** durchgeführt.

Für diese Eingriffe hat sich bei Säuglingen und Kleinkindern eine Kombination aus **Allgemeinanästhesie** (vorzugsweise mit Larynxmaske) und **Kaudalblock** bewährt. Ab ca. 8 Jahren kann durch die Kaudalanästhesie kein ausreichendes Analgesieniveau mehr erreicht werden, und die Schmerztherapie mit nicht steroidalen Antiphlogistika steht im Vordergrund.

Bei der Hypospadiekorrektur ist als Besonderheit die Entnahme von Mundschleimhaut zu beachten (evtl. Einlage einer Rachentamponade, hier dann immer intubieren). Ein Peniswurzelblock sollte bei dieser OP nicht vorgenommen werden.

11.5.3 Appendektomie

11.5.3 Appendektomie

Patienten zur Appendektomie zeigen häufig eine **fehlende Nüchternheit** mit der Indikation zur **Rapid Sequence Induction** sowie eine **Exsikkose**.

Die Appendektomie ist nach wie vor ein sehr häufiger Eingriff bei Kindern und Jugendlichen. Immer ist eine **fehlende Nüchternheit** anzunehmen und eine **Rapid Sequence Induction** obligat. Bei länger bestehender Symptomatik ist eine **Exsikkose/Dehydrierung** mit Kreislaufdepression häufig (siehe auch das Fallbeispiel). Da stärkere Bauchschmerzen auch postoperativ auftreten können, ist vor Ausleitung die Infusion von **Metamizol (Novalgin®**, 10 mg/kg KG als Kurzinfusion) in Erwägung zu ziehen.

11.5.4 Fremdkörperentfernung

11.5.4 Fremdkörperentfernung

Frisch aspirierte, größere Fremdkörper können zu einer totalen Atemwegsobstruktion führen.

Fremdkörperaspirationen (Erdnuss, Spielzeugkleinteile) treten v. a. im Kleinkindesalter gehäuft auf. Während die Kinder bei einer chronischen Aspiration meist nur wenig beeinträchtigt sind (Fieber, Husten, Abgeschlagenheit), können frisch aspirierte, größere Fremdkörper zu einer fast totalen Atemwegsobstruktion führen. Insbesondere zentral liegende Fremdkörper können zu einer hochdramatischen Notfallsituation mit Dyspnoe, Stridor und Zyanose führen.

Die Narkoseinduktion erfolgt als **Rapid Sequence Induction**. Die Ventilation erfolgt über ein starres Beatmungsbronchoskop.

Die Narkoseinduktion erfolgt als **Rapid Sequence Induction**, anschließend wird das Kind vom Operateur mit dem starren Beatmungsbronchoskop ventiliert (große Leckage, keine zuverlässige Kapnometrie), die pulsoxymetrisch gemessene Sauerstoffsättigung dient zur Abschätzung einer ausreichenden Oxygenierung.

Nach Entfernung des Fremdkörpers müssen nicht nüchterne Patienten bis zur Rückkehr der Schutzreflexe mit einem Tubus versorgt werden, während ansonsten die Beatmung mittels Maske/Larynxmaske ausreichend ist. Da eine Mageninsufflation häufig auftritt, sollte der Magen mit einer Sonde vor Ausleitung entlastet werden.

▶ **Klinischer Fall.** Im Bereitschaftsdienst wird gegen 21.30 Uhr ein 6-jähriger Junge vorgestellt, bei dem der dringende Verdacht auf eine **akute Appendizitis** besteht. Es soll eine sofortige Appendektomie erfolgen. Bei der Prämedikation wirkt der Junge apathisch. Die Eltern berichten, er habe seit 2 Tagen keinen Appetit mehr gehabt und mehrfach erbrochen. Das Gewicht wird mit 25 kg und die Größe mit 127 cm angegeben. Der Junge sei bislang immer gesund gewesen, Allergien seien nicht bekannt. Bei der Inspektion lassen sich keine peripheren Venen eindeutig lokalisieren. Es werden dennoch 2 **EMLA-Pflaster** in beide Ellenbeugen geklebt. Eine Prämedikation wird nicht verordnet.

Im Einleitungsraum wird das **Routinemonitoring** (EKG, pulsoxymetrische Sauerstoffsättigung, nicht invasive Blutdruckmessung) angebracht. Die Herzfrequenz beträgt 156 Schläge pro Minute, der Blutdruck 70/45 mmHg. Die Sättigung ist am Finger zunächst nicht messbar, am Ohrläppchen werden 95 % angezeigt. Nach Entfernen der EMLA-Pflaster und Anlage eines Stauschlauches sind nach wie vor keine Venen zu sehen, auch palpatorisch kann kein Gefäß sicher identifiziert werden. Die weitere Inspektion zeigt jedoch eine Vene im Bereich des rechten Fußrückens. Es gelingt die Punktion mit einer 14-G-Kanüle. Zügig werden 250 ml **Vollelektrolytlösung** infundiert. Gleichzeitig erfolgt die **Präoxygenierung** mit 100 % Sauerstoff über die dicht auf dem Gesicht sitzende Maske. Die Eltern werden nun aus dem Einleitungsraum herausgebeten. Zur Narkoseeinleitung werden 14 mg **Etomidate** injiziert. Durch die assistierende Pflegekraft wird jetzt ein **Krikoiddruck** durchgeführt. Nach Injektion von 40 mg **Succinylcholin** zur Muskelrelaxierung erfolgt die direkte Laryngoskopie. Problemlos kann ein mit einem Führungsstab armierter Endotrachealtubus mit dem Innendurchmesser 5,0 mm eingelegt werden. Nach Passieren der Stimmritze wird der Führungsstab entfernt und der Tubus sofort geblockt. Nach Fixation des Tubus mit Pflaster wird eine 12-Charrière-Magensonde eingelegt und ca. 20 ml gelbliches Sekret abgesaugt. Zur Analgesie erhält der Junge ein 500-mg-Paracetamol-Zäpfchen und 1 mg Alfentanil i. v. Die Narkose wird mit Sevofluran (1 MAC) aufrechterhalten. Als Analgetikum wird das kurzwirksame Opioid Alfentanil verwendet (0,5 mg). Die nasopharyngeale Temperatur beträgt 38,2 °C. Deshalb wird die Wärmedecke zunächst nicht benutzt. Das Flüssigkeitsdefizit wird mit ca. 3000 ml berechnet (48 Stunden, Basisbedarf 65 ml/h). Intraoperativ werden insgesamt 1000 ml Vollelektrolytlösung und 500 ml Hydroxyethylstärke infundiert. Es zeigt sich eine perforierte Appendix mit beginnender Peritonitis. Nach Hautnaht wird der Wundrand mit Scandicain 1 % infiltriert. Bei unauffälligen Vitalparametern (Herzfrequenz 120/min, RR 85/50 mmHg, Sättigung 98 %) und suffizienter Spontanatmung wird der Junge extubiert. Wegen des weiterhin noch bestehenden Flüssigkeitsdefizits und der im Nachtdienst reduzierten Besetzung der peripheren kinderchirurgischen Station erfolgt die Verlegung auf die pädiatrische Intensivstation zur weiteren Überwachung. Nach 12 Stunden kann der Patient auf die periphere Station verlegt und nach 3 Tagen in gutem Allgemeinzustand nach Hause entlassen werden.

◀ **Klinischer Fall**

12 Anästhesie im Rahmen
der interventionellen Radiologie

12.1 Grundlagen

12.1.1 Prinzip und Indikationen

Folgende Verfahren kommen hierbei zur
Anwendung:
- Durchleuchtung
- Computertomographie (CT)
- Ultraschall
- Magnetresonanztomographie (MRT).

Zwei große Teilbereiche werden
unterschieden:
- vaskuläre Interventionen
- nicht vaskuläre Interventionen
  (Tab. **B-12.1**).

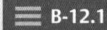 B-12.1

12 Anästhesie im Rahmen der interventionellen Radiologie

12.1 Grundlagen

12.1.1 Prinzip und Indikationen

In der interventionellen Radiologie werden diagnostische und therapeutische Eingriffe unter **Führung eines bildgebenden Verfahrens** durchgeführt. Zur Anwendung kommen hierbei:
- Durchleuchtung
- Computertomographie (CT)
- Ultraschall
- Magnetresonanztomographie (MRT).

Die Verwendung von Bildinformationen erlaubt die Steuerung feinster Instrumente im Körperinnern. Hierdurch können die Eingriffe **minimal-invasiv**, d. h. nur mittels kleinster Hautschnitte, durchgeführt werden.

Das Spektrum der interventionellen Radiologie umfasst zwei große Teilgebiete (Tab. **B-12.1**):
- **vaskuläre Interventionen:** Eingriffe an den Gefäßen
- **nicht vaskuläre Interventionen:** Interventionen an anderen Strukturen.

≡ B-12.1	Wichtige Interventionen in der Radiologie
vaskuläre Interventionen	- Gefäßwiedereröffnung mit Ballonkathetern (Angioplastie) - Einbringung von Gefäßprothesen (Stents) - Embolisation zum selektiven Gefäßverschluss - selektive Medikamentenapplikation bei Tumortherapien - Implantation von Filtern (Cava-Schirm) - Fremdkörperentfernung aus Gefäßen - transjugulärer intrahepatischer portosystemischer Shunt (TIPS)
nicht vaskuläre Interventionen	- Eingriffe an den Gallenwegen (Gallenwegsableitungen und Stent) - Einlage von Magensonden unter Durchleuchtungstechnik - perkutane Nervenausschaltung für Biopsien an Weichteilen und Knochen - computernavigierte Verschraubungen bei Beckenbrüchen

Häufig durchgeführte **neuroradiologische Eingriffe** sind:
- Embolisation intrakranieller Aneurysmen
- Embolisation vor Tumoroperation oder bei arteriovenösen Malformationen
- Angioplastien hirnversorgender Gefäße.

12.1.2 Einsatz anästhesiologischer Verfahren

Die Anästhesie in der interventionellen Radiologie erfolgt als:
- Stand by
- Sedierung
- Allgemeinanästhesie.

Ein Spezialgebiet der interventionellen Radiologie ist die **Neuroradiologie**. Interventionen im Kopf-Hals-Bereich erfordern profunde Kenntnisse der neurovaskulären Anatomie. Neuroradiologische Eingriffe werden nur in speziellen Zentren durchgeführt.

Wichtige **neuroradiologische Interventionen** sind:
- Embolisation (Coiling) intrakranieller Aneurysmen
- Embolisation vor Tumoroperation oder bei arteriovenösen Malformationen
- Stentgeschützte perkutane Angioplastie der Arteria carotis.

12.1.2 Einsatz anästhesiologischer Verfahren

Die überwiegende Anzahl radiologischer Interventionen erfolgt ohne die Anästhesiologie. Insbesondere multimorbide Patienten müssen jedoch während solcher Eingriffe häufig anästhesiologisch in Form eines **„Stand by"** (→ Überwachung und Sicherung der Vitalfunktionen, s. auch S. 215) überwacht werden. Sehr unruhige und ängstliche Patienten, insbesondere Kinder, benötigen häufig eine **Sedierung** während des Eingriffs. Für einige Interventionen ist darüber hinaus eine absolute Bewegungslosigkeit des Patienten Voraussetzung für eine erfolgreiche Durchführung des Eingriffs. Dies kann eine **Allgemeinanästhesie** erforderlich machen. Eine **Kreislaufüberwachung** und **Aufrechterhaltung der Vitalfunktionen** durch den Anästhesisten sind darüber hinaus bei Notfalleingriffen, z. B. bei akuten Blutungen, obligat.

Folgende **Aufgaben** kommen der Anästhesiologie im Rahmen der interventionellen Radiologie zu:

- Sedierung
- Analgesie
- ggf. Durchführung einer Allgemeinanästhesie
- Überwachung der Vitalfunktionen und Behandlung bei Komplikationen (Blutung, anaphylaktische Reaktion)
- kontrollierte Hypo- bzw. Hypertension
- Transport von schwerkranken Patienten vor und nach dem Eingriff (Intensivtransport).

Leitlinien für das anästhesiologische Management in der interventionellen Radiologie existieren derzeit nicht. So kommen in verschiedenen Zentren häufig unterschiedliche Verfahren zur Anwendung. Das Vorgehen muss individuell unter Berücksichtigung der Begleiterkrankungen und nach Rücksprache mit allen beteiligten Disziplinen erfolgen.

Aufgaben der Anästhesiologie sind:
- Sedierung
- Analgesie
- ggf. Durchführung einer Allgemeinanästhesie
- Überwachung der Vitalfunktionen
- kontrollierte Hypotension oder Hypertension
- Intensivtransporte.

Es gibt keine Leitlinien für das anästhesiologische Management bei interventionell radiologischen Eingriffen.

▶ **Merke:** Die interventionelle Radiologie erfordert **Teamwork** und eine **enge Kooperation** zwischen den einzelnen beteiligten Fachdisziplinen.

◀ **Merke**

12.1.3 Besonderheiten bei Eingriffen im Magnetresonanztomographen (MRT)

Interventionen im Magnetresonanztomographen erfordern ein besonderes anästhesiologisches Vorgehen und eine bestimmte Ausrüstung. Das starke Magnetfeld übt eine starke Anziehung auf alle **ferromagnetischen Materialien** aus. Diese werden hierbei teilweise extrem beschleunigt und stellen eine akute Gefahr für den Patienten sowie für das Personal dar. Dies gilt zum einem für größere Geräte wie Sauerstoffflaschen, aber auch für kleinere Gegenstände wie Kugelschreiber und Pflasterrollen. Fixierte ferromagnetische und nicht-magnetische Metallteile können sich durch Induktion und Energieabsorption im Hochfrequenzfeld erwärmen und so die Patienten gefährden. Ein Abstand von 3–4 m gilt als relativ sicher.

12.1.3 Besonderheiten bei Eingriffen im Magnetresonanztomographen (MRT)

Ferromagnetische Materialien stellen eine Gefahr für Patienten und Personal dar.
Metallteile können durch Induktion erwärmt werden.

▶ **Merke:** Vor Betreten des MRT-Raumes müssen alle Metallteile (Schlüssel, Pieper, Kreditkarten) abgelegt werden.

◀ **Merke**

Kontraindikationen für MRT-Untersuchungen:

- Herzschrittmacher
- interne Defibrillatoren
- metallische (intraokulare) Fremdkörper
- ferromagnetische Gefäßclips/Implantate
- Aneurysmaclips
- Endoprothesen
- Drahtcerclagen
- implantierte Infusionspumpen
- Schwangerschaft in den ersten drei Monaten.

Elektrische Geräte dürfen nicht in unmittelbarer Nähe des Tomographen betrieben werden. Geräte und Ausrüstung müssen bestimmte Vorraussetzungen erfüllen und MRT-tauglich sein. So erfolgt z. B. die Ableitung des EKGs mit speziellen metallfreien Elektroden, die Übertragung des Pulsoxymetrie-Signals mit speziellen Lichtleiterkabeln.

Kontraindikationen:
- Herzschrittmacher
- interne Defibrillatoren
- metallische (intraokulare) Fremdkörper
- ferromagnetische Gefäßclips/Implantate
- Aneurysmaclips
- Endoprothesen
- Drahtcerclagen
- implantierte Infusionspumpen
- Schwangerschaft 1. Trimenon.

Anästhesie und Überwachung im MRT-Raum erfordern besondere Geräte.

Anästhesiologisches Management:
Mögliche Verfahren sind „**Stand by**",
Sedierung und **Allgemeinanästhesie.**

Aufgrund einer fehlenden Narkosegasabsaugung wird die Allgemeinanästhesie
meist als **total intravenöse Anästhesie
(TIVA)** durchgeführt.

Anästhesiologisches Management: Eingriffe im MRT können im Rahmen eines
„**Stand by**", unter **Sedierung** und in **Allgemeinanästhesie** erfolgen. Bei der Prä-
medikationsvisite wird das Vorgehen mit dem Patienten sowie den beteiligten
Fachdisziplinen abgestimmt.

Bei Eingriffen in **Allgemeinanästhesie** erfolgt die Narkoseeinleitung in einem
separaten Raum. Die Atemwege können hierbei durch eine Larynxmaske
oder einen Endotrachealtubus gesichert werden. Aufgrund der engen Platzver-
hältnisse in der MRT-Röhre sind speziell vorgeformte Trachealtuben (RAE-
Tuben) besonders geeignet ($\rightarrow$ Gefahr des Abknickens $\downarrow$). Zu beachten ist,
dass einige Tuben eine ferromagnetische Metallspirale im Ventil des Cuffver-
schlusses haben. Aufgrund einer fehlenden Narkosegasabsaugung wird die Allgemeinanästhesie meist als **total intravenöse Anästhesie (TIVA)** durchgeführt.

12.1.4 Strahlenschutz

Der Strahlenschutz ist wichtiger Bestandteil bei der Arbeit in der interventionellen
Radiologie.

12.1.4 Strahlenschutz

Der Strahlenschutz ist wichtiger Bestandteil bei der Arbeit in der interventionellen Radiologie. Röntgenstrahlung tritt bei der Durchleuchtung, digitalen
Subtraktionsangiographie (DSA) und bei der Computertomographie auf.

▶ Merke

▶ **Merke:** Die Strahlendosis nimmt proportional zum Quadrat des Abstands
zur Strahlenquelle ab. Der beste Schutz vor Röntgenstrahlen ist deshalb ein
möglichst großer Abstand von der Strahlenquelle.

Schutzmaßnahmen umfassen:
- Bleischürzen
- Schilddrüsenschutz
- Bleiglasscheiben.

Bei der Einrichtung des anästhesiologischen Arbeitsplatzes ist dies unbedingt
zu berücksichtigen. Obligat ist das Tragen sog. Bleischürzen inklusive eines
Schilddrüsenschutzes. Zusätzlichen Schutz gewährleisten bewegbare Bleiglasscheiben.

12.2 Anästhesie bei ausgewählten radiologischen Interventionen

12.2 Anästhesie bei ausgewählten radiologischen Interventionen

12.2.1 Embolisationen

Indikationen für eine Embolisation
(Tab. **B-12.2**):
- aktive Blutungen
- präoperativ zur Minimierung des
  intraoperativen Blutverlusts.

Der Eingriff erfolgt über einen transfemoralen Zugang in **Seldinger-Technik** mittels
einer Schleuse und Katheter.

12.2.1 Embolisationen

Die Therapie von **Blutungen** gehört zum Standardrepertoire in der interventionellen Radiologie. Neben der Versorgung akuter Blutungen werden häufig auch
präoperativ Embolisationen, z. B. Tumorembolisationen, zur Minimierung des
intraoperativen Blutverlusts durchgeführt (Tab. **B-12.2**).

Für die Embolisation wählt der Radiologe meist einen transfemoralen Zugang.
Zunächst wird hier eine sog. Schleuse eingelegt, über die in **Seldinger-Technik**
ein Katheter vorgeschoben werden kann. Die Embolisate werden entweder
direkt über den liegenden Katheter oder aber in koaxialer Technik, bei der
durch einen Führkatheter ein kleinerer Katheter platziert wird, appliziert.

Das **anästhesiologische Management** bei
Embolisation akuter Blutungen umfasst:
- Überwachung der Vitalfunktionen
- Volumensubstitution.

Anästhesiologisches Management: Das anästhesiologische Management bei
Embolisation akuter Blutungen wird vor allem durch das Ausmaß der Blutung
bestimmt. Hierzu gehört eine adäquate **Überwachung der Vitalfunktionen.**
Zum Standardmonitoring gehören die Messung des Blutdrucks, der Pulsoxyme-
trie und die Ableitung des Elektrokardiogramms. Die Blutdruckmessung erfolgt
bei starken Blutungen kontinuierlich als invasive Messung. Bei schlechten
Gefäßverhältnissen kann hierfür ein Seitenlumen der Schleuse genutzt werden.
Zur **Volumentherapie** sind großlumige, peripher venöse Zugänge notwendig.
Bei schlechten peripheren Venenverhältnissen wird alternativ ein Shaldon-
Katheter (s.S. 306) angelegt. Die Anlage eines zentralen Venenkatheters
(ZVK) zur zentralen Applikation von Pharmaka sowie zur Messung des zentra-
len Venendrucks (ZVD) sollte in Erwägung gezogen werden. Alle Zugänge wer-
den besonders sicher fixiert, da der Untersuchungstisch während des Eingriffs

B-12.2	Indikationen und Lokalisationen von interventionellen Embolisationen	B-12.2

Lokalisation	Indikation
Kopf, Hals	- zerebrales Angiom - arteriovenöse Malformation - Durafistel - zerebrales Aneurysma - Nasenbluten (A. sphenopalatina)
Lunge	- Hämoptysen (300–500 ml/d) - AV-Fistel
Niere	- falsches Aneurysma - AV-Fistel - perforierende Verletzung - Angiodysplasien - inoperabler Tumor - blutender Tumor - Ausschaltung (Defunktionalisierung) der Niere bei renaler Hypertonie
Leber	- posttraumatisches Aneurysma - arterioportale Fistel - biliäre Fistel - venöse Fistel
Milz	- Milztrauma - Milzarterienaneurysma - Hypersplenismus
Gastrointenstinaltrakt	- Gefäßanomalie - Aneurysma - Tumor - Blutung
Becken	- posttraumatische Blutung - Gefäßmissbildung
Knochen- und Weichteiltumoren	- Metastasen bei Nierenzell- und Schilddrüsenkarzinom

häufig verschoben wird. Aufgrund der meist angelagerten Arme und der steril abgedeckten Beine werden alle Zugänge verlängert, so dass sie gut zugänglich sind. Wegen des Strahlenschutzes erfolgt die Applikation von Medikamenten und Flüssigkeit – insbesondere während der Durchleuchtung – aus einem möglichst großen Abstand. Der entstandene „Totraum" durch die Verlängerungen muss bei der Gabe der Medikamente unbedingt beachtet werden. Ggf. muss Flüssigkeit nachgespült werden. Während des Eingriffs ist eine enge Kooperation mit den Radiologen erforderlich.

Die **elektive Nieren- und Milzembolisation** gilt als sehr schmerzhaft. Im Vordergrund des anästhesiologischen Managements steht deshalb eine ausreichende Analgesie. Mögliche Verfahren sind neben der Regionalanästhesie, z. B. mit einem Periduralkatheter (PDK), auch die Analgosedierung und die Allgemeinanästhesie. Der Vorteil des PDK liegt in der Möglichkeit, auch in der postinterventionellen Phase eine ausreichende Analgesie zu gewährleisten.

12.2.2 Ausschaltung intrakranieller Aneurysmen

Die Größe intrakranieller Aneurysmen liegt zwischen wenigen Millimetern und mehreren Zentimetern. Häufig treten sie sackförmig an den Gefäßverzweigungen der großen Hirngefäße auf.

Folgende **Verteilung** ist für die Lokalisation der Aneurysmen beschrieben:
- A. cerebri anterior (35 %)
- A. carotis interna (32 %)
- A. cerebri media (23 %)
- vertebrobasiläre Arterien (10 %).

Eine **Nieren- und Milzembolisation** erfordert eine ausreichende Analgesie, z. B. mit:
- Periduralanästhesie
- Analgosedierung
- Allgemeinanästhesie.

12.2.2 Ausschaltung intrakranieller Aneurysmen

Verteilung der Aneurysmen:
- A. cerebri anterior (35 %)
- A. carotis interna (32 %)
- A. cerebri media (23 %)
- vertebrobasiläre Arterien (10 %).

Folge einer Aneurysmaruptur ist die **Subarachnoidalblutung (SAB)**.

Die Blutungsgefahr ist durch die relativ dünne Gefäßwand des Aneurysmas begründet. Bei Blutdruckschwankungen kann es leicht zu einer Ruptur kommen. Diese führt zu einer **Subarachnoidalblutung (SAB)**. Die SAB geht mit einem plötzlich einsetzenden, schwersten Kopf- bzw. Nacken-Hinterkopf-Schmerz einher, der von den Patienten als vernichtend empfunden wird. Zur Schweregradeinteilung der Subarachnoidalblutung nach Hunt und Hess s. Tab. **B-2.2**, S. 273.

Für die Behandlung von Aneurysmen der Hirngefäße stehen zwei verschiedene operative Eingriffe zur Verfügung:

Zwei Therapiekonzepte stehen zur Verfügung:
- **Clipping** (Neurochirurgie)
- **Coiling** (Neuroradiologie).
Ziel ist, die Gefäßaussackung aus dem Blutkreislauf herauszunehmen.

- das **Clipping** (Titan-Clip) in der Neurochirurgie
- das **Coiling** (Platin-Coils) in der Neuroradiologie.

Ziel beider Verfahren ist es, die Gefäßaussackung aus dem Blutkreislauf auszuschließen.

Seit Anfang der 90er Jahre hat die endovaskuläre Therapie der intrakraniellen Aneurysmen mittels Mikrokatheter an Bedeutung gewonnen. Zur Behandlung eventueller Komplikationen sollte diese endovaskuläre Maßnahme jedoch nur im Umfeld, in Kenntnis und in Bereitschaft einer geeigneten neurochirurgischen Einrichtung erfolgen.

⊙ B-12.1   **Endovaskuläre Therapie eines Aneurysmas der A. carotis interna**

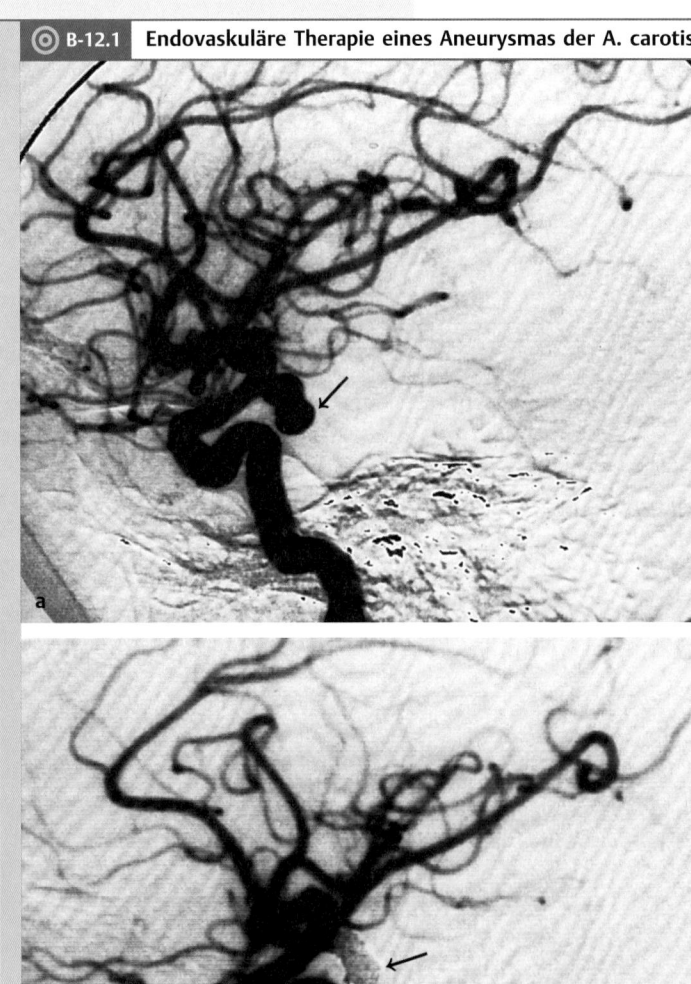
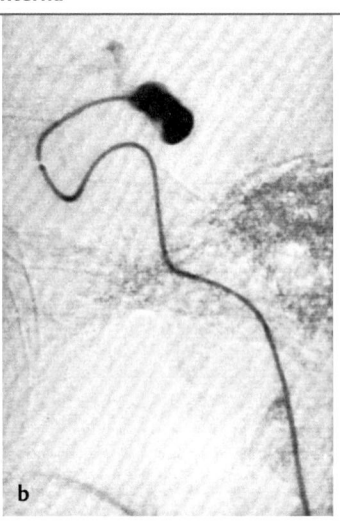

a Darstellung des Aneurysmas (Pfeil) mittels digitaler Subtraktionsangiographie.
b Platzierung des Mikrokatheters in das Lumen des Aneurysmas, welches anschließend mit mehreren Coils ausgefüllt wurde.
c Die 6 Monate später durchgeführte Kontrollangiographie zeigt das ausgeschaltete Aneurysma (Pfeil; graue Färbung des Aneurysmas = pulsationsbedingte Bewegungsartefakte der Coils).

Bei der interventionellen Behandlung von intrakraniellen Aneurysmen wird meist eine Schleuse über **Seldinger-Technik** in die Arteria femoralis eingebracht. Mit Hilfe eines Mikrokathetersystems wird unter Durchleuchtung, Kontrastmittelgabe und digitaler Subtraktionsangiographie der Aneurysmasack dargestellt und mit Platin-Mikrospiralen **(Coils)** ausgefüllt und so aus dem Kreislauf ausgeschlossen (Abb. **B-12.1**). Die Coils sind im gestreckten Zustand haarfein und in verschiedenen Größen verfügbar. Sie sind mit einer Eisennaht am Katheter, einem feinen Stahldraht, fixiert. Mit diesem werden sie in den Bereich des Aneurysmas vorgeschoben. Hierbei rollen sie sich zu einer festen Spirale auf. Mittels einer leichten elektrischen Spannung wird der Coil vom Katheter abgelöst. Je nach Größe des Aneurysmas müssen ggf. mehrere Coils eingebracht werden.

Häufige **Risiken** dieser endovaskulären Therapie sind:

- Aneurysmaperforation (2,1–8 %)
- Thromboembolien (1,6–6,5 %)
- Verschluss des Trägergefäßes (3,2–5 %)
- Ruptur und Dislokation der Spiralen (1,1–1,3 %) mit nachfolgendem Gefäßverschluss
- Rezidivblutung von inkomplett (< 90 %) okkludierten Aneurysmen.

Anästhesiologisches Management:

Um eine ausreichende Ruhigstellung und medizinische Überwachung des Patienten während des Eingriffs zu gewährleisten, werden endovaskuläre Behandlungen von Aneurysmen in **Allgemeinanästhesie** durchgeführt.

▶ **Merke:** Motorische Unruhe des Patienten während des Einbringens der Spiralen bedeutet eine erhebliche Steigerung des prozeduralen Risikos.

Bei der **Prämedikation** wird der neurologische Status des Patienten (Hirndruckzeichen, Schutzreflexe, Pupillen, neurologische Defizite) abgeklärt und dokumentiert. Bei Bewusstseinsstörungen sollte nur nach strenger Indikationsstellung eine Prämedikation mit Sedativa erfolgen. Bei der Prämedikation muss auf eine spezifische Therapie, z. B. mit dem Kalziumantagonisten **Nimodipin** (Nimotop®), geachtet werden (Tab. **B-12.3**). Nimodipin senkt signifikant das Risiko für Vasospasmen, die zu sekundären Hirninfarkten, Tod oder Pflegebedürftigkeit führen können. Wenn ein ausreichender (130–150 mmHg systolisch) und stabiler Blutdruck nicht aufrechterhalten werden kann, hat die Blutdruckstabilisierung Priorität vor der Nimodipin-Gabe.

Der Eingriff erfolgt über einen transfemoralen Zugang in **Seldinger-Technik** mittels einer Schleuse, Katheter und **Coils** (Abb. **B-12.1**).

Risiken dieser endovaskulären Therapie sind:

- Aneurysmaperforation
- Thromboembolien
- Verschluss des Trägergefäßes
- Ruptur und Dislokation von Spiralen
- Rezidivblutung von inkomplett okkludierten Aneurysmen.

Anästhesiologisches Management:
Endovaskuläre Behandlungen von Aneurysmen werden in **Allgemeinanästhesie** durchgeführt.

◀ Merke

Bei der **Prämedikation** müssen berücksichtigt werden:

- neurologischer Status
- Therapie mit Nimodipin (Tab. **B-12.3**)
- Vermeidung von Vasospasmen.

B-12.3	Therapie mit Nimodipin bei SAB
Beginn	*Tag der Aufnahme*
Dauer	21 Tage
Dosis	oral: 60 mg alle 4 Stunden
	intravenös:
	• in den ersten 6 Stunden: 1,0 mg/Stunde
	• in den zweiten 6 Stunden: 1,5 mg/Stunde
	• Erhaltungsdosis: 2,0 mg/Stunde
Nebenwirkungen	• Senkung des peripheren Widerstands mit Blutdruckabfall
	• Steigerung von intrapulmonalen Rechts-Links-Shunts mit Abfall des PaO_2
	• Kopfschmerzen
	• akuter Ileus
	• Leberenzymerhöhung

B-12.3

Vor Narkoseeinleitung wird eine arterielle Kanüle in Lokalanästhesie gelegt. Bei der Einleitung sind Blutdruckschwankungen zu vermeiden.

12.2.3 Stentgeschützte perkutane Angioplastie der Arteria carotis interna (SPAC)

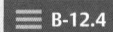 **B-12.4**

Der Eingriff erfolgt über einen transfemoralen Zugang in **Seldinger-Technik** mittels einer Schleuse, Katheter und selbstexpandierender Stents.

Anästhesiologisches Management: Der Eingriff wird unter „Stand by" durchgeführt. Wichtig ist eine präoperative Erhebung des neurologischen Status.

Zur Vermeidung von **Hypovolämie** und **Hyponatriämie** – und des damit assoziierten erhöhten Risikos für Vasospasmen – werden Diuretika vermieden. Die Hyponatriämie bei SAB wird auf die Freisetzung von natriuretischem Faktor zurückgeführt. Ziel ist eine Einfuhr von 3 l/Tag an isotoner Flüssigkeit mit einer positiven Flüssigkeitsbilanz von 750 ml/Tag. Wegen der Gefahr einer pontinen Myelinolyse darf bei Hyponatriämie die NaCl-Aufsättigung nicht schneller als 0,7 mmol/l/h bzw. 12 mmol/24 h erfolgen.

Bei Anzeichen von erhöhtem **Hirndruck** muss mit einem erhöhten **Aspirationsrisiko** gerechnet werden. Zur **Narkoseeinleitung** erfolgt die Anlage der arteriellen Druckmessung in Lokalanästhesie beim wachen Patienten. Dies ermöglicht eine engmaschige Überwachung von Blutdruckschwankungen während der Applikation der Anästhetika und hilft, sowohl Hypotonie als auch Hypertonie mit der Gefahr einer Aneurysmaruptur zu vermeiden. Eine Hypertonie kann mit Urapidil, eine Hypotonie mit Noradrenalin behandelt werden. Während des Eingriffs erfolgt eine Überwachung mittels EKG, invasiver Blutdruckmessung, Pulsoxymetrie und Kapnometrie. Postoperativ werden die Patienten intensivmedizinisch überwacht.

12.2.3 Stentgeschützte perkutane Angioplastie der Arteria carotis interna (SPAC)

Stenosen der A. carotis interna (ACI) werden mittels Karotisendarterektomie (CEA) oder perkutaner transluminaler Angioplastie (PTA) therapiert. Vergleiche der Morbiditäts- und Mortalitätsraten nach beiden Eingriffen sind Gegenstand aktueller Untersuchungen (Tab. **B-12.4**).

B-12.4 Mögliche Vor- und Nachteile der perkutanen Angioplastie (PTA) der Arteria carotis interna	
mögliche Vorteile der PTA	*mögliche Nachteile der PTA*
■ geringere Invasivität ■ Minderung des hämodynamischen Ischämierisikos ■ kurze Gefäßverschlusszeit ■ geringeres operatives Behandlungsrisiko ■ geringere operative Behandlungskomplikationen (Verletzung von Hirnnerven, Hämatome oder Infektionen)	■ erhöhtes Embolisierungsrisiko ■ akuter Gefäßverschluss durch Thrombose, Dissektion und Spasmus ■ Unzugänglichkeit der Stenose bei stark elongierten Gefäßen ■ kontrastmittelbedingtes Komplikationsrisiko ■ punktionsbedingte lokale Komplikationen

Die alleinige Angioplastie einer hochgradigen Karotisstenose kann ein gutes Behandlungsresultat erzielen. Das primäre Einbringen eines selbstexpandierenden Stents kombiniert darüber hinaus ein gutes technisches Behandlungsergebnis mit einer niedrigen Restenoserate. Die PTA findet hierbei als stentgeschützte perkutane Angioplastie der ACI (SPAC) statt.

Zur SPAC wird eine Schleuse in **Seldinger-Technik** in die Arteria femoralis eingebracht. Mit Hilfe eines Mikrokathetersystems wird unter Durchleuchtung, Kontrastmittelgabe und digitaler Subtraktionsangiographie der selbstexpandierende Stent direkt in der Stenose platziert. In den meisten Fällen kann auf eine Prädilatation mit einem Ballon verzichtet werden. Die durch den Stent vorgedehnte Stenose wird anschließend nachdilatiert, um die verbleibende Reststenose zu beseitigen (Abb. **B-12.2**).

Anästhesiologisches Management: Viele der Patienten mit ACI-Stenose haben erhebliche Vorerkrankungen und somit ein erhöhtes anästhesiologisches Risiko. Da die SPAC nicht schmerzhaft ist, wird das **anästhesiologische Management** deshalb als „Stand by" durchgeführt. Bei der Prämedikation ist eine genaue Anamneseerhebung und **Dokumentation des neurologischen Status**

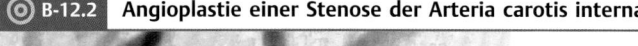

B-12.2 | **Angioplastie einer Stenose der Arteria carotis interna**

B-12.2

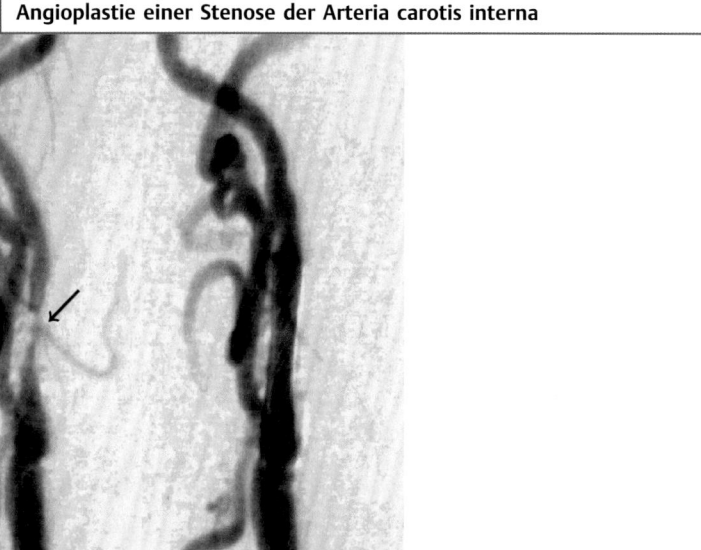

a Vor Einsetzen des Stents.
b Nach Einsetzen des Stents.
(Mit freundlicher Genehmigung von Prof. Dr. med. H. Zeumer, Klinik und Poliklinik für Neuroradiologie, Universitätsklinikum Hamburg-Eppendorf.)

erforderlich. Zur Vermeidung periinterventioneller Thrombembolien und postinterventioneller Stentthrombosen ist eine effektive **Hemmung der Blutgerinnung** notwendig. Diese erfolgt zum einen mit den Thrombozytenaggregationshemmern Azetylsalizylsäure und Clopidogrel und zum anderen mit niedrigmolekularem Heparin. Für eine zum Zeitpunkt der Intervention effiziente Blutgerinnungshemmung muss die Medikamentenkombination ausreichend lang vor dem Eingriff appliziert und hinreichend hoch dosiert werden.

▶ **Merke:** Thrombozytenaggregationshemmer werden vor einer SPAC nicht abgesetzt.

◀ **Merke**

Während des Eingriffs erfolgt eine Überwachung des Patienten mittels Standardmonitoring mit EKG, nichtinvasiver Blutdruckmessung und Pulsoxymetrie. Ein peripher venöser Zugang ist in den meisten Fällen ausreichend. In einigen Zentren wird darüber hinaus ein ZVK über die Vena basilica oder cephalica angelegt.

▶ **Merke:** Bei der Entfaltung des Stents oder bei der Dilatation kann es durch Irritationen am Karotissinus zu ausgeprägten **Bradykardien** bis hin zur **Asystolie** kommen.

◀ **Merke**

Aus diesem Grund erfolgt die SPAC unter Intubationsbereitschaft. Ein Defibrillator mit transkutanem Schrittmacher muss zur Verfügung stehen. In den meisten Fällen kann eine anhaltende Asystolie durch die frühzeitige – vor der Irritation des Karotissinus – Gabe von Atropin oder Orciprenalin vermieden werden. Nach dem Eingriff werden die Patienten erneut neurologisch untersucht. Die postinterventionelle Überwachung der Patienten erfolgt in den meisten Fällen auf der Intensivstation.

Wegen drohender Asystolie erfolgt der Eingriff in Intubationsbereitschaft. Ein Schrittmacher und Defibrillator müssen zur Verfügung stehen. Atropin oder Orciprenalin sollten frühzeitig verabreicht werden.

13 Anästhesie in
der Transplantationschirurgie

13.1 Herz- und Lungentransplantation

13.1.1 Herztransplantation

Besonderheiten der Patientengruppe

Patienten, die zu einer Herztransplantation
vorgesehen sind, leiden an einer Herzerkrankung, die keiner anderen medikamentösen oder chirurgischen Therapie
mehr zugänglich sind. Sie sind ständig in
ihrer normalen Aktivität eingeschränkt
und klagen über Beschwerden in Ruhe
oder bei minimaler Belastung. Indikationen zur Herztransplantation s. Tab. **B-13.1**.

13 Anästhesie in der Transplantationschirurgie

13.1 Herz- und Lungentransplantation

13.1.1 Herztransplantation

Besonderheiten der Patientengruppe

Patienten, die zur Herztransplantation vorgesehen sind, leiden an einer Herz-erkrankung im Endstadium, die keiner anderen medikamentösen oder chirur-gischen Therapie mehr zugänglich ist. Bei 46 % der Patienten ist die kardiale Funktion durch ischämische, bei 44 % durch Kardiomyopathien anderer Ursa-che beeinträchtigt. Die Patienten sind aufgrund einer starken Einschränkung der Pumpleistung des Herzens und der daraus resultierenden globalen Ischä-mie ständig in ihrer normalen Aktivität eingeschränkt und klagen über Beschwerden in Ruhe oder bei minimaler Belastung. In Tab. **B-13.1** sind die Indikationen zur Herztransplantation aufgeführt.

≡ **B-13.1**

≡ **B-13.1**	**Indikationen zur Herztransplantation**

- Herzkrankheit im Endstadium ohne medikamentöse oder chirurgische Behand-lungsmöglichkeit
- Beschwerden in Ruhe oder bei minimaler Belastung unter optimaler Therapie (NYHA IV)
- maximale O_2-Aufnahme $< 10–14$ ml/kg Körpergewicht/min
- ggf. rezidivierende therapierefraktäre symptomatische ventrikuläre Arrhythmien, falls mit ICD nicht therapierbar

Die unmittelbar zur Herztransplantation
anstehenden Patienten sind meist hoch
motiviert, stehen dabei aber natürlich
unter einer enormen psychischen
Anspannung.

Die unmittelbar zur Herztransplantation anstehenden Patienten sind meist hoch motiviert, stehen dabei aber natürlich unter einer enormen psychischen Anspannung. Die Berücksichtigung dieses besonderen psychischen Aspekts der Patientengruppe ist neben einer straffen Organisation (Transport des Patienten in die Klinik, Vorbereitung zur Operation, Koordination von Organ-entnahme und Vorbereitung des Empfängers) Teil eines optimalen periopera-tiven Managements.

Präoperative Risikoeinschätzung

Nach Indikationsstellung und Aufnahme in
die Warteliste sollte der Patient dem
Anästhesisten vorgestellt werden.

Von besonderem anästhesiologischem
Interesse sind die Beurteilung der
kardialen Situation, die **aktuelle
Medikation** und die **sekundären Organ-
schädigungen** durch Hypoxie und
Hypoperfusion (Tab. **B-13.2**).

Unmittelbar präoperativ müssen dann
lediglich noch die aktuellen Laborwerte
bestimmt werden.

Nach der Indikationsstellung zur Herztransplantation und der Aufnahme in die Warteliste sollte der Patient dem Anästhesisten vorgestellt werden.

Von besonderem anästhesiologischem Interesse im Hinblick auf die Beur-teilung des perioperativen Risikos sind
- die Beurteilung der kardialen Situation,
- die aktuelle Medikation und
- die sekundären Organschädigungen durch Hypoxie und Hypoperfusion.
Einen Überblick über die wesentlichen Faktoren gibt Tab. **B-13.2**.
Typische hämodynamische Parameter bei Patienten zur Herztransplantation zeigt Tab. **B-13.3**.
Unmittelbar präoperativ müssen dann lediglich noch die aktuellen Laborwerte bestimmt werden.

B-13.2	**Faktoren zur perioperativen Risikobeurteilung**
kardiovaskuläre Situation	$EF < 20\%$, $CI < 2\,l \times min^{-1} \times m^{-2}$ KOF kardiale Voroperation pulmonaler Gefäßwiderstand: • unproblematisch: $< 180\ dyn \times s^{-1} \times cm^{-5}$ • problematisch: $> 200\ dyn \times s^{-1} \times cm^{-5}$ ($\rightarrow$ Komplikationen in der Entwöhnungsphase von der extrakorporalen Zirkulation (EKZ) und in der postoperativen Phase möglich) • Kontraindikation: $> 240–480\ dyn \times s^{-1} \times cm^{-5}$
aktuelle Medikation	• Inotropika (Digitalis, Phosphodiesterase-III-Inhibitoren) • Vasodilatatoren (ACE-Inhibitoren, Nitrate) • Diuretika • β-Adrenozeptor-Antagonisten (zur Vermeidung der „Down-Regulation" von β-Adrenozeptoren) • Antiarrhythmika • Antikoagulanzien ($\rightarrow$ eine Normalisierung der Gerinnung nach Antikoagulation ist präoperativ nicht sinnvoll, sie sollte nach Beendigung der EKZ erfolgen)
sekundäre Organschädigungen	• Lunge (Pleuraergüsse, Stauungspneumonie) • Leber (Leberfunktionsstörungen mit hämorrhagischer Diathese $\rightarrow$ Gefahr anhaltender Blutungen in der Post-EKZ-Phase) • Nieren (Niereninsuffizienz $\rightarrow$ muss bei der Dosierung verschiedener Medikamente berücksichtigt werden und erfordert postoperativ oftmals den Einsatz der Hämofiltration)

EF = Ejektionsfraktion; CI = Cardiac Index; KOF = Körperoberfläche

B-13.2

B-13.3	**Typische hämodynamische Parameter bei Patienten zur Herztransplantation**
Ejektionsfraktion (EF)	$< 20\%$
Herzindex (CI)	$< 2\,l \times min^{-1} \times m^{-2}$ KOF
linksventrikulärer enddiastolischer Druck (LVEDP)	> 20 mmHg
totaler peripherer Gefäßwiderstand (TPR)	$> 2200\ dyn \times s^{-1} \times cm^{-5}$
pulmonaler Gefäßwiderstand (PVR)	$> 200\ dyn \times s^{-1} \times cm^{-5}$
transpulmonaler Gradient (TPG)	> 10 mmHg
zentraler Venendruck (ZVD)	> 15 mmHg

KOF = Körperoberfläche

B-13.3

Prämedikation

Da eine Herztransplantation ein Notfalleingriff ist, erfüllen die Patienten in der Regel das Nüchternheitsgebot nicht. Daher wird empfohlen, unmittelbar nach stationärer Aufnahme **H₂-Rezeptor-Antagonisten** und Medikamente zur Förderung der Magenentleerung bzw. unmittelbar vor der Narkoseeinleitung **Natriumzitrat** (20–30 ml oral) zur Pufferung der Magensäure zu verabreichen. Sedativa zur Prämedikation können bei Patienten mit starker Einschränkung des kardiovaskulären Systems zu unerwünschten kardiorespiratorischen Nebenwirkungen führen.

Immunsuppression

Erst die Entwicklung einer effektiven Suppression der Transplantatabstoßung hat den langfristigen Erfolg der Transplantation ermöglicht. Zurzeit existiert international kein einheitliches Konzept zur perioperativen Immunsuppression. Meist wird eine **Dreifachkombination** aus **Ciclosporin A**, **Prednisolon** und

Prämedikation

Die Patienten sind in der Regel nicht nüchtern und sollten deshalb unmittelbar nach stationärer Aufnahme **H₂-Rezeptor-Antagonisten** und Medikamente zur Förderung der Magenentleerung bzw. unmittelbar vor der Narkoseeinleitung **Natriumzitrat** (20–30 ml oral) zur Pufferung der Magensäure erhalten.

Immunsuppression

Zurzeit existiert international kein einheitliches Konzept zur perioperativen Immunsuppression. In den deutschen Zentren wird zumeist eine **Dreifachkom-**

bination aus **Cyclosporin A**, **Prednisolon** und **Azathioprin** eingesetzt. Es wird bereits intraoperativ mit der immunsuppressiven Therapie begonnen.

Azathioprin eingesetzt. Additiv wird eine zytolytische Induktionstherapie mit **Antithymozyten-Globulin** empfohlen. Es wird bereits intraoperativ mit der immunsuppressiven Therapie begonnen. Diese wird von den Chirurgen verordnet, der Anästhesist sollte Applikationsform, Wirkung und Interaktion der Substanzen kennen und berücksichtigen.

Anästhesiologisches Management

Vorbereitung

Es muss eine ausreichende Zahl von Erythrozytenkonzentraten, Gefrierplasmen und evtl. Thrombozytenkonzentraten bereitgestellt werden.

Anästhesiologisches Management

Vorbereitung

Es müssen die Parameter der plasmatischen Gerinnung und die Thrombozyten-Zahl bestimmt und eine ausreichende Zahl von Erythrozytenkonzentraten (EK), Gefrierplasmen (GFP) und evtl. Thrombozytenkonzentraten (TK) bereitgestellt werden. Während 4 EK primär ausreichen sollten, muss die Anzahl der zu bestellenden GFP und TK von den präoperativ bestimmten Gerinnungsparametern und der Thrombozytenzahl abhängig gemacht werden.

Besonderheiten bei der Überwachung

Die Narkoseeinleitung entspricht im Wesentlichen der bei anderen Herzoperationen. Während der Narkoseeinleitung ist eine **invasive arterielle Blutdruckmessung** notwendig. Ggf. wird ein Pulmonalarterienkatheter gelegt. Vielfach wird jedoch die **transösophageale Echokardiographie (TEE)** bevorzugt.

Besonderheiten bei der Überwachung

Zur Überwachung der systemischen Hämodynamik ist während der Narkoseeinleitung eine **invasive arterielle Blutdruckmessung** erforderlich. Die Indikation zum Pulmonalarterienkatheter (PAK) zur Erfassung der aktuellen Parameter des Lungenkreislaufs wird zurückhaltend gestellt (Messwerte bei ausgeprägter dilatativer Kardiomyopathie nur bedingt aussagekräftig, Infektionsgefahr). Vielfach wird die **transösophageale Echokardiographie (TEE)** als aussagekräftigere Methode bevorzugt. Zur Standardüberwachung während der Herztransplantation gehören Pulsoxymetrie, EKG, invasive arterielle und zentralvenöse Blutdruckmessung sowie die Temperaturmessung in Nasopharynx und Harnblase.

Narkoseeinleitung

Die Narkoseeinleitung entspricht im Wesentlichen der bei anderen Herzoperationen.
Die Narkoseinduktion muss sowohl die **fehlende Nüchternheit** als auch die oftmals kritische kardiale Situation berücksichtigen.

Die Narkoseeinleitung erfolgt deutlich **opioidbetont**.

Narkoseeinleitung

Die Narkoseeinleitung entspricht im Wesentlichen der bei anderen Herzoperationen.

Aufgrund der zeitlichen Abläufe bei der Multiorganspende werden Herztransplantationen überwiegend in den späten Abendstunden begonnen. Die Narkoseinduktion muss sowohl die **fehlende Nüchternheit** als auch die oftmals kritische kardiale Situation berücksichtigen. Zur Narkoseeinleitung kommt häufig ein hoch motivierter, leicht euphorischer Patient. Dabei ist die Herz-Kreislauf-Funktion durch ein niedriges Herz-Zeit-Volumen (HZV) und einen erhöhten totalen peripheren Widerstand bestimmt (Tab. **B-13.3**).
Unter kontinuierlicher Beobachtung der Kreislaufparameter werden **Opioide** (Fentanyl 2–5 µg/kg KG, Sufentanil 0,3–1 µg/kg KG oder Remifentanil 0,5 µg/kg KG/min) langsam nach Wirkung appliziert. Sobald der Patient schlafrig wird, werden das Muskelrelaxans und geringe Mengen eines Hypnotikums (Etomidat 50–100 µg/kg KG) zugegeben. In dieser Situation bietet **Rocuronium** als Muskelrelaxans wegen seiner kurzen Anschlagzeit Vorteile.
Nach Sistieren der Atmung wird der Patient intubiert.

Nach Sistieren der Atmung wird der Patient intubiert.

Ein Blutdruckabfall muss sofort konsequent therapiert werden. Ein MAP von 70 mmHg wird angestrebt. Eine metabolische Azidose bzw. ein Sisitieren der Urinproduktion sollte unbedingt verhindert werden.

Bei Blutdruckabfall in der Induktionsphase muss sofort konsequent gegengesteuert werden. Oftmals leben die Patienten mit einem mittleren arteriellen Blutdruck (MAP) um 60 mmHg. Es wird zunächst ein MAP > 70 mmHg angestrebt, ggf. müssen Werte von 55–70 mmHg toleriert werden. Trotz niedriger Blutdruckwerte sollte jedoch keine metabolische Azidose im Blut auftreten oder die Urinproduktion sistieren. Häufigste Ursache ist eine Abnahme des bis zu Narkosebeginn vorherrschenden Sympathikotonus mit Abnahme des totalen peripheren Gefäßwiderstands bei evtl. Volumenmangel. Das insuffiziente Herz kann diese Situation weder durch eine Steigerung des Schlagvolumens noch durch eine Zunahme der Herzfrequenz kompensieren. Vorsichtige Flachlagerung des Patienten und Gabe von Noradrenalin sollten den Blutdruck innerhalb von 2 min ansteigen lassen. Beatmungssynchrone Schwankungen des MAP bei Inspiration weisen auf einen Volumenmangel hin.

Reicht die beschriebene Therapie nicht aus, muss mit differenziertem Einsatz von Inotropika, Vasodilatatoren, Vasokonstriktoren und differenzierter Volumenapplikation eine ausreichende Organperfusion bis zur Aufnahme der EKZ aufrechterhalten werden. Hierbei ermöglicht die TEE die beste Überwachung der Effektivität der therapeutischen Maßnahmen.

Fortführung der Narkose

Die Fortführung der Anästhesie erfolgt mit **Opioiden. Additiv** werden **Benzodiazepine, Propofol oder auch Inhalationsanästhetika** eingesetzt. Lachgas ist bei Eingriffen am offenen Herzen nicht geeignet. Volatile Anästhetika in höherer Dosierung können zu ausgeprägten Hypotoniephasen führen. Durch hohe analgetische Potenz und schnellen Wirkungseintritt können insbesondere Sufentanil und Remifentanil bei zügiger Applikation ebenfalls zu Blutdruckabfällen führen. Für eine stabile Hämodynamik ist weniger die Wahl des Anästhetikums als die Art der Anwendung durch den Anästhesisten entscheidend.

Management der extrakorporalen Zirkulation

Das Management der extrakorporalen Zirkulation (EKZ) für eine Herztransplantation unterscheidet sich nicht von den allgemein üblichen Verfahren (s. auch S. 356). Unter totalem Bypass in Hypothermie (27–35°C) wird das Herz an der Aorta, an der Pulmonalarterie und unter Belassung von etwa 1,5 cm breiten Vorhofstümpfen exzidiert. Die Implantation des Spenderherzens erfolgt mit Nähten im Bereich der Vorhöfe, der Pulmonalarterie und der Aorta (Abb. **B-13.1**).

Nach erfolgreicher Anastomosierung der Aorta und Lösung der Aortenklemme beginnt die Reperfusion des Herzens, die mindestens 45 min oder 30 % der gesamten Ischämiezeit andauert.

B-13.1 **Orthotope Herztransplantation mit Nähten des rechten Vorhofs (RA), der A. pulmonalis (PA) und der Aorta (Ao).**

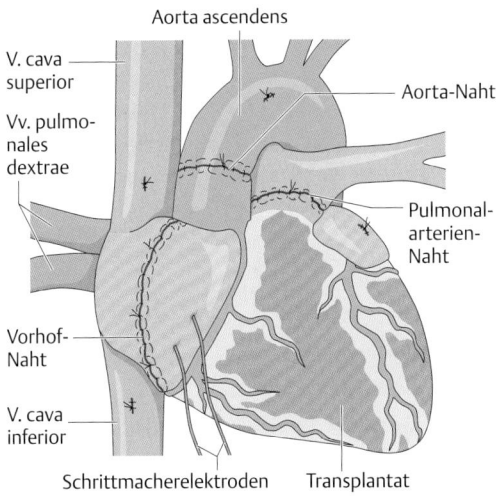

Aorta ascendens
V. cava superior
Vv. pulmonales dextrae
Aorta-Naht
Pulmonalarterien-Naht
Vorhof-Naht
V. cava inferior
Schrittmacherelektroden
Transplantat

An der V. cava superior (SVC) und inferior (IVC) sowie an der Aorta ascendens erkennt man die Kanülierungspositionen. Schrittmacherelektroden (SM) im RA des transplantierten Herzens.

Entwöhnung von der extrakorporalen Zirkulation

Die Entwöhnung von der EKZ stellt in der Regel nur dann ein besonderes Problem dar, wenn ein erhöhter pulmonaler Widerstand (PVR), eine verlängerte Ischämie des Spenderherzens oder wesentliche Disproportionen zwischen Spender- und Empfängerherz vorliegen. Mittels epikardialer atrialer und ventrikulärer Elektroden ist in Abhängigkeit vom Eigenrhythmus eine sequenzielle Schrittmacherstimulation möglich. In den letzten 5 min unter EKZ wird begonnen, die Lungen zu ventilieren. Hierbei kann ein positiv endexspiratorischer Druck (PEEP) die Auflösung von Atelektasen unterstützen.

Ggf. muss mit differenziertem Einsatz von Inotropika, Vasodilatatoren, Vasokonstriktoren und differenzierter Volumenapplikation eine ausreichende Organperfusion bis zur Aufnahme der EKZ aufrechterhalten werden.

Fortführung der Narkose

Die Fortführung der Anästhesie erfolgt mit **Opioiden** und **additiv mit Benzodiazepinen, Propofol und Inhalationsanästhetika**. Für eine stabile Hämodynamik ist weniger die Wahl des Anästhetikums als die Art der Anwendung durch den Anästhesisten entscheidend.

Management der extrakorporalen Zirkulation

Das Management der extrakorporalen Zirkulation (EKZ) für eine Herztransplantation unterscheidet sich nicht von den allgemein üblichen Verfahren (s. auch S. 356).

B-13.1

Entwöhnung von der extrakorporalen Zirkulation

Die Entwöhnung von der EKZ stellt dann ein Problem dar, wenn ein erhöhter pulmonaler Widerstand, eine verlängerte Ischämie des Spenderherzens oder wesentliche Disproportionen zwischen Spender- und Empfängerherz vorliegen.

In der **Post-EKZ-Phase** wird bei eingeschränkter Kontraktilität Adrenalin und bei niedrigem Systemwiderstand Noradrenalin infundiert. Bei nicht ausreichender myokardialer Funktion wird der Entwöhnungsversuch beendet und die EKZ wieder aufgenommen. Sollte es nicht gelingen, ein ausreichendes HZV zu erzielen, muss die Indikation zum Einsatz mechanischer Unterstützungssysteme wie der intraaortalen Ballongegenpulsation oder Assist-Device-Systeme geprüft werden.

Möglichkeiten zur Senkung eines erhöhten PVR: milde Hypokapnie und Alkalose, Prostaglandine, Stickstoffmonoxid.

Besonderheiten der frühen postoperativen Phase

Nach erfolgreicher Entwöhnung von der EKZ wird die heparininduzierte Antikoagulation durch **Protamin** antagonisiert. Die häufigsten Herzrhythmusstörungen nach erfolgreicher Transplantation sind Bradykardien bei AV-Blockierungen.

13.1.2 Herztransplantation bei Kindern

Zu den Indikationen im Neugeborenen- und Säuglingsalter gehören das hypoplastische Linksherzsyndrom, andere kongenitale Herzvitien und Kardiomyopathien.

13.1.3 Kombinierte Herz- und Lungentransplantation

Besonderheiten der Patientengruppe

Bei den Empfängern der Herz- und Lungentransplantation handelt es sich um Patienten mit irreversiblen Lungenerkrankungen im Endstadium, die in Ruhe oder bei minimaler Belastung unter erheblichen Beschwerden leiden. Diese Patienten sind einer anderen Therapie nicht zugänglich, eine alleinige Herztransplantation ist jedoch aufgrund der irreversiblen pulmonalen Hypertonie nicht Erfolg versprechend.

Anästhesiologisches Management

Das anästhesiologische Management unterscheidet sich lediglich im Hinblick auf die Lunge und die Sicherung der Atemwege von dem bei der Herztransplanta-

---

Unter ständiger Beobachtung der Blutdruckkurven und des Herzens wird die Füllung gesteigert, bis die EKZ-Unterstützung weiter reduziert werden kann. Nach den ersten Minuten der **Post-EKZ-Phase** wird bei eingeschränkter Kontraktilität Adrenalin und bei niedrigem Systemwiderstand Noradrenalin infundiert, um ein ausreichendes HZV und suffiziente Perfusionsdrücke (MAP > 70 mmHg) zu erzielen. Bei unzureichender myokardialer Funktion wird der Entwöhnungsversuch beendet und die EKZ wieder aufgenommen. Auf diese Weise besteht genug Zeit, das Monitoring zu komplettieren (PAK und/oder TEE), den Einsatz von Inotropie steigernden Medikamenten (Katecholamine, Phosphodiesterase-III-Inhibitoren) und Vasodilatanzien (Nitroglycerin, Prostacyclin I_2, Prostaglandin E_1) vorzubereiten bzw. zu beginnen. Sollte es nicht gelingen, ein ausreichendes HZV zu erzielen, muss die Indikation zum Einsatz mechanischer Unterstützungssysteme (intraaortale Ballongegenpulsation, Assist-Device-Systeme) geprüft werden.

Möglichkeiten zur Senkung eines erhöhten PVR: milde Hypokapnie und Alkalose, Prostaglandine, Stickstoffmonoxid (NO).

Wie Fallberichte zeigen, kann die kritische Phase nach der Entwöhnung von der EKZ bis zur Normalisierung von PVR und myokardialer Funktion im Einzelfall erst nach einigen Tagen überwunden werden.

Besonderheiten der frühen postoperativen Phase

Nach erfolgreicher Entwöhnung von der EKZ wird die heparininduzierte Antikoagulation durch **Protamin** antagonisiert. In der Post-EKZ-Phase sollte auf eine ausreichende Anästhesie geachtet werden. Bolusgaben von Anästhetika können das sensible hämodynamische Gleichgewicht stören. Daher sind eine kontinuierliche Anästhetikazufuhr oder vorsichtige Bolusgaben angezeigt. Die häufigsten **Herzrhythmusstörungen** nach erfolgreicher Transplantation sind Bradykardien bei AV-Blockierungen. Hier ist durch die intraoperativ applizierten Vorhof- und Ventrikelelektroden eine suffiziente sequenzielle Stimulation möglich.

13.1.2 Herztransplantation bei Kindern

Im Neugeborenen- und Säuglingsalter konnte die orthotope Herztransplantation als erfolgreiches Verfahren bei hypoplastischem Linksherzsyndrom (HLHS), anderen kongenitalen Herzvitien und Kardiomyopathien (CM) etabliert werden. Die 5-Jahres-Überlebenszeit wird mit 60–75 % angegeben. Das Hauptproblem der Herztransplantation bei Kindern ist der Mangel an Spenderherzen.

13.1.3 Kombinierte Herz- und Lungentransplantation

Besonderheiten der Patientengruppe

Bei den Empfängern handelt es sich um Patienten mit irreversiblen Lungenerkrankungen bzw. Herz- und Lungenerkrankungen im Endstadium, die in Ruhe oder bei minimaler Belastung unter erheblichen Beschwerden leiden. Diese Patienten sind einer medikamentösen oder chirurgischen Therapie nicht zugänglich, jedoch ist eine alleinige Herztransplantation aufgrund der nicht reversiblen pulmonalen Hypertonie nicht Erfolg versprechend.

Beispiele: Eisenmenger-Reaktion bei kongenitalen Herzvitien, primäre pulmonale Hypertension oder parenchymatöse Lungenerkrankungen wie das Lungenemphysem, die Lymphangioleiomyomatose, die zystische Lungenfibrose und diffuse a. v. Fisteln der Lunge.

Anästhesiologisches Management

Das anästhesiologische Management unterscheidet sich lediglich im Hinblick auf die Lunge und die Sicherung der Atemwege von dem bei der Herztransplantation:

Die **Intubation** erfolgt mit sterilen Instrumenten. Es ist ein ausreichend großer Endotrachealtubus erforderlich, der die im weiteren Verlauf häufigen Bronchoskopien ermöglicht. Die Blockung wird unmittelbar unterhalb der Stimmritze platziert und unter Druckmonitoring geblockt, so dass die Beatmung möglich ist, aber nur ein minimaler Druck auf die Trachealwand ausgeübt wird.

Um die empfindliche Durchblutung im Bereich der Anastomose nicht zu beeinträchtigen, muss der Tubus nach Beendigung der trachealen Anastomose mit seiner Spitze oberhalb der trachealen Anastomose platziert und mit einem minimalen Cuff-Druck geblockt werden. Nach Beendigung der Trachealnaht kann die Lunge vorsichtig belüftet werden. Die Entwöhnung von der EKZ ist im Allgemeinen unkompliziert.

Postoperative Beonderheiten

Insgesamt ist die Pathophysiologie nach Herz- und Lungentransplantation noch nicht vollständig bekannt. Im Vordergrund stehen die Denervierung, der Verlust der lymphatischen Drainage und der bronchialen Blutzufuhr. Die Denervierung unterhalb der trachealen Anastomose führt zu einem Verlust des Hustenreizes sowie zu hypersensiblen Reaktionen auf inhalative Reize und Histamin-Liberation. Auch die Sekretion der Schleimdrüsen und die Bronchialtoilette durch die Zilientätigkeit sind eingeschränkt. Durch die fehlende Lymphdrainage reagieren die Lungen sehr empfindlich auf intravasale Volumenschwankungen.

▶ **Merke:** Innerhalb der ersten Monate ist das Überleben durch akute Abstoßungsreaktionen, bakterielle pulmonale Infekte und das Multiorganversagen bedroht. Als Spätkomplikation sind die obliterative Bronchiolitis und die Tracheomalazie zu nennen.

13.2 Lebertransplantation

Indikationen für Lebertransplantationen sind chronische terminale hepatozelluläre, vaskuläre oder degenerative Lebererkrankungen, akut fulminantes Leberversagen und verschiedene metabolische Erkrankungen. Kontraindikationen sind Sepsis und schwere kardiopulmonale Begleiterkrankungen sowie Metastasen bei maligner Grundkrankheit.

Die **Ergebnisse** der Lebertransplantation sind wesentlich abhängig von folgenden vier Faktoren:

- Ätiologie der zugrunde liegenden Lebererkrankung
- klinischer Zustand des Empfängers
- Qualität des Spenderorgans
- perioperative Behandlung.

13.2.1 Techniken der Lebertransplantation

Der hohe Organbedarf und das geringere Spenderaufkommen haben in den letzten Jahren zu neuen Techniken der Spenderoperation geführt:

- **Transplantatreduktionen:** Durchführung bei Größenproblemen mit Spenderorganen, insbesondere bei Kindertransplantationen.
- **Lebersplitting:** Die Spenderleber wird zweigeteilt, beide Teile können getrennt zur Transplantation genutzt werden.
- **Kinder-Lebendspende:** Ein Teil der Leber, üblicherweise Segment II und III, wird von einem Verwandten entnommen und dem erkrankten Kind implantiert.
- **Erwachsenen-Lebendspende:** Dem erwachsenen Spender wird ein kompletter linker bzw. rechter Leberlappen entnommen und dem erwachsenen Empfänger implantiert.

tion. Ein ausreichend großer Endotrachealtubus ist für die häufige Durchführung der Bronchoskopien erforderlich.

Um die empfindliche Durchblutung im Bereich der Anastomose nicht zu beeinträchtigen, muss der Tubus nach Beendigung der trachealen Anastomose mit seiner Spitze oberhalb der trachealen Anastomose platziert und mit minimalem Cuff-Druck geblockt werden.

Postoperative Beonderheiten

Im Vordergrund der Pathophysiologie nach Herz-und Lungentransplantation stehen die Denervierung, der Verlust der lymphatischen Drainage und der bronchialen Blutzufuhr. Die Denervierung unterhalb der trachealen Anastomose führt zu einem Verlust des Hustenreizes. Auch die Sekretion der Schleimdrüsen und die Bronchialtoilette durch Zilientätigkeit sind eingeschränkt.

◀ **Merke**

13.2 Lebertransplantation

Indikationen sind chronische terminale Lebererkrankungen, akut fulminantes Leberversagen, verschiedene metabolische Erkrankungen sowie irresektable Malignome der Leber.

Die **Ergebnisse** der Lebertransplantation hängen wesentlich von der Ätiologie der Lebererkrankung, dem klinischen Zustand des Empfängers, der Qualität des Spenderorgans und der perioperativen Behandlung ab.

13.2.1 Techniken der Lebertransplantation

Der hohe Organbedarf und das geringe Spenderaufkommen haben in den letzten Jahren zu neuen Techniken der Spenderoperation geführt:
- Transplantatreduktion
- Lebersplitting
- Kinder-Lebendspende
- Erwachsenen-Lebendspende.

Die Entfernung der erkrankten Leber erfolgt unter Erhalt der V. cava des Empfängers oder durch Explantation der Leber einschließlich der V. cava. Die Implantation wird entsprechend mit Kavokavostomie oder mit Anastomose der infra- und suprahepatischen V. cava inferior durchgeführt.

Die neuen Techniken der Organspende und Transplantation führen zu erheblichen organisatorischen Herausforderungen für die Anästhesiologie. So erfordern eine Split-Explantation beim kreislaufstabilen Spender (evtl. mit Multiorganentnahme) und die anschließenden, zeitweise parallel laufenden Lebertransplantationen insgesamt drei erfahrene anästhesiologische Teams, üblicherweise zu Zeiten, in denen Personal aus dem Tagesdienst nicht zur Verfügung steht.

13.2.2 Präoperative Risikoeinschätzung

13.2.2 Präoperative Risikoeinschätzung

Pathophysiologische Veränderungen bei chronischer Lebererkrankung:
- Störungen der Hämodynamik
- Lungenfunktionsstörungen
- Enzephalopathie
- Hirnödem
- Niereninsuffizienz
- Störungen der Hämostase
- portale Hypertension
- reduzierter Allgemein- und Ernährungszustand
- fortgeschrittener Muskelschwund
- Osteoporose
- Infektionsrisiko.

Im Vordergrund der präoperativen Risikoeinschätzung stehen die komplexen sekundären pathophysiologischen Veränderungen einer chronischen Lebererkrankung:
- Störungen der Hämodynamik
- Lungenfunktionsstörungen
- Enzephalopathie
- Hirnödem
- Niereninsuffizienz
- Störungen der Hämostase
- portale Hypertension
- reduzierter Allgemein- und Ernährungszustand
- fortgeschrittener Muskelschwund
- Osteoporose
- Infektionsrisiko.

Störungen der Hämodynamik

Störungen der Hämodynamik

Bei chronischen Lebererkrankungen entwickelt sich das Syndrom der hyperdynamen Zirkulation mit verkürzter Zirkulationszeit, vermindertem arteriellem Druck, erhöhtem HZV und Zunahme des intravasalen Volumens.

Bei chronischen Lebererkrankungen entwickelt sich das **Syndrom der hyperdynamen Zirkulation** mit verkürzter Zirkulationszeit, vermindertem arteriellem Druck, erhöhtem HZV und Zunahme des intravasalen Volumens. Aszites, Pleuraergüsse, Atelektasen und ein vermindertes Ansprechen auf Noradrenalin schränken die kardiale Compliance ein. In 0,25–2 % der Fälle tritt bei portaler Hypertension eine pulmonalarterielle Hypertonie mit einem pulmonalarteriellen Mitteldruck (MPAP) > 30 mmHg und konsekutiv hohen perioperativen Mortalitätsraten auf.

Lungenfunktionsstörungen

Lungenfunktionsstörungen

Die wesentlichen pathologischen pulmonalen Befunde sind:
- restriktive Atemwegserkrankung
- COPD
- hepatopulmonales Syndrom
- große Pleuraergüsse mit Atelektasen
- Verminderung der funktionellen Residualkapazität.

Die wesentlichen pathophysiologischen pulmonalen Befunde beim Zirrhosepatienten sind:
- restriktive Atemwegserkrankung
- COPD
- hepatopulmonales Syndrom
- große Pleuraergüsse mit Atelektasen
- Verminderung der funktionellen Residualkapazität durch Aszites oder Pleuraergüsse.

▶ **Merke:** Das **hepatopulmonale Syndrom (HPS)** ist durch die Trias Lebererkrankung, erhöhter alveoloarterieller O_2-Gradient bei Raumluftatmung und intrapulmonale Gefäßdilatationen gekennzeichnet.

Ein HPS wird bei etwa 30 % der Transplantationskandidaten festgestellt. Eine pulmonale Gefäßdilatation führt zu einer unterschiedlich ausgeprägten Senkung der arteriellen O_2-Sättigung bzw. des arteriellen O_2-Partialdrucks (paO_2). Ein paO_2 < 60 mmHg weist auf das Vorhandensein eines HPS hin. Nach einer Lebertransplantation kann sich die pulmonale Gefäßdilatation wieder zurückbilden.

Hepatische Enzephalopathie und Hirnödem

> ▶ **Merke:** Die hepatische Enzephalopathie ist eine lebermetabolisch verursachte und potenziell reversible Störung der Funktion des ZNS.

Die Wirkung endogener Neurotoxine wie Ammoniumionen, Mercaptane, Phenole und kurzkettige Fettsäuren, die von der Leber unzureichend entgiftet werden, und Veränderungen der Neurotransmitter und ihrer Rezeptoren im ZNS werden als Ursache diskutiert.
Das Hirnödem (zytotoxisch, vasogen) und als Folge die maligne Steigerung des intrakraniellen Drucks (ICP) sind die Haupttodesursachen des fulminanten Leberversagens (Letalität bei akutem Leberversagen 30–50 %).

> ▶ **Merke:** Bei Patienten mit Zeichen einer fortgeschrittenen hepatischen Enzephalopathie ist die perioperative Überwachung mit einer Hirndrucksonde und/oder mit der transkraniellen Doppler-Sonographie (TCD) sowie eine konsequente Therapie der intrakraniellen Druckerhöhung bzw. des Hirnödems indiziert.

Niereninsuffizienz

Drei Formen von Nierenveränderungen können Folge einer Leberzirrhose sein:
- **hepatorenales Syndrom** (HRS; funktionelle Störung unter dem Bild des oligurischen Nierenversagens mit Retention harnpflichtiger Substanzen und einer stark verminderten Natrium- und Wasserausscheidung)
- **akute tubuläre Nekrose**
- **Glomerulonephritis** (IgA-Ablagerungen).

> ▶ **Merke:** Die Aufrechterhaltung der renalen Perfusion ist entscheidend zur Vorbeugung akuter tubulärer Nekrosen. Das HZV und die renalen Perfusionsdrücke müssen in ausreichender Höhe gehalten werden.

Störungen der Hämostase

Die Gerinnungsfaktoren, besonders Faktor V und die Faktoren des Prothrombin-Komplexes, sind beim zirrhotischen Patienten häufig vermindert. Der Mangel an Gerinnungsfaktoren und Vitamin K sowie eine gesteigerte Fibrinolyse bestimmen das klinische Bild. Die Thrombozytopenie beruht auf einer gesteigerten Sequestration von Thrombozyten in der Milz, die Bildung von Thrombozyten im Knochenmark ist auch bei schweren Lebererkrankungen nicht beeinträchtigt.

> ▶ **Merke:** Aufgrund der Störungen der Hämostase ist eine unmittelbar präoperative differenzierte Gerinnungsanalyse unabdingbar. Zur perioperativen Substitution kommen in erster Linie GFP, TK und AT-III- bzw. Gerinnungsfaktorenkonzentrate sowie Aprotinin/Tranexamsäure zum Einsatz (s. auch S. 83).

Portale Hypertension

Die portale Hypertension führt zu:
- Aszites
- Ösophagusvarizen
- Hypersplenismus mit hämolytischer Anämie und Thrombozytopenie/Thrombozytopathie.

Die Auswirkungen auf verschiedene Organsysteme müssen präoperativ ausreichend untersucht werden, um hierdurch hervorgerufene perioperative Komplikationen angemessen behandeln zu können.

Hepatische Enzephalopathie und Hirnödem
◀ Merke

Die Wirkung endogener Neurotoxine und Veränderungen der Neurotransmitter und ihrer Rezeptoren werden als Ursache für die hepatische Enzephalopathie diskutiert.

Das Hirnödem und als Folge die maligne Steigerung des Hirndrucks sind die Haupttodesursachen des fulminanten Leberversagens.

◀ Merke

Niereninsuffizienz
Nierenveränderungen als Folge einer Leberzirrhose:
- hepatorenales Syndrom (HRS)
- akute tubuläre Nekrose
- Glomerulonephritis.

◀ Merke

Störungen der Hämostase
Die Gerinnungsfaktoren, besonders Faktor V und die Faktoren des Prothrombinkomplexes, sind beim zirrhotischen Patienten häufig vermindert. Die Thrombozytopenie beruht auf einer gesteigerten Sequestration von Thrombozyten in der Milz.

◀ Merke

Portale Hypertension
Die portale Hypertension führt zu:
- Aszites
- Ösophagusvarizen
- Hypersplenismus mit hämolytischer Anämie und Thrombozytopenie.

13.2.3 Anästhesiologisches Management

Monitoring

Die Anästhesie beim Leberempfänger umfasst ein ausgiebiges Basismonitoring.

Intraoperativ **intermittierend** bestimmt werden:
- Blutgase
- Hämoglobin und Hämatokrit
- Elektrolyte einschließlich des ionisierten Kalziums
- Laktat, Glukose
- Gerinnungsparameter.

Instrumentierung und Ausrüstung

Notwendig sind:
- **Magensonde**
- **2–3 große venöse Zugänge**
- ggf. **mehrlumiger zentralvenöser „High-flow"-Katheter**
- **Hypothermie-Prophylaxe** durch Anwendung erwärmter und befeuchteter Atemgase, Warmluftzufuhr, Blut- und Flüssigkeitswärmer sowie Abdeckung exponierter Körperteile zur Vermeidung konvektiver Wärmeverluste
- Bereitstellung **pumpengesteuerter Systeme zur Massentransfusion** einschließlich adäquater **Erwärmung** und eines **Autotransfusionsgeräts.**

Narkoseeinleitung und -fortführung

Die **Narkoseeinleitung** erfolgt intravenös. Zur **Intubation** werden nicht depolarisierende Muskelrelaxanzien verwendet.

Die **Aufrechterhaltung der Narkose** erfolgt mit einer Kombination aus i. v. Anästhetika und Isofluran.

Die **Beatmung** erfolgt mit einem Luft-O_2-Gemisch. Ein PEEP sollte möglichst niedrig gehalten werden ($\leq$ 5 cm H_2O).

13.2.3 Anästhesiologisches Management

Monitoring

Das Basismonitoring umfasst:
- EKG in 5 Ableitungen mit ST-Strecken-Überwachung
- invasive Blutdruckmessung (A. radialis)
- Messung des zentralen Venendrucks
- eventuell pulmonalarterielle Druckmessung
- kontinuierliche Messung von Cardiac Output (CO) und pulmonalarterieller O_2-Sättigung
- Pulsoxymetrie
- Kapnometrie und Kapnographie
- Erfassung des Stundenurins
- zweifache Temperaturmessung über Blasenkatheter und PAK
- ggf. transösophageale Echokardiographie (TEE).

Folgende Faktoren müssen intraoperativ **intermittierend** bestimmt werden:
- arterielle und venöse Blutgase
- Hämoglobin und Hämatokrit
- die Elektrolyte einschließlich des ionisierten Kalziums
- Laktat, Glukose
- Gerinnungsparameter (PTT, Quick, TZ, Fibrinogen, Thrombozyten, D-Dimere, AT-III, Faktor V).

Instrumentierung und Ausrüstung

Notwendig sind:
- **Magensonde** ($\rightarrow$ vorsichtige Anlage wegen Blutungsgefahr aufgrund von Ösophagusvarizen und hepatischer Koagulopathie!)
- **2–3 große venöse Zugänge** (12–16 G) für ausreichend schnellen Flüssigkeitsersatz ($\rightarrow$ Anlage an oberen Extremitäten oder V. jugularis externa, da venöser Rücktransport über untere Extremitäten in anhepatischer Phase nicht gesichert ist!)
- **mehrlumiger zentralvenöser „High-flow"-Katheter** (bei schlechten peripheren Gefäßverhältnissen, zu erwartender massiver Blutung und Notwendigkeit zur perioperativen Nierenersatztherapie)
- **Hypothermie-Prophylaxe** durch Anwendung erwärmter und befeuchteter Atemgase, Warmluftzufuhr, Blut- und Flüssigkeitswärmer sowie Vermeidung konvektiver Wärmeverluste durch entsprechende Abdeckung exponierter Körperteile
- Bereitstellung **pumpengesteuerter Systeme zur Massentransfusion** einschließlich adäquater **Erwärmung** und eines **Autotransfusionsgeräts.**

Narkoseeinleitung und -fortführung

Die **Narkoseeinleitung** erfolgt intravenös, wobei verschiedene Einleitungsmedikamente geeignet sind (s. S. 194). Als Analgetika eignen sich Fentanyl oder Sufentanil, deren pharmakokinetische Eigenschaften bei zirrhotischen Patienten unbeeinflusst bleiben.

Zur **Intubation** können verschiedene nicht depolarisierende Muskelrelaxanzien angewendet werden. Es hat sich gezeigt, dass zur Lebertransplantation niedrigere Dosierungen von Rocuronium ausreichen, während Atracurium nicht reduziert werden muss. Die Intubation erfolgt wegen der Gefahr der Epistaxis, der fehlenden Nüchternheit und der normalerweise zügigen Extubation orotracheal.

Zur **Aufrechterhaltung der Narkose** wird eine Kombination aus i. v. Anästhetika und Isofluran verwendet.

Die **Beatmung** erfolgt mit einem Luft-O_2-Gemisch unter kontrollierter Normoventilation. Eine arterielle Hypoxie wird durch Erhöhung der FiO_2 (paO_2 80 mmHg) und durch einen PEEP $\leq$ 5 cm H_2O (bei höherem PEEP erhöhte Blutungsgefahr!) verhindert.

Stadien der Narkose und Operation

Bei der Lebertransplantation werden **3 Operationsphasen** unterschieden.

> ▶ **Merke:** In jeder Phase der Transplantation treten spezifische pathophysiologische Veränderungen auf, die der Anästhesist kennen und gezielt behandeln muss. Ziel in allen Phasen der Transplantation ist die Aufrechterhaltung angemessener transmuraler kardialer Füllungsdrücke zur Erhaltung von HZV und Organperfusion.

Stadium I – Präparationsphase

> ▶ **Definition:** Zeitraum bis zur kompletten Darstellung der Lebergefäße einschließlich der Gallengänge.

Während der Präparationsphase steht zunächst der intravasale Volumenverlust im Vordergrund. Verwachsungen nach früheren Operationen, portale Hypertension, a. v. Shunts, fragile Gefäße und Gerinnungsstörungen erschweren die chirurgische Blutstillung. In dieser Phase kann eine systemische Fibrinolyse mit diffuser Blutung auftreten, die eine antifibrinolytische Therapie mit unspezifischen Proteasehemmern wie Aprotinin bzw. Tranexamsäure erforderlich macht. Bei Blutung infolge Hyperfibrinolyse werden 1,5–2 Mio. I. E. Aprotinin als Bolus, danach 200.000 I. E./h gegeben.
Veränderungen der Hämodynamik (inkl. Arrhythmien) bei Manipulationen an der V. cava inferior, durch Kompression des Perikards, bei Mobilisierung der Leber und durch Einsatz von chirurgischen Haken sind häufig.

Stadium II – anhepatische Phase

> ▶ **Definition:** Zeitraum, in dem die leberversorgenden Gefäße abgeklemmt sind.

Portocavaler Bypass: Lange Zeit bestand eine Kontroverse darüber, inwieweit durch Benutzung eines venovenösen Bypasses die hämodynamischen Veränderungen in der Reperfusionsphase günstig beeinflusst werden können, derzeit wird die Indikation zu dieser Maßnahme selten gestellt. Der Grad der portokavalen Kollateralenbildung ist abhängig von der Dauer der vorbestehenden Lebererkrankung und der konsekutiv entstandenen portalen Hypertension. Bei ausgeprägter chronischer portaler Hypertension kann somit am ehesten auf den Bypass verzichtet werden, es sei denn, es ist zu einer Rechtsherzbelastung oder Rechtsherzinsuffizienz infolge einer pulmonalen Hypertonie gekommen.

Atemminutenvolumen (AMV): In der anhepatischen Phase fällt wegen des verringerten Grundumsatzes weniger CO_2 an. Das Atemminutenvolumen sollte dementsprechend angepasst werden.

Gerinnung: In der anhepatischen Phase werden keine gerinnungsfördernden und -hemmenden Faktoren mehr gebildet. Bei größeren Blutverlusten müssen die Gerinnungsfaktoren durch Gabe von GFP ersetzt werden.

Säure-Basen-Haushalt: In der anhepatischen Phase entwickelt sich ein zunehmendes Basendefizit. Eine **metabolische Azidose** entsteht aufgrund des regulären Anfalls von Laktat und Zitrat, welche nicht verstoffwechselt werden können. Bei ausgeprägten Formen der Azidose muss differenzialdiagnostisch zusätzlich eine Hypoperfusion, besonders der Abdominalorgane angenommen werden. Nach Ausschluss und Beseitigung einer Hypoperfusion wird erst dann **Na-Bikarbonat (NaHCO₃)** zur symptomatischen Therapie eingesetzt, wenn trotz kontrollierter Hyperventilation ($paCO_2$ 28–30 mmHg) der pH

Stadien der Narkose und Operation

Es werden **3 Operationsphasen** unterschieden.

◀ **Merke**

Stadium I – Präparationsphase

◀ **Definition**

Während der Präparationsphase steht der intravasale Volumenverlust im Vordergrund. Veränderungen der Hämodynamik können aber auch durch Manipulationen an der V. cava, Kompression des Myokards, durch Mobilisierung der Leber und durch Einsatz von chirurgischen Haken hervorgerufen werden.

Stadium II – anhepatische Phase

◀ **Definition**

Portocavaler Bypass: Bei ausgeprägter chronischer portaler Hypertension kann am ehesten auf einen venovenösen Bypass verzichtet werden, da in der Regel zahlreiche portokavale Kollateralen vorhanden sind. Bei Rechtsherzbelastung oder Rechtsherzinsuffizienz infolge einer pulmonalen Hypertonie ist die Bypass-Anlage erforderlich.

Atemminutenvolumen (AMV): Wegen des verringerten Grundumsatzes fällt weniger CO_2 an → Anpassung des AMV.

Gerinnung: Da in dieser Phase keine gerinnungsfördernden und -hemmenden Faktoren mehr gebildet werden, muss bei größeren Blutverlusten GFP appliziert werden.

Säure-Basen-Haushalt: Eine **metabolische Azidose** entsteht aufgrund des regulären Anfalls von Laktat und Zitrat, welche nicht verstoffwechselt werden können. Bei ausgeprägten Formen der Azidose muss differenzialdiagnostisch zusätzlich eine Hypoperfusion, besonders der Abdominalorgane angenommen werden.

Elektrolyte: Durch Abnahme des ionisierten Kalziums (Ca^{2+}) kann es zu hämodynamischen Problemen kommen.

Medikamente: Medikamente zur Einleitung der Immunsuppression sowie zur Vermeidung von Hepatitis-B- und CMV-Infektionen beim Empfänger müssen unbedingt vor der Reperfusion gegeben werden.

Stadium III – neohepatische Phase

▶ **Definition**

Die neohepatische Phase beginnt mit der **Reperfusion des Spenderorgans** nach Entfernung der Klemmen an den großen Gefäßen. Mit der Reperfusion kommt es zur Ausschwemmung von Kalium, sauren Stoffwechselprodukten, fibrinolytischen und vasoaktiven Substanzen.

Folgen (**Reperfusionssyndrom**):
- arterielle Hypotonie mit Abfall des systemischen Drucks um ≥ 30 %
- Abfall des peripheren Gefäßwiderstandes
- Bradykardie
- supraventrikuläre und ventrikuläre Arrhythmien
- Anstieg von ZVD und MPAP
- variable HZV-Veränderungen.

Unmittelbar vor Reperfusion der Transplantatleber sollte mit 5–10 ml $CaCl_2$ 7,35 % behandelt werden, um der zu erwartenden **Hyperkaliämie** entgegenzuwirken.

Nach der Reperfusion kann eine **arterielle Hypotension** auftreten.

Zur Gewährleistung einer ungestörten Funktionsaufnahme des Transplantats muss ein hoher **ZVD** vermieden werden.

Ein **Hämatokrit** von 25–30 % verbessert die Perfusion.

Ursachen der **Reperfusionskoagulopathie** sind:
- Einschwemmung von Gewebe-Plasminogenaktivator aus der Spenderleber
- disseminierte intravasale Gerinnung
- Freisetzung von Heparin aus der gespülten Spenderleber
- Dilutionseffekte durch die Spüllösung.

---

unter 7,2–7,1 fällt. Unter diesem Wert ist die Ansprechbarkeit des Herz-Kreis-lauf-Systems auf endo- und exogene Katecholamine vermindert.

Elektrolyte: Hämodynamische Probleme während der 2. Phase der Operation können durch die Abnahme des ionisierten Kalziums (Ca^{2+}) entstehen. Eine leichte Hypokaliämie unter 4 mmol/l ist in der anhepatischen Phase aufgrund der späteren hohen Kaliumausschwemmung bei Reperfusion des Spenderorgans wünschenswert.

Medikamente: In der anhepatischen Phase werden Medikamente zur Einleitung der Immunsuppression (Methyl-Prednisolon 1 g) sowie zur Vermeidung von Hepatitis-B (Anti-Hepatitis-B-Virus-Antikörper) und CMV-Infektionen (Antikörper gegen Zytomegalie-Virus [Anti-CMV]) beim Empfänger appliziert. Sie müssen unbedingt vor der Reperfusion gegeben werden.

Stadium III – neohepatische Phase

▶ **Definition:** Phase, in der das Transplantat reperfundiert wird. Diese wird mit der Rekonstruktion der ableitenden Gallenwege und dem Bauchdeckenverschluss abgeschlossen.

Die neohepatische Phase beginnt mit der **Reperfusion des Spenderorgans** nach Entfernung der Klemmen an den großen Gefäßen in der Reihenfolge: V. cava superior (obere Anastomose), V. cava inferior (untere Anastomose), V. portae und A. hepatica. Änderungen von dieser Abfolge sind möglich. Mit der Reperfusion der Transplantatleber kommt es zur Ausschwemmung von Kalium, sauren Stoffwechselprodukten, fibrinolytischen und vasoaktiven Substanzen (u. a. Anstieg des Prostacyclin-Spiegels) sowie zu einer systemischen Reflexvasodilatation. Die Körpertemperatur sinkt schlagartig um bis zu 2° C ab.
Folgen (**Reperfusionssyndrom**):
- arterielle Hypotonie mit Abfall des systemischen Drucks um 30 % oder mehr
- Abfall des peripheren Gefäßwiderstandes
- Bradykardie
- supraventrikuläre und ventrikuläre Arrhythmien
- Anstieg von ZVD und MPAP
- variable HZV-Veränderungen.
In der Regel dauern die Symptome des Reperfusionssyndroms 5–15 min an.

Unmittelbar vor Reperfusion der Transplantatleber sollte mit 5–10 ml $CaCl_2$ 7,35 % behandelt werden, um der zu erwartenden **Hyperkaliämie** entgegenzuwirken (ggf. auch Gabe von $NaHCO_3$ 8,4 %). Vorher muss sichergestellt sein, dass das ionisierte Serum-Kalzium im Normbereich (1,0–1,3 mmol/l) liegt.

Nach der Reperfusion kann eine **arterielle Hypotension** auftreten. Häufige Ursachen: akute Rechtsherzdekompensation durch Luftembolie und/oder Thromboembolie.
Zur Gewährleistung einer ungestörten Funktionsaufnahme des Transplantats muss ein hoher **ZVD** (→ Beeinträchtigung des venösen Abflusses des Transplantats) vermieden werden.
Zur verbesserten Perfusion der neuen Leber trägt aus hämorheologischer Sicht ein **Hämatokrit** von 25–30 % bei.
Mit der Reperfusion tritt eine **Reperfusionskoagulopathie** auf. Die Konzentrationen aller Gerinnungsfaktoren fallen mehr oder minder ab. Für die Auslösung kommen folgende ursächliche Faktoren in Betracht:
- Einschwemmung von Gewebe-Plasminogenaktivator aus der Spenderleber
- disseminierte intravasale Gerinnung
- Freisetzung von Heparin aus der gespülten Spenderleber
- Dilutionseffekte durch die Spüllösung.
Bei guter Transplantatfunktion ist nach 30–90 min mit einer Verbesserung der Hämostasesituation zu rechnen.

Parameter zur Beurteilung der Transplantatfunktion:

- **O$_2$-Verbrauch:** Der in der anhepatischen Phase auf 25 % abgefallene O$_2$-Verbrauch sollte nach Reperfusion um 40–50 % ansteigen. Bleibt dieser Anstieg aus, besteht der Verdacht auf eine primäre Fehlfunktion des Transplantats.
- **Blutzucker:** Eine schwere persistierende Hypoglykämie nach Reperfusion weist ebenfalls auf eine schlechte Transplantatfunktion hin.
- **CO$_2$-Produktion.**
- **Plasma-Aminosäure-Spiegel.**
- **Plasma-Laktat-Spiegel.**
- **Galleproduktion:** Eine frühe Galleproduktion in ausreichender Menge und Qualität ist der beste intraoperative Hinweis auf eine gute Transplantatfunktion.
- **Säure-Basen-Haushalt:** Bei guter Transplantatfunktion ist postoperativ eine **metabolische Alkalose** die Regel (Metabolisierung von Laktat und Zitrat). Eine persistierende metabolische Azidose zeigt in der Regel eine Transplantatdysfunktion an und geht mit erhöhter Morbidität und Mortalität einher.

13.2.4 Lebertransplantation bei Kindern

Das anästhesiologische Management zur Lebertransplantation mit reduzierten Organen bei Kleinkindern muss die zahlreichen **Besonderheiten der Physiologie** dieser Altersgruppe berücksichtigen:

- Das Herz hat eine geringere Compliance und reagiert sensibler auf eine ventrikuläre Volumenüberlastung.
- Besonderes Augenmerk muss auf die Temperaturhomöostase gelegt werden, da Kleinkinder aufgrund ihrer größeren Relation von Körperoberfläche zu Körpergewicht sehr leicht eine Hypothermie entwickeln.
- Chronische Lebererkrankungen führen auch beim Säugling und Kleinkind zu Mangelernährung, portaler Hypertension mit Aszites und schwerer Beeinträchtigung der Lebersyntheseleistung. Die Neigung zu Hypoglykämien ist bei Kindern wesentlich stärker ausgebildet als bei Erwachsenen.

Einige **Aspekte der drei Transplantationsphasen** unterscheiden sich wesentlich bei Kindern und Erwachsenen:

- Intraabdominelle Verwachsungen z. B. durch vorausgegangene Kasai-Portoenterostomie erschweren die Präparationsphase und können zu erheblichen Blutverlusten führen.
- Das Abklemmen der großen Gefäße sowie die Transplantatreperfusion in der frühen neohepatischen Phase werden von Kindern wesentlich besser toleriert als von Erwachsenen.
- Die Rekonstruktion der Gallenwege ist aufgrund der kleinen anatomischen Verhältnisse, der Bauchdeckenverschluss aufgrund der relativ großen Spenderorgane aufwendiger.

Ein temporärer Verschluss der Bauchdecke, z. B. durch Einnähen eines Netzes, wird bei Beatmungsspitzendrücken über 30–35 cm H$_2$O vorgenommen, um aufgrund des hohen intraabdominellen Drucks Beatmungsschäden der Lunge und schwere Perfusionsstörungen des Transplantats zu vermeiden.

13.3 Nierentransplantation

13.3.1 Besonderheiten der Patientengruppe

Patienten mit chronischem Nierenversagen zeigen eine Vielzahl von pathophysiologischen Veränderungen und bedürfen aus diesem Grunde eines besonderen perioperativen Managements. Anästhesierelevant sind vor allem die Anämie, die Hypalbuminämie und die metabolische Azidose.

Parameter zur Beurteilung der Transplantatfunktion:
- O$_2$-Verbrauch
- Blutzucker
- CO$_2$- Produktion
- Plasma-Aminosäure-Spiegel
- Plasma-Laktat-Spiegel
- Galleproduktion
- Säure-Basen-Haushalt.

13.2.4 Lebertransplantation bei Kindern

Das anästhesiologische Management zur Lebertransplantation mit reduzierten Organen bei Kleinkindern muss die zahlreichen **Besonderheiten der Physiologie** dieser Altersgruppe berücksichtigen.

Einige **Aspekte der Transplantationsphasen** unterscheiden sich bei Kindern und Erwachsenen:
- Intraabdominelle Verwachsungen erschweren die Präparationsphase und können zu erheblichen Blutverlusten führen.
- Das Abklemmen der großen Gefäße sowie die Transplantatreperfusion in der frühen neohepatischen Phase werden von Kindern wesentlich besser toleriert als von Erwachsenen.
- Die Rekonstruktion der Gallenwege und der Bauchdeckenverschluss sind aufwendiger.

13.3 Nierentransplantation

13.3.1 Besonderheiten der Patientengruppe

Bei Patienten mit chronischem Nierenversagen sind v. a. folgende Faktoren anästhesierelevant:
- Anämie
- Hypalbuminämie
- metabolische Azidose.

Anämie: Die chronische Anämie führt über eine Anhebung der Herzfrequenz zur Steigerung des HZV.

Hypalbuminämie: Dadurch kann, zumindest bei Einsatz hoher Dosen, die Toleranz für Lokalanästhetika vermindert sein.

Azidose: Die Azidose verändert den dissoziierten Anteil vieler Medikamente und damit deren Wirkprofil. Außerdem führt sie zu einer erleichterten Abgabe von O_2 an das Gewebe.
Weitere klinische und laborchemische Befunde bei terminaler Niereninsuffizienz s. Tab. **B-13.4**.

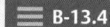 B-13.4

Anämie: Die Anzahl der Patienten mit einer gravierenden renalen Anämie (Hb 5–8 g/dl) hat sich in den letzten Jahren durch den Einsatz von Erythropoetin reduziert. Die chronische Anämie führt über eine Anhebung der Herzfrequenz zur Steigerung des HZV.

Hypalbuminämie: Die Hypalbuminämie bewirkt, dass ein höherer Anteil proteingebundener Pharmaka in freier Form im Plasma anzutreffen ist. Durch niedrige Konzentrationen von saurem α1-Glykoprotein und Albumin kann, zumindest bei Einsatz hoher Dosen, die Toleranz für Lokalanästhetika vermindert sein.

Azidose: Die Azidose verändert den dissoziierten Anteil vieler Medikamente und damit wiederum deren Wirkprofil. Andererseits führt die Azidose zu einer Rechtsverschiebung der O_2-Bindungskurve und damit zu einer erleichterten Abgabe von O_2 an das Gewebe.

Weitere klinische und laborchemische Befunde bei terminaler Niereninsuffizienz gibt Tab. **B-13.4** wieder.

≣ B-13.4	Klinische und laborchemische Befunde bei der terminalen Niereninsuffizienz
klinisch	*laborchemisch*
■ Tachykardie ■ art. Hypertonie ■ erhöhtes HZV ■ koronare Herzkrankheit ■ Pneumonie ■ Disposition für akute Infektionen ■ chronische Infektionen (HBV, HCV) ■ Neuropathien ■ sek. Hyperparathyreoidismus ■ erhöhte Knochenfragilität ■ gastrointestinale Ulzera	■ Anämie ■ Hypalbuminämie ■ metabolische Azidose ■ Hyponatriämie ■ Hyperkaliämie ■ Hypokalzämie ■ Hypermagnesiämie ■ Hyperlipidämie ■ Kreatinin und Harnstoff erhöht ■ Thrombozytopathie ■ Hyperglykämie

Ausschlusskriterien für Nierentransplantation sind HIV-Infektion, fortgeschrittene Herzinsuffizienz und Malignome.

13.3.2 Anästhesiologisches Management beim Nierenempfänger

Vorbereitung

Zur **Vorbereitung** eines terminal niereninsuffizienten Patienten gehört eine Dialysebehandlung innerhalb von 24 h vor der Operation.

▶ Merke

Da das Transplantat in der Regel von einem hirntoten Spender stammt, kann auf die **Einhaltung der Nüchternheitsgrenze** beim Empfänger normalerweise Rücksicht genommen werden.

Ausschlusskriterien für eine Nierentransplantation sind HIV-Infektion, fortgeschrittene Herzinsuffizienz und Malignome.

13.3.2 Anästhesiologisches Management beim Nierenspender

Vorbereitung

Zur **Vorbereitung** eines terminal niereninsuffizienten Patienten zur Transplantation gehört eine Dialysebehandlung innerhalb 24h vor der Operation. Dies ist insbesondere zur Normalisierung der bestehenden Hyperkaliämie erforderlich.

▶ **Merke:** Patienten, die unmittelbar nach der Dialyse anästhesiert werden, sind häufig hypovoläm und neigen nach Narkoseinduktion zu arteriellen Druckabfällen.

Da das Transplantat in der Regel von einem hirntoten Spender stammt und mit einer Konservierungslösung perfundiert wurde, beträgt die Ischämietoleranz der Transplantatniere bei Kühlung 24–48 h. Auf die **Einhaltung der Nüchternheitsgrenze** beim Empfänger kann daher normalerweise Rücksicht genommen werden. Bei Organspenden von Ehepartnern oder Verwandten erfolgt die Entnahme der Spenderniere unter elektiven Kautelen unmittelbar vor der Transplantation.

Lebendspender

Das Hauptrisiko des gesunden Nierenspenders besteht in der perioperativen **Blutung**, weshalb auf eine präoperative Eigenblutspende (2 EK) geachtet werden sollte.

Die Narkose wird in der Regel als **balancierte Anästhesie** durchgeführt. Hierbei kommen Opioide wie Fentanyl oder Sufentanil und volatile Anästhetika bevorzugt zum Einsatz.

Da Nierenspender einen akuten intraoperativen Verlust von 50 % des Nierenparenchyms erleiden, kann eine verzögerte Elimination nierengängiger **Narkotika** nicht ausgeschlossen werden. Daher bieten Pharmaka, die nach Spaltung durch Esterasen abgebaut und über Lunge und Leber metabolisiert oder ausgeschieden werden, eine höhere Sicherheit.

Zur **Relaxierung** bieten sich Cisatracurium, Mivacurium oder Rocuronium an. Vor dem Ausschalten der Spenderniere aus dem Kreislauf des Spenders muss auf eine ausreichende **Hydrierung** und eine normale **Natriumkonzentration** im Plasma geachtet werden. Hypotensive Phasen sollten ebenso vermieden werden wie der längerfristige Einsatz von Vasopressoren mit α-Rezeptorenstimulation wie Noradrenalin.

Die verbliebene Niere des gesunden Spenders kompensiert den Verlust der zweiten Niere in der Regel problemlos. Neben einer suffizienten Analgesie ist auf ein ausreichendes postoperatives Flüssigkeits- und Elektrolytangebot zu achten.

Monitoring: Zur besseren Überwachung des intraoperativen Volumenstatus wird ein zentraler Venenkatheter (ZVK) gelegt. Ansonsten genügt ein nichtinvasives Monitoring zur Überwachung des Lebendspenders.

Hirntote Spender

Die Präparation der Spendernieren erfolgt nach medianer Laparotomie in Rückenlage.

Eine **Anästhesie** von hirntoten Spendern ist nicht notwendig. Um spinal vermittelte Reflexe zu unterdücken, erfolgt eine **Relaxierung** mit einem nichtdepolarisierenden Muskelrelaxans. Die Spender werden mit einem Luft-O_2-Gemisch kontrolliert beatmet und normoventiliert. Die **Überwachung** eines ausreichenden intravasalen Flüssigkeitsvolumens erfolgt mittels ZVD-Messung und zentralvenöser Blutgasanalysen. Für die Substitution von Volumen eignen sich Kristalloide (isotonische Kochsalzlösung, Ringer-Lösung) und Kolloide. Vasopressoren wie Noradrenalin sollten aufgrund der renalen Vasokonstriktion möglichst nicht zum Einsatz kommen.

13.3.3 Anästhesiologisches Management beim Nierenempfänger

Vorbereitung

Bei der Nierenspende durch Verwandte oder den Ehepartner ist die Ischämiezeit der entnommenen Niere wesentlich kürzer, weil beide Eingriffe unmittelbar hintereinander oder zeitlich überlappend durchgeführt werden. Da es sich hierbei um langfristig geplante Operationen handelt, können Spender und Empfänger auch in diesem Falle optimal auf den Eingriff vorbereitet werden. Dazu gehören:

- **Hämodialysebehandlung** 12–24 h vor Anästhesie des niereninsuffizienten Empfängers (Gewichtskotrolle!).
- **Laborkontrolle** nach Beendigung der Dialyse: Hb-, Kreatinin- und Harnstoffkonzentration, Konzentrationen von Gesamteiweiß, Albumin und Elektrolyten, Gerinnungsstatus, bei digitalisierten Patienten Bestimmung des Digitalisspiegels.
- **Testung der Kompatibilität** von Empfänger und Spenderorgan: Neben der Untersuchung auf ABO-Blutgruppengleichheit erfolgt beim sog. „Cross-

Lebendspender

Das Hauptrisiko des gesunden Nierenspenders ist die perioperative **Blutung**. Auf eine Eigenblutspende sollte geachtet werden.
Die Narkose wird in der Regel als **balancierte Anästhesie** durchgeführt.

Narkotika, die nach Spaltung durch Esterasen abgebaut und über Lunge und Leber metabolisiert oder ausgeschieden werden, bieten eine höhere Sicherheit.

Bei der Nierenentnahme muss vor Ausschaltung der Spenderniere aus dem Spenderkreislauf auf eine ausreichende **Hydrierung** und eine normale **Natriumkonzentration** im Plasma geachtet werden. Hypotensive Phasen sollten vermieden werden.

Monitoring: Abgesehen von der Anlage eines ZVK genügt ein nichtinvasives Monitoring.

Hirntote Spender

Eine **Anästhesie** von hirntoten Spendern ist nicht notwendig. Um spinal vermittelte Reflexe zu unterdücken, erfolgt eine **Relaxierung** mit einem nichtdepolarisierenden Muskelrelaxans. Die **Überwachung** eines ausreichenden intravasalen Flüssigkeitsvolumens erfolgt mittels ZVD-Messung und zentralvenöser Blutgasanalysen. Für die Substitution von Volumen eignen sich Kristalloide und Kolloide.

13.3.3 Anästhesiologisches Management beim Nierenempfänger

Vorbereitung

Hierzu gehören:
- **Hämodialysebehandlung** 12–24 h vor Anästhesie des niereninsuffizienten Empfängers (Gewichtskotrolle!)
- **Laborkontrolle** nach Beendigung der Dialyse
- **Testung der Kompatibilität** von Empfänger und Spenderorgan.

Match" eine Verträglichkeitstestung zwischen Lymphozyten des Spenders und dem Serum des Empfängers.

▶ **Merke**

> ▶ **Merke:** Alle **Gefäßpunktionen** müssen aufgrund der erhöhten Infektanfälligkeit niereninsuffizienter Patienten und der bestehenden Immunsuppression unter sterilen Kautelen erfolgen. Bei der Durchführung ist darauf zu achten, dass die Punktion möglichst am Handrücken und **nicht auf der Seite des a. v. Shunts** erfolgt!

Prämedikation

Die orale Prämedikation erfolgt mit einem **Benzodiazepin** (z. B. Midazolam). Nierenempfänger sollten präoperativ einen **H$_2$-Blocker** erhalten.

Unmittelbar vor oder während der Operation werden **antibiotische Abdeckung** und **Immunsuppression** begonnen.

Prämedikation

Die orale Prämedikation erfolgt mit einem **Benzodiazepin** (z. B. Midazolam). Aufgrund der erhöhten Magensaftproduktion vieler niereninsuffizienter Patienten empfiehlt sich die Gabe eines **H$_2$-Blockers** (z. B. Ranitidin) in ausreichendem Abstand vor Anästhesieeinleitung. Blutdrucksenkende Medikamente werden nach Plan eingenommen.

Unmittelbar vor oder während der Operation wird eine **antibiotische Abdeckung** und eine **Immunsuppression** mit Kortikoiden und Cyclosporin A begonnen.

Narkoseeinleitung

Bei der Narkoseeinleitung kann es aufgrund der häufig bestehenden Hypovolämie zu gravierenden **Blutdruckabfällen** kommen.

Narkoseeinleitung

Bei Induktion einer Allgemeinanästhesie bei Patienten mit terminaler Niereninsuffizienz ist zu beachten, dass es aufgrund der reaktiven Senkung des HZV durch Hypnotika und Anästhetika sowie durch die meist vorbestehende Hypovolämie zu gravierenden **Druckabfällen** kommen kann. Dies ist bei Patienten mit chronischem Hypertonus und bei bestehender koronarer Herzkrankheit mit der Gefahr einer myokardialen und zerebralen Minderperfusion verbunden.

Eine opioidsupplementierte Anästhesieinduktion mit **Etomidat** scheint eine größtmögliche Kreislaufstabilität zu garantieren. Für die **Relaxierung** empfiehlt sich die Verwendung von Präparaten, die hauptsächlich über die Leber metabolisiert werden, wie z. B. Rocuronium, oder die alternativen Abbauwegen folgen, wie Cisatracurium und Mivacurium. Wegen der Kaliumfreisetzung und der daraus resultierenden Bradyarrhythmie-Neigung ist der Einsatz von Succinylcholin bei Kalium-Plasma-Konzentrationen über 5,5 mval/l kontraindiziert. Bei normalen Kaliumkonzentrationen kann Succinylcholin z. B. für eine Blitzeinleitung verwendet werden. Pancuronium sollte wegen der vorwiegend renalen Eliminiation nicht angewandt werden. Aus denselben Gründen sollte auf eine Antagonisierung nichtdepolarisierender Relaxanzien am Ende der Operation verzichtet werden.

Fortführung der Narkose

Die Aufrechterhaltung der Narkose erfolgt als **balancierte Anästhesie**.

Nahezu alle Anästhetika können über eine Reduktion des HZV und eine Senkung des arteriellen Druckes den Blutfluss in der Transplantatniere beeinträchtigen.

Fortführung der Narkose

Die Aufrechterhaltung der Narkose erfolgt als **balancierte Anästhesie**. Hierzu wird häufig mit einem Gemisch aus O$_2$, Luft und Isofluran beatmet. Eine Hyperventilation ist zu vermeiden, weil die resultierende respiratorische Alkalose zu einer Erhöhung der O$_2$-Affinität des Hämoglobins führt.

Bei nahezu allen Anästhetika muss berücksichtigt werden, dass sie zu einer Reduktion des HZV und zu einer Senkung des arteriellen Drucks führen und damit den Blutfluss in der Transplantatniere beeinträchtigen können. Dies gilt sowohl für volatile Anästhetika als auch für opioidsupplementierte Narkoseformen.

▶ **Merke**

> ▶ **Merke:** Während der gesamten Operation muss der Shunt-Arm sorgfältig unterpolstert gelagert werden. Aufgrund der Osteodystrophie und der damit verbundenen erhöhten Knochenfragilität muss eine Umlagerung der Patienten in Narkose sehr sorgsam durchgeführt werden. Alle aufliegenden Körperteile werden mit Polstern vor Druckschäden geschützt.

Monitoring

Das Monitoring des Patienten besteht aus **EKG**, **nicht invasiver Blutdruckmessung** (kontralateral zum Shunt-Arm), **Pulsoxymetrie** und **Kapnometrie**. Die **invasive Blutdruckmessung** sollte sich auf Patienten mit kardialen oder pulmonalen Risiken beschränken und im Bereich der A. femoralis angelegt werden, um die Gefäße der oberen Extremität für evtl. spätere Shunt-Anlagen zu schonen. Dabei ist zu beachten, dass intraoperativ die A. iliaca zur Anastomose der Transplantatniere vorübergehend abgeklemmt wird. Die arterielle Kanüle muss daher auf der kontralateralen Seite eingeführt werden.

Im Hinblick auf die Aufrechterhaltung stabiler Kreislaufverhältnisse und die Funktion der transplantierten Niere ist eine exakte perioperative Volumen- und Flüssigkeitsbilanzierung von entscheidender Bedeutung. Dies macht die Anlage eines **ZVKs** erforderlich.

Wegen der lebenslangen Immunsuppression des Empfängers im Rahmen der Nierentransplantation sollten nur bestrahlte, CMV-negative **EK** transfundiert werden. Eine Anhebung des Blutdruckes sollte bevorzugt durch Volumengabe erreicht werden. Führt dies nicht zum gewünschten Erfolg, ist der Einsatz von β-Sympathomimetika oder Substanzen wie Theoadrenalin der Applikation von α-Agonisten vorzuziehen. Letztere bewirken neben einer systemischen Vasokonstriktion auch einen erhöhten Widerstand im Bereich der großen Arterien, wodurch der Blutfluss zur Transplantatniere reduziert wird. Akute Hypotensionen sind auch im Hinblick auf die Konservierung des bestehenden arteriovenösen Shunts zu vermeiden.

Vor **Reperfusion** der Transplantatniere ist ein ZVD von 10–15 mmHg anzustreben. Die Diurese kann nach Anschluss der Anastomosen durch durch Schleifendiuretika und ggf. Mannit unterstützt werden. Eine sorgfältige perioperative Überwachung des Kaliumspiegels ist essenziell. Bei intraoperativem Kaliumanstieg > 5 mval/l wird eine Infusion von Insulin in 40%iger Glukoselösung unter engmaschiger Kontrolle des Blutzucker- und Kaliumspiegels eingesetzt. Bei hyperkaliämiebedingten Rhythmusstörungen werden Kalziumglukonat und 20%ige Natriumchlorid-Lösung als Antidot angewandt.

13.4 Pankreastransplantation

Die Transplantation des Pankreas wird meist simultan mit einer Nierentransplantation durchgeführt. Das Pankreas wird dabei intraperitoneal implantiert.

Indikation: terminale diabetische Nephropathie bei Typ-I-Diabetes.

Vorteil der Simultantransplantation:
- Herkunft beider Organe von einem Spender
- nur ein „Cross-Match" notwendig
- simultane Immunsuppression für beide Transplantate.

Anästhesiologisches Management: Das anästhesiologische Management bei Patienten, die eine simultane Pankreas- und Nierentransplantation erhalten, unterscheidet sich nicht maßgeblich von dem des Patienten bei Nierentransplantation. In der perioperativen Phase muss jedoch unbedingt eine engmaschige Kontrolle des Blutzuckers erfolgen.

Monitoring

Hierzu gehören:
- EKG
- nicht invasive Blutdruckmessung
- Pulsoxymetrie
- Kapnometrie
- invasive Blutdruckmessung bei Patienten mit kardialen oder pulmonalen Risiken.

Die Anlage eines **ZVKs** ist zur exakten perioperativen Volumen- und Flüssigkeitsbilanzierung erforderlich.

Aufgrund der lebenslangen Immunsuppression sollten nur bestrahlte, CMV-negative **Erythrozytenkonzentrate** transfundiert werden.

Vor **Reperfusion** der Transplantatniere ist ein ZVD von 10–15 mmHg anzustreben. Eine sorgfältige perioperative Überwachung des **Kaliumspiegels** ist essenziell.

13.4 Pankreastransplantation

Diese wird meist simultan mit einer Nierentransplantation durchgeführt.

Indikation: terminale diabetische Nephropathie bei Typ-I-Diabetes.

Vorteil der Simultantransplantation:
- Herkunft beider Organe von einem Spender
- nur ein „Cross-Match" notwendig
- simultane Immunsuppression für beide Transplantate.

Anästhesiologisches Management: Es unterscheidet sich nicht maßgeblich von dem bei Nierentransplantation. Allerdings müssen postoperativ engmaschige Blutzuckerkontrollen erfolgen.

13.5   Dünndarmtransplantation

Die Dünndarmtransplantation ist weiterhin eine Seltenheit.

Indikationen:

- kompletter Verlust des Dünndarms durch Mesenterialarterienabriss (Trauma)
- nekrotisierende Enterokolitis oder Volvulus im Kindesalter
- selten: Tumoren oder schwerste entzündliche Veränderungen (Morbus Crohn).

13.6   Knochenmarktransplantation

Indikationen:

- myeloproliferative Erkrankungen
- aplastische Anämie
- seltener bei metastasierenden Malignomen
- schwere angeborene Defekte (Thalassaemia major).

Durchführung: Die Entnahme von Knochenmark erfolgt zumeist aus den hinteren Beckenkämmen in Bauchlage. Es werden 1–1,5 l Aspirat benötigt.

Anästhesieverfahren: Der Eingriff kann in **Allgemein- oder** in **Regionalanästhesie** durchgeführt werden.

13.5 Dünndarmtransplantation

Die Dünndarmtransplantation ist eine Seltenheit und speziellen Zentren vorbehalten.

Indikationen:

- kompletter Verlust des Dünndarms durch Trauma (Mesenterialarterienabriss)
- im Kindesalter nekrotisierende Enterokolitis oder Volvulus
- selten erfolgen radikale Resektionen des Dünndarms aufgrund von Tumoren (Karzinoid) oder schwersten entzündlichen Veränderungen (Morbus Crohn).

13.6 Knochenmarktransplantation

Indikationen:

- myeloproliferative Erkrankungen (akute Leukämie, Hodgkin- und Non-Hodgkin-Lymphome)
- aplastische Anämie
- seltener bei metastasierenden Malignomen (z. B. Mammakarzinom, Melanom)
- schwere angeborene Defekte (Thalassaemia major).

Die Empfänger befinden sich auf der Isoliereinheit einer hämatoonkologischen Station. Als Spender für eine Knochenmarktransplantation kommen Fremdspender (homologe Knochenmarktransplantation), Familienangehörige (Familienspender) oder der Kranke selbst (autologe Knochenmarktransplantation) in Frage.

Durchführung: Die Entnahme von Knochenmark erfolgt in der Regel aus den hinteren Beckenkämmen, bei nicht ausreichender dorsaler Knochenmarkgewinnung auch aus den vorderen Beckenkämmen oder dem Sternum. Der Markraum des Spenders wird mit einer Kanüle punktiert, anschließend wird das Mark über eine 10ml- oder 20ml-Spritze aspiriert.

Um eine ausreichende Anzahl an regenerationsfähigen Knochenmarkstammzellen zu gewinnen, werden 1–1,5 l Aspirat benötigt. Das bedeutet, dass etwa 50–150 Einzelpunktionen notwendig sind.

Nach Filtration und Separation der hämatopoetischen Stammzellen in Speziallabors wird dem Empfänger das Stammzellkonzentrat i. v. transfundiert. Mit der eigentlichen Transplantation von Knochenmark im engeren Sinne kommt der Anästhesist somit nicht in Berührung, da diese auf spezialisierten hämatoonkologischen Stationen durchgeführt wird.

Anästhesieverfahren: Die etwa 60–90 min dauernde Knochenmarkentnahme kann in **Allgemein- oder Regionalanästhesie** erfolgen. Da der Eingriff in Bauchlage durchgeführt wird, erfordert insbesondere die Spinalanästhesie einen kooperativen Patienten, der sich in der Lage fühlt, den ganzen Eingriff hindurch auf dem Bauch zu liegen.

14 Anästhesie bei ambulanten Operationen

14   Anästhesie bei ambulanten
     Operationen

14.1 Einleitung

14.1   Einleitung

▶ **Definition:** Bei einer **ambulanten Operation** verbringt der Patient die Nächte vor und nach dem Eingriff zu Hause.

◀ **Definition**

Im Vergleich zu anderen Ländern mit ähnlichem Standard bei der Gesundheitsversorgung ist der Anteil ambulant durchgeführter Operationen in Deutschland noch vergleichsweise gering (Abb. **B-14.1**).

Abb. **B-14.1** gibt einen Überblick über den Anteil ambulanter Operationen in verschiedenen Ländern.

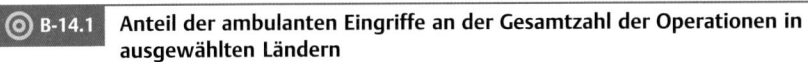 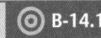

B-14.1   **Anteil der ambulanten Eingriffe an der Gesamtzahl der Operationen in ausgewählten Ländern**

B-14.1

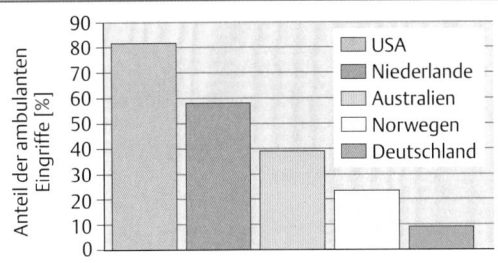

Bei ambulanten Eingriffen ist eine möglichst hohe Wirtschaftlichkeit der Leistungserbringung erforderlich. Gleichzeitig muss natürlich die Sicherheit der Patienten gewährleistet sein. Dies macht besondere organisatorische Rahmenbedingungen mit einem darauf abgestimmten anästhesiologischen Vorgehen notwendig.

Die Gewährleistung der Patientensicherheit bei möglichst wirtschaftlicher Leistungserbringung erfordert eine besondere Organisation mit entsprechend angepasstem anästhesiologischem Vorgehen.

14.2 Rahmenbedingungen für ambulante Operationen

14.2   Rahmenbedingungen
       für ambulante Operationen

Die Rahmenbedingungen für die Durchführung ambulanter Operationen sind in Deutschland in den so genannten **Dreiseitigen Verträgen** zwischen den Krankenkassen, der Deutschen Krankenhausgesellschaft und der Kassenärztlichen Bundesvereinigung geregelt. In der Neufassung vom 01.01.2004 fand dabei – nicht zuletzt auch aus Kostengründen – erstmals ein Paradigmenwechsel statt: In einer Anlage wurden Eingriffe aufgelistet, die prinzipiell ambulant durchgeführt werden sollen. Individuelle Indikationen, die eine Durchführung eines solchen Eingriffs unter stationären Bedingungen erforderlich machen, müssen in der Klinik schriftlich dokumentiert werden. Dies könnte auch in Deutschland zu einer Zunahme ambulanter Operationen führen. Tab. **B-14.1**

Die Rahmenbedingungen für die Durchführung ambulanter Operationen sind in Deutschland in den so genannten **Dreiseitigen Verträgen** zwischen den Krankenkassen, der Deutschen Krankenhausgesellschaft und der Kassenärztlichen Bundesvereinigung geregelt. Hier ist auch festgelegt, welche Operationen prinzipiell ambulant durchgeführt werden sollen. Tab. **B-14.1** zeigt die in Deutschland unter Beteiligung der Anästhesie am häufigsten durchgeführten ambulanten Eingriffe.

B-14.1   **Die in Deutschland unter Beteiligung der Anästhesie am häufigsten durchgeführten ambulanten Operationen (KBV Frequenzstatistik 1998)**

B-14.1

1. Abrasio uteri
2. Katarakt-OP
3. Adenotomie
4. Materialentfernung aus kleinen Knochen (Platten, Schrauben)
5. Arthroskopie
6. Leisten- und Nabelhernien-OP
7. Varizen-OP

gibt einen Überblick über die in Deutschland unter Beteiligung der Anästhesie am häufigsten durchgeführten ambulanten Eingriffe.

Rechtliche Rahmenbedingungen

Rechtliche Rahmenbedingungen

Für die Gewährleistung einheitlicher Sicherheitsstandards bei ambulanten Eingriffen gibt es entsprechende **Vorschriften, Richtlinien** und **Empfehlungen**.

Ambulante Eingriffe können in der Praxis des Operateurs, im Operationszentrum eines Anästhesisten oder mit dem Gesundheitsstrukturgesetz seit dem 01.01.1993 auch in ambulanten Operationssälen der Krankenhäuser durchgeführt werden. Um dabei einheitliche Sicherheitsstandards zu gewährleisten, wurden von den beteiligten Institutionen (Ärztekammern, Kassenärztliche Vereinigung, Deutsche Krankenhausgesellschaft, Bundesgesundheitsamt, Deutsche Gesellschaft für Medizinrecht) entsprechende **Vorschriften, Richtlinien** und **Empfehlungen** erlassen, die von allen Leistungserbringern verbindlich und nachprüfbar darzustellen sind.

Diese Rahmenbedingungen definieren **Voraussetzungen** für die Durchführung ambulanter Eingriffe im Hinblick auf räumliche Ausstattung, personelle Qualifikation und instrumentelle Anforderungen.

Diese Rahmenbedingungen definieren im Wesentlichen die **Voraussetzungen** für die Durchführung ambulanter Eingriffe im Hinblick auf
- räumliche Ausstattung,
- personelle Qualifikation und
- instrumentelle Anforderungen ($\rightarrow$ Monitoring, Möglichkeit zur Reanimation, etc.).

Operateur und Anästhesist entscheiden in jedem Einzelfall individuell, ob ein Eingriff ambulant durchgeführt werden kann.

Die Entscheidung, ob ein Eingriff ambulant durchgeführt werden kann, ist von Operateur und Anästhesist in jedem Einzelfall anhand der individuellen Gegebenheiten des jeweiligen Patienten zu treffen.

14.3 Besonderheiten der Patientengruppe

14.3 Besonderheiten der Patientengruppe

Bei der Selektion geeigneter Patienten sind **anästhesiologische** und **chirurgische Faktoren** sowie das **soziale Umfeld** des Patienten zu berücksichtigen (Tab. **B-14.2**).

Die Selektion geeigneter Patienten für ambulant durchzuführende Eingriffe ist der entscheidendste Punkt für den Erfolg ambulanter Operationen. Es gilt, dass der Patient durch die ambulante Durchführung des Eingriffes keinem höheren Gesamtrisiko ausgesetzt werden darf als bei stationärer Behandlung. Dabei sind nicht nur **anästhesiologische** und **chirurgische Faktoren** zu berücksichtigen, sondern auch das **soziale Umfeld** des Patienten. Tab. **B-14.2** gibt einen Überblick über die Voraussetzungen für ambulante Eingriffe.

Vor dem Eingriff muss durch Operateur und Anästhesist abgeklärt werden, ob im Anschluss eine qualifizierte häusliche Versorgung gewährleistet ist. Ggf. kann ein ambulanter Pflegedienst verordnet werden.

Die Verantwortung von Operateur und Anästhesist erstreckt sich dabei auch auf den unmittelbar postoperativen Zeitraum: Es muss vor dem Eingriff abgeklärt werden, ob im Anschluss eine qualifizierte Versorgung im häuslichen Bereich gewährleistet ist. Gegebenenfalls kann auch eine Krankenversorgung durch einen ambulanten Pflegedienst verordnet werden.

☰ B-14.2	**Voraussetzungen für ambulante Eingriffe**		
anästhesiologisch	*chirurgisch*		*sozial*
• Gesamtstatus ASA I–II • Einzelfallabwägung bei ASA III • keine akute Exazerbation von Grunderkrankungen • keine akuten Infekte	• begrenzte OP-Zeit (im Regelfall < 3 Std.) • minimales Blutungsrisiko • keine offene Laparotomie, keine intrathorakalen und -kraniellen Eingriffe • keine Eingriffe mit voraussehbarer Beeinträchtigung der Vitalfunktionen • Beschränkung auf etablierte OP-Techniken		• Bereitschaft des Patienten zu ambulanter OP • ausreichende Kooperationsfähigkeit • verantwortliche Transportbegleitung • erreichbare Wohnung mit Minimalstandard (Heizung, Licht, Küche, Bad, Toilette), Telefonanschluss • gesicherte Betreuung während der ersten 24 Stunden nach dem Eingriff

14.4 Vorbereitung

Die **Indikation** für die ambulante Durchführung einer Operation stellt primär der Operateur, erst danach wird der Patient dem Anästhesisten vorgestellt. Dies geschieht meist im Rahmen einer **Anästhesiesprechstunde** im Vorfeld der Operation. Bei standardisierter Vorgehensweise und einem eingespielten Team ist es prinzipiell möglich, die anästhesiologische Vorbesprechung erst direkt am Operationstag durchzuführen, wenn sich der Patient durch einen üblichen **Aufklärungsbogen** schon **vorab** informieren konnte und wenn dem Patienten ein jederzeit möglicher Rückzug von der Operation glaubhaft vermittelt werden kann. Bei Grenzfällen aus anästhesiologischer Sicht (z. B. ASA III) sollte sichergestellt sein, dass der Operateur den Anästhesisten frühzeitig einschaltet, auch um ungeplante OP-Verschiebungen zu vermeiden.

Allgemeine Anamnese, anästhesierelevante Vorgeschichte und körperliche Untersuchung des Patienten sind obligat und unterscheiden sich nicht vom Vorgehen bei stationären Operationen. Neben der Besprechung des Anästhesieverfahrens ist eine **Erklärung des allgemeinen Ablaufs** und der **postoperativen Besonderheiten** besonders wichtig. Die Aufklärung sollte daher in jedem Falle durch die Inhalte der Richtlinien der ambulanten Anästhesie ergänzt werden: Wichtig sind die **Notwendigkeit einer postoperativen Betreuung**, die **eingeschränkte Geschäftsfähigkeit** und insbesondere die **Aufhebung der Verkehrstüchtigkeit** für 24 Stunden. Nach einem entsprechenden Urteil über die eingeschränkte Einsichtsfähigkeit nach der Anästhesie ist es empfehlenswert, auch die Begleitperson über diese Einschränkungen aufzuklären und dies durch eine zusätzliche Unterschrift zu dokumentieren.

Da sich die Eingriffe in der Regel ohnehin auf **ASA-I–II-Patienten** beschränken, kann auf die Durchführung routinemäßiger apparativer Untersuchungen (EKG, Rö-Thorax) verzichtet werden. Abgesehen von den u. a. im Kapitel „Vorbereitung des Patenten zur Anästhesie" (s. S. 45) beschriebenen Ausnahmen wird eine eventuelle **Dauermedikation** morgens in üblicher Weise eingenommen; bei ASA-III-Patienten sollte das Vorgehen im Vorfeld innerhalb der Anästhesiesprechstunde individuell festgelegt und mit den Patienten besprochen werden. Eine **Prämedikation** ist meist nicht notwendig, kann aber bei Bedarf in Form kurzwirksamer Benzodiazepine problemlos verabreicht werden.

Patienten, die erst am späteren Vormittag operiert werden, können entsprechend den allgemeinen Richtlinien am Morgen noch bis zu 2 Stunden vor der Operation Tee oder klare Flüssigkeiten in geringen Mengen zu sich nehmen. Die letzte Mahlzeit muss 6 h zurückliegen.

14.5 Anästhesieverfahren

Die Wahl des geeigneten Anästhesieverfahrens richtet sich in erster Linie nach der Sicherheit für den Patienten, aber auch nach der Wirtschaftlichkeit der Leistungserbringung und der damit verbundenen stringenten Organisation der Abläufe in einem ambulanten Operationssaal. Prinzipiell kommen dabei alle auch bei den stationären Operationen möglichen Anästhesieverfahren in Frage. **Wichtig** ist, dass der Patient postoperativ möglichst schnell einen Zustand **adäquater Vigilanz** erreicht und **keine Schmerzen** oder **unerwünschte Nebenwirkungen** von den Anästhetika hat.

14.5.1 Allgemeinanästhesie

Die Anforderung der **guten Steuerbarkeit** steht hierbei ganz im Vordergrund. Die folgenden beiden Methoden kommen zur Anwendung:
- **Balancierte Inhalationsanästhesie:** Hier empfehlen sich aufgrund der vorteilhafteren An- und Abflutung vor allem **Desfluran** und **Sevofluran**.
- **Total intravenöse Anästhesie** (TIVA) mit **Propofol**.

14.4 Vorbereitung

Die anästhesiologische Voruntersuchung erfolgt im Vorfeld der Operation im Rahmen einer **Anästhesiesprechstunde.**

Während der anästhesiologischen Voruntersuchung erfolgt auch die **Erklärung des allgemeinen Ablaufs** und der **postoperativen Besonderheiten.** Diese umfassen u. a. die **Notwendigkeit einer postoperativen Betreuung**, die **eingeschränkte Geschäftsfähigkeit** und insbesondere die **Aufhebung der Verkehrstüchtigkeit** für 24 Stunden.

Da sich die Eingriffe in der Regel auf **ASA-I–II-Patienten** beschränken, kann auf ein präoperatives EKG und einen Rö-Thorax verzichtet werden. Eine **Prämedikation** ist meist nicht notwendig.

Bis zu 2 h vor der Operation dürfen die Patienten geringe Mengen Flüssigkeit zu sich nehmen. Die letzte Mahlzeit muss 6 h zurückliegen.

14.5 Anästhesieverfahren

Der Patient sollte postoperativ möglichst schnell einen Zustand **adäquater Vigilanz** erreichen und **keine Schmerzen** oder **unerwünschte Nebenwirkungen** von den Anästhetika haben. Prinzipiell kommen alle auch bei den stationären Operationen möglichen Anästhesieverfahren in Frage.

14.5.1 Allgemeinanästhesie

Die **gute Steuerbarkeit** steht bei der Wahl des Anästhesieverfahrens im Vordergrund. Zur Anwendung kommen eine **balancierte Inhalationsanästhesie** mit Desfluran oder Sevofluran oder eine **TIVA** mit Propofol.

Bei beiden Verfahren können folgende Opioide eingesetzt werden:
- Remifentanil (→ am besten steuerbar)
- Alfentanil (→ etwas länger wirksam als Remifentanil)
- Fentanyl (→ günstigstes Wirkprofil).

Falls nötig, kann das **Muskelrelaxans Mivacurium** appliziert werden.

Vorteile der Inhalationsanästhesie gegenüber der TIVA:
- die **Elimination** ist aktiv steuerbar → höhere Vigilanz unmittelbar postoperativ
- die **aktuelle Wirkkonzentration** ist endtidal permanent messbar → Narkose kann flacher gehalten werden.

Beatmung: Mit einer **Larynxmaske** kann eine einfache und schnelle Sicherung der Atemwege erreicht werden. In den meisten Fällen gewährleistet die Spontanatmung eine adäquate Ventilation.

14.5.2 Regionalanästhesieverfahren

Periphere Leitungsanästhesien

Periphere Leitungsanästhesien gewährleisten gleichzeitig eine **postoperative Schmerztherapie.**

Es kommen alle Verfahren zur **Nervenblockade** an der oberen und unteren Extremität (s. S. 219) zum Einsatz. Sind frühere Einbestellzeiten aufgrund der längeren Anschlagzeit zur Vermeidung von Stillstand im OP organisatorisch nicht möglich, bietet sich die **intravenöse Regionalanästhesie** (s. S. 244) an.

Die Anwendung von peripheren **Kathetertechniken** erfordert eine sorgfältige Abwägung der Vorteile und Risiken.

▶ Merke

Nach **Blockade der unteren Extremität** muss vor Entlassung eine ausreichende **Mobilisierung des Patienten** gewährleistet sein.

Für die bei beiden Verfahren eingesetzten **Opioide** gilt: Die kontinuierliche Gabe von **Remifentanil** über Perfusor erfüllt das Anforderungsprofil der guten Steuerbarkeit sicher am besten, allerdings ist seine Verwendung nur innerhalb eines ausreichenden postoperativen Schmerzkonzeptes, oder bei postoperativ sehr schmerzarmen Eingriffen empfehlenswert. Dies gilt prinzipiell ebenso für das etwas länger wirkende **Alfentanil**. Das insgesamt günstigste Wirkprofil hat sicherlich **Fentanyl**, das in der Regel eine Schmerzreduktion bis in den unmittelbar postoperativen Bereich sicherstellt. Zur postoperativen Schmerztherapie s. S. 655.

Falls nötig, kann bei beiden Verfahren ein **Muskelrelaxans** appliziert werden, wobei aufgrund seiner kurzen Wirksamkeit in der Regel **Mivacurium** bevorzugt wird.

Vorteile der Inhalationsanästhesie gegenüber der TIVA:
- Die **Elimination** ist aktiv steuerbar und sichert gerade unmittelbar nach der Operation eine höhere Vigilanz des Patienten.
- Die **aktuelle Wirkkonzentration** ist endtidal permanent messbar und interindividuell nur sehr geringen Schwankungen unterworfen. Dies ermöglicht bei der Tendenz, die Narkose eher flacher zu halten, eine größere Sicherheit im Hinblick auf intraoperative Wachheit.

Beatmung: Bei einem Großteil der Eingriffe kann mit einer **Larynxmaske** eine einfache und schnelle Sicherung der Atemwege erreicht werden. In den meisten Fällen ist unter **Spontanatmung** eine adäquate Ventilation gewährleistet. Prinzipiell ist aber auch eine assistierte Beatmung oder positive Druckbeatmung (Druckniveau < 20 mmHg) möglich.

14.5.2 Regionalanästhesieverfahren

Periphere Leitungsanästhesien

In der ambulanten Anästhesie sind gerade periphere Verfahren der Regionalanästhesie eine ideale Möglichkeit, die Operation durchführen zu können und gleichzeitig eine **postoperative Schmerztherapie** zu gewährleisten.
Abhängig vom operativen Eingriff kommen alle Verfahren zur **Nervenblockade** an der oberen und unteren Extremität (s. S. 219) in Frage. Angewendet werden in diesen Fällen **Lokalanästhetika mit längerer Wirkdauer** wie z. B. Ropivacain (Naropin®) oder Bupivacain (Carbostesin®). Aufgrund der längeren Anschlagzeit ist eine entsprechend frühzeitigere Einbestellung der Patienten von entscheidender Bedeutung, da sonst Stillstandszeiten im Operationssaal riskiert werden. Kann dies aus organisatorischen Gründen nicht gewährleistet werden, bietet sich das sichere und einfache Verfahren der **intravenösen Regionalanästhesie** (s. S. 244) an.
Die Anwendung von peripheren **Kathetertechniken**, die auch postoperativ zur Schmerztherapie eingesetzt werden, erfordert im ambulanten Bereich eine sehr genaue Abwägung der Vorteile und Risiken und sollte daher nur in einem gut organisierten Bereich mit entsprechend ausgebildeten und in der Methode erfahrenen Ärzten eingesetzt werden.

▶ **Merke:** Kein Einsatz zentraler Kathetertechniken in der ambulanten Anästhesie!

Das Abwarten der kompletten motorischen und sensorischen Remission bis zur Entlassung aus dem Aufwachraum ist nach Eingriffen an der **oberen Extremität** nicht notwendig, allerdings sollte die **Blockade deutlich rückläufig** sein. Nach Blockadetechniken an der **unteren Extremität** muss eine ausreichende **Mobilisierung des Patienten** gewährleistet sein.

Zentrale Leitungsanästhesien

Während die **Periduralanästhesie** bei ambulanten Eingriffen praktisch kaum indiziert ist, kann die **Spinalanästhesie** bei entsprechenden operativen und patientenbezogenen Voraussetzungen sicher angewendet werden.

Um eine komplette Remission der Motorik in einem adäquaten Zeitraum sicherstellen zu können, werden ausschließlich **kurz wirksame Lokalanästhetika** wie z. B. Mepivacain (Scandicain®) angewendet.

Wichtig ist, die Inzidenz **postspinaler Kopfschmerzen** möglichst gering zu halten. Da naturgemäß eine länger dauernde postoperative Flachlagerung des Patienten nicht gewährleistet werden kann, werden zur Punktion ausschließlich dünne Kanülen (> 24 G) mit atraumatisch geschliffener Spitze verwendet. Um keine **Blasenlähmung** zu übersehen, sollten die Patienten vor Entlassung auf der Toilette gewesen sein.

Eine elegante Methode für ambulante Eingriffe ist die **unilaterale Spinalanästhesie** bei Verwendung geringer Mengen **hyperbarer Lokalanästhetika** (z. B. 1 ml Bupivacain [Carbostesin®] 0,5 %).

Zentrale Leitungsanästhesien

Die **Periduralanästhesie** ist im Gegensatz zur **Spinalanästhesie** bei ambulanten Eingriffen kaum indiziert.

Es werden ausschließlich **kurz wirksame Lokalanästhetika** verwendet.

Zur Vermeidung **postspinaler Kopfschmerzen** werden zur Punktion ausschließlich dünne Kanülen (> 24 G) mit atraumatisch geschliffener Spitze verwendet.

Besonders elegant ist die **unilaterale Spinalanästhesie** unter Verwendung **hyperbarer Lokalanästhetika**.

14.6 Postoperatives Management

Eine adäquate postoperative Überwachung in einem entsprechend ausgestatteten Aufwachraum ist integraler Bestandteil auch bei der ambulanten Patientenversorgung. Das **Monitoring** kann sich auf nicht invasive Blutdruckmessung, Pulsoxymetrie und EKG beschränken. Um Komplikationen, die eine Entlassung verzögern oder eventuell verhindern könnten, von vornherein zu minimieren bzw. besser ganz zu vermeiden, muss die anästhesiologische Vorgehensweise im Sinne eines gut organisierten multimodalen Gesamtkonzepts standardisiert sein.

14.6 Postoperatives Management

Eine adäquate postoperative Überwachung in einem entsprechend ausgestatteten Aufwachraum ist integraler Bestandteil auch bei der ambulanten Patientenversorgung. Das **Monitoring** kann sich auf nicht invasive Blutdruckmessung, Pulsoxymetrie und EKG beschränken.

14.6.1 Übelkeit und Erbrechen (PONV)

Die Vermeidung von PONV spielt gerade in der ambulanten Anästhesie eine entscheidende Rolle. Informationen hierzu finden Sie auf S. 253.

14.6.1 Übelkeit und Erbrechen (PONV)

Informationen hierzu s. S. 253.

14.6.2 Schmerztherapie

Durch eine **präemptive** (vorbeugende) **Analgesie** soll das Auftreten von postoperativ starken Schmerzen weitestgehend vermieden werden. Im Gegensatz zur postoperativen Schmerztherapie bei stationären Patienten stellen Opiate aufgrund ihrer Nebenwirkungen (Übelkeit, Erbrechen, Sedierung, Kreislaufdepression) nicht die Substanzklasse der ersten Wahl dar.

Neben bereits beschriebenen regionalanästhesiologischen Verfahren, die auch zusätzlich zu einer Allgemeinanästhesie durchgeführt werden können, ist die **Infiltrationsanästhesie des Operationsbereiches** oder die **Instillation von Lokalanästhetika** in operierte Gelenke eine einfache, aber sehr wirksame Maßnahme. Zur systemischen Schmerztherapie werden in erster Linie **Analgetika mit antipyretischer Wirkung** eingesetzt (Tab. **B-14.3**). Die orale Verabreichung von Analgetika ist den Patienten postoperativ meist angenehmer.

14.6.2 Schmerztherapie

Durch eine **präemptive Analgesie** soll das Auftreten von postoperativ starken Schmerzen vermieden werden. Opiate sind aufgrund ihrer Nebenwirkungen bei ambulanten Patienten nicht Mittel der Wahl.

Auch die **Infiltrationsanästhesie des Operationsbereiches** oder die **Instillation von Lokalanästhetika** in operierte Gelenke sind wirksam. Zur systemischen Schmerztherapie werden in erster Linie **Analgetika mit antipyretischer Wirkung** eingesetzt (Tab. **B-14.3**).

☰ B-14.3	Beispiel für eine praktische Vorgehensweise
Zeitpunkt	**Medikament/Dosierung**
präoperativ	▪ Piroxicam 20 mg i. m. (länger wirksam) oder sublingual
intraoperativ	▪ Fentanyl i. v. 0,1–0,2 mg ▪ Wundinfiltration 10 ml Bupivacain 0,25 %
postoperativ	▪ oral Ibuprofen 400–600 mg ▪ evtl. zusätzlich Metamizol 1 g oder Perfalgan 1 g als Kurzinfusion ▪ bei Bedarf zusätzlich 30 Tramadol-Tropfen

☰ B-14.3

Nach dem Arzneimittelverordnungsgesetz darf der aktuelle Tagesbedarf an Medikamenten dem Patienten in ambulanten Einrichtungen nicht mitgegeben werden.

Wichtig ist, dass entsprechend des Arzneimittelverordnungsgesetzes bei ambulanten Einrichtungen im Gegensatz zu Krankenhäusern dem Patienten auch nicht der aktuelle Tagesbedarf an Medikamenten mitgegeben werden darf. Eine entsprechende präoperative Verordnung durch Rezept ist daher sicherzustellen.

14.6.3 Allgemeine Versorgung

Für die postoperative Überwachung und Versorgung sind der Anästhesist und Chirurg gleichermaßen verantwortlich. Vor Entlassung ist eine **Abschlussuntersuchung** durchzuführen. **Mögliche Komplikationen** und konkrete **Verhaltensregeln für den Notfall** sind mit dem Patienten zu besprechen.

14.6.3 Allgemeine Versorgung

Prinzipiell sind für die postoperative Überwachung und Versorgung der Anästhesist und Chirurg gleichermaßen verantwortlich. Neben der anästhesiologischen Überwachung der Vitalparameter ist von chirurgischer Seite auf eine adäquate Lagerung, Verbandskontrolle und eventuell auftretende Nachblutungen zu achten. Aus forensischen Gründen empfiehlt sich in der Praxis eine exakte Definition und Abgrenzung der Zuständigkeitsbereiche mit entsprechender Dokumentation. Beide Fachgebiete müssen verpflichtend vor Entlassung eine **Abschlussuntersuchung** durchführen und diese dokumentieren. **Mögliche Komplikationen** und konkrete **Verhaltensregeln für den Notfall** sind mit dem Patienten zu besprechen und am besten in Form eines Informationsblattes mit einer Notfalltelefonnummer mitzugeben.

▶ **Klinischer Fall**

▶ **Klinischer Fall.** Nachfolgend ist der typische Ablauf bei einer ambulant durchgeführten Kniegelenkarthroskopie aufgeführt:

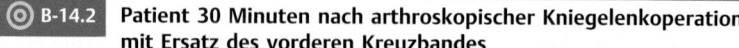

8.30 h	Patient einbestellt, administrative Aufnahme
8.40 h	Besprechung mit der Anästhesie
8.50 h	Umziehen und pflegerische Vorbereitung (Rasieren etc.)
9.00 h	Patient wird in den OP gebracht und gelagert
9.05 h	Einleitung der Anästhesie (Fentanyl 0,15 mg, Propofol 200 mg, Platzieren der Larynxmaske, Desfluran exspiratorisch 6 Vol % in 100 % O_2), Anlage der Blutsperre
9.10 h	OP-Beginn
9.30 h	OP-Ende
9.40 h	Ankunft im Aufwachraum
10.15 h	nach Wunsch Tee/Kaffee und Toast (oder Brezel, s. Abb. **B-14.2**), Analgetika oral
11. 00 h	Besprechung OP-Befund und Verhaltenshinweise seitens des Chirurgen
11.10 h	Besprechung, Verhaltenshinweise seitens des Anästhesisten
11.40 h	Abschlussuntersuchung mit entsprechender Dokumentation, Entlassung

◎ **B-14.2**

◎ **B-14.2** **Patient 30 Minuten nach arthroskopischer Kniegelenkoperation mit Ersatz des vorderen Kreuzbandes**

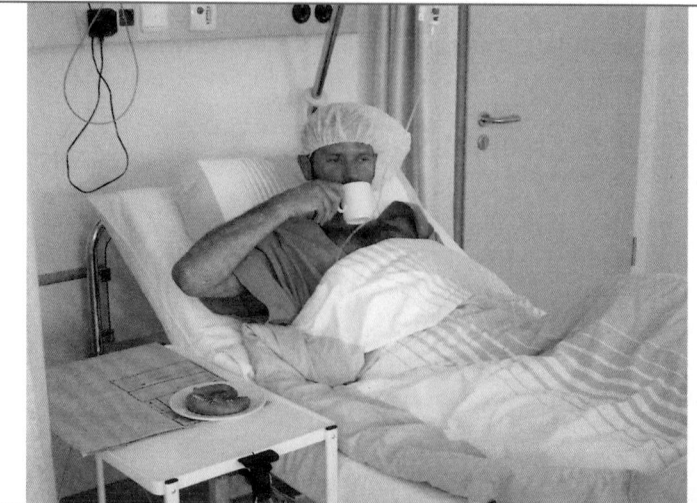

C

Intensivmedizin
Notfallmedizin
Schmerztherapie

▶ **Definition**

Die Gesamtzahl der Intensivbetten liegt heute um etwa 30 % höher als noch vor 10 Jahren und muss mit rund 140.000 Betten veranschlagt werden. In **Deutschland** gibt es z. Zt. **1.500 Intensivstationen in 1.350 Krankenhäusern.**

Kosten: Die Intensivstationen verursachen in Deutschland rund **5,5 Milliarden Euro pro Jahr** an Kosten. Bei einigen Krankenhäusern beansprucht der Betrieb der Intensivstation bis zu 30 % vom Gesamtbudget des Klinikums.
Es entwickelt sich ein neuer Typ von Intensivstation, die so genannte **interdisziplinäre Intensivstation**, die überwiegend interdisziplinär versorgt wird.

Durch **gezieltes Risikomanagement** und komplette **Erfassung der Begleiterkrankungen** entstehen weniger Komplikationen, Verweildauer und Gesamtbehandlungskosten sinken.

Organisation: Die Anwendung modernster Methoden in der Intensivmedizin setzt organisatorische, räumliche und apparative Gegebenheiten voraus. Erforderlich ist

1 Intensivmedizin

1.1 Grundlagen der Intensivmedizin

1.1.1 Einführung

▶ **Definition:** Intensivbehandlung bedeutet Anwendung aller therapeutischer Möglichkeiten zum temporären Ersatz gestörter oder ausgefallener vitaler Organfunktionen bei gleichzeitiger Behandlung des diese Störungen verursachenden Grundleidens (*Lawin* 1994).

Nicht nur qualitativ, auch quantitativ gewinnt die intensivmedizinische Behandlung von kritisch kranken Patienten zunehmend an Bedeutung. Von den derzeit ca. 1.500 Akutkrankenhäusern in **Deutschland** weisen rund **1.350 Kliniken Intensivbetten** aus. Die Gesamtzahl der Intensivbetten liegt heute um etwa 30 % höher als noch vor 10 Jahren und muss mit rund 140.000 Betten veranschlagt werden. Dies bedeutet, dass jährlich in Deutschland rund 1,3 Millionen Patienten auf Intensiveinheiten behandelt werden. Man kann heute davon ausgehen, dass rund 90 % der Patienten nach Beseitigung z. T. erheblicher vitaler Störungen wieder entlassen werden können.

Kosten: In jedem Krankenhaus der Zentralversorgungsstufe ist das Kompetenzzentrum Intensivmedizin Dreh- und Angelpunkt der Krankenhausmedizin, allein schon wegen der Kostenintensität. Die zentrale Stellung der Intensivstationen in der Krankenhauswirtschaft unterstreichen aktuelle Zahlen: In Deutschland gibt es zurzeit circa 1.500 Intensivstationen an Krankenhäusern. Diese verursachen rund **5,5 Milliarden Euro** Kosten **pro Jahr**. Dies sind rund 13 % des Gesamtbudgets in Höhe von rund 43 Milliarden Euro, die die Krankenkassen jährlich für die stationäre Krankenhausversorgung aufwenden. Da die derzeitigen Klinikbudgets nur mäßig erweitert werden und im Übrigen seit 2005 das Diktat der DRG-basierten Pauschalpreise gilt, ist es oberstes Gebot der Führung eines Klinikbetriebs, vor allem die Liegezeit auf den teuren Intensivstationen weiter zu verringern. Gefragt ist deshalb ein neuer Typus von Intensivstationen, die so genannte **interdisziplinäre Intensivstation**, die überwiegend interdisziplinär versorgt wird. Außerdem müssen postoperative Komplikationen gezielt verringert werden. Bei einigen Krankenhäusern beansprucht der Betrieb der Intensivmedizin bis zu 30 % des Gesamtbudgets des Klinikums. In Deutschland werden zurzeit mehr als 6,6 Millionen Intensivbehandlungstage mit den Kostenträgern abgerechnet. Längst ist die Intensivstation nicht mehr ausschließlich ein Ort zur Behandlung von Schwerverletzten oder Intoxikationen. Auch hat sie ihre Rolle als reine Beatmungsstation verloren. Bei Krankenhäusern der Zentralversorgung beträgt die mittlere Verweildauer auf Intensivstationen vier Tage. Rund 38 % der intensiv behandelten Patienten werden nur 24 Stunden lang intensiv versorgt. Ein besonderes Problem ist allerdings die Zahl der „Langlieger" auf Intensivstationen, insbesondere bei Krankenhäusern der Maximalversorgung und Universitätskliniken. Die Kosten der Intensivstation je Tag betragen z. Zt. durchschnittlich 1050 Euro, 11.500 Euro je Fall.
Oberstes Gebot beim Betrieb einer **Intensivstation** sind deshalb ein **gezieltes Risikomanagement** und eine komplette **Erfassung der Begleiterkrankungen**. Dadurch entstehen weniger Komplikationen, die Verweildauer wird verkürzt und die Gesamtbehandlungskosten sinken.

Organisation: Die Anwendung modernster Methoden in der Intensivmedizin setzt bestimmte organisatorische, räumliche und apparative Gegebenheiten voraus. Zwingend erforderlich ist deshalb die Schaffung spezieller Betteneinheiten, die den erheblichen Investitions- und Betriebskosten gerecht werden.

Im Gegensatz zu den sonstigen Strukturen eines Krankenhauses mit seinen früher traditionell fachgebundenen Einrichtungen werden in der Intensivmedizin **fachübergreifende Strukturen** notwendig. Je nach Größe des Krankenhauses haben sich verschiedene Organisationsformen der Intensivmedizin entwickelt.

In einem Krankenhaus sollte sich die **medizinische Versorgung** idealerweise dem **Schweregrad** und **Verlauf** der **Erkrankung anpassen** und dementsprechend müsste sich die Versorgungsqualität und -intensität flexibel steigern bzw. absenken lassen. Diesem Ziel einer flexiblen Anpassung der Personaldichte an die Behandlungsintensität sind wir bis heute nicht wesentlich näher gekommen, denn Gesundheit und Krankheit sind zwei Grenzbereiche, deren Spannbreite zwischen absoluter Gesundheit und intensivtherapiebedürftiger Erkrankung liegt. Bisher wird versucht diesem Anspruch mit einer zweistufigen Graduierung in Form von Intensivtherapie und Normalstation gerecht zu werden.

Die fehlende Anpassung der Pflegeintensität an die Krankheitsbilder hat zu einer Krise der Intensivmedizin, präziser gesagt zu einer **Krise** der **Intensivbettenverfügbarkeit** geführt. Aufgrund der demographischen Entwicklung der Bevölkerung mit der Folge zunehmender altersbedingter Polymorbidität sowie der klinischen Adaptation an den medizinischen Fortschritt besteht in Zukunft ein höherer Bedarf an Intensivbetten. Dem gegenüber steht ein Mangel an Pflegekräften und demnächst auch an Ärzten, wenn man den aktuellen Publikationen glaubt. Mit dem ständig steigenden Belegungsdruck auf die Intensivbetten und der sich weiter etablierenden nichtinvasiven Beatmung ist es notwendig zu überlegen, ob die heutigen Organisationsformen und die Bereitstellung von Intensivbetten und Betten auf der Normalstation den aktuellen Bedürfnissen der Medizin gerecht werden.

Weiterentwicklung: Die Fortschritte der medizinischen Möglichkeiten erfordern heute eine weitere Stufe im Behandlungskonzept, die weder zu einer Blockade der Intensivtherapiestation führt noch eine Fehlbelegung der Normalstation zur Folge hat. International gesehen wurden schon früh ähnliche Graduierungen in Form eines **dreistufigen Behandlungskonzeptes** vorgenommen. Konsequenterweise fokussiert sich das heutige Interesse in Deutschland auf **Intermediate Care-Betten** als ein Mittel, um die allzu große Last von den Normalstationen zu nehmen und die inadäquate Nutzung der vorhandenen Intensivstationen zu verbessern (Abb. **C-1.1**).

Diese negativen personellen Entwicklungen und der zunehmende ökonomische Druck, der auf den Krankenhäusern lastet, führt zu ständig neuen Überlegungen, welche Betreuungsformen postoperativ am effizientesten sein könnten. Hierbei sollten folgende **medizinisch** und **ökonomisch** geprägten **Ziele:**

- **Qualitätssteigerung** oder -**sicherung** des Behandlungsprozesses sowie
- **Einsparung** durch Verweildauerreduktion und Verzicht auf Überkapazitäten

nicht aus den Augen verloren werden.

Die auch schon früher existierende „Intensivobservation", sowohl auf separaten Observationsstationen als auch in Form von Observationsplätzen auf Intensivtherapiestationen, entsprachen und entsprechen der heutigen „Intermediate Care".

Derzeit werden meistens **drei** Grade der medizinischen Versorgung so genannte „**Behandlungsstufen**" aufgezeigt mit unterschiedlicher Überlappung und Verzahnung insbesondere zwischen Intensivtherapie und Intermediate Care:

1. Intensivtherapie
2. Intermediate Care (IMC)
3. Normal-/Minimalpflege.

Unter „**Intensivüberwachung**", „**Intensivobservation**" oder heute üblich und besser „**Intermediate Care**" verstehen wir, dass schwerkranke Patienten in ihren vitalen Funktionen überwacht werden, wie z. B. nach einem großen operativen Eingriff an zwei Körperhöhlen oder nach einem frischen Herzinfarkt.

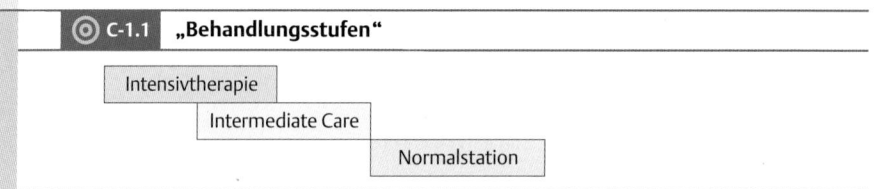

Die personelle Ausstattung der Intermediate-Care-Station stellt im Bereich der Pflege ein wesentliches Merkmal zur Differenzierung zwischen Intermediate Care und Intensivtherapie dar.

Die fachliche Aufsicht einer Intermediate-Care-Station sollte von einem ausgewiesenen Intensivmediziner wahrgenommen werden, der zwar nicht ständig anwesend, aber zumindest in unmittelbarer Rufbereitschaft sein muss. Die Intermediate-Care-Station muss 7 Tage in der Woche betrieben werden.

In Bezug auf das Monitoring lassen sich zwischen dem Intermediate-Care- und Intensivtherapie-Bereich nur unscharfe Grenzen ziehen. **Nichtinvasives Monitoring**, d. h. Detektion von:

- Arrhythmie/ST-Strecke,
- Hypoventilation,
- Hypoxie sowie
- Blutdrucküberwachung

sind essenzielle Monitoringformen für beide Bereiche. Auf einer Intermediate-Care-Station sollten im Bereich des invasiven Monitorings die Messung des zentralen Venendrucks und die arterielle Druckmessung möglich sein. Auf einer IMC kann maximal eine vasoaktive Substanz kontinuierlich intravenös appliziert werden, bei höherem Bedarf ist eine intensivmedizinische Überwachung erforderlich. Eine neurologische Überwachung muss auf jeder IMC möglich sein.

Beatmung, sei es als invasive oder nichtinvasive Technik, **kontinuierliche extrakorporale Verfahren** sowie jedes **erweiterte Monitoring**, z. B. Pulmonaliskatheter, bedürfen in jedem Fall einer **Intensivtherapie**.

▶ **Merke:** Letztlich gehören alle Patienten, die einer unmittelbaren therapeutischen Maßnahme bedürfen, auf eine Intensivtherapiestation. Nur der Patient, der ausschließlich einer kontinuierlichen Überwachung bedarf, ist ausreichend sicher auf einer Intermediate-Care-Station versorgt.

Die Betriebskosten eines normalen Klinikbettes liegen bei durchschnittlich 200 Euro pro Tag; der Betrieb eines Bettes in einer Intermediate-Care-Station kostet ca. 450 Euro (bei sechs Betten). Dagegen betragen die Betriebskosten je Intensivbett ca. 1.400 Euro (bei 12 Betten je Intensivstation).

Die übergeordnete Bezeichnung **Intensivmedizin** bezieht sich auf die Begriffe Intensivtherapie und IMC. Die **Intensivtherapie** beinhaltet neben der IMC die Therapie von sämtlichen gestörten Vitalfunktionen, die z. B. einen temporären Ersatz (künstliche Beatmung, Hämofiltration etc.) benötigen. Der vierte Begriff ist die **Intensivpflege**, die in die drei genannten integriert ist.

In der Vergangenheit wurden Intensivstationen aus ärztlicher und pflegerischer Sicht am besten in einer Größenordnung von 10 bis 12 Betten geführt. Unter ökonomischen Gesichtspunkten sollten heute **Intensivstationen mindestens 16 Betten** haben, um einen rationellen Personaleinsatz zu ermöglichen. Eine qualitativ hochwertige und fachgerechte Versorgung der Intensivpatienten hängt zwangsläufig von der personellen Ausstattung der Station ab. Für die **ärztliche Besetzung** einer Intensivbehandlungseinheit wird **ein Arzt pro 2 Betten** unter der Prämisse gerechnet, dass ein 24-Stunden-Dienst an 7 Tagen durchgeführt wird. Die geltenden Anhaltszahlen für den Pflegedienst sind überaus unübersichtlich: Falls die Zahl der Beatmungspatienten 20 % übersteigt, kann von 3 Pflegestellen pro Bett und 24 Stunden ausgegangen werden.

Margin notes (left column):

C-1.1

Die fachliche Aufsicht einer Intermediate-Care-Station sollte von einem ausgewiesenen Intensivmediziner wahrgenommen werden, der zwar nicht ständig anwesend, aber zumindest in unmittelbarer Rufbereitschaft sein muss.
Auf einer Intermediate-Care-Station sollten im Bereich des invasiven Monitorings die Messung des zentralen Venendrucks und die arterielle Druckmessung möglich sein. Es kann maximal eine vasoaktive Substanz kontinuierlich intravenös appliziert werden, bei höherem Bedarf ist eine intensivmedizinische Überwachung erforderlich. Eine neurologische Überwachung muss auf jeder IMC möglich sein.

Beatmung, kontinuierliche extrakorporale Verfahren und jedes **erweiterte Monitoring** bedürfen immer einer **Intensivtherapie**.

▶ Merke

Die **Intensivtherapie** beinhaltet neben der **IMC** die Therapie gestörter Vitalfunktionen, die z. B. einen temporären Ersatz benötigen. Beiden Termini ist die Bezeichnung **Intensivmedizin** übergeordnet. Der vierte Begriff ist die **Intensivpflege**, die in die drei genannten integriert ist. **Intensivstationen** sollten heute am besten in einer Größenordnung von > **16 Betten** geführt werden.

Neben allen Anhaltszahlen sind menschliche und fachliche Qualifikation der in der Intensivmedizin Tätigen die wichtigsten Grundvoraussetzungen für eine erfolgreiche Arbeit. Mindestens einer der ärztlichen Mitarbeiter sollte über eine Weiterbildung in der speziellen Intensivmedizin verfügen. Ein hohes Maß an Verantwortungsbewusstsein und Entscheidungskraft, nicht nur im medizinischen, sondern auch im ethischen Sinne ist gefordert. Dies beinhaltet auch, dass Intensivmedizin nicht dazu dient, Leben um jeden Preis zu verlängern. Die Indikation zur Intensivtherapie unter Einbeziehung aller technologischen Möglichkeiten muss sich am humanitären ärztlichen Auftrag orientieren. Wenn die lebenserhaltenden Maßnahmen keine sinnvolle und humane Hilfe mehr versprechen, ist es ärztliche Aufgabe und Verpflichtung, die Behandlung des Patienten auf adäquate Grundpflege, Flüssigkeitszufuhr und Schmerztherapie zu beschränken.

1.1.2 Diagnostik und Überwachung

Klinisch

Neben den diagnostischen Routinemaßnahmen in der Intensivmedizin gehören die ständige klinische Beobachtung und Verlaufsbeurteilung durch Ärzte und Pflegedienst zu den wichtigsten Aufgaben in der Intensivmedizin. Im Mittelpunkt stehen ZNS-, hämodynamisches und respiratorisches Monitoring mit Hilfe kontinuierlicher elektronischer Überwachungsmethoden. Unerlässlich ist es dennoch, den Patienten mindestens **zweimal pro Tag** klinisch zu untersuchen. Tab. **C-1.1** zeigt die zur **Untersuchung** gehörenden Parameter, die in typischer Weise dokumentiert werden.

Dokumentation. Alle Untersuchungsbefunde werden schriftlich in den täglichen Verlaufsbeschreibungen festgehalten. Neben den ärztlichen und pflegerischen Verlaufsbeschreibungen werden auf der Intensivstation so genannte **Überwachungsprotokolle** (über 24 Stunden) geführt, auf denen mindestens stündlich die Vitalfunktionen protokolliert werden. Ferner wird ein **Verordnungsbogen** erstellt, auf dem die diagnostischen, pflegerischen, krankengymnastischen, medikamentösen (Pharmaka und Infusionstherapie) und nichtmedikamentösen Maßnahmen, wie z. B. Lagerung des Patienten, erste Mobilisierungsversuche, Abführmaßnahmen, endotracheale Absaugung etc., festgelegt werden. Spezielle Untersuchungsergebnisse wie Blutgase, sämtliche Labordaten, Röntgen, Ultraschall, Computertomographie, NMR, mikrobiologische Befunde etc. werden in der Krankengeschichte dokumentiert.

Apparativ

Herz-Kreislauf-Funktion

EKG-Überwachung: Bei jedem Patienten auf einer Intensivstation gehört die kontinuierliche EKG-Überwachung für die Diagnostik und Früherkennung von **Herzfrequenzänderungen**, **Arrhythmien**, **Schrittmacherdysfunktionen** und **Koronarischämien** zu den unverzichtbaren Prinzipien. Schwerkranke sind hierbei in besonderem Maße durch Herzrhythmusstörungen gefährdet. Als wichtige **Dispositionsfaktoren** hierfür gelten:
- KHK
- Myokardinfarkt
- Lungenembolie
- Elektrolytstörungen
- Azidose/Alkalose
- Hypoxie, Hyperkapnie
- Pharmaküberdosierung (z. B. Digitalisintoxikation).

Menschliche und fachliche Qualifikation sind die wichtigsten Grundvoraussetzungen für eine erfolgreiche Arbeit in der Intensivmedizin. Sie dient nicht dazu, Leben um jeden Preis zu verlängern. Wenn die lebenserhaltenden Maßnahmen keine sinnvolle und humane Hilfe mehr versprechen, ist es ärztliche Aufgabe und Verpflichtung, die Behandlung des Patienten auf adäquate Grundpflege, Flüssigkeitszufuhr und Schmerztherapie zu beschränken.

1.1.2 Diagnostik und Überwachung

Klinisch

Neben den diagnostischen Routinemaßnahmen in der Intensivmedizin gehören die ständige klinische Beobachtung und Verlaufsbeurteilung durch Ärzte und Pflegedienste zu den wichtigsten Aufgaben in der Intensivmedizin.
Mindestens **zweimal pro Tag** muss eine **klinische Untersuchung** erfolgen. Deren Parameter zeigt Tab. **C-1.1**.

Dokumentation. Alle Untersuchungsbefunde werden schriftlich in den täglichen Verlaufsbeschreibungen festgehalten:
- 24-Stunden-Überwachungsprotokoll
- Verordnungsbogen.

Apparativ

Herz-Kreislauf-Funktion

EKG-Überwachung: Bei jedem Patienten auf einer Intensivstation gehört die kontinuierliche EKG-Überwachung für die Diagnostik und Früherkennung von **Herzfrequenzänderungen**, **Arrhythmien**, **Schrittmacherdysfunktionen** und **Koronarischämien** zu den unverzichtbaren Prinzipien. **Dispositionsfaktoren** für Herzrhythmusstörungen sind:
- KHK, Myokardinfarkt
- Lungenembolie
- Elektrolytstörungen
- Azidose/Alkalose
- Hypoxie/Hyperkapnie
- Pharmaküberdosierung.

C-1.1 **Klinische Untersuchung des Intensivpatienten**

▷ **Inspektion**
- Hautkolorit
  - **Zyanose:** peripher oder zentral
    (Voraussetzung ist ein Hb-Wert von > 5,0 g/dl).
    Bei einer **peripheren** Zyanose liegt bei ausreichen-der Oxygenierung aufgrund einer erhöhten Sauer-stoffausschöpfung des Blutes eine Zyanose der Akren vor, wohingegen die Zunge rosig ist.
    Eine **zentrale** Zyanose zeigt neben der Akrozyanose eine typisch blauverfärbte Zunge.
  - **Ikterus**
    In den Skleren ist eine Gelbfärbung frühestens ab einem Serumbilirubin von > 2–3 mg/dl erkennbar.
  - **Anämie**
    Die Konjunktiven erscheinen blass und schlecht durchblutet.
  - **Exsikkosezeichen**
    Trockene Haut und Zunge (borkig), weiche Bulbi, „faltige" Haut, stehende Hautfalten.
  - **Ödeme**
    Prätibial und Knöchelödeme (ein- oder beidseitig), Anasarka.
    Ursachen: Herzinsuffizienz, Eiweißmangelödeme, Kapillarleck-Syndrom.
- Hauttemperatur und -durchblutung
  - **Zentralisation**
    Von den Füßen zum Rumpf ansteigende Tempera-tur (man streicht langsam mit der Hand von den Füßen zum Rumpf), Marmorierung der Beine und Arme.
- Weitere Befunde
  - **Exantheme**
  - **Enantheme**
  - **Ekzeme**
  - **Petechien** (Test nach Rumpel-Leede)
  - **„spider naevi"**
  - **Dekubitus**
  - **traumatische Hautdefekte**
  - **Eintrittsstellen von Kathetern und Sonden**

▷ **Bewusstseinslage und ggf. neurologischer Status**
- Kontaktfähigkeit (s. auch S. 564)
  - **Ansprechbarkeit**
  - **Orientierung** zu Person, Raum und Zeit
  - **Schmerzreaktionen**
- Neurologischer Status
  - **Pupillomotorik:** direkte und konsensuelle Lichtreaktion, Konvergenz, Isokorie
  - **Meningismus**

▷ **Palpation**
- Abdomen
  - **Bauchdecken** weich oder Abwehrspannung?
  - **Leber:** Größe, Konsistenz, Leberpulsation, Courvoisier-Zeichen?
  - **Bruchpforten** geschlossen?
  - **Resistenzen**?
    Insbesondere in der postoperativen Phase müssen Bauchdecken-spannung, Größenzunahme des Abdomens und Drainagen (Blutverlust) kontrolliert werden.
- Arterienpulse (Karotis, Femoralis, Radialis)
- Ödeme

▷ **Perkussion**
- Thorax
  - **Klopfschall** (KS)
    sonor (= normal)
    gedämpft (= Infiltrat, Erguss, Atelektase, Pleuraschwarte)
    hypersonor (= Emphysem, Pneumothorax)
- Abdomen
  - **Klopfschall**
    tympanitisch (= Meteorismus)
    gedämpft: Aszitesausdehnung abschätzen!

▷ **Auskultation**
- Herztöne und -geräusche
- Ventilation
  Es müssen insbesondere beide Oberfelder der Lunge auskultiert werden, um bei beatmeten Patienten eine einseitige Ventilation auszuschließen. Bei **Nebengeräuschen** ist zwischen trockenen und feuchten Rasselgeräuschen (RG) zu unterscheiden.
  Bei **trockenen RG** ist besonders auf spastische Nebengeräusche im Exspirium zu achten. Bei **feuchten RG** im Inspirium lässt sich zwischen Lungenstauung, -ödem und -infiltration differenzieren.
  Insgesamt ist die Auskultation für den Unerfahrenen beim beatmeten Patienten durch respiratorbedingte Atemnebengeräusche erschwert und erfordert häufig die radiologische Kontrolle der Lunge.
- Darmgeräusche
  - **mechanischer Dünndarmileus:**
    in 50 % durch Briden hervorgerufen (Narbenstränge), in 25 % durch Hernien
    → **metallisch** klingende Darmgeräusche
  - **paralytischer Ileus:**
    reflektorisch: postoperativ, Pankreatitis, Myokardinfarkt, Bauchtrauma, retroperitoneales Hämatom etc.
    toxisch: ischämische Kolitis, Enteritis, Pneumonie, Sepsis
    sekundär: bei fortbestehendem mechanischem Ileus
    metabolisch: Diabetes mellitus, Hypokaliämie, Hyponatriämie
    Strangulation
    → **„TOTENSTILLE"**
  - **Pseudoobstruktion des Kolons:**
    massive Gasdilatation des rechten Kolons, meist Zäkum
    → meist **„stiller"** Darm wie bei paralytischem Ileus

Bei elektronischen Rhythmusmodulen liegt die Erkennung von Herzrhythmusstörun-gen gegenüber konventionellen EKG-Monitorsystemen (unter 20 % Erkennungs-häufigkeit) bei über 90 %.
Es ist auch bei nicht kardial vorgeschädig-ten chirurgischen Patienten großer Wert auf die **Brustwandableitung V5 („poor-man"-Ableitung)** zu legen (Abb. **C-1.2**).

So genannte elektronische Rhythmusmodule sind in der Lage, nach einem „Lernprozess" Herzrhythmusstörungen zu erkennen, zu analysieren und zu speichern. Gegenüber konventionellen EKG-Monitorsystemen (unter 20 % Erkennungshäufigkeit) liegt die Detektion durch Arrythmiecomputer derzeit bei über 90 %.
Wenn auch heute die meisten Monitore nur eine Einkanalüberwachung (mo-derne Monitore bieten häufig schon die Mehrkanal-EKG-Überwachung) mög-lich machen, so ist auch bei nicht kardial vorgeschädigten chirurgischen Patienten großer Wert auf die **Brustwandableitung V5 („poorman"-Ableitung)**

© C-1.2

© C-1.2 | **Platzierung der Elektroden am Patienten**

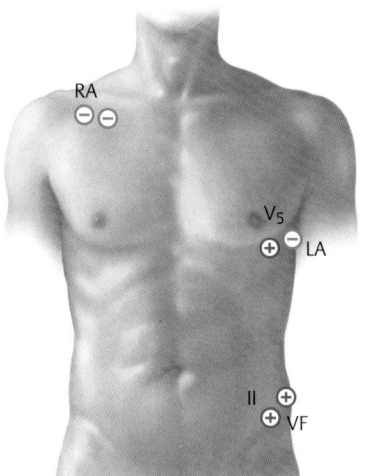

In der gängigen Nomenklatur wird diese Ableitung auch als **MCR₅** bezeichnet.

zu legen, da bei ihrer Anwendung ca. 95 % der ischämischen Episoden erkennbar werden. Es wird hierzu die **RA**-Elektrode unter der rechten Klavikula positioniert, die **LA**-Elektrode wird in V_5 und die **VF**-Elektrode am linken Bein angelegt (Abb. **C-1.2**). In der gängigen Nomenklatur wird diese Ableitung auch als **MCR₅** bezeichnet, wobei die Buchstaben C für die zentrale Ableitung, M für die Ableitung vom Manubrium und R für die vom rechten Arm stehen. Durch Wechsel der Ableitung I (Überwachung der Vorderwand mittels modifizierter V_5-Ableitung) auf die Ableitung II kann auf die Hinterwand (ohne Elektrodenwechsel!) umgeschaltet werden.

Bereits seit 1984 sind kommerziell verfügbare Geräte mit ST-Streckenanalyse erhältlich, die Ischämiereaktionen im Trend erkennbar machen.

Störungen in der EKG-Aufzeichnung können meistens den Elektroden oder Kabeln zugeordnet werden. Aber auch Artefakte in der Ableitung durch Überlagerung von Wechselstrom, durch Bewegung des Patienten oder durch Muskelaktionen kommen nicht selten vor und erfordern häufig ein Wechseln der EKG-Elektroden oder Verändern der Ableitungsorte.

Blutdruckmessung: Bei der **nichtinvasiven** Blutdruckmessung können 4 Methoden zur Anwendung kommen:
1. **Riva-Rocci-Methode** mit Messung der *Korotkoff*-Töne.
2. **Oszillometrische Messtechnik:** Das Messprinzip wird in Abb. **C-1.3** dargestellt. Zu Beginn der Messung wird die Manschette aufgeblasen und der Beginn der Oszillationen (Gefäßwandschwingungen) bei Entlastung der Manschette als der Beginn des arteriellen Blutflusses und damit des systolischen Blutdruckes festgelegt. Bei weiterer Entlastung der Manschette erreichen die Oszillationen ein Maximum, das dem mittleren arteriellen Druck (MAP) entspricht. Der MAP ist auch der exakteste Wert der oszillometrischen Messmethode. Der diastolische Druck ist wesentlich weniger genau bestimmbar.
Nachteilig ist, dass bei allzu häufigem Messen die Gefahr von Nervenschäden und anderen ischämischen Läsionen der betreffenden Extremität besteht. Vom wachen Patienten wird der Messvorgang als unangenehm empfunden, da der initiale Manschettendruck häufig sehr hoch gewählt wird und das Ablassen des Druckes nur langsam erfolgen kann.
3. **Druckmessung mit Hilfe der Doppler-Technik:** Diese Messtechnik benötigt ein Doppler-Gerät und eine aufblasbare Manschette und bestimmt, bei welchen Drücken systolischer und diastolischer Fluss nachweisbar sind.

Blutdruckmessung: Bei der nichtinvasiven Blutdruckmessung können 4 Methoden zur Anwendung kommen:
1. **Riva-Rocci-Methode**.
2. **Oszillometrische Messtechnik:** Das Maximum der Oszillationen entspricht dem mittleren arteriellen Druck (MAP), (Abb. **C-1.3**).
3. **Druckmessung mit Hilfe der Doppler-Technik**.
4. **Fingerplethysmographie:** Es wird die Druckkurve auf einem Display mit systolischem, mittlerem und diastolischem Druck dargestellt. Ein schnell reagierendes System bläst eine kleine Manschette (meist am Daumen) so weit auf, dass die Volumenpulsationen über einen Photosensor aufgenommen werden können.

◎ C-1.3

◎ C-1.3   **Oszillometrische Messtechnik**

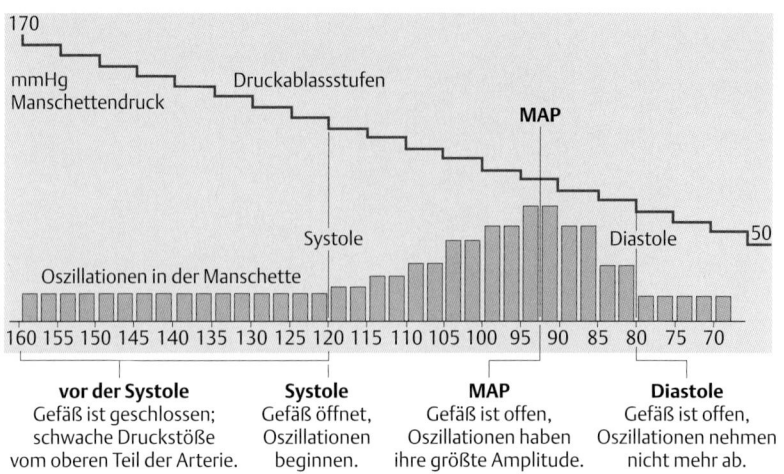

vor der Systole	**Systole**	**MAP**	**Diastole**
Gefäß ist geschlossen; schwache Druckstöße vom oberen Teil der Arterie.	Gefäß öffnet, Oszillationen beginnen.	Gefäß ist offen, Oszillationen haben ihre größte Amplitude.	Gefäß ist offen, Oszillationen nehmen nicht mehr ab.

Das Messprinzip wird hier dargestellt. Die Oszillationen der Gefäßwand (Gefäßwand-schwingungen) werden auf die Blutdruckmanschette übertragen, über den Druck-schlauch zum Druckwandler im Monitor geleitet und dort elektronisch verarbeitet.
Messvorgang: Die Manschette wird pneumatisch auf einen Druckwert aufgeblasen, der initial deutlich oberhalb des systolischen arteriellen Blutdrucks liegt. Anschließend wird der Manschettendruck langsam stufenweise abgelassen. Auf jeder Druckstufe werden 2 Pulswellen annähernd gleicher Amplitude registriert, so dass Artefakte größtenteils erkannt und vermieden werden können. Der Anfang der Oszillationen bei Entlastung der Manschette wird als Beginn des arteriellen Blutflusses und damit als systolischer Blutdruck festgelegt. Bei weiterer Entlastung der Manschette erreichen die Oszillationen ein Maximum, das dem mittleren arteriellen Druck (MAP) entspricht. Der MAP ist gleichzeitig auch der exakteste Wert der oszillometrischen Messmethode. Der diasto-lische Druck, der gemessen wird, sobald die Oszillationen aufhören, schwächer zu werden, ist hingegen wesentlich weniger genau bestimmbar.
Die oszillometrische Methode ist auch bei sehr niedrigen Blutdruckwerten, z. B. im Schock, anwendbar, jedoch nur eingeschränkt bei absoluter Arrhythmie.

4. **Fingerplethysmographie:** Diese Technik zeichnet sich gegenüber den obi-gen Verfahren dadurch aus, dass sie als einzige nichtinvasive Methode kon-tinuierlich arbeiten kann. Bei dem **Finapres System**® der Fa. Ohmeda wird die Druckkurve auf einem Display mit systolischem, mittlerem und diasto-lischem Druck dargestellt. Ein schnell reagierendes System bläst eine kleine Manschette (meist am Daumen) so weit auf, dass die **Volumenpulsationen** über einen Photosensor aufgenommen werden können. Der Photosensor registriert eine dem Volumenpuls entsprechende Lichtintensität in der Digitalarterie. Diese Technik bietet eine vergleichbare Genauigkeit wie die oszillometrische Methode. Sie ist zudem mit einer Pulsoxymetrie kom-biniert. Ihre Grenzen liegen bei Patienten mit peripheren Zirkulations-störungen = fehlenden Volumenpulsationen.

Invasives hämodynamisches Monitoring:
Man unterscheidet Basismonitoring und erweitertes hämodynamisches Monitoring.

Invasives hämodynamisches Monitoring: Der Untersucher muss die Indikatio-nen und Grenzen der Verfahren zum invasiven hämodynamischen Monitoring kennen und in der Lage sein, valide Untersuchungsergebnisse zu erzielen und zu dokumentieren. So können anhand dieser Ergebnisse rationale therapeuti-sche Entscheidungen getroffen werden. Nur dann ist es gerechtfertigt, die mit den jeweiligen Verfahren verbundenen Risiken für die Patienten einzuge-hen. Es können grundsätzlich zwei Kategorien von invasivem hämodyna-mischem Monitoring unterschieden werden: das **Basismonitoring** aus arteriel-ler und zentralvenöser Blutdruckmessung und das **erweiterte hämodyna-mische Monitoring**, welches aus Pulmonalarterienkatheter, PiCCO-Katheter und Echokardiographie besteht.

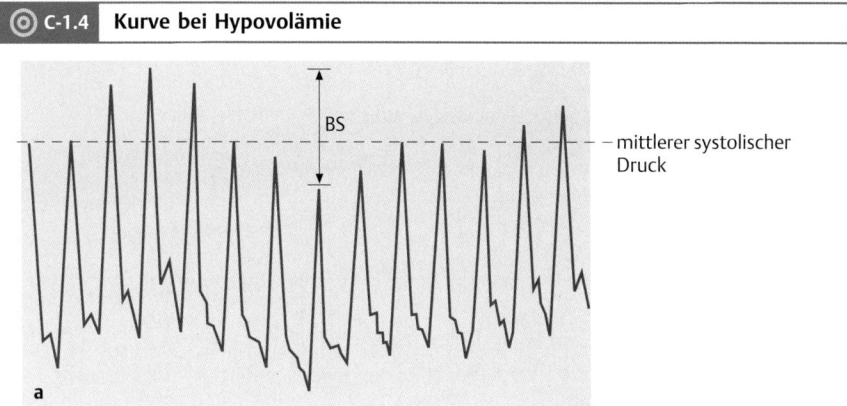

⊚ C-1.4

⊚ C-1.4 | **Kurve bei Hypovolämie**

Die systolischen Blutdruckwerte zeigen ausgeprägte atemabhängige Schwankungen (BS) um den mittleren systolischen Druck.

Basismonitoring:

1. **Invasive Blutdruckmessung:** Ein arterieller Katheter ist indiziert, wenn es notwendig ist, den **Blutdruck** kontinuierlich zu messen und häufig Blutgase zu analysieren, so z. B. bei:
   - hämodynamisch instabilen Patienten
   - allen Schockformen
   - SHT-Patienten
   - allen Beatmungspatienten.

Die Beurteilung der Druckkurve auf dem Monitor erlaubt eine qualitative Aussage über die hämodynamische Situation. Ist ein Patient hypovolämisch und hat ein kleines Schlagvolumen, so wird die Druckwellenamplitude kleiner (Abb. **C-1.4**) und zeigt eine ausgeprägte respiratorische Schwankung. Nach Auffüllung des intravasalen Volumens normalisieren sich die Schwankungen.

Für die Langzeitmessung wird empfohlen, 20-G-Katheter in Seldinger-Technik (s. S. 96) bevorzugt in die A. radialis einzulegen. Alternativ können auch die A. dorsalis pedis, A. femoralis, A. brachialis, A. axillaris oder A. temporalis superficialis benutzt werden.

2. **ZVD-Messung:** Diese Druckmessung (in der Regel über die obere Hohlvene mittels zentralvenöser Katheter) ermöglicht es, den mittleren Füllungsdruck im rechten Vorhof und damit die **rechtsventrikuläre Vorlast** zu bestimmen (Norm: 1–8 mmHg). Der zentrale Venendruck wird von **4 Faktoren** bestimmt:
   - Größe des zirkulierenden Volumens
   - Venentonus
   - Rechtsherzfunktion
   - intrathorakaler Druck.

Unter Beatmung mit PEEP entspricht der ZVD nicht dem rechtsventrikulären Füllungsdruck, denn PEEP **erhöht** den ZVD. Auch ein gesteigerter intraabdomineller Druck, wie z. B. beim Ileus oder bei Aszites, kann zu falsch hohen ZVD-Messungen führen. Der ZVD als Parameter des Drucks erlaubt deshalb nur in Ausnahmefällen Aussagen über die volumenabhängige Vorlast des rechten Herzens.

Mit Hilfe des „**fluid challenge test**", einer Schnellinfusion von 500–1.000 ml Kristalloiden oder 300–500 ml Kolloiden in 30 Minuten, lassen sich der **Volumenstatus** und die **globale ventrikuläre Funktion** in Grenzen abschätzen. Bei guter linksventrikulärer Funktion erreicht der ZVD 10–15 Minuten nach Infusionsende wieder seinen Ausgangswert. Ein nur langsamer Abfall des ZVD spricht für hohes intravasales Volumen und evtl. für eine (links-)ventrikuläre Insuffizienz.

Basismonitoring:

1. **Invasive Blutdruckmessung.** Die invasive Druckmessung ist indiziert bei hämodynamisch instabilen Patienten und allen Schockformen.

Die Beurteilung der Druckkurve auf dem Monitor erlaubt eine qualitative Aussage über die hämodynamische Situation (Abb. **C-1.4**).

2. **ZVD-Messung:** Die ZVD-Messung dient der Bestimmung der **rechtsventrikulären Vorlast**. Der zentrale Venendruck wird von **4 Faktoren** bestimmt:
   - Größe des zirkulierenden Volumens
   - Venentonus
   - Rechtsherzfunktion
   - intrathorakaler Druck.

PEEP **erhöht** den ZVD.

Mit Hilfe des „**fluid challenge test**", einer Schnellinfusion von 500–1.000 ml Kristalloiden, lässt sich die **globale ventrikuläre Funktion** in Grenzen abschätzen. Bei guter linksventrikulärer Funktion erreicht der ZVD 10–15 Minuten nach Infusionsende wieder seinen Ausgangswert.

≡ C-1.2

≡ C-1.2	**Indikationen für erweitertes invasives hämodynamisches Monitoring**

▷ *Kreislauf*

- therapieresistenter Schock nach adäquater Flüssigkeitstherapie
- septischer Schock
- perioperatives Management von „high-risk"-Patienten
- postoperative kardiale Komplikationen
- polytraumatisierte Patienten
- schwere Verbrennungen

▷ *Lunge*

- Lungenödem
- zur Differenzierung des kardiogenen Lungenödems von nichtkardiogenen Ödemen (z. B. ARDS)

▷ *Herz*

- komplizierter Herzinfarkt
- instabile Angina pectoris
- Herzvitien, die auf konventionelle Therapie nicht ansprechen, um Vor- und Nachlast optimal einzustellen
- pulmonale Hypertonie zur Diagnose und zum Monitoring während der Therapie
- massive Lungenembolie

▷ *Multiorganversagen*

Der Stellenwert des ZVD leitet sich insbesondere aus seiner Verfügbarkeit ab. Viele intensivmedizinische Patienten benötigen für die Pharmakotherapie z. B. mit Katecholaminen einen Zentralvenenkatheter, so dass die Bestimmung des ZVD sehr einfach erfolgen kann. Wenn auch mit Hilfe des **„fluid challenge test"** (s. o.) eine Abschätzung der volumenabhängigen Vorlast vorgenommen werden kann, gelten heute volumetrische Verfahren wie das PiCCO-System (s. u.) als Gold-Standard zur Bestimmung der Vorlast des rechten Herzens.

Erweitertes hämodynamisches Monitoring:

- **Pulmonalarterienkatheter:** s. S. 98
- **PiCCO-System:** s. S. 101.

Erweitertes hämodynamisches Monitoring:

- **Pulmonalarterienkatheter:** Nähere Informationen hierzu s. S. 98.
- **PiCCO-System:** Näheres hierzu s. S. 101.

Tab. **C-1.2** zeigt die allgemein anerkannten Indikationen für erweitertes hämodynamisches Montoring.

Tab. **C-1.2** zeigt die allgemein anerkannten Indikationen für invasives hämodynamisches Monitoring mittels PA-Katheter oder Picco-System. Mit Ausnahme des Monitorings und der möglichen Behandlung von Patienten mit pulmonalarterieller Hypertonie besitzt der PA-Katheter kein Alleinstellungsmerkmal. Das weniger invasive und damit weniger komplikationsträchtige PiCCO-System hat sich insbesondere in Europa als Alternativverfahren durchgesetzt. Es bietet die Möglichkeit, durch direkte Messungen differenzierte therapeutische Entscheidungen zugunsten von Volumen- oder Katecholamintherapie zu treffen.

Die Bestimmung des Herzzeitvolumens mittels der Thermodilutionsmethode ist bei allen kreislaufinstabilen Patienten wichtig, die zur Therapie vasoaktive Substanzen (Katecholamine und Vasodilatanzien) benötigen. Errechnen lassen sich **pulmonaler** u. **systemischer Gefäßwiderstand**, **Schlagvolumina**, **Schlagarbeit**.

Die Bestimmung des Herzzeitvolumens mit Hilfe der Thermodilutionsmethode ist bei allen kreislaufinstabilen Patienten wichtig, die zur Therapie vasoaktive Substanzen (Katecholamine und Vasodilatanzien) benötigen. Die heute verfügbaren HZV-Computer bieten neben der Bestimmung des HZV die Möglichkeit, den **pulmonalen** und **systemischen Gefäßwiderstand** sowie die **Schlagvolumina** und die **Schlagarbeit** des rechten und linken Ventrikels zu errechnen. Hieraus lassen sich dann wichtige therapeutische Konsequenzen ziehen (differenzierte Anwendung von Katecholaminen und Vasodilatanzien.

Echokardiographie: Beim Intensivpatienten ist die **transthorakale Echokardiographie** (TTE) eine nichtinvasive und bettseitig durchführbare Untersuchungstechnik. Sie ermöglicht sowohl die Beurteilung der Morphologie als auch der Funktion des Herzens und der zentralen Gefäße. Als „real-time"-Verfahren ist die Erfassung der dynamischen Abläufe in „Echtzeit" gewährleistet. Es lässt sich die Auswurffraktion des Herzens bestimmen und das Kontraktionsverhalten der einzelnen Wandabschnitte darstellen. Regionale Wandbewegungsstörungen spielen in der Myokardinfarktdiagnostik eine wesentliche Rolle. Die Echokardiographie kann zum „screening" verwendet werden (unspezifische Informationsgewinnung, klassische Fragestellung: „Pumpfunktion" beim nichtkardial erkrankten Patienten?) oder als Methode mit der Frage nach spezifischen Symptomen. Als Beispiele seien hierfür genannt: ungeklärte Schockzustände oder Hypotensionen, die echokardiographisch in myokardiales Pumpversagen, valvuläre oder perikardiale Erkrankungen differenzierbar sind. In ihrer nichtgefäßinvasiven (semiinvasiven) Anwendung findet sie als **transösophageale Echokardiographie** (TEE) gerade beim **beatmeten** Intensivpatienten zunehmend Anwendung, da hierbei die Nachteile der transthorakalen Anschallung (störende Lungenanteile) vermieden werden.

Die Echokardiographie hat ihren Platz insbesondere in der morphologischen kardialen Diagnostik (Akutdiagnostik der Aortendissektion, der Perikardtamponade, aber auch bei der Diagnose von Klappenerkrankungen, Kardiomyopathien und dem Vorhofmyxom). Sie gilt im Vergleich zu Angiographie, CT und NMR als die überlegene Methode bei:

- Endokarditis
- Perikarderguss
- Prothesendysfunktion
- morphologische Klappenbeurteilung
- Lokalisation des Intimaeinrisses bei disseziierendem Aortenaneurysma
- Emboliequellensuche
- Ausmaß regionaler Wandbewegungsstörungen bei und nach Myokardinfarkt
- dilatative Kardiomyopathie.

Grundlagen des Sauerstofftransports: Zur Aufrechterhaltung aller physiologischer Funktionen muss **Sauerstoff** aus der Umgebungsluft des Menschen in die Zellen transportiert werden. Hierfür ist es zum einen notwendig, dass Sauerstoff entlang eines Druck- und Konzentrationsgradienten über die Alveolen mit dem Blut in Kontakt gerät. Zum anderen muss der Sauerstoff chemisch gebunden und physikalisch gelöst mittels eines ausreichenden Herzzeitvolumens den Zellen des Körpers zugeführt werden. Der **chemisch gebundene** und **physikalisch** im Blut **gelöste** Sauerstoff wird als **Sauerstoffgehalt** (CaO_2) quantitativ berechnet:

$CaO_2 = (Hb \times SaO_2 \times 1,36) + (0,003 \times PaO_2)$.

Die **Menge** des **chemisch gebundenen Sauerstoffs** ist von der Hämoglobinkonzentration (Hb), der Sauerstoffsättigung des Hämoglobins (SaO_2) und der pro Gramm Hämoglobin gebundenen Menge Sauerstoffs in Millilitern (Hüfner-Zahl 1,36) abhängig. Hierzu addiert sich der von der Löslichkeit des Sauerstoffs im Blut und dem Partialdruck abhängige physikalisch gelöste Sauerstoff. Der **Normalwert** beträgt **18–20 ml Sauerstoff pro 100 ml Blut**.

Ein normaler Sauerstoffgehalt im Blut ist eine notwendige, aber keine hinreichende Voraussetzung für ein **ausreichendes Sauerstoffangebot** (DO_2). Hierfür muss der vorhandene Sauerstoff mittels des Herzzeitvolumens zu den Zellen transportiert werden. Das Sauerstoffangebot (DO_2) errechnet sich folgerichtig als Produkt des Sauerstoffgehalts (CaO_2) und des auf die Körperoberfläche normalisierten Herzzeitvolumens (CI):

$DO_2 = CI \times CaO_2$.

Der **Normwert** beträgt **500–600 ml/min/m²**.

Der **Sauerstoffverbrauch** (VO_2) berechnet sich aus der Differenz des arteriellen und gemischt-venösen in der A. pulmonalis gemessenen Sauerstoffgehalts:

$VO_2 = CI \times (CaO_2 - CvO_2)$.

Echokardiographie: Die transthorakale Echokardiographie ermöglicht sowohl die Beurteilung der Morphologie als auch der Funktion des Herzens und der zentralen Gefäße. Es lässt sich die Auswurffraktion des Herzens bestimmen und das Kontraktionsverhalten der einzelnen Wandabschnitte gut darstellen. In ihrer nichtgefäßinvasiven (semiinvasiven) Anwendung findet sie als **transösophageale Echokardiographie** (TEE) gerade beim **beatmeten** Intensivpatienten zunehmend Anwendung. Die Echokardiographie hat ihren Platz in der Akutdiagnostik der Aortendissektion, der Perikardtamponade, aber auch bei der Diagnose von Klappenerkrankungen, Kardiomyopathien und dem Vorhofmyxom. Sie gilt im Vergleich zu Angiographie, CT und NMR als überlegene Methode bei:

- Endokarditis
- Perikarderguss
- Prothesendysfunktion
- morphologische Klappenbeurteilung
- Lokalisation des Intimaeinrisses bei disseziierendem Aortenaneurysma
- Ausmaß der Wandbewegungsstörungen
- dilatative Kardiomyopathie.

Grundlagen des Sauerstofftransports: Das über die Alveolen ins Blut gelangte O_2 wird entweder chemisch gebunden oder physikalisch gelöst zu den Körperzellen transportiert.

Die **Menge** des **chemisch gebundenen Sauerstoffs** ist abhängig von:
- der Hämoglobinkonzentration (Hb),
- der Sauerstoffsättigung des Hämoglobins (SaO_2) und
- der pro Gramm Hämoglobin gebundenen Menge Sauerstoffs in Millilitern (Hüfner-Zahl, 1,36).

Der **Normalwert** beträgt 18–20 ml Sauerstoff pro 100 ml Blut.

Der **Normwert** beträgt **110–160 ml/min/m^2**.
Damit beträgt die **Sauerstoffextraktion** (O$_2$ER), also das Verhältnis von Sauerstoffverbrauch und Sauerstoffangebot,
O$_2$ER = VO$_2$/DO$_2$ im **Normalfall 20–30 %**.
Die **arteriovenöse Sauerstoffgehaltsdifferenz** (avDO$_2$) beträgt
avDO$_2$ = CaO$_2$–CvO$_2$, im **Normalfall 5 ml/dl Blut**.
Um die **Sauerstoffversorgung** des kritisch kranken Patienten richtig beurteilen und damit sicherstellen zu können, müssen folgende hämodynamische Parameter erhoben werden: Die **Hämoglobinkonzentration**, die **Sauerstoffsättigung** des Hämoglobins im arteriellen und gemischtvenösen Blut, der **Sauerstoffpartialdruck** im arteriellen und gemischtvenösen Blut und das **Herzzeitvolumen**. Hierfür sind Blutgasanalysen und invasives hämodynamisches Monitoring unverzichtbar. Ob der in der A. pulmonalis gemessene gemischtvenöse Sauerstoffgehalt unverzichtbar ist oder anstelle dessen der über einen zentralvenösen Katheter in der V. cava superior oder im rechten Vorhof gemessene Sauerstoffgehalt für die obigen Berechnungen ausreicht, wird zurzeit kontrovers diskutiert. Neuere Untersuchungen bestätigen, dass es für die klinische Praxis in der Regel ausreichend ist, anstelle von gemischtvenösem Blut aus der A. pulmonalis zentralvenöses Blut aus der V. cava sup. oder dem rechten Vorhof zu entnehmen. Es muss hierbei jedoch berücksichtigt werden, dass der kardiale Sauerstoffverbrauch nicht erfasst wird, da die Entnahme des venösen Blutes vor Einmündung des Sinus coronarius in die systemische Zirkulation erfolgt. Mittels folgender Formel kann die gemischtvenöse avDO$_2$ aus der zentralvenösen avDO$_2$: berechnet werden:
av$_{gem.}$DO$_2$ $_{geschätzt}$ = 0,65 q av$_{zen.}$DO$_2$ (V. cava sup.) + 1,77.

Atmung

Die nichtinvasive Überwachung der Atmung lässt sich durch Messung der Atemfrequenz durchführen, wobei es wichtig ist, darauf hinzuweisen, dass die technischen Hilfsmittel nur eine Ergänzung zur klinischen, bettseitigen Überwachung durch das Pflegepersonal sein können:

- **Atemfrequenz/-bewegungen:**
  - Atemfrequenz durch nasalen Temperatursensor
  - Atembewegungen durch Impedanzmessung, z. B. über EKG-Elektroden.
- **Oxygenierung:**
  Die Oxygenierung des Hämoglobins lässt sich „on line" zur simultanen Messung von Puls und SaO$_2$ nutzen. Auch in der Intensivmedizin ist die Diagnose „Zyanose" (reduziertes Hb > 5 g/dl) der Endpunkt einer möglicherweise schon länger bestehenden Hypoxämie. Umso wichtiger ist es, frühzeitig den Beginn einer Hypoxämie zu diagnostizieren! Dieses sollte zum Standard in der Intensivmedizin werden.

Pulsoxymeter sind mit Sensoren ausgestattet, die am Finger, Ohr oder an der Nase anzubringen sind. Das Messprinzip besteht in der **Spektrophotometrie**. Es sind in den Geräten zwei Meßmethoden miteinander verknüpft: die Pulsoxymetrie und die Plethysmographie. Dies bezweckt, dass mit der Pulsoxymetrie nur das pulsierende arterielle Blut ohne venöse Beimischungen untersucht wird. Das Messverfahren macht sich zunutze, dass desoxygeniertes Hämoglobin eine andere Absorptionscharakteristik hat als oxygeniertes Hämoglobin. Die meisten Pulsoxymeter bestimmen die Sauerstoffsättigung durch Messung und Vergleich von Licht mit Wellenlängen zwischen 650 und 690 nm. Die Vorteile der Pulsoxymetrie liegen in der sehr kurzen Ansprechzeit (10–20 sec). Die Genauigkeit der Messwerte wird im Bereich zwischen 90 und 100 % Sättigung mit +/- 2 % angegeben. Bei hämodynamisch stabilen Patienten liefert die Methode ab einer Sättigung von > 70 % zuverlässige Werte.

An das Beatmungsgerät gebundenes Monitoring:

- Atemminutenvolumen mit -frequenz und -zugvolumen
- Atemwegsdrücke (Spitzen-, Plateau-, endexspiratorischer Druck)
- Errechnung von Compliance und Resistance.

Blutgase

Die Blutgase werden täglich mehrfach bei allen Intensivpatienten bestimmt, insbesondere wenn Störungen folgender Organsysteme vorhanden oder zu erwarten sind:

- Atmung
- Herz-Kreislauf-Funktion
- Nieren
- Leber
- Gastrointestinaltrakt.

Weitere Informationen s. S. 359, S. 462 und S. 67.

Röntgenbild des Thorax

Alle 1–2 Tage sollte beim schwerkranken Intensivpatienten ein Thoraxbild bettseitig angefertigt werden, um die morphologische Entwicklung von pulmonalen Komplikationen rechtzeitig erkennen zu können. Bei Verschattungen kann anhand des Bildes zwischen **Atelektasen, pneumonischen Infiltraten** und **Pleuraergüssen** differenziert werden. Zur Diagnose eines Pleuraergusses kann alternativ auch die Sonographie eingesetzt werden. Nach invasiven Kathetertechniken, bei denen die Gefahr eines **Pneumothorax** besteht, ebenso wie zur Lagekontrolle von Kathetern, Magensonde und Endotrachealtubus ist die Röntgenthoraxaufnahme unverzichtbar. Interpretatorische Besonderheiten ergeben sich aus der Tatsache, dass das Bild nur am liegenden Patienten (a.-p.) erstellt werden kann. Hierdurch entstehen im Vergleich zur Standardaufnahmetechnik (stehender Patient, p.-a. Strahlengang, Atemstillstand in tiefer Inspiration, 2 m Film-Fokus-Abstand) u. a. projektionsbedingte und durch die veränderte Anatomie (z. B. relativer Zwerchfellhochstand) verursachte Änderungen von Größenverhältnissen und Lagebeziehungen der intrathorakalen Organe (Abb. **C-1.5**).

⊚ C-1.5	**Röntgenthorax (liegend) mit ZVK und Endotrachealtubus**

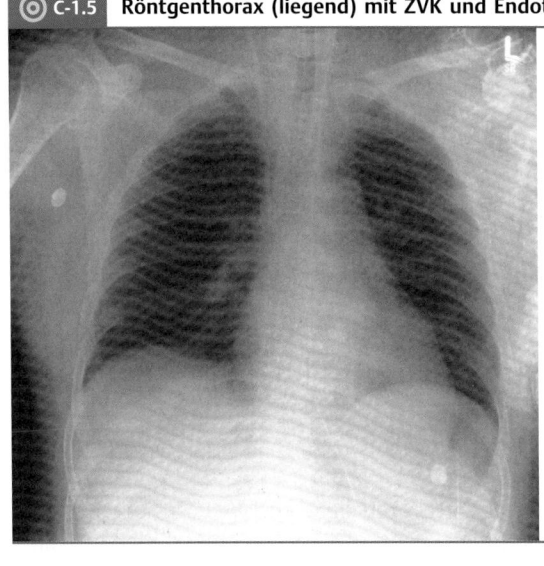

Intramukosale pH-Messung

Eine Minderperfusion des Intestinums im Schock hat Auswirkungen auf den Gesamtorganismus. Dem Gastrointestinaltrakt kommen neben der Nahrungsresorption aus dem Darmlumen wichtige immunologische und endokrine Funktionen zu. Die Darmmukosa ist die entscheidende Barriere für die im

An das Beatmungsgerät gebundenes Monitoring:

- Atemminutenvolumen
- Atemwegsdruck
- Compliance und Resistance.

Blutgase

Die Blutgase werden täglich mehrfach bei allen Intensivpatienten bestimmt, insbesondere wenn Störungen folgender Organsysteme vorhanden oder zu erwarten sind:

- Atmung
- Herz-Kreislauf-Funktion
- Nieren
- Leber
- Gastrointestinaltrakt.

Weitere Informationen s. S. 359, S. 462 und S. 67.

Röntgenbild des Thorax

Alle 1–2 Tage sollte beim schwerkranken Intensivpatienten ein Thoraxbild bettseitig angefertigt werden, um die morphologische Entwicklung von pulmonalen Komplikationen wie **Atelektasen, pneumonischen Infiltraten** und **Pleuraergüssen** rechtzeitig erkennen zu können. Nach invasiven Kathetertechniken, bei denen die Gefahr eines **Pneumothorax** besteht, ebenso wie zur Lagekontrolle von Kathetern, Magensonde und Endotrachealtubus ist die Röntgenthoraxaufnahme unverzichtbar (Abb. **C-1.5**).

 ⊚ C-1.5

Intramukosale pH-Messung

Die Schädigung des Darmepithels, z. B. im Schock, erlaubt die Translokation (Durchwanderung) von Bakterien in die Lymphe und den Übertritt von Endotoxin in die portale Zirkulation. Hieraus kann sich bei Versagen des RES eine Sepsis entwickeln. Für die Integrität der Darmmukosa ist deshalb eine adäquate Oxygenierung essenziell. Hier bietet das Verfahren der **intramukosalen pH-Messung** mit einem gastrointestinalen Tonometer eine neue Überwachungsmöglichkeit.

Zerebrale Funktion

Um die zerebrale Funktion abschätzen zu können, sind neben der klinischen Diagnostik technische Untersuchungsmethoden von Bedeutung.
- **EEG.** Die spontane EEG-Aktivität liefert Informationen über die **Funktion der Großhirnrinde.** Nur indirekt lassen sich Rückschlüsse auf pathologische Vorgänge im Hirnstamm ziehen.

  Das EEG wird in der Intensivmedizin eingesetzt:
  - bei **Koma** und **Sedierung**
  - bei **SHT-Patienten**
  - bei **zerebralen Ischämien**
  - zur Beurteilung von **Schlaftiefe, Schlafphasen, Anästhesietiefe**
  - zur **Hirntoddiagnostik.**

- **Evozierte Potenziale (EP).** Evozierte Potenziale sind die im Bereich der Kopfschwarte gemessene elektrische Antwort nach Stimulation peripherer oder zentraler Nerven. Man unterscheidet akustische EP (**AEP**) und somatosensorische EP (**SEP**).

Zerebraler Blutfluss

Die zerebrale Blutflussgeschwindigkeit lässt sich mittels der **transkraniellen Doppler-Sonographie (TCD)** nichtinvasiv überwachen.

Intrakranielle Drucküberwachung

Die kontinuierliche Messung des intrakraniellen Druckes (ICP) erlaubt es, Veränderungen des intrakraniellen Volumens zu erfassen, die durch Hirnödem, -blutung, -tumor oder Hyperkapnie entstehen. Wegen der äußerst geringen Infektionsgefahr wird die **epidurale Messtechnik** bevorzugt.

Darmlumen befindlichen Bakterien und Toxine. Die Schädigung des Darmepithels, z. B. im Schock, erlaubt die Translokation (Durchwanderung) von Bakterien in die Lymphe und den Übertritt von Endotoxin in die portale Zirkulation. Hieraus kann sich bei Versagen des retikuloendothelialen Systems (RES) eine Sepsis entwickeln. Für die Integrität der Darmmukosa ist deshalb eine adäquate Oxygenierung essenziell. Hier bietet das Verfahren der **intramukosalen pH-Messung** mit einem gastrointestinalen Tonometer eine Überwachungsmöglichkeit.

Zerebrale Funktion

Um die zerebrale Funktion abschätzen zu können, sind neben der klinischen Diagnostik (s. S. 435) technische Untersuchungsmethoden von Bedeutung. Hierzu zählen als bettseitig anwendbare Methoden in der Intensivmedizin:
- **EEG.** Die spontane EEG-Aktivität liefert Informationen über die **Funktion der Großhirnrinde.** Die zugrundeliegenden bioelektrischen Signale werden überwiegend postsynaptisch-kortikal generiert. Nur indirekt lassen sich Rückschlüsse auf pathologische Vorgänge z. B. im Hirnstamm ziehen. Zur Langzeitüberwachung von Intensivpatienten mit intrakraniellen Läsionen wird üblicherweise eine computergestützte EEG-Auswertung vorgenommen.
  Das EEG wird folgendermaßen in der Intensivmedizin eingesetzt:
  - Überwachung von **Komastadien** bzw. **Sedierung** unter z. T. hochdosierter Hypnotikagabe
  - Monitoring von **SHT-Patienten** zur Erkennung schwerer kortikaler Ausfälle
  - Erkennen globaler und fokaler **zerebraler Ischämien**
  - Beurteilung der **Schlaftiefe**, der **Schlafphasen** und mit Einschränkung der **Anästhesietiefe**
  - **Hirntoddiagnostik.**
- **Evozierte Potenziale (EP).** Evozierte Potenziale sind die im Bereich der Kopfschwarte gemessene elektrische Antwort nach Stimulation peripherer oder zentraler Nerven. **A**kustisch **e**vozierte **P**otenziale (**AEP**) erlauben eine objektive Beurteilung der Hirnstammintegrität im Koma sowie nach primären oder sekundären Hirnstammkontusionen. Nach Stimulation des N. tibialis oder N. medianus lassen sich somatosensorische **EP** (**SEP**) erzeugen, die z. B. bei bewusstlosen Patienten zur:
  - Beurteilung der Komatiefe und
  - Identifizierung der Höhe eines spinalen Traumas herangezogen werden können.

Zerebraler Blutfluss

Mittels der **transkraniellen Doppler-Sonographie** (**TCD**) lässt sich bettseitig die zerebrale Blutflussgeschwindigkeit durch Anschallung basaler Hirnarterien nichtinvasiv überwachen. Die TCD kann in der Intensivmedizin folgendermaßen eingesetzt werden:
- zur Früherkennung zerebraler Ischämien (z. B. infolge von ICP-Anstiegen oder Vasospasmen),
- zur Beurteilung der CO_2-Reaktivität der Hirngefäße (z. B. bei schwerem SHT),
- zur Perfusionsüberwachung komatöser Patienten und
- zur ergänzenden Hirntoddiagnostik (Feststellen des zerebralen Kreislaufstillstandes).

Intrakranielle Drucküberwachung

Die kontinuierliche Messung des intrakraniellen Druckes (ICP) erlaubt es, Veränderungen des intrakraniellen Volumens zu erfassen, die durch Hirnödem, -blutung, -tumor oder Hyperkapnie entstehen. Der ICP kann durch verschiedene Verfahren entweder **epidural, subdural, intraventrikulär** oder **intraparenchymatös** registriert werden. Wegen der äußerst geringen Infektionsgefahr wird derzeit noch die **epidurale Technik** bevorzugt. Subdural können Schrauben-Systeme benutzt werden. Intraventrikuläre Kathetersysteme werden aufgrund von Komplikationsmöglichkeiten nur im Anschluss an intrakranielle

Operationen angewandt. Eine neuartige Generation von intraparenchymatösen Sonden erlaubt neben der Messung des ICP die Bestimmung von Sauerstoffpartialdruck, pH und Laktatkonzentration der entsprechenden Hirnregion. Schädel-Hirn-Traumen sind heute die häufigste Indikation zur Überwachung des intrakraniellen Druckes. Darüber hinaus wird die ICP-Messung bei komatösen Zuständen unterschiedlichster Genese durchgeführt (z.B. hepatische Enzephalopathie im Rahmen eines akuten Leberversagens vor einer Lebertransplantation).

Normalerweise liegt der Hirndruck bei ca. 10 mmHg. Drücke über 20 mmHg sind als erhöht zu bezeichnen. Neben dem Absolutwert sind der ICP-Verlauf und seine Dynamik von diagnostischer Bedeutung. Die gleichzeitige Aufzeichnung des arteriellen Mitteldruckes (MAP) ermöglicht die Kalkulation des zerebralen Perfusionsdruckes **(CPP = MAP – ICP)**, der bei intrakraniellen Läsionen zur Verhinderung einer zerebralen Minderdurchblutung > **70 mmHg** sein sollte (Nullpunktkalibration: Meatus acusticus).

Laborparameter

Auf jeder Intensivstation ist ein den Krankheitsbildern zugeordnetes Labormonitoring erforderlich:

- Eine **Blutgasanalyse** (BGA) wird in Abhängigkeit vom Zustand des Patienten, bei respiratorischer Insuffizienz stündlich arteriell entnommen. Eine unter Respiratortherapie stabile Lungenfunktion, insbesondere unter Anwendung der Pulsoxymetrie, macht eine BGA-Kontrolle nur 6–12-stündlich notwendig.
- **Blutzuckerkontrollen** sollten 1–2-stündlich erfolgen, zumal mit den bettseitig durchführbaren Stixuntersuchungen eine ausreichende Überwachung zu gewährleisten ist. Während früher die klassischen Interventionsgrenzen bei 180–200 mg/dl lagen, sind sie heute auf 90–110 mg/dl festzulegen. Dieses Ziel kann nur durch großzügige Anwendung von kontinuierlichem Insulin mit engmaschigen Kontrollen des Glukosespiegels erreicht werden. Durch diese so genannte intensivierte Insulintherapie konnte die Mortalität von Intensivpatienten um 10 % gesenkt werden.
- **Tägliche Kontrollen:**
  - **Elektrolyte (Na, K, Cl) im Serum und Urin.** Kalzium ist nur bei Nieren- oder Pankreasinsuffizienz, nach Parathyreoidektomie und nach Massentransfusion zu bestimmen. Die Elektrolyte im Urin werden einmal täglich bestimmt, um eine korrekte Tagesbilanzierung der Elektrolyte zu ermöglichen.
  - **Kreatinin im Serum.**
  - **Gerinnung.**
  - **Blutbild** (BB).

Weitere Laborkontrollen sind nur bei bestimmten Erkrankungen erforderlich:
- **akutes Nierenversagen:** Kreatininclearance 1×/d, Elektrolyte 6–8-stdl., Kreatinin 12-stdl., Serum- und Urinosmolalität (tgl.)
- **Intoxikation:** Gerinnung (Quick), CHE, Elektrolyte, BGA, Laktat, Serum- und Urinosmolalität
- **Leberinsuffizienz/-versagen:** Gerinnung mit Faktoren II, V und Thrombozyten (Häufigkeit in Abhängigkeit vom Ergebnis), Kreatinin, Elektrolyte, Transaminasen, GLDH, BB, Laktat, BGA, NH_3 (tgl.)
- **Myokardinfarkt:** Troponin I, GOT, CK, CK-MB, HBDH, Elektrolyte (K^+ besonders wichtig!), PTT
- **Pankreatitis:** Lipase, Amylase (4-stdl.), Gerinnung (Thrombozyten!), BGA, Elektrolyte mit Ca^{2+}, BZ, BB, Kreatinin.
- **Sepsis:** mehrere Blutkulturen (aerob und anaerob) im Fieberanstieg (> 38,5°) entnehmen (neu punktieren!), Laktat, Procalcitonin, IL-6, LBP, CRP, BGA, Elektrolyte, Kreatinin
- **Schock:** Elektrolyte, Laktat, BGA, BB, Gerinnung (Thrombozyten!).

Schädel-Hirn-Traumen sind heute die häufigste Indikation zur Überwachung des intrakraniellen Druckes.

Normalerweise liegt der Hirndruck bei ca. 10 mmHg. Drücke über 20 mmHg sind als erhöht zu bezeichnen. Der zerebrale Perfusionsdruck (CPP = MAP – ICP) sollte bei intrakraniellen Läsionen > **70 mmHg** sein.

Laborparameter

Auf jeder **Intensivstation** ist ein den **Krankheitsbildern zugeordnetes Labormonitoring** erforderlich:
- Eine **Blutgasanalyse** (BGA) wird in Abhängigkeit vom Zustand des Patienten, bei respiratorischer Insuffizienz stündlich entnommen.
- **Blutzuckerkontrollen** sollten 1–2-stündlich erfolgen. Die „intensivierte Insulintherapie" erfordert das Einhalten von Blutzuckerwerten zwischen 90–110 md/dl.
- **Tägliche Kontrollen:**
  - Elektrolyte (Na, K, Cl) im Serum und Urin
  - Kreatinin im Serum
  - Gerinnung
  - Blutbild.

Weitere Laborkontrollen sind nur bei bestimmten Erkrankungen erforderlich:
- akutes Nierenversagen
- Intoxikation
- Leberinsuffizienz/-versagen
- Myokardinfarkt
- Pankreatitis
- Sepsis
- Schock.

1.1.3 Analgosedierung in der Intensivmedizin

Die **Analgosedierung** soll den Einfluss psychischer und physischer Stressoren auf den Patienten reduzieren. Die **Ziele** einer Analgosedierung umfassen:
- Analgesie
- Anxiolyse
- Amnesie
- Sedierung
- vegetative Abschirmung
- Reduktion des O_2-Verbrauches
- Adaptation an den Respirator.

Hierbei gilt der Grundsatz, die Anzahl der verwendeten Pharmaka auf das notwendige Minimum zu beschränken, wie auch deren Einsatz zeitlich so kurz wie möglich zu halten.
Folgende allgemeine **Indikationen** können zum Einsatz analgosedierender Pharmaka formuliert werden:
- Angst
- Schmerz
- schwere Gasaustauschstörung
- Kreislaufinsuffizienz
- Hypermetabolismus.

Der analgosedierte Patient soll neurologisch beurteilbar sein, besser noch soll seine **Kooperationsfähigkeit – auch unter den Bedingungen einer Respirationstherapie – erhalten** bleiben.
Die tägliche Praxis der intensivmedizinischen Analgosedierung beruht mehr auf empirischen, denn auf rationalen Therapiekonzepten.

1.1.3 Analgosedierung in der Intensivmedizin

Zahlreiche psychische und physische Stressoren wirken während eines Aufenthaltes auf einer Intensivstation auf den Patienten ein. Die Belastungen ergeben sich zum einen durch die Grunderkrankung selbst, zum anderen durch diagnostische und therapeutisch-apparative Verfahren. Während frühere Konzepte der **Analgosedierung** darin bestanden, den Patienten bis hin zur tiefen Bewusstlosigkeit gegenüber diesen Einflüssen langzeitabzuschirmen, wird wegen möglicher gravierender Nebenwirkungen heutzutage eine restriktivere Verfahrensweise propagiert. Die **Ziele** einer Analgosedierung umfassen:
- Analgesie
- Anxiolyse
- Amnesie
- Sedierung
- vegetative Abschirmung
- Reduktion des O_2-Verbrauches
- Adaptation an den Respirator.

Hierbei gilt der Grundsatz, die Anzahl der verwendeten Pharmaka auf das notwendige Minimum zu beschränken, wie auch deren Einsatz zeitlich so kurz wie möglich zu halten. Im Mittelpunkt analgosedierender Maßnahmen stehen die Schmerzausschaltung, die psychomotorische Ruhigstellung des Patienten und die Vermeidung extremer vegetativer Reaktionen (z. B. Kreislaufbelastungen), die in Situationen lebensbedrohlicher Erkrankungen zur Dekompensation und somit möglicherweise zur irreversiblen hypoxisch-ischämischen Schädigung gefährdeter Organsysteme führen können. Hieraus können folgende allgemeine **Indikationen** zum Einsatz analgosedierender Pharmaka abgeleitet und formuliert werden:
- Angst
- Schmerz
- schwere Gasaustauschstörung
- Kreislaufinsuffizienz
- Hypermetabolismus.

Der analgosedierte Patient soll neurologisch beurteilbar sein, besser noch soll seine **Kooperationsfähigkeit – auch unter den Bedingungen einer Respiratortherapie – erhalten** bleiben. Kooperation und Kommunikation sowie Einsicht in das Krankheitsgeschehen sind wichtige Elemente des Behandlungserfolges, ganz besonders zum Zeitpunkt der Rücknahme der intensiven Diagnostik und Therapie.

Die tägliche Praxis der intensivmedizinischen Analgosedierung beruht mehr auf empirischen, denn auf rationalen Therapiekonzepten.

Sowohl die **Überwachung** der **Sedierungstiefe** als auch die **Einschätzung** des **Schmerzniveaus** gestaltet sich bei kritisch kranken Patienten auf Intensivstationen **schwierig**, da sich diese oft nicht verbal äußern können. Häufig sind Ärzte und Pflegepersonal auf die Interpretation klinischer Zeichen und persönliche Erfahrungen angewiesen. Neben indirekten vegetativen Reaktionen (Tränenfluss, Pupillenweite, Herzfrequenz, Blutdruck, Atemfrequenz) ist eine sorgfältige Überwachung des Analgesie- und Sedierungsniveaus mit **Scoringsystemen** unerlässlich, um sowohl Über- als auch Unterdosierungen zu vermeiden.

Folgende **Forderungen** bestehen im Bezug auf ein möglichst optimales Monitoring bzw. Scoring auf der Intensivstation:
- sensitiv im Bezug auf die Medikamentenwirkung, so dass medikamenteninduzierte Veränderungen von Bewusstseinslage oder Schmerzqualität erkannt werden können
- Einsetzbarkeit sowohl bei wachen als auch bei sedierten Patienten
- Ausführungsmöglichkeit nicht nur durch den Patienten selbst, sondern alternativ auch durch ärztliches und/oder Pflegepersonal
- einfache und schnelle Durchführbarkeit in der täglichen Routine, schnelle Erlernbarkeit
- basierend auf klinisch relevanten Kriterien
- keine aufwendigen Zusatzapparate erforderlich

- valide bei wiederholter Anwendung
- klar definierte Kriterien und standardisierte Methoden der Anwendung.

Es besteht Bedarf an adäquaten Monitoringverfahren. Weit verbreitet ist die **Ramsay-Sedation-Scale**, die zwar nie wissenschaftlich validiert wurde, aber den Vorteil einer übersichtlichen Einteilung bietet:

Die **Überwachung** und **Einteilung** der **Analgosedierung** sollte z. B. mit der **Ramsay-Sedation-Scale** erfolgen.

Score	Beschreibung
0	wach, orientiert
1	agitiert, unruhig, ängstlich
2	wach, kooperativ, Beatmungstoleranz
3	schlafend, aber kooperativ (öffnet Augen auf laute Ansprache oder Berührung)
4	tiefe Sedierung (öffnet Augen auf laute Ansprache oder Berührung nicht, aber prompte Reaktion auf Schmerzreize)
5	Narkose (träge Schmerzreaktion auf Schmerzreize)
6	tiefes Koma (keine Reaktion auf Schmerzreize)

So werden auf deutschen Intensivstationen im Durchschnitt in 30 % der allgemeinen Krankenhäuser und 43 % der Universitätskliniken Scoringsysteme eingesetzt, wobei hier ebenfalls meist die **Ramsay-Sedation-Scale** zur Anwendung kommt.

Die **Anforderungen**, die an eine **ideale Substanz** bzw. **Substanzkombination** gestellt werden müssen, sind:

- große therapeutische Breite mit minimaler Beeinträchtigung von Herz, Kreislauf und Atmung
- keine Kumulation
- keine Entzugserscheinungen nach dem Absetzen
- keine Beeinträchtigung endokrinologischer Regelkreise
- keine Immunsuppression.

Anforderungen an eine **ideale Substanz** bzw. **Substanzkombination:**
- große therapeutische Breite, minimale Beeinträchtigung von Herz, Kreislauf, Atmung
- keine Kumulation
- keine Entzugserscheinungen
- keine endokrinologische Beeinträchtigung
- keine Immunsuppression.

Opioide und Benzodiazepine haben sich zwar als vorteilhaft erwiesen, doch muss man feststellen, dass derzeit weder eine Einzelsubstanz noch eine Kombination verschiedener Pharmaka all diesen Kriterien gerecht wird.

Pharmaka, die zur Analgosedierung in der Intensivmedizin eingesetzt werden sind in Tab. **C-1.3** aufgelistet.

C-1.3	Pharmaka, die zur Analgosedierung in der Intensivmedizin eingesetzt werden			
	Proteinbindung (%)	Analgesie (Morphin = 1)	Probleme	Halbwertzeit (min)
▷ **Analgetika**				
Fentanyl	79–87	100–300	Gewöhnung/ø Sedierung	185–219
Sufentanil	92,5	bis 1000	Gewöhnung	148–164
Morphin	26–36	1	Gewöhnung	114
▷ **Barbiturate**				
Methohexital		ø	Gewöhnung (Enzyminduktion)	90
▷ **Benzodiazepine**				
Diazepam	96–98	ø	Gewöhnung	21–37 h
Midazolam	96–98	ø	Überhang	1–4 h
▷ **Neuroleptika**				
Haloperidol	60–70	ø	extrapyramidale Symptome	12–36 h
▷ **Hypnotika**				
Propofol		ø	Gewöhnung/Fettstoffwechsel?	10–15
▷ **α-Agonisten**				
Clonidin	20	ja	Bradykardie	420–720

Analgesie

Im Bereich der Intensivmedizin werden überwiegend stark wirksame **Opioide** wie Fentanyl und Sufentanil eingesetzt.

Die analgetische Therapie steht in der frühen Phase nach Trauma oder Operation im Vordergrund. Im Bereich der Intensivmedizin werden überwiegend stark wirksame **Opioide** wie Fentanyl (Fentanyl®-Janssen), und Sufentanil (Sufenta®) eingesetzt (Pharmakologie s. S. 159), die besonders wegen ihrer atemdepressiven und antitussiven Nebenwirkungen auch die Adaptation an den Respirator erleichtern.

Sedierung

Hierzu können sowohl **Hypnotika, Neuroleptika** als auch **Benzodiazepine** eingesetzt werden.

Bei nichtoperierten oder unverletzten Patienten steht häufig die Sedierung, z. B. zur Reizabschirmung vor äußeren Einflüssen, im Vordergrund. Hierzu können sowohl **Hypnotika, Neuroleptika** als auch **Benzodiazepine** eingesetzt werden.

Ein **ideales Sedativum** müsste folgenden Anforderungen genügen:
- effektive Sedierung mit schnellem Wirkungseintritt und kurzer Wirkdauer
- keine Akkumulation oder aktiven Metabolite
- einfache Anwendung und Titration möglich
- keine schwerwiegende kardiopulmonale Depression
- Metabolisierung durch Organinsuffizienzen nicht beeinträchtigt
- keine Toleranz- und Suchtentwicklung.

Benzodiazepine sind für diesen Zweck besonders geeignete Pharmaka, da sie neben der **sedierenden** Komponente über **anxiolytische** und **amnestische** Effekte verfügen. Für die Intensivmedizin kommen nur die intravenös injizierbaren Substanzen Midazolam, Flunitrazepam und Diazepam in Frage.
Benzodiazepine und Opioide haben den Vorteil, **antagonisierbar** zu sein. Hierdurch besteht die Möglichkeit, kurzzeitig z. B. die neurologische Beurteilbarkeit des Patienten herbeizuführen.

Benzodiazepine sind für diesen Zweck besonders geeignete Pharmaka, da sie neben der sedierenden Komponente über **anxiolytische** und **amnestische** **Effekte** verfügen. Für die Intensivmedizin kommen nur die intravenös injizierbaren Substanzen Midazolam (Dormicum®), Flunitrazepam (Rohypnol®) und Diazepam (Valium®) in Frage (Pharmakologie s. S. 163). Für Midazolam spricht die kürzeste Halbwertzeit, leider ist aber unter Langzeitanwendung ebensowenig wie bei den anderen Benzodiazepinen eine Kumulation zu vermeiden. Benzodiazepine wie auch Opioide haben den Vorteil, **antagonisierbar** zu sein. Hierdurch ergibt sich die Möglichkeit, kurzfristig die neurologische Beurteilbarkeit des Patienten herbeizuführen ("diagnostisches Fenster"). In speziellen Situationen kann so zwischen krankheitsbedingter Bewusstseinsstörung (z. B. schweres SHT) und Medikamentenüberdosierung differenziert werden.

In den letzten Jahren hat sich der Einsatz des α_2-Agonisten Clonidin (Catapresan®) in Kombination mit den angeführten Substanzen, aber auch als Monotherapeutikum, bewährt. Die den Sympathikus dämpfende Wirkung kann insbesondere bei alkoholentzugsbedingten Unruhezuständen mit Erfolg eingesetzt werden.

Grundsätzlich können folgende **Sedierungsprinzipien** empfohlen werden:
- **Durchführung** einer **Analgesie und Sedierung** statt Fortführung einer Narkose, wobei als Optimum ein Zielwert auf der Ramsay-Scale von 2 (–3) angestrebt werden sollte und eine sehr tiefe Sedierung nur wenigen speziellen Indikationen vorbehalten bleiben sollte (nicht adäquate Ventilation bei Schwierigkeiten, Patient an die maschinelle Beatmung zu adaptieren, Hirndrucksymptomatik mit drohender Einklemmung, Senkung des Sauerstoffverbrauchs bei drohender Hypoxie)
- **täglich mehrfache Evaluation** der **Notwendigkeit** der **sedierenden Therapie**, Monitoring des Sedierungsgrades und Erfassung des dazu erforderlichen individuellen Medikamentenbedarfs mit entsprechender Dosisanpassung (Empfehlung mindestens 8-stündlich)
- **gezielte Auswahl** der **Medikamente** im Hinblick auf die zu erwartende voraussichtliche Sedierungsdauer
- bei kontinuierlicher Gabe **getrennte Verabreichung** von **sedierenden** Medikamenten und **Analgetika** und Vermeidung fixer Medikamentenkombinationen, um die Einzelkomponenten bedarfsgerecht steuern zu können
- **kein abruptes Absetzen** der Medikamente **nach Langzeitsedierung**, dafür Durchführung einer ausschleichenden Therapie zur Vermeidung der Entwicklung einer Entzugsproblematik und Anwendung eines Weaningprotokolls.

Unerwünschte Nebenwirkungen der Analgosedierung

Bei allen Konzepten zur Analgosedierung kann es in seltenen Fällen bei der Langzeitanwendung zu einer **Toleranzentwicklung** kommen. Trotz exzessiver Dosissteigerungen sind keine ausreichenden Effekte mehr zu erzielen. Es ist dann unbedingt eine Dosisbegrenzung erforderlich; besser erscheint es jedoch, die Substanzgruppe zu wechseln bzw., wenn vertretbar, für 1–2 Tage nach konsequenter langsamer Reduktion ganz darauf zu verzichten, um dann wieder mit Erfolg erneut beginnen zu können. Die unter Dosisreduktion bzw. nach Absetzen von Analgosedativa mitunter auftretenden, z.T. bedrohlichen **Entzugsphänomene** (agitiert-delirante Symptomatik, überschießende sympathikotone Reaktionen) können oftmals erfolgreich mit Clonidin (Catapresan®, Pharmakologie s. S. 164) verhindert bzw. abgemildert werden. Weitere Nebenwirkungen sind in Tab. **C-1.4** aufgelistet.

Unerwünschte Nebenwirkungen der Analgosedierung

Bei allen Konzepten zur Analgosedierung kann es in seltenen Fällen bei der Langzeitanwendung zu einer **Toleranzentwicklung** kommen. Trotz exzessiver Dosissteigerungen sind dann keine ausreichenden Effekte mehr zu erzielen. **Entzugsphänomene** lassen sich oft mit Clonidin verhindern bzw. abmildern. Weitere Nebenwirkungen sind in Tab. **C-1.4** aufgelistet.

☰ C-1.4	**Unerwünschte Nebenwirkungen zur Analgosedierung häufig benutzter Substanzgruppen**

☰ C-1.4

▷ *Opioide*

- vagale Stimulation: Bradykardie, Hypotension, Bronchospasmus, Obstipation, Spasmen von Gallen- und Pankreasgangmuskulatur
- Toleranzentwicklung
- Entzugserscheinungen
- Übelkeit und Erbrechen (selten)
- Histaminfreisetzung (selten)

▷ *Benzodiazepine*

- Wirkungsverlängerung, Kumulation
- Toleranz, Abhängigkeit, Entzugserscheinungen
- Muskelschwäche
- Gedächtnisstörungen

▷ *Neuroleptika*

- Hypotension, Tachykardie (häufig)
- anticholinerge Effekte
- extrapyramidale Störungen
- Allergien (selten)

1.1.4 Hygiene und Infektiologie

Sepsis ist die häufigste Todesursache bzw. der bedeutendste Komplikationsfaktor in der Intensivmedizin. Aufgrund des Auftretens nosokomialer Infektionen in der Intensivmedizin ist größter Wert auf sterile Techniken zu legen.

▶ **Definition:** Als **nosokomiale Infektion** (krankenhauserworben) bezeichnet man jede Infektion, die in einem kausalen Zusammenhang mit einem Aufenthalt im Krankenhaus steht.

Intensivpatienten sind **besonders infektionsgefährdet** und die Ursachen hierfür lassen sich nur teilweise beeinflussen. Die häufigsten Infektionen sind typischerweise device-assoziert („device" = engl. für Gerät, z.B. ZVK, Blasenkatheter etc.). Im Gegensatz zur Infektionsrate bei „normalen" Krankenhauspatienten von rund 5%, liegt das Risiko einer nosokomialen Infektion auf einer Intensivstation schon nach fünftägiger Behandlungsdauer bei 25%. Die höchsten Infektionsraten (bis zu 30%) kommen auf operativen Intensivstationen vor. Nach Angaben des deutschen **K**rankenhaus-**I**nfektions-**S**urveillance-**S**ystems (KISS) erleiden Intensivpatienten im Durchschnitt 1,8 primäre Septikämien je 1.000 Tage mit zentralen Venenkathetern, 4,0 Harnwegsinfektionen je 1.000 Tage mit Harnwegskathetern und 11,2 Pneumonien je 1.000 Beatmungstagen.

1.1.4 Hygiene und Infektiologie

Sepsis ist die häufigste Todesursache bzw. der bedeutendste Komplikationsfaktor in der Intensivmedizin.

◀ Definition

Im Gegensatz zur **Infektionsrate** bei „normalen" Krankenhauspatienten von rund 5%, liegt das Risiko einer nosokomialen Infektion auf einer Intensivstation schon nach fünftägiger Behandlungsdauer bei 25%.

Ein wichtiges Problem sind die **katheterinduzierten oder -assoziierten Infektionen**.

Bei Septikämien und bei Beatmungspneumonien steigt die Mortalität deutlich an.

Ein nach wie vor wichtiges Problem sind die **katheterinduzierten** oder **-assoziierten Infektionen**, im Wesentlichen durch Staphylococcus epidermidis ausgelöst, als Folge von zunehmend häufiger angewandten Kathetertechniken in der Intensivmedizin. Hierfür werden verantwortlich gemacht:

- Liegedauer der intravasalen Katheter
- Kontamination des Infusats
- Kontamination von 3-Wege-Hähnen und Ansatzstücken
- Kontamination der Hauteinstichstelle
- Kathetermaterial.

Die **infektionsbedingte Letalität** liegt bei 20%-40%. Infektionen mit MRSA (Staphylokokken) und ESBL-Keimen gewinnen zunehmend an Bedeutung.

Die **infektionsbedingte Letalität** wird meist mit Werten **zwischen 20% und 40%** angegeben und schwankt natürlich in Abhängigkeit vom Schweregrad der Erkrankung und der Pathogenität der Erreger. Besonders relevant und mit einer hohen Sterblichkeit behaftet sind schwere Infektionen mit **m**ethicil**l**in-**r**esistenten Stämmen von **S**taphylococcus **a**ureus (**MRSA**) oder mit Klebsiellen und Pseudomonas aeruginosa. In den letzten Jahren sind zunehmend häufiger Infektionen mit Enterobacteriaceae zu beobachten, die Breitspektrum-Betalaktamasen produzieren (**ESBL** = extended spectrum betalactamase). Hierbei handelt es sich im Wesentlichen um Klebsiellen (pneumoniae). Die Resistenz ist durch Plasmide auf E. coli übertragbar. Die Erreger sind typischerweise auf Breitband-Cephalosporine z.B. Cefotaxim resistent.

Kolonisation und Infektion

Die **Kolonisation** des **Oropharynx** mit gramnegativen Bakterien tritt bei rund 20% der Patienten bereits am Ende des ersten Tages nach der Krankenhausaufnahme auf und betrifft ca. 45% nach 4 Tagen.

Kolonisation und Infektion

Die **Kolonisation** des **Oropharynx** mit gramnegativen Bakterien tritt bei rund 20% der Patienten bereits am Ende des ersten Tages nach der Krankenhausaufnahme auf und betrifft ca. 45% nach 4 Tagen. Patienten mit vorbestehenden Lungenerkrankungen haben hierbei das höchste Risiko. Nach der Kolonisation können Mikroorganismen durch Deszension oder Aspiration in die Bronchiolen und Alveolen gelangen. Eine Vorbehandlung mit Breitspektrum-Antibiotika bewirkt lediglich eine Selektion antibiotikaresistenter Keime!

In der Intensivmedizin muss streng zwischen den Begriffen Infektion und Kolonisation unterschieden werden. Die Diagnose einer **Infektion** setzt neben der **klinischen Symptomatik** immer ein Vorkommen hoher Keimzahlen ($>10^5$/ml) und Leukozyten in der Probe voraus.

In der Intensivmedizin muss streng zwischen den Begriffen Infektion und Kolonisation unterschieden werden. Die Diagnose einer **Infektion** setzt neben der **klinischen Symptomatik** immer ein Vorkommen hoher Keimzahlen ($>10^5$/ml) und Leukozyten in der Probe voraus. Kolonisation beschreibt eine Situation, in der der Nachweis von pathologischen Keimen gelingt, jedoch keine klinischen Infektionszeichen, wie z.B. Fieber, Leukozytose, CRP-Erhöhung etc. vorhanden sind. Die Unterscheidung zwischen beiden Begriffen ist in der Praxis überaus schwierig. Nur bei Keimnachweis und gleichzeitiger klinischer Symptomatik sollte eine Antibiotikatherapie verordnet werden.

Empfehlungen zur Prävention nosokomialer Infektionen

Empfehlungen zur Prävention nosokomialer Infektionen

Die Infektionskriterien des CDC (Center for Disease Control) dienten zur Grundlage für das 1997 in Deutschland eingeführte Krankenhaus-Infektions-Surveillance-Systems (KISS). In Deutschland nehmen z.Zt. mehr als 280 Intensivstationen an KISS teil und generieren so statistische Referenzdaten, die eine Beurteilung und Interpretation der eigenen Daten ermöglichen. Um bei der Infektionsstatistik den wichtigsten Risikofaktor einer nosokomialen Infektion herauszufiltern, werden im KISS Infektionen device-assoziiert erfasst. Es werden die device-assoziierten Infektionen in Relation zu 1.000 Device-Tagen gesetzt. Ferner wird zunehmend nach Fachrichtung wie z.B. Innere Medizin, Chirurgie etc. stratifiziert.

In sämtlichen Empfehlungen des Robert-Koch-Instituts wird auf die Bedeutung der Personalschulung hingewiesen.

Zu den wesentlichen **Präventions-empfehlungen** gehören:
- Händedesinfektion
- Handschuhbenutzung
- Schutzkittel
- Mundschutz.

Zu den wesentlichen **Präventionsempfehlungen** gehören:
- **Händedesinfektion**
- **Handschuhbenutzung**
- **Schutzkittel:** nur wenn zu erwarten ist, dass die eigene Bereichskleidung bakteriell kontaminiert werden kann, beim Betreten von Patientenzimmern

mit multiresistenten Keimen sowie beim Betreten des Zimmers eines neutropenischen Patienten

- **Mundschutz:** bei Aerosol produzierenden Tätigkeiten (offenes Absaugen, Bronchoskopie).

Zur **Kolonisationsüberwachung** und zum frühzeitigen Erkennen von Infektionen kann mikrobiologisch zu untersuchendes Material nach folgender Vorgehensweise entnommen werden:

- Unter sterilen Kautelen wird bei jedem endotracheal intubierten Patienten (Tubus/Trachealkanüle) eine „gezielte" endotracheale Absaugung von Sekret in ein Spezialröhrchen vorgenommen.
- Urinbakteriologie bei allen Blasenkatheterträgern.

Fakultativ:

- Rachen-, Rektum- und ggf. Vaginalabstrich auf Keime und auf Candida albicans (insbesondere die Analyse auf Candida kann wichtig sein)
- Wundabstriche
- Entnahme von Magensaft
- Blutabnahme zur anaeroben und aeroben Blutkultur
- Einschicken von Katheterspritzen zur Bakteriologie (wichtig wäre eine quantitative Keimanalyse, um eine Kontamination von einer wirklichen Besiedlung unterscheiden zu können)
- Entnahme seröser Flüssigkeiten durch Punktion (z.B. aus Pleura-, Peritoneal-, Synovialhöhle usw.).

Da eine bakteriologische Untersuchung in der Regel lebende Mikrorganismen nachweist, kommen nur dann sinnvolle Ergebnisse zustande, wenn das Material optimal gewonnen und transportiert wird!

▶ **Merke:** Alle Untersuchungen müssen immer eine Differenzierung der Keime und deren Antibiotikaempfindlichkeit erbringen. Die Untersuchung auf Pilze ist selbstverständlich.

Um die gewonnenen Erkenntnisse sinnvoll umsetzen und jederzeit die Keimentwicklung nachvollziehen zu können, sollte eine chronologische Dokumentation aller bakteriologischen Untersuchungen des Patienten vorgenommen werden. Dies ermöglicht auch die schnelle Erfassung von „Miniepidemien" durch resistente Keime (z.B. methicillinresistente Staphylokokken [MRSA]) bzw. multiresistente Staphylococcus aureus.

1.1.5 Antibiotikatherapie

Nach schnellstmöglicher Diagnose von Infektionen ist eine sofortige, gezielte, sorgfältig ausgewählte Antibiotikatherapie häufig entscheidend für das Überleben des schwerstkranken Patienten. Die Wahl des Antibiotikums bei einer klinisch manifesten Infektion basiert üblicherweise auf der **Isolation, Identifikation und Empfindlichkeitstestung** des Erregers. Das „ideale" Antibiotikum wirkt besonders effektiv gegen den oder die speziellen Krankheitserreger, ist nicht toxisch, stört die normale Flora des Patienten nicht und ist außerdem noch preiswert.

Wirkt ein Antibiotikum nicht, d.h., tritt nach 2–3-tägiger Therapie keine klinische Besserung ein, muss man davon ausgehen, dass trotz optimaler Testung und Resistenzbestimmung der Keime **in** vitro, keine Wirkung in vivo zu erzielen ist. Hier müssen Diagnostik und Therapie erweitert werden. Bei Patienten mit einer **leichten Infektion** kann gewartet werden, bis eine **sichere Diagnose** gestellt ist. Bei **lebensbedrohender Infektion** oder bei **immunsupprimierten Patienten** muss sofort und konsequent eine **empirisch kalkulierte**, erfolgversprechende **Therapie** auf der Basis der Verdachtsdiagnose eingeleitet werden. Da kein Antibiotikum gegen alle potentiellen Erreger wirksam ist und die Auswahl in der Regel vor Kenntnis des Antibiogramms getroffen werden muss, besteht prinzipiell das **Risiko** einer **Fehlbehandlung**. Dies hat entscheidende prognostische Bedeutung, denn die Fehlbehandlung führt z.B. bei der beat-

Zur **Kolonisationsüberwachung** und zum frühzeitigen Erkennen von Infektionen dienen regelmäßige Abstriche (z.B. Rachen-, Wundabstrich) bzw. Abnahmen (Urin, Magensaft), die mikrobiologisch untersucht werden können.

◀ **Merke**

1.1.5 Antibiotikatherapie

Die Wahl des Antibiotikums bei klinisch manifester Infektion basiert auf **Isolation, Identifikation** und **Empfindlichkeitstestung** des Erregers. Das **„ideale"** Antibiotikum wirkt besonders effektiv gegen den/ die speziellen Krankheitserreger, ist nicht toxisch, stört die normale Flora des Patienten nicht und ist preiswert.

Bei Patienten mit einer **leichten Infektion** kann gewartet werden, bis eine sichere Diagnose erstellt ist. Bei **lebensbedrohender Infektion** oder bei **immunsupprimierten Patienten** muss sofort und konsequent eine empirisch kalkulierte, erfolgversprechende Therapie auf der Basis der Verdachtsdiagnose eingeleitet werden. Eine **initiale Fehlbehandlung erhöht** die **Letalität**! Die Initialtherapie muss sowohl ein breites Spektrum umfassen als auch die Resistenzlage berücksichtigen.

Nach Kenntnis der Resistenzlage sollte eine **De-Eskalation** betrieben werden, das heißt Einschränkung der Therapiebreite.

Zusammengefasst sollten die in Tab. **C-1.5** aufgelisteten **Antibiotikarichtlinien** Anwendung finden.

mungsassoziierten Pneumonie zu einer Verdoppelung der Letalitätsrate. Wird die Therapie nach Erhalt der Ergebnisse optmiert, kann die Zeitverzögerung kaum noch eingeholt werden und die Prognose nur noch geringradig verbessert werden. Es wird davon ausgegangen, dass rund 25 % der Intensivpatienten initial falsch behandelt werden. Ziel muss sein, die in Frage kommenden Erreger sicher zu bestimmen und mindestens 90 % der Patienten initial kompetent zu behandeln. Die Initialtherapie muss daher sowohl ein breites Spektrum umfassen als auch die Resistenzlage berücksichtigen. Nach **Kenntnis** der **Resistenzlage** sollte eine **De-Eskalation** betrieben werden, das heißt Einschränkung der Therapiebreite. Sollte sich der Infektionsverdacht nicht bestätigen, muss die Antibiose sofort abgesetzt werden.

Eine ungezielte Anwendung von Antibiotika ist abzulehnen, um eine Besiedelung des Patienten mit multiresistenten Keimen zu vermeiden. Zusätzlich zur Antibiotikatherapie sind kausale Maßnahmen, wie z. B. Drainage der lokalen Infektion, Beseitigung von Obstruktionen sowie Entfernung von Fremdkörpern, unerlässlich.

Die **Dauer** der Antibiotikatherapie sollte immer kritisch **geprüft** werden, um gefährliche **Resistenzentwicklung** zu **vermeiden**. Bei der Pneumonie liegen gute Ergebnisse vor, die die Therapiedauer auf 8 Tage begrenzen. Es liegen Resultate vor, die einen zyklischen Wechsel zwischen verschiedenen Antibiotikaklassen empfehlen. Wegen einiger offener Fragen ist der periodische Wechsel von Antibiotikaklassen derzeit jedoch noch nicht generell umzusetzen.

Zusammengefasst sollten die in Tab. **C-1.5** aufgelisteten **Antibiotikarichtlinien** Anwendung finden.

≡ C-1.5

≡ C-1.5   Antibiotikarichtlinien bei Intensivpatienten

- Strenge Indikationsstellung: AB-Therapie* **nur** bei Infektion, nicht bei Kolonisation!

- **Vor** Beginn der AB-Therapie unbedingt Proben (s. o.) entnehmen, da unter laufender Therapie selten positive Ergebnisse zu erhalten sind:
  - Gram-Präparat zur Differenzierung von Kolonisation/Infektion!
  - Erregerisolation, geeignete Transportmedien wählen!

- Bei schweren Infektionen (Sepsis, Endokarditis) unbedingt enge Zusammenarbeit zwischen Kliniker und Mikrobiologen.

- Bei Kenntnis des Erregers in der Regel gezielte **Schmalspektrum-Therapie** mit bakteriziden Antibiotika.

- **Kombinationstherapie** bei polymikrobiellen Infektionen (leider in der Intensivtherapie häufig). Neue Wirkstoffe sollten für spezielle Keime reserviert bleiben, die resistent gegen Standardsubstanzen sind!

- Die Antibiotikadosis muss dem Schweregrad der Erkrankung, dem Körpergewicht, der Leber- und Nierenfunktion angepasst werden.

- Bei Aminoglykosiden und Vancomycin Serumspiegel bestimmen!

- Keine AB-Therapie ohne Prophylaxe gegen gastrointestinale Hefeinfektion mit Nystatin per os und über Magensonde.

- AB-Therapie nur so lange wie nötig!

- Bei **Nichtansprechen** der Therapie:
  - Antibiotika ergänzen
  - weitere Diagnostik und Suche nach Abszess
  - weitere Diagnostik und Suche nach Pilzen, Viren, seltenen Erregern
  - evtl. für 24 h Antibiotikapause, um erneut Proben zu entnehmen.

- Jede Antibiotikatherapie hat sich an der haus- bzw. stationseigenen Infektionsstatistik zu orientieren.

* Antibiotikatherapie

☰ C-1.6	Erregerspektrum und Antibiotika-Initialtherapie von häufigen intensivmedizinischen Krankheitsbildern	
▷ **Erkrankung**	▷ **Erreger**	▷ **Initialtherapie**
▷ **Pneumonie** (s. S. 474)		
▪ **nosokomial**	fakultativ pathogene Erreger, wie: Staphylokokken, Pneumokokken, Haemophilus influenzae, Escherichia coli, Pseudomonas aeruginosa, Legionellen, Bacteroides	beta-Lactam-Antibiotikum + Aminoglykosid oder Imipenem*, ggf. + Aminoglykosid
▪ **interstitiell**	sog. atypische Erreger wie: Mykoplasmen, Chlamydien	Erythromycin oder Ciprofloxacin
▷ **Peritonitis**		
▪ **primär** (durch hämatogene Streuung bei systemischen Infektionen; selten)	**Monoinfektion** mit: Streptokokken ssp, E. coli, Enterokokken, Klebsiellen, A-, Pseudomonaden, Anaerobier	Cephalosporin (3. Gen.) + Ampicillin** + Aminoglykosid + Metronidazol oder Imipenem*, ggf. + Aminoglykosid
▪ **sekundär** (Durchwanderungs- oder Perforationsperitonitis bei Erkrankungen des Magen-Darm-Traktes)	**Mischinfektion** Aerobier + Anaerobier am häufigsten: E. coli u. a. Enterobakterien Enterokokken, B. fragilis	Ertapenem oder Piperacillin/Tazobactam oder Imipenem
▷ **bakterielle Sepsis**	Staphylokokken, E. coli, P. aeruginosa Proteus ssp., Klebsiellen, Bacteroides	Cephalosporin (2./3. Gen.) + Piperacillin + Aminoglykosid oder Imipenem*, ggf. + Aminoglykosid, Vancomycin
▷ **Urosepsis**	E. coli o. a. Enterobakterien	– Cephalosporin (3. Gen.) + Aminoglykosid – Ciprofloxacin
▷ **Cholangiosepsis**	E. coli o. a. Enterobakterien	beta-Lactam-Antibiotikum + Aminoglykosid oder Piperacillin/Tazobactam oder Imipenem/Cilastin
▷ **Pilz-Sepsis**	Candida ssp., Aspergillen	Amphotericin B sowohl konventionell als auch liposomal, Fluconazol hochdosiert, Itraconazol, Voriconazol, Caspofungin und Flucytosin

* bei schwerem klinischem Erscheinungsbild
** schließt die Enterokokkenlücke der Cephalosporine

Tab. **C-1.6** zeigt das Erregerspektrum und die Initialtherapie von häufigen Erkrankungen in der Intensivmedizin.

1.1.6 Respiratorische Insuffizienz

Physiologie der respiratorischen Insuffizienz

Teilprozesse der äußeren Atmung

Der zelluläre Stoffwechsel ist an die ständige Zufuhr von Sauerstoff (O_2) und Abgabe von Kohlendioxid (CO_2) gebunden. Diese Vorgänge erfolgen über die äußere (Gasaustausch in der Lunge) und die innere Atmung (Gewebeatmung). Die **äußere Atmung** mit der O_2-Aufnahme und CO_2-Elimination findet in den alveolokapillaren Einheiten der Lungen statt. Vier Teilprozesse sind an diesem Gasaustausch beteiligt (Abb. **C-1.6**):
- Ventilation
- Perfusion
- Diffusion
- Distribution.

Tab. **C-1.6** zeigt Erregerspektrum und Initialtherapie von häufigen Erkrankungen in der Intensivmedizin.

1.1.6 Respiratorische Insuffizienz

Physiologie der respiratorischen Insuffizienz

Teilprozesse der äußeren Atmung

Die **äußere Atmung** mit der O_2-Aufnahme und CO_2-Elimination findet in den alveolokapillaren Einheiten der Lungen statt. Vier Teilprozesse sind an diesem Gasaustausch beteiligt (Abb. **C-1.6**):
- Ventilation
- Perfusion
- Diffusion
- Distribution.

◎ C-1.6

◎ C-1.6 **Gasaustausch bei äußerer Atmung**

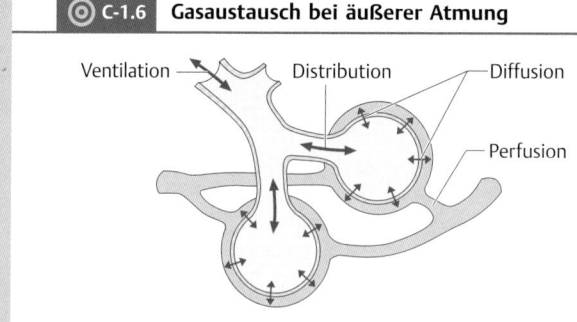

Ventilation — Distribution — Diffusion — Perfusion

Die **alveoläre Ventilation** bestimmt die O_2-Menge, die mit der Atemluft zu den Alveolen transportiert wird, und die CO_2-Rate, die von hier in die Umgebungsluft abgegeben wird. Die **Perfusion** sorgt für den Antransport von CO_2 und den Abtransport von O_2 mit dem Blut. Die **Diffusion** entscheidet über die Gasmenge, die zwischen der Alveolarluft und dem Blut durch die alveolokapillare Membran ausgetauscht wird. Die **Distribution** bezeichnet das Verteilungsverhältnis von Ventilation zu Perfusion in den Lungen, das aufgrund hydrostatischer Einflüsse schon unter physiologischen Bedingungen inhomogen ist, und das Verteilungsverhältnis von Diffusionskapazität zu Perfusion. Die unten liegenden Lungenpartien werden besser ventiliert und perfundiert als die oben liegenden. Die unteren Lungenabschnitte werden zudem verhältnismäßig besser durchblutet als belüftet, wohingegen sich dieses Verhältnis in den oberen Arealen umkehrt. Der **Ventilations-/Perfusionsquotient** (**VA/Q**) nimmt somit von unten nach oben zu. Dieser Quotient hat zentrale Bedeutung, da er den Gasaustausch in jedem beliebigen Lungenbezirk bestimmt; er verändert sich regional und global bei den verschiedenen Störungen der äußeren Atmung und pulmonalen Hämodynamik.

Ventilations-/Perfusionsquotient

VA/Q = 0,8–1 (Mittelwert für den Lungengesunden).

Ventilation

Die Ventilation (V) wird bestimmt durch die Atemfrequenz (AF) und das Atemzugvolumen (V_T). Durch Multiplikation erhält man das Atemminutenvolumen (AMV): V = AMV = AF × V_T.

Normalwerte (Erwachsene in Ruhe):

- AF = 12/min
- V_T = 0,5 l
- AMV = 6 l.

Alveoläre Ventilation: Unter der alveolären Ventilation (VA) versteht man denjenigen Anteil des Atemminutenvolumens, der effektiv am Gasaustausch teilnimmt. Er ergibt sich, wenn man von der Gesamtventilation die anatomische Totraumventilation subtrahiert. Der anatomische **Totraum** (**VD**), in dem physiologisch kein Gasaustausch stattfindet, umfasst das Volumen sämtlicher Luftwege bis zum Übergang der Bronchioli terminales zu den Alveolen. Er beträgt beim Erwachsenen ungefähr 2 ml/kg Körpergewicht. Je geringer das Atemzugvolumen ist, umso mehr wird sich der anatomische Totraumanteil im Sinne einer erhöhten Totraumventilation auswirken.

VA = AMV – (VD × AF)

Atemmechanik: Die Atemmechanik beschreibt im engeren Sinne die **Druck-Volumen-Beziehung**, die sich bei den Atmungsexkursionen ergeben. Diese Beziehungen zwischen Atmungsdrücken und geförderten Volumina hängen entscheidend von den **Atmungswiderständen** ab. Um die Ventilation zu gewährleisten, sind bestimmte **elastische** und **visköse** Atmungswiderstände zu überwinden (Abb. **C-1.7**).

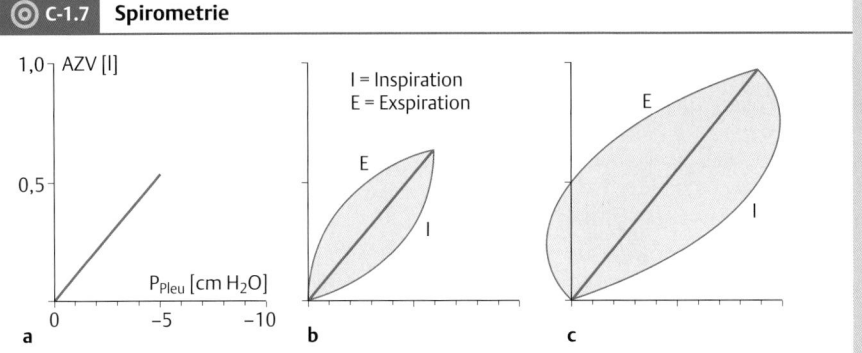

◎ C-1.7 Spirometrie

◎ C-1.7

Druck-Volumen-Beziehungen unter Spontanatmung
(AZV = Atemzugvolumen, P_{Pleu} = intrapleuraler Druck):
a Unter der Annahme, dass die Atmung ausschließlich gegen lineare elastische Widerstände (Rückstellkräfte) geschehen würde.
b Atemschleife bei Ruheatmung; durch die zusätzlich zu den elastischen auch noch zu überwindenden viskösen Widerstände biegt sich die Kurve nach unten (Inspiration) und oben (Exspiration) durch.
c Atemschleife bei forcierter Atmung unter Einsatz der exspiratorischen Atemhilfsmuskulatur.

Compliance: Elastische Widerstände entstehen inspiratorisch bei Dehnung der elastischen Fasern des Lungenparenchyms, bei Verformung des Thorax und bei Vergrößerung der Alveolen gegen ihre Oberflächenspannung. Die Oberflächenkräfte werden durch die oberflächenaktive Substanz **Surfactant** vermindert. Als Maß für die Dehnbarkeit dient die **Compliance**. Die Gesamt- bzw. totale Compliance C_{tot} des Atmungssystems ergibt sich aus der Lungen- und der Thoraxcompliance und wird als Verhältnis von Volumen- (ΔV) zu Druckänderung (ΔP) errechnet:
- $C_{tot} = \Delta V/\Delta P$.
Normalwert: 0,1 l/mbar.

Resistance: Die viskösen (nichtelastischen) Widerstände wirken sowohl bei der Inspiration als auch bei der Exspiration und setzen sich aus den Strömungswiderständen in den Atemwegen und den nichtelastischen Gewebswiderständen zusammen. Als Maß verwendet man die **Resistance** (**R**). Sie gibt an, welche Druckänderung (ΔP) erforderlich ist, um die die zu treibende Luftsäule mit einer bestimmten Geschwindigkeit ($\dot V$) in die Lungen zu insufflieren:
- $R = \Delta P/\dot V$.
Normalwert: 1–2 cm $H_2O \times$ s/l.

Lungenvolumina: Die **Vitalkapazität** (**VC**) ist das Volumen, das nach größter Ausatmung maximal eingeatmet werden kann. Der Sollwert ist abhängig von Körpergröße, Alter und Geschlecht. Eine weitere wichtige Größe ist die **Einsekundenkapazität**. Man versteht darunter nach *Tiffeneau* das während der ersten Sekunde bei forcierter Exspiration maximal ausatembare Volumen (FEV_1) (Abb. **C-1.8**).
Ihr Wert wird entweder absolut in l oder relativ in Bezug zur Vitalkapazität in % angegeben. Sie hat sich als Risikoindikator einer postoperativen Ateminsuffizienz erwiesen.
Normalwerte (Erwachsene): $FEV_1 > 2$ l oder $> 75\%$ der VC.

Compliance: Die Oberflächenkräfte werden durch die oberflächenaktive Substanz **Surfactant** vermindert.
Als Maß für die Dehnbarkeit dient die **Compliance**, die als Verhältnis von Volumen- (ΔV) zu Druckänderung (ΔP) errechnet wird:
- $C_{tot} = \Delta V/\Delta P$.
Normalwert: 0,1 l/mbar.

Resistance: Die **viskösen Widerstände** setzen sich aus den Strömungswiderständen in den Atemwegen und den nichtelastischen Gewebswiderständen zusammen. Die **Resistance** (R) gibt an, welche Druckänderung (ΔP) erforderlich ist, um die zu treibende Luftsäule mit einer bestimmten Geschwindigkeit ($\dot V$) in die Lungen zu insufflieren:
- $R = \Delta P/\dot V$.
Normalwert: 1–2 cm $H_2O \times$ s/l.

Lungenvolumina (Abb. **C-1.8**):
Die **Vitalkapazität** (**VC**) ist das Volumen, das nach größter Ausatmung maximal eingeatmet werden kann. Man versteht unter **Einsekundenkapazität** nach Tiffeneau das während der ersten Sekunde bei forcierter Exspiration maximale Ausatemvolumen (FEV_1).

Normalwerte (Erwachsene):
$FEV_1 > 2$ l oder $> 75\%$ der VC.

⊙ C-1.8 **Lungenvolumina und -kapazitäten**

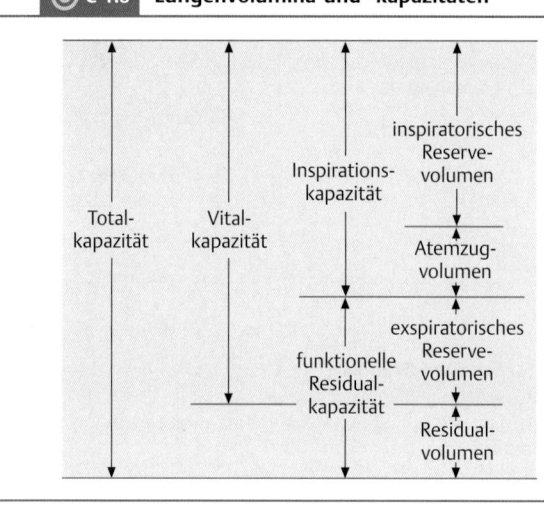

Kapazitäten setzen sich immer aus mindestens zwei Volumina zusammen. Die absoluten Volumina sind abhängig vom Alter, dem Geschlecht, der Körpergröße und -länge sowie der Körperposition. Erhebliche Abweichungen hiervon werden unter krankhaften Lungenveränderungen und Anästhesiebedingungen beobachtet.

Risikostratifikation:
- FEV_1 >2 l (kein erhöhtes Risiko)
- FEV_1 = 0,8–2 l (erhöhtes Risiko)
- FEV_1 < 0,8 l (sehr hohes Risiko).

Für die **O_2-Aufnahme** ist die Größe der gasaustauschenden Oberfläche entscheidend; diese wird bestimmt durch die **funktionelle Residualkapazität (FRC)**. Sie ist definiert als dasjenige Volumen, das nach einer normalen Exspiration in den Lungen verbleibt.
Die **CO_2-Abgabe** ist hingegen in erster Linie von der alveolären Ventilation abhängig.
Normalwert (Erwachsene): FRC = 2,5 l.

Diffusion (Gasaustausch)
Der Gasaustausch von O_2 und CO_2 in den Lungen erfolgt durch Diffusion in Abhängigkeit von den jeweiligen Partialdruckgradienten. **Normalwerte** unter Raumluftatmung:
- PaO_2 ~ 96 mmHg (20 jähriger)
- $PaCO_2$ = 40 +/- 5 mmHg.

Die O_2-Sättigung des Hämoglobins (SaO_2) ist unter physiologischen Bedingungen abhängig vom PaO_2. Es existiert eine charakteristische **O_2-Bindungskurve** (Abb. **C-1.9**).

Normalwert: SaO_2 = 95–97 % (keine Altersabhängigkeit).

Risikostratifikation:
- FEV_1 > 2 l: kein erhöhtes Risiko
- FEV_1 = 0,8–2 l: erhöhtes Risiko
- FEV_1 < 0,8 l: sehr hohes Risiko.

Für die **O_2-Aufnahme** ist die Größe der gasaustauschenden Oberfläche entscheidend; diese wird bestimmt durch die **funktionelle Residualkapazität (FRC)**. Sie ist definiert als dasjenige Volumen, das nach einer normalen Exspiration in den Lungen verbleibt. Ihre zentrale Bedeutung besteht in einem Ausgleich der in- und exspiratorischen O_2- und CO_2-Konzentrationen im Alveolarraum. Hierdurch wird der Gasaustausch auch in der Phase der Exspiration aufrechterhalten, und zwar umso besser, je größer die FRC ist. Das ist vor allem für den Teilprozess der Oxygenierung von Wichtigkeit. Die **CO_2-Abgabe** ist hingegen in erster Linie von der alveolären Ventilation abhängig.
Normalwert (Erwachsene): FRC = 2,5 l.

Diffusion (Gasaustausch)
Der Gasaustausch von O_2 und CO_2 in den Lungen erfolgt durch Diffusion in Abhängigkeit von den jeweiligen Partialdruckgradienten. Bei Atmung von atmosphärischer Luft mit einem inspiratorischen O_2-Anteil von 21 % (FiO_2 = 0,21) ergeben sich folgende **Normalwerte** in der arteriellen Blutgasanalyse (BGA):
- PaO_2 ≈ 96 mmHg (20-jähriger)
- $PaCO_2$ = 40 +/- 5 mmHg.

Die arteriellen O_2-Partialdrücke sind altersabhängig und nehmen von der dritten Lebensdekade an pro Jahrzehnt um ca. 5 mmHg ab. Der Sauerstoff wird im Blut in erster Linie an das Hämoglobin gebunden transportiert. Die O_2-Sättigung des Hämoglobins (SaO_2) ist dabei unter physiologischen Bedingungen abhängig vom PaO_2. Es existiert eine charakteristische **O_2-Bindungskurve** (Abb. **C-1.9**).
Normalwert: SaO_2 = 95–97 % (keine Altersabhängigkeit).

⊙ C-1.9 O_2-Bindungskurve

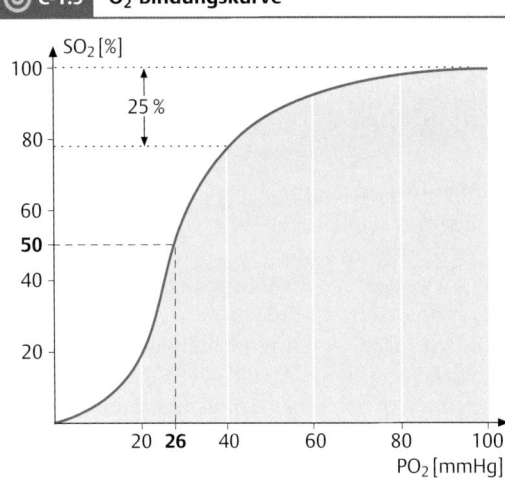

Der so genannte Halbsättigungsdruck (p50) bezeichnet denjenigen Wert des O_2-Partialdruckes, bei dem 50 % des vorhandenen Hämoglobins mit O_2 gesättigt sind. Dieser liegt beim Menschen bei 26 mmHg (gestrichelte Linie) und ist ein Maß für die O_2-Affinität von Hb. Nach Kapillarperfusion nimmt die O_2-Sättigung um ~ 25 % ab (gepunktete Linie), da der pO_2 von ~ 90 mmHg auf 40 mmHg abfällt.

⊙ C-1.9

Atmungsregulation

Die Atmungsregulation unterliegt humoralen Steuerungsmechanismen, die die Anpassung der Atmung an die Stoffwechselleistungen des Organismus und damit die Aufrechterhaltung der Homöostase gewährleisten sollen. Regelgrößen sind der $PaCO_2$, der **arterielle pH-Wert** und der PaO_2. Hierbei wirkt die Erhöhung des $PaCO_2$ am stärksten steigernd auf die Atmung, während die Effekte einer pH-Erniedrigung oder eines Abfalls des PaO_2 deutlicher geringer bleiben.

Atmungsregulation

Regelgrößen sind der **$PaCO_2$**, der **arterielle pH-Wert** und der **PaO_2**.

Sauerstofftransport

Die adäquate **O_2-Versorgung der Gewebe** hängt neben der O_2-Aufnahme durch die Lungen vom O_2-Transport des Blutes und der O_2-Abgabe an die Zellen ab. Die O_2-Transportkapazität des arteriellen Blutes (DO_2) wird bestimmt durch den O_2-Gehalt und das Herzzeitvolumen (HZV). Der O_2-Gehalt (CaO_2) ist abhängig von der Hämoglobinkonzentration (Hb), der O_2-Sättigung des Hämoglobins (SaO_2), seiner spezifischen O_2-Bindungsfähigkeit (1 g Hb bindet 1,39 ml O_2, theoretische Hüfner-Zahl) und der geringen physikalisch gelösten O_2-Menge (PaO_2 × 0,003 ml/100 ml Blut). Steigt der O_2-Verbrauch (VO_2) des Organismus an, wird unter physiologischen Bedingungen das HZV dem Bedarf entsprechend gesteigert (positive Rückkopplung).

Normalwerte (Erwachsene):
- CaO_2 = (Hb) × SaO_2 × 1,39 + PaO_2 × 0,003 = 15–20 ml O_2/100 ml Blut
- HZV = 5–6 l/min (in Ruhe)
- DO_2 = HZV × CaO_2 = 1.000 ml/min (in Ruhe)
- VO_2 = $avDO_2$ × HZV = 200–300 ml/min (in Ruhe).

Pathophysiologie der respiratorischen Insuffizienz

Die Lungenerkrankungen werden nach atmungsmechanischen Gesichtspunkten in restriktive und obstruktive Störungen eingeteilt. Bei den **restriktiven** Lungenerkrankungen ist die belüftete und durchblutete Lungenoberfläche reduziert, bei den **obstruktiven** sind die Strömungswiderstände (Resistance) in den Atemwegen erhöht. Restriktion und Obstruktion können gemeinsam auftreten. **Verteilungsstörungen** bilden hierbei die pathophysiologische Grundlage für Störungen des pulmonalen Gasaustausches bis hin zur akuten respiratorischen Insuffizienz.

Sauerstofftransport

Die adäquate **O_2-Versorgung der Gewebe** hängt neben der O_2-Aufnahme durch die Lungen vom O_2-Transport des Blutes und der O_2-Abgabe an die Zellen ab. Die O_2-Transportkapazität des arteriellen Blutes (DO_2) wird bestimmt durch den O_2-Gehalt und das Herzzeitvolumen (HZV).

Normalwerte:
- CaO_2 = 15–20 ml O_2/100 ml Blut
- HZV = 5–6 l/min (in Ruhe)
- DO_2 = 1.000 ml/min (in Ruhe)
- VO_2 = 200–300 ml/min (in Ruhe).

Pathophysiologie der respiratorischen Insuffizienz

Bei den **restriktiven** Lungenerkrankungen ist die belüftete und durchblutete Lungenoberfläche reduziert, bei den **obstruktiven** sind die Strömungswiderstände in den Atemwegen erhöht.

Verteilungsstörungen

Hierzu gehören:
- Hypoventilation
- regionale ventilatorische Verteilungsstörung
- Rechts-links-Shunt
- Totraumventilation
- Diffusionsstörungen.

Bei Verteilungsstörungen ist die physiologische Abstimmung des Verhältnisses von Ventilation zu Perfusion verändert (Abb. **C-1.10**).

Hypoventilation

Die Hypoventilation (Abb. **C-1.10 b**) bezeichnet einen Zustand **global verminderter Lungenbelüftung** bei normaler Durchblutung ($V_{\dot{A}/\dot{Q}} < 0{,}8$). Ursächlich sind **zentrale Atemstörungen**.

Regionale ventilatorische Verteilungsstörung

Bei einer **regionalen** ventilatorischen Verteilungsstörung ist der Ventilations-/Perfusionsquotient nur in einzelnen Lungen-

Verteilungsstörungen

Hierzu gehören:
- Hypoventilation
- regionale ventilatorische Verteilungsstörung
- Rechts-links-Shunt
- Totraumventilation
- Diffusionsstörungen.

Die einzelnen Störungen treten bei den zu besprechenden Krankheitsbildern selten isoliert, sondern in der Regel in vielfältigen Überschneidungen mehr oder weniger kombiniert auf.

Bei Verteilungsstörungen ist die physiologische Abstimmung des Verhältnisses von Ventilation zu Perfusion verändert (Abb. **C-1.10**).

Entweder ist die Belüftung hoch, oder sie ist niedrig im Vergleich zur Durchblutung, wobei Letzteres die wichtigere Rolle spielt. Betrifft die Minderbelüftung die gesamte Lunge, spricht man von einer **Hypoventilation**. Sind hingegen nur einzelne Lungenareale betroffen, handelt es sich um eine **regionale ventilatorische Verteilungsstörung**. Im Extremfall findet eine Belüftung gar nicht mehr statt, und es kommt zum **Rechts-links-Shunt. Diffusionsstörungen** und **Totraumventilation** sind in der Regel ebenfalls inhomogen über die Lunge verteilt.

Hypoventilation

Die Hypoventilation (Abb. **C-1.10 b**) bezeichnet einen Zustand **global verminderter Lungenbelüftung** bei normaler Durchblutung ($V_{\dot{A}/\dot{Q}} < 0{,}8$). Hierbei verringert sich die alveoläre Ventilation mit der Folge, dass der PaO_2 abfällt und der $PaCO_2$ ansteigt. Ursächlich sind **zentrale Atemstörungen**. Bei diesen sind in der Regel Atemfrequenz und Atemzugvolumen vermindert oder der Atemrhythmus verändert.

Regionale ventilatorische Verteilungsstörung

Bei einer **regionalen** ventilatorischen Verteilungsstörung ist der Ventilations-/Perfusionsquotient nicht wie bei der Hypoventilation global, sondern nur in einzelnen Lungenbezirken vermindert ($V_{\dot{A}/\dot{Q}} < 0{,}8$). Als Folge davon vermischt

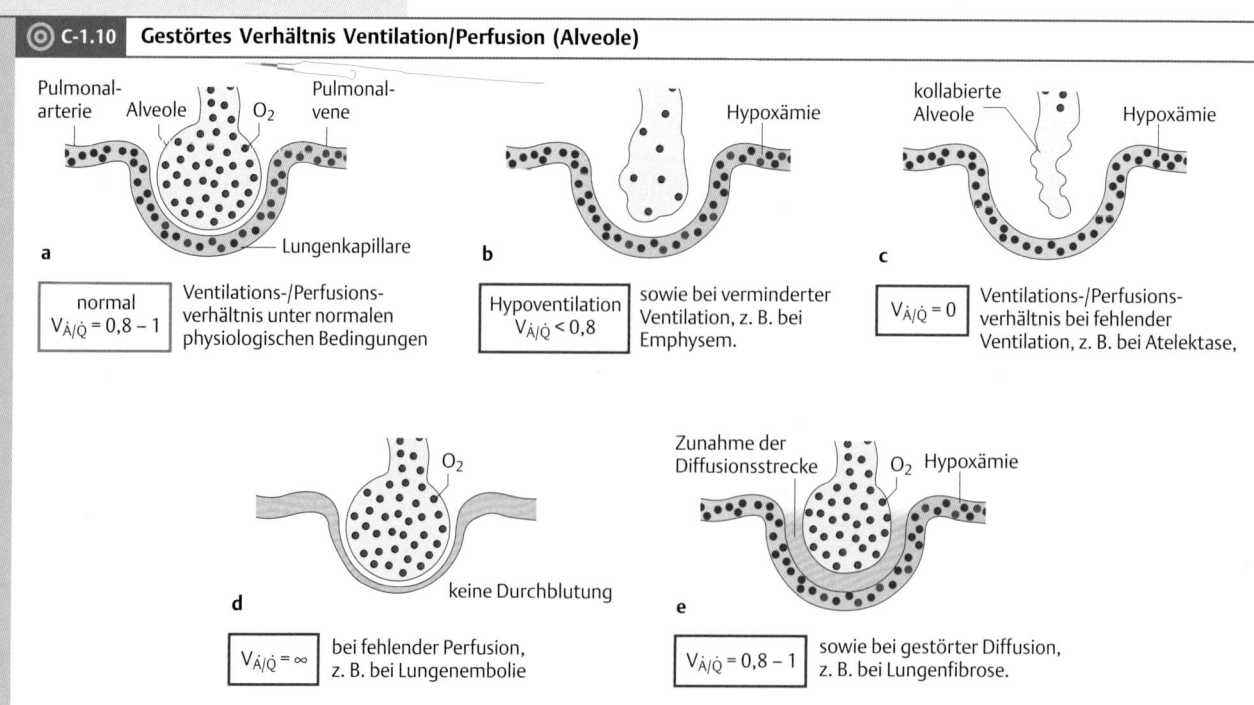

C-1.10 Gestörtes Verhältnis Ventilation/Perfusion (Alveole)

a

| normal $V_{\dot{A}/\dot{Q}} = 0{,}8 - 1$ | Ventilations-/Perfusionsverhältnis unter normalen physiologischen Bedingungen |

b

| Hypoventilation $V_{\dot{A}/\dot{Q}} < 0{,}8$ | sowie bei verminderter Ventilation, z. B. bei Emphysem. |

c

| $V_{\dot{A}/\dot{Q}} = 0$ | Ventilations-/Perfusionsverhältnis bei fehlender Ventilation, z. B. bei Atelektase, |

d

| $V_{\dot{A}/\dot{Q}} = \infty$ | bei fehlender Perfusion, z. B. bei Lungenembolie |

e

| $V_{\dot{A}/\dot{Q}} = 0{,}8 - 1$ | sowie bei gestörter Diffusion, z. B. bei Lungenfibrose. |

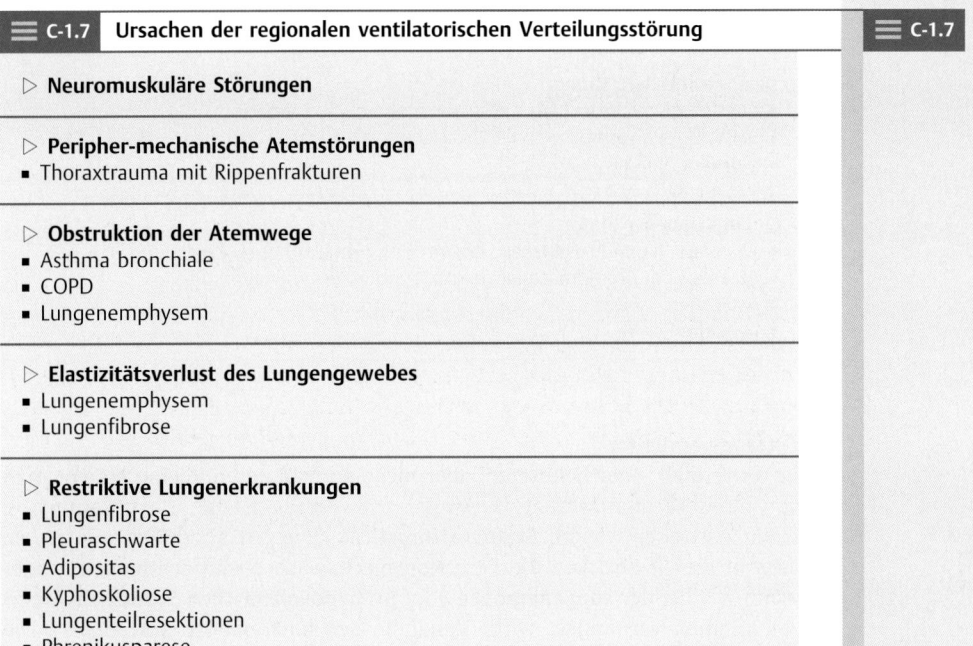

C-1.7

C-1.7 Ursachen der regionalen ventilatorischen Verteilungsstörung

▷ **Neuromuskuläre Störungen**

▷ **Peripher-mechanische Atemstörungen**
- Thoraxtrauma mit Rippenfrakturen

▷ **Obstruktion der Atemwege**
- Asthma bronchiale
- COPD
- Lungenemphysem

▷ **Elastizitätsverlust des Lungengewebes**
- Lungenemphysem
- Lungenfibrose

▷ **Restriktive Lungenerkrankungen**
- Lungenfibrose
- Pleuraschwarte
- Adipositas
- Kyphoskoliose
- Lungenteilresektionen
- Phrenikusparese

sich das in diesen Arealen nicht vollständig mit Sauerstoff aufgesättigte Blut mit dem arterialisierten aus normal belüfteten Abschnitten (**venöse Beimischung**). Dadurch sinken der PaO_2 und infolgedessen der O_2-Gehalt des arteriellen Blutes. Ursächlich sind **periphere Atemstörungen**, bei denen Obstruktions- und/oder Kompressionsphänomene zu partieller Verlegung von Teilen der Atemwege führen können (Tab. **C-1.7**).

Rechts-Links-Shunt
Wenn Alveolen zwar noch durchblutet, aber nicht mehr belüftet werden (Abb. **C-1.10 c**), kommt es zum Extremfall einer ventilatorischen Verteilungsstörung ($V_{\dot{A}/\dot{Q}} = 0$). Hierbei wird vermehrt nichtoxygeniertes venöses Blut mit dem von belüfteten Alveolen stammenden oxygenierten Blut vermischt und erniedrigt den O_2-Gehalt des arteriellen Blutes. Das klinische Korrelat entspricht einer **Totalatelektase**. Bei funktionierendem alveolovaskulärem „Reflex" (**Euler-Liljestrand-Mechanismus**, hypoxisch pulmonale Vasokonstriktion) werden die Auswirkungen aber geringer bleiben, als sie rein rechnerisch zu erwarten wären, da in nicht belüfteten Arealen die Perfusion durch reflektorische, hypoxiebedingte Vasokonstriktion gedrosselt und somit die Shuntfraktion vermindert wird. Die CO_2-Abgabe aus dem Blut bleibt so lange unbeeinträchtigt, wie das CO_2 über andere hyperventilierte Alveolarbezirke kompensatorisch abgeatmet werden kann.
Ursachen des Rechts-Links-Shunts zeigt Tab. **C-1.8**.
Über **Bronchial- und Pleuralarterien** fließen unter physiologischen Bedingungen 3–5 % des Herzzeitvolumens zur nutritiven Versorgung der Lunge. Nach Desoxygenierung vermischt sich dieser Anteil mit dem arterialisierten Blut in den Lungenvenen. Bei pathologisch-anatomischen **Kurzschlussverbindungen**, entweder der auf pulmonaler oder auf kardialer Ebene, kann der Shuntanteil erheblich gesteigert sein. **Funktionelle Shunts** treten auf, wenn Alveolarbezirke vollständig von der Belüftung ausgeschlossen sind, sei es durch Verlegung des Lumens der zuführenden Atemwege von innen oder durch Druck von außen. Die **Lungenembolie** führt als Folge des teilweisen Verschlusses des Gefäßbettes zu einer Umverteilung der Perfusion, so dass minderventilierte oder nicht ventilierte Areale vermehrt durchblutet werden (erhöhte Shuntperfusion).

bezirken vermindert ($V_{\dot{A}/\dot{Q}} < 0,8$). Ursächlich sind **periphere Atemstörungen** (Tab. **C-1.7**).

Rechts-Links-Shunt
Wenn Alveolen zwar noch durchblutet, aber nicht mehr belüftet werden (Abb. **C-1.10 c**), kommt es zum Extremfall einer ventilatorischen Verteilungsstörung ($V_{\dot{A}/\dot{Q}} = 0$).
Das klinische Korrelat entspricht einer **Totalatelektase**.
In nicht belüfteten Arealen wird die Perfusion durch „reflektorische", hypoxiebedingte Vasokonstriktion (**Euler-Liljestrand-Mechanismus**) gedrosselt und somit die Shuntfraktion vermindert.
Ursachen des Rechts-Links-Shunts zeigt Tab. **C-1.8**.

Funktionelle Shunts treten auf, wenn Alveolarbezirke vollständig von der Belüftung ausgeschlossen sind.
Die **Lungenembolie** führt zu einer Umverteilung der Perfusion.

C-1.8

C-1.8	**Ursachen des Rechts-Links-Shunts**

▷ **Anatomischer Shunt**
- physiologisch: Bronchial- und Pleuralvenen, Vv. Thebesii
- pathologisch-intrapulmonal: a. v. Fistel
- pathologisch-intrakardial: VSD, ASD

▷ **Funktioneller Shunt**
- Alveolarkollaps: Atelektasen, Pneumo- u. Hämatothorax, Pleuraerguss
- Alveolen mit Fremdmaterial gefüllt: Lungenödem, Pneumonie,
- Aspiration, ARDS
- Lungenembolie

Totraumventilation

Wird eine Region belüftet, aber nicht durchblutet, spricht man von einer Totraumventilation ($V_{\dot{A}/\dot{Q}} = \infty$, s. Abb. **C-1.10 d**). Man unterscheidet **funktionelle** und **anatomische** Totraumventilation. Für den pulmonalen Gasaustausch ergibt sich eine Abnahme der gasaustauschenden alveolären Ventilationsfläche.

Ursachen der Totraumventilation:
- Lungenembolie
- hypovolämischer Schock
- Status asthmaticus
- Lungenemphysem
- Schmerzen.

Totraumventilation

Im Extremfall einer belüfteten, aber nicht durchbluteten Region spricht man von einer Totraumventilation ($V_{\dot{A}/\dot{Q}} = \infty$, s. Abb. **C-1.10 d**). Dazu kommt es, wenn entweder wie im **Status asthmaticus** Alveolen überbläht werden, so dass in diesen Bezirken die Perfusion mechanisch beeinträchtigt wird, oder wenn wie bei der **Lungenembolie** oder im **hypovolämischen Schock** das Herzzeitvolumen vermindert wird (Zunahme des **funktionellen** Totraumes). Die Folge für den pulmonalen Gasaustausch ist eine Abnahme der gasaustauschenden alveolären Ventilationsfläche.

Ursachen der Totraumventilation:
- Lungenembolie
- hypovolämischer Schock
- Status asthmaticus
- Lungenemphysem
- Schmerzen.

Auch Lungenemphysem und Schmerzen bewirken eine gesteigerte Totraumventilation. Beim **Lungenemphysem** führt der Verlust elastischer Fasern zu einer Aufweitung der terminalen Atemwege und dadurch zu einer Zunahme des **anatomischen** Totraumes. Schmerzen führen zu einer Schonatmung. Hierbei wird das Atemzugvolumen vermindert, so dass der Totraumanteil erhöht ist.

Diffusionsstörungen

Diffusionsstörungen (Abb. **C-1.10 e**) betreffen vornehmlich den Gasaustausch für Sauerstoff, wenn die Diffusionsstrecke durch Verdickung der alveolokapillaren Membran verlängert, die Kontaktzeit der Erythrozyten für die O_2-Aufsättigung in den Kapillaren durch Abnahme des Gefäßbettes vermindert oder die gasaustauschende Oberfläche insgesamt reduziert ist (Tab. **C-1.9**).

Diffusionsstörungen

Diffusionsstörungen (Abb. **C-1.10 e**) betreffen vornehmlich den Gasaustausch für Sauerstoff, wenn die Diffusionsstrecke durch Verdickung der alveolokapillaren Membran verlängert, die Kontaktzeit der Erythrozyten für die O_2-Aufsättigung in den Kapillaren durch Abnahme des Gefäßbettes oder Zunahme des HZV vermindert oder die gasaustauschende Oberfläche insgesamt reduziert ist (Tab. **C-1.9**). Zu einer CO_2-Retention kommt es in der Regel nicht, da CO_2 Membranen ca. zwanzigmal schneller durchdringt als O_2.

☰ C-1.9	Ursachen von Diffusionsstörungen

▷ **Zunahme der Diffusionsstrecke**
- Flüssigkeitsansammlung
- Lungenödem
- Pneumonie
- Aspiration
- ARDS
- interstitielle Bindegewebsvermehrung
- Lungenfibrose
- Sarkoidose
- Vaskulitiden

▷ **Verkürzung der Blutkontaktzeit**
- Abnahme des Gefäßbettes
- Lungenemphysem
- Lungenfibrose
- Zunahme des HZV
- Anämie
- Sepsis

▷ **Reduzierung der gasaustauschenden Oberfläche**
- Lungenresektionen
- Lungenfibrose
- Atelektasen
- Pleuraerguss
- Pneumo- u. Hämatothorax
- Zwerchfellhochstand

☰ C-1.9

Diagnose der respiratorischen Insuffizienz

Diagnose der respiratorischen Insuffizienz

▶ **Definition:** Der respiratorischen Insuffizienz liegt eine Störung des Gasaustausches für O_2 und/oder CO_2 zugrunde. Hierbei findet sich immer eine mangelnde Oxygenierung des Blutes mit Abfall des arteriellen O_2-Partialdruckes. Zu einer CO_2-Retention hingegen kommt es jedoch nur dann, wenn die Kompensationsmechanismen einer gesteigerten Atmung erschöpft oder bereits primär gestört sind.

◀ **Definition**

- Arterielle Hypoxie: $PaO_2 < 70$ mmHg
- Hyperkapnie: $PaCO_2 > 45$ mmHg
- Hypokapnie: $PaCO_2 < 35$ mmHg.

- Arterielle Hypoxie: $PaO_2 < 70$ mmHg
- Hyperkapnie: $PaCO_2 > 45$ mmHg
- Hypokapnie: $PaCO_2 < 35$ mmHg.

▶ **Definition:**
Partialinsuffizienz: arterielle Hypoxie, Normo- oder Hypokapnie
Globalinsuffizienz: arterielle Hypoxie u. Hyperkapnie

◀ **Definition**

Klinische Zeichen der respiratorischen Insuffizienz

Die klinischen Zeichen der respiratorischen Insuffizienz (Tab. **C-1.10**) ergeben sich in der **Frühphase** aus den Kompensationsreaktionen des Organismus und in der **Spätphase** aus dem sich entwickelnden Versagen der einzelnen Organe. Die Zellen werden initial nur in ihrer Funktion reversibel, schließlich aber in ihrer Struktur irreversibel geschädigt. Im Vordergrund stehen zunächst – wenn möglich – die **Steigerung der Atmung** und die Symptomatik einer generalisierten Stimulation des sympathischen Nervensystems mit **Tachykardie, Herzzeitvolumen-** und **Blutdruckanstieg**. Diese Reaktionen dienen der Vermeidung von Hypoxie und Hyperkapnie. Gelingt dieses nicht, führt vor allem die fortschreitende Hypoxie zum Kreislaufversagen mit **Bradykardie, Herzzeitvolumen-** und **Blutdruckabfall**.

Klinische Zeichen der respiratorischen Insuffizienz

Im Vordergrund stehen zunächst die **Steigerung der Atmung** sowie **Tachykardie** und **Anstieg** des **HZV** und des **Blutdruckes**. Fortschreitende Hypoxie führt zu **Bradykardie** und **Abfall des HZV** und des **Blutdruckes** (Tab. **C-1.10**).
Bei zunehmender Erschöpfung der Atmungstätigkeit kommt es zur beginnenden CO_2-Narkose mit **Bradypnoe, gesteigerter Erregbarkeit** und ggf. Entwicklung von Krampfanfällen. Persistierende und ausgeprägte Hypoxie und Hyperkapnie führen schließlich zum **Koma**.

≡ C-1.10

≡ C-1.10   **Klinische Zeichen der Ateminsuffizienz**

▷ **Arterielle Hypoxie**
- Tachykardie → Bradykardie
- kardiale Arrhythmien
- arterielle Hypertonie → Hypotonie
- Tachypnoe → Bradypnoe
- Unruhe, Erregung, Desorientierung
- Krämpfe
- Somnolenz → Koma
- Schwitzen
- Zyanose (reduziertes Hb > 5 g/dl)

▷ **Hyperkapnie**
- Tachykardie → Bradykardie
- kardiale Arrhythmien
- arterielle Hypertonie → Hypotonie
- Bradypnoe
- Unruhe, Erregung, Desorientierung
- Krämpfe
- Somnolenz → Koma (PaCO$_2$ > 70–80 mmHg: CO$_2$-Narkose)
- Schwitzen
- Hautrötung (Dilatation der Hautgefäße)

Die **Bradypnoe** ist Ausdruck zunehmender Erschöpfung der Atmungstätigkeit und beginnender CO$_2$-Narkose. Die zerebralen Auswirkungen bestehen anfänglich in **gesteigerter Erregbarkeit**, ggf. mit Entwicklung von Krampfanfällen. Persistierende und ausgeprägte Hypoxie und Hyperkapnie führen schließlich zum **Koma**.

Man sieht anhand der Tab. **C-1.10**, dass Hypoxie und Hyperkapnie klinisch nicht differenziert werden können. Darüber hinaus sind deren Symptome nicht einmal spezifisch für eine respiratorische Insuffizienz.

Funktionsdiagnostik der respiratorischen Insuffizienz

Die wichtigste Methode zur Beurteilung des pulmonalen Gasaustausches ist die **arterielle Blutgasanalyse**. Mit ihr lassen sich zusätzlich die globalen metabolischen Auswirkungen einer ausgeprägten Zellhypoxie im Sinne einer metabolischen Azidose erkennen. Ein Maß für die Partialfunktion der O$_2$-Aufnahme in den Lungen ist die alveoloarterielle Sauerstoffdruckdifferenz (AaDO$_2$), die definiert ist als die Differenz zwischen dem alveolären (PAO$_2$) und dem arteriellen O$_2$-Partialdruck. Sie entsteht bereits physiologisch, weil über die anatomischen Shunts O$_2$-ausgeschöpftes Blut sich mit dem arterialisierten in den Lungenvenen mischt und dadurch der PaO$_2$ im Vergleich zum PAO$_2$ vermindert wird. Die AaDO$_2$ wird demnach mit zunehmendem pulmonalen Rechts-links-Shunt größer und kann deshalb zur semiquantitativen Beurteilung der Shuntfraktion herangezogen werden. Exakte Berechnungen des Shuntanteiles sind nach bestimmten Formeln möglich, deren Betrachtung an dieser Stelle allerdings zu weit führen würde.

Normalwerte:
- AaDO$_2$ = 10 mmHg (FiO$_2$ = 0,21)
- Shunt = 3–5 % des HZV.

Der **Totraumanteil** ergibt sich aus dem Verhältnis von Totraum (VD) und Atemzugvolumen (VT). Auch er kann mit Hilfe einer Formel berechnet werden.

Normalwert: VD/VT = 0,25–0,4.

Mit Hilfe der **Spirometrie** lassen sich die atemmechanischen Parameter und die Ventilation beurteilen (s. a. Abb. **C-1.7**, S. 455):
- Vitalkapazität ($\approx$ 6 l)
- relative/absolute Einsekundenkapazität nach Tiffeneau
  (FEV$_1$ > 2 l/> 75 % d. VC)

Funktionsdiagnostik der respiratorischen Insuffizienz

Die wichtigste Methode zur Beurteilung des pulmonalen Gasaustausches ist die **arterielle Blutgasanalyse**.

Ein Maß für die Partialfunktion der O$_2$-Aufnahme in den Lungen ist die alveoloarterielle Sauerstoffdruckdifferenz (AaDO$_2$), die definiert ist als die Differenz zwischen dem alveolären (PAO$_2$) und dem arteriellen O$_2$-Partialdruck.

Die AaDO$_2$ wird mit zunehmendem pulmonalen Rechts-links-Shunt größer und kann deshalb zur semiquantitativen Beurteilung der Shuntfraktion herangezogen werden.

Normalwerte:
- AaDO$_2$ = 10 mmHg (FiO$_2$ = 0,21)
- Shunt = 3–5 % des HZV.

Der Totraumanteil ergibt sich aus dem Verhältnis von Totraum (VD) und Atemzugvolumen (VT).

Normalwert: VD/VT = 0,25–0,4.

Mit Hilfe der **Spirometrie** lassen sich die atemmechanischen Parameter und die Ventilation beurteilen:
- Vitalkapazität
- Einsekundenkapazität

- funktionelle Residualkapazität (2,5 l)
- Resistance (1–2 cm $H_2O \times s/l$)
- Atemgrenzwert (120–170 l/min)
- inspiratorische Kraft
- Atemzugvolumen (0,5 l/min)
- Atemfrequenz (12/min)
- Atemminutenvolumen (6 l/min).

Die apparativ aufwändigste und zugleich genaueste Messmethode ist die **Ganzkörperplethysmographie**. Hiermit lassen sich sämtliche Lungenvolumina und die Resistance bestimmen. Am Krankenbett praktikabel ist die Messung der exspiratorischen Vitalkapazität und der Einsekundenkapazität mit Hilfe von einfachen **Balgtrockenspirometern**.

Anhand der spirometrischen Werte der VC und FEV_1 können **restriktive** von **obstruktiven Lungenerkrankungen** differenziert werden (Tab. **C-1.11**).

- funktionelle Residualkapazität
- Resistance
- Atemgrenzwert
- inspiratorische Kraft
- Atemzugvolumen
- Atemfrequenz
- Atemminutenvolumen.

Die apparativ aufwändigste und zugleich genaueste Messmethode ist die **Ganzkörperplethysmographie**.

Anhand der spirometrischen Werte der VC und FEV_1 können **restriktive** von **obstruktiven Lungenerkrankungen** differenziert werden (Tab. **C-1.11**).

≡ C-1.11	Spirometrie bei Lungenerkrankungen		
	VC	*absolute FEV_1*	*relative FEV_1*
restriktive Lungenerkrankungen	↓	↓	normal
obstruktive Lungenerkrankungen	(↓)	↓	↓

≡ C-1.11

Nosologie

Hier werden intensivmedizinisch relevante Krankheitsbilder besprochen, die zur respiratorischen Insuffizienz führen können. Es handelt sich um:
- Atelektase
- Pneumothorax
- Pleuraerguss
- Lungenödem
- COPD
- Aspiration
- Pneumonie
- ARDS.

Da zu den einzelnen nachfolgenden Krankheitsbildern die Röntgenbefunde demonstriert werden, sollen die normale Röntgenmorphologie sowie die charakteristischen Unterschiede zwischen im Stehen und im Liegen angefertigten Röntgenthoraxbildern vorangestellt werden (Abb. **C-1.11**).

Nosologie

Intensivmedizinisch relevante Krankheitsbilder, die zur respiratorischen Insuffizienz führen können:
- Atelektase
- Pneumothorax
- Pleuraerguss
- Lungenödem
- COPD
- Aspiration
- Pneumonie
- ARDS.

Die normale Röntgenmorphologie der Lunge im Stehen und im Liegen zeigt Abb. **C-1.11**.

Atelektase

Atelektasen werden durch komplette **Obstruktion** oder **Kompression** peripherer oder zentraler Atemwege verursacht. Die durch Obstruktionen ausgelösten Formen entstehen häufig durch Schleimpfröpfe, die das Bronchiallumen von innen verschließen; die Kompressionsatelektasen sind Folge eines Druckes von außen und kommen z. B. bei verdrängenden Pleuraergüssen, Pneumothoraces und Bronchialtumoren vor. Da die Luft distal der Verschlüsse resorbiert wird, kommt es zu einem Volumenverlust der Lunge. Nach dem Ausmaß dieses Volumenverlustes unterscheidet man **Makro-** von **Mikroatelektasen**. Nur Makroatelektasen sind röntgenologisch diagnostizierbar.

Eine Sonderform sind die **Resorptionsatelektasen** bei Anwendung hoher Sauerstoffkonzentrationen. Hier führt der nach Resorption des Sauerstoffes fehlende, zur Stabilisierung der Alveolenwand notwendige Stickstoff zum Alveolarkollaps. Von den Atelektasen müssen die – nur morphologisch unterscheidbaren – Dystelektasen abgegrenzt werden, bei denen die Verschlüsse nur partiell sind, so dass noch eine gewisse Belüftung stattfinden kann.

Dystelektasen sind Minderbelüftungen nur einzelner kleiner Abschnitte innerhalb eines Lappens mit streifigen kleinen Verschattungen, die häufig in den posterioren Lungenabschnitten basal zu finden sind.

Atelektase

Atelektasen werden durch komplette **Obstruktion** oder **Kompression** peripherer oder zentraler Atemwege verursacht. Folge hiervon sind **Makro-** und **Mikroatelektasen**. Nur Makroatelektasen sind röntgenologisch diagnostizierbar.

Eine Sonderform sind die **Resorptionsatelektasen** bei Anwendung hoher Sauerstoffkonzentrationen.
Dystelektasen sind Minderbelüftungen nur einzelner kleiner Abschnitte innerhalb eines Lappens mit streifigen kleinen Verschattungen, die häufig in den posterioren Lungenabschnitten basal zu finden sind.

◎ C-1.11 | **Normale Röntgenmorphologie der Lunge**

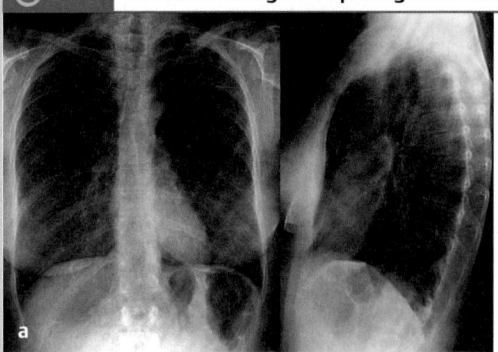 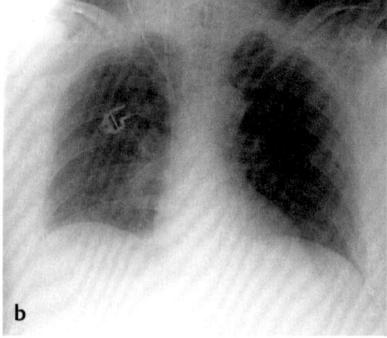

a Normalbefund (Standardaufnahme im Stehen in tiefer Inspiration und Atemstillstand, p.-a. und seitlicher Strahlengang)
Bei der Betrachtung eines Röntgenthoraxbildes gilt es, sich zunächst über Faktoren wie Aufnahmetechnik, Bildqualität und Fehlerquellen durch unterschiedlichste Artefakte Klarheit zu verschaffen (zu Einzelheiten s. Lehrbuch der Radiologie).

Dieses ist besonders wichtig, um falsche pathologische Befunde zu vermeiden. Erst danach schließt sich eine systematische Analyse der einzelnen radiologischen Strukturen an, z. B. in der Reihenfolge:
- Weichteile
- knöcherne Strukturen
- Zwerchfell (Kuppel rechts: 9.–11. Rippe hinten, 4.–6. vorne; links 1 ICR tiefer)
- Mediastinum
- Lunge/Pleura (Gefäßzeichnung bis 2 cm vor der Lungenoberfläche zu verfolgen; Pleura normalerweise nicht sichtbar)
- Hilus (linker Hilus etwas höher stehend als rechter)
- Herz (Größe: ≦ halber Thoraxinnendurchmesser!)
- Lage von Tuben, Kathetern und Drainagen

b Befund mit Instrumentierung (Aufnahme im Liegen, a.-p. Strahlengang)
Zu sehen ist die Aufnahme eines 47-jährigen Patienten, direkt postoperativ nach Lebertransplantation. Außer diskreten Plattenatelektasen rechts oberhalb des Zwerchfelles erkennt man eine **normale Röntgenmorphologie**. Der Endotrachealtubus (1) liegt mit seiner Spitze auf Höhe des Jugulums und ist damit korrekt platziert. Der über die rechte V. jug. ext. eingebrachte zentrale Venenkatheter (2) befindet sich mit der Spitze in der V. cava sup., ca. 5 cm über der Einmündung in den rechten Vorhof. Er sollte idealerweise noch 2–3 cm tiefer zu liegen kommen. Zentralvenöse Katheter werden sowohl von peripher über die V. cubitalis, V. cephalica oder V. brachialis als auch zentral über die V. jugularis externa, V. jugularis interna oder V. subclavia eingeführt. **Im Thoraxröntgenbild sollte die Spitze des Katheters zwischen dem I. und III. ventralen Rippenansatz (= Übergang V. cava superior/rechter Vorhof oder Bifurkation) enden.** Der Pulmonaliskatheter (3) wurde über die rechte V. jug. int. bis in die rechte Unterlappenarterie vorgeschoben. Die Lage seiner Spitze ist ca. 5 cm zu tief (Gefahr der spontanen „wedge"-Position!). Er wurde deshalb nach der Aufnahme dementsprechend zurückgezogen.
Allein durch die Aufnahmetechnik im Liegen (Standard bei bettlägerigen Patienten, z. B. auf Intensivstationen) ergeben sich charakteristische Abbildungsunterschiede zur Stehendaufnahme. Es handelt sich dabei im Einzelnen um folgende Punkte:
- Perfusionsumverteilung von basal nach apikal (durch die liegende Position)
- Verbreiterung des Herzschattens (Abbildungsartefakt, da Herz-Film-Abstand im a.-p. Strahlengang größer)
- Zwerchfellhochstand (durch höheren intraabdominellen Druck und mangelnde Inspiration) → scheinbare Herz- und Mediastinalverbreiterung
- Unschärfe von Randkonturen und Grenzflächen
- Veratmungs- bzw. Bewegungsartefakte

Makroatelektasen

Bei den Makroatelektasen unterscheidet man Platten-, Segment-, Lappenatelektasen und die Totalatelektase einer Lunge (Abb. **C-1.12d**).

Makroatelektasen

Hier unterscheidet man:
- Plattenatelektasen (Subsegmentatelektasen)
- Segmentatelektasen
- Lappenatelektasen
- Totalatelektase einer Lunge (Abb. **C-1.12d**).

Die Totalatelektase zeigt in typischer Lage eine homogene Verschattung ohne abgrenzbare Gefäßzeichnung (Bild der „einseitig hellen Lunge"). Dabei ist das Mediastinum zur Atelektase verschoben, es liegt ipsilateral ein Zwerchfellhochstand vor. Die kontralaterale Lunge ist konsekutiv überbläht.

▶ Merke

▶ Merke: Ein größerer Erguss ist immer von einer kompressionsbedingten angrenzenden Minderbelüftung begleitet.

Atelektasen führen durch Vergrößerung des intrapulmonalen Rechts-Links-Shunts zum Abfall des PaO_2. Der $PaCO_2$ bleibt so lange unbeeinträchtigt, wie das CO_2 über andere hyperventilierte Alveolarbezirke kompensatorisch abgeatmet werden kann.

Diagnose der Atelektase
- **Perkussion:** gedämpfter Klopfschall
- **Auskultation:** abgeschwächtes bis aufgehobenes Atemgeräusch
- **Radiologie:** geringere Strahlentransparenz des atelektatischen Lungenbezirkes, Verziehung der benachbarten Strukturen zur Atelektase hin, Überblähung benachbarter Areale (Abb. **C-1.12**)
- **Blutgase:** $PaO_2 \downarrow$, $PaCO_2$ initial $\downarrow$, zuletzt $\uparrow$.

Therapie der Atelektase: s. S. 493.

Pneumothorax

Beim Pneumothorax (Abb. **C-1.13**) handelt es sich um eine pathologische Gasansammlung im Pleuraraum. Die folgenden Formen werden unterschieden:
- offener Pneumothorax
  - nach innen offen (d. h. zur Lunge)
  - nach außen offen (d. h. zum knöchernen Thorax)
- geschlossener Pneumothorax
- Spannungspneumothorax.

Der **offene** Pneumothorax ist durch das **Mediastinalpendeln** gekennzeichnet. Bei jeder Inspiration dringt Luft in den eröffneten Pleuraspalt ein und führt zu einer Verschiebung des Mediastinums zur kontralateralen Seite mit entsprechender Gegenbewegung bei der Exspiration. Beim **geschlossenen** Pneumothorax besteht keine Verbindung zwischen dem Pleuraraum und der Außenluft. Es kommt zur Spontanheilung nach Resorption der eingedrungenen Luft. Beim **Spannungspneumothorax** (Abb. **C-1.14**), der akut bedrohlichsten Form, wirkt das pleurale Leck als Ventil, welches inspiratorisch den Eintritt von Außenluft zulässt, exspiratorisch den Austritt aber blockiert. Hieraus resultiert eine schnelle Druckerhöhung im Pleuraspalt mit Verdrängung der Mediastinalorgane nach kontralateral und konsekutiver Kompression der nichtkollabierten Lunge, des Herzens und der großen Gefäße.

Sonderform: Seropneumothorax (Flüssigkeitsspiegel sichtbar in der Luft enthaltenden Pleurahöhle, s. Abb. **C-1.15**).

▶ **Merke:** Aus einem Pneumothorax kann sich jederzeit ein Spannungspneumothorax entwickeln, insbesondere unter positiver Druckbeatmung (Respirator, Ambubeutel)!

Ursächlich für einen Pneumothorax sind neben traumatischen Eröffnungen der Pleurahöhle spontane Rupturen und bestimmte pulmonale Erkrankungen. Entweder wird die Pleura instrumentell-mechanisch verletzt, oder sie rupturiert bei erheblicher intrapulmonaler Drucksteigerung (Barotrauma).

Ursachen des Pneumothorax

- Thoraxtrauma mit Rippenfrakturen
- Punktionen der V. subclavia und V. jugularis interna
- Tracheotomie
- Barotrauma unter maschineller Beatmung
- Spontanruptur einer subpleuralen Emphysemblase
- Asthmaanfall
- Perforation zerfallender pulmonaler Infiltrationsprozesse in die Pleurahöhle.

Atelektasen führen durch Vergrößerung des intrapulmonalen Rechts-Links-Shunts zum Abfall des PaO_2.

Diagnose der Atelektase
- Perkussion
- Auskultation
- Radiologie (Abb. **C-1.12**)
- Blutgase.

Therapie der Atelektase: s. S. 493.

Pneumothorax

Beim Pneumothorax (Abb. **C-1.13**) handelt es sich um eine pathologische Gasansammlung im Pleuraraum. Die folgenden Formen werden unterschieden:
- offener Pneumothorax
- geschlossener Pneumothorax
- Spannungspneumothorax.

Der **offene Pneumothorax** ist durch das **Mediastinalpendeln** gekennzeichnet. Beim **geschlossenen** Pneumothorax kommt es zur Spontanheilung nach Resorption der eingedrungenen Luft. Beim **Spannungspneumothorax** (Abb. **C-1.14**), der akut bedrohlichsten Form, wirkt das pleurale Leck als Ventil, welches inspiratorisch den Eintritt von Außenluft zulässt, exspiratorisch den Austritt aber blockiert.

Sonderform: Seropneumothorax (Abb. **C-1.15**)

◀ Merke

Ursachen des Pneumothorax

- Thoraxtrauma mit Rippenfrakturen
- Punktionen der V. subclavia und V. jugularis interna
- Tracheotomie
- Barotrauma unter maschineller Beatmung
- Spontanruptur einer subpleuralen Emphysemblase
- Asthmaanfall
- Perforation zerfallender pulmonaler Infiltrationsprozesse in die Pleurahöhle.

⊙ **C-1.12**   **Atelektasen**

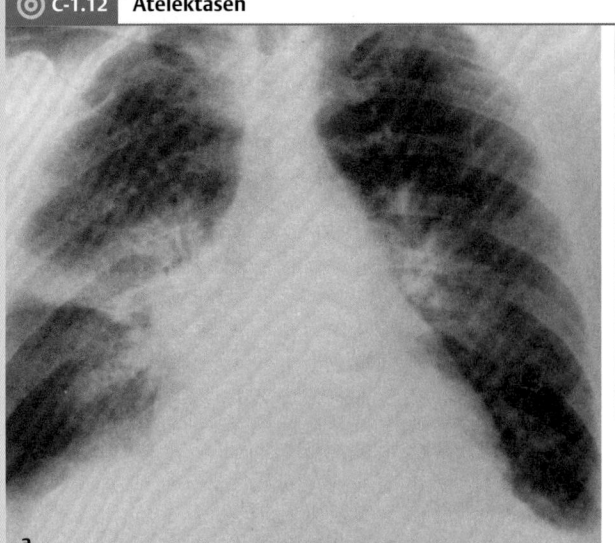

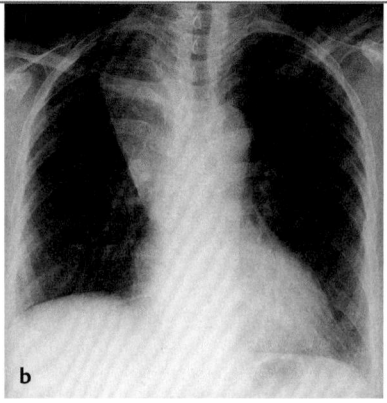

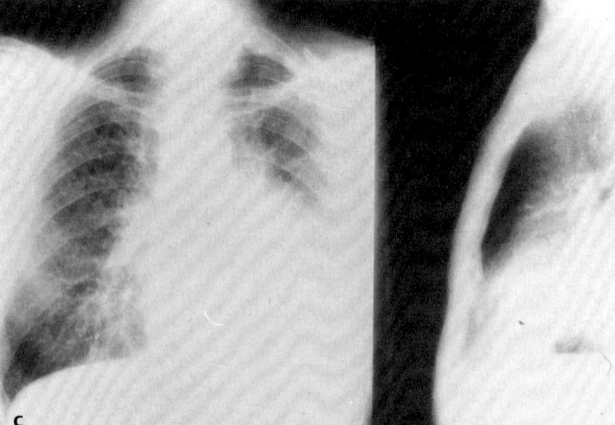

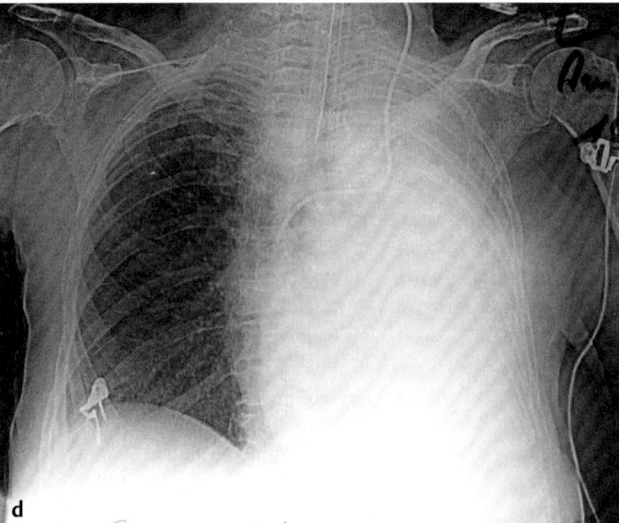

a Segmentatelektase im rechten Oberlappen
Inhomogene Verschattung im Bereich des
rechten Oberlappens. Aufgrund der Volumenminderung im atelektatischen Bezirk kommt
es zur Verziehung der rechtsseitigen Hilus-
strukturen zur Atelektase hin sowie zu einer
scharfen, konvexbogigen Konturierung des
kleinen Lappenspaltes. **Nebenbefund:** Links-
herzvergrößerung mit zentraler Lungenstauung.

b Oberlappenatelektase rechts
Homogene Verschattung des rechten Oberlappens. Durch die ausgeprägte Volumen-
verminderung im Bereich der Atelektase ist
der kleine Lappenspalt deutlich nach kranial
verzogen.

c Unterlappenatelektase links
Homogene Verschattung des linken Unter-
lappens. In der seitlichen Aufnahme wird
erkennbar, dass die Verschattung bis zur
Grenze des großen Lappenspaltes reicht. Die
Mediastinalorgane, insbesondere das Herz,
sind zur Atelektase hin nach links verzogen.

d Totalatelektase links
Es handelt sich um das Bild einer 75-jährigen
Patientin, die am ersten postoperativen Tage
nach Strumektomie eine akute respiratorische
Insuffizienz entwickelte. Sie wurde daraufhin
notfallmäßig endotracheal intubiert und
maschinell beatmet. Zum Zeitpunkt der
Röntgenaufnahme war eine inspiratorische
Sauerstoffkonzentration von 100 % erforder-
lich. Als Grund hierfür erkennt man eine
Totalatelektase der linken Lunge: Homogene
Verschattung der gesamten linken Lunge.
Durch die Verziehung des Mediastinums
zur **gleichen** Seite hin kann differenzialdiagnostisch ein expansiver Pleuraerguss
(Mediastinalverschiebung zur Gegenseite!)
ausgeschlossen werden.

Diagnose des Spannungspneumothorax
- **Inspektion:** obere Einflussstauung
- **Perkussion:** hypersonorer tympanitischer Klopfschall
- **Auskultation:** abgeschwächtes bis aufgehobenes Atemgeräusch
- **Radiologie:** feiner Strichschatten der Pleura visceralis parallel zur Thoraxwand, strukturfreier, transparenzerhöhter Bezirk zwischen Thoraxwand und Lungenoberfläche, partiell oder komplett kollabierte Lungenareale (Abb. **C-1.14**)
- **Blutgase:** PaO_2 ↓, $PaCO_2$ initial ↓, zuletzt ↑.

Therapie des Pneumothorax: s. S. 493.

Diagnose des Spannungspneumothorax
- Inspektion
- Perkussion
- Auskultation
- Radiologie (Abb. **C-1.14**)
- Blutgase.

Therapie des Pneumothorax: s. S. 493.

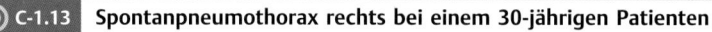

© C-1.13 | **Spontanpneumothorax rechts bei einem 30-jährigen Patienten**

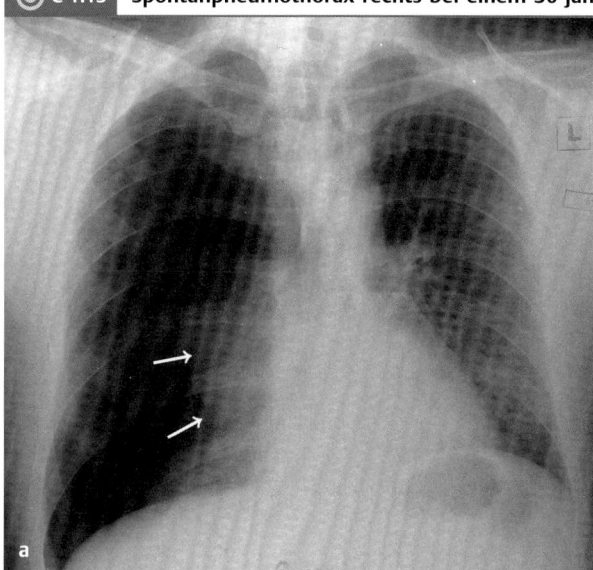

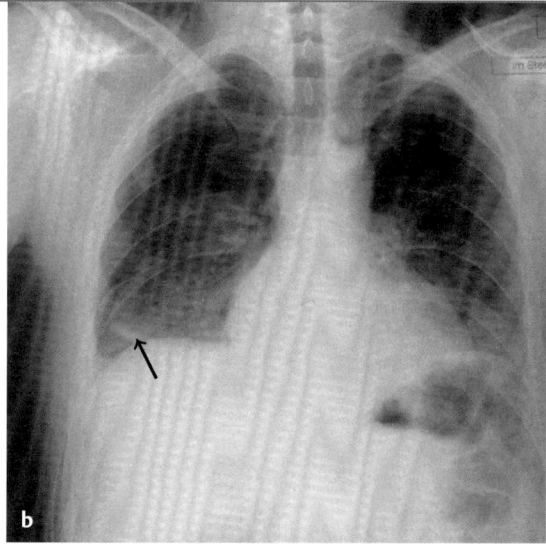

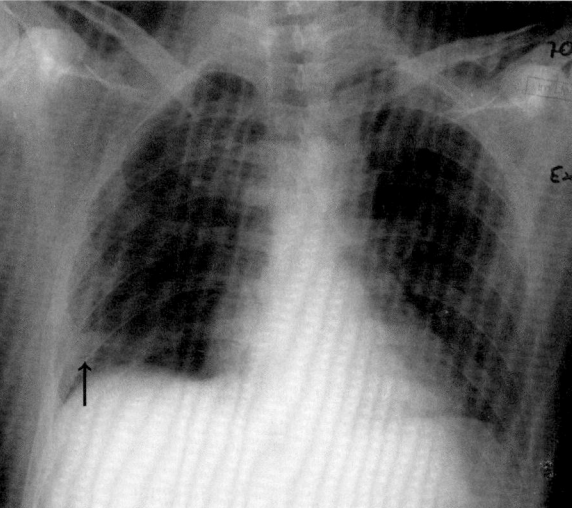

a Aufnahme unmittelbar nach dem Ereignis
In nahezu dem gesamten rechten Thorax fehlen die Gefäßstrukturen, so dass es hier zu einer deutlich erhöhten Strahlentransparenz kommt. Die rechte Lunge ist bis auf einen kleinen Rest rechts parakardial kollabiert. Hier erkennt man einen feinen Strichschatten (→), der der Pleura visceralis entspricht. Das Mediastinum ist leicht zur Gegenseite verdrängt.

b Aufnahme mit Bülaudrainage
Das Drain ist zwischen der 4. und 5. Rippe rechts lateral eingebracht worden (Drainage mit Sog von –20 cm H_2O). Die Spitze liegt korrekt im Pleuraraum, so dass es mittlerweile zur partiellen Wiederentfaltung der rechten Lunge gekommen ist. Zur besseren Darstellung des Restpneumothorax, erkennbar an dem zur Thoraxwand parallel verlaufenden Strichschatten und der dazwischen eingeschlossenen lungenstrukturfreien Zone, wurde die Aufnahme in **Exspiration** angefertigt. Der Anteil der belüfteten rechten Lunge ist infolge der Volumenminderung (Zusammendrängung der Gefäßstrukturen) vermindert strahlentransparent. Nebenbefund: Plattenatelektase rechts basal (→).

c Aufnahme nach Reexpansion der Lunge
Komplette Wiederentfaltung der rechten Lunge bei noch liegendem Bülaudrain mit „Normalisierung" der Lungenstruktur. Weiterhin vorhanden ist allerdings die Plattenatelektase als Folge der Lungenkompression durch den ehemaligen Pneumothorax (→).

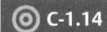

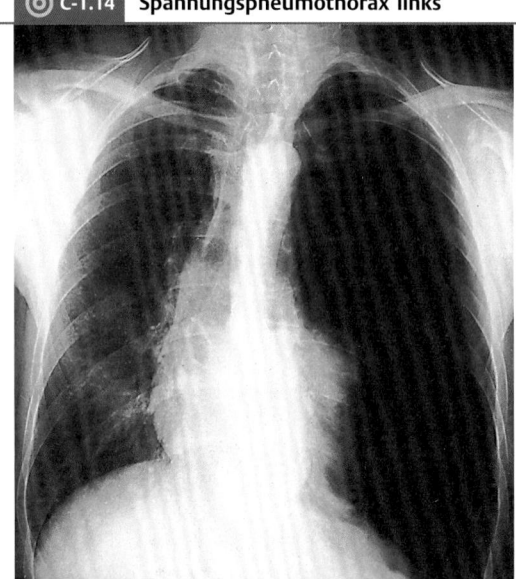

C-1.14 Spannungspneumothorax links

Totalkollaps der linken Lunge mit massiver Verdrängung der Mediastinalorgane zur Gegenseite und deutlicher Kompression der kontralateralen Lunge

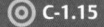

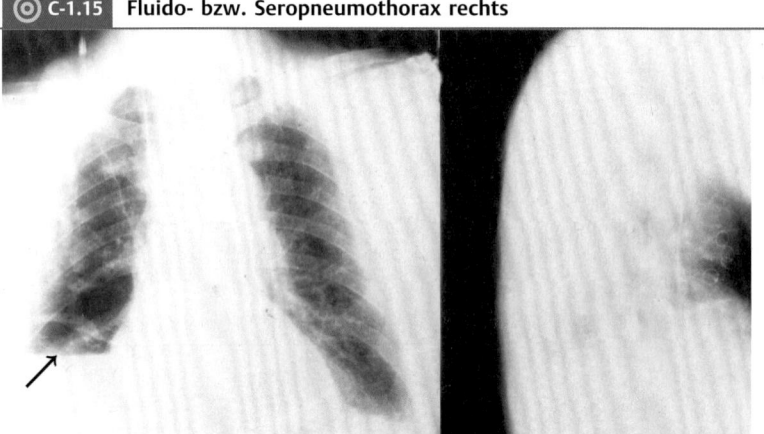

C-1.15 Fluido- bzw. Seropneumothorax rechts

Auf der im Stehen angefertigten Aufnahme zeigt sich eine homogene Verschattung rechts oberhalb des Zwerchfelles mit charakteristischer scharfer, gerader verlaufender Abgrenzung (→). Darüber befindet sich ein von Lungenstruktur freier Bezirk, der sich auf dem seitlichen Bild ventral darstellt. Es handelt sich um einen ventralen Pneumothorax mit zusätzlicher Flüssigkeitsansammlung im Pleuraraum.

Pleuraerguss

Pleuraergüsse entstehen bei pathologischer Ansammlung von Flüssigkeiten wie Transsudat, Exsudat, Eiter, Blut oder Chylus im Pleuraraum.

Formen der Pleuraergüsse
- Hydrothorax
- Hämatothorax
- Chylothorax
- Pleuraempyem.

Pleuraerguss

Pleuraergüsse entstehen bei pathologischer Ansammlung von Flüssigkeiten im Pleuraraum. Hierbei kann es sich um Transsudat, Exsudat, Eiter, Blut oder Chylus handeln.

Der dorsal auslaufende Erguss führt zu einer flächigen, homogenen Verschattung der betroffenen Seite, ipsilateral kommt es kompressionsbedingt zu Minderbelüftungen von angrenzenden Lungenabschnitten.

Formen der Pleuraergüsse
- Hydrothorax
- Hämatothorax
- Chylothorax
- Pleuraempyem.

Ursachen der Pleuraergüsse
- Thoraxtraumen
- iatrogen-traumatisch
  - Arterien- und Pleuraläsion bei Punktion der V. subclavia
  - Infusion b. extravasaler Lage eines Kavakatheters
- subphrenischer Abszess
- akute Pankreatitis
- bakterielle Pneumonien
- Lungenembolie
- kardiale Dekompensation
- nephrotisches Syndrom
- urämische Pleuritis
- Autoimmunerkrankungen
- Tumoren.

Bei den **traumatisch** bedingten Pleuraergüssen handelt es sich primär um Hämatothoraces, die nach kombinierter Verletzung von Gefäßen und Pleura parietalis entstehen. Sind Ductus thoracicus und Pleura betroffen, entwickelt sich ein linksseitiger Chylothorax. Die zusätzliche Verletzung der Lunge nach Penetrierung der Pleura visceralis führt zum gleichzeitigen Auftreten eines Pneumothorax. Die **entzündlichen** Formen treten im Rahmen von zumeist bakteriellen Pneumonien oder pleuranahen Abszedierungen auf. Sie können zur Empyembildung in der Pleurahöhle führen und hinterlassen nach Abheilung oftmals als bindegewebige Narbe eine Pleuraschwarte. Die **akute Pankreatitis** kann mit einem linksseitigen serösen Pleuraerguss einhergehen. Kennzeichnend ist hier der hohe Gehalt an Pankreasenzymen in der Pleuraflüssigkeit. **Stauungsbedingte** Ergüsse finden sich bei der Herzinsuffizienz und der Lungenembolie. Das **nephrotische Syndrom** bewirkt als Folge des erniedrigten onkotischen Druckes im Plasma eine vermehrte Transsudation in den Pleuraspalt. Die **urämische Pleuritis** wird ausgelöst durch Urämietoxine. Bei den **Autoimmunerkrankungen** können sich die entzündlichen Vorgänge auch an den Pleurablättern abspielen. Die **tumorinduzierten Ergüsse** werden durch Beeinträchtigung des Lymphabflusses erklärt. Sie können nach Gefäßarrosion zusätzlich hämorrhagisch werden.

Diagnose des Pleuraergusses
- **Perkussion:** gedämpfter Klopfschall
- **Auskultation:** abgeschwächtes bis aufgehobenes Atemgeräusch
- **Radiologie:** homogene Trübung der Thoraxhälfte mit nach kranial abnehmender Dichte, bei großen Ergüssen Verdrängung des Mediastinums zur Gegenseite (Abb. **C-1.16**).
- **Blutgase:** normal o. PaO$_2$ ↓, PaCO$_2$ initial ↓, zuletzt ↑.

▶ **Merke:** Nachweisgrenze bei Rückenlage im a.p. Strahlengang erst ab ca. 300 ml Flüssigkeit!, sonographisch bereits ab 50 ml. Thoraxsonographie und Computertomographie sind hier wesentlich sensitiver.

Therapie des Peuraergusses: s. S. 494.

Lungenödem

▶ **Definition:** Beim Lungenödem handelt es sich um eine vermehrte **interstitielle** und/oder **alveoläre** Flüssigkeitsansammlung.

Ein Lungenödem wird sich immer dann bilden, wenn der **Einstrom** von Flüssigkeit in das Gewebe **größer** ist als der **Abtransport** über die Lymphgefäße. Die Lymphdrainage dient der Konstanthaltung der interstitiellen Flüssigkeit des Lungengewebes. Sie kann zur Verhinderung einer Ödembildung bis auf das Zehnfache ansteigen. Normalerweise besteht ein Flüssigkeitsgleichgewicht

Ursachen der Pleuraergüsse
- Thoraxtraumen
- iatrogen-traumatisch
- suphrenischer Abszess
- akute Pankreatitis
- bakterielle Pneumonien
- Lungenembolie
- kardiale Dekompensation
- nephrotisches Syndrom
- urämische Pleuritis
- Autoimmunerkrankungen
- Tumoren.

- **Traumatisch** bedingte Pleuraergüsse sind meist primär Hämatothoraces durch Verletzung von Gefäßen und Pleura parietalis.
- Die **entzündlichen** Formen treten im Rahmen von zumeist bakteriellen Pneumonien oder pleuranahen Abszedierungen auf.
- Die **akute Pankreatitis** kann mit einem linksseitigen serösen Pleuraerguss einhergehen.
- **Stauungsbedingte** Ergüsse finden sich bei der Herzinsuffizienz und der Lungenembolie.
- Die **tumorinduzierten Ergüsse** werden durch Beeinträchtigung des Lymphabflusses erklärt. Sie können nach Gefäßarrosion zusätzlich hämorrhagisch werden.

Diagnose des Pleuraergusses
- Perkussion
- Auskultation
- Radiologie
- Blutgase.

◀ Merke

Therapie des Peuraergusses: s. S. 494.

Lungenödem

◀ Definition

Ein Lungenödem wird sich immer dann bilden, wenn der Einstrom von Flüssigkeit in das Gewebe größer ist als der Abtransport über die Lymphgefäße.

◎ C-1.16

◎ C-1.16 | **Pleuraerguss links (liegend a.-p. + seitlich)**

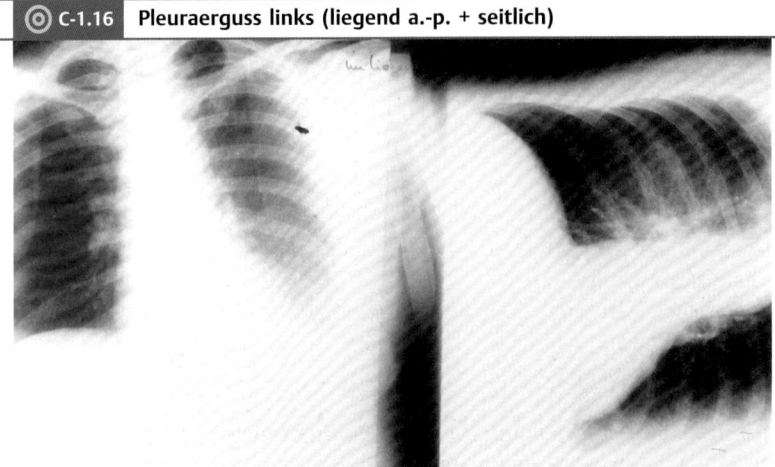

Auf der Aufnahme erkennt man eine homogene sichelförmige Verschattung entlang der linken Thoraxwand. Zusätzlich ist die linke Lunge getrübt, wobei die Dichte nach kranial abnimmt; das linke Zwerchfell ist nicht abgrenzbar. Das Bild in linker Seitenlage zeigt nun eine parallel zur Thoraxwand nach kranial verlaufende Verschattung.
Es handelt sich um einen im Pleuraraum frei auslaufenden Erguss.

zwischen intra- und extravasalem Raum. Bestimmende Faktoren sind der **hydrostatische** und **onkotische Druck** im Plasma und Gewebe sowie die **Permeabilität** der Kapillaren. Steigt im Plasma der hydrostatische Druck oder sinkt der onkotische, kommt es zu einem erhöhten Nettoeinstrom von Flüssigkeit zunächst in das Interstitium und bei Überforderung der Lymphtransportkapazität auch in die Alveolen. Gleiches geschieht bei vermehrter Durchlässigkeit von kapillaren und alveolären Membranen. Die Erniedrigung des Alveolardrucks erhöht ebenfalls den transmembranösen Druckgradienten in Richtung des extravasalen Raumes.

Ursachen des Lungenödems

Ursachen des Lungenödems
Diese sind in Tab. **C-1.12** aufgelistet.

Die Ursachen des Lungenödems sind in Tab. **C-1.12** aufgelistet.

≡ C-1.12

≡ C-1.12 | **Ursachen des Lungenödems**

▷ **Erhöhter hydrostatischer Druck in den Kapillaren**
- Linksherzinsuffizienz
- Niereninsuffizienz
- Überwässerung (vor allem iatrogen)
- Hirndrucksteigerung (neurogen)

▷ **Erniedrigter onkotischer Druck im Plasma**
- Hypoproteinämie

▷ **Erhöhte alveoläre/kapillare Permeabilität**
- Hypoxie
- Hyperoxie
- Toxine
- Hitzeeinwirkung

▷ **Erniedrigter Alveolardruck**
- Aufenthalt in großer Höhe
- Reexpansion der Lunge nach großem Pneumothorax oder Pleuraerguss (Lungenödem e vacuo)

Diagnose des Lungenödems

- **Perkussion:** unauffällig
- **Auskultation:** fein- bis mittelblasige Rasselgeräusche (alveoläre Infiltration)
- **Radiologie: 3 Stadien**

I. **baso-apikale Umverteilung der Lungenzirkulation**, Erweiterung der Oberfeldgefäße

Diese Zeichen sind bei Aufnahmen im Liegen nicht zu verwerten, da die liegende Position schon physiologisch mit einer hydrostatisch bedingten Blutumverteilung in die Lungenoberfelder einhergeht!

II. **interstitielles** Lungenödem

allgemeine Transparenzminderung, unscharfe Gefäßkonturen, verdickte Bronchialwände, verdickte horizontale Interlobularsepten (Kerley-B-Linien), positives Pneumobronchogramm

III. **alveoläres** Lungenödem

kleinfleckige, teilweise konfluierende Herdschatten mit vorwiegend bilateral-symmetrischer Verteilung, positives Pneumobronchogramm, evtl. Pleuraergüsse.

Bei den **hydrostatischen** Formen finden sich zusätzlich die Zeichen der **Herzvergrößerung** (Abb. **C-1.17**).

- **Blutgase:** $PaO_2 \downarrow$, $PaCO_2$ initial $\downarrow$, zuletzt $\uparrow$.

Der zeitliche Verlauf ist in Abhängigkeit von Genese und Therapie sehr variabel und reicht von 2–3 Tagen beim hydrostatisch bedingten Lungenödem bis zu Wochen bei bestimmten Formen des Permeabilitätsödems.

Therapie des Lungenödems: s. S. 495.

COPD

▶ **Definition:** Unter der „chronic obstructive pulmonary disease" (COPD) versteht man die **chronisch-obstruktive Lungenerkrankung**. Hierunter wird eine Reihe von chronischen Krankheitsbildern subsumiert, deren gemeinsames Merkmal die Atemwegsobstruktion ist:

- chronische Bronchitis
- obstruktives Lungenemphysem
- asthmatoides Syndrom.

Die COPD ist eine der häufigsten Erkrankungen, die bei akuter Dekompensation immer wieder Anlass zur intensivmedizinischen Behandlung bietet. Ihre Ätiologie ist **multifaktoriell**, wobei exogene Noxen erst im Verein mit endogenen Faktoren wirksam werden können. Pathologisch-anatomisches Substrat ist die **chronische Bronchialschleimhautschädigung** mit Beeinträchtigung des ziliaren Reinigungsmechanismus, vermehrter Produktion zähen Bronchialsekretes (Hyper- und Dyskrinie) und entzündlichem Schleimhautödem. Über die Zeit entstehen Umbauvorgänge am Lungenparenchym mit Erschlaffung und Rarefizierung des Lungengerüstes, die zur Entwicklung eines destruktiven Emphysems führen. Durch die begleitende Reduktion des kapillaren Stromgebietes sowie infolge hypoxischer pulmonaler Vasokonstriktion (Euler-Liljestrand-Mechanismus) entsteht eine zunehmende Erhöhung der rechtsventrikulären Nachlast mit Ausbildung eines **Cor pulmonale chronicum**.

Ursachen der COPD

- inhalatives Rauchen
- Allergene
- rezidivierende Bronchitiden
- bronchiale Hyperreaktivität
- reduzierte bronchopulmonale Abwehr.

Diagnose des Lungenödems

Die **Diagnose des Lungenödem**s wird im Wesentlichen radiologisch gestellt. Man unterscheidet **3 Stadien** (Abb. **C-1.17**):

I: baso-apikale Umverteilung der Lungenzirkulation mit Erweiterung der Oberfeldgefäße
II: interstitielles Lungenödem
III: alveoläres Lungenödem.

Bei den hydrostatischen Formen finden sich zusätzlich die Zeichen der Herzvergrößerung (Abb. **C-1.17**).

Therapie des Lungenödems: s. S. 495.

COPD

◀ **Definition**

Die Ätiologie der COPD ist **multifaktoriell**. Pathologisch-anatomisches Substrat ist die **chronische Bronchialschleimhautschädigung**.

Im Verlauf entstehen Umbauvorgänge am Lungenparenchym mit Erschlaffung und Rarefizierung des Lungengerüstes, die zur Entwicklung eines destruktiven Emphysems und eines **Cor pulmonale chronicum** führen.

Ursachen der COPD

- inhalatives Rauchen
- Allergene
- rezidivierende Bronchitiden
- bronchiale Hyperreaktivität
- reduzierte bronchopulmonale Abwehr.

⊚ C-1.17   **Lungenödeme**

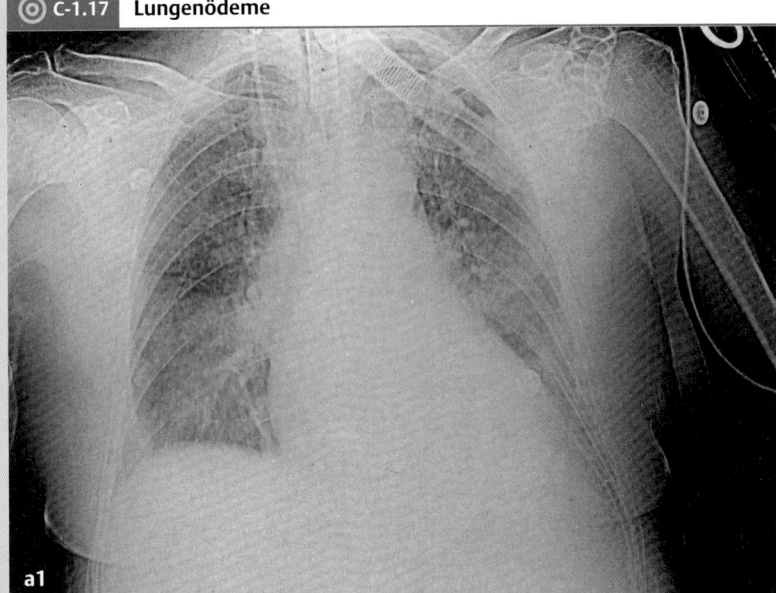

a1

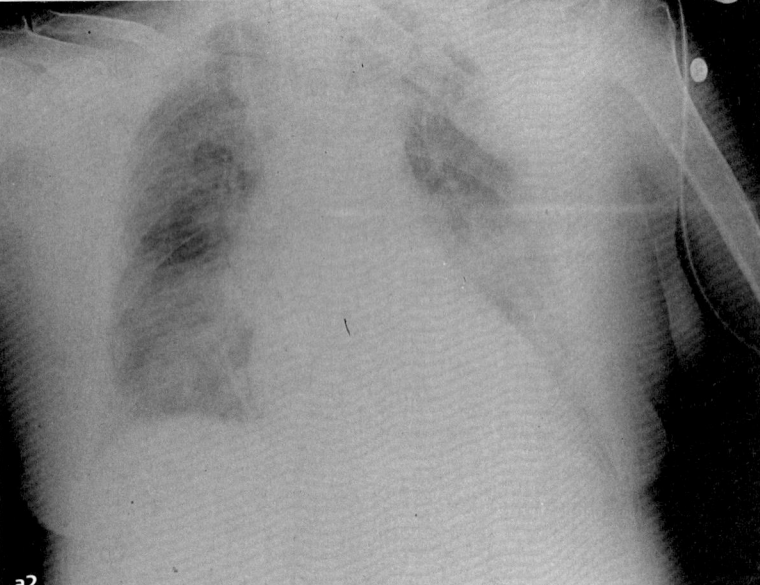

a2

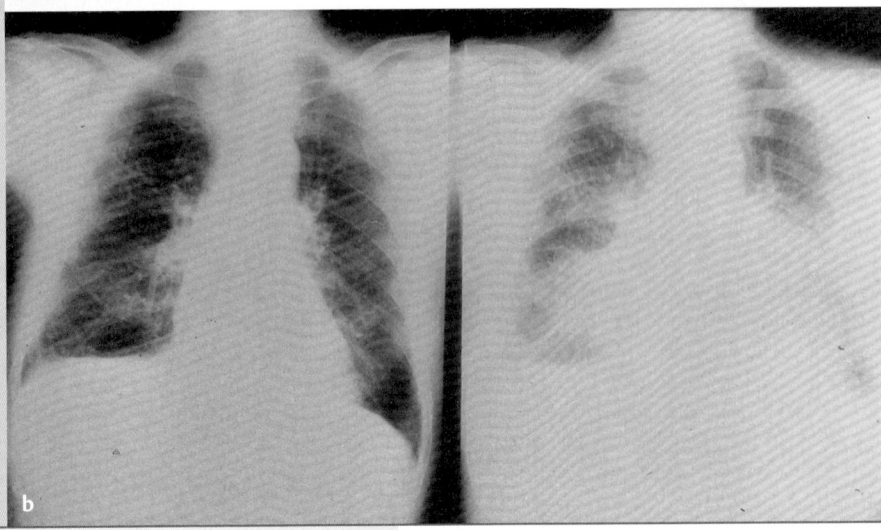

b

a Kardiogenes Lungenödem. Linksherzver-
größerung: Der größte transversale Herz-
durchmesser ist größer als der halbe Thoraxinnendurchmesser. Die verstrichene
Herztaille kommt durch eine Größenzunahme des linken Vorhofes zustande.
1 interstitiell. Verminderung der Strahlentransparenz über beiden Lungen. Beidseitige Zunahme der Gefäßzeichnung bis in
die Lungenperipherie infolge vermehrter
Blutfülle. Die Gefäßkonturen sind durch die
interstitielle Flüssigkeitstranssudation
unscharf abgegrenzt, die Hili „verwaschen"
und vergrößert. Die im Hilusbereich orthograd getroffenen Bronchien zeigen aus
dem gleichen Grund verdickte Bronchialwände. Nebenbefund: Trachealkanüle,
deren Spitze oberhalb des Jugulums und
damit nicht tief genug sitzt. Regelrechte
Position eines über die rechte V. jug. int.
platzierten Kavakatheters.
2 alveolär. Zusätzlich erkennt man als
Ausdruck alveolärer Flüssigkeitsansammlungen feinfleckige, z. T. konfluierende
Herdschatten in beiden Lungen.
b Zentrales Lungenödem
Linkes Bild: Normalbefund.
Rechtes Bild: Derselbe Patient nach Aufnahme wegen akuten Nierenversagens.
Deutlich erkennbar sind die Zunahme der
Herzgröße und die „schmetterlingsför-
migen" homogenen Verschattungen der
zentralen Lungenpartien (sog. Schmetter-
lingsödem durch Überwässerung infolge
Niereninsuffizienz).

C-1.18 Lungenemphysem

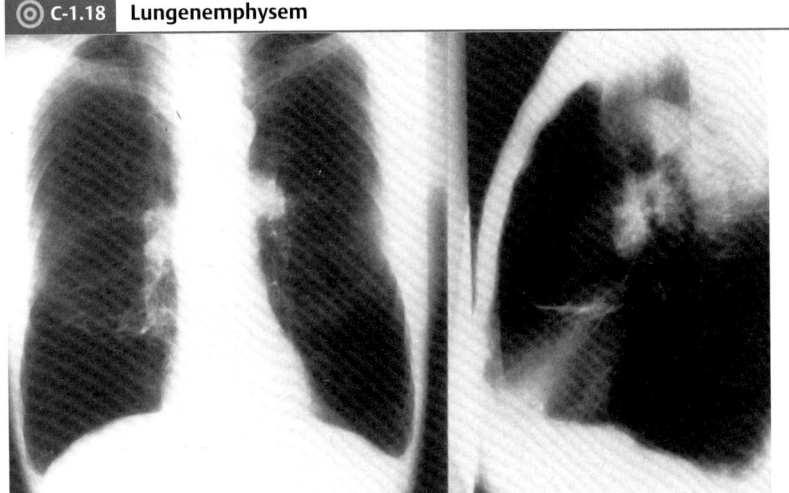

Glockenförmige Konfiguration des Thorax. Verbreiterte Interkostalräume. Deutlich erhöhte Strahlentransparenz über beiden Lungen. Rarefizierung der Gefäße. Tiefstehende, abgeflachte Zwerchfellkuppen. Schmales Herz und elongierte Aorta. Zusätzlich sind besonders in der rechten Lunge hilusnah luftgefüllte Ringschatten zu erkennen. Hierbei handelt es sich um sog. Emphysemblasen (Bullae). Sie entstehen nach Untergang von interalveolären Septen als Zusammenschluss größerer Alveolarverbände.

Klinik der COPD

Die klinische Symptomatik wird bestimmt durch chronischen **Husten** und **Auswurf**. Die Atemarbeit ist durch die als Folge der Atemwegsobstruktion **erhöhte Resistance** deutlich vermehrt. Die Gasaustauschstörung betrifft die O_2-Aufnahme und die CO_2-Abgabe. Bei fortgeschrittener Erkrankung sind $PaCO_2$-Werte von 60 mmHg in Ruhe keine Seltenheit. Im Laufe der Zeit adaptiert die **zentrale Atmungsregulation** an die chronische Hyperkapnie. Diese Patienten regulieren ihre Atmung vornehmlich über die arterielle Hypoxie!

Diagnose der COPD

- **Perkussion:** hypersonorer Klopfschall
- **Auskultation:** abgeschwächtes Atemgeräusch
  - Obstruktion: Giemen und Brummen
  - Bronchitis: grobblasige Rasselgeräusche
  - Spastik: exspiratorisches Pfeifen und verlängertes Exspirium!
- **Radiologie:** erhöhte Strahlentransparenz bei **Lungenemphysem** (Abb. **C-1.18**), Bronchialwandverdickung bei **Peribronchitis**
- **Blutgase:** $PaO_2 \downarrow$, $PaCO_2 \uparrow$
- **Spirometrie:** VC $\downarrow$, FRC $\uparrow$, $FEV_1 \downarrow$ (abs. u. rel.)
- Polyglobulie
- Zeichen der Rechtsherzbelastung oder -insuffizienz.

Therapie der COPD: s. S. 495.

Aspiration

Bei der Aspiration kommt es zum **Eindringen** von **körpereigenem** oder **-fremdem Material** über die Atemwege in die **Lungen**. Sie stellt eine seltene, aber schwerwiegende perioperative Komplikation dar, die potenziell durch Prävention vermeidbar ist. Der erste Bericht geht auf das Jahr 1848 zurück. Mendelson beschrieb 1949 die Auswirkungen der Aspiration von saurem Mageninhalt im Vergleich zu neutralen Flüssigkeiten („Mendelson-Syndrom"). Die **endotracheale Reizung** durch eine Aspiration löst unter erhaltenen Schutzreflexen **Husten** aus und kann zum Laryngo- und Bronchospasmus führen. Diese Reaktionen sind auch unter flacher Narkose z. B. bei Maskenbeatmung mit der Gesichts- und

Klinik der COPD

Die klinische Symptomatik wird bestimmt durch chronischen **Husten** und **Auswurf**. Die Atemarbeit ist durch die als Folge der Atemwegsobstruktion **erhöhte Resistance** deutlich vermehrt.
Bei fortgeschrittener Erkrankung sind $PaCO_2$-Werte von 60 mmHg in Ruhe keine Seltenheit.

Diagnose der COPD

Wichtigste diagnostische Methoden sind die Röntgenaufnahme des Thorax (erhöhte Strahlentransparenz bei **Lungenemphysem** (Abb. **C-1.18**), Bronchialwandverdickung bei **Peribronchitis**) und die Blutgasanalyse.

Therapie der COPD: s. S. 495.

Aspiration

Bei der Aspiration kommt es zum **Eindringen** von **körpereigenem** oder **-fremdem Material** über die Atemwege in die **Lungen**.

Die **Destruktion** der **Epithelzellen** führt zur **Aktivierung** von **Alveolarmakrophagen** mit der **Freisetzung** von **proinflammatorischen Zytokinen**.

Die bronchopulmonale Aspiration von > **2 ml/kg KG** saurem Magensaft (**pH < 2,5**) führt zu einer **hämorrhagischen Tracheobronchitis** und innerhalb weniger Stunden zu einem foudroyanten **toxischen Lungenödem** auf der Grundlage einer chemischen Pneumonitis (Mendelson-Syndrom). Es kann sich auch eine **bakterielle Pneumonie** entwickeln.

▶ Merke

Ursachen der Aspiration
- Allgemeinanästhesie
- Bewusstseinsstörung
- Bulbärhirnsyndrom
- gastrointestinale Störungen (Ileus, Geburtshilfe)
- liegende Magensonde
- liegender Endotrachealtubus.

Aspirationsgefährdung besteht immer dann, wenn die **Schutzreflexe** der **oberen Atemwege aufgehoben** sind und es zu Regurgitation oder Erbrechen kommt. Auch der geblockte Endotrachealtubus bietet keinen absoluten Schutz vor Aspiration geringer Flüssigkeitsmengen.

Therapie der Aspiration: Entscheidend ist die Beatmung mit PEEP.

Pneumonie

▶ Definition

Auslöser sind entweder Infektionserreger, in erster Linie **Bakterien**, Pilze und Viren, oder endo- und exogene Toxine. Man unterscheidet die **Lobärpneumonie** (auf einen oder mehrere Lungenlappen beschränkt, Abb. **C-1.19**, S. 476) von der **Bronchopneumonie** (Verteilung diffusherdförmig, Abb. **C-1.20**, S. 477). Intensivmedizinisch relevant sind vor allem die durch gramnegative **nosokomiale Erreger** ausgelösten bakteriellen Pneumonien (Tab. **C-1.13**).

Larynxmaske möglich, so dass ein **Laryngospasmus** schwere **Hypoxiezustände** verursachen kann. Die **Reizung** der **tiefen Atemwege** durch Aspirat führt zum **Bronchospasmus** mit Beeinträchtigung des pulmonalen Gasaustausches. Hierdurch kommt es zur **Destruktion** der **Epithelzellen** und zur **Aktivierung** von **Alveolarmakrophagen** mit der **Freisetzung** von **proinflammatorischen Zytokinen** wie Tumornekrosefaktor (TNF) und Interleukin 8 (IL-8).

Die bronchopulmonale Aspiration von > **2 ml/kg KG** saurem Magensaft (**pH < 2,5**) führt zu einer **hämorrhagischen Tracheobronchitis** und innerhalb weniger Stunden zu einem foudroyanten **toxischen Lungenödem** auf der Grundlage einer chemischen Pneumonitis (**Mendelson-Syndrom**). Die Letalität beträgt bis zu 50 %. Bei erfolgreicher Therapie bilden sich die Veränderungen in der Regel nach 3–5 Tagen zurück. Je höher der pH-Wert des Aspirates ist, um so eher kann dieses primär bakteriell kontaminiert sein, so dass sich eine **bakterielle Pneumonie** entwickeln kann. Werden dagegen Fremdkörper oder grobe Nahrungspartikel aspiriert, kommt es größenabhängig zu mehr oder weniger ausgeprägten **Atelektasen**. Nach dem Intubieren wird das Aspirat so weit wie möglich bronchoskopisch abgesaugt.

▶ **Merke:** Bleibt der Gasaustausch auch 2h nach Aspiration noch stabil, so ist eine weitere Verschlecherung der Lungenfunktion sehr unwahrscheinlich!

Ursachen der Aspiration
- Allgemeinanästhesie
- Bewusstseinsstörung
- Bulbärhirnsyndrom
- gastrointestinale Störungen z. B. bei Ileus, im III. Trimenon der Schwangerschaft und in der Geburtshilfe
- liegende Magensonde
- liegender Endotrachealtubus.

Aspirationsgefährdung besteht immer dann, wenn die **Schutzreflexe** der **oberen Atemwege aufgehoben** sind und es zu Regurgitation oder Erbrechen kommt. Besonders gefährdet sind nicht nüchterne Patienten und solche, bei denen die Magenentleerung pathologisch verzögert ist. Magensonden können als Leitschienen die Regurgitation erleichtern, da sie die Verschlussfunktion des gastroösophagealen Sphinkters beeinträchtigen. Auch der geblockte Endotrachealtubus bietet keinen absoluten Schutz vor Aspiration geringer Flüssigkeitsmengen.

Therapie der Aspiration: Entscheidend ist die Beatmung mit PEEP.

Pneumonie

▶ **Definition:** Bei der Pneumonie handelt es sich um eine entzündliche Erkrankung des Lungenparenchyms und/oder Lungengerüstes. Betroffen sind die **alveolären** und/oder **interstitiellen** Strukturen.

Auslöser sind entweder Infektionserreger, in erster Linie **Bakterien**, Pilze und Viren, oder endo- und exogene Toxine. Ist die Ausdehnung auf einen oder mehrere Lungenlappen beschränkt, handelt es sich um die seltenere klassische Form der **Lobärpneumonie** (Abb. **C-1.19**, S. 476); ist hingegen die Verteilung diffus-herdförmig, spricht man von der häufiger vorkommenden **Bronchopneumonie** (Abb. **C-1.20**, S. 477). Bei der bakteriellen Genese ist die Entzündung eher alveolär, bei der viralen eher interstitiell lokalisiert. Intensivmedizinisch relevant sind im Gegensatz zu den primären, außerhalb des Krankenhauses erworbenen vor allem die durch gramnegative, **nosokomiale Erreger** ausgelösten Pneumonien (Tab. **C-1.13**). Diese bei Gesunden nur fakultativ pathogenen Keime treffen hier auf immungeschwächte Patienten und verursachen trotz moderner Intensiv- und Antibiotikatherapie eine Letalität bis zu 30 %.

| ☰ C-1.13 | Erregerspektrum der Pneumonie | ☰ C-1.13 |

☰ C-1.13

| **primäre Pneumonie** | • Streptococcus pneumoniae
• Haemophilus influenzae
• Mycoplasma pneumoniae
• Viren (Influenza A u. B, Parainfluenza, Adenovirus) |
| **nosokomiale Pneumonie** | • Enterobacteriaceae (Klebsiella pneumoniae, Escherichia coli, Proteus species, Serratia species u. a.)
• Pseudomonadaceae
• Staphylococcus aureus
• Anaerobier (Bacteroides species u. a.)
• Koagulasenegative Staphylokokken
• Legionellaceae
• Streptococcus pneumoniae
• Haemophilus influenzae
• Pilze (Candida species u. a.)
• Protozoen (z. B. Pneumocystis carinii) |

Diagnose der Pneumonie

Alle Untersuchungen der letzten Jahre belegen, dass selbst erfahrene Intensivmediziner nur mit 70 % Zuverlässigkeit eine Pneumonie diagnostizieren können. Bei unerfahreren Ärzten sinkt die Sensitivität auf unter 50 %. Es ist also äußerst schwierig, mit klinischen, radiologischen und mikrobiologischen Parametern eine Pneumonie zu diagnostizieren.

- **Perkussion:** gedämpfter Klopfschall (**alveoläre Infiltration**)
- **Auskultation:** feinblasige Rasselgeräusche (**alveoläre Infiltration**)
- **Radiologie:** infiltratbedingte Transparenzminderung mit Volumenzunahme und positivem Bronchopneumogramm (Abb. **C-1.19** u. **C-1.20**):
  alveolär: fleckige, herd- und lappenförmige Verschattungen mit uni- oder bilateraler Anordnung
  interstitiell: milchglasartige Trübung mit streifig-netzigem Muster und kleinsten Knötchen
- **Blutgase:** $PaO_2 \downarrow$, $PaCO_2$ initial $\downarrow$, zuletzt $\uparrow$
- **Keime:** Nachweis im Bronchialsekret und ggf. in der Blutkultur.

Klinisch definierte Pneumonie nach Robert-Koch-Institut (www.rki.de): Mindestens eines der folgenden Zeichen lässt sich wiederholt (bei Patienten ohne pulmonale oder kardiale Grundkrankheit reicht ein aussagekräftiger Röntgen-Thorax-Befund mit einem der nachfolgenden Zeichen) bei Röntgenuntersuchungen des Thorax nachweisen:

- neues oder progressives und persistierendes Infiltrat
- Verdichtung
- Kavernenbildung
- Pneumatozele bei Kindern unter einem Jahr.

Außerdem muss mindestens eines der folgenden Kriterien erfüllt sein:

- Leukozytose ($\geq$ 12.000/mm^3) oder Leukopenie ($<$ 4000/mm^3)
- Fieber $>$ 38°C ohne andere Ursache
- Verwirrtheit ohne andere Ursache bei Pat. $\geq$ 70 Jahre.

Zusätzlich müssen mindestens zwei der folgenden Kriterien erfüllt sein:

- neues Auftreten von eitrigem Sputum/Trachealsekret oder Veränderung des Sputums/Trachealsekrets (Farbe, Konsistenz, Geruch) oder vermehrte respiratorische Sekretion oder vermehrtes Absaugen
- neuer oder zunehmender Husten oder Dyspnoe oder Tachypnoe
- Rasselgeräusche oder bronchiales Atemgeräusch
- Verschlechterung des Gasaustausches (z. B. erhöhter Sauerstoffbedarf, neue Beatmungsnotwendigkeit).

Für Patienten >12 Monate bis zum 12. Lebensjahr und für Patienten $\leq$ 1 Jahr gelten für die klinisch definierte Pneumonie zusätzliche Definitionen.

Diagnose der Pneumonie

- Perkussion
- Auskultation
- Radiologie (Abb. **C-1.19** u. Abb. **C-1.20**)
- Blutgase
- Keimnachweis.

Zum Erregernachweis im Bronchialsekret werden heutzutage die **endotracheale Absaugung**, **bronchoalveoläre Lavage** (BAL) oder der **bronchoskopische Bürstenabstrich** bei Verdacht auf bakterielle Pneumonien mit alveolärer Exsudation eingesetzt.

Der **komplikationslose Verlauf** unter Therapie dauert im Mittel **ca. 10–14 Tage**. Dauer der Antibiotika-Therapie ca. 8 Tage.
Bei **Therapieversagen** muss auch an andere Infektionsursachen (**Pilze, Legionellen und Chlamydien**) gedacht werden.

Komplikationen der Pneumonie
- Pleuraerguss
- Empyem
- Pneumothorax
- Abszedierung
- Sepsis
- ARDS.

Therapie der Pneumonie: s. S. 495.

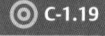

Zum Erregernachweis im Bronchialsekret werden heutzutage die **endotracheale Absaugung**, die **bronchoalveoläre Lavage** (BAL) oder der **bronchoskopische Bürstenabstrich** bei Verdacht auf bakterielle Pneumonien mit alveolärer Exsudation (laborchemische Entzündungsparameter ↑, Körpertemperatur ↑) eingesetzt. Hierdurch kann Material zur mikrobiologischen Untersuchung entweder durch Instillation und Wiederabsaugen isotoner Kochsalzlösung (40–50 ml) (**Cave: Verschlechterung des Gasaustausches!**) oder durch Schleimhautabstriche mittels kleiner Bürsten gezielt aus den einzelnen Lungenlappen und/oder -segmenten gewonnen werden.

Der **komplikationslose Verlauf** unter **Therapie** dauert **im Mittel ca. 10–14 Tage** (Antibiotikagabe ca. 8 Tage). Nicht selten entwickeln sich infizierte Pleuraergüsse, die zur Empyembildung führen können. Intrapulmonale Abszedierungen können, wenn sie die Pleura visceralis durchbrechen, zusätzlich einen Pneumothorax verursachen. Gefürchtet sind septische Streuungen mit Beteiligung anderer Organe, die gleichermaßen bedrohlich sind wie das akute Lungenversagen (ARDS), das aus einer Pneumonie entstehen kann. Zeigt sich 48–72 Stunden nach Therapiebeginn keine Besserung spricht dies für ein **Therapieversagen**. Ein **Antibiotikumwechsel** ist dann die Therapie der Wahl. Alternativ kann nach einer Monotherapie eine Kombinationstherapie gewählt werden. Kommt es trotz Therapiewechsels nicht zu einer Verbesserung der klinischen Situation, muss auch an andere Infektionsursachen, etwa **Pilze** oder **atypische Keime** wie Legionellen und Chlamydien, gedacht werden.

Komplikationen der Pneumonie
- Pleuraerguss
- Empyem
- Pneumothorax
- Abszedierung
- Sepsis
- ARDS.

Therapie der Pneumonie: s. S. 495.

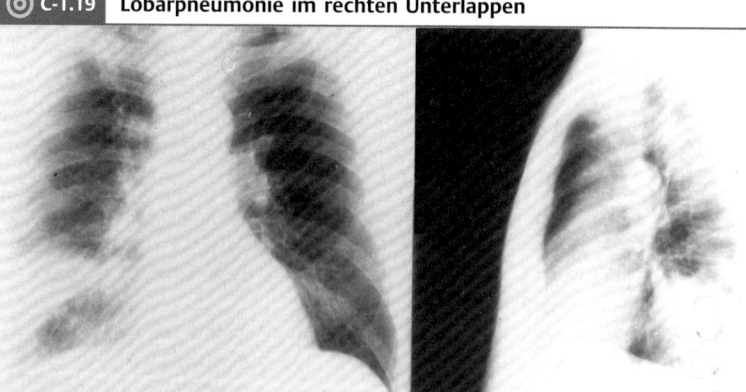

C-1.19   **Lobärpneumonie im rechten Unterlappen**

Homogene keilförmige Verschattung im rechten Unterlappen, die sich auf der seitlichen Aufnahme auf die dorsalen Abschnitte projiziert. Die restliche Lunge ist frei von infiltrativen Veränderungen. Differenzialdiagnostisch muss bei diesem Bild ein Lungeninfarkt in Betracht gezogen werden, wie er sich nach einer Lungenembolie entwickeln kann.

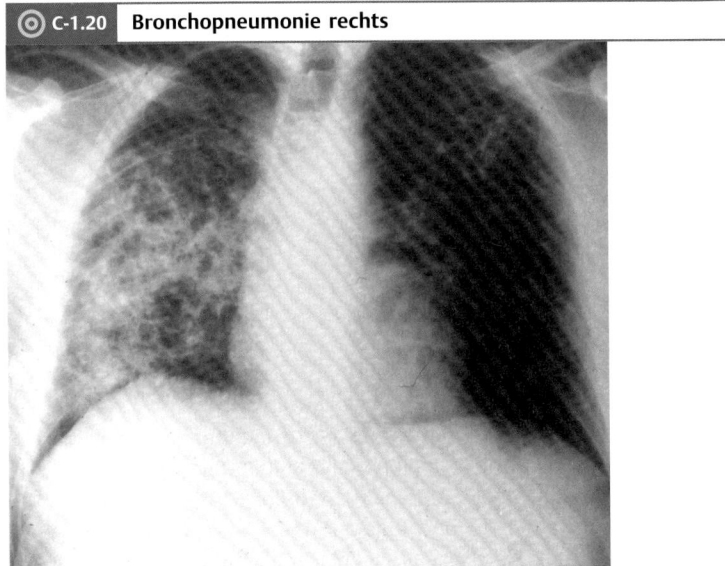

◎ C-1.20

◎ C-1.20 Bronchopneumonie rechts

Grobfleckige, konfluierende Verschattungen verteilen sich disseminiert über die rechte Lunge. Sie sind Ausdruck der entzündlichen alveolären Infiltration. Hilusnah sieht man orthograd getroffene, wandverdickte Bronchien. Außerdem sind kleinere lufthaltige Bronchien im Längsverlauf zu erkennen (sog. positives Bronchopneumogramm). Die linke Lunge ist kaum betroffen. Lediglich im linken Oberlappen zeichnen sich erste infiltrative Veränderungen ab.

ARDS

ARDS

▶ **Definition:** Beim „adult respiratory distress syndrome" (ARDS) – im Deutschen am besten als akutes Lungenversagen bezeichnet – handelt es sich nicht um eine Entität, sondern um einen **polyätiologischen Symptomenkomplex**, der die relativ einförmige Reaktion der Lunge auf die unterschiedlichsten Noxen beschreibt (Tab. **C-1.14**) und mit einer hohen Letalität vergesellschaftet ist. Über 52 Synonyma sind im Laufe der Zeit bei der Suche nach einer treffenden Namensgebung geprägt worden, die oftmals nur die Beschreibung des jeweiligen Auslösers beinhalten.

◀ Definition

▶ **Synonyma:**
- Schocklunge
- Beatmungslunge
- Post-Perfusions-Lunge
- akutes Atemnotsyndrom
- Transfusionslunge
- Verbrennungslunge
- „fluid lung"
- „oxygen pneumonitis"
- „fat embolism"
- „congestive atelectasis"
- „Da Nang lung".

◀ Synonyma

Ätiopathogenese des ARDS

Man unterscheidet systemische, pulmonale und toxische Auslöser des ARDS (Tab. **C-1.14**).

Ätiopathogenese des ARDS

Man unterscheidet systemische, pulmonale und toxische Auslöser des ARDS (Tab. **C-1.14**).

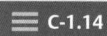

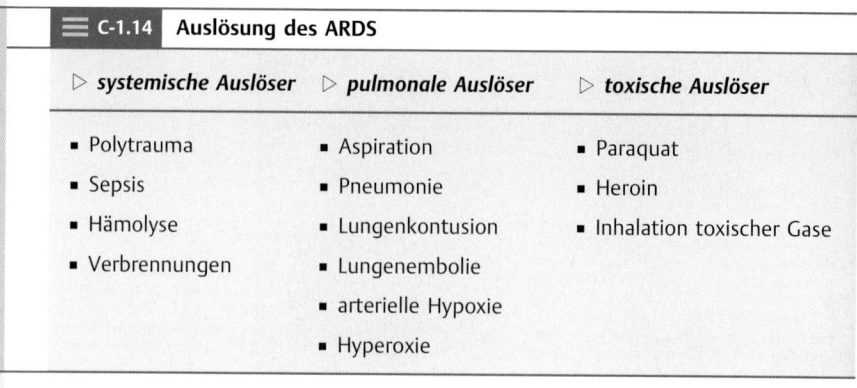

C-1.14 Auslösung des ARDS

▷ systemische Auslöser	▷ pulmonale Auslöser	▷ toxische Auslöser
• Polytrauma	• Aspiration	• Paraquat
• Sepsis	• Pneumonie	• Heroin
• Hämolyse	• Lungenkontusion	• Inhalation toxischer Gase
• Verbrennungen	• Lungenembolie	
	• arterielle Hypoxie	
	• Hyperoxie	

Die **primäre Schädigung** findet auf der Ebene des **Lungengefäßendothels** statt. Eine Anhäufung **polymorphkerniger Granulozyten** setzt eine Reihe von endothelschädigenden und den pulmonal-vaskulären Widerstand (PVR) erhöhenden Substanzen frei, die den Ausgangspunkt für die kaskadenartige Aktivierung verschiedener biologischer **Mediatorsysteme** bilden (Tab. **C-1.15**).

Die **primäre Schädigung** findet auf der Ebene des **Lungengefäßendothels** statt. In dieser Frühphase beobachtet man eine massive Anhäufung polymorphkerniger Granulozyten in der Lunge (**pulmonale Granulozytose**). Sie setzen eine Reihe von endothelschädigenden und den pulmonal-vaskulären Widerstand (PVR) erhöhenden Substanzen frei, die den Ausgangspunkt für die kaskadenartige Aktivierung verschiedener biologischer **Mediatorsysteme** bilden. Es kommt zunächst zur erhöhten Permeabilität der Gefäßwände mit interstitieller Ödembildung und anschließend auch zur vermehrten Durchlässigkeit des Alveolarepithels mit alveolärer Exsudation. Im subakuten Stadium steht die Einwanderung von Bindegewebszellen mit fortschreitender Fibrosierung im Vordergrund (Tab. **C-1.15**).

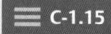

C-1.15 Ablauf des ARDS

▷ I	symptomarmes Intervall:	1–3 Tage	Endothelläsion
▷ II	exsudative Phase:	1 Woche	alveoläres Ödem
▷III	proliferative Phase:	nach 2 Wochen	beginnende Fibrose

Mediator- bzw. Kaskadensystem beim ARDS

- Komplement
- Gerinnung
- Fibrinolyse
- Kallikrein-Kinin
- Arachidonsäure.

Mediator- bzw. Kaskadensystem beim ARDS

- Komplement
- Gerinnung
- Fibrinolyse
- Kallikrein-Kinin
- Arachidonsäure.

Klinik des ARDS
Progrediente Verschlechterung des pulmonalen Gasaustausches. Durch zunehmenden intrapulmonalen **Rechts-links-Shunt** arterielle Hypoxie. Gleichzeitige Erhöhung der **Totraumventilation**.

Durch **interstitielles Ödem**, Schädigung des **Surfactant**, Bildung von **hyalinen Membranen** und **Fibrosierung** verringert sich die Compliance der Lunge fortlaufend, so dass unter maschineller Beatmung ein **Pneumothorax** entstehen kann. Zusätzlich sind **Pneumonien** und **Atelektasen** möglich.

Klinik des ARDS
Die Symptomatik besteht in einer progredienten Verschlechterung des pulmonalen Gasaustausches. Zunächst entwickelt sich auf der Grundlage eines zunehmenden intrapulmonalen **Rechts-links-Shunts** eine arterielle Hypoxie. Die gleichzeitig eintretende Erhöhung der **Totraumventilation** bewirkt erst dann zusätzlich eine Hyperkapnie, wenn die körpereigenen Kompensationsmechanismen der Atemfrequenzsteigerung erschöpft sind.
Durch **interstitielles Ödem**, Schädigung des **Surfactant**, Bildung von **hyalinen Membranen** und allmählicher **Fibrosierung** verringert sich die Compliance der Lunge fortlaufend, so dass unter maschineller Beatmung die Gefahr eines pulmonalen Barotraumas mit Entstehen eines **Pneumothorax** hinzukommt. Des Weiteren besteht die Möglichkeit, dass das Krankheitsbild durch sich aufpfropfende Infektionen im Sinne von nosokomialen **Pneumonien** und durch **Atelektasen** aggraviert wird.

⊚ C-1.21	ARDS

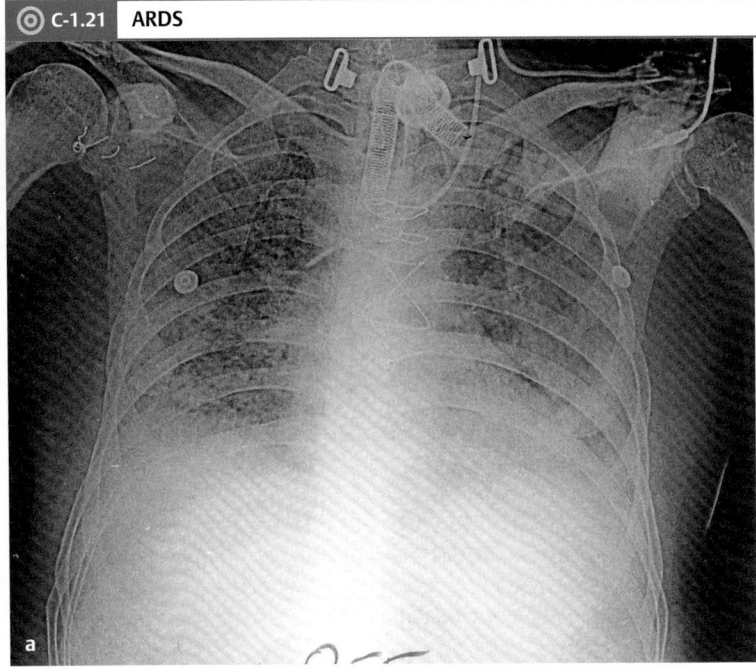

Es handelt sich um die Aufnahmen eines 68-jährigen Patienten, der wegen eines Gallenblasenempyems notfallmäßig cholezystektomiert werden musste. Postoperativ entwickelte sich infolge rezidivierender Zystikusstumpfinsuffizienzen eine schwere gallig-eitrige Peritonitis. Bei foudrouyantem, therapeutisch nicht beeinflussbarem Krankheitsverlauf kam es zur Ausbildung eines ARDS. Der Patient verstarb schließlich unter den Zeichen eines septisch bedingten Multiorganversagens.

a Interstitielles Lungenödem. Diffuse feinstreifige Verschattungen in beiden Lungen als Ausdruck interstitieller Flüssigkeitsansammlungen. Da die Herzgröße im Normbereich bleibt (Liegendaufnahme!), muss an ein Permeabilitätsödem aufgrund gesteigerter Durchlässigkeit der Kapillaren gedacht werden. Unscharfe Abgrenzung der Zwerchfelle. FiO_2: 0,55. Nebenbefund: korrekt platzierte Trachealkanüle. Regelrechte Position des ZVK. Drahtcerclagen nach Sternotomie.

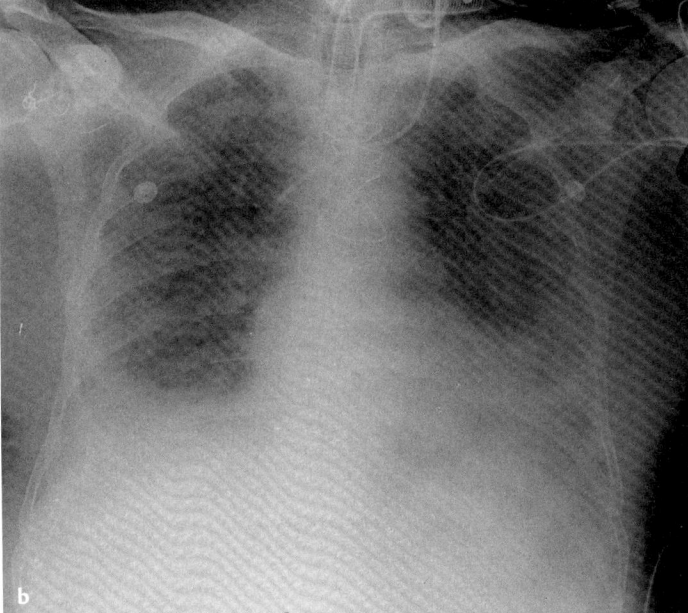

b Beginnendes alveoläres Lungenödem. Zusätzlich finden sich nun disseminiert feinfleckige Verschattungen in beiden Lungen infolge beginnender alveolärer Flüssigkeitstranssudation. Die Zwerchfelle sind nicht mehr abgrenzbar. Es zeigen sich an der seitlichen Thoraxwand nach kranial ansteigend sichelförmige inhomogene Verschattungen, die Pleuraergüssen entsprechen (links mehr als rechts). FiO_2: 0,7.

Diagnose des ARDS

- **Radiologie:** abhängig vom Stadium (Abb. **C-1.21**)
- I. keine röntgenologischen Frühzeichen
- II. diffuses, alveolär-interstitielles Lungenödem
- III. Fibrose mit streifig-netzförmiger Verschattung
- Endzustand: homogene Totalverschattung („weiße Lunge")
- **Blutgase:** $PaO_2 \downarrow$, $PaCO_2 \uparrow$
- Compliance $\downarrow$, Resistance $\uparrow$, FRC $\downarrow$, PVR $\uparrow$.

Komplikationen des ARDS

- Barotrauma der Lunge
- Pneumothorax
- interstitielles Lungenemphysem

Diagnose des ARDS

Die Stadieneinteilung erfolgt nach radiologischen Kriterien (Abb. **C-1.21**):

- I: keine röntgenologischen Frühzeichen
- II: diffuses, alveolär-interstitielles Lungenödem
- III: Fibrose mit streifig-netzförmiger Verschattung.
- Endzustand: homogene Totalverschattung („weiße Lunge").

Komplikationen des ARDS

- Barotrauma der Lunge
- Pneumothorax
- Emphysem

- Pneumonien
- Atelektasen
- Multiorganversagen.

Therapie des ARDS: s. S. 496.

Therapie der respiratorischen Insuffizienz

Neben der kausalen Therapie (wenn möglich) werden therapeutische Maßnahmen wie O_2-Applikation, Erleichterung der Bronchialtoilette und mechanische Atmungsunterstützung eingesetzt.

Sauerstofftherapie

Die O_2-Gabe ist eine **symptomatische Therapie**. Sie ist indiziert bei arterieller Hypoxie.

Indikationen zur O_2-Therapie

Dies sind im Wesentlichen:
- Diffusionsstörungen
- ventilatorische Verteilungsstörungen.

Bei **Diffusions-** und **ventilatorischen Verteilungsstörungen** ist die O_2-Zufuhr am wirksamsten.

Bei **Rechts-links-Shunt** ist die O_2-Applikation nicht effektiv da der Sauerstoff den kurzgeschlossenen Blutstrom nicht erreichen kann.

▶ Merke

Pulmonale Sauerstofftoxizität

Sauerstoff, in hohen Konzentrationen eingeatmet, schädigt die Lungen. Es kommt zur erhöhten Permeabilität der Membranen des Alveolarepithels und Kapillarendothels. Hierdurch kann sich ein **interstitiell/alveoläres Lungenödem** bilden.

▶ Merke

- Mediastinalemphysem
- Perikardemphysem
- Weichteilemphysem
- Pneumonien
- Atelektasen
- Multiorganversagen.

Therapie des ARDS: s. S. 496.

Therapie der respiratorischen Insuffizienz

Die therapeutischen Maßnahmen, wie Sauerstoffapplikation, Erleichterung der Bronchialtoilette und mechanische Atmungsunterstützung, werden neben der wenn möglich kausalen Therapie gezielt nach Erfordernis eingesetzt. Ihre Verwendung richtet sich nach der Ursache und der Ausprägung der jeweiligen Störung des pulmonalen Gasaustausches. Sie kommen einzeln oder, was häufiger der Fall ist, kombiniert zur Anwendung.

Sauerstofftherapie

Die O_2-Gabe ist eine **symptomatische Therapie**. Sie ist indiziert bei arterieller Hypoxie. Die einzelnen pathophysiologisch zugrundeliegenden Störungen sprechen aber nicht in gleichem Maße darauf an.

Indikationen zur O_2-Therapie

Dies sind im Wesentlichen:
- Diffusionsstörungen
- ventilatorische Verteilungsstörungen.

Bei **Diffusions-** und **ventilatorischen Verteilungsstörungen** ist die O_2-Zufuhr **am wirksamsten**. Bei Hypoventilation ist die O_2-Gabe nur überbrückend angezeigt. In erster Linie ist die Ventilation zu steigern, womit neben dem $PaCO_2$ in der Regel auch der PaO_2 normalisiert werden kann. Bei **Rechts-links-Shunt** ist die O_2-Applikation **nicht effektiv**. Selbst die Zufuhr von 100%igem Sauerstoff ist nur von geringem Nutzen, da der Sauerstoff den kurzgeschlossenen Blutstrom nicht erreichen kann. Hier muss vorrangig die zugrundeliegende Ursache beseitigt werden.

▶ **Merke:** Bei Erkrankungen wie der **COPD**, die mit primärer Atemregulation über die arterielle Hypoxie einhergehen können, darf die O_2-Therapie bei spontanatmenden Patienten nur sehr vorsichtig durchgeführt werden, um keine sauerstoffinduzierte Atemdepression hervorzurufen.

Pulmonale Sauerstofftoxizität

Sauerstoff, in hohen Konzentrationen eingeatmet, schädigt die Lungen. Es kommt zur erhöhten Permeabilität der Membranen des Alveolarepithels und Kapillarendothels. Hierdurch kann sich ein **interstitiell/alveoläres Lungenödem** bilden. Die Ausprägung ist umso größer, je höher der PAO_2 und/oder der PaO_2 sind. Der letztere Mechanismus scheint dabei der wichtigere zu sein, da vorgeschädigte Lungen hohe O_2-Konzentrationen besser tolerieren als gesunde. Es gilt deshalb, in jedem Fall eine Hyperoxie mit übernormalen PaO_2-Werten über längere Zeit zu vermeiden. Grundsätzlich lässt sich festhalten:

▶ **Merke:**
- Die Zufuhr von 100%igem Sauerstoff über maximal 24 h ist wahrscheinlich unschädlich für die Lungen.
- Konzentrationen über 50% sind potenziell toxisch.
- Konzentrationen bis 40% sind vermutlich auch bei sehr langer Anwendung nicht toxisch.
- Der PaO_2 sollte über längere Zeit 150 mmHg nicht überschreiten.

Applikationsarten

Sauerstoff kann über verschiedene **Hilfsmittel** insuffliert werden:

- offene Gesichtsmasken
- Nasenkatheter.

Gesichtsmasken haben den Vorteil, dass die physiologischen Mechanismen der Atemluftanfeuchtung und -erwärmung erhalten bleiben, werden aber nicht immer vom Patienten toleriert. **Nasenkatheter** werden mit der Spitze in den Naso-/Mesopharynx vorgeschoben und können bei besserer Toleranz gut fixiert werden. Sie umgehen jedoch die Anfeuchtung und Erwärmung im Nasen-/Rachenraum.

Sauerstoff sollte grundsätzlich angefeuchtet, am besten auch angewärmt zur Anwendung kommen. Die inspiratorische O_2-Konzentration beträgt bei der Insufflationstechnik maximal 50–60 %; sie ist abhängig von dem eingestellten O_2-Fluss und dem Atemminutenvolumen des Patienten. Bei der Maskentechnik muss eine **CO_2-Rückatmung** ausgeschlossen sein. Bei Nasenkathetern muss auf die korrekte Platzierung geachtet werden. Zu tiefe Lage führt zum **Aufblähen des Magens**. Ein Vorschieben der Sondenspitze unter die Schleimhaut führt zum **submukösen Emphysem** mit potenzieller Verlegung des Kehlkopfeinganges.

Bronchialtoilette

Unter dem Begriff der Bronchialtoilette werden verschiedene therapeutische **Prinzipien** zusammengefasst:

- Physiotherapie
- Inhalationstherapie
- medikamentöse Sekretolyse
- endotracheale Absaugung.

Sie dienen zur Unterstützung der Mobilisation pulmonalen Sekretes bzw. dessen Entfernung und/oder sollen ein gestörtes Ventilations-/Perfusionsverhältnis wieder normalisieren.

Physiotherapie

Die physiotherapeutischen **Maßnahmen** beinhalten die Methoden:

- Klopfmassage
- Vibrationsmassage
- Lagerungsdrainage.

Klopf- und **Vibrationsmassage** sollen wandständiges zähes Sekret mobilisieren und die Expektoration erleichtern. Um die entsprechenden Lungenpartien besser erreichen zu können, werden sie häufig mit den Maßnahmen der **Lagerungsdrainage** kombiniert.

Inhalationstherapie

Die Inhalationstherapie dient der **Unterstützung** der **sekretmobilisierenden Selbstreinigungsmechanismen** des Respirationstraktes. Sie ist indiziert, wenn die physiologische Anfeuchtung der Atemgase, wie z. B. bei liegendem Endotrachealtubus, vermindert ist oder, wie bei der COPD, die Schleimverflüssigung gestört ist. Zur Anwendung gelangt vernebeltes oder verdampftes **destilliertes Wasser**, mit dem zusätzlich topisch wirksame Medikamente in den Atemwegen deponiert werden können. Abhängig von der Größe der Wasserteilchen werden unterschiedliche Abschnitte des Tracheobronchialsystems erreicht. Teilchen zwischen 70–100 μm gelangen in die oberen Atemwege, zwischen 2–10 μm sedimentieren sie in den kleineren Bronchialaufzweigungen; Teilchen unter 2 μm erreichen die Alveolen. Die optimale Anfeuchtung der Atemgase ist die Grundlage jeglicher sekretolytischen Therapie. Auf eine ausreichende Flüssigkeitszufuhr ist immer zu achten. Medikamente werden erst in zweiter Linie verabreicht.

Applikationsarten

Sauerstoff kann über verschiedene **Hilfsmittel** insuffliert werden:

- offene Gesichtsmasken
- Nasenkatheter.

Sauerstoff sollte grundsätzlich angefeuchtet, am besten auch angewärmt zur Anwendung kommen. Die inspiratorische O_2-Konzentration beträgt bei der Insufflationstechnik maximal 50–60 %; sie ist abhängig von dem eingestellten O_2-Fluss und dem Atemminutenvolumen des Patienten.

Bei der Maskentechnik muss eine **CO_2-Rückatmung** ausgeschlossen sein. Zu tiefe Lage eines Nasenkatheters führt zum **Aufblähen des Magens**, ein Vorschieben der Sondenspitze unter die Schleimhaut zum **submukösen Emphysem**.

Bronchialtoilette

Die Bronchialtoilette dient zur Unterstützung der Mobilisation und Entfernung pulmonalen Sekretes. Dazu gehören:

- Physiotherapie
- Inhalationstherapie
- medikamentöse Sekretolyse
- endotracheale Absaugung.

Physiotherapie

Die physiotherapeutischen **Maßnahmen** beinhalten die Methoden:

- Klopfmassage
- Vibrationsmassage
- Lagerungsdrainage.

Inhalationstherapie

Die Inhalationstherapie dient der **Unterstützung** der **sekretmobilisierenden Selbstreinigungsmechanismen** des Respirationstraktes.

Zur Anwendung gelangt vernebeltes oder verdampftes **destilliertes Wasser**, mit dem zusätzlich topisch wirksame Medikamente in den Atemwegen deponiert werden können.

Medikamentöse Sekretolyse

Hierzu dienen:
- Mukolytika
- Detergenzien.

Sekretolytika sind indiziert, wenn eingedickte, zähe Sekrete die Ursache einer Verengung der Atemwege sind. Sie bewirken eine Sekretverflüssigung. Detergenzien verringern die Haftung des Bronchialschleims am Epithel.

Endotracheale Absaugung

Die endotracheale Absaugung wird therapeutisch durchgeführt, wenn der Patient selbst nicht mehr in der Lage ist, sein Sekret ausreichend abzuhusten. Sie kann „blind", durch den liegenden **Endotrachealtubus** oder gezielt **bronchoskopisch** erfolgen.

Spezifische Pharmakotherapie

Medikamente aus folgenden Substanzgruppen werden eingesetzt:
- Bronchodilatatoren
  - beta-Sympathikomimetika
  - Xanthinderivate
  - Parasympathikolytika
- Glukokortikoide
- Antibiotika.

Inhalative Pharmakotherapie

Bronchodilatatoren:
- **Beta-Sympathikomimetika** führen bei muskulärer Atemwegsobstruktion über einen β_2-agonistischen Effekt an der glatten Bronchialmuskulatur zu deren Erschlaffung. Zusätzlich steigern sie die mukoziliare Clearance über eine Erhöhung der ziliaren Beweglichkeit.

- **Xanthine** vermindern den Bronchialmotorentonus durch eine Hemmung des Enzymsystems Phosphodiesterase und wirken mit den beta-Sympathikomimetika synergistisch.

- **Parasympathikolytika** werden zur Verhinderung bzw. Verminderung vagal-reflektorischer Bronchokonstriktionen verwendet. Sie wirken antagonistisch an muskarinartigen Rezeptoren.

- **Glukokortikoide** vermitteln antiallergische, antiphlogistische, antiödematöse und sog. beta-permissive Effekte. Sie werden in erster Linie beim Asthma bronchiale und bei der COPD benutzt.

Medikamentöse Sekretolyse

Hierzu dienen:
- Mukolytika
- Detergenzien.

Sekretolytika sind indiziert, wenn eingedickte, zähe Sekrete die Ursache einer Verengung der Atemwege sind. Zu den **Mukolytika** gehören: Acetylcystein (Fluimucil®). Sie bewirken über eine Disulfid-Brückenspaltung in den Schleimmolekülen eine Sekretverflüssigung. Ihre klinische Wirksamkeit wird allerdings kontrovers beurteilt. Gleiches gilt für andere Sekretolytika wie Bromhexin (Bisolvon®) und sein Derivat Ambroxol (Mucosolvan®).

Endotracheale Absaugung

Die endotracheale Absaugung wird therapeutisch durchgeführt, wenn der Patient selbst nicht mehr in der Lage ist, sein Sekret ausreichend abzuhusten. Sie kann „blind", durch den liegenden **Endotrachealtubus** oder gezielt **bronchoskopisch** erfolgen. Die bronchoskopische Methode wird besonders zur Wiedereröffnung atelektatischer Lungenbezirke benutzt und hat überdies den Vorteil, dass Sekret zur mikrobiologischen Diagnostik gezielt aus tieferen Bronchialabschnitten gewonnen werden kann.

Spezifische Pharmakotherapie

Medikamente aus folgenden **Substanzgruppen** werden zur spezifischen Pharmakotherapie eingesetzt:
- Bronchodilatatoren
  - beta-Sympathikomimetika
  - Xanthinderivate
  - Parasympathikolytika
- Glukokortikoide
- Antibiotika.

Inhalative Pharmakotherapie

Bronchodilatatoren:
- **Beta-Sympathikomimetika** führen bei muskulärer Atemwegsobstruktion über einen β_2-agonistischen Effekt an der glatten Bronchialmuskulatur zu deren Erschlaffung. Zusätzlich steigern sie die mukoziliare Clearance über eine Erhöhung der ziliaren Beweglichkeit. Kardiale Nebenwirkungen wie Tachykardie und Herzrhythmusstörungen sind trotz topischer Applikation nicht immer vermeidbar, da es zu systemischer Resorption relevanter Mengen kommen kann. Die am häufigsten verwendeten Präparate sind: Fenoterol (Berotec®), Salbutamol (Sultanol®) und Terbutalin (Bricanyl®).
- **Xanthine** vermindern den Bronchialmotorentonus durch eine Hemmung des Enzymsystems Phosphodiesterase und wirken mit den beta-Sympathikomimetika synergistisch. Therapeutisch eingesetzt werden vor allem Theophyllinpräparate (Euphyllin®, Solosin®). Darüber hinaus erhöhen auch sie die ziliare Klärfunktion. Mögliche Nebenwirkungen sind Tachykardie, Herzrhythmusstörungen und generalisierte Krampfanfälle.
- **Parasympathikolytika** werden zur Verhinderung bzw. Verminderung vagal-reflektorischer Bronchokonstriktionen verwendet. Sie wirken antagonistisch an muskarinartigen Rezeptoren und können zu systemischen, atropinartigen Nebenerscheinungen führen. Eine typische, inhalativ angewendete Substanz ist Ipratropiumbromid (Atrovent®).
- **Glukokortikoide** vermitteln antiallergische, antiphlogistische und antiödematöse Wirkungen. Zusätzlich haben sie einen sog. beta-permissiven Effekt, d. h., sie verbessern die Ansprechbarkeit von beta-adrenergen Rezeptoren auf agonistisch wirkende Substanzen. Dieses spielt vor allem bei langdauernder Therapie mit Beta-Sympathikomimetika eine Rolle. Glukokortikoide werden in erster Linie beim Asthma bronchiale und bei der COPD benutzt. Zur inhalativen Anwendung kommt vor allem das Beclometason (Sanasthmyl® u. Sanasthmax®) wegen seiner geringen systemischen Resorption.

- **Antibiotika:** Die Wirksamkeit einer **inhalativen Antibiotikatherapie** bei bakteriellen Tracheobronchitiden wird erheblich in Frage gestellt, um so mehr, als diese Behandlung mit potenziellen Komplikationen wie Resistenzentwicklung der Keime, Allergisierung und akuter Bronchokonstriktion belastet ist.

Systemische Pharmakotherapie

Die Medikamente zur systemischen Pharmakotherapie sind prinzipiell die gleichen wie die zur topischen Applikation. Die parenterale Gabe sollte zusätzlich erfolgen, wenn die inhalative Verabreichung alleine therapeutisch nicht ausreichend ist.

Mechanische Unterstützung

Indikationen

Die Indikation zur maschinell unterstützten Atmung ist gegeben bei reversiblen kritischen Störungen des Gasaustausches und der Atemmechanik, wenn andere Maßnahmen, wie z.B. die O_2-Insufflation oder Bronchialtoilette, nicht erfolgreich oder nicht erfolgversprechend sind. Sie sollte weniger nach allgemeinen Grenzwerten (Tab. **C-1.16**), sondern immer am Einzelfall orientiert gestellt werden. Voraussetzung ist, dass im Rahmen einer respiratorischen Insuffizienz entweder die körpereigenen Kompensationsmechanismen erschöpft oder die Organfunktionen bedroht sind.

☰ C-1.16	Indikationen zur maschinellen Beatmung
▷ **Oxygenation**	
• PaO_2	< 60 mmHg (Raumluft)
• $AaDO_2$	≥ 450 mmHg (FiO_2 = 1,0)
▷ **Ventilation**	
• $PaCO_2$	≥ 55 (60) mmHg außer bei chron. Hyperkapnie!
• VD/VT	≥ 0,6
▷ **Atemmechanik**	
• Atemfrequenz	≥ 35/min
• Vitalkapazität	≤ 15 ml/kg KG
• FEV_1	≤ 10 ml/kg KG
• Inspirationskraft	≤ 25 cm H_2O

Respiratoren

Einleitung: Der Luftstrom der Atmung setzt prinzipiell ein Druckgefälle zwischen Mund-Rachen-Raum und Alveolen voraus. Bei Spontanatmung wird dieses durch den negativen intrapleuralen Druck während der Inspiration erzeugt (**Unterdruckatmung**, Abb. **C-1.22a**). Die Größe des Atemzugvolumens ist dabei der Größe der Druckdifferenz direkt proportional. In der Exspiration kehren sich die Druckverhältnisse um; der Alveolardruck wird größer als der Druck im Mund-Rachen-Raum, so dass die eingeatmete Luft nun wieder nach außen strömen kann. Bei der maschinellen Beatmung entsteht ebenfalls ein Druckgefälle. Hier wird zur Erzeugung der Luftströmung der Druck zu Beginn der Inspiration in den oberen Atemwegen über den in den Alveolen herrschenden Atmosphärendruck erhöht (Prinzip der **Überdruckbeatmung**, Abb. **C-1.22b**). Dieses Verfahren erfolgt über einen Endotrachealtubus oder eine Trachealkanüle mit Respiratoren. Die Tuben oder Kanülen müssen zur Abdichtung der Trachea mit einer blockbaren Manschette versehen sein.

- **Antibiotika:** Die Wirksamkeit einer **inhalativen Antibiotikatherapie** bei bakteriellen Tracheobronchitiden wird erheblich in Frage gestellt.

Systemische Pharmakotherapie

Die Medikamente zur systemischen Pharmakotherapie sind prinzipiell die gleichen wie die zur topischen Applikation.

Mechanische Unterstützung

Indikationen

Die Indikation zur maschinell unterstützten Atmung ist gegeben bei reversiblen kritischen Störungen des Gasaustausches und der Atemmechanik, wenn andere Maßnahmen, wie z.B. die O_2-Insufflation oder Bronchialtoilette, nicht erfolgreich oder nicht erfolgversprechend sind (Tab. **C-1.16**).

☰ C-1.16

Respiratoren

Einleitung: Der Luftstrom der Atmung setzt prinzipiell ein Druckgefälle zwischen Mund-Rachen-Raum und Alveolen voraus (**Unterdruckatmung**, Abb. **C-1.22a**). Die Größe des Atemzugvolumens ist dabei der Größe der Druckdifferenz direkt proportional.
Bei der maschinellen Beatmung entsteht ebenfalls ein Druckgefälle. Hier wird zur Erzeugung der Luftströmung der Druck zu Beginn der Inspiration in den oberen Atemwegen über den in den Alveolen herrschenden Atmosphärendruck erhöht (Prinzip der **Überdruckbeatmung**, Abb. **C-1.22b**).

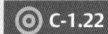

⊙ C-1.22

⊙ C-1.22 **Unterdruckatmung und Überdruckbeatmung**

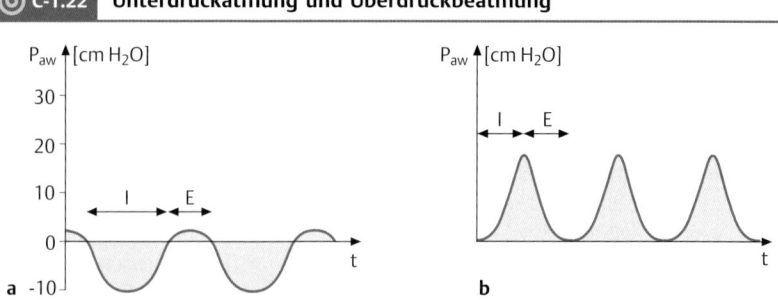

Spontanatmung (**a**) und maschinelle Überdruckbeatmung durch Respirator (**b**);
←I→ = Beginn und Ende der Inspiration, ←E→ = Beginn und Ende der Exspiration.

Funktionsprinzipien: Die Einteilung der Respiratoren erfolgt nach den **Steuerungsprinzipien** der verschiedenen Phasen des maschinellen Beatmungszyklus.

Man unterscheidet:
- Flowgeneratoren
- Druckgeneratoren.

Flowgeneratoren insufflieren das Atemgasgemisch mit einer vorher festgelegten Strömungsgeschwindigkeit (Flow) in die Lungen (**volumenkontrollierte Beatmung**).

Druckgeneratoren stellen das Atemzugvolumen unter einem konstanten, zuvor eingestellten Inspirationsdruck bereit (**druckkontrollierte Beatmung**).
Der Flow nimmt kontinuierlich ab (**dezelerierender Flow**).
Der Mechanismus, der den **Wechsel von In- zu Exspiration** einleitet, wird als Steuerung eines Beatmungsgerätes im engeren Sinne bezeichnet. Es können drei **Grundtypen** unterschieden werden:
- druckgesteuerte Respiratoren
- volumengesteuerte Respiratoren
- zeitgesteuerte Respiratoren.

Bei **druckgesteuerten Respiratoren** wird die Inspiration beendet, sobald ein vorgegebener Druck erreicht ist, bei **volumengesteuerten**, wenn ein vorgegebenes Volumen das Beatmungsgerät verlassen hat. Die **zeitgesteuerten** liefern das Gas in einer vorgegebenen Zeit.

Funktionsprinzipien: Respiratoren sind entweder **elektrisch** oder **pneumatisch**, d. h. durch Druckgas, angetriebene Beatmungsgeräte. Die grundsätzlichen Funktionscharakteristika sollen erörtert werden. Die Einteilung erfolgt nach den **Steuerungsprinzipien** der verschiedenen Phasen des maschinellen Beatmungszyklus:
- Inspirationsphase
- Wechsel von Inspiration zu Exspiration
- Exspirationsphase
- Wechsel von Exspiration zu Inspiration.

Respiratoren können das Gasgemisch während der Inspirationsphase auf zwei verschiedene Arten zuführen. Man unterscheidet:
- Flowgeneratoren
- Druckgeneratoren.

Flowgeneratoren insufflieren das Atemgasgemisch mit einer vorher festgelegten Strömungsgeschwindigkeit (Flow) in die Lungen (**volumenkontrollierte Beatmung**). Ändert sich der Widerstand im beatmeten System, so wird trotzdem das vorher eingestellte Atemzugvolumen geliefert. Kommt es allerdings zu Leckagen, geht ein mehr oder weniger großer Teil des Atemzugvolumens nach außen verloren.

Druckgeneratoren stellen das Atemzugvolumen unter einem konstanten, zuvor eingestellten Inspirationsdruck bereit (**druckkontrollierte Beatmung**). Der Flow nimmt kontinuierlich ab (**dezelerierender Flow**), da der Widerstand in den Lungen mit zunehmendem intrapulmonalen Volumen ansteigt. Die Größe des Atemzugvolumens ist abhängig vom am Respirator eingestellten Druck und dem Widerstand im System. Kommt es akut zu Widerstandserhöhungen, vermindert sich demgemäß das Atemzugvolumen. Leckagen hingegen werden bei diesem Beatmungsprinzip besser kompensiert, da der Respirator versuchen wird, den eingestellten inspiratorischen Druck zu erreichen.

Der Mechanismus, der den **Wechsel von In- zu Exspiration** einleitet, wird als Steuerung eines Beatmungsgerätes im engeren Sinne bezeichnet. Es können drei **Grundtypen** unterschieden werden:
- druckgesteuerte Respiratoren
- volumengesteuerte Respiratoren
- zeitgesteuerte Respiratoren.

Bei **druckgesteuerten Respiratoren** wird die Inspiration beendet, sobald ein vorgegebener Druck erreicht ist. Bei **volumengesteuerten** geschieht das, wenn ein vorgegebenes Volumen das Beatmungsgerät verlassen hat. Die **zeitgesteuerten** liefern das Atemgas in einer vorgegebenen Zeit.

Für die Umschaltung von In- auf Exspiration lassen sich bestimmte Grenzwerte für den Steuermechanismus an den Respiratoren einstellen (**Begrenzung**). Ein volumengesteuertes Gerät kann zum Beispiel druckbegrenzt sein. Dann wird während der Inspiration ein bestimmter, vorher gewählter Grenzdruck nicht überschritten, was entweder durch die Einleitung der Exspiration beim Errei-

⊙ C-1.23 | Respirator

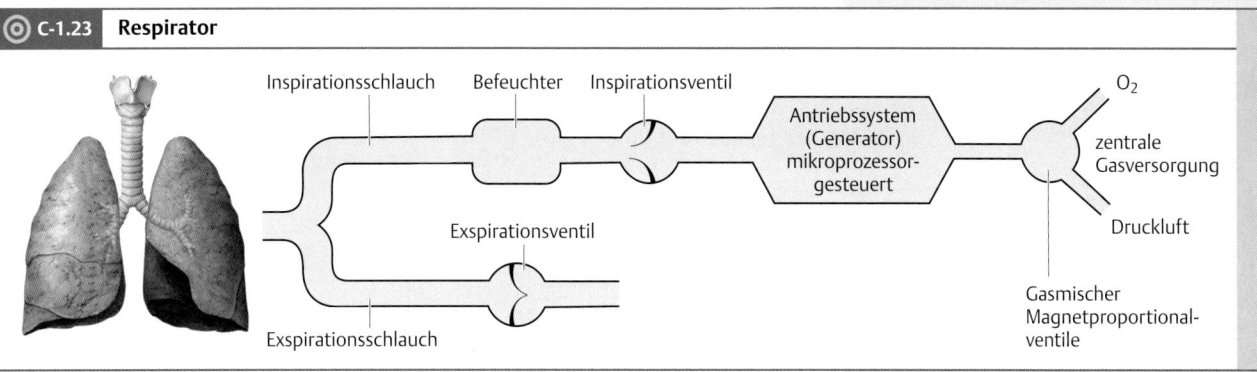

Inspirationsschlauch   Befeuchter   Inspirationsventil   O₂

Antriebssystem (Generator) mikroprozessorgesteuert   zentrale Gasversorgung

Exspirationsventil   Druckluft

Exspirationsschlauch   Gasmischer Magnetproportionalventile

---

chen dieses Druckes oder durch eine Reduktion des Flows erreicht wird. Im Allgemeinen sind Respiratoren druck- und/oder volumenbegrenzt.
Die **Exspiration** erfolgt bei allen Respiratoren passiv entsprechend den elastischen Rückstellkräften von Lunge und Thorax. **Die Umschaltung von Ex- zu Inspiration** kann durch die gleichen Mechanismen erfolgen, wie für die Beendigung der Inspiration beschrieben.

Bestandteile: Die wesentlichen Bestandteile eines Respirators sind (Abb. **C-1.23**):
- Antriebssystem (mikroprozessorgesteuert)
- Gasmischer (Magnetproportionalventile)
- Patientensystem
- Einrichtungen zum Monitoring.

Der **Antrieb** kann elektrisch oder pneumatisch erfolgen. **Gasmischer** sind erforderlich zur exakten Dosierung der Gase im Inspirationsgemisch. Unter dem **Patientensystem** versteht man die Teile, mit denen die Atemgase zum Patienten transportiert werden. Es umfasst die Atemschläuche, Anfeuchter und Ventile. Mit den **Monitoreinrichtungen** werden die eingestellten Beatmungsparameter und die Funktionsfähigkeit des Respirators überwacht. Sie sind mit optischen und akustischen Warnsystemen ausgestattet.

Techniken
Folgende **Verfahren** sollen besprochen werden:
- kontrollierte Beatmung
  - IPPV
  - CPPV = IPPV + PEEP
  - IRV
- assistierte Beatmung
  - IPPB
- unterstützte Spontanatmung
  - CPAP
- kombinierte Spontan- und Beatmung
  - (S)IMV
  - BIPAP
- alternative Verfahren
  - HFV
  - ECCO₂-R.

Bei der **kontrollierten Beatmung** wird die Inspiration maschinell-automatisch und unabhängig von eventuell bestehender Eigenatmung des Patienten ausgelöst. Während der Inspiration wird ein positiver Druck in den Atemwegen erzeugt, der bis zum Ende der Exspiration auf Null bzw. atmosphärische Verhältnisse abfällt (**IPPV** = „intermittent positive pressure ventilation"). Bleibt am Ende der Exspirationsphase ein positives Druckniveau (**PEEP** = „positive endexpiratory pressure") erhalten, handelt es sich um eine „continuous positive pressure ventilation" (**CPPV**). In der klinischen Praxis werden meist PEEP-Werte zwischen 5 und 15 cm H_2O eingestellt.

Die **Exspiration** erfolgt bei allen Respiratoren passiv entsprechend den elastischen Rückstellkräften von Lunge und Thorax.

Bestandteile: Die wesentlichen Bestandteile eines Respirators sind (Abb. **C-1.23**):
- Antriebssystem
- Gasmischer
- Patientensystem
- Einrichtungen zum Monitoring.

Techniken
Folgende **Verfahren** sollen besprochen werden:
- kontrollierte Beatmung
- assistierte Beatmung
- unterstützte Spontanatmung
- kombinierte Spontan- und Beatmung
- alternative Verfahren.

Bei der **kontrollierten Beatmung** wird die Inspiration maschinell-automatisch und unabhängig von eventuell bestehender Eigenatmung des Patienten ausgelöst (**IPPV** = „intermittent positive pressure ventilation"). Bleibt am Ende der Exspirationsphase ein positives Druckniveau (**PEEP** = „positive endexpiratory pressure") erhalten, handelt es sich um eine „continuous positive pressure ventilation"

(**CPPV**). In der klinischen Praxis werden meist PEEP-Werte zwischen 5 und 15 cm H_2O eingestellt.

Günstige Wirkungen von PEEP:
- Verbesserung der Oxygenierung
- Verminderung des endexspiratorischen Alveolarkollapses
- Verbesserung der Atemgasverteilung
- Zunahme der FRC
- Abnahme des intrapulmonalen Rechts-links-Shunts.

Normalerweise wird eine maschinelle Beatmung so eingestellt, dass ein annähernd physiologisches **Atemzeitverhältnis** von In- zu Exspiration (I: E = 1: 2, s. Abb. **C-1.24 a**) erhalten bleibt. Bei fortgeschrittenen Lungenerkrankungen mit erheblicher Störung des Sauerstoffaustausches bedient man sich aber zur besseren Oxygenierung eines umgekehrten Atemzeitverhältnisses (**IRV** = „inversed ratio ventilation"). Endexspiratorisch bildet sich ein positives Druckniveau (Abb. **C-1.24c**).

Bei der **assistierten Beatmung** (**IPPB** = „intermittent positive pressure breathing") löst der Patient durch einen spontanen Atemimpuls den maschinellen Atemhub aus (**Triggerung**, Abb. **C-1.25**).

Die PEEP-Beatmung soll den pulmonalen Gasaustausch verbessern, wenn ein erhöhter intrapulmonaler Rechts-links-Shunt Ursache einer arteriellen Hypoxie ist. Dieser Störung liegt eine erniedrigte funktionelle Residualkapazität (FRC) zugrunde. Mit der Vergrößerung der FRC erklärt man sich die verbesserte Oxygenierung unter PEEP.

Günstige Wirkungen von PEEP:
- Verbesserung der Oxygenierung
- Verminderung des endexspiratorischen Alveolarkollapses
- Verbesserung der Atemgasverteilung
- Zunahme der FRC
- Abnahme des intrapulmonalen Rechts-links-Shunts.

Normalerweise wird eine maschinelle Beatmung so eingestellt, dass ein annähernd physiologisches **Atemzeitverhältnis** von In- zu Exspiration (I: E = 1: 2) erhalten bleibt (Abb. **C-1.24a**). Bei fortgeschrittenen Lungenerkrankungen mit erheblicher Störung des Sauerstoffaustausches bedient man sich aber zur besseren Oxygenierung eines umgekehrten Atemzeitverhältnisses (**IRV** = „inversed ratio ventilation"). Das Verhältnis I: E wird hierbei stufenweise von 1: 1 bis maximal 3: 1 umgestellt (Abb. **C-1.24b**). Damit werden die am stärksten geschädigten Lungenabschnitte nicht mehr komplett ausgeatmet (**„airtrapping"**), so dass sich in diesen Bezirken endexspiratorisch ein positives Druckniveau ausbildet (**Intrinsic-PEEP** – oder **Auto-PEEP**, s. Abb. **C-1.24c**).

Die **assistierte Beatmung** (**IPPB** = „intermittent positive pressure breathing") ist eine Form, bei der der Patient durch einen spontanen Atemimpuls den maschinellen Atemhub auslöst (**Triggerung**, Abb. **C-1.25**). Dieses Verfahren wurde früher in der Phase der Entwöhnung vom Respirator angewendet.

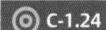 **C-1.24**

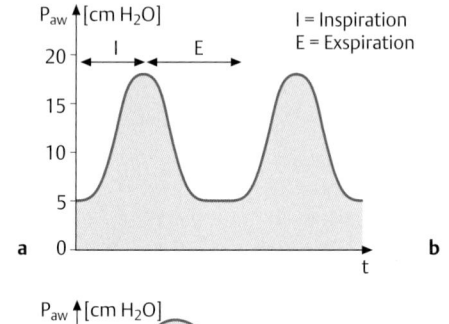
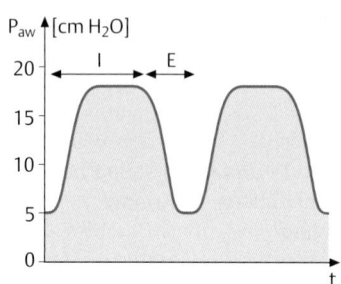
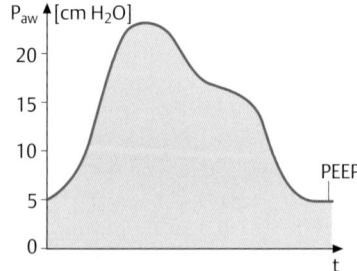

◎ **C-1.24**   **PEEP-Beatmung**

a PEEP-Beatmung mit normalem Inspirations- zu Exspirationsverhältnis von 1 : 2.
b Durch Veränderung des I : E-Verhältnisses auf 3 : 1 nimmt die Inspiration ¾ des Atemzyklus ein.
c Durch Hinzunahme eines endinspiratorischen Plateaus verlängert sich die Inspirationsphase ebenfalls auf Kosten der Exspirationszeit. Durch diese Verkürzung der Exspirationsphase verbleibt ein Teil des Gasvolumens am Ende der Exspiration in den Alveolen und bewirkt dort ein positives Druckniveau. Dieser Intrinsic-PEEP ist jedoch nicht direkt messbar (hierzu wäre ein Sensor in den Alveolaren erforderlich), weshalb lediglich der am Respirator eingestellte PEEP von 5 cm H_2O zu sehen ist.

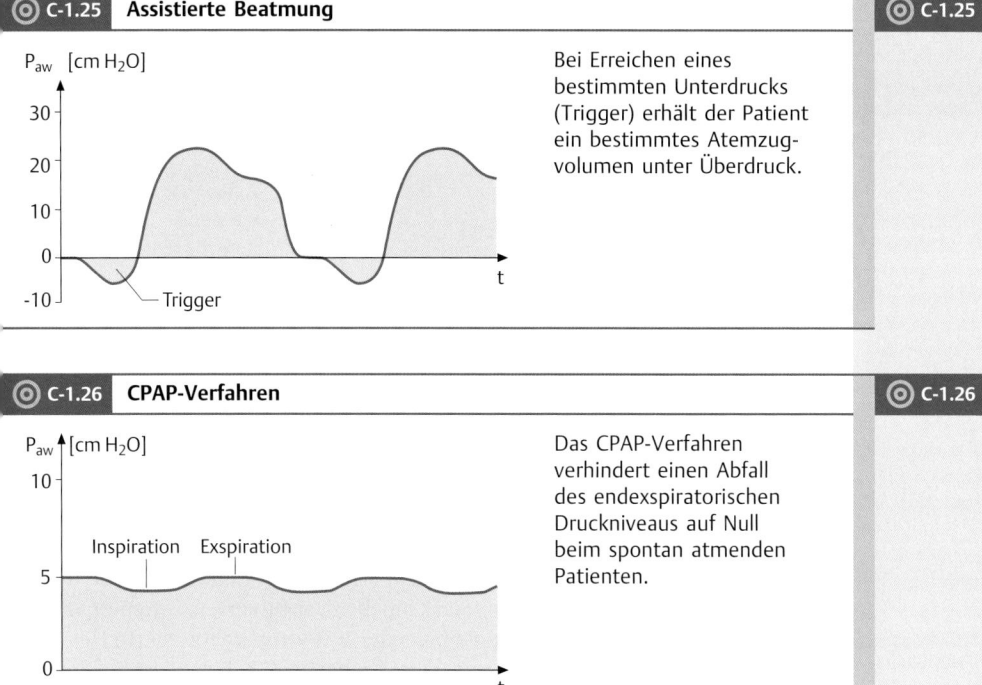

C-1.25 | Assistierte Beatmung

P_{aw} [cm H_2O]

Bei Erreichen eines bestimmten Unterdrucks (Trigger) erhält der Patient ein bestimmtes Atemzugvolumen unter Überdruck.

C-1.26 | CPAP-Verfahren

P_{aw} [cm H_2O]

Das CPAP-Verfahren verhindert einen Abfall des endexspiratorischen Druckniveaus auf Null beim spontan atmenden Patienten.

Analog zur kontrollierten Beatmung mit PEEP besteht beim **CPAP**-Verfahren („continuous positive airway pressure") zur **Unterstützung der Spontanatmung** des Patienten sowohl in In- als auch Exspiration ein kontinuierlich positiver Atemwegsdruck (Abb. **C-1.26**). Zusätzlich besteht hierbei noch die Möglichkeit, die Einatmung maschinengesteuert durch eine **Druck- oder Flowunterstützung** zu erleichtern.

Bei den Methoden mit kombinierter Beatmung und Spontanatmung wird eine bestimmte Anzahl maschineller Atemhübe pro Minute vorgegeben; in der verbleibenden Zeit kann der Patient spontan atmen (**IMV** = „intermittent mandatory ventilation"). Die maschinellen Hübe können mit der Spontanatmung synchronisiert werden, um zu verhindern, dass eine maschinelle Beatmung in eine Phase spontaner Ausatmung fällt (**SIMV** = „synchronized intermittent mandatory ventilation", Abb. **C-1.27**). Eine aktuelle Technik ist **BIPAP** („biphasic positive airway pressure"). Hierbei kann die Spontanatmung gleichzeitig zur Beatmung stattfinden (Abb. **C-1.28**).

Analog zur kontrollierten Beatmung mit PEEP besteht beim **CPAP**-Verfahren („continuous positive airway pressure") zur **Unterstützung der Spontanatmung** ein kontinuierlich positiver Atemwegsdruck (Abb. **C-1.26**).

Bei den Methoden mit kombinierter Beatmung und Spontanatmung werden eine bestimmte Anzahl maschineller Atemhübe pro Minute vorgegeben; in der verbleibenden Zeit kann der Patient spontan atmen (**IMV** = „intermittent mandatory ventilation"). Die maschinellen Hübe können mit der Spontanatmung synchronisiert werden (**SIMV** = „synchronized intermittent mandatory ventilation", Abb. **C-1.27**). Ein aktuelles Verfahren ist **BIPAP** („biphasic positive airway pressure"). Hierbei kann die Spontanatmung gleichzeitig zur Beatmung stattfinden (Abb. **C-1.28**).

C-1.27 | SIMV-Beatmung

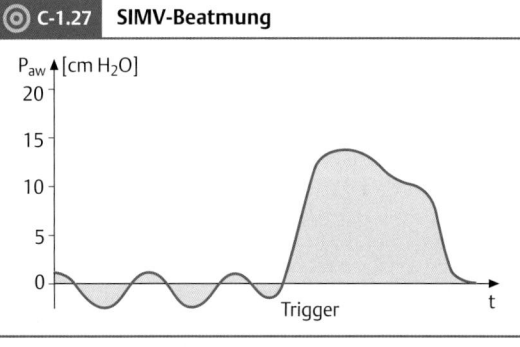

P_{aw} [cm H_2O]

Die SIMV-Beatmung ermöglicht eine Spontanatmung des Patienten mit Eigenfrequenz, bei der durch interponierte synchronisierte maschinelle Atemzüge ein bestimmtes AMV garantiert wird.

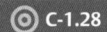

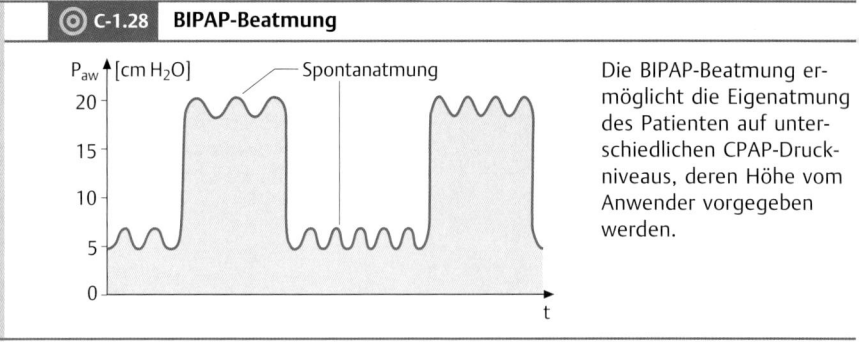

C-1.28   **BIPAP-Beatmung**

Die BIPAP-Beatmung ermöglicht die Eigenatmung des Patienten auf unterschiedlichen CPAP-Druckniveaus, deren Höhe vom Anwender vorgegeben werden.

Alternative Verfahren sind HFV („high frequency ventilation") und ECCO$_2$-R („extracorporal CO$_2$-removal"). Die **HFV** ist ein Oberbegriff für Beatmungsformen mit hohen Atemfrequenzen (60–3.000/min) und sehr kleinen Gasvolumina.
Mit der HFV lassen sich günstige Effekte auf die Sekretmobilisation nachweisen.

Die **ECCO$_2$-R** ist eine Methode zur extrakorporalen CO$_2$-Eliminierung. Bei fortgeschrittenen Lungenerkrankungen wird aufgrund zunehmender Totraumventilation die Entfernung von CO$_2$ zum Hauptproblem.
Die ECCO$_2$-R ist indiziert, wenn sich mit den konventionellen Beatmungstechniken kein ausreichender oder kein verbesserter Gasaustausch herbeiführen lässt und die zugrundeliegende Erkrankung prinzipiell reversibel ist.

Alternative Verfahren sind HFV („high frequency ventilation") und ECCO$_2$-R („extracorporal CO$_2$-removal"). Die **HFV** ist ein Oberbegriff für Beatmungsformen mit **hohen Atemfrequenzen** (60–3.000/min) und sehr kleinen Gasvolumina. Je höher dabei die eingestellten Atemfrequenzen sind, umso geringer wird der durch Strömungprozesse verursachte Gastransport in die und aus der Lunge. Hier werden spezielle Mechanismen, die an dieser Stelle nicht näher erörtert werden können, vermutet. Mit der HFV lassen sich günstige Effekte auf die Sekretmobilisation nachweisen. Sie kann beim intubierten Patienten additiv zur konventionellen Beatmung angewendet werden (superponierte HFV).
Die **ECCO$_2$-R** ist eine Methode zur **extrakorporalen CO$_2$-Eliminierung**. Bei fortgeschrittenen Lungenerkrankungen wird aufgrund zunehmender Totraumventilation die Entfernung des CO$_2$ zum Hauptproblem. Die Atemminutenvolumina müssen erheblich gesteigert werden mit der Konsequenz, dass die Lungenstruktur über die Maßen unphysiologisch beansprucht und die Oxygenierung zunehmend beeinträchtigt wird. Bei der ECCO$_2$-R wird die Lunge mechanisch ruhiggestellt und erhält nur noch eine geringe O$_2$-Menge (1 l/min) über einen Katheter durch den Endotrachealtubus kontinuierlich insuffliert. Ein PEEP von ca. 20 cm H$_2$O wird eingestellt und die Lunge zur besseren Durchmischung des Sauerstoffes mit der Luft im Bronchialsystem viermal pro Minute bei einer inspiratorischen Druckbegrenzung von 40 cm H$_2$O gebläht. Das CO$_2$ hingegen wird über ein extrakorporales Membransystem fortlaufend aus dem vorbeiströmenden Blut eliminiert. 30–40 % des Herzzeitvolumens werden über einen dicklumigen Katheter der unteren Hohlvene entnommen, mit einer Rollerpumpe durch die Membranlungen geleitet und anschließend dem venösen System über einen herznäher platzierten Katheter wieder zugeführt.
Durch dieses sehr aufwändige Verfahren konnte bei Patienten mit schwerem ARDS die Letalität auf 50 % gesenkt werden. Es ist indiziert, wenn sich mit den konventionellen Beatmungstechniken kein ausreichender oder kein verbesserter Gasaustausch herbeiführen lässt und die zugrundeliegende Erkrankung prinzipiell reversibel ist. Diese Technik wird auch in Zukunft speziellen Zentren vorbehalten bleiben.

Strategie der mechanischen Atemhilfe
Die Strategie der mechanischen Atemhilfe erfolgt nach einem abgestuften Konzept (Tab. **C-1.17**). Um die geeignete Atemwegsunterstützung einzusetzen, muss zunächst geklärt werden, welche Teilfunktionen der äußeren Atmung gestört sind. Die eingeschränkte **CO$_2$-Eliminierung** bedarf der Verbesserung der Ventilation.
Bei verminderter **Oxygenierung** ist die Vergrößerung der gasaustauschenden Oberfläche, also die Erhöhung der FRC, erforderlich. Sollte eine kontrollierte Beatmung erforderlich sein (Tab. **C-1.18**), wird man sie zunächst mit PEEP durchführen.

Strategie der mechanischen Atemhilfe
Die Strategie der mechanischen Atemhilfe erfolgt nach einem abgestuften Konzept (Tab. **C-1.17**). Um die geeignete Atemwegsunterstützung einzusetzen, muss zunächst geklärt werden, welche Teilfunktionen der äußeren Atmung gestört sind. Die eingeschränkte **CO$_2$-Eliminierung** bedarf der Verbesserung der Ventilation. Ist eine Spontanatmung vorhanden, sollte diese wenn möglich nicht durch eine kontrollierte Beatmung ausgeschaltet werden, sondern durch geeignete Atemhilfen unterstützt werden (Stufe I und II). Bei verminderter **Oxygenierung** ist die Vergrößerung der gasaustauschenden Oberfläche, also die Erhöhung der FRC, erforderlich. Das lässt sich unter Spontanatmung durch ein CPAP-System erreichen.
Sollte eine kontrollierte Beatmung erforderlich sein (Tab. **C-1.18**), wird man sie zunächst mit PEEP durchführen, diesen ggf. erhöhen und schließlich das Atemzeitverhältnis verlängern (IRV). Die Effektivität der einzelnen Schritte bezüg-

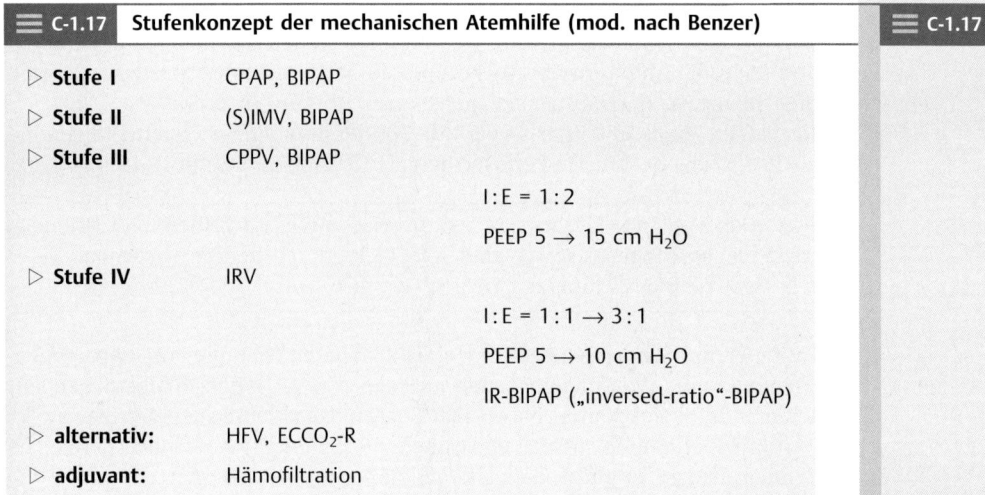

☰ C-1.17	Stufenkonzept der mechanischen Atemhilfe (mod. nach Benzer)
▷ **Stufe I**	CPAP, BIPAP
▷ **Stufe II**	(S)IMV, BIPAP
▷ **Stufe III**	CPPV, BIPAP
	I : E = 1 : 2
	PEEP 5 → 15 cm H_2O
▷ **Stufe IV**	IRV
	I : E = 1 : 1 → 3 : 1
	PEEP 5 → 10 cm H_2O
	IR-BIPAP („inversed-ratio"-BIPAP)
▷ **alternativ:**	HFV, $ECCO_2$-R
▷ **adjuvant:**	Hämofiltration

☰ C-1.17

lich des pulmonalen Gasaustausches wird mittels Pulsoxymetrie und arterieller Blutgasanalysen überprüft.

Die Maßnahmen der einzelnen Stufen sollten so gewählt werden, dass die FiO_2 ≤ 0,5 bleibt!

Die Maßnahmen der einzelnen Stufen sollten so gewählt werden, dass die FiO_2 ≤ 0,5 bleibt!

☰ C-1.18	Grundeinstellung des Respirators bei CPPV
▷ **AMV**	100–120 ml/kg KG
▷ **VT**	5–8 ml/kg KG
▷ **AF**	8–12/min
▷ **I : E**	1 : 2
▷ **FiO_2**	initial 1,0; Reduktion nach arterieller BGA!
▷ **PEEP**	5–10 cm H_2O

☰ C-1.18

Der Beatmungsdruck sollte wegen der Gefahr eines Barotraumas im Spitzendruck 25–30 cm H_2O nicht überschreiten, was durch Reduzierung des inspiratorischen Flows oder Begrenzung des inspiratorischen Druckes erreicht werden kann.

Der Beatmungsdruck sollte wegen der Gefahr eines Barotraumas im Spitzendruck 25–30 cm H_2O nicht überschreiten.

Sedierung, Analgesie und Relaxation

Eine generelle **Sedierung** von beatmeten Patienten ist heutzutage aus beatmungstechnischen Gründen nicht mehr zwingend erforderlich. Die Indikation wird vielmehr durch die Schwere der Grundkrankheit bestimmt. Bei psychoreaktiven Unruhezuständen können Substanzen aus folgenden Medikamentengruppen eingesetzt werden:

- Benzodiazepine
- Neuroleptika
- α_2-Agonisten.

Es sollten zur besseren Steuerung der Effekte in erster Linie Pharmaka mit möglichst kurzer Eliminationshalbwertzeit benutzt werden. Unter den **Benzodiazepinen** bietet sich hier das Midazolam (Dormicum®) an. Neuroleptika haben jedoch den Nachteil potenziell langanhaltender extrapyramidal-motorischer Nebenwirkungen und sind von daher eher Mittel der 2. Wahl.

Sedierung, Analgesie und Relaxation

Eine generelle **Sedierung** von beatmeten Patienten ist heutzutage aus beatmungstechnischen Gründen nicht mehr zwingend erforderlich. Bei psychoreaktiven Unruhezuständen können Substanzen aus folgenden Medikamentengruppen eingesetzt werden:

- Benzodiazepine
- Neuroleptika
- α_2-Agonisten.

Einen immer größeren Stellenwert nehmen die α_2-Agonisten, z. B. Clonidin (Catapresan®), ein. Die gezielte Hemmung des zentralen Sympathikus durch Stimulierung inhibitorischer α_2-Rezeptoren hat sedierende, anxiolytische und die Opioidgabe unterstützende analgetische Wirkungen zur Folge.

Nach Gabe einer Initialdosis von 150–300 µg Clonidin i. v. schließt sich eine nach Wirkung gesteuerte Perfusortherapie (0,9 mg/50 ml mit 2–10 ml/h) an.

▶ **Merke:** Vor dem Einsatz von Sedativa ist immer zu prüfen, ob Unruhezustände psychogener Natur sind und nicht durch andere Ursachen, wie z. B. Hypoxie oder Schmerzen, bedingt werden.

Patienten mit Schmerzen bedürfen einer adäquaten Therapie durch **Analgetika**. Hierzu kommen vorrangig **Opioide** in Frage, die als Hypno-Analgetika zudem sedierende Eigenschaften haben. Die Katheterepiduralanästhesie ermöglicht eine suffiziente Schmerztherapie ohne ZNS-Nebenwirkungen.

Ziel analgosedierender Maßnahmen ist, dass der Patient jederzeit erweckbar bleibt, orientiert und kooperativ ist. Sehr selten kann es vorübergehend erforderlich werden, mittels **Relaxation** eine Synchronisierung zwischen Patient und Respirator zu erreichen. Hierzu werden mittellang wirksame, **nichtdepolarisierende Muskelrelaxanzien** eingesetzt.

Patienten mit Schmerzen bedürfen einer adäquaten Therapie durch **Analgetika**. Hierzu kommen vorrangig **Opioide** in Frage, die als Hypno-Analgetika zudem sedierende Eigenschaften haben. Bei Beatmungspatienten werden bevorzugt Fentanyl (Fentanyl®-Janssen) und Sufentanil (Sufenta®) verwendet. Bei Bedarf können Analgetika und Sedativa kombiniert eingesetzt werden.

Die kontinuierliche thorakale oder hochlumbale Epiduralanalgesie mit Katheter ermöglicht eine suffiziente Schmerztherapie im Operationsbereich (Thorax, Abdomen), ohne nennenswerte Nebenwirkungen auf das ZNS auszuüben, wie z. B. systemisch applizierte Opioide.

Ziel analgosedierender Maßnahmen ist, dass der Patient jederzeit erweckbar bleibt, orientiert und kooperativ ist und dass beim endotrachealen Absaugen ein deutlicher Hustenreflex auslösbar ist.

Nicht immer ist mit den erwähnten Medikamenten eine ausreichende Ruhigstellung des Patienten zu gewährleisten (z. B. akuter Schub einer Sepsis, der mit extremer Unruhe einhergehen kann). Sehr selten kann es vorübergehend erforderlich werden, mittels **Relaxation** eine Synchronisierung zwischen Patient und Respirator zu erreichen, da durch die ansonsten um ein Vielfaches gesteigerte Atemarbeit der O_2-Verbrauch bedrohlich erhöht wird. Hierzu werden mittellang wirksame, **nichtdepolarisierende Muskelrelaxanzien** wie Vecuronium (Norcuron®) oder Cisatracurium (Nimbex®) eingesetzt.

Respiratorische Nebenwirkungen

Respiratorische Nebenwirkungen
- Tubusfehllage und -obstruktion
- Mikroatelektasen
- Pneumonie
- Barotrauma
- pulmonale Sauerstofftoxizität.

- Tubusfehllage und -obstruktion
- Mikroatelektasen
- Pneumonie
- Barotrauma
  - Pneumothorax
  - interstitielles Lungenemphysem
  - Mediastinalemphysem
  - Perikardemphysem
  - Weichteilemphysem
- pulmonale Sauerstofftoxizität.

Die korrekte **Tubusposition** muss auskultatorisch und röntgenologisch kontrolliert werden. Zu tiefe Lage ist mit der Gefahr der einseitigen Beatmung verbunden. Bei zu hoher Platzierung besteht die Möglichkeit der akzidentellen Extubation. **Tubusobstruktionen** aufgrund von zähen wandständigen Sekreten sind bei den heutigen Tubusmaterialien selten. Als Ursache der Entstehung von **Mikroatelektasen** vermutet man eine verminderte Synthese und Inaktivierung von Surfactant. Zudem können sich unter hohen inspiratorischen O_2-Konzentrationen durch die Stickstoffauswaschung **Resorptionsatelektasen** bilden. Der Stickstoff fehlt dann zur Stabilisierung der Alveolarwände, und die Alveolen können entsprechend ihrer Oberflächenspannung kollabieren. **Pneumonien** entstehen im Gefolge bakterieller Kontamination des Trachealsekrets. Besonders gefährdet sind resistenzgeschwächte Beatmungspatienten. Ein **Barotrauma** kann sich im Rahmen eines auf die Lunge einwirkenden zu hohen Überdruckes ausbilden.

Die korrekte **Tubusposition** muss auskultatorisch und röntgenologisch kontrolliert werden. Als Ursache der Entstehung von **Mikroatelektasen** vermutet man eine verminderte Synthese und Inaktivierung von Surfactant.

Pneumonien entstehen im Gefolge bakterieller Kontamination des Trachealsekrets.

Ein **Barotrauma** kann sich im Rahmen eines auf die Lunge einwirkenden zu hohen Überdruckes ausbilden.

Hämodynamische Nebenwirkungen

Durch die intermittierende Überdruckbeatmung steigt der intrathorakale Druck während der Inspiration an. Dadurch nehmen der Durchmesser der pulmonalen Gefäße ab und konsekutiv der pulmonal-vaskuläre Widerstand zu. Der Druck im rechten Vorhof steigt, so dass der Druckgradient zwischen den peripheren Venen und dem rechten Vorhof kleiner wird. Die Folge ist eine Abnahme des venösen Rückstroms mit **Verringerung des Herzschlagvolumens und -minutenvolumens**. Kompensatorisch kommt es zu einer Erhöhung des Sympathikotonus mit Zunahme der Herzfrequenz und des Tonus der peripheren Venen.

Die Auswirkungen der Beatmung werden umso größer sein, je höher der intrathorakale Druck ansteigt und je geringer die Zunahme der sympathischen Aktivität sein wird. Sie werden stärker ausfallen, wenn auch während der Exspiration ein positiver Druck herrscht (PEEP-Beatmung). Sie lassen sich aber in der Regel therapeutisch durch Vermehrung des intravasalen Volumens und durch Gabe herzkreislaufwirksamer Medikamente (z.B. Dopexamin, Dobutamin, Adrenalin) abfangen.

Organauswirkungen der Überdruckbeatmung

- Abnahme der Nierenausscheidung
- Erhöhung des intrakraniellen Druckes.

Die Abnahme der **Nierenausscheidung** wird durch die verminderte Organdurchblutung infolge des verringerten Herzzeitvolumens und Perfusionsdruckes erklärt. Hinzu kommt noch eine vermehrte Freisetzung des antidiuretischen Hormons (ADH) zur kompensatorischen Vergrößerung des intravasalen Volumens.

Der **intrakranielle Druck** kann sich erhöhen, wenn durch den erhöhten intrathorakalen Druck der hirnvenöse Abfluss beeinträchtigt wird und die intrakraniellen Kompensationsmechanismen erschöpft sind.

Bei Patienten mit **Herzinsuffizienz** sind die Verhältnisse anders. Durch die Verringerung des venösen Rückstroms werden die ventrikulären Füllungsvolumina vermindert, so dass sich das Herzschlagvolumen nach dem Frank-Starling-Mechanismus entsprechend erhöhen kann. Es kommt so zu einer Verbesserung der kardialen Situation. Dieses Prinzip macht man sich therapeutisch vor allem bei der Behandlung des kardiogenen Lungenödems zunutze.

Bei Abnahme des Herzzeitvolumens unter Beatmung mit PEEP kann unter Umständen die **O$_2$-Transportkapazität des Blutes** so weit vermindert werden, dass damit der Effekt einer verbesserten pulmonalen Oxygenierung für die Sauerstoffversorgung des Gesamtorganismus zunichte gemacht wird. Das PEEP-Niveau darf dementsprechend nur so eingestellt werden, dass das O$_2$-Angebot für die Zellen unter der Beatmung erhöht werden kann. Die Erörterung der praktischen Umsetzung würde hier allerdings zu weit führen.

„Weaning" und „Weaning-Protokoll"

▶ **Definition:** Der englische Begriff „Weaning" bedeutet Entwöhnung von der Beatmung.

Der Begriff „weaning" bezeichnet ein komplexes Verfahren zur **Entwöhnung vom Respirator**. Ein Grundprinzip moderner, differenzierter Beatmung ist die möglichst schnelle und sichere Wiederherstellung der natürlichen Spontanatmung. „Weaning" ist ein **dynamischer Vorgang**. Es beginnt in dem Moment, in dem sich die Lungenfunktion verbessert und auf die Atemhilfen schrittweise verzichtet werden kann (umgekehrte Reihenfolge des obigen Stufenkonzeptes). Erst wenn eine **suffiziente**, nicht mehr mechanisch unterstützte **Spontanatmung** besteht, wird der Patient im letzten Schritt **extubiert**. Bei Rückkehr zur Spontanatmung kommt es zur **Vermehrung** der **Atemarbeit** und durch den

Hämodynamische Nebenwirkungen

Durch die intermittierende Überdruckbeatmung steigt der intrathorakale Druck während der Inspiration an.
Die Folge ist eine Abnahme des venösen Rückstroms mit **Verringerung des Herzschlagvolumens und -minutenvolumens** und damit der Sauerstofftransportkapazität.
Diese Nebenwirkungen lassen sich aber in der Regel therapeutisch durch Vermehrung des intravasalen Volumens und durch Gabe herzkreislaufwirksamer Medikamente abmildern.

Organauswirkungen der Überdruckbeatmung

- Abnahme der Nierenausscheidung
- Erhöhung des intrakraniellen Druckes.

Die Abnahme der **Nierenausscheidung** wird durch die verminderte Organdurchblutung infolge des verringerten Herzzeitvolumens und Perfusionsdruckes erklärt.
Der **intrakranielle Druck** kann sich erhöhen, wenn durch den erhöhten intrathorakalen Druck der hirnvenöse Abfluss beeinträchtigt wird und die intrakraniellen Kompensationsmechanismen erschöpft sind.

Bei Patienten mit **Herzinsuffizienz** sind die Verhältnisse anders.
Bei Abnahme des Herzzeitvolumens unter Beatmung mit PEEP kann unter Umständen die **O$_2$-Transportkapazität des Blutes** so weit vermindert werden, dass damit der Effekt einer verbesserten pulmonalen Oxygenierung für die Sauerstoffversorgung des Gesamtorganismus zunichte gemacht wird.

„Weaning" und „Weaning-Protokoll"

◀ **Definition**

Der Begriff „weaning" bezeichnet ein komplexes Verfahren zur **Entwöhnung vom Respirator**.
„Weaning" ist ein **dynamischer Vorgang**. Es beginnt in dem Moment, in dem sich die Lungenfunktion verbessert und auf die Atemhilfen schrittweise verzichtet werden kann (umgekehrte Reihenfolge des obigen Stufenkonzeptes).

Bei **Rückkehr** zur **Spontanatmung** kommt es zur **Vermehrung** der **Atemarbeit** und durch den Wegfall des PEEP zur **Verschlechterung** des **Gasaustauschs**.

Wegfall des PEEP zunächst zur **Verschlechterung** des **Gasaustauschs**. Die Inspirationsluft muss deshalb mit Sauerstoff angereichert werden. Zusätzlich sind krankengymnastische und atemtherapeutische Maßnahmen erforderlich. Die Auswirkungen auf die Hämodynamik sind unterschiedlich. Bei Patienten mit Herzinsuffizienz steigt die Herzarbeit unter anderem durch die Zunahme des venösen Rückstroms an, so dass die Gabe diuretischer und herzkreislaufunterstützender Medikamente erforderlich werden kann, während sie bei Herzgesunden geringer wird.

Die Dauer der Beatmung und Intubation stellt einen wesentlichen Risikofaktor für die Entwicklung einer nosokomialen Pneumonie dar (8,5 % in den ersten drei Tagen, 45 % nach dem 14. Tag). Darum wird die maschinelle Beatmung so kurz wie möglich gehalten und der Patient so schnell wie möglich extubiert. Im Durchschnitt fallen ca. 40 % der Beatmungsdauer in die Phase der Entwöhnung.

In der Anästhesie oder auch nach einer kurzzeitigen Beatmung stellt die Entwöhnung von der Beatmung meist kein Problem dar. Bei lange beatmeten Patienten ist die Entwöhnung allerdings oft schwierig und deshalb ist es so wichtig, hierfür ein Konzept zu entwickeln, das folgende Gesichtspunkte beachtet:

- die Entwöhnung muss zum frühestmöglichen Zeitpunkt erfolgen
- objektive Parameter sollten zur Verlaufskontrolle der Entwöhnung benutzt werden
- die Verfahren müssen pathophysiologisch sinnvoll sein und dürfen den Krankheitsverlauf nicht verzögern.

Zeitpunkt der Entwöhnung: Die regelhafte Überprüfung der Spontanatmungsfähigkeit und der Analgosedierungstiefe des Patienten reduziert die Beatmungsdauer.

Zeitpunkt der Entwöhnung: Die Entwicklung einer Vielzahl von Techniken zur maschinellen Unterstützung von spontanatmenden Patienten hat es ermöglicht, die Entwöhnung von der Beatmung eher als **graduelle Reduktion** der **maschinellen Unterstützung** durchzuführen. Da diese Unterstützungstechniken immer früher eingesetzt werden, ist es nicht leichter geworden den exakten Zeitpunkt der Entwöhnung von der Beatmung festzulegen.

Wichtig für die Entwicklung von „Weaning-Konzepten" war die klinische Erfahrung, dass nur rund 50 % der Patienten, die sich selbständig extubierten (Spontanextubation) wieder reintubiert werden mussten. Ein erheblicher Anteil an Patienten wurde offensichtlich unnötig lange beatmet. Schon die Durchführung eines „Screeningtests", ob der Patient selbständig atmen konnte, die Überprüfung der Analgosedierungstiefe oder die regelhafte Überprüfung der Spontanatmungsfähigkeit des Patienten reduzierte die Dauer der Beatmung.

Die **Anwendun**g eines **Protokolls** versprach einen **besseren Verlauf** als die Extubation des Patienten nach subjektiven klinischen Gesichtspunkten.

Kriterien der Entwöhnung: Der „rapid shallow breathing index" ist einer der sichersten Prognoseparameter für eine erfolgreiche Entwöhnung von der Beatmung.

Kriterien der Entwöhnung: Von den vielen untersuchten Entwöhnungskriterien haben sich im klinischen Alltag die **Atemfrequenz** und das **Atemzugvolumen** als essenzielle Parameter durchgesetzt. Der so genannte „rapid shallow breathing index", der Quotient aus Frequenz und Atemzugvolumen (f/Vt), gilt nach wie vor als einer der sichersten Prognoseparameter für eine erfolgreiche Entwöhnung von der Beatmung und ist deshalb häufig in „Weaning-Protokolle" integriert.

Methoden der Entwöhnung: Es kann über Spontanatmung oder druckunterstützt mit der Maschine von der Beatmung entwöhnt werden.

Methoden der Entwöhnung: Zur Entwöhnung von der Beatmung sind die **Spontanatmung** oder die **druckunterstützte Beatmung** geeignet. Derzeit können beide Verfahren empfohlen werden. Zur Einhaltung eines Schlaf-wach-Rhythmus empfiehlt es sich, die muskuläre Erholungsphase der Atemmuskulatur in die Nacht zu legen.

Die Spontanextubationsrate liegt bei 10–20 %.

Reintubation: Die Spontanextubationsrate liegt auf einer Intensivstation bei 10–20 %. Bei den Patienten, die reintubiert werden müssen, steigt aufgrund der erneut erlittenen respiratorischen Insuffizienz, die Mortalität deutlich. „Selbstextubationen" durch Patienten sollten durch eine ständige Überprüfung, ob Extubationskriterien vorliegen, vermieden werden. In diesem Zusammenhang könnten die nichtinvasiven Beatmungsverfahren einen wesentlichen Stellenwert nach Selbstextubation erhalten.

Kausale Therapie

Die Beatmungstherapie hat prinzipiell nur den Stellenwert eines symptomatischen Ansatzes. Das Hauptaugenmerk muss immer darauf gerichtet sein, die einer Erkrankung zugrundeliegenden Ursachen auszuschalten. Im Folgenden werden hierzu kurz die therapeutischen Möglichkeiten bei den ab S. 463 besprochenen Krankheitsbildern abgehandelt.

Kausale Therapie der Atelektase

Bei **Obstruktionsatelektasen** müssen die das Bronchiallumen verlegenden **Schleimpfröpfe** entfernt werden. Folgende Maßnahmen sind indiziert:
- Physiotherapie
- endotracheale Absaugung
  - „blind"
  - durch den liegenden Endotrachealtubus
  - gezielt bronchoskopisch
- kontrollierte Beatmung mit hohem PEEP ($\geqslant$ 10 cm H_2O).

Bei der Beatmung wird der Patient in einer Position gelagert, in der die atelektatischen Bezirke oben und die belüfteten unten liegen. Dadurch erhöht sich der Widerstand in den unteren Lungenpartien, so dass die Luft nun unter Überdruck in die oberen verschlossenen Bereiche einströmen und diese wiedereröffnen kann. **Kompressionsatelektasen** erfordern therapeutisch ebenfalls eine Beseitigung der auslösenden **Ursachen**, d. h., dass ein Pleuraerguss z. B. durch Punktion entlastet oder ein Pneumothorax drainiert wird.

Kausale Therapie des Pneumothorax

Ein Pneumothorax beim Beatmungspatienten sollte in der Regel mit **Dauersog drainiert** werden, da sich unter Beatmung schnell aus einem Pneumothorax ein Spannungspneumothorax entwickeln kann. Dieser erfordert dann die unverzügliche notfallmäßige Punktion (z. B. großlumige Kanüle) und anschließend die definitive Behandlung mittels Drainage.

Indikation zur Pleuradrainage:
- Pneumothorax > ⅓ des halben Thoraxdurchmessers
- Pneumothorax mit Dyspnoe
- Pneumothorax beidseitig
- Spannungspneumothorax
- Pneumothorax unter Beatmung.

Zugangswege:
- 2./3. ICR: Medioklavikularlinie (nach *Monaldi*)
- 2./3. ICR: vordere Axillarlinie.

Nach der Punktion (Abb. **C-1.29**) mit einem Trokarkatheter verbleibt der Katheter im Pleuraraum und wird an ein Drainagesystem angeschlossen. Zur Drainage eines Pneumothorax wird am besten eine **Zweiflaschenabsaugung** mit Wasserschloss benutzt (Abb. **C-1.30**). Die Spitze der langen Glasröhre der ersten Flasche wird etwa 2 cm unter die Wasseroberfläche eingetaucht (Wasserschloss). Die zweite Flasche dient dem Einstellen und Kontrollieren der Saugleistung. Durch einen Schlauch wird sie mit der Wasserschlossflasche verbunden, durch einen anderen mit der Sogquelle. Eine Glasröhre wird etwa 10–20 cm tief unter die Wasseroberfläche eingetaucht; die Eintauchtiefe entspricht dabei dem Sog in cm H_2O. Das Ausperlen von Luft in der ersten Flasche zeigt an, dass ein Leck in der Lunge oder im Bronchus vorhanden ist. Die Absaugung wird so lange fortgeführt, bis bei korrekt liegendem Drain keine Zeichen einer Leckage mehr vorhanden sind. Dann wird die Drainage abgeklemmt und anhand von klinischen und röntgenologischen Kontrollen fest-

Kausale Therapie

Die Beatmungstherapie hat prinzipiell nur den Stellenwert eines symptomatischen Ansatzes. Das Hauptaugenmerk muss immer darauf gerichtet sein, die einer Erkrankung zugrundeliegenden Ursachen auszuschalten.

Kausale Therapie der Atelektase

Bei **Obstruktionsatelektasen** müssen die das Bronchiallumen verlegenden **Schleimpfröpfe** entfernt werden. Folgende Maßnahmen sind indiziert:
- Physiotherapie
- endotracheale Absaugung
- kontrollierte Beatmung mit hohem PEEP.

Kompressionsatelektasen erfordern therapeutisch ebenfalls eine Beseitigung der auslösenden **Ursachen**.

Kausale Therapie des Pneumothorax

Ein Pneumothorax beim Beatmungspatienten sollte in der Regel mit **Dauersog drainiert** werden, da sich unter Beatmung schnell aus einem Pneumothorax ein Spannungspneumothorax entwickeln kann.

Indikation zur Pleuradrainage:
- Pneumothorax > ⅓ des halben Thoraxdurchmessers
- Pneumothorax mit Dyspnoe
- Pneumothorax beidseitig
- Spannungspneumothorax
- Pneumothorax unter Beatmung.

Zugangswege:
- 2./3. ICR: Medioklavikularlinie (nach *Monaldi*)
- 2./3. ICR: vordere Axillarlinie.

Nach der Punktion (Abb. **C-1.29**) mit einem Trokarkatheter verbleibt der Katheter im Pleuraraum und wird an ein Drainagesystem angeschlossen. Zur Drainage eines Pneumothorax wird am besten eine **Zweiflaschenabsaugung** mit Wasserschloss benutzt (Abb. **C-1.30**).

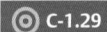

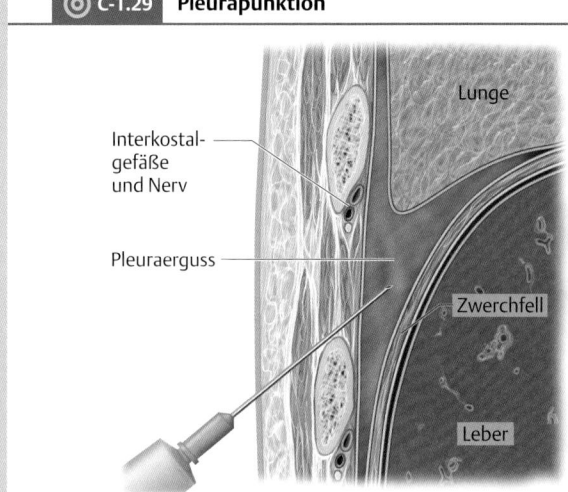

C-1.29   Pleurapunktion

Interkostal-
gefäße
und Nerv

Lunge

Pleuraerguss

Zwerchfell

Leber

Zur Vermeidung einer Verletzung von Inter-kostalgefäßen und -nerven muss die Punktion entlang der Oberkante der Rippe erfolgen.

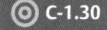

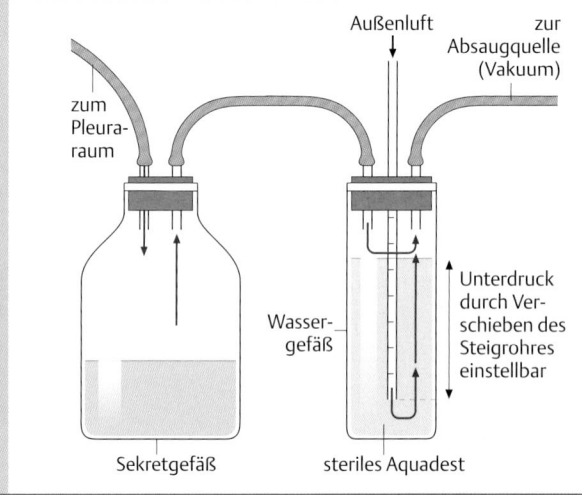

C-1.30   Zweiflaschen-Saugsystem mit Wasserschloss zur Drainierung eines Pneumothorax

Außenluft   zur
Absaugquelle
(Vakuum)

zum
Pleura-
raum

Wasser-
gefäß

Unterdruck
durch Ver-
schieben des
Steigrohres
einstellbar

Sekretgefäß   steriles Aquadest

Die Pfeile geben die Wege der Luft an. Durch einen gewählten Unterdruck (z. B. –20 cm H_2O) mittels Vakuumleitung wird sowohl im Sekret- als auch im Wassergefäß ein Sog erzeugt, der Sekret und Luft aus dem Pleuraraum fördert. Durch die Einführ-tiefe des Steigrohrs wird der Unterdruck reguliert.

gestellt, ob die Lunge entfaltet ist und bleibt. Wenn das der Fall ist, kann der Pleuradrain entfernt werden.

Kausale Therapie des Pleuraergusses

Ein Pleuraerguss wird punktiert und ggf. drainiert, wenn er entweder den pulmonalen Gasaustausch beeinträchtigt und/oder bakteriell infiziert ist oder wenn die Genese abgeklärt werden soll. Dabei sollten, um kein Lungenödem (**e vacuo**) bei zu schneller Reexpansion der Lunge zu provozieren, nicht mehr als 1000 ml Flüssigkeit auf einmal abgelassen werden. Das Punktat wird zur Abklärung der Ursache laborchemisch, mikrobiologisch und zytologisch untersucht. Die weitere Therapie richtet sich dann nach der Grunderkrankung.

Zugangsweg: 4./5. ICR: mittlere Axillarlinie (nach *Bülau*).

Die Punktion sollte möglichst nicht unterhalb der Mamille erfolgen, um Verletzungen des Zwerchfells und intraabdomineller Organe zu vermeiden! Darüber hinaus mögliche **Komplikationen** sind:

- Pneumothorax (Verletzung der viszeralen Pleura)
- Hämatothorax (Verletzung von Interkostalgefäßen)
- Infektion.

Kausale Therapie des Pleuraergusses

Ein Pleuraerguss wird punktiert und ggf. drainiert, wenn er entweder den pulmonalen Gasaustausch beeinträchtigt und/oder bakteriell infiziert ist oder wenn die Genese abgeklärt werden soll. Dabei sollten, um kein Lungenödem (**e vacuo**) bei zu schneller Reexpansion der Lunge zu provozieren, nicht mehr als 1000 ml Flüssigkeit auf einmal abgelassen werden.

Zugangsweg: 4./5. ICR: mittlere Axillarlinie (nach *Bülau*).

Die Punktion sollte möglichst nicht unterhalb der Mamille erfolgen, um Verletzungen des Zwerchfelles und intraabdomineller Organe zu vermeiden! Weitere **Komplikationen:**

- Pneumothorax
- Hämatothorax
- Infektion.

Zur Flüssigkeitsdrainage aus dem Pleuraraum kann ein **Dreiflaschen-Saugsystem** verwendet werden. Die erste Flasche dient dem Auffangen und Messen der abgesaugten Flüssigkeit, die zweite als Wasserschloss und die dritte als Saugkontrolle.

Kausale Therapie des Lungenödems
Die spezifische Behandlung des Lungenödems richtet sich nach der **Grunderkrankung**.

Kausale Therapie der COPD
Die Therapie der COPD besteht aus folgenden Maßnahmen:
- Vermeidung auslösender Agenzien
- Bronchialtoilette (s. S. 481)
- antiobstruktive u. antiinflammatorische Pharmakotherapie (s. S. 482)
- antibiotische Therapie interkurrenter Infektionen
- intermittierende O_2-Therapie bei chronischer arterieller Hypoxie (PaO_2 < 55 mmHg).

Eine Beatmung sollte möglichst vermieden werden, lässt sich aber bei akuten Dekompensationen nicht immer vermeiden. Diese Patienten sind nur schwerlich vom Respirator zu entwöhnen.

Kausale Therapie der Pneumonie
Die bakteriell und/oder durch Pilze verursachten Pneumonien müssen gezielt, d. h. nach mikrobiologischer Keimisolierung und Empfindlichkeitstestung, **antibiotisch** behandelt werden (Tab. **C-1.20**). Bis zum Erregernachweis wird initial eine so genannte kalkulierte Chemotherapie durchgeführt, bei der Antibiotika nach dem zu erwartenden, typischen Erregerspektrum wie folgt eingesetzt werden:
- **primäre Pneumonie:**
  Monotherapie mit Cephalosporinen der 2. Generation (z. B. Cefazolin), Tetrazykline bei V. a. Mykoplasmen
- **nosokomiale Pneumonie** (Tab. **C-1.19**):
  Kombinationstherapie mit beta-Lactam-Antibiotikum (Ureidopenicillin oder Cephalosporin der 2./3. Generation) + Aminoglykosid

≡ C-1.19 Spezielle ungezielte Antibiotikatherapie bei nosokomialer Pneumonie

▷ Situation	▷ Antibiotika
Aspirationspneumonie (Anaerobier!)	Imipenem
sekundäre Pneumonie unter Antibiotikatherapie	Imipenem + Aminoglykosid
fulminante Pneumonie	Imipenem + Aminoglykosid+ Erythromycin

≡ C-1.20 Gezielte Antibiotikatherapie bei nosokomialer Pneumonie

▷ Situation	▷ Antibiotika
Pseudomonas aeruginosa	Piperacillin oder Ceftazidim + Tobramycin
oxacillinresistente Staphylokokken	Vancomycin
Legionella pneumophila	Erythromycin
interstitielle Pneumonie (z. B. Chlamydien oder Mykoplasmen)	Erythromycin
Pilzpneumonie	Amphotericin B + Flucytosin
Pneumocystis carinii	Cotrimoxazol

Zur Flüssigkeitsdrainage aus dem Pleuraraum kann ein **Dreiflaschen-Saugsystem** verwendet werden.

Kausale Therapie des Lungenödems
Die spezifische Behandlung des Lungenödems richtet sich nach der **Grunderkrankung**.

Kausale Therapie der COPD
Die Therapie der COPD besteht aus folgenden Maßnahmen:
- Vermeidung von Auslösern
- Bronchialtoilette
- Pharmakotherapie
- antibiotischer Therapie
- intermittierender O_2-Therapie bei Hypoxie.

Kausale Therapie der Pneumonie
Die bakteriell und/oder durch Pilze verursachten Pneumonien müssen gezielt **antibiotisch** behandelt werden (Tab. **C-1.20**). Bis zum Erregernachweis wird initial eine so genannte kalkulierte Chemotherapie durchgeführt:
- **primäre Pneumonie:** Cephalosporine, Tetrazykline bei V. a. Mykoplasmen
- **nosokomiale Pneumonie** (Tab. **C-1.19**): Beta-Lactam-Antibiotikum + Aminoglykosid.

≡ C-1.19

≡ C-1.20

Prophylaktische Maßnahmen wie endotracheale oder subglottische Applikation von Aminoglykosiden vermögen zwar die Keimzahl in der Trachea zu reduzieren, sind jedoch nicht in der Lage, Inzidenz und Letalität der nosokomialen Pneumonie signifikant zu vermindern.

Kausale Therapie des ARDS

Die Behandlung eines ARDS mittels differenzierter Beatmung kann nur erfolgreich sein, wenn es gelingt, die auslösende Erkrankung zu therapieren. An adjuvanten Therapieprinzipien stehen zur Verfügung:
- Negativbilanzierung
  - Diuretika
  - Hämofiltration
- Membranabdichtung
  - Glukokortikoide
- Ruhigstellung
  - Sedativa
  - Analgetika
- Muskelrelaxierung
- Optimierung des O_2-Transportes.

Die Behandlung eines ARDS mittels differenzierter Beatmung kann nur erfolgreich sein, wenn es gelingt, die auslösende Erkrankung zu therapieren. An **adjuvanten Therapieprinzipien** stehen zur Verfügung:
- Negativbilanzierung
  - Diuretika
  - Hämofiltration
- Membranabdichtung
  - Glukokortikoide
- Ruhigstellung
  - Sedativa
  - Analgetika
- Muskelrelaxierung
- Optimierung des O_2-Transportes.

Eine **Negativbilanzierung** wird angestrebt, um den extravaskulären Flüssigkeitsgehalt zu vermindern und dadurch die Diffusionskapazität zu verbessern. Erst wenn Diuretika nicht mehr ausreichend wirksam sind, wird man sich apparativer Verfahren wie der pumpengesteuerten, venovenösen Hämofiltration (CVVH) bedienen. Durch **Membranabdichtung** mittels Glukokortikoiden wird ebenfalls die Flüssigkeitsextravasation reduziert. Die **Ruhigstellung** des Patienten soll den O_2-Verbrauch und die CO_2-Produktion absenken. Eine **Muskelrelaxierung** kann erforderlich werden, um die Beatmungsdrücke und damit die Gefahr eines Barotraumas zu vermindern. Die Optimierung des **O_2-Transportes** hat den Zweck, den Zellen ausreichend Sauerstoff zur Verfügung zu stellen. Neben der Oxygenierung im Rahmen der Beatmungstherapie gehört dazu, dass das HZV und die Anzahl der Sauerstoffträger ausreichend hoch sein müssen.

Atemwege

Für die Langzeitbeatmung ist ein **endotrachealer Zugang** erforderlich. Zur Verfügung stehen:
- translaryngeal → Tubus
- pertracheal → Trachealkanüle.

Für die Langzeitbeatmung (> 3 Tage) ist ein **endotrachealer Zugang** erforderlich, durch den ein Tubus oder eine Trachealkanüle eingeführt werden. Folgende Möglichkeiten stehen zur Verfügung:
- translaryngeal → Tubus
  - orotracheal
  - nasotracheal
- pertracheal → Trachealkanüle.

Patienten einer Intensivstation müssen sich häufig aufgrund einer respiratorischen Insuffizienz einer Beatmungstherapie unterziehen. Zur **Überbrückung** des **physiologischen Atemwegs** stehen hierfür prinzipiell **vier Techniken** zur Verfügung:
- die orotracheale Intubation,
- die nasotracheale Intubation,
- die chirurgische Tracheotomie und
- die perkutane Tracheotomie.

Techniken zur Überbrückung des physiologischen Atemwegs:
- orotracheale Intubation
- nasotracheale Intubation
- chirurgische Tracheotomie
- perkutane Tracheotomie.

Translaryngeale Intubation

Orotracheale vs. nasotracheale Intubation:
Für die **kurzfristige Beatmung** wird in aller Regel der **orotracheale** Weg bevorzugt. Die **nasotracheale** Intubation war bis vor wenigen Jahren das Standardverfahren für die Langzeitbeatmung. Die Diskussion über das Auftreten **nosokomialer Sinusitiden** als Intubationsfolge hat zu einem

Orotracheale vs. nasotracheale Intubation: Beide translaryngeale Intubationsverfahren sind einfache, **wenig invasive** Maßnahmen. Für die **kurzfristige Beatmung** wird in aller Regel der **orotracheale** Weg bevorzugt. Die **nasotracheale** Intubation war bis vor wenigen Jahren das Standardverfahren für die Langzeitbeatmung. Die Diskussion über das Auftreten **nosokomialer Sinusitiden** als Intubationsfolge hat zu einem **Anwendungsrückgang** des nasotrachealen Wegs geführt. Bei der nasotrachealen Intubation kommt es immer wieder zu Verletzungen, insbesondere des Nasenseptums, der großen Nasenmuscheln,

z. T. mit Fraktur, bis hin zur Dissektion im Hypopharynx (retropharyngeale Dissektion mit Abszess). Die nasotracheale Intubation hat zwei weitere Nachteile: die größere Tubuslänge und den geringeren Tubusquerschnitt. So werden entsprechend dem Hagen-Poiseuille-Gesetz wesentliche Determinanten des Tubus- bzw. Atemwiderstandes beeinflusst. Der **hohe Atemwegswiderstand** des nasotrachealen Tubus führt zu einer Zunahme der Atemarbeit. Bei der Entwöhnung vom Respirator und dem Übergang zur Spontanatmung können deshalb Schwierigkeiten auftreten. Es ist davon auszugehen, dass die kritische Grenze der Atemarbeit bei einem Innendurchmesser (ID) von 6 mm und einem Flow von 50 l/min (CPAP-Gerät) liegt. Damit elastischer und visköser Widerstand der **physiologischen Mundatmung** entsprechen, muss der **ID** zwischen **8,5 bis 9,4 mm** betragen.

Für Ventilation und fiberoptische Bronchoskopie ist ein Tubus mit einem größeren Innendurchmesser vorteilhaft. Ungünstig wirkt er sich aber auf den Larynxbereich (= engste Stelle der Atemwege) aus. Die pentagonale Form der Durchtrittsebene im Bereich der Stimmbänder erklärt die bei translaryngealer Intubation **drohenden Larynxschäden**. Vor allem im Bereich der Processus vocales der Arytenoidknorpel können aufgrund der geringen Auflagefläche große Kräfte (bis zu 100 mmHg) entstehen, die Hautulcerationen und Knorpelnekrosen verursachen können. Nach translaryngealer Langzeitintubation erklären die Prädilektionsstellen für Druckschäden auch die typischen Komplikationen wie:
- Perichondritis,
- Stimmbandsynechien,
- Stenose der posterioren Kommissur,
- Arytenoidknorpelfixation, -luxation und
- subglottische Trachealstenose.

Die Häufigkeit von Stenosen der posterioren Kommissur nimmt mit der Intubationsdauer zu (Tab. **C-1.21**). Intubationszeiten von über 11 Tagen können erhebliche laryngeale Schäden nach sich ziehen.

Subglottische Trachealstenose: Sie stellt eine schwerwiegende Komplikation der translaryngealen Intubationsverfahren dar, da sie chirurgisch nur äußerst schwierig zu therapieren ist.

≡ C-1.21	Häufigkeit von Stenosen in Abhängigkeit von der Intubationsdauer
Intubation	*Häufigkeit von Stenosen*
2–5 Tage	0 %
5–10 Tage	4 %
10–24 Tage	14 %

Translaryngeale Intubation vs. Tracheotomie: Bei der Überlegung translaryngeale Intubation vs. Tracheotomie ist die **translaryngeale Technik** hinsichtlich der Kriterien: Technik, auftretende Komplikationen und Infektionsrisiko bei der **kurzfristigen Anwendung überlegen**. Bezüglich der Kriterien: Fixierung, Sicherung der Luftwege, Komfort des Patienten, Kanülen-, Tubuswechsel und Innendurchmesser ist in der Langzeitanwendung die **Tracheotomie** von Vorteil. Patienten, die tracheotomiert sind, benötigen in der Regel eine **geringere Analgosedierung**. Dies erleichtert die Kommunikation mit dem Patienten und die Mobilität des Patienten lässt sich am Beatmungsgerät steigern. Der Patient kann essen und sich mit einem Sprechventil verbal äußern, ein besonderer psychologischer Vorteil. In Einzelfällen ist auch eine Verlegung auf eine Intermediate Care Station möglich.

Anwendungsrückgang des nasotrachealen Wegs geführt. Bei der nasotrachealen Intubation kommt es immer wieder zu Verletzungen. Außerdem führt der **hohe Atemwegswiderstand** des nasotrachealen Tubus zu einer Zunahme der Atemarbeit, wodurch bei der Entwöhnung vom Respirator Schwierigkeiten auftreten können.

Für Ventilation und fiberoptische Bronchoskopie ist ein Tubus mit einem größeren Innendurchmesser vorteilhaft. Dieser kann allerdings zu einer Schädigung im Larynxbereich (= engste Stelle der Atemwege) führen. Typische Komplikationen sind:
- Perichondritis
- Stimmbandsynechien
- Stenose der posterioren Kommissur
- Arytenoidknorpelfixation, -luxation
- subglottische Trachealstenose.

Die Häufigkeit von Stenosen der posterioren Kommissur nimmt mit der Intubationsdauer zu (Tab. **C-1.21**).

Subglottische Trachealstenose: Sie ist eine schwerwiegende Komplikation, die chirurgisch äußerst schwierig zu korrigieren ist!

≡ C-1.21

Translaryngeale Intubation vs. Tracheotomie:
Bei **tracheotomierten Patienten** ist der Luftweg besser zu fixieren und zu sichern. Die Patienten benötigen in der Regel eine **geringere Analgosedierung** als translaryngeal intubierte Patienten.

Pertrachealer Zugang

Der pertracheale Zugangsweg erfordert eine **Tracheotomie**. Sie ist primär immer indiziert, wenn Kontraindikationen zum translaryngealen Vorgehen bestehen.

Pertrachealer Zugang

Der pertracheale Zugangsweg erfordert eine **Tracheotomie**. Sie ist primär immer indiziert, wenn Kontraindikationen zum translaryngealen Vorgehen bestehen. Ziel jeder rechtzeitig innerhalb der Langzeitbeatmung durchgeführten Tracheotomie ist die **Vermeidung** von **Kehlkopf-** und **Stimmbandschäden**, die **schnellere Entwöhnung** vom Respirator sowie die **bessere Pflege** des Patienten. Innerhalb der Intensivtherapie wurde sie in den letzten 40 Jahren kontrovers diskutiert.

Zeitpunkt der Tracheotomie: Momentan ist **nicht einheitlich geregelt**, wann der translaryngeal intubierte Patient tracheotomiert werden soll. Es gibt theoretische Argumente für eine frühe und späte Tracheotomie. Allerdings findet die Tracheotomie wegen ihrer leichten Durchführbarkeit und ihrer exzellenten Resultate zunehmend zu einem früheren Zeitpunkt statt. Wird die **Beatmungsdauer** voraussichtlich **über 21 Tagen** liegen, soll **frühzeitig** (bis zum 7. Tag) tracheotomiert werden. Für den Zeitraum zwischen dem 10. und 21. Tag existieren momentan keine Empfehlungen. Letztlich geht es darum, Patienten zu identifizieren, die eine gute Überlebenschance haben und länger als 3 Wochen beatmet werden müssen. Dazu gehören natürlich auch Patienten mit Schädel-Hirn-Traumata und anderen neurologischen Erkrankungen. Auch wenn sie per se keine Beatmung benötigen, sind sie auf eine Sicherung der Atemwege angewiesen.

Für eine frühzeitige Tracheotomie (innerhalb von 8 Tagen) spricht auch, dass sich die **Intensivbehandlungszeit verkürzen** lässt und es zu einer Reduktion der Inzidenz nosokomialer Pneumonien kommt. Die frühzeitige Tracheotomie verbessert somit den Komfort des Patienten, stellt eine Sicherung der Atemwege dar, erleichtert die endotracheale Absaugung sowie das Weaning vom Beatmungsgerät, verkürzt den Aufenthalt auf der Intensivstation und schont damit die Ressourcen.

Indikationen zur primären Tracheotomie:
- Anomalien der Nasengänge
- Mittelgesichtsfrakturen
- Schädelbasisfrakturen
- Larynxverletzungen
- erwartete Beatmungsdauer > 21 Tage.

Vorteile der Tracheotomie:
- Verwendung größerer Tubusdurchmesser → geringerer Atemwegswiderstand
- bessere Mundpflege
- gute Fixierbarkeit
- keine Larynxschäden
- einfacher Wechsel der Trachealkanüle
- erleichterte Bronchialtoilette
- keine Nasennebenhöhleninfekte (vgl. nasale Intubation).

Nachteile der Tracheotomie:
- operativer Eingriff
- Gefahr der Wundinfektion
- Narben.

Komplikationsrate: Insgesamt wird die Komplikationsrate für die konventionelle Tracheotomie in einem Bereich von 6–66 % angegeben mit einer Mortalitätsrate von 0–5 %.

Indikationen zur primären Tracheotomie:
- Anomalien der Nasengänge
- Mittelgesichtsfrakturen
- Schädelbasisfrakturen
- Larynxverletzungen
- erwartete Beatmungsdauer > 21 Tage.

Vorteile der Tracheotomie:
- Verwendung größerer Tubusdurchmesser
- bessere Mundpflege
- gute Fixierbarkeit
- keine Larynxschäden
- einfacher Wechsel der Trachealkanüle
- erleichterte Bronchialtoilette
- keine NNH-Infekte.

Nachteile der Tracheotomie:
- operativer Eingriff
- Gefahr der Wundinfektion
- Narben.

Komplikationsrate: Die Komplikationsrate wird mit 6–66 % angegeben, mit einer Mortalitätsrate von 0–5 %.

Perkutane Dilatationstracheotomie (PDT):
Neben der klassischen plastischen Tracheotomie stehen seit etwa 20 Jahren verschiedene Verfahren der PDT zur Verfügung. Die **Vorteile** der Methode liegen in ihrer **einfachen Technik**, ihrer **Duchführbarkeit am Patientenbett** und **ihrer niedrigen perioperativen Komplikationsrate**. In Deutschland werden jährlich über 20.000 Dilatationstracheotomien durchgeführt.

Indikation der perkutanen Tracheotomie: Perkutane Tracheotomien sind **elektive Eingriffe** zur Erleichterung der Langzeitbeatmung bei Patienten, bei denen bereits eine Sicherung der Atemwege besteht. Die Indikation zur sekundären perkutanen Tracheotomie ist immer relativ.
Im Vergleich zum plastischen epithelialisierten Tracheo**stoma** erfordert die PDT keinen sekundären Eingriff zum Verschluss des Tracheostomas. Die PDT ist immer dann indiziert, wenn für eine begrenzte Zeit ein trachealer Zugang benötigt wird. Ist eine permanente Tracheotomie aus anderen als intensivmedizinischen Gründen indiziert, sollte ein epithelialisiertes Tracheostoma angelegt werden.

Kontraindikationen der perkutanen Dilatationstracheotomie: In der **Notfallmedizin** hat die Dilatationstracheotomie nach wie vor **keinen** Platz. Hier sind und bleiben die endotracheale Intubation und in seltenen Fällen die Koniotomie die bewährten Maßnahmen zur Sicherung des Atemwegs. Nach Sicherung des Atemwegs sollte dann eine Tracheotomie erfolgen, die bei erforderlicher endgültiger Tracheostomaanlage vorteilhafter als plastische Tracheotomie mit mukokutaner Anastomosierung durchgeführt wird.
Generell ist auch hier zwischen absoluten und relativen Kontraindikationen zu unterscheiden. Zu den **absoluten Kontraindikationen der PDT** zählen:
- Notfälle
- Kinder und Jugendliche unter 18 Jahren (wegen der hohen Elastizität der Trachea, dem geringen Abstand zwischen Trachealvorderwand und Pars membranacea und der noch geringen Erfahrung)
- nicht korrigierbare Gerinnungsstörung
- instabile Halswirbelfrakturen
- vorbestehende Trachealeinengung mit Tracheomalazie
- schwerste Gasaustauschstörung/ARDS
- frische Trachealnaht
- seitengetrennte Beatmung (Doppellumentubus ist nicht platzierbar).

Zu den **relativen Kontraindikationen der PDT** zählen:
- frische Bronchusnaht
- vorbestehende Tracheomalazie
- endgültiges Stoma.

Frische Sternotomien, AIDS sowie Adipositas stellen **keine** Kontraindikationen dar.

Technik der perkutanen Tracheotomie: Die verschiedenen perkutanen Verfahren unterscheiden sich in den Methoden der Schaffung eines **Zugangs zur Trachea**. Hierzu müssen die Gewebeschichten zwischen der Haut und der ventralen Trachealwand durchtrennt werden. Dies betrifft die Kutis und Subkutis mit Platysma und die mediane Faszie der geraden Halsmuskulatur. In der tieferen Schicht verlaufen subkutane Nerven und Venen. Größere Venen befinden sich in der Medianlinie sowie am vorderen und hinteren Rand des M. sternocleidomastoideus. Von besonderer Bedeutung für **Blutungskomplikationen** ist der **Verlauf des Truncus brachiocephalicus**, der ventral und rechtslateral der Trachea verläuft. Bei Tracheomalazie kann es hier zu gravierenden Arrosionsblutungen kommen.
Das Prinzip der Seldinger-Technik (s. S. 96) wurde von *Ciaglia* für die perkutane Technik der Tracheotomie modifiziert. Der Eingriff kann problemlos auf der Intensivstation unter **totaler intravenöser Anästhesie** und **Beatmung** mit einem FiO$_2$ von 1,0 durchgeführt werden; ein Transport in den Operationssaal ist nicht erforderlich.

Perkutane Dilatationstracheotomie (PDT):
Die **Vorteile** der Methode liegen in:
- der einfachen Technik,
- der Duchführbarkeit am Patientenbett und
- der niedrigen perioperativen Komplikationsrate.

Indikation zur perkutanen Tracheotomie:
Die PDT ist immer dann indiziert, wenn für eine begrenzte Zeit ein trachealer Zugang benötigt wird.

Die PDT erfordert keinen sekundären Eingriff zum Verschluss des Tracheostomas.

Kontraindikationen der perkutanen Dilatationstracheotomie: Es gibt sowohl absolute als auch relative Kontraindikationen für die PDT:

Absolute Kontraindikationen der PDT:
- Notfälle
- Kinder und Jugendliche
- nicht korrigierbare Gerinnungsstörung
- instabile Halswirbelfrakturen
- Trachealeinengung mit Tracheomalazie
- schwerste Gasaustauschstörung/ARDS
- frische Trachealnaht
- seitengetrennte Beatmung.

Relative Kontraindikationen der PDT:
- frische Bronchusnaht
- vorbestehende Tracheomalazie
- endgültiges Stoma.

Technik der perkutanen Tracheotomie:
Die verschiedenen perkutanen Verfahren unterscheiden sich in den Methoden der Schaffung eines **Zugangs zur Trachea**.

Das Prinzip der Seldinger-Technik (s. S. 96) wurde von *Ciaglia* für die perkutane Technik der Tracheotomie modifiziert.

▶ **Merke**

▶ **Merke:** Um eine PDT sicher durchzuführen zu können, muss die Trachea eindeutig zu tasten und identifizieren sein. Nur dann darf eine PDT durchgeführt werden!

Vorbereitung: Der Patient wird mit **überstrecktem Kopf** gelagert. Der translaryngeale Tubus wird bis in den Larynx zurückgezogen. Nach üblicher Hautdesinfektion wird um die Punktionsstelle herum steril abgedeckt.

Vorbereitung: Der Patient wird mit **überstrecktem Kopf** gelagert. Der translaryngeale Tubus wird, gegebenenfalls unter direkter laryngoskopischer Kontrolle, bis in den Larynx zurückgezogen. Nach üblicher Hautdesinfektion wird um die Punktionsstelle herum steril abgedeckt.
Die **horizontale Schnittführung** ergibt meist ausgezeichnete kosmetische Ergebnisse.

Identifikation der Trachea: Die bronchoskopischen Steuerung der Trachealpunktion gilt heute als unverzichtbar.
Die **Punktionstiefe** beträgt **1 bis 2 cm.**

Identifikation der Trachea: Die **bronchoskopischen Steuerung** der **Trachealpunktion** gilt heute als unverzichtbar, wobei die videoskopische Kontrolle die Prozedur noch sicherer macht. Die Trachea kann so eindeutig identifiziert werden; das Risiko einer paratrachealen Fehlpunktion ist gering. Die **Punktionstiefe** beträgt **1 bis 2 cm**, dadurch ist die Gefahr einer zu tiefen Punktion mit Verletzung der Pars membranacea minimal.

Punktionsort:
zwischen dem **2. und 3. Trachealknorpel.**

Punktionsort: Die Punktion zwischen dem **2. und 3. Trachealknorpel** vermeidet eine Verletzung des Ringknorpels bei der Dilatation. Auch Drucknekrosen durch die liegende Trachealkanüle sind nicht beobachtet worden. Dies ist von besonderer Bedeutung, da Verletzungen des Ringknorpels eine hohe Inzidenz von subglottischen Trachealstenosen bedingen.
Die korrekte Lage der Trachealkanüle wird über das Fiberbronchoskop kontrolliert. Erst wenn die korrekte Trachealkanülenlage festgestellt wurde, wird der Endotrachealtubus entfernt.

Kanülenwechsel: Der erste Kanülenwechsel sollte postoperativ **frühestens nach einer Woche** durchgeführt werden.

Kanülenwechsel: Der erste Kanülenwechsel sollte postoperativ **frühestens nach einer Woche** durchgeführt werden, da sonst der Tracheotomiekanal nicht stabil ist und das Wiederauffinden der Trachea unmöglich sein kann.

▶ **Merke**

▶ **Merke:** Wird die Kanüle innerhalb der ersten Woche akzidentell entfernt, muss die Notintubation endotracheal erfolgen!

Perkutane Dilatationstracheotomie nach Ciaglia:
Erforderliches Instrumentarium:
- Tracheotomie-Set (z. B. Einmal-Dilatatoren bzw. Blue Rhino, Fa. COOK®)
- Trachealkanüle der gewünschten Größe
- Präparierschere
- chirurgische Pinzette
- Nadelhalter oder Kocher-Klemme
- Operationsleuchte.

Perkutane Dilatationstracheotomie nach Ciaglia: *Ciaglia* entwickelte 1999 die Technik weiter, indem er die multiplen Dilatatoren durch einen einzigen mit Hydrogel beschichteten Dilatator (Blue Rhino, Fa. CooK®) ersetzte.
Instrumentarium:
- Tracheotomie-Set (z. B. Einmal-Dilatatoren bzw. Blue Rhino, Fa. COOK®)
- Trachealkanüle der gewünschten Größe
- Präparierschere
- chirurgische Pinzette
- Nadelhalter oder Kocher-Klemme
- Operationsleuchte.

Die ca. 2 cm lange Hautinzision erfolgt horizontal 1 bis 2 cm distal des Krikoidknorpels. Nach Identifikation Punktion der Trachea (14 G Teflon-Kanüle) und Lagekontrolle durch Aspiration von Luft in eine Spritze (Abb. **C-1.31a**).

Vorführen eines Seldinger-J-Drahts (Abb. **C-1.31b**) und anschließende schrittweise Dilatation des Tracheostomas über den armierten Draht (Abb. **C-1.31b–d**).

Einführen der auf einen passenden Dilatator aufgezogenen Trachealkanüle über den armierten Seldinger-Draht (Abb. **C-1.31eII**).
Entfernung von Draht, Armierung und Dilatator, Blockieren des Cuffs (Abb.

Die ca. 2 cm lange Hautinzision erfolgt horizontal 1 bis 2 cm distal des Krikoidknorpels (über dem 2.–4.Trachealknorpel).
Nach Identifikation der Trachea erfolgt unter bronchoskopischer Sicht die Punktion der Trachea mit einer 14 G Teflon-Kanüle. Die korrekte Kanülenlage wird durch Aspiration von Luft in eine aufgesetzte, mit Kochsalzlösung gefüllte Spritze gesichert (Abb. **C-1.31a**).
Über die Kanüle wird ein Seldinger-J-Draht (Abb. **C-1.31b**) eingeführt. Über den armierten Seldingerdraht erfolgt schrittweise die Dilatation des Tracheostomas (Abb. **C-1.31b–d**). Der Wechsel der Dilatatoren sollte schnell erfolgen, damit die kontinuierlich fortgesetzte Beatmung nicht unnötig behindert wird.
Die Trachealkanüle wird auf einen passenden Dilatator aufgezogen und anschließend mit dem Dilatator über den armierten Seldinger-Draht in die Trachea eingeführt (Abb. **C-1.31eII**). Das Einbringen der Trachealkanüle erfordert einen gewissen Druck, da die Kanüle über die Kante des proximalen und distalen Trachealknorpels „rutschen" muss.

◎ C-1.31 | **Perkutane Dilatationstracheotomie nach Ciaglia**

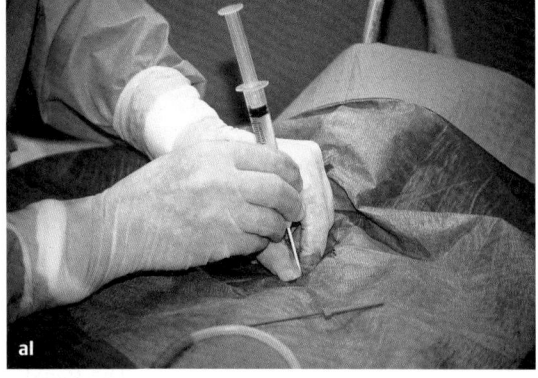

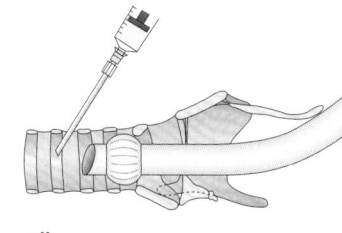

aI, **aII**
Die Trachea wird unter chirurgisch sterilen Kautelen zwischen dem zweiten und dritten Trachealring mit einer Kanüle punktiert. Zuvor muss der Endotrachealtubus des Patienten einige Zentimeter zurückgezogen werden. Die dilatative Tracheotomie erfolgt unter bronchoskopischer Kontrolle.

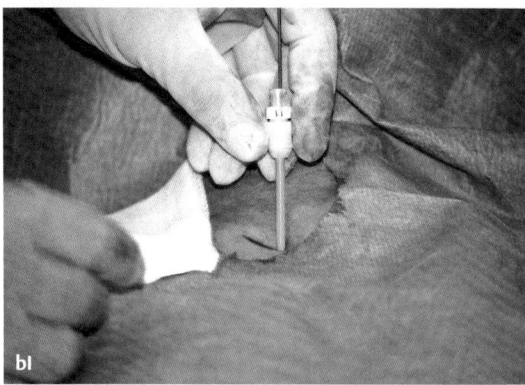

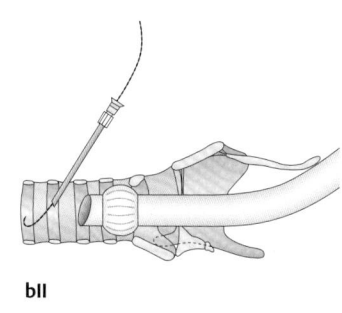

bI, **bII**
Nach erfolgreicher Punktion der Trachea (Luftaspiration in der aufgesetzten Spritze!) wird ein Seldingerdraht durch die Kanüle nach kaudal in das Tracheallumen vorgeschoben und die Punktionsstelle mit einem Dilatator (grün) erweitert.

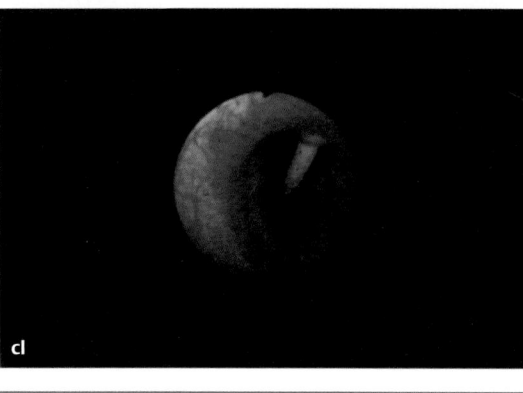

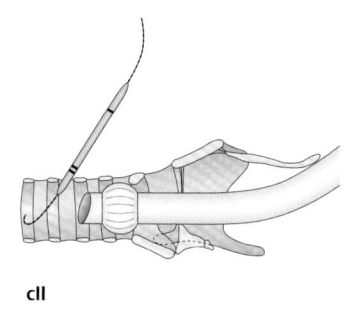

cI, **cII**
Tracheoskopischer Blick durch den zurückgezogenen Tubus. Seldingerdraht und Dilatator (grün) perforieren die Trachea von ventral und verlaufen in kaudale Richtung. Die Pars membranacea ist unverletzt.

Nach Platzieren der Kanüle werden Draht, Armierung und Dilatator entfernt und der Cuff geblockt (Abb. **C-1.31f**). Die korrekte Positionierung der Trachealkanüle erfolgt unter tracheoskopischer Kontrolle.

Komplikationen: Komplikationen der PDT können während des Eingriffs, bei in situ positionierter Trachealkanüle und nach Dekanülierung auftreten. Am meisten werden während des Eingriffs die **Blutung** sowie der **Verlust des Atemwegs** (= fehlende Beatmungsmöglichkeit) gefürchtet. **Intraoperative** Blutungen lassen sich häufig durch das Einsetzen der Trachealkanüle komprimieren und dadurch beherrschen. Blutungen, die **spät** (nach Wochen) auftreten, sind meistens Folge einer Läsion des **Truncus brachiocephalicus**.
Obwohl die perkutane Dilatationstracheotomie eine einfache Technik darstellt, ist eine **exakte Kenntnis der anatomischen Verhältnisse** zur sicheren Durchführung unabdingbar. Die Rate an Komplikationen insgesamt, insbesondere aber die Häufigkeit schwerwiegender Komplikationen (Tod, Trachealstenose) ist niedrig im Vergleich zur konventionellen Tracheotomie-Technik (s. S. 498).

C-1.31f) und anschließende tracheoskopische Lagekontrolle der Trachealkanüle.

Komplikationen:
Während des Eingriffs werden am meisten **Blutungen** sowie der **Verlust des Atemwegs** (= fehlende Beatmungsmöglichkeit) gefürchtet.

Die Rate an Komplikationen insgesamt, insbesondere aber die Häufigkeit schwerwiegender Komplikationen (Tod, Trachealstenose) ist niedrig im Vergleich zur konventionellen Tracheotomie-Technik (s. S. 498).

⊙ **C-1.31**   **Perkutane Dilatationstracheotomie nach Ciaglia (Fortsetzung)**

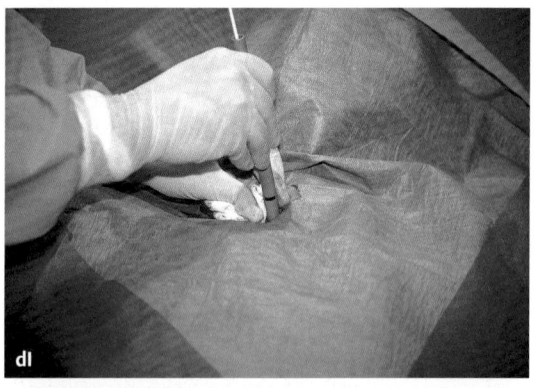

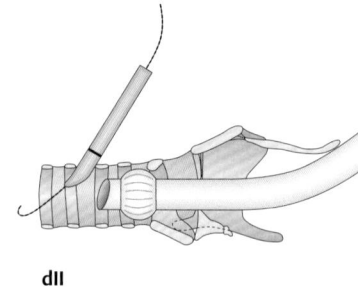

dI, dII
Mit immer größerlumigen Dilatatoren (blau) wird die Punktionsstelle der Trachea kontinuierlich aufbougiert.

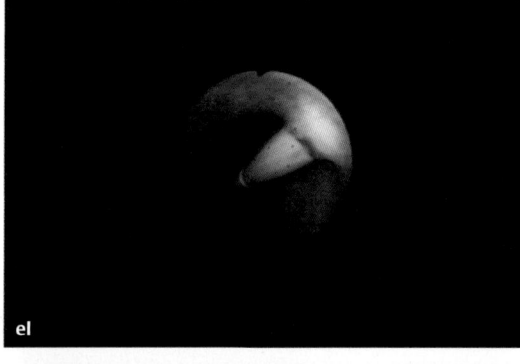

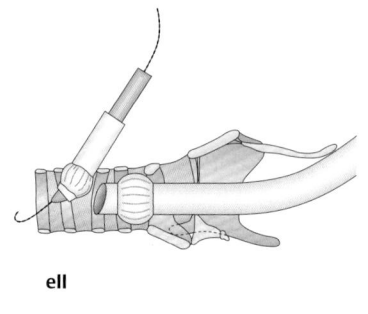

eI
Die tracheoskopische Kontrolle zeigt wiederum den von ventral eindringenden Bougie (blau), der in kaudale Richtung zeigt und die Tracheahinterwand nicht tangiert.

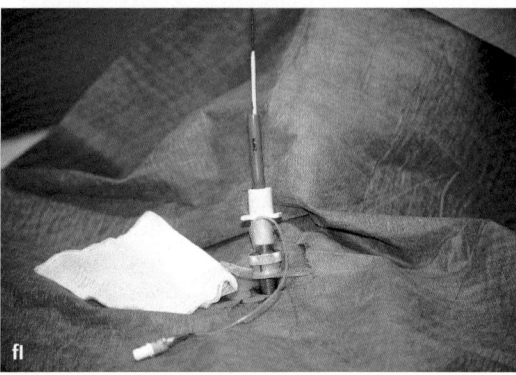

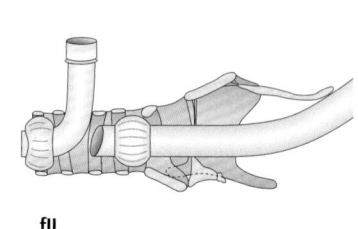

eII, fI, fII
Über den zweit- oder drittgrößten Bougie (blau) wird die Trachealkanüle in die Trachea eingeführt. Anschließend werden Bougie und Seldingerdraht entfernt und die Trachea endoskopisch auf Unversehrtheit der Pars membranacea sowie auf korrekte Position der Kanüle kontrolliert.

Trachealstenosen besitzen als Spätfolgen der PDT kaum Relevanz.

Minikoniotomie: Ein anderes neues Verfahren ist die sog. **Minikoniotomie**. Durch die Kanüle kann der Patient endotracheal abgesaugt werden. Außerdem ist eine Hochfrequenzbeatmung (HFV) zur Sekretolyse möglich.

Endobronchiale Intubation

Endobronchial: Die endobronchiale Intubation (s. auch S. 106) ist erforderlich zur **seitengetrennten Beatmung** der Lunge.

Trachealstenosen: Trachealstenosen besitzen als Spätfolgen der PDT kaum klinische Relevanz.

Minikoniotomie: Ein anderes neues Verfahren ist die sog. **Minikoniotomie**. Hierbei wird eine dünnlumige Kunststoffkanüle ohne Blockermanschette endotracheal durch das Lig. conicum in Seldinger-Technik platziert. Sie dient nicht der Langzeitbeatmung, sondern soll die Bronchialtoilette erleichtern. Durch die Kanüle kann der Patient endotracheal abgesaugt werden. Außerdem ist eine Hochfrequenzbeatmung (HFV) zur besseren Sekretolyse möglich. Dieses Verfahren ist insgesamt besonders geeignet, das „Weaning" bei COPD-Patienten zu verbessern oder in dieser Gruppe möglicherweise von vornherein die konventionelle Beatmung zu vermeiden.

Endobronchiale Intubation

Die endobronchiale Intubation (s. auch S. 106) ist erforderlich zur **seitengetrennten Beatmung** der Lunge. Die Indikation ist dann gegeben, wenn pathologische Prozesse gänzlich oder überwiegend nur eine Lunge betreffen.

Ein Doppellumentubus wird so platziert, dass eine Öffnung im rechten und eine im linken Hauptbronchus zu liegen kommen. Dadurch wird eine differenzierte, den unterschiedlichen Lungenverhältnissen angepasste Beatmung ermöglicht. Dies ist aufgrund des Tubusdurchmessers nur auf oralem Zugangswege möglich.

Indikationen zur seitengetrennten Beatmung:
- einseitige Lungenschädigungen
- bronchopleurale Fisteln
- therapierefraktäre, einseitige Atelektasen.

1.1.7 Störungen der Herz-Kreislauf-Funktion

Störungen der Herz-Kreislauf-Funktion können nicht nur Grund für eine intensivmedizinische Überwachung und Therapie sein, sondern sind auch häufige Komplikationen bei Intensivpatienten mit anderen Grunderkrankungen. Bei allen Herz-Kreislauf-Funktionsstörungen sind die 3 Regelgrößen des Herz-Kreislauf-Systems
- Pumpfunktion des Herzens,
- Blutvolumen und
- Gefäßtonus

betroffen, wobei eine strenge kausale Trennung wegen der Abhängigkeit der Regelgrößen voneinander selten möglich ist (siehe auch Grundlagen des Sauerstofftransportes, s. S. 441).
Nahezu allen Störungen der Herz-Kreislauf-Funktion gemeinsam ist eine **Abnahme** des **Herzzeitvolumens** (HZV). Dies geschieht unabhängig davon, welche der Regelgrößen vorrangig beeinträchtigt ist.

Ätiologie der Herz-Kreislauf-Störungen

Primär kardiales Pumpversagen

Häufigste Ursachen für ein **mechanisches Pumpversagen** sind der **Verlust** an **kontraktiler Muskelmasse** beim Myokardinfarkt sowie die ischämiebedingte Funktionseinschränkung des Herzmuskels bei der koronaren Herzkrankheit. Weitaus seltener sind Störungen des Arbeitsmyokards infolge von Myokarditis und Kardiomyopathien. Weitere Ursachen für eine insuffiziente Pumpfunktion sind **Druck- oder Volumenbelastungen** des Herzens bei angeborenen oder erworbenen Vitien (Herzklappenfehler und Septumdefekte). Eine **Behinderung der diastolischen Füllung** bei Perikardtamponade, Lungenarterienembolie (linker Ventrikel vermindert gefüllt) oder hypertropher obstruktiver Kardiomyopahtie führt gleichfalls zu einer Einschränkung des Herzzeitvolumens und kann schließlich in ein mechanisches Herzversagen einmünden. Ein **elektrisches Pumpversagen** kann bei Störungen der Reizbildung und -leitung (Herzrhythmusstörungen) auftreten.
Ursachen des primär kardialen Pumpversagens sind in Tab. **C-1.22** aufgelistet.

Dadurch wird eine differenzierte, den unterschiedlichen Lungenverhältnissen angepasste Beatmung ermöglicht.

Indikationen zur seitengetrennten Beatmung:
- einseitige Lungenschädigungen
- bronchopleurale Fisteln
- therapierefraktäre, einseitige Atelektasen.

1.1.7 Störungen der Herz-Kreislauf-Funktion

Bei allen Herz-Kreislauf-Funktionsstörungen sind die 3 Regelgrößen des Herz-Kreislauf-Systems betroffen:
- Pumpfunktion des Herzens
- Blutvolumen
- Gefäßtonus.

Allen Störungen der Herz-Kreislauf-Funktion gemeinsam ist eine **Abnahme** des **Herzzeitvolumens** (HZV).

Ätiologie der Herz-Kreislauf-Störungen

Primär kardiales Pumpversagen

Man unterscheidet **mechanisches Pumpversagen** (Ursachen: Verlust an kontraktiler Muskelmasse, Druck- oder Volumenbelastungen, Behinderung der diastolischen Füllung) und **elektrisches Pumpversagen** (Ursachen: Störungen der Reizbildung und -leitung).
Ursachen des primär kardialen Pumpversagens sind in Tab. **C-1.22** aufgelistet.

☰ C-1.22	Ursachen des primär kardialen Pumpversagens

- ▷ Myokardinfarkt
- ▷ Myokardischämie bei KHK
- ▷ akute Rechtsherzinsuffizienz bei Lungenarterienembolie
- ▷ Herztamponade (z. B. Perikarditis, Trauma)
- ▷ Herzrhythmusstörungen
- ▷ dekompensierte Kardiomyopathie
- ▷ dekompensierte Herzvitien
- ▷ Myokarditis

☰ C-1.22

Inadäquates Blutvolumen

- kritischer **Mangel** an **zirkulierendem Blutvolumen** (hypovolämische Schockformen)
- **Hypervolämie** durch übermäßige Flüssigkeitszufuhr.

Insuffiziente Gefäßregulation

Der **Gefäßtonus** im Systemkreislauf ist beim septischen, anaphylaktischen und neurogenen Schock **erniedrigt bis aufgehoben** (s. S. 518). Hierdurch entsteht eine **Verminderung** von **Vor- und Nachlast** des Herzens.

Erhöhung der Nachlast durch Widerstandserhöhung in der Ausflussbahn eines Ventrikels, im peripheren Gefäßbett oder in der pulmonalen Strombahn sowie durch Steigerung der Blutviskosität kann **sekundär** zum **kardialen Pumpversagen** führen.

Klinische Symptomatik der Herz-Kreislauf-Störungen

Kardiales Pumpversagen

Die Symptomatik der Myokardinsuffizienz ist davon abhängig, ob es sich um ein isoliertes Linksherz-, ein Rechtsherzversagen oder eine globale Insuffizienz handelt.

Beim **Linksherzversagen** kommt es zur **Hypotonie** im großen Kreislauf und zur Stauung im kleinen Kreislauf mit konsekutivem **Lungenödem**, zunächst interstitiell, dann alveolär.

Beim **Rechtsherzversagen** kommt es zur **oberen Einflussstauung** sowie zu peripheren **Ödemen, Stauungsleber** und **Aszites**.
Bei einer **globalen Insuffizienz** kommt es zu einer Kombination der oben genannten Symptome mit zusätzlicher Entwicklung von **Pleuraergüssen**.

Myokardinfarkt: Hauptsymptom sind mehr oder minder starke, anhaltende, nitratrefraktäre **Schmerzen**, die auch in andere Körperregionen wie Hals, Arme, Rücken und Oberbauch ausstrahlen können.

Myokardischämie: Hauptsymptom einer Myokardischämie ist der retrosternale

---

Inadäquates Blutvolumen

Ein kritischer **Mangel an zirkulierendem Blutvolumen** ist in der Hauptsache bei den hypovolämischen Schockformen (s. S. 517) zu finden. Eine **Hypervolämie** kann beim Intensivpatienten durch übermäßige parenterale Flüssigkeitszufuhr auftreten.

Insuffiziente Gefäßregulation

Der **Gefäßtonus** im Systemkreislauf ist beim septischen, anaphylaktischen und neurogenen Schock **erniedrigt bis aufgehoben** (s. S. 518). Hierdurch entsteht eine Verminderung von Vor- und Nachlast des Herzens. Die **Vorlastsenkung** führt zu einem Absinken des venösen Rückstromes, was mit einer Erniedrigung des HZV einhergehen kann. Durch die **Nachlastabnahme** kommt es zum Abfall des arteriellen Blutdruckes und ggf. zu einer kritischen Beeinträchtigung der Koronarperfusion.
Eine **Erhöhung der Nachlast** kann durch Widerstandserhöhung in der Ausflussbahn eines Ventrikels (z. B. bei Aortenklappenstenose), im peripheren Gefäßbett (z. B. bei hypertensiver Krise) oder in der pulmonalen Strombahn (Lungenarterienembolie, PEEP-Beatmung, Spannungspneumothorax) zustande kommen. Auch eine Steigerung der Blutviskosität kann in diesem Sinne wirksam werden. Akute Nachlaststeigerungen können sekundär zum **kardialen Pumpversagen führen.**

Klinische Symptomatik der Herz-Kreislauf-Störungen

Kardiales Pumpversagen

Die Symptomatik der Myokardinsuffizienz ist davon abhängig, ob es sich um ein isoliertes Linksherz-, ein Rechtsherzversagen oder eine globale Insuffizienz handelt. Klinische Zeichen der Herzinsuffizienz entstehen bei nicht bedarfsgerechter Perfusion der Organe mit konsekutiver O_2- und Substratmangelversorgung. Hinzu treten auf der venösen Seite stauungsbedingte Symptome.
Bei einem **Linksherzversagen** kommt es neben einer **Hypotonie** im großen Kreislauf (Abfall des arteriellen Blutdruckes) und Tachykardie (Ausnahme: bradykarde Rhythmusstörungen) zu einer Stauung im kleinen Kreislauf. Dabei tritt Flüssigkeit aus den Lungenkapillaren zunächst in das Interstitium über; es resultiert ein interstitielles **Lungenödem**. Ein Flüssigkeitsaustritt in die Alveolen führt schließlich zu einem alveolären Lungenödem. Die Symptome eines Lungenödems sind bei Beginn das sog. Asthma cardiale, das mit Atemnot und Husten einhergeht und sich bei flacher Lage verschlimmert. Beim alveolären Lungenödem findet man erhebliche Dyspnoe, feuchte Rasselgeräusche, rötlich gefärbten Auswurf und eine zentrale Zyanose.
Bei einem **Rechtsherzversagen** staut sich Blut vor dem rechten Herzen. Dies führt zu einer **oberen Einflussstauung**, die an prall gefüllten Jugularvenen in aufrechter Körperposition erkennbar wird. Außerdem kommt es zu peripheren **Ödemen, Stauungsleber** und **Aszites**.
Bei einer **globalen Insuffizienz** kommt es zu einer Kombination von Symptomen der Links- und Rechtsherzinsuffizienz und zusätzlich zur Entwicklung von **Pleuraergüssen**. Sowohl aus einer isolierten als auch aus einer globalen Herzinsuffizienz kann ein kardiogener Schock entstehen (s. S. 518). Die Einteilung der Herzinsuffizienz nach NYHA ist Tab. **A-2.6** auf S. 16 zu entnehmen.

Myokardinfarkt: Hauptsymptom sind mehr oder minder starke, anhaltende, nitratrefraktäre **Schmerzen**, die auch in andere Körperregionen wie Hals, Arme, Rücken und Oberbauch ausstrahlen können. Starke Angst und vegetative Symptome wie Schwitzen und Übelkeit kommen häufig hinzu. Komplikationen sind u. a. Herzrhythmusstörungen, Linksherzinsuffizienz mit Ausbildung eines Lungenödems, kardiogener Schock oder der sog. Sekundenherztod.

Myokardischämie: Hauptsymptom einer Myokardischämie ist der retrosternale Schmerz mit dem typischen Engegefühl in der Brust, der **Angina pectoris.** Diese lässt sich in der Regel mit Nitroglycerin positiv beeinflussen. Vegetative Symptome wie Schwitzen und Übelkeit sind häufig, Angst führt unter Umständen zu einer Verschlimmerung der Symptomatik. Gelegentlich ist der Patient dyspnoisch.

Lungenarterienembolie: (s. S. 573). In Abhängigkeit vom Ausmaß der Verlegung der Lungenstrombahn treten Symptome einer akuten **Rechtsherzbelastung** auf. Übersteigt die Verlegung der Lungenstrombahn die Kompensationsfähigkeit des rechten Ventrikels, kommt es zur akuten Rechtsherzdekompensation mit oberer Einflussstauung, Tachykardie, Dyspnoe, Abfall des arteriellen Blutdruckes bis hin zum kardiogenen Schock.

Herztamponade: Klassisches Symptom der Herztamponade ist der sog. **Pulsus paradoxus**, der unter Spontanatmung einen Abfall des systolischen Blutdruckes von mehr als 10 mmHg während der Inspirationsphase bedeutet. Außerdem kann es zu retrosternalem Druckgefühl und Schmerzen sowie zu Schwindel und Dyspnoe kommen.

Herzrhythmusstörungen: Rhythmusstörungen können sich klinisch durch ein Pulsdefizit bemerkbar machen und zu Bewusstseinsstörungen, Schwindel und Übelkeit führen. Eine Synkope kann unter bestimmten Rhythmusstörungen eintreten. Zeichen des funktionellen Herzstillstandes findet man bei Kammerflattern und -flimmern, einhergehend mit Bewusstlosigkeit, Apnoe, weiten, reaktionslosen Pupillen und Zyanose.

Erhöhung der Nachlast

Hypertensive Krise: Bei einer hypertensiven Krise kommt es zu einem exzessiven Blutdruckanstieg. Die zugrundeliegende Widerstandserhöhung im peripheren Gefäßsystem führt zu einer Beeinträchtigung des linksventrikulären Auswurfs. Neben der **Linksherzinsuffizienz** mit Lungenödem ist die Autoregulationsschwelle der Hirndurchblutung überschritten, so dass eine druckpassive zerebrale Mehrdurchblutung mit Entwicklung eines **Hirnödems** resultiert. Dies führt zu zentralnervösen Symptomen wie Kopfschmerzen und Schwindel bis hin zu Bewusstseinseinschränkungen, Krämpfen und Koma (hypertensive Enzephalopathie).

Diagnostik der Herz-Kreislauf-Störungen

Inspektion

Die Inspektion gibt Auskunft über Hautfarbe, -turgor, Venenfüllung, obere Einflussstauung sowie Ödeme an abhängigen Körperpartien. Tachy- und Dyspnoe sind einfach zu erkennen, ebenso wie eine zentrale leicht von einer peripheren Zyanose abzugrenzen ist.

Palpation

Durch Palpation der **A. radialis** kann eine Beurteilung von Pulsfrequenz und -qualität vorgenommen werden. Die gleichzeitige Registrierung der Herzschläge (Auskultation, EKG) ermöglicht darüber hinaus die Abschätzung eines Pulsdefizites. Die Palpation der **Leber** dient dem Erkennen einer Leberstauung bei Rechtsherzinsuffizienz sowie der Beurteilung des hepatojugulären Refluxes (s. S. 15).

Perkussion und Auskultation

Perkussion und Auskultation der Lunge geben wichtige diagnostische Hinweise bei der Linksherzinsuffizienz sowie beim Pneumothorax. Typisch sind feuchte, brodelnde Rasselgeräusche über beiden Lungen beim alveolären Lungenödem.

Hämodynamische Parameter

Die Messung der **Herzfrequenz** und des arteriellen **Blutdrucks** (möglichst invasiv) gehört zu den Basismaßnahmen. Nützlich ist die Bestimmung des zentralen Venendruckes. Bei ausgeprägten kardialen Funktionsstörungen sollten

---

Schmerz mit dem typischen Engegefühl in der Brust, der **Angina pectoris**.

Lungenarterienembolie: In Abhängigkeit vom Ausmaß der Verlegung der Lungenstrombahn treten Symptome einer akuten **Rechtsherzbelastung** bzw. -insuffizienz auf.

Herztamponade: Klassisches Symptom der Herztamponade ist der sog. **Pulsus paradoxus**.

Herzrhythmusstörungen: Zeichen des funktionellen Herzstillstandes findet man bei Kammerflattern und -flimmern, einhergehend mit Bewusstlosigkeit, Apnoe, weiten, reaktionslosen Pupillen und Zyanose.

Erhöhung der Nachlast

Hypertensive Krise: Bei einer hypertensiven Krise kommt es zu einem exzessiven Blutdruckanstieg. Gefährdet ist der Patient u. a. durch die Entwicklung einer **Linksherzdekompensation** und eines Hirnödems.

Diagnostik der Herz-Kreislauf-Störungen

Inspektion

Die Inspektion gibt Auskunft über Hautfarbe, -turgor, Venenfüllung, obere Einflussstauung, sowie Ödeme an abhängigen Körperpartien.

Palpation

Durch Palpation der **A. radialis** kann eine Beurteilung von Pulsfrequenz und -qualität vorgenommen werden. Die Palpation der **Leber** dient dem Erkennen einer Leberstauung.

Perkussion und Auskultation

Perkussion und Auskultation der Lunge geben wichtige diagnostische Hinweise bei der Linksherzinsuffizienz sowie beim Pneumothorax.

Hämodynamische Parameter

Die Messung der **Herzfrequenz** und des arteriellen **Blutdrucks** (möglichst invasiv) gehört zu den Basismaßnahmen.

darüber hinaus der pulmonalarterielle und der »Wedge«Druck sowie das Herzzeitvolumen mittels eines Pulmonalarterienkatheters oder mittels PiCCO-System gemessen werden (s. S. 101).

EKG

Rhythmusstörungen, ST-Streckenveränderungen im Rahmen einer Myokardischämie oder eines -infarktes sind mit dem EKG diagnostizierbar.

Rhythmusstörungen, ST-Streckenveränderungen im Rahmen einer Myokardischämie oder eines -infarktes sind mit dem EKG diagnostizierbar. Bei Intensivpatienten empfiehlt sich die kontinuierliche Registrierung mindestens je einer Extremitäten- und Brustwandableitung (s. S. 129 und 435). Bei speziellen Fragestellungen sowie zur Verlaufsbeobachtung bei Myokardinfarkt sollte intermittierend ein Standard-12-Kanal-EKG abgeleitet werden (s. S. 22).

Labordiagnostik

Neben Bestimmung üblicher Laborparameter kommt der **Blutgasanalyse** und der Messung der **Laktatkonzentration** eine erhebliche Bedeutung zu.

Neben der Bestimmung üblicher Laborparameter wie Serumelektrolyte, Hämoglobin und Hämatokrit, Gerinnung, Harnstoff und Kreatinin kommt der **Blutgasanalyse** und der Messung der **Laktatkonzentration** eine erhebliche Bedeutung zu. Bei Patienten mit Pulmonaliskatheter und integrierter Fiberoptik kann über die kontinuierliche Registrierung der gemischtvenösen und zusätzlich der arteriellen Sauerstoffsättigung außerdem die arteriovenöse Sauerstoffgehaltsdifferenz ($avDO_2$) berechnet werden (s. S. 520) und damit nach Bestimmung des HZV O_2-Angebot u. -Verbrauch des Gesamtorganismus errechnet werden.

Für die Diagnose und Verlaufsbeobachtung des Myokardinfarkts ist die Kontrolle der Serum-Kreatin-Kinase (CK) und des herzmuskelspezifischeren Isoenzyms **CK-MB** wichtig.
In unklaren Fällen ist die Bestimmung der kardialen Isoform von **Troponin-T** hilfreich.

Für die Diagnose und Verlaufsbeobachtung des Myokardinfarkts ist die Kontrolle von Enzymen wie der Serum-Kreatin-Kinase (CK) und dem herzmuskelspezifischeren Isoenzym **CK-MB** wichtig. Darüber hinaus ist die Bestimmung der kardialen Isoform von **Troponin-T** hilfreich. Eine der Isoformen von Troponin-T kommt ausschließlich im Herzmuskelgewebe vor und ist Bestandteil eines Proteinkomplexes (Troponin-Tropomyosin), der zur Regulation der myokardialen Kontraktionsabläufe dient. Sie wird bei Schädigung von Herzmuskelzellen freigesetzt und ist dann im Serum nachweisbar. Mittels der Troponin-T-Methode können Myokardläsionen mit hoher Sensitivität und Spezifität und früher als mit CK-MB erkannt bzw. ausgeschlossen werden.

Röntgendiagnostik

Die Röntgenthoraxaufnahme ist häufig zur **Differenzialdiagnostik** und **Verlaufskontrolle** kardialer Funktionsstörungen hilfreich (Abb. **C-1.17**, S. 472).

Die Röntgenthoraxaufnahme ist häufig zur **Differenzialdiagnostik** und **Verlaufskontrolle** kardialer Funktionsstörungen hilfreich. Sie dient diesbezüglich der Orientierung über Herzgröße und -konfiguration und der Beurteilung des extravaskulären pulmonalen Flüssigkeitsanteiles (Abb. **C-1.17**, S. 472).

Echokardiographie

Die Echokardiographie (s. auch S. 131) gibt Auskunft über Ventrikel- und Klappenfunktion sowie über Vorhof- und Kammergrößen.

Die transthorakale und transösophageale Echokardiographie (s. auch S. 131) geben Auskunft über Ventrikel- und Klappenfunktion sowie über Vorhof- und Kammergrößen. Sie gestatten eine Aussage über das Ausmaß eines Perikardergusses und bieten zusätzlich die Möglichkeit von Blutflussrichtungsbestimmungen (Regurgitation bei Klappeninsuffizienz) und einer Abschätzung des Herzzeitvolumens.

Therapie der Herz-Kreislauf-Störungen

Ziel: Wiederherstellung bzw. Erhaltung einer ausreichenden kardialen Pumpfunktion. Dies geschieht durch Erhöhung der Kontraktilität mittels inotropiesteigernder Medikamente, Optimierung von Vor- und Nachlast sowie antiarrhythmische Therapie bei Herzrhythmusstörungen (s. S. 629).

Die Therapie von Störungen der Herz-Kreislauf-Funktion erfolgt neben allgemeinen Maßnahmen mit Hilfe spezifischer Pharmaka und evtl. mechanischer Kreislaufunterstützung. Ziel ist die Wiederherstellung bzw. Erhaltung einer ausreichenden kardialen Pumpfunktion. Dies geschieht durch Erhöhung der Kontraktilität mittels inotropiesteigernder Medikamente, Optimierung der Vorlast und Senkung der Nachlast durch Vasodilatatoren sowie durch antiarrhythmische Therapie bei Herzrhythmusstörungen. Das Vorgehen bei Herzkreislaufstillstand beschreibt Abb. **C-2.19** auf S. 629.

Allgemeine Maßnahmen

Neben **körperlicher Ruhe** und **richtiger Lagerung** (Oberkörperhochlagerung bei primär kardialem Pumpversagen – Kopftieflagerung bei hypovolämischen Zuständen) ist eine ausreichende **Schmerzbekämpfung** mit stark wirksamen Analgetika (z. B. Morphin, bei erforderlicher Beatmung auch Fentanyl bzw. Sufentanil) sowie **Sedierung** des Patienten, in der Regel mit Benzodiazepinen, notwendig. Eine **Sauerstofftherapie** (2–6 l/min) wird grundsätzlich durchgeführt, während Intubation und Beatmung von dem klinischen Zustand und der Blutgasanalyse abhängig gemacht werden. Wichtig ist eine exakte Flüssigkeitsbilanzierung, um Volumenüberladung, aber auch hypovolämische Zustände (s. u.) zu vermeiden.

Optimierung der Vorlast durch Volumengabe

> ▶ **Merke:** Bei einer arteriellen Hypotonie kann trotz der kardialen Insuffizienz ein intravasaler Volumenmangel bestehen!

Die intravenöse Gabe von Infusionslösungen muss hier vorsichtig erfolgen (vgl. S. 439: „fluid challenge test") und sollte wegen der Gefahr einer Volumenüberladung und Verschlechterung der Herzleistung möglichst unter Kontrolle der linksventrikulär enddiastolischen Füllungsdrücke und des Herzzeitvolumens durchgeführt werden. Wenn kein Pulmonaliskatheter eingesetzt wird, aber unter Volumenzufuhr der arterielle Blutdruck ansteigt, kann davon ausgegangen werden, dass das Schlagvolumen zugenommen hat.

Steigerung der Kontraktilität

Katecholamine: Katecholamine wirken in unterschiedlicher Weise, so dass sie je nach Art der Beeinträchtigung der Herz-Kreislauf-Funktion eingesetzt werden. Voraussetzung für ihren differenzierten Einsatz ist eine genaue Diagnose und möglichst umfassendes Monitoring. Im einzelnen werden folgende Substanzen angewendet:

- **Dobutamin** (Dobutrex®): Dobutamin ist ein synthetisches Katecholamin, das vorwiegend auf β_1-Rezeptoren und damit positiv inotrop wirkt. Die schwächere Erregung von β_2-Rezeptoren führt zu einer peripheren Vasodilatation mit Nachlastabnahme, was dazu führt, dass im Unterschied zur Anwendung von Noradrenalin, Dopamin oder Adrenalin der linksventrikuläre Füllungsdruck gesenkt und die myokardiale O_2-Bilanz nicht verschlechtert wird. Ein Blutdruckabfall und eine Tachykardie sind unter Dobutamin im Wesentlichen nur dann zu erwarten, wenn eine Hypovolämie vorliegt. Dobutamin wird mit 2–15 µg/kg KG × min dosiert und ist indiziert bei der **akuten Linksherzinsuffizienz** und beim **kardiogenen Schock** (s. S. 522).
- **Adrenalin** (Suprarenin®): Adrenalin ist ein beta- und alpha-Rezeptorenstimulierendes körpereigenes Katecholamin, das positiv inotrop, chronotrop, dromotrop und in höherer Dosis blutdrucksteigernd wirkt. Es ist Mittel der 1. Wahl bei der **kardiopulmonalen Reanimation** (s. S. 630) und beim **anaphylaktischen Schock** (s. S. 523); im kardiogenen Schock wird eher Dobutamin (s. o.) vorgezogen. Adrenalin stimuliert in einer Dosierung 0,015–0,03 µg/kg/min vorwiegend beta-Rezeptoren, in höherer Dosierung steht die Erregung von alpha-Rezeptoren im Vordergrund.

Phosphodiesterasehemmer: Phosphodiesterasehemmer wie Amrinon (Wincoram®), Enoximon (Perfan®) und Milrinon (Corotrop®) wirken über eine Hemmung des cAMP-Abbaus in der Herzmuskelzelle positiv inotrop und werden zur Behandlung der **akuten Herzinsuffizienz** ergänzend zu Katecholaminen wie Dobutamin angewendet. Ihr Einsatz kann manchmal nützlich sein, wenn eine Steigerung der Katecholamindosen wegen der zunehmenden Unempfindlichkeit myokardialer β_1-Rezeptoren bei längerer Katecholamintherapie, der sog. „down regulation", keinen zusätzlichen Therapieerfolg mehr bringt. Außerdem senken Phosphodiesterasehemmer den peripheren und pulmonal-

Allgemeine Maßnahmen

Neben **körperlicher Ruhe** und **richtiger Lagerung** ist eine ausreichende **Schmerzbekämpfung** mit stark wirksamen Analgetika sowie **Sedierung** des Patienten notwendig. Grundsätzlich erfolgt eine **O_2-Therapie**.
Wichtig ist eine exakte Flüssigkeitsbilanzierung, um Volumenüberladung, aber auch hypovolämische Zustände (s. u.) zu vermeiden.

Optimierung der Vorlast durch Volumengabe

◀ **Merke**

Wenn unter vorsichtiger Volumenzufuhr der arterielle Blutdruck ansteigt, kann davon ausgegangen werden, dass das Schlagvolumen zugenommen hat.

Steigerung der Kontraktilität

Katecholamine: Voraussetzung für den differenzierten Einsatz von Katecholaminen ist ein möglichst umfassendes Monitoring.

- **Dobutamin** (Dobutrex®): ist indiziert bei der akuten Linksherzinsuffizienz und beim kardiogenen Schock.

- **Adrenalin** (Suprarenin®) ist Mittel der 1. Wahl bei der **kardiopulmonalen Reanimation** und beim **anaphylaktischen Schock**.

Phosphodiesterasehemmer wie Amrinon und Milrinon werden zur Behandlung der **akuten Herzinsuffizienz** ergänzend zu Katecholaminen wie Dobutamin angewendet.
Außerdem senken sie den peripheren und pulmonalarteriellen Widerstand.

Digitalisglykoside werden zur Dauertherapie einer **chronischen Herzinsuffizienz** verwendet und eher selten bei akuter kardialer Insuffizienz eingesetzt.

Levosimendan befindet sich zurzeit in der klinischen Erprobung. Es erhöht die Affinität der kontraktilen Fasern für Kalzium und wirkt hierüber direkt positiv inotrop.

Erhöhung der Nachlast

Noradrenalin (Arterenol®) ist bei erniedrigtem peripherem Widerstand, so z. B. bei **septischem** oder **neurogenem Schock**, indiziert.

Vasopressin ist insbesondere bei Therapieversagen mit Noradrenalin bei erniedrigtem peripherem Widerstand, so z. B. bei septischem Schock indiziert.

Senkung der Nachlast

Vasodilatatoren:
- **Nitroglycerin** (Nitrolingual ®) ist indiziert bei **Linksherzinsuffizienz mit Lungenstauung** (z. B. kardiogenes Lungenödem) und **Angina pectoris**.

- **Natrium-Nitroprussid (NNP)** wird u. a. zur Therapie der **akuten Linksherzinsuffizienz** und des **kardiogenen Schocks** in Kombination mit Katecholaminen (z. B. Dobutamin) verwendet.

- **Nifedipin** (Adalat®) wird bei der **hypertensiven Krise** und zudem bei **Angina pectoris** eingesetzt.

arteriellen Widerstand. Sie eignen sich deshalb auch für die Therapie des Rechtsherzversagens.

Digitalisglykoside: Digitalisglykoside werden zur Dauertherapie einer **chronischen Herzinsuffizienz** verwendet und eher selten bei akuter kardialer Insuffizienz eingesetzt. Im kardiogenen Schock kann bei intravenöser Gabe sogar der periphere Gesamtwiderstand ansteigen und das Herzzeitvolumen damit weiter abfallen.

Levosimendan: Levosidan befindet sich zurzeit in der klinischen Erprobung. Es erhöht die Affinität der kontraktilen Fasern für Kalzium und wirkt hierüber direkt positiv inotrop. Ob es für die Therapie der akuten Herzinsuffizienz Eingang in die klinische Praxis finden wird ist derzeit noch unklar, für die Therapie der chronischen Herzinsuffizienz ist es bereits zugelassen.

Erhöhung der Nachlast

Noradrenalin (Arterenol®):
Noradrenalin ist ein Katecholamin mit überwiegend alpha-Rezeptoren-stimulierender Wirkung und ist deshalb insbesondere bei erniedrigtem peripherem Widerstand indiziert. Es führt zu einem Anstieg des peripheren Gesamtwiderstandes und einer Blutdruckerhöhung. Das HZV wird durch Noradrenalin geringer gesteigert als durch Adrenalin, allerdings kommt es zu einer Zunahme der Koronar- und Hirndurchblutung. Die Herzfrequenz kann reflektorisch abnehmen (Barorezeptorenreflex). Noradrenalin ist bei Zuständen, die wie der **septische** oder **neurogene Schock** mit erniedrigtem peripheren Widerstand einhergehen (s. S. 523), indiziert. Die Dosierung richtet sich nach der Wirkung.

Vasopressin:
Vasopressin ist ein physiologisch vorhandener direkter Vasokonstriktor ohne inotrope oder chronotrope Wirkung. Es wird in einer Dosierung von 0,01–0,04 U/min verabreicht. Vasopressin kann insbesondere bei Patienten mit schlechtem Ansprechen auf Noradrenalin erfolgreich verabreicht werden. Hintergrund ist eine relative Vasopressin-Defizienz in der protrahierten Schockphase. Besondere Vorsicht ist während der Anwendung bei manifester Herzinsuffizienz geboten.

Senkung der Nachlast

Vasodilatatoren:
- **Nitroglycerin** (Nitrolingual®). Nitroglycerin wirkt erschlaffend auf die glatte Gefäßmuskulatur im venösen, weniger im arteriellen Bereich. Durch Vasodilatation kommt es zur Verminderung des venösen Rückstromes und damit zum Abfall des linksventrikulären enddiastolischen Druckes (Vorlastsenkung). Nur in geringem Maße wird auch die Nachlast reduziert. Nitroglycerin ist indiziert bei **Linksherzinsuffizienz mit Lungenstauung** (z. B. kardiogenes Lungenödem, Dosierung 1–10 mg/min) und **Angina pectoris**.
- **Natrium-Nitroprussid** (NNP). Natrium-Nitroprussid ist ein starker Vasodilatator, es senkt vor allem den peripheren Widerstand durch Relaxierung der präkapillaren Gefäßmuskulatur (Nachlastsenkung) und wirkt nur gering im venösen Bereich. Durch die Nachlastsenkung kommt es zur Steigerung des Herzminutenvolumens. NNP wird u. a. zur Therapie der **akuten Linksherzinsuffizienz** und des **kardiogenen Schocks** in Kombination mit Katecholaminen (z. B. Dobutamin) verwendet. Eine Nebenwirkung ist die Bildung von Cyanid mit der Gefahr der Cyanidintoxikation; daher wird es heute für diese Indikation kaum mehr eingesetzt.
- **Nifedipin** (Adalat®). Nifedipin ist als Kalziumantagonist eine vasodilatatorisch wirkende Substanz, die die Koronardurchblutung verbessert und den peripheren Widerstand senkt. Es wird zur Therapie der **hypertensiven Krise** eingesetzt. Weiterer Anwendungsbereich ist die Behandlung der **Angina pectoris**.

- **Urapidil** (Ebrantil®). Urapidil ist ein postsynaptischer α_1-Rezeptoren-Blocker. Zudem wird eine Stimulation zentraler Serotoninrezeptoren (5-HT$_{1A}$) diskutiert. Durch beide Mechanismen nimmt der periphere Gefäßwiderstand ab. Bei der **hypertensiven Krise** wird Urapidil bei Therpieversagen von Nifedipin aber auch als Mittel der 1. Wahl erfolgreich eingesetzt.

Diuretika:

Furosemid (Lasix®). Das Schleifendiuretikum Furosemid führt über eine Hemmung der renalen Natriumrückresorption zu einer gesteigerten Wasserausscheidung. Dadurch kommt es zu einer Senkung des linksventrikulären Füllungsdruckes. Zu Nitroglycerin besteht eine synergistische Wirkung auf die Vorlast. Furosemid ist indiziert bei Links- und Rechtsherzinsuffizienz mit Stauungszeichen (hydropische Herzinsuffizienz).

Antiarrhythmika:

(s. u. Herzrhythmusstörungen S. 510).

Mechanische Kreislaufunterstützung:

Beim **akuten Pumpversagen** des Herzmuskels, das pharmakologisch nicht ausreichend therapierbar ist, kann als passagere Maßnahme die **intraaortale Ballonpumpe (IABP)** angewendet werden. Ein Ballonkatheter wird in der Aorta ascendens platziert und okkludiert nach Gasinsufflation mittels einer Pumpe die Aorta in der Diastole. Dadurch steigt der koronare Perfusionsdruck, so dass die Kontraktilität verbessert wird. Der Ballon wird direkt vor Öffnung der Aortenklappe wieder entleert, so dass die Herzarbeit während der Systole geringfügig abnehmen kann.

Therapie einzelner Krankheitsbilder

Akute Linksherzdekompensation (Lungenödem)

Die Therapie der akuten Linksherzdekompensation mit Lungenödem besteht in Oberkörperhochlagerung, Gabe von Sauerstoff sowie ggf. Intubation und Beatmung (PEEP). Wichtig ist ferner die Senkung der **Vorlast** mit **Nitroglycerin** (zunächst perlingual) und **Furosemid** (40 mg i. v.) sowie die **Sedierung** mit Benzodiazepinen (z. B. Diazepam 5–10 mg i. v.) oder Morphin (5–10 mg i. v.). Bei unzureichendem Therapieerfolg können arterielle Vasodilatatoren, wie z. B. Nifedipin oder Natrium-Nitroprussid, in Kombination mit positiv inotrop wirkenden Substanzen (Dobutamin, ggf. Phosphodiesterasehemmer) zur adäquaten HZV-Steigerung eingesetzt werden.

Akute Rechtsherzdekompensation

Die Therapie der akuten Rechtsdekompensation ist schwierig. Sie besteht neben Oberkörperhochlagerung, Gabe von Sauerstoff sowie ggf. Intubation und Beatmung (PEEP) im Wesentlichen in der Senkung der rechtsventrikulären **Nachlast**, also des pulmonalarteriellen Druckes. Hierfür stehen neben den Medikamenten zur Therapie der Linksherzdekompensation insbesondere zwei inhalativ applizierbare Medikamente zur Verfügung: **NO** und **Iloprost**. Von Vorteil ist dabei die zumindest im niedrigen Dosisbereich mögliche selektive Wirkung auf die Nachlast des rechten Ventrikels. Beide Medikamente haben einen unterschiedlichen Wirkmechanismus. **NO** ruft, wie die NO-Donatoren, über die Aktivierung der zyklischen Guanylatcyklase eine Relaxation der glatten Gefäßmuskulatur hervor. **Iloprost** bewirkt als stabiles Carbacyclin Analogon von Prostaglandin I_2 die Relaxation der glatten Muskulatur über eine Aktivierung der zyklischen Adenylatzyklase.

Akutes Rechtsherzversagen bei Lungenembolie

s. S. 574

- **Urapidil** (Ebrantil®) wird ebenfalls erfolgreich in der Therapie der hypertensiven Krise eingesetzt.

Diuretika:
Furosemid (Lasix®) ist indiziert bei Links- und Rechtsherzinsuffizienz mit Stauungszeichen.

Antiarrhythmika:
(s. u. Herzrhythmusstörungen S. 510).

Mechanische Kreislaufunterstützung:
Beim **akuten kardialen Pumpversagen**, das pharmakologisch nicht ausreichend therapierbar ist, kann als passagere Maßnahme die **intraaortale Ballonpumpe** (IABP) angewendet werden.

Therapie einzelner Krankheitsbilder

Akute Linksherzdekompensation (Lungenödem)

- Oberkörperhochlagerung
- Sauerstoff, ggf. Intubation und Beatmung
- Senkung der **Vorlast** mit **Nitroglycerin** und **Furosemid**
- **Sedierung**
- ggf. Nachlastsenkung mit NNP, Ca-Antagonist
- ggf. Inotropiesteigerung (Dobutamin, Phosphodiesterasehemmer).

Akute Rechtsherzdekompensation

- Oberkörperhochlagerung
- Sauerstoff, ggf. Intubation und Beatmung
- Senkung der **Nachlast**
- Optimierung der Vorlast.

Akutes Rechtsherzversagen bei Lungenembolie
s. S. 574

Akuter Myokardinfarkt

- Analgesie
- ggf. zusätzliche Sedierung
- möglichst **Thrombolyse**
- Vorlastsenkung mit Nitroglycerin
- Lidocain bei ventrikulären Arrhythmien
- bei Bedarf Kontraktilitätssteigerung mittels Dobutamin.

Herztamponade

Perikardpunktion und -drainage sowie Therapie der Grunderkrankung.

Hypertensive Krise

- **Nifedipin** (Mittel der Wahl)
- Urapidil
- Dihydralazin
- Furosemid.

Der Blutdruck sollte nur langsam gesenkt werden und ein höheres Niveau um 160 mmHg beibehalten werden.

Herzrhythmusstörungen

Tachykarde Rhythmusstörungen

Supraventrikuläre Tachykardien (Abb. **C-1.32**):
- Karotissinusmassage,
- β-Rezeptorenblocker oder
- Verapamil.

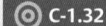 C-1.32

Akuter Myokardinfarkt

Wichtig ist eine ausreichende Analgesie mit Morphin bzw. Opioiden. Zusätzlich benötigen viele Patienten eine Sedierung mit Benzodiazepinen. Ein akuter Myokardinfarkt kann in den ersten Stunden spezifisch durch **Thrombolyse** behandelt werden. Die Dosierungen betragen für Urokinase 2–3 Mio. IE als Bolus bei gleichzeitiger Gabe von Heparin, für Streptokinase 1,5 Mio. IE über 60 min und für t-PA 100 mg über 90 min. Für die Lyse bestehen eine Reihe von Kontraindikationen (s. S. 88). Weitere Therapiemaßnahmen umfassen die Senkung einer erhöhten Vorlast mit Nitroglycerin i. v. (ca. 2–6 mg/h) und die Kontraktilitätssteigerung mittels Dobutamin bei Linksherzdekompensation bzw. im kardiogenen Schock (2–15 μg/kg KG × min) sowie die Gabe von Lidocain bei ventrikulären Arrhythmien (1 mg/kg KG i. v. als Bolus, bei Erfolg weiter über Perfusor mit 2–4 mg × min zur Prophylaxe).

Herztamponade

Die Behandlung der Herztamponade besteht in der Perikardpunktion und -drainage zur akuten Entlastung und anschließender Therapie der Grunderkrankung.

Hypertensive Krise

Das Mittel der 1. Wahl bei der Behandlung einer hypertensiven Krise ist **Nifedipin** perlingual 10–20 mg, evtl. Wiederholung nach 10 min. Vor allem bei einer Enzephalopathie sollte der Blutdruck nur langsam gesenkt werden und ein höheres Niveau um 160 mmHg systolisch beibehalten werden. Führt Nifedipin nicht zum gewünschten Therapieerfolg, können Urapidil (Ebrantil®) oder Dihydralazin (Nepresol®) intravenös verwendet werden. Die antihypertensive Therapie kann mit einem Diuretikum wie Furosemid in einer Dosierung von 20–40 mg i. v. unterstützt werden.

Herzrhythmusstörungen

Tachykarde Rhythmusstörungen

Supraventrikuläre Tachykardien (Abb. **C-1.32**): Versuch der Karotissinusmassage; wenn ohne Erfolg, kann ein β-Rezeptorenblocker (z. B. Metoprolol 1–5 mg) oder Verapamil in einer Dosierung von 5–10 mg langsam i. v. verabreicht werden. β-Rezeptorenblocker und Verapamil dürfen wegen möglicher schwerer Bradykardien nicht kombiniert werden.

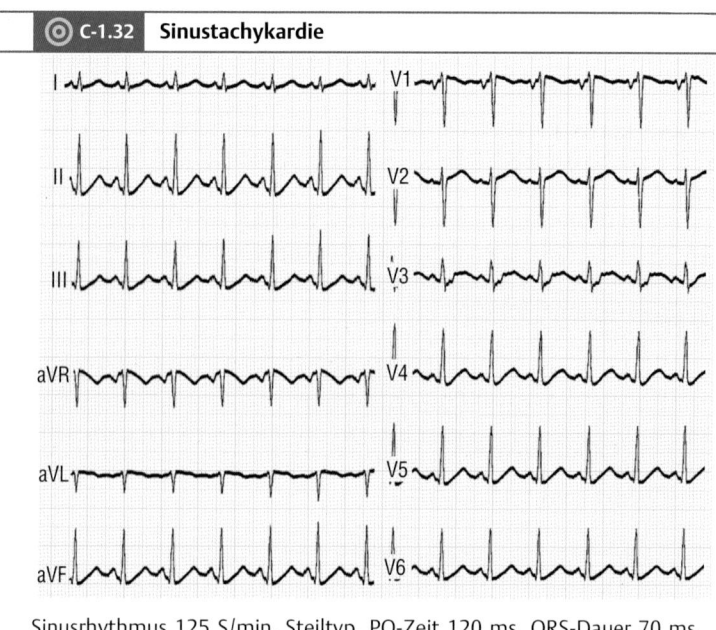

C-1.32   Sinustachykardie

Sinusrhythmus 125 S/min, Steiltyp, PQ-Zeit 120 ms, QRS-Dauer 70 ms, QT-Zeit 360 ms. EKG morphologisch unauffällig.

C-1.33 | Vorhofflattern/-flimmern

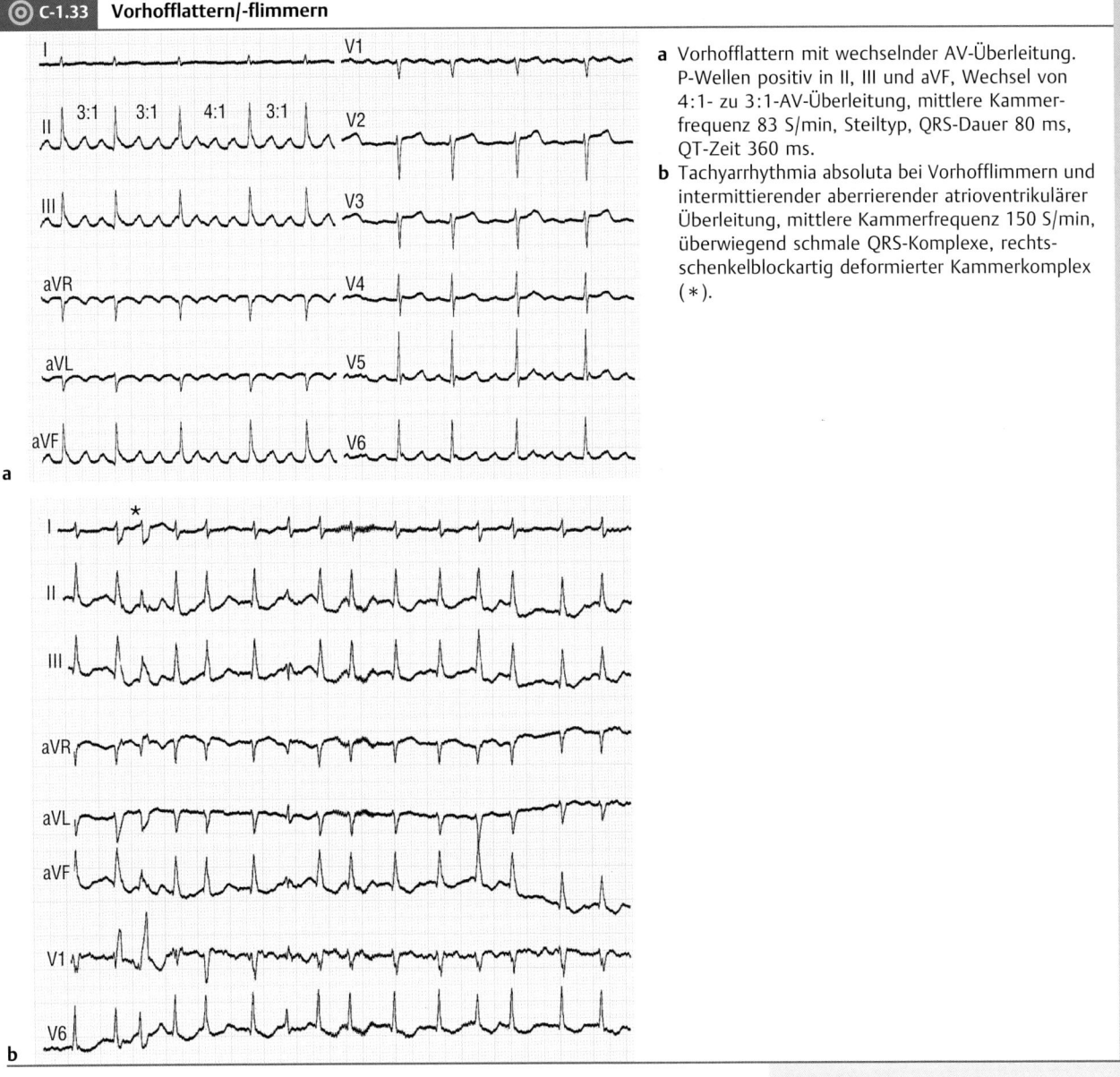

a Vorhofflattern mit wechselnder AV-Überleitung. P-Wellen positiv in II, III und aVF, Wechsel von 4:1- zu 3:1-AV-Überleitung, mittlere Kammerfrequenz 83 S/min, Steiltyp, QRS-Dauer 80 ms, QT-Zeit 360 ms.

b Tachyarrhythmia absoluta bei Vorhofflimmern und intermittierender aberrierender atrioventrikulärer Überleitung, mittlere Kammerfrequenz 150 S/min, überwiegend schmale QRS-Komplexe, rechtsschenkelblockartig deformierter Kammerkomplex (∗).

Vorhofflattern und -flimmern (Abb. **C-1.33**): β-Rezeptorenblocker (z. B. Metoprolol 1-5 mg) oder Verapamil 5–10 mg langsam i. v. Wenn ein WPW-Syndrom besteht, ist die Gabe von Ajmalin (Gilurytmal®) Mittel der 1. Wahl. Amiodaron (Cordarex®), ein Antiarrhythmikum der Klasse III, ist ebenfalls bei WPW-Syndrom sowie Vorhofflimmern und -flattern in einer Dosierung von 3–5 mg/kg KG indiziert.

Kammertachykardie (Abb. **C-1.34**): Amiodaron (3–5 mg/kg KG) oder Lidocain (Xylocain®) 50–100 mg i. v., evtl. Wiederholen der Dosis. Bei erfolgloser medikamentöser Therapie sollte eine elektrische Kardioversion versucht werden.

Kammerflattern oder Kammerflimmern (Abb. **C-1.35**): Defibrillation initial mit 360 J. Gegebenenfalls Gabe von Amiodaron oder Lidocain.

Vorhofflattern und -flimmern (Abb. **C-1.33**):
- β-Rezeptorenblocker oder
- Verapamil.

Kammertachykardie (Abb. **C-1.34**):
- Amiodaron
- Lidocain
- elektrische Kardioversion.

Kammerflattern oder Kammerflimmern (Abb. **C-1.35**):
- Defibrillation, Amiodaron, Lidocain.

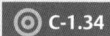

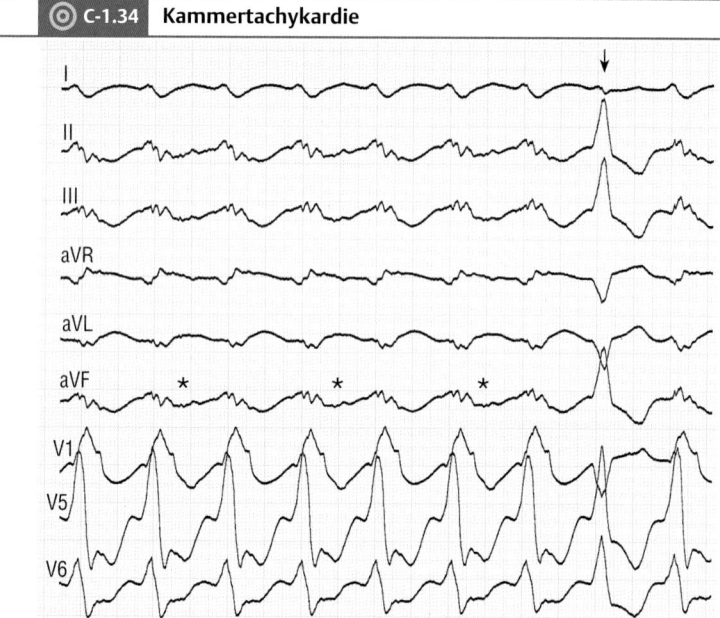

C-1.34   Kammertachykardie

Monomorphe ventrikuläre Tachykardie mit breitem QRS-Komplex (160 ms), Kammerfrequenz 145 S/min, Steiltyp, Kammerkomplex rechtsschenkelblockartig deformiert, intermittierend 2:1 retrograd geleitete P-Wellen (*), Fusionsschlag (↓).

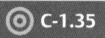

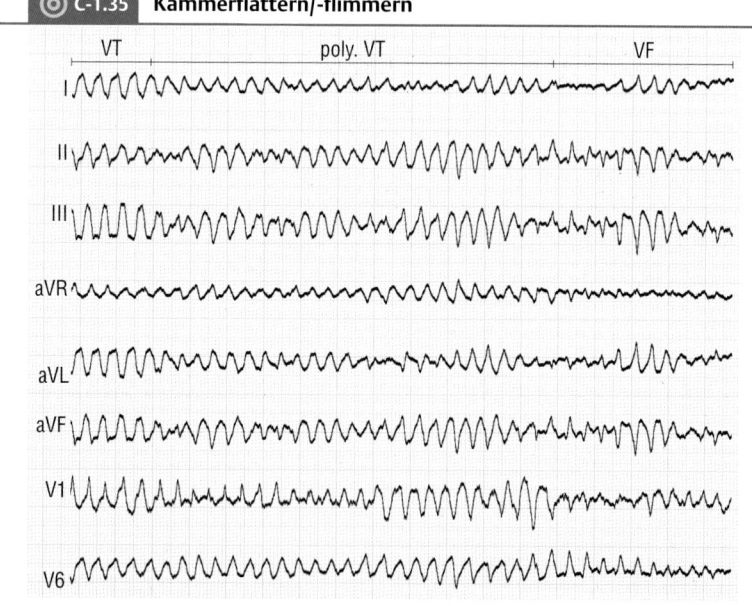

C-1.35   Kammerflattern/-flimmern

Kammerflattern (linke Bildhälfte) mit Degeneration in Kammerflimmern (rechte Bildhälfte). VT = Kammerflattern, poly.VT = polymorphe Kammertachykardie, VF = Kammerflimmern.

Bradykarde Rhythmusstörungen

Sinusbradykardie/„Sick-sinus"-Syndrom:
- Atropin oder Orciprenalin
- bei Weiterbestehen temporärer künstlicher Herzschrittmacher.

AV-Block III° (Abb. **C-1.36**):
- Orciprenalin
- künstlicher Schrittmacher.

Bradykarde Rhythmusstörungen

Sinusbradykardie und „Sick-sinus"-Syndrom: Atropin 0,5–2 mg i. v. oder Orciprenalin (Alupent®) 0,5–1 mg i. v., bei Weiterbestehen temporärer künstlicher Herzschrittmacher.

AV-Block III° (Abb. **C-1.36**): Versuch mit Orciprenalin 0,5–1 mg i. v., ansonsten interner/externer Schrittmacher.

⊙ **C-1.36** AV-Block III°   ⊙ **C-1.36**

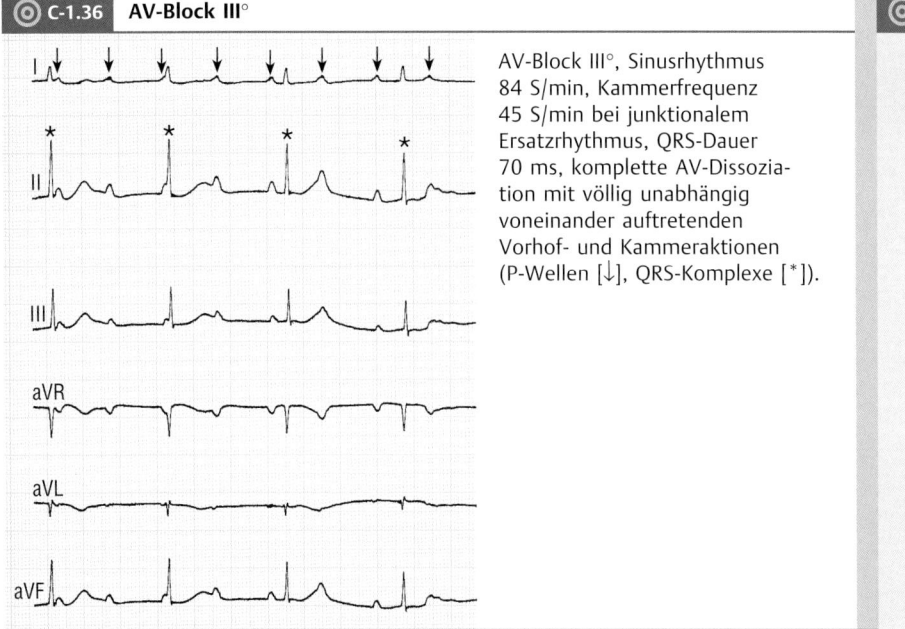

AV-Block III°, Sinusrhythmus 84 S/min, Kammerfrequenz 45 S/min bei junktionalem Ersatzrhythmus, QRS-Dauer 70 ms, komplette AV-Dissoziation mit völlig unabhängig voneinander auftretenden Vorhof- und Kammeraktionen (P-Wellen [↓], QRS-Komplexe [*]).

Differenzialdiagnose von Störungen der Funktion des Herz-Kreislaufsystems mittels invasiven Monitorings

Die symptomatische **Akuttherapie** vital bedrohlicher Störungen des Herz-Kreislaufsystems basiert auf den **Ergebnissen invasiver hämodynamischer Diagnostik**. Es muss eine genaue Analyse der zugrundeliegenden hämodynamischen Störungen erfolgen, um eine präzise therapeutische Strategie zur Wiederherstellung der Vitalfunktionen entwickeln zu können. Im Zentrum der Analyse steht die Bewertung des **Sauerstoffangebots** (s. S. 520). Das Sauerstoffangebot ist das Produkt aus Sauerstoffgehalt des Blutes und Herzzeitvolumen. Der **Sauerstoffgehalt** ist mittels arterieller und venöser Blutgasanalyse sicher zu bestimmen. Die Bewertung der Ursachen eines veränderten **Herzzeitvolumens** stellt dagegen eine Herausforderung dar. Das Herzzeitvolumen resultiert aus der Herzfrequenz und dem Schlagvolumen. Das Schlagvolumen ist von mehreren Faktoren abhängig, von der Vorlast, der Kontraktilität und der Nachlast des Herzens.

Im Vordergrund der diagnostischen Überlegungen bei Störungen des Herz-Kreislaufsystems steht zunächst die Ursache des unzureichenden Sauerstoffangebots. Dann werden die anderen Parameter beurteilt.

Zur Einschätzung der Situation ist die Beantwortung folgender Fragen notwendig:

- Liegt ein zu **niedriger Sauerstoffgehalt** des Blutes vor?
- Besteht ein **Volumenmangel** (Vorlast)?
- Besteht eine **primär kardiale Schädigung** (Pumpversagen)?
- Ist der **systemische Gefäßwiderstand verändert** (Nachlast)?
- Liegt eine **Störung** von **mehr als einem Parameter** vor?

Dazu bedarf es arterieller und venöser Blutgasanalysen zur Bestimmung des **Sauerstoffgehaltes** und der **Sauerstoffausschöpfung**. Außerdem müssen **Herzzeitvolumen**, **systemischer Gefäßwiderstand** und **intravasales Volumen** bestimmt werden. Die Methoden zur Blutgasanalyse, der Bestimmung des Herzzeitvolumens und der Berechnung des systemischen Gefäßwiderstandes sind einheitlich anerkannt. Sie können mittels Pulmonalarterienkatheter, PiCCO und Echokardiographie in Verbindung mit einem arteriellen Katheter erhoben werden. Die Wertigkeit der Methoden zur Bestimmung des intravasalen Volumens ist dagegen umstritten. Die Vorstellung, dass die so genannten Füllungsdrücke des Herzens (zentralvenöser Druck und linksventrikulärer enddiastolischer Druck) mit intrakardialen Volumina quantitativ korrelieren, gilt als

Differenzialdiagnose von Störungen der Funktion des Herz-Kreislaufsystems mittels invasiven Monitorings

Die symptomatische **Akuttherapie** vital bedrohlicher Störungen des Herz-Kreislaufsystems basiert auf den **Ergebnissen invasiver hämodynamischer Diagnostik**.

Zur Einschätzung der Situation werden bestimmt:
- Sauerstoffgehalt und Sauerstoffausschöpfung
- Herzzeitvolumen
- systemischer Gefäßwiderstand
- intravasales Volumen.

widerlegt. Diese mit dem Pulmonalarterienkatheter gemessenen Werte erlauben nur in wenigen Sonderfällen einen Rückschluss auf die Vorlast des Herzens und werden zunehmed durch volumetrische (PiCCO) oder echokardiographisch bestimmte Parameter ersetzt (s. S. 101).

Schock

Schock

▶ **Definition**

▶ **Definition:** Der Schock ist ein Syndrom unterschiedlicher Ätiologie, dessen Kennzeichen eine ungenügende Durchblutung lebenswichtiger Organe mit daraus resultierendem **Missverhältnis** von **Sauerstoffbedarf und Sauerstoffangebot** ist. Störungen der Mikrozirkulation mit Gewebehypoxie und beeinträchtigter Zellstoffwechsel mit Anhäufung toxischer Metabolite sind die Folge. Am Anfang des Schockgeschehens stehen reversible funktionelle Organveränderungen, am Ende kommt es im irreversiblen Schock zum Multiorganversagen mit hoher Letalität.

Pathophysiologie des Schocks

Gemeinsames Kennzeichen aller Schockformen ist die isolierte oder häufiger kombinierte Störung einer der 3 Regelgrößen der Zirkulation: **Pumpfunktion des Herzens, Blutvolumen** und **Gefäßtonus**.
Unabhängig von der Ursache kommt es bei jedem Schocksyndrom zu Störungen der Makro- und Mikrozirkulation. **Makrozirkulationsstörungen** resultieren in einer disproportionalen Verteilung des Herzzeitvolumens mit Minderperfusion bestimmter Organe und führen sekundär zu Mikrozirkulationsstörungen. **Mikrozirkulationsstörungen** können aber auch schon primär beim Versagen der Gefäßregulation auftreten.

Gemeinsames Kennzeichen aller Schockformen ist die isolierte oder häufiger kombinierte Störung einer der 3 Regelgrößen der Zirkulation: **Pumpfunktion des Herzens, Blutvolumen** und **Gefäßtonus**.
Unabhängig von der Ursache kommt es bei jedem Schocksyndrom zu Störungen der Makro- und Mikrozirkulation. **Makrozirkulationsstörungen** bei kardialem Pumpversagen oder akuter Verminderung des intravasalen Volumens resultieren in einer disproportionalen Verteilung des Herzzeitvolumens mit Minderperfusion bestimmter Organe und führen sekundär zu **Mikrozirkulationsstörungen** mit Veränderungen der Hämorrheologie (Fließeigenschaften des Blutes) und der Blutgerinnung. Mikrozirkulationsstörungen können aber auch schon primär beim Versagen der Gefäßregulation auftreten. Eine exakte Trennung von Makro- und Mikrohämodynamik ist im komplexen Schockgeschehen nicht möglich und wird nachstehend nur aus didaktischen Gründen durchgeführt.

Makrohämodynamisch lassen sich aufgrund des Verhaltens von Herzzeitvolumen und peripherem Widerstand **2** unterschiedliche **Formen** unterscheiden: ein hypodynames und ein hyperdynames Schocksyndrom.

Beim **hypodynamen Schocksyndrom** kommt es in der Initialphase infolge Erniedrigung des Herzzeitvolumens und Abfall des arteriellen Blutdruckes zu einer sympathoadrenergen Gegenregulation. Dies hat 3 wichtige Reaktionen des Herz-Kreislauf-Systems zur Folge:
- Kontraktilitäts- und Herzfrequenzsteigerung
- **Zentralisation** des Kreislaufes
- Verbesserung des venösen Rückstroms zum Herzen durch Konstriktion der Venolen.

Beim **hypodynamen Schocksyndrom** kommt es in der Initialphase infolge Erniedrigung des Herzzeitvolumens und Abfall des arteriellen Blutdruckes zu einer sympathoadrenergen Gegenregulation. Über die Barorezeptoren des Aortenbogens und des Karotissinus wird eine kompensatorische Zunahme des Sympatikotonus vermittelt. Die Stimulierung der Nebennieren führt zur zusätzlichen Freisetzung von systemisch wirksamem Adrenalin, weniger von Noradrenalin. Dies hat 3 wichtige Reaktionen des Herz-Kreislauf-Systems zur Folge:
- Durch beta-Rezeptorenstimulierung kommt es zur Kontraktilitäts- und Herzfrequenzsteigerung und damit zur Mobilisierung der kardialen Reserven.
- Es erfolgt eine über alpha-Rezeptoren vermittelte Drosselung der Splanchnikus-, Nieren-, Muskel- und Hautdurchblutung (Konstriktion von Arteriolen). Dadurch entsteht frühzeitig eine Umverteilung der Durchblutung zugunsten lebenswichtiger Organe wie Herz und Gehirn. Dieser Vorgang wird als Zentralisation bezeichnet. Die ausgeprägte Durchblutungsverminderung der Nieren kann den Grundstein zu einem akuten Nierenversagen legen.
- Die Konstriktion der Venolen bewirkt eine Verbesserung des venösen Rückstroms zum Herzen.

Die **Reninaktivität** ist gesteigert, die ADH-Sekretion erhöht. Durch diese Mechanismen können z. B. Volumenverluste bis zu 20 % kompensiert werden (**kompensierter** Schock) (Tab. **C-1.23**). Bei darüber hinausgehenden Verlusten kann auch durch maximale Ausprägung der

Außerdem bestehen eine gesteigerte **Reninaktivität** mit vermehrter Bildung von Angiotensin I und II (→ Vasokonstriktion) und eine über Volumen- und Osmorezeptoren vermittelte erhöhte Sekretion von antidiuretischem Hormon (**ADH**) mit der Folge einer Natrium- und Wasserretention. Durch diese Mechanismen können z. B. Volumenverluste bis zu 20 % kompensiert werden (**kompensierter** Schock) (Tab. **C-1.23**). Bei darüber hinausgehenden Verlusten kann

☰ C-1.23	Beziehung zwischen Volumenverlusten und klinischer Symptomatik beim hypovolämischen Schock		
Volumenverlust (ml)	**Abnahme des Blutvolumens (%)**	**Schweregrad**	**klinische Zeichen**
▷ 0–500	0–10	kein Schock	keine
▷ 50–1200	10–25	kompensierter Schock	RR-Abfall, Herzfrequenzanstieg, leichte periphere Vasokonstriktion
▷ 1200–1800	25–35	mäßiger Schock	fadenförmiger Puls, Herzfrequenz > 100/min RR > 90 mmHg systolisch, verminderte Urinausscheidung, Schwitzen, Angst, Unruhe
▷ 1800–2500	35–50	schwerer Schock	fadenförmiger Puls, Herzfrequenz > 120/min RR systolisch < 60 mmHg, starke Vasokonstriktion, Schwitzen, Verwirrtheit, Anurie

auch durch maximale Ausprägung der Kompensationsmechanismen eine ausreichende Durchblutung der lebenswichtigen Organe nicht mehr sichergestellt werden, so dass das Sauerstoffangebot den Sauerstoffbedarf auch dieser Gewebe unterschreitet (**dekompensierter** Schock, Tab. **C-1.23**).

Ein **hyperdynames Schocksyndrom** findet man häufig beim septischen Krankheitsbild. Wenn Endotoxin in die Blutbahn gelangt, kommt es zur Freisetzung von **Mediatoren** wie Serotonin, Histamin und Tumornekrosefaktor (TNF). Außerdem erfolgt eine Aktivierung der Kaskaden des Gerinnungs-, Komplement- und Kallikrein-Kinin-Systems sowie eine Stimulierung des Arachidonsäurestoffwechsels (Abb. **C-1.37**). Hierdurch wird der Tonus der präkapillaren Sphinkteren vermindert, arteriovenöse Shuntgefäße werden vermehrt durchblutet, und ein peripheres Gefäßversagen ist die Folge. Kompensatorisch begegnet der Organismus dem erniedrigten peripheren Widerstand mit einer Zunahme des Herzzeitvolumens. Bei anhaltender Beeinträchtigung der Mikrozirkulation geht der hyperdyname Zustand am Ende in ein hypodynames Schocksyndrom über.

Der eigentliche Schauplatz des Schockgeschehens ist im Bereich der **Mikrozirkulation** zu finden. Morphologisch findet man hier **Arteriolen**, **Kapillaren** und **Venolen**, wobei Arteriolen und Venolen glatte Muskulatur besitzen und somit Sphinkterfunktionen ausüben können. Das kapillare Stromgebiet dient der Abgabe von Sauerstoff und Substraten an die Zellen. Die vorgeschalteten Arteriolen regulieren durch Kontraktion oder Dilatation bedarfsabhängig die Blutverteilung und sind damit entscheidend an der Regelung des peripheren Widerstandes und Aufrechterhaltung des arteriellen Blutdruckes beteiligt.

Kompensationsmechanismen eine ausreichende Durchblutung der lebenswichtigen Organe nicht mehr sichergestellt werden (**dekompensierter** Schock, Tab. **C-1.23**).

Ein **hyperdynames Schocksyndrom** findet man häufig beim septischen Krankheitsbild.
Mediatorvermittelt (Abb. **C-1.37**) wird der Tonus der präkapillaren Sphinkteren vermindert, arteriovenöse Shuntgefäße werden vermehrt durchblutet, und ein peripheres Gefäßversagen mit kompensatorischer Zunahme des Herzzeitvolumens ist die Folge. Bei anhaltender Beeinträchtigung der Mikrozirkulation geht der hyperdyname Zustand am Ende in ein hypodynames Schocksyndrom über.

Der eigentliche Schauplatz des Schockgeschehens ist im Bereich der **Mikrozirkulation** zu finden.
Die Mikrozirkulation ist vom **Perfusionsdruckgradienten** (= Einstromdruck – Ausstromdruck), dem Zustand der **prä- und postkapillaren Sphinkteren** und den **Fließeigenschaften** des Blutes abhängig.

◎ C-1.37	Mediatorkaskaden im Schock (mod. n. Meßmer u. Mitarb.)	◎ C-1.37

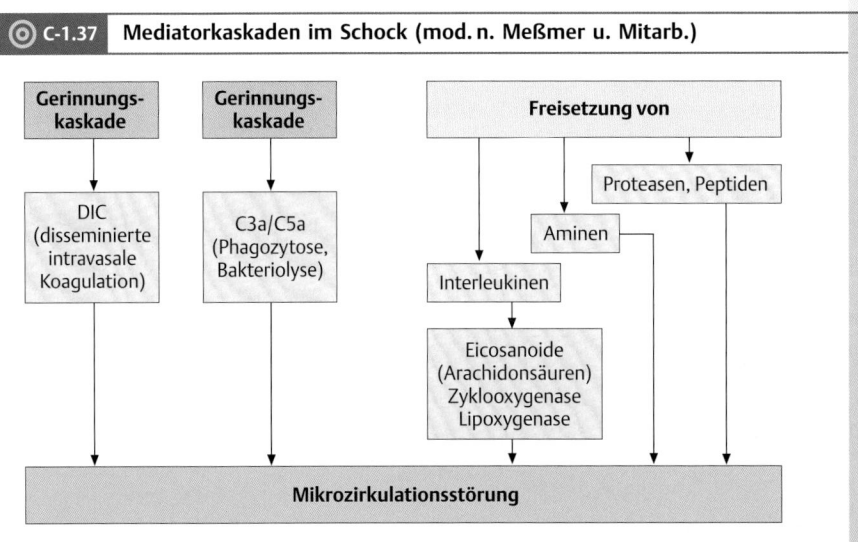

Der venoläre Abschnitt hingegen bildet einen bedeutenden Teil des intravasalen Volumenreservoirs des Körpers. In einigen Organen, z. B. dem Skelettmuskel, gibt es im Kapillarbett sog. Kurzschlussgefäße, die bei präkapillarer Vasokonstriktion bevorzugt perfundiert werden (arteriovenöse Shuntdurchblutung). Die Mikrozirkulation ist vom **Perfusionsdruckgradienten** (= Einstromdruck – Ausstromdruck), dem Zustand der **prä- und postkapillaren Sphinkteren** und den **Fließeigenschaften** des Blutes abhängig.

Im Schock kommt es zunächst infolge des gesteigerten Sympathikotonus und durch vermehrt zirkulierende endogene Katecholamine zu einer **Kontraktion prä- und postkapillarer Sphinkteren** mit **Abnahme der Kapillardurchblutung** in den meisten Organen. Aufgrund fehlender bzw. nur geringer alpha-Rezeptorendichte sind Herz und Gehirn hiervon ausgenommen, so dass eine Blutumverteilung zugunsten dieser Organe stattfinden kann (phylogenetischer Schutzmechanismus).

Durch die in dieser Phase entstehende Gewebehypoxie kommt es zur Aktivierung der anaeroben Glykolyse, die aber wegen der verringerten ATP-Bildung nur einen Teil der erforderlichen Energie zur Erhaltung der betreffenden Organfunktionen zur Verfügung stellen kann. Das dabei anfallende Laktat bewirkt eine zunehmende **Laktazidose**. Die bei anhaltender Gewebehypoxie fortschreitende Gewebsazidose führt nun zu einer Dilatation der präkapillaren Sphinkteren in den Gebieten mit gedrosselter Durchblutung, während die postkapillare Vasokonstriktion infolge morphologischer Veränderungen bestehen bleibt (**schockspezifische Vasomotion**; Abb. **C-1.38**). Hierdurch kommt es im Bereich der Kapillaren zur Flüssigkeitssequestrierung in das Interstitium, Erhöhung des Hämatokritwertes und der Viskosität des kapillaren Blutes sowie Aktivierung der intravasalen Gerinnung und damit zur weiteren Reduktion des venösen Rückstromes. Die **Hypovolämie** wird somit im Sinne eines Circulus vitiosus verstärkt (Abb. **C-1.39**).

Vom Schockgeschehen sind alle Organe, auch ZNS und Herz, in unterschiedlicher Ausprägung betroffen. **Schockorgane** im eigentlichen Sinne sind jedoch:

- In den **Nieren** sistiert durch die Abnahme des Herzzeitvolumens und die durch endogene Katecholamine bedingte Vasokonstriktion die Urinproduktion („Niere im Schock"). Ein akutes Nierenversagen („Schockniere") ist die Folge, wenn es nicht gelingt, den Pathomechanismus therapeutisch zu durchbrechen (s. S. 521). Eine Vasokonstriktion mit Minderperfusion der Nierenrinde kann auch nach Wiederherstellen eines suffizienten Kreislaufes bestehen bleiben, so dass eine frühzeitige, „aggressive" Therapie besonders wichtig ist.

Seitenspalte:

Im Schock kommt es zunächst zu einer **Kontraktion prä- und postkapillarer Sphinkteren** mit **Abnahme der Kapillardurchblutung** in den meisten Organen.

Die bei anhaltender Gewebehypoxie fortschreitende Gewebsazidose (**Laktazidose**) führt zu einer Dilatation der präkapillaren Sphinkteren, während die postkapillare Vasokonstriktion infolge morphologischer Veränderungen bestehen bleibt (**schockspezifische Vasomotion**; Abb. **C-1.38**). Hierdurch kommt es im Bereich der Kapillaren zur Flüssigkeitssequestrierung in das Interstitium, Erhöhung des Hämatokritwertes und der Viskosität des kapillaren Blutes sowie Aktivierung der intravasalen Gerinnung und damit zur weiteren Reduktion des venösen Rückstromes. Die **Hypovolämie** wird somit im Sinne eines Circulus vitiosus verstärkt (Abb. **C-1.39**).

Vom Schockgeschehen sind alle Organe, auch ZNS und Herz, in unterschiedlicher Ausprägung betroffen. **Schockorgane** im eigentlichen Sinne sind:

- **Nieren:** Hier sistiert die Urinproduktion, es droht ein akutes Nierenversagen.

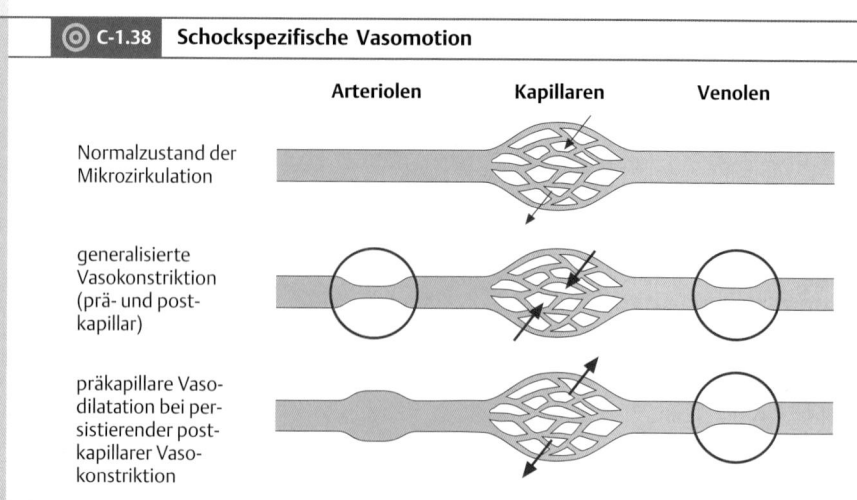

⊙ **C-1.38** Schockspezifische Vasomotion

| | Arteriolen | Kapillaren | Venolen |

Normalzustand der Mikrozirkulation

generalisierte Vasokonstriktion (prä- und postkapillar)

präkapillare Vasodilatation bei persistierender postkapillarer Vasokonstriktion

C-1.39

C-1.39 Entwicklung des Circulus vitiosus beim Schock (nach Meßmer)

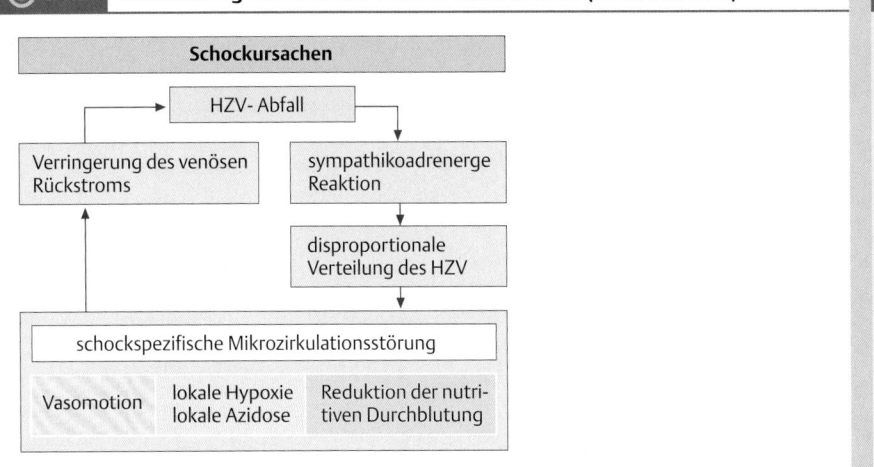

- In der **Lunge** spielen eine Reihe von Faktoren eine Rolle, die einzeln oder in Kombination zum akuten Lungenversagen (ARDS; s. S. 477) führen können. In der Hauptsache sind dies eine durch die Hypoperfusion bedingte Leukozytenansammlung und -stase mit nachfolgender Freisetzung von Enzymen, die zur Endothelschädigung führen, und Bildung vasoaktiver Substanzen. Dadurch entstehen Störungen des Ventilations-/Perfusionsverhältnisses mit Zunahme des intrapulmonalen Rechts-links-Shunts und eine Verminderung der Lungencompliance.
- Die **Leber** reagiert im Schock mit einer zunächst reversiblen Funktionseinschränkung, einem Anstieg der Enzyme und Cholestase. Erst im irreversiblen Schock kann es zu einem akuten Leberversagen (s. S. 541) kommen.
- Das **Intestinum** wird im Schockzustand atonisch, Flüssigkeit kann vermehrt in das Darmlumen sequestriert werden und so die Hypovolämie verstärken.
- Das **ZNS** kann bei Perfusionsdrücken, die unterhalb der Autoregulationsschwelle (CPP < 50 mmHg) liegen, im Sinne einer zerebralen Ischämie betroffen sein. Hierbei sind die phylogenetisch jüngeren Anteile wie der Kortex aufgrund des höheren Sauerstoffbedarfs ischämieanfälliger als ältere Strukturen, wie z. B. der Hirnstamm. Die Störungen reichen von Verwirrtheit und Unruhe über Bewusstseinstrübung bis hin zum Koma.
- Das **Herz** kann beim primären Pumpversagen selbst Ursache für einen Schock sein, aber auch im Rahmen der anderen Schockformen sekundär betroffen sein, so dass sich dann zusätzlich eine myokardiale Insuffizienz entwickelt.

Einzelformen des Schocks

Hypovolämischer Schock
Der hypovolämische Schock ist die **häufigste Schockform** und hat seine Ursache in einer Reduktion des zirkulierenden Blutvolumens durch Verluste von Blut, Plasma oder Wasser und Elektrolyten:
- **Blutverluste** bei Traumata, operativen Eingriffen oder schweren Blutungen anderer Genese sind die Ursachen des sog. hämorrhagischen Schocks.
- **Plasmaverluste** entstehen durch ausgedehnte Verbrennungen, Exsudation über großen Wundflächen oder bei exsudativer Pankreatitis.
- **Wasser- und Elektrolytverluste** sind die Folge von Flüssigkeitssequestrierung in das Darmlumen bei akutem Abdomen, von polyurischen Nierenerkrankungen, Diarrhöen und massivem Erbrechen.

- **Lunge:** Es kann zum akuten Lungenversagen kommen.

- Die **Leber** reagiert im Schock mit einer reversiblen Funktionseinschränkung, es droht ein akutes Leberversagen.

- **Intestinum:** Durch Flüssigkeitssequestration ins Darmlumen wird die Hypovolämie verstärkt.

- Das **ZNS** kann bei Perfusionsdrücken, die unterhalb der Autoregulationsschwelle (CPP < 50 mmHg) liegen, im Sinne einer zerebralen Ischämie betroffen sein.

- Das **Herz** kann primär Ursache des Schocks sein, aber auch sekundär betroffen sein.

Einzelformen des Schocks

Hypovolämischer Schock
Der hypovolämische Schock ist die **häufigste Schockform** und hat seine Ursache in einer Reduktion des zirkulierenden Blutvolumens durch **Verlust** von **Blut**, **Plasma** oder **Wasser** und **Elektrolyten**.

Kardiogener Schock

Kennzeichen des kardiogenen Schocks ist eine **ungenügende Pumpfunktion** des Herzens mit primär erniedrigtem Herzzeitvolumen.

Ursachen des kardiogenen Schocks:
- Myokardinfarkt
- Herzrhythmusstörungen
- Herztamponade
- Lungenembolie
- dekompensierte Herzvitien
- dekompensierte Kardiomyopathie
- Spannungspneumothorax.

Septisch-toxischer Schock

Der septisch-toxische Schock entsteht durch **Einschwemmung von Mikroorganismen** bzw. **deren Toxinen** oder **Toxinen allgemein.** Er führt anfangs häufig zu einem hyperdynamen Schocksyndrom.

Anaphylaktischer Schock

Beim anaphylaktischen Schock kommt es zu einer sofortigen **Interaktion** von in den Organismus gelangten **Antigenen und zirkulierenden Antikörpern.**
Eine Kreislaufreaktion im Sinne eines hypodynamen Schocksyndroms kann im ungünstigsten Fall innerhalb weniger Minuten zustande kommen.

Neurogener Schock

Der neurogene Schock entsteht durch **Störungen der zentralen Gefäßregulation** (Ausfall der sympathischen Gefäßinnervation), entweder auf Hirnstammebene oder im spinalen Bereich.

Endokriner und metabolischer Schock

Dazu gehören diabetisches Koma, Thyreotoxikose, akute Nebennierenrindeninsuffizienz und Leber- und Nierenversagen.

Kardiogener Schock

Kennzeichen des kardiogenen Schocks ist eine **ungenügende Pumpfunktion** des Herzens mit primär erniedrigtem Herzzeitvolumen. Ursachen hierfür sind sowohl Krankheitsbilder, die das Myokard betreffen, als auch solche, die die Herzfüllung oder den Auswurf behindern.

Ursachen des kardiogenen Schocks:
- Myokardinfarkt
- Herzrhythmusstörungen
- Herztamponade
- Lungenembolie
- dekompensierte Herzvitien
- dekompensierte Kardiomyopathie
- Spannungspneumothorax.

Septisch-toxischer Schock

Der septisch-toxische Schock entsteht durch **Einschwemmung von Mikroorganismen** (gramnegative oder -positive Bakterien, seltener Pilze und Viren) bzw. **deren Toxinen** oder **Toxinen allgemein**. Er wird primär im Bereich der Mikrozirkulation ausgelöst und führt durch Abnahme des peripheren Widerstandes initial häufig zu einem hyperdynamen Schocksyndrom. Wenn aus der durch Mediatoren induzierten gesteigerten Kapillarpermeabilität eine absolute Hypovolämie resultiert, sind die Voraussetzungen für den Eintritt in die hypodyname Phase geschaffen.

Anaphylaktischer Schock

Beim anaphylaktischen Schock kommt es zu einer sofortigen **Interaktion** von in den Organismus gelangten **Antigenen und zirkulierenden Antikörpern**. Hierdurch werden vasoaktive Mediatorsubstanzen wie Histamin, Serotonin und Leukotriene freigesetzt, die auf die Gefäßmuskulatur wirken und die Kapillarpermeabilität steigern. Dadurch entstehen ein periphervasales Versagen und Flüssigkeitsverschiebungen in den Extrazellulärraum. Eine Kreislaufreaktion im Sinne eines hypodynamen Schocksyndroms kann dabei in unterschiedlicher Geschwindigkeit im ungünstigsten Fall innerhalb weniger Minuten zustande kommen. Durch Präzipitate aus Proteinen und Blutzellen verstopft das Kapillarsystem, in allen Organen staut sich Blut. Hierdurch entstehen **diapedetische Hämorrhagien**, interstitielle und zelluläre **Ödeme** mit möglichen Funktionseinschränkungen insbesondere von Nieren und Leber. Durch Verlegung der pulmonalen Mirkozirkulation steigt der pulmonale Gefäßwiderstand, durch Vorlastreduktion und Rechtsherzdekompensation sinkt die Koronarperfusion. Es entwickeln sich eine **respiratorische und kardiale Insuffizienz**. Das Vollbild des anaphylaktischen Schocks entspricht somit einem **Multiorganversagen**.

Neurogener Schock

Der neurogene Schock entsteht durch **Störungen der zentralen Gefäßregulation**, entweder auf Hirnstammebene wie beim Schädel-Hirn-Trauma oder im spinalen Bereich wie beim akuten Querschnitt. Dabei kann durch Ausfall der sympathischen Gefäßinnervation und daraus resultierender peripherer Vasodilatation der venöse Rückstrom und damit das HZV so massiv erniedrigt sein, dass ein Schockzustand ausgelöst wird.

Endokriner und metabolischer Schock

Endokrine Krisen wie diabetisches Koma, Thyreotoxikose oder akute Nebennierenrindeninsuffizienz können ebenfalls zu einem Schocksyndrom führen. Auch metabolische Entgleisungen bei Leber- und Nierenversagen können Ursache für die Entwicklung eines Schockgeschehens sein.

Symptomatik und Diagnostik des Schocks

Die Diagnose des Schocks kann mittels Anamnese und klinischer Symptome gestellt werden. Zusätzlich ist die engmaschige Erfassung und Registrierung von verschiedenen Messdaten, das sog. **Monitoring**, für Diagnose, Therapie und Verlauf von entscheidender Bedeutung. Die makrohämodynamischen Parameter alleine reichen zur Beurteilung der Schwere und der Prognose eines Schockzustandes nicht aus, sondern müssen durch klinische und laborchemische Befunde ergänzt werden.

Allgemeine Symptomatik des Schocks

Die **Klinik** des hypodynamen Schocksyndroms spiegelt die gestörte Makro- und Mikrozirkulation mit gesteigertem Sympathikotonus und verminderter Organdurchblutung wider:

Durch die gestörte **Makrozirkulation** entstehen Tachykardie, Tachypnoe und arterielle Hypotonie (systolischer Blutdruck < 80–90 mmHg oder unter 30–40 % des Ausgangsniveaus; Mitteldruck < 50 mmHg; verringerte Blutdruckamplitude) und ein schwach gefüllter Puls. Dabei ist es wichtig zu wissen, dass die Hypotonie kein Frühzeichen für einen Schock ist. Dieser beginnt bereits, bevor der Blutdruck kritisch abgefallen ist! Der Patient hat ferner eine kalte, blasszyanotische und schweißbedeckte Haut sowie eine schlechte Venenfüllung. Störungen der **Mikrozirkulation** lassen sich an Oligurie (Urinproduktion < 20 ml/h) und einer verlängerten Kapillarfüllungszeit erkennen (Fingernagelprobe: nach Druck auf einen Fingernagel füllen sich die Kapillaren normalerweise sofort, im Schock nur verzögert). Außerdem treten Bewusstseinsstörungen wie Verwirrtheit und Unruhe auf.

Nichtinvasives Monitoring bei Schock

Die **Herzfrequenz** ist bei fast allen Schockformen durch die sympathoadrenerge Reaktion des Organismus erhöht. Im hypovolämischen Schock wurde das Ausmaß der Tachykardie zusammen mit dem systolischen Blutdruck als sog. Schockindex (Herzfrequenz geteilt durch systolischen Druckwert) zur Abschätzung der Schockausprägung herangezogen. Dieser Index sollte aber wegen seiner geringen prognostischen Aussagekraft **nicht** mehr verwendet werden.

Die kontinuierliche Registrierung des **EKG** gibt Auskunft über kardiale Störungen wie Arrhythmien, Myokardischämien sowie Lokalisation und Ausdehnung von Myokardinfarkten.

Die **Urinausscheidung** gibt wichtige Hinweise auf die Nierenfunktion im Schock und sollte stündlich gemessen werden, damit einem akuten Nierenversagen rechtzeitig therapeutisch begegnet werden kann.

Die Messung der **Temperatur** gehört zu den Routinemaßnahmen. Die Differenz zwischen Haut- und Rektaltemperatur, die normalerweise 0,4–0,6°C beträgt, kann im Schock bei Vasokonstriktion und schlechter peripherer Durchblutung bis auf über 1°C ansteigen.

Invasives Monitoring bei Schock

Arterieller Blutdruck: Da die nichtinvasive Messung bei niedrigen Blutdruckwerten im Schock nur bedingt durchführbar ist, sollte die invasive Messung nach Kanülierung einer Arterie bevorzugt werden. Neben der Registrierung der Messwerte und Beurteilung der Druckkurve besteht dabei die Möglichkeit zur Bestimmung der arteriellen Blutgase.

Zentraler Venendruck (ZVD): Der ZVD wird über einen zentralvenösen Katheter ermittelt und gestattet eine grobe Abschätzung der Volumensituation des Patienten, wobei im Schock die physiologische Korrelation von Blutvolumen und ZVD aufgrund einer ausgeprägten Venokonstriktion aufgehoben sein kann.

Pulmonalarterieller Druck (PAP): Bei schweren Schockformen kann die Messung der Pulmonalisdrücke wertvolle Hinweise liefern. Gemessen werden sie mit Hilfe eines über das rechte Herz in die Pulmonalarterie eingeschwemmten

Symptomatik und Diagnostik des Schocks

Neben Anamnese und klinischer Untersuchung ist die engmaschige Erfassung und Registrierung von verschiedenen Messdaten, das sog. Monitoring, für Diagnose, Therapie und Verlauf von entscheidender Bedeutung.

Allgemeine Symptomatik des Schocks

Die **Klinik** des hypodynamen Schocksyndroms spiegelt die gestörte Makro- und Mikrozirkulation wider. Gestörte **Makrozirkulation:** Tachykardie, Tachypnoe, arterielle Hypotonie, schwach gefüllter Puls, kalt-schweißige, blasse Haut, schlechte Venenfüllung.
Störungen der **Mikrozirkulation:**
- Oligurie (Urinproduktion unter 20 ml/h)
- verlängerte Kapillarfüllungszeit (Fingernagelprobe)
- Bewusstseinsstörungen (Verwirrtheit und Unruhe).

Nichtinvasives Monitoring bei Schock
Dazu gehören die Messung der **Herzfrequenz**,

die kontinuierliche Registrierung des **EKG**,

die Messung der stündlichen **Urinausscheidung** und

die Messung der **Temperatur**.

Invasives Monitoring bei Schock
- arterieller Blutdruck

- zentraler Venendruck (ZVD)

- pulmonalarterieller Druck (PAP)
- pulmonal-kapillarer Verschlussdruck (PCWP oder „Wedge"-Druck)
- Herzzeitvolumen.

Mit diesen hämodynamischen Parametern sowie der Blutgasanalyse arterieller und gemischtvenöser Proben kann man außerdem die **arteriovenöse Sauerstoffgehaltsdifferenz** (avDO$_2$), den **Gesamtsauerstoffverbrauch** (VO$_2$), den **systemischen Gefäßwiderstand** (SVR) und **Lungengefäßwiderstand** (PVR) errechnen.

Laborchemische Messgrößen bei Schock
Laborchemisch wichtig sind **arterielle Blutgasanalysen**, weitere wichtige Parameter sind **Hämoglobingehalt** und **Hämatokrit** des Blutes sowie **Serumelektrolyte, Kreatinin, Harnstoff** und **Leberenzyme**, die Bestimmung von **Laktat** und die engmaschige Kontrolle der **Gerinnung** wichtige Messgrößen im Verlauf des Schockgeschehens.

Differenzialdiagnostisch können die einzelnen Schockformen anhand anamnestischer Daten und klinischer Symptomatologie unterschieden werden.

Spezielle Schockformen

Hypovolämischer Schock:
- **Abfall** von arteriellem Blutdruck, HZV, ZVD, PAP und PCWP
- **Anstieg** von Herzfrequenz, SVR, PVR und avDO$_2$.

Kardiogener Schock:
- **Abfall** von arteriellem Blutdruck und HZV sowie einem
- **Anstieg** von PAP, PCWP, SVR (häufig), PVR und avDO$_2$.

Die Herzfrequenz ist in der Regel erhöht, es sei denn, es liegt eine bradykarde Rhythmusstörung als Schockursache zugrunde.

Septisch-toxischer Schock:
Hyperdyname Schockphase:
- **Abfall** von SVR, ZVD, PCWP und avDO$_2$ (häufig)
- **Anstieg** von Herzfrequenz, HZV, PAP und SVR.

Hypodynames Stadium:
- **Abfall** von arteriellem Blutdruck, HZV und PCWP
- **Anstieg** von Herzfrequenz, PAP, SVR, PVR und avDO$_2$.

Swan-Ganz-Ballonkatheters. Mit diesem Katheter ist auch die Bestimmung des **pulmonal-kapillaren Verschlussdruckes** (**PCWP oder „Wedge"-Druck**) und des **Herzzeitvolumens** mittels der Thermodilutionstechnik möglich. Der pulmonal-arterielle Mitteldruck ist bei einer Widerstandserhöhung in der Pulmonalisstrombahn, z. B. bei Lungenembolie, oder als Folge einer Linksherzinsuffizienz sowie bei beginnendem Lungenversagen erhöht, bei Volumenmangel hingegen erniedrigt. Der pulmonalkapillare Verschlussdruck gilt als Maß für die Vorlast des linken Ventrikels und damit für die Beurteilung der Linksherzfunktion. Er ist für die Erfassung der Volumensituation besser geeignet als ZVD und PAP.
Mit Hilfe arterieller und gemischtvenöser Blutgasanalysen lässt sich die **arterio-venöse Sauerstoffgehaltsdifferenz** (**avDO$_2$**) berechnen, und über das Fick'sche Prinzip kann mit der **Gesamtsauerstoffverbrauch** (**VO$_2$**) bestimmt werden: VO$_2$ = HZV $\times$ avDO$_2$. Außerdem können aus den oben angegebenen Parametern der **systemische Gefäßwiderstand** (**SVR**) und der **Lungengefäßwiderstand** (**PVR**) errechnet werden, die eine Abschätzung der kardiovaskulären Gesamtsituation des Patienten erleichtern.

Laborchemische Messgrößen bei Schock
Laborchemisch werden arterielle **Blutgasanalysen** zur Beurteilung des Gasaustausches und des Säure-Basen-Haushaltes herangezogen, weitere wichtige Parameter sind **Hämoglobingehalt** und **Hämatokrit** des Blutes sowie **Serumelektrolyte, Kreatinin, Harnstoff** und **Leberenzyme**.
Die Bestimmung von **Laktat** gibt Auskunft über das Ausmaß der anaeroben Energiegewinnung und ist somit indirekt ein Maß für die Gewebehypoxie. Hohe Laktatwerte sind dabei als prognostisch ungünstig anzusehen.
Eine engmaschige Kontrolle der Gerinnung ist bei allen Schockformen essenziell, da es im Verlauf des Schockgeschehens zur disseminierten intravasalen **Gerinnung** mit Verbrauchskoagulopathie kommen kann (s. S. 90).
Differenzialdiagnostisch können die einzelnen Schockformen anhand anamnestischer Daten und klinischer Symptomatologie unterschieden werden.

Spezielle Schockformen

Hypovolämischer Schock: Neben der Anamnese (Unfall, Trauma, Operation) sind sichtbare äußere Blutungen ein Hinweis auf größere Blutverluste. Es kommt zu einem **Abfall** von arteriellem Blutdruck, HZV, ZVD, PAP und PCWP sowie zu einem **Anstieg** von Herzfrequenz, SVR, PVR und avDO$_2$.

Kardiogener Schock: Neben der Anamnese (vorbestehende kardiale Erkrankungen) sind retrosternale oder ausstrahlende Schmerzen Leitsymptome beim akuten Myokardinfarkt. Im kardiogenen Schock bestehen Dyspnoe, Zyanose und obere Einflussstauung. Hämodynamisch kommt es zu einem **Abfall** von arteriellem Blutdruck (< 80 mmHg systolisch) und HZV (< 2,2 l/min $\times$ m^2 KOF) sowie einem **Anstieg** von PAP, PCWP (> 22 mmHg), SVR (häufig), PVR und der avDO$_2$. Die Herzfrequenz ist in der Regel erhöht, es sei denn, es liegt eine bradykarde Rhythmusstörung als Schockursache zugrunde. Das Verhalten des ZVD ist variabel. Bei rechtsführender Herzinsuffizienz werden erhöhte, bei linksführender normale oder gar verminderte Werte gemessen.

Septisch-toxischer Schock (s. S. 518): Die Abgrenzung eines septisch-toxischen Schocks innerhalb eines septischen Krankheitsbildes ist schwierig, die Übergänge sind fließend.
In der **hyperdynamen** Schockphase (gelegentlich am Anfang eines septischen Schockgeschehens) findet man einen **Abfall** von SVR, ZVD, PCWP und avDO$_2$ (häufig) sowie einen **Anstieg** von Herzfrequenz, HZV, PAP und PVR. Der PCWP und die avDO$_2$ können auch unverändert sein oder ansteigen, der arterielle Blutdruck ist in der Frühphase oft unbeeinflusst.
Im **hypodynamen** Stadium kommt es dann zu einem **Abfall** von arteriellem Blutdruck, HZV und PCWP sowie einem **Anstieg** von Herzfrequenz, PAP, SVR, PVR und avDO$_2$.

Anaphylaktischer Schock: Die Anamnese gibt Hinweise auf den Kontakt mit allergenen Substanzen. Typisch sind das schlagartige Einsetzen von Hautrötung, Urtikaria und Bronchospasmus. Hämodynamisch findet man dann einen **Abfall** von arteriellem Blutdruck, HZV, PCWP, SVR sowie einen **Anstieg** von Herzfrequenz, PAP, PVR und $avDO_2$.

Neurogener Schock: Differenzialdiagnostisch wichtig ist die Anamnese (Schädel-Hirn-Trauma, akutes Querschnittssyndrom). Im neurogenen Schock findet man anfangs keine Anzeichen einer Störung der Mikrohämodynamik. Makrozirkulatorisch bestehen ein **Abfall** von arteriellem Blutdruck, HZV, PCWP und SVR sowie ein **Anstieg** der $avDO_2$. Die Herzfrequenz bleibt bei Hirnstammläsionen als Schockauslöser unverändert oder steigt leicht an (komplette autonome Denervierung). Bei Rückenmarksschädigung hingegen können Bradykardien auftreten (Sympathikolyse).

Therapie des Schocks

Die Therapie aller Schockformen muss darauf ausgerichtet werden, die Ursache zu beseitigen und ein für den Organismus ausreichendes Sauerstoffangebot wiederherzustellen und zu erhalten. Dies kann durch Normalisierung von Makro- und Mikrozirkulation erreicht werden. Wichtig ist ein möglichst frühzeitiger Therapiebeginn, damit irreversible Störungen der Mikrozirkulation und damit ein Organversagen verhindert werden können. Neben allgemeinen Maßnahmen wie **Lagerung**, **Ruhigstellung** und **Schmerzbekämpfung** steht bei allen Schockformen mit Ausnahme des kardiogenen Schocks die Gabe von **Volumen** im Vordergrund. Kolloidale Volumenersatzmittel bzw. kristalloide Infusionen sollten in ausreichender Menge verabreicht werden. Die Gabe von **Katecholaminen** wird in vielen Fällen zur Kreislaufunterstützung notwendig sein. Wenn es durch Sauerstoffgabe (6–8 l/min) allein nicht gelingt, für eine adäquate Oxygenierung zu sorgen ($PaO_2 > 90$ mmHg, $SaO_2 > 95\%$), werden die endotracheale **Intubation und Beatmung** erforderlich. Um einer Hypoxie entgegenzuwirken, sind Patienten im Schock mit einem FiO_2 von 1,0 kontrolliert zu beatmen. In der Regel wird ein PEEP von 5 cm H_2O gewählt. Eine Erhöhung der FiO_2 von 0,21 auf 1,0 führt zu einem Anstieg des gelösten Sauerstoffs von 0,3 auf 2,3 ml/dl was beim normalgewichtigen Erwachsenen in etwa der Gabe von 2 Erythrozytenkonzentraten gleichkommt.

Wenn möglich muss die Auskühlung verhindert werden, da bei Absinken der Körpertemperatur mit Gerinnungstörungen und Herzrhythmusstörungen zu rechnen ist.

▶ **Merke:** Leistungsfähige Gefäßzugänge sind Voraussetzung einer suffizienten Volumenzufuhr.

Kristalloide Lösungen

▶ **Definition:** Kristalloide Lösungen sind **Elektrolytlösungen**.

Kristalloide Lösungen verteilen sich schnell zwischen Intravasalraum und Interstitium, weil sie keine Makromoleküle enthalten und deshalb nicht zum kolloidosmotischen Druck (KOD) beitragen. Ihr **intravasaler Volumeneffekt** ist **gering**, nur rund 25 % bleiben intravasal. Somit wird im Vergleich zum Plasmaverlust die vierfache Menge an Infusionslösung benötigt. Hinzu kommt, dass es durch die einsetzende Verdünnung zu einer weiteren Abnahme des KOD kommt.

Werden große Mengen an bikarbonatfreien Lösungen infundiert, kommt es zur Dilutions-Azidose. Bei bikarbonathaltigen Lösungen besteht das Problem, dass sie nicht langfristig galenisch haltbar zu machen sind, deshalb wurden immer Lösungen mit Lactat (z. B. Ringer-Lactat) eingesetzt. Beim Schockpatienten mit Lactatazidose soll Ringer-Lactat nicht benutzt werden, da die Metabolisierung

---

Anaphylaktischer Schock:
- **Abfall** von arteriellem Blutdruck, HZV, PCWP, SVR
- **Anstieg** von Herzfrequenz, PAP, PVR und $avDO_2$.

Neurogener Schock:
- **Abfall** von arteriellem Blutdruck, HZV, PCWP und SVR
- **Anstieg** der $avDO_2$
- Herzfrequenz: unverändert oder leicht erhöht bei Hirnstammläsion; Bradykardie bei RM-Läsion.

Therapie des Schocks

Neben allgemeinen Maßnahmen wie **Lagerung**, **Ruhigstellung** und **Schmerzbekämpfung** steht bei allen **Schockformen** mit Ausnahme des kardiogenen Schocks die Gabe von Volumen im Vordergrund. Die Gabe von **Katecholaminen** wird in vielen Fällen zur Kreislaufunterstützung notwendig sein. Wenn es durch Sauerstoffgabe (6–8 l/min) allein nicht gelingt, für eine adäquate Oxygenierung zu sorgen ($PaO_2 > 90$ mmHg, $SaO_2 > 95\%$), werden die endotracheale **Intubation** und kontrollierte **Beatmung** mit einem FiO_2 von 1,0 erforderlich.

◀ **Merke**

Kristalloide Lösungen

◀ **Definition**

des Lactats noch weiteren energetischen Aufwand nach sich zieht, der ja in der Schocksituation unerwünscht ist.

► Merke

> ► **Merke:** Laktathaltige Lösungen erhöhen den Sauerstoffverbrauch! Es sollen isotone Vollelektrolytlösungen benutzt werden!

Kolloidale Lösungen

Kolloidale Lösungen

► Definition

> ► **Definition:** Dabei handelt es sich um onkotisch wirksame Lösungen, die einen schnellen Volumenersatz bei akuten Flüssigkeitsverlusten ermöglichen.

In Deutschland sind **Gelatine-**, **Dextran-** und **Hydroxyethylstärke (HES)-Lösungen** als künstliche Kolloide im Einsatz (s. S. 70). Alle Kolloide können Unverträglichkeitsreaktionen auslösen, es bestehen aber keine wegweisenden Unterschiede zwischen den Substanzgruppen.
Neben dem intravasalen Volumenmangel ist auch von einem interstitiellen Volumenmangel durch Abstrom von interstitieller Flüssigkeit auszugehen. Häufig wird darum empfohlen initial den Volumenmangel mit kolloidalen Lösungen aufzufüllen und dann kristalloide und kolloidale Lösungen im Verhältnis 1:1 einzusetzen.

Hyperosmolar-hyperonkotische Lösungen: Sie enthalten neben einer **hohen NaCl-Konzentration** (7,2–7,5 %) auch ein **Kolloid**, HES oder Dextran. In Deutschland sind derzeit zwei Infusionslösungen verfügbar, deren Wirkprinzip in der schnellen Mobilisierung von Flüssigkeit aus dem Interstitium, den korpuskulären Blutanteilen und dem Gefäßendothel liegt. Die initiale Verbesserung der Mikro- und Makrozirkulation muss zusätzlich durch die Gabe einer Vollelektrolytlösung stabilisiert werden.

Therapie des hypovolämischen Schocks
Beim hämorrhagischen Schock besteht die grundsätzliche Therapie in der Wiederherstellung eines **ausreichenden zirkulierenden Blutvolumens**.
Die Analgesie hat einen hohen Stellenwert. O₂ sollte immer zugeführt werden.

Therapie des hypovolämischen Schocks
Beim hämorrhagischen Schock besteht die grundsätzliche Therapie in der Wiederherstellung eines **ausreichenden zirkulierenden Blutvolumens** unter **Inkaufnahme** einer **Dilution** der **vorhandenen Blutbestandteile** durch kolloidale und kristalloide Lösungen. Prinzipiell können **Verluste bis zu 30 %** des Blutvolumens durch alleinige **Zufuhr kolloidaler und kristalloider Lösungen ersetzt** werden. Dazu gehört als erste Maßnahme die Blutstillung äußerlich sichtbarer Blutungen und die Autotransfusion durch Hochlagern der Beine, frühzeitiger und konsequenter Volumenersatz mit Kolloiden, Erythrozytenkonzentraten, Frischplasma und wenn nötig gezielter Substitution von Gerinnungsfaktoren (s. S. 68, S. 74, und S. 81). Auch bei den anderen hypovolämischen Schockformen steht immer die Volumentherapie an erster Stelle. Die Analgesie hat einen hohen Stellenwert zur Reduzierung des Sauerstoffverbrauches und Minderung der sympathoadrenergen Gegenregulation. Sauerstoff sollte zur besseren Oxygenierung immer zugeführt werden. Intubation und Beatmung können häufig schon in der Initialphase indiziert sein.

Therapie des kardiogenen Schocks
Hier muss die **Pumpfunktion des Herzens** wiederhergestellt bzw. unterstützt werden durch:
- Gabe von positiv inotropen Medikamenten
- Senkung überhöhter enddiastolischer Füllungsdrücke
- Verminderung der linksventrikulären Nachlast
- ggf. temporäre mechanische Kreislaufunterstützung (IABP)
- Antiarrhythmika

Therapie des kardiogenen Schocks
Hier muss die **Pumpfunktion des Herzens** wiederhergestellt bzw. unterstützt werden. Dies geschieht durch Gabe von **positiv inotropen Medikamenten** (Katecholamine wie Dobutamin und Adrenalin) und durch **Senkung überhöhter enddiastolischer Füllungsdrücke** beim Myokardinfarkt und akuter Linksherzdekompensation mit Hilfe von Nitroglycerin. Zur **Verminderung** der **linksventrikulären Nachlast** und damit zur Steigerung des Schlagvolumens können Phosphodiesterasehemmer oder Vasodilatatoren wie Natrium-Nitroprussid und Dihydralazin erforderlich werden. Wichtig sind ausreichende Analgesie und Sedierung, Sauerstofftherapie, ggf. Intubation und Beatmung. Die Volumengabe muss bei Bedarf vorsichtig erfolgen und sollte am besten unter Kontrolle des PCWP durchgeführt werden. In schweren Fällen eines kardiogenen

Schocks kann eine **temporäre mechanische Kreislaufunterstützung** (IABP; s. S. 509) hilfreich sein. Die symptomatische Gabe von **Antiarrhythmika** ist bei Rhythmusstörungen indiziert, die auf eine kausale Therapie nicht ansprechen bzw. bei denen eine solche nicht durchführbar ist. Die prophylaktische Gabe von Lidocain beim Myokardinfarkt wird heutzutage abgelehnt. Eine **Thrombolyse** ist beim akuten Myokardinfarkt in den ersten Stunden danach häufig erfolgreich. Bei Zuständen wie Pneumothorax und Perikardtamponade, die die Füllung des Herzens beeinträchtigen, stehen **Entlastungspunktionen** an erster Stelle.

- Thrombolyse beim akuten Myokardinfarkt
- Entlastungspunktion bei Pneumothorax und Perikardtamponade.

Therapie des septischen Schocks
Die symptomatische Therapie besteht in der Gabe von Volumen und Katecholaminen (Noradrenalin bei niedrigem SVR) zur Kreislaufunterstützung. Notwendig sind ferner eine Sauerstofftherapie sowie ggf. Intubation und Beatmung. Eine niedrigdosierte Glukokortikoidgabe kann sinnvoll sein, um das kapillare Leck und damit die Flüssigkeitssequestrierung in das Gewebe zu vermindern sowie die Ansprechbarkeit auf Katecholamine zu verbessern. Die kausale Behandlung umfasst nach initialer Stabilisierung die umgehende **chirurgische** Beseitigung des septischen Herdes und eine primär „breite" **Antibiotikatherapie**, die im Verlauf möglichst gezielt nach mikrobiologischem Erregernachweis (Abstriche, Blutkultur) erfolgen sollte.

Therapie des anaphylaktischen Schocks
Die **Unterbrechung der Antigenexposition** muss sofort erfolgen. Autotransfusion durch Hochlagern der Beine sowie die großzügige und schnelle Infusion von kolloidalen Volumenersatzmitteln sind als weitere Maßnahme notwendig. Außerdem ist die umgehende Gabe von Adrenalin und hochdosierten Glukokortikoiden sowie von H_1- und H_2-Blockern indiziert. Auch hier ist eine Therapie mit Sauerstoff sowie ggf. Intubation und Beatmung erforderlich.

Therapie des neurogenen Schocks
Neben der **Behandlung der Grunderkrankung** sind kreislaufunterstützende Maßnahmen wie Volumentherapie und Gabe von Noradrenalin zur Anhebung des peripheren Gefäßwiderstands indiziert. Außerdem gehören Sauerstoffapplikation, ggf. Intubation und Beatmung zur Therapie.

▶ **Klinischer Fall.** Bei einem Verkehrsunfall wird ein 25-jähriger Motorradfahrer nach Zusammenprall mit einem Pkw durch die Luft geschleudert. Bei Eintreffen des Rettungsdienstes ist er ansprechbar und orientiert. Er klagt über Schmerzen in beiden Beinen und in der rechten Hüfte. Die körperliche Untersuchung ergibt einen stabilen Thorax, seitengleiche Belüftung mit vesikulärem Atemgeräusch, weiches Abdomen ohne Abwehrspannung, Beckenkompressionsschmerz, abnorme Stellung des rechten Oberschenkels und Krepitation im linken Oberschenkel. Der neurologische Status ist insgesamt unauffällig. Der mittels Manschette gemessene Blutdruck beträgt 100/60 mmHg, der Puls ist 110/min. Der Patient ist leicht kaltschweißig und blass. Bis zum Eintreffen in der Klinik ca. ein halbe Stunde später werden je 1000 ml Ringerlaktat und Rheohes® infundiert. Der Blutdruck beträgt bei Aufnahme 120/80 mmHg, der Puls 95/min. Der Hämoglobingehalt wird mit 8,2 g/dl gemessen.
Konsequenz: Bereits die klinische Untersuchung ergibt den Verdacht auf Frakturen im Bereich beider Beine mit möglicher Beckenbeteiligung. Hier muss sofort an die Möglichkeit größerer Einblutungen gedacht werden. Zusätzlich ist der Patient tachykard, zentralisiert und blass. Er befindet sich im Zustand des kompensierten hämorrhagischen Schocks. Durch adäquate Volumensubstitution kann in dieser Phase die Hämodynamik stabilisiert und eine Dekompensation des Schocks verhindert werden. Dieses Beispiel zeigt, dass bei polytraumatisierten Patienten ein (okkulter) Volumenmangel bzw. Blutverlust nicht unterschätzt werden darf (s. S. 571, Abb. **C-1.52**) und wie wichtig eine rechtzeitige, bereits präklinisch begonnene „aggressive" Volumentherapie ist, die alsbald durch die Gabe von Sauerstoffträgern unterstützt werden muss!

1.1.8 Akutes Nierenversagen (ANV)

Physiologische Nierenfunktion

1.1.8 Akutes Nierenversagen (ANV)

Physiologische Nierenfunktion

Die Nieren erfüllen folgende **exkretorische** und **inkretorische Aufgaben**.

Exkretorische Funktionen:
- Regulation des Wasser-, Elektrolyt- und Säure-Basen-Haushaltes
- Elimination harnpflichtiger Substanzen
- Rückresorption und Kontrolle der Ausscheidung von Elektrolyten, Glukose, Aminosäuren, Bikarbonat u. a.

Inkretorische Nierenfunktionen:
- Erythropoetinbildung
- Synthese des aktiven Vitamin D
- Renin-Angiotensin-Aldosteron-System
- Kallikrein-Kinin- und Prostaglandin-System.

Exkretorische Funktionen:
- Regulation des Wasser-, Elektrolyt- und Säure-Basen-Haushaltes
- Elimination harnpflichtiger Substanzen (Harnstoff, Kreatinin, Harnsäure)
- Rückresorption und Kontrolle der Ausscheidung von Elektrolyten, Glukose, Aminosäuren, Bikarbonat u. a.

Inkretorische Nierenfunktionen:
- Erythropoetinbildung ($\rightarrow$ Umwandlung von Stammzellen im Knochenmark in Proerythroblasten)
- Synthese des aktiven Vitamin D
- Renin-Angiotensin-Aldosteron-System
- Kallikrein-Kinin- und Prostaglandin-System.

Definition, Symptomatik und Epidemiologie des ANV

Definition, Symptomatik und Epidemiologie des ANV

▶ **Definition**

▶ **Definition:** Das akute Nierenversagen (ANV) ist ein klinisches Syndrom, das durch die plötzliche und meist reversible Einschränkung der exkretorischen Nierenfunktion gekennzeichnet ist und zur Kumulation von Stoffwechselprodukten und Störungen des Wasser-, Elektrolyt- und Säuren-Basen-Haushalts führt. Beim klassischen Bild kommt es zu einem akuten Anstieg des Plasmakreatinins (> 2 mg/dl $\times$ d), 1–30 Tage anhaltender Oligo-Anurie (< 400 ml/d) und nachfolgender Zwangspolyurie, die Wochen andauern kann. Das ANV betrifft oft primär gesunde Nieren.

Störungen der exkretorischen Nierenfunktionen werden in der Regel schneller manifest als inkretorische Veränderungen. Schwerwiegende Folgen exkretorischer Dysfunktion sind **Überwässerung**, **Hyperkaliämie** und **Azidose**. Sie können innerhalb von Tagen auftreten.

60 % aller Patienten erleiden heute das Vollbild des ANV.

Störungen der exkretorischen Nierenfunktion werden in der Regel schneller manifest als inkretorische Veränderungen. Schwerwiegende Folgen exkretorischer Dysfunktionen sind **Überwässerung**, **Hyperkaliämie** und **Azidose**. Sie können innerhalb von Tagen auftreten. Urämiebedingte Anämie sowie die renal bedingte Osteopathie zeigen sich erst sehr viel später und sind vor allem Zeichen der chronischen Niereninsuffizienz. Vital bedrohliche Störungen können sowohl bei akuter als auch chronischer Niereninsuffizienz auftreten.

Das akute Nierenversagen (ANV) tritt bei etwa 10–20 % aller Intensivpatienten auf. Von diesen muss etwa die Hälfte letztendlich mit einem Nierenersatzverfahren behandelt werden. Beim ANV stehen 42 % mit chirurgischen Interventionen in Zusammenhang, 14 % mit Sepsis, 11 % mit Nephrotoxinen und 14 % mit verschiedenen medizinischen Ursachen. Wichtige Einzelursache in der Intensivmedizin ist die Sepsis.

Der irreführende Begriff „akute Tubulusnekrose" als Synonym für ANV sollte heute nicht mehr benutzt werden, da das morphologische Substrat einer Nekrose von Tubulusepithelzellen nicht bei allen Formen des ANV vorhanden sein muss. Die volle Ausprägung des akuten Nierenversagens wird heute in etwa 60 % der Fälle gesehen. Eine zweite Form mit protrahiertem Anstieg des Plasmakreatinins oder primärer Poly- oder Normurie hat insbesondere bei traumatisierten, operierten und beatmeten Patienten an Häufigkeit zugenommen.

Differenzialdiagnose des ANV und klinische Einteilung

Die Differenzialdiagnose des ANV zielt auf die anatomische Lokalisation und lässt sich in 3 Gruppen einteilen:
- prärenales oder funktionelles Nierenversagen
- postrenales Nierenversagen
- organisches Nierenversagen.

Differenzialdiagnose des ANV und klinische Einteilung

Die Differenzialdiagnose zielt zunächst auf die anatomische Lokalisation der auslösenden Störungen. Hierbei können die Ursachen der akuten Oligo-Anurie in 3 Gruppen eingeteilt werden.
- **prärenales oder funktionelles Nierenversagen**
  unzureichende Nierendurchblutung, „Schockniere", toxische Nierenschädigung (z. B. Hypovolämie, Linksherzversagen, Hämolyse, Myolyse)

- **postrenales Nierenversagen**
  (Obstruktion der ableitenden Harnwege)
- **organisches Nierenversagen**
  (primär renale Erkrankungen, entzündlich oder vaskulär).

Ätiologie und Pathophysiologie des ANV

Die Ätiologie des ANV umfasst ein breites Spektrum an Grunderkrankungen. **Häufigste Ursache** ist das hämodynamisch vermittelte **ischämische ANV**, wobei die Ursachen der Ischämie vielfältig sind und zum Beispiel aus Volumenmangel jeder Genese, kardialer Insuffizienz, Sepsis und Leberversagen resultieren. Das ANV tritt fast immer im Rahmen eines **Multiorganversagens** (MOV) auf, oft infolge einer septischen Komplikation bzw. eines septischen Schocks. Die Logik der Einteilung in prä- und postrenales sowie organisches Nierenversagen konzentriert sich auf die große Bedeutung eines rigorosen Ausschlusses von prä- und postrenalen Störungen, für die es entsprechende kausale Behandlungsverfahren gibt. Diese führen oft zu einer raschen Besserung bzw. Beseitigung der Störungen, während für das akute organische Nierenversagen keine spezifischen Behandlungsverfahren zur Verfügung stehen. Nach heutiger Ansicht ist die **Pathogenese** des **ANV** nicht auf einen einzelnen Faktor, sondern größtenteils auf ein **Zusammenspiel mehrerer Faktoren** zurückzuführen.

Der initiale Triggermechanismus für das **prärenale Nierenversagen** ist meist durch verschiedenartig verursachte Änderungen der Nierendurchblutung bestimmt. Hierbei kann eine verminderte renale Durchblutung Folge von **Flüssigkeitsverlusten** (z. B. posttraumatisch) nach extern oder in den »dritten Raum« durch Ileus oder Überdosierungen von Diuretika sein. Ferner kommen im Verlauf einer Intensivbehandlung Magen- oder Darmblutungen in Frage. Häufig findet man als Ursache renaler Hypoperfusion das **Linksherzversagen**; ausgesprochen selten dagegen ist eine Perikardtamponade oder ein disseziierendes abdominelles Aortenaneurysma, das die Nierenarterien komprimiert.

Die durch unzureichende Nierendurchblutung verursachte Oligo-Anurie ist Ausdruck einer intakten tubulären Nierenfunktion, indem zur Beseitigung der Hypovolämie bzw. zur Durchblutungsverbesserung Natrium und Wasser maximal rückresorbiert werden. **Differenzialdiagnostisch** ist in 80 % der Fälle eine Abgrenzung vom organischen Nierenversagen durch laborchemische Untersuchung des Urins oder durch Testung der diuretischen Wirkung von Mannit oder Furosemid (Lasix®) möglich (Tab. **C-1.24**). Nach rascher Infusion von 100 ml einer 20 %igen Mannitlösung oder nach Gabe von 40–80 mg Furosemid sollte die Urinausscheidung mehr als 100 ml in der darauffolgenden Stunde betragen.

Das **organische Nierenversagen** (akutes Nierenversagen im engeren Sinne) entsteht als Folge einer **zirkulatorisch-ischämischen** oder **nephrotoxischen** (z. B. durch Aminoglykoside, Endotoxine, Hämolyse, Myolyse, Gewebszerfall) Schädigung. Wenn die Störung genügend lange besteht, kann prinzipiell jedes prärenale in ein organisches Nierenversagen übergehen. In ca. 10–15 % der Fälle findet sich keine Oligurie, sondern primär eine Polyurie. Beim polyurischen organischen Nierenversagen kann man von einer weniger ausgeprägten Nierenschädigung mit besserer Prognose ausgehen. Nach der eingetretenen Schädigung nimmt das ANV einen stadienhaften Verlauf mit Oligo-Anurie (im Mittel 10 Tage), Polyurie (ca. 3 Wochen) und Restitution (Monate bis 2 Jahre). Eine Reihe von **glomerulären**, **interstitiellen** und anderen **vaskulären** Nierenerkrankungen kann ebenfalls unter dem Bild eines akuten Nierenversagens verlaufen. In unklaren Fällen kann hier eine Nierenbiopsie erforderlich werden, um daraus eine spezielle Behandlung abzuleiten.

Eine plötzliche Anurie wird beim **postrenalen Nierenversagen** am häufigsten durch **Obstruktion** der ableitenden Harnwege im Bereich des Blasenausganges (Prostataadenom, Blasentumoren) beobachtet. Verlegungen der oberen Harnwege (Harnleitersteine bds., retroperitoneale Hämatome mit Ureterenkompression bds.) sind seltene Ursache einer Oligo-Anurie, da ein gleichzeitiger Verschluss beider Ureteren ungewöhnlich ist. Dennoch muss bei ungeklärter

---

Ätiologie und Pathophysiologie des ANV

Nach heutiger Ansicht ist die **Pathogenese** des **ANV** nicht auf einen einzelnen Faktor, sondern größtenteils auf ein **Zusammenspiel mehrerer Faktoren** zurückzuführen.

Prärenales Nierenversagen:
Meist oligurische Niereninsuffizienz auf dem Boden einer renalen Hypoperfusion infolge von:
- **Hypovolämie** (Blut-, Plasmaverluste)
- **Linksherzversagen.**

Differenzialdiagnostisch ist in 80 % der Fälle eine Abgrenzung vom organischen Nierenversagen durch laborchemische Untersuchung des Urins oder durch Testung der diuretischen Wirkung von Mannit oder Furosemid (Lasix®) möglich (Tab. **C-1.24**).

Organisches Nierenversagen entsteht **zirkulatorisch-ischämisch** oder **nephrotoxisch** bedingt mit stadienhaftem Verlauf. Ursächlich können sein: nephrotoxische Medikamente, Endotoxine, Hämolyse, Myolyse, Gewebszerfall. In ca. 10–15 % der Fälle tritt primär eine Polyurie auf.
Glomeruläre, **interstitielle** und andere **vaskuläre** Nierenerkrankungen können ebenfalls unter dem Bild eines ANV verlaufen.

Postrenales Nierenversagen entsteht am häufigsten durch **Obstruktion** der ableitenden Harnwege mit kompletter Anurie (kein Tropfen Urin!). Sonst Wechsel zwischen Anurie und Polyurie.

Ursachen sind Prostataadenom, Harnleitersteine bds., Blasentumoren sowie retroperitoneale Hämatome.

Oligurie ein bilateraler Verschluss der Ureteren oder ein unilateraler Verschluss bei Aplasie der kontralateralen Niere zweifelsfrei ausgeschlossen werden. Charakteristisch ist die totale Anurie (kein Tropfen!) oder ein Wechsel zwischen Anurie und Polyurie. Wenn eine Obstruktion des oberen Harnwegstraktes mittels Sonographie nicht sicher ausgeschlossen werden kann, sollte eine selektive retrograde Pyelographie durchgeführt werden.

Diagnostisches Basisprogramm bei Oligo-Anurie

Diagnostisches Basisprogramm bei Oligo-Anurie

Bei akuter Oligo-Anurie sollte man eine Reihe von Basisuntersuchungen für die differenzialdiagnostische Klärung vornehmen:

- **Stündliche Messung der Urinausscheidung**

- **Stündliche Messung der Urinausscheidung:**
  Die Diurese sollte 0,5–2 ml/min betragen.

- **Feststellung des Hydratationszustandes**

- **Feststellung des Hydratationszustandes durch:**
  klinische Untersuchung, Bilanzberechnungen der vorausgegangenen Tage, Messung des zentralen Venendruckes und des Blutdruckes.

- **Laboruntersuchungen**
  - Na$^+$, K$^+$, Kreatinin, Harnstoff, Osmolalität von Serum und Urin
  - Hb, Leukozyten
  - Amylase, Kalzium
  - Harnsäure
  - Gesamteiweiß, Elektrophorese
  - Urinstatus, -sediment, -kultur.

- **Laboruntersuchungen**
  - Natrium, Kalium, Kreatinin, Harnstoff und Osmolalität im Serum und Urin (Einordnung der Oligurie s. Tab. **C-1.24**)
  - Hämoglobin (DD: Blutungen, Hämolyse)
  - Leukozyten (DD: Sepsis, Leukämie)
  - Amylase und Kalzium (DD: Pankreatitis)
  - Harnsäure (DD: Uratnephropathie)
  - Gesamteiweiß und Elektrophorese (DD: Myelomniere)

≡ C-1.24

≡ C-1.24   **Laborbefunde zur Differenzialdiagnose des prärenalen und organischen ANV**

Parameter	*Prärenales Nierenversagen*	*Organisches Nierenversagen*
▷ U-Na$^+$ (mval/l)	< 20	> 40
▷ U-Osm (mosm/kg)	> 500	< 350
▷ U/P-Osm	> 1,3	< 1,1
▷ U/P-Harnstoff-N	< 8	< 3
▷ U/P-Krea	> 40	< 20
▷ Frakt. Na$^+$-Exkretion	< 1	> 1

FENa = fraktionelle Na$^+$-Exkretion = $\dfrac{Na_u^+ \times Cr_p}{Na_p^+ \times Cr_u \times 100}$
normal (1–3 %)

C_{Kr} = Kreatininclearance = $\dfrac{Cr_u \times V_u}{Cr_p \times min \times 100}$
normal (95–150 ml/min)

U/P-Harnstoff-N = Verhältnis Urin-/Plasma-Harnstoff-N

U/P-Osm = Verhältnis Urin-/Plasmaosmolalität

U/P-Krea = Verhältnis Urin-/Plasmakreatinin

U-Na$^+$ oder Na$_u^+$ = Natriumkonzentration im Urin (mval/l)

Na$_p^+$ = Natriumkonzentration im Plasma (mval/l)

Cr$_u$ = Kreatininkonzentration im Urin (mval/l)

Cr$_p$ = Kreatininkonzentration im Plasma (mval/l)

V$_u$ = Urinvolumen

- Urinstatus
- Urinsediment
- Urinkultur.
- **Weitere Untersuchungstechniken**
  - **Ultraschall** (zur Bestimmung der Nierengröße) **bei jedem ANV!**
  - Röntgenthorax (zur Bestimmung der Herzgröße und Diagnose einer „fluid lung")
  - selektive retrograde Pyelographie.

Überwachung der Nierenfunktion

Zur Überwachung der Nierenfunktion sind diejenigen Parameter am besten geeignet, die beim Auftreten eines ANV als erste beeinträchtigt sind, wie Urinosmolalität, Verhältnis Urin-/Serum-Osmolalität und osmolale Clearance. Die **Kreatininclearance** ist als sehr empfindliche Methode leider häufig in den Akut-Labors auf den Intensivstationen nicht jederzeit durchführbar. In Tab. **C-1.24** sind typische Laborbefunde zur **Differenzialdiagnose des prärenalen und organischen ANV** zusammengestellt. Hierzu besonders geeignet sind Parameter wie das Verhältnis von Urin- zu Plasmaosmolalität, fraktionelle Na-Exkretion und das Verhältnis von Urin- zu Plasmakreatinin.

Prophylaxe des ANV

Da eine kausale pathophysiologische Definition des klinischen Syndroms „akutes Nierenversagen" bis heute nicht vorhanden ist, gibt es ebenso wenig eine kausal-definierte Prophylaxe wie Therapie. In der klinischen Praxis haben sich jedoch die Behandlungsrichtlinien am besten bewährt, die eine schnelle und vollständige **Wiederherstellung beeinträchtigter Vitalfunktionen** wie Kreislauf, Atmung sowie die Ausschaltung toxischer bzw. infektiös-toxischer Prozesse beinhalten. Der Stabilisierung des Kreislaufs kommt hierbei eine besondere Bedeutung zu. An der Entstehung des ANV ist fast immer ein Flüssigkeitsdefizit beteiligt. Die erforderliche Infusionstherapie ist dabei u. a. auch abhängig vom **Elektrolytstatus** des Patienten.

Gerade bei der **Sepsis** kommt neben der **adäquaten Flüssigkeitssubstitution** der Wahl geeigneter Pharmaka zur Therapie des Schocks eine besondere Bedeutung zu. Die Zufuhr großer Volumenmengen, Sequestrationsprobleme, hypodyname Schockphasen oder eine Einschränkung der Nierenfunktion zwingen häufig zur Anlage eines Pulmonaliskatheters. Wenn der Patient Vasokonstriktiva benötigt, wird ein überwiegender alpha-Rezeptorenagonist wie Noradrenalin (Arterenol®) zugeführt. Wenn positive Inotropie und Chronotropie erforderlich sind, ist Adrenalin (Suprarenin®) oder ein anderer gemischter Agonist Mittel der Wahl.

Die Wahl des **Katecholamins** im Schock wird ebenso von der Wirkung der Substanz speziell auf die renale Hämodynamik beeinflusst. **Noradrenalin** allein kann im septischen Schock den systemischen Blutdruck effektiv anheben, aber um den Preis der Konstriktion der Nierenarterien. Der Zusatz von niedrig dosiertem **Dopamin** (2–4 µg/kg KG × min) zu einer Infusion von Noradrenalin in vasokonstriktorischer Dosierung (4–10 µg × min) wird nicht mehr generell empfohlen. Ferner wurde in einem Endotoxinschockmodell am Schwein demonstriert, dass die Gefäßantwort auf Vasokonstriktoren im septischen Schock 30fach abgeschwächt ist und dass Noradrenalin, Dopamin und Phenylephrin weder den Blutfluss noch die Flussverteilung zu irgendeinem Organ herabsetzen.

Am hypotensiven Patienten mit vermindertem systemischen Gefäßwiderstand kann jedes Katecholamin mit alpha-agonistischer Aktivität eingesetzt werden, um den Blutdruck anzuheben. Dopamin hat eine gut belegte Wirkung auf die renale Durchblutung, Natriurese und Diurese über eine Aktivierung der dopaminergen Rezeptoren. Dennoch konnte für Dopamin in zahlreichen Studien bis heute keine prophylaktische oder therapeutische Wirkung auf die Nierenfunktion und auf die Prognose von Patienten mit ANV nachgewiesen werden. **Eine generelle Anwendung von Dopamin ist jedenfalls nicht indiziert, auch nicht in „Nierendosis".**

- **Weitere Untersuchungstechniken**
  - Ultraschall bei jedem ANV!
  - Röntgenthorax
  - selektive retrograde Pyelographie.

Überwachung der Nierenfunktion

Die Überwachung der Nierenfunktion erfolgt durch sensitive Parameter wie Urinosmolalität und **Kreatininclearance**. Anhand typischer Parameter wie dem Verhältnis von Urin- zu Plasmaosmolalität, der fraktionellen Na-Exkretion und dem Verhältnis von Urin- zu Plasmakreatinin lässt sich ein **prärenales** vom **organischen ANV** differenzieren (Tab. **C-1.24**).

Prophylaxe des ANV

Bis heute gibt es keine sichere kausaldefinierte Prophylaxe und Therapie des ANV. Prophylaxe des ANV bedeutet: vollständige und schnelle **Wiederherstellung beeinträchtigter Vitalfunktionen** wie Kreislauf und Atmung.

Beim **septischen** Patienten müssen eine ausreichende Flüssigkeitssubstitution und gegebenenfalls eine Kreislauftherapie mit Vasokonstriktoren wie Noradrenalin (Arterenol®) erfolgen. Folgende therapeutische Richtlinien haben sich bewährt:
- ausreichende Flüssigkeitszufuhr
- Beseitigung von Elektrolytstörungen

Durch Optimierung des intravasalen Volumens und der kardialen Leistung kann ein prärenales ANV verhindert werden; bleibt die Nierenfunktion dennoch eingeschränkt, so muss ein renal bedingtes ANV angenommen werden. Im ANV ist die Autoregulation der Nierendurchblutung aufgehoben. Deshalb können rezidivierende Blutdruckabfälle neue tubuläre Ischämien auslösen.

Über **atriale natriuretische Peptide**, **Prostaglandine**, **Kalziumantagonisten**, **ACE-Hemmer**, **Betarezeptorenblocker und Adeninnukleotide** zur Prophylaxe des ANV liegen eine große Zahl tierexperimenteller Studien, aber bislang keine klinischen Erfolgsmeldungen vor.

Neben einer ausgiebigen Hydratation des Patients wird die osmotische Diurese mit **Mannit 20 %** (50–100 ml) sowie der Einsatz von **Furosemid** diskutiert. Die Empfehlung zur Gabe des osmotisch wirkenden Polyhydroxyalkohols Mannit stützt sich auf klinische Berichte. Als einzige Indikation für Mannit gilt heute die Prävention des ANV bei der Rhabdomyolyse. **Furosemid wie auch andere Schleifendiuretika** haben am Nephron einen eng umrissenen Angriffspunkt im aufsteigenden dicken Teil der Henle-Schleife sowie im distalen Tubulus. Hier blockieren sie wirkungsvoll die Resorption von NaCl und Wasser. Maßgeblich für die diuresesteigernde Wirkung von Schleifendiuretika ist daher, ob und wie viel Tubulusurin den aufsteigenden Schleifenschenkel überhaupt erreicht.

Kritische Filtratminderungen durch die oben genannten Pathomechanismen des ANV limitieren daher die Möglichkeiten der Schleifendiuretika. Durch klinische Studien konnte demnach auch kein protektiver Wert für Furosemid nachgewiesen werden. Heute werden durchaus Dosierungen bis zu 1 g/d i.v. angegeben, um so die Flüssigkeitssubstitution im Rahmen der parenteralen Ernährung bei ausgeglichener Gesamtbilanz zu ermöglichen.

Antioxidative Strategien

Nachdem in den letzten Jahren die Gewebeschädigung der Nieren durch oxidative Prozesse in den Vordergrund der Betrachtung traten, ist heute der Fokus auf die Substanzen **N-Acetylcystein** und **Selen** gerichtet. In klinischen Studien hat die Gabe von Acetylcystein zu einer Senkung des Kreatininwertes geführt. Auch gibt es Hinweise darauf, dass die Gabe von 2×600 mg/d Acetylcystein vor einer Kontrastmittelgabe z.B. anlässlich einer CT-Untersuchung den Anstieg des Serum-Kreatinins verhindert. Möglicherweise führt die Selensubstitution bei Intensivpatienten mit Sepsis zu einer Verbesserung des Krankeitsverlaufs. Bevor die Selengabe generell empfohlen werden kann, sind jedoch noch weitere Untersuchungen notwendig.

Therapie des ANV

Allgemeine Richtlinien:
- Wasserrestriktion, da sonst die Gefahr einer Überwässerung besteht (**cave:** „fluid lung"!).
- Ausgleich der Elektrolyte (auf Natrium achten!).
- Ausreichende parenterale Ernährung mit hochkonzentrierten Glukoselösungen, Aminosäuren und Fetten, wenn die orale Zufuhr von Energie nicht möglich ist.
- Der Einsatz eines **Blasenkatheters** sollte bei Oligo-Anurie trotz Infektionsgefahr zum Standardmonitoring gehören. Alternativ kann unter sterilen Kautelen die Blase alle 1–2 Tage katheterisiert werden.
- **Bei Hyperkaliämie** (> **5,5 mmol/l**) geben bewusstseinsklare Patienten „Kribbeln" im Mund- und Zungenbereich an. Die Muskeleigenreflexe sind abgeschwächt. Bei symptomloser Hyperkaliämie sollte zunächst eine Pseudohyperkaliämie durch falsche Abnahmetechnik und/oder Leuko- und Thrombozytosen ausgeschlossen werden.
  Im **EKG** zeigt sich ein hohes spitzes T (Frühzeichen) oder ein breiter deformierter QRS-Komplex als Folge der gestörten myokardialen Leitfähigkeit (Abb. **C-1.40**).

Über **atriale natriuretische Peptide**, **Prostaglandine**, **Kalziumantagonisten**, **ACE-Hemmer**, **Betarezeptorenblocker** und **Adeninnukleotide** zur Prophylaxe des ANV liegen bislang keine klinischen Erfolgsmeldungen vor.

Nach Hydratation wird die osmotische Diurese mit **Mannit 20 %** empfohlen. **Schleifendiuretika wie Furosemid** (bis zu 1g/d i.v.) haben keinen protektiven Wert, erleichtern jedoch die Flüssigkeitsbilanzierung.

Antioxidative Strategien

mit **N-Acetylcystein** und **Selen** führen möglicherweise zu einem verbesserten Krankheitsverlauf mit geringerem Kreatininanstieg.

Therapie des ANV

Allgemeine Richtlinien:
- Wasserrestriktion
- Elektrolytausgleich
- ausreichende Energiezufuhr
- der Einsatz eines **Blasenkatheters** sollte bei Oligo-Anurie zum Standardmonitoring gehören
- frühzeitig **Hyperkaliämie** (> 5,5 mmol/l) erkennen **EKG:** hohes spitzes T oder breiter deformierter QRS-Komplex (Abb. **C-1.40**).

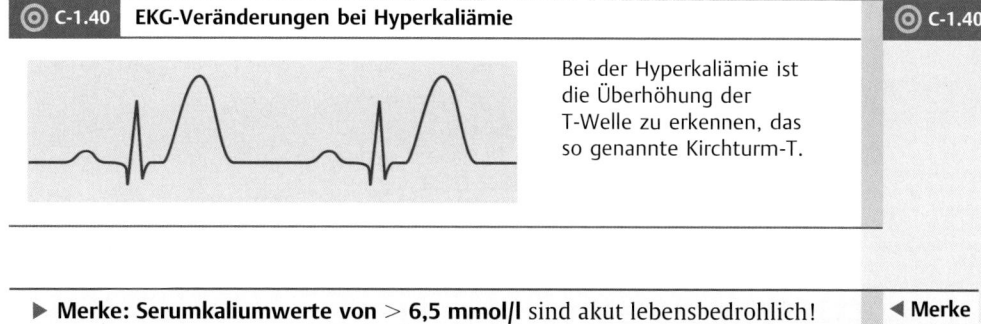

C-1.40 EKG-Veränderungen bei Hyperkaliämie

Bei der Hyperkaliämie ist die Überhöhung der T-Welle zu erkennen, das so genannte Kirchturm-T.

C-1.40

▶ **Merke:** Serumkaliumwerte von $>$ **6,5 mmol/l** sind akut lebensbedrohlich!

◀ Merke

Sofortmaßnahmen bei Hyperkaliämie:
- Injektion von Natrium- oder Kalziumchlorid (oder z. B. 10 ml 10 % Calciumglukonat)
- β_2-Mimetika-Gabe (Berotec®-Spray 2 Hübe)
- Infusion von Natriumbikarbonat (20 ml 8,24 %= 45 mval über 5 Minuten)
- **Glukose-/Insulininfusion:** Insulin ist in Anwesenheit von Glukose in der Lage, Kalium passager intrazellulär einzuschleusen (25 g Glukose + 12 IE Insulin)
- Kationenaustauscher (natrium- oder kalziumbeladenes Polysterolsulfonat, z. B. Resonium A®: per os 15–30 g, rektal 30–45 g)
- Dialyse/Hämofiltration.

Nierenersatztherapie

Indikationen zur Nierenersatztherapie: Klassische Indikationen für die Nierenersatztherapie sind die **Oligo- bzw. Anurie**, die **Hyperhydratation**, sowie die **schwere Eletrolytstörung**. Über die Grenzwerte, ab denen filtriert werden sollte, besteht keine Einigkeit. Überwiegend wird ein Harnstoffwert von 200 mg/dl als Grenzwert diskutiert. Mit der Nierenersatztherapie sollte während der **Intensivbehandlung so früh wie möglich** begonnen werden, um den Zustand des Patienten zu verbessern, ein mögliches Multiorganversagen zu verhindern und die Durchführung von Therapiemaßnahmen zu erleichtern. Trotz der Diskussionen über die Sepsistherapie rechtfertigt der derzeitige Kenntnisstand nicht die Anwendung von kontinuierlichen Hämofiltrationsverfahren zur Zytokinelimination bei septischen Patienten ohne ANV.

Ziele: Folgende Ziele der Nierenersatztherapie können erreicht werden:
- günstige Beeinflussung einer respiratorischen Insuffizienz bei Hyperhydratation
- Erleichterung der Entwöhnung vom Respirator durch Beseitigung der Überwässerung
- Ermöglichung der hochkalorischen parenteralen/enteralen Ernährung ohne Gefahr der Hypervolämie
- Gabe von Blutkonserven ohne Gefahr der Hypervolämie und Hyperkaliämie.

Patienten mit gestörter Nierenfunktion konnten bis 1977 nur durch konventionelle intermittierende Hämo- oder Peritonealdialyse behandelt werden. Erst die bahnbrechenden Arbeiten von *Kramer* aus den 1980er Jahren führten über die kontinuierliche arteriovenöse Hämofiltration zu den etablierten Standardverfahren der kontinuierlich betriebenen venovenösen Hämofiltration. Heute stehen sowohl **intermittierende als auch kontinuierliche Blutreinigungsverfahren** zur Verfügung. Im internationalen Sprachgebrauch haben sich für die verschiedenen Techniken der Nierenersatztherapie folgende Abkürzungen durchgesetzt: HD = Hämodialyse, HF = Hämofiltration, UF = Ultrafiltration, PD = Peritonealdialyse, CAVH = kontinuierliche arteriovenöse Hämofiltration, CVVH = kontinuierliche venovenöse Hämofiltration, CVVHD = kontinuierliche venöse Hämodialyse.

Heute wird wieder zunehmend über die Vor- und Nachteile der beiden Verfahren diskutiert. Wesentlicher Streitpunkt ist dabei die Frage, ob intermittierende oder kontinuierliche Verfahren zu einer niedrigeren Letalität führen.

Sofortmaßnahmen bei Hyperkaliämie:
- Injektion von Natrium- oder Kalziumchlorid
- β_2-Mimetika-Gabe
- Infusion mit Natriumbikarbonat
- **Glukose-/Insulininfusion**
- Kationenaustauscher
- Dialyse/Hämofiltration.

Nierenersatztherapie

Indikationen zur Nierenersatztherapie: Mit der Nierenersatztherapie sollte während der **Intensivbehandlung so früh wie möglich** begonnen werden, um den Zustand des Patienten zu verbessern, ein mögliches Multiorganversagen zu verhindern und die Durchführung von Therapiemaßnahmen zu erleichtern.

Es kann sowohl **intermittierend hämodialysiert** als auch **kontinuierlich hämofiltriert** werden.

◎ C-1.41

◎ C-1.41 **Doppelläufige Kanüle für die kontinuierliche Hämofiltration**

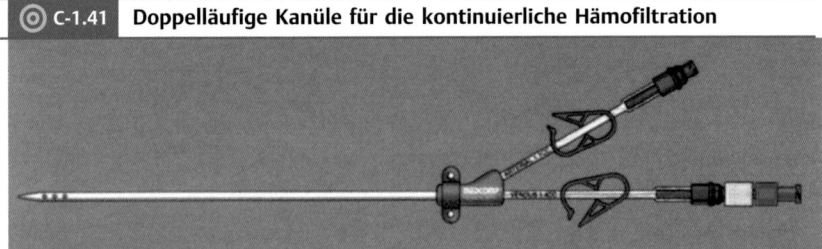

Zur venovenösen, pumpengetriebenen Hämofiltration (CVVH) wird eine doppelläufige Kanüle benötigt, die mittels der Seldinger-Technik eingeführt wird.

Eine Metaanalyse aus dem Jahre 2002 lässt vermuten, dass die kontinuierlichen Verfahren hier eine leichte Überlegenheit zeigen.

Gefäßzugänge: Für alle extrakorporalen Blutreinigungsverfahren im intensivmedizinischen Bereich ist ein **arteriovenöser** bzw. **venovenöser Gefäßzugang** notwendig. Die Katheter werden in großlumige Venen (V. jugularis interna, V. subclavia, V. femoralis) mittels Seldinger-Technik (s. S. 95) eingebracht. Für die CAVH ist die Kanülierung einer großen Arterie und Vene erforderlich. Meistens wird die A. femoralis unterhalb des Leistenbandes punktiert; seltener wird ein Scribner-Shunt (Verbindung von Arterie und Vene durch einen über der Haut liegenden Kunststoffkatheter) oder eine Cimino-Fistel (subkutaner arteriovenöser Kurzschluss) angelegt. Abb. **C-1.41** zeigt eine Kanüle für die kontinuierliche venovenöse Hämofiltration.

Intermittierende Verfahren

Hämodialyse (HD): Bei der HD wird heparinisiertes Blut an einer semipermeablen Membran vorbeigeführt, wobei auf der Gegenseite der Membran – überwiegend in Gegenstromrichtung – das Dialysat vorbeifließt. Das Verfahren beruht auf **Diffusion, Osmose** und **Konvektion** (Flüssigkeitstransport entlang eines hydrostatischen Druckgradienten) und entfernt aufgrund der herrschenden, einstellbaren Konzentrationsgradienten u. a. Kreatinin, Harnstoff, Kalium und Wasser aus dem Blut des Patienten.
Indikationen: akutes und chronisches Nierenversagen, lebensbedrohliche Hyperkaliämie, Vergiftungen
Komplikationen: Hypotonie, Arrhythmie, heparinbedingte Blutungen, Hämolyse, Dysäquilibriumsyndrom (zu schnelle Entfernung osmotisch wirksamer Teilchen aus dem Extrazellulärraum bewirkt über osmotischen Gradienten intrazelluläres Ödem!), Infektionen.

Peritonealdialyse (PD): Bei der PD wird das Peritoneum in seiner Eigenschaft als semipermeable Membran ausgenutzt. Über einen passageren oder permanenten Peritonealdialysekatheter (z. B. Tenkhoff-Katheter), dessen Ende im Douglas-Raum liegen sollte, werden 1–2 l einer Glukose-Elektrolytlösung in die Bauchhöhle infundiert und ohne sog. Wechselzeit umgehend wieder entfernt. Das Verfahren findet besonders bei Kindern als sog. kontinuierliche ambulante Peritonealdialyse (CAPD) Anwendung.
Indikationen: Kleinkinder (Akutdialyse), chronische Niereninsuffizienz, Diabetes mellitus, Heparinunverträglichkeit, Pankreatitis
Komplikationen: Peritonitis, Darmperforation.

Kontinuierliche Verfahren

Kontinuierliche arteriovenöse und venovenöse Hämofiltration (CAVH/CVVH/ CVVHD): Die kontinuierliche venovenöse Hämofiltration ist derzeit das wichtigste Nierenersatzverfahren in der Intensivmedizin. Diese Methode erlaubt eine schonende „Entgiftung" auch bei kreislaufinstabilen Patienten. Für die CAVH und CVVH ist ein spezieller Hämofilter erforderlich, dem Blut zugeleitet

---

Gefäßzugänge: Für alle extrakorporalen Blutreinigungsverfahren im intensivmedizinischen Bereich ist ein **arteriovenöser** bzw. **venovenöser Gefäßzugang** notwendig.
Abb. **C-1.41** zeigt eine Kanüle für die kontinuierliche Hämofiltration.

Intermittierende Verfahren

Hämodialyse (HD) beruht auf **Diffusion, Osmose** und **Konvektion**.
Indikationen: akutes und chronisches Nierenversagen, lebensbedrohliche Hyperkaliämie, Vergiftungen.
Komplikationen: Hypotonie, Arrhythmie, heparinbedingte Blutungen, Hämolyse, Dysäquilibriumsyndrom, Infektionen.

Die **Peritonealdialyse (PD)** benutzt die spezifischen Membraneigenschaften des Peritoneums.
Indikationen: Kleinkinder (Akutdialyse), chronische Niereninsuffizienz, Diabetes mellitus, Heparinunverträglichkeit, Pankreatitis
Komplikationen: Peritonitis, Darmperforation.

Kontinuierliche Verfahren

Kontinuierliche arteriovenöse und venovenöse Hämofiltration (CAVH/CVVH): Die kontinuierliche venovenöse Hämofiltration ist derzeit das wichtigste Nierenersatzverfahren in der Intensivmedizin. Sie erlaubt

wird, das mit „low-dose"-Heparin versetzt wird. Das Konstruktionsprinzip des Hämofilters ähnelt dem Glomerulus, über die Membran wird analog das Ultrafiltrat (entspricht dem Primärharn) des Blutes abgepresst. Die Hämofilter sind aus synthethischem biokompatiblem Material hergestellt und haben große Poren. Sie sind somit auch für Substanzen mit mittlerem und höherem Molekulargewicht (20.000–40.000 Dalton) passierbar. Der wesentliche Unterschied zur Hämo- und Peritonealdialyse besteht darin, dass die zu eliminierenden Retentionsprodukte nicht per diffusionem, sondern ausschließlich über **konvektiven Transport**, abhängig von hydrostatischen Druckgradienten, entfernt werden. Bei der **CAVH** können in Abhängigkeit vom Blutdruckverhalten bzw. vom arteriovenösen Druckgefälle Blutflussraten im Hämofilter von 50–120 ml/min erreicht und damit 12–15 l Filtrat pro 24 h erzeugt werden. Bei Patienten, die nicht entwässert werden müssen, ist es erforderlich, das Ultrafiltrat durch eine spezielle Substitutionslösung zu ersetzen.

Da jedoch Filtrationsmengen von 15 l pro Tag häufig nicht ausreichen, ist die kontinuierliche, pumpengetriebene **CVVH** (Abb. **C-1.42**) die klassische Anwendung in der Intensivmedizin. Mit diesem Verfahren, das unabhängig vom Blutdruckverhalten arbeitet, können ohne Schwierigkeiten 30 l Ultrafiltrat pro 24 h und mehr erreicht werden. Da nur venovenös kanüliert wird, sind Schädigungen von Arterien durch großlumige Katheter nicht möglich.

In den derzeit kommerziell erhältlichen Geräten werden der Blutfluss, Dialysat- und/oder Substituat- sowie Ultrafiltratfluss durch getrennte Pumpen nach elektronischen Vorgaben gesteuert. Eine Menüsteuerung sowie automatische Bilanzierung durch Gewichtskontrolle von Ein- und Ausfuhr erlauben einen einfachen Betrieb auf fast jeder Intensivstation. Bei der kontinuierlichen venovenösen Hämodialyse (CVVHD) wird das Blut entlang einer semipermeablen Membran gepumpt, wobei auf der anderen Membranseite im Gegenstrom die Dialysierflüssigkeit fließt. Diffusion ist hierbei das wirksame Therapieprinzip.

Indikationen: akutes Nierenversagen, diuretikaresistente Überwässerung, hydropische Herzinsuffizienz, Lungenödem, Multiorganversagen.

Kontraindikationen: akute lebensbedrohliche Hyperkaliämie (schnelle Kaliumeliminierung mittels HF nicht möglich!), frische intrakranielle Blutungen.

Antikoagulation: In der Regel wird für ein kontinuierliches Nierenersatzverfahren eine **kontinuierliche Antikoagulation** notwendig, um ausreichend lange Standzeiten (24 Stunden) der Filtersysteme zu ermöglichen. Aus Praktikabilitätsgründen wird am häufigsten **unfraktioniertes Heparin** (5–20 E/kg/h) benutzt. Seltener werden Prostazykline und Hirudin eingesetzt, die aber aufwendiger in der Steuerung sind. Die Zunahme von **Heparinunverträglichkeiten**, insbesondere die heparininduzierte Thrombozytopenie Typ II (HIT II), führten zur Suche nach Alternativen. Hier könnte die regionale Antikoagulation mit Zitrat ein zukunftweisendes Konzept sein. Das Prinzip ist dabei die Gerinnungshemmung im extrakorporalen Kreislauf und der Antagonisierung im venösen Schenkel unmittelbar vor Rückgabe des Blutes in die Blutbahn des Patienten. Die Zitratantikoagulation beruht auf der Bindung von Kalzium durch Zitrat. Vorgefertigte Lösungen sind jetzt vorhanden, das Verfahren hat sich noch nicht durchgesetzt.

Die **Vorteile der Hämofiltration** gegenüber der Dialyse werden in folgenden Punkten gesehen:

- gleichmäßiger Abfall der Serumosmolalität (kein Dysäquilibriumsyndrom)
- bessere Kreislaufstabilisierung (geringere Senkung des arteriellen Blutdruckes)
- geringere Blutungsgefahr (kontinuierliche „low-dose"-Heparinisierung)
- weniger Herzrhythmusstörungen (bessere „Konstanz" des Serumkaliumwertes)
- geringere Katabolie (vollständige parenterale Ernährung möglich).

eine schonende Entgiftung auch bei kreislaufinstabilen Patienten. Die zu eliminierenden Retentionsprodukte werden über **konvektiven Transport** (Ultrafiltration) entfernt. Bei der **CAVH** können in Abhängigkeit vom Blutdruckverhalten bzw. vom arteriovenösen Druckgefälle Blutflussraten im Hämofilter von 50–120 ml/min erreicht werden und damit 12–15 l Filtrat pro 24 h erzeugt werden.

Da häufig diese Filtrationsmengen nicht ausreichen, wird die kontinuierliche, pumpengetriebene **CVVH** (Abb. **C-1.42**) als klassische Anwendung in der Intensivmedizin eingesetzt.

Indikationen: ANV, diuretikaresistente Überwässerung, Herzinsuffizienz, Lungenödem, Multiorganversagen

Kontraindikationen: akute lebensbedrohliche Hyperkaliämie, frische intrakranielle Blutung.

Antikoagulation: In der Regel wird für ein kontinuierliches Nierenersatzverfahren eine **kontinuierliche Antikoagulation** notwendig, am häufigsten wird dazu **unfraktioniertes Heparin** (5–20 E/kg/h) benutzt.

Vorteile der Hämofiltration gegenüber der Dialyse:
- gleichmäßiger Abfall der Serumosmolalität
- bessere Kreislaufstabilisierung
- geringere Blutungsgefahr
- weniger Herzrhythmusstörungen
- geringere Katabolie.

◎ C-1.42

◎ C-1.42 | **Kontinuierliche venovenöse Hämofiltration (CVVH)**

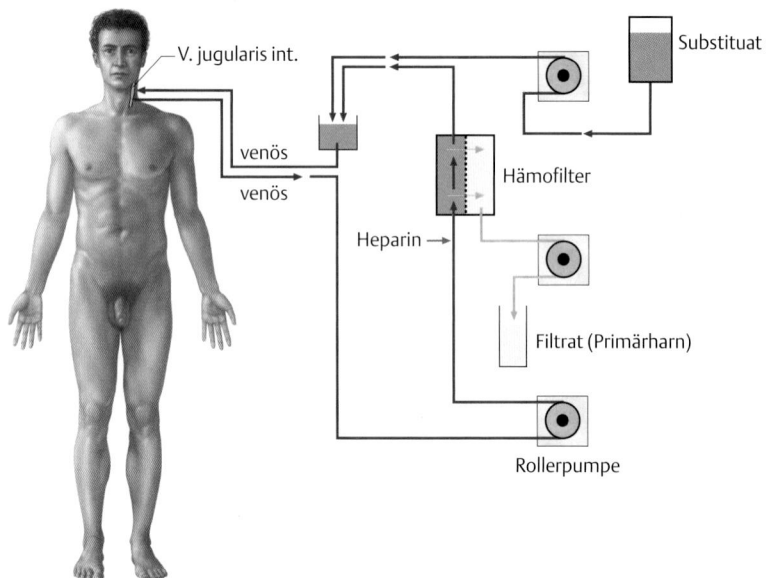

Das Blut wird über einen doppelläufigen Katheter, der in einer größeren Körpervene platziert ist (z. B. V. jug. int.) entnommen und mittels Rollerpumpe durch den Hämofilter geleitet. Hier wird die dem Primärharn entsprechende Flüssigkeit abgefiltert, das restliche Blut wird zusammen mit der Substitutionslösung über den zweiten Schenkel des Katheters zurückgeführt.

▶ Klinischer Fall

▶ **Klinischer Fall.** Herr W., 53 Jahre alt, Rheumatiker, erhält seit 10 Tagen eine Glukokortikoidtherapie. Plötzlich hat er messerstichartige Schmerzen im Oberbauch; sein Abdomen zeigt eine bretthartе Abwehrspannung. **Intraoperativer Befund:** Ulkusperforation und fibrinöse Peritonitis. Es entwickelt sich ein septisch-toxischer Schock, in dessen Folge ein akutes Nierenversagen auftritt. Differenzialdiagnostisch lassen sich ein prä- und postrenales Nierenversagen ausschließen. Auch unter der Therapie mit Noradrenalin und hochdosierter Infusion eines Schleifendiuretikums lässt sich keine ausreichende Diurese erzielen, so dass man sich zur venovenösen, pumpengetriebenen Hämofiltration entschließt. Nach 20-tägiger Hämofiltration kommt es bei beherrschter Peritonitis wieder zu einer deutlichen Diurese, so dass man die Hämofiltration beenden kann. Abb. **C-1.43** zeigt den Verlauf des Kreatininprofils und der Urinmengen unter 18-tägiger pumpengetriebener CVVH.

◎ C-1.43

◎ C-1.43 | **Verlauf von Kreatinin und Urinmenge während 18-tägiger Hämofiltration**

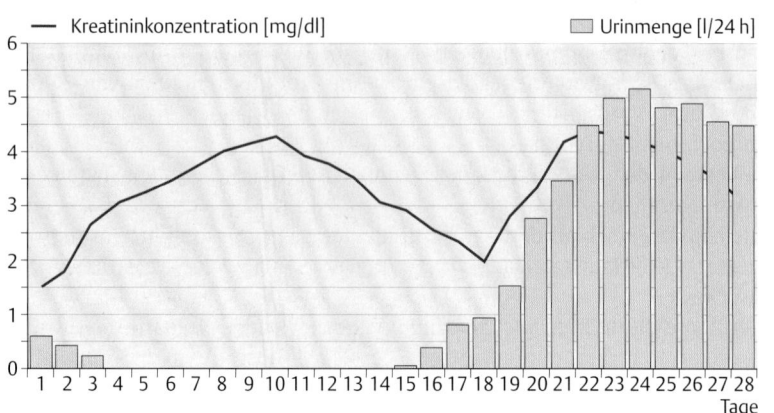

1.1.9 Störungen des Wasser-, Elektrolyt- und Säure-Basen-Haushalts

1.1.9 Störungen des Wasser-, Elektrolyt- und Säure-Basen-Haushalts

Pathologische **Volumenänderungen** der Körperflüssigkeiten sind eng verknüpft mit Veränderungen der **Elektrolytverteilung** und Störungen des **Säure-Basen-Haushaltes** (Grundlagen s. S. 58 und S. 63). Insbesondere der Intensivpatient ist diesbezüglich den unterschiedlichsten Störgrößen ausgesetzt. Beispielhaft sei dabei auf das Vorliegen einer schwerwiegenden Grunderkrankung mit drohender Niereninsuffizienz, einer notwendigen Infusionstherapie, einer möglichen Beeinträchtigung bzw. Störung hormoneller Regelkreise, einer kaum beeinflussbaren Volumenverschiebung im Verlauf septischer Krankheitsverläufe (kapillares Leck-Syndrom) und letztlich auf die unterschiedlichsten Nebenwirkungen zahlreicher Medikamente (z. B. Kortikoidtherapie) hingewiesen. Für die rechtzeitige Erkennung bzw. Therapie isolierter oder kombinierter Störungen muss daher die Forderung nach einer engmaschigen und kontinuierlichen **Überwachung** aller verfügbaren Parameter gestellt werden. Anhand von Laboranalysen muss eine gezielte Substitution bzw. Restriktion einzelner Komponenten erfolgen. Die Kenntnis folgender Parameter ist dabei unerlässlich:

- **Blutgasanalyse** (wenigstens 6-stdl.; vgl. S. 62).
- **Osmolalität**, Natrium, Kalium und **Chlorid** im **Plasma** und **Urin**.

Störungen des Wasserhaushaltes: Dabei liegen pathologische Werte von Natrium und Osmolalität im Plasma vor.

Störungen des Säure-Basen-Haushaltes stehen in engem Zusammenhang mit Änderungen der Plasmakonzentrationen von Kalium und Chlorid.

Störungen des Wasser- und Elektrolythaushalts

Hyperhydratation/Dehydratation

Störungen des Wasserhaushaltes sind klinisch als **Hyperhydratation** (Volumenüberschuss) oder **Dehydratation** (Volumendefizit) bedeutsam. Nach der osmotischen Konzentration im Extrazellulärraum (EZR) (besser: Osmolalität im Plasma) lassen sich verschiedene Formen (**isoton, hyperton** und **hypoton**) unterscheiden (Abb. **C-1.44**).

Klinik

Hat die vorliegende Störung eine Verkleinerung des Intravasalraumes zur Folge, so stehen klinisch aufgrund der Hypovolämie mit Abfall des Herzminutenvolumens **Kreislaufsymptome** im Vordergrund.

Intravasalraum verkleinert:

Tachykardie, Hypotonie, niedriger ZVD, Oligurie, schlechte Venenfüllung → hypovolämischer Schock (s. S. 517).

Eine **Volumenüberladung** belastet ebenfalls das Herz-Kreislauf-System. Dazu gesellt sich im Falle einer kardialen Dekompensation (Lungenödem) eine respiratorische Insuffizienz.

Störungen mit einer **Volumenzunahme im Intrazellulärraum** (**IZR**) verursachen über die Entstehung eines Zellödems eine Zunahme des Gewebedruckes und damit eine progrediente Abnahme der Perfusion und infolgedessen der Oxygenierung der betreffenden Gewebe. Fortschreitende Hypoxie unterhält die Zellschädigung und bedroht die **Funktion** (z. B. Lungenödem) bzw. **Stoffwechselleistung** (z. B. Leberinsuffizienz) lebenswichtiger Organe. Ferner wird das klinische Bild durch **zentrale Symptome** (Hirndruckanstieg, Hirnödem) geprägt.

1.1.9 Störungen des Wasser-, Elektrolyt- und Säure-Basen-Haushalts

Pathologische **Volumenänderungen** der Körperflüssigkeiten sind eng verknüpft mit Veränderungen der **Elektrolytverteilung** und Störungen des **Säure-Basen-Haushaltes** (Grundlagen s. S. 58 und S. 63). Zur gezielten Substitution bzw. Restriktion einzelner Komponenten ist die Kenntnis folgender Parameter unerlässlich:
- Blutgasanalyse
- Osmolalität, Natrium, Kalium und Chlorid im Plasma und Urin.

Störungen des Wasserhaushaltes: Dabei liegen pathologische Werte von Natrium und Osmolalität im Plasma vor.

Störungen des Säure-Basen-Haushaltes: enger Zusammenhang zu Änderungen der Plasmakonzentrationen von Kalium und Chlorid.

Störungen des Wasser- und Elektrolythaushalts

Hyperhydratation/Dehydratation

Hyperhydratation/Dehydratation Störungen des Wasserhaushaltes sind klinisch als **Hyperhydratation** oder **Dehydratation** bedeutsam. Sie können **isoton**, **hyperton** oder **hypoton** auftreten (Abb. **C-1.44**).

Klinik

Eine **Verkleinerung des Intravasalraumes** führt aufgrund der Hypovolämie zu Tachykardie, Hypotonie, niedrigem ZVD, Oligurie → hypovolämischer Schock.

Eine **Volumenüberladung** führt zur Herzinsuffizienz und respiratorischen Insuffizienz.

Störungen mit einer **Volumenzunahme** im **Intrazellulärraum** (IZR) bedrohen die **Funktion** bzw. **Stoffwechselleistung** lebenswichtiger Organe. Ferner wird das klinische Bild durch **zentrale Symptome** (Hirndruckanstieg, Hirnödem) geprägt.

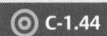
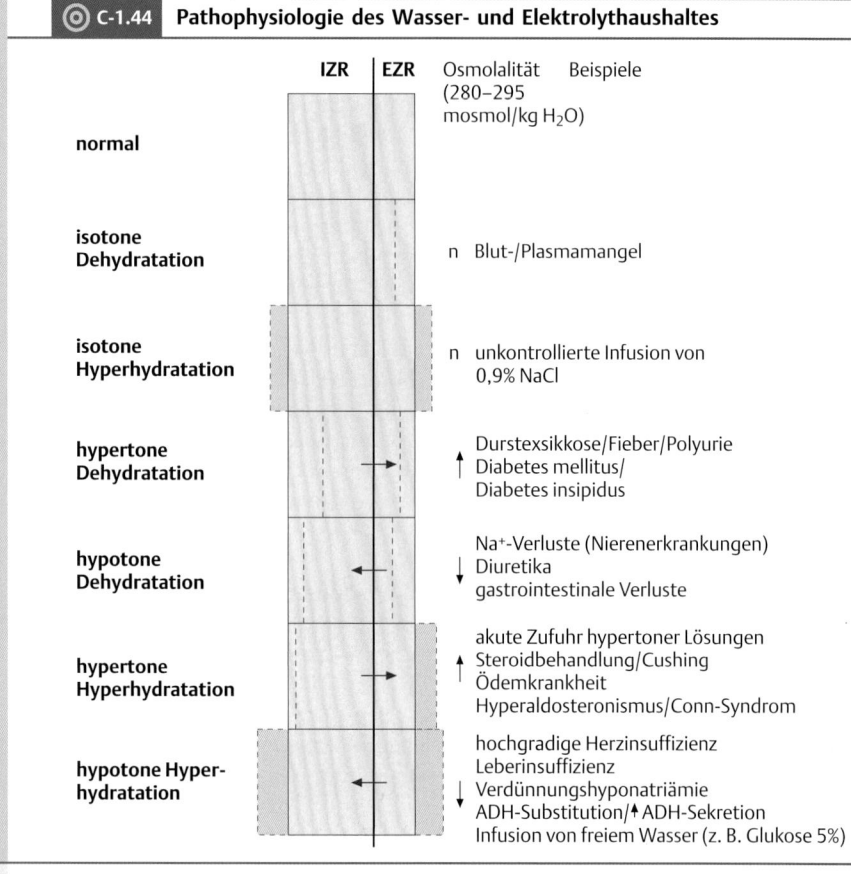

C-1.44 Pathophysiologie des Wasser- und Elektrolythaushaltes

Hirndrucksymptome:
- Kopfschmerz
- Übelkeit
- Erbrechen
- Nackensteife
- Verwirrtheit
- Vigilanzminderung
- Apathie
- Somnolenz
- Koma.

Isotone Störungen

Isotone Störungen

▶ Definition

Isotone Störungen

▶ **Definition:** Isotone Störungen betreffen ausschließlich den EZR. Dabei liegt ein **Überschuss oder Mangel an Wasser und Salz in einem zur extrazellulären Flüssigkeit isotonen Verhältnis** vor (Plasmaosmolalität: normal 280–300 mosmol/kg H_2O).

Isotone Hyperhydratation:
Prinzipiell handelt es sich um eine Retention von Natrium in isotoner Lösung im Rahmen kardialer, renaler oder hepatischer Erkrankungen. Ein **sekundärer Hyperaldosteronismus** tritt auf.

Isotone Hyperhydratation:
Prinzipiell handelt es sich um eine Retention von Natrium in isotoner Lösung. Dadurch kommt es im Rahmen kardialer, renaler oder hepatischer Erkrankungen zu einer generalisierten interstitiellen Ödembildung. Hierbei liegt ein **sekundärer Hyperaldosteronismus** (s. S. 538) vor. Iatrogen kann eine isotone Hyperhydratation durch größere Mengen Infusionslösungen (z. B. Ringer-, 0,9 %-ige Kochsalzlösung) verursacht werden.

Isotone Dehydratation:
Diese Störung ist Folge größerer Verluste von isotonen Körperflüssigkeiten aus dem Magen-Darm-Trakt (Erbrechen, chronische Diarrhöen, Fisteln, Ileus, Peritonitis), von Blut- (Polytrauma) und Plasmaverlusten (Verbrennungen) sowie Aszitespunktionen. Es können zusätzlich metabolische Störungen (Alkalose oder Azidose) entstehen.

Hypertone Störungen

▶ **Definition:** Sie werden charakterisiert durch **Volumenüberschuss** oder -mangel bei:
- erhöhtem Serumnatrium (> 145 mval/l),
- Plasmahyperosmolalität (> 300 mosmol/kg H_2O) und
- einem Defizit an freiem Wasser.

Hypertone Hyperhydratation (Hypersaliämie): Einen primären Anstieg der Osmolalität im EZR folgt entsprechend dem osmotischen Gradienten eine zelluläre Exsikkose (Wasserausstrom aus den Zellen) und nachfolgend eine Expansion des EZR. Ferner entsteht eine Transmineralisation, da extrazelluläre Natriumionen (Überschuss im EZR) vermehrt gegen intrazelluläre Kalium- und Wasserstoffionen ausgetauscht werden. Häufigste Ursache ist eine **Überinfusion** mit hypertonen, aber auch isotonen Lösungen, insbesondere bei eingeschränkter Nierenfunktion. Die **Überwässerung** kann schwerwiegende Störungen des kardiopulmonalen Systems (Lungenödem) bewirken. Ferner treten **Anasarka** und **zentralnervöse Symptome** bis hin zum Koma auf.

Hypertone Dehydratation („Durstexsikkose"): Ursächlich liegen größere Verluste von elektrolytarmer Flüssigkeit (mehr Wasser als Natrium!) über die **Haut** (Fieber, Schwitzen), **Lungen** (Hyperventilation) oder **Nieren** (polyurisches Nierenversagen, s. S. 525; Diabetes insipidus, s. S. 536; osmotische Diurese bei Diabetes mellitus, s. S. 35) vor. Unbehandelt resultiert ein **generalisierter Wassermangel**, sowohl im IZR als auch im EZR mit entsprechenden Herz-Kreislauf-($\rightarrow$ Schock) und zentralnervösen Symptomen ($\rightarrow$ Koma).

Hypotone Störungen

▶ **Definition:** Sie werden charakterisiert durch **Volumenüberschuss bzw. Volumenmangel** bei:
- Natriumdefizit (< 135 mval/l),
- Plasmahypoosmolalität (< 280 mosmol/kg H_2O) und
- einem Überschuss an freiem Wasser.

Hypotone Hyperhydratation („Wasserintoxikation"): Ein Überangebot an „freiem" Wasser aufgrund von Retention oder Überinfusion (z. B. Glukose 5 %) bewirkt zunächst eine **Verdünnungshyponatriämie**. Entsprechend dem osmotischen Gradienten kommt es zum Wassereinstrom in die Zellen, so dass letztlich ein Wasserüberschuss auch im IZR resultiert.
- **Beispiel: schwere Herzinsuffizienz mit Verdünnungssyndrom.**
  Bei schwerer Herzinsuffizienz wird zunächst kompensatorisch zur Aufrechterhaltung des Herzzeitvolumens (HZV) Natrium in isotoner Lösung retiniert. Die resultierende zusätzliche Volumenbelastung erhöht jedoch die Herzarbeit und senkt das HZV bei gleichzeitiger Verstärkung der interstitiellen Ödembildung weiter ab. Durch die damit einhergehende Abnahme des Plasmavolumens erfolgt eine vermehrte ADH-Sekretion (s. S. 57), wodurch zusätzlich „freies" Wasser retiniert wird. Die Folge ist nun eine progrediente, sich selbst unterhaltende hypotone Hyperhydratation.

Hypotone Dehydratation: Bedingt durch den Verlust von mehr Natrium als Wasser (z. B. Verlust gastrointestinaler Flüssigkeiten und anschließender

Isotone Dehydratation:
Diese Störung ist Folge größerer Verluste von isotonen Körperflüssigkeiten aus dem Magen-Darm-Trakt, von Blut- (Polytrauma) und Plasmaverlusten (Verbrennungen) sowie Aszitespunktionen.

Hypertone Störungen

◀ Definition

Hypertone Hyperhydratation (Hypersaliämie): Einen primären Anstieg der Osmolalität im EZR folgt entsprechend dem osmotischen Gradienten eine zelluläre Exsikkose (Wasserausstrom aus den Zellen) und Expansion des EZR.
Die **Überwässerung** kann schwerwiegende Störungen des kardiopulmonalen Systems (Lungenödem) bewirken. Ferner treten **Anasarka** und **zentralnervöse Symptome** bis hin zum Koma auf.

Hypertone Dehydratation („Durstexsikkose"): Ursächlich liegen größere Verluste elektrolytarmer Flüssigkeit (mehr Wasser als Natrium) über die **Haut**, **Lungen** oder **Nieren** vor, die zu entsprechenden Herz-Kreislauf-($\rightarrow$ Schock) und zentralnervösen Symptomen ($\rightarrow$ Koma) führen.

Hypotone Störungen

◀ Definition

Hypotone Hyperhydratation („Wasserintoxikation"): Ein Überangebot an „freiem" Wasser bewirkt zunächst eine **Verdünnungshyponatriämie**. Entsprechend dem osmotischen Gradienten kommt es zum Wassereinstrom in die Zellen, so dass letztlich ein Wasserüberschuss auch im IZR resultiert.

Hypotone Dehydratation: Bedingt durch den Verlust von mehr Natrium als Wasser resultiert eine Hypoosmolalität im EZR. Entsprechend dem osmotischen Gradienten entsteht nachfolgend eine **Überwässerung der Zellen** bei weiterer Abnahme des extrazellulären Volumens und Zeichen der **Hypovolämie**.

Allgemeine Therapierichtlinien bei Hyperhydratation/Dehydratation
Vorrangig ist immer die **Behandlung der Grunderkrankung**. Alle korrigierenden Maßnahmen müssen langsam (> 24 h) und **unter steter Kontrolle** (Laboranalysen) des Wasser-, Elektrolyt- und Säure-Basen-Haushaltes durchgeführt werden.

Therapie der Hyperhydratation:
Neben der **Einschränkung** der **Wasser- und Natriumzufuhr** liegt die Priorität in der **Entwässerung**. In der Intensivmedizin wird dazu auch der frühzeitige Einsatz der Nierenersatztherapie (s. S. 529) empfohlen.

Therapie der Dehydratation:
Die Therapie erfolgt nach den allgemeinen Regeln der Flüssigkeits- und Hormonsubstitution.

Diabetes insipidus

▶ **Definition**

Ätiologie:
- dissoziierter Hirntod
- idiopathisch (50 %)
- Schädel-Hirn-Trauma
- Schock
- maligne Erkrankungen
- entzündlich (Enzephalitis, Sarkoidose etc.).

Pathophysiologie:
Fehlende Wirkung von ADH aufgrund eines Mangels (**zentraler Diabetes insipidus**) oder fehlender Ansprechbarkeit der Niere (**renaler Diabetes insipidus**).

ADH: Unter dem Einfluss von ADH kommt es zu einer Steigerung der Wasserpermeabilität in den distalen Tubuli sowie den Sammelrohren und damit zur vermehrten Wasserrückresorption. Die Niere befindet sich im Zustand der **Antidiurese**. Dadurch kann Wasser eingespart werden, ohne die Elimination von harnpflichtigen Substanzen zu gefährden. Fehlt dagegen ADH, ist das distale Nephron nahezu impermeabel

Ersatz mit elektrolytfreien Lösungen [Glukose 5 %], chronische Niereninsuffizienz mit Salzverlust) resultiert eine Hypoosmolalität im EZR. Entsprechend dem osmotischen Gradienten entsteht nachfolgend eine **Überwässerung der Zellen** (intrazelluläre Volumenexpansion, s. o.) bei weiterer Abnahme des extrazellulären Volumens und Zeichen der **Hypovolämie**.

Allgemeine Therapierichtlinien bei Hyperhydratation/Dehydratation

Vorrangig ist immer die **Behandlung der Grunderkrankung**. Ferner müssen alle korrigierenden Maßnahmen langsam (> 24 h) und **unter steter Kontrolle** (Laboranalysen) des Wasser-, Elektrolyt- und Säure-Basen-Haushaltes durchgeführt werden. Rasche Wasserbewegungen und Transmineralisationsvorgänge bergen insbesondere die Gefahr der Entwicklung von Ödemen (Hirnödem!).

Therapie der Hyperhydratation: Neben der **Einschränkung** der **Wasser- und Natriumzufuhr** liegt die Priorität in der **Entwässerung**, idealerweise verbunden mit dem Erreichen eines ausgeglichenen Wasser- und Elektrolythaushaltes. In der Intensivmedizin wird dazu auch der frühzeitige Einsatz der Nierenersatztherapie (s. S. 529) empfohlen. Selbst bei erhaltener Nierenfunktion und hochdosierter Diuretikatherapie kann ein solches Verfahren, insbesondere bei Vorliegen einer **Leberinsuffizienz** (s. S. 541) oder **septischen Krankheitsverläufen** (s. S. 580), erforderlich werden. Die gebräuchlichste, weil technisch einfache und mit wenig Nebenwirkungen behaftete Methode ist derzeit die kontinuierliche venovenöse Hämofiltration (CVVH, s. S. 530).

Therapie der Dehydratation: Die Therapie erfolgt nach den allgemeinen Regeln der Flüssigkeitssubstitution (s. S. 58) mit entsprechend abgestimmten Lösungen, ggf. auch Kolloiden, sowie mit Hormonsubstitution (s. S. 537: Diabetes insipidus; S. 539: Diabetes mellitus).

Diabetes insipidus

▶ **Definition:** Charakteristisch für den Diabetes insipidus ist die **Polyurie** mit Ausscheidung eines plasmahypotonen Urins, die unbehandelt eine **hypertone Dehydratation** zur Folge hat.

Ätiologie:
- dissoziierter Hirntod
- idiopathisch (50 %)
- Schädel-Hirn-Trauma
- Schock
- maligne Erkrankungen
- entzündlich (Enzephalitis, Sarkoidose etc.).

Pathophysiologie:
Fehlende Wirkung von antidiuretischem Hormon (ADH) aufgrund eines:
- teilweisen oder vollständigen Mangels
  → **zentraler Diabetes insipidus** oder
- fehlender Ansprechbarkeit der Niere (Tubulusschaden)
  → **renaler Diabetes insipidus.**

ADH: Arginin-Vasopressin (Octapeptid, gebildet im Nucleus supraopticus) gelangt über den Tractus hypothalamo-neurohypophyseus zum Hypophysenhinterlappen (HHL), wo es zunächst gespeichert und im Bedarfsfall freigesetzt wird (Stimulatoren: Zunahme des osmotischen Druckes und Hypovolämie). ADH ist ein wesentliches Stellglied innerhalb des Regelkreises zur **Konstanthaltung** der **Osmolalität** der Körperflüssigkeiten, ebenso wie des **zirkulierenden Blutvolumens** (s. Abb. **A-3.2**, S. 57).
Unter dem Einfluss von ADH kommt es zu einer Steigerung der Wasserpermeabilität in den distalen Tubuli sowie den Sammelrohren und damit zur vermehrten Wasserrückresorption. Die Niere befindet sich im Zustand der **Antidiurese**.

Dadurch kann Wasser eingespart werden, ohne die Elimination von harnpflichtigen Substanzen zu gefährden. Fehlt dagegen ADH, ist das distale Nephron nahezu impermeabel für Wasser, so dass eine Rückresorption ausbleibt (Wasserdiurese).

Zentraler Diabetes insipidus
Im intensivmedizinischen Bereich kommt der Diabetes insipidus vor allem beim **dissoziierten Hirntod** und bei **Schädel-Hirn-traumatisierten Patienten** vor (Läsionen im Bereich von Hypothalamus, Hypophysenstiel oder HHL).

Symptome: Die Patienten befinden sich im Zustand der permanenten Wasserdiurese. Dabei entwickelt sich eine fortschreitende Exsikkose mit Hypernatriämie (hypertone Dehydratation).

Leitsymptome:
- Polyurie (5–20 l/d)
- Urinosmolalität   < Serumosmolalität
  (Norm: bis 1300 mosmol/kg H_2O)   (Norm: 280–310 mosmol/kg H_2O)
- wasserklarer Urin.

Osmolalität: Zusammen mit der Natriumkonzentration im Plasma (Norm: 135–145 mmol/l) und der Na^+-Ausscheidung im Urin (Norm: 120–260 mmol/24 h) ist die Osmolalität (im Plasma und Urin) die wichtigste Messgröße zur Beurteilung des Wasserhaushaltes (vgl. S. 56). Das vielerorts bestimmte spezifische Gewicht des Urins (Norm: 1010–1030 mg/ml) ist dagegen lediglich groborientierend und wird von Störgrößen (z. B. Glukosurie, Röntgenkontrastmittel, Dextrane) beeinflusst.

Therapie: Wasserverluste beim Diabetes insipidus, die unbehandelt innerhalb eines Tages sehr schnell 10 l und mehr erreichen, können nicht ohne weiteres durch Infusionslösungen ersetzt werden. Größere Mengen Glukoselösungen (z. B. Glukose 5 %) bewirken über die induzierte **Hyperglykämie**, ebenso wie Elektrolytlösungen, die die **Hypernatriämie** verstärken, einen progredienten Anstieg der Osmolalität im Plasma und würden somit insgesamt der hypertonen Dehydratation weiteren Vorschub leisten.
Im nächsten beschriebenen Beispiel ist die Gabe von DDAVP (**Desmopressin** – Minirin®) Mittel der Wahl. Es handelt sich hierbei um ein synthetisches Arginin-Vasopressin-Analogon (1-Desamino-8-D-Arginin-Vasopressin), das „freies" Wasser im distalen Nephron zurückgewinnt. Dadurch kommt es zur Normalisierung der Wasserbilanz, gleichzeitig wird die Hypernatriämie über einen Verdünnungseffekt ausgeglichen.

Dosierung: ¼ bis 1 Ampulle (= 1–4 µg); 1–2-mal täglich bei einer Wirkdauer von 6–12 h; die Verabreichung kann parenteral (s. c. oder i. m.), aber auch intranasal über die Schleimhäute erfolgen.

für Wasser, so dass eine Rückresorption ausbleibt (Wasserdiurese).

Zentraler Diabetes insipidus
Im intensivmedizinischen Bereich kommt der Diabetes insipidus vor allem beim **dissoziierten Hirntod** und bei **Schädel-Hirn-traumatisierten Patienten** vor.

Symptome: Zustand permanenter Wasserdiurese, Exsikkose mit Hypernatriämie.

Leitsymptome:
- Polyurie
- Urinosmolalität < Serumosmolalität
- wasserklarer Urin.

Osmolalität: Zusammen mit der Natriumkonzentration im Plasma und Urin ist die Osmolalität die wichtigste Messgröße zur Beurteilung des Wasserhaushaltes.

Therapie: Beim zentralen Diabetes insipidus ist die Substitutionstherapie, z. B. mit DDAVP (**Desmopressin** – Minirin®), Mittel der Wahl. Es handelt sich hierbei um ein synthetisches Arginin-Vasopressin-Analogon.

Dosierung: ¼ bis 1 Ampulle (= 1–4 µg) s. c., i. m. oder intranasal; 1–2-mal/d bei einer Wirkdauer von 6–12 h.

▶ **Klinischer Fall.** Polytraumatisierter Patient mit SHT nach Verkehrsunfall vor 4 Tagen. Aktuell fällt eine **Polyurie** (> 600 ml/h!) eines hypotonen Urins auf. Klinisch treten zunehmend Zeichen eines **Volumenmangels** (Tachykardie, Hypotonie mit steigendem Katecholaminbedarf [Noradrenalin – Arterenol®] zur Aufrechterhaltung eines mittleren arteriellen Druckes von > 75 mmHg, ZVD ± 0 mmHg) hinzu. Ein akuter Blutverlust (Hämoglobin bei 11 g/dl, Hkt 33 %) und Gerinnungsstörungen können laboranalytisch ausgeschlossen werden. Zum Ausgleich des Flüssigkeitsdefizites verbietet sich eine uneingeschränkte Infusionstherapie (Ringer-, 0,9%ige Kochsalz- oder 5%ige Glukoselösung) aufgrund der vorliegenden Laboranalysen:
- Hyperglykämie (BZ 350 mg/dl) unter Kortikoidtherapie (Dexamethason – Fortecortin®)
- Hypernatriämie (Natrium 150 mmol/l)
- Serumosmolalität erhöht
Durch 2-malige s. c. Applikation von 2 mg Desmopressin normalisiert sich die Diurese auf 100 ml/h.

◀ **Klinischer Fall**

Renin-Angiotensin-Aldosteron-System

Dieser Regelkreis nimmt ebenso wie der ADH-Mechanismus eine zentrale Stellung in der **Regulierung** des **Wasser- und Elektrolythaushaltes** ein (s. S. 57).

Faktoren, die stimulieren:
- Hyponatriämie und negative Wasserbilanz (Volumenmangel)
- übermäßige Kaliumzufuhr
- Sympathikusstimulation
- Diuretika
- Antihypertensiva.

Faktoren, die hemmen:
- übermäßige Kochsalzzufuhr
- Kaliummangel
- β-Rezeptorenblocker, Clonidin
- Kortikosteroide.

Aldosteron hat im genannten Zusammenhang die engste Beziehung zum Wasser- und Elektrolythaushalt und steigert die distaltubuläre Natriumrückresorption sowie die Kalium- und Wasserstoffionensekretion.

Hyperaldosteronismus geht mit **Wasser- und Natriumretention** sowie **Kalium- und Protonenverlusten** einher → **isotone Hyperhydratation** mit arterieller Hypertonie. Zur genauen Klassifizierung sollte die Plasmareninaktivität bestimmt werden (**primärer** Hyperaldosteronismus: **erniedrigtes** Plasmarenin, **sekundärer** Hyperaldosteronismus: **erhöhtes** Plasmarenin).

Hypoaldosteronismus. Aldosteronmangel bewirkt eine **Elimination** erheblicher Mengen **Wasser und Natrium** aus dem primär filtrierten Harn. Das führt zur vermehrten Kalium- und Wasserstoffionenretention (Austausch von Natrium- gegen Kalium- und Wasserstoffionen) mit **Hyperkaliämie und Azidose.**

Störungen des Säure-Basen-Haushalts

▶ **Definition**

▶ **Merke**

Renin-Angiotensin-Aldosteron-System

Dieser Regelkreis nimmt ebenso wie der ADH-Mechanismus eine zentrale Stellung in der **Regulierung** des **Wasser- und Elektrolythaushaltes** ein (s. S. 57). Das System wird durch eine Vielzahl von Faktoren und Medikamenten beeinflusst. Letzteres betrifft insbesondere den Intensivpatienten, bei dem zur Erhaltung der Vitalfunktionen in der Regel eine Vielzahl von Pharmaka notwendig sind.

Faktoren, die stimulieren:
- Hyponatriämie und negative Wasserbilanz (Volumenmangel)
- übermäßige Kaliumzufuhr
- Sympathikusstimulation
- Diuretika (Thiazide, Aldosteronantagonisten)
- Antihypertensiva (Dihydralazin, ACE-Hemmer, alpha-Blocker).

Faktoren, die hemmen:
- übermäßige Kochsalzzufuhr
- Kaliummangel
- β-Rezeptorenblocker, Clonidin
- Kortikosteroide.

Aldosteron: Aldosteron hat in dem oben genannten Zusammenhang die engste Beziehung zum Wasser- und Elektrolythaushalt. Dieses in der Zona glomerulosa der Nebennierenrinde gebildete Mineralokortikoid steigert die distaltubuläre Natriumrückresorption (normalerweise 99,9 % der glomerulär filtrierten Natriummenge) sowie die Kalium- und Wasserstoffionensekretion.

Hyperaldosteronismus: Der Hyperaldosteronismus geht mit **Wasser- und Natriumretention** sowie **Kalium- und Protonenverlusten** einher → **isotone Hyperhydratation** mit arterieller Hypertonie. Zur genauen Klassifizierung sollte die Plasmareninaktivität bestimmt werden:
→ **Primärer Hyperaldosteronismus** (PHA)
  Hypertonie + **erniedrigtes** Plasmarenin
  Ursache: Conn-Syndrom (s. S. 41)
→ **Sekundärer Hyperaldosteronismus** (SHA)
  Hypertonie + **erhöhtes** Plasmarenin
  Ursachen: renovaskuläre Hypertonie, maligne Hypertonie

Hypoaldosteronismus. Ein Aldosteronmangel bewirkt eine **Elimination** erheblicher Mengen **Wasser und Natrium** aus dem primär filtrierten Harn. Dementsprechend kommt es zur vermehrten Kalium- und Wasserstoffionenretention (Austausch von Natrium- gegen Kalium- und Wasserstoffionen) mit **Hyperkaliämie und Azidose.** Ein Hypoaldosteronismus findet sich kombiniert mit einem Kortisolmangel beim **Morbus Addison** (primäre Nebennierenrinden-[NNR-]Insuffizienz, s. S. 41).

Störungen des Säure-Basen-Haushalts

▶ **Definition:** Einen Überschuss an sauren Valenzen im Plasma mit einem Abfall des pH-Wertes auf unter 7,36 bezeichnet man als **Azidose**, eine Verminderung der H^+-Ionenkonzentration mit einem Anstieg des pH-Wertes auf über 7,44 als **Alkalose**. Dabei werden **metabolische** und **respiratorische** Störungen sowie kompensierte (pH-Wert im Bereich von 7,36–7,46) und **dekompensierte** Störungen unterschieden (s. S. 63). Beim Intensivpatienten sind **metabolische Azidosen** als häufigere Störungen des Säure-Basen-Haushaltes von besonderer Bedeutung.

▶ **Merke:** pH-Werte unter 6,8 und über 7,8 sind mit dem Leben nicht vereinbar!

Metabolische Azidose (vgl. S. 65)

Es liegt eine Zunahme nichtflüchtiger (fixer) Säuren ($\rightarrow$ **Additionsazidose**) oder ein Verlust von Basen ($\rightarrow$ **Subtraktionsazidose**) vor. Ferner kann eine tubuläre Insuffizienz der Niere eine verminderte H^+-Sekretion bewirken ($\rightarrow$ **Retentionsazidose**.) Eine rasche Verdünnung des EZR durch ein Überangebot an „freiem" Wasser (bikarbonatfreie Lösungen) bewirkt eine Verdünnung der Pufferkapazität ($\rightarrow$ **Dilutionsazidose**).

Leitbefunde: Der pH-Wert weicht in den sauren Bereich (Azidämie, pH $< 7{,}36$) ab, das Standardbikarbonat ist erniedrigt (SB < 22 mval/l).
Eine weitere Einteilung der metabolischen Azidose erfolgt unter der Beachtung der **Anionenlücke** (**AL**). Hierbei handelt es sich um die im EZR nicht direkt messbaren Anionen, die sich aus anorganischen (Sulfat, Phosphat) und organischen Säureresten (Laktat, Ketonkörper, Acetat) zusammensetzen (Norm: 8–16 mval/l). Unter der Vorraussetzung der **Elektroneutralität im EZR** (s. S. 55) gilt:

Kationenkonzentration = Anionenkonzentration
Natrium = Chlorid + SB + AL
$\rightarrow Na^+ = Cl^- + HCO_3^- + AL$
$\rightarrow$ **AL $= Na^+ - (Cl^- + HCO_3^-)$**.

Nimmt das Standardbikarbonat im Fall der Azidose ab, so muss gemäß obiger Gleichung die Chloridkonzentration oder die AL entsprechend erhöht sein. Demnach gilt es, die **hyperchlorämische metabolische Azidose** von der **metabolischen Azidose mit erhöhter Anionenlücke** (diabetische Ketoazidose, Laktatazidose) abzugrenzen.

Ursachen der metabolischen Azidose:

- **anaerobe Stoffwechsellage** $\rightarrow$ vermehrte Bildung von Laktat: Hypoxie und insbesondere alle Formen des Schocks bzw. alle Zustände, die zu einer Verminderung der Gewebsperfusion führen
- **gesteigerter Stoffwechsel** $\rightarrow$ vermehrte Säurebildung (Pyruvat, ggf. Laktat): Fieber, Sepsis, thyreotoxische Krise, MH-Krise
- **gesteigerte Fettverbrennung** $\rightarrow$ vermehrte Bildung von Aceton, Acetessigsäure und β-Hydroxybuttersäure: Hungerazidose, diabetische Ketoazidose (s. u.)
- **Lebererkrankungen** $\rightarrow$ vermehrte Bildung von Laktat bzw. verminderte Utilisation von Laktat
- **parenterale Ernährung**
  - ohne Vitaminzusatz: Vit.-B_1-Mangel $\rightarrow$ Laktatazidose (s. S. 541)
  - Überinfusion von Zuckerersatzstoffen $\rightarrow$ Laktatazidose (s. S. 552)
- **Verbrennungskrankheit** $\rightarrow$ Laktatazidose (s. S. 597)
- **Verlust alkalischer Flüssigkeiten** über Sonden (Gallen- und Pankreassäfte), durch Diarrhöen oder bei Ileus
- **Nierenerkrankungen** $\rightarrow$ tubuläre Retentionsazidose
- **Hyperkaliämie** $\rightarrow$ Verteilungsazidose (s. S. 66)
- **Verdünnung der EZR-Pufferkapazität:** Therapie des Volumenmangelschocks.

Diabetische Ketoazidose

Charakteristisch für die diabetische Stoffwechsellage ist neben der **Hyperglykämie** eine aufgrund des intrazellulären Glukosemangels **gesteigerte Fettverbrennung**. Infolge mangelnder Utilisation von Acetyl-CoA im Citratzyklus werden vermehrt Ketonkörper (Aceton, Acetessigsäure und ß-Hydroxybuttersäure) gebildet, wobei die Anhäufung von Ketonkörpern (**Ketonämie**) mit der Ausbildung einer mehr oder minder stark ausgeprägten **metabolischen Azidose** (**diabetische Ketoazidose**) einhergeht. Ferner liegen eine **negative Stickstoffbilanz** (Proteinkatabolie mit vermehrter Gluconeogenese) sowie teilweise erhebliche Elektrolyt- und Wasserverluste (**osmotische Diurese**) im Sinne einer **hypertonen Dehydratation** vor.

Metabolische Azidose

Es liegt eine Zunahme nichtflüchtiger (fixer) Säuren $\rightarrow$ **Additionsazidose** oder ein Verlust von Basen $\rightarrow$ **Subtraktionsazidose** vor. Eine tubuläre Insuffizienz der Niere kann eine verminderte H^+-Sekretion bewirken $\rightarrow$ **Retentionsazidose**. Eine rasche Verdünnung des EZR durch ein Überangebot an „freiem" Wasser (bikarbonatfreie Lösungen) bewirkt eine Verdünnung der Pufferkapazität $\rightarrow$ **Dilutionsazidose**.

Unter Voraussetzung der **Elektroneutralität im EZR** gilt:

Kationenkonzentration = Anionenkonzentration
Natrium = Chlorid + SB + AL
$\rightarrow Na^+ = Cl^- + HCO_3^- + AL$
$\rightarrow$ **AL $= Na^+ - (Cl^- + HCO_3^-)$**.
Die **hyperchlorämische metabolische Azidose** ist von der **metabolischen Azidose mit erhöhter Anionenlücke** abzugrenzen.

Ursachen der metabolischen Azidose:

- **anaerobe Stoffwechsellage** $\rightarrow$ vermehrte Laktatbildung
- **gesteigerter Stoffwechsel** $\rightarrow$ vermehrte Säurebildung (Pyruvat, ggf. Laktat)
- **gesteigerte Fettverbrennung** $\rightarrow$ Aceton, Acetessigsäure und β-Hydroxybuttersäure
- **Lebererkrankungen**
- **parenterale Ernährung**
- **Verbrennungskrankheit**
- **Verlust alkalischer Flüssigkeiten**
- **Nierenerkrankungen**
- **Hyperkaliämie**
- **Verdünnung der EZR-Pufferkapazität.**

Diabetische Ketoazidose

Charakteristisch für die diabetische Stoffwechsellage ist neben der **Hyperglykämie** eine aufgrund des intrazellulären Glukosemangels **gesteigerte Fettverbrennung** mit Anhäufung von Ketonkörpern, die zur **metabolischen Azidose** führen können. Es kommt zur **negativen Stickstoffbilanz** und zur **hypertonen Dehydratation** durch **osmotische Diurese**.

Therapie:

- **Hyperglykämiebehandlung:** Initial erfolgt die Zufuhr von **Insulin** (Normalinsulin) 10–20 IE als Bolus und weiter als kontinuierliche Infusion mit 4–8 IE/h entsprechend dem Verlauf der Blutglukosespiegel.
- **Flüssigkeitstherapie:** Zum Ausgleich des Flüssigkeits- und Natriumdefizites wird zunächst unter Kontrolle hämodynamischer Parameter (z. B. ZVD) isotone Kochsalzlösung verabreicht.
- **Bilanzierung des Elektrolythaushaltes:** Engmaschige Kontrollen, insbesondere der Serumkaliumwerte, mit entsprechender Substitution sind erforderlich.
- **Azidosebehandlung.**

▶ Klinischer Fall

▶ Definition

Therapie:

- **Hyperglykämiebehandlung:** Initial erfolgt die Zufuhr von **Insulin** (Normalinsulin) 10–20 IE als Bolus und weiter als kontinuierliche Infusion mit 4–8 IE/h entsprechend dem Verlauf der Blutglukosespiegel.
- **Flüssigkeitstherapie:** Zum Ausgleich des Flüssigkeits- und Natriumdefizites (Azidose bedingt einen transzellulären Austausch von Natrium- gegen Wasserstoff- und Kaliumionen) wird zunächst unter Kontrolle hämodynamischer Parameter (z. B. ZVD) isotone Kochsalzlösung verabreicht. Wird darunter und unter der Insulingabe ein Abfall des Blutglukosespiegels auf unter 250 mg/dl erreicht, soll 5 %ige Glukoselösung zusätzlich infundiert werden, um eine zu schnelle Senkung der Blutzuckerkonzentration zu verhindern. Andernfalls kann infolge des resultierenden osmotischen Gradienten zwischen EZR und IZR ein Hirnödem entstehen (Dysäquilibriumsyndrom).
- **Bilanzierung des Elektrolythaushaltes:** Engmaschige Kontrollen, insbesondere der Serumkaliumwerte, mit entsprechender Substitution sind erforderlich. Insulin bewirkt durch die zelluläre Glukoseaufnahme ebenso wie der Azidoseausgleich eine Kaliumverschiebung in die Zelle → Hypokaliämie.
- **Azidosebehandlung:** Eine primäre Bikarbonatgabe sollte nur dann erfolgen, wenn der pH-Wert unter 7,2 liegt.

▶ **Klinischer Fall.** Bei einem 48-jährigen Patienten mit langjährig bekanntem Diabetes mellitus (insulinpflichtig) wird bei Kolonkarzinom eine Hemikolektomie durchgeführt. Die postoperative Überwachung erfolgt wegen KHK mit belastungsabhängiger Angina pectoris und Z. n. Myokardinfarkt vor 3 Jahren auf der Intensivstation. Insulin wird in dieser Phase per infusionem verabreicht und der Blutzuckerspiegel damit im Bereich zwischen 130 und 180 mg/dl gehalten. Da der Verlauf komplikationslos bleibt, kann der Patient nach 24 h auf eine periphere Station verlegt werden.
Am Folgetag fällt er durch zunehmende Schläfrigkeit auf. Er ist zu diesem Zeitpunkt tachykard (HF 120/min), der Blutdruck wird mit 95/65 mmHg gemessen. Seine Atemfrequenz beträgt 22/min, die einzelnen Atemzüge sind vertieft. Außerdem wird ein acetonartiger Geruch aus dem Mund festgestellt.
Die Laboranalysen zeigen:
Hyperglykämie (BZ: 550 mg/dl)
metabolische Azidose: pH 7,2; SB 14 mval/l
Natrium: 132 mmol/l
Kalium: 3,5 mmol/l
Ferner bestehen eine abnehmende Polyurie mit Glukosurie und Ketonurie sowie ein erhöhtes spezifisches Uringewicht mit ebenfalls erhöhter Osmolalität.
Unter der Diagnose **hyperglykämisches, ketoazidotisches Koma** wird der Patient erneut auf die Intensivstation übernommen. Unter Rehydrierung (NaCl 0,9 %), initialer Insulinbolusgabe (12 IE Normalinsulin i. v.) und anschließender Perfusortherapie (4–6 I. E./h) sowie einmaliger Applikation von 50 ml Natriumbikarbonat klart er allmählich auf. Die Blutzuckerspiegel werden langsam (ca. 100 mg/h) abgesenkt, um den osmotischen Druck im Extrazellulärraum nicht zu schnell zu vermindern und damit ein Hirnödem zu provozieren. Durch begleitende Kaliumsubstitution wird der Serumkaliumspiegel in den Normbereich angehoben und gehalten. Es ergeben sich keine Komplikationen von seiten der KHK.
Fazit: Insulinpflichtige Diabetiker sind in der postoperativen Phase aufgrund des Katabolismus besonders gefährdet, dass ihre Stoffwechselsituation „entgleist". Aus diesem Grund sind – auch bei Nahrungskarenz und insbesondere auf der peripheren Station – engmaschige BZ-Kontrollen und Insulinsubstitution unverzichtbar!

Laktatazidose

Laktatazidose

▶ **Definition:** Bei der Laktatazidose (Milchsäureazidose) liegt ein abnormer Anstieg von Laktat im Plasma aufgrund einer übermäßigen Produktion durch gesteigerte anaerobe Glykolyse und/oder einer Verwertungsstörung von Laktat in der Leber vor. Sie ist die häufigste Form der metabolischen Azidose. Die Laktatazidose ist in der Literatur nicht einheitlich definiert. Wir bevorzugen folgende Definition: metabolische Azidose (pH-Wert < 7,36) mit Hyperlaktatämie > 5 mmol/l.

Man sollte allgemein erst dann von einer Laktatazidose sprechen, wenn ein kausaler Zusammenhang zwischen Azidose und Hyperlaktatämie besteht.

Pathophysiologie: Unter **anaeroben** Bedingungen entsteht Laktat aus Pyruvat beim intrazellulären Glukoseabbau und wird in der Hauptsache in Geweben mit hoher Glykolyserate gebildet. Seine Elimination erfolgt überwiegend in der Leber, entweder im Rahmen der Glukoneogenese oder im Citratzyklus (zurück zu Pyruvat: „metabolische Sackgasse"). Dabei wird Laktat komplett zu CO_2 und H_2O abgebaut. Die Kapazität der Leber ist unter normalen Bedingungen sehr groß, so dass eine **Laktatazidose** nur bei erhöhter Laktatproduktion und gleichzeitiger Verminderung der Leberleistung (primäre Leberfunktionsstörung oder „Schockleber") klinisch in Erscheinung tritt.

Ursachen der Laktatazidose:

- Im Vordergrund stehen **Störungen der oxidativen Stoffwechselvorgänge** aufgrund eines Missverhältnisses zwischen Sauerstoffbedarf und -angebot (Gewebehypoxie mit Steigerung der anaeroben Glykolyse).
- **Schwere Leberinsuffizienz** (Leberdystrophie, „Schockleber").
- **Medikamente:** Substanzen, die eine Blockierung des Elektronentransportes in der Atmungskette und dadurch der Endoxidation bewirken. Es resultiert ebenfalls eine vermehrte anaerobe Glykolyse und Steigerung der Laktatbildung sowie eine Hemmung der Glukoneogenese. (Beispiele: Biguanide, Infusionslösungen mit Fructose, Sorbit oder Xylit).
- **Tumoren:** z. B. akute Leukämien, M. Hodgkin, metastasierende Karzinome (dabei muss eine Überproduktion von Laktat durch die Tumorzellen angenommen werden).
- **Thiaminmangel** als B_1-Avitaminose („Beri-Beri")
  Dieser entsteht innerhalb kürzester Zeit bei parenteraler Ernährung ohne Vitamingaben oder bei Nulldiät. Thiaminmangel bewirkt einen Anstieg der Pyruvatkonzentration, da eine thiaminpyrophosphatabhängige Dekarboxilierung von Pyruvat im Citratzyklus nicht erfolgen kann. Der alternative Abbau von Pyruvat führt zur Laktatbildung.

Therapie: Im Vordergrund steht wenn möglich die **Beseitigung** der **auslösenden Ursache** (s. o.). Sehr begrenzt sind die therapeutischen Möglichkeiten bei Leberinsuffizienz. Letztlich sind die komplexen Stoffwechselleistungen dieses Organes nur durch eine Lebertransplantation zu ersetzen (s. S. 413). Der direkte Ausgleich der Azidose mit Bikarbonat wird heute zurückhaltend vorgenommen (s. S. 67), da Bikarbonat eine Erhöhung des intrazellulären pCO_2 und somit eine weitere Abnahme des intrazellulären pH-Wertes bewirken kann. Die intrazelluläre Azidose vermindert die Leberleistung, so dass die Laktatplasmaspiegel weiter ansteigen können.

1.1.10 Akutes Leberversagen (ALV)

Das akute Leberversagen ist selten, wobei exakte Angaben über seine Häufigkeit nicht vorliegen. Man rechnet jedoch heute mit etwa 5 Fällen auf ca. 6.000 stationäre Krankenhauspatienten.

▶ **Definition:** Das **akute Leberversagen** (Leberzerfallskoma) ist die schwerste globale Störung der Leberfunktion mit fulminantem hepatozellulärem Versagen. Das Organversagen entwickelt sich in Abhängigkeit vom auslösenden Agens (Tab. C-1.25) innerhalb von Tagen bis Wochen und geht regelhaft mit einer Enzephalopathie einher.

Das Intervall zwischen Auslösung der Leberschädigung und Auftreten der Enzephalopathie wird mit 2 Wochen bis zu 3 Monaten veranschlagt. Beträgt es mehr als 8 Wochen, spricht man von einem subakuten Leberversagen. Als **Coma hepaticum** wird das schwerste Stadium der hepatischen Enzephalopathie (Tab. **C-1.26**) bezeichnet. Es beschreibt die Summe aller Funktions-störungen des Gehirns und kann durch klinische und elektroenzephalographi-sche Untersuchungsverfahren objektiviert und quantifiziert werden.

Ursachen des akuten Leberversagens

Ursachen des akuten Leberversagens sind in Tab. **C-1.25** aufgelistet.

Ursachen des akuten Leberversagens

Ursachen des akuten Leberversagens sind in Tab. **C-1.25** aufgelistet.

≡ C-1.25

≡ C-1.25 Ursachen des akuten Leberversagens nach Häufigkeit	
Ursachen	*Häufigkeit*
▷ **Viren** (Hepatitis A, B, C, D, E, CMV, EBV, HSV, …)	30–80 %
▷ **unklare Ätiologie**	bis 20 %
▷ **Medikamente** (Paracetamol, Valproinsäure, Isoniazid, Halothan)	5–10 %
▷ **andere** (z. B. Multiorganversagen [Sepsis], HELLP-Syndrom, M. Wilson, Reye-Syndrom)	5–10 %
▷ **Toxine** (Amanitine, Tetrachlorkohlenstoff, Paraquat, andere)	≈ 5 %
▷ **Ischämie, Hypoxie** (Budd-Chiari-Syndrom, Lymphom, Hitzschlag, Schock)	sehr selten

Klinische Symptomatik des akuten Leberversagens

Frühe unspezifische Zeichen einer hepatischen Enzephalopathie sind: Stimmungsschwankungen, gestörter Schlafrhythmus und Müdigkeit. Ein sog. **Foetor hepaticus** kann die Differenzialdiagnose erleichtern.

Klinische Symptomatik des akuten Leberversagens

Aufgrund der Vorgeschichte, der Klinik und der typischen Laborkonstellation ist die Diagnose eines akuten Leberversagens in der Regel nicht schwer zu stellen. Das klinische Bild entwickelt sich häufig sehr schnell.

Die **frühen Zeichen** einer Enzephalopathie äußern sich häufig in Veränderungen der Stimmungslage, Störungen des Schlafrhythmus und vermehrter Müdigkeit. Diese ersten, noch **unspezifischen** Zeichen des Leberkomas werden als Stadium I der Enzephalopathie aufgefasst. Ein sog. **Foetor hepaticus** kann wichtiges Unterscheidungskriterium zu anderen komatösen Zuständen sein und die Differenzialdiagnose erleichtern. Häufig liegt ein **Ikterus** am Anfang der Erkrankung noch nicht vor. Die Leber zeigt in der Regel noch eine normale Größe.

Die Enzephalopathie, das Hauptsymptom des Leberversagens, soll durch die mangelnde Elimination ZNS-toxischer Substanzen verursacht sein und wird in die **Schweregrade I–IV** (Tab. **C-1.26**) eingeteilt. Das Stadium IV ist in der Regel von einem **Hirnödem** begleitet.

Die Enzephalopathie, das Hauptsymptom des Leberversagens, soll durch die mangelnde Elimination ZNS-toxischer Substanzen verursacht sein und wird nach *Trey* und *Davidson* in **4 Schweregrade** (Tab. **C-1.26**) eingeteilt. Einschränkend muss man jedoch hierzu feststellen, dass beim Intensivpatienten unter dem Einsatz einer Analgosedierung die Differenzierung erschwert ist. Mit einer äußerst schlechten Prognose sind die Schweregrade III und IV verbunden, wobei Grad IV zu 75–80 % mit einem **Hirnödem** einhergeht. Die sich daraus

≡ C-1.26

≡ C-1.26 Stadien der hepatischen Enzephalopathie		
▷ *Stadium*	▷ *Bewusstseinslage*	▷ *„flapping tremor"*
I Prodromalstadium	Verlangsamung, verwaschene Sprache, Müdigkeit, Euphorie oder Depression	leicht
II drohendes Koma	wie I, schläfrig, desorientiert	nachweisbar
III Stupor	verwirrt, schläfrig, schwer erweckbar	nachweisbar
IV tiefes Koma	Reaktion auf Schmerzreize	nicht nachweisbar, kann noch vorhanden sein

entwickelnde Einklemmung des Hirnstammes ist eine der häufigsten Todesursachen des akuten Leberversagens.

Weitere **Komplikationen** im Verlauf sind therapierefraktärer **Aszites**, schwerste **Gerinnungsstörungen**, **akutes Nierenversagen**, **Herz-Kreislauf-** und **respiratorische Insuffizienz** sowie **Infektionen**.

Pathophysiologie der Aszitesbildung

Die Entstehung des Aszites wird heute überwiegend durch zwei Hypothesen, die sich möglicherweise ergänzen, pathophysiologisch erklärt. Bei der **„underfilling-Hypothese"** wird angenommen, dass die Aszitesbildung Folge der portalen Hypertension ist. Hierbei führt der **Pfortaderhochdruck** zu einem Anstieg des Kapillardrucks im Splanchnikuskreislauf und damit direkt zur Bildung des Aszites. Dadurch nimmt das „effektive Blutvolumen" mit den typischen hormonalen Veränderungen wie Aktivierung des Renin-Angiotensin- und ADH-Systems ab. Zur **Aktivierung** der **hormonalen Mechanismen** trägt auch die bei fortgeschrittener Leberinsuffizienz zu beobachtende periphere Vasodilatation infolge des Absinkens des systemischen Gefäßwiderstandes (SVR = systemic vascular resistance) bei. Die Niere reagiert hierauf mit einer verstärkten Rückresorption von Na^+ und Wasser mit konsekutiver Diureseverminderung, oftmals von einem ADH-Anstieg begleitet.

Die **„overflow-Hypothese"** geht davon aus, dass – vermittelt durch Barorezeptoren im Bereich des Splanchnikusgebietes – **hormonelle Mechanismen induziert** werden, die primär zu Na^+- und Wasserretention, gefolgt von einem intrahepatischen und portalen Druckanstieg, führen. Hierdurch wird die Aszitesbildung in Gang gesetzt und anschließend durch die Pathomechanismen der „underfilling-Hypothese" unterhalten.

Das Absinken des Serumalbumins bewirkt einen **Abfall des onkotischen Drucks** und trägt über die ansteigende Kapillarfiltration (Erhöhung des effektiven Filtrationsdruckes) zur Unterhaltung des Aszites bei.

Kardiovaskuläre Störungen

Hämodynamisch treten beim Patienten mit Leberinsuffizienz ein **hohes Herzzeitvolumen** (Hyperzirkulation) und ein **niedriger peripherer Gefäßwiderstand** mit arterieller Hypotonie auf. Inwieweit hierbei „falsche" Neurotransmitter eine Rolle spielen, ist noch nicht ausreichend geklärt. Ferner findet sich eine klinisch relevante relative Hypovolämie als Folge der ausgeprägten Vasodilatation. Rhythmusstörungen sind selten und in der Regel durch eine Hypokaliämie bedingt.

Hepatorenales Syndrom

Im Rahmen einer terminalen Leberinsuffizienz findet man **Nierenfunktionsstörungen bei morphologisch intakten Nieren**, was als hepatorenales Syndrom bezeichnet wird. In ca. 50 % der Fälle entwickelt sich hieraus ein **akutes Nierenversagen**. Ursächlich werden u. a. eine Imbalance zwischen dem Kallikrein-Bradykinin- und Renin-Angiotensin-Aldosteron-System diskutiert, wodurch es zum Überwiegen renal vasokonstriktorischer Faktoren kommen soll.

Respiratorische Störungen

Eine **arterielle Hypoxie** kann multifaktoriell bedingt sein. In Frage kommen u. a. eine bronchopulmonale **Aspiration** von Mageninhalt, bakterielle pulmonale **Infektionen** und **Atelektasen**, sowie ein **hepatopulmonales Syndrom**.

Infektionen

Infektionen bei Patienten mit akutem Leberversagen sind Ausdruck einer **geschwächten Immunfunktion** (Störung der Klärfunktion des RES). In rund 80 % der Fälle werden sie durch Bakterien verursacht. Die häufigsten Keime sind Staphylokokken, Streptokokken und koliforme Bakterien sowie Hefen.

Weitere **Komplikationen:** therapierefraktärer **Aszites**, schwerste **Gerinnungsstörungen**, **akutes Nierenversagen**, **Herz-Kreislauf-** und **respiratorische Insuffizienz** sowie **Infektionen**.

Pathophysiologie der Aszitesbildung

Die Aszitesgenese wird heute durch zwei sich ergänzende bzw. ineinandergreifende Hypothesen, der **„underfilling"-** und der **„overflow-Hypothese"**, erklärt. Gesichert entsteht Aszites durch:
- Ausbildung eines **portalen Hochdrucks** mit daraus resultierendem Anstieg der Kapillarfiltration.
- Abfall des Serumalbumins (Hypalbuminämie) mit **Absinken des onkotischen Drucks**.

Kardiovaskuläre Störungen

Hämodynamisch treten beim Patienten mit Leberinsuffizienz ein **hohes Herzzeitvolumen** (Hyperzirkulation) und ein **niedriger peripherer Gefäßwiderstand** mit arterieller Hypotonie auf.

Hepatorenales Syndrom

Im Rahmen einer terminalen Leberinsuffizienz findet man **Nierenfunktionsstörungen bis hin zum akuten Nierenversagen bei morphologisch intakten Nieren**, was als hepatorenales Syndrom bezeichnet wird.

Respiratorische Störungen

Eine **arterielle Hypoxie** kann multifaktoriell bedingt sein: bronchopulmonale **Aspiration** von Mageninhalt, bakterielle pulmonale **Infektionen** und **Atelektasen** sowie ein **hepatopulmonales Syndrom**.

Infektionen

Infektionen bei Patienten mit akutem Leberversagen sind Ausdruck einer **geschwächten Immunfunktion** (Störung der Klärfunktion des RES).

Da die Patienten häufig kein Fieber entwickeln, sind bei Infektzeichen regelmäßige Abnahmen von Blutkulturen notwendig.

Diagnose des akuten Leberversagens

Diagnose des akuten Leberversagens

Laboruntersuchungen bei akutem Leberversagen (s. S. 34)

Laboruntersuchungen bei akutem Leberversagen (s. S. 34)

Transaminasen, Bilirubin, **Gerinnungsanalyse** mit Einzelfaktorenbestimmung sowie Fibrinogen- und Fibrinspaltprodukten, Pseudocholinesterase, Glukose, Blutgasanalyse.
Die **GLDH** ist heute in der Diagnostik des akuten Leberversagens ein wichtiger Laborparameter.

Das bei Lebererkrankungen im Serum erscheinende Enzymmuster und die Höhe der Enzymaktivität sind abhängig von Art und Intensität der Schädigung. Als Zeichen des Zellunterganges sieht man deutlich erhöhte Transaminasen (GPT + GOT). Eine Normalisierung der Transaminasen im weiteren Krankheitsverlauf kann nicht als prognostisch günstig angesehen werden, sondern ist Ausdruck der abgelaufenen Zellzerstörung. Die **GLDH** steigt synchron zu den Transaminasen bei Leberzellnekrosen an und wird heutzutage als wichtiger Indikator für das akute Leberversagen angesehen. Dynamischen Tests, die die Leberfunktion anhand ihrer Clearanceleistung (z. B. ICG-Clearance), ihrer Fähigkeit zur Bildung von Metaboliten nach Verabreichung bestimmter Ausgangssubstanzen (z. B. MEGX-Test, [^{14}C]-Aminopyrintest), der Syntheseleistung (z. B. Aminosäuren-Clearance-Test) oder der Quantifizierung der Eliminationskapazität (z. B. Galaktose) beurteilen, werden heute bevorzugt.

Wesentliche Parameter für die Syntheseleistung der Leber sind diejenigen **Gerinnungsfaktoren**, die nur in der Leber gebildet werden können, vor allem der Vitamin-K-unabhängige **Faktor V**.

Wesentliche Parameter für die Syntheseleistung der Leber sind diejenigen **Gerinnungsfaktoren**, die nur in der Leber gebildet werden können. Von besonderer Bedeutung ist hierbei der Vitamin-K-unabhängige **Faktor V**, der auch zur Verlaufskontrolle dient. Fibrinogen- und Fibrinspaltprodukte als Ausdruck einer Verbrauchskoagulopathie sind häufig nachzuweisen. Die Pseudocholinesterase und das Serumalbumin als weitere Indikatoren der Syntheseleistung sind meistens am Anfang der Erkrankung noch normal und fallen entsprechend ihrer langen Halbwertzeiten erst im weiteren Verlauf deutlich ab. Zu beachten ist, dass die Cholinesterase bei Intensivbehandlungspatienten in der Regel per se erniedrigt vorliegt. Das Serumammoniak zeigt keine zufriedenstellende Korrelation zur Lebersyntheseleistung.

Hypoglykämien entstehen als Folge fehlenden Insulinabbaues in der Leber und verminderter Glukoneogenese.

Hypoglykämien können als Folge einer ansteigenden zirkulierenden Insulinmenge (fehlender Insulinabbau in der Leber!) und einer verminderten Glukoneogenese auftreten. Die Blutzuckerspiegel müssen deshalb engmaschig (beim komatösen Patienten stündlich!) überprüft werden.

Im Verlauf des ALV entsteht eine **metabolische Azidose**, die mit **erhöhten Serumlaktatspiegeln** einhergeht.

Die Veränderungen im Säure-Basen-Haushalt sind uneinheitlich. Am Anfang der Erkrankung liegt eine metabolische Alkalose vor, die sich im weiteren Verlauf in eine **metabolische Azidose** wandelt. Zu diesem Zeitpunkt können dann **erhöhte Laktatspiegel** im Serum nachgewiesen werden.

Die entscheidenden Indikatoren einer Nierenfunktionsstörung sind die pathologisch veränderten **Serumkreatinin-** und die **Kreatininclearancewerte**.

Störungen der Nierenfunktion können wegen verminderter Syntheseleistung der Leber nicht oder nur bedingt an erhöhten Serumharnstoffspiegeln erkannt werden. Hier sind das **Serumkreatinin-** oder besser noch die **Kreatininclearance** die entscheidenden Indikatoren.

Serologische Untersuchungen bei akutem Leberversagen

Serologische Untersuchungen bei akutem Leberversagen

Durch serologische Testungen kann die Diagnose einer **Hepatitis A, B, D** und mittlerweile auch **C** gesichert werden.

Die ätiologische Zuordnung des akuten Leberversagens ist in der Regel schwierig, wobei die **Virusinfektionen** als häufigste Ursachen des Leberversagens durch serologische Tests identifiziert werden können. Die Diagnose einer **Hepatitis A** wird durch Nachweis von IgM-Antikörpern im Serum gestellt, die einer **Hepatitis B** u. a. durch IgM-anti-HBc. Mit dem Nachweis von IgM-anti-HDV lässt sich die Diagnose einer Infektion durch das Deltavirus und damit der **Hepatitis D** sichern. Akute Infektionen mit dem **Hepatitis-C-Virus** können mittlerweile ebenfalls durch Antikörperbestimmung oder direkt durch Virusnachweis (PCR) erkannt werden.

Prognose des akuten Leberversagens

Prognose des akuten Leberversagens

Ohne Lebertransplantation wird die kumulative Überlebensrate im Stadium IV (ohne Berücksichtigung des Lebensalters) mit nur 18 % angegeben.

Die Abschätzung der **Prognose** eines akuten Leberversagens ist heute im Hinblick auf die therapeutisch **erfolgversprechende Lebertransplantation** von besonderer Bedeutung. Ohne Transplantation wird die kumulative Überlebensrate im Stadium IV mit nur 18 % angegeben. Hierbei besteht insofern eine deut-

C-1.27	Prognose des akuten Leberversagens		
Alter und Überlebensrate im Stadium IV		**Komastadium**	**Überlebensrate**
< 15 Jahre	34 %	II	66 %
15–44 Jahre	22 %	III	48 %
> 45 Jahre	5 %	IV	18 %

liche Altersabhängigkeit (Tab. **C-1.27**), als jüngere Patienten eine deutlich bessere Prognose haben als ältere. Beim Leberversagen im Rahmen eines septisch bedingten Multiorganversagens ist die Prognose infaust. Die Letalität beträgt 100 %!

Therapie des akuten Leberversagens

Die intensivmedizinische Behandlung des Patienten im akuten Leberversagen beinhaltet neben der „allgemeinen" Intensivtherapie, wie z. B. komplette parenterale Ernährung, zusätzliche Maßnahmen mit dem wesentlichen Ziel, die verbleibende Organfunktion zu optimieren und Sekundärkomplikationen zu vermeiden.

Optimierung der Organfunktion und Vermeidung von Sekundärkomplikationen

Enzephalopathie und Hirnödem
Um ein optimales „Management" zu ermöglichen, sollte im Stadium III und IV – insbesondere vor der Lebertransplantation – eine epidurale Hirndruckmessung durchgeführt werden, um eine konsequente frühzeitige ICP-Therapie einleiten zu können. Der zerebrale Perfusionsdruck sollte 70 mmHg übersteigen, ggf. unter Anwendung von vasopressorischen Substanzen und Osmodiuretika wie Mannit (0,3–0,4 g/kg KG). Die prophylaktische Anwendung von Glukokortikoiden ist ohne Nutzen.

Aszites
Wegen der beschriebenen Pathomechanismen mit sekundärem Hyperaldosteronismus sind Aldosteronantagonisten Mittel der 1. Wahl (z. B. Spironolacton – Aldactone®; 200–400 mg/d). Aufgrund ihres verzögerten Wirkungseintrittes und zur Wirkungsverstärkung sollten sie mit Schleifendiuretika (z. B. Furosemid – Lasix®; initial 40–80 mg/d) kombiniert werden. Schleifendiuretika, alleine angewendet, sind bei hepatogenem Aszites nur vermindert wirksam und bergen zudem die Gefahr einer Nierenfunktionsverschlechterung.
Ziel der diuretischen Therapie ist eine Gewichtsabnahme von max. 0,5 l/d, bei zusätzlichen peripheren Ödemen bis 1 l/d. Forcierte Ausschwemmung ist wegen der damit verbundenen Gefahr eines prärenalen Nierenversagens infolge Verminderung des intravasalen Volumens unbedingt zu vermeiden. Unter der Therapie muss der Elektrolythaushalt kontrolliert und ggf. korrigiert werden (cave: Hyponatriämie und -kaliämie!). Bei ausgeprägter Hypalbuminämie kann zur Steigerung des onkotischen Druckes im Plasma ergänzend eine Behandlung mit Kolloiden durchgeführt und so die weitere Aszitesbildung vermindert werden.

Gerinnungsstörungen
Die prophylaktische Anwendung von „fresh frozen plasma" (FFP) ohne Blutung zeigt keine positive Wirkung auf die Letalität. Das Risiko einer Blutung korreliert weniger mit der Prothrombinzeit als vielmehr mit der Thrombozytenzahl und -funktion.

Therapie des akuten Leberversagens

Die Therapie des akuten Leberversagens beinhaltet im Wesentlichen eine „allgemeine" Intensivtherapie und zusätzliche Maßnahmen mit dem Ziel, die verbleibende Leberfunktion zu optimieren und Sekundärkomplikationen zu vermeiden.

Optimierung der Organfunktion und Vermeidung von Sekundärkomplikationen

Enzephalopathie und Hirnödem
Der zerebrale Perfusionsdruck sollte 70 mmHg übersteigen, ggf. unter Anwendung von **vasopressorischen Substanzen** und **Osmodiuretika** wie Mannit.

Aszites
Aldosteronantagonisten sind **Mittel der 1. Wahl** (z. B. Spironolacton – Aldactone®; 200–400 mg/d). Aufgrund ihres verzögerten Wirkungseintrittes und zur Wirkungsverstärkung sollten sie mit **Schleifendiuretika** (z. B. Furosemid – Lasix®; initial 40–80 mg/d) kombiniert werden.

Bei ausgeprägter Hypalbuminämie kann zur Steigerung des onkotischen Druckes im Plasma ergänzend eine Behandlung mit **Kolloiden** durchgeführt werden.

Gerinnungsstörungen

Störungen der Nierenfunktion

Die Nierenfunktionsstörungen im Sinne eines hepatorenalen Syndroms sind in der Regel durch Verbesserung der Leberfunktion reversibel. Über die **symptomatischen Maßnahmen** – bis hin zur apparativen Nierenersatztherapie – hinaus existiert keine spezifische Therapie.

Metabolische Störungen: s. S. 538 und S. 65.

Kardiovaskuläre Störungen

Zum Anheben des arteriellen Blutdruckes sollte in erster Linie **Noradrenalin** (Arterenol®) wegen seiner α-Rezeptoren-stimulierenden Wirkung benutzt werden.

Respiratorische Störungen

Bei einer sich entwickelnden Enzephalopathie sollte man die Indikation zur endotrachealen **Intubation** und kontrollierten Beatmung frühzeitig stellen.

Infektionen

Zur **Stressulkusprophylaxe** sollte eine pH-unabhängige Substanz z. B. Sucralfat gegeben werden. Zur antibiotischen Behandlung s. S. 451.

Spezielle Therapie des akuten Leberversagens

Zur ausreichenden kalorischen Ernährung werden ausschließlich **Glukoselösungen** benutzt.

Der „aufhellende" Effekt der „Komalösungen" ist nicht gesichert. Die meisten speziellen Verfahren zielen auf die Entfernung von Toxinen aus dem Blut ab.

Als Standardtherapie wird heute die enterale Gabe von nichtresorbierbaren Antibiotika wie **Neomycin** (6–8 g/d) zur Reduktion der bakteriellen **Ammoniaksynthese** angesehen.

Störungen der Nierenfunktion

Da keine spezifische Therapie möglich ist, kommen nur die auf S. 527 und S. 528 beschriebenen **symptomatischen Maßnahmen** in Betracht. Die Nierenfunktionsstörungen im Sinne eines hepatorenalen Syndroms sind in der Regel durch Verbesserung der Leberfunktion reversibel. Bei Eintritt eines akuten Nierenversagens muss zur Überbrückung eine apparative Nierenersatztherapie, ggf. bis zur Lebertransplantation, durchgeführt werden (s. S. 529).

Metabolische Störungen: s. S. 538 und S. 65.

Kardiovaskuläre Störungen

Zur besseren Steuerung der hämodynamischen Therapie kann der Einsatz eines Pulmonaliskatheters von Nutzen sein. Neben der adäquaten Flüssigkeitssubstitution (Normovolämie anstreben!) wird oftmals die Gabe von Katecholaminen zum Anheben des arteriellen Blutdruckes erforderlich. Hierzu bietet sich in erster Linie das Noradrenalin (Arterenol®) wegen seiner α-Rezeptoren-stimulierenden Wirkung an.

Respiratorische Störungen

Bei einer sich entwickelnden Enzephalopathie sollte man die Indikation zur endotrachealen Intubation und kontrollierten Beatmung frühzeitig stellen, um die Atemwege zu sichern und ein sich anbahnendes Hirnödem besser beherrschen zu können.

Infektionen

Unter H_2-Blockern, zur Stressulkusprophylaxe angewendet, steigt der intragastrale pH auf Werte um 7, wodurch der Magensaft und nachfolgend Oropharynx und Trachea schnell von Keimen besiedelt werden. Aus diesem Grund sollte die Ulkusprophylaxe eher z. B. mit Sucralfat (Ulcogant®), einer pH-unabhängig wirkenden Substanz, erfolgen. Zur antibiotischen Behandlung s. S. 451.

Spezielle Therapie des akuten Leberversagens

Bei der parenteralen Ernährung im akuten Leberversagen erfolgt die Deckung des Kalorienbedarfs ausschließlich durch Infusion von **Glukoselösungen**. Die Gabe von Zuckerersatzstoffen wie Fructose und Sorbit führt zur ATP-Abnahme in der Leberzelle und damit zur Hemmung der energieabhängigen Syntheseprozesse sowie zur Steigerung der Serumlaktatspiegel.

Der „aufhellende" Effekt der sog. Komalösungen (Aminosäurelösungen mit erhöhtem Anteil an verzweigtkettigen Aminosäuren) bei ALV ist nicht gesichert. Da die Pathogenese des Coma hepaticum nicht bekannt ist, gibt es nach wie vor keine spezifische Komatherapie. Die meisten therapeutischen Verfahren richten sich auf die Entfernung von Toxinen. Dieses Ziel wird mittels regelmäßigen Blutaustausches oder durch Hämoperfusion über Aktivkohle, Leberzellsuspensionen oder Pavianlebern versucht. Die extrakorporale Leberunterstützung, z. B. mit der Albumindialyse/MARS, gewinnt beim „akut-auf-chronischen" Leberversagen und seinen extrahepatischen Komplikationen zunehmend an Bedeutung. Der Stellenwert extrakorporaler Unterstützungssysteme im Rahmen der Überbrückung der Zeit bis zur Verfügbarkeit eines geeigneten Spenderorgans kann derzeit nicht abschließend beurteilt werden.

Als Standardtherapie werden heute immer noch Schemata angegeben, die auf der **Ammoniakhypothese** beruhen. Eine Hemmung der intestinalen Ammoniakproduktion ist durch enterale Gabe nichtresorbierbarer Antibiotika möglich, die zur Suppression der Darmbakterien führen, die aus Aminosäuren bzw. aus Harnstoff Ammoniak synthetisieren. Zur Anwendung kommt z. B. **Neomycin** in einer Tagesdosis von 6–8 g/d beim Erwachsenen. Auf eine solche Therapie sprechen 70–80 % der Patienten mit Enzephalopathie an. Aber auch andere Antibiotika wie Aminoglykoside (Gentamicin, Tobramycin), Metronidazol oder Vancomycin werden heute zur Darmdekontamination eingesetzt. Seit

1981 befindet sich ein Konzept zur so genannten selektiven Darmdekontamination (SDD) in der klinischen Anwendung.

Eine weitere Möglichkeit, die bakterielle Ammoniaksynthese zu reduzieren, besteht in der Zufuhr von synthetischen Disacchariden wie **Lactulose** (Bifiteral®). Als Tagesdosierungen werden 40–90 g gewählt. Unter der Therapie können Durchfälle auftreten.

Therapie spezieller Ursachen bei akutem Leberversagen

Paracetamolintoxikation: Nach akuter Einnahme von mehr als 10 g Paracetamol kann eine Lebernekrose auftreten. Eine spezifische Therapie ist nur innerhalb der ersten 14 Stunden möglich. Es sollte der Versuch unternommen werden, nichtresorbierte Anteile aus dem Magen durch Spülung zu entfernen. Unbedingt ist eine **forcierte Diurese** mit Furosemid durchzuführen. Mit hochdosiertem Acetylcystein (Fluimucil®) lässt sich die Bildung toxischer Metabolite vermindern. Innerhalb von 20 Stunden sollten beim Erwachsenen rund 300 mg/kg KG in einer Glukoseinfusion infundiert werden.

Knollenblätterpilzvergiftung: Das erste Symptom der gastrointestinalen Phase ist die wässrige Diarrhö. Nach kurzer Erholungsphase, ca. 48 Stunden nach der Einnahme der Pilze, beginnt das Leberversagen, begleitet von Ikterus und Nierenversagen. Die allgemeine Therapie besteht in Magenspülungen mit Aktivkohle, forcierter Diurese und induzierter Diarrhö. Durch Penicillin G (100.000 IE/kg KG und 24 h i. v.) und Silymarin (Legalon® – 20 mg/kg KG und 24 h) soll die Aufnahme der Pilzgifte in die Leber vermindert werden. Die Letalität wird bei Kindern mit 50 % und bei Erwachsenen mit 20 % angegeben.

Operative Therapie des akuten Leberversagens

Die Einführung der **Lebertransplantation** in die Behandlung des akuten Leberversagens hat die Prognose dieses mit einer hohen Letaliät belasteten Krankheitsbildes verbessert. Deshalb sollte frühzeitig der Kontakt mit einem Transplantationszentrum aufgenommen werden. Derzeit werden rund 6 % aller Lebertransplantationen in Westeuropa wegen eines akuten Leberversagens durchgeführt. Die Tendenz ist steigend, wobei die häufigsten Indikationen die Virushepatitiden sind, gefolgt vom medikamentös oder toxisch bedingten Leberversagen. Die postoperative Letalität liegt derzeit in den ersten 4 Wochen bei 10 %. Sie ist vor allem abhängig vom Zustand des Patienten zum Zeitpunkt der Operation, die deshalb rechtzeitig erfolgen sollte. Nach notfallmäßiger Transplantation ist heutzutage mit einer 1-Jahres-Überlebensrate von nur 20–30 % zu rechnen.

Präoperative Vorbereitung: Eine intensivmedizinische Betreuung ist unbedingt erforderlich und erfolgt unabhängig von der Grunderkrankung. Ziel ist es, den präoperativen Zustand des Patienten so weit wie möglich zu verbessern und damit die Wartezeit, bis ein passendes Organ gefunden ist, zu überbrücken.

▶ **Klinischer Fall.** Eine 30-jährige Krankenschwester mit Hepatitis B wird bei progredienter Leberinsuffizienz stationär aufgenommen. Es fallen eine zunehmende Gelbfärbung der Skleren sowie eine allgemeine Leistungsschwäche auf. Die beim Hausarzt durchgeführte Laborkontrolle zeigte nur eine leichte Erhöhung der Leberwerte. Die sonographische Untersuchung des Abdomens ergibt einen erheblichen Aszites und eine ausgeprägte Leberzirrhose (höckerige Oberfläche, abgerundete Ränder, fleckiges inhomogenes Muster, Lebervenen unscharf und bogig verlaufend). Die Pfortader ist zentral weit und offen, die peripheren Äste sind eher schmal. Die Gallenwege sind nicht erweitert, die Milz ist vergrößert. Beide Nieren sind ohne pathologischen Befund. Es besteht eine erhebliche Erhöhung des Bilirubins im Serum auf 12 mg/dl. Die Lebersyntheseleistung, gemessen anhand der Cholinesterase, ist mit 0,8 kU/l gegenüber den Voruntersuchungen deutlich abgesunken. Der Quickwert als ein Parameter der Gerinnungsfaktorensynthese liegt bei 45 %. Knöchelödeme und eine Zunahme des Bauchumfanges treten zum ersten Mal auf. Vermehrte Leberhautzeichen und eine deutliche Blutungsneigung (Nasenbluten, Hämatome) weisen auf eine Intensivierung des Geschehens hin.

Lactulose (Bifiteral®) in einer Tagesdosis von 40–90 g/d enteral soll ebenfalls die Ammoniaksynthese reduzieren.

Therapie spezieller Ursachen bei akutem Leberversagen

Paracetamolintoxikation: Eine spezifische Therapie der Paracetamolintoxikation ist nur innerhalb der ersten 14 Stunden möglich. Magenspülung, **forcierte Diurese** mit Furosemid sowie die Gabe von Acetylcystein kommen in Frage.

Knollenblätterpilzvergiftung: Magenspülung mit Aktivkohle sowie forcierte Diurese sind die sofort einzuleitenden Maßnahmen. Durch Penicillin G (100.000 IE/kg KG und 24 h i. v.) und Silymarin (Legalon® – 20 mg/kg KG und 24 h) soll die Aufnahme der Pilzgifte in die Leber vermindert werden.

Operative Therapie des akuten Leberversagens

Die Einführung der **Lebertransplantation** in die Behandlung des akuten Leberversagens hat die Prognose dieses mit einer hohen Letalität belasteten Krankheitsbildes verbessert.

Präoperative Vorbereitung: Eine intensivmedizinische Betreuung ist unbedingt erforderlich.

◀ **Klinischer Fall**

Die Patientin trübt zunehmend ein, und, da die letztlich unbefriedigende und nicht zur Heilung führende konservative Therapie ausgeschöpft ist, wird die Indikation zur Lebertransplantation gestellt. Bei der Operation kann das erkrankte Organ ohne Probleme entnommen werden. Das neue Organ zeigt nach Reanastomosierung der Gefäße (V. cava supra- und infrahepatisch, Pfortader, A. hepatica) eine schnelle und homogene Reperfusion. Es kommt bereits intraoperativ zur Galleproduktion. Nach Rekonstruktion der Gallenwege kann das Abdomen primär verschlossen werden. Die Patientin kommt kreislaufstabil und beatmet auf die Intensivstation.

Am ersten postoperativen Tag kann sie bei stabilem Gasaustausch spontan atmen und extubiert werden. Die Immunsuppression wird mit Ciclosporin A (Sandimmun®), Azathioprin (Imurek®) und Prednisolon (Decortin®-H) eingeleitet. Der unmittelbar postoperative Verlauf zeigt eine zufriedenstellende Funktion der Leber. Die GLDH-Werte sind schnell rückläufig, die Gerinnungsparameter Faktor II und V steigen zügig an und zeigen bereits am dritten Tag nahezu Normalwerte. Die Galleproduktion wird über die intraoperativ eingelegte T-Drainage kontrolliert. Am vierten postoperativen Tag kann die Patientin auf eine periphere Station verlegt werden. Auftretende Abstoßungskrisen werden erfolgreich beherrscht. Der weitere Verlauf ist komplikationslos. Die Patientin wird ein Jahr nach der Lebertransplantation von einem gesunden Jungen entbunden.

1.1.11 Künstliche Ernährung

1.1.11 Künstliche Ernährung

Das Prinzip der künstlichen Ernährung besteht in der **enteralen** oder **parenteralen** Zufuhr von Kohlenhydraten, Aminosäuren, Fetten, Vitaminen und Mineralstoffen in bedarfsadaptierten Mengen.

Das Prinzip der künstlichen Ernährung besteht in der **enteralen** oder **parenteralen** Zufuhr von Kohlenhydraten (KH), Aminosäuren (AS), Fetten, Vitaminen und Mineralstoffen in bedarfsadaptierten Mengen. Therapeutisches Ziel ist es, eine anabole Stoffwechsellage zu erzielen.

Indikationen zur künstlichen Ernährung

Indikationen zur künstlichen Ernährung

Allgemein gilt, dass ein Patient künstlich zu ernähren ist, wenn er **nicht essen kann, darf oder will**.

Individuell werden festgelegt:
- die Infusions- und Elektrolytmenge pro 24 h
- die Art und Zusammensetzung der Nährsubstrate.

Die Indikation zur **parenteralen Ernährung** nach chirurgischen Eingriffen besteht erst dann, wenn eine **orale Nahrungskarenz** von **über 3 Tagen** erforderlich ist. Peripher applizierbare Lösungen müssen eine Osmolarität von deutlich < 1000 mosmol/l, besser noch < 800 mosmol/l haben, damit keine Venenreizungen und Thrombophlebitiden auftreten (Tab. **C-1.28**).

Ganz allgemein gilt nach *Dudrick* (1971), dass ein Patient künstlich zu ernähren ist, wenn er **nicht essen kann, darf oder will.** Zur individuellen Konzeption der Ernährungstherapie müssen die bestehende Stoffwechselsituation, die krankheits- und operationsbedingten Belastungen, der Traumagrad und der aktuelle Ernährungszustand analysiert werden. Danach werden festgelegt:
- die Infusions- und Elektrolytmenge pro 24 h
- die Art und Zusammensetzung der Nährsubstrate.

Die Indikation zur **parenteralen Ernährung** nach chirurgischen Eingriffen besteht erst dann, wenn eine **orale Nahrungskarenz** von **über 3 Tagen** erforderlich ist. Zur langfristigen Infusionstherapie und vor allem zur kompletten parenteralen Ernährung ist die Anlage eines zentralen Venenkatheters (ZVK) unbedingt erforderlich, da periphere Venen eine Infusionstherapie nur wenige Tage tolerieren. Peripher applizierbare Lösungen müssen eine Osmolarität von deutlich < 1000 mosmol/l, besser noch < 800 mosmol/l haben, damit keine Venenreizungen und Thrombophlebitiden auftreten (Tab. **C-1.28**).

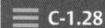 C-1.28

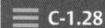 C-1.28	Osmolaritäten von Infusionslösungen	
Substrate		**mosmol/l**
NaCl	0,9 %	308
Glukose	5 %	278
	10 %	550
	20 %	1110
	40 %	2220
Aminosäuren	10 %	880
Fett	10/20 %	260

Postaggressionsstoffwechsel

Der sog. Postaggressionsstoffwechsel bezeichnet eine **hypermetabolische Stoffwechselsituation** nach größeren Traumen oder Operationen, generalisierten Infektionen, ausgedehnten Verbrennungen oder anderen schweren Erkrankungen. Hierdurch kommt es zu stressbedingter Zunahme der Sympathikusaktivität und veränderter Regulation der Hypothalamus-Hypophysen-Achse. Diese Vorgänge zielen darauf ab, dem Organismus schnellstmöglich größere Mengen an Energieträgern zur Verfügung zu stellen. In Abhängigkeit von der Schwere der Grundkrankheit lassen sich durch die **vermehrte Freisetzung antiinsulinerger, sog. kataboler Hormone** (u.a. Cortisol, Glukagon, Adrenalin) in unterschiedlicher Ausprägung folgende metabolische Veränderungen beobachten:

- **gesteigerte Glukoneogenese** aus glukoplastischen Aminosäuren durch vermehrten Proteinabbau in der Skelettmuskulatur
- vermehrter Harnstoffanfall und gesteigerte renale Harnstoffelimination
- **gesteigerte Lipolyse** mit vermehrter Freisetzung freier Fettsäuren
- Ketonämie bis zur Ketoazidose bei insuffizienter Fettsäureoxidation.

Reaktiv kommt es ebenfalls zur gesteigerten Insulininkretion. Hierbei ist von zentraler Bedeutung, dass trotz dieser Hyperinsulinämie auf zellulärer Ebene eine **Glukoseutilisationsstörung** besteht (periphere Insulinresistenz), so dass der **Blutzuckerspiegel ansteigt**. Die Stoffwechselumstellung in der Postaggressionsphase wird von einem erhöhten Sauerstoffverbrauch des Organismus begleitet.

Technik

Für die kurzfristige Infusions- und Ernährungstherapie (niederkalorische Lösungen) werden heute **Venenverweilkanülen** aus Kunststoff benutzt, die bevorzugt in peripheren Venen auf dem Handrücken oder Unterarm eingebracht werden. In der langfristigen Infusionstherapie und kompletten parenteralen Ernährung (hochkalorische Lösungen) haben sich **Multilumen-Katheter** mit 3 Schenkeln bewährt, um Kompatibilitätsprobleme der Nahrungsanteile (z.B. Aminosäuren) mit den verschiedenen Pharmaka zu vermeiden. Diese Katheter lassen sich mittels der risikoarmen leicht in der V. cava superior platzieren. Bevorzugte Punktionsorte sind die V. jugularis interna und externa. In einigen Zentren wird trotz der höheren Pneumothoraxrate die V.-subclavia-Punktion bevorzugt.
Für die Auswahl der Punktionsstelle gilt folgende Empfehlung:
V. jugularis externa → V. jugularis interna → V. subclavia.

Kalorienbedarf

Um den Kalorienbedarf der einzelnen Organe decken zu können, muss eine stete Zufuhr der einzelnen energiereichen Substrate stattfinden. Der Grundumsatz (Ruheumsatz), der von Geschlecht, Alter, Körperoberfläche und Hormonstatus abhängig ist, errechnet sich mit 1 kcal/kg KG und Stunde und beträgt beim 70 kg schweren Erwachsenen ca. **1700 kcal (7100 kJ) pro Tag**.
Der Kalorienbedarf beim intensivbehandlungsbedürftigen Patienten wurde in der Vergangenheit wesentlich überschätzt, so dass aus der Kenntnis des Energie- und Eiweißbedarfs und der Berücksichtigung der metabolischen Situation heute ein Kalorienbedarf von **22–35 kcal/kg KG und Tag** angegeben wird. Der Grundbedarf wird dabei mit 25 kcal/kg KG und Tag berechnet; der langzeitbeatmete Patient erhält einen Zuschlag von rund 40%. Als Anhaltswert für den postoperativen Patienten gelten 30–35 kcal/ kg KG und Tag. Hierbei sollten

- **50–70% der Kalorien durch KH** (3–5 g/kg KG/d),
- **30–50% als Fettemulsionen** (1,0–1,5 g/kg KG/d) und
- **10–20% als Aminosäuren** (1,2–1,5 g/kg KG/d)

verabreicht werden. In Tab. **C-1.29** sind dazu die kalorischen Äquivalente der einzelnen Energieträger aufgeführt. Bei Patienten unter ausreichender Analgosedierung kann der Kalorienbedarf um ca. 20% reduziert werden. Verbrennungen können den Bedarf deutlich erhöhen.

Postaggressionsstoffwechsel

Der sog. Postaggressionsstoffwechsel bezeichnet eine **hypermetabolische Stoffwechselsituation** nach größeren Traumen oder Operationen, generalisierten Infektionen, ausgedehnten Verbrennungen oder anderen schweren Erkrankungen.
Infolge **vermehrter Freisetzung antiinsulinerger, sog. kataboler Hormone** (u.a. Cortisol, Glukagon, Adrenalin) lassen sich folgende metabolische Veränderungen beobachten:

- gesteigerte Glukoneogenese
- vermehrter Harnstoffanfall, vermehrte renale Elimination
- gesteigerte Lipolyse
- Ketonämie bis zur Ketoazidose.

Trotz einer Hyperinsulinämie besteht auf zellulärer Ebene eine **Glukoseutilisationsstörung** (periphere Insulinresistenz), so dass der **Blutzuckerspiegel ansteigt**.

Technik

Für die kurzfristige Infusions- und Ernährungstherapie (niederkalorische Lösungen) werden periphere **Venenverweilkanülen** bevorzugt. In der langfristigen Infusionstherapie und kompletten parenteralen Ernährung (hochkalorische Lösungen) haben sich **Multilumen-Katheter** mit 3 Schenkeln bewährt. Für die Auswahl der Punktionsstelle gilt folgende Empfehlung: **V. jugularis externa → V. jugularis interna → V. subclavia.**

Kalorienbedarf

Der Grundumsatz (Ruheumsatz), der von Geschlecht, Alter, Körperoberfläche und Hormonstatus abhängig ist, errechnet sich mit 1 kcal/kg KG und Stunde und beträgt beim 70 kg schweren Erwachsenen ca. **1700 kcal (7100 kJ) pro Tag**.
Der Kalorienbedarf beim intensivbehandlungsbedürftigen Patienten wird mit **22–35 kcal/kg KG und Tag** angegeben. Hierbei sollten

- 50–70% der Kalorien durch KH,
- 30–50% als Fettemulsionen und
- 10–20% als Aminosäuren

verabreicht werden.
In Tab. **C-1.29** sind dazu die kalorischen Äquivalente der einzelnen Energieträger aufgeführt.

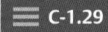 C-1.29

≡ C-1.29	Kalorische Äquivalente der energetischen Substrate	
Energieträger	**Energiehaushalt**	
Glukose	4 kcal/g = 17 kJ/g	
Fructose	4 kcal/g = 17 kJ/g	
Sorbit	4 kcal/g = 17 kJ/g	
Xylit	4 kcal/g = 17 kJ/g	
Aminosäuren	4 kcal/g = 17 kJ/g	
Triglyzeride	9 kcal/g = 38 kJ/g	

Ein weiterer wichtiger Faktor für die Bedarfsermittlung ist der vorbestehende **Ernährungszustand**.
In der klinischen Routine helfen **Ernährungserhebungsbögen**.

Ein weiterer wichtiger Faktor für die Bedarfsermittlung ist der vorbestehende **Ernährungszustand**. Er lässt sich anhand von anthropometrischen und biochemischen Methoden beurteilen, wobei die Palette von Orientierung an einer einzigen Variablen, wie z. B. Gewichtsverlust oder Plasmaalbuminkonzentration, bis hin zur computerunterstützten Auswertung verschiedener Variablen reicht. In der klinischen Routine sollte man mit einfachen Hilfsmitteln wie **Ernährungserhebungsbögen** zur Definition des Ernährungszustandes auskommen können. In einem solchen Schema wird der Eiweißstatus aus dem Albumingehalt beurteilt, und es gehen stoffwechselbeeinflussende Vorerkrankungen ein.

Der Energieverbrauch kann mit der **indirekten Kalorimetrie** (Bestimmung des respiratorischen Quotienten, RQ = Verhältnis von zeitbezogener CO_2-Bildung zum O_2-Verbrauch) eingeschätzt werden.

Der Energieverbrauch kann mit der **indirekten Kalorimetrie** (Bestimmung des respiratorischen Quotienten, RQ = Verhältnis von zeitbezogener CO_2-Bildung zum O_2-Verbrauch) eingeschätzt werden. Für die klinische Praxis reicht es aus, durch Bestimmung des Sauerstoffverbrauches unter Zugrundelegung eines mittleren kalorischen Äquivalentes von 4,85 kcal/l O_2 den Energiebedarf zu bestimmen. Folgendes Beispiel mag diese Möglichkeit aufzeigen:
Sauerstoffverbrauch: VO_2 = $avDO_2$ × 10 × HZV
z. B.: $avDO_2$ = 4,6 ml O_2/100 ml, HZV 6,2 l/min
→ VO_2 = 4,6 × 10 q 6,2 = 285 ml/min = 410 l tägl. Energieverbrauch: 410 × 4,85 kcal = 1988 kcal/d
Die bisherigen Erfahrungen zeigen jedoch, dass die Messung des Sauerstoffverbrauches bei beatmeten Intensivpatienten nicht nur schwierig, sondern auch zeitaufwändig ist.

Parenterale Ernährung

Die parenterale Ernährung ist nur dann indiziert, wenn der Patient nicht enteral ernährt werden kann oder der gleiche Erfolg nicht durch enterale Nahrungszufuhr zu erreichen ist. Hierbei kann nach einem **Stufenkonzept** vorgegangen werden:
I. Wasser-Elektrolyt-Substitution
II. periphervenöse Basisernährung
III. standardisierte totale parenterale Ernährung
IV. bilanzierte totale parenterale Ernährung.

Parenterale Ernährung

Die parenterale Ernährung (PE) ist nur dann indiziert, wenn der Patient nicht enteral ernährt werden kann oder der gleiche Erfolg nicht durch enterale Nahrungszufuhr zu erreichen ist. Hierbei kann nach einem **Stufenkonzept** vorgegangen werden:
I. **Wasser-Elektrolyt-Substitution:**
   Patienten in gutem Ernährungszustand mit oraler Nahrungskarenz von 1–3 Tagen
II. **periphervenöse Basisernährung:**
   Patienten in gutem Ernährungszustand mit oraler Nahrungskarenz von 2–4 Tagen
III. **standardisierte totale parenterale Ernährung:**
   – Patienten in schlechtem Ernährungszustand
   – voraussichtliche orale Nahrungskarenz von > 4 Tagen
IV. **bilanzierte totale parenterale Ernährung:**
   – bei schweren Erkrankungen
   – nach großen Operationen bzw. Traumen
   – voraussichtliche orale Nahrungskarenz von > 7 Tagen.

Periphervenöse Basisernährung

Die periphervenöse Basisernährung erfolgt mit Komplettlösungen (Osmolarität < 800 mosmol/l), die in der Regel einen 2,5–3,5%igen Aminosäuren- sowie 5–6%igen Kohlenhydratanteil enthalten, wobei früher sog. Zuckerersatz- bzw. Austauschstoffe wie Sorbit oder Xylit eingebaut wurden. **Als Dosierung für periphervenöse Komplettlösungen werden 40 ml/kg KG × d empfohlen.** Beispiel für die Kalorienberechnung pro 1000 ml Lösung:

KH 6% → 60 g KH → 240 kcal/l
AS 3% → 30 g AS → 120 kcal/l
= 360 kcal/l.

Bei einem 75 kg schweren Patienten lassen sich mit solchen Komplettlösungen bis zu 1.080 kcal/d infundieren. Durch zusätzliche Applikation von 250–500 ml 20%iger Fettemulsion ergeben sich weitere 450–900 kcal/d.

Totale parenterale Ernährung

▶ **Definition:** Unter **totaler parenteraler Ernährung** (TPE) versteht man die parenterale Zufuhr **aller** für den Organismus notwendigen Nahrungsbestandteile, so dass keine Mangelzeichen auftreten.

Zur **standardisierten TPE** bietet die Industrie **Komplettlösungen** an, das sind Lösungen mit fixer Kombination von Kohlenhydraten, Aminosäuren und Elektrolyten. Diese Lösungen enthalten 3,5–7,5% Aminosäuren und 10–25% Kohlenhydrate. In den meisten Kombinationen finden sich Kohlenhydratmischungen mit einem unterschiedlich hohen Zuckerersatzstoffanteil. Die hohe Osmolarität der Lösungen (Tab. **C-1.28**) erfordert die Infusion in eine zentrale Vene, um eine möglichst schnelle Verdünnung der Infusate im Blut zu erreichen.

Die **bilanzierte TPE** spielt beim schwerkranken Intensivpatienten eine ganz entscheidende Rolle. Bei deutlicher Mangelernährung, hohen Eiweißverlusten von über 15 g/d sowie einer geplanten, längeren parenteralen Ernährung (> 1 Woche) muss eine bedarfsadaptierte Substratzufuhr erfolgen. Hierzu werden folgende Komponenten eingesetzt:

- **Kohlenhydratlösungen 20–40%**
- **Aminosäurenlösungen 10–15%**
- **Fettemulsionen 10–30%.**

Zusätzlich müssen Elektrolyte, Spurenelemente und Vitamine verabreicht werden.

Kohlenhydrate

Vielfach wird als Kohlenhydrat ausschließlich **Glukose** unter Verzicht auf Glukoseersatzstoffe eingesetzt. Glukose ist das physiologische Substrat zur Versorgung jener Organe, die ihren Energiebedarf nur aus der Glukosemetabolisierung decken können. Dieses sind vor allem das zentrale Nervensystem, die Erythrozyten und die lymphatischen Organe. Darüber hinaus hat Glukose den Vorteil, **ubiquitär** im Organismus **verwertet** werden zu können. Hochprozentige Glukoselösungen erfordern zur Vermeidung von Hypo- und Hyperglykämien eine konstante Zufuhrrate und sollten deshalb unbedingt unter Verwendung von Infusionspumpen eingesetzt werden.

Glukose wird von den meisten Organen – mit Ausnahme des Gehirns – in Anwesenheit von Insulin verstoffwechselt. Bei Verwertungsstörungen, z.B. in der Postaggressionsphase, muss deshalb die Infusionsrate hochprozentiger Glukoselösungen mit niedrigen Dosierungen (z.B. 15 ml/h) begonnen und langsam gesteigert werden, so dass der Blutzuckerspiegel 110 mg/dl nicht über- bzw. 80 mg/dl nicht unterschreitet. Die hohe Utilisationsrate erlaubt eine maximale Dosierung von 0,5 g/kg × h.

Glukose wird **initial** in einer Dosierung von **1–1,5 g/kg KG/d infundiert**, die in Abhängigkeit von der Konzentration gesteigert wird, bis die o.g. Zielgröße erreicht ist. Auf **Intensivstationen** sollte mit einer **intensivierten Insulintherapie** eine **Normoglykämie von 80–110 mg/dl** angestrebt werden, die mit einer

Periphervenöse Basisernährung

Die periphervenöse Basisernährung erfolgt mit Komplettlösungen (Osmolarität < 800 mosmol/l), die in der Regel einen 2,5–3,5%igen Aminosäuren- sowie 5–6%igen Kohlenhydratanteil enthalten, wobei früher sog. Zuckerersatz- bzw. Austauschstoffe wie Sorbit oder Xylit eingebaut wurden. **Als Dosierung für periphervenöse Komplettlösungen werden 40 ml/kg KG × d empfohlen.**

Totale parenterale Ernährung

◀ **Definition**

Zur **standardisierten TPE** bietet die Industrie **Komplettlösungen** an, das sind Lösungen mit fixer Kombination von Kohlenhydraten, Aminosäuren und Elektrolyten.

Die **bilanzierte TPE** wird zur bedarfsadaptierten Substratzufuhr mit folgenden Komponenten durchgeführt:
- Kohlenhydratlösungen 20–40%
- Aminosäurenlösungen 10–15%
- Fettemulsionen 10–30%.

Zusätzlich müssen Elektrolyte, Spurenelemente und Vitamine verabreicht werden.

Kohlenhydrate

Vielfach wird als Kohlenhydrat ausschließlich **Glukose** unter Verzicht auf Glukoseersatzstoffe eingesetzt. Glukose ist das physiologische Substrat zur Versorgung jener Organe, die ihren Energiebedarf nur aus der Glukosemetabolisierung decken können und hat darüber hinaus den Vorteil, **ubiquitär** im Organismus **verwertet** werden zu können.
Bei Verwertungsstörungen, z.B. in der Postaggressionsphase, muss die Zufuhr von Glukose adaptiert werden, bevor u.U. auch **Insulin** kontinuierlich zugeführt wird.

Glukose wird **initial** in einer Dosierung von **1–1,5 g/kg KG/d infundiert**, die in Abhängigkeit von der Glukosekonzentration gesteigert wird, bis die o.g. Zielgröße erreicht ist. Auf **Intensivstationen** sollte mit einer **intensivierten Insulintherapie** eine **Normoglykämie** angestrebt werden.

Die **Glukoseersatzstoffe** Fructose, Sorbit und Xylit können **ausschließlich in der Leber verstoffwechselt** werden. Hier erfolgt ihre wohl insulinunabhängige Umwandlung in Glukose, die dann den peripheren Geweben zur Verfügung gestellt werden kann. Speziell in der Phase des Postaggressionsstoffwechsels kann es zu einer Laktatazidose kommen.

▶ Merke

Es müssen die maximalen **Dosierungsraten** beachtet werden.

Aminosäuren

Das Ziel der Aminosäurenzufuhr besteht darin, den Abbau von körpereigenen Proteinen im Hunger- oder Postaggressionszustand zu verhindern.
Prinzipiell gilt, dass der tägliche Bedarf **an allen 8 essenziellen Aminosäuren** gedeckt werden muss. Ferner muss eine ausreichende Menge an **nichtessenziellen** Aminosäuren zugeführt werden, damit die essenziellen ihrer Bausteinfunktion im Organismus nachkommen können.

Dosierungen von AS: Die Obergrenze im Postaggressionsstoffwechsel liegt bei 2,0 g/kg KG/d, in der Regel sollten 1,20–1,5 g/kg KG ausreichen.

Fette

Fettemulsionen haben sich als **wichtiger Bestandteil der parenteralen Ernährung** bewährt, auch in der Postaggressionsphase.

---

deutlichen **Senkung** der **Morbidität und Mortalität** verbunden ist. Cave Hypoglykämie!
Bei Diabetikern und in speziellen Situationen muss eine Substitution von bis zu 8 I.E. Insulin/h erfolgen, um eine ausreichende Kalorienzufuhr bei BZ < 120 mg/dl zu erreichen.
Die **Glukoseersatzstoffe** Fructose, Sorbit und Xylit können **ausschließlich in der Leber verstoffwechselt** werden. Hier erfolgt ihre wohl insulinunabhängige Umwandlung. Die Verwertung der dabei gebildeten Glukose in den peripheren Geweben ist jedoch wieder nur unter Insulinwirkung möglich. Schwierigkeiten bestehen bei der Bilanzierung der Ersatzstoffe, da im klinischen Routinebetrieb keine Plasmaspiegelbestimmungen möglich sind und Verluste über den Urin nicht oder nur unvollständig über die Glukoseausscheidung erkannt werden können. Ein zusätzliches Problem, speziell in der Postaggressionsphase, ist die Möglichkeit der Entwicklung einer Laktatazidose (s. S. 540).

▶ **Merke:** Durch Gabe von Fructose oder Sorbit können bei Patienten mit seltener Fructoseintoleranz schwerste Stoffwechselstörungen bis hin zur akuten Leberdystrophie ausgelöst werden.

Der Einsatz von Glukoseaustauschstoffen wurde u.a. mit der geringeren Tendenz zur Hyperglykämie und dementsprechend reduzierter Insulinzufuhr begründet. Die **maximalen Dosierungsraten** betragen für Fructose und Sorbit 0,25 g/kg KG × h und für Xylit 0,125 g/kg KG × h.

Aminosäuren

Das Ziel der Aminosäurenzufuhr besteht darin, den Abbau von körpereigenen Proteinen im Hunger- oder Postaggressionszustand zu verhindern. Albumine und plasmaproteinhaltige Lösungen sind dazu nicht geeignet, da für die Eiweißneusynthese diese Proteine in Aminosäuren (AS) gespalten werden müssten, ein Vorgang, der bis zu 14 Tagen in Anspruch nehmen kann. Prinzipiell gilt, dass der tägliche Bedarf **an allen 8 essenziellen Aminosäuren** gedeckt werden muss. Ferner muss eine ausreichende Menge an **nichtessenziellen** Aminosäuren zugeführt werden, damit die essenziellen ihrer Bausteinfunktion im Organismus nachkommen können. Von den nichtessenziellen Aminosäuren sind Arginin (Verhinderung eines Ammoniakanstieges, semiessenziell), Histidin (semiessenziell) sowie Alanin und Glutaminsäure (Verbesserung der Stickstoffbilanz) von besonderer Bedeutung. Die Effektivität der parenteralen Ernährung ist u.a. von einem ausgewogenen AS-Muster abhängig. Derzeit wird eine Vielzahl von AS-Lösungen mit unterschiedlichem Gehalt an L-AS, z.T. zusammen mit Kohlenhydraten und Elektrolyten, angeboten.

Schlussfolgerungen für die Aminosäurentherapie: Die auf dem Markt befindlichen AS-Gemische enthalten überwiegend sowohl essenzielle als auch nichtessenzielle AS und unterscheiden sich nicht wesentlich voneinander. Durch die Entwicklung von Dipeptiden wurde eine Optimierung der Infusionslösungen möglich. Dies gilt insbesondere für die AS Glutamin. Es werden Dosierungen von 0,2–05 mg/kg Glutamin eingesetzt. Derzeit können noch keine Aussagen über das Optimium der Therapie mit Glutamin gemacht werden.

Dosierung von AS: Die Obergrenze im Postaggressionsstoffwechsel liegt bei 2,0 g/kg KG und Tag, in der Regel sollten 1,20–1,5 g/kg KG ausreichen. Die AS werden ab dem ersten Tag der parenteralen Ernährung in voller Höhe verabreicht, während Fette und Kohlenhydrate einschleichend in Abhängigkeit von der Metabolisierung verabreicht werden.

Fette

Fettemulsionen haben sich als **wichtiger Bestandteil der parenteralen Ernährung** bewährt, auch in der Postaggressionsphase, obwohl ihr Einsatz nicht unumstritten ist. Die ersten Fettemulsionen zur parenteralen Ernährung wurden aus Ölen der Sojabohne und der Distel hergestellt. Sie enthalten langkettige Fettsäuren (LCT) mit einem unphysiologisch hohen Anteil an ω-6-ungesättigten Fettsäuren (60 %). Hierdurch werden vermehrt Vorstufen der Mediatoren bereitgestellt, die eine systemische Entzündungsreaktion einleiten können. Reine LCT-Lösungen gelten deshalb als ungünstig. Die anwendbaren Fettinfusionen sind **Öl-in-Wasser-Emulsionen**, deren Fettpartikelgröße je nach Hersteller unterschiedlich sein kann. Sie enthalten mehrfach ungesättigte Fettsäuren, z. B. Linolsäure, die zu den essenziellen Nahrungsbestandteilen gehört. Es werden sowohl Fettemulsionen mit langkettigen als auch solche mit einer Mischung von lang- und mittelkettigen Triglyzeriden (LCT : MCT = 1 : 1) eingesetzt. In modernen Fettemulsionen, z. B. aus Olivenöl, ist der Anteil an ω-6-ungesättigten Fettsäuren reduziert. Mittelkettige Fettsäuren werden auch aus Kokos- und Palmöl hergestellt. Fischöle enthalten einen hohen Anteil von ω-3-ungesättigten Fettsäuren, deren Zufuhr die inflammatorische Antwort verringert sowie die Thrombozytenaggregation hemmt. Insgesamt haben sämtliche heute verfügbaren Präparationen kaum schwerwiegende Nebenwirkungen. Von Vorteil ist die aufgrund der niedrigen Osmolarität gegebene Möglichkeit der periphervenösen Applikation. Hinzu kommt eine Verringerung der Kohlenhydratbelastung.

Nebenwirkungen: Folgende frühe **Nebenwirkungen** treten bei weniger als 1 % der Patienten auf: **Schüttelfrost**, **Flush**, **Dyspnoe** sowie **Rückenschmerzen**. Als Spätreaktion wird selten das sog. **„overloading"-Syndrom** mit Hepatosplenomegalie verzeichnet. Ikterus, Gerinnungsstörungen, Anämie und Thrombozytopenie gehören zu den sehr seltenen Nebenwirkungen.

▶ **Merke:** Fettinfusionen sollten **nicht** zugeführt werden bei Hypertriglyzeridämie (Serumtriglyzeride > 350 mg/dl)

Nur in der unmittelbar postoperativen Phase kann man eine Hypertriglyzeridämie kurzfristig akzeptieren, wenn diese durch hohe Glukosegaben induziert wird, und dennoch Fette infundieren. In dieser Situation kann durch exogene Fettzufuhr die Glukosemenge reduziert und damit die Hypertriglyzeridämie beseitigt werden.
Insgesamt gelten als **Kontraindikationen** für Fette:
- Störungen des Fettstoffwechsels
- Hyperglykämie
- Gerinnungsstörungen.

Es empfiehlt sich eine kontinuierliche Fettapplikation, um Triglyzeridspitzen zu vermeiden; darunter sollten mindestens zweimal pro Woche die Serumtriglyzeridspiegel bestimmt werden.

Fettdosierung: 0,5–max. 2 g/kg KG × d bei Erwachsenen, d. h. 750 ml einer 20 %igen Fettlösung pro Tag bei 70 kg KG.
Aufgrund der höheren Oxidationsrate und der damit leichteren Energiebereitstellung werden vielfach für polytraumatisierte und septische Patienten Fettemulsionen mit mittelkettigen Triglyzeriden bevorzugt. Hierunter wird eine verbesserte Stickstoffbilanz beschrieben.

Parenterale Ernährung im akuten Nierenversagen

Nierenersatzverfahren auf Intensivstationen bei Patienten mit akutem Nierenversagen (ANV) ist überwiegend die Hämofiltration. Aufgrund der hierdurch bedingten unbeschränkten Flüssigkeitszufuhr wird eine komplette parenterale Ernährung möglich.

▶ **Merke:** Bei nicht hämofiltrierten Patienten mit grenzwertig kompensierter Nierenfunktion wird allerdings eine Reduktion der täglichen Flüssigkeitszufuhr auf die Urinmenge des Vortages +500 ml empfohlen.

Es werden sowohl Fettemulsionen mit langkettigen (LCT) als auch solche mit einer Mischung von lang- und mittelkettigen Triglyzeriden (LCT : MCT = 1 : 1) eingesetzt.
Die Zufuhr von ω-3- ungesättigten Fettsäuren führt zu einer Reduktion der inflammatorischen Antwort.

Nebenwirkungen: Schüttelfrost, **Flush**, **Dyspnoe** und **Rückenschmerzen** und das sog. **„overloading"-Syndrom**.

◀ Merke

Insgesamt gelten als **Kontraindikationen** für Fette:
- Störungen des Fettstoffwechsels
- Hyperglykämie
- Gerinnungsstörungen.

Fettdosierung: 0,5–max. 2 g/kg KG × d bei Erwachsenen, d. h. 750 ml einer 20 %igen Fettlösung pro Tag bei 70 kg KG.

Parenterale Ernährung im akuten Nierenversagen

Patienten mit akutem Nierenversagen (ANV), die hämofiltriert werden, können – ohne Flüssigkeitsbeschränkung – komplett parenteral ernährt werden.

◀ Merke

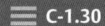 C-1.30

C-1.30	Infusionsraten (ml/h)			
Patient kg KG	Glukose 40 %	AS 10 % Fett 20 % (je 50 % Anteil)	kcal gesamt	Flüssigkeit ml/24 h
50	18	30	1280	1152
60	21	35	1536	1344
70	25	40	1792	1560
80	29	45	2048	1776
90	32	50	2304	1968

Unter der Zufuhr „kompletter" AS-Gemische, einschließlich nichtessenzieller AS, lassen sich höhere Nettostickstoffretentionsraten und damit am ehesten anabole Effekte erzielen, so dass solche Lösungen heutzutage am häufigsten zur parenteralen Ernährung des akut niereninsuffizienten Patienten verwendet werden.

Schema zur bilanzierten TPE

Schema zur bilanzierten TPE

Das in Tab. **C-1.30** gezeigte einfache Schema kann die parenterale Ernährung mit Glukose (40 %), Aminosäuren (10 %) und Fett (20 %) auf der Intensivstation erleichtern.

Schema zur bilanzierten TPE

Das in Tab. **C-1.30** gezeigte einfache Schema kann die parenterale Ernährung mit Glukose (40 %), Aminosäuren (10 %) und Fett (20 %) auf der Intensivstation erleichtern.

Enterale Ernährung

Die orale Ernährung ist nur möglich wenn der Patient wach und der Schluckakt ungestört ist.
Vorteile:
▪ Verhinderung der Dünndarmatrophie
▪ verminderte Infektionsgefahr
▪ Reduktion von Stressulzera.

Enterale Ernährung

Als die physiologische Ernährungsform ist die orale Nahrungsapplikation anzusehen. Sie ist der PE immer grundsätzlich vorzuziehen, jedoch nur dann möglich, wenn der **Patient wach** und der **Schluckakt ungestört** ist. Innerhalb der ersten 24–48 Stunden nach Aufnahme auf die Intensivstation sollte mit der Zufuhr einer hochmolekularen, nährstoffdefinierten Standarddiät begonnen werden Die enterale Ernährung hat folgende **Vorteile:**
▪ Verhinderung der Dünndarmatrophie
▪ Reduktion der Infektionsgefahr, da kein ZVK zur parenteralen Ernährung benötigt wird
▪ Reduktion der Stressulkushäufigkeit.

Eine **Sondenernährung** ist nur indiziert bei Kau- oder Schluckstörungen und reduziertem Allgemeinzustand.

Eine **Sondenernährung** ist dann indiziert, wenn Kau- oder Schluckstörungen vorliegen, ferner der Allgemeinzustand aufgrund eines Tumorleidens, allgemeiner Schwäche oder Kachexie reduziert ist.

Über eine **gastrale Verweilsonde** lässt sich auch der intubierte, nicht kooperative Intensivpatient problemlos ernähren, sofern keine Kontraindikationen vorliegen. Die Sonde wird transnasal gelegt.
Eine **Lagekontrolle** ist obligat. Bewährt hat sich die kontinuierliche Applikation über 12–14 h.

Über eine **gastrale Verweilsonde** lässt sich auch der intubierte, nicht kooperative Intensivpatient ernähren, sofern keine Kontraindikationen vorliegen. Eine solche Sonde (75 cm lang, aus Polyurethan oder Silikonkautschuk) wird in der Regel transnasal nach vorausgegangener Lokalanästhesie des Nasen-Rachen-Raumes gelegt. Die Entfernung vom Naseneingang zur Kardia beträgt ca. 45 cm. Die **Lagekontrolle** der Sonde kann radiologisch (Röntgenthoraxaufnahme), durch Aspiration von Magensaft oder durch Auskultation über dem Magen während gleichzeitiger Luftinsufflation durch die Sonde erfolgen. Bewährt hat sich die kontinuierliche Applikation der Sondenkost mittels Pumpe über 12–14 h.

Dünndarmsonden zur duodenalen oder jejunalen Sondenernährung sind wesentlich schwieriger und aufwändiger zu legen.

Dünndarmsonden zur duodenalen oder jejunalen Sondenernährung sind wesentlich schwieriger zu legen. Ihre Platzierung erfolgt unter Bildwandlersicht oder endoskopischer Kontrolle mit dem Ziel, dass die Sondenspitze ca. 10 cm distal des Treitz-Bandes (= Flexura duodenojejunalis) positioniert wird. Als Anwendungsgebiete werden chronisch entzündliche Darmerkrankungen, Malabsorptionssyndrome (z. B. Sprue) oder das sog. Kurzdarmsyndrom angesehen. Bei Verwendung von Dünndarmsonden empfiehlt sich die kontinuierliche Nahrungszufuhr mittels sog. Ernährungspumpen, da dem Dünndarm die Reservoirfunktion fehlt.

Spezielle Diätformen: Spezielle Diäten für **Diabetiker** und **niereninsuffiziente Patienten** sind **umstritten**. Diäten mit einem reduzierten Kaliumgehalt sind für den Dialysepatienten sinnvoll. Nephro-Diäten enthalten meist geringere Proteinmengen, die beim hämofiltrierten Patienten dem Bedarf nicht gerecht werden. Die positiven Effekte der immunmodulierenden Substanzen (Arginin, ω-3-Fettsäuren) konnten bisher nicht einheitlich bewertet werden. Derzeit können deshalb für den Intensivpatienten keine verbindlichen Empfehlungen ausgesprochen werden.

In der Intensivtherapie findet auch die **perkutane endoskopische Gastrostomie** (PEG) Anwendung, um bei Patienten mit ösophagealen Schleimhautläsionen (z. B. Refluxösophagitis, Blutungen) auf die Magensonde zur enteralen Ernährung verzichten zu können. Das technische Vorgehen ist in Abb. **C-1.45** dargestellt. Nach Einbringen des Endoskops in den Magen wird dieser mit Luft aufgefüllt. Mit Hilfe der Diaphanoskopie ist die Position des Endoskops an der Magenvorderwand leicht erkennbar. Die Einstichstelle befindet sich auf der Verbindungslinie zwischen Nabel und mittlerem linken Rippenbogenrand.

Die **Sondenernährung** ist allgemein **kontraindiziert** bei:
- Darmparalyse
- mechanischem Ileus
- akuter Pankreatitis
- gastrointestinalen Blutungen
- Ulcus ventriculi et duodeni (jejunale Ernährung möglich).

Spezielle Diätformen: Spezielle Diäten für **Diabetiker** und **niereninsuffiziente Patienten** sind **umstritten**.

In der Intensivtherapie findet auch die **perkutane endoskopische Gastrostomie** (PEG) Anwendung, um bei Patienten mit ösophagealen Schleimhautläsionen (z. B. Refluxösophagitis, Blutungen) auf die Magensonde zur enteralen Ernährung verzichten zu können (Abb. **C-1.45**).

Die **Sondenernährung** ist allgemein **kontraindiziert** bei:
- Darmparalyse
- mechanischem Ileus
- akuter Pankreatitis
- gastrointestinalen Blutungen
- Ulcus ventriculi et duodeni (jejunale Ernährung möglich).

C-1.45   Perkutane endoskopische Gastrostomie (PEG)

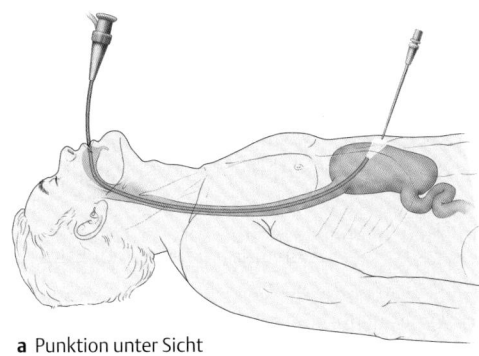

a Punktion unter Sicht

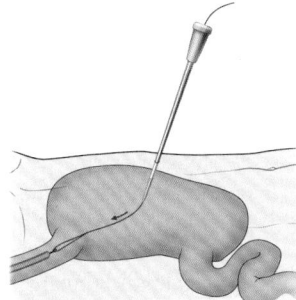

b Fassen des Fadens

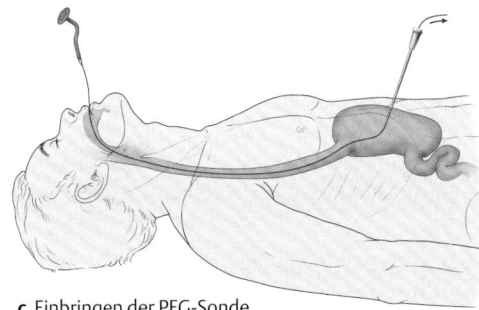

c Einbringen der PEG-Sonde

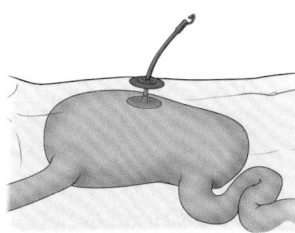

d Verankerung der PEG-Sonde

Anlage einer PEG-Sonde mittels Fadendurchzugsmethode.

Technik der Sondenernährung

Es existieren zahlreiche, industriell hergestellte, definierte Nährstoffgemische. Bei deren Anwendung wird die enzymatische Verdauungsleistung und Resorptionsfähigkeit des Gastrointestinaltraktes vorausgesetzt. Häufig wird empfohlen, die enterale Ernährung zunächst mit einer **Oligopeptiddiät** (Oligopeptide werden gut im oberen Gastrointestinaltrakt gespalten und resorbiert) nach abdominal-chirurgischen Eingriffen zu starten und bei guter Verträglichkeit nach einigen Tagen auf eine vollbilanzierte Standardsondenkost mit hochmolekularen Nährstoffen sowie Elektrolyten, Vitaminen und Spurenelementen umzustellen. Hiervon wird zu Beginn eine Menge von 20 ml/h gegeben, die bis auf maximal 200 ml/h gesteigert werden kann. Applikation über 12 h (z. B. 8–20 Uhr).

Komplikationen der enteralen Ernährung

- **Dumpingsyndrom:**
  - Abdominalschmerzen
  - Meteorismus
  - Diarrhö
- **Hyperglykämie** bis hin zum hyperosmolaren, nichtketoazidotischen Koma
- **Regurgitation und Erbrechen**
- **pulmonale Aspiration.**

Das **Dumpingsyndrom** als Komplikation einer Sondenernährung ist Folge der Hyperosmolarität der zugeführten Sondenkost. Ein zu großes Volumenangebot kann ebenfalls Ursache für eine Diarrhö sein. Aber auch Malabsorption, bakterielle Kontamination, zu kalte Sondenkost wie auch eine Laktoseintoleranz können zu Meteorismus und Diarrhö führen. Dann sollte eine Ernährungspause vorgenommen werden und ggf. auf eine anders zusammengesetzte Kost umgestellt werden.

Das **hyperosmolare, nichtketoazidotische diabetische Koma** tritt vor allem in Verbindung mit zu geringer Flüssigkeitszufuhr auf und geht bei voller Ausprägung mit hoher Letalität einher. Neben engmaschigen Kontrollen der entsprechenden Laborparameter zur Steuerung der Sondenernährung kommt prophylaktischen Maßnahmen wie ausreichender Hydrierung besondere Bedeutung zu.

Bei **Regurgitation und Erbrechen** als Ausdruck gestörter bzw. nicht ausreichender Magen-Darm-Passage muss die Sondenernährung zur Vermeidung einer **pulmonalen Aspiration** unterbrochen werden.

Die Magen-Darm-Motorik kann pharmakologisch mit sog. Prokinetika (z. B. Metoclopramid, Erythromycin, Prostigmin) unterstützt werden. Die kontinuierliche Epiduralanalgesie mit Lokalanästhetika bewirkt über eine Sympathikolyse im Splanchnikusgebiet eine Aktivierung der Darmperistaltik.

1.1.12 Störungen des ZNS

Allgemeine Betrachtungen

Störungen des ZNS präsentieren sich in der anästhesiologischen und intensivmedizinischen Praxis in aller Regel als Notfälle. Während die Symptomatik akuter ZNS-Störungen relativ stereotyp verläuft (Leitsymptom: **Bewusstseinsstörung**), ist die Differenzialdiagnose der zugrundeliegenden Störung häufig kompliziert.

Klinische Symptome bei neurologischen Notfällen

Neurologische Notfälle äußern sich im Allgemeinen durch **unspezifische Symptome:**

- **Bewusstseinsstörung:** Die Bewusstseinsstörung ist der Oberbegriff für sämtliche **qualitativen und quantitativen Veränderungen des Bewusstseinszustandes.** Als quantitative Veränderung wird die Bewusstseinstrübung angesehen, bei der graduell unterschiedlich ausgeprägte Verminderungen der Bewusstseinshelligkeit (Vigilanz) unterschieden werden (Tab. **C-1.31**, **C-1.32**). Qualitative Störungen der Bewusstseinsinhalte äußern sich demgegenüber als Verwirrtheit des Denkens und Desorientiertheit (zeitlich – örtlich – zur Person) bei ungestörter Vigilanz (s. u.). Diese Begriffe müssen zum besseren Verständnis streng voneinander abgegrenzt werden.

Zur Einschätzung des Grades der Bewusstseinstrübung dient die Prüfung der Reaktionen auf äußere Reize, die Untersuchung der Motorik, des Reflexstatus und des Pupillenzustandes sowie die Beurteilung von Atmung und Herz-Kreislauf. Hiernach sind klinisch praktikable, sogenannte **Score-Systeme** entwickelt worden, wie z. B. die Glasgow-Coma-Skala (GCS) (s. S. 564).

wird die Bewusstseinstrübung angesehen (Tab. **C-1.31**, **C-1.32**). Qualitative Störungen der Bewusstseinsinhalte äußern sich als Verwirrtheit und Desorientierung.
Zur Einschätzung des Grades der Bewusstseinstrübung sind sog. Score-Systeme entwickelt worden.

C-1.31 Gradeinteilung der Bewusstseinstrübung

▷ **Somnolenz**	Verlangsamung, Benommenheit, Schläfrigkeit
▷ **Sopor**	schlafähnlicher Zustand, aus dem der Patient erweckt werden kann
▷ **Koma**	keine Erweckbarkeit, keine Spontanaktivität!

C-1.32 Komastadien I–IV

Komastadium	Schmerzreaktion	Muskeltonus	MER	Babinski	CR	Atmung
▷ I	gezielt	normal	+	-	+	normal
▷ IIa	ungezielt	normal	+	-	+	Cheyne-Stokes
▷ IIb	Strecksynergismen	erhöht	+++	++	(+)	„Maschinenatmung"
▷ III	keine	schlaff	-	-	-	Totraumventilation
▷ IV	keine	schlaff	-	-	-	keine

MER = Muskeleigenreflexe; CR = Kornealreflexe

- **Verwirrtheit und Desorientierung** als Ausdruck eines hirnorganischen Psychosyndroms: Hierzu zählen u. a. das Wernicke-Korsakoff-Syndrom, epileptische Dämmerzustände und das Durchgangssyndrom, das nach großen Operationen und erheblichen Traumen sowie im Rahmen schwerer Erkrankungen auftreten kann.
- **Epileptische Anfälle:** Sie können durch die verschiedensten Grunderkrankungen hervorgerufen werden und möglicherweise erstmalig auf diese aufmerksam machen. Epileptische Anfälle können auf dem Boden von Defektzuständen (Hirntumoren, Hirntrauma, abgelaufene Hirninfarkte), akuten Erkrankungen (Hirntumor, Meningoenzephalitis, Fieber) oder Intoxikationen (Pharmaka, Alkohol) entstehen.
- **Akuter Kopfschmerz:** Dieser kann durch Subarachnoidalblutung (SAB), Hirntumor, Migräne oder Meningitis ausgelöst sein.
- **Übelkeit/Erbrechen.**
- **Schwindel.**
- **Neurologische Ausfälle** (Parese, Amaurosis, Aphasie).

Bei den folgenden Erkrankungen besteht ein **Symptomenkomplex:**
- **Apoplektischer Insult:** Der Apoplex kann mit den Symptomen Kopfschmerz, Schwindel, Paresen, Sensibilitätsstörungen, Harninkontinenz, Aphasie einhergehen (s. S. 561).
- **Meningitis/Enzephalitis:** Zu den Symptomen gehören Fieber und Schüttelfrost, Kopfschmerz, Meningismus, Reizüberempfindlichkeit, Übelkeit, Erbrechen und Krampfanfälle.
- **Hypertensive Enzephalopathie:** Zu den Symptomen gehören im Rahmen des krisenhaften Blutdruckanstieges Kopfschmerzen, Übelkeit, Sehstörungen, Krampfanfälle und Verwirrtheit bis hin zum Koma.

- **Verwirrtheit und Desorientierung** als Ausdruck eines hirnorganischen Psychosyndroms.

- **Epileptische Anfälle:** Epileptische Anfälle können auf dem Boden von Defektzuständen, akuten Erkrankungen oder Intoxikationen entstehen.

- **Akuter Kopfschmerz:** Kann durch Subarachnoidalblutung (SAB), Hirntumor, Migräne oder Meningitis ausgelöst sein.
- **Übelkeit/Erbrechen.**
- **Schwindel.**
- **Neurologische Ausfälle.**

Bei folgenden Erkrankungen besteht ein **Symptomenkomplex:**
- **apoplektischer Insult**
- **Meningitis/Enzephalitis**
- **hypertensive Enzephalopathie.**

Die akute Therapie all dieser neurologischen Notfälle besteht zunächst in einer Stabilisierung der vitalen Funktionen.

Die akute **Therapie** all dieser neurologischen Notfälle besteht zunächst in einer Stabilisierung der vitalen Funktionen. Hierzu gehören die Sicherung der Atemwege und der Atemfunktion, insbesondere die Oxygenierung zur Vermeidung einer Hypoxie. Weiterhin ist es selbstverständlich, für stabile Verhältnisse der Herz-Kreislauf-Funktion zu sorgen. Patienten mit akuten Störungen des ZNS sind nach Stabilisierung der Vitalparameter unverzüglich in eine klinische Einheit zu transportieren, die auf die Versorgung neurologischer Notfälle spezialisiert ist.

Zerebrales Monitoring

In der Anästhesie, Intensivmedizin und Notfalltherapie ist man fast immer mit einer beeinträchtigten Funktion des ZNS konfrontiert.
Das Ziel eines zerebralen Monitorings ist es, die **Durchblutung,** den **Stoffwechsel** und die **bioelektrischen Signale** des ZNS bei anästhesierten, sedierten und zerebralen Risikopatienten so gut wie möglich abzuschätzen.

Die allgemeine Grundlage des zerebralen Monitorings bleibt die **Überwachung** der **Herz-Kreislauf-Verhältnisse** und der **respiratorischen Parameter**.

Zerebrales Monitoring

In der Anästhesie, Intensivmedizin und Notfalltherapie ist man fast immer mit einer beeinträchtigten Funktion des ZNS konfrontiert. Die Funktion des ZNS kann durch Gabe zentral wirksamer Medikamente (z. B. Anästhetika) oder aber als Folge einer Erkrankung gestört sein. Bei der Überwachung des ZNS ergeben sich jedoch Probleme, da die Einschätzbarkeit der Integrität des ZNS durch eine klinische Untersuchung (s. S. 435) bei anästhesierten oder komatösen Patienten erschwert bis unmöglich ist. Das Ziel eines zerebralen Monitoring ist es daher, die **Durchblutung,** den **Stoffwechsel** und die **bioelektrischen Signale des ZNS** bei anästhesierten, sedierten und zerebralen Risikopatienten so gut wie möglich abzuschätzen.
Ein hirnorientiertes Monitoring wird durchgeführt, um zerebral belastende Situationen (z. B. Hypoxie, Ischämie) frühzeitig erkennen zu können. Möglicherweise gestattet ein zerebrales Monitoring darüber hinaus die Abschätzung der geeigneten Narkosetiefe. Die allgemeine Grundlage des zerebralen Monitoring bleibt weiterhin die **Überwachung** der **Herz-Kreislauf-Funktion** und der **respiratorischen Parameter** durch EKG, Blutdruckmessung, Pulsoxymetrie und Kapnometrie, da Störungen der Vitalparameter die Funktion des ZNS entscheidend beeinflussen (s. S. 122).

Zur **spezifischen ZNS-Überwachung** stehen die Ableitung des **Spontan-EEG** bzw. **evozierter Potenziale (EP)**, die **ICP-Messung** sowie die **transkranielle Doppler-Sonographie** zur Verfügung.

Folgende **spezifischen ZNS-„Monitore"** stehen zur Verfügung: Ableitung hirnelektrischer Signale als **spontanes Elektroenzephalogramm** (**EEG**) oder als **evozierte Potenziale** (**EP**), Messung des **intrakraniellen Druckes** (**ICP**) sowie die **transkranielle Doppler-Sonographie** (**TCD**) zur Erfassung der zerebralen Blutflussgeschwindigkeit.
Zur Überwachung der zerebralen Oxygenierung eignen sich die zerebrale Nah-Infrarotspektroskopie (NIRS) und die Messung von jugularvenöser Sättigung und $P_{ti}O_2$ (ti = tissue = Gewebe). Mittels Mikrodialyse können zerabrale Ischämien identifiziert werden.

Elektroenzephalogramm (EEG)

Das EEG liefert kontinuierliche Daten über den Funktionszustand des Gehirns und lässt Rückschlüsse auf die Integrität des ZNS zu.
Veränderungen der **Frequenz oder Leistung** des EEGs dienen auch zur Beurteilung der Narkosetiefe.

Elektroenzephalogramm (EEG)

Das EEG liefert kontinuierliche Daten über den Funktionszustand des Gehirns und lässt Rückschlüsse auf die Integrität des ZNS zu. Veränderungen der **Frequenz oder Leistung** des EEG dienen auch der Beurteilung der Narkosetiefe. Die abgeleiteten Signale können jedoch durch Veränderungen der systemischen Hämodynamik, der respiratorischen Parameter, der Körpertemperatur sowie die Gabe von Anästhetika, Opioiden etc. beeinflusst werden, was eine Beurteilung des EEGs erschwert.

Evozierte Potenziale (EP)

Unter EP werden elektrische Antworten nach zentraler oder peripherer Stimulierung (**akustisch, visuell** oder **somatosensorisch**) afferenter Leitungsbahnen verstanden, die über dem Rückenmark, Hirnstamm oder Kortex abgeleitet werden.
Das EP-Monitoring eignet sich zur Überwachung sensorischer Nervenbahnen bei chirurgischen Eingriffen im Bereich peripherer Nerven, des Rückenmarks, der Hirnnerven und des Gehirns.

Evozierte Potenziale (EP)

Unter EP werden elektrische Antworten nach zentraler oder peripherer Stimulierung afferenter Leitungsbahnen verstanden. EP können in Abhängigkeit von Stimulationsmodus (**akustisch, visuell** oder **somatosensorisch**) auf Rückenmarks-, Hirnstamm- oder Kortexebene abgeleitet werden. Die gemessenen Parameter sind die **Amplitude** sowie die **Latenzzeit** zwischen Stimulation und erfasstem Signal. Das EP-Monitoring eignet sich zur Überwachung sensorischer Nervenbahnen bei chirurgischen Eingriffen im Bereich peripherer Nerven, des Rückenmarks, der Hirnnerven und des Gehirns, bei denen eine funktionelle Einschränkung, z. B. durch intraoperative Minderperfusion, möglich ist. EP-Ableitungen sind wie das EEG empfindlich gegenüber Veränderungen von physiologischen Größen wie systemischer Blutdruck, Körpertemperatur, Säure-Basen-Haushalt etc. sowie gegenüber Medikamentengaben.

⊙ C-1.46 | **Intrakranielle Druck-Volumen-Beziehung** | ⊙ C-1.46

ICP [mmHg]

```
100
 80
 60
 40
 20
  0
        intrakranielles Volumen ──────────►
                              (CPP↓) ──►
```

Tumoren führen initial zu einer Zunahme des intrakraniellen Volumens ohne Anstieg des ICP. Erst wenn die Kompensationsmöglichkeiten der intrakraniellen Kompartimente erschöpft sind kommt es zu einem exponenziellen Anstieg des ICP. Mit progredientem ICP kommt es durch Reduktion des zerebralen Perfusionsdrucks (CPP) zu einer Abnahme der Hirndurchblutung (Ischämie).

Intrakranieller Druck (ICP)

Die Messung des ICP kann bei Patienten mit Schädel-Hirn-Trauma oder nach größeren intrakraniellen Eingriffen indiziert sein. Der Normalwert des ICP liegt zwischen 0 und 12 mmHg. Durch Registrierung des ICP werden **Veränderungen des intrakraniellen Volumens** erfasst, die durch Hirnödem, -blutung, -tumor oder Hyperkapnie entstehen können. Diese führen initial zu einer Zunahme des intrakraniellen Volumens ohne Anstieg des ICP. Erst wenn die Kompensationsmöglichkeiten der Liquorräume erschöpft sind, steigt der ICP an. Überschreitet er die kritische Schwelle, kommt es durch Reduktion des zerebralen Perfusionsdrucks (CPP) zu einer Abnahme der Hirndurchblutung (Ischämie) (Abb. **C-1.46**). Die Verlaufsbeobachtung des ICP gestattet häufig einen frühzeitigen Beginn der Therapie eines pathologischen ICP, noch bevor es zu einer klinisch bedeutsamen Minderdurchblutung des Gehirns gekommen ist. Alle derzeit zur Verfügung stehenden Techniken zur Messung des ICP sind invasiv (Blutung, Infektionsgefahr) und erfordern daher eine strenge Indikationsstellung. Der ICP kann über eine Drucksonde zwischen Schädelkalotte und Dura mater (epidural), im Parenchym (intraparenchymatös) sowie über einen Katheter im Seitenventrikel (intraventrikulär) gemessen werden (Abb. **C-1.47**). Die **epidurale Messtechnik** ist technisch weniger aufwändig und bietet

Intrakranieller Druck (ICP)

Der Normalwert des ICP liegt zwischen 0 und 12 mmHg. Durch Registrierung des ICP werden **Veränderungen des intrakraniellen Volumens** erfasst. Überschreitet der ICP die kritische Schwelle, kommt es durch Reduktion des zerebralen Perfusionsdrucks (CPP) zu einer Abnahme der Hirndurchblutung (Ischämie) (Abb. **C-1.46**).

Der ICP kann **epidural**, über einen Katheter im **Seitenventrikel** oder im Hirnparenchym gemessen werden (Abb. **C-1.47**). Durch die gleichzeitige Messung des ICP und des mittleren arteriellen Blutdrucks (MAP) lässt sich der **zerebrale Perfusionsdruck (CPP = MAP – ICP)** kalkulieren.

⊙ C-1.47 | **Prinzipien der intrakraniellen Druckmessung** | ⊙ C-1.47

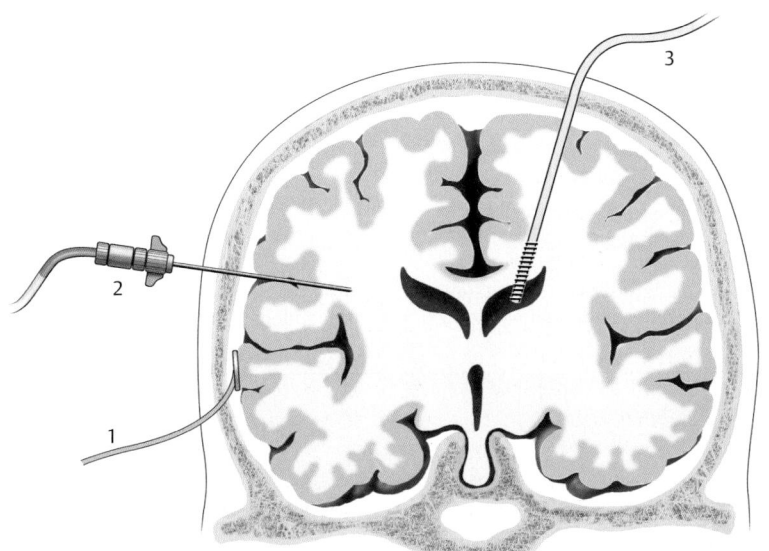

1 epidural, 2 intraparenchymatös, 3 intraventrikulär.

das geringste Infektionsrisiko. Allerdings ist die Messgenauigkeit geringer als bei den anderen Methoden. Die **intraparenchymatöse** und die **intraventrikuläre Messtechnik** sind wegen der Passage des Hirnparenchyms technisch etwas aufwändiger. Vorteil der intraventrikulären Messung ist die exakte Messung und die Möglichkeit, durch Ablassen des Liquors den Hirndruck zu senken. Von Nachteil ist dabei die höhere Infektionsgefahr. Durch die gleichzeitige Messung des ICP und des mittleren arteriellen Blutdrucks (MAP) auf Höhe des Meatus acusticus lässt sich der **zerebrale Perfusionsdruck (CPP = MAP – ICP)** kalkulieren.

Transkranielle Doppler-Sonographie (TCD)

Die TCD erfasst nichtinvasiv und kontinuierlich die **Blutflussgeschwindigkeit** in den basalen Hirnarterien. Durch transtemporalen oder transokzipitalen Zugang können die A. cerebri anterior, media oder posterior und die A. basilaris angeschallt werden. Ein normales TCD-Flussgeschwindigkeitsprofil ist insbesondere durch einen hohen diastolischen Flussanteil gekennzeichnet (Abb. **C-1.48**).

Da der Gefäßdurchmesser der basalen Hirnarterien durch die TCD nicht ermittelt werden kann, werden keine absoluten Hirndurchblutungswerte gemessen. Tierexperimentelle Untersuchungen und Patientenstudien haben jedoch gezeigt, dass Veränderungen der Blutflussgeschwindigkeit unter dem Einfluss von Anästhetika, Opioiden und $PaCO_2$-Veränderungen mit Änderungen der Hirndurchblutung gut korrelieren (semiquantitative Durchblutungserfassung). Tierexperimentelle und klinische Studien bei Patienten mit erhöhtem ICP oder zerebralem Kreislaufstillstand haben gezeigt, dass die Reduktion des **diastolischen TCD-Signals** als Indikator für eine zerebrale Ischämie gelten kann (Abb. **C-1.49**). Für Langzeitanwendungen ist die TCD nur intermittierend möglich (Verlaufsbeobachtung).

Jedes der genannten ZNS-Monitoringverfahren erfüllt – einzeln angewendet – die Zielsetzung, funktionelle und strukturelle Hirnschäden frühzeitig zu erkennen, nur unzureichend. Es ist daher sinnvoll, wenngleich aufwändig, ein **kombiniertes Monitoring** aus spontaner (EEG) und evozierter hirnelektrischer Aktivität (EP), intrakraniellem Druck (ICP) und zerebralen Perfusionsparametern (TCD) durchzuführen.

Transkranielle Doppler-Sonographie (TCD)

Die TCD erfasst nichtinvasiv und kontinuierlich die **Blutflussgeschwindigkeit** in den basalen Hirnarterien. Es können die A. cerebri anterior, media oder posterior und die A. basilaris angeschallt werden (Abb. **C-1.48**).

Klinische Studien bei Patienten mit erhöhtem ICP oder zerebralem Kreislaufstillstand haben gezeigt, dass die Reduktion des **diastolischen TCD-Signals** als Indikator für eine zerebrale Ischämie gelten kann (Abb. **C-1.49**).

Um funktionelle und strukturelle Schäden des ZNS frühzeitig zu erkennen, ist ein **kombiniertes Monitoring** der beschriebenen Parameter effektiver als die Überwachung eines einzelnen Parameters.

◎ C-1.48   **Transkranielle Doppler-Sonographie**

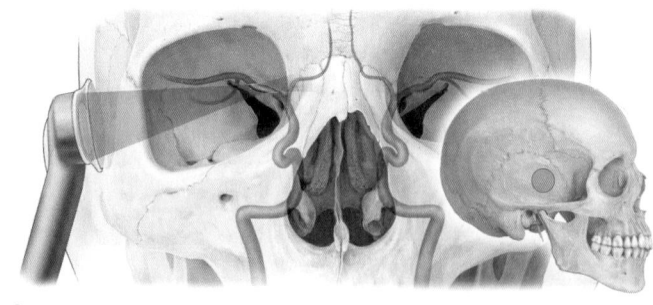
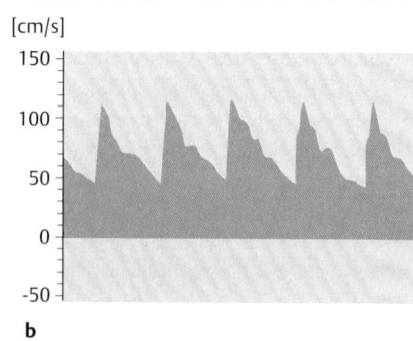

a

b

a Beschallung der Hirnbasisarterien durch das intakte Os temporale zur Messung der Blutflussgeschwindigkeit.
b Normales Flussgeschwindigkeitsprofil in der Arteria cerebri media bei einem gesunden Probanden. Zu beachten ist der hohe diastolische Flussanteil.

⊚ C-1.49	Veränderungen der Fluss-Profile der transkraniellen Doppler-Sonographie

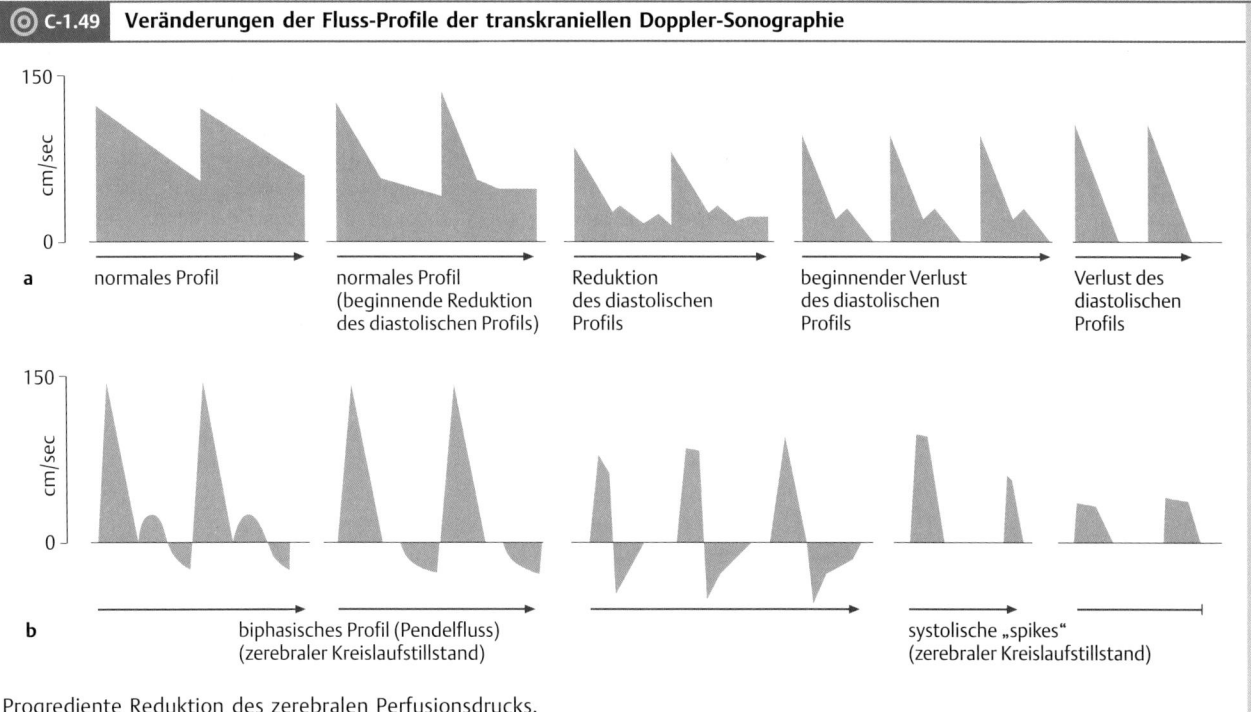

Progrediente Reduktion des zerebralen Perfusionsdrucks.

Hypoxisch-ischämische Ereignisse

Während anästhesiologischer und chirurgischer Maßnahmen sowie in der Intensivmedizin und Notfalltherapie können Nervenzellschäden infolge Hypoxie oder Ischämie entstehen. Hypoxisch-ischämische Ereignisse führen entweder zur Reduktion des Sauerstoff- und Substratangebots oder zu einem nicht ausreichenden Abtransport toxischer Metabolite und rufen Symptome hervor, die von der transitorisch-ischämischen Attacke bis hin zum Hirntod reichen können.

Formen zerebraler Ischämie

Im Allgemeinen werden zwei Formen der zerebralen Ischämie unterschieden:
- **Fokale zerebrale Ischämie:** Hierzu zählen Embolisationen zerebraler Gefäße durch Einschwemmung von Thromben, arteriosklerotischen Plaques oder Luft. Weiterhin können zerebrale Gefäßspasmen nach Subarachnoidalblutung, arteriovenöse Fehlbildungen und ein regional begrenztes Hirnödem eine fokale Ischämie auslösen (**ischämischer Infarkt**). Auch Blutungen können zu fokalen zerebralen Ischämien führen (**hämorrhagischer Infarkt**). Wenn fokale Ischämien zu strukturellen Läsionen führen, spricht man von einem Hirninfarkt. Zu den klinischen Symptomen des Hirninfarktes zählen Kopfschmerzen, Schwindel, Übelkeit, Erbrechen (cave: Aspiration!), Paresen, Sensibilitätsstörungen, Harninkontinenz und Aphasie. Diese Symptome werden in Abhängigkeit von der Dauer, Lokalisation und Ausdehnung der Ischämie mehr oder weniger stark ausgeprägt sein.
- **Globale zerebrale Ischämie:** Zu den Ursachen der globalen zerebralen Ischämie zählen der Herzstillstand und das diffuse Hirnödem, das in Abhängigkeit vom intrakraniellen Druck zur Reduktion der Hirndurchblutung führt. Zur globalen Hypoxie kommt es bei Ertrinkungs- und Rauchunfällen oder schwersten Formen respiratorischer Insuffizienz.

Fokale und globale zerebrale Ischämien können **komplett** (**ohne** Restdurchblutung) oder **inkomplett** (**mit** Restdurchblutung) auftreten.

Hypoxisch-ischämische Ereignisse

Während anästhesiologischer und chirurgischer Maßnahmen sowie in der Intensivmedizin und Notfalltherapie können Nervenzellschäden infolge von Hypoxie oder Ischämie entstehen. Die Symptome können von der transitorisch-ischämischen Attacke bis hin zum Hirntod reichen.

Formen zerebraler Ischämie

Im Allgemeinen werden zwei Formen der zerebralen Ischämie unterschieden:
Ursachen einer **fokalen zerebralen Ischämie** können sein:
- Embolisation zerebraler Gefäße (Thromben, Luft)
- arteriosklerotische Plaques
- zerebrale Gefäßspasmen
- SA-Blutung
- av-Fisteln
- regionales Hirnödem.

Ursachen der **globalen zerebralen Ischämie** sind:
- Herzstillstand
- diffuses Hirnödem (ICP-Anstieg auf arterielles Druckniveau).

Fokale und globale zerebrale Ischämien können **komplett** oder **inkomplett** auftreten.

Neuronaler Stoffwechsel und Pathophysiologie der Ischämie

Das Gehirn ist mit etwa 20 % am Gesamtsauerstoffverbrauch des Organismus beteiligt. Die Energie des Gehirns wird zu 40 % für den **Struktur**- und zu 60 % für den **Funktionsstoffwechsel** benötigt. Aus den Substraten Sauerstoff und Glukose werden in den Mitochondrien mittels oxidativer Phosphorylierung energiereiche Phosphate (ATP) gewonnen. Diese Energie wird allen energieabhängigen Prozessen (z. B. Ionenpumpen) bereitgestellt, um Zellstoffwechsel und -integrität zu sichern. Die Reduktion des Substratangebots führt daher zu einer Serie pathophysiologischer Mechanismen (s. u.), die zunächst die Zellfunktion und die Zellstruktur beeinträchtigen und schließlich zum Zelltod führen. Das **Ausmaß** des hypoxisch-ischämischen **Zellschadens** ist von dem Ausmaß und der **Dauer der Hirndurchblutungsstörung** abhängig.

Die zerebrale Ischämie produziert ein Missverhältnis zwischen Sauerstoffbedarf und -angebot. Das Fehlen von Sauerstoff blockiert die oxidative Phosphorylierung: die ATP-Konzentration fällt ab. In Abwesenheit von Sauerstoff kommt es zu **anaerober Glykolyse** mit Akkumulation von Laktat und Abfall des intrazellulären pH-Wertes. Die Azidose fördert die Denaturierung von Membranproteinen und Enzymen. Als Konsequenz fehlender ATP-Produktion kommt es zu einem Versagen energieabhängiger Ionenpumpen. Dies führt zu unkontrolliertem Na^+- und Cl^--Einstrom und K^+-Ausstrom und zur Membrandepolarisation. Die Depolarisation der Zellmembran öffnet NMDA-(N-Methyl-D-Aspartat-) und spannungsabhängige Membrankanäle. Es kommt zu einem massiven Ca^{++}-Einstrom in die Zelle. Die intrazelluläre Ca^{++}-Akkumulation aktiviert Phospholipasen, die die Zellmembran und intrazelluläre Organellen hydrolysieren und den Zelluntergang einleiten.

Pharmakologische Therapie bei zerebraler Ischämie

Präventive oder therapeutische Maßnahmen, die möglicherweise den hypoxisch-ischämischen Nervenzellschaden verhindern und/oder bereits geschädigtes Nervengewebe „wiederbeleben", werden als **„hirnprotektiv"** bezeichnet.

Barbiturate, Propofol, Benzodiazepine: Bei inkompletter Ischämie können Barbiturate, Propofol und Benzodiazepine möglicherweise auch klinisch einen gegenüber weiterer Schädigung protektiven Einfluss auf ischämisches Hirngewebe ausüben. Für die genannten Substanzen konnte tierexperimentell bzw. für die Barbiturate auch in klinischen Studien gezeigt werden, dass die Infarktgröße ebenso wie das neurologische Defizit reduziert werden können, sofern die Ischämie inkomplett ist und die jeweilige Substanz vor dem ischämischen Ereignis verabreicht wird. Defekte nach kompletten globalen Insulten sind durch Hypnotika nicht zu verbessern.

Die **Protektion** wird vermutlich durch folgende Mechanismen vermittelt:

- reduzierte neuronale Aktivität – hierdurch wird der Hirnstoffwechsel der pathologisch reduzierten Hirndurchblutung angepasst
- metabolisch bedingte Reduktion der Hirndurchblutung nichtischämischer Hirnareale – dies führt zur Umverteilung der Hirndurchblutung zugunsten ischämischer Gefäßprovinzen (dieser Effekt ist dosisabhängig)
- Reduktion des intrakraniellen Druckes
- Suppression von Krampfpotenzialen (Barbiturate, Benzodiazepine)
- „Anästhesie" (im Sinne einer Deafferenzierung).

Bei der Gabe der genannten Substanzen ist jedoch auf die spezifischen Nebenwirkungen zu achten. Beispielsweise sind Barbiturate negativ inotrop wirksam, während Propofol den peripheren Gefäßwiderstand reduziert. Beide Effekte können den zerebralen Perfusionsdruck reduzieren und damit die zerebrale Ischämie verstärken.

Inhalationsanästhetika: Die **Reduktion** des **zerebralen Stoffwechsels** durch **Isofluran**, **Sevofluran** und **Desfluran** ist mit dem Einfluss der Injektionshypnotika vergleichbar. Obwohl tierexperimentelle Studien die protektive Wirkung der

Substanzen nicht einheitlich beurteilen, scheint eine gewisse Reduktion hypoxisch-ischämischer Nervenzellschäden möglich. Dies gilt jedoch nur für die fokalen und inkomplett-globalen Ischämieformen. Wie die Hypnotika sind auch Inhalationsanästhetika bei kompletter globaler Ischämie weitgehend ineffektiv.

In höheren Konzentrationen wirken Inhalationsanästhetika vasodilatierend. Dies gilt besonders für Desfluran und Isofluran, am wenigsten für Sevofluran. Möglicherweise verstärken Inhalationsnarkotika, abhängig von der Dosis, sogar den Nervenzellschaden durch Vasodilatation nichtischämischer Gefäßprovinzen (»steal«-Effekt) und führen zusätzlich zu einem Anstieg des intrakraniellen Druckes (am wenigsten gilt dies für Sevofluran). Die Verwendung von Lachgas ist wegen seiner zentral stimulierenden Wirkung unbedingt zu vermeiden.

Glukokortikoide: Unter hypoxisch-ischämischen Bedingungen können Glukokortikoide Membranen stabilisieren, das Zellödem reduzieren und möglicherweise auch freie Radikale eliminieren. Trotz dieser Eigenschaften ergaben Studien, dass die Gabe von Glukokortikoiden den hypoxisch-ischämischen Nervenzellschaden und das neurologische Defizit **nicht** vermindert. Bislang ist lediglich die Indikation für Glukokortikoide während Hypoxie und Ischämie zur Reduktion des perifokalen Ödems bei Tumoren des zentralen Nervensystems gesichert.

Nichtpharmakologische Therapie der zerebralen Ischämie

Hypothermie: Die **moderate** (32–35°C) oder **tiefe** (< 25°C) Hypothermie vor, während und nach hypoxisch-ischämischen Ereignissen zur Prophylaxe einer zerebralen Ischämie wird bereits seit Jahren diskutiert. Tierexperimentelle und klinische Studien konnten zeigen, dass die Anwendung von Hypothermie zu einer Reduktion hypoxisch-ischämischer Nervenzellschäden führt und das neurologische Defizit verbessern kann. In zwei Multizenterstudien wurde die Effektivität der Hypothermie bei Herz-Kreislauf-Stillstand nachgewiesen. Bei Subarachnoidalblutung ist sie nicht wirksam. Nach einem Apoplex konnte kein Nachweis der Effektivität erbracht werden. Die Hypothermie ist perioperativ wirksam. So ist die Applikation von Hypothermie während extrakorporaler Zirkulation im Rahmen herzchirurgischer Eingriffe heutzutage klinische Routine. In einigen neurochirurgischen Zentren werden extrakorporale Perfusionsverfahren in Kombination mit tiefer Hypothermie während Eingriffen am Gehirn durchgeführt, wenn ein vorübergehender Hirnkreislaufstillstand erforderlich ist.

▶ **Merke:** Hypermie vermeiden!

Die Mechanismen für die Hirnprotektion mittels Hypothermie sind nicht allein der Reduktion des zerebralen Metabolismus zuzuschreiben. Vermutlich reduziert Hypothermie auch die Wirkung exzitatorischer Neurotransmitter sowie den Na^+- und Ca^{2+}-Einstrom in die Zelle, was die Entstehung des Zellödems und damit des Hirnödems verringert.

Hypothermie kann zu **Nebenwirkungen** wie Hypoperfusion und metabolischer Azidose führen. Es können Herzrhythmusstörungen bis hin zum Kammerflimmern auftreten. Hypothermie induziert überdies Funktionsstörungen des Gerinnungssystems und führt zu einer Verschiebung der Sauerstoffdissoziationskurve nach links sowie zu einer erhöhten Sauerstofflöslichkeit. Dennoch kann eine Hypothermie im Bereich von 34–35°C bereits eine deutliche Verbesserung der neurologischen Symptomatik erreichen, ohne dass die Nebenwirkungen die Hirnprotektion gefährden.

Hyperventilation: Die kontrollierte Hyperventilation auf $PaCO_2$-Werte zwischen 32–34 mmHg ermöglicht bei intrakranieller Drucksteigerung eine kurzfristige **Reduktion** des **zerebralen Blutvolumen**s **und** des **intrakraniellen**

gleichbar. Wie die Hypnotika sind auch Inhalationsanästhetika nur bei fokalen und inkomplett-globalen Ischämien effektiv. In höheren Konzentrationen wirken Inhalationsanästhetika (v. a. Desfluran und Isofluran) vasodilatierend. Durch Vasodilatation nichtischämischer Gefäßprovinzen können sie evtl. sogar den Nervenzellschaden verstärken.
Die Verwendung von Lachgas ist zu vermeiden.

Glukokortikoide: Unter hypoxisch-ischämischen Bedingungen können Glukokortikoide Membranen stabilisieren, das Zellödem reduzieren und möglicherweise auch freie Radikale eliminieren. Trotz dieser Eigenschaften kann die Gabe von Glukokortikoiden den hypoxisch-ischämischen Nervenzellschaden und das neurologische Defizit **nicht** vermindern.

Nichtpharmakologische Therapie der zerebralen Ischämie

Hypothermie: Die **moderate** (32–35°C) oder **tiefe** (< 25°C) Hypothermie vor, während und nach hypoxisch-ischämischen Ereignissen zur Prophylaxe einer zerebralen Ischämie wird bereits seit Jahren diskutiert.

◀ **Merke**

Hypothermie ist mit einer Reihe von **Nebenwirkungen** verbunden, z. B. Hypoperfusion, metabolische Azidose, Herzrhythmusstörungen und Funktionsstörungen des Gerinnungssystems, sowie eine erhöhte O_2-Löslichkeit, ohne dass die Nebenwirkungen die Hirnprotektion gefährden.

Hyperventilation: Die kontrollierte Hyperventilation auf $PaCO_2$-Werte zwischen 32–34 mmHg ermöglicht eine kurzfristige **Reduktion** des **zerebralen Blutvolumens** und des **intrakraniellen Druckes**.

Druckes. Die zerebrale Perfusion wird aber zeitgleich durch Vasokonstriktion verschlechtert und sollte daher nur kurzfristig bei krisenhaften intrakraniellen Druckanstiegen angewendet werden. Die der zerebralen Vasokonstriktion zugrundeliegende Veränderung der H^+-Ionenkonzentration der Gefäßmuskulatur wird jedoch bereits nach wenigen Stunden durch Veränderungen der Bikarbonatkonzentration kompensiert; mit einem längerfristigen Einfluss auf den Tonus zerebraler Gefäße kann daher nicht gerechnet werden.

1.2 Spezielle intensivmedizinische Probleme

1.2 Spezielle intensivmedizinische Probleme

1.2.1 Schädel-Hirn-Trauma (SHT)

1.2.1 Schädel-Hirn-Trauma (SHT)

Zu den typischen Ursachen des SHT zählen **Verkehrsunfälle** (bes. Motorrad- und Fahrradunfälle), Haushaltsunfälle, Gewalttaten sowie Arbeits- und Sportunfälle. Die Klassifikation des SHT kann durch die **Glasgow-Koma-Skala** erfolgen (Tab. **C-1.33**).

In Europa liegt die jährliche Inzidenz von Schädel-Hirn-Verletzungen bei ca. 350 pro 100.000 Einwohner. Häufig sind jüngere, männliche Individuen betroffen. In mehr als 50 % der Fälle sind noch weitere Organsysteme verletzt (Polytrauma), so dass die primäre Hirnschädigung durch zusätzliche Belastungen wie akuten Blutverlust, arterielle Hypotension (Schock) und Hypoxie verschlimmert wird. Zu den typischen Ursachen des SHT zählen **Verkehrsunfälle** (bes. Motorrad- und Fahrradunfälle), Haushaltsunfälle, Gewalttaten sowie Arbeits- und Sportunfälle. Die Klassifikation des SHT kann durch die **Glasgow-Koma-Skala** (**GCS**) erfolgen, die die neurologische Beeinträchtigung nach dem Vermögen zum Augenöffnen und Sprechen und anhand motorischer Funktionen einschätzt (Tab. **C-1.33**).

Der **Primärschaden** bei schwerem SHT entsteht durch Krafteinwirkung auf Schädel und Gehirn als irreversible Zerreißung weißer und grauer Substanz. Die **Sekundärschäden**, die aus Hypoxie, Hyperkapnie, Anämie, Hypotension und intrakranieller Druckerhöhung resultieren, können erfolgreich therapiert werden (Tab. **C-1.34**).

Der **Primärschaden** bei schwerem SHT entsteht durch die mechanische Krafteinwirkung auf Schädel und Gehirn als irreversible Zerreißung weißer und grauer Substanz. Die **Sekundärschäden**, die aus Hypoxie, Hyperkapnie, Anämie, Hypotension und intrakranieller Druckerhöhung, z. B. infolge von Blutung oder Ödem, resultieren, können hingegen erfolgreich therapiert werden (Tab. **C-1.34**).

≡ C-1.33

≡ C-1.33	**Glasgow-Koma-Skala zur Abschätzung der zerebralen Funktionsstörung**	
Beurteilungskriterium	*Reaktion*	*Punkte*
Augen öffnen	• spontan	4
	• auf Aufforderung	3
	• auf Schmerzreiz	2
	• keine	1
verbale Reaktion	• konversationsfähig	
	– orientiert	5
	– desorientiert	4
	• inadäquate Äußerung	3
	• unverständliche Laute	2
	• keine	1
motorische Reaktion	• auf Aufforderung	6
	• auf Schmerzreiz	
	– gezielt	5
	– normale Beugeabwehr	4
	– Beugesynergismen	3
	– Strecksynergismen	2
	• keine	1
maximale Punktzahl		15
Werte < **8** gelten als Hinweis auf eine schwere Hirnfunktionsstörung		

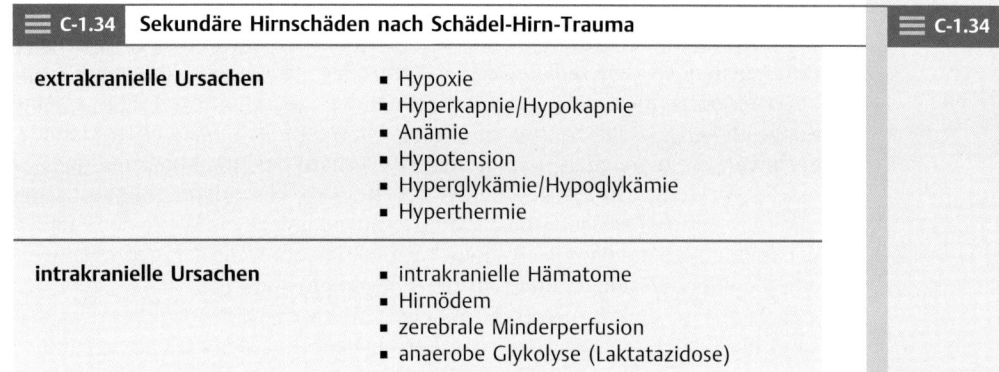

☰ C-1.34	Sekundäre Hirnschäden nach Schädel-Hirn-Trauma	☰ C-1.34
extrakranielle Ursachen	<ul><li>Hypoxie</li><li>Hyperkapnie/Hypokapnie</li><li>Anämie</li><li>Hypotension</li><li>Hyperglykämie/Hypoglykämie</li><li>Hyperthermie</li></ul>	
intrakranielle Ursachen	<ul><li>intrakranielle Hämatome</li><li>Hirnödem</li><li>zerebrale Minderperfusion</li><li>anaerobe Glykolyse (Laktatazidose)</li></ul>	

Das SHT kann als gedeckte oder offene Verletzung entstehen. Bei der **gedeckten** Hirnverletzung besteht keine Verbindung zwischen intra- und extrakraniellem Raum. Hierzu gehört die **Commotio cerebri**, die eine akute zerebrale Funktionsstörung ohne anatomisch nachweisbare Veränderungen ist. Eine **Contusio cerebri** liegt vor, wenn das Trauma zu lokalisierbaren Substanzveränderungen des Gehirns geführt hat. Bei der **offenen Hirnverletzung** wird der intrakranielle Raum nach außen hin eröffnet. Sowohl bei offenen als auch bei gedeckten Hirnverletzungen kann es in Abhängigkeit von der Krafteinwirkung zu epiduralen, subduralen und intrazerebralen Hämatomen kommen. Das Gehirn selbst kann geprellt, gequetscht oder lazeriert sein.

Die gemeinsame pathophysiologische Endstrecke aller intrakraniellen Traumen ist der erhöhte **intrakranielle Druck (ICP)**. Ein Anstieg des ICP kann durch regionale Raumforderungen (epi- und subdurale Blutung, intrazerebrale Hämatome) oder durch ein globales (diffuses) Hirnödem ausgelöst werden. Dislozierte Schädelfrakturen sowie akute epi- und subdurale oder große intrazerebrale Hämatome werden in aller Regel sofort chirurgisch entlastet. Im Falle eines gedeckten SHT ohne intrakranielle Blutung wird eine konservative Therapie mit Überwachung und Stabilisierung der Vitalparameter und Hirndrucksenkung eingeleitet.

Notfalltherapie des SHT

Das primäre Ziel der Notfalltherapie bei Patienten mit SHT ist die **Sicherung der Atemwege** und der **Oxygenierung** zur Vermeidung von Hypoxie sowie die **Stabilisierung der Herz-Kreislauf-Verhältnisse**. Bewusstlose Patienten werden grundsätzlich endotracheal intubiert und kontrolliert beatmet (Glasgow-Koma-Skala ≤ 8). Die notfallmäßige Intubation sollte wegen der Möglichkeit von **Frakturen der Schädelbasis** immer orotracheal erfolgen. Bei tief komatösen Patienten kann die Intubation ohne die vorherige Gabe eines Hypnotikums oder Muskelrelaxans erfolgen. Bei traumatisierten Patienten muss grundsätzlich von einem **„vollen Magen"** ausgegangen werden. Für die Notfallintubation sollte Succinylcholin eingesetzt werden, obwohl es einen passageren Anstieg des intrakraniellen Druckes vermitteln kann (s. S. 181).

Patienten mit SHT bieten häufig auch **Verletzungen der Halswirbelsäule** und gelten daher grundsätzlich so lange als gefährdet, ein Rückenmarkstrauma zu entwickeln, bis Wirbelsäulenverletzungen durch geeignete Diagnostik ausgeschlossen sind. Dies ist für die Intubation sowie für den Transport zu berücksichtigen. Parallel zur Sicherung der Atemwege und Oxygenierung muss für stabile Herz-Kreislauf-Verhältnisse gesorgt werden, da eine arterielle Hypotension das traumatisierte Gehirn schädigen kann. Erst nach Stabilisierung dieser Parameter darf ein vorsichtiger, aber dennoch schneller Transport des Verletzten in eine für die Versorgung von Patienten mit SHT vorbereitete Einheit beginnen.

Das SHT kann als gedeckte oder offene Verletzung entstehen. Bei der **gedeckten** Hirnverletzung besteht keine Verbindung zwischen intra- und extrakraniellem Raum. Hierzu gehört neben der **Commotio cerebri** auch die **Contusio cerebri**, bei der lokalisierbare Substanzveränderungen des Gehirns vorliegen.
Bei der **offenen Hirnverletzung** wird der intrakranielle Raum nach außen hin eröffnet.
Das Gehirn selbst kann geprellt, gequetscht oder lazeriert sein.

Notfalltherapie des SHT

Das primäre Ziel der Notfalltherapie bei Patienten mit SHT ist die **Sicherung der Atemwege** und der **Oxygenierung** zur Vermeidung von Hypoxie sowie die **Stabilisierung der Herz-Kreislauf-Verhältnisse**. Die notfallmäßige Intubation sollte wegen der Möglichkeit von **Frakturen der Schädelbasis** immer orotracheal erfolgen.

Bei Patienten mit SHT bestehen häufig auch Verletzungen der Halswirbelsäule.

Diagnostik und Monitoring des SHT

Die **Diagnostik** bei Patienten mit SHT besteht aus **regelmäßigen klinischen Untersuchungen** und **radiologischen Kontrollen** mittels des kraniellen Computertomogrammes (**CCT**).
In der ersten Phase des Krankheitsverlaufs ist die Entwicklung des intrakraniellen Druckes von besonderer prognostischer und therapeutischer Bedeutung.
Der Verlauf des ICP sollte durch die Anlage einer intrakraniellen Drucksonde kontinuierlich überwacht werden.

Die Überwachung der Patienten mit schwerem SHT besteht aus:
- **EKG**
- **Blutdruckmessung**
- **ICP-Messung** (CPP-Kalkulation)
- evtl. **TCD** (diskontinuierlich)
- evtl. **EEG** (EP)
- **Temperaturmessung**
- **Kontrollen der Plasmaglukosekonzentration**.

Therapie des SHT

Die Therapie des SHT (Abb. **C-1.50**) auf der Intensivstation wird in Abhängigkeit von der Läsion chirurgisch und/oder konservativ erfolgen.

Standardtherapie bei SHT:
- Zeitlich begrenzte (max. 1 h) **kontrollierte Hyperventilation** auf arterielle PaCO$_2$-Werte von 32–34 mmHg.

- **Adäquate Oxygenierung** des arteriellen Blutes auf PaO$_2$-Werte > 90 mmHg.

Diagnostik und Monitoring des SHT

Die **Diagnostik** bei Patienten mit SHT besteht aus **regelmäßigen klinischen Untersuchungen** und **radiologischen Kontrollen** mittels des kraniellen Computertomogrammes (**CCT**). Die Erhebung des neurologischen Status kann durch vorherige Gabe zentral wirksamer Pharmaka (z. B. Hypnotika, Opioide) erschwert bis unmöglich sein. In der ersten Phase des Krankheitsverlaufes ist die Entwicklung des intrakraniellen Druckes von besonderer prognostischer und therapeutischer Bedeutung. Hierzu können klinisch die Weite der Pupillen per se und im Seitenvergleich sowie die Reaktion auf Licht herangezogen werden. Pupillendifferenzen und reduzierte Reaktionen auf Licht entwickeln sich jedoch erst in einem fortgeschrittenen Stadium des ICP-Anstieges. Das **CCT** kann die Ursachen einer klinischen Verschlechterung des Patienten räumlich darstellen und zwischen diffusem Hirnödem und lokalen Hämatomen unterscheiden lassen. Der Verlauf des **ICP** sollte durch eine intrakranielle Drucksonde kontinuierlich überwacht werden. Da der ICP nicht selten ein dynamisches Verhalten zeigt, kann nur mit einer kontinuierlichen ICP-Messung in Phasen mit hohem ICP eine frühzeitige therapeutische Intervention eingeleitet werden.

Die **Überwachung** der Patienten mit schwerem SHT besteht aus **EKG, invasiver Blutdruck- und ICP-Messung**. Aus der Differenz von mittlerem arteriellem Druck und ICP kann der zerebrale Perfusionsdruck (CPP) errechnet werden. Der CPP ist der für die zerebrale Perfusion ausschlaggebende Wert; er gilt als indirektes Maß für die Hirndurchblutung. Bei schwerem SHT ist bei CPP-Werten unter 60 mmHg eine zerebrale Minderperfusion wahrscheinlich. Nur in sehr wenigen Zentren werden bei SHT-Patienten klassische Hirndurchblutungsmessungen durchgeführt. Neuerdings hat sich zur Abschätzung der zerebralen Perfusion die **transkranielle Doppler-Sonographie (TCD)** etabliert. Durch Überwachung besonders des diastolischen Flussgeschwindigkeitsanteiles kann hierdurch eine erhaltene Perfusion in verschiedenen Hirnregionen erkannt werden.

In Phasen pathologischer Hirndurchblutung kann neben der Senkung des intrazerebralen Drucks auch versucht werden, den zerebralen Stoffwechsel zu reduzieren. Durch die Stoffwechselsenkung kann der zerebrale Sauerstoffverbrauch der verminderten Hirndurchblutung angepasst werden. Die Stoffwechselreduktion erfolgt mittels kontinuierlicher Gabe von z. B. Barbituraten. Um das Ausmaß der Hirnstoffwechselreduktion abschätzen zu können, wird eine kontinuierliche **EEG-Registrierung** durchgeführt. Zum weiteren Monitoring bei SHT-Patienten gehören die **Messung der Körpertemperatur** und **engmaschige Kontrollen der Plasmaglukosekonzentration**, da Hyperthermie sowie Blutzuckerentgleisungen (> 150 mg/dl) den Nervenzellschaden verstärken (→ Zielwert Plasmaglukose = 80–110 mg/dl; Zielwert Temperatur: < 37,5°C).

Therapie des SHT

Die Therapie des SHT (Abb. **C-1.50**) auf der Intensivstation wird in Abhängigkeit von der Läsion chirurgisch und/oder konservativ erfolgen. Wie bei der Notfalltherapie, steht auch im Rahmen der klinischen Versorgung die Reduktion des intrakraniellen Druckes zur Verbesserung der zerebralen Perfusion im Vordergrund. Die intensivmedizinischen Therapiemaßnahmen bestehen aus einem **Standardkonzept**, welches routinemäßig erfolgt, sowie einem **optionalen Konzept**, welches bei therapieresistenten ICP-Erhöhungen zusätzlich durchgeführt wird.

Die **Standardtherapie** umfasst:
- Zeitlich begrenzte (max. 1 h) **kontrollierte Hyperventilation** auf arterielle PaCO$_2$-Werte von 32–34 mmHg. Die Hypokapnie reduziert das intrakranielle Blutvolumen durch zerebrale Vasokonstriktion und senkt so den intrakraniellen Druck. Die Hypokapnie verschlechtert die zerebrale Perfusion. Die kontrollierte Hyperventilation ist als Dauermaßnahme nicht indiziert.
- **Adäquate Oxygenierung** des arteriellen Blutes auf PaO$_2$-Werte > 90 mmHg. Eine grenzwertige Oxygenierung des Blutes erhöht den Nervenzellschaden in

ischämischen Territorien. Zur Verbesserung der Oxygenierung kann ein PEEP von bis zu 10 cm H_2O eingesetzt werden, ohne dass ein klinisch relevanter Anstieg des ICP zu erwarten ist.

- **Oberkörperhochlagerung** auf 15–20° bei neutraler Kopf-Hals-Position. Die Oberkörperhochlagerung verbessert die Drainage von hirnvenösem Blut in Richtung des rechten Vorhofes, kann aber bei kreislaufinstabilen Patienten zu einem Absinken des arteriellen Mitteldrucks (MAP) führen.

- **Normotensive Kreislaufbedingungen** zur Aufrechterhaltung eines angemessenen zerebralen Perfusionsdruckes (Cave: arterieller Mitteldruck). Ein CPP von 60 mmHg gilt bei schwerem SHT als Schwelle für eine zerebrale Minderdurchblutung.

- **Plasmaglukosekonzentration** zwischen 80 und 110 mg/dl. In Hirnprovinzen mit reduzierter Durchblutung führt eine Hyperglykämie zu verstärkter anaerober Glykolyse mit Zunahme der neuronalen Laktatproduktion und Abfall des intrazellulären pH-Wertes, was den Zelluntergang begünstigt. Bei der intensivierten Insulintherapie zur Senkung des Blutzuckerspiegels muss eine Hypoglykämie ebenfalls vermieden werden.

- **Analgosedierung.** Der neuronale Schaden bei Patienten mit SHT korreliert mit der zentralen Sympathikusaktivität. Bei Patienten mit erhöhtem Sympathikotonus („Stress" durch akustische Wahrnehmungen und Schmerz) muss mit einem verstärkten Nervenzelluntergang und einem ausgeprägteren neurologischen Defizit gerechnet werden. Durch pharmakologische „Deafferenzierung" (Opioide; Propofol; Benzodiazepine) muss daher versucht werden, eine erhöhte Toleranz gegenüber hypoxisch-ischämischen Bedingungen zu schaffen.

- **Temperaturmanagement.**

- **Oberkörperhochlagerung** auf 15–20°.

- **Normotensive Kreislaufbedingungen.**

- **Plasmaglukosekonzentration** zwischen 80 und 110 mg/dl.

- **Analgosedierung:** Der neuronale Schaden bei Patienten mit SHT korreliert mit der zentralen Sympathikusaktivität. Durch pharmakologische „Deafferenzierung" (Opioide; Propofol; Benzodiazepine) muss daher versucht werden, eine erhöhte Toleranz gegenüber hypoxisch-ischämischen Bedingungen zu schaffen.

- **Temperaturmanagement.**

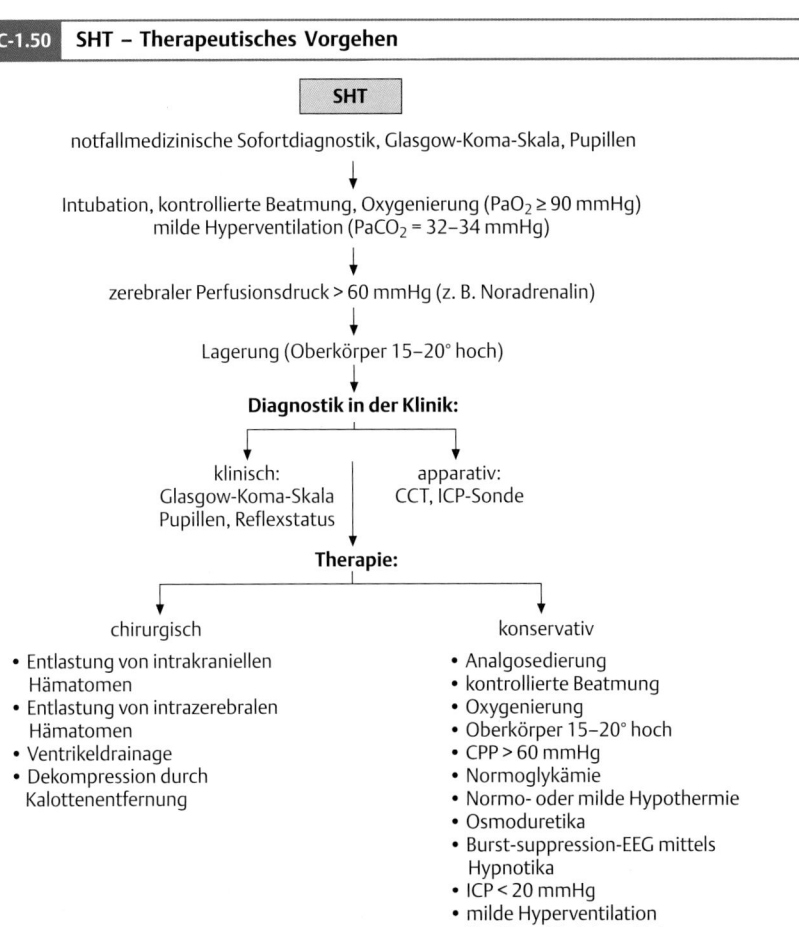

© C-1.50 **SHT – Therapeutisches Vorgehen**

© C-1.50

SHT

notfallmedizinische Sofortdiagnostik, Glasgow-Koma-Skala, Pupillen

↓

Intubation, kontrollierte Beatmung, Oxygenierung (PaO_2 ≥ 90 mmHg)
milde Hyperventilation ($PaCO_2$ = 32–34 mmHg)

↓

zerebraler Perfusionsdruck > 60 mmHg (z. B. Noradrenalin)

↓

Lagerung (Oberkörper 15–20° hoch)

↓

Diagnostik in der Klinik:

klinisch: | apparativ:
Glasgow-Koma-Skala | CCT, ICP-Sonde
Pupillen, Reflexstatus |

Therapie:

chirurgisch | konservativ

- Entlastung von intrakraniellen Hämatomen
- Entlastung von intrazerebralen Hämatomen
- Ventrikeldrainage
- Dekompression durch Kalottenentfernung

- Analgosedierung
- kontrollierte Beatmung
- Oxygenierung
- Oberkörper 15–20° hoch
- CPP > 60 mmHg
- Normoglykämie
- Normo- oder milde Hypothermie
- Osmodiuretika
- Burst-suppression-EEG mittels Hypnotika
- ICP < 20 mmHg
- milde Hyperventilation ($PaCO_2$ = 32–34 mmHg)

- **Infusionsmangement.**

Bei permanentem oder passagerem, krisenhaftem Anstieg des ICP, der sich durch die Standardtherapie nicht beherrschen lässt, wird durch **zusätzliche Maßnahmen** eine Reduktion des ICP angestrebt:

- **Pharmakologisch induziertes Koma** mit Herbeiführung eines „burst-suppression"-EEG, z. B. durch Bolusgaben von Barbituraten oder Propofol.
- **Osmodiuretika.** Zur Reduktion des ICP können Mannit 20 %, Glycerol 10 % oder hypertone Kochsalzlösung als Kurzinfusion zugeführt werden. Diese Substanzen steigern kurzfristig die Serumosmolarität und bewirken in Regionen mit intakter Blut-Hirn-Schranke eine osmotische Rückresorption von Wasser in das Gefäßsystem.
- Zurzeit wird die Druckentlastung mittels Dekompressionskraniotomie und Duraplastik bei jungen Patienten mit therapieresistentem ICP-Anstieg diskutiert.

Hirntodbestimmung

Patienten mit zerebralem Kreislaufstillstand kommen potenziell als **Organspender** in Frage.

Als Voraussetzung für die Organspende muss der **irreversible Ausfall der Hirnfunktion** vorliegen.
Der Verlust der Hirnfunktion äußert sich durch folgende klinische Symptome:
- Koma
- Lichtstarre beider Pupillen
- Ausfall der Spontanatmung
- Fehlen von Hirnstammreflexen.

Die genannten Befunde müssen **von zwei Fachärzten** übereinstimmend erhoben werden.
Folgende Regeln gelten für den Beobachtungszeitraum: Wenn kein EEG oder angiografischer Befund vorliegt, sind Patienten nach einer primären Hirnschädigung während mindestens 12 Stunden (Säuglinge und Kleinkinder 24 Stunden) nach sekundärer Hirnschädigung und nach Beendigung der Analgosedierung über 3

- **Infusionsmanagement**: keine Gabe von Glukoselösungen, keine Gabe von freiem Wasser.

Bei permanentem oder passagerem, krisenhaftem Anstieg des ICP, der sich durch die Standardtherapie nicht beherrschen lässt, wird durch **zusätzliche Maßnahmen** eine Reduktion des ICP angestrebt:

- **Pharmakologisch induziertes Koma** mit Herbeiführung eines „burst-suppression"-EEG. Mit der Reduktion des zerebralen Funktionsstoffwechsels wird versucht, den Sauerstoffverbrauch dem reduzierten Sauerstoffangebot anzupassen. Durch indirekte und direkte Vasokonstriktion können zusätzlich das intrakranielle Blutvolumen und der ICP vermindert werden. Zur Behandlung passagerer ICP-Anstiege kommen Bolusapplikationen von Barbituraten oder Propofol in Betracht. Zur längerfristigen Therapie können diese Substanzen unter EEG-Kontrolle als kontinuierliche Infusion zur Aufrechterhaltung eines „burst-suppression"-EEG gegeben werden.
- **Osmodiuretika**. Zur Reduktion des ICP können Mannit 20 %, Glycerol 10 % oder hypertone Kochsalzlösung als Kurzinfusion zugeführt werden. Diese Substanzen steigern kurzfristig die Serumosmolarität und bewirken in Regionen mit intakter Blut-Hirn-Schranke eine osmotische Rückresorption von Wasser in das Gefäßsystem. Durch Rekrutierung von Wasser in die Kapillaren kommt es zu einer Verbesserung der Mikrozirkulation in den minderperfundierten Arealen. Osmodiuretika werden nicht zur Prophylaxe eingesetzt, ihre Gabe erfolgt nicht kontinuierlich. Die Plasmaosmolarität muss kontrolliert werden. Wenn sie > 320 mosmol/l beträgt, besteht die Gefahr tubulärer Nekrosen! Diese Therapie kann durch Gabe von Furosemid unterstützt werden.
- Zurzeit wird die Druckentlastung mittels Dekompressionskraniotomie und Duraplastik bei jungen Patienten mit einem therapieresistenten ICP-Anstieg diskutiert.

Hirntodbestimmung

Bei Patienten mit isoliertem schweren SHT oder intrakraniellen Blutungen, z. B. nach Ruptur eines Hirnarterienaneurysmas, kann es zu massiven Anstiegen des ICP kommen, die zum zerebralen Kreislaufstillstand führen. Diese Patienten kommen potenziell als **Organspender** in Frage.
Als Voraussetzung für die Organspende muss der **irreversible Ausfall der Hirnfunktion** durch eine primäre Hirnschädigung mit akuter, hochgradiger intrakranieller Drucksteigerung vorliegen. Diese kann durch schwerste Hirnverletzungen, spontane intrakranielle Blutungen oder einen Hirninfarkt ausgelöst sein. Auch sekundäre Schädigungen wie Hypoxie, der kardial bedingte Kreislaufstillstand oder ein langanhaltender Schock können ursächlich sein. Folgende Ursachen bzw. Mitursachen für eine primäre Hirnschädigung müssen anamnestisch sowie diagnostisch ausgeschlossen werden: Intoxikation, Hypothermie, Kreislaufschock, endokrines oder metabolisches Koma, Einfluss von anästhesierenden oder sedierenden Substanzen und Muskelrelaxanzien. Der Verlust der Hirnfunktion äußert sich durch folgende klinische Symptome:
- Koma
- Lichtstarre beider Pupillen
- Ausfall der Spontanatmung (CO_2-Provokationstest)
- Fehlen von Hirnstammreflexen (okulo-zephal, korneal, pharyngeal, tracheal).

Die genannten Befunde müssen **von zwei Fachärzten** übereinstimmend erhoben werden. Die Ärzte müssen über eine mehrjährige Erfahrung in der Behandlung von Patienten mit schweren Hirnschädigungen verfügen und dürfen nicht Mitglieder eines Transplantationsteams sein.
Folgende Regeln gelten für den Beobachtungszeitraum: Wenn kein EEG oder angiografischer Befund vorliegt, sind Patienten nach einer primären Hirnschädigung während mindestens 12 Stunden, nach sekundärer Hirnschädigung über 3 Tage, nach Beendigung der Analgosedierung, zu **beobachten**. Bei Säuglingen und Kleinkindern beträgt die geforderte Beobachtungszeit bei primärer Hirnschädigung 24 Stunden. Die Befunde müssen wiederholt und übereinstim-

mend von beiden Untersuchern vollständig dokumentiert werden. Die zweite Dokumentation nach Ablauf der Beobachtungszeit gilt als Todeszeitpunkt.

Der Hirntod kann ohne weitere Beobachtungszeit festgestellt werden, wenn ein nach den technischen Richtlinien der Deutschen EEG-Gesellschaft durchgeführtes **EEG** kontinuierlich über 30 Minuten ein isoelektrisches (Nulllinie) Signal registriert. Wegen der physiologischen Unreife des Gehirns ist die EEG-Untersuchung bei Säuglingen und Kleinkindern nach 24 Stunden zu wiederholen. Der Hirntod kann ohne weitere Beobachtung auch festgestellt werden, wenn eine zur Diagnostik durchgeführte **Angiografie** (Darstellung über beide Aa. carotides internae und Aa. vertebrales!) bei ausreichendem Systemblutdruck einen zerebralen Kreislaufstillstand nachweist.

Neuerdings ist auch die **transkranielle Doppler-Sonographie** (TCD) in die Liste der ergänzenden Techniken mit aufgenommen worden, die durch Diagnose des zerebralen Kreislaufstillstandes geeignet sind, die Wartezeit zur Feststellung des Hirntodes zu verkürzen. Die TCD eignet sich v. a. dann, wenn im Verlauf der Behandlung der diastolische Anteil des TCD-Flusssignals abnimmt, bis es zu einem negativen Flusssignal kommt (Pendelfluss), was einem zerebralen Kreislaufstillstand entspricht.

1.2.2 Polytrauma (Strategie der Versorgung)

▶ **Definition:** Ein **Polytrauma** ist eine schwere, gleichzeitig entstandene Verletzung von mindestens zwei Körperregionen oder Organen bzw. Organsystemen, wobei entweder eine einzelne Verletzung oder aber die Kombination mehrerer lebensbedrohlich ist (Abb. **C-1.51**).

Das vielfältige Verletzungsmuster des polytraumatisierten Patienten hat uniform verlaufende, den Organismus bedrohende pathophysiologische Reaktionen zur Folge. Die Komplexität der Schädigungen und deren hoher Gefährdungsgrad stellen qualitativ hohe Anforderungen an die präklinische und klinische Erstversorgung. Der Anteil der Polytraumatisierten am chirurgischen Krankengut von Rettungssystemen beträgt ca. 20%.

Aus einem schweren Trauma resultiert folgende **Symptomatik:**
- hämorrhagischer Schock
- Hypoxie und Hyperkapnie
- respiratorisch-metabolische Azidose
- Anurie
- Koagulopathie
- Bewusstseinsstörungen bis hin zur Bewusstlosigkeit.

Tage zu beobachten. Die Befunde müssen wiederholt und übereinstimmend von beiden Untersuchern vollständig dokumentiert werden. Die zweite Dokumentation nach Ablauf der Beobachtungszeit gilt als Todeszeitpunkt.

Der Hirntod kann ohne weitere Beobachtungszeit festgestellt werden, wenn ein **EEG** kontinuierlich über 30 Minuten ein isoelektrisches Signal registriert.
Der Hirntod kann ohne weitere Beobachtung auch festgestellt werden, wenn eine **Angiografie** einen zerebralen Kreislaufstillstand nachweist.

1.2.2 Polytrauma
(Strategie der Versorgung)

◀ Definition

Aus einem schweren Trauma resultiert folgende **Symptomatik:**
- hämorrhagischer Schock
- Hypoxie und Hyperkapnie
- respiratorisch-metabolische Azidose
- Anurie
- Koagulopathie
- Bewusstseinsstörungen bis hin zur Bewusstlosigkeit.

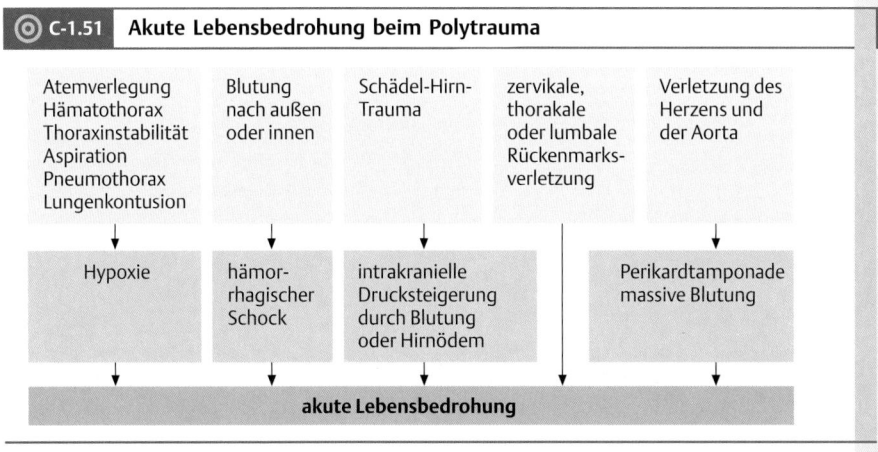

◎ C-1.51   Akute Lebensbedrohung beim Polytrauma

Atemverlegung Hämatothorax Thoraxinstabilität Aspiration Pneumothorax Lungenkontusion	Blutung nach außen oder innen	Schädel-Hirn-Trauma	zervikale, thorakale oder lumbale Rückenmarksverletzung	Verletzung des Herzens und der Aorta
Hypoxie	hämorrhagischer Schock	intrakranielle Drucksteigerung durch Blutung oder Hirnödem		Perikardtamponade massive Blutung

akute Lebensbedrohung

◎ C-1.51

Eine groborientierende klinische Untersuchung des Verletzten zur Beurteilung der vitalen Bedrohung steht anfangs im Vordergrund. Hierzu gehören die Abschätzung der Bewusstseinslage, der Atmung und der Schockintensität.
Aus pragmatischen und didaktischen Gründen hat sich die Vorgehensweise nach der **„Fünf-Phasen-Versorgung"** bewährt (Tab. **C-1.35**).

Die Diagnostik und Versorgung von polytraumatisierten Patienten muss konsequent erfolgen. Eine groborientierende klinische Untersuchung des Verletzten zur Beurteilung der vitalen Bedrohung steht anfangs im Vordergrund. Hierzu gehören die Abschätzung der Bewusstseinslage, der Atmung und der Schockintensität. Weiterhin ist die Kontrolle der Pupillenfunktion im Hinblick auf ein Schädel-Hirn-Trauma erforderlich. Palpation von Thorax und Abdomen sowie Beckenkompressionsversuch lassen einen ersten Verdacht auf eine Beteiligung einer dieser Körperregionen zu. Aus pragmatischen und didaktischen Gründen hat sich die Vorgehensweise nach der **„Fünf-Phasen-Versorgung",** ein von *Weil* und *Shubin* vorgeschlagener Stufenplan, bewährt (Tab. **C-1.35**).

☰ C-1.35	„5-Phasen-Versorgung"	
Phase	**Ziel**	**Mittel**
Reanimations- bzw. lebensrettende Sofortmaßnahmen	Sicherung freier Atemwege und Oxygenierung, Kreislaufstabilisierung (so gut wie möglich), Verbesserung des O_2-Transportes.	Endotracheale Intubation, kontrollierte Beatmung bis einschließlich Phase 4 (FiO_2 1,0), ausreichende Infusions- und Transfusionstherapie (Tab. **C-1.36**), Erstkorrektur eines Basendefizits (BE > –10 mval/l).
Operation(en) erster Dringlichkeit (lebensrettende Sofortoperationen)	Unaufschiebbare Versorgung von Verletzungen, die eine erfolgreiche Reanimation bzw. kardiopulmonale Stabilisierung unmöglich machen bzw. deren Wert die Prognose quoad sanationem in Frage stellen (z. B. schwerste intraabdominelle Blutung, ausgeprägtes intrakranielles Hämatom). Höchste Priorität haben dabei kreislauf- und atmungsstabilisierende Eingriffe (Blutstillung und Beatembarkeit der Lunge!).	
Stabilisierung	Nachhaltige Stabilisierung von Atmung und Herz-Kreislauf (ausreichendes Herzzeitvolumen, Verhinderung bzw. Beseitigung von Mikrozirkulationsstörungen, Normalisierung der Blutgerinnung, Oxygenierung, CO_2-Eliminierung).	**Monitoring** (Standard in der Klinik): EKG, ZVD, intraarterielle Druckmessung, Diurese, Temperatur, Laboranalysen, inkl. Blutgase, Gerinnungsstatus. **Therapie:** optimierte volumenkontrollierte Beatmung mit PEEP, gezielte Infusions- und Transfusionstherapie. **Herz:** evtl. pos. inotrope Pharmaka. **Niere:** evtl. Schleifendiuretika. **Gehirn:** prophylaktische Maßnahmen gegen Hirnödem (Oberkörperhochlagerung, milde Hyperventilation: $PaCO_2$ 32–34 mmHg; s. S. 566, Analgosedierung). **Spezielles „Management"** bei fortbestehender instabiler Hämodynamik: zusätzlich Pulmonaliskatheter zur erweiterten, differenzierten Pharmakotherapie, TEE.
Operation(en) zweiter Dringlichkeit zur definitiven Versorgung (organerhaltende Frühoperationen)	Vorverlegung des optimalen OP-Termins durch „aggressive" Intensivtherapie, operative Frakturversorgung innerhalb 24–48 Stunden.	
Erholungsphase	Start des „weaning" vom Respirator unter Reduktion der Analgosedierung. Das „weaning" sollte erst dann eingeleitet werden, wenn für die folgenden Tage keine weiteren Operationen geplant sind.	

Hämorrhagischer Schock

Die Auswirkungen des hämorrhagischen Schocks (s. S. 520) hängen von Ausmaß und Geschwindigkeit des Blutverlustes ab. Der mittlere Blutverlust bei polytraumatisierten Patienten beträgt ca. 2.000 ml. Beim hämorrhagischen Schock liegt nicht nur eine Reduktion des Blutvolumens, sondern auch eine ausgeprägte Verminderung der extrazellulären Flüssigkeit vor.
Typische **Symptome** sind:
- Abfall des arteriellen Blutdruckes, des zentralen Venendruckes, des Herzzeitvolumens und -schlagvolumens
- Anstieg der Herzfrequenz und der avDO$_2$.

Therapie: Wenn möglich, sollen sofortige Blutstillung und adäquate Volumenersatztherapie erfolgen. Abb. **C-1.52** zeigt die bei verschiedenen Frakturen zu erwartenden Blutverluste infolge von Einblutungen in die umgebenden Weichteile.
Unter Orientierung anhand von Abb. **C-1.52** kann in Abhängigkeit vom Blutverlust das in Tab. **C-1.36** gezeigte Schema zu **Substitutionstherapie** beim hämorrhagischen Schock angewendet werden. Es handelt sich hierbei um ein integrales Konzept zur Therapie akuter Blutverluste. Zum primären Volumenersatz bei hämorrhagischem oder traumatischem Schock sollte aufgrund seiner günstigen Eigenschaften auf die Mikrozirkulation und die schnelle Volumenmobilisierung der Einsatz einer hypertonen Lösung (z. B. Hyperhaes®) in einer Dosierung von 4 ml/kg KG erwogen werden.

Fazit: Die erfolgreiche Therapie polytraumatisierter Patienten setzt in besonderem Maße eine **enge Zusammenarbeit** aller behandelnden Disziplinen voraus. In diesem Zusammenhang erscheint der Anästhesist zusätzlich zu seiner Aufgabe, die Vitalfunktionen aufrechtzuerhalten, am ehesten geeignet, diagnostisch und therapeutisch notwendige Maßnahmen interdisziplinär zu koordinieren und für deren reibungslosen Ablauf zu sorgen. Nur durch frühzeitige, konsequente intensivmedizinische Behandlung gestörter Vitalfunktionen kann

Hämorrhagischer Schock

Beim hämorrhagischen Schock liegt nicht nur eine Reduktion des Blutvolumens, sondern auch eine ausgeprägte Verminderung der extrazellulären Flüssigkeit vor.

Typische **Symptome** sind:
- Abfall von Blutdruck, ZVD, HZV
- Anstieg von Herzfrequenz u. avDO$_2$.

Therapie: Wenn möglich sofortige Blutstillung und adäquate Volumenersatztherapie.

Tab. **C-1.36** zeigt das Schema zur **Substitutionstherapie** beim hämorrhagischen Schock.

Fazit: Die erfolgreiche Therapie polytraumatisierter Patienten setzt in besonderem Maße eine **enge Zusammenarbeit** aller behandelnden Disziplinen voraus. Nur durch frühzeitige, konsequente intensivmedizinische Behandlung gestörter Vitalfunktionen kann es gelingen, gefürchtete Komplikationen wie Sepsissyndrom

⊚ C-1.52 **Blutverluste bei Frakturen**

⊚ C-1.52

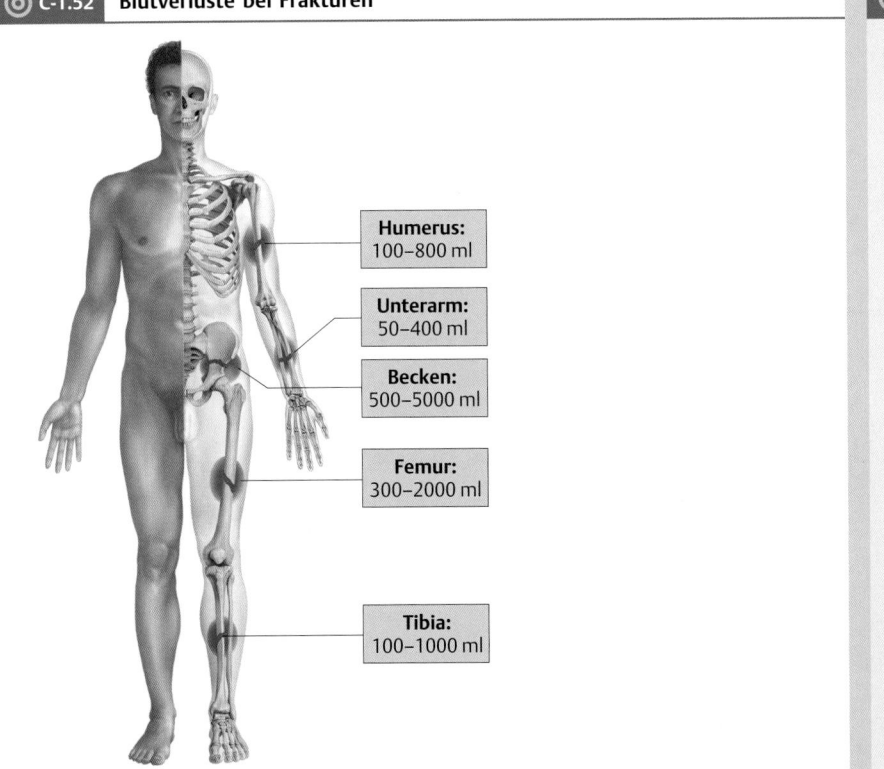

Humerus: 100–800 ml
Unterarm: 50–400 ml
Becken: 500–5000 ml
Femur: 300–2000 ml
Tibia: 100–1000 ml

≡ C-1.36	Konzept zur abgestuften Komponententherapie akuter Blutverluste	
Stufe	**Verlust**	**Therapie**
I	≤ 20 %	Volumenersatz: Kristalloide + Kolloide im Verhältnis 1 : 1
II	20–50 %	EK + FFP im Verhältnis 2 : 1 + Kristalloide + Kolloide wie bei Stufe I
III	> 50 %	EK + FFP im Verhältnis 1 : 1 + TK nach Thrombozytenzahl + Kristalloide + Kolloide wie bei Stufe I + ggf. Gerinnungsfaktorenkonzentrate

(s. S. 580), ARDS (s. S. 477) oder Multi-organversagen zu verhindern und so die Letalität dieses Krankheitsbildes zu senken.

es gelingen, gefürchtete Komplikationen wie Sepsissyndrom (s. S. 580), ARDS (s. S. 477) oder Multiorganversagen zu verhindern und so die Letalität dieses Krankheitsbildes zu senken. Hierbei ist vor allem für ein adäquates, d. h. erhöhtes Sauerstoffangebot an die Zellen Sorge zu tragen (Oxygenierung, Sauerstoffträger, Herzzeitvolumen, Mikrozirkulation), um die körpereigenen Regenerations- und Reparationsvorgänge zur Wiederherstellung der Homöostase ausreichend unterstützen zu können.

▶ **Klinischer Fall**

▶ **Klinischer Fall.** Eine 40-jährige Patientin, die in suizidaler Absicht vor die U-Bahn gesprungen war, erlitt in diesem Zusammenhang ein Polytrauma. Bei Eintreffen des Notarztes am Unfallort war die Patientin nicht mehr ansprechbar und bot die Zeichen des hämorrhagischen Schocks. Sie wurde sofort notfallmäßig intubiert und mit 100 % Sauerstoff beatmet. Nach Anlage mehrerer großlumiger Venenverweilkanülen wurden bis zum Eintreffen in der Klinik zur Kreislaufstabilisierung 2,5 l Volumenersatzmittel infundiert. Wegen des Verdachtes auf einen linksseitigen Hämatothorax infolge einer Rippenserienfraktur wurde primär eine Bülau-Drainage angelegt, über die sich spontan ca. 1 l Blut entleerte. Weiterhin bestand zu diesem Zeitpunkt eine ausgeprägte Schwellung im Bereich des linken Oberschenkels als Folge einer Einblutung nach Oberschenkelfraktur.

Nach Erstversorgung in der Klinik (Massivtransfusion, Anlage einer Monaldi-Drainage rechts wegen Pneumothorax, orientierende Diagnostik) wurde wegen fortbestehender massiver Blutung aus dem linken Thorax notfallmäßig eine mediane Thorakotomie durchgeführt (Operation erster Dringlichkeit zur Stabilisierung der Vitalfunktionen). Hierbei zeigten sich ein Abriss der V. subclavia rechts mit intrathorakalen Einblutungen und mehrere Interkostalarterieneinrisse links als Ursache für den Hämatothorax. Nach gefäßchirurgischer Versorgung wurde die Patientin zur Stabilisierung und weiteren Betreuung auf die anästhesiologische Intensivstation übernommen. Die abgebildete Röntgenaufnahme (Abb. **C-1.53**) entstand ca. eine Woche nach dem Ereignis.

◉ C-1.53   **Thoraxtrauma**

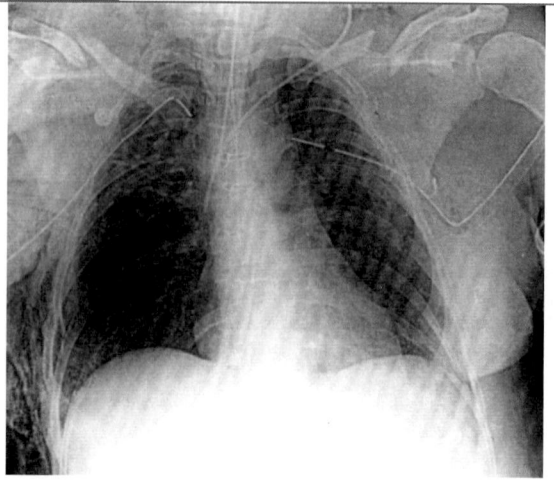

Zu sehen ist ein Weichteilemphysem (rechts > links): Man erkennt rechts deutlich Luftansammlungen, sowohl im subkutanen Gewebe als auch in der Muskulatur. Hierdurch wird im Bereich des M. pectoralis die Muskelfiederung sichtbar. Außerdem Klavikulafrakturen bds.; Rippenserienfrakturen bds. (links 2–8, rechts 5–7). Z. n. Hämatothorax links, versorgt mit **Bülau-Drainage**, Z. n. Pneumothorax rechts, versorgt mit **Monaldi-Drainage**.

Nebenbefund: regelrechte Lage des Endotrachealtubus und ZVK. Drahtcerclagen nach Sternotomie.

1.2.3 Lungenarterienembolie

Eine Lungenarterienembolie, im Weiteren kurz Lungenembolie genannt, entsteht infolge akuter, mehr oder minder ausgeprägter **Verlegung der pulmonalarteriellen Strombahn** durch thrombotisches Material, Fett oder Luft bzw. Gas. Diagnostische Schwierigkeiten bereiten immer wieder vieldeutige, unspezifische Symptome – oftmals bei gleichzeitigem Bestehen anderer kardiopulmonaler Erkrankungen –, obwohl insbesondere bei schweren Embolien die zeitgerechte Diagnosestellung von höchster Wichtigkeit für die Einleitung wirksamer Therapiemaßnahmen (z. B. Thrombolyse) ist. Hier zeigt sich, wie wichtig das differenzialdiagnostische „Darandenken" ist, denn die Lungenembolie zählt – trotz Antikoagulanzienprophylaxe – auch heute noch zu den häufigsten Todesursachen. Dies gilt sowohl für chirurgische als auch für konservativ behandelte Patienten. Weiterhin sollte man sich vergegenwärtigen, dass kleinere embolische Ereignisse oftmals einer fulminanten Embolie vorausgehen.

Risikofaktoren für Lungenembolie

Eine Lungenembolie entwickelt sich in der frühen postoperativen bzw. posttraumatischen Phase am häufigsten **auf dem Boden einer tiefen Bein- bzw. Beckenvenenthrombose** (TVT) bei immobilisierten Patienten. Der Beginn der TVT fällt dabei mit dem chirurgischen bzw. traumatischen Ereignis zusammen. Hervorzuheben ist, dass eine TVT in ca. 70 % der Fälle klinisch unauffällig bleibt! Voraussetzung dafür ist, dass das Gefäßlumen nicht vollständig durch den Thrombus verschlossen wird und der venöse Kollateralkreislauf ausreichend ist. Die Gefahr der Embolisierung besteht so lange, bis der Thrombus organisiert und damit wandadhärent und fixiert ist. Aus diesem Grund ist die Emboliegefahr in den ersten Tagen nach Operation bzw. Trauma deutlich am größten.

Intraoperativ dagegen spielen andere emboliauslösende Faktoren eine größere Rolle (Luftembolie während intrakranieller Eingriffe in sitzender Position nach akzidenteller Eröffnung von hirnvenösen Sinusoiden, Gasembolie bei laparoskopischer Chirurgie, knochenzementinduzierte Embolie im Rahmen der Hüftendoprothetik). Aus dem bisher Gesagten wird verständlich, dass die einzelnen in Tab. **C-1.37** aufgeführten Risikofaktoren für eine Embolie im Wesentlichen identisch mit denen sind, die das Auftreten einer TVT begünstigen. Gemeinsames Vorhandensein mehrerer Faktoren führt zu deutlichem Ansteigen des Embolierisikos. Durch die Vielfältigkeit prädisponierender Faktoren ergibt sich bei chirurgischen Patienten die Forderung nach einer **konsequenten perioperativen Thromboembolieprophylaxe** durch niedrig dosiertes Heparin.

1.2.3 Lungenarterienembolie

Eine Lungenarterienembolie entsteht infolge akuter, mehr oder minder ausgeprägter **Verlegung der pulmonalarteriellen Strombahn** durch thrombotisches Material, Fett oder Luft bzw. Gas. Diagnostische Schwierigkeiten bereiten immer wieder vieldeutige, unspezifische Symptome – oftmals bei gleichzeitigem Bestehen anderer kardiopulmonaler Erkrankungen.

Risikofaktoren für Lungenembolie

Eine Lungenembolie entwickelt sich in der frühen postoperativen bzw. posttraumatischen Phase am häufigsten auf dem **Boden einer tiefen Bein- bzw. Beckenvenenthrombose** (TVT) bei immobilisierten Patienten, wobei eine TVT in ca. 70 % der Fälle klinisch unauffällig bleibt.

Tab. **C-1.37** fasst die Risikofaktoren für eine Embolie zusammen.
Durch die Vielfältigkeit prädisponierender Faktoren ergibt sich bei chirurgischen Patienten die Forderung nach einer **konsequenten perioperativen Thromboembolieprophylaxe** durch niedrig dosiertes Heparin.

≡ C-1.37	Risikofaktoren für eine Lungenembolie

- Operation bzw. Trauma
- Immobilisation
- Varikosis
- Paresen der unteren Extremitäten
- Herzinsuffizienz, Herzinfarkt
- maligne Tumoren
- hormonelle Kontrazeption
- Gravidität, Puerperium
- Adipositas oder Kachexie
- Alter > 40 Jahre
- Hämostasestörungen (Mangel an AT III, Protein C u. S, Fibrinogen, Faktor XII; verminderte fibrinolytische Aktivität)
- zentraler Venenkatheter

≡ C-1.37

Pathophysiologie der Lungenembolie

Primäres Kennzeichen einer Lungenembolie ist die akute Widerstandszunahme in der Pulmonalisstrombahn. Die dadurch entstehenden Auswirkungen (Abb. **C-1.54**) sind in ihrer Ausprägung von folgenden Faktoren abhängig:
- Größe und Lokalisation der Embolie
- Leistungsfähigkeit des Herzens
- Zustand der Lunge und Lungengefäße.

Kardiozirkulatorische Auswirkungen

Die Querschnittseinengung der Lungenstrombahn bewirkt eine **Nachlasterhöhung des rechten Ventrikels**. Es kommt zu einem Anstieg des pulmonalarteriellen Mitteldruckes (pulmonale Hypertonie). Bei Überlastung des rechten Herzens entsteht eine akute Rechtsherzdekompensation.

Die Abnahme des rechtsventrikulären Schlagvolumens führt zu einer **Abnahme** der **Koronarperfusion**.

„**Reflektorisch**" und humoral ausgelöst kommt es zu einer **pulmonalen Vasokonstriktion**.

Pulmonale Auswirkungen

Durch die Verlegung der pulmonalen Strombahn kommt es zu einer Perfusionsumleitung. Das Resultat ist eine Zunahme der venösen Beimischung des arterialisierten Blutes (**erhöhter funktioneller Rechts-links-Shunt**). Die shuntbedingte arterielle Hypoxämie führt zu zusätzlicher Verschlechterung der Herzfunktion. Hinter dem Gefäßhindernis liegende Lungenregionen werden vermindert bzw. nicht mehr durchblutet (**erhöhte funktionelle Totraumventilation**).

Die Ausbildung eines **Lungeninfarktes** ist selten (ca. 10–15 %).

Pathophysiologie der Lungenembolie

Primäres Kennzeichen einer Lungenembolie ist die akute Widerstandszunahme in der Pulmonalisstrombahn. Die dadurch entstehenden unmittelbaren Auswirkungen betreffen sowohl das Herz-Kreislauf-System als auch den pulmonalen Gasaustausch (Abb. **C-1.54**) und sind in ihrer Ausprägung von folgenden Faktoren abhängig:
- Größe und Lokalisation der Embolie
- Leistungsfähigkeit des linken und rechten Herzens
- Zustand der Lunge und des Lungengefäßbettes.

Kardiozirkulatorische Auswirkungen

Die Querschnittseinengung der Lungenstrombahn bewirkt eine akute **Nachlasterhöhung des rechten Ventrikels**. Zur Überwindung des erhöhten pulmonalarteriellen Widerstandes (PVR) muss der rechte Ventrikel vermehrt Druckarbeit leisten. Infolgedessen kommt es zum Anstieg des pulmonalarteriellen Mitteldruckes (PMAP; pulmonale Hypertonie). Dieser Anstieg ist linear mit der Widerstandszunahme korreliert. Bei nicht vorgeschädigtem Myokard beträgt die Grenze der akuten Adaptationsfähigkeit ca. 40 mmHg. Höhere Drücke in dieser Phase sprechen für eine präexistente Widerstandserhöhung in der Pulmonalisstrombahn (chronisches Cor pulmonale). Bei Überlastung des rechten Ventrikels entwickelt sich eine akute Rechtsherzdekompensation. Die als Folge der rechtsventrikulären Dilatation auftretende funktionelle Trikuspidalklappeninsuffizienz erklärt den Anstieg des zentralen Venendruckes (ZVD).

Die Abnahme des rechtsventrikulären Schlagvolumens hat Auswirkungen auf das linke Herz. Es kommt zur Verminderung von Füllung und Auswurf des linken Ventrikels, so dass die **Koronarperfusion abnimmt**. Der Abfall der Myokarddurchblutung macht sich am stärksten im Bereich des rechten Ventrikels bemerkbar. Hier wird das myokardiale Sauerstoffangebot bei gleichzeitig erhöhtem Bedarf abgesenkt und damit ein Circulus vitiosus in Gang gesetzt.

Durch **„reflektorisch" und humoral ausgelöste pulmonale Vasokonstriktion** nimmt der PVR stärker zu als es dem Grad der embolieinduzierten Querschnittseinengung entspricht. Hierfür werden in erster Linie der *Euler-Liljestrand*-Mechanismus (hypoxische pulmonale Vasokonstriktion, HPV; s. u.) und diverse vasokonstriktorisch wirkende Mediatoren verantwortlich gemacht.

Pulmonale Auswirkungen

Durch die Verlegung der pulmonalen Strombahn kommt es zu einer Perfusionsumleitung. Dadurch werden Lungenareale mit normaler Belüftung übermäßig stark durchblutet, so dass eine volle Aufsättigung des vorbeifließenden Blutes mit Sauerstoff nicht mehr möglich ist. Das Resultat ist eine Zunahme der venösen Beimischung des arterialisierten Blutes (**erhöhter funktioneller Rechts-links-Shunt**). In den verstärkt durchbluteten Lungenabschnitten wird aber durch die hier entstehende arterielle Hypoxie die Perfusion „reflektorisch" gedrosselt (*Euler-Liljestrand*-Mechanismus), so dass die Shuntfraktion kleiner bleibt, als es dem errechneten Wert entspricht. Dieser physiologische Schutzmechanismus bewirkt allerdings eine weitere Zunahme des pulmonalen Gefäßwiderstandes (s. o.). Die shuntbedingte arterielle Hypoxämie führt zu zusätzlicher Verschlechterung der Herzfunktion und Akzentuierung der Auswirkungen auf den Gesamtorganismus. Auf der anderen Seite werden hinter dem Gefäßhindernis liegende belüftete Lungenregionen vermindert bzw. gar nicht mehr durchblutet, so dass gleichzeitig der Totraumanteil gesteigert ist (**erhöhte funktionelle Totraumventilation**).

Die Ausbildung eines **Lungeninfarktes** ist eher die Ausnahme (ca. 10–15 %) und an folgende Bedingungen geknüpft:
- Beeinträchtigung des nutritiven Kreislaufes über die Bronchialarterien
- Behinderung des pulmonalvenösen Abflusses
- Kollateralisation zwischen Pulmonal- und Bronchialkreislauf

◎ C-1.54

◎ C-1.54   **Mögliche Auswirkungen einer Lungenembolie**

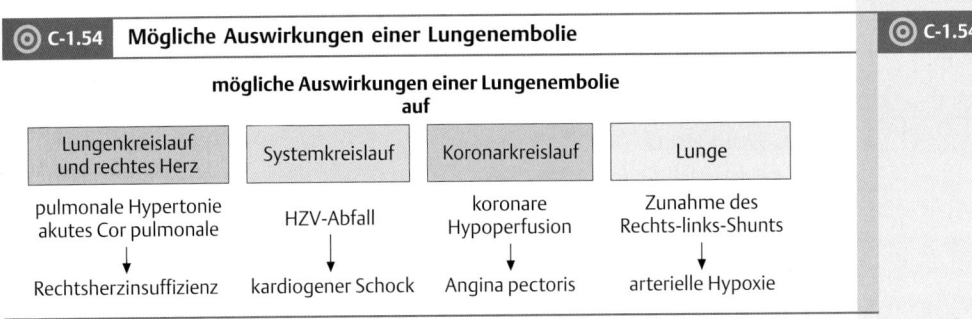

Diese Voraussetzungen sind am ehesten erfüllt bei kleinen und mittelgradigen Embolien und gleichzeitiger pulmonalvenöser Hypertonie, z. B. im Rahmen einer präexistenten Linksherzinsuffizienz.

Klinische Symptomatik der Lungenembolie

Die klinische Symptomatik einer Lungenembolie ist abhängig vom Ausmaß der Verlegung der Lungenstrombahn und vom Ausgangszustand des kardiopulmonalen Systems. Die in Tab. **C-1.38** in Abhängigkeit von der Querschnittseinengung aufgeführten Symptome und Auswirkungen gelten nur für Patienten mit vorher normalem Herz-Lungen-Befund. Bei Patienten mit Vorerkrankungen können hingegen bereits kleine Embolien gravierende Beeinträchtigungen zur Folge haben und lebensbedrohlich sein.

▶ **Merke:** Jede „unmotivierte" plötzliche Verschlechterung einer kardiopulmonalen Erkrankung ist verdächtig auf eine Lungenembolie.

Allgemein kann davon ausgegangen werden, dass massive Embolien niemals klinisch unauffällig bleiben. Die Symptome müssen nur registriert und folgerichtig interpretiert werden. Schwierigkeiten ergeben sich dabei aus der Variabilität der klinischen Zeichen. Da eine Lungenembolie genau an der Schnittstelle zwischen dem Kreislauforgan „Herz" und dem Atmungsorgan „Lunge" stattfindet, können im einen Extremfall pulmonale Symptome isoliert auftreten (Lungeninfarkt), während im anderen kardiovaskuläre Zeichen eindeutig dominieren (kardiogener Schock).

Folgende **Symptome** können bei einer Lungenembolie gefunden werden:
- akute thorakale Schmerzen
- atemsynchroner Pleuraschmerz – pektanginöser Schmerz
- Angstgefühl
- plötzliche Atemnot
- Zyanose
- Husten
- Hämoptoe (Lungeninfarkt)
- Bronchospasmus (vagal-reflektorisch)
- Tachykardie, selten initiale Bradykardie
- Blutdruckabfall
- obere Einflussstauung
- Synkope
- Schocksymptomatik
- plötzlicher Herztod.

Apparative Diagnostik der Lungenembolie

Die Lungenembolie wird – wichtig für das therapeutische Vorgehen – in 4 Schweregrade eingeteilt (Tab. **C-1.38**). Der entscheidende Klassifizierungsparameter ist hierbei der **pulmonalarterielle Mitteldruck**. Intraoperativ auftretende Embolien können bei beatmeten Patienten auch ohne Pulmonaliskathe-

Klinische Symptomatik der Lungenembolie

Die klinische Symptomatik einer Lungenembolie ist abhängig vom Ausmaß der Verlegung der Lungenstrombahn und vom Ausgangszustand des kardiopulmonalen Systems.
Bei Patienten mit kardiopulmonalen Vorerkrankungen können bereits kleine Embolien gravierende Beeinträchtigungen zur Folge haben und lebensbedrohlich sein.

◀ **Merke**

Massive Embolien bleiben niemals klinisch unauffällig.

Folgende **Symptome** können bei einer Lungenembolie gefunden werden:
- akute thorakale Schmerzen
- atemsynchroner Pleuraschmerz – pektanginöser Schmerz
- Angstgefühl
- plötzliche Atemnot
- Zyanose
- Husten
- Hämoptoe (Lungeninfarkt)
- Bronchospasmus (vagal-reflektorisch)
- Tachykardie, selten initiale Bradykardie
- Blutdruckabfall
- obere Einflussstauung
- Synkope
- Schocksymptomatik
- plötzlicher Herztod.

Apparative Diagnostik der Lungenembolie

Die Lungenembolie wird in 4 Schweregrade eingeteilt (Tab. **C-1.38**). Der entscheidende Klassifizierungsparameter ist hierbei der **pulmonalarterielle Mitteldruck**.

Bei Beatmungspatienten zeigt sich als Frühsymptom der LE ein Abfall des $PECO_2$.

ter relativ genau mittels der Kapnometrie (zusammen mit hämodynamischen Veränderungen) erkannt werden. Da es bei einem embolischen Ereignis zu einer Zunahme der Totraumventilation kommt, steigt bei unverändertem Atemminutenvolumen der $PaCO_2$ abrupt an, während der endexspiratorische CO_2-Partialdruck ($PECO_2$) abfällt. Die Zunahme des arteriell-endexspiratorischen CO_2-Gradienten korreliert dabei direkt mit einer Abnahme des Herzminutenvolumens, wie sie z. B. im Rahmen einer Lungenembolie auftritt.

Laborbefunde der Lungenembolie

Es existieren keine laborspezifischen Befunde bei Lungenembolie. Die Blutgasanalyse zeigt bei ausgeprägten Embolien eine **arterielle Hypoxie, Hyperkapnie u. respiratorische Azidose**.

Laborbefunde der Lungenembolie

Es existieren für die Diagnose Lungenembolie keine spezifischen Laborbefunde. Der Laborstatus dient daher vielmehr dem Ausschluss anderer Erkrankungen, insbesondere des Myokardinfarktes. Die Blutgasanalyse zeigt bei leichten bis mittleren LE eine arterielle Hypoxie mit hyperventilationsbedingter Hypokapnie und respiratorischer Alkalose. Bei ausgeprägten Embolien zeigen sich eine **arterielle Hypoxie, Hyperkapnie und respiratorische** (im Schock auch metabolische) **Azidose.**

EKG bei Lungenembolie

Bei **akutem Cor pulmonale** sind folgende Veränderungen zu verzeichnen:
- SI/QIII- oder SI-, II-, III-Typ
- Rechtsverlagerung der Herzachse
- inkompletter oder kompletter Rechtsschenkelblock
- ST-Hebungen in den Ableitungen III, aVF und V1–3, gefolgt von ST-Senkungen und terminalen T-Negativierungen
- Verschiebung der R/S-Übergangszone nach links
- Rhythmusstörungen.

EKG bei Lungenembolie

Bei **akutem Cor pulmonale** sind folgende Veränderungen zu verzeichnen:
- SI/QIII- oder SI-, II-, III-Typ
- Rechtsverlagerung der Herzachse
- inkompletter oder kompletter Rechtsschenkelblock
- ST-Hebungen in den Ableitungen III, aVF und V1–3, gefolgt von ST-Senkungen und terminalen T-Negativierungen
- Verschiebung der R/S-Übergangszone nach links
- Rhythmusstörungen
  - Sinustachykardie
  - Extrasystolen (SVES, VES)
  - Vorhofflimmern.

☰ C-1.38	Einteilung der Lungenembolie nach Schweregrad			
	Grad I (klein)	Grad II (mittel)	Grad III (massiv)	Grad IV (fulminant)
▷ **Gefäßverlegung**	< 25 % periphere Äste	25–50 % Segmentarterien	< 50 % PA-Ast **oder** mehrere Lappenarterien	> 80 % PA-Ast **und** mehrere Lappenarterien
▷ **PMAP** (mmHg)	n	n/($\uparrow$)	25–30	< 30
▷ **ZVD** (mmHg)	n	n/($\uparrow$)	10–20	> 20
▷ **MAP** (mmHg)	n	n/($\downarrow$)	$\downarrow$	$\downarrow\downarrow$
▷ **PaO$_2$** (mmHg)	n	n/($\downarrow$)	< 70	< 30
▷ **PaCO$_2$** (mmHg)	n	n/($\uparrow\downarrow$)	($\uparrow$)	$\uparrow\uparrow$
▷ **Klinik**	Dyspnoe Tachypnoe	Dyspnoe thorakaler Schmerz Tachykardie Tachypnoe	akutes Cor pulmonale schwere Dyspnoe Tachypnoe thorakaler Schmerz Tachykardie Zyanose Synkope	kardiogener Schock Kreislauf-Stillstand
▷ **Prognose**	—— nicht lebensbedrohlich ——		—— akut lebensbedrohlich ——	

PMAP: pulmonalarterieller Mitteldruck; MAP: systemarterieller Mitteldruck; ZVD: zentraler Venendruck; PaO$_2$: arterieller Sauerstoffpartialdruck; PaCO$_2$: arterieller Kohlendioxidpartialdruck; n: normal; ($\uparrow$): leicht erhöht; $\uparrow$: erhöht; $\uparrow\uparrow$: deutlich erhöht; ($\downarrow$): leicht erniedrigt; $\downarrow$: erniedrigt; $\downarrow\downarrow$: deutlich erniedrigt; PA: Pulmonalarterie

Röntgenthorax bei Lungenembolie

Relativ **charakteristische**, aber seltene röntgenologische Veränderungen bei einer Lungenembolie sind:

- Kaliberveränderung im Verlauf einer Pulmonalarterie oder Gefäßabbruch
- Erweiterung einer Hilusarterie (proximal des Embolus)
- Oligämiezeichen (umschriebene oder ausgedehntere Transparenzerhöhungen als Ausdruck einer Gefäßrarefizierung)
- typische Zeichen des Lungeninfarktes (pleuranahe keilförmige Verschattung).

Zu den **unspezifischen** Zeichen gehören:

- Veränderungen der Herzform (Rechtsherzvergrößerung)
- Zwerchfellhochstand
- Plattenatelektasen
- kleine Pleuraergüsse.

> ▶ **Merke:** Normalbefunde von EKG und Röntgenthorax schließen eine Lungenembolie nicht aus! Die Bedeutung von EKG und Thoraxbild liegt vor allem im Erkennen anderer kardiopulmonaler Erkrankungen, die mit ähnlicher Symptomatik einhergehen können.

Lungenperfusionsszintigraphie

Der **scharf begrenzte, segmentale Perfusionsdefekt** in der Lungenperfusionsszintigraphie liefert einen charakteristischen Hinweis auf eine abgelaufene Lungenembolie. Dies gilt jedoch nur unter der Voraussetzung, dass keine kardiopulmonalen Vorerkrankungen bestehen, die ähnliche Befunde liefern könnten. Aus diesem Grund ist die Kenntnis des aktuellen Röntgenthoraxbildes unabdingbar. Ein negatives Perfusionsszintigramm schließt eine Embolie mit hoher Wahrscheinlichkeit aus! Im **Schockzustand** ist die Szintigraphie jedoch wegen der generalisierten Durchblutungsminderung nicht anwendbar.

Pulmonalisangiographie

Die Pulmonalisangiographie galt lange Zeit als „Goldstandard" der Emboliediagnostik (Treffsicherheit von 90–100 %). Sie kann als **konventionelle Angiographie** (Kontrastmittelinjektion in den Pulmonalishauptstamm) oder **digitale Subtraktionsangiographie** (periphervenös möglich, aussagekräftiger aber zentralvenöse Injektion) durchgeführt werden. Beide Verfahren ermöglichen das Erkennen und den Ausschluss großer zentraler Embolien. Zum Nachweis peripherer Embolien und zur exakten Quantifizierung ist allerdings die konventionelle Angiographie vorzuziehen. Sichere Kriterien sind ein **abrupter Gefäßabbruch** bei komplettem Gefäßverschluss oder ein umschriebener **intravasaler Füllungsdefekt**. Indirekte, unspezifische Zeichen sind avaskuläre Zonen, abnorme Gefäßverläufe und Kaliberschwankungen. Die Untersuchung ist jedoch an den Transport des Patienten in die radiologische Einheit gebunden.

Thorakales Spiral-CT

In jüngerer Zeit gewinnt das Spiral-CT in Akutdiagnostik und Verlaufskontrolle der Lungenembolie zunehmend an Bedeutung. Hierbei ermöglicht ein neuer 180°-Rekonstruktionsalgorithmus einen kontinuierlichen Tischvorschub von mehr als einer Schichtdicke pro Umdrehung des Röntgenröhren-Detektorsystems. Die Aufnahmezeiten betragen 11–22 s. Diese Methode vereint bei **geringerer Invasivität** als die Pulmonalisangiographie eine vergleichbar hohe Sensitivität und Spezifität auf sich. Thromben lassen sich mit großer Treffsicherheit bis in die Segmentarterien nachweisen. Gleichzeitig ist es im Gegensatz zur Lungenperfusionsszintigraphie und zur Pulmonalisangiographie möglich, genaue Aussagen zur Morphologie von Thoraxorganen und Lungenparenchym zu treffen. Das Verfahren ist schnell, sicher und ohne größeren Aufwand wie-

Röntgenthorax bei Lungenembolie

Relativ **charakteristische**, aber seltene röntgenologische Veränderungen:

- Kaliberveränderung im Verlauf einer Pulmonalarterie oder Gefäßabbruch
- Erweiterung einer Hilusarterie (proximal des Embolus)
- Oligämiezeichen (umschriebene oder ausgedehntere Transparenzerhöhungen als Ausdruck einer Gefäßrarefizierung)
- typische Zeichen des Lungeninfarktes (pleuranahe keilförmige Verschattung).

Unspezifische Zeichen:

- Veränderungen der Herzform (Rechtsherzvergrößerung)
- Zwerchfellhochstand
- Plattenatelektasen
- kleine Pleuraergüsse.

◀ **Merke**

Lungenperfusionsszintigraphie

Der **scharf begrenzte, segmentale Perfusionsdefekt** in der Lungenperfusionsszintigraphie liefert bei Patienten ohne kardiopulmonale Vorerkrankungen einen charakteristischen Hinweis auf eine abgelaufene Lungenembolie. Ein negatives Perfusionsszintigramm schließt eine Embolie mit hoher Wahrscheinlichkeit aus!

Pulmonalisangiographie

Die Pulmonalisangiographie galt lange Zeit als „Goldstandard" der Emboliediagnostik (Treffsicherheit von 90–100 %). Sie kann als **konventionelle Angiographie** oder **digitale Subtraktionsangiographie** durchgeführt werden. Sichere Kriterien sind ein **abrupter Gefäßabbruch** bei komplettem Gefäßverschluss oder ein **umschriebener intravasaler Füllungsdefekt**.

Thorakales Spiral-CT

Das Spiral-CT vereint bei **geringerer Invasivität** als die Pulmonalisangiographie eine vergleichbar hohe Sensitivität und Spezifität auf sich. Thromben lassen sich mit großer Treffsicherheit bis in die Segmentarterien nachweisen. Das Verfahren eignet sich sowohl zur Akutdiagnostik in der Notfallsituation, als auch zur Verlaufskontrolle unter thrombolytischer Therapie.

derholbar, so dass es sich sowohl zur Akutdiagnostik in der Notfallsituation, als auch zur Verlaufskontrolle unter thrombolytischer Therapie eignet. Allerdings muss auch für diese Untersuchung der Patient in die radiologische Einheit transportiert werden.

Pulmonalarterienkatheter

Durch Herzkatheteruntersuchung erhobene Befunde lassen am besten die **hämodynamischen Auswirkungen** einer Embolie erfassen und gegenüber linkskardial bedingten Veränderungen abgrenzen. Im Vordergrund steht die Messung des pulmonalarteriellen Mitteldruckes. Ein entscheidender Vorteil dieser Methode ist die Durchführbarkeit am Krankenbett auf der Intensivstation beim nicht transportfähigen Patienten sowie im Operationssaal und Aufwachraum. Die typischen Messergebnisse sind in Abhängigkeit vom Schweregrad der Embolie in Tab. **C-1.38**, S. 576 zusammengetragen.

Echokardiographie

Die Echokardiographie kann transthorakal, beim beatmeten Patienten besser noch transösophageal (TEE) erfolgen. Sie hat den Vorteil, **ubiquitär** einsetzbar zu sein, auch während einer Reanimation. Ihre Domäne ist die massive und fulminante Embolie. Sie liefert vor allem indirekte Informationen über ein embolisches Geschehen, da sie die Folgen aufzeichnen kann. Nur eine Embolie im Pulmonalishauptstamm kann direkt erkannt werden. Die TEE ist von besonderem Nutzen zur intraoperativen Überwachung von Patienten, die einem erhöhten Embolierisiko ausgesetzt sind (z. B. intrakranielle Operationen in sitzender Position).
Folgende **echokardiographische Befunde** sind bei einer Lungenembolie möglich:
- Erweiterung einer Pulmonalarterie
- Erweiterung des rechten Ventrikels und Vorhofes
- Trikuspidalklappeninsuffizienz
- Vorwölbung und paradoxe Beweglichkeit des Kammerseptums
- direkter Nachweis obliterierender oder flottierender Thromben.

Differenzialdiagnose der Lungenembolie

Differenzialdiagnostisch zur Lungenembolie müssen erwogen werden:
- akuter Myokardinfarkt
- Linksherzdekompensation mit Lungenödem
- Perikardtamponade
- Aneurysma dissecans der thorakalen Aorta
- Schockzustände unterschiedlichster Genese
- akuter Asthmaanfall
- Pneumothorax
- Ösophagusruptur.

Therapie der Lungenembolie

Allgemeine Therapie der Lungenembolie

Die allgemeine Therapie besteht aus folgenden Maßnahmen:
- **Absolute Bettruhe und leichte Oberkörperhochlagerung.**
- **Analgesie und Sedierung:** Hierdurch wird einer schmerz- bzw. stressinduzierten Katecholaminausschüttung entgegengewirkt und damit der pulmonale Gefäßwiderstand gesenkt. Zum Einsatz kommen Opioide und Benzodiazepine.
- **Sauerstoffapplikation, ggf. Intubation und Beatmung:** Die Sauerstofftherapie dient ebenfalls der Senkung des PVR. Beim Schweregrad IV sowie bei ausgeprägten Oxygenierungsstörungen und respiratorischer Azidose sollten Intubation und Beatmung erfolgen.

- **Herz-Kreislauf-wirksame Medikamente:** Bei arterieller Hypotonie im Gefolge einer Lungenembolie sollte **Noradrenalin** (Arterenol®) eingesetzt werden, um den systemischen Blutdruck und damit den koronaren Perfusionsdruck anzuheben. Hierdurch sollen vor allem eine verbesserte Durchblutung und Funktion des rechtsventrikulären Myokards erreicht werden. Zusätzlich kann Dobutamin (Dobutrex®) zur Inotropiesteigerung verabreicht werden.

Spezielle Therapie der Lungenembolie

Die spezielle Therapie der Lungenembolie (Abb. **C-1.55**) ist abhängig von:
- Schweregrad
- Begleitumständen, z. B. kurz zurückliegende Operation.

Antikoagulanzientherapie mit Heparin (Schweregrad I und II)

Mit der Heparinbehandlung werden **2 Ziele** verfolgt:
1. Verhindern eines appositionellen Wachstums der in die Lungenstrombahn embolisierten Thromben,
2. Rezidivembolien vorbeugen.

Die Heparintherapie wirkt nicht thrombolytisch und kann damit die akuten hämodynamischen Veränderungen der Embolie nicht beseitigen. Sie schafft nur günstige Voraussetzungen für die körpereigene Lyse, die im Verlauf der folgenden Wochen stattfindet.

Dosierung: initial 5000–10000 IE i. v. als Bolus (so früh wie möglich), anschließend 400–500 IE/kg KG × d p. inf.

Absolute Kontraindikationen:

- maligne, pharmakologisch nicht zu beherrschende Hypertonie (selten)
- floride Magen-Darm-Blutung
- frische intrakranielle Blutung
- spezielle postoperative Probleme (unvollständige Blutstillung, intrakranielle Eingriffe etc.).

Thrombolyse (Schweregrad III und IV)

Mit einer thrombolytischen Therapie (s. S. 87) ist es möglich, die hämodynamischen Befunde innerhalb von Stunden nach dem embolischen Geschehen zu normalisieren, zumindest aber zu verbessern. Hierzu können die Fibrinolytika **Streptokinase** (SK), **Urokinase** (UK) oder **tPA**:Lungenembolie („tissue plasminogen activator") eingesetzt werden. Es werden unterschiedliche Dosierungsschemata angegeben, wobei sich bei Grad IV die hochdosierte Kurzzeitlyse durchgesetzt hat (z. B. 1,5 Mio. IE UK i. v. als Bolus initial und anschließend weitere 1,5 Mio. IE über 3 h). Bei liegendem Pulmonaliskatheter sollten die Fibrinolytika direkt in die Pulmonalarterie appliziert werden, wodurch die Dosierung erheblich niedriger gewählt werden kann (Patienten mit erhöhtem Blutungsrisiko!). Im Anschluss an die erste Phase kann unter Berücksichtigung

Spezielle Therapie der Lungenembolie

Die spezielle Therapie der Lungenembolie (Abb. **C-1.55**) ist abhängig von Schweregrad und den Begleitumständen, z. B. kurz zurückliegende Operation.

Antikoagulanzientherapie mit Heparin (Schweregrad I und II)

Mit der Heparinbehandlung werden **2 Ziele** verfolgt:
1. ein appositionelles Wachstum der in die Lungenstrombahn embolisierten Thromben zu verhindern,
2. Rezidivembolien vorzubeugen.

Dosierung: initial 5000–10000 IE i. v. als Bolus, anschließend 400–500 IE/kg KG × d p. inf.

Absolute Kontraindikationen:

- maligne, pharmakologisch nicht zu beherrschende Hypertonie (selten)
- floride Magen-Darm-Blutung
- frische intrakranielle Blutung
- spezielle postoperative Probleme (unvollständige Blutstillung, intrakranielle Eingriffe etc.).

Thrombolyse (Schweregrad III und IV)

Mit einer thrombolytischen Therapie ist es möglich, die hämodynamischen Befunde innerhalb von Stunden nach dem embolischen Geschehen zu normalisieren, zumindest aber zu verbessern. Hierzu können die Fibrinolytika **Streptokinase** (SK), **Urokinase** (UK) oder **tPA** („tissue plasminogen activator") eingesetzt werden. Eine hochdosierte Heparintherapie muss angeschlossen werden.

⊚ C-1.55 | **Strategie der speziellen Therapie bei Lungenembolie**

⊚ C-1.55

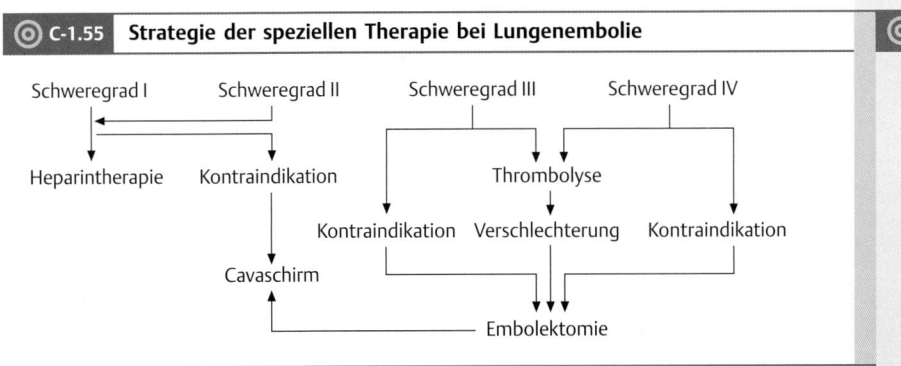

der individuellen Situation des Patienten die Lysetherapie zur Sanierung der Emboliequelle fortgesetzt werden (z. B. 100.000 IE UK/h für ca. 8–10 Tage); auf jeden Fall muss sich aber eine kontinuierliche hochdosierte Heparintherapie (s. o.) anschließen

Beim Schweregrad IV verbleiben als **absolute Kontraindikationen** für Fibrinolytika:

- akute innere Blutungen
- Operation bzw. Trauma innerhalb der vergangenen Tage
- Hirninfarkt oder intrakranielle Blutung innerhalb der vergangenen 4 Wochen.

Beim Schweregrad IV müssen die Kontraindikationen für Fibrinolytika relativiert werden. Es verbleiben als **absolute Kontraindikationen:**

- akute innere Blutungen
- Operation bzw. Trauma innerhalb der vergangenen Tage
- Hirninfarkt oder intrakranielle Blutung innerhalb der vergangenen 4 Wochen.

Operative Maßnahmen (Schweregrad III und IV)

Die **pulmonale Embolektomie** sollte nach Möglichkeit unter Einsatz der Herz-Lungen-Maschine (HLM) erfolgen.

Die **pulmonale Embolektomie** sollte nach Möglichkeit unter Einsatz der Herz-Lungen-Maschine (HLM) erfolgen, da die Notfalloperation nach *Trendelenburg* (ohne HLM) mit einer ausgesprochen hohen Letalität assoziiert ist.

Indikationen:

- Schweregrad IV bei absoluten Kontraindikationen für eine Thrombolysetherapie
- Schweregrad III, wenn trotz thrombolytischer Therapie eine Verschlechterung des Zustandes eintritt.

Indikationen:

- Schweregrad IV bei absoluten Kontraindikationen für eine Thrombolysetherapie
- Schweregrad III, wenn trotz thrombolytischer Therapie eine Verschlechterung des Zustandes eintritt.

Rezidivprophylaxe bei Lungenembolie

Zur langfristigen Rezidivprophylaxe werden in erster Linie **orale Antikoagulanzien** (Vitamin-K-Antagonisten) verwendet. Bei Kontraindikationen kommen alternativ **Sperroperationen der V. cava inferior** (Filterimplantation) in Frage.

Zur langfristigen Rezidivprophylaxe werden in erster Linie **orale Antikoagulanzien** (Vitamin-K-Antagonisten, s. S. 86) verwendet. Bei Kontraindikationen kommen alternativ **Sperroperationen der V. cava inferior** (Filterimplantation) in Frage.

1.2.4 Sepsis

Sepsis ist ein heterogenes Krankheitsbild, das durch Mikroorganismen verursacht wird. In vielen Fällen gelingt es allerdings nicht, diese Mikroorganismen nachzuweisen.

1.2.4 Sepsis

Die schwere Sepsis und der septische Schock sind die Haupttodesursachen auf nichtkardiologischen Intensivstationen. Die Sepsis ist ein heterogenes Krankheitsbild, das durch Mikroorganismen verursacht wird, deren Nachweis allerdings in vielen Fällen nicht gelingt. Zum besseren Verständnis ist es notwendig, einige definitorische Abgrenzungen zu treffen:

▶ Definition

▶ **Definition:** Sepsis ist die Gesamtheit der lebensbedrohlichen klinischen Krankheitserscheinungen und pathophysiologischen Veränderungen als Reaktion auf die Aktion pathogener Keime und ihrer Produkte, die aus einem Infektionsherd in den Blutstrom eindringen, die großen biologischen Kaskadensysteme und spezielle Zellsysteme aktivieren und die Bildung und Freisetzung humoraler und zellulärer Mediatoren auslösen (*Schuster/Werdan* 2005).

Diese Definition macht die Komplexität des Krankheitsbildes deutlich und ist deshalb weniger präzise als die Definition, die *Schottmüller* im Jahre 1914 aufstellte und die lange Zeit Gültigkeit hatte: „Eine Sepsis liegt dann vor, wenn sich innerhalb des Körpers ein Herd gebildet hat, von dem konstant oder periodisch pathogene Keime in den Blutkreislauf gelangen, und zwar derart, dass durch diese Invasion subjektive und objektive Krankheitserscheinungen ausgelöst werden".

Mit der internationalen Konsensuskonferenz von 1992 wurden die **Begriffe SIRS, Sepsis, schwere Sepsis und septischer Schock** einheitlich definiert und bilden seitdem die akzeptierte Grundlage für klinische und epidemiologische Studien zur Sepsis. Die **systemische Entzündungsreaktion** („systemic inflammatory response syndrome" – **SIRS**) stellt die erste Stufe dar, sie ist unabhängig vom auslösenden Agens. Tab. **C-1.39** zeigt die Diagnosekriterien für SIRS, Sepsis, schwere Sepsis und septischer Schock, modifiziert nach dem Konsensus-

☰ C-1.39	Diagnosekriterien für SIRS, Sepsis, schwere Sepsis und septischen Schock (nach den Vorschlägen der Arbeitsgruppe Sepsis der European Society of Intensive Care Medicine)

☰ C-1.39

I. Infektiologische Genese der Infektion
- Diagnose einer Infektion über den mikrobiologischen Nachweis oder durch klinische Kriterien.

II. SIRS = systemisches Inflammationssyndrom
- Fieber ($\geq 38°C$ oder Hypothermie ($\leq 36°C$) bestätigt durch invasive oder rektale Messung.
- Tachykardie: Herzfrequenz $\leq 90/min$.
- Tachypnoe (Frequenz $\leq 20/min$) oder Hyperventilation ($P_aCO_2 \leq 33$ mmHg).
- Leukozytose ($\leq 12000/mm^3$) oder Leukopenie ($\leq 4000/mm^3$) oder $\geq 10\%$ unreife Neutrophile im Blut.

III. Akute Organdysfunktion
- **Akute Enzephalopathie:** Eingeschränkte Vigilanz, Unruhe, Desorientiertheit.
- **Arterielle Hypotension:** Systolischer Blutdruck ≤ 90 mmHg oder MAP ≤ 70 mmHg für mindestens 1 Stunde trotz adäquater Flüssigkeitszufuhr und Ausschluss anderer Schockursachen.
- **Relative/absolute Thrombozytopenie:** Abfall der Thrombozyten um mehr als 30% innerhalb von 24 Std. oder Thrombozytenabfall $\leq 100.000/mm^3$. Thrombozytopenie durch Blutung ist auszuschließen!
- **Arterielle Hypoxämie:** $PaO_2 \leq 75$ mmHg unter Raumluft oder eine PaO_2/FiO_2 Verhältnis von ≤ 250 mmHg unter Sauerstofftherapie. Herz- und Lungenerkrankungen sind als Ursache der Hypoxämie auszuschließen.
- **Renale Dysfunktion:** Eine Diureserate von $\leq 0,5$ ml/kg/h für wenigstens 2 Stunden trotz ausreichender Volumengabe und/oder ein Anstieg des Serumkreatinins 2fach über dem lokalen Kreatiningrenzbereich.
- **Metabolische Azidose:** Base Excess ≤ -5 mmol/l oder eine Laktatkonzentration $> 1,5$-mal oberhalb des lokal üblichen Referenzbereiches.

- **SIRS:** mindestens 2 Kriterien II.
- **Sepsis:** Kriterien I und mindestens 2 Kriterien II.
- **Schwere Sepsis:** Kriterien I, mindestens 2 Kriterien II und mindestens 1 Kriterium III.
- **Septischer Schock:** Kriterien I und mindestens 2 Kriterien II sowie für wenigstens 2 Stunden ein systolischer arterieller Druck ≤ 90 mmHg oder MAP ≤ 70 mmHg oder Vasopressoreinsatz, um den Blutdruck über den vorgenannten Werten anzuheben. Die Hypotonie besteht trotz adäquater Volumengabe weiter und ist durch keine andere Schockform zu erklären.

Vorschlag der Arbeitsgruppe Sepsis der European Society of Intensive Care Medicine.

PIRO-Konzept der internationalen intensivmedizinischen Gesellschaften: Das PIRO-Konzept ist der Versuch die Konsensuskriterien für die Sepsis weiterzuentwickeln. So wurde in Analogie zur in der Chirurgie benutzten TMN-Klassifikation maligner Tumoren eine Klassifikation der Sepsis vorgeschlagen, die auf der Grundlage von
- Prädisposition („**P**"),
- Infektion („**I**"),
- inflammatorischer Reaktion („**R**") und
- Organdysfunktion („**O**")

nach ihrem Risiko stratifiziert. Ein Teil der innerhalb des Konzeptes vorgeschlagenen genomischen, mikrobiellen und molekularbiologischen Parame-

PIRO-Konzept der internationalen intensivmedizinischen Gesellschaften

◎ C-1.56

◎ C-1.56　**Sepsis**

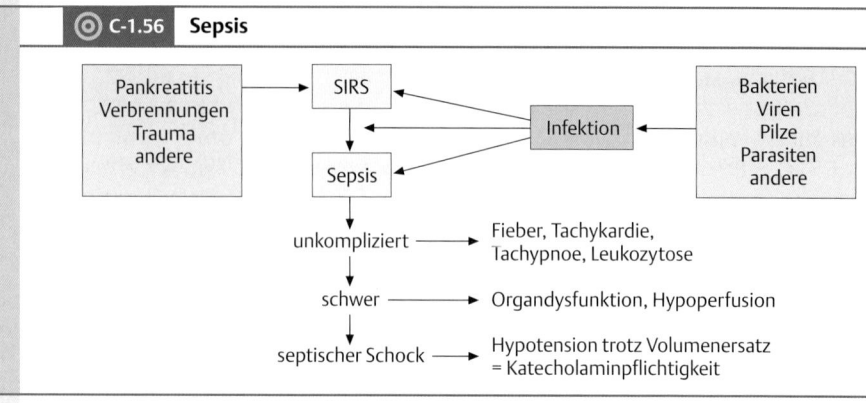

ter sind noch Gegenstand der Forschung. Einige Sepsis-Marker, wie Procalcitonin und IL-6, sind in die klinische Routine eingeführt.

Folgende weitere Begriffsbestimmungen sind von Bedeutung:

- **Bakteriämie**: Vorhandensein von fakultativ pathogenen Bakterien in der Blutbahn **ohne** Kreislaufbeteiligung und anderen Intoxikationszeichen.
- **Endotoxinämie**: Anwesenheit von Endotoxin, einem Lipopolysaccharid aus der Membran gramnegativer Bakterien, im Blut, auch ohne gleichzeitige Bakteriämie.
- **Septikämie**: Intoxikation des Gesamtorganismus durch Mikroorganismen, Endotoxine, Toxine oder Pyrogene.
- **Septisch-toxischer Schock** (s. S. 520): Akute Verminderung der O_2-Versorgung lebenswichtiger Organe mit charakteristischen funktionellen und strukturellen Veränderungen, die binnen kürzester Zeit zum Multiorganversagen führen können.

Inzidenz der Sepsis

Inzidenz der Sepsis

Die Inzidenz der Sepsis wird im europäischen Bereich im Mittel mit 5 Erkrankungen auf 1000 Krankenhauspatienten angegeben.

Die **Inzidenz** der Sepsis wird im europäischen Bereich im Mittel mit 5 Erkrankungen auf 1.000 Krankenhauspatienten angegeben und ist im Ansteigen begriffen. Bei kritisch kranken Patienten einer Intensivstation ist mit einer Inzidenz von 3–5 % zu rechnen. Schätzungen gehen von 45.000 bis 95.000 Fällen pro Jahr aus. Für die steigende Inzidenz gibt es zahlreiche Ursachen, die z. T. bedingt sind durch die Entwicklung neuer invasiver Untersuchungstechniken mit ihren Eintrittspforten für Keime sowie die Zunahme der Überlebensrate von Patienten mit chronischen Erkrankungen, wie z. B. Diabetes mellitus, Malignomen und Lebererkrankungen. Zunehmende Bedeutung in dieser Hinsicht gewinnen natürlich auch HIV-infizierte Patienten.

Man muss davon ausgehen, dass die **Behandlungskosten** bei rund 23.000 € pro Patient liegen und somit das Gesundheitswesen mit 1–2 Milliarden € pro Jahr belastet wird. Diese Kosten machen somit rund 20–40 % der Gesamtkosten der Intensivmedizin in Deutschland aus. Die Förderung des vom Bundesministerium für Gesundheit unterstützten Kompetenznetzwerks (SepNet) wird hier zu validen Daten führen. Die unterschiedlichen Daten in der Literatur zur Inzidenz sind naturgemäß das Resultat uneinheitlicher Definitionen. Die **Letalität** beträgt rund 28 %, sie ist deutlich altersabhängig und liegt bei Kindern um 10 % und bei den über 85-Jährigen bei ca. 38 %.

Ätiologie der Sepsis

Ätiologie der Sepsis

Das Sepsissyndrom entsteht auf der Grundlage einer prädisponierenden Abwehrschwäche bei folgenden Zuständen bzw. Krankheitsbildern (Abb. **C-1.56**):
- Allgemeininfektion
- Trauma (ausgedehnte Operationen, Polytrauma)

Die Sepsis entsteht auf der Grundlage einer prädisponierenden Abwehrschwäche bei folgenden Zuständen bzw. Krankheitsbildern (Abb. **C-1.56**):
- Allgemeininfektion
- Trauma (ausgedehnte Operationen, Polytrauma)
- amikrobielle Entzündung
- Intoxikation
- Chemotherapie.

Die Ätiologie der Sepsis ist einem ständigen Wandel unterworfen. In der Zeit vor Anwendung der Antibiotika galten Streptokokken als wichtigste Erreger. Heute findet man vermehrt gramnegative Keime sowie Staphylokokken. Die am **häufigsten** zu isolierenden **Bakterienspezies** sind E. coli (25 %), Staphylococcus aureus (20 %) und epidermidis (8 %), Enterokokken (5 %) sowie Klebsiellen (4,6 %) und Pseudomonas. Die Zunahme der Bedeutung von grampositiven Keimen in den vergangenen Jahren wird auf den jahrzehntelangen Einsatz von potenten, gramnegativ wirksamen Antibiotikakombinationen in der Intensivmedizin zurückgeführt. Als **Infektionsherde** gelten u. a. Peritonitis, Pneumonie, Meningitis, Cholangitis, Harnwegsinfekte und Operationsgebiet. Keimeintrittspforten entstehen beim Intensivpatienten durch sämtliche intravenösen und intraarteriellen Katheter sowie durch invasive diagnostische und therapeutische Maßnahmen, wie z. B. ERCP, Peritonealdialyse etc.

Pathophysiologie der Sepsis

Nicht die Art des Keims, sondern die Antwort des Organismus auf die Infektion bestimmt den Verlauf und den Ausgang der Sepsis. Dennoch ist es wichtig den Keim zu kennen, der eine Infektion verursacht, um die Antwort zu verstehen.

Gramnegative Bakterien

Eine zentrale Rolle bei den gramnegativen Keimen spielt das **Lipopolysaccharid** (LPS). Es ist in die äußere Membran der gramnegativen Bakterien, einer doppelten Lipidschicht, eingebettet. Nach erfolgreicher Antibiotikatherapie wird LPS und damit proinflammatorisches Potenzial in den Kreislauf ausgeschüttet.

Grampositive Bakterien

Die Zellmembran der grampositiven Bakterien besitzt kein LPS.

Diagnose der Sepsis

Das **Bild der Sepsis** ist am Anfang durch eine Keiminvasion gekennzeichnet. Es kommt zu einer akuten Verschlechterung des Allgemeinzustandes, meistens Fieber über 38,5 °C und bei rund einem Drittel der Patienten zu Schüttelfrost. Im Blutbild findet sich überwiegend eine Leukozytose, es ist jedoch auch primär eine Leukopenie möglich. Die Abgrenzung gegenüber dem SIRS gelingt nur und ausschließlich durch den Nachweis eines Sepsisherdes bzw. einer Infektionsquelle, so dass die in Tab. **C-1.40** aufgeführten Zeichen, abgesehen von der Keiminvasion, für das gesamte Spektrum des Sepsissyndroms gelten können.

- amikrobielle Entzündung
- Intoxikation
- Chemotherapie.

Die Ätiologie der bakteriellen Sepsis ist einem ständigen Wandel unterworfen.
- **Häufige Erreger:** E. coli (25 %), Staphylococcus aureus (20 %) und epidermidis (8 %), Enterokokken (5 %) und Klebsiellen (4,6 %) sowie Pseudomonas.
- Meist **Infektionsherde**, wie Peritonitis, Pneumonie, Meningitis, Cholangitis, Harnwegsinfekt und Operationsgebiet.

Pathophysiologie der Sepsis

Gramnegative Bakterien

Grampositive Bakterien

Diagnose der Sepsis

Das **Bild der Sepsis** ist am Anfang durch eine Keiminvasion gekennzeichnet. Die Abgrenzung gegenüber dem SIRS gelingt nur und ausschließlich durch den Nachweis eines Sepsisherdes bzw. einer Infektionsquelle, so dass die in Tab. **C-1.40** aufgeführten Zeichen, abgesehen von der Keiminvasion, für das gesamte Spektrum des Sepsissyndroms gelten können.

C-1.40 Zeichen der Sepsis

Pathogenese	Symptom
Keiminvasion	- Fieber > 38,5°C - Schüttelfrost - Bakteriämie (in 12–20 % nachweisbar) - rote, warme, trockene Haut oder - blasse, kalte, feuchte Haut - Petechienblutungen (selten)
Hämodynamik	- Tachykardie - Blutdruckabfall (diastolischer Wert ↓↓)
Gerinnung	- Thrombozytensturz! - Gerinnungsfaktoren sinken ab
Organfunktionsstörungen	- Tachypnoe (PO_2 ↓, PCO_2 ↓) - Unruhe, Verwirrtheit - Niereninsuffizienz - Leberinsuffizienz - Enzephalopathie - respiratorische Insuffizienz - myokardiale Insuffizienz.

C-1.40

Klinische Parameter und Sepsismarker

Folgende **Laborparameter** sind zu erheben: Leukozytose oder Leukopenie (jeweils mit Linksverschiebung); Hypophosphatämie; Thrombozytopenie, meist mit Thrombozytensturz; Abfall des Fibrinogens und der Faktoren II, V, X; CRP und BSG, meist hoch positiv.

Klinische Parameter und Sepsismarker

Die üblichen **klinischen Parameter** wie Körpertemperatur, Leukozytose oder Leukopenie (jeweils mit Linksverschiebung); Hypophosphatämie; Thrombozytopenie, meist mit Thrombozytensturz sind nicht allein in der Lage das Ausmaß und die Komplexität des inflammatorischen Geschehens abzubilden. Die sytemische Inflammation bewirkt zahlreiche Veränderungen und induziert pro- und antiinflammatorische Mediatoren (IL-1β, IL-2, IL-6, IL-8, TNF-α, IL-10, G-CSF) sowie die Änderung der immunologischen Reaktivität. Parameter, die mit der Stärke der Reaktion einhergehen und heute in der klinischen Diagnostik eingesetzt werden, sind im Wesentlichen IL-6, LBP (Lipopolysaccharin bindendes Protein), IL-8, Prokalzitonin und mit Einschränkungen (Latenz) das CRP. Eine schnelle und zielgenaue Diagnose könnte die hohe Sterblichkeit der Sepsis sicherlich reduzieren, doch stehen dafür noch keine Marker zur Verfügung. Der Einsatz der inzwischen zahlreichen kommerziell angebotenen Bestimmungssets hat sich in der Praxis nicht bewährt. Bei der täglichen klinischen Arbeit sollten die Parameter des Gerinnungssystems (Quick, PTT) und die Thrombozytenzahl in ihrer Indikatorfunktion, neben den Stoffwechselwerten, nicht unterschätzt werden.

Methodik der mikrobiologischen Diagnostik

Bei entsprechendem Sepsisverdacht wird Blut während des **Fieberanstiegs** unter sterilen Kautelen für mindestens jeweils eine **aerobe und anaerobe** Kultur entnommen.

Methodik der mikrobiologischen Diagnostik

Man wird zum Keimnachweis immer Blutkulturen anlegen, obwohl sich positive Ergebnisse (= Nachweis einer Bakteriämie) nur in rund 12–20 % der Fälle finden lassen. Bei entsprechendem Sepsisverdacht wird Blut während des **Fieberanstiegs** unter sterilen Kautelen für mindestens jeweils eine **aerobe und anaerobe** Kultur entnommen. Im Allgemeinen ist dafür eine Blutmenge von 10 ml pro Kulturflasche nach sorgfältiger Hautdesinfektion (separate Venenpunktion) ausreichend. Bei ungünstigen Gefäßverhältnissen kann hierfür die V. femoralis, ggf. auch die A. femoralis punktiert werden. Die anaeroben Kulturflaschen dürfen nicht belüftet werden. Es gilt nach wie vor folgende Feststellung:

▶ **Merke**

▶ **Merke:** Je mehr und häufiger Proben abgenommen werden, umso größer wird die Chance, Erreger nachzuweisen!

Die Entscheidung zum Absetzen der Antibiotika muss **im Einzelfall** getroffen werden.

Während antibiotischer Therapie sollten Kulturen unbedingt auch während des therapeutischen Talspiegels entnommen werden. Zusätzlich können hierbei Blutkulturflaschen zum Einsatz kommen, die Austauscherharze zur Bindung der Antibiotika enthalten. Problematisch kann die Entscheidung zum Absetzen der Antibiotika sein. Solche Entscheidungen müssen aber **im Einzelfall** abhängig von der klinischen Wirksamkeit der laufenden Antibiotikatherapie getroffen werden, um die Wahrscheinlichkeit eines positiven kulturellen Ergebnisses zu erhöhen.

Kreislaufveränderungen bei Sepsis

Beim Sepsissyndrom kommt es zu charakteristischen Störungen der Makro- und Mikrozirkulation.

Kreislaufveränderungen bei Sepsis

Bei der Sepsis kommt es zu charakteristischen Störungen der Makro- und Mikrozirkulation. Messbar und therapeutisch beeinflussbar sind vor allem die makrohämodynamischen Veränderungen, wiewohl das pathogenetische Substrat des septischen Geschehens auf der Ebene der Mikrozirkulation zu finden ist.

Störungen der Makrozirkulation: Die Kreislaufveränderungen werden in ein **hyper- und** ein **hypodynames Stadium** eingeteilt, die durch unterschiedliche Ausprägung sympathikotoner Reaktionen gekennzeichnet sind. Die unbehandelte Frühphase der Sepsis (hypodyname Form), darf eigentlich nicht vorkommen, da immer eine adäquate Volumensubstitution erfolgen muss (Tab. **C-1.41**).

Störungen der Makrozirkulation: Die Kreislaufveränderungen werden in ein **hyper- und** ein **hypodynames Stadium** eingeteilt, die durch unterschiedliche Ausprägung sympathikotoner Reaktionen gekennzeichnet sind (Tab. **C-1.41**). Die unbehandelte Frühphase der Sepsis ist häufig als hypodyname Phase mit ausgeprägter septischer Kardiomyopahtie zu bezeichnen. Sie ist definiert durch Hypotonie, niedriges HZV und erhöhte systemische Widerstände („kalter Schock"). Die hypodyname Form muss durch eine adäquate Volumensubstitution verhindert werden. Der Kreislaufschock ist die Todesursache bei rund 40 % aller Sepsisfälle.

C-1.41	Veränderung der Kreislaufparameter bei der Sepsis		C-1.41
	hyperdynam	*hypodynam*	
HF	↑	↑	
MAP	↓ →	↓	
ZVD	↓ ↑	↓	
HZV	↑	↓ ↓	
PCWP	↓ ↑	↓	
SVR	↓ ↓	↑ ↑	
PVR	↑	↑	

HF = Herzfrequenz; MAP = mittlerer arterieller Blutdruck; ZVD = zentralvenöser Druck; HZV = Herz-Zeit-Volumen; PCWP = pulmonal-kapillarer Verschlussdruck; SVR = systemischer Gefäßwiderstand; PVR = pulmonalarterieller Gefäßwiderstand

Im hyperdynamen Initialstadium findet man eine systemarterielle **Hypotension**. Sie wird durch mediatorinduzierte arterielle und venöse Vasodilatation ausgelöst, die zu einem erniedrigten systemischen Gefäßwiderstand (SVR) und aufgrund eines venösen „pooling" zu einem relativen intravasalen Volumenmangel führt. Ein absoluter Volumenmangel tritt in der Regel infolge der erhöhten Gefäßpermeabilität (kapillares-Leck-Syndrom) hinzu.

In dieser Phase wird regelhaft ein gesteigertes Herzzeitvolumen beobachtet, wodurch der deutlich erniedrigte SVR partiell kompensiert werden kann. Es liegt eine **Hyperzirkulation** mit CI-Werten von $> 3,5$ l/min $\times$ m^2 vor. Das Blut kommt nach geringer O_2-Ausschöpfung, d.h. mit hohen gemischtvenösen O_2-Sättigungswerten ($SvO_2 > 80\%$) zurück. Die avDO$_2$ ist dementsprechend stark erniedrigt und zeigt Werte von $< 2,0$ ml/dl. Der hyperdyname Kreislauf darf nicht ohne weiteres mit septisch-toxischem Schock (s. S. 520) gleichgesetzt werden; er ist allerdings im Schock am ausgeprägtesten.

Bereits in diesem Stadium findet man eine **herabgesetzte myokardiale Kontraktilität**, erkennbar daran, dass die gemessene HZV-Steigerung nicht dem Ausmaß der SVR-Erniedrigung entspricht. Bestimmte Mediatoren, vor allem TNF, aber auch Endotoxin, eine verminderte Empfindlichkeit kardialer β-Rezeptoren als Folge anhaltend erhöhter Plasmakatecholaminspiegel sowie eine gestörte myokardiale Mikrozirkulation werden dafür verantwortlich gemacht. Die relative Herzinsuffizienz beim septischen Syndrom wird auch als **akute septische Kardiomyopathie** bezeichnet.

Bei einem Teil der Patienten schlägt zu einem späteren Zeitpunkt die Hyperzirkulation als Ausdruck einer Dekompensation der körpereigenen, die Homöostase regulierenden Mechanismen in eine hypodyname Schockphase um: das HZV sinkt und der Widerstand steigt wieder an. Unter adäquater Volumensubstitution bzw. -expansion wird jedoch bei den meisten Patienten die hyperdyname Kreislaufkonstellation z.T. auch bis in die Finalphase aufrechterhalten.

Störungen der Mikrozirkulation: Die wesentlichen Veränderungen des septischen Geschehens manifestieren sich im Bereich der Mikrozirkulation. Selbst in der Phase relativ erhöhter Herzzeitvolumina können deshalb Funktionseinschränkungen vitaler Organe bis hin zum Organversagen auftreten. Die Durchblutung innerhalb dieser Organe wird als Folge eines Ausfalles der arteriolären Vasomotion, d.h. der rhythmischen Kontraktion und Dilatation der Arteriolen, in typischer Weise um- bzw. fehlverteilt. Hierdurch kommt es zur Eröffnung und vermehrten Durchströmung arteriovenöser Shunts, was experimentell durch Endotoxin ausgelöst werden kann. Gewebehypoxie und nutritive Störungen sind Folge dieser Fehlsteuerung. Zur klinisch praktikablen Erfassung der gestörten Mikrozirkulation könnte die Methode der intramukosalen pH-Messung dienen (s. S. 443).

Im hyperdynamen Initialstadium findet man eine systemarterielle **Hypotension**. Sie wird vor allem durch mediatorinduzierte arterielle Vasodilatation ausgelöst, die zu einem erniedrigten systemischen Gefäßwiderstand (SVR) führt.
In dieser Phase wird regelhaft ein gesteigertes Herzzeitvolumen beobachtet (**Hyperzirkulation**), wodurch der deutlich erniedrigte SVR partiell kompensiert werden kann.

Bereits in diesem Stadium findet man eine **herabgesetzte myokardiale Kontraktilität**, erkennbar daran, dass die gemessene HZV-Steigerung nicht dem Ausmaß der SVR-Erniedrigung entspricht. Die relative Herzinsuffizienz beim septischen Syndrom wird auch als **akute septische Kardiomyopathie** bezeichnet. Bei einem Teil der Patienten schlägt zu einem späteren Zeitpunkt die Hyperzirkulation in eine hypodyname Schockphase um: das HZV sinkt und der Widerstand steigt wieder an.

Störungen der Mikrozirkulation: Die wesentlichen Veränderungen des septischen Geschehens manifestieren sich im Bereich der Mikrozirkulation.
Hier beobachtet man eine Eröffnung und vermehrte Durchströmung arteriovenöser Shunts mit der Folge einer Gewebehypoxie und nutritiven Störungen.

Metabolische Veränderungen
in der Sepsis

Klinische Studien haben gezeigt, dass der systemische Sauerstoffverbrauch erniedrigt und das Sauerstoffangebot als Folge des septischen Hypermetabolismus generell erhöht sind.
Es bestehen regelhaft eine **Sauerstoffverwertungsstörung** auf mitochondrialer Ebene und eine Steigerung der O_2-Affinität des Hämoglobins.

Zusammenfassend lässt sich feststellen, dass das Kernproblem beim **Sepsissyndrom** in der **Störung der Mikrozirkulation** und nicht der Makrozirkulation liegt. Trotz der erheblichen Kreislaufanpassungen kann die Gewebehypoxie bestehen bleiben, die dann unbehandelt in ein **Einzel-** oder **Multiorganversagen** einmündet, was mit einer Letalität von 50–80 % vergesellschaftet ist.

Therapie der Sepsis

Um eine Sepsis erfolgreich behandeln zu können, **muss** der Sepsisherd gefunden und entfernt werden.

- Die einzuleitende Antibiotikatherapie muss bei bekanntem Sepsisherd an die zu erwartenden Keime angepasst werden. Jedenfalls muss bei **nicht bekanntem Sepsisherd** die Therapie alle bekannten gramnegativen und -positiven Keime sowie Anaerobier abdecken.

- Zur Kreislauftherapie des septisch-toxischen Schocks sollte in der Initialphase neben der unbedingt erforderlichen **Auffüllung des intravasalen Volumens** durch Kolloide bzw. Kristalloide eine **Katecholamintherapie** mit Noradrenalin erfolgen, denn nur **Noradrenalin ist in der Lage, den systemischen Blutdruck in dieser Situation effektiv anzuheben!**

- Bei respiratorischer Insuffizienz sollte der Patient endotracheal intubiert und beatmet werden.
- Überprüfung und ggf. Korrektur der Gerinnung.
- **Hochdosierte Glukokortikoide verbessern die Überlebensrate bei Patienten mit Sepsissyndrom nicht!**

Metabolische Veränderungen in der Sepsis

Klinische Studien haben gezeigt, dass der systemische Sauerstoffverbrauch erniedrigt und das Sauerstoffangebot als Folge des septischen Hypermetabolismus generell erhöht sind. Niedrige avDO$_2$-Werte dürfen aber keinesfalls als Ausdruck einer ausreichenden zellulären Oxygenierung gewertet werden. Vielmehr besteht beim septischen Syndrom regelhaft eine **Sauerstoffverwertungsstörung** auf mitochondrialer Ebene. Zusätzlich führt eine Steigerung der O_2-Affinität des Hämoglobins zu einer eingeschränkten O_2-Abgabe an das Gewebe. In diesem Zusammenhang kann eine therapeutische Erhöhung des O_2-Angebotes einen vermehrten O_2-Verbrauch herbeiführen und damit die latente „Sauerstoffschuld" des Organismus aufdecken.

Zusammenfassend lässt sich feststellen, dass das Kernproblem beim **Sepsissyndrom** in der **Störung der Mikrozirkulation** und nicht der Makrozirkulation liegt. Die hyperdyname Kreislaufumstellung kann als Versuch des Organismus interpretiert werden, den zellulären Hypermetabolismus, die gestörte Sauerstoffutilisation und die Fehlverteilung der kapillaren Durchblutung zu kompensieren, um damit eine mangelnde Gewebeoxygenierung zu vermeiden. Trotz der erheblichen Kreislaufanpassungen kann die Gewebehypoxie bestehen bleiben, die dann unbehandelt in ein **Einzel-** oder **Multiorganversagen** einmündet, was mit einer Letalität von 50–80 % vergesellschaftet ist. In der zeitlichen Abfolge steht hierbei die Lunge an erster Stelle, gefolgt von Niere und Leber.

Therapie der Sepsis

Um eine Sepsis erfolgreich behandeln zu können, **muss** der Sepsisherd gefunden und entfernt werden. Wenn der Patient einen Abszess hat, muss dieser sofort drainiert und zusätzlich eine Antibiotikatherapie eingeleitet werden. Hierzu müssen möglicherweise alle zur Verfügung stehenden bildgebenden Verfahren eingesetzt werden, wie Ultraschall, Röntgen, CT und evtl. NMR.

- Die einzuleitende Antibiotikatherapie muss bei bekanntem Sepsisherd an die zu erwartenden Keime angepasst werden. Jedenfalls muss bei **nicht bekanntem Sepsisherd** die Therapie alle bekannten gramnegativen und -positiven Keime sowie Anaerobier abdecken. Es wird in der Regel eine Kombinationstherapie aus beta-Lactamantibiotika und Aminoglykosiden gewählt. Es kommen in Frage: Breitspektrum-Penicilline (Piperacillin, Mezlocillin, Apalcillin) Carbapenem oder Cephalosporine der 3. Generation (Cefotaxim, Ceftazidim, Cefoperazon etc.), kombiniert mit einem Aminoglykosid (Gentamicin, Tobramycin, Netilmicin) oder Gyrasehemmer (Chinolone: z. B. Ciprafloxacin, Ofloxacin, Levofloxacin).

- Zur Kreislauftherapie des septisch-toxischen Schocks sollte in der Initialphase neben der unbedingt erforderlichen **Auffüllung des intravasalen Volumens** durch Kolloide bzw. Kristalloide eine **Katecholamintherapie** mit Noradrenalin erfolgen, denn **nur Noradrenalin ist in der Lage, den systemischen Blutdruck in dieser Situation effektiv anzuheben!** Hierzu können Dosierungen von 1–10 mg/min und z. T. mehr erforderlich sein. Nur durch eine adäquate Volumensubstitution kann verhindert werden, dass der Patient in die hypodyname Form des septischen Schocks kommt. Aus der Volumengabe kann eine Phase des „steady-state" mit hyperzirkulatorisch warmem Schock resultieren.

- Ob Vasopressoren, wie z. B. Terlipressin, in der Zukunft beim therapieresistenten Kreislaufversagen, trotz hoher Dosierung, einen Stellenwert erhalten werden, bleibt abzuwarten.

- Bei respiratorischer Insuffizienz muss der Patient endotracheal intubiert und beatmet werden.

- Überprüfung und ggf. Korrektur der Gerinnung.

- **Hochdosierte Glukokortikoide verbessern die Überlebensrate bei Patienten mit Sepsis nicht!** Bei Patienten mit einer Sepsis kommt es im weiteren Verlauf häufig zu einer Störung der Hypothalamus-Hypophysen-Nebennierenrinden-Achse. Die Substitution von Hydrokortison bei Patienten im septischen Schock, die Katecholamine erhalten, konnte die Dauer und die Inzi-

denz des Organversagens reduzieren. Der Einsatz von **niedrig** dosiertem Hydrokortison (200 mg/die im Perfusor) kann deshalb empfohlen werden, wenn Katecholamine zur Kreislauftherapie erforderlich sind.
- Eine generelle Immunglobulintherapie – auch mit IgM-angereicherten Präparaten – kann **nicht** empfohlen werden, da gesicherte prospektive Studien hierzu nicht vorliegen.
- Die Wirksamkeit und Sicherheit von **rhAPC** (**rekombinantes Drotrecogin-alpha**) bei Patienten mit schwerer Sepsis wurde in Phase-II- und Phase-III-Studien untersucht. Aufgrund der derzeitigen Datenlage ist die Therapie mit rhAPC (24 µg/kg/h über 96 Std) bei Erwachsenen mit septischem Schock, die ein hohes Letalitätsrisiko und einen APACHE-Score > 25 (s. S. 603) haben, indiziert. Die Therapie muss so früh wie möglich eingeleitet werden. Die Kontraindikationen (Blutungsrisiko) sind bei der individuellen Nutzen-Risiko Analyse zu beachten. Trotz des noch sehr hohen Preises ist der Einsatz der Substanz bei gegebener Indikation gerechtfertigt.

▶ **Merke:** Bei persistierendem „septischen Krankheitsverlauf" unter Antibiotikatherapie sollte daran gedacht werden, dass:
1. Antibiotika nicht ausreichend dosiert bzw. ungeeignete Substanzen eingesetzt werden,
2. noch weitere undrainierte Abszesse,
3. Sekundärinfektionen mit resistenten Keimen,
4. infizierte Katheter oder Fremdkörper vorhanden sein können,
5. eine infizierte tiefe Thrombose, z.B. Beinvenenthrombose,
6. eine Endokarditis mit oder ohne Lungenabszesse dafür verantwortlich sein können,
7. septische Zustände auch vom Darm und Nasennebenhöhlen ausgehen können,
8. ein „**drug fever**" (medikamenteninduziertes Fieber) ausgeschlossen werden muss,
9. eine Pilz- bzw. Virusinfektion oder Tuberkulose vorliegen kann.

Abb. **C-1.57** zeigt das Vorgehen bei Verdacht auf Sepsis.

- Eine generelle Immunglobulintherapie kann **nicht** empfohlen werden.

◀ **Merke**

Abb. **C-1.57** zeigt das Vorgehen bei Verdacht auf Sepsis.

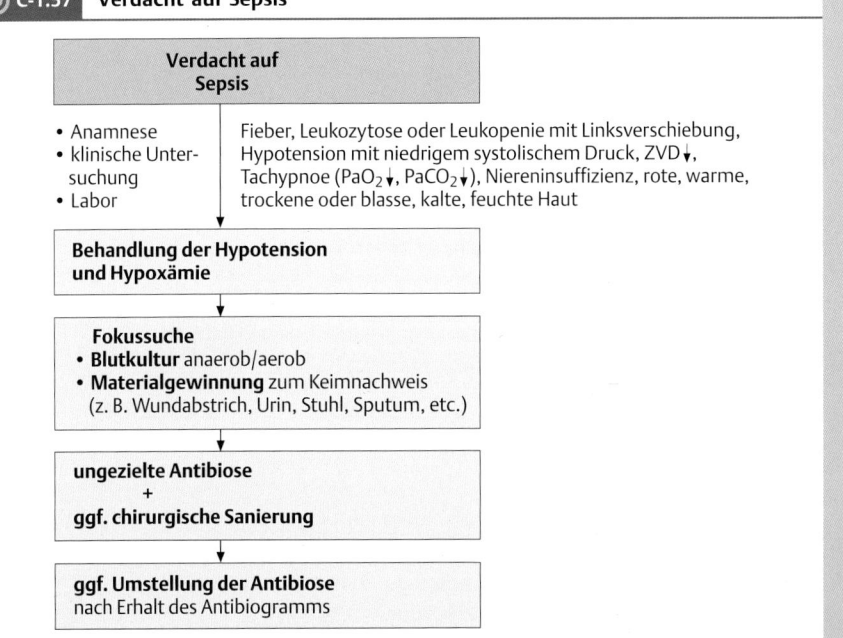

C-1.57 **Verdacht auf Sepsis**

▶ **Klinischer Fall**

▶ **Klinischer Fall.** Ein 70-jähriger Patient wird stationär aufgenommen, weil er seit längerem rechtsseitige Oberbauchschmerzen hat. Es entwickeln sich eine Peritonitis und ein paralytischer Ileus. Der Patient atmet flach, hochfrequent und hyperventiliert ($PaCO_2$ < 32 mmHg). Der Säure-Basen-Haushalt zeigt eine respiratorische Alkalose mit einem Standardbikarbonat von 28 mval/l, das Serumchlorid ist auf 96 mmol/l erniedrigt. Das Serumkalium sowie das Gesamteiweiß fallen ab. Der Patient hat eine warme, trockene Haut, das Fieber liegt bei 39,1°C. Im Labor findet sich eine Leukozytose von 23 000/µl. Die Pulsfrequenz ist auf 105/min angestiegen, der Blutdruck beträgt 95/45 mmHg. Der ZVD liegt bei +3 cm H_2O. Die Diurese geht auf Werte von 20 ml/h zurück. Dem Pflegepersonal fällt eine zunehmende Unruhe auf. Es wird die Indikation zur explorativen Laparotomie gestellt und der Patient nach präoperativer Vorbereitung mit Ausgleich des intravasalen Volumens und der Elektrolytdefizite in den Narkoseeinleitungsraum gebracht. Dort wird bei ihm in typischer „Ileustechnik" die Narkose eingeleitet. Intraoperativ kommt es nach Eröffnung des Abdomens zu einer zunehmenden Tachykardie (HF 125/min), der diastolische Druck sinkt auf 30 mmHg ab, und der systolische Blutdruck ist trotz konsequenter Flüssigkeitstherapie nur mühsam bei 75 mmHg zu halten. Der arterielle Mitteldruck (MAP) wird mit 45 mmHg bestimmt. Es sind bis zu diesem Zeitpunkt bereits 2000 ml Kristalloide und Kolloide infundiert worden. Der ZVD liegt jetzt bei +7 cm H_2O, die zentralvenöse Sauerstoffsättigung bei 82%, die $avDO_2$ errechnet sich mit 1,95 ml O_2/dl Blut.

Man entschließt sich unter der Diagnose eines septisch-toxischen Schocks zur Kreislauftherapie mit zunächst 4 µg/min Noradrenalin. Die Kreislaufparameter stabilisieren sich (HF 90/min, MAP 70 mmHg) unter Fortführung dieser Therapie, auch die Diurese wird reaktiviert. Da sich intraoperativ eine perforierte Gallenblase findet, wird eine „breite" antibiotische Kombinationstherapie, bestehend aus einem Cephalosporin der 3. Generation und der zusätzlichen Gabe von Metronidazol eingeleitet. Nach dem Ergebnis der intraoperativ gewonnenen Abstriche kann die Antibiotikatherapie fortgeführt werden, da alle Keime aufgrund der Empfindlichkeitsbestimmung erfasst werden. Der Patient wird noch für 3 Tage auf der Intensivstation bis zur völligen hämodynamischen Stabilisierung und bis zum Rückgang der klinischen Sepsiszeichen beatmet.

1.2.5 Akute Pankreatitis

1.2.5 Akute Pankreatitis

Die Therapie insbesondere der akuten hämorrhagisch-nekrotisierenden Pankreatitis ist nach wie vor eine der großen Herausforderungen der Intensivmedizin. Sie bedarf einer engen interdisziplinären Kooperation zwischen dem Intensivmediziner, Chirurgen und Radiologen, um das gesamte therapeutische Repertoire von konservativ-intensivmedizinischen, operativen und interventionellen Maßnahmen sinnvoll ineinandergreifend einsetzen zu können. Bei der akuten Pankreatitis handelt es sich um ein Krankheitsbild, das von einer milden Entzündung der Bauchspeicheldrüse über eine Sepsis mit Multiorganversagen bis zum Tode führen kann.

Einteilung der akuten Pankreatitis

Einteilung der akuten Pankreatitis

Gebräuchlich ist eine Einteilung in Abhängigkeit von den morphologischen Veränderungen in **3 Stadien** (nach *Kümmerle*) (Tab. **C-1.42**).

Gebräuchlich ist die in Tab. **C-1.42** dargestellte Einteilung in **3 Stadien** (nach *Kümmerle*) in Abhängigkeit von den morphologischen Veränderungen.

Die Häufigkeit der akuten Pankreatitis wird in der Literatur mit 10–20 Erkrankungen pro 100.000 Einwohner und Jahr angegeben. Betroffen sind in erster Linie adipöse Menschen zwischen dem 20. und 40. Lebensjahr.

≡ C-1.42

≡ C-1.42	Einteilung der akuten Pankreatitis (nach Kümmerle)		
Stadium	*Morphologie*	*Häufigkeit*	*Letalität*
I	ödematös-interstitiell (sog. Speichelödem)	80–90%	0–3%
II	hämorrhagisch-nekrotisierend mit lokalen Nekrosen	10–15%	30%
III	hämorrhagisch-nekrotisierend mit Übergriff auf Nachbarorgane und Retroperitoneum sowie Peritonitis und Schockbeteiligung innerer Organe	5%	70–80%

Ätiologie und Pathogenese der akuten Pankreatitis

Die akute Pankreatitis ist das Ergebnis einer plötzlich einsetzenden **Selbstverdauung der Bauchspeicheldrüse** (Autodigestion). Die Ursachen hierfür sind multifaktoriell und in Tab. **C-1.43** zusammengestellt. Unter bestimmten Voraussetzungen kann es zur Freisetzung exokriner, aktivierter Pankreasenzyme, zunächst in das Organ selbst und dann ins umgebende Gewebe kommen, wodurch autolytische Prozesse in Gang gesetzt werden, die zu intra- und extrapankreatischen tryptischen Nekrosen führen können. Eine Resorption toxischer und vasoaktiver Substanzen in die Blutbahn hat systemische Auswirkungen im Sinne eines toxischen Schockgeschehens zur Folge (s. S. 518: septisch-toxischer Schock), das bei ungünstigen Krankheitsverläufen schließlich in ein Multiorganversagen mündet.

Die **ätiologischen Faktoren** werden in 3 Hauptgruppen unterteilt:
- Gallenwegserkrankungen   (40–50 %)
- Alkoholabusus   (20–40 %)
- idiopathische und seltene Faktoren (10–30 %).

Bei der Vielzahl unterschiedlichster auslösender Faktoren fehlt bis heute ein einheitliches, schlüssiges, allen Phänomenen gerecht werdendes pathophysiologisches Konzept zur Erklärung der Entstehung der akuten Pankreatitis.

Man geht heutzutage davon aus, dass bei der **biliären Genese** eine **Obstruktion** im Bereich der Gallengänge (z. B. Obstruktion der Papilla Vateri bei Choledocholithiasis) in Verbindung mit einer pankreatischen **Hypersekretion** vorliegt. Aufgrund der Abflussbehinderung kommt es zu einem Gallereflux und Sekretrückstau im Pankreasgangsystem, daran anschließender Enzymaktivierung und Enzymübertritt ins Pankreasgewebe sowie Resorption in die Blutbahn.

Der Mechanismus für die Entwicklung einer akuten, **alkoholinduzierten Pankreatitis** wird in einer direkten Wirkung des Alkohols gesehen, der zu einem **Spasmus des Sphincter Oddi** mit Sekretstau führen soll. Hinzu kommt als indirekter Effekt eine Steigerung der HCI- und Gastrinproduktion durch den Alkohol im Magen mit konsekutiver Stimulierung der exokrinen Pankreassekretion.

Ätiologie und Pathogenese der akuten Pankreatitis

Die akute Pankreatitis ist das Ergebnis einer plötzlich einsetzenden **Selbstverdauung der Bauchspeicheldrüse** (Autodigestion).

Die **ätiologischen Faktoren** werden in 3 Hauptgruppen unterteilt (Tab. **C-1.43**):
- Gallenwegserkrankungen (40–50 %)
- Alkoholabusus (30–40 %)
- idiopathische und seltene Faktoren (10–30 %).

Bei der **biliären Genese** liegt eine Obstruktion im Bereich der Gallengänge in Verbindung mit einer pankreatischen **Hypersekretion** vor. Durch Gallereflux und Sekretrückstau kommt es zur Enzymaktivierung und zum Enzymübertritt ins Pankreasgewebe sowie Resorption in die Blutbahn.

Der Mechanismus für die Entwicklung einer akuten **alkoholinduzierten Pankreatitis** wird in einer direkten Wirkung des Alkohols gesehen, der zu einem **Spasmus des Sphincter Oddi** mit Sekretstau führen soll.

☰ C-1.43 Ursachen der akuten Pankreatitis und deren Häufigkeit

Ätiologie	*Häufigkeit*
Gallenwegserkrankungen (→ biliäre Obstruktion)	40–50 %
Alkoholabusus	20–40 %
idiopathische und seltene Faktoren wie z. B. • Laparotomie (Magenresektion, Gallengangsrevision, Papillotomie) • ERCP • Bauchtrauma • Pankreastumoren • Duodenalobstruktion • Penetration von Magen- oder Duodenalulzera • anatomische Anomalien • medikamentös (z. B. Glukokortikoide, Östrogene, Diuretika, β-Rezeptorenblocker) • Infektionen (besonders Viren) • vaskulär (Schock, autoimmunologische Erkrankungen) • idiopathisch	10–30 %

☰ C-1.43

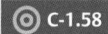 C-1.58

C-1.58 **Pathophysiologie der Pankreatitis**

unbekannte ätiologische Faktoren → Bildung kleiner Mengen Trypsin

Reflux von Galle oder Duodenalinhalt → Bildung kleiner Mengen Trypsin

proteolytische Aktivierung von:

Kallikrein | Elastase | Phospholipase A | Lipase

← Gallensäuren

Ödem | Gefäßwandnekrose | Parenchymnekrose | Fettgewebsnekrose

Schock | Blutung | Freisetzung weiterer Enzyme!

Bei **Obstruktion des Duodenums** wird ein **duodenopankreatischer Reflux** bei Insuffizienz des Sphincter Oddi angenommen.

Durch die ursächlich unterschiedlichen Mechanismen wird eine **Kette gemeinsamer pathophysiologischer Reaktionen** ausgelöst (Abb. **C-1.58**):
- initiale Enzymaktivierung im Pankreasgangsystem
- Austritt aktivierten Sekretes ins Parenchym
- Entzündung
- Nekrose
- systemische Intoxikation.

Die charakteristischen Wirkungen der einzelnen Substanzen sind in Tab. **C-1.44** wiedergegeben.

Bei **Obstruktionen des Duodenums** wird ein **duodenopankreatischer Reflux** angenommen. Voraussetzung hierfür ist eine Insuffizienz des Sphincter Oddi. Die Bedeutung bzw. Wertigkeit anderer Faktoren im Rahmen der seltenen Ursachen wie lokale Hypoxie oder Ischämie, metabolische Dysregulationen sowie Imbalancen im System der Aktivierung und Inhibierung der Pankreasenzyme ist heutzutage im Einzelnen noch nicht eindeutig abschätzbar.

Durch die ursächlich unterschiedlichen Mechanismen wird eine **Kette gemeinsamer pathophysiologischer Reaktionen** ausgelöst (Abb. **C-1.58**). Die Initialreaktion besteht in einer **Enzymaktivierung im Pankreasgangsystem**.

Danach kommt es zum **Austritt aktivierten Sekretes ins Parenchym**, wodurch die **entzündliche Reaktion** in Gang gesetzt wird und zur Ausbildung von tryptischen **Parenchymnekrosen** führen kann. Bei schweren Verläufen ist zusätzlich eine systemische Resorption von Pankreasproteinen und Entzündungsmediatoren (u. a. Kinine, Histamin) zu verzeichnen. Die charakteristischen Wirkungen der einzelnen Substanzen sind in Tab. **C-1.44** wiedergegeben.

C-1.44

C-1.44 **Lokale und systemische Wirkungen von freigesetzten Substanzen bei akuter Pankreatitis (nach Nevalainen)**

Substanz	*Wirkung*
Kallikrein	Kininfreisetzung
Kinine, Histamin	Schmerz, Permeabilitätssteigerung Ödem, Schock, ARDS
„myocardial depressing factor"	Herz-Kreislauf-Depression
Trypsin	Schock, Proteolyse, Koagulopathie
Chymotrypsin	Proteolyse
Elastase	Proteolyse, Elastolyse, Blutungen
Lipase	Fettgewebsnekrose, Hypokalzämie
Phospholipase A	Hydrolyse von Phospholipiden, Bildung von Lysolecithin, ARDS

☰ C-1.45	Klinische Symptome der akuten Pankreatitis	☰ C-1.45

▷ Oberbauchschmerz (90–100 %)
▷ Übelkeit und Erbrechen (70–90 %)
▷ Meteorismus (70–80 %)
▷ Peritonismus (mit prall-elastischer Bauchdeckenspannung)
▷ funktionelle Darmparalyse
▷ Aszites
▷ Fieber
▷ Ikterus (Beteiligung des Gallengangsystems) und andere Hautzeichen (Cullen-Zeichen, Grey-Turner-Zeichen)
▷ Pleura- und Perikarderguss (selten)
▷ bei schweren Formen:
  ▪ Kreislaufinsuffizienz bis hin zum hypovolämisch-toxischen Schock
  ▪ respiratorische Insuffizienz
  ▪ Bewusstseinstrübung (Encephalopathia pancreatica; selten)

Klinik der akuten Pankreatitis

Das klinische Erscheinungsbild der akuten Pankreatitis reicht von milden, unkomplizierten bis hin zu fulminanten, letalen Verlaufsformen.
Als Leitsymptom gilt der im Epigastrium bzw. linken Oberbauch lokalisierte **Schmerz**, der oft gürtelförmig in den Rücken, bisweilen auch in die linke Schulter ausstrahlt. Die einzelnen Symptome sind unspezifisch und in Tab. **C-1.45** zusammengefasst.

Differenzialdiagnostisch müssen alle Erkrankungen in Betracht gezogen werden, die gleichfalls mit dem Erscheinungsbild des **akuten Abdomens** einhergehen können. In erster Linie handelt es sich hierbei um:
▪ Perforationen abdomineller Hohlorgane
▪ Mesenterialinfarkt
▪ Ruptur eines Bauchaortenaneurysmas
▪ gynäkologische Erkrankungen, z. B.
  – Tubarruptur
  – Extrauteringravidität
  – stielgedrehte Ovarialzyste.
Als wichtigste **extraabdominelle** Differenzialdiagnosen gelten:
▪ akuter Myokardhinterwandinfarkt
▪ akute Lungenembolie
▪ Nieren- und Harnleiterkoliken.

Krankheitsverlauf und Komplikationen der akuten Pankreatitis

Das **Stadium I** der akuten Pankreatitis ist durch den Austritt von Pankreassekret in das Interstitium mit konsekutiver **ödematöser Schwellung** der Bauchspeicheldrüse gekennzeichnet. Wird dieses Stadium nicht überschritten, ist der Verlauf zumeist komplikationslos.

Im **Stadium II** finden sich im Drüsengewebe ausgeprägte **Parenchym- und Fettgewebsnekrosen** sowie **Hämorrhagien**. Makroskopisch erscheint das Pankreas dunkel bis schwarz verfärbt. Demarkierte Nekrosen können sequestrieren oder sich nach Verflüssigung in Pseudozysten umwandeln.
Aufgrund der retroperitonealen Lage des Pankreas bilden sich im **Stadium III** ausgedehnte **retroperitoneale Nekrosestraßen**, die nach kaudal bis ins kleine Becken und nach kranial bis ins hintere Mediastinum hineinreichen können, noch bevor die freie Bauchhöhle in den entzündlichen Prozess mit einbezogen wird. Im weiteren Verlauf kommt es zur Infiltration mit anschließender Nekrose der Oberbauchorgane (besonders Magen und Querkolon), Ausbildung von intestinalen Fisteln, zur Infektion des Bauchraumes und letztlich zur diffusen Peritonitis, die entscheidend zur schlechten Prognose beiträgt.

Klinik der akuten Pankreatitis

Das klinische Erscheinungsbild der akuten Pankreatitis reicht von milden, unkomplizierten bis hin zu fulminanten, letalen Verlaufsformen.
Als Leitsymptom gilt der im Epigastrium bzw. linken Oberbauch lokalisierte **Schmerz**. Die einzelnen Symptome sind unspezifisch (Tab. **C-1.45**).
Abdominelle Differenzialdiagnosen:
▪ Perforationen abdomineller Hohlorgane
▪ Mesenterialinfarkt
▪ Ruptur eines Bauchaortenaneurysmas
▪ gynäkologische Erkrankungen.

Extraabdominelle Differenzialdosen:
▪ akuter Myokardhinterwandinfarkt
▪ akute Lungenembolie
▪ Nieren- und Harnleiterkoliken.

Krankheitsverlauf und Komplikationen der akuten Pankreatitis

Das **Stadium I** der akuten Pankreatitis ist durch den Austritt von Pankreassekret in das Interstitium mit konsekutiver **ödematöser Schwellung** der Bauchspeicheldrüse gekennzeichnet.
Im **Stadium II** finden sich im Drüsengewebe ausgeprägte **Parenchym- und Fettgewebsnekrose**n sowie **Hämorrhagien**.

Aufgrund der retroperitonealen Lage des Pankreas bilden sich im **Stadium III** ausgedehnte **retroperitoneale Nekrosestraßen**.
Im weiteren Verlauf kommt es zur Infiltration mit anschließender Nekrose der Oberbauchorgane, intestinalen Fisteln, Infektion des Bauchraumes und letztlich zur diffusen Peritonitis.

≡ C-1.46

≡ C-1.46	**Komplikationen der akuten Pankreatitis**
lokal	▪ intrapankreatische Abszesse ▪ Pseudozysten
Umgebung	▪ extrapankreatische Abszesse ▪ retroperitoneale Nekrosestraßen ▪ paralytischer Ileus ▪ intestinale Fistelungen ▪ Nekrosen der Oberbauchorgane ▪ Stenosen benachbarter Hohlorgane (Duodenum, Kolon) ▪ Peritonitis ▪ Milzvenenthrombose/Milzinfarkt ▪ Aszites, Pleura- und Perikardergüsse
systemisch-toxisch	▪ Sepsis ▪ septisch-toxischer Schock (katecholaminpflichtig) ▪ Verbrauchskoagulopathie ▪ ANV (akutes Nierenversagen) ▪ ALV (akutes Leberversagen) ▪ ARDS (adult respiratory distress syndrome) ▪ Myokardinsuffizienz ▪ Enzephalopathie ▪ gastrointestinale Blutungen durch Erosionen und Ulzera

Es können Aszites, Pleura- und Perikardergüsse entstehen.

Die Resorption der toxischen und vasoaktiven Substanzen in die Blutbahn kann zum akuten Schockgeschehen und zu Organfunktionsstörungen führen. Endpunkt ist das toxisch bedingte Multiorganversagen.
Tab. **C-1.46** gibt einen Überblick über die Komplikationen der schweren Verlaufsformen.

Durch lymphogenen Sekrettransport können Aszites, Pleuraergüsse (besonders links-, aber auch rechts- oder beidseitig) und Perikardergüsse entstehen.
Die Resorption der toxischen und vasoaktiven Substanzen in die Blutbahn kann neben der Auslösung eines akuten Schockgeschehens zu Funktionsstörungen von Gehirn, Herz, Lunge, Leber, Niere und Gastrointestinum führen. Endpunkt ist das in der Regel letal verlaufende, toxisch bedingte Multiorganversagen.
Tab. **C-1.46** gibt einen Überblick über die Komplikationen der schweren Verlaufsformen.

Diagnostik der akuten Pankreatitis

Neben der **Anamnese** und **Klinik** liegt besonderer Wert auf der **Enzymdiagnostik von α-Amylase und Lipase im Serum und Urin**.

Diagnostik der akuten Pankreatitis

Für die Wahl des therapeutischen Vorgehens sowie zur Abschätzung der Prognose ist eine frühzeitige Differenzierung der akuten Pankreatitis in ödematös-interstitielle oder hämorrhagisch-nekrotisierende Form wünschenswert, im Einzelfall aber problematisch. Die Verdachtsdiagnose wird aus der **Anamnese** und den **klinischen Symptomen** gestellt (Tab. **C-1.45**). Zur Absicherung dienen Laboruntersuchungen. Hierbei steht neben der Bestimmung der unspezifischen Entzündungsparameter (u. a. Leukozyten, C-reaktives Protein) die **Enzymdiagnostik** mit der Messung der **Serum- und Urinkonzentrationen der α-Amylase und Lipase** im Vordergrund. Beide Enzyme sind bereits zu Beginn der Erkrankung auf ein Mehrfaches ihrer Normwerte erhöht. Es besteht jedoch keine hinreichende Korrelation der Enzymspiegel mit der Krankheitsschwere und -dauer.
Cave: Es wurden schon normale Amylase- und Lipasewerte bei letalen Formen gemessen!

Zur Differenzierung der pankreatitischen Verlaufsformen und zur Erfassung bestimmter Komplikationen dienen **bildgebende Verfahren** wie die Sonographie und Computertomographie (CT) sowie in Einzelfällen die Kernspintomographie.
Sie ermöglichen eine direkte Parenchymbeurteilung.

Zur Differenzierung der pankreatitischen Verlaufsformen und zur Erfassung bestimmter Komplikationen dienen **bildgebende Verfahren** wie die Sonographie und Computertomographie (CT) sowie in Einzelfällen die Kernspintomographie. Sie ermöglichen eine direkte Parenchymbeurteilung. Der Vorteil der Computertomographie gegenüber der Sonographie besteht darin, dass ihre Aussagekraft nicht durch Meteorismus und Adipositas eingeschränkt wird.
Die Verflüssigung von Pankreasgewebe zeigt sich im CT anhand von hypodensen Arealen und Konturauflösungen des Organs. Abszess und Exsudat können durch Gasnachweis in den Abszedierungen voneinander unterschieden wer-

den. Mittels intravenöser Bolusinjekton von Kontrastmittel gelingt die Differenzierung von gesundem und nekrotischem Pankreasgewebe.

Die **endoskopisch-retrograde Cholangio-Pankreatikographie** (**ERCP**) galt früher bei akuter Pankreatitis als kontraindiziert, weil man annahm, dass die Erkrankung durch den zusätzlichen Sekretstau verschlimmert werden könnte. Heute ist sie der Goldstandard in der Diagnostik und interventionellen Behandlung der akuten, biliären Pankreatitis. Die endoskopische Papillotomie und Konkrementerfernung bei inkarzeriertem Gallenstein ist Methode der Wahl.

Intensivmedizinische Therapie der akuten Pankreatitis

Unzweifelhaft ist der Stellenwert der **intensivmedizinischen Überwachung und Basistherapie** als Grundlage der Behandlung der schweren akuten Pankreatitis (Tab. **C-1.47**). Die Möglichkeiten der modernen Intensivmedizin haben hier wesentlich zur Senkung der Krankheitsletalität beigetragen.

Die **endoskopisch-retrograde Cholangio-Pankreatikographie** (**ERCP**) ist heute der Goldstandard in der Diagnostik und interventionellen Behandlung der akuten, biliären Pankreatitis.

Intensivmedizinische Therapie der akuten Pankreatitis

Grundlage der Behandlung der schweren akuten Pankreatitis ist die **intensivmedizinische Überwachung und Basistherapie** (Tab. **C-1.47**).

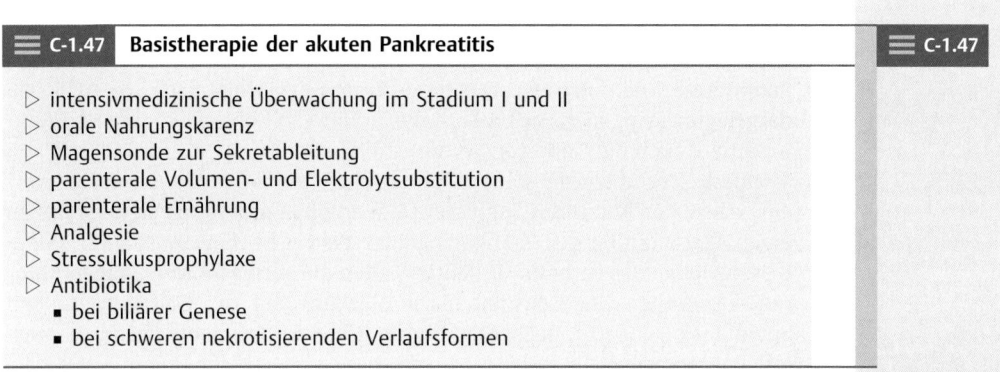

C-1.47 Basistherapie der akuten Pankreatitis

▷ intensivmedizinische Überwachung im Stadium I und II
▷ orale Nahrungskarenz
▷ Magensonde zur Sekretableitung
▷ parenterale Volumen- und Elektrolytsubstitution
▷ parenterale Ernährung
▷ Analgesie
▷ Stressulkusprophylaxe
▷ Antibiotika
  ▪ bei biliärer Genese
  ▪ bei schweren nekrotisierenden Verlaufsformen

Intensivmedizinische Überwachung der akuten Pankreatitis

Tab. **C-1.48** gibt einen Überblick über die intensivmedizinisch sinnvollen Überwachungsmaßnahmen bei akuter Pankreatitis.

Intensivmedizinische Überwachung der akuten Pankreatitis

Tab. **C-1.48** gibt einen Überblick über die intensivmedizinisch sinnvollen Überwachungsmaßnahmen bei akuter Pankreatitis.

C-1.48 Intensivmedizinisches Überwachungsprogramm bei akuter Pankreatitis

▷ **fortlaufend**	▪ EKG-Kontrolle ▪ Pulsoxymetrie, zumindest bei drohender oder manifester respiratorischer Insuffizienz
▷ **stündlich**	▪ Blutdruck, bei Schock oder schweren Verläufen kontinuierlich-invasiv ▪ Urinausscheidung ▪ ZVD-Kontrolle ▪ Flüssigkeitsbilanzierung
▷ **mehrmals täglich**	▪ klinische Untersuchung
▷ **täglich**	Laboruntersuchungen: ▪ Amylase und Lipase im Serum und Urin ▪ Hb, Hkt, Leukozyten ▪ Elektrolyte inkl. Kalzium ▪ BZ-Tagesprofil ▪ Kreatinin und Harnstoff ▪ Gesamteiweiß, Albumin ▪ Gerinnungsstatus ▪ arterielle BGA ▪ Säure-Basen-Status
▷ **2–3-tägig sowie bei Verschlechterung**	▪ Röntgenthorax ▪ Oberbauchsonographie oder Abdomen-CT mit i. v. Gabe von KM ▪ chirurgisches Konsil

Basistherapie der akuten Pankreatitis

- **Orale Nahrungskarenz** zur Ruhigstellung der Pankreassekretion

- **Parenterale Volumen- und Elektrolytsubstitution zur**
  - Sicherstellung einer ausreichenden Durchblutung im Splanchnikusgebiet
  - Schockprophylaxe
  - Verhinderung eines akuten Nierenversagens

- **Parenterale Ernährung** (s. S. 550).

- **Analgesie.** In erster Linie bieten sich **Nicht-Opioid-Analgetika** an, und zwar vor allem das **Metamizol** (Novalgin®), das neben seiner guten analgetischen Wirkung gesicherte tonussenkende, spasmolytische Effekte auf die Gallengangsmuskulatur und den Sphincter Oddi zeigt. Die thorakale Epiduralanalgesie mit Lokalanästhetika kann eine hervorragende Analgesie erzielen.

- **Stressulkusprophylaxe**, z. B. mit Sucralfat (Ulcogant®), 4–6 g/d über die Magensonde oder H$_2$-Rezeptorenblocker i. v.
- **Antibiotika.** Eine generelle Antibiotikaprophylaxe kann nicht empfohlen werden.

Bei biliären Pankreatitiden und schweren nekrotisierenden Verlaufsformen ist ein frühzeitiger Antibiotikaeinsatz gerechtfertigt, weil häufig sekundäre bakterielle Infektionen auftreten.

Neben der Erfassung des typischen Erregerspektrums ist auf bestmögliche Gallen- bzw. Pankreasgängigkeit der Substanzen zu achten, um möglichst hohe Konzentrationen im Pankreasgewebe zu erreichen. Am besten ist **Imipenem** (Zienam®) oder eine **Kombination aus Ciprofloxacin** (Cipobay®) **und Metronidazol** (Clont®) geeignet.

Die ultraschall- oder computertomographisch gesteuerte **Feinnadelpunktion** ist die Methode der Wahl zum Erregernachweis.

Basistherapie der akuten Pankreatitis

- **Orale Nahrungskarenz.** Sie dient, wie die Sekretableitung über eine Magensonde, der Ruhigstellung der Pankreassekretion und ist in ihrem Nutzen unumstritten.

- **Parenterale Volumen- und Elektrolytsubstitution.** Zentrale Bedeutung genießt zur **Sicherstellung einer ausreichenden Durchblutung im Splanchnikusgebiet** und als Schockprophylaxe (Vermeidung sog. ischämischer Pankreasinsulte) die ausreichende, „aggressive" parenterale Volumen- und Elektrolyttherapie. In den ersten Tagen sollte die Zufuhr von **Vollelektrolytlösungen 3–4 l/d** nicht unterschreiten; bisweilen können in Einzelfällen Tagesmengen von bis über 10 l erforderlich werden. Als Richtschnur gelten der zentrale Venendruck und die „spontane" Urinausscheidung, die zur Verhinderung eines akuten Nierenversagens ca. 3 l/d betragen sollte. Allerdings lässt sich auch durch adäquate Volumentherapie ein akutes Nierenversagen nicht immer vermeiden. Als Ursache hierfür werden vasoaktive Polypeptide vermutet, die den renovaskulären Widerstand erhöhen und so die Nierenperfusion und konsekutiv die glomeruläre Filtrationsrate absenken.

- **Parenterale Ernährung.** Die parenterale Ernährung erfolgt nach den auf S. 550 dargelegten Prinzipien. Sie umfasst die Zufuhr von Kohlenhydraten und Aminosäuren, auch die Gabe von Fetten ist erlaubt!

- **Analgesie.** Zur Analgesie sollten Opioide eher zurückhaltend eingesetzt werden, da sie den Tonus des Sphincter Oddi erhöhen und so möglicherweise zu einer Aggravierung des Krankheitsbildes beitragen. Eine Ausnahme bildet diesbezüglich das Pethidin (Dolantin®), dem die geringste, von einigen Autoren sogar eher eine spasmolytische Wirkung auf die Gallengangs- und Sphinktermuskulatur nachgesagt wird. Gute Erfahrungen bestehen auch mit Buprenorphin. In erster Linie bieten sich aber **Nicht-Opioid-Analgetika** an, und zwar vor allem das **Metamizol** (Novalgin®), das neben seiner guten analgetischen Wirkung gesicherte tonussenkende, spasmolytische Effekte auf die Gallengangsmuskulatur zeigt. Eine zufriedenstellende Analgesie kann bei diesem Krankheitsbild durch die kontinuierliche thorakale Epiduralanalgesie (TEA) mit niedrigdosierten Lokalanästhetika (z. B. 6–8 ml/h Ropivacain 0,2 %) erzielt werden.

- **Stressulkusprophylaxe.** Zur spezifischen Stressulkusprophylaxe können Protonenpumpenblocker wie Pantoprazol in einer Dosis von 2 × 40 mg oder H$_2$-Rezeptorenblocker i. v. appliziert werden.

- **Antibiotika.** Eine generelle Antibiotikaprophylaxe kann nicht empfohlen werden. Sie ist nachgewiesenermaßen unwirksam bei den primär alkoholinduzierten und idiopathischen Formen.

Sie kommt nur in Betracht bei sekundären bakteriellen Infektionen, die besonders häufig **bei biliären Pankreatitiden und schweren nekrotisierenden Verlaufsformen** beobachtet werden können. Hierbei ist dann ein frühzeitiger Antibiotikaeinsatz gerechtfertigt, weil davon auszugehen ist, dass sich innerhalb von 6–10 Tagen eine bakterielle Besiedelung der Nekrosen entwickelt. Vornehmlich werden gramnegative aerobe und anaerobe Erreger gefunden (in erster Linie E. coli, Klebsiellen, P. aeruginosa, Proteus spp., B. fragilis).

Bis zum Erregernachweis und Antibiogramm kann eine ungezielte Therapie durchgeführt werden. Besonderer Wert sollte dabei neben der Erfassung des typischen Erregerspektrums auf bestmögliche Gallen- bzw. Pankreasgängigkeit der ausgewählten Substanzen gelegt werden, um so möglichst hohe Konzentrationen im Pankreasgewebe zu erreichen. Diesbezüglich schneidet am besten **Imipenem** (Zienam®) **oder** eine **Kombination aus Ciprofloxacin** (Ciprobay®) **und Metronidazol** (Clont®) ab.

Zum Erregernachweis sollte bei Verdacht auf Vorliegen einer infizierten Nekrose bzw. eines Abszesses am ehesten eine ultraschall- oder computertomographisch gesteuerte **Feinnadelpunktion** vorgenommen werden. Zusätzlich sollten abgeleitete Sekrete, Aszites- und Pleurapunktate mikrobiologisch untersucht sowie Blutkulturen entnommen werden.

Spezifisch-medikamentöse Therapie der akuten Pankreatitis

Medikamentöse Therapieansätze, die darauf abzielen, die autodigestiven Enzyme sowohl lokal als auch systemisch zu hemmen, haben allesamt nicht die in sie gesetzten klinischen Erwartungen erfüllen können.

Hierzu gehört u. a. der Einsatz des Proteinaseninhibitors Aprotinin (Trasylol®) und des Trypsin- und Phospholipase-A2-Inhibitors Gabexat-Mesilat (Foy®). Auch die Gabe von Peptidhormonen zur direkten Hemmung der Pankreassekretion, wie z. B. von Somatostatin (Somatofalk®) oder seines synthetischen Analogons Octreotid (Sandostatin®) sowie von Calcitonin oder Glukagon, hat sich als unwirksam herausgestellt. Gleiches gilt für die Anwendung nichtsteroidaler Antiphlogistika zur Supprimierung der Entzündungsreaktionen und von Acetylcystein (Fluimucil®) zur Bindung freier Sauerstoffradikale.

Apparative Intensivtherapie der akuten Pankreatitis

Zu den apparativen intensivtherapeutischen Maßnahmen gehören die **maschinelle Beatmung** bei respiratorischer Insuffizienz (s. S. 453) und die **Hämofiltration** bei akutem Nierenversagen (s. S. 530). Die Indikationen zu ihrem Einsatz sollen in beiden Fällen großzügig gehandhabt werden.

Die Frage, ob durch Steigerung der Filtrationsmengen (bis auf 50 l/d unter venovenöser Hämofiltration) eine relevante Mediatoreneliminierung und damit eine günstige Verlaufsbeeinflussung der schweren akuten Pankreatitis erreicht werden kann, ist zur Zeit Gegenstand klinischer Untersuchungen und lässt sich momentan noch nicht abschließend beantworten.

Interventionelle Therapie der akuten Pankreatitis

Endoskopisch-interventionelle Therapie

Bei akuter, biliärer Pankreatitis infolge einer Choledocholithiasis sollte eine umgehende **endoskopische Papillotomie und Konkrementenfernung** durchgeführt werden (s. S. 588). Inwieweit darüber hinaus Patienten mit einer Cholezystolithiasis von einer endoskopischen Gallengangsrevision profitieren, kann gegenwärtig nicht eindeutig abgeschätzt werden. Bei nichtbiliärer Genese hat sich diese Vorgehensweise jedoch mittlerweile als sinnlos erwiesen.

Radiologisch-interventionelle Therapie

Bei Patienten mit Pankreasabszessen oder infizierten Pseudozysten sollte zunächst eine ultraschall- oder CT-gesteuerte **Punktionsdrainage** mit anschließender Spülbehandlung erfolgen.

Operative Therapie der akuten Pankreatitis

▶ **Merke:** Der Einsatz operativer Therapiemaßnahmen bei schweren akuten Pankreatitiden soll sinnvollerweise die konservative Therapie ergänzen, nicht ersetzen! Die Indikation zur Operation wird heute zurückhaltend beurteilt.

Das Krankheitsbild setzt, wie bereits eingangs erwähnt, eine enge interdisziplinäre Zusammenarbeit von Intensivmediziner, Radiologe und Chirurg voraus. Die **Indikationen** zur **chirurgischen Intervention** sind in Tab. **C-1.49** aufgeführt. Ziel des operativen Vorgehens ist die Beseitigung von Ursachen und Folgen der Erkrankung, d. h. neben der **Entfernung von Nekrosen und Abszessen** grundsätzlich die kontinuierliche **Drainage der peripankreatischen Flüssigkeit**, die Bakterien, Toxine und vasoaktive Substanzen enthält.

Spezifisch-medikamentöse Therapie der akuten Pankreatitis

Medikamentöse Therapieansätze, die darauf abzielen, die autodigestiven Enzyme sowohl lokal als auch systemisch zu hemmen, haben allesamt nicht die in sie gesetzten klinischen Erwartungen erfüllen können.

Apparative Intensivtherapie der akuten Pankreatitis

Zu den apparativen intensivtherapeutischen Maßnahmen gehören der frühzeitige Einsatz der **maschinellen Beatmung** bei respiratorischer Insuffizienz (s. S. 453) und der **Hämofiltration** bei akutem Nierenversagen (s. S. 530).

Interventionelle Therapie der akuten Pankreatitis

Endoskopisch-interventionelle Therapie

Bei akuter, biliärer Pankreatitis infolge einer Choledocholithiasis sollte eine umgehende **endoskopische Papillotomie und Konkrementenfernung** durchgeführt werden.

Radiologisch-interventionelle Therapie

Pankreasabszesse oder infizierte Pseudozysten sollten ultraschall- oder CT-gesteuert **punktiert und drainiert** werden.

Operative Therapie der akuten Pankreatitis

◀ Merke

Die **Indikationen** zur **chirurgischen Intervention** sind in Tab. **C-1.49** aufgelistet. Ziel des operativen Vorgehens ist die Beseitigung von Ursachen und Folgen der Erkrankung, d. h. neben der **Entfernung von Nekrosen und Abszessen** grundsätzlich die kontinuierliche **Drainage der peripankreatischen Flüssigkeit**, die Bakterien, Toxine und vasoaktive Substanzen enthält.

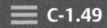 C-1.49

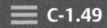 C-1.49 | **Indikationen zur Operation bei akuter Pankreatitis**

▷ Verschlechterung unter „konservativ"-intensivmedizinischer und interventioneller Therapie
▷ infizierte Pankreasnekrose, ausgedehnter Abszess
▷ massive Pankreashämorrhagien
▷ ausgedehnte, organübergreifende Nekrosen (bes. retroperitoneal)
▷ Peritonitis
▷ Sepsis u. septisch-toxischer Schock
▷ progredientes Multiorganversagen

Das Spektrum an operativen Möglichkeiten umfasst die in Tab. **C-1.50** aufgeführten Maßnahmen.

Das Spektrum an operativen Möglichkeiten umfasst die in Tab. **C-1.50** aufgeführten Maßnahmen.

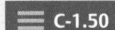 C-1.50

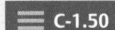 C-1.50 | **Operative Maßnahmen bei akuter Pankreatitis**

▷ Nekrosektomie
▷ Abszessentfernung
▷ Peritoneallavage
▷ Platzierung von Drainagekathetern

Nach umfassender **Nekrosektomie** und **Entfernung von Abszessmaterial** zur Sanierung des Sepsisherdes sollte sich immer eine **Peritoneallavage** anschließen, entweder als **geschlossene, kontinuierliche Bursalavage** oder als **Etappenlavage** in Form von programmierten Reoperationen.

Nach umfassender **Nekrosektomie** und **Entfernung von Abszessmaterial** zur Sanierung des Sepsisherdes werden anschließend Katheter in der Pankreasloge platziert, die der adäquaten extraperitonealen Ableitung der Sekrete nach außen dienen. Transperitoneale Drainagesysteme sollten nicht angewendet werden, um eine Kontamination der freien Bauchhöhle mit Pankreasflüssigkeit zu vermeiden bzw. nicht zu verstärken. Zusätzlich kann die Einlage von Drains in den rechten und linken Oberbauch sowie in die Bursa omentalis und ins kleine Becken erforderlich werden.

Daran sollte sich immer eine **Peritoneallavage** anschließen, die entweder als **geschlossene, kontinuierliche Bursalavage** (Saug-Spül-Drainage über die Katheter in der Pankreasloge mit Spülmengen von bis zu 10 l/d) oder als **Etappenlavage** in Form von programmierten Reoperationen durchgeführt wird.

Die früher praktizierte Hemiduodenopankreatektomie nach Whipple und die totale Pankreatektomie sind aufgrund der hohen Letalitätsraten als Therapieform wieder verlassen worden.

1.2.6 Verbrennungskrankheit

1.2.6 Verbrennungskrankheit

▶ Definition

▶ **Definition:** Die Verbrennungskrankheit, die durch ein dritt- oder viertgradiges thermisches Trauma der Haut mit oder ohne Atemwegsbeteiligung ausgelöst wird, ist durch komplexe pathophysiologische Reaktionen gekennzeichnet, die über den Ort der Entstehung weit hinausgehen und die Integrität des Gesamtorganismus in hohem Maße bedrohen.

Man unterscheidet:
• thermisches Trauma
• Störungen der Atmung durch Inhalationstrauma
• Komplikationen wie Verbrauchskoagulopathie, akutes Nierenversagen, Sepsis.

Man unterscheidet in diesem Zusammenhang:
• Störungen, die sich direkt aus der thermischen Schädigung der äußeren Haut ergeben (Schmerzen, Verbrennungsödem und „Verbrennungsschock")
• Störungen der Atmung durch Inhalationstrauma
• Komplikationen wie Verbrauchskoagulopathie, akutes Nierenversagen, Sepsis.

Pathophysiologie der Verbrennung

Thermisches Trauma

Die Hitzeeinwirkung führt in Abhängigkeit von ihrer Intensität nicht nur zu einer Schädigung des direkt exponierten Gewebes, sondern zieht auch eine Reihe sekundärer pathophysiologischer Veränderungen nach sich. Die durch eine Verbrennung entstehenden **starken Schmerzen** (**nur bei Grad I u. II; aufgrund von Zerstörung nervaler Strukturen nicht bei Grad III u. IV**) führen zur Sympathikusstimulierung mit vermehrter Katecholaminfreisetzung und konsekutiver Vasokonstriktion mit regionaler Minderperfusion. Durch Freisetzung von Mediatoren wie Histamin, Prostaglandinen, Leukotrienen, Bradykinin, Komplement und O_2-Radikalen kommt es zu einer regional, bei dritt- und viertgradiger Verbrennung auch systemisch gesteigerten Gefäßpermeabilität mit Verlusten von Proteinen, Wasser und Natrium ins Interstitium (**toxisches Verbrennungsödem**). Da in hohem Maße Albumin aus dem Gefäßbett strömt, werden aufgrund des onkotischen Druckes auch große Mengen Flüssigkeit ins Interstitium sequestriert, die das zirkulierende Blutvolumen deutlich übersteigen können. Das Resultat ist eine Verminderung des intravasalen Volumens mit Hämokonzentration und Abfall des Herzminutenvolumens.

Die daraufhin kompensatorisch ausgeschütteten Katecholamine sowie die Hämokonzentration verschlechtern zusätzlich die Mikrozirkulation; die Sauerstoffversorgung der peripheren Gewebe ist bei erhöhtem Bedarf vermindert. Als Konsequenz ergibt sich ein anaerober Stoffwechsel, infolgedessen eine Laktatazidose entsteht.

Setzt die Therapie dieser Störungen nicht rechtzeitig ein, muss mit bleibenden Organschäden gerechnet werden. Klinisch können Patienten mit ausgedehnten Verbrennungen (ab 15–20 % dritt- bzw. viertgradig verbrannter Körperoberfläche, bei Kindern und alten Patienten ab 10–15 %) die Zeichen eines **hypovolämisch-toxischen Schocks** (**„Verbrennungsschock"**) mit arterieller Hypotonie, Tachykardie, kalten blassen Extremitäten und einer metabolischen Azidose in der Blutgasanalyse entwickeln.

Wird initial rechtzeitig und ausreichend Flüssigkeit substituiert, stabilisiert sich nach ca. 2–3 Tagen die Gefäßwand, und das interstitielle Ödem strömt in den folgenden 2–3 Wochen nach intravasal zurück. Bei der Bilanzierung müssen auch die Flüssigkeitsmengen berücksichtigt werden, die der Patient über die verbrannten Hautareale nach außen verliert, die aber nicht exakt quantifizierbar sind.

Inhalationstrauma

Als Inhalationstrauma werden **direkte oder indirekte thermische Schädigungen des respiratorischen Systems** bezeichnet. Ein Inhalationstrauma ist naheliegend, wenn sich im Kopf-Hals-Bereich Verbrennungen oder Verkohlungen finden lassen. Wurden heiße Gase inspiriert, besteht ein direktes thermisches Trauma des Bronchial- und Alveolarepithels; ebenso können Rußpartikel inspiriert werden, die ihrerseits zu Störungen der Atmung führen können. Entstehen bei einer Verbrennung toxische Gase (z. B. Kohlenmonoxid oder Cyanid), die besonders bei Wohnungs- und Industriebränden freigesetzt werden, können auch hierdurch respiratorische und generalisierte Störungen entstehen (s. u.).

Direktes Inhalationstrauma

Ödem des oberen Respirationstraktes. Der pathophysiologische Mechanismus ist der gleiche, der auch zur Entwicklung eines peripheren interstitiellen Ödems führt. Ist die eingeatmete Luft heißer als 150°C, entsteht ein **direkter thermischer Schaden** mit Ausbildung eines mehr oder minder ausgeprägten **Ödems** der oberen und unteren Atemwege. Diese Veränderungen sind morphologisch sofort nach Exposition präsent, manifestieren sich klinisch jedoch meist nicht unmittelbar, sondern erst innerhalb von 12–18 Stunden nach Trauma. Ist der Patient zu diesem Zeitpunkt noch nicht intubiert und wird er nicht adäquat

Pathophysiologie der Verbrennung

Thermisches Trauma

Mit einer Verbrennung gehen **starke Schmerzen** einher (**nur bei Grad I u. II; aufgrund von Zerstörung nervaler Strukturen nicht bei Grad III u. IV**). Durch Freisetzung von Mediatoren kommt es zur gesteigerten Gefäßpermeabilität mit Verlusten von Proteinen, Wasser und Natrium ins Interstitium (**toxisches Verbrennungsödem**).

Klinisch können Patienten mit ausgedehnten Verbrennungen (ab 15–20 % dritt- bzw. viertgradig verbrannter Körperoberfläche, bei Kindern und alten Patienten ab 10–15 %) die Zeichen eines **hypovolämisch-toxischen Schocks** (**„Verbrennungsschock"**) entwickeln.

Inhalationstrauma

Als Inhalationstrauma werden **direkte oder indirekte thermische Schädigungen des respiratorischen Systems** bezeichnet. Ein Inhalationstrauma ist naheliegend, wenn sich im Kopf-Hals-Bereich Verbrennungen oder Verkohlungen finden lassen.

Direktes Inhalationstrauma

Ödem des oberen Respirationstraktes. Der pathophysiologische Mechanismus ist der gleiche, der auch zur Entwicklung eines peripheren interstitiellen Ödems führt. Ist die eingeatmete Luft heißer als 150°C, entsteht ein **direkter thermischer Schaden** mit Ausbildung eines mehr oder minder ausgeprägten **Ödems** der oberen und unteren Atemwege.

überwacht, drohen ihm bei weiterer Zunahme des Ödems mechanisch-respiratorische Störungen aufgrund einer Obstruktion der oberen Atemwege und schwere Gasaustauschstörungen infolge eines Lungenödems.

Bestehen direkte Hitzeeinwirkungen im Bereich des Halses und des Gesichtes, ist die Atmung des Patienten durch Entwicklung eines Schleimhautödems mit nachfolgender Kompression vor allem im Bereich des Larynx gefährdet (Zunahme des Atemwegswiderstandes mit nachfolgender Dyspnoe und Hypoventilation). Die Entwicklung eines Ödems im Kopf-Hals-Bereich kann zu ausgeprägten anatomischen Veränderungen führen, so dass bei maximaler Ödemausdehnung eine transglottische endotracheale Intubation unmöglich werden kann. Hier ist dann eine Tracheotomie erforderlich.

Verminderung der Compliance. Die Compliance als Maß für die Dehnbarkeit von Thorax und Lunge gibt die Volumenänderung der Lunge pro Einheit des Druckanstieges an (s.S. 455). Bei inhalativer Hitzeeinwirkung kommt es infolge des Lungenödems und bei Verbrennungen der Haut im Bereich des gesamten Thorax durch das äußere Ödem (z. B. auch Verbrennungen II°) zu einer Verminderung der pulmonalen bzw. thorakalen Elastizität und damit zur Einschränkung der Compliance im Sinne einer **restriktiven Ventilationsstörung** (s.S. 457). Symptome dieser Ventilationsstörung sind eingeschränkte Atemexkursionen, erschwerte Atemarbeit, alveoläre Hypoventilation mit Ausbildung von Atelektasen und eingeschränkter funktioneller Residualkapazität. Hierdurch kann sich eine respiratorische Globalinsuffizienz ausbilden (s.S. 461).

Indirektes Inhalationstrauma

Da bei jedem Brand Sauerstoff verbraucht wird, kann vor allem in geschlossenen Räumen die inspiratorische **Sauerstoffkonzentration** auf Werte von 10 % und weniger absinken; dies entspricht einem alveolären PO_2 von ca. 50–60 mmHg und einem arteriellen PO_2 von ca. 40 mmHg. Die daraus resultierende Hypoxämie kann zu neurologischen Symptomen wie Verwirrtheit und Bewusstlosigkeit und bei Bestehen über längere Zeit zu bleibenden Organschäden führen.

Die Inhalation von toxischen Gasen, z. B. **Kohlenmonoxid** (CO), führt ebenfalls zu indirekten respiratorischen Veränderungen. Kohlenmonoxid „verdrängt" Sauerstoff aus seiner Bindung an das Hämoglobin. Ist die Carboxyhämoglobinkonzentration größer als 15 %, d. h., sind mehr als 15 % des Hämoglobins mit CO besetzt, kommt es zu ersten, meist neurologischen Symptomen. Auch das Myokard kann funktionell geschädigt werden, insbesondere wenn bereits vorher eine eingeschränkte Koronarreserve bestand. Die Diagnose einer CO-Intoxikation ist in der Klinik leicht anhand einer Blutgasanalyse mit Hilfe spezieller Analysegeräte zu stellen, die den prozentualen Anteil des Carboxyhämoglobins bestimmen.

Komplikationen bei Verbrennungen

Jeder schwerstverbrannte Patient ist aufgrund verminderter Infektabwehr durch bakterielle Besiedlung der verbrannten Hautareale hochgradig infektionsgefährdet. Im ungünstigsten Fall kann sich eine generalisierte Infektion (**Sepsis**, s.S. 580) mit daraus resultierendem Multiorganversagen ergeben, was in entscheidendem Maße zur Letalität der Verbrennungskrankheit beiträgt. Dies bedeutet, dass Patienten mit erheblicher Brandverletzung isoliert werden müssen und aufgrund der spezifischen Probleme, die sich aus der Therapie ergeben, in speziellen Zentren behandelt werden sollten.

Marginalien (linke Spalte):

Bei maximaler Ödemausdehnung kann eine transglottische endotracheale Intubation unmöglich werden. Dann ist eine Tracheotomie erforderlich.

Verminderung der Compliance. Bei inhalativer Hitzeeinwirkung kommt es infolge des Lungenödems und bei Verbrennungen der Haut im Bereich des gesamten Thorax durch das äußere Ödem (z. B. auch Verbrennungen II°) zu einer Verminderung der pulmonalen bzw. thorakalen Elastizität und damit zur Einschränkung der Compliance im Sinne einer **restriktiven Ventilationsstörung**.

Indirektes Inhalationstrauma

Da bei jedem Brand Sauerstoff verbraucht wird, kann vor allem in geschlossenen Räumen die inspiratorische **Sauerstoffkonzentration** auf Werte von 10 % und weniger absinken.

Die Inhalation von toxischen Gasen, z. B. **Kohlenmonoxid** (CO), führt ebenfalls zu indirekten respiratorischen Veränderungen, da Kohlenmonoxid Sauerstoff aus seiner Bindung an das Hämoglobin „verdrängt".

Komplikationen bei Verbrennungen

Jeder schwerstverbrannte Patient ist aufgrund verminderter Infektabwehr durch bakterielle Besiedlung der verbrannten Hautareale hochgradig infektions- und **sepsis**gefährdet.

Einschätzung der Verbrennungsausdehnung

Zur Erfassung der Verbrennungsausdehnung hat sich die **„Neuner-Regel"** (Abb. **C-1.59**) durchgesetzt, die jedoch nur bei Erwachsenen angewendet werden kann. Eine einfache grobe Abschätzung, die für Patienten aller Altersklassen gilt, legt die **Handfläche** des Patienten mit einer **Größe von 1 %** zugrunde. Wird dann die verbrannte Fläche mit der Handfläche des Patienten verglichen, lässt sich das Verbrennungsausmaß ungefähr in % der Gesamtkörperoberfläche abschätzen (Abb. **C-1.59**).

Neben der oberflächlichen Ausdehnung der Verbrennung spielt auch die Intensität der Schädigung eine Rolle (Abb. **C-1.60**).

Entscheidend für die Prognose sind Tiefe und Ausdehnung der Verbrennung sowie das Alter der Patienten, wobei viertgradige Verbrennungen bei älteren Patienten mit der höchsten Letalität einhergehen.

Einschätzung der Verbrennungsausdehnung

Zur Erfassung der Verbrennungsausdehnung haben sich die **„Neuner-Regel"** und die **„Handflächenregel"** (Abb. **C-1.59**) durchgesetzt.

Neben der oberflächlichen Ausdehnung der Verbrennung spielt auch die Intensität der Schädigung eine Rolle (Abb. **C-1.60**).

Entscheidend für die Prognose sind Tiefe und Ausdehnung der Verbrennung sowie das Alter der Patienten.

⊚ C-1.59 Neuner-Regel und Handflächenregel

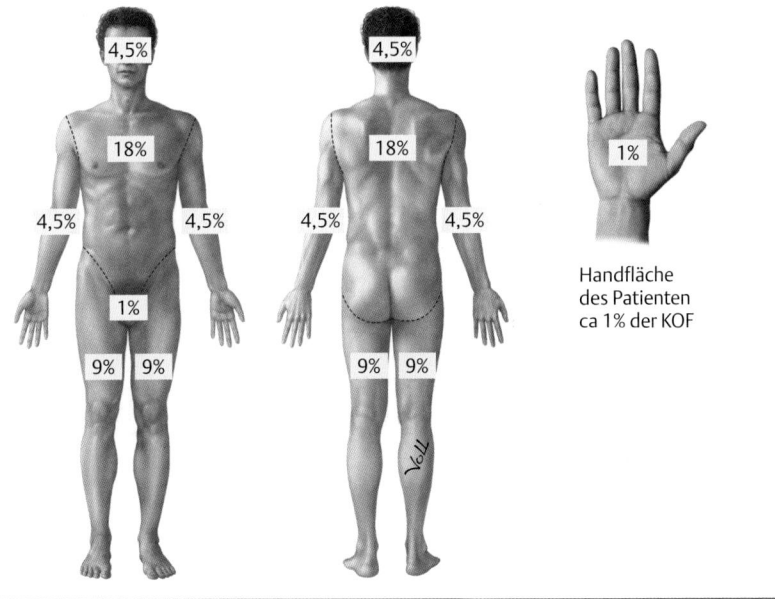

Handfläche
des Patienten
ca 1 % der KOF

⊚ C-1.59

⊚ C-1.60 Verbrennungsgrade

- **Verbrennung I°**
  Rötung der Haut mit Schädigung des Stratum corneum

- **Verbrennung II°**
  serös-gefüllte Brandblasen; die gesamte Epidermis und die oberste Coriumschicht sind nekrotisch

- **Verbrennung III°**
  rot-braune oder weiße Haut mit Elastizitätsverlusten; Epidermis und das gesamte Corium sind nekrotisch

- **Verbrennung IV°**
  subkutane und muskuläre Stukturen sind erfaßt; schwarze, verkohlte Areale

Querschnitt durch die Haut mit verschiedenen Verbrennungsgraden

a Verbrennung II°: Der Hautdefekt ist auf die Epidermis beschränkt

b Verbrennung III°: Die Nekrose reicht bis tief in das Korium

c Verbrennung IV°: Die Nekrosezone überschreitet das Korium und erstreckt sich bis in die Subkutis

Epidermis

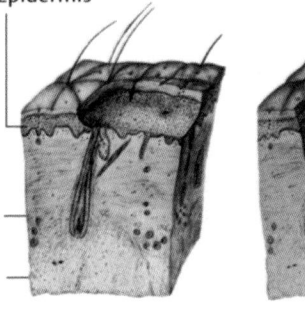
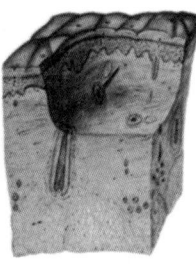
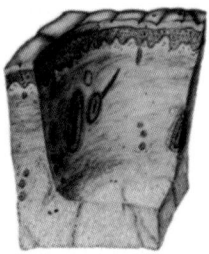

Korium

Subkutis

a   b   c

⊙ **C-1.60** **Verbrennungsgrade (Fortsetzung)**

Klinisches Erscheinungsbild verschiedener Verbrennungsgrade

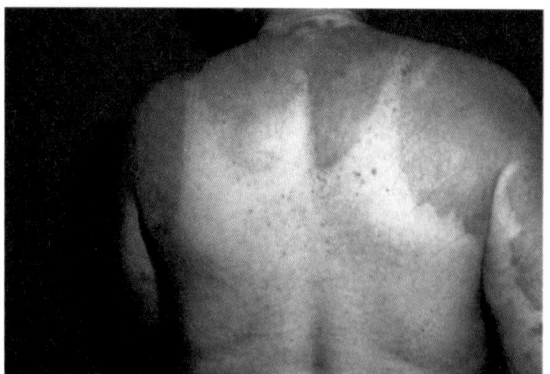

Verbrennung I°: Erythem der unbekleideten Haut nach Sonnenexposition (Sonnenbrand).

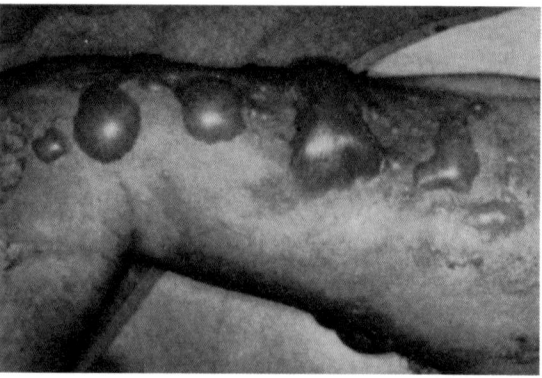

Verbrennung II°: serös-gefüllte epidermale Brandblasen im Bereich des rechten Oberarmes.

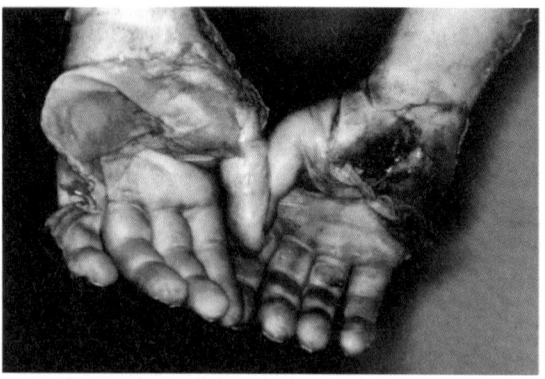

Verbrennung III°: Betroffen sind die Palmarseiten beider Hände. Neben blasiger Abhebung der Epidermis finden sich tiefergehende koriale Nekrosen an der rechten Hand.

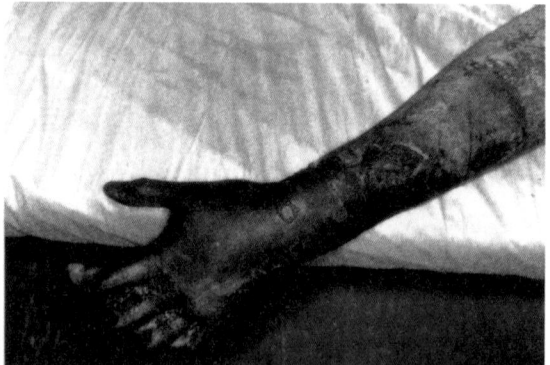

Verbrennung IV°: Die Haut des linken Unterarmes ist tiefschwarz verkohlt.

Therapie von Verbrennungen

Primärversorgung von Verbrennungen

Zur Primärversorgung gehört die:
- ausreichende Flüssigkeitssubstitution (s. u.)
- Analgesie
- Sicherstellung eines ausreichenden Sauerstoffangebotes, ggf. mit Intubation und Beatmung.

Die **initiale Flüssigkeitstherapie** lässt sich am einfachsten mit der **Baxter-Formel** berechnen:
% VKOF × 4 × kg KG = ml Elektrolytlösung/24 h
(VKOF = verbrannte Körperoberfläche).

Therapie von Verbrennungen

Primärversorgung von Verbrennungen

Die Primärversorgung muss darauf ausgerichtet sein, die anfangs beschriebenen pathophysiologischen Veränderungen so schnell wie möglich zu begrenzen. Dazu gehört die:
- ausreichende Flüssigkeitssubstitution (s. u.)
- Analgesie
- Sicherstellung eines ausreichenden Sauerstoffangebotes, ggf. mit Intubation und Beatmung.

Die Anlage peripherer Venenverweilkanülen sollte nach Möglichkeit in den nicht brandverletzten Hautarealen erfolgen. Da initial große Flüssigkeitsvolumina substituiert werden müssen, sollten mindestens zwei oder drei großlumige Zugänge platziert werden, bevor es zur Ausbildung eines Volumenmangelschocks kommt. Die **initiale Flüssigkeitstherapie** lässt sich am einfachsten mit der Baxter-Formel berechnen:
Baxter-Formel zur Berechnung der Flüssigkeitssubstitution während der ersten 24 h: **% VKOF × 4 × kg KG = ml Elektrolytlösung/24 h**
(VKOF = verbrannte Körperoberfläche).

Die Hälfte dieser Menge sollte in den ersten 8 Stunden nach Trauma gegeben werden, in den weiteren 16 Stunden der Rest. Die anschließende Flüssigkeitstherapie kann sich dann nach klinischen bzw. apparativen Parametern richten (s. u.). Die Substitution sollte **nur mit kristalloiden Lösungen** wie Ringerlaktat erfolgen, da Kolloide infolge der erhöhten Gefäßwandpermeabilität den Intravasalraum verlassen, das Verbrennungsödem verstärken und in der Regenerationsphase nur deutlich langsamer aus dem Interstitium mobilisierbar sind als Kristalloide.

Je nach Verbrennungsausdehnung ist manchmal bereits zur Schaffung einer ausreichenden **Analgesie** die Induktion einer Allgemeinanästhesie erforderlich, die dann zwingend zur Intubation und Beatmung führt. Verbrennungen geringeren Ausmaßes können entweder mit Ketamin (Ketanest®) oder Opioiden analgetisch behandelt werden. Auf die Sicherstellung einer ausreichenden Oxygenierung und Ventilation ist bei beiden Verfahren zu achten.

Eine **Intubation und Beatmung** sollte bei allen Patienten mit Inhalationstraumen, Verbrennungen im Hals- und Gesichtsbereich sowie bei zirkulären Thoraxverbrennungen, aber auch mit sehr ausgedehnten Verbrennungen frühzeitig vorgenommen werden (Therapie bei Inhalationstrauma s. Fallbericht).

Versorgung von Verbrennungen nach Klinikaufnahme

Jedes Krankenhaus sollte eine adäquate Primärversorgung durchführen können. Neben den beschriebenen Maßnahmen gehören dazu das Festlegen des Verbrennungsausmaßes, die **Reinigung der Verbrennungswunden**, die immer in Allgemeinanästhesie durchgeführt werden sollte, sowie bei Patienten, die ein Inhalationstrauma erlitten haben, die **Bronchoskopie**, mittels derer das Ausmaß der Schädigung des Bronchialsystems abgeschätzt werden kann. Ferner sind zur besseren Flüssigkeitsbilanzierung die Anlage eines zentralvenösen Katheters sowie eines Blasenkatheters erforderlich. Frühzeitig sollte auch an einen arteriellen Zugang zur invasiven Blutdruckmessung und Entnahme arterieller Blutgasproben gedacht werden, da nach Ausbildung des Verbrennungsödems die Punktion peripherer Arterien erschwert sein kann. Laborchemisch sollten folgende Parameter bestimmt werden: Blutgase (arteriell und zentralvenös), Blutbild, Serumelektrolyte, Blutzucker, Leber- und Nierenwerte, Gesamteiweiß und kolloidosmotischer Druck sowie Gerinnungsstatus.

Intensivtherapie von Verbrennungen

Alle Patienten mit dritt- bzw. viertgradigen Verbrennungen und mindestens 15–20 % VKOF (Schockgefahr!) benötigen eine Intensivtherapie, Kinder und alte Patienten schon bei geringerem Ausmaß. Patienten mit Verbrennungen im Gesicht oder zusätzlichem Inhalationstrauma sollten immer intensivmedizinisch betreut werden.

Ausgedehnte Verbrennungen bewirken neben dem Flüssigkeitsverlust eine erhebliche Katabolie und Störung der Temperaturregulation. Deshalb müssen schwer brandverletzte Patienten bei relativ **hohen Umgebungstemperaturen** (ca. 30°C) und **hoher Luftfeuchtigkeit** behandelt werden. Weitere spezielle Maßnahmen umfassen die Lagerung in Spezialbetten, die einerseits die Entstehung von Dekubitalgeschwüren verhindern und andererseits gewährleisten sollen, dass die Patienten möglichst trocken liegen und Sekrete und Blut abfließen können.

Die Hälfte dieser Menge sollte in den ersten 8 Stunden nach Trauma gegeben werden, in den weiteren 16 Stunden der Rest.

Die Substitution sollte **nur mit kristalloiden Lösungen** wie Ringerlaktat erfolgen, da Kolloide das Verbrennungsödem verstärken und verlängern.

Bei jeder Verbrennung ist für eine ausreichende **Analgesie** zu sorgen.

Eine **Intubation und Beatmung** sollte bei allen Patienten mit Inhalationstraumen, Verbrennungen im Hals- und Gesichtsbereich, zirkulären Thoraxverbrennungen und sehr ausgedehnten Verbrennungen frühzeitig erfolgen (Therapie bei Inhalationstrauma s. Fallbericht).

Versorgung von Verbrennungen nach Klinikaufnahme

Neben den beschriebenen Maßnahmen gehören dazu das Festlegen des Verbrennungsausmaßes, die **Reinigung der Verbrennungswunden**, die immer in Allgemeinanästhesie durchgeführt werden sollte, sowie bei Patienten, die ein Inhalationstrauma erlitten haben, die **Bronchoskopie**, mittels derer das Ausmaß der Schädigung des Bronchialsystems abgeschätzt werden kann.

Intensivtherapie von Verbrennungen

Patienten mit dritt- bzw. viertgradigen Verbrennungen und mindestens 15–20 % VKOF (Schockgefahr!) benötigen eine Intensivtherapie, Kinder und alte Patienten schon bei geringerem Ausmaß, außerdem Patienten mit Verbrennungen im Gesicht oder zusätzlichem Inhalationstrauma. Schwer brandverletzte Patienten müssen bei relativ **hohen Umgebungstemperaturen** (ca. 30°C) und **hoher Luftfeuchtigkeit** behandelt werden.

Zur Intensivtherapie gehören im einzelnen:

- **Flüssigkeitstherapie**
  Sie sollte sich nach ZVD, Diurese, Herzfrequenz und arteriellem Blutdruck richten. Evtl. Anlage eines Pulmonaliskatheters.
- **Analgosedierung**

- **Beatmungstherapie**

- **Infektionsprophylaxe** mittels lokal antibakteriellen Maßnahmen.

- Ausreichende **Kalorienzufuhr** wegen des gesteigerten Kalorienbedarfs, wenn möglich per enteraler Ernährungssonde.

- **Ulkusprophylaxe**.

- **Intensivüberwachung**.

- **Chirurgische Therapie**
  - Reinigung der verbrannten Hautregionen und Applikation lokal wirksamer antibakterieller Substanzen
  - frühzeitige Exzision nekrotischer Areale und Deckung mit Hauttransplantaten.

Die intensivmedizinische Behandlung wird nach den bereits geschilderten Kriterien weitergeführt.

Die **Flüssigkeitstherapie** sollte sich nach zentralem Venendruck (ZVD), Diurese, Herzfrequenz und arteriellem Blutdruck richten. Lässt sich anhand dieser Parameter keine zufriedenstellende Therapie durchführen, sollte die Anlage eines Pulmonaliskatheters in Betracht gezogen werden.

Da Brandverletzungen mit erheblichen Schmerzen einhergehen, ist eine ausreichende **Analgosedierung** erforderlich, insbesondere zur täglichen Inspektion, Reinigung und zum Verbandswechsel.

Die **Beatmungstherapie** sollte so lange fortgeführt werden, bis auf die Analgosedierung weitestgehend verzichtet werden kann, ein Ödem im Respirationstrakt abgeklungen ist und der Gasaustausch stabilisiert ist. Frühestmöglich sollte hierbei die Spontanatmung des Patienten angestrebt werden (SIMV, CPAP; s. S. 487).

Die **Infektionsprophylaxe** sollte sich, solange keine generalisierte Infektion besteht, auf lokale Maßnahmen beschränken. Mit der Applikation lokaler antibakterieller Substanzen wird versucht, die Keimzahl in den verbrannten Arealen möglichst gering zu halten und die Besiedlung anderer Areale zu verhindern. Zur Anwendung kommen z. B.: 1 %ige Silbernitratlösung, Polyvidon-Jod (Betaisodona®-Salbe), Mafenid (Sulfamylon®Creme). Eine systemische Antibiotikaprophylaxe sollte nicht durchgeführt werden, da in den bakteriell besiedelten Hautbezirken keine ausreichenden Wirkstoffkonzentrationen erreicht werden können.

Da Patienten mit einem höhergradigen Verbrennungstrauma eine erhebliche Katabolie aufweisen, ist von einem gesteigerten **Kalorienbedarf** auszugehen. Bei Verbrennungen III° von 60 % VKOF kann der Stoffwechsel um 100 % zunehmen. Wann immer es geht, sollte einer enteralen Sondenernährung der Vorzug gegeben werden.

Um Blutungen und Perforationen eines **Magen- oder Duodenalulkus** (Curling-Ulzera) zu vermeiden, muss zumindest bei nicht enteral ernährten Patienten eine konsequente Ulkusprophylaxe betrieben werden. Hierzu setzt man am besten Sucralfat (Ulcogant®) ein, ein Medikament, das einen Schutzfilm auf der Schleimhaut gegenüber aggressiven Substanzen wie Magensäure und Gallenflüssigkeit bildet.

Die intensivmedizinischen **Überwachungsmaßnahmen** entsprechen denen kritisch Kranker. Hierzu gehören EKG, arterieller Blutdruck, Pulsoxymetrie und Diurese (stündliche Urinmenge > 1 ml/kg KG) ebenso wie die Messung des ZVD und ggf. des pulmonal-kapillaren Verschlussdruckes und Herzzeitvolumens sowie tägliche Laborkontrollen.

Die **chirurgische Therapie** beschränkt sich in der Initialphase auf die Reinigung der verbrannten Hautregionen und auf die Applikation lokal wirksamer antibakterieller Substanzen. Im weiteren Verlauf sollten nekrotische Bezirke abgetragen werden, bevor es zu einer Keimbesiedlung kommt. Bei ausgedehnten Verbrennungen muss die betroffene Haut möglichst rasch entfernt werden. Die erste Exzision sollte nach Beginn der Ödemrückresorption erfolgen, d. h. ca. am dritten bis vierten Tag nach dem Unfall. Da die tangentiale Exzision häufig zu großflächigen Blutungen führt, können je nach Ausdehnung der Verbrennung nicht alle verbrannten Stellen gleichzeitig abgetragen werden. Die Deckung der debridierten Areale erfolgt jeweils in derselben Sitzung mit Hauttransplantaten (vornehmlich „mesh-graft"); häufig schließen sich dann, vor allem im Gesichts- und Handbereich, noch viele funktionsverbessernde und kosmetische Operationen an.

◄ Klinischer Fall

► **Klinischer Fall.** Der Notarzt wird zu einem Zimmerbrand mit mehreren Verletzten gerufen. Bei seinem Eintreffen findet er ein zyanotisches, schwer respiratorisch insuffizientes Kleinkind vor. Es reagiert ungezielt auf Schmerzreize. Um die Nasenlöcher sind deutliche Rußhöfe zu erkennen. Auch der Körper des Kindes ist verrußt. Es finden sich keine Zeichen einer äußeren Verbrennung. Die Pulsoxymetrie zeigt eine O_2-Sättigung von 75 %. Die Herzfrequenz beträgt 160/min, der Blutdruck 100/60 mmHg. Nach O_2-Applikation über eine Maske und Anlegen eines venösen Zuganges wird das Kind orotracheal intubiert. Hierbei fallen die enorm verrußte Mundhöhle und reichlich Ruß auf den Stimmbändern und im Larynx auf. Unter Beatmung mit reinem Sauerstoff steigt die O_2-Sättigung auf 85 %. Zur Prophylaxe eines toxischen Lungenödems werden mehrere Hübe Budesonid (Pulmicort®) in den Tubus verabreicht. Beim Eintreffen in der Klinik hat die O_2-Sättigung bereits 95 % erreicht. Das Kind wird auf die Intensivstation übernommen. Unter volumenkontrollierter Beatmung zeigt sich folgende arterielle Blutgasanalyse:

- pH 7,32
- SB 16 mmol/l
- BE -9 mmol/l
- PCO_2 32 mmHg
- PO_2 205 mmHg
- SO_2 99 %.

Das CO-Hb beträgt 4 %. Das primäre Thoraxröntgen ist unauffällig.
In den folgenden Tagen entwickelt sich jedoch eine linksseitige Bronchopneumonie, so dass das Kind über sieben Tage kontrolliert beatmet werden muss. Nach Entwöhnung vom Respirator wird es in gutem Allgemeinzustand in die häusliche Pflege entlassen.

1.2.7 Scores und Scoring-Systeme

1.2.7 Scores und Scoring-Systeme

◄ Definition

► **Definition:** Der englische Begriff „Score" bedeutet Punktzahl. Mit Scores wird versucht eine komplexe klinische Situation eindimensional bzw. in einem Punktwert abzubilden. Scoring-Systeme sind sog. Schweregradklassifikationssysteme oder Punktsummensysteme, die darauf zielen, eine quantitative Aussage über den Schweregrad einer Erkrankung, ihre Prognose und deren Verlauf zu treffen. Von **Skala** spricht man, wenn **eine** Zustandsdimension erfasst wird.

Seit ihrer Einführung Anfang der 1980er Jahre haben sich prognostische Scores in der Intensivmedizin durch Aktualisierung und Weiterentwicklung zugrundeliegender Patientendatenbanken fest etabliert. Der erste in der Medizin publizierte Score war der sogenannte APGAR-Score, ein 10 Punkte umfassender Score zur Beurteilung von Neugeborenen. Er macht die komplexe Situation eines Neugeboren überschaubar und vergleichbar.

In der Intensivmedizin werden Scoring-Systeme als sog. **Schweregradklassifikationssysteme** oder **Punktsummensysteme** eingesetzt, die darauf zielen, eine quantitative Aussage über den:

1. **Schweregrad einer Erkrankung**,
2. **ihre Prognose** und
3. **deren Verlauf** zu treffen.

Darüber hinaus können sie zur Bewertung von

- Therapieverfahren,
- zur Qualitätskontrolle und -sicherung sowie
- zur ökonomischen Evaluation der Intensivtherapie

eingesetzt werden. Derzeit sind sie das einzige validierte Standbein zur Qualitätssicherung in der Intensivmedizin. Wie alle Messverfahren unterliegen auch Scoring-Systeme verschiedenen Störeffekten und systematischen Fehlern. Generell ist zu empfehlen, nur solche Systeme in der klinischen Praxis einzusetzen, die bezüglich ihrer Reliabilität, Validität und Praktikabilität gründlich evaluiert wurden und als geeignet gelten. Hierzu zählen die aktuellen Versionen des „**APACHE**", des „**SAPS**" und des „**MPM**". Scoringsysteme können in die drei Gruppen prognostisch, deskriptiv und therapeutisch-interventionell eingeteilt werden (Abb. **C-1.61**).

In der Intensivmedizin werden Scoring-Systeme als sog. **Schweregradklassifikationssysteme** eingesetzt. Sie dienen der Bewertung der Erkrankung, ihrer Prognose und der Qualitätskontrolle.

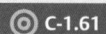

C-1.61	Intensivmedinische Scoringsysteme

Intensivmedizinische Scoringsysteme

prognostisch	deskriptiv	therapeutisch interventionell
APACHE APACHE II APACHE III SAPS SAPS II SAPS III MPM MPM II	SOFA MODS GCS ODIN Elebute u. Stoner MPI PIA	TISS TISS 28 NEMS

Keine individuelle Prognose, sondern nur statistische Wahrscheinlichkeit!

Trotz entscheidender Fortschritte bei der Entwicklung, Überprüfung und Anwendung sind die Scoring-Systeme mit einer zu **großen Unsicherheit** behaftet, als dass sie eine geeignete Entscheidungsgrundlage für den individuellen Patienten sind. Allerdings können die Scoring-Systeme in vielen Fällen mit einem oder mehreren „Organdysfunktionsscores" kombiniert werden, um das Ausmaß von Funktionsstörungen bestimmter Organe in Maß und Zahl zu fassen.

Als Zeitpunkt zur Vorhersage des zu erwartenden Behandlungsergebnisses (in der Regel die Letalitätswahrscheinlichkeit) haben sich, je nach verwendetem Score, der Zeitpunkt der Aufnahme oder nach den ersten 24 Stunden auf Station bewährt. Der Vergleich zwischen tatsächlich beobachteter und prognostizierter Letalität bietet eine Möglichkeit zur Beurteilung der Prozessqualität.

Allgemeine Scores

Universell einsetzbare prognostische Score-Systeme sind:
- **APACHE II** bzw. **APACHE III** (Acute Physiology And Chronic Health Evaluation),
- **SAPS II** und **SAPS III** (Simplified Acute Physiology Score, das europäische Pendant) und
- **MPM** (Mortality Predicting Model).

Den Therapieaufwand berücksichtigen:
- **TISS 28** (Therapeutic Intervention Scoring System),
- **NEMS** (Nine Equivalents of Nursing Men Power) und
- teilweise **HIS** (Hannover Intensiv Score).

Der TISS-Punktwert kann als Maß für die durch die Intensivtherapie verursachten Kosten eines Krankenhausaufenthaltes dienen. Ähnliche Ergebnisse lassen sich auch mit dem europäischen System **NEMS** mit weniger Aufwand erzielen. **Krankheits-** (z. B. Trauma Score, Injury of Severity Score) oder **patientenspezifische Scores** (z. B. PRISM = Pediatric Risk of Mortality) berücksichtigen den Einfluss bestimmter Krankheitsbilder und Patientenpopulationen hinsichtlich des Outcomes. Nicht generell wird hierbei im Vergleich zu universell einsetzbaren Score-Modellen eine präzisere prädiktive Aussage erreicht.

1.2.8 Qualitätssicherung

Die **Qualitätssicherung** ist nicht nur eine gesetzlich geforderte Maßnahme, sondern auch für Ärzte eine wichtige Rückkopplung über die Qualität der von ihnen geleisteten Behandlung. Die Arbeitsgruppen „Qualitätssicherung" der DIVI (Deutsche Interdisziplinäre Vereinigung für Intensiv- und Notfallmedizin) und der anästhesiologischen Fachgesellschaft DGAI (Deutsche Gesellschaft für Anästhesiologie und Intensivmedizin) haben es sich zur Aufgabe

---

Trotz entscheidender Fortschritte bei der Entwicklung, Überprüfung und Anwendung sind die Scoring-Systeme mit einer zu **großen Unsicherheit** behaftet, als dass sie eine geeignete Entscheidungsgrundlage für den individuellen Patienten sind.

Allgemeine Scores

Universell einsetzbare prognostische Scores sind:
- APACHE II, APACHE III
- SAPS II und SAPS III (das europäische Pendant).

Zur Kostenkorrelation werden **TISS 28** und **NEMS** benutzt.

1.2.8 Qualitätssicherung

Die **Qualitätssicherung** ist nicht nur eine gesetzlich geforderte Maßnahme, sondern auch für Ärzte eine wichtige Rückkopplung über die Qualität der von ihnen geleisteten Behandlung. Die Arbeitsgruppen „Qualitätssicherung" der DIVI und der

gemacht, qualitätssichernde Maßnahmen für die Versorgung von intensivbehandlungs- oder überwachungsbedürftigen Patienten anhand von definierten Parametern zu entwickeln. Das Auftreten, die Inzidenz, die Schwere und der Verlauf von Organfunktionsstörungen wurden als die wesentlichen Verlaufsparameter bzw. Indikatoren für den Qualitätsvergleich gewählt. Folgende **Vorteile** entstehen für die beteiligte Intensivstation aus der Teilnahme an einem Register:

- solide, unabhängige Erkenntnisse über die **Qualität** der intensivmedizinischen Behandlung in Bezug auf Sterblichkeit und Multiorganversagen (Effektivität)
- Informationen über die **Effizienz** der intensivmedizinischen Behandlung durch den Vergleich des Aufwandes und der damit verbundenen Kosten mit dem Behandlungsablauf und dessen Ergebnis
- Daten, die als **Argumentationshilfe** in den Verhandlungen mit Krankenhausverwaltungen, Kostenträgern und anderen verwendet werden können
- Erfüllung **gesetzlicher Vorgaben**
- Erfüllung von Vorraussetzungen für **Zertifizierungsverfahren**
- Anwendung für Aspekte der **Öffentlichkeitsarbeit**.

anästhesiologischen Fachgesellschaft DGAI haben es sich zur Aufgabe gemacht, qualitätssichernde Maßnahmen für die Versorgung von intensivbehandlungs- oder überwachungsbedürftigen Patienten anhand von definierten Parametern zu entwickeln. Das Auftreten, die Inzidenz, die Schwere und der Verlauf von Organfunktionsstörungen wurden als die wesentlichen Verlaufsparameter bzw. Indikatoren für den Qualitätsvergleich gewählt.

An der Notfallversorgung beteiligte Personen:
- **Notärzte** (meist aus Anästhesie, Chirurgie, Innere Medizin); Voraussetzung ist die Fachkunde Rettungsdienst bzw. die Zusatzbezeichnung Notfallmedizin.
- Rettungshelfer, Rettungssanitäter und Rettungsassistenten.

Als **Transportmittel** kommen Krankentransportwagen, Rettungswagen, Notarztwagen und Rettungshubschrauber zum Einsatz.

Bei präklinischen Notfällen handelt es sich meist um internistische Erkrankungen; Intoxikationen und Traumata haben nur einen Anteil von ca. 20 %.

Algorithmen helfen dem Anwender durch konkrete Handlungsanweisungen und tragen so zu besseren Ergebnissen der Notfallversorgung bei.

Folgende Punkte müssen beachtet werden (zum zeitlichen Ablauf der kardiopulmonalen Reanimation s.S. 619):
A = Airway
B = Breathing
C = Circulation
D = Drugs
E = Elektrotherapie (Defibrillation).

2   Notfallmedizin

2.1   Grundlagen der Notfallmedizin

2.1.1 Notfallmedizin in Deutschland

Die Versorgung von Notfallpatienten stellt eine große Herausforderung an das eingesetzte Personal dar, wobei es bei Betrachtung der Grundlagen der medizinischen Versorgung zunächst keine Unterschiede zwischen Notfällen im privaten Umfeld und Notfällen innerhalb von Krankenhäusern gibt. Unterschiede gibt es allerdings bezüglich der zur Verfügung stehenden Geräte, Fahrzeuge und Qualifikationen des eingesetzten Personals wie auch der Einsatzindikationen.

Die präklinische Notfallversorgung in Deutschland wird interdisziplinär von ärztlichen Mitarbeitern verschiedener Fachrichtungen sowie von nichtärztlichem Rettungsdienst-Fachpersonal geleistet:

- **Notärzte:** Sie kommen meist aus den Teilgebieten Anästhesie, Chirurgie oder Innere Medizin; **Eingangsvoraussetzung** zur Teilnahme am Notarztdienst ist die Zusatzbezeichnung Notfallmedizin, mindestens jedoch die Fachkunde Rettungsdienst.
- **Nichtärztliches Personal:** Rettungshelfer, Rettungssanitäter und Rettungsassistenten.

Eingesetzte Transportmittel: Bei der Durchführung der notfallmedizinischen Versorgung kommen Krankentransportwagen (KTW), Rettungswagen (RTW), Notarztwagen (NAW) sowie Notarzteinsatzfahrzeuge (NEF) zum Einsatz. Zusätzlich unterstützen Rettungshubschrauber (RTH) die bodengebundenen Rettungsmittel.

Zu einem hohen Prozentsatz handelt es sich bei den präklinischen Notfällen um internistische Krankheitsbilder, Vergiftungen und Verletzungen hingegen machen nur einen Anteil von ca. 20 % der Notfallversorgungen aus. Dieses Kapitel beschränkt sich deshalb auf anästhesiologische Verfahrensweisen wie der Atemwegssicherung sowie auf die Grundlagen der kardiopulmonalen Reanimation.

2.1.2 Algorithmen in der Notfallmedizin

Zur Strukturierung der Notfallversorgung haben sich Algorithmen bewährt, die den Anwender mit konkreten Handlungsanweisungen durch Diagnostik und Therapie führen. Gerade bei zeitkritischen Situationen wie einem Herz-Kreislauf-Stillstand konnte die Versorgung und damit das Ergebnis deutlich verbessert werden.

Folgende Punkte müssen bei der kardiopulmonalen Wiederbelebung beachtet werden (zum zeitlichen Ablauf s.S. 619):
A = **A**irway/Sicherung der **A**temfunktion
B = **B**reathing/**B**eatmung
C = **C**irculation/**C**ardio (= Herzdruckmassage im Reanimationsablauf)
D = **D**rugs = Medikamentöse Therapie
E = **E**lektrotherapie in Form der frühzeitigen Defibrillation.

In den folgenden Kapiteln werden die einzelnen Elemente vorgestellt, die sich auf das Erkennen von Störungen, deren Bewertung sowie die erforderlichen Maßnahmen konzentrieren. Die jeweiligen Unterpunkte „Beatmung" enthalten weitere Algorithmen, die bei der Versorgung von z. B. schwierigen Beatmungsverhältnissen hilfreich sind.

2.2 Atemstörungen und Atemwegsmanagement

2.2.1 Ursachen von Ateminsuffizienz und Atemstillstand

> ▶ **Merke:** Störungen der Atmung können unterschiedliche Ursachen haben und führen unbehandelt zu Hypoxie und Hyperkapnie. Der Therapie von Atemstörungen kommt deshalb in der Notfallmedizin eine wichtige Funktion zu.

Internistische Erkrankungen wie Asthma bronchiale, chronisch obstruktive Atemwegserkrankungen und Herz-Kreislauf-Stillstand machen einen Großteil der Indikationen für eine notfallmedizinische Versorgung aus.

Darüber hinaus gibt es aber noch weitere wesentliche Ursachen für Störungen der Atemfunktion, die ebenfalls einer schnellen Intervention durch den behandelnden Arzt bedürfen (Tab. **C-2.1**):

- **Verlegung der Atemwege:** Eine *totale* Atemwegsverlegung ist gleichbedeutend mit einem Atemstillstand und führt unbehandelt innerhalb von Minuten zum Kreislaufstillstand. Bei einer partiellen Atemwegsverlegung kommt es – je nach Ausprägung – zu einer Hypoxie, einer Hyperkapnie und nachfolgend zu zentralen Störungen. Aber auch *partielle* Atemwegsverlegungen können zu einem Kreislaufstillstand führen.
- Bei **zentralen Atemdepressionen** kommt es aufgrund von Schädigungen des zentralen Nervensystems zu einer Veränderung der Atmungssteuerung. Diese kann sich als Verlangsamung der Atmung (Bradypnoe) bis hin zum Ausfall der Atmung (Apnoe) aber auch als Steigerung der Atmung (Hyperventilation) zeigen.
- **Periphere Atemdepression:** Hierbei kommt es bei erhaltener zentraler Steuerung zu einer nachfolgenden Minderversorgung mit Sauerstoff. Dazu gehören auch traumatische Einwirkungen auf die Atmungsorgane.

◀ Merke

Asthma bronchiale, chronisch obstruktive Atemwegserkrankungen und Herz-Kreislauf-Stillstand sind häufige Anlässe für Notarzteinsätze.

Weitere Ursachen für Störungen der Atemfunktion sind (Tab. **C-2.1**):
- **Verlegung der Atemwege:** Entweder total (→ innerhalb weniger Minuten Kreislaufstillstand) oder partiell.
- **Zentrale Atemdepression** durch Schädigungen des ZNS; mögliche Folgen sind Apnoe, Bradypnoe oder auch Hyperventilation.
- **Periphere Atemdepression** durch Affektion der Atmungsorgane in der Peripherie; die zentrale Steuerung (ZNS) ist hierbei erhalten.

☰ C-2.1	Ursachen von Atemstörungen	
Verlegung der Atemwege	**zentrale Atemdepression (Beispiele)**	**periphere Atemdepression (Beispiele)**
<ul><li>Zurücksinken der Zunge in den Hypopharynx bei Bewusstlosigkeit und Rückenlage</li><li>Verlegung durch Erbrochenes oder Blut</li><li>Verlegung durch Fremdkörper wie Zahnprothesen, Zahnspangen oder Nahrungsbestandteile</li><li>Schwellungen im Bereich der oberen Atemwege bei Glottisödem, Infektionen mit nachfolgender Epiglottitis oder durch allergische Reaktionen</li><li>Tumoren oder ausgeprägte Struma</li><li>Laryngo- oder Bronchospasmus</li></ul>	<ul><li>traumatische Einwirkungen auf den Schädel (Schädel-Hirn-Trauma) mit Beteiligung des Hirnstamms</li><li>Druckerhöhung im Schädel durch Blutungen (subdurale, epidurale Blutungen)</li><li>intrazerebrale Blutungen oder Gefäßverschlüsse (apoplektischer Insult)</li><li>Wirkungen von Anästhetika, Sedativa und Analgetika, Beruhigungsmitteln, Opiaten, Barbituraten, Schnüffelstoffen</li></ul>	<ul><li>traumatische Einwirkungen auf den Atmungstrakt, z. B. Luftröhrenverletzungen oder Verlegungen oder direkte Verletzungen der Lunge</li><li>traumatische Einwirkungen auf den Brustkorb mit Eindringen von Luft (Pneumothorax) oder Blut (Hämatothorax) in den Pleuraspalt mit Verminderung der Lungenfunktion</li><li>Verlegung der tiefen Atemwege durch Blut, Erbrochenes oder Fremdkörper</li><li>Wirkung von peripheren Muskelrelaxanzien (z. B. im Rahmen einer Narkose)</li><li>neurologische Erkrankungen (z. B. Myasthenia gravis)</li><li>Verletzungen der Nervenbahnen (z. B. Halswirbelsäulenverletzung in Höhe C3–C5 mit Beeinträchtigung des N. phrenicus)</li></ul>

2.2.2 Erkennen von Atemstörungen

> ▶ **Merke:** Bei der Beurteilung von Atemstörungen kommt es primär darauf an, lebensbedrohliche von nicht lebensbedrohlichen Störungen zu differenzieren.

◀ Merke

≡ **C-2.2**   **Typische Befunde bei Atemstörungen**

klinischer Befund, Symptomatik	mögliche Ursache
inspiratorische oder exspiratorische Geräusche (Stridor)	partielle Verlegung der Atemwege
in der Anfangsphase ggf. noch Thoraxbewegungen, aber ohne wahrnehmbares Atemgeräusch	totale Verlegung der Atemwege
paradoxe Atembewegungen mit Schaukelatmung oder auch frustrane Atembewegungen; kein oder nur ein vermindertes Atemgeräusch erkennbar	schweres Thoraxtrauma; Überhang von Muskelrelaxanzien
Schnappatmung ohne Thoraxbewegung	häufig vor und direkt nach Eintritt eines Kreislaufstillstandes bei bewusstlosen Patienten zu beobachten; auch diese Atmung ist für den Patienten nicht mehr ausreichend und darf daher nicht mit einer normalen Atmung verwechselt werden.

Erstmaßnahme: **Kontrolle der Atemfunktion!** Thoraxexkursionen? Luftströmung vor Mund und Nase?

Typische Befunde: Tab. **C-2.2**.

Atemkontrolle beim bewusstlosen Patienten:
- Öffnen des Mundes
- Reklination des Kopfes
- Identifikation von Atemgeräuschen/ -bewegungen (Abb. **C-2.1**).

Als Erstmaßnahme gilt daher **die Kontrolle der Atemfunktion:** Fehlen Thoraxexkursionen und Luftströmung vor Mund und Nase, handelt es sich um einen Atemstillstand, der unbehandelt innerhalb kurzer Zeit zum Kreislaufstillstand und zum Tod des Patienten führt.
Sind Atemgeräusche und Bewegungen erkennbar, ist die Atmung in ihrer Funktion zu beurteilen. Zu **typischen Befunde** siehe Tab. **C-2.2**.

Atemkontrolle beim bewusstlosen Patienten:
- Öffnen des Mundes
- Reklination des Kopfes
- Identifikation von Atemgeräuschen und Atembewegungen (Abb. **C-2.1**).

◎ **C-2.1**   **Freimachen der Atemwege und Atemkontrolle**

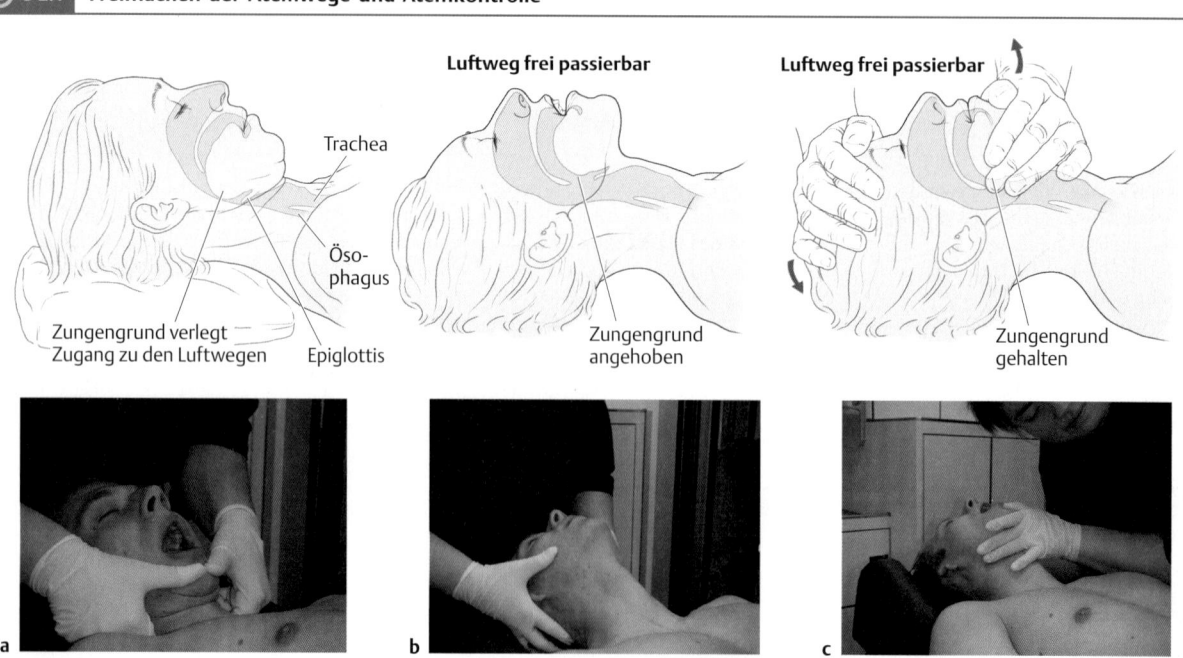

a Oben: Obstruktion des Hypopharynx durch die Zunge.
   Unten: Öffnen des Mundes (→ Fremdkörper? Flüssigkeit?).
b Oben: Durch Reklination des Kopfes wird der Zungengrund angehoben, somit sind die Atemwege wieder frei passierbar.
   Unten: Reklination des Kopfes.
c Oben: Reklination des Kopfes und Anheben des Unterkiefers (HTCL-Manöver, „head tilt and chin lift").
   Unten: Öffnen des Mundes und Identifikation von Atemgeräuschen und Atembewegungen.

2.2.3 Atemwegssicherung und Beatmung

Freimachen der Atemwege

Reklination des Kopfes: Störungen der Atmung, die durch ein Zurücksinken der Zunge in den Hypopharynx verursacht worden sind, können durch die Reklination des Kopfes behoben werden (Abb. **C-2.1b**).

> ▶ **Merke:** Besonders bei Verdacht auf Verletzungen im Bereich der Halswirbelsäule muss die Reklination vorsichtig erfolgen.

Esmarch-Handgriff: Gelingt das Freimachen der Atemwege durch die einfache Reklination nicht, kann der Esmarch-Handgriff zur Anwendung kommen (Abb. **C-2.2**): Hierbei wird der Unterkiefer des Patienten nach vorne und somit vor den Oberkiefer gezogen. Der Esmarch-Handgriff kann auch bei einer Behinderung der Beatmungsmaßnahmen durch die immer wieder zurücksinkende Zunge des Patienten angewandt werden.

2.2.3 Atemwegssicherung und Beatmung

Freimachen der Atemwege

Reklination des Kopfes zur „Befreiung" der Atemwege von einer ggf. in den Hypopharynx zurückgesunkenen Zunge.

◀ Merke

Esmarch-Handgriff, wenn die Reklination nicht ausreicht oder die Zunge immer wieder in den Pharynx rutscht. Dabei wird der Unterkiefer des Patienten nach vorne und somit vor den Oberkiefer gezogen.

◎ C-2.2 **Esmarch-Handgriff**

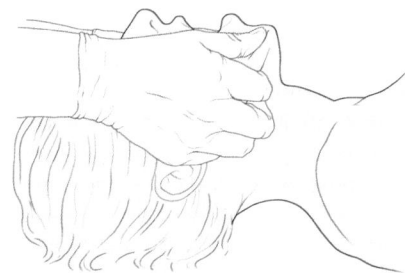

Der Unterkiefer des Patienten wird nach vorne und somit vor den Oberkiefer gezogen.

◎ C-2.2

◎ C-2.3 **Entfernung von Fremdkörpern oder Flüssigkeiten aus dem Mund-/Rachenraum**

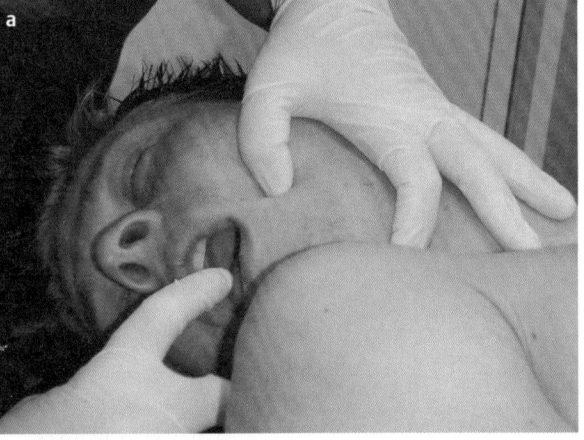
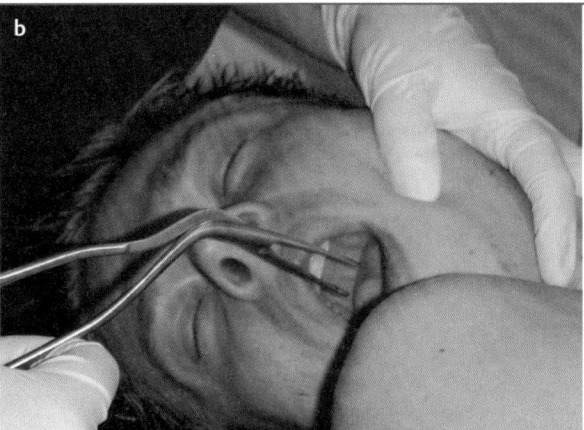
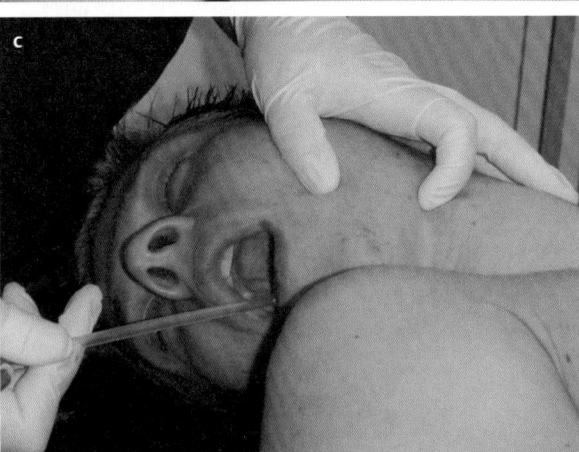

Fremdkörper oder Flüssigkeiten können entweder **digital** (**a**), mit Hilfe einer **Magill-Zange** (**b**) oder mit einer **Absaugpumpe** (**c**) aus dem Mund-/Rachenraum entfernt werden.

Entfernung von Fremdkörpern oder Flüssigkeiten, digital oder ggf. mit Magill-Zange oder Absaugpumpe (Abb. **C-2.3**).

Entfernung von Fremdkörpern oder Flüssigkeiten: Sollte eine effektive Beatmung nicht möglich sein, ist es erforderlich, vorher vorhandene Fremdkörper oder Flüssigkeiten aus dem Mund-/Rachenraum zu entfernen. Dies kann digital, mit Hilfsmitteln wie der Magill-Zange oder bei Flüssigkeiten mit einer Absaugpumpe durchgeführt werden (Abb. **C-2.3**).

Vorgehen bei Atemstillstand

Die **Pulskontrolle** an der **A. carotis** wird als unsicher und schwierig eingestuft und ist für alle nicht professionellen Helfer daher entbehrlich, wenn der Patient bewusstlos ist, nicht auf Ansprache reagiert und nicht oder unzureichend atmet.

Vorgehen bei Atemstillstand

Nach Feststellung eines Atemstillstandes erfolgt umgehend die Diagnostik der Kreislauffunktion durch ein Suchen nach Lebenszeichen. Die **Pulskontrolle** an der **A. carotis** wird als unsicher und schwierig eingestuft und stellt nur noch für professionelles Personal eine Ergänzung der Diagnostik dar. Für alle anderen Helfer ist die Pulskontrolle daher entbehrlich, wenn der Patient bewusstlos ist, nicht auf Ansprache reagiert und nicht oder unzureichend atmet.

Beatmung

Beatmung

Nachfolgend werden die Maßnahmen erläutert, die sowohl bei einem isolierten Atemstillstand als auch im Rahmen der kardiopulmonalen Reanimation zur Anwendung kommen.

Die Beatmung des Patienten kann grundsätzlich mit und ohne Hilfsmittel durchgeführt werden:

- **Ohne Hilfsmittel:** Mund-zu-Mund- oder Mund-zu-Nase-Beatmung.
- **Mit Hilfsmitteln:** Beatmunsbeutel (ggf. mit O₂-Anschluss), Intubation, supraglottische Beatmungshilfen, oro-/nasopharyngeale Tuben.

- **Ohne Hilfsmittel:** Hier kommt im Rahmen der ersten Hilfe die Atemspende durch **Mund-zu-Mund-** und **Mund-zu-Nase-Beatmung** zur Anwendung.
- **Mit Hilfsmitteln:** Hier stehen in der Klinik und im Notarztdienst **Beatmungsbeutel mit Sauerstoffanschluss** zur Verfügung. Die Sicherung der Atemwege kann mittels endotrachealer **Intubation**, **supraglottischer Beatmungshilfen** oder einfachen **oro- und nasopharyngealen Tuben** erfolgen (Details s. u.), wobei Letztere nur eine Maskenbeatmung erleichtern, die endotracheale Intubation und zum Teil auch die supraglottischen Atemwegshilfen jedoch eine definitive Atemwegssicherung darstellen.

Atemspende (Mund-zu-Mund-, Mund-zu-Nase-Beatmung)

Prinzip: Nach Reklination des Kopfes des Patienten bläst der Helfer seine Ausatem-

Atemspende (Mund-zu-Mund-, Mund-zu-Nase-Beatmung)

Prinzip: Diese einfachsten Formen der (Laien-)Beatmung können ohne Hilfsmittel durchgeführt werden, also immer dann, wenn kein Beatmungsbeutel

---

◎ C-2.4 | **Durchführung der Atemspende**

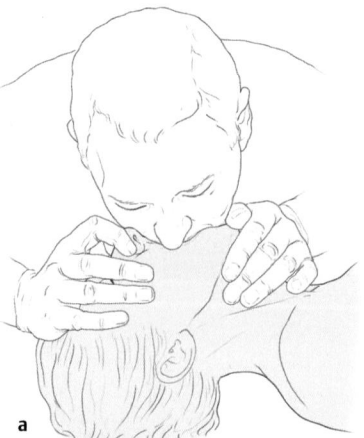 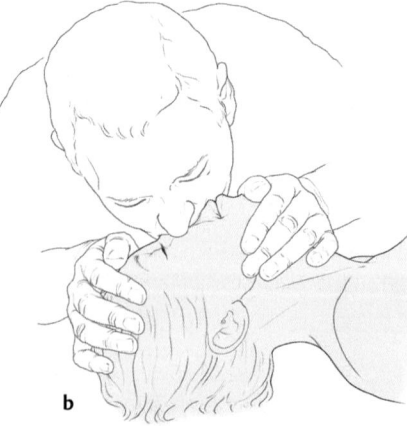

a   b

a **Mund-zu-Mund-Beatmung:** Der Helfer kniet neben dem Patienten und überstreckt dessen Kopf. Die Nase wird mit Daumen und Zeigefinger der auf der Stirn liegenden Hand verschlossen. Der Helfer atmet tief ein, umschließt den leicht geöffneten Mund des Patienten mit seinen Lippen und bläst die Luft in die Lunge des Patienten bis sich der Thorax sichtbar hebt. Am Ende der Inspiration wird der Mund des Patienten freigegeben, damit die Luft passiv entweichen kann.

b **Mund-zu-Nase-Beatmung:** Der Helfer kniet neben dem Patienten und überstreckt dessen Kopf. Der Mund wird mit dem Daumen der Hand, die den Unterkiefer vorschiebt, verschlossen. Der Helfer atmet tief ein, umschließt die Nase des Patienten bis sich der Thorax sichtbar hebt. Am Ende der Inspiration wird der Mund des Patienten geöffnet, damit die Luft passiv entweichen kann.

für den professionellen Helfer zur Verfügung steht. Nach Reklination des Kopfes des Patienten bläst der Helfer seine Ausatemluft in den Mund oder die Nase des Patienten, wobei jeweils der nicht gewählte Atemweg manuell verschlossen wird.

Vorgehen:
Bei der **Mund-zu-Mund-Beatmung** kniet der Helfer neben dem Patienten, überstreckt den Kopf und hält diesen in reklinierter Position, verschließt die Nase mit Daumen und Zeigefinger und bläst seine Exspirationsluft in den geöffneten Mund des Patienten (Abb. **C-2.4 a**).
Bei der **Mund-zu-Nase-Beatmung** erfolgt zunächst ebenfalls die Reklination, nachfolgend wird der Mund des Patienten mit dem Daumen des Helfers verschlossen, und die Ausatemluft wird über die Nase eingeblasen (Abb. **C-2.4 b**). Zur Exspiration des Patienten wird der Mund oder die Nase des Patienten freigegeben und die vorher insufflierte Luft kann passiv entweichen. Als einfache Hilfsmittel können Beatmungsfolien mit Ventil für Kinder und Erwachsene zum Einsatz kommen.

▶ **Merke:** Als Qualitätskontrolle für eine effektive Beatmung wird die sichtbare Thoraxbewegung bei der Inspiration und Exspiration genutzt.

Beide Beatmungsweisen erfordern eine langsame, ca. 1 Sekunde dauernde Beatmungszeit, um Druckspitzen bei der Inspiration und damit die Gefahr von Regurgitation und Aspiration zu vermeiden.
Das **optimale Beatmungsvolumen** ist nicht sicher definiert, so dass ein Anheben des Thorax als Zeichen für eine ausreichende Beatmung angesehen wird. Hierbei sollte die zu schnelle und forcierte Beatmung vermieden werden. Die **Beatmungsfrequenz** orientiert sich an den Normwerten entsprechend dem Patientenalter:
- Neugeborene: ± 30/min
- Säuglinge: 25–30/min
- Kleinkinder: 20/min
- Jugendliche: 12–15/min
- Erwachsene: 10–12/min.

Cave: Gefahr der Magenbeatmung: Die Atemmechanik bei Patienten mit Atem- oder Kreislaufstillstand ist durch eine Veränderung der Lungendehnbarkeit (pulmonale Compliance ↓), des Atemwegswiderstandes (Resistance ↑) sowie des unteren Ösophagusverschlussdrucks (↓) gekennzeichnet. Bei nicht intubierten Patienten steigt deshalb die Gefahr einer Magenbeatmung, wodurch es bei ständig zunehmender Magenbeatmung und gleichzeitig sinkender Lungenventilation zu einem „Circulus vitiosus" kommt: die Magenblähung führt zu einer deutlich gesteigerten Gefahr einer Regurgitation von Mageninhalt und der prall gefüllte Magen vermindert durch den Druck auf das Zwerchfell eine optimale Ausdehnung der Lungen. Dies vermindert die Compliance und erhöht die Resistance der Lungen, wodurch bei weiterhin ungeschütztem Atemweg eine vermehrte Mageninsufflation begünstigt wird.

Maske-Beutel-Beatmung

Steht ein Beatmungsbeutel mit Beatmungsmaske zur Verfügung, wird bei entsprechender Erfahrung des Anwenders dieser Methode der Vorzug gegeben.

Vorteile gegenüber der Mund-zu-Mund- oder Mund-zu-Nase-Beatmung:
- **Für den Beatmenden:** Neben einer Verminderung der Hemmschwelle zur Beatmung des Patienten kann die Maske-Beutel-Beatmung im Vergleich für den Anwender einfacher und schonender durchgeführt werden.
- **Für den Patienten:** Bereits ohne zusätzlichen Sauerstoffanschluss kann mit Raumluft (21 % O$_2$) beatmet zu werden. Mit entsprechendem Sauerstoffanschluss über ein Reservoir-System oder über ein Demand-Ventil sind inspiratorische Sauerstoffkonzentrationen bis zu 100 % möglich.

luft in den Mund oder die Nase des Patienten, wobei jeweils der nicht gewählte Atemweg manuell verschlossen wird.

Vorgehen:
Mund-zu-Mund: Der Kopf des Patienten wird in reklinierter Position gehalten, Daumen und Zeigefinger verschließen die Nase, die Exspirationsluft wird in den geöffneten Mund des Patienten geblasen (Abb. **C-2.4 a**).
Mund-zu-Nase: Ebenfalls Reklination des Kopfes, Verschluss des Mundes, Exspiration in Nase (Abb. **C-2.4 b**). Zur (passiven) Exspiration Mund bzw. Nase freigeben.

◀ **Merke**

Beatmungszeit jeweils ca. 1 Sekunde.

Das **optimale Beatmungsvolumen** ist bei einer Anhebung des Thorax erreicht; die **Beatmungsfrequenz** richtet sich nach den altersentsprechenden Normwerten:
- Neugeborene: ± 30/min
- Säuglinge: 25–30/min
- Kleinkinder: 20/min
- Jugendliche: 12–15/min
- Erwachsene: 10–12/min.

Cave: Gefahr der Magenbeatmung mit Magenüberdehnung und konsekutiver Aspiration!

Maske-Beutel-Beatmung

Vorteile gegenüber der Mund-zu-Mund- oder Mund-zu-Nase-Beatmung:
- **Für den Beatmenden:** Verminderung der Hemmschwelle zur Beatmung, einfachere und schonendere Durchführung.
- **Für den Patienten:** höherer Sauerstoffgehalt der Atemluft (Raumluft 21 %, mit Sauerstoffanschluss bis zu 100 %).

▶ Merke

▶ **Merke:** Die Beatmung mittels Maske-Beutel kann durch eine ungünstige Gesichtsform des Patienten, durch fehlende Prothesen, durch Verletzungen im Gesichtsschädelbereich oder durch einen Bart erheblich erschwert werden. Aus diesem Grund ist für die Anwendung der Maske-Beutel-Beatmung in Notfallsituationen eine entsprechende Erfahrung notwendig.

Vorgehen: Der Helfer ist hinter dem Patienten, die Maske liegt über dessen Mund und Nase (im sog. C-Griff mit Daumen und Zeigefinger). Die anderen Finger der Hand ziehen den Unterkiefer unter Reklination des Kopfes nach vorn (Abb. **C-2.5**). Beatmung durch Ausdrücken des Beatmungsbeutels, gleichmäßig über eine Sekunde. Ziel ist eine sichtbare Thoraxbewegung. Die Exspiration erfolgt passiv bei weiterhin dicht aufgesetzter Beatmungsmaske.

Vorgehen: Bei der Maske-Beutel-Beatmung befindet sich der Helfer hinter dem Kopf des Patienten und setzt mit einer Hand die Maske über dessen Mund und Nase. Die Maske wird mit Daumen und Zeigefinger in Form eines C (C-Griff) gehalten (Abb. **C-2.5**). Die restlichen Finger der Hand ziehen den Unterkiefer wie beim Esmarch-Handgriff (Abb. **C-2.2**) unter gleichzeitiger Reklination des Kopfes nach vorn. Die Beatmung erfolgt mit der anderen Hand durch Ausdrücken des Beatmungsbeutels. Die Beatmung erfolgt gleichmäßig über eine Sekunde und sollte zur sichtbaren Thoraxbewegung führen. Nach Entlastung des Beatmungsbeutels erfolgt die Exspiration des Patienten passiv bei weiterhin dicht aufgesetzter Beatmungsmaske.

▶ Merke

▶ **Merke:**
- Beatmung über 1 Sekunde mit sichtbarer Thoraxbewegung des Patienten.
- Als Qualitätskontrolle für eine effektive Beatmung wird aufgrund fehlender weiterer Kontrollmöglichkeiten die sichtbare Thoraxbewegung bei Inspiration und Exspiration genutzt.

Auch bei der Maskenbeatmung müssen Druckspitzen und damit eine Magenbeatmung vermieden werden, um einer Aspiration vorzubeugen.

Vergleichbar der Mund-zu-Mund-/Mund-zu-Nase-Beatmung müssen Druckspitzen aufgrund der Gefahr der Magenüberblähung vermieden werden. Aufgrund der oben beschrieben Gefahren, die sich aus einer Magenbeatmung ergeben, sollte ein kontinuierlicher Druck auf den Larynxknorpel und somit gegen Speiseröhre und Wirbelsäule (Sellick-Handgriff) ausgeübt werden. Eine denkbare Ruptur des Ösophagus ist beschrieben, jedoch viel seltener als die häufiger vorkommende Aspiration von regurgitiertem Mageninhalt mit nachfolgender Schädigung der Lungen.

Scheitert die Maskenbeatmung sollte der Sitz der Maske und die adäquate Reklination geprüft werden.

Ist eine Beatmung mit dem Beatmungsbeutel nicht möglich, sollten zunächst der korrekte Sitz der Beatmungsmaske und die ausreichende Reklination kontrolliert werden.

▶ Merke

▶ **Merke:** Erfolgt die kontrollierte Beatmung mittels eines maschinellen Beatmungsgerätes, sollte der Patient mit einem Atemzugvolumen von 6–7 ml/kg KG und einer Beatmungsfrequenz von 10/min beatmet werden.

◉ C-2.5

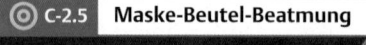

◉ C-2.5   **Maske-Beutel-Beatmung**

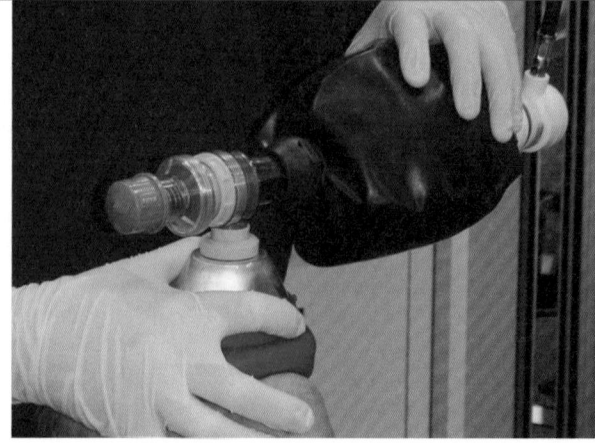

Die Maske wird mit Daumen und Zeigefinger im C-Griff gehalten. Die restlichen Finger der Hand ziehen den Unterkiefer unter gleichzeitiger Reklination des Kopfes nach vorn. Mit der anderen Hand wird beatmet, indem der Beutel gleichmäßig über ca. 1 s ausgedrückt wird (→ sichtbare Thoraxbewegung!).

C-2.6 Guedel-Tubus

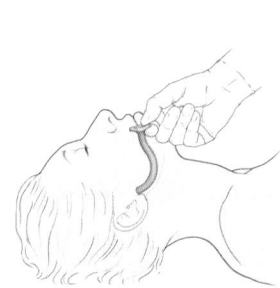 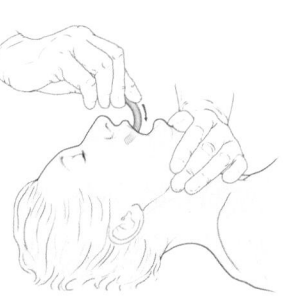 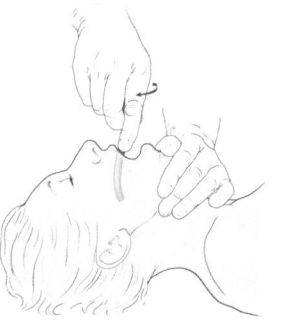 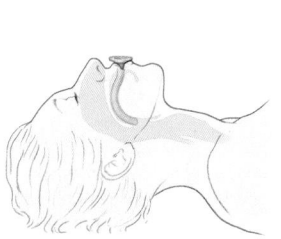

a Bestimmung der richtigen Tubuslänge nach der Faustregel: Länge des Tubus ≈ Entfernung Mundwinkel ⇔ Ohrläppchen.

b Einlegen des Guedel-Tubus: Der Guedel-Tubus wird in den geöffneten Mund mit der konkaven Seite nach oben eingeführt.

c Nach einigen Zentimetern (bei Erwachsenen ca. 5 cm) wird der Tubus um 180° gedreht, so dass die konkave Seite nach unten zeigt. Weiteres Vorschieben, bis die Gummiplatte mit den Lippen abschließt.

d Korrekte Position des Guedel-Tubus.

Wenn trotz Reklination die in den Hypopharynx zurückgesunkene Zunge die Atemwege blockiert, können **naso- und oropharyngeale Tuben** zum Einsatz kommen.

Der **Guedel-Tubus** (Synonym: **Oropharyngeal-Tubus**; Abb. **C-2.6**) entspricht in seiner Form der Zunge. Die Insertion erfolgt zunächst „verkehrt" herum in Richtung des harten Gaumens. Nach Vorschieben ca. der Hälfte der Tubuslänge wird dieser in der Mundhöhle um 180° gedreht und kommt somit hinter der Zunge in seiner Endposition zu liegen. Aufgrund dieser Einführungstechnik muss der Guedel-Tubus entsprechend der Patientengröße ausgewählt werden. Hierzu dient als Richtgröße die Abstandsmessung von Ohrläppchen bis Mundwinkel. Werden zu große Oropharyngealtuben gewählt, besteht die Gefahr einer Verlegung der Atemwege durch Verlagerung der Epiglottis vor den Kehlkopfeingang. Ein zu kleiner Oropharyngealtubus verhindert das Zurücksinken der Zunge gegen die Rachenhinterwand nicht und trägt somit nicht zu einer Verbesserung der Beatmung bei

Ist das Zurücksinken der Zunge auch durch Reklination nicht zu verhindern, können spezielle Tuben zum Einsatz kommen.

Der **Guedel-Tubus** (Synonym: **Oropharyngeal-Tubus**) entspricht in seiner Form der Zunge. Nach Vorschieben ca. der Hälfte der Tubuslänge wird dieser in der Mundhöhle um 180° gedreht und kommt somit hinter der Zunge in seiner Endposition zu liegen. Die Auswahl der richtigen Tubusgröße ist deshalb entscheidend.

▶ **Merke:** Guedel-Tuben dürfen nur bei bewusstlosen Patienten eingesetzt werden, weil bei erhaltenen Schutzreflexen durch Manipulationen mit dem Guedel-Tubus an der Uvula Erbrechen ausgelöst werden könnte.

◀ **Merke**

Der **Wendl-Tubus** (Synonym: **Nasopharyngealtubus**; Abb. **C-2.7**) kann auch bei wachen Patienten eingesetzt werden und schafft eine Luftbrücke zwischen Nasen- und Rachenraum. Nach Anheben der Nasenspitze erfolgt die Einführung parallel zum Nasenboden (*cave:* nicht dem Verlauf des Nasenrückens folgend!). Auch beim Wendl-Tubus ist eine Anpassung an die Patientengröße notwendig, da zu tief eingeführte Tuben im Ösophagus zu liegen kommen können. Die Abstandsmessung für die korrekte Größe erfolgt durch die Bestimmung der Strecke zwischen Nasenspitze und Ohrläppchen.

Der **Wendl-Tubus** (Synonym: **Nasopharyngealtubus**) kann dagegen auch bei wachen Patienten eingesetzt werden und schafft eine Luftbrücke zwischen Nasen- und Rachenraum. Er wird parallel zum Nasenboden in den Rachenraum vorgeschoben.

▶ **Merke:** Durch den Einsatz des Guedel- oder Wendltubus kann die Beatmung durch die Verhinderung des Zurücksinkens der Zunge in den Hypopharynx erleichtert werden, beide Tuben stellen aber keinen Aspirationsschutz dar!

◀ **Merke**

◎ C-2.7 Wendl-Tubus

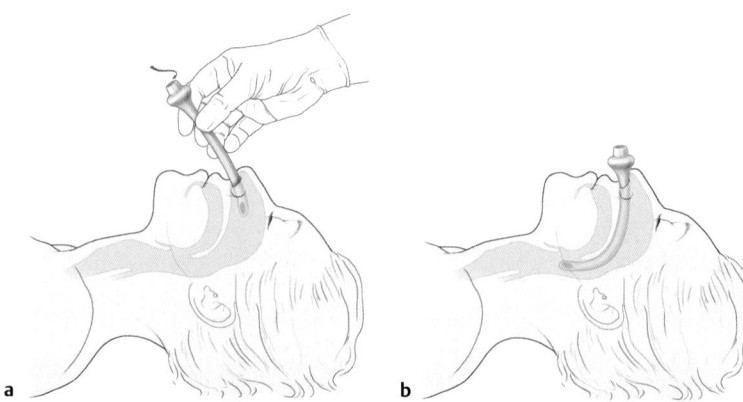

a **Einlegen des Wendl-Tubus:** Der mit Gel bestrichene Wendl-Tubus wird in den unteren Nasengang eingeführt und parallel zum harten Gaumen sanft in Richtung Rachenhinterwand vorgeschoben. Durch Drehung des Wendl-Tubus um 90° wird dieser so platziert, dass die Tubusspitze zur hinteren Rachenwand weist. Weiteres Vorschieben unter kontinuierlicher Kontrolle des Atemgeräusches, bis dieses vor dem Kehlkopf laut hörbar ist.
b **Korrekte Position** des Wendl-Tubus.

Endotracheale Intubation

Endotracheale Intubation

Die beste Methode zur Atemwegssicherung ist die endotracheale Intubation.

Vorteile:
- Aspirationsvermeidung
- Beatmung mit maximaler Sauerstoffkonzentration, erhöhtem PEEP, Beatmungsbeutel oder -gerät
- endotracheale Absaugung
- endobronchiale Medikamentengabe.

Vorteile:
- weitestgehend Verhinderung einer Aspiration
- Beatmung mit maximaler Sauerstoffkonzentration
- endotracheale Absaugung
- endobronchiale Medikamentengabe
- Beatmung mit erhöhten PEEP
- Beatmung mit Beatmungsbeutel oder Beatmungsgerät.

Technik: s.S. 108.

Technik: siehe S. 108.

▶ Merke

▶ **Merke:** Die endotracheale Intubation sollte nur durch erfahrene Anwender durchgeführt werden. Weniger Geübte sollten besser die Maskenbeatmung oder ein alternatives Verfahren (s. u.) wählen.

Die alternative Atemwegssicherung

Die alternative Atemwegssicherung

▶ Synonym

▶ **Synonym:** Supraglottische Atemwegshilfe.

Neben der orotrachealen Intubation stehen heute weitere Techniken zur zumindest vorläufigen notfallmäßigen Sicherung der Atemwege auch in der Notfallmedizin zur Verfügung. Jeder Notfallmediziner sollte mit diesen alternativen Verfahren vertraut sein.

Neben der orotrachealen Intubation stehen heute zusätzlich zahlreiche weitere Techniken zur zumindest vorläufigen notfallmäßigen Sicherung der Atemwege auch in der Notfallmedizin zur Verfügung, so dass eine Notfallkoniotomie (s. u.) nur noch als „Ultima ratio" zur Anwendung kommt. Ein planmäßiges und umsichtiges Vorgehen bei jedem Notfallpatienten hängt von den individuellen Gegebenheiten des Patienten, der zur Verfügung stehenden Ausrüstung und nicht zuletzt von der Erfahrung des Anwenders ab. Jeder Notfallmediziner sollte mögliche Probleme bei der Atemwegssicherung erkennen und mit alternativen Verfahren vertraut sein. Hierdurch können bereits im Vorfeld schwierige und potenziell lebensbedrohliche Situationen vermieden werden.
Das Management des sog. schwierigen Atemwegs sollte von allen klinisch tätigen Kollegen im Routinebetrieb beim unkomplizierten Atemweg trainiert wer-

⊚ **C-2.8** | **Vorgehen beim schwierigen Atemweg (Dörges-Algorithmus)**

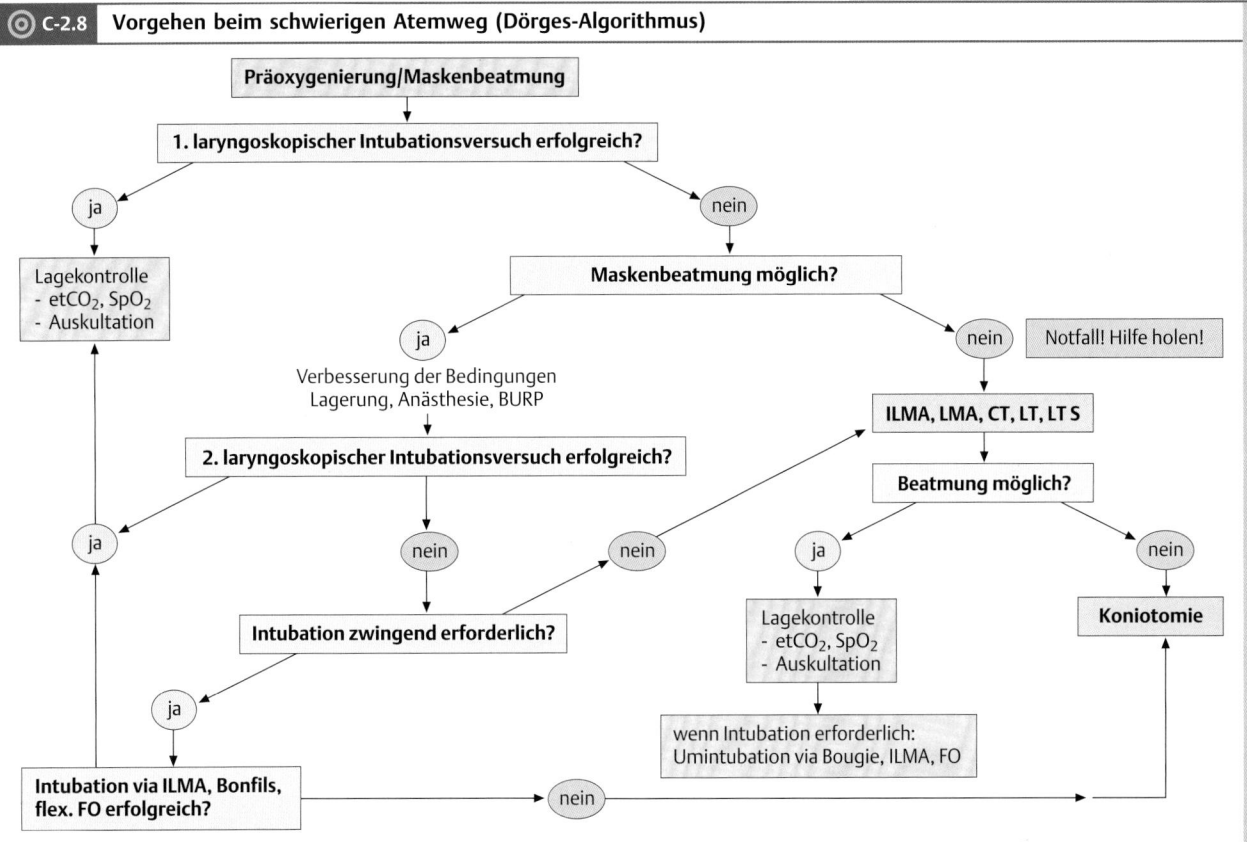

$etCO_2$ = exspiratorische CO_2-Konzentration, SpO_2 = Sauerstoffsättigung, BURP = Backwards-Upwards-Rightwards-Pressure, ILMA = Intubationslarynxmaske, Flex. FO = flexible Fiberoptik, LMA = Larynxmaske, CT = Combitubus, LT = Larynxtubus, LT S = Larynxtubus S mit Absaugmöglichkeit.

den. In akut lebensbedrohlichen Situationen ist das standardisierte Vorgehen anhand fester Regeln eine unabdingbare Voraussetzung für eine schnelle und zuverlässige Hilfe (Abb. **C-2.8**).

Ein Algorithmus für den schwierigen Atemweg geht von einer respiratorischen Notlage aus mit der Gefahr einer akuten oder – bei bereits bestehendem Atemstillstand – sich weiter verstärkenden Hypoxie. Deshalb ist die umgehende Oxygenierung des Notfallpatienten die erste und vordringlichste Aufgabe. Die endotracheale Intubation stellt zwar die sinnvollste und wünschenswerteste definitive Versorgung dar, ist aber beim schwierigen Atemweg oder in der Hand des nicht täglich damit umgehenden Arztes nicht zwingend die Primärmaßnahme.

Sinnvolles abgestuftes Vorgehen:
- Zunächst Versuch der **Maskenbeatmung** mit oder ohne Hilfsmittel.
- Sollte die Maskenbeatmung auch nach Korrektur der Kopfposition unerwartet nicht möglich sein, unternimmt der geübte Anwender einen Versuch der endotrachealen **Intubation**.
- Gelingt dies nicht oder hat der Anwender keine Erfahrung damit, sollte sofort eine alternative **supraglottische Atemwegshilfe** zum Einsatz kommen:
  – Larynxmaske (S. 112)
  – Kombitubus
  – Intubationslarynxmaske
  – Larynxtubus/Larynxtubus S.

Sinnvolles abgestuftes Vorgehen:
- Zunächst Versuch der **Maskenbeatmung** mit oder ohne Hilfsmittel.
- Bei Scheitern der Maskenbeatmung (auch nach Korrektur der Kopfposition) bei entsprechender Erfahrung Versuch der endotrachealen **Intubation**.
- Bei Scheitern der Intubation sofort eine alternative **supraglottische Atemwegshilfe** einsetzen:
  – Larynxmaske
  – Kombitubus
  – Intubationslarynxmaske
  – Larynxtubus/Larynxtubus S.

Notfallkoniotomie

Indikation: Ultima ratio nach gescheiterter Maskenbeatmung, Intubation, supraglottischer Atemwegshilfe.

▶ **Merke**

Vorgehen (Abb. **C-2.9**): Inzision der Haut zwischen Ring- und Schildknorpel. Einführen einer Kanüle durch das Lig. cricothyreoideum. Danach z. B. in Seldinger-Technik Einbringen eines Führungsdrahtes und nachfolgend einer Beatmungskanüle.

Notfallkoniotomie

Indikation: Scheitern Maskenbeatmung, Intubation und die Anwendung von supraglottischen Atemwegshilfen, bleibt als letzte Methode zur Atemwegssicherung und Beatmung die Notfallkoniotomie.

▶ **Merke:** Die Notfallkoniotomie ist kein notärztliches Routineverfahren und sollte für extrem seltene Ausnahmefälle reserviert bleiben, muss jedoch bei entsprechender Indikation dann auch konsequent durchgeführt werden.

Neben dem rein chirurgischen Vorgehen stehen spezielle Instrumente zur vereinfachten Koniotomie zur Verfügung.

Vorgehen (Abb. **C-2.9**): Nach Lagerung des Kopfes in leicht reklinierter Position erfolgt die senkrechte Inzision der Haut zwischen Ring- und Schildknorpel. Durch das Lig. cricothyreoideum wird eine Spezialkanüle mit aufgesetzter Spritze durch den Schnittkanal bis zur Aspiration von Luft geführt. Danach erfolgt in Seldinger-Technik das Einbringen eines Führungsdrahtes und nachfolgend einer Kunststoff-Beatmungskanüle (z. B. Melker-Set). Alternativ zur Seldinger-Technik kommen vorgeschliffene Punktionskanülen (z. B. Quicktrach) zur Anwendung, wobei die Trachealkanüle in einem Arbeitsgang platziert wird.

⊚ **C-2.9**   **Notfallkoniotomie**

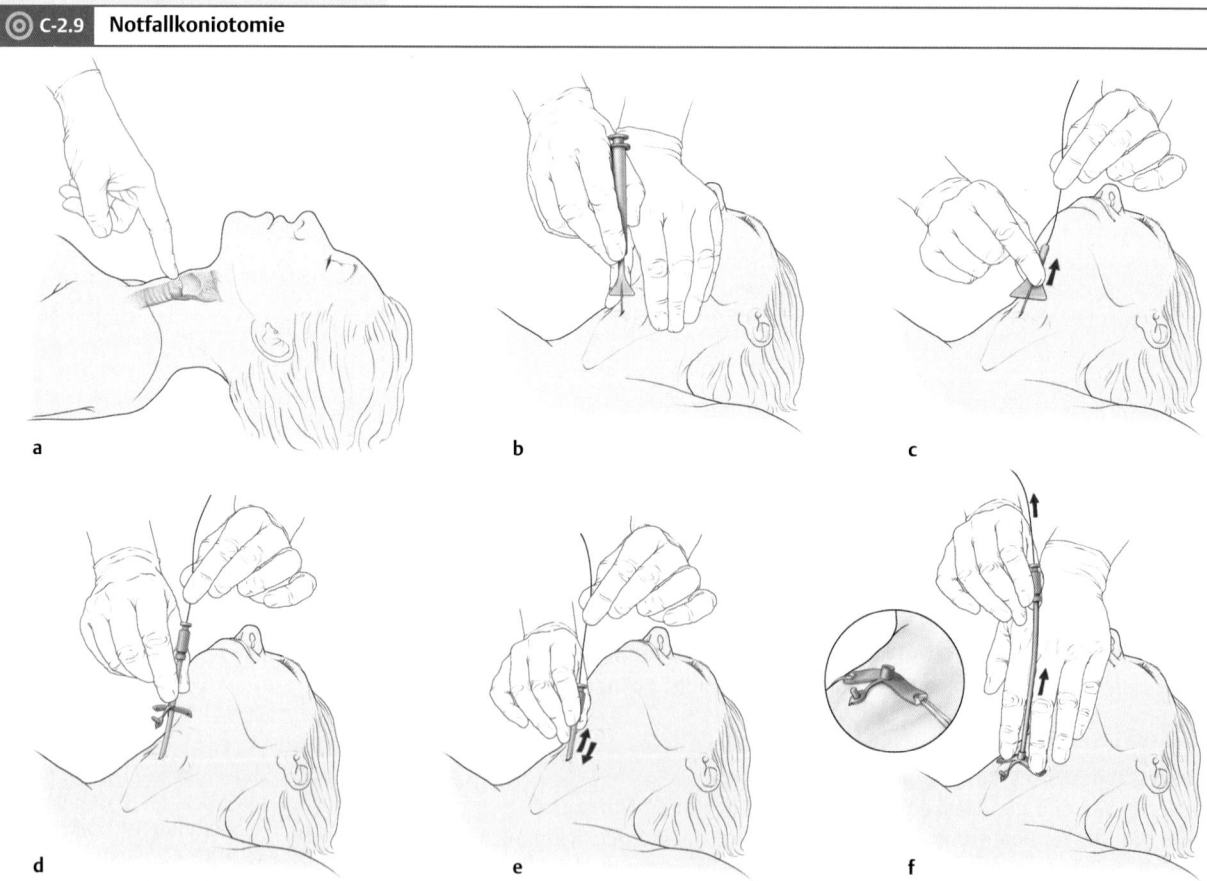

a
b
c

d
e
f

a Identifizierung des Lig. cricothyreoideum (als kleine Vertiefung zwischen Schild- und Ringknorpel zu tasten).
b Nach senkrechter Inzision (ca. 1 cm) des Lig. cricothyreoideum in der Mittellinie wird eine Spezialkanüle G 16/18 mit aufgesetzter Spritze und nach kaudal zeigender Krümmung durch den Schnittkanal in die Trachea eingeführt. Die linke Hand fixiert hierbei die Trachea.
c Nachdem zuvor nach eindeutiger Aspiration von Luft zur Lagekontrolle die Spritze abgenommen und ein Seldinger-Draht mit dem flexiblen Ende voran in die Trachea vorgeschoben wurden, wird nun die Spezialkanüle über den Draht zurückgezogen.
d Danach erfolgt das Aufbougieren des Kanals mittels eines Dilatators über den liegenden Draht.
e Nach Entfernung des Dilatators wird eine Kunststoffkanüle mit Führungsmandrin über den Seldinger-Draht in die Trachea eingeführt.
f Entfernung von Draht und Führungsmandrin und sichere Fixierung der Kanüle (rundes Bild).

2.3 Kardiopulmonale Reanimation

2.3.1 Grundlagen

In Europa sind 40 % aller Todesfälle auf Herz-Kreislauf-Erkrankungen zurückzuführen. Ca. 30 % aller Herzinfarktpatienten versterben noch vor Klinikaufnahme, das initiale EKG-Bild bei diesen Patienten zeigt entweder einen hyperdynamen Rhythmus ohne Auswurfleistung (Kammerflimmern/-flattern oder eine pulslose ventrikuläre Tachykardie) oder einen hypodynamen Rhythmus (Asystolie, Elektromechanische Entkopplung [EMD]).
Die **Ursache eines Kreislaufstillstands** bestimmt zum Teil auch die erforderlichen Maßnahmen:

- kardiovaskuläre Insuffizienz, z. B. akutes Koronarsyndrom
- respiratorische Insuffizienz, z. B. Aspiration
- traumatologischer Notfall, z. B. Thoraxtrauma, SHT, hoher Blutverlust
- andere, z. B. Unterkühlung, Vergiftungen, Stoffwechselstörungen.

Einteilung aufgrund der initialen EKG-Analyse:
- **Hyperdynamer Kreislaufstillstand:** Hierzu zählen schnelle, unregelmäßige Herzaktionen wie Kammerflimmern, Kammerflattern ohne Auswurfleistung oder schnelle und regelmäßige Rhythmen ohne Auswurfleistung wie eine pulslose ventrikuläre Tachykardie.
- **Hypodynamer Kreislaufstillstand:** Hierzu zählen langsame oder nicht mehr vorhandene Herzaktionen ohne Auswurfleistung wie elektromechanische Entkopplung oder Asystolie.

Einteilung aufgrund der Ursache:
- **Primärer Kreislaufstillstand:** Akutes Sistieren der Herz-Kreislauftätigkeit, z. B. bei Myokardischämie oder -infarkt auf der Grundlage einer KHK. Geht in der Anfangsphase häufig mit hyperdynamen EKG-Bildern einher.
- **Sekundärer Kreislaufstillstand:** Meist Folge eines länger andauernden Sauerstoffmangels am Herzen, welcher durch Hypoxämie (Ersticken) oder Ischämie bei großen Blutverlusten oder Verlust des Gefäßwiderstandes verursacht sein kann.

Folgen eines Kreislaufstillstandes: Wenn kein Eigenkreislauf des Patienten wiederhergestellt werden kann, kommt es zum **multiplen Organversagen**. Dabei weisen die Organe mit langsamem Stoffwechsel wie Fettgewebe und Knochen, eine deutlich höhere Toleranz gegenüber einer Hypoxie auf als stoffwechselaktive Organe wie Gehirn, Herz, Leber oder Niere. In den ersten Sekunden nach Ausfall der Herz-Kreislauffunktion wird der sich im Blut befindliche Sauerstoff ausgenutzt. Nach ca. 10–15 Sekunden endet dieses **freie Intervall** und geht entsprechend der je nach Organ unterschiedlichen **Wiederbelebungszeit** in einen **irreversiblen Ausfall** der jeweiligen Organfunktion über. Die Wiederbelebungszeit ist biochemisch durch die anaerobe Glykolyse bestimmt. Kann innerhalb der organspezifischen Wiederbelebungszeit von ca. 5 Minuten für das Gehirn oder ca. 15 Minuten für das Herz ein ausreichender Kreislauf aufgebaut werden, können prinzipiell irreversible Schäden vermieden werden. Die Wiederbelebungszeit unterliegt verschiedenen individuellen Faktoren wie Alter, Vorerkrankungen und auch externen Bedingungen, wie z. B. der Umgebungstemperatur.

2.3.2 Diagnose des Kreislaufstillstandes

Die Diagnose eines Kreislaufstillstandes erfolgt nach Kontrolle der Vitalfunktionen Bewusstsein und Atemtätigkeit. Ein Kreislaufstillstand führt ca. 10–15 Sekunden nach Aussetzen der Herztätigkeit zur Bewusstlosigkeit und nach 60–120 Sekunden zur Pupillenerweiterung. Schnappende Atembewegungen bei fehlendem Puls sind kein Zeichen für eine ausreichende Atmung, sondern

2.3 Kardiopulmonale Reanimation

2.3.1 Grundlagen

Mögliche **Ursachen eines Kreislaufstillstands:**
- kardiovaskuläre Insuffizienz
- respiratorische Insuffizienz
- traumatologischer Notfall
- andere, z. B. Unterkühlung, Vergiftungen, Stoffwechselstörungen.

Einteilung aufgrund EKG-Analyse:
- **Hyperdynamer Kreislaufstillstand:** z. B. Kammerflimmern/-flattern.
- **Hypodynamer Kreislaufstillstand:** z. B. EMD, Asystolie.

Einteilung aufgrund der Ursache:
- **Primärer Kreislaufstillstand:** akutes Sistieren der Herz-Kreislauftätigkeit, z. B. Myokardinfarkt.
- **Sekundärer Kreislaufstillstand:** meist Folge von Hypoxämie/Ischämie, z. B. bei großen Blutverlusten.

Folgen eines Kreislaufstillstandes: Ausnutzen des Blutsauerstoffs (freies Intervall) → Wiederbelebungszeit → irreversibler Ausfall/Organversagen.
Die Wiederbelebungszeit ist organspezifisch unterschiedlich, sie liegt z. B. bei 5 Minuten für das Gehirn und bei 15 Minuten für das Herz. Wichtige Einflussfaktoren sind Alter, Vorerkrankungen und Umgebungstemperatur.

2.3.2 Diagnose des Kreislaufstillstandes

Das zentrale Kriterium des Kreislaufstillstandes ist die Pulslosigkeit. Da die sichere Pulskontrolle jedoch auch für den professionellen Helfer häufig ein Problem darstellt, reicht für die Entscheidung zur Wiederbelebung auch aus, wenn der

Patient auf Ansprache nicht reagiert, sich nicht bewegt und nicht normal atmet.

als finale Schnappatmung bei bereits eingetretenem Kreislaufstillstand zu werten. Ein kompletter Atemstillstand kann 10–30 Sekunden nach Kreislaufstillstand einsetzen. Begleitend kann es, je nach Ursache, zu einer Zyanose kommen. Da Atmungsmuster, Pupillenreaktion und Zyanose verschiedene andere Ursachen unabhängig vom Kreislaufstillstand haben können, ist das zentrale Kriterium des Kreislaufstillstandes die Pulslosigkeit. Da die sichere Pulskontrolle jedoch auch für den professionellen Helfer häufig ein Problem darstellt, reicht für die Entscheidung zur Wiederbelebung auch aus, wenn der Patient auf Ansprache nicht reagiert, sich nicht bewegt und nicht normal atmet.

▶ Merke

▶ **Merke:** Für die Diagnose eines Kreislaufstillstandes stehen dem Helfer maximal 30 Sekunden zur Verfügung. Reagiert der Patient nicht auf Ansprache, bewegt er sich nicht und sind keine Anzeichen für eine ausreichende Atmung vorhanden, soll umgehend mit der Wiederbelebung begonnen werden.

Die **Pulskontrolle** erfolgt in der Regel einseitig an der A. carotis (Abb. **C-2.10**).

Der professionelle Helfer kann die Pulskontrolle parallel zur weiteren Suche nach Lebenszeichen durchführen, sollte hierfür jedoch nicht länger als 10 Sekunden benötigen.
Die **Pulskontrolle** erfolgt in der Regel einseitig an der zwischen Schildknorpel und medialem Rand des M. sternocleidomastoidus verlaufenden A. carotis. Der tastende Finger gleitet vom Schildknorpel kommend nach lateral-kaudal (Abb. **C-2.10**).

Im weiteren Verlauf wird zwischen Basis- und erweiterten Maßnahmen unterschieden. Wichtig ist eine möglichst frühzeitige EKG-Ableitung, um ggf. eine Defibrillation durchführen zu können.

Im weiteren Verlauf wird zwischen Basis- und erweiterten Maßnahmen unterschieden. Wichtiges Ziel muss es sein, innerhalb kürzester Zeit eine erweiterte Diagnostik mittels EKG-Ableitung zu ermöglichen, da bei hyperdynamem Kreislaufstillstand die frühe Defibrillation als kausale Therapie ein verbessertes Outcome ermöglicht.
Deshalb steht der **Notruf** bei Patienten mit Kreislaufstillstand, die **älter als 5 Jahre** alt sind im **Vordergrund** – auch unter kurzfristiger Vernachlässigung der Basismaßnahmen.

▶ Merke

▶ **Merke:** PHONE FIRST (zuerst Hilfe holen)

Stehen mehrere Helfer zur Verfügung, beginnt eine Person mit den Basismaßnahmen, eine weitere Person organisiert zusätzliche Hilfe in Form von Material und/oder Personal.

◎ C-2.10

◎ C-2.10 **Pulskontrolle der A. carotis**

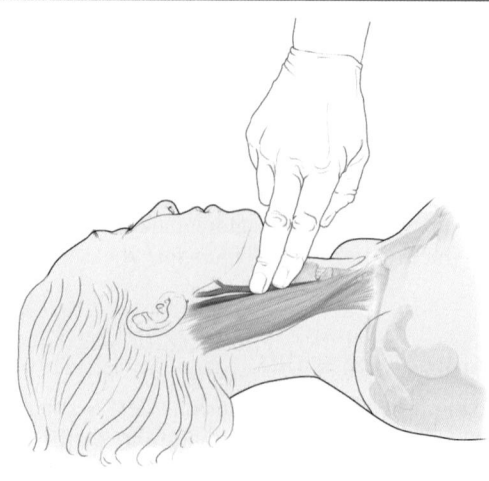

2.3.3 Therapie des Kreislaufstillstandes

Grundlagen

Basismaßnahmen (**BLS: B**asic **L**ife **S**upport) einer Reanimation (kann verein-facht als **ACBE-Schema** bezeichnet werden):

- **A**temwege freimachen und freihalten,
- **C**irculation wiederherstellen (Herzdruckmassage),
- **B**eatmung
- und, wenn vorhanden: **E**lektrotherapie in Form der Früh-Defibrillation mit Hilfe eines AED (automatischer externer Defibrillator).

Erweiterte Maßnahmen (**ACLS: A**dvanced **C**ardiac **L**ife **S**upport):

- EKG-Diagnostik und ggf. Defibrillation
- Sicherung der Atemwege
- Medikamentengabe (**D**rugs).

▶ **Merke:**
  – Das frühzeitige Erkennen eines hyperdynamen Kreislaufstillstandes und seine kausale Therapie mittels Defibrillation ist von großer Bedeutung, darf aber keinesfalls zu einer Verzögerung der entscheidenden Basis-maßnahmen führen.
  – Nach den aktuellen Richtlinien (2005) hat der frühestmögliche Beginn der Herzdruckmassage mit möglichst wenigen Unterbrechungen den höchsten Stellenwert für ein erfolgreiches Outcome.

Deshalb beginnen die Basismaßnahmen mit 30 Thoraxkompressionen, gefolgt von 2 Beatmungen (30 ÷ 2).
Bis zur Einsatzbereitschaft eines Defibrillators werden die Basismaßnahmen der Reanimation durchgeführt. Ist der Eintrittszeitpunkt des Kreislaufstillstan-des unbekannt oder sind mehr als 5 Minuten vergangen, sollten vor der Defi-brillation für 2 Minuten Basismaßnahmen durchgeführt werden (5 Zyklen à 30 Thoraxkompressionen ÷ 2 Beatmungen). Bei beobachtetem oder innerkli-nischem Kreislaufstillstand erfolgt die Defibrillation frühestmöglich.

▶ **Merke:** Die beiden zentralen Faktoren einer erfolgreichen Reanimation sind frühest- und bestmögliche ausreichende Basisreanimationsmaßnahmen sowie bei entsprechender Indikation die Defibrillation.

2.3.4 Herzdruckmassage

Prinzip: Mit Aussetzen der Herzfunktion sistiert die Blutzirkulation, und die Versorgung des Gewebes mit Sauerstoff kommt zum Erliegen. Durch eine kor-rekt durchgeführte extrathorakale rhythmische Kompression des Herzens zwi-schen Sternum und Wirbelsäule sowie die resultierenden Druckveränderungen kann ein Minimalkreislauf mit systolischen Blutdruckwerten um 100 mmHg erreicht werden. Aufgrund des verminderten Gefäßwiderstandes beträgt der diastolische Blutdruck unter Reanimation jedoch selten mehr als ca. 10–20 mmHg. Hieraus ergibt sich ein mittlerer arterieller Druck von max. 30–50 mmHg mit einem stark verminderten Herzzeitvolumen von 1–2 l/min.

Vorbereitung des Patienten

Lagerung: Eine effektive Kompression des Herzens erfordert, dass der Patient auf dem Rücken liegend auf eine **harte Unterlage** gelagert wird. Bei im Bett liegenden Patienten wird entweder eine harte Unterlage (im Krankenhaus z. B. das Kopfteil des Bettes) unter den Rücken oder aber der Patient aus dem Bett heraus auf den Boden gelegt. Außerdem muss genügend Platz für das Rettungsteam und die Geräte um den Patienten herum geschaffen werden. Der **Untergrund** darf wegen der meist erforderlichen Strombehandlung nicht leitend bzw. nass sein.

2.3.3 Therapie des Kreislaufstillstandes

Grundlagen

Basismaßnahmen:
- **A**temwege freimachen
- **C**irculation (Herzdruckmassage)
- **B**eatmung
- ggf. **E**lektrotherapie (Früh-Defibrillation).

Erweiterte Maßnahmen:
- EKG, ggf. Defibrillation
- Sicherung der Atemwege
- Medikamentengabe.

◀ Merke

Die Basismaßnahmen beginnen mit 30 Thoraxkompressionen, gefolgt von 2 Beatmungen (30 ÷ 2).

◀ Merke

2.3.4 Herzdruckmassage

Prinzip: Durch eine korrekt durchgeführte extrathorakale rhythmische Kompression des Herzens kann ein Minimalkreislauf mit systolischen Blutdruckwerten um 100 mmHg erreicht werden. Insgesamt ist ein mittlerer arterieller Druck von max. 30–50 mmHg mit einem stark verminderten Herzzeitvolumen von 1–2 l/min möglich.

Vorbereitung des Patienten

Lagerung: Der Patient muss auf einer harten Unterlage gelagert sein, der Untergrund muss trocken sein und darf nicht leitend sein.

⊚ **C-2.11** Extrathorakale Herzdruckmassage

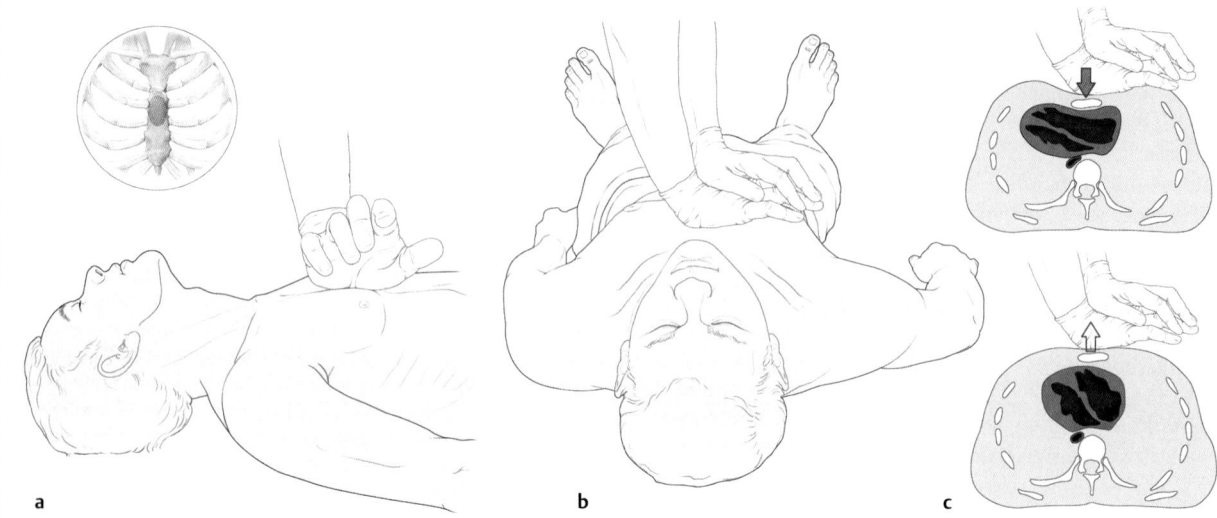

a Der Kompressionspunkt für die extrathorakale Herzdruckmassage ist die **Sternummitte**. Der Handballen wird auf den ermittelten Druckpunkt aufgesetzt.

b Der Handballen der 2. Hand wird auf den Handrücken der 1. Hand aufgesetzt. Beide Arme werden im Ellenbogengelenk gestreckt, der Oberkörper befindet sich direkt über der Brust des Patienten.

c In der Kompressionsphase wird das Sternum zügig ca. 3–5 cm senkrecht in Richtung auf die Wirbelsäule komprimiert. In der Dekompressionsphase dehnt sich der Thorax des Patienten selbständig wieder aus. Die Hände bleiben in Kontakt mit der Haut des Patienten. Die Kompressionsfrequenz beträgt 100/min, die Druck- und Entlastungsphase sind gleich lang.

Position des Helfers: Neben dem Patienten.
Druckpunkt: Sternummitte.

Ausgangsposition (Abb. **C-2.11**):
- Handballen auf Druckpunkt und Finger ausstrecken
- andere Hand auf das Gelenk der ersten Hand aufsetzen, Finger ebenfalls strecken
- Arme durchstrecken, sie stehen senkrecht über dem Brustbein.

▶ Merke

Eigentliche Herzdruckmassage: Druckausübung **senkrecht** nach unten mit einer **Frequenz** von 100/min, Druck- und Entlastungsphase im Verhältnis 1:1.

Bei **Erwachsenen** sollte eine **Kompressionstiefe** von 3–5 cm erreicht werden. Zum Vorgehen bei **Kindern** s.S. 634.

Position des Helfers: Der Helfer kniet neben dem Patienten.
Druckpunkt: Die Kompression wird zentral auf die **Sternummitte** ausgeübt. Zur Auffindung des Druckpunktes wird mit einem Finger das Xyphoid markiert.

Ausgangsposition zur Herzdruckmassage (Abb. **C-2.11**):
- Handballen auf den ermittelten Druckpunkt aufsetzen.
- Finger dieser Hand nach oben strecken.
- Die andere Hand mit dem Handballen auf das Gelenk der ersten Hand aufsetzen. Die Finger sind ebenfalls nach oben gestreckt.
- Die Arme in den Ellenbogengelenken strecken. Die durchgestreckten Arme des Helfers stehen nun senkrecht über dem Brustbein.

Die Herzdruckmassage erfordert u. U. einen hohen Kraftaufwand, der über einen längeren Zeitraum nicht alleine durch die Oberarmmuskeln aufgebracht werden kann; daher sind die Gewichtsverlagerung des eigenen Körpers und die Druckausübung über die gestreckten Arme besonders wichtig.

▶ **Merke:** Eine effektive Herzdruckmassage ist für den Helfer körperlich sehr anstrengend. Daher sollte im Abstand von 2–4 min ein Wechsel des entsprechenden Helfers vorgenommen werden, um eine ausreichende Kompression und damit Auswurfleistung zu erreichen.

Eigentliche Herzdruckmassage: Die Druckausübung muss **senkrecht nach unten** erfolgen, das vermeidet Scherkräfte mit konsekutiven knöchernen Thoraxverletzungen. Die erforderliche **Frequenz liegt bei 100/min**, wobei die Druck- und Entlastungsphase gleich lang sind.

Bei **Erwachsenen** ist eine **Kompressionstiefe von 3–5 cm** erforderlich, wobei auf die Kompression eine vollständige Entlastung des Thorax bei weiterhin aufliegenden Händen erfolgt. Diese vollständige Entlastung sichert die Diastole des Herzens, wodurch zum einen eine Füllung der Ventrikel ermöglicht wird und zum anderen die Koronargefäße durchblutet werden.

Zum Vorgehen bei **Kindern** und Säuglingen s.S. 634.

Komplikationen: Auch eine korrekt durchgeführte Herzdruckmassage kann zu Verletzungen beim Patienten führen. Am häufigsten sind hierbei
- Rippen- und Sternumfrakturen
- Pneumothorax
- Hämatothorax
- Verletzung abdomineller Organe wie Leber, Magen oder Milz
- Ruptur von Trachea, Lunge oder Zwerchfell
- direkte Verletzungen des Herzens
- Regurgitation und Aspiration beim ungeschützten Atemweg.

Ein-/Zwei-Helfer-Methode

Nach den aktuellen Richtlinien ist der Ablauf unabhängig davon, wie viele Helfer an der Versorgung des Patienten beteiligt sind. Entweder ein Helfer führt die Maßnahmen Kompression und Beatmung alleine durch oder es erfolgt die Aufteilung auf 2 Personen. Auch bei Anwesenheit von 2 Helfern kann eine Durchführung in Ein-Helfer-Methode zu Beginn der Reanimation durchaus sinnvoll sein, um dem zweiten Helfer die Organisation und den Anschluss des kombinierten EKG/Defibrillators zu ermöglichen (Abb. **C-2.12**).
Die Anordnung des Teams sollte klar gegliedert und ergonomisch sein:
- **3er-Team:** Eine Person am Kopf als Leiter der CPR, eine Person am Defibrillator mit der Alternativaufgabe Herzdruckmassage, eine Person am Koffer mit der Hauptaufgabe, Material und Medikamente anzureichen und direkt dem Teamleiter zu assistieren.
- **2er-Team:** Hier entfällt der zusätzliche Helfer an der Seite.

Die Herzdruckmassage wird nach den aktuell gültigen internationalen Richtlinien jeweils nach 30 Kompressionen für 2 Beatmungen unterbrochen. Bei der Beatmung durch den ungeschützten Atemweg gelten die auf S. 610 genannten Hinweise.

▶ **Merke:**
30 Kompressionen ÷ 2 Beatmungen
Frequenz 100/min
Belastung/Entlastung 1 ÷ 1

Komplikationen:
- Rippen-, Sternumfrakturen
- Pneumo-, Hämatothorax
- Verletzung abdomineller Organe
- Trachea-, Lungen-, Zwerchfellruptur
- Verletzung des Herzens
- Regurgitation, Aspiration.

Ein-/Zwei-Helfer-Methode

Der Ablauf der Reanimation ist unabhängig davon, wie viele Helfer an der Versorgung des Patienten beteiligt sind. Entweder ein Helfer führt die Maßnahmen Kompression und Beatmung alleine durch oder es erfolgt die Aufteilung auf 2 Personen.

◀ Merke

⊙ C-2.12   **Ein-/Zwei-Helfer-Methode**

⊙ C-2.12

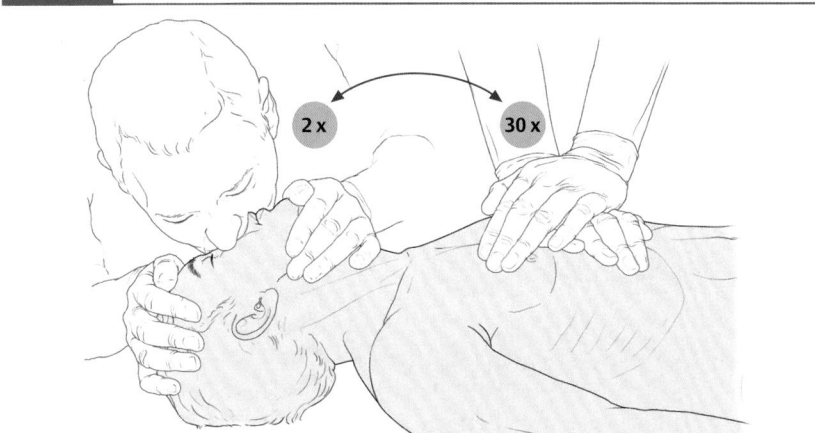

Sowohl bei der Ein- als auch bei der Zwei-Helfer-Methode wird die Herzdruckmassage jeweils nach 30 Kompressionen für 2 Beatmungen unterbrochen.

Kriterien zur Erfolgskontrolle

■ Thoraxbewegungen bei Inspiration
 während der Beatmung
■ tastbarer Puls an A. carotis oder
 A. femoralis während der
 Thoraxkompression
■ zunehmend rosigere Hautfarbe
■ eventuell Verengung der Pupillen.

▶ Merke

Kriterien zur Erfolgskontrolle

■ Thoraxbewegungen bei Inspiration während der Beatmung
■ tastbarer Puls an der A. carotis oder A. femoralis während der Thoraxkompression
■ zunehmend rosigere Hautfarbe
■ eventuell Verengung der Pupillen (cave: Nach Adrenalingabe kommt es zu einer Mydriasis).

▶ **Merke:** Für die Beurteilung dieser Kriterien werden die Basis-Reanimationsmaßnahmen nicht mehr unterbrochen, sondern bis zum Anschluss des EKG/Defibrillators oder bis zum Einsetzen eines Spontankreislaufs mit oder ohne Eigenatmung des Patienten fortgesetzt.

2.3.5 EKG-Diagnostik und
 weiteres Vorgehen

EKG-Diagnostik

Ein hyperdynamer Kreislaufstillstand sollte wegen der Therapieoption Defibrillation so früh wie möglich festgestellt werden; es gibt 2 Möglichkeiten der EKG-Analyse:
■ **manuell** durch den Helfer
■ **automatisch** durch externe Defibrillatoren (AED, s. Abb. **C-2.13**).

2.3.5 EKG-Diagnostik und weiteres Vorgehen

EKG-Diagnostik

Das Erkennen eines hyperdynamen Kreislaufstillstandes sowie die Elektroschocktherapie mittels Defibrillation sind aufgrund der zeitkritischen Situation von großer Bedeutung. Hierfür sind grundsätzlich zwei unterschiedliche Vorgehensweisen denkbar:
■ **Manuelle EKG-Diagnostik/-Beurteilung** durch den Helfer.
■ **Automatische EKG-Analyse durch externe Defibrillatoren** (**AED**, Abb. **C-2.13**). AED analysieren selbstständig das EKG und differenzieren in die Gruppen hyperdynam/defibrillationspflichtig und hypodynam/nicht defibrillationswürdig. Bei einigen dieser Geräte wird das EKG-Bild nicht angezeigt, sondern dem Helfer nur eine Aufforderung zur Fortsetzung der Herzdruckmassage oder zum Auslösen des Schocks gegeben.

Die EKG-Ableitung erfolgt vorrangig durch eine 1-Kanal-Erfassung direkt durch 2 großflächige Klebeelektroden, die zusätzlich auch direkt zur Defibrillation oder Stimulation eingesetzt werden können (Abb. **C-2.14**), im Ausnahmefall mittels einer 3-Punkt-Ableitung. Neben der Erstdiagnostik wird durch die permanente Kabelverbindung auch eine Beurteilung des EKG-Bildes während der Maßnahmen möglich. Eine Ableitung mittels Aufpressen von Defibrillator-Paddles kann mit Störungen verbunden sein und stellt nur eine Alternative zur Ableitung und Defibrillation dar.

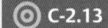 C-2.13

◎ C-2.13 **EKG-Ableitung mit AED und Klebeelektroden**

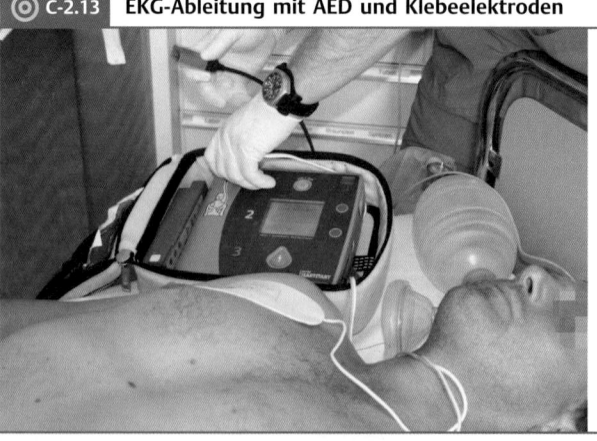

⊙ C-2.14

⊙ C-2.14	EKG-Ableitung: Anwendung

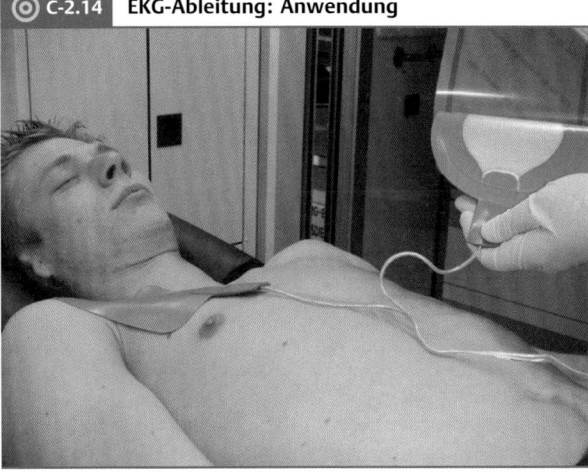

Die EKG-Ableitung erfolgt mittels zweier großflächiger Klebeelektroden.

▶ **Merke:** Im **Kreislaufstillstand** ist die frühzeitige Differenzierung zwischen defibrillierbaren und nicht defibrillierbaren Rhythmen entscheidend (siehe hierzu Tab. **C-2.3**)!

◀ Merke

≡ C-2.3	Differenzierung zwischen defibrillierbaren und nicht defibrillierbaren Rhythmen

≡ C-2.3

defibrillierbar	*nicht defibrillierbar*
▪ Kammerflimmern (HF > 300/min, Abb. **C-2.16 a**) ▪ Kammerflattern (HF > 200/min) ▪ pulslose Kammertachykardie (Abb. **C-2.16 b**)	▪ Asystolie (Abb. **C-2.18 a**) ▪ elektromechanische Entkopplung/ pulslose elektrische Aktivität (Abb. **C-2.18 b**)

Eine EKG-Ableitung und -Beurteilung kann erschwert werden durch
- Schlecht klebende EKG- oder Defibrillationselektroden: Unzureichend klebende Elektroden müssen ausgetauscht und ggf. der Thorax des Patienten an den entsprechenden Stellen vorher rasiert werden.
- Schrittmacheraktivität des Patienten: Ein aktiver aber im Kreislaufstillstand unwirksamer interner Herzschrittmacher kann durch Auflegen eines Magneten ausgeschaltet werden (Abb. **C-2.15**).
- Hochspannungsleitungen im direkten Umfeld.
- Gerätedefekte.

Fehlermöglichleiten bei der EKG-Ableitung:
- schlecht klebende Elektroden
- Schrittmacheraktivität bei Patienten mit Schrittmacher
- Hochspannungsleitungen
- Gerätedefekte.

⊙ C-2.15	Magnetische Abschaltung eines Herzschrittmachers

⊙ C-2.15

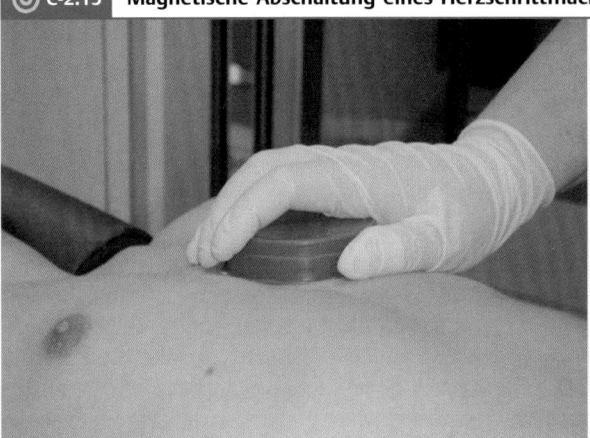

⊚ C-2.16

⊚ C-2.16   **Kammerflimmern und pulslose Kammertachykardie**

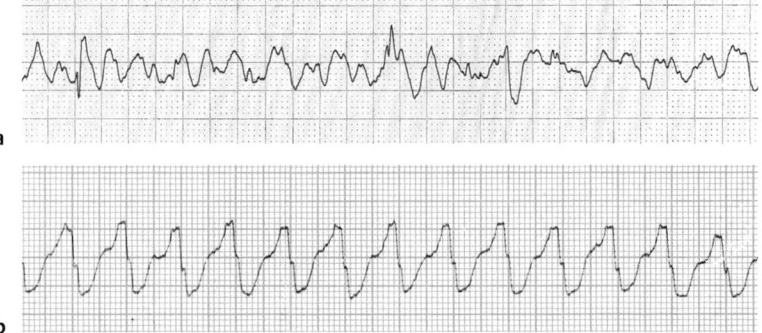

a

b

a Kammerflimmern: Bei dieser Herzfrequenz von > 300/min kommt es zu keiner messbaren Auswurfleistung des Herzens mehr und damit zum Kreislaufstillstand. Kammerflimmern ist das häufigste EKG-Bild direkt nach Eintritt eines Kreislaufstillstandes. Als Ursache kommen eine Myokardischämie im Rahmen eines Herzinfarktes, maligne Herzrhythmusstörungen, Hypoxämien oder Elektrolytentgleisungen vor.

b Pulslose Kammertachykardie: Sie gehört ebenfalls zu den **hyperdynamen** und somit **defibrillationspflichtigen** EKG-Rhythmen, hier führt ein pathologischer Schrittmacher auf Ventrikelebene zum Kreislaufstillstand. Eine Auswurfleistung ist bei Frequenzen von über 200/min und somit nicht ausreichender Diastole ebenfalls nicht mehr vorhanden.

Hyperdynamer Kreislaufstillstand – Defibrillation

Hyperdynamer Kreislaufstillstand – Defibrillation

▶ **Merke**

▶ **Merke:** Kammerflimmern, Kammerflattern und pulslose ventrikuläre Tachykardien müssen elektrisch defibrilliert werden – die externe elektrische Defibrillation stellt bei hyperdynamem Kreislaufstillstand die kausale Therapie dar und muss so frühzeitig wie möglich durchgeführt werden!

Aufgrund der negativen Sauerstoffbilanz und des hohen Energieverbrauchs des Herzens bei hyperdynamem Kreislaufstillstand verringert sich die Wahrscheinlichkeit, ein Kammerflimmern oder -flattern noch vorzufinden, pro Minute um ca. 10 %. Erfolgt eine EKG-Analyse 8 min nach Eintritt des Kreislaufstillstands, beträgt der Anteil des prognostisch günstigeren Kammerflimmerns/-flatterns nur noch ca. 20 %.

Erklärungsansätze für eine erfolgreiche Defibrillation:
- Überführung einer kritischen Myokardmasse in den Refraktärzustand
- Zeitgewinn für den Sinusknoten zur Initiierung einer regelhaften Erregungsbildung und Weiterleitung
- Verlängerung der Refraktärzeit von Zellen des Arbeitsmyokards.

Erklärungsansätze für eine erfolgreiche Defibrillation:
- synchrone Überführung einer kritischen Myokardmasse in den Refraktärzustand
- Zeitgewinn für den Sinusknoten zur Initiierung einer regelhaften Erregungsbildung und Weiterleitung
- Verlängerung der Refraktärzeit von Zellen des Arbeitsmyokards.

Voraussetzungen für eine erfolgreiche Defibrillation: Möglichst frühzeitige Durchführung, ausreichende Sauerstoffversorgung des Myokards, möglichst ausgeglichener Elektrolyt- und Säure-Basenhaushalt.

Voraussetzung für eine erfolgreiche Defibrillation ist neben dem frühen Zeitpunkt auch eine ausreichende Sauerstoffversorgung des Myokards, welche unter Umständen erst durch externe Herzdruckmassage und Beatmung aufgebaut werden muss. Ebenso sind ein möglichst ausgeglichener Elektrolyt- und Säure-Basen-Haushalt notwendig.

Unterschiedliche Energieformen:
- **Biphasische Energieformen:** Durch Spannungswechsel in den Paddles werden Stromstöße in zwei Richtungen abgegeben. Insgesamt sind niedrigere Energien notwendig als bei monophasischen Geräten (s. u.), was für den Patienten schonender ist. Startenergie: 150 J

Unterschiedliche Energieformen: Bei der Angabe der Energiestufen zur Defibrillation muss die Form und Art des Elektroschocks beachtet werden.
- **Biphasische Energieformen:** Die Mehrzahl der modernen Defibrillatoren arbeitet nach diesem Prinzip, eine signifikante Verbesserung des Erfolgs gegenüber der monophasischen Energieform (s. u.) ist für alle biphasischen Wellenformen erwiesen. Biphasisch bedeutet, dass nicht nur ein Stromstoß abgegeben wird, sondern dass durch Spannungswechsel an den Paddles auch Stromstöße in umgekehrter Richtung abgegeben werden können. Da

bei dieser Methode mit geringeren Energien gearbeitet werden kann, ist die biphasische Defibrillation für den Patienten schonender.

Bei dieser Form der Energieabgabe kann in eine hochenergetische und eine niedrigenergetische Form unterschieden werden, wobei sich bisher keine der unterschiedlichen biphasischen Wellenformen als letztendlich überlegen herausgestellt hat.

Bei den biphasischen Geräten ist meist eine **automatische Energievorwahl** integriert. Aufgrund der zahlreichen Wellen- und Energieformen sind **aktuell keine einheitlichen Joule-Empfehlungen** wie bei der monophasischen Defibrillation (s. u.) möglich. Die Empfehlungen beschreiben daher einen **Bereich von 150–200 (–360) Joule** bei der biphasischen Defibrillation. Die aktuellen Richtlinien geben **150 J** als Idealenergie für den ersten Schock bei ausgewählten Wellenformen an. Wenn der Hersteller des Gerätes keine Angaben zur optimalen Energie auf dem Gerät ausweist, ist für den ersten Schock die **Energiestufe von 200 J** zu wählen. Für die nachfolgenden Energieschocks werden keine einheitlichen Empfehlungen zur Energiesteigerung formuliert, dieser aber auch nicht widersprochen.

- **Monophasische Energieformen:** Sie wurden bis vor einigen Jahren in Deutschland fast ausschließlich eingesetzt. Die Energiestufe zur monophasischen Defibrillation von Erwachsenen sollte initial und fortlaufend mit der maximalen Leistung von **360 Joule** gewählt werden.

Vorgehen: Der tatsächlich das Myokard treffende Strom ist direkt vom transthorakalen Widerstand (Impedanz) abhängig, der mit folgenden Maßnahmen gesenkt werden kann:
- **Defibrillationselektroden** möglichst weit voneinander entfernt positionieren: Standardposition: 1. rechts parasternal unter dem Schlüsselbein, 2. links im 5. ICR in der mittleren Axillarlinie (Abb. **C-2.17**). Bei Defibrillation mit Paddles Gel-Applikation zur Verminderung des Hautwiderstandes.
- **Hoher Aufpressdruck** (ca. 11 kg) zur Verkleinerung des Thoraxdurchmessers.
- **Geeignete Energiestufe wählen:** monophasisch 360 J, biphasisch 150/200 J.
- **Einmalige Schockabgabe** („Single-Shot").

> ▶ **Merke:** Die Defibrillation erfolgt als „Single-Shot" mit der entsprechenden Energiestufe: monophasisch 360 J, biphasisch 150/200 J!

Marginalien:

- **Monophasische Energieformen:** Defibrillation initial und fortlaufend mit **360 Joule**.

Vorgehen:
- **Defibrillationselektroden platzieren:** 1. re parasternal, 2. li 5. ICR mittlere Axillarlinie. Ggf. auf Paddles Gel aufbringen.
- Elektroden mit hohem Druck aufpressen.
- **Energiestufe** vorwählen.
- **Schockabgabe** („Single-Shot").

◀ **Merke**

ⓒ C-2.17 **Senkung der Impedanz**

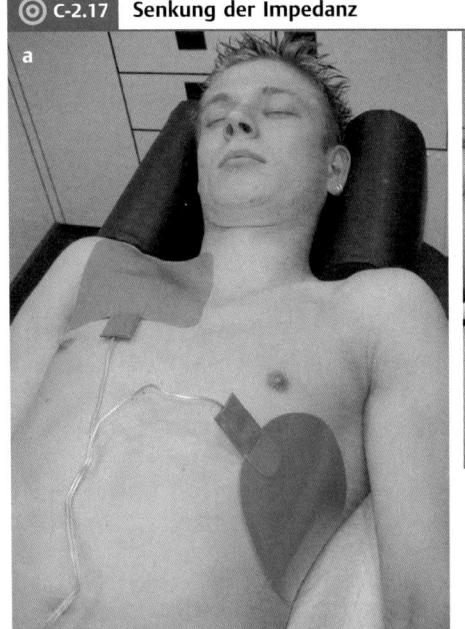
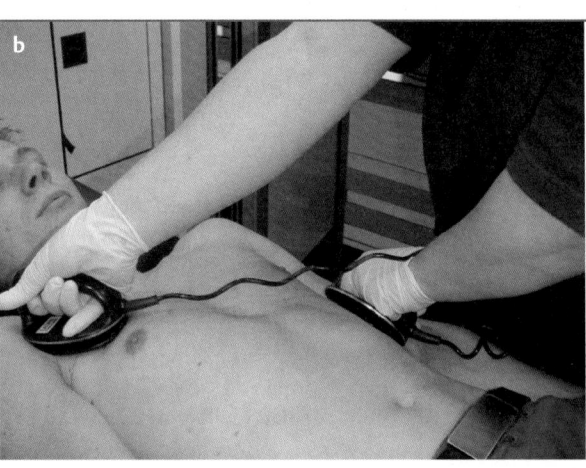

a Die 1. Klebeelektrode ist rechts parasternal unterhalb der Klavikula, die 2. links im 5. ICR in der mittleren Axillarlinie positioniert.
b Entsprechend positionierte Paddles.

Grundlegende Voraussetzung für die sichere Durchführung der manuellen Defibrillation ist neben der regelmäßigen Wartung die genaue Kenntnis des Gerätes.

Eine Asystolie kann von sehr feinem Kammerflimmern nur durch Erkennen einer Nulllinie in zwei unterschiedlichen Ableitungen bei gesicherter maximaler Amplitudeneinstellung (Eichzacke) eindeutig unterschieden werden. Im Zweifelsfall wird keine Defibrillation durchgeführt, da Kammerflimmern mit niedriger Amplitude hierdurch eher nicht in einen Sinusrhythmus überführt werden kann.

► Merke

► **Merke:** Bei feinem Kammerflimmern (niedrige Amplitude, hohe Frequenz) wird im Zweifelsfall nicht defibrilliert.

► Merke

► **Merke:** Der die Defibrillation durchführende Helfer sowie alle anderen Team-Mitglieder dürfen während der Defibrillation den Patienten nicht berühren, um eine Überleitung der Energie auf den eigenen Körper zu verhindern. Der für den Patienten lebensnotwendige Elektroschock kann beim regulär schlagenden Herzen des Helfers ebenfalls lebensbedrohliche Rhythmusstörungen bis hin zum Kammerflimmern verursachen.

Der Defibrillierende hat sich vor Auslösen des Schocks durch einen Rundblick davon zu überzeugen, dass sich niemand mehr in Patientennähe aufhält, insbesondere auch kein Angehöriger oder Umstehender. Auch das Berühren der Trage oder des Bettes mit dem Körper oder z.B. dem Stethoskop muss unbedingt vermieden werden.

► Merke

► **Merke:** Bei der Defibrillation auf Gefahren durch direkten Patientenkontakt für alle Helfer achten! Als Warnung ruft der Defibrillierende die Worte: **„Achtung, alle weg vom Patienten, Schock!"**

C-2.4 Ablaufschema „Defibrillation"

- Herzdruckmassage und Beatmung bis zur Einsatzbereitschaft des Defibrillators
- EKG-Ableitung im Regelfall über großflächige Klebeelektroden, bei Nicht-Verfügbarkeit über EKG-Elektroden oder Defibrillator-Paddles
- manuelle EKG-Beurteilung oder – bei AED – Drücken der Analysetaste
- Energie einstellen und laden
- „Achtung, alle weg vom Patienten, Schock" rufen!
- Defibrillation ausführen
- sofort Herzdruckmassage und Beatmung für 2 Minuten ohne vorherige Erfolgskontrolle fortsetzen
- Analyse und ggf. erneute Defibrillation

Gefahren der Defibrillation:
- oberflächliche Verbrennungen am Patienten bei Benutzung von Defibrillationspaddles ohne Elektrodengel
- Myokardverletzungen bei zu hoher Energiewahl (*cave:* diese Gefahr besteht v.a. bei Kindern und „Leichtgewichtigen")
- Überführen eines Herzrhythmus mit Auswurfleistung oder von Kammerflimmern in eine Asystolie
- für den Helfer: akzidentelle Eigendefibrillation, Verbrennung.

Vorgehen bei Patienten mit implantiertem Herzschrittmacher/Defibrillator: Hier werden die Klebeelektroden so weit wie möglich (> 15 cm) von der Schrittmachersteuereinheit entfernt platziert. Die Steuereinheit befindet sich meist im Bereich des großen rechten Brustmuskels in der Nähe der Achsel (Narbe) und ist durch die Haut tastbar. Eine Defibrillation in diesem Bereich kann zum einen den Schrittmacher unbrauchbar machen, zum anderen Defibrillationsenergie verbrauchen, die sich dann punktuell entlang der Sonde am Herzen entladen kann. Als alternative Elektrodenposition kann eine Elektrode über der Herzspitze, die zweite unterhalb des linken Schulterblattes angebracht werden. Dies gilt ebenso für Patienten mit implantierten, vollautomatischen Defibrillatoren. Diese versetzen dem Patienten bei eintretendem Kammerflimmern mehrere Schocks, wobei geringere Energie als bei externen Geräten abgegeben wird. Diese Schocks sind möglicherweise für den Helfer fühlbar, aber ungefährlich. Eine externe Defibrillation kann – unter den oben genannten Voraussetzungen – jederzeit durchgeführt werden.

Weitere Indikationen für eine Defibrillation

Pulslose ventrikuläre Tachykardie: Hier sollte die **R-Zacken gesteuerte Kardioversion** zur Anwendung kommen. Moderne EKG-/Defibrillationsgeräte erkennen die pulslose ventrikuläre Tachykardie automatisch und geben die erforderliche Energie ca. 10 ms nach Erkennung der R-Zacke ab. Hierdurch wird ein Stromstoß während der vulnerablen Phase des Herzens verhindert, der sonst eine EKG-Veränderung in Richtung des ungeordneten Kammerflimmerns verursachen könnte. Bei älteren EKG/Defibrillationsgeräten muss der Anwender hierfür eine mit „Synchronisation" oder „Sync" beschriftete Taste anwählen. Bei der Kardioversion kommen primär niedrigere Energiestufen zum Einsatz.

Therapiebedürftiges Vorhofflimmern und paroxysmale supraventrikuläre Tachykardien: Hier wird mit 100 J (monophasisch) oder 70–120 J (biphasisch) kardiovertiert und bei Erfolglosigkeit bis zur maximal möglichen Energiestufe gesteigert.

Ventrikuläre Tachykardien mit vorhandenem Puls werden initial mit 200 J (monophasisch) bzw. 120–150 J (biphasisch) kardiovertiert und bei Erfolglosigkeit ebenfalls schrittweise bis zur maximalen Energiestufe gesteigert.

▶ **Merke:** Die Devise **„Strom vor Tubus – und vor Medikamenten!"** zeigt den hohen Stellenwert der Defibrillation **nach** den Basismaßnahmen als kausale Therapie bei hochfrequenter Herzaktion ohne Auswurfleistung.

Hypodynamer Kreislaufstillstand

Bei den **hypodynamen Kreislaufstillständen**, die **nicht defibrillationswürdig** sind, wird aufgrund des EKG-Befundes zwischen Asystolie und elektromechanischer Entkopplung unterschieden.

Asystolie: Dabei sind weder elektrische noch mechanische Herzaktionen vorhanden und es zeigt sich eine „Nulllinie" im EKG (Abb. **C-2.18**). Bei Einsatz eines AED erfolgt die Rückmeldung „Kein Schock empfohlen". Um sicherzustellen, dass keine technischen Defekte eine Asystolie vortäuschen, ist die Überprüfung des Gerätes, besonders aller Kabelverbindungen sinnvoll.

Weitere Indikationen für eine Defibrillation

Pulslose ventrikuläre Tachykardie: Nach Möglichkeit **R-Zacken gesteuerte Kardioversion**, was bei modernen EKG-/Defibrillationsgeräten automatisiert möglich ist.

Therapiebedürftiges Vorhofflimmern und paroxysmale supraventrikuläre Tachykardien: Kardioversion mit Startenergie 100 J (monophasisch) oder 70–120 J (biphasisch).

Ventrikuläre Tachykardien mit vorhandenem Puls: Kardioversion mit Startenergie 200 J (monophasisch) bzw. 120–150 J (biphasisch).

◀ Merke

Hypodynamer Kreislaufstillstand

Differenziert werden Asystolie und elektromechanische Entkopplung.

Asystolie: Nulllinie im EKG, keine mechanische Herzaktion (Abb. **C-2.18**).

C-2.18 **Asystolie**

C-2.18

▶ Merke

▶ **Merke:** Die Reanimationsmaßnahmen bei Asystolie konzentrieren sich neben der mechanischen Thoraxkompression und Beatmung auf den Einsatz von Medikamenten wie Adrenalin und ggf. Atropin.

Elektromechanische Entkopplung (EMD):
Im EKG sind deformierte oder normale Kammerkomplexe erkennbar, aber *ohne* mechanische Antwort des Myokards!
Mögliche Ursachen für eine EMD/PEA:
- Hypoxämie, Hypovolämie, Hypothermie
- Hyper-/Hypokaliämie
- Herzbeuteltamponade
- Intoxikationen
- Thromboembolien
- Spannungspneumothorax.

Elektromechanische Entkopplung (EMD) (Synonym: Elektromechanische Dissoziation, pulslose elektrische Aktivität [PEA]): Hier sind im EKG deformierte oder normale Kammerkomplexe erkennbar, die jedoch ohne eine mechanische Antwort des Myokards und somit ohne Auswurfleistung bleiben.

Mögliche Ursachen für eine EMD/PEA:
- Hypoxämie, Hypovolämie, Hypothermie
- Hyper-/Hypokaliämie
- Herzbeuteltamponade
- Intoxikationen
- Thromboembolien
- Spannungspneumothorax.

Therapie, Vorgehen: Nach Möglichkeit sollte die auslösende Ursache behoben werden; symptomatisch neben mechanischer Thoraxkompression und Beatmung Einsatz von Medikamenten wie Adrenalin.

Therapie, Vorgehen: Die Reanimationsmaßnahmen bei EMD/PEA konzentrieren sich zum einen auf eine mögliche Behebung der auslösenden Ursache sowie neben der mechanischen Thoraxkompression und Beatmung auch auf den Einsatz von Medikamenten wie Adrenalin. Zur Bekämpfung der Ursachen kann daher eine Therapie mit Gegengiften (Antidoten), eine Erwärmung, ein Ausgleich der Elektrolytsituation, eine Lysetherapie oder auch die Anlage einer Thoraxdrainage notwendig werden.

▶ Merke

▶ **Merke:** Bei hypodynamen Kreislaufstillständen ist die Prognose der Patienten deutlich schlechter als bei hyperdynamen Kreislaufstillständen.

Den Algorithmus der kardiopulmonalen Reanimation bei Erwachsenen zeigt Abb. **C-2.19**.

Den Algorithmus der kardiopulmonalen Reanimation bei Erwachsenen zeigt Abb. **C-2.19**.

2.3.6 Medikamentöse Therapie des Kreislaufstillstandes

2.3.6 Medikamentöse Therapie des Kreislaufstillstandes

Neben den Basisreanimationsmaßnahmen und der Elektrotherapie hat auch die medikamentöse Therapie mit unterschiedlichen Substanzen einen Anteil am Reanimationserfolg. Sowohl für seit Jahrzehnten etablierte als auch für neue Medikamente ist die Studienlage zum Teil unbefriedigend und die Wirksamkeit der Substanzen nicht eindeutig wissenschaftlich verifiziert.

Zugangswege, Applikation

Zugangswege, Applikation

Primäres Ziel für die Medikamentenapplikation ist ein **periphervenöser Zugang**. Die Punktion von zentralvenösen Gefäßen ist zu zeitaufwendig und in der Notfallsituation mit weiteren Risiken (Pneumothorax) belastet und bleibt somit nur begründeten Ausnahmefällen vorbehalten.
Die **intraossäre Applikation** gilt nach den aktuellen internationalen Richtlinien auch bei Erwachsenen als die erste Alternative. Bei **endobronchialer** Applikation sind Verteilung und Wirkdauer nicht kalkulierbar, deshalb sollte dieser Weg lediglich Alternative der 2. Wahl sein.

Primäres Ziel für die Medikamentenapplikation ist ein **venöser Zugang**. Dieser kann sowohl peripher (z. B. in der Ellenbeuge) als auch in der V. jugularis externa angelegt werden. Die Punktion von zentralvenösen Gefäßen ist zu zeitaufwendig und in der Notfallsituation mit weiteren Risiken (Pneumothorax) belastet und bleibt somit nur Ausnahmefällen vorbehalten, in denen es nicht gelingt, einen periphervenösen Zugang zu legen.
Die **intraossäre Applikation** ist auch bei Erwachsenen die erste Alternative. Stehen weder intravenöse noch intraossäre Zugangswege zur Verfügung, können ausgewählte Medikamente wie Adrenalin und Atropin im Rahmen einer Reanimation auch **endobronchial** verabreicht werden (Abb. **C-2.20**), was aufgrund von unkalkulierbarer Verteilung und Wirkdauer lediglich als alternativer Weg der zweiten Wahl gewählt werden sollte. Auch für die Kinderreanimation (S. 634) gilt diese Reihenfolge: 1. intravenöser Zugang, 2. intraossärer Zugang, 3. endobronchiale Applikation.

C-2.19 Kardiopulmonale Reanimation bei Erwachsenen

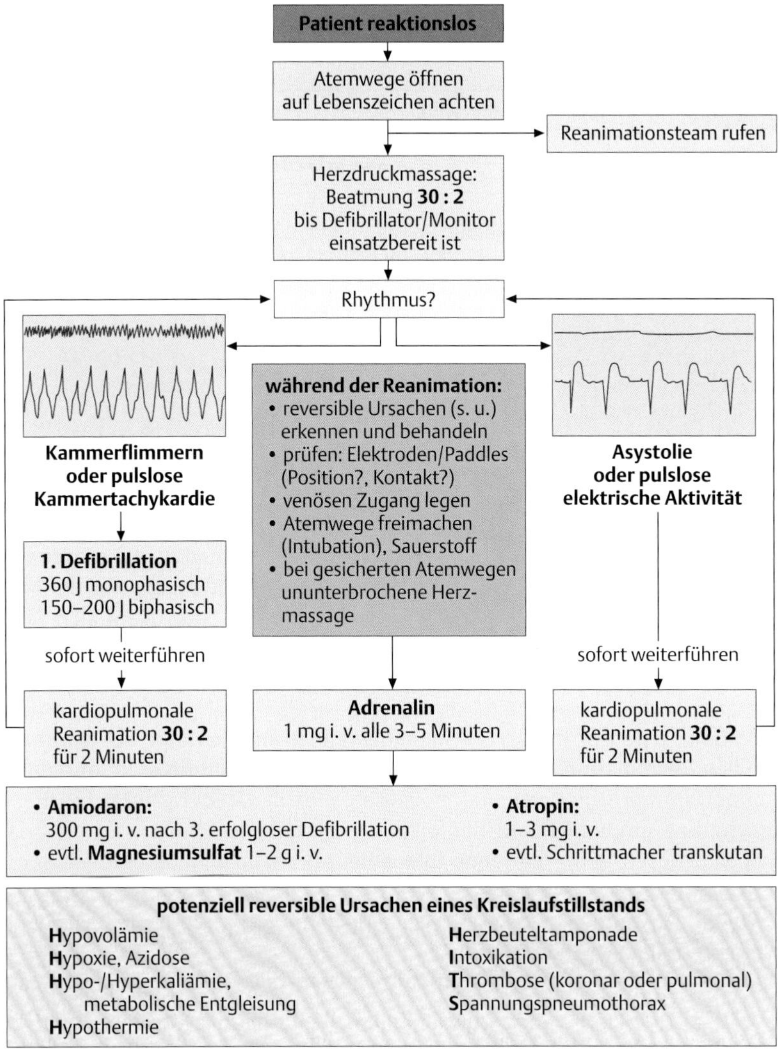

C-2.19

Patient reaktionslos

Atemwege öffnen
auf Lebenszeichen achten

→ Reanimationsteam rufen

Herzdruckmassage:
Beatmung **30 : 2**
bis Defibrillator/Monitor
einsatzbereit ist

Rhythmus?

**Kammerflimmern
oder pulslose
Kammertachykardie**

1. Defibrillation
360 J monophasisch
150–200 J biphasisch

sofort weiterführen

kardiopulmonale
Reanimation **30 : 2**
für 2 Minuten

während der Reanimation:
- reversible Ursachen (s. u.)
  erkennen und behandeln
- prüfen: Elektroden/Paddles
  (Position?, Kontakt?)
- venösen Zugang legen
- Atemwege freimachen
  (Intubation), Sauerstoff
- bei gesicherten Atemwegen
  ununterbrochene Herz-
  massage

Adrenalin
1 mg i. v. alle 3–5 Minuten

**Asystolie
oder pulslose
elektrische Aktivität**

sofort weiterführen

kardiopulmonale
Reanimation **30 : 2**
für 2 Minuten

- **Amiodaron:**
  300 mg i. v. nach 3. erfolgloser Defibrillation
- evtl. **Magnesiumsulfat** 1–2 g i. v.

- **Atropin:**
  1–3 mg i. v.
- evtl. Schrittmacher transkutan

potenziell reversible Ursachen eines Kreislaufstillstands

Hypovolämie
Hypoxie, Azidose
Hypo-/Hyperkaliämie,
   metabolische Entgleisung
Hypothermie

Herzbeuteltamponade
Intoxikation
Thrombose (koronar oder pulmonal)
Spannungspneumothorax

C-2.20 Endobronchiale Applikation

C-2.20

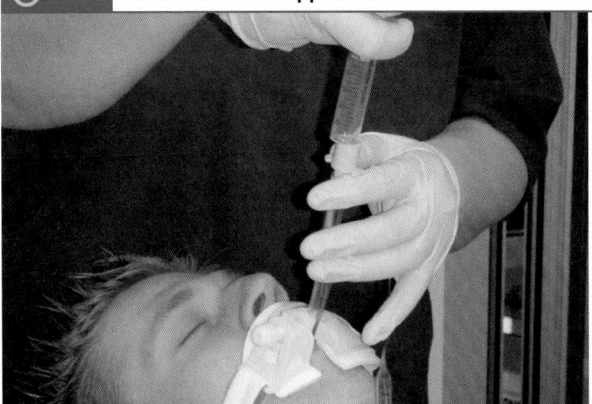

Stehen weder intra-
venöse noch intra-
ossäre Zugänge zur
Applikation zur Ver-
fügung, können aus-
gewählte Reanima-
tionsmedikamente
wie z. B. Adrenalin
oder Atropin auch
endobronchial ver-
abreicht werden.

Medikamente zur Reanimation

Adrenalin

Wirkungen: Tab. **C-2.5**.

≡ C-2.5

Medikamente zur Reanimation

Adrenalin

Wirkungen: Tab. **C-2.5**.

≡ C-2.5	Wirkungen von Adrenalin	
α-Rezeptoren	**β-Rezeptoren**	
Die Stimulation von α-Rezeptoren führt zu peripherer Vasokonstriktion mit ■ Blutdruckerhöhung ■ Anstieg des zentralen Blutvolumens ■ Verbesserung der koronaren und zerebralen Perfusion.	Die Stimulation von β-Rezeptoren führt zur Steigerung von ■ Herzfrequenz (positiv chronotrope Wirkung) ■ Kontraktilität (positiv inotrope Wirkung) ■ Reizleitung (positiv dromotrope Wirkung) ■ Reizbildung (positiv bathmotrope Wirkung).	

Bei der Reanimation wird hauptsächlich die periphere Vasokonstriktion genutzt, die zu einer Verbesserung der koronaren und zerebralen Durchblutung führt. Untersuchungen am Tiermodell weisen darauf hin, dass die α-adrenerge Wirkung von Adrenalin die Effektivität der Defibrillation steigern kann. Nachdem die Stimulation der β-Rezeptoren zur Steigerung des myokardialen Sauerstoffbedarfs führt, muss diesem Effekt mit einer suffizienten Oxygenierung begegnet werden.

Indikation: Jede Form des Kreislaufstillstandes im Rahmen der kardiopulmonalen Reanimation.

Indikation: Jede Form des Kreislaufstillstandes im Rahmen der kardiopulmonalen Reanimation. Wichtig ist, bei defibrillationswürdigen Rhythmen wie Kammerflimmern/-flattern und pulsloser ventrikulärer Tachykardie die im Algorithmus empfohlene Reihenfolge der Maßnahmen mit einer erst nach zwei erfolglosen Defibrillationen folgenden Adrenalinapplikation einzuhalten.

▶ Merke

▶ **Merke:** Anwendung von Adrenalin bei Kammerflimmern erst nach der **zweiten** erfolglosen Defibrillation.

Die pharmakologische Konvertierung eines defibrillationswürdigen Rhythmus ist nicht möglich.
Weitere Indikationen für die Anwendung von Adrenalin sind Low-Output-Syndrom nach Reanimation, kardiogener Schock, atropinresistente Bradykardie, anaphylaktischer Schock und schwerer Status asthmaticus.

Dosierung: 1 mg alle 3–5 min i. v. oder intraossär.

Dosierung: Aktuell werden 1 mg alle 3–5 min i. v. oder intraossär empfohlen. Höhere Dosierungen zeigten in mehreren Studien keine positiven Effekte und werden daher aktuell nicht empfohlen.
Bei notwendiger endobronchialer (e. b.) Adrenalingabe (*cave* aufgrund der nicht kalkulierbaren Verteilung und Wirkdauer sollte möglichst darauf verzichtet werden!) wird eine 2–3-fach höhere Dosierung (2–3 mg verdünnt auf 10 ml Aqua) als bei intravenöser Gabe empfohlen, da der Resorptionsgrad des Medikaments über die Bronchialschleimhaut nicht zuverlässig einzuschätzen ist und Mengenverluste beim Passieren des Tubus und im Laufe der Resorption über die Bronchialschleimhaut anzunehmen sind.

Amiodaron

Antiarrhythmikum der Wahl.

Amiodaron

Amiodaron (z. B. Cordarex®) ist in den aktuellen internationalen Empfehlungen das **Antiarrhythmikum der Wahl** und hat Lidocain aufgrund der Studienlage in diesem Anwendungsbereich abgelöst. Unabhängig hiervon liegen für kein Antiarrhythmikum Daten für eine verbesserte Krankenhausentlassungsrate nach Herz-Kreislaufstillstand vor. Für Amiodaron liegen im Vergleich zu Lidocain und Plazebo jedoch positive Daten für eine erhöhte Krankenhausaufnahmerate vor.

Wirkungen: Amiodaron verlängert die Dauer des Aktionspotenzials in der Muskulatur von Vorhof und Kammer und verlängert somit das QT-Intervall. Amiodaron kann bei intravenöser Gabe nicht kompetitive α-blockierende und geringe negativ inotrope Effekte zeigen.

Indikationen:
- Defibrillationsrefraktäres Kammerflimmern/-flattern und pulslose ventrikuläre Tachykardie. Der Einsatz von Amiodaron sollte nach der dritten erfolglosen Defibrillation erfolgen.
- Hämodynamisch stabile ventrikuläre Tachykardie in der Postreanimationsphase.

Dosierung:
- 300 mg Amiodaron auf 20 ml Glukose 5 % als Bolusgabe intravenös bei persistierendem Kammerflimmern/-flattern nach der dritten Defibrillation
- 150 mg Amiodaron auf 20 ml Glukose 5 % über 10 min i. v. bei therapiepflichtigen Rhythmusstörungen nach erfolgreicher Reanimation oder bei persistierendem Kammerflimmern
- 900 mg Amiodaron über 24 h i. v. zur Rhythmusstabilisierung.

Atropin

Wirkung: Atropin wirkt über Verdrängung von Acetylcholin von muskarinartigen Rezeptoren als Parasympatholytikum.
Dies führt am Herzen zur
- Steigerung der Herzfrequenz
- Beschleunigung der AV-Überleitung.
Als **unerwünschte Wirkungen** treten auf:
- Steigerung des myokardialen Sauerstoffbedarfs
- Tachyarrhythmie
- ventrikuläre Tachykardie/Kammerflimmern (selten)
- paradoxe Bradykardie bei Dosierung unter 0,5 mg (selten).

Indikation: Symptomatische Bradykardie, vor allem Sinusbradykardie, Bradykardie bei AV-Block 1° und 2° (Typ Wenckebach), sowie als Therapieversuch bei Asystolie/pulsloser elektrischer Aktivität in Verbindung mit Adrenalin.

Dosierung:
- intravenös 3 mg im Rahmen der Reanimation
- intravenös mit 0,5–1 mg alle 5 min bei symptomatischer Bradykardie.
Die Dosis von 3 mg Atropin bewirkt beim erwachsenen Patienten eine vollständige Vagolyse. Atropin kann beim AV-Block auf Ebene des His-Bündels bzw. der Purkinje-Fasern (AV-Block II° Typ Mobitz II/AV-Block III°) zu einer paradoxen Verlangsamung der Herzfrequenz führen, daher sollte in diesen Fällen ein externer Schrittmacher bevorzugt werden. Bei herztransplantierten Patienten kann Atropin unwirksam sein, da im Rahmen der Operation vagale Fasern beschädigt werden. Ein wissenschaftlicher Nachweis für die Wirksamkeit von Atropin im Rahmen der Reanimation liegt nicht vor, jedoch rechtfertigen positive Ereignisberichte ebenso wie die sicher auszuschließenden negativen Wirkungen beim Kreislaufstillstand den Einsatz in oben beschriebener Form.

Natriumbikarbonat

Dem Natriumbikarbonat wurde in früheren Reanimationsempfehlungen eine bedeutende Rolle zugesprochen, aber die Vorstellung, dass eine sich im Rahmen des Kreislaufstillstandes entwickelnde metabolische Azidose die Wirksamkeit von Katecholaminen herabsetzt sowie sich negativ auf die Sauerstoff-

Wirkungen: Verlängerung der Aktionspotenzial-Dauer in der Muskulatur von Vorhof und Kammer, damit Verlängerung des QT-Intervalls.

Indikationen:
- Defibrillationsrefraktäres (nach 3 Schocks) Kammerflimmern/-flattern und pulslose ventrikuläre Tachykardie
- hämodynamisch stabile ventrikuläre Tachykardie in der Postreanimationsphase

Dosierung:
- 300 mg Amiodaron auf 20 ml Glukose 5 % als Bolus i. v. bei persistierendem Kammerflimmern/-flattern nach der 3. Defibrillation
- 150 mg Amiodaron auf 20 ml Glukose 5 % über 10 min i. v. bei therapiepflichtigen Rhythmusstörungen nach erfolgreicher Reanimation oder bei persistierendem Kammerflimmern
- 900 mg Amiodaron über 24 h i. v. zur Rhythmusstabilisierung.

Atropin

Wirkung: Parasympatholytikum.

Dadurch Steigerung der Herzfrequenz und Beschleunigung der AV-Überleitung.

Unerwünschte Wirkungen: Steigerung des myokardialen O_2-Bedarfs, Tachyarrhythmie, ventrikuläre Tachykardie/Kammerflimmern, paradoxe Bradykardie bei Dosierung < 0,5 mg.

Indikation: Symptomatische Bradykardie (Sinusbradykardie, AV-Block 1° und 2° [Typ Wenckebach]), Versuch bei Asystolie/pulslose elektrische Aktivität in Verbindung mit Adrenalin.

Dosierung:
- 3 mg i. v. während der Reanimation
- 0,5–1 mg alle 5 min i. v. bei symptomatischer Bradykardie.

Natriumbikarbonat

bindungskurve auswirkt, ist nicht eindeutig nachgewiesen und so nicht mehr aufrechtzuerhalten. Gerade durch eine unkontrollierte Gabe von Natriumbikarbonat kommt es regelhaft zu einer Überpufferung des Organismus mit konsekutiver Linksverschiebung der O_2-Bindungskurve, was eine verminderte Sauerstoffabgabe an das Gewebe und eine Hyperosmolarität des Plasmas bewirkt. Zusätzlich kann eine intrazelluläre Azidose durch das aus dem Bikarbonat freigesetzte CO_2 entstehen. Wird Natriumbikarbonat ausnahmsweise eingesetzt, ist eine Anpassung der Beatmung zur Elimination des anfallenden CO_2 notwendig. Grundsätzlich sollte aufgrund der beschriebenen Problematik die Gabe von Natriumbikarbonat erst nach einer Blutgasanalyse durchgeführt werden. Diese Möglichkeit steht jedoch nur bei innerklinischen Reanimationen, nicht jedoch im Rettungsdienst, zur Verfügung.

▶ **Merke**

▶ **Merke:** Der Einsatz von Natriumbikarbonat im Rahmen der Reanimation wird generell nicht mehr empfohlen.

Die Gabe von 50 ml 8,4 % Natriumbikarbonat (50 mmol) kann bei verifizierter lebensbedrohlicher Hyperkaliämie, bekannter metabolischer Azidose oder Überdosierung von trizyklischen Antidepressiva erwogen werden.

▶ **Merke**

▶ **Merke:** Natriumbikarbonat darf niemals endobronchial oder direkt in Kombination mit anderen Medikamenten verabreicht werden.

Thrombolytikum

Thrombolytikum

Die intravenöse Thrombolyse ist als Ersatz für die anfängliche Konzeption einer intrakoronaren Lyse entwickelt worden und steht somit überall und zu jeder Zeit ohne große technische Voraussetzungen und Zeitverzögerungen zur Verfügung.

Zur Verfügung stehende Thrombolytika:
- Nicht fibrinspezifische Substanzen: z. B. Streptokinase.
- Moderne fibrinspezifische Thrombolytika wie Alteplase, Reteplase und Tenecteplase kommen zum Einsatz. Sie sind lokal hoch effektiv, mit nur geringen systemischen Auswirkungen.

Zur Verfügung stehende Thrombolytika:
- Nicht fibrinspezifische Substanzen wie Streptokinase mit einer systemischen Plasminogenaktivierung und nachfolgender Störung der Hämostase.
- Moderne fibrinspezifische Thrombolytika wie Alteplase, Reteplase und Tenecteplase kommen zum Einsatz. Sie entfalten ihre Wirkung erst in Anwesenheit von Fibrin, was zu einer hohen lokalen Effektivität am Thrombus mit nur geringen systemischen Auswirkungen führt.

Indikationen: Eine Reanimation ist keine Kontraindikation für eine Thrombolyse! Bei einem akuten Myokardinfarkt als Ursache für einen Kreislaufstillstand mit Kammerflimmern sollte daher nach Wiedereintritt eines Spontankreislaufes bei gesicherter EKG-Diagnostik eine Lysetherapie nach Ausschluss der Kontraindikationen durchgeführt werden. Bei einer fulminanten Lungenarterienembolie als Ursache für den Kreislaufstillstand sollte frühzeitig eine so genannte „Rescue-Lyse" erwogen werden.

Indikationen: Eine Reanimation stellt nach aktueller Sicht keine Kontraindikation für eine Thrombolyse dar. Eine erhöhte Blutungsneigung ist nicht beschrieben worden. Bei einem akuten Myokardinfarkt als Ursache für einen Kreislaufstillstand mit Kammerflimmern sollte daher nach Wiedereintritt eines Spontankreislaufes bei gesicherter EKG-Diagnostik eine Lysetherapie nach Ausschluss der Kontraindikationen durchgeführt werden. Nach aktueller Studienlage verbessert die Thrombolyse trotz Reanimation die Prognose des Patienten, wobei vermutet wird, dass die malignen Rhythmusstörungen wie Kammerflimmern beim Herzinfarkt oftmals unmittelbar nach dem Gefäßverschluss auftreten und die Lyse die Ausdehnung die Myokardnekrose frühzeitig eingrenzen kann. Zurzeit wird aufgrund der nicht eindeutigen Datenlage für Thrombolyse unter Reanimation bei Verdacht auf ein akutes Koronarsyndrom keine generelle Empfehlung gegeben, Einzelfallentscheidungen sind hiervon allerdings unbenommen. Bei dringendem Verdacht oder einer gesicherten Diagnose einer fulminanten Lungenarterienembolie als Ursache für den Kreislaufstillstand, ist allerdings der frühzeitige Einsatz eines Thrombolytikums bereits unter Reanimation als so genannte „Rescue-Lyse" zu erwägen.

2.3.7 Postreanimationsphase

▶ **Definition:** Die Postreanimationsphase beginnt ab dem Zeitpunkt und am Ort des Wiedereinsetzens eines spontanen Kreislaufs (**r**eturn **of s**pontaneous **c**irculation = ROSC).

◀ **Definition**

Nach Wiedereinsetzen eines Spontankreislaufes sind ergänzende physikalische und medikamentöse Maßnahmen bis zur Klinikaufnahme sinnvoll. Der „ROSC" ist nur der erste Schritt auf dem Weg zu einer insgesamt erfolgreichen Wiederbelebung. Auch die Postreanimationsbehandlung hat eine große Bedeutung. Hierbei haben sich einige Maßnahmen als positiv herausgestellt und sollten daher routinemäßig zur Anwendung kommen.

Milde Hpoythermie: Nach erfolgreicher Stabilisierung eines Spontankreislaufes hat sich die milde Hypothermie als eine prognostisch günstige Maßnahme für das zerebrale Outcome des Patienten herausgestellt. Hierfür erfolgt eine Kühlung auf eine Körperkerntemperatur von 32–34°, die über 12–24 Stunden aufrechterhalten wird. Mit der Kühlung sollte so früh wie möglich begonnen werden, der bereits präklinische Beginn aktiver Kühlungsmaßnahmen ist derzeit noch Gegenstand der Diskussion.

Milde Hypothermie: Eine frühestmögliche Kühlung auf eine Körperkerntemperatur von 32–34° über 12–24 Stunden verbessert das zerebrale Outcome des Patienten.

▶ **Merke:** Eine milde therapeutische Hypothermie verbessert das neurologische Outcome. Eine Hyperthermie muss unbedingt vermieden werden!

◀ **Merke**

Externer Herzschrittmacher: Die Therapie mit einem externen Herzschrittmacher hat sich als mögliche Option bei medikamentös nicht behandelbarer Bradykardie, AV Block III°, bifaszikulärem Block, Linksschenkelblock (LSB) beim akuten Koronarsyndrom, Sinusbradykardie und Sinusknotenstillstand ihren Platz in der präklinischen Notfallversorgung gesichert. Die Therapie einer Asystolie im Rahmen der laufenden Reanimationsmaßnahmen mittels externen Schrittmacherimpulses zeigte keine gesicherten positiven Erfolge. Praktisch erfolgt die Stimulation mit großflächigen Klebeelektroden (s. Abb. **C-2.17a**, S. 625), die auf dem Thorax des Patienten vergleichbar der Position bei der Defibrillation oder aber frontal und auf dem Rücken angebracht sind. Im Anschluss an eine erfolgreiche Reanimation mit „ROSC" können erneut Rhythmusstörungen auftreten, wobei die Entscheidung zur Therapie in deren Auswirkungen auf die Hämodynamik liegt.

Externer Herzschrittmacher: Option bei medikamentös nicht behandelbarer Bradykardie, AV Block III°, bifaszikulärem Block, Linksschenkelblock (LSB) beim akuten Koronarsyndrom, Sinusbradykardie und Sinusknotenstillstand.

Die Stimulation erfolgt durch großflächige Klebeelektroden (s. Abb. **C-2.17a**, S. 625).

▶ **Merke:** Treat the patient, not the monitor! (Behandle den Patienten, nicht das EKG!)

◀ **Merke**

Einsatz von Dobutamin: Zielwert sollte eine Sauerstoffsättigung oberhalb von 95 % und ein systolischer Blutdruck oberhalb von 90 mmHg sein. Um einen effektiven Blutdruck mit einem ausreichenden mittleren arteriellen Druck (MAP) aufrechterhalten zu können, ist u. U. die Gabe von Dobutamin notwendig. Dobutamin ist ein synthetisches Katecholamin mit kurzer Halbwertszeit. Die Verabreichung erfolgt kontinuierlich über eine Spritzenpumpe. Dobutamin ist bei niedriger Auswurfleistung des Herzens und Hypotension, die nicht auf einen Volumenmangel zurückzuführen ist, das Medikament der Wahl. Es führt über β_1-, β_2- und α_1-Rezeptoren zu einer positiv inotropen Wirkung am Herzen und zu einer Vasodilatation in der Peripherie. Dobutamin führt zu einem Anstieg des Sauerstoffbedarfs am Herzen, der im Vergleich zu anderen inotropen Substanzen aber geringer ausgeprägt ist. Ein Anstieg der Herzfrequenz unter der Therapie mit Dobutamin um > 10 % sollte im Hinblick auf die Verschlechterung der Sauerstoffversorgung des Myokards vermieden werden.

Einsatz von Dobutamin, um einen Ziel-Blutdruck systolisch von 90 mmHg zu erreichen.

Dopamin sollte nicht mehr zum Einsatz kommen!

Dopamin sollte als Alternative nicht mehr zum Einsatz kommen, da es zunehmend kritisch bewertet wird. Dopamin ist die Vorstufe der natürlich auftretenden Katecholamine Adrenalin und Noradrenalin und wird ebenfalls kontinuierlich über eine Spritzenpumpe verabreicht. Es ist dosisabhängig positiv inotrop. Die Wirkung von Dopamin erfolgt über Dopamin-, α- und β_1-Rezeptoren. Dopamin kann kardiale Arrhythmien auslösen, erhöht den Sauerstoffbedarf am Herzen und kann eine Ischämie aggravieren.

An Stelle von Dopamin kann **Noradrenalin** eingesetzt werden.

Eine weitere Alternative ist der Einsatz von **Noradrenalin**, welches in erster Linie α-adrenerge Wirkung mit nachfolgender Vasokonstriktion aller Gefäße besitzt und somit bei vermindertem Perfusionsdruck eine Alternative zu Dopamin ist.

Adrenalin muss relativ hoch dosiert werden, damit der erwünschte α-adrenerge Effekt erreicht werden kann.

Adrenalin kann zur Stabilisierung in der Postreanimationsphase eingesetzt werden, wobei in niedriger Dosierung primär die β_1- und β_2-Rezeptoren angesprochen werden. Erst in höherer Dosierung überwiegt ein α-adrenerger Effekt. Hieraus folgt, dass Adrenalin in niedriger Dosierung primär zu Frequenzerhöhung, dem vermehrten Auftreten von Herzrhythmusstörungen und zu einem erhöhten Sauerstoffbedarf am Herzen führen kann, was in der Phase nach Wiedereintritt eines Spontankreislaufes nicht gewünscht ist.
Die Verabreichung von Noradrenalin und Adrenalin erfolgt kontinuierlich über eine Spritzenpumpe.

2.3.8 Reanimation von Neugeborenen, Säuglingen und Kleinkindern

Die Maßnahmen zur Behandlung des Kreislaufstillstandes bei Neugeborenen, Säuglingen und Kleinkindern unterscheiden sich nicht von denen bei Erwachsenen, allerdings ist eine Anpassung an die altersentsprechenden Verhältnisse notwendig.

Grundsätzlich unterscheiden sich die Maßnahmen zur Behandlung des Kreislaufstillstandes bei Neugeborenen, Säuglingen und Kleinkindern nicht von denen bei Erwachsenen. Die mechanische, elektrische und medikamentöse Therapie muss lediglich an die altersentsprechenden anatomischen Verhältnisse (Gewicht) sowie an die abweichenden lungen- und kreislaufphysiologischen Gegebenheiten angepasst werden.
Unterschiede zwischen Kindes- und Erwachsenenalter sind jedoch bei den Ursachen des Kreislaufstandes zu finden, was Auswirkungen auf die Therapie haben sollte.

▶ Merke

▶ **Merke:** Bei Kindern unter 5 Jahren: **Phone fast** (alarmiere schnell weitere Hilfe) im Gegensatz zu Phone first (alarmiere zuerst weitere Hilfe) beim Erwachsenen.

Der Kreislaufstillstand beim Kind wird vergleichbar dem Erwachsenen durch Überprüfung von Bewusstsein, Atem- und Kreislauffunktion erkannt, wobei die Pulskontrolle wie beim Erwachsenen dem professionellen Helfer vorbehalten ist.

Häufige Ursachen für den kindlichen Kreislaufstillstand sind asphyktische Zustände, die eine Vorgehensweise mit primär einsetzenden einfachen Wiederbelebungsmaßnahmen rechtfertigen.

Ursachen für den kindlichen Kreislaufstillstand sind in der Regel asphyktische Zustände, die eine Vorgehensweise mit primär einsetzenden einfachen Wiederbelebungsmaßnahmen rechtfertigen. Selten sind dagegen in dieser Altersgruppe technikbedürftige hyperdyname Rhythmusstörungen.

Wichtig ist deshalb v. a. die Beseitigung der Asphyxie, die in der ersten Phase nach Eintritt des Kreislaufstillstandes auch mittels Basismaßnahmen (Beginn mit 5 Beatmungen) erreicht werden kann.

Daher steht bei einem kindlichen Kreislaufstillstand auch die Beseitigung der Asphyxie im Vordergrund, die in der ersten Phase nach Eintritt des Kreislaufstillstandes auch mittels Basismaßnahmen (Beginn mit 5 Beatmungen) erreicht werden kann.

Die **Beatmung** des Säuglings kann als einfache Mund-zu-Mund-und-Nase-Beatmung ohne Hilfsmittel oder mittels altersentsprechendem Beatmungsbeutel mit Maske und Sauerstoffanschluss durchgeführt werden (Abb. **C-2.21**).

Die **Beatmung** des Säuglings kann als einfache Mund-zu-Mund-und-Nase-Beatmung ohne Hilfsmittel oder mittels altersentsprechendem Beatmungsbeutel mit Maske und Sauerstoffanschluss durchgeführt werden (Abb. **C-2.21**).

◎ C-2.21 Atemspende beim Säugling

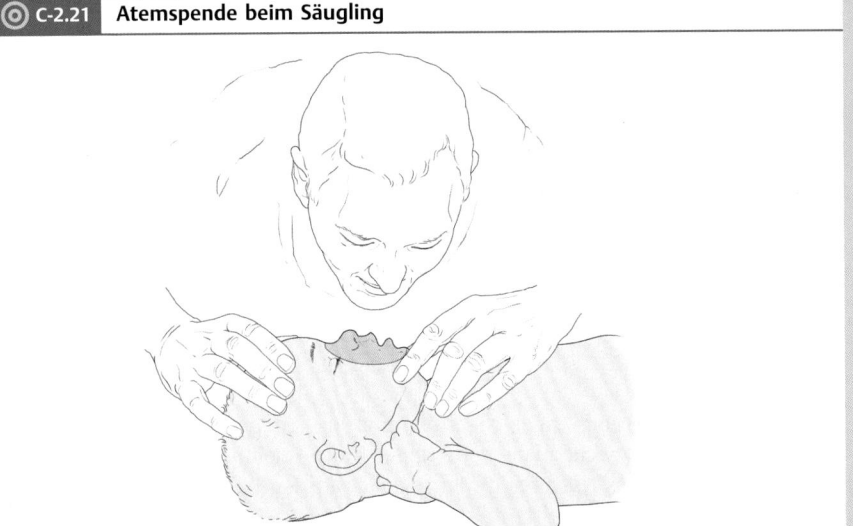

Neugeborene und Säuglinge sollten in neutraler Kopfposition beatmet werden.

Liegt ein isolierter Atemstillstand mit vorhandener Herztätigkeit vor, so erfolgt die Beatmung mit Frequenzen um 30/min beim Neugeborenen, 20/min beim Kleinkind und 15–20/min beim Grundschulkind. Kinder ab der Pubertät werden wie Erwachsene therapiert. Auch bei der Beatmung dieser Patientengruppen ist beim ungesicherten Atemweg auf eine ausreichend lange Inspiration zur Vermeidung von Druckspitzen mit nachfolgender Magenbeatmung und der Gefahr von Regurgitation und Aspiration zu achten.

Die **Herzdruckmassage** wird beim **Säugling** mittels 2 Fingern des Helfers auf dem Sternum in Höhe der Mamillarlinie durchgeführt (Abb. **C-2.22**). Als Drucktiefe ist ca. ⅓ des Thoraxdurchmessers (1,5–2,5 cm, je nach Körpergröße) notwendig. Bei **Kindern bis zur Pubertät** erfolgt die Kompression mittels einer Hand des Helfers unter Beachtung der gleichen Grundbedingungen wie beim Erwachsenen (Frequenz 100/min, Verhältnis von Kompression und Entlastung 1:1).

Bis zur Pubertät beträgt die Kompressionsfrequenz **100/min** mit einem Verhältnis von **15** Kompressionen zu **2** Beatmungen bei 2 Helfern bzw. bei der Einhelfermethode im Verhältnis von **30:2**.

Eine **Ausnahme** bilden die **Neugeborenen:** Hier wird mit einer Kompressionsfrequenz von **120/min** im Verhältnis **3:1** reanimiert!

Beatmungsfrequenz bei isoliertem Atemstillstand: Neugeborene 30/min, Kleinkind 20/min, Grundschulkind 15–20/min.

Herzdruckmassage:
Säugling: 2 Finger auf Sternum in Höhe der Mamillarlinie, Drucktiefe 1,5–2,5 cm.
Kinder bis zur Pubertät: Kompression mit einer Hand (Abb. **C-2.22**).
Bei beiden wird mit einer Kompressionsfrequenz von 100/min im Verhältnis 15 Kompressionen zu 2 Beatmungen (2 Helfer) bzw. 30:2 (1 Helfer) reanimiert.
Ausnahme Neugeborene: Hier Kompressionsfrequenz 120/min im Verhältnis 3:1.

◎ C-2.22 Extrathorakale Herzmassage beim Säugling

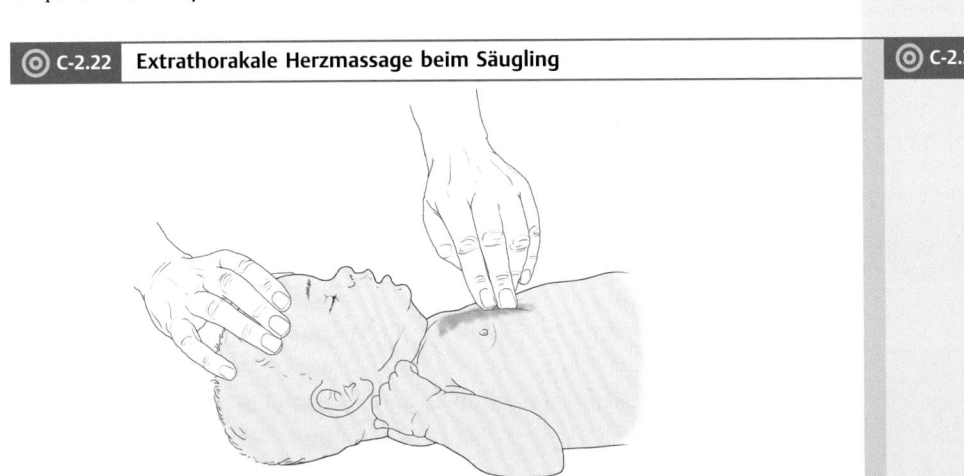

Basis-Reanimation von Kindern bis zur Pubertät: Tab. **C-2.6**.

Die Basis-Reanimation von Kindern bis zur Pubertät soll nach aktuellen Empfehlungen wie folgt ablaufen: Tab. **C-2.6**.

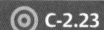

≡ C-2.6	Basisreanimation bei Kindern bis zur Pubertät

- Bewusstseinsprüfung → bewusstlos.
- Um Hilfe rufen.
- Atemwege öffnen.
- Atmung überprüfen → keine normale Atmung.
- **5** Beatmungen.
- Kreislauffunktion überprüfen → keine Reaktion, keine Eigenatmung.
- **15** Thoraxkompressionen – **2** Beatmungen für **1** min (Frequenz 100/min).
- Notruf absetzen.

Zur Vermeidung von langen therapiefreien Intervallen kann das Kind bei entsprechendem Gewicht auch vom Helfer zum Telefon getragen werden, um nach Absetzen des Notrufes direkt wieder mit den Reanimationsmaßnahmen beginnen zu können.

Sollte der Kreislaufstillstand des Kindes in Form eines plötzlichen Kollaps beobachtet worden sein, kann eine kardiale Ursache mit defibrillierbaren EKG-Rhythmen vermutet werden. Nur in diesem Fall ist von der Durchführung der Basismaßnahmen über 1 Minute bis zum Notruf abzusehen und unverzüglich professionelle Hilfe und ein Defibrillator zu organisieren.

Die Analyse des **EKG** erfolgt mit EKG-Elektroden oder speziellen Kinder-Defibrillationselektroden. Das im Vergleich deutlich seltenere EKG-Bild des hyper-

Besteht klinisch der begründete Verdacht auf eine kardiale Ursache, sollte primär eine EKG-Analyse erfolgen, um ggf. einen hyperdynamen Kreislaufstillstand nachzuweisen. In diesem Fall sollte mit 4 J/kg defibrilliert werden. In Abb. **C-2.23** ist der Algorithmus der kardiopulmonalen Reanimation bei Kindern dargestellt.

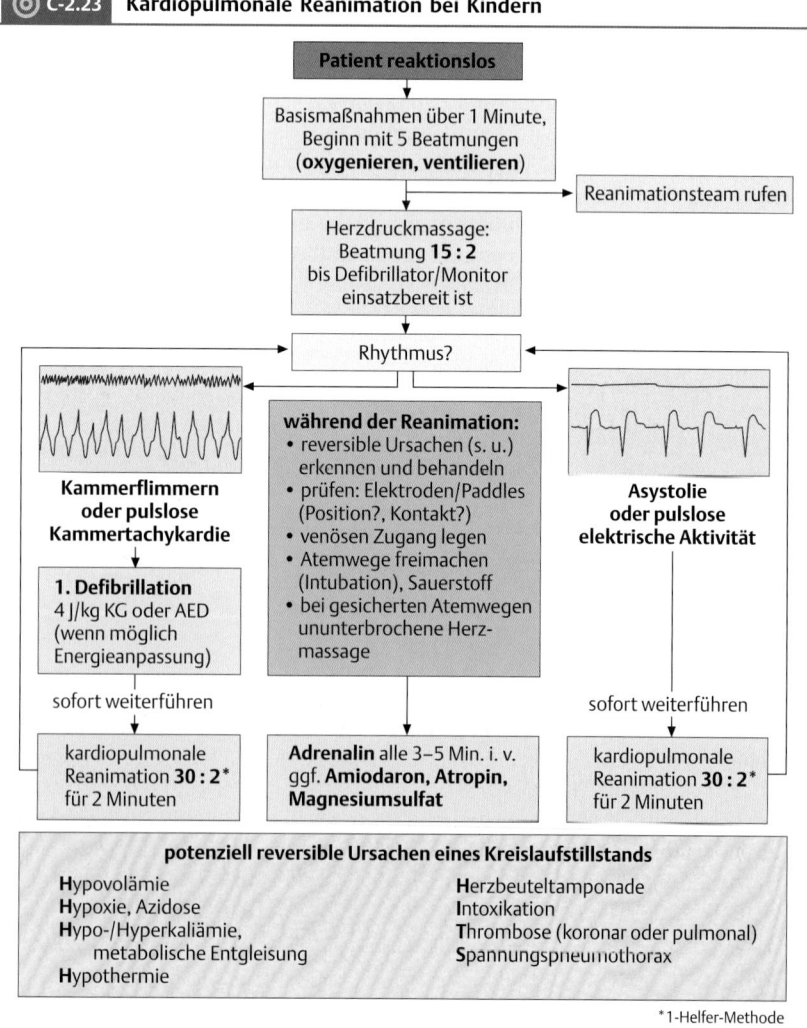

C-2.23   **Kardiopulmonale Reanimation bei Kindern**

⊚ C-2.24 | **Intraossäre Nadel**

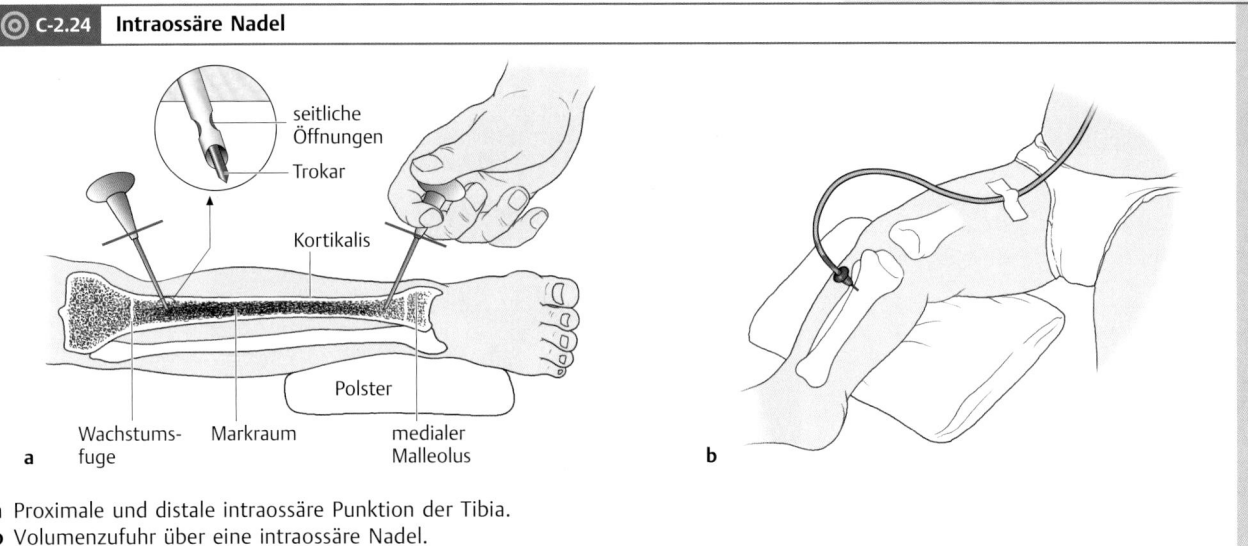

- seitliche Öffnungen
- Trokar
- Kortikalis
- Polster
- **a** Wachstums-fuge
- Markraum
- medialer Malleolus
- **b**

a Proximale und distale intraossäre Punktion der Tibia.
b Volumenzufuhr über eine intraossäre Nadel.

dynamen Kreislaufstillstandes wird bei monophasischer und biphasischer Energieform jeweils mit 4J/kg KG defibrilliert. Entsprechende Kinderelektroden vermindern die abgegebene Energie auch bei Anwendung von halbautomatischen Defibrillatoren. In Abb. **C-2.23** ist der Algorithmus der kardiopulmonalen Reanimation bei Kindern dargestellt.
Für die **medikamentöse Therapie** steht neben dem venösen auch der intraossäre Zugangsweg (Abb. **C-2.24**) zur Verfügung.

Medikamente können intravenös und intraossär (Abb. **C-2.24**) verabreicht werden.

2.3.9 Beendigung der Reanimation

▶ **Merke:** Eine begonnene Reanimation sollte grundsätzlich bis zum Eintritt eines Spontankreislaufs oder bis zum Eintritt von Zeichen des irreversiblen Herztodes weitergeführt werden.

2.3.9 **Beendigung der Reanimation**

◀ **Merke**

Der irreversible Herztod kann angenommen werden, wenn in Abhängigkeit von der Ursache des Kreislaufstillstandes nach ca. 30 Minuten mechanischer, elektrischer und medikamentöser Therapie weiterhin eine Asystolie besteht, wohingegen hyperdynamen, nicht innerhalb dieser Zeit therapierbaren, Kreislaufstillständen eine potenzielle Wiederbelebbarkeit zugesprochen werden muss, was eine Fortführung der Reanimationsmaßnahmen erfordert.

Bei der Entscheidung, ob und wann Reanimationsmaßnahmen abgebrochen werden, spielen selbstverständlich auch der Allgemeinzustand des Patienten vor Eintritt des Kreislaufstillstandes, bestehende Vorerkrankungen und insbesondere auch das Vorliegen einer Patientenverfügung eine wesentliche Rolle.

Bei hypodynamem Kreislaufstillstand kann nach ca. 30 min der irreversible Herztod angenommen werden.
Bei hyperdynamem, nicht in dieser Zeit therapierbarem Kreislaufstillstand besteht weiterhin eine potenzielle Wiederbelebbarkeit, weshalb weiter reanimiert werden muss.
Bei der Entscheidung Abbruch/Fortsetzung der Maßnahmen müssen auch der Allgemeinzustand, Vorerkrankungen und eine evtl. vorliegende Patientenverfügung berücksichtigt werden.

2.3.10 Transport nach erfolgreicher Reanimation

Ziel der präklinischen Versorgung ist es, den Patienten mit stabilen Kreislaufverhältnissen in das geeignete Zielkrankenhaus zu transportieren. Im Gegensatz zu Rettungssystemen, bei denen kein Arzt an der Notfallstelle zur Verfügung steht und die Patienten nach kurzfristiger Versorgung auch unter Reanimationsmaßnahmen in die nächste Klinik verbracht werden, sollte in einem notarztgestützten System die Reanimation in der Regel vor Ort beendet werden und der Transport unter laufenden Reanimationsmaßnahmen (Abb. **C-2.25**) eher die Ausnahme darstellen (z. B. bei hypothermen Patienten unter Beachtung der Devise: „No one is dead until he is warm and dead!").

2.3.10 **Transport nach erfolgreicher Reanimation**

Nach der präklinischen Versorgung sollte der Patient mit stabilen Kreislaufverhältnissen in das geeignete Zielkrankenhaus transportiert werden. Ein Transport unter laufenden Reanimationsmaßnahmen (Abb. **C-2.25**) sollte die Ausnahme darstellen (z. B. bei Hypothermie).

⊙ C-2.25

⊙ C-2.25   **Transport unter Reanimation**

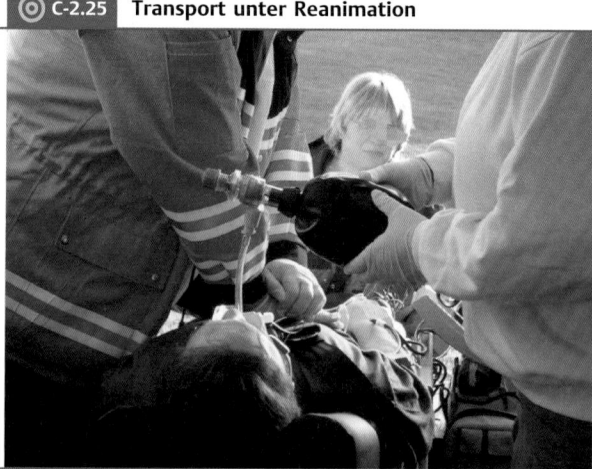

Die Zielklinik muss im Vorfeld möglichst genau über die Erkrankung und den Zustand des Notfallpatienten informiert werden.

Bei der Auswahl der Zielklinik sind das Erkrankungsmuster, zusätzliche Begleitumstände wie Hypothermie oder Verletzungen sowie auch die Transportzeit zu bedenken. Damit bereits alle erforderlichen Vorbereitungen zur optimalen Weiterversorgung des Patienten getroffen werden können, muss das vorgesehene Zielkrankenhaus im Vorfeld bereits möglichst genau informiert werden.

2.4   Schockraummanagement

2.4 Schockraummanagement

▶ **Definition**

▶ **Definition:** Der Schockraum ist die Übergabeschnittstelle zwischen präklinischer und innerklinischer Versorgung von Notfallpatienten.

Ausstattung: Nach Möglichkeit gibt es nur eine zentrale Anlaufstelle für alle Notfallpatienten. Idealerweise stehen hier Fachärzte aller beteiligten klinischen Fächer zur Verfügung.
Für eine möglichst rasche Diagnosestellung sollten darüber hinaus alle Möglichkeiten der bildgebenden Diagnostik und Labordiagnostik sowie zur Bereitstellung von Blutprodukten verfügbar sein.

Ausstattung: Idealerweise gibt es nur eine zentrale Anlaufstelle für alle Notfallpatienten unabhängig von ihrem Erkrankungs- oder Verletzungsbild. In einer gut organisierten zentralen Notaufnahme besteht das ärztliche Personal optimalerweise aus Fachärzten der jeweils beteiligten Fachabteilungen. Dies sind bei rein internistischen Notfällen wie dem akuten Koronarsyndrom oder der Herzinsuffizienz mit Lungenödem primär die Internisten. Bei traumatisierten Notfallpatienten sind Anästhesisten, Unfallchirurgen, Neurochirurgen, Allgemeinchirurgen und je nach Unfallart auch Spezialisten aus der Augenklinik, Hals-Nasen-Ohren-Klinik, der Urologie oder der Gynäkologie erforderlich.
Aufgrund des hohen Stellenwertes der bildgebenden Diagnostik sind je nach Klinikaufteilung auch Radiologen zur Durchführung von Computertomographien (CT) oder der Erhebung von Sonographiebefunden an der Versorgung beteiligt. Insgesamt stehen für die Patientenversorgung im Schockraum sowohl mehr Personal unterschiedlicher Fachdisziplinen als auch umfangreichere technische Diagnose- und Therapiemöglichkeiten im Vergleich zur Präklinik zur Verfügung. Dieses sind neben der schon erwähnten Bildgebung (Röntgen, Sono, CT, Kernspintomographie) auch Labordiagnostik sowie die Möglichkeit der Bereitstellung von Blutkonserven und weiteren Blutprodukten.

Ziele: Die präklinische Diagnostik und Therapie wird fortgesetzt und vervollständigt. Dabei ist eine möglichst lückenlose Informationsweitergabe an alle beteiligten Personen von entscheidender Bedeutung.

Ziele: Im Rahmen des Schockraummanagements gilt es, eine bereits präklinisch begonnene Diagnostik und Therapie fortzusetzen und zu vervollständigen. Hierbei kommt der Übergabe der wichtigen Patientendaten, von Befunden und bereits eingeleiteten Therapiemaßnahmen eine besondere Bedeutung zu. Eine zukünftige komplexe Verzahnung der präklinischen mit der innerklinischen Notfallmedizin, das heißt, die gesamte Notfallversorgung aus einer Hand, kann entscheidend zur Vermeidung von Reibungsverlusten an der Übergabeschnittstelle und damit zur weiteren Optimierung der Versorgung von Notfallpatienten beitragen.

Vorgehen: Unabhängig vom jeweiligen Krankheits- oder Verletzungsbild muss sich das Schockraumpersonal einen schnellen Überblick über den Zustand des eingelieferten Patienten verschaffen.

Hierbei sind unterschiedliche Vorgehensweisen, je nach personeller und medizinisch-technischer Ausstattung und natürlich auch angepasst an die Patientensituation möglich. Entscheidend für den Erfolg ist jedoch ein standardisiertes Vorgehen, das Zuständigkeiten und Prozessabläufe definiert und deren Umsetzung innerhalb eines vorgegebenen engen Zeitrahmens ermöglicht. Jedem Teammitglied müssen seine Aufgaben und Verantwortungsbereiche bekannt sein.

Die Versorgung im Schockraum kann in **3 Phasen** eingeteilt werden: Siehe Tab. **C-2.7**.

Vorgehen: Wichtig ist ein schneller Überblick über den Zustand des Patienten. Hierfür entscheidend ist standardisiertes Vorgehen, das Zuständigkeiten und Prozessabläufe definiert.

Zu **Phasen** der Versorgung im Schockraum: Siehe Tab. **C-2.7**.

≡ C-2.7	Typische Phasen der Versorgung im Schockraum
Phase	**Merkmale**
Phase I (1. Minute der Versorgung)	▪ Phase der **lebensrettenden Sofortmaßnahmen** nach den ABC-Regeln ▪ akut lebensbedrohliche Störungen von Atmung und Kreislauf müssen erkannt und nach Möglichkeit behoben werden
Phase II (die nächsten 5 Minuten)	▪ **dringliche Sofortmaßnahmen** = Maßnahmen zur Sicherung und Wiederherstellung der Vitalfunktionen Atmung und Kreislauf ▪ frühklinische Intubation, Beginn oder Fortführung einer präklinisch begonnenen Volumenersatz- und Katecholamintherapie
Phase III (erste 30 Minuten)	▪ parallel zu therapeutischen Maßnahmen Etablierung eines kontinuierlichen Monitorings der Vitalfunktionen ▪ Feststellung aller akut lebensgefährlichen, organgefährdenden und den Bewegungsapparat gefährdenden Verletzungen: – spezielle Untersuchungsabläufe für Organsysteme Atmung und Kreislauf – Spiral-CT zur schnellen Diagnostik von Verletzungen an Thorax, Abdomen, Schädel, Wirbelsäule, Becken und Bewegungsapparat. Nach Überprüfung und ggf. Korrektur der Vitalparameter mit begleitender erster orientierender klinischer Untersuchung sollte eine CT-Untersuchung (CT-Spirale/Schädel – HWS – Thorax – Abdomen inkl. Toposcan) vorgenommen und vom Radiologen vor Ort ausgewertet werden. Hierdurch kann rasch ein Überblick über das wesentliche Verletzungsmuster gewonnen und das weitere therapeutische und diagnostische Vorgehen definiert werden. Insbesondere bei Vorliegen von simultanen Indikationen zum Notfalleingriff wird ein Zeitverlust vermieden (z. B. Kombination intraabdominelle Blutung/intrakranielle Blutung) und der Patient der sofortigen Intervention durch die entsprechenden Fachdisziplinen zugeführt – Ultraschall-Untersuchung des Abdomens (noch auf CT-Tisch), wenn ein intraabdomineller Befund mittels CT nicht sicher diagnostiziert/ausgeschlossen werden kann ▪ Komplettierung der klinischen Basisdiagnostik ▪ Legen von Zugängen für invasives Monitoring: ZVK, arterieller Zugang, Blasenkatheter etc. ▪ Entscheidung über weiteres Vorgehen bei Trauma-Patienten: – Sofort-OP nicht notwendig → Umlagerung auf Schockraumtrage und im Schockraum ggf. weitere konventionelle Röntgen-Diagnostik – Betreuung durch Anästhesisten bis zur abschließenden Gesamtbeurteilung durch den Unfallchirurgen: a) operatives Vorgehen oder b) Aufnahme auf die Intensivstation

≡ C-2.7

3 Schmerztherapie

3.1 Grundlagen

3.1.1 Allgemeines

▶ Definition

▶ **Definition von Schmerzen** (International Association for the Study of Pain 1986): Schmerz ist ein unangenehmes Sinnes- und Gefühlserlebnis, das mit aktueller oder potenzieller Gewebeschädigung verknüpft ist oder mit Begriffen einer solchen Schädigung beschrieben wird.

Akuter und chronischer Schmerz:
- Der **akute Schmerz** ist ein Frühwarn-system des Körpers.
- Der **chronische Schmerz** ist häufig sinnlos und kann sich zu einer eigen-ständigen Schmerzkrankheit ausbilden ohne Warn- oder Schutzfunktion.

Akute Schmerzen können meist leichter behandelt werden als chronische Schmerzen.

Akuter und chronischer Schmerz:
- Der **akute Schmerz**, z. B. Schmerzen nach einem Trauma oder einer Verbrennung, stellt als ein Frühwarnsystem des Körpers eine physiologisch sinnvolle Funktion dar, die u. a. ein schmerzvermeidendes Verhalten fördert.
- Der **chronische Schmerz** ist dagegen häufig sinnlos. Vielmehr kann sich dieser zu einer eigenständigen Schmerzkrankheit ausbilden, ohne dass die ursächlich vorhandene somatische Komponente weiter besteht. Der chronische Schmerz nimmt keine Warn- oder Schutzfunktion wahr.

Akute Schmerzen sind im Allgemeinen leichter zu behandeln, da hier immer ein auslösender und leicht zu objektivierender Faktor, z. B. ein operatives Trauma, zugrunde liegt. Es kann also von einem konkreten Beginn der Schmerzen ausgegangen und bereits frühzeitig eine Therapie eingeleitet werden. Bei akuten postoperativen Schmerzen kann bei adäquater Therapie auch mit einem absehbaren Ende der Schmerzsymptomatik gerechnet werden.

▶ Merke

▶ **Merke:** Eine adäquate postoperative Schmerztherapie kann dazu beitragen die Entstehung chronischer Schmerzen zu verhindern.

Bei chronischen Schmerzen fehlen häufig somatische Ursachen, dafür können psychische Probleme eine große Rolle spielen.

In der Bundesrepublik gibt es ungefähr 5 Millionen Menschen mit chronischen Schmerzen.

Bei der Therapie chronischer Schmerzen steht der Arzt häufig vor der Problematik keine somatische und behandelbare Ursache für die Symptomatik ausfindig machen zu können. Darüber hinaus leiden viele Patienten an begleitenden psychischen Problemen, die meist in engem Zusammenhang mit der Schmerzsymptomatik stehen.

Die **sozioökonomische Bedeutung** von chronischen Schmerzen wird deutlich, wenn man sich vor Augen hält, dass es in der Bundesrepublik Deutschland ungefähr 5 Millionen Menschen mit chronischen Schmerzen gibt.

▶ Definition

▶ **Definition:** relevante Begriffe aus der Schmerztherapie:
- **Allodynie:** ein normalerweise nicht schmerzhafter Reiz, z. B. eine Berührung, führt zu einer schmerzhaften Empfindung
- **Deafferenzierungsschmerz:** tritt nach kompletter Durchtrennung eines Nervs/einer Nervenwurzel auf mit sensiblen und motorischen Störungen, Hyperalgesie, Allodynie und Dysästhesie
- **Dysästhesie:** abnorme Empfindungen mit unangenehmem Charakter
- **Parästhesie:** abnorme, nicht schmerzhafte Empfindung
- **Hyperästhesie:** unangemessene starke Empfindung
- **Hypästhesie:** herabgesetzte Empfindung
- **Hyperalgesie:** übermäßig starke Schmerzempfindung auf einen Schmerzreiz
- **Neuralgie:** Schmerzen im Innervationsgebiet eines Nervs oder Nervenplexus von schneidender Qualität (heute häufig als lanzinierend bezeichnet).

Rechtliche Grundlagen: Die Durchführung einer angemessenen Schmerztherapie gehört zu den Rechtspflichten eines Arztes und stellt eine moralische und ethische Verpflichtung dar.

Rechtliche Grundlagen: Die Durchführung einer angemessenen Schmerztherapie gehört zu den Rechtspflichten eines Arztes und stellt eine moralische und ethische Verpflichtung für Ärzte dar. Personalknappheit, apparative Versorgungsmängel oder Ausbildungsdefizite rechtfertigen keine Abstriche am

Behandlungsstandard. Bei der Therapie postoperativer und chronischer Schmerzen muss ein Mindeststandard gewährleistet sein, der sich an den heutigen Qualitätsanforderungen orientiert. Eine qualitativ mangelhafte Therapie kann für den Arzt zu zivil- und/oder strafrechtlichen Konsequenzen führen. Der Krankenhausträger muss die personellen und sachlichen Voraussetzungen für eine dem Standard entsprechende Schmerztherapie schaffen.

3.1.2 (Patho-)physiologische Grundlagen

Schmerzleitung und -verarbeitung

Die Afferenz für Schmerzreize ist das nozizeptive, **primäre Neuron** (sog. Nozizeptor), dessen Zellkörper im Hinterhorn des Rückenmarkes lokalisiert ist. Die peripheren Ausläufer des Nozizeptors sind freie Nervenendigungen, die sich in großer Anzahl in der Haut, aber auch in allen anderen Organen befinden (Abb. **C-3.1a**).

Auf dem Hintergrund eines Gewebeschadens werden u. a. folgende Substanzen freigesetzt:

- Radikale und ATP
- Arachidonsäure (aus Zellmembranen), welche durch Zyklooxygenasen in schmerzfördernde Prostaglandine umgebaut wird
- Bradykinin, Zytokine und Entzündungsmediatoren
- Neuropeptide (aus den peripheren Nervenendigungen).

Alle diese Substanzen wirken direkt oder indirekt auf die peripheren Nozizeptoren ein und bewirken eine Herabsetzung der Reizschwelle von Nervenfasern (periphere Sensitivierung).

▶ **Merke:** Von den verschiedenen Fasertypen (Tab. **C-3.1**) sind die Aδ- und die C-Fasern für die Schmerzleitung zuständig.

Im Hinterhorn des Rückenmarks befindet sich der Ort der synaptischen Umschaltung auf das sekundäre Neuron (Abb. **C-3.1b**). Von dort aus erfolgt die Kreuzung der Nervenbahnen zum kontralateralen Vorderseitenstrang des Rückenmarks. Im Tractus spinothalamicus steigen die Neurone dann nach zentral auf. Insbesondere Nozizeption, Thermozeption und wahrscheinlich auch Viszerozeption werden über dieses Bahnsystem, Proprio- und Mechanosensibilität über das ipsilaterale Hinterstrangsystem fortgeleitet.

Hemmung der Schmerzempfindung: Auf Rückenmarkebene finden auch Verschaltungen der exzitatorischen afferenten Bahnen mit efferenten, hemmenden Bahnen statt, die zu einer Inhibition der afferenten Reize führen können. Bei der verminderten Schmerzempfindlichkeit in Stresssituationen, z. B. direkt nach einem Trauma, spielen Endorphine eine wichtige Rolle.

3.1.2 (Patho-)physiologische Grundlagen

Schmerzleitung und -verarbeitung

Die Freisetzung von Prostaglandinen, Bradykinin, Zytokinen, Entzündungsmediatoren und Neuropeptiden führt zu einer Herabsetzung der Reizschwelle von Nervenfasern. Die Aδ- und C-Fasern sind für die Schmerzleitung zuständig.

◀ Merke

In Hinterhorn des Rückenmarks befindet sich der Ort der synaptischen Umschaltung auf das sekundäre Neuron.

Hemmung der Schmerzempfindung: Auf Rückenmarkebene finden Verschaltungen der exzitatorischen Bahnen mit hemmenden Bahnen statt.

☰ C-3.1	Nervenfasertypen		
Fasertypen	**Myelin**	**Durchmesser (µm)**	**Funktion**
Aα	Ja	12–20	Motorik, Propriozeption, Reflexe
Aβ	Ja	5–12	Motorik, Berührung, Druck
Aγ	Ja	3–6	Muskeltonus, Propriozeption
Aδ	Ja	1–4	Schmerz, Temperatur
B	Ja	1–3	präganglionär sympathisch (Vaso-, Viszero-, Sudo- und Pilomotorik)
C	Nein	0,3–1,3	Schmerz, Temperatur, Berührung, postganglionäre Sympathikusfasern

☰ C-3.1

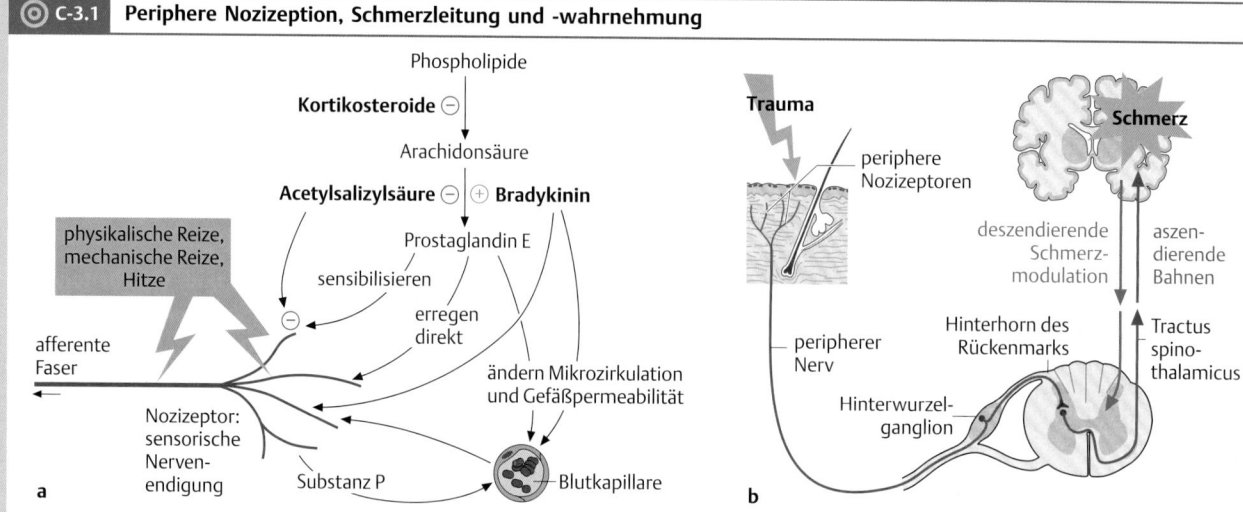

a Periphere Nozizeption: Dargestellt sind die freien Nervenendigungen, die durch verschiedene Transmitter erregt werden.
b Schmerzleitung und Schmerzperzeption von dem peripheren Nerv bis zum zentralen somatosensorischen Kortex.

Reflektorische Mechanismen auf nozizeptive Reize:

- motorische Reflexe
- sudo- und vasomotorische Reflexe
- Beschleunigung der Atmung, Erhöhung des Blutdrucks
- erhöhte Wachsamkeit
- emotionale Reaktionen.

Zentrale Schmerzwahrnehmung: Es wird zwischen einem medialen und lateralen System der schmerzleitenden Nervenbahnen unterschieden.

Pathophysiologische Auswirkungen von postoperativen Schmerzen

Ungenügend behandelte postoperative Schmerzen belasten den Organismus erheblich und beeinflussen den Heilungsverlauf ungünstig (Abb. **C-3.2**).

Reflektorische Mechanismen auf nozizeptive Reize:

- motorische Reflexe (z. B. Wegziehen der betroffenen Extremität)
- sudo- und vasomotorische Reflexe im entsprechenden Dermatom
- Beschleunigung der Atmung und Erhöhung des Blutdrucks
- erhöhte Wachsamkeit
- verschiedene emotionale Reaktionen.

Zentrale Schmerzwahrnehmung (ZNS): Im Tractus spinothalamicus steigen die Impulse zu höheren schmerzverarbeitenden Zentren auf. Dabei wird weiterhin zwischen einem lateralen und medialen System der schmerzleitenden Nervenbahnen unterschieden.

- Das **laterale System** besteht aus Schmerzinformationen zahlreicher Aδ- und C-Fasern, führt zum lateralen Thalamus und von dort über eine Umschaltung auf ein drittes sensorisches Neuron zum somatosensorischen Kortex. Dort findet sich eine strikte somatotope Gliederung im Homunkulus des somatosensorischen Kortex wieder. Dies bedeutet, dass die Zonen der Körperoberfläche in der sensorischen Großhirnrinde repräsentiert sind, wobei Orte mit höherer Dichte an Nozizeptoren (z. B. Finger, Lippen) deutlich größer repräsentiert sind als Orte mit einer geringen Anzahl an Nozizeptoren (z. B. Oberschenkel).
- Das **mediale System** besteht hauptsächlich aus C-Fasern, die in den medialen Thalamus und die Formatio reticularis des Mittelhirns ziehen, und steht in enger Verbindung mit dem Hypothalamus und dem limbischen System. Diese Bahnen dienen hauptsächlich der emotionalen Verarbeitung von Schmerzreizen.

Pathophysiologische Auswirkungen von postoperativen Schmerzen

Ungenügend behandelte Schmerzen belasten den Organismus erheblich und beeinflussen den postoperativen Heilungsverlauf ungünstig (Abb. **C-3.2**). Obwohl eine ausreichende Anzahl von Verfahren und Medikamenten zur Verfügung steht, wird die Schmerztherapie oft nur unzureichend durchgeführt.

◎ C-3.2 | **Auswirkungen des postoperativen Schmerzes**

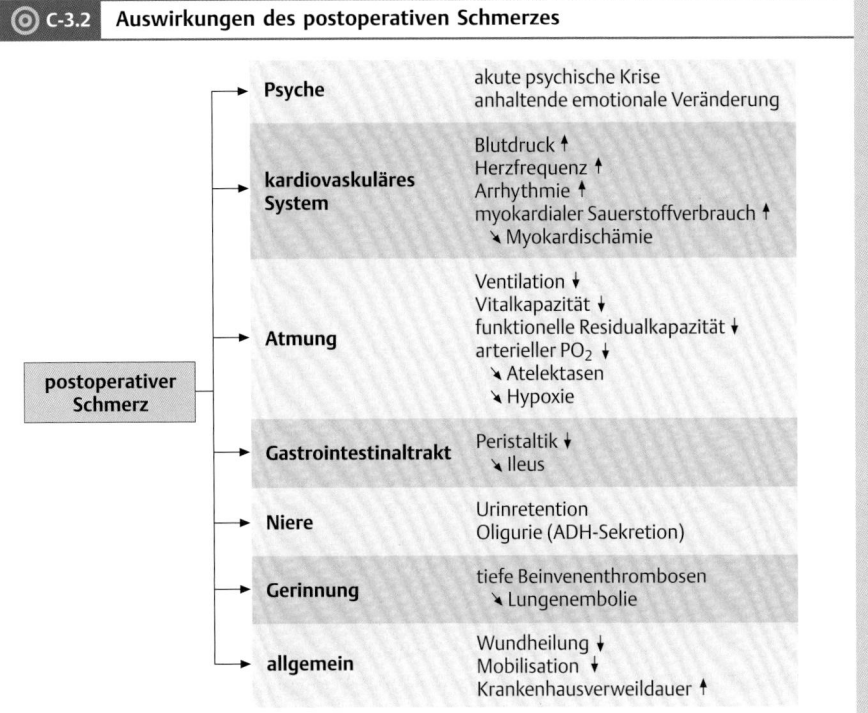

Chronifizierung von Schmerzen

Chronifizierung von Schmerzen

▶ **Definition:** Schmerzen, die noch 6 Monate nach einer Operation/Trauma bestehen.

◀ Definition

Aus akuten Schmerzen können chronische Schmerzsyndrome resultieren. Während die Häufigkeit der Entstehung von Phantomschmerzen nach der Amputation einer Extremität ein geläufiges Phänomen ist, ist häufig nicht bekannt, dass auch vermeintlich kleine Operationen in einem hohen Prozentsatz zu einer Chronifizierung von Schmerzen führen können. Aus diesem Grunde hier einige Beispiele für die Häufigkeit von chronischen Schmerzen nach bestimmten operativen Eingriffen:

- Phantomschmerzen nach Amputationen: 31–83 %
- Z. n. Thorakotomie: 22–67 %
- Z. n. Mamma-OP:
  - Schmerzen Brustwand/Narbe: 11–57 %
  - Phantomschmerz nach Ablatio: 13–24 %
  - Arm-/Schulterschmerzen: 12–51 %
- Z. n. Cholezystektomie: 3–56 %.

Akute Schmerzen können sich zu chronischen Schmerzen entwickeln. Auch vermeintlich kleine Operationen können zu einer Chronifizierung von Schmerzen führen.

Prädiktive Faktoren für eine Chronifizierung:
- **präoperative Faktoren:**
  - präoperative Schmerzen
  - Angst, psychische Faktoren
- **intraoperative Faktoren:** intraoperative Nervenschädigungen
- **postoperative Faktoren:**
  - moderate bis starke Schmerzen
  - ausgeprägte Phantomsensationen
  - Chemotherapie
  - Angst, psychische Faktoren.

Prädiktive Faktoren für eine Chronifizierung:
- **präoperativ:** präoperative Schmerzen, Angst, psychische Faktoren
- **intraoperativ:** intraoperative Nervenschädigungen
- **postoperativ:** moderate bis starke Schmerzen, ausgeprägte Phantomsensationen, Chemotherapie, Angst, psychische Faktoren.

▶ Merke

▶ **Merke:** Hauptrisiko für die Entstehung chronischer postoperativer Schmerzen sind neben chirurgischen Komplikationen wie Infektionen, Kontrakturen oder Nervenläsionen die mangelhafte Behandlung von Schmerzen nach einer Operation. Auch vergleichsweise überschaubare operative Eingriffe können zur Chronifizierung von postoperativen Schmerzen führen.

Pathophysiologie: Schmerzen können zu neuroplastischen Umbauvorgängen in der Peripherie, dem Hinterhorn des Rückenmarks, als auch im Thalamus und Kortex führen. Dadurch kann es zur Ausbildung eines sog. Schmerzgedächtnisses kommen.

Pathophysiologie: Die Mechanismen, die zu einer Chronifizierung von Schmerzen führen, sind komplex und noch nicht im Detail geklärt. Der Pathomechanismus der Chronifizierung von postoperativen Schmerzen kann über rückenmarknahe Engrammierung und Amplifikation von Schmerzrezeptoren erklärt werden (sog. „Schmerzgedächtnis"). Repetitive nozizeptive Stimuli führen nicht nur zur Erregung von AMPA-Rezeptoren durch Glutamat, die zum Einstrom von Na^+ und damit zur Depolarisation der Nervenmembran führen, sondern auch zur Erregung von NMDA-Rezeptoren. Durch einen gesteigerten Ca^{2+}-Einstrom kommt es dann über Phosphorylierung von AMPA-Rezeptor-Kanälen zur weiteren Senkung der Depolarisationsschwelle und vermehrten Erregung auf Rückenmarkebene (Abb. **C-3.6**, S. 656). Dieses Phänomen führt im Sinne eines Circulus vitiosus zu einer an Stärke und Dauer zunehmenden Schmerzempfindung.

▶ Merke

▶ **Merke:** Ziel einer suffizienten postoperativen Schmerztherapie ist es daher, die Ausbildung eines Schmerzgedächtnisses (Engrammierung) auf Rückenmarkebene möglichst zu verhindern. Weitere Ansatzpunkte sind die Dämpfung nozizeptiver Stimuli am Wirkort (OP-Gebiet) sowie eine Modulation der Schmerzleitung oder Reduktion der Schmerzwahrnehmung im Gehirn.

Prophylaxe durch präventive Analgesie?

Prophylaxe einer Chronifizierung durch präventive Analgesie?

▶ Definition

▶ **Definition:** Unter präventiver Analgesie (engl.: „preemptive analgesia") versteht man die Anwendung von Analgesieverfahren vor dem Beginn des Schmerzes, um die postoperative Schmerzintensität zu reduzieren.

Dies bedeutet z. B. im Rahmen von Operationen, dass über einen Epiduralkatheter oder einen Katheter zur peripheren Nervenblockade bereits vor Beginn der Operation (= vor Beginn des schmerzhaften Eingriffes) ein Lokalanästhetikum – eventuell in Kombination mit einem Opioid – verabreicht wird und somit eine komplette Wirkung des regionalanästhesiologischen Verfahrens bestehen sollte.

Dies bedeutet z. B. im Rahmen von Operationen, dass über einen Epiduralkatheter oder einen Katheter zur peripheren Nervenblockade bereits vor Beginn der Operation (= vor Beginn des schmerzhaften Eingriffes) ein Lokalanästhetikum – eventuell in Kombination mit einem Opioid – verabreicht wird und somit eine komplette Wirkung des regionalanästhesiologischen Verfahrens bestehen sollte. Durch Blockade oder Dämpfung der Weiterleitung von Schmerzimpulsen soll eine Genexpression auf Rückenmarkebene verhindert werden, um eine Amplifikation von Schmerzrezeptoren zu verhindern. Die Blockade der Schmerzfasern sollte deshalb idealerweise vor Eintritt der Noxe erfolgen, d. h. vor Setzen des Hautschnitts. Regionalanalgetische Verfahren wie die TEA sind aus diesem Grunde einer systemischen Applikation von Analgetika überlegen. Außerdem erreicht man durch die regionale Verabreichung von Analgetika eine geringere Inzidenz an postoperativen systemischen Nebenwirkungen wie Sedierung, Übelkeit und Atemdepression. Bei Operationen am Kopf und Gehirn, im HNO-, Mund-Kiefer-Gesichts- und Wirbelsäulen-Bereich können jedoch anästhesiologische Leitungsblockaden nicht angewendet werden. Hier kann vor dem Hautschnitt oder am Ende der Operation zusätzlich eine Lokalanästhesie im OP-Gebiet durchgeführt werden.

Bewertung: Der positive Effekt der präventiven Analgesie ist bisher nicht ausreichend bestätigt.

Bewertung: Der Effekt der präventiven Analgesie im Vergleich zur Analgesie, die erst deutlich nach Beginn des schmerzhaften Ereignisses einsetzt, konnte in Tierversuchen nachgewiesen werden. In klinischen Studien ist dieser Effekt bisher nicht ausreichend bestätigt worden. Möglicherweise liegt dies daran, dass ein früher Beginn einer perioperativen Analgesie nur effektiv sein kann, wenn die Analgesie auch entsprechend lange postoperativ fortgeführt wird. Darüber hinaus leiden viele Patienten bereits vor dem geplanten Eingriff,

z. B. einer Amputation einer Extremität, an intensiven Schmerzen, so dass die präventive Analgesie in diesen Fällen verspätet einsetzt.

3.1.3 Diagnostik

Objektivierung der Schmerzstärke („Schmerzmessung")

> ▶ **Merke:** Die Schmerzmessung bereitet insofern Probleme, als nicht die Schmerzen, sondern nur das Schmerzerleben als Angabe des Patienten objektivierbar sind. Das Erleben von Schmerzen ist individuell sehr unterschiedlich und hängt insbesondere auch von Schmerzerfahrung und psychischer Verfassung der Patienten ab.

Um dennoch eine weitgehende Objektivierung der Schmerzintensität zu erreichen werden verschiedene Verfahren (sog. **Skalen**) eingesetzt, mit denen der Patient die Stärke seines Schmerzes beschreibt:

- **Visuelle Analogskala (VAS):** Angaben von „keine Schmerzen" (VAS = 0) bis „unerträgliche Schmerzen" (VAS = 100) (Abb. **C-3.3a**).
- **Verbale Ratingskala (VRS):** Worte (kein, mäßig, mittelstark, stark, stärkster vorstellbarer Schmerz, Abb. **C-3.3b**).
- **Numerische Ratingskala (NRS):** Zahlenwerte (0 = kein Schmerz, 10 = maximal vorstellbarer Schmerz, Abb. **C-3.3c**).

Bei **Kindern** können die oben gezeigten Skalen nicht oder nur schwer eingesetzt werden. Aus diesen Gründen wird im Bereich der pädiatrischen Schmerztherapie häufig die so genannte **Smileyskala** eingesetzt (Abb. **C-3.4**).

3.1.3 Diagnostik

Objektivierung der Schmerzstärke („Schmerzmessung")

◀ Merke

Zur „Messung" des Schmerzes können folgende **Skalen** eingesetzt werden (Abb. **C-3.3**):
- Visuelle Analogskala (VAS).
- Verbale Ratingskala (VRS).
- Numerische Ratingskala.

In der **Pädiatrie** wird die sog. **Smileyskala** zur Schmerzmessung eingesetzt (Abb. **C-3.4**).

◉ C-3.3

◉ **C-3.3** **Skalen zur Objektivierung der Schmerzintensität**

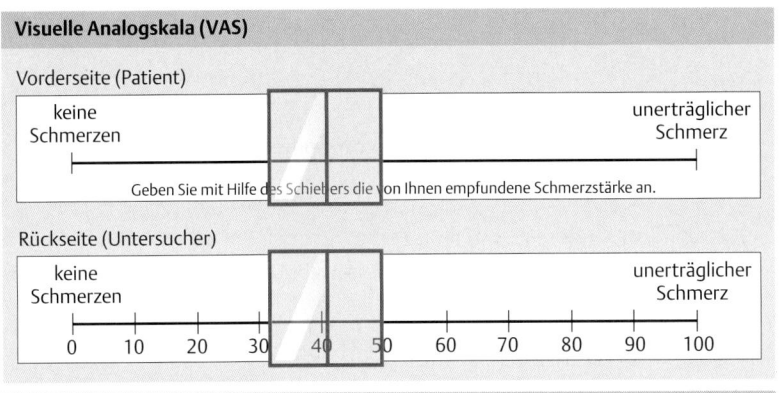

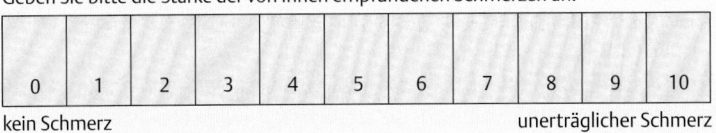

a **Visuelle Analogskala (VAS):** Der Patient stellt die Skala ohne Kenntnis der Ziffern auf einen Wert ein, der seiner Einschätzung nach den Schmerzen entspricht. Auf der anderen Seite der Skala kann dann ein Wert zwischen 0 und 100 abgelesen werden.
b **Verbale Ratingskala (VRS).**
c **Numerische Ratingskala (NRS).**

◎ C-3.4 **Smileyskala zur Schmerzmessung bei Kindern**

Die Kinder sollen anhand der Skala entscheiden, welches der gezeigten Gesichter am ehesten ihren eigenen Empfindungen entspricht.

Wichtig ist es, nicht nur den Ruheschmerz, sondern auch die Intensität der Schmerzen unter Belastung wie Husten, tiefer Inspiration oder Mobilisation zu erfassen. Anhand dieser VAS-Werte wird entschieden, ob die aktuelle Schmerztherapie ausreichend, evtl. überdosiert oder nicht ausreichend ist und gesteigert werden muss.

Anamnese

Anamnese

Neben der Quantifizierung des Schmerzes mit oben genannten Skalen ist insbesondere bei der Therapie chronischer Schmerzen eine ausgiebige Anamneseerhebung wichtig. Aber auch im Rahmen der Akutschmerztherapie muss trotz des in vielen Fällen klaren Beginns der Schmerzsymptomatik (z. B. eine Operation) auf eventuell vorbestehende Schmerzen geachtet werden.

Das Anamnesegespräch sollte eine ausführliche Erhebung folgender Punkte beinhalten:
- momentaner Schmerz
- Beeinträchtigung durch die Schmerzen
- allgemeine Krankengeschichte/Komorbiditäten
- bisherige Therapie
- Sozialanamnese
- psychisches Befinden.

In den meisten Fällen wird den Patienten ein ausführlicher **Schmerzfragebogen** vorgelegt, den der Patient in Ruhe ausfüllen soll. Dieser Fragebogen ersetzt jedoch in keinem Fall das ausführliche Anamnesegespräch mit dem Patienten, denn die meisten chronischen Schmerzpatienten haben bereits häufig einen langen Leidensweg hinter sich. Das **Anamnesegespräch** sollte eine ausführliche Erhebung folgender Punkte beinhalten:
- momentaner Schmerz
- Beeinträchtigung durch die Schmerzen
- allgemeine Krankengeschichte/Komorbiditäten
- bisherige Therapie
- Sozialanamnese
- psychisches Befinden.

Darüber hinaus sollten eventuell bereits vorhandene Schmerztagebücher ausgewertet werden.

Körperliche Untersuchung

Körperliche Untersuchung

▶ Merke

▶ **Merke:** Die Erstuntersuchung eines Schmerzpatienten sollte immer eine Ganzkörperuntersuchung sein.

Eine Ausnahme liegt ggf. bei einem Akutschmerz-Patienten vor, sofern die Schmerzsymptomatik direkt auf eine durchgeführte Operation bzw. eine Verletzung zurückzuführen ist.

Bei der Erstuntersuchung sollte insbesondere auf Mimik, Gestik und Gang, sowie Schon- und Vermeidungshaltung des Patienten beim Entkleiden geachtet werden.

Bereits beim Betreten des Untersuchungszimmers sollte man auf die Mimik, Gestik und den Gang des Patienten achten. Beim Entkleiden sollte auf eine Schon- bzw. Vermeidungshaltung geachtet werden.
Die körperliche Untersuchung beinhaltet dann:
- Inspektion des entkleideten Patienten
- Palpation von Haut, Muskel-/Sehnenapparat, Knochengerüst
- Untersuchung des Bewegungsapparates (Extremitäten, Wirbelsäule)
- orientierende neurologische Untersuchung.

Nach Abschluss der körperlichen Untersuchung müssen in Abhängigkeit von dem Untersuchungsergebnis und unter Beachtung bereits durchgeführter Voruntersuchungen apparative Untersuchungen in Erwägung gezogen werden. Hierzu zählen insbesondere spezielle Laboruntersuchungen, bildgebende Verfahren (Röntgen, CT, MRT etc.) sowie neurophysiologische Verfahren (z. B. Elektromyographie).

In Abhängigkeit vom Untersuchungsergebnis müssen apparative Untersuchungen wie Labor, bildgebende und neurophysiologische Verfahren in Erwägung gezogen werden.

3.1.4 Medikamentöse Schmerztherapie

WHO-Stufenschema

Durch ein international zusammengesetztes Expertenkomitee wurde 1986 das so genannte WHO-Stufenschema (Abb. **C-3.5**) zur Therapie von Tumorschmerzen entwickelt. Das WHO-Stufenschema sieht in Abhängigkeit der Schmerzintensität den Zugriff auf bestimmte Medikamente vor, deren Wirksamkeit von Stufe zu Stufe ansteigt. Das stufenweise Vorgehen in der Schmerztherapie wird heutzutage auch bei chronischen Schmerzen empfohlen. Das WHO-Schema setzte sich initial aus 3 Stufen zusammen, heute wird bereits über eine 4. Stufe diskutiert, die jedoch nur bei einem geringen Prozentsatz (ca. 10 %) der Patienten mit chronischen Schmerzen erforderlich ist.

Auf jeder Stufe können – oder besser gesagt müssen – ergänzende Therapieverfahren und Koanalgetika eingesetzt werden (häufig auch in Kombination miteinander). Hierzu zählen u. a. folgende Medikamente: Antidepressiva, Antikonvulsiva, Antazida, Laxanzien, Antiemetika, Kortikosteroide etc.

Darüber hinaus sollten im Rahmen einer interdisziplinären Schmerztherapie auch immer Krankengymnastik, Psychotherapie und Schmerzbewältigungsverfahren in die Therapie mit einbezogen werden.

3.1.4 Medikamentöse Schmerztherapie

WHO-Stufenschema

Das WHO-Stufenschema (Abb. **C-3.5**) wurde 1986 zur Therapie von Tumorschmerzen entwickelt.

Die Freisetzung von Prostaglandinen, Bradykinin, Zytokinen, Entzündungsmediatoren und Neuropeptiden führt zu einer Herabsetzung der Reizschwelle von Nervenfasern.
Auch Krankengymnastik, Psychotherapie und Schmerzbewältigungsverfahren sollten immer in die Therapie mit einbezogen werden.

C-3.5 Modifiziertes WHO-Stufenschema

Stufe 1	Stufe 2	Stufe 3	Stufe 4

invasive Verfahren

stark wirksame Opioide

schwache Opioide

Nichtopioid-Analgetika

Koanalgetika und Adjuvanzien

Stufe 1: Nichtopioid-Analgetika, z. B. Metamizol, NSAR, Paracetamol, Coxibe.
Stufe 2: schwache, niedrigpotente Opioide, z. B. Tramadol, Codein, Tilidin (+ Naloxon).
Stufe 3: stark wirksame Opioide, z. B. Morphin, Fentanyl, Oxycodon, Methadon oder Hydromorphon.
Stufe 4: weiterführende Behandlung, z. B. im Rahmen einer invasiven Schmerztherapie (z. B. neurodestruktive Verfahren).

Stufe-1-Analgetika: Nichtopioid-Analgetika

Die Nichtopioid-Analgetika werden sowohl in der Akutschmerztherapie als auch in der Therapie chronischer Schmerzen eingesetzt:

- alleine (meist nicht ausreichend)
- in Kombination mit Opioiden.

Einteilung (Tab. **C-3.2**):
- **nicht selektive Cyclooxygenase (COX)-Hemmer:**
  - saure antiphlogistisch-antipyretische Analgetika: Karbonsäuren
  - Pyrazolderivate
  - Anilinderivate
- **selektive COX-2-Hemmer.**

Stufe-1-Analgetika:
Nichtopioid-Analgetika

Einteilung (Tab. **C-3.2**):
- **nicht selektive COX-Hemmer:** Karbonsäuren, Pyrazolderivate, Anilinderivate
- **selektive COX-2-Hemmer.**

C-3.2	Unterteilung der Analgetika mit antipyretischer Wirkung			
	Analgesie	Fieber-senkung	Entzündungs-hemmung	Spasmolyse
nicht selektive Cyclooxygenase (COX)-Hemmer				
schwache Karbonsäuren (z. B. Acetylsalicylsäure)	●	●	●	
Ketoenolsäuren (z. B. Piroxicam)	●	●	●	
Pyrazolderivate (z. B. Metamizol)	●	●	●	●
Anilinderivate (z. B. Paracetamol)	●	●		
selektive COX-2-Hemmer	●	●	●	

Schwache Karbonsäuren und Ketoenolsäuren (NSAR)

Wirkstoffe:
- **Karbonsäuren:** z. B. Acetylsalicylsäure, Diclofenac, Ibuprofen.
- **Ketoenolsäuren:** Piroxicam.

Wirkprinzip: Sie wirken durch eine Prostaglandinsynthesehemmung im geschädigten Gewebe sowohl analgetisch als auch antiinflammatorisch.

Indikation: Knochen-, Weichteil-, viszerale Schmerzen.

Nebenwirkungen:
- Übelkeit und Erbrechen
- okkulte gastrointestinale Blutungen
- Magen- und Duodenalulzera
- Thrombozytenaggregationshemmung
- Nierenschädigung
- Bronchokonstriktion
- Lyell-Syndrom.

Schwache Karbonsäuren und Ketoenolsäuren (NSAR)

Wirkstoffe dieser Gruppe (Beispiele):
- **Karbonsäuren:** Acetylsalicylsäure, Diclofenac, Ibuprofen, Indometacin, Ketoprofen.
- **Ketoenolsäuren:** Piroxicam.

Wirkprinzip: Die Medikamente werden meist oral appliziert und wirken analgetisch sowie antiinflammatorisch. Die Wirkung findet über eine Hemmung der peripheren Prostaglandinsynthese durch unselektive Hemmung der Zyklooxygenase (COX) I und II statt. Dadurch werden weniger Prostaglandine (PGE$_2$ und Prostazyklin) im geschädigten Gewebe gebildet, die Wirkung von Bradykinin, Histamin und auch Serotonin auf die peripheren Nozizeptoren wird herabgesetzt, zusätzlich üben sie einen zentral vermittelten analgetischen Effekt aus.

Indikation: Knochenschmerzen, aber auch bei Weichteilschmerzen und viszeraler Schmerz.

Nebenwirkungen:
- **Gastrointestinaltrakt:** Durch die Hemmung von Prostaglandin E2 und Prostazyklin ist bei Anwendung schwacher Karbonsäuren mit Übelkeit und Erbrechen, okkulten gastrointestinalen Blutungen und Ausbildung von Magen- und Duodenalulzera zu rechnen, die schon nach einmaliger Gabe auftreten können.
- **Blut:** Über einen Mangel an Thromboxan A2, der durch die Hemmung der Zyklooxygenase hervorgerufen wird, wird die Thrombozytenaggregation vermindert, es kann hierdurch in der perioperativen Phase zu verstärkten Blutungen kommen.
- **Niere:** Bei Patienten mit Herzinsuffizienz, Leberzirrhose, nephrotischem Syndrom und Hypovolämie können Analgetika mit hemmender Wirkung auf die Prostaglandinsynthese Nierenschäden mit interstitieller Nephritis und Papillennekrosen hervorrufen. In der Regel treten Komplikationen jedoch erst bei chronischer Anwendung auf.
- **Lunge:** Acetylsalicylsäure kann bei entsprechender Disposition einen Bronchospasmus provozieren.
- **Haut:** Allergische Reaktionen der Haut bis zum Auftreten einer toxisch-epidermalen Nekrolyse (Lyell-Syndrom) sind ebenfalls beschrieben worden.

▶ Merke

▶ **Merke:** Bei einer Langzeitanwendung von NSAR muss immer das hohe ulzerogene Risiko beachtet werden. Aus diesem Grunde sollte in der Langzeitanwendung (> 3–4 Tage) die Therapie mit einem Protonenpumpenhemmer (z. B. Omeprazol) kombiniert werden.

Kontraindikationen (sie müssen immer individuell gegenüber dem möglichen Nutzen abgewogen werden):

- Niereninsuffizienz mit einer Kreatinin-Clearance < 30 ml/min
- ausgeprägte Leberinsuffizienz
- Ulkusanamnese
- Blutungsgefahr, insbesondere perioperativ.

Kontraindikationen:
- Niereninsuffizienz
- Leberinsuffizienz
- Ulkusanamnese
- Blutungsgefahr.

Pyrazolderivate

Wirkstoff: Im klinischen Alltag wird heutzutage das Pyrazolonderivat **Metamizol (Novalgin®)** eingesetzt.

Wirkprinzip: Sie führen zu einer Senkung der infolge der peripheren Entzündung erhöhten Aktivität der spinalen Neurone. Dieser Effekt geht mit einer Reduktion der Prostaglandinsynthese im zentralen Nervensystem einher.

Die **Applikation** erfolgt meist intravenös als Kurzinfusion, Metamizol ist aber auch für die orale Applikation geeignet.

Indikation: insbesondere viszerale Schmerzen. Der analgetische Effekt von 1–1,5 g entspricht in etwa dem von ca. 10 mg Morphin und ist zur Therapie starker Schmerzen, u. a. in Kombination mit Opioiden hervorragend geeignet. Weiterhin hat Metamizol eine spasmolytische Wirkkomponente.

Kontraindikationen von Metamizol:
- akute hepatische Porphyrie
- Glukose-6-Phosphat-Dehydrogenasemangel.

Nebenwirkungen: Bei intravenöser Applikation kann es zu einem Kreislaufkollaps kommen, insbesondere bei zu schneller Infusion. Eine gefürchtete, jedoch seltene Nebenwirkung ist die Entstehung einer Agranulozytose (Inzidenz: ca. 1:1 Million).

Pyrazolderivate

Wirkstoff: Metamizol.

Wirkprinzip: Senkung der infolge der peripheren Entzündung erhöhten Aktivität spinaler Neurone. Die Prostaglandinsynthese im ZNS wird reduziert.
Applikation meist i. v. (Kurzinfusion), alternativ orale Applikation möglich.

Indikation: viszerale Schmerzen.

Kontraindikationen:
- akute hepatische Porphyrie
- Glukose-6-P-Dehydrogenasemangel.

Nebenwirkungen:
- Kreislaufkollaps
- Agranulozytose.

Anilinderivate

Wirkstoff: Paracetamol.

Wirkprinzip: wahrscheinlich ähnlich wie Pyrazolderivate (s. o.).

Applikation: Bis vor wenigen Jahren wurde Paracetamol überwiegend oral oder rektal appliziert. Seit dem Jahr 2000 steht Paracetamol auch als Infusionslösung (Perfalgan®) zur Verfügung. Inzwischen gibt es Lösungen à 1 g für Erwachsene bzw. à 500 mg für Kinder. Aus diesem Grunde kann Paracetamol nun auch vermehrt perioperativ eingesetzt werden, insbesondere, da es die Blutgerinnung nicht beeinflusst und sehr gut verträglich ist.

Indikation: Suppositorien werden bei Kindern in der perioperativen Phase und auch zur Fiebersenkung eingesetzt. Seitdem Paracetamol als Infusionslösung zur Verfügung steht wird es auch zunehmend bei Erwachsenen in der perioperativen Phase eingesetzt.

Kontraindikationen:
- Glukose-6-Phosphat-Dehydrogenasemangel
- Leberinsuffizienz.

Nebenwirkungen: Lebernekrose bei Überdosierung von Paracetamol (> 100 mg/kg Körpergewicht).

Anilinderivate

Wirkstoff: Paracetamol.

Wirkprinzip: ähnlich Pyrazolderivate (s. o.).

Applikation: oral, rektal, i. v. (Infusionslösung).

Indikation:
- perioperative Analgesie
- Fiebersenkung.

Kontraindikationen: Glukose-6-Phosphat-Dehydrogenasemangel, Leberinsuffizienz.

Nebenwirkungen: Lebernekrose bei Überdosierung.

▶ Merke

▶ **Merke:** Auf Maximaldosierungen ist unbedingt zu achten!

Übersicht

Übersicht

In der Tab. **C-3.3** findet sich eine Zusammenstellung der einzelnen Substanzen.

☰ C-3.3	Übersicht über Analgetika mit antipyretischer Wirkung		
Medikament	*Einzeldosis (g)*	*Plasmahalb-wertszeit (h)*	*Tageshöchst-dosis (mg)*
schwache Karbonsäuren			
Acetylsalicylsäure	0,5–1	3–6	2500–4000
Diclofenac	0,05	2–9	150
Indometacin	0,075–0,2	3–11	250
Ibuprofen	400–600	7	2400
Ketoenolsäuren			
Piroxicam	0,01–0,02	45	
Pyrazolderivate			
Metamizol	0,5–1,0	7	4000
Anilinderivate			
Paracetamol	0,5	2–3	4000

Selektive Cyclooxygenase-II-Hemmer

▶ Synonym

▶ **Synonym:** Selektive COX-2-Hemmer, Coxibe.

Selektive Cyclooxygenase-2-Hemmer haben den Vorteil einer selektiven Hemmung der COX-2. Die magenschleimhautschützende Prostaglandin-E-Synthese (über COX-1) wird deshalb nicht gehemmt und die Häufigkeit gastrointestinaler Nebenwirkungen reduziert.
Die analgetische Wirkung der Coxibe ist gut.
Nach dem derzeitigen Kenntnisstand (Sommer 2006) führen die selektiven COX-2-Hemmer in der **Langzeitanwendung** zu einem **erhöhten kardiovaskulären Risiko.**

Aufgrund der Nebenwirkungen von NSAR (S. 647) wurden in den letzten Jahren selektive Cyclooxygenase-2-Hemmer entwickelt. Der Unterschied zu den unselektiven Cyclooxygenasehemmern besteht darin, dass eine > 100fach stärkere Hemmung der COX-2 als der COX-1 stattfindet. Aus diesem Grund wird die magenschleimhautschützende Prostaglandin-E-Synthese (über COX-1) nicht gehemmt. Dadurch kommt es zu einer Reduktion insbesondere der gastrointestinalen Nebenwirkungen.

Coxibe sind gut analgetisch wirksam.

Nach dem derzeitigen Kenntnisstand (Sommer 2006) führen die selektiven COX-2-Hemmer in der **Langzeitanwendung** zu einem **erhöhten kardiovaskulären Risiko**. Ob dabei die fehlende thrombozytenaggregationshemmende Wirkung oder eine prothrombotische Wirkung der Coxibe zugrunde liegt, ist weiterhin umstritten. Die Relevanz dieser Nebenwirkungen gerade in der Kurzzeitanwendung, z.B. in der perioperativen Schmerztherapie, wird weiter diskutiert.

Analgetika der WHO-Stufe 2 und 3: Opioide

Die Opioide der WHO-Stufe 2 unterscheiden sich von denen der WHO-Stufe 3 hauptsächlich durch deren Wirkstärke, weisen jedoch ein vergleichbares Nebenwirkungsspektrum auf. Hier werden die Opioide genauer dargestellt, die im Rahmen von chronischer und/oder akuter Schmerztherapie eine Rolle spielen.

Wirkprinzip der Opioide

Opioide werden in ihrer Wirkung nach einem rezeptororientierten Klassifizierungssystem in **reine Agonisten** und **partielle Agonisten** (gemischtwirkende Agonisten/Antagonisten) unterteilt. Verschiedene Rezeptortypen sind beschrieben worden, an die sich Opioide binden können (Tab. **C-3.4**). Die meisten klinisch eingesetzten Opioide wie Morphin, Pethidin, Methadon, Fentanyl, Alfentanil und Sufentanil sind relativ selektive μ-Rezeptoragonisten. Andere Opioide wie Buprenorphin und Nalbuphin zeigen einen dualen Wirkmechanismus und sind sowohl Agonisten als auch Antagonisten. Bei klinischer Anwendung erscheint es jedoch nahezu ausgeschlossen, einen einzelnen Rezeptor selektiv zu besetzen. Theoretisch kann durch eine vollständige Besetzung und Erregung der Rezeptoren eine komplette **Analgesie** erreicht werden. In der Praxis wird dieses Ziel u. a. wegen vorher eintretender Nebenwirkungen (z. B. Atemdepression) bei wachen, spontan atmenden Patienten oftmals nicht erreicht. Opioide verändern die Schmerzfortleitung sowohl auf **spinaler** als auch auf **supraspinaler Ebene** (Tab. **C-3.4**).

Morphin und alle anderen reinen Agonisten wirken aufgrund ihrer **μ-Rezeptorspezifität** stark schmerzdämpfend. Untereinander unterscheiden sie sich vor allem in der Wirkdauer und der optimalen Darreichungsform. Fentanyl z. B. wirkt nur im geringen Maße bei oraler Gabe, während es bei i. v. Injektion ca. 100-mal stärker wirksam ist als Morphin. Jedoch ist bislang kein Opioid verfügbar, welches neben der Analgesie keine weiteren zentralen Wirkungen (Tab. **C-3.4**) hervorruft. Für die postoperative Schmerzbehandlung bedeutet dies, dass die jeweilige Wahl des Pharmakons vom Patienten, der Wirkdauer und der gewünschten Verabreichungsform abhängt.

Darüber hinaus muss beachtet werden, dass bei postoperativen Schmerzen mit steigenden Opioiddosen das Analgesieniveau nicht in jedem Falle linear verändert wird. Bei subkutaner Morphininjektion ist z. B. eine minimale analgetische Dosis von ca. 10 mg bestimmt worden. Eine Dosiserhöhung auf 15 mg Morphin unterdrückt Schmerzen jedoch nicht unbedingt spürbar besser. Klinisch gebräuchliche Dosierungen, Applikationsformen und spezielle Nebenwirkungen der heutzutage in der Schmerztherapie eingesetzten Opioide sind in Tab. **C-3.5** aufgeführt. Opioide wie Alfentanil, Remifentanil und auch Pethidin spielen in der Schmerztherapie außer in der direkten perioperativen Phase keine Rolle. Zu den Indikationen siehe auch die Kapitel Akutschmerztherapie (S. 655) und Therapie chronischer Schmerzen (S. 674).

Wirkprinzip der Opioide

Opioide werden in ihrer Wirkung nach einem rezeptororientierten Klassifizierungssystem in reine Agonisten und partielle Agonisten unterteilt (Tab. **C-3.4**), die sich an verschiedene Opiatrezeptoren binden können.
Opioide verändern die Schmerzfortleitung sowohl auf spinaler als auch auf supraspinaler Ebene (Tab. **C-3.4**).

Morphin und alle anderen reinen Agonisten wirken aufgrund ihrer μ-Rezeptorspezifität stark schmerzdämpfend. Untereinander unterscheiden sie sich vor allem in der Wirkdauer und der optimalen Darreichungsform.
Die jeweilige Wahl des Pharmakons hängt vom Patienten, der Wirkdauer und der gewünschten Verabreichungsform ab.

Klinisch gebräuchliche Dosierungen der für die Schmerztherapie eingesetzten Opioide sind in Tab. **C-3.5** aufgeführt.

≡ **C-3.4** | **Klassifizierung der Opiatrezeptoren mit Wirkebene und typischen Nebenwirkungen**

Rezeptor	Analgesieebene	Nebenwirkungen
μ (mü)	supraspinal und spinal	Atemdepression, Sedierung, Euphorie, Miosis, psychische Abhängigkeit, Hemmung der gastrointestinalen Motilität, Bradykardie, Übelkeit
κ (kappa)	spinal	Analgesie, Atemdepression, Sedierung, Dysphorie, Ataxie, Miosis, psychische Abhängigkeit
δ (delta)	spinal	Modulation der μ-Rezeptorenaktivität, spinale Analgesie

Dosierungen, Applikationsformen, mittlere Wirkdauer und spezielle Nach-/Vorteile der einzelnen Opioide

Opioide der WHO-Stufe 2

Substanz (Handelsname)	Vorteile	Nachteile	Dosis	Wirkdauer
Codein (Longtussin)	guter antitussiver Effekt	kurze Wirkung, Ceilingeffekt	30–60 mg	4 h
Dihydrocodein (Paracodin)	stärker als Codein	starke Obstipation	60–120 mg	8–12 h (ret.)
Tilidin + Naloxon (Valoron N)	schnelle Wirkung	Übelkeit, Schwindel	50–100 mg (Trpf.) 50–150 mg Ret.-Tbl.	2–3 h 12 h (ret.)
Tramadol (Tramal)	keine Atemdepression	Übelkeit, Erbrechen, Schwindel	50–100 mg 100–200 mg	2–4 h 8–12 h (ret.)

Opioide der WHO-Stufe 3

Substanz (Handelsname)	Besonderheiten	Dosis	Wirkdauer	x-fache Wirkung von Morphin
Morphin (MST, Sevredol)	alle Applikationsformen möglich, führt zu Harnverhalt, in den USA zumeist zur postoperativen Analgesie, nicht retardierte orale Applikationsform möglich (Sevredol)	10–30 mg (p. o.) Sevredol: 10–20 mg	8–12 h 4 h	1 1
Piritramid (Dipidolor)	nur parenterale Applikation, in Deutschland häufigstes Analgetikum postop.	1,5–7,5 mg	2–6 h	0,75
Fentanyl (Durogesic)	außerhalb der Anästhesie zumeist transdermale Applikation in der chronischen Schmerztherapie, postop. transdermale Appl.-form in Testphase	25–300 µg/h	72 h/Pflaster	100
Hydromorphon (Palladon)	auch als retardiertes Präparat, schnellere Wirkung als Morphin	2–4 mg i. v. (8–64 mg p. o.)	12–24 h	5–10
Levomethadon (Polamidon)	schwer steuerbare Analgesie	ab 2 mg p. o.	8–12 h	2–4
Oxycodon (Oxygesic)	rascher Wirkeintritt trotz retardierter Form	10–20 mg p. o.	8–12 h	1,5–2
Buprenorphin (Temgesic; *transdermal:* Transtec)	partieller Antagonist, möglicher Ceilingeffekt, liegt auch als transdermale Form vor	0,2–1,2 mg p. o. *transdermal:* 35 µg/h, 52,5 µg/h, 70 µg/h	6–8 h 72 h/Pflaster	30–60 70
Sufentanil (Sufenta)	in der postoperativen Schmerztherapie kontinuierlich epidural	5–7,5 µg/h		1000

Nebenwirkungen der Opioide

Wirkungen auf das **ZNS:**
- **Atemdepression:** Alle klinisch verfügbaren µ-Rezeptoragonisten wirken atemdepressiv, d. h. Anstiege der arteriellen CO_2-Konzentration führen nicht in jedem Fall zu einer vertieften Atmung.
Mit **Naloxon**, einem reinen Opioidantagonisten, ist eine schnelle **Antagonisierung** der opioidinduzierten Atemdepression möglich.

Nebenwirkungen der Opioide

Wirkungen auf das ZNS:
- **Atemdepression:** Alle klinisch verfügbaren µ-Rezeptoragonisten wirken über eine Verminderung der CO_2-Empfindlichkeit des Atemzentrums atemdepressiv. Dies ist jedoch kein spezifischer Effekt der Opioide. Sowohl Opioide als auch physiologischer Schlaf führen zu einer verminderten ventilatorischen Reaktion auf Anstiege der arteriellen CO_2-Konzentration (CO_2-Antwort). Die Kombination von Opioiden und Schlaf führt jedoch zu einer weiteren **Erniedrigung der CO_2-Antwort**.
Die Verfügbarkeit von **Naloxon**, einem reinen **Opioidantagonisten**, ermöglicht eine schnelle Antagonisierung der opioidinduzierten Atemdepression. Schwere Schmerzzustände wirken prinzipiell einer Atemdepression entgegen, können jedoch zu anderen Nebenwirkungen wie Bronchospasmus, regionaler Hypoventilation, Atelektasen und Pneumonien führen. Leider

führt die Befürchtung einer Atemdepression bei vielen Patienten immer noch zu einer Unterversorgung mit Opioiden.

> ▶ **Merke:** Von klinischer Wichtigkeit ist hierbei, dass allerdings auch die analgetischen Eigenschaften antagonisiert werden können. Weiterhin muss wegen der kurzen Eliminationshalbwertszeit von Naloxon (ca. 60 Minuten) mit einem „Rebound"-Effekt gerechnet werden.

◀ Merke

> ▶ **Merke:** Patienten mit starken Schmerzen sind bei einer adäquaten Titrierung und Dosierung von Opioiden nicht durch eine Atemdepression gefährdet.

◀ Merke

- **Übelkeit und Erbrechen:** Übelkeit und Erbrechen werden durch die Opioidwirkung in der Area postrema hervorgerufen. Bei ca. 20–30% aller postoperativen Patienten ist mit diesen Nebenwirkungen zu rechnen. Sie können durch Antiemetika abgeschwächt, z.T. auch durch Naloxon antagonisiert werden.
- **Muskelrigidität:** Muskelrigidität nach Opioiden spielt in der Applikation von Opioiden zur Narkoseeinleitung eine wichtige Rolle, kann jedoch in der Schmerztherapie vernachlässigt werden.
- Wirkungen auf das **Herz-Kreislauf-System:** Analgetische Dosen von Opioiden beeinträchtigen das kardiovaskuläre System nur in geringem Ausmaß. Dies gilt vor allem für reine Agonisten wie Fentanyl, Alfentanil und Sufentanil. Pethidin kann wegen seiner myokarddepressiven Wirkung zu einer kompensatorischen Tachykardie führen. Opioide bewirken über eine **Reduzierung des zentralen Sympathikotonus** eine bei Normovolämie nur mäßig ausgeprägte Verminderung des peripheren Gefäßwiderstandes mit nachfolgender Hypotension (cave: Hypovolämie!). Die zentrale **Vagusstimulierung** führt zu geringgradigen Abnahmen der Herzfrequenz.

- **Übelkeit und Erbrechen** (durch die Opioidwirkung in der Area postrema). Therapieoptionen: Antiemetika, Naloxon (damit z. T. antagonisierbar).

- **Muskelrigidität** nach Opioidgabe spielt in der Schmerztherapie keine relevante Rolle.

- Wirkungen auf das **Herz-Kreislauf-System:** Analgetische Dosen von Opioiden beeinträchtigen das kardiovaskuläre System nur gering, v. a. reine Agonisten wie Fentanyl, Alfentanil und Sufentanil.

> ▶ **Merke:** Bei der klinischen Anwendung ist weiterhin von Wichtigkeit, dass einige Opioide (z. B. Morphin) über eine Histaminausschüttung eine Hypotension induzieren können, die bei Fentanyl, Alfentanil und Sufentanil in diesem Ausmaß nicht zu beobachten ist.

◀ Merke

- Wirkungen auf glatte Muskulatur des **Gastrointestinaltrakts:** Opioide erhöhen den Tonus der glatten Muskulatur des Gastrointestinaltraktes. Die durch Opioide herbeigeführten Kontraktionen des Sphincter Oddi können einen Druckanstieg im Gallengangsystem bewirken. Daraus können **kolikartige Schmerzen** resultieren, die leicht mit denen bei Cholezystitis oder Myokardinfarkt verwechselt werden können. Magenentleerung und Darmmotilität werden durch Opioide gehemmt. Dies kann zu Übelkeit, Erbrechen, Obstipation und einer Subileus-Symptomatik führen.
- **Andere Nebenwirkungen:** Sowohl nach intravenöser als auch nach rückenmarknaher Applikation von Opioiden können Pruritus und Harnretention auftreten. Naloxon vermag diese unangenehmen Begleiterscheinungen zu mindern, allerdings – wie auch bei den anderen Nebenwirkungen – wird hierdurch eine mögliche Zunahme der Schmerzempfindung in Kauf genommen.

- Wirkungen auf glatte Muskulatur des **Gastrointestinaltrakts:** Die durch Opioide herbeigeführten Kontraktionen des Sphincter Oddi können **kolikartige Schmerzen** bewirken. Magenentleerung und Darmmotilität werden durch Opioide gehemmt.

- **Andere Nebenwirkungen:** Sowohl nach intravenöser als auch nach rückenmarknaher Applikation von Opioiden können Pruritus und Harnretention auftreten.

Medikamentenauswahl und Dosierung von Opioiden

Trotz z. T. großer Unterschiede in den physikochemischen und pharmakokinetischen Eigenschaften der klinisch verfügbaren Opioide hat sich kein Medikament als für die akute Schmerztherapie überdurchschnittlich geeignet herauskristallisiert. Wichtig ist, dass durch eine angemessene Applikationsweise effektive Konzentrationen am Wirkort erzielt und aufrechterhalten werden. Bei den Überlegungen für die Auswahl und Darreichungsform des jeweiligen Analgetikums müssen die zu erwartenden Nebenwirkungen mit berücksichtigt werden. Wie bereits ausgeführt, kann bei den μ-Agonisten die Atemdepression

Medikamentenauswahl und Dosierung von Opioiden

Nach Möglichkeit sollte ein Opioid mit großer therapeutischer Breite verwendet werden.
Wichtig ist, dass durch eine angemessene Applikationsweise effektive Opioidkonzentrationen am Wirkort erzielt und aufrechterhalten werden. Bei den Überlegungen für die Auswahl und Darreichungsform des jeweiligen Analgetikums müssen die

zu erwartenden Nebenwirkungen mit berücksichtigt werden.

nicht vom analgetischen Effekt getrennt werden. Die Möglichkeit der Induzierung von Übelkeit und Erbrechen muss ebenso wie die Akzeptanz seitens des Patienten und des Pflegepersonals mit in die Überlegungen eingehen. Bei Patienten mit beeinträchtigter Nierenfunktion muss bei längerer Anwendung auch die Frage der Toxizität bedacht werden. Die jeweilige Dosierung richtet sich insbesondere nach der klinischen Einschätzung des Patienten und sollte adäquat titriert werden.

Mögliche Applikationsorte

Nach größeren chirurgischen Eingriffen, die zu einer **hohen Schmerzintensität** führen, werden Opioide **systemisch** oder **rückenmarknah** appliziert.
Bei **chronischen Schmerzen** erfolgt die Applikation meist **oral** oder **transdermal**.

Mögliche Applikationsorte

Die Verabreichungsform von Opioiden wird vor allem durch die Intensität und Lokalisation der Schmerzen bestimmt:

- **Hohe Schmerzintensität** nach größeren chirurgischen Eingriffen: **systemische** (intravenös) oder **rückenmarknahe** (epidurale) Applikation der Opioide. Durch eine bedarfsadaptierte Applikation werden am ehesten konstante Plasmaspiegel erreicht, wodurch im zeitlichen Ablauf variierende Schmerzzustände am effektivsten vermieden werden. Die patientenkontrollierte Analgesie (PCA) kommt insbesondere in der postoperativen Schmerztherapie der bedarfsadaptierten Opioidapplikation am nächsten.
- **Chronische Schmerzen:** Die Verabreichung erfolgt zu festen Zeitpunkten („nach der Uhr"), meist **oral** bzw. kontinuierlich **transdermal** (aber auch eine epidurale und subarachnoidale Applikation ist möglich). Eine **Bedarfsmedikation für Durchbruchschmerzen** wird durch den Patienten bei Bedarf oral zugeführt, ggf. kommt auch die subkutane Injektion von z. B. Morphin in Frage.

Unterschiede in der jeweiligen Schmerzlinderung werden u. a. durch eine interindividuell unterschiedliche Pharmakokinetik, die durch patientenspezifische Charakteristika wie Alter, Geschlecht, Gewicht und vorbestehende Organinsuffizienzen verändert wird, bestimmt.

Die **rückenmarknahe** Applikationsweise (epidural oder subarachnoidal) wird zunehmend eingesetzt.

Die **rückenmarknahe** Applikationsweise (epidural oder subarachnoidal) wird zunehmend eingesetzt. Die Opioide greifen direkt am Hinterhorn des Rückenmarkes an und modulieren die Schmerzreize. Über eine zusätzliche systemische Resorption wird die Schmerzhemmung zentral verstärkt. Bei Überschreiten dieser Dosierungen werden gehäuft Nebenwirkungen beobachtet, ohne den Analgesiegrad nennenswert zu verbessern.

Die **transdermale** Applikation einiger Opioide (z. B. Fentanyl) führt zu vergleichbaren Plasmakonzentrationen wie nach intravenöser Zufuhr. Jedoch ist der Zeitraum zwischen Beginn und Ende der Medikamentenwirkung wegen der langsamen Hautpenetration um bis zu 6–12 Std. verlängert.

Die **transdermale** Applikation einiger Opioide (z. B. Fentanyl, Buprenorphin) führt zu vergleichbaren Plasmakonzentrationen wie nach intravenöser Zufuhr. Jedoch ist der Zeitraum zwischen Beginn und Ende der Medikamentenwirkung wegen der langsamen Hautpenetration um bis zu 6–12 Stunden verlängert. Unterschiede in der Hautdurchblutung haben einen Einfluss auf die Penetration des Analgetikums. Die große Variabiliät des Wirkeintrittes limitiert den Einsatz dieser Methode in der postoperativen Schmerztherapie. Derzeit wird die transdermale Applikation von Fentanyl im Rahmen der postoperativen Schmerztherapie in der klinischen Praxis getestet. Hierbei erfolgt die Applikation von Fentanyl mit Hilfe eines kleinen Stromstoßes, der die Penetration durch die Haut erleichtert.

▶ Merke

▶ **Merke:** Die intramuskuläre Verabreichung von Opioiden wird aufgrund der schwer einschätzbaren Resorption der Opioide heute als obsolet angesehen.

Koanalgetika und Adjuvanzien

Bei den Koanalgetika und Adjuvanzien handelt es sich um unterschiedliche Medikamente, die im Rahmen der Therapie zumeist chronischer Schmerzen eingesetzt werden. Sie reduzieren zum einen Nebenwirkungen der Analgetika, oder haben selbst analgetische Effekte (Tab. **C-3.6**).

Koanalgetika und Adjuvanzien

Bei den Koanalgetika und Adjuvanzien handelt es sich um unterschiedlichste Substanzen, die im Rahmen der Therapie zumeist chronischer Schmerzen eingesetzt werden. Hierbei kommt es zum Einsatz von Medikamenten, die einerseits die Nebenwirkungen der eingesetzten Analgetika reduzieren sollen (Laxanzien, Antiemetika, Antazida) oder die selbst analgetische Effekte über unterschiedliche Wirkmechanismen haben (Antidepressiva, Antikonvulsiva, Clonidin). Letztgenannte Medikamente haben nach neueren wissenschaftli-

C-3.6	Koanalgetika und Adjuvanzien

Wirkstoff-gruppe	Hinweise
Laxanzien	▪ Einsatz bei Obstipation im Rahmen einer Therapie mit Opioiden ▪ Laxanzien sollten frühzeitig eingesetzt werden ▪ der Einsatz in der Akutschmerztherapie ist häufig nicht notwendig
Antiemetika	▪ zur Linderung von Übelkeit und Erbrechen bei Opioidtherapie frühzeitig einsetzen: z. B. Metoclopramid (Paspertin®), Serotoninantagonisten (z. B. Kevatril®) oder auch Dronabinol (hergestellt aus Cannabis), Dexamethason (Fortecortin®)
Antazida bzw. Protonenpumpenhemmer	▪ sollten immer beim langfristigen Einsatz von NSAR eingesetzt werden, da es ansonsten zu einer hohen Inzidenz von Magenulzera kommen kann
Antidepressiva	▪ Antidepressiva selbst wird eine analgetische Komponente zugeschrieben, wobei der analgetische Effekt bereits in Dosierungen einsetzt, die keine antidepressive Wirkung haben ▪ die Wirkung beruht wahrscheinlich auf einer Aktivierung der zentralen schmerzhemmenden Systeme durch eine Hemmung der Rückresorption von Noradrenalin und 5-Hydroxytryptamin ▪ häufig eingesetzt werden z. B. Amitriptylin und Imipramin
Antikonvulsiva	▪ Antikonvulsiva entfalten ihre schmerzlindernde Wirkung über eine Erhöhung der Depolarisationsschwelle und haben eine analgetische Eigenwirkung bei neuralgischen Schmerzen ▪ eingesetzt werden Pregabalin, Gabapentin und Carbamazepin
Clonidin	▪ Clonidin wirkt über eine zentrale Sympathikolyse analgetisch, sedierend und anxiolytisch ▪ bei epiduraler Applikation wird die Schmerzverarbeitung gehemmt
Glukokortikoide	▪ Glukokortikoide reduzieren die Expression von Cyclooxygenase 2 im entzündeten Gewebe und reduzieren somit die durch Prostaglandine erhöhte Empfindlichkeit der Nozizeptoren ▪ darüber hinaus reduzieren sie die Produktion weiterer pro-inflammatorischer Zytokine und bewirken über zentralnervöse Effekte eine optimistische, manchmal sogar euphorische Grundstimmung

chen Untersuchungen auch einen Stellenwert in der Akutschmerztherapie (Tab. **C-3.6**).

3.2 Therapie akuter Schmerzen

3.2.1 Bedeutung

Durch Operationen entstehen Schmerzen, die in Dauer und Intensität von der Art des Eingriffs sowie durch Vorerkrankungen, Medikation und die psychische Verfassung des Patienten bestimmt werden. So erreichen beispielsweise Patienten mit starken präoperativen Schmerzen oder mit Depressionen postoperativ die höchsten Schmerzwerte. Weiterhin korrelieren postoperative Schmerzen mit der Invasivität des Eingriffs, d. h. orthopädische Operationen der Wirbelsäule und Gelenke sowie Operationen im Oberbauch oder Thorax verursachen aufgrund des größeren Traumas stärkere und länger andauernde Schmerzen als Eingriffe an der Körperoberfläche.

Schmerz ist grundsätzlich ein physiologischer Vorgang, der eine Warnfunktion besitzt und den Körper z. B. vor Überbeanspruchung oder Fehlblastung schüt-

3.2 Therapie akuter Schmerzen

3.2.1 Bedeutung

Postoperative schmerzbedingte Schonhaltung, Schonatmung und Immobilisation können zu weiteren Komplikationen

☰ **C-3.7** **Nebenwirkungen postoperativer Schmerzen**

- häufigste Ursache für ungeplante stationäre Aufnahme nach ambulanter Operation
- Übelkeit
- erschwerte Mobilisation des Patienten
- verschlechterte Wundheilung
- vermehrt postoperative Komplikationen (Abb. **C-3.2**, S. 643)
- Operationserfolg gefährdet (z. B. Schulter-OP)
- erhöhte perioperative Kosten
- unzufriedene Patienten
- Gefahr der Chronifizierung der Schmerzen

(z. B. Pneumonie, Thrombose) führen (Tab. **C-3.7**) und müssen deshalb durch eine adäquate Schmerztherapie vermieden werden.

zen soll. So führt postoperativer Schmerz reaktiv zu Schonhaltung, Schonatmung und Immobilisation. Gerade diese schmerzbedingten Reaktionen sind in der postoperativen Phase aber unerwünscht, weil sie ihrerseits Komplikationen wie Pneumonie, Thrombose und Lungenembolie verursachen können (Tab. **C-3.7**).

Starke postoperative Schmerzen stellen einen starken Stressfaktor dar, der zu endogener Katecholaminerhöhung führt und den sog. „Postaggressionsstoffwechsel" mit unterhält. Hierbei kommt es nach Trauma durch Unfall oder Operation zu einer Erhöhung der Katecholamin- und Kortisonspiegel, zu Hyperglykämie und einer stark katabolen Stoffwechselsituation. Für kardial vorerkrankte Patienten bedeuten die erhöhten Katecholaminspiegel im Plasma ein deutlich gesteigertes Risiko für eine perioperative myokardiale Ischämie oder akute Herzinsuffizienz.

Ziel einer postoperativen Schmerztherapie ist es auch, die Chronifizierung von Schmerzen zu vermeiden.

Unzureichend therapierte postoperative Schmerzen können chronifizieren (zu Details s.S. 643). Ziel einer suffizienten postoperativen Schmerztherapie ist deshalb, die Ausbildung eines Schmerzgedächtnisses (Engrammierung) auf Rückenmarkebene möglichst zu verhindern (Abb. **C-3.6**). Weitere Ansatzpunkte sind die Dämpfung nozizeptiver Stimuli am Wirkort (Operationsgebiet) sowie eine Modulation der Schmerzleitung oder Reduktion der Schmerzwahrnehmung im Gehirn.

Die postoperative Schmerztherapie ist integraler und essenzieller Bestandteil der perioperativen Phase. Sie führt einen erfolgreichen operativen Eingriff zu einem für alle Beteiligten zufriedenstellenden Ergebnis und kann bei Risikopatienten und Risikoeingriffen die perioperative Morbidität und Mortalität sowie die Gefahr der Chronifizierung von Schmerzen senken.

◎ **C-3.6** **Schmerzleitung im Hinterhornbereich des Rückenmarks (Substantia gelatinosa)**

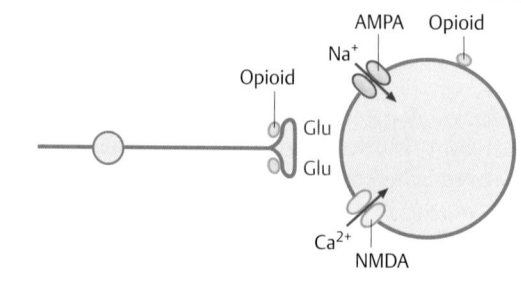

Das erste Schmerzneuron erregt durch Ausschüttung von Glutamat das Neuron zweiter Ordnung. An AMPA-Rezeptor-Kanälen führt der Einstrom von Na^+ zur Depolarisation. Bei repetitiver Glutamat-Ausschüttung werden auch NMDA-Rezeptoren erregt, was zu einem gesteigerten Ca^{2+}-Einstrom und über Phosphorylierung von AMPA-Rezeptor-Kanälen zur weiteren Senkung der Depolarisationsschwelle führt.

Prinzip des multimodalen postoperativen Konzeptes:
- patientengerechte Analgesie
- frühe enterale Flüssigkeits- und Nahrungsaufnahme
- Frühmobilisation des Patienten.

Mit diesem Konzept können auch Risikopatienten nach ausgedehnten Operationen frühzeitig von der Intensivstation auf eine normale Pflegestation verlegt werden.

▶ **Merke:** Die postoperative Regionalanalgesie (S. 661) ist essenzieller Teil dieses multimodalen postoperativen Therapiekonzeptes.

◀ **Merke**

Die Vorteile der postoperativen Regionalanalgesie kommen aber nicht nur dem Patienten zugute, sondern helfen auch den Kliniken Geld zu sparen, da die Liegezeiten auf kostenintensiven Intensivstationen und im Krankenhaus durch dieses wirksame Therapiekonzept verkürzt werden.

3.2.2 Medikamente

Grundsätzlich können Analgetika systemisch oder regional appliziert werden. Die regionale Applikation hat den Vorteil einer höheren Wirkintensität am Zielort und einer geringeren systemischen Nebenwirkungsrate. Bei versehentlicher intravasaler Injektion birgt sie jedoch die Gefahr der Intoxikation in sich. Drei große Gruppen von Analgetika spielen in der postoperativen Schmerztherapie eine wichtige Rolle:
- Nichtopioid-Analgetika
- Opioid-Analgetika
- Lokalanästhetika.

Daneben werden Medikamente zur Verstärkung der analgetischen Effekte wie z.B. α_2-Agonisten (Clonidin) oder Präparate mit spasmolytischer Wirkung (Butylscopolamin) als sog. **Koanalgetika** eingesetzt. Auch zur Reduktion von Nebenwirkungen der Analgetika werden Medikamente verordnet, wie z.B. Antiemetika (5HT$_3$-Antagonisten, Antihistaminika) gegen Übelkeit.

Nichtopioid-Analgetika

Einsatzgebiete: Nichtopioid-Analgetika eignen sich bei kleinen bis mittleren, umschriebenen operativen Eingriffen oder in Kombination mit Opioiden bei großen Operationen. Eine zentrale Rolle spielen Nichtopioid-Analgetika bei Säuglingen und Kleinkindern, da einige der Präparate als Suppositorien (z.B. Paracetamol) oder Saft (z.B. Ibuprofen) angewendet werden können. Auch in der ambulanten Chirurgie haben die Nichtopioid-Analgetika ihren festen Platz.

Eingesetzte Wirkstoffe: S. 647. Am häufigsten **Paracetamol**, **Novaminsulfon** und **Ibuprofen**. Zu Cyclooxygenase-2-Hemmern siehe S. 650.

Allgemeine Tipps:
- Rechtzeitig einsetzen = bei Beginn der Symptomatik und nicht erst bei maximalen Schmerzen.
- Nach einem festgelegten Schema applizieren. In der Kinderchirurgie werden z.B. orale Analgetika zusammen mit der Prämedikation oder als Suppositorien nach Einleitung der Allgemeinanästhesie gegeben, damit am Ende der Operation ein ausreichender analgetischer Wirkspiegel besteht. Ebenso sollten größere Kinder und Erwachsene vor Beendigung der Operation eine wirksame Dosis Novaminsulfon oder Paracetamol i.v. erhalten. Weitere Applikationen erfolgen dann im Abstand von 4–6 h.

Säuglinge und Kleinkinder: Paracetamol 20 mg/kg als Suppositorium ist der Goldstandard in der postoperativen Analgesie. Bei schmerzhaften Eingriffen (z.B. HNO) hat sich die Kombination aus Paracetamol und Codein (Talvosilen®) als Suppositorium bewährt. Die Analgesie kann mit Ibuprofen-Saft oder Novaminsulfon-Tropfen im Aufwachraum ergänzt werden.

Prinzip des multimodalen postoperativen Konzeptes:
- patientengerechte Analgesie
- frühe enterale Flüssigkeits- und Nahrungsaufnahme
- Frühmobilisation.

3.2.2 Medikamente

Grundsätzlich können Analgetika systemisch oder regional appliziert werden. Die regionale Applikation hat den Vorteil einer höheren Wirkintensität am Zielort und einer geringeren systemischen Nebenwirkungsrate. Eine Rolle spielen:
- Nichtopioid-Analgetika
- Opioid-Analgetika
- Lokalanästhetika.

Darüber hinaus kommen sog. **Koanalgetika** (z.B. Clonidin, Butylscopolamin) und Wirkstoffe zur Reduktion von Nebenwirkungen zum Einsatz.

Nichtopioid-Analgetika

Einsatzgebiete: Kleine bis mittlere, umschriebene operative Eingriffe; in Kombination mit Opioiden bei großen Operationen. Wichtig vor allem bei Säuglingen und Kleinkindern, weil z.T. als Suppositorien oder Saft verfügbar.

Eingesetzte Wirkstoffe: Vor allem Paracetamol, Novaminsulfon, Ibuprofen.

Allgemeine Tipps:
- rechtzeitig einsetzen
- nach festgelegtem Schema applizieren.

Säuglinge und Kleinkinder:
Goldstandard postoperativ ist Paracetamol 20 mg/kg KG.

Größere Kinder: Paracetamol i. v., ggf. zusätzlich Opioide.

▶ Merke

Jugendliche und Erwachsene: Kurzinfusionen mit Novaminsulfon oder Paracetamol (dabei Tageshöchstdosierungen beachten!).

▶ Merke

Größere Kinder (6–14 Jahre): Hier kann Paracetamol als Infusion (Perfalgan) eingesetzt werden. Bei größeren und sehr schmerzhaften Eingriffen erhalten Kinder zusätzlich Opioide wie z. B. 0,1 mg/kg KG Piritramid i. v. titriert.

▶ **Merke:** Für Kinder sind neben einer wirksamen postoperativen Analgesie, vor allem ein schmerzfreies Aufwachen nach der Narkose, die baldige orale Flüssigkeitszufuhr und die unmittelbar postoperativ vorhandene Zuwendung durch die Eltern von besonderer Bedeutung.

Jugendliche und Erwachsene: Hier eignen sich Kurzinfusionen mit Novaminsulfon oder Paracetamol am Ende der Operation bzw. im Aufwachraum im Wechsel (*cave* Tageshöchstdosierungen beachten!). Ambulante Patienten sollten ihre Analgetika möglichst frühzeitig erhalten, um eine Entlassung durch postoperative Schmerzen nicht zu gefährden.

▶ **Merke:** Auf die körpergewichtbezogene Tageshöchstdosierung von 90–100 bmg/kg KG muss bei Paracetamol unbedingt geachtet werden, da sonst ein irreversibles Leberversagen droht.

Opioid-Analgetika

Einsatzgebiete: In jeder Altersstufe einsetzbar, sehr gut analgetisch wirksam.

Eingesetzte Wirkstoffe:
- **Systemisch:** Kurz wirksam sind Piritramid, Tramadol, Tilidin, Morphin; länger wirksam sind Oxycodon und Buprenorphin.

- **Rückenmarknah:** v. a. Sufentanil und Fentanyl.

Wirkprinzip, Nebenwirkungen: s. S. 651.

▶ Merke

Opioid-Analgetika

Einsatzgebiete: Sie werden nahezu bei allen Formen der Allgemeinanästhesie eingesetzt (sog. „balancierte Anästhesie") und sind darüber hinaus hervorragend für die postoperative Schmerztherapie geeignet. Opioid-Analgetika können bei Patienten jeder Altersstufe eingesetzt werden. Vorsichtige Titration des Opioids ist vor allem im Säuglingsalter unerlässlich, insbesondere bei Früh- und Neugeborenen aufgrund ihres unreifen Atemzentrums (Gefahr der Apnoe).

Eingesetzte Wirkstoffe:
- **Systemisch:** Das am meisten verwendete Opioid für die systemische Analgesie ist in Deutschland **Piritramid** (Dipidolor), meist in einer Dosierung von 0,05–0,1 mg/kg. Aber auch schwächere Opioide wie **Tramadol** (Tramal) oder **Tilidin + Naloxon** (Valoron N) werden ebenso wie das etwa 1,5fach stärkere **Morphin** zur postoperativen Analgesie eingesetzt. **Oxycodon** (Oxygesic) kann als orales Retard-Präparat bei starken postoperativen Schmerzen, die mehrere Tage anhalten, gegeben werden. **Buprenorphin** (Temgesic) ist als relativ lang wirksames Opioid (vgl. Tab. **C-3.5**, S. 652) verfügbar.
- **Rückenmarknah** (thorakale Epiduralanalgesie = TEA, S. 661) kommen vor allem die lipophilen Opioide **Sufentanil** und **Fentanyl** zum Einsatz. Sie haben im Vergleich zum Morphin den Vorteil der größeren Potenz und werden stärker im epiduralen Fettgewebe und am lipophilen Nervengewebe im Rückenmarkbereich gespeichert. Aus diesem Grunde ist die Gefahr einer späten Atemdepression bei Sufentanil und Fentanyl geringer als bei Morphin.

Wirkprinzip, Nebenwirkungen: Siehe S. 651.

▶ **Merke:**
- Toleranz- und Suchtentwicklung spielen in der postoperativen Schmerztherapie, die zeitlich in der Regel auf wenige Tage beschränkt ist, keine Rolle.
- Die bei Opioiden gefürchtete Atemdepression tritt bei richtiger Indikationsstellung und bedarfsadaptierter Dosierung (repetitive Boli, Titration) nur äußerst selten auf.

Zur patientenkontrollierten Analgesie s. S. 664.

Lokalanästhetika (LA)

▶ **Merke:** Lokalanästhetika sind die wichtigsten Medikamente in der postoperativen Regionalanalgesie.

Eingesetzte Wirkstoffe: Da Schmerzfreiheit über mehrere Tage erwünscht ist, eignen sich vor allem die lang wirksamen Lokalanästhetika **Bupivacain, Levobupivacain** und **Ropivacain**. Levobupivacain ist das linksdrehende S(–)Enantiomer des ansonsten als razemisches Gemisch vorliegenden Bupivacains, das 50 % von beiden Enantiomeren enthält. Ropivacain stellt nur das linksdrehende S(–)Enantiomer dar (Abb. **C-3.7**). Die linksdrehenden Enantiomere haben sich als weniger toxisch im Vergleich zu den rechtsdrehenden Enantiomeren oder den razemischen Gemischen der LA gezeigt. In der Langzeitanwendung von LA im Rahmen der postoperativen Schmerztherapie kann dies vorteilhaft sein, da prinzipiell immer die Gefahr der Lokalanästhetika-Intoxikation durch Resorption und Plasma-Akkumulation besteht.

▶ **Merke: Frühsymptome einer LA-Intoxikation** sind Veränderungen der akustischen Wahrnehmung (Sprache), Ohrgeräusche (Klingeln, Tinnitus), Geschmacksveränderungen auf der Zunge und visuelle Störungen. Spätsymptome stellen Herzrhythmusstörungen und Krampfanfälle dar.

Hinsichtlich physikochemischer Eigenschaften bestehen keinerlei Unterschiede zwischen den Enantiomeren. Auch in Bezug auf die klinische Wirksamkeit wie z. B. Dauer und Effektivität der sensomotorischen Blockade sind die Unterschiede zwischen den Enantiomeren der einzelnen LA gering.
Aufgrund der wesentlich höheren Lipophilie von Bupivacain im Vergleich zu Ropivacain bestehen hier klinisch relevante Unterschiede – Bupivacain führt zu einer intensiveren und länger anhaltenden Motorblockade.

▶ **Merke:** Ziel einer optimalen Regionalanalgesie mit Lokalanästhetika ist eine möglichst komplette Blockade der sensorischen Nervenfasern bei möglichst vollständigem Erhalt der motorischen Funktion, damit der Patient z. B. schmerzfrei mobilisiert werden kann (**Differenzialblockade**).

Diese Differenzialblockade ist mit Ropicavain in niedriger Konzentration (0,1–0,2 %) besser zu erzielen als mit (Levo-)Bupivacain.
Da LA auch konzentrationsabhängig eine motorische Blockade bewirken, versucht man durch niedrige LA-Konzentrationen die Motorik möglichst wenig zu beeinflussen. Dabei dürfen bestimmte LA-Konzentrationen (0,2–0,25 %) nicht unterschritten werden, weil ansonsten die analgetische Komponente ineffektiv wird. Aus diesem Grunde werden den niedrig konzentrierten LA potente Opioide wie z. B. Sufentanil (0,75 µg/ml) zugemischt. Man erreicht

Lokalanästhetika (LA)

◀ **Merke**

Eingesetzte Wirkstoffe: V. a. die lang wirksamen LA Bupivacain, Levobupivacain und Ropivacain werden eingesetzt. Prinzipiell besteht immer die Gefahr einer Lokalanästhetika-Intoxikation.

◀ **Merke**

◀ **Merke**

⊚ **C-3.7** | **Die Enantiomere S(-)Bupivacain und R(+)Bupivacain verhalten sich wie Bild und Spiegelbild. Rechts ist das Molekül des S(-)Ropivacain mit dem chiralen Kohlenstoffatom (*) abgebildet**

⊚ **C-3.7**

* chirales Kohlenstoffatom

S(-)Bupivacain　　**R(+)Bupivacain**　　**S(-)Ropivacain**

hierdurch eine Potenzierung des analgetischen Effektes bei reduzierter Nebenwirkungsrate. Diese Kombination hat sich vor allem in der rückenmarknahen Schmerztherapie bewährt (LEA und TEA 661). Bei peripheren Nervenblockaden (PNB) ist eine Zugabe von Opioiden zu LA wenig sinnvoll, da normalerweise keine Opioidrezeptoren an peripheren Nerven existieren (Ausnahme: chronische Entzündungsprozesse).

Durch eine Zugabe von α_2-Agonisten (Clonidin) kann die Wirkdauer von LA bei zentralen und peripheren Nervenblockaden verlängert werden.

Verabreichung von Lokalanästhetika: LA können als Bolus, kontinuierliche Infusion und mittels Schmerzpumpe verabreicht werden.

Verabreichung der Lokalanästhetika: LA können grundsätzlich in Form eines Bolus, als kontinuierliche Infusion oder mittels Schmerzpumpe (s. u.) appliziert werden. Die Bolusapplikation ist die einfachste Form, bindet aber Personal am stärksten und birgt die Gefahr einer verspäteten oder zu seltenen Injektion. Die Injektion eines größeren LA-Bolus (8–12 ml) beinhaltet außerdem ein höheres Risiko bei Fehlinjektion und bedarf einer anschließenden Überwachung des Patienten.

Für die thorakale und lumbale Epiduralanalgesie (TEA und LEA) hat sich deshalb die patientenkontrollierte Analgesie besonders bewährt (S. 664).

3.2.3 Pumpen

Zu Details siehe S. 664.

3.2.3 Pumpen

Schmerzpumpen werden zur Verabreichung von Analgetika über zuvor eingebrachte Katheter benötigt, z. B. im Rahmen einer Epiduralanalgesie. Da es sich um eine spezielle Applikationsform handelt werden Details ab S. 664 beschrieben.

3.2.4 Verfahren, Applikation

Grundlagen

3.2.4 Verfahren, Applikation

Grundlagen

Bei der Verabreichung von Analgetika kann zwischen einer diskontinuierlichen und kontinuierlichen Applikation unterschieden werden.

Diskontinuierliche Applikation von Analgetika:
- auf Anforderung des Patienten: p. o., rektal, i. v., regional
- nach festgelegtem Schema
- mittels Schmerzpumpen.

Diskontinuierlich:
- auf Anforderung des Patienten peroral, rektal, i. v., regional
- nach einem **festgelegten Schema** (wesentlich effektiver), wobei bei Bedarf zusätzliche Applikationen möglich sind
- mittels **Schmerzpumpen.**

  Die intravenöse oder epidurale Bolusinjektion auf Veranlassung des Patienten beinhaltet die Gefahr einer vergleichsweise späten Analgetikaapplikation, da sich Patienten möglicherweise erst melden, wenn die Schmerzen bereits ein hohes Niveau erreicht haben. Die i. v. oder epidurale Bolusinjektion bewirkt innerhalb sehr kurzer Zeit einen hohen Wirkspiegel im Blut oder Epiduralraum mit einer größeren Gefahr von Nebenwirkungen sowie einer rascheren Abklingrate mit der Notwendigkeit einer baldigen Nachinjektion.

Eine **kontinuierliche** i. v. Analgetikaapplikation über einen Perfusor sollte vermieden werden.

Kontinuierlich über einen Perfusor, allerdings mit einigen Nachteilen:
- Kontinuierliche Infusionen von Opioiden können während weniger schmerzhafter Phasen z. B. im Schlafen zu unnötig hohen Opioidspiegeln im Blut führen, die wiederum das Nebenwirkungspotenzial wie Atemdepression erhöhen.

Rektal, oral

Rektale Applikation: v. a. für Säuglinge und Kleinkinder geeignet.

Orale Applikation: v. a. für Kleinkinder und ambulante Patienten geeignet.

Rektal, oral

Rektale Applikation: Bei Säuglingen und jüngeren Kindern eignet sich die rektale Applikation in Form von Suppositorien besonders.

Orale Applikation: Bei Kleinkindern und ambulanten Patienten hat sich die orale Applikation von Analgetika in Form von Tropfen bewährt.

Intravenös

Intraoperativ und postoperativ im Aufwachraum werden Analgetika in der Regel i. v. verabreicht, da dies einen sehr schnellen Anschlag der Analgesie gewährleistet. Kinder ab dem Schulalter und Erwachsene profitieren nach größeren Eingriffen von der patientenkontrollierten Analgesie (PCA), die eine Patienten-gesteuerte i. v.-Applikation von Opioiden ermöglicht (Details s. S. 664).

Intramuskulär, subkutan, transdermal

Diese Verfahren spielen in der Akutschmerz-Behandlung nur eine untergeordnete Rolle. Transdermale Schmerzpflaster sind vergleichsweise träge Systeme, die in der Regel 12 h benötigen, um die angestrebte kontinuierliche Opioiddosis zu erreichen. Sie finden daher bei chronischen Schmerzpatienten bevorzugt Anwendung und sollten perioperativ belassen werden, da diese Patienten an die Dauerapplikation der Opioide adaptiert sind.

Applikation über Katheter

Zahlreiche internationale Studien aus den letzten Jahren haben gezeigt, dass das postoperative Outcome von Risikopatienten sowie von Patienten nach ausgedehnten Eingriffen im Bereich des Brust- und Bauchraums und in der Endoprothetik (Knie-, Hüft- und Schulterprothesen) durch eine postoperative Epiduralanalgesie oder kontinuierliche periphere Nervenblockade verbessert werden kann. Dies liegt an der nahezu perfekten Schmerzfreiheit und der zusätzlichen Stressreduktion durch Dämpfung des Nervus sympathicus.

Hierdurch wird es dem Patienten ermöglicht, auch nach größten Eingriffen und trotz entsprechender Organvorschädigungen ausreichend tief durchzuatmen, eine frühe orale Flüssigkeits- und Nahrungszufuhr aufzunehmen und wesentlich frühzeitiger mit der Mobilisation und Physiotherapie zu beginnen. Dies senkt die Rate an postoperativen Infektionen (insbesondere Pneumonien), Thrombosen und Embolien und an akuten Myokardischämien (akutes Koronarsyndrom und Herzinfarkt). Durch eine thorakale Epiduralanalgesie > 24 h kann das Risiko postoperativer Herzinfarkte um 5,3 % reduziert werden! Nach rückenmarknahen Regionalanästhesieverfahren scheint – im Vergleich mit Allgemeinanästhesie plus systemischer Schmerztherapie – auch die postoperative Mortalität reduziert zu sein.

Rückenmarknahe Verfahren

Thorakale Epiduralanalgesie (TEA): Von besonderem Vorteil bei kardiopulmonalen Risikopatienten und nach invasiven Eingriffen wie Thorakotomien und Laparotomien. Der Epiduralkatheter wird im Zentrum des zu erwartenden Schmerzes platziert (Abb. **B-7.2**, S. 335) und intraoperativ mittels Bolusinjektionen oder kontinuierlich mittels Perfusor bestückt. Postoperativ wird eine Schmerzpumpe angeschlossen, die in der Regel mit einer Hintergrundinfusion plus Bolusapplikation durch den Patienten als *PCEA* eingestellt wird. Der Epiduralkatheter wird vor Einleitung der Allgemeinanästhesie inseriert und getunnelt (Abb. **B-7.4**, S. 339). Dieses Vorgehen erlaubt eine *präventive Analgesie*, d. h. eine rückenmarknahe Schmerzblockade vor Eintritt der Noxe (Hautschnitt).

Kaudale Epiduralanästhesie (Kaudalanästhesie): Besonderheit bei Säuglingen und Kleinkindern. Hier wird in tiefer Analgosedierung oder Allgemeinanästhesie eine Punktion des sakralen Epiduralraums zwischen den beiden Cornua sacralia vorgenommen. Auf dieser Höhe kann auch bei sehr kleinen Kindern das Rückenmark nicht verletzt werden. Die Kaudalanästhesie wird entweder als Single-dose-Technik mittels Injektion von Bupivacain oder Ropivacain (evtl. unter Zugabe von Clonidin zur Wirkungsverlängerung) oder als kontinuierliche Technik mit Katheter durchgeführt. Da die meisten Kinder noch im Windelalter sind, müssen die Kaudalkatheter nach kranial tunneliert werden, damit die Kathetereintrittsstelle durch die Haut außerhalb des „Windelbereichs" ausgeführt wird (Abb. **C-3.8**). Der Kaudalkatheter wird dann mit intermittierenden Bolusinjektionen oder kontinuierlich über einen Perfusor bestückt.

Intravenös

Methode der Wahl, um eine rasche Analgesie zu erreichen; vor allem intra- und postoperativ eingesetzt.
Zur patientenkontrollierten Analgesie (PCA) s. S. 664.

Intramuskulär, subkutan, transdermal

Aufgrund der Trägheit der Methoden in der Akutschmerz-Therapie von untergeordneter Bedeutung.

Applikation über Katheter

Verabreichung des Analgetikums über einen Katheter als Epiduralanalgesie oder periphere Nervenblockade. Hierdurch kann eine nahezu vollständige Schmerzfreiheit erreicht werden.

Großer Vorteil ist die deutlich reduzierte Gefahr von Komplikationen (z. B. durch eine verbesserte Mobilität, geringere Schonhaltung/-atmung).

Rückenmarknahe Verfahren

Thorakale Epiduralanalgesie (TEA): Der Epiduralkatheter wird im Zentrum des zu erwartenden Schmerzes platziert und intraoperativ mittels Bolusinjektionen oder kontinuierlich mittels Perfusor bestückt. Postoperativ wird eine Schmerzpumpe angeschlossen.
Besonders geeignet bei kardiopulmonalen Risikopatienten und nach invasiven Eingriffen wie Thorakotomien und Laparotomien.

Kaudale Epiduralanästhesie (Kaudalanästhesie): Besonderheit bei Säuglingen und Kleinkindern. Hier wird in tiefer Analgosedierung oder Allgemeinanästhesie eine Punktion des sakralen Epiduralraums zwischen den beiden Cornua sacralia vorgenommen (Abb. **C-3.8**).

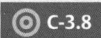

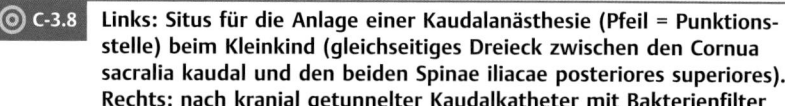

C-3.8 Links: Situs für die Anlage einer Kaudalanästhesie (Pfeil = Punktionsstelle) beim Kleinkind (gleichseitiges Dreieck zwischen den Cornua
sacralia kaudal und den beiden Spinae iliacae posteriores superiores).
Rechts: nach kranial getunnelter Kaudalkatheter mit Bakterienfilter

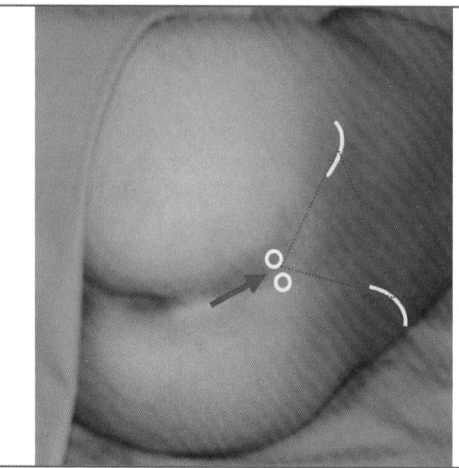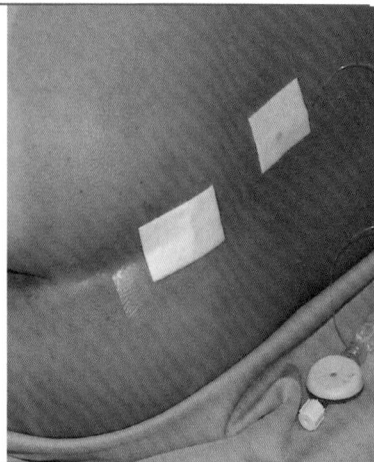

Kontinuierliche Spinalanästhesie (CSA):
Effektive und sichere sensomotorische
Blockade durch kleinste Lokalanästhetika-
dosen.
Besonders geeignet bei Eingriffen im
Unterbauch und an den unteren Extremi-
täten sowie bei Patienten mit erheblichen
kardiopulmonalen Komorbiditäten.

Die kontinuierliche Spinalanästhesie (CSA) eignet sich besonders bei Eingriffen
im Unterbauch und an den unteren Extremitäten und bei Patienten mit erheblichen kardiopulmonalen Komorbiditäten. Vorteil des Verfahrens ist die effektive und sichere sensomotorische Blockade mittels Titration kleinster Dosen an
Lokalanästhetika. Für die postoperative Schmerztherapie kann die CSA unter
Verwendung von Opioiden wie Sufentanil und/oder kleinen Dosen von LA wirkungsvoll eingesetzt werden. Allerdings setzt dies eine kontinuierliche Überwachung der Patienten auf einer Intensiv- oder IMC-Station voraus. Nachteil
des Verfahrens ist die bei Verwendung von LA in unterschiedlichem Ausmaß
auftretende motorische Blockade der unteren Extremität, die eine Mobilisierung des Patienten erschwert.

**Kontraindikationen gegen Katheterver-
fahren:** Ablehnung des Patienten, Allergie
gegen Medikamente oder Materialien,
lokale Infektion an der Punktionsstelle,
Sepsis und aktuelle Gerinnungsstörung.

Kontraindikationen gegen Katheterverfahren: Ablehnung des Patienten, Allergie gegen Medikamente oder Materialien, lokale Infektion an der Punktionsstelle, Sepsis und aktuelle Gerinnungsstörung. Bei rückenmarknahen Punktionen und Katheterinsertion- bzw. -entfernung gelten die Leitlinien der DGAI
(Tab. **C-3.9**) und Grenzwerte wie Quick > 50 % (INR < 1,5), PTT < 50 s, Thrombozyten > 50.000/µl, wobei nicht mehr als ein Gerinnungswert pathologisch
sein darf.

C-3.8

C-3.8 **Indikationen für eine thorakale oder lumbale Epiduralanalgesie
(TEA bzw. LEA)**

- Thorakotomie, z. B. Lungenresektion
- Ösophagusresektion
- Gastrektomie
- Leberteilresektion
- Pankreas-OP (z. B. Whipple OP)
- Splenektomie
- Dünndarmresektion (z. B. Morbus Crohn)
- Dickdarmresektion (z. B. Kolon- oder Rektumkarzinom)
- gynäkologische intraabdomnelle Tumor-OP
  (z. B. Ovarialkarzinom, Wertheim-OP)
- radikale Prostatektomie, Nephrektomie
- radikale Zystektomie mit Neoblase
- retroperitoneale Lymphadenektomie (RLA) bei Hodenkarzinom
- thorakale und abdominelle Aortenaneurysmen
- Aorto- bzw. iliakofemoraler Bypass
- Beckenfraktur
- Hüft- und Knieendoprothese

☰ C-3.9	**Leitlinien der DGAI für die Anlage oder Entfernung eines Epiduralkatheters bei Patienten mit gerinnungshemmenden Medikamenten (Anästh Intensivmed 2003;44:218–30)**

	vor Punktion	nach Punktion	Laborkontrolle
UFH (low dose)	4 h	1 h	Thrombozyten > 5d
UFH (high dose)	4 h	1 h	aPTT, ACT, Thrombzyten
NMH (low dose)	10–12 h	2–4 h	Thrombozyten > 5d
NMH (high dose)	24 h	2–4 h	Thrombozyten > 5d
Fondaparinux	20–22 h	2–4 h	Nierenfunktion
Thrombinantagonisten, Hirudine	8–10 h	2–4 h	Nierenfunktion
Kumarine	INR < 1,4	nach Katheterentfernung	
ASS	> 2d	nach Katheterentfernung	
Clopidogrel	> 7d	nach Katheterentfernung	
Ticlopidin	> 10d		

UFH: Unfraktioniertes Heparin; *aPTT:* Aktivierte partielle Thromboplastinzeit; *NMH:* Niedermolekulares Heparin; *ACT:* Activated clotting time; *ASS:* Acetylsalicylsäure (Aspirin); *INR:* International normalized ratio

---

▶ **Merke:** Für die Anlage und die Entfernung eines Schmerzkatheters gelten dieselben Kautelen und Kontraindikationen.

◀ **Merke**

Die meisten kontinuierlichen Techniken der PNB können (mit Ausnahme des Psoas-Kompartment-Blocks) auch bei eingeschränkter Gerinnung und Einnahme von Thrombozytenaggregations-Hemmern durchgeführt werden, da bei akzidenteller Gefäßpunktion eine manuelle Kompression erfolgen kann und die Entstehung eines Hämatoms im Bereich peripherer Nerven nicht vergleichbar fatale Folgen hat wie bei neuraxialer Blockade (Querschnittslähmung).

Kontrolluntersuchungen, Prophylaxe von Komplikationen: Im Rahmen der postoperativen Schmerzvisite muss bei TEA und LEA besonderes Augenmerk auf die Frühsymptome eines Epiduralhämatoms oder -abszesses gerichtet werden. Verdächtig für ein **Epiduralhämatom** sind eine zunehmende motorische Blockade der Beine trotz Reduktion der epidural verabreichten Dosis oder Abstellen der PCEA-Pumpe, starke gürtelförmige Schmerzen in Höhe der epiduralen Punktion sowie zunehmender Sensibilitätsverlust. Eine Störung der Blasen- und Mastdarmfunktion sind absolute Spätzeichen für eine rückenmarknahe Raumforderung.

Bei **Epiduralabszessen**, die sich in der Regel langsamer entwickeln als Hämatome, können zusätzlich Fieber, Leukozytose, Erhöhung von CRP und IL-6 sowie lokale Infektionszeichen an der Punktionsstelle (Schwellung, Rötung, Austritt putrider Flüssikeit) bestehen.

Kontrolluntersuchungen, Prophylaxe von Komplikationen: Wichtig ist das Erkennen eines **Epiduralhämatoms:** zunehmende Parese und Sensibilitätsstörung, gürtelförmige Schmerzen, Störung der Blasen- und Mastdarmfunktion.

Hinweise auf einen **Epiduralabszess** sind zusätzlich Fieber, Leukozytose, CRP ↑, IL-6 ↑, lokale Infektionszeichen.

▶ **Merke:** Bei Verdacht auf eine rückenmarknahe Raumforderung muss die Schmerzpumpe sofort abgestellt und eine bildgebende Diagnostik (MRT besser als CT) veranlasst werden. Nur die sofortige neurochirurgische Entlastung (Laminektomie mit Ausräumung des Hämatoms/Abszesses) innerhalb von 6 Stunden nach Auftreten der Symptome kann eine Restitutio ad integrum ermöglichen. Andernfalls drohen bleibende neurologische Schäden bis hin zum kompletten Querschnittssyndrom.

◀ **Merke**

Es ist aus diesem Grunde wichtig, dass Patienten bereits während des Narkose-Aufklärungsgesprächs über diese Symptome informiert werden. Ebenso muss das Stationspersonal die Symptome einer beginnenden rückenmarknahen Raumforderung kennen und das weitere Procedere möglichst schriftlich in Form einer Verfahrensanweisung festgelegt sein (inklusive Meldekette).

⊚ **C-3.9** **Elastomerische Schmerzpumpe**

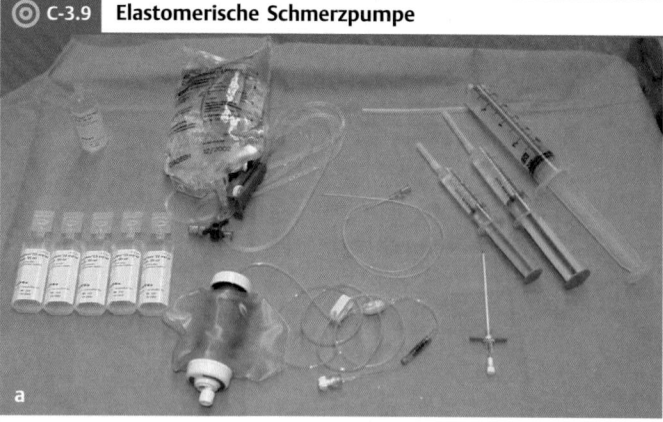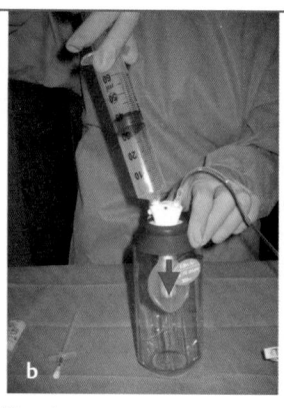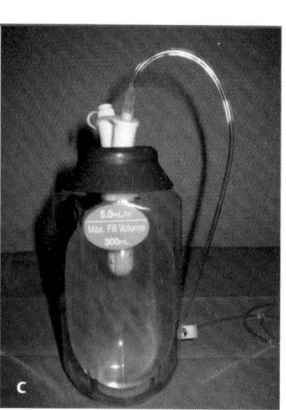

a Material und elastomerische Pumpe für die kontinuierliche Wundinfiltration.
b Sterile Befüllung der elastomerischen Schmerzpumpe.
c Mit Lokalanästhetikum gefüllte elastomerische Schmerzpumpe.

Periphere Nervenblockade

Vorteil der PNB ist die „selektive" (unilaterale) motorische Blockade und effektive Analgesie bei erhaltener Blasenfunktion. Folgende Blockaden werden durchgeführt:
- **interskalenäre Blockade** des Plexus brachialis (Schulter-OPs)
- **vertikal infraklavikuläre oder axilläre Blockade** des Plexus brachialis (Arm-OPs)
- kontinuierliche Blockade des Plexus lumbalis mittels **Psoas-Kompartment-block** oder Blockade des **N. femoralis und N. ischiadicus** bei Eingriffen an der unteren Extremität

Kontinuierliche Wundinfiltration

Die kontinuierliche Wundinfiltration kommt für Eingriffe an der Schulter oder an Weichteilen in Frage (Abb. **C-3.9**).

Patientenkontrollierte Analgesie

Prinzip: Ein Opioid-Bolus wird per Knopfdruck durch den Patienten selbst über eine Schmerzpumpe injiziert (Abb. **C-3.11**). Der Anästhesist bestimmt zuvor die Bolusdosis, das Sperrintervall (Zeitspanne, in der kein weiterer Bolus abgegeben wird) sowie eine Maximaldosis.

Vorteile: Der Patient selbst kann die Analgesie an seine Schmerzsituation anpassen.

Periphere Nervenblockade

Vorteil der kontinuierlichen PNB mit Katheter in der postoperativen Schmerztherapie ist die lediglich unilaterale Motorblockade einer Extremität bei effektiver Analgesie und fehlender Beeinträchtigung der Blasenfunktion. Medikament der Wahl für die kontinuierliche Infusion von peripheren Nervenkathetern oder die patientenkontrollierte PCRA (s. u.) ist Ropivacain wegen der im Vergleich zu Bupivacain geringeren Kardiotoxizität. Folgende Blockaden werden durchgeführt:
- **interskalenäre Blockade** (ISK) des Plexus brachialis bei Schulter-Operationen
- **vertikal infraklavikuläre (VIB) oder axilläre Blockade** des Plexus brachialis bei Eingriffen am Arm
- kontinuierliche Blockade des Plexus lumbalis mittels **Psoas-Kompartment-block** (PKB) oder Blockade des **N. femoralis und N. ischiadicus** (dorsal, ventral oder distal) bei Eingriffen an der unteren Extremität.

Kontinuierliche Wundinfiltration

Eine einfache und sehr effektive Methode der Analgesie nach bestimmten Operationen z. B. an der Schulter oder plastischen Operationen (z. B. TRAM-Lappen) stellt die kontinuierliche Wundinfiltration dar. Hier wird mittels elastomerischer Pumpen (Abb. **C-3.9**) und einem Drosselventil eine bestimmte Menge an LA kontinuierlich über spezielle Mehrloch-Katheter in die Wunde abgegeben (Abb. **C-3.9**). Das Lokalanästhetikum verteilt sich im Idealfall innerhalb der Wundschichten und bewirkt eine Analgesie ähnlich nach einzeitiger Wundinfiltration. Aufgrund der relativ hohen LA-Dosen (8–12 ml/h) und -Konzentrationen (0,375 %) und der Anwendungsdauer von mindestens 48 h scheint Ropivacain hier aufgrund der im Vergleich zu Bupivacain geringeren Toxizität besonders geeignet zu sein.

Patientenkontrollierte Analgesie

In der postoperativen Schmerztherapie ist die patientenkontrollierte Analgesie eine besonders effektive Applikationsform für Opioide.

Prinzip: Ein Bolus eines Opioids (z. B. Piritramid) wird per Knopfdruck durch den Patienten selbst über eine elektronisch gesteuerte Schmerzpumpe injiziert (Abb. **C-3.11**). Vom Anästhesisten wird die Höhe der Bolusdosis, das sog. Sperrintervall (Zeitspanne, in der kein weiterer Bolus abgegeben wird) sowie als zusätzliche Sicherheitsgrenze eine sog. 4-Stunden-Maximaldosis eingestellt.

Vorteile: Der Patient kann die postoperative Analgesie selbst situationsadaptiert steuern und damit das Risiko von Überdosierungen und Nebenwirkungen wie Atemdepression reduzieren, weil sich die Plasmakonzentration des Analgetikums idealerweise im therapeutischen Bereich befindet.

◎ **C-3.10** | **Schmerzpumpe für patientenkontrollierte Epiduralanalgesie** | ◎ **C-3.10**

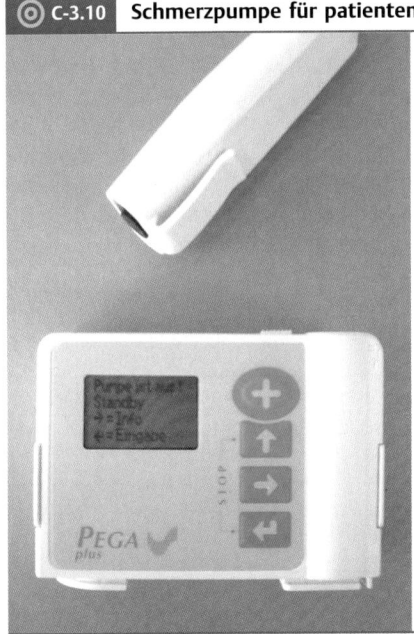

Im Oberteil des Bildes ist der Druckknopf zu sehen, über den sich der Patient bei Bedarf einen Bolus des Schmerzmedikaments verabreichen kann.

Folgende Formen bzw. Applikationsorte werden unterschieden:

- intravenös (PCA)
- epidural/rückenmarknah: patientenkontrollierte Epiduralanalgesie (PCEA, Abb. **C-3.10** und Tab. **C-3.8**, S. 662)
- periphere Nervenblockade (PNB): patientenkontrollierte Regionalanalgesie (PCRA).

Formen/Applikationsorte:

- intravenös
- epidural/rückenmarknah
- periphere Nervenblockade.

◎ **C-3.11** | **Plasmakonzentrationen eines Analgetikums bei Bolusapplikation oder PCA (mit Beispielen für Pumpen)**

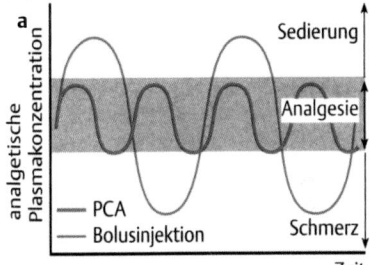

a Bei der Bolusinjektion kommt es zu teilweise unnötig hohen, aber auch zu niedrigen Wirkspiegeln, während sich die Plasmakonzentration bei der PCA im therapeutischen Bereich (Analgesie) bewegt.

b+c Unterschiedliche PCA-Schmerzpumpen.

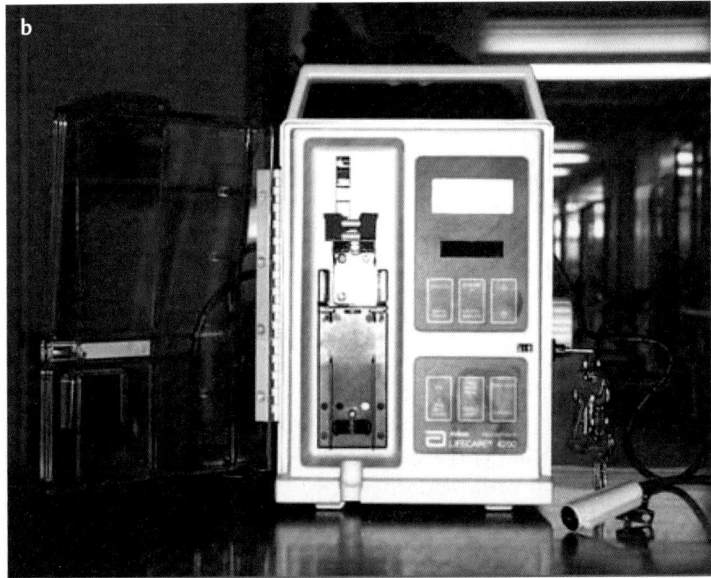

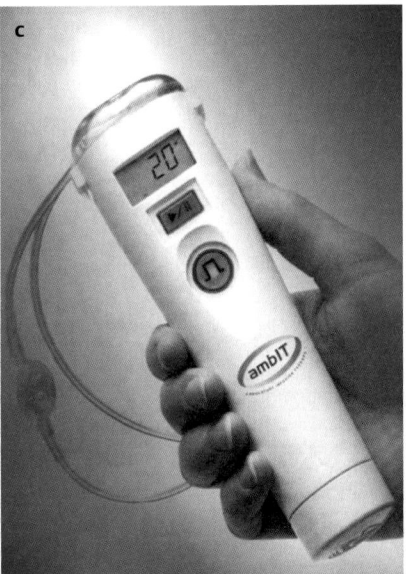

Die Schmerzpumpen geben dem Patienten das Gefühl und die Möglichkeit, die postoperative Analgesie selbst situationsadaptiert steuern zu können und vermeiden somit Überdosierungen mit potenziell gefährlichen Nebenwirkungen (Atemdepression).

Bei der PCEA und PCRA wird aber in der Regel eine geringe Hintergrund-Infusion eines Lokalanästhetikums und ggf. Opioids (4–6 ml/h) eingestellt, da die Gefahr der Intoxikation durch passagere Speicherung der Analgetika im epiduralen Fettgewebe oder im perineuralen Fett- und Bindegewebe reduziert ist. Darüber hinaus vermeidet man, dass Patienten mit Schmerzen aus dem Schlaf erwachen.

Bei PNB finden Dauerinfusionen (8–10 ml LA/h) ebenso ihre Anwendung wie die PCRA.

▶ Merke

▶ **Merke:** Spezielle elektronisch gesteuerte Pumpen erlauben eine bedarfsadaptierte, patientengesteuerte intravenöse, epidurale oder periphere Analgesie (PCA, PCEA und PCRA).

Übersicht über mögliche Therapieschemata

Übersicht über mögliche Therapieschemata

≡ **C-3.10**   **Mögliche Therapieschemata für die postoperative Schmerztherapie**

Verfahren	Applikation	Wirkstoffe + Dosierung
Epiduralkatheter	PCEA	(Levo)Bupivacain 1,2 mg/ml + Sufentanil 0,75 μg/ml; Ropivacain 2 mg/ml + Sufentanil 0,75 μg/ml; Ropivacain 3,75 mg/ml (bei Pat. > 70 Jahre oder wenn Opioide kontraindiziert)
Kaudalkatheter	Perfusor, Bolus	Ropivacain 2 mg/ml
periphere Nervenblockaden (PNB)	PCRA oder Perfusor	Ropivacain 2 mg/ml
kontinuierliche Wundinfiltration	Perfusor	Ropivacain 3,75 mg/ml
intravenös	PCA	Piritramid 1,5 mg/ml

verwendete Pumpen: programmierbar (PCEA, PCRA, PCA); regulierbar (Perfusor); elastomerisch

3.2.5 Individuelle Auswahl des Verfahrens

Jeder Patient hat nach einem operativen Eingriff das Recht auf eine suffiziente Schmerztherapie. Basis einer optimalen perioperativen Versorgung ist eine kompetente präoperative Aufklärung über die geplanten anästhesiologischen Verfahren und das vorgesehene postoperative Analgesiekonzept. Vorteil einer opioidunterstützten Allgemeinanästhesie (balancierte Anästhesie) ist die analgetische Wirkung der Opioide in der postoperativen Phase. Eine Verlängerung der analgetischen Wirkung kann auch bei rückenmarknahen Techniken wie der Subarachnoidal- oder Epiduralanästhesie durch Zugabe von Opioiden wie z. B. Sufentanil erreicht werden.

Kleinere bis mittlere Operationen: Kombination Nichtopioid- + Opioid-Analgetika.

Große oder besonders schmerzhafte Operationen: postoperative Regionalanästhesie, ggf. mit Intubationsnarkose.

Kleinere bis mittlere Operationen: Hier bewirkt eine Kombination aus Nichtopioid- und Opioid-Analgetika nach Schema eine ausreichend gute Analgesie.

Große oder besonders schmerzhafte Operationen: Hier (Tab. **C-3.8**, S. 662) ist in der Regel eine postoperative Regionalanalgesie notwendig. Diese wird als thorakale oder selten lumbale Epiduralanalgesie (TEA bzw. LEA) mit Katheter entweder als Mono- oder in Verbindung mit einer Intubationsnarkose als Kombinationsanästhesie durchgeführt, postoperativ wird dann die Epiduralanästhesie fortgesetzt.

Patienten mit großen Oberbaucheingriffen, intrathorakalen Operationen oder Zweihöhlen-Eingriffen werden postoperativ direkt auf die operative Intensivstation verlegt. Diese Patienten sind in der Regel mit einer TEA versorgt. Da die Patienten teilweise unmittelbar postoperativ nachbeatmet werden oder noch nicht in der Lage sind, die Schmerzpumpe aktiv zu bedienen, werden die Katheter zunächst über einen Perfusor kontinuierlich beschickt. Nach Extubation und bei ausreichender Compliance des Patienten, spätestens vor Verlegung auf die operative Pflegestation, wird die Schmerzpumpe angeschlossen. Somit ist in jeder Phase eine adäquate Analgesie für den Patienten gesichert.

Endoprothetische Operationen an Schulter-, Hüft- und Kniegelenk sowie bei schmerzhaften Eingriffen v. a. an der Schulter (z. B. Rotatorenmanschetten-Ruptur, ACG-Sprengung, Frozen Shoulder): Verfahren der Wahl ist die kontinuierliche periphere Nervenblockade (PNB). Die wichtigsten Verfahren sind die interskalenäre Blockade des Plexus brachialis mit Katheter (ISK) für die Schulter sowie die kontinuierliche Blockade des N. femoralis und N. ischiadicus mit Katheter für die untere Extremität.

Ambulant operierte Patienten durchlaufen die perioperativen Stationen wie Aufwachraum und operative Tagesklinik in kurzer Zeit und sollen spätestens am Nachmittag entlassungsfähig sein. Dies bedeutet, dass ein ambulanter Patient zu diesem Zeitpunkt lediglich leichte Schmerzen haben darf und sich die Nebenwirkungen der Schmerztherapie wie Sedierung, Übelkeit etc. in Grenzen halten. Eine frühzeitige Applikation von potenten Analgetika am Ende der Anästhesie und im Aufwachraum ergänzt durch Nichtopioid-Analgetika, die auch noch in der operativen Tagesklinik verabreicht und mit nach Hause gegeben werden können, hat sich hier bewährt (Abb. **C-3.12**). Im Falle von starken postoperativen Schmerzen oder analgetikabedingten Nebenwirkungen müssen ambulante Patienten zur weiteren Behandlung stationär aufgenommen werden. Auf jeden Fall entscheiden die behandelnden Ärzte (Anästhesist und Operateur) darüber, ob ein Patient nach Hause entlassen werden kann.

Endoprothetische Operationen an Schulter-, Hüft- und Kniegelenk, schmerzhafte Eingriffe an der Schulter: Verfahren der Wahl ist die kontinuierliche periphere Nervenblockade (PNB; s. a. S. 221).

Ambulant operierte Patienten: Am Ende der Anästhesie sollten potente Analgetika appliziert werden. Im Aufwachraum Ergänzung durch Nichtopioid-Analgetika, die auch in der operativen Tagesklinik verabreicht und mit nach Hause gegeben werden (Abb. **C-3.12**). Zum Zeitpunkt der Entlassung sollten nur noch leichte Schmerzen bestehen und Nebenwirkungen der Schmerztherapie wie Sedierung, Übelkeit etc. sollten sich in Grenzen halten.

▶ **Merke:** Bei ambulant operierten Patienten sollten potente Analgetika wie Opioide möglichst am Ende der Operation oder im Aufwachraum gegeben und durch Nichtopioid-Analgetika supplementiert werden, um eine rasche Entlassungsfähigkeit zu gewährleisten.

◀ **Merke**

◉ **C-3.12** | **Schema für die postoperative Schmerztherapie bei ambulanten chirurgischen Patienten**

◉ **C-3.12**

präoperativ	Operationssaal	Aufwachraum	operative Tagesklinik	zu Hause
Kinder				
• EMLA-Pflaster • Paracetamol Saft (altern. zum Supp.)	• Remifentanil oder Sufentanil • Paracetamol Supp. (altern. zum Saft)	• Piritramid i. v. • Novamin Tropfen • Ibuprofen Saft	• Ibuprofen Saft • Tilidin (wenn NSAID unzureichend)	• Paracetamol Supp. (cave Tageshöchstdosis!)
Erwachsene				
• Coxibe (cave Hypertonus, KHK, AVK, Stroke)	• Remifentanil oder Sufentanil • Novamin i. v.* • Piritramid i. v.*	• Piritramid i. v. • Novamin i. v. oder Tropfen • Paracetamol i. v.	• Novamin i. v. • Tilidin (wenn NSAID unzureichend)	• Novamin Tropfen

* Im letzten Drittel der Operation verabreichen.

3.2.6 Personelle Ausstattung

Operationssaal, Aufwachraum:
In der Regel leitet der Anästhesist die postoperative Analgesie noch im OP ein, die Fortführung im Aufwachraum erfolgt durch anästhesiologisches Pflegepersonal.

Operative Station, Intensivstation: Ärzte, Pflegepersonal dieser Stationen.

▶ Merke

▶ Merke

Patienten mit patientenkontrollierter Analgesie (PCA): Anästhesisten erstellen das Schmerzkonzept, Mitarbeiter erläutern dem Patienten die Handhabung.

▶ Merke

Patienten mit epiduralen und peripheren Schmerzkathetern: Postoperativ Betreuung durch Anästhesisten und Mitarbeiter des anästhesiologischen Funktionsdienstes (Abb. **C-3.16**, S. 673); mindestens einmal täglich Visite und ggf. Anpassung der Pumpeneinstellung.

3.2.6 Personelle Ausstattung

Operationssaal, Aufwachraum: Die postoperative Schmerztherapie beginnt idealerweise am Ende der Operation oder spätestens im Aufwachraum. In der Regel leitet der Anästhesist die postoperative Analgesie durch Injektion von intravenösen oder epiduralen Analgetika bzw. die periphere Nervenblockade ein, die dann durch anästhesiologisches Pflegepersonal im Aufwachraum nach einem festen Schema oder auf Anforderung durch den Patienten wiederholt werden.

Operative Station, Intensivstation: Die Durchführung der postoperativen Schmerztherapie obliegt den Ärzten, Schwestern und Pflegern dieser Stationen.

▶ **Merke:** Aufgrund der unterschiedlichen operativen Eingriffe in den verschiedenen operativen Fächern sollten für die jeweiligen Operationen spezifische Analgesie-Regime festgelegt werden.

Diese Regime sollten interdisziplinär erstellt und möglichst als **Standard Operating Procedure (SOP)** schriftlich und im Intranet über das klinikinterne Informationssystem (KIS) jederzeit abrufbar sein. Es ist deshalb von außerordentlicher Bedeutung, dass alle beteiligten Berufsgruppen das postoperative Schmerzmanagement kennen, mittragen und gemeinsam durchführen.

▶ **Merke:** Die postoperative Schmerztherapie ist eine interdisziplinäre gemeinsame Aufgabe von Ärzten und Pflegepersonal und sollte in Form von Standard Operating Procedures niedergelegt sein.

Patienten mit patientenkontrollierter Analgesie (PCA): Hier erstellen in der Regel Anästhesisten das Schmerzkonzept (Art des Opioids, Bolus-Dosis, Sperrintervall, 4-h-Maximaldosis). Die Mitarbeiter des anästhesiologischen Funktionsdienstes bereiten die Analgetika zu, schließen die PCA-Pumpe an einen intravenösen Zugang an und unterweisen den Patienten in der Handhabung der Pumpe. Vor Verlegung des Patienten auf die operative Station muss die PCA-Pumpe vom Anästhesisten hinsichtlich Einstellung überprüft und der Patient nach seinem Schmerzstatus befragt werden. Einstellung der PCA-Pumpe und Schmerzniveau des Patienten müssen in der Patientenakte oder einem speziellen Schmerzprotokoll dokumentiert werden. Patienten mit einem Schmerzniveau VAS oder NRS > 3 (S. 645) bedürfen einer verbesserten Analgesie.

▶ **Merke:** Einstellungen der Schmerzpumpe und Schmerzniveau des Patienten müssen vor Verlegung aus dem Aufwachraum vom Anästhesiepersonal dokumentiert sein.

Patienten mit epiduralen und peripheren Schmerzkathetern: Im Aufwachraum wird die Schmerzpumpe an den Katheter konnektiert und nach patientenadaptierter Einstellung gestartet (Abb. **C-3.16**, S. 673). Die Patienten dürfen erst aus dem Aufwachraum verlegt werden, wenn gesichert ist, dass Schmerzfreiheit besteht und keine relevanten Nebenwirkungen der Schmerztherapie aufgetreten sind. Wegen der speziellen und potenten Medikamente (z. B. Lokalanästhetika, Sufentanil) und besonderen Applikationsform (z. B. epidural, Nervenplexus) werden diese Patienten zusätzlich mindestens einmal täglich von einem postoperativen Akutschmerzdienst visitiert. Dieser besteht in der Regel aus einem Anästhesisten und einer Schwester oder einem Pfleger des anästhesiologischen Funktionsdienstes. Diese Mitarbeiter sollten besondere Kenntnisse in Bezug auf die verwendeten Substanzen und angewandten Verfahren haben und selbstverständlich mit der Handhabung und Programmierung der Schmerzpumpen bestens vertraut sein. Darüber hinaus werden mittlerweile Kurse für die Akutschmerz-Therapie mit Zertifizierung für Ärzte und Pflegekräfte angeboten. Nach Verlegung auf die operative Station werden die Patienten vom Akutschmerz-Dienst so lange weiter betreut, bis die Schmerztherapie vom Stationspersonal ganz übernommen wird. Dies ist in der Regel am 3. bis 4. postoperativen Tag der Fall, wenn der Schmerzkatheter vom Akutschmerz-Dienst gezogen wird. Auf einen ausreichenden Sicherheitsabstand zur antithrombotischen Therapie muss auch beim Entfernen des Katheters geachtet werden (Tab. **C-3.9** S. 663).

Patienten ohne Regionalanalgesie erhalten ebenfalls nach einem festgelegten Schema eine postoperative Schmerztherapie. Diese Patienten werden nach der Verlegung aus dem Aufwachraum durch das Stationspersonal betreut und nicht vom Akutschmerz-Dienst visitiert. Bei größeren Eingriffen bietet sich eine i. v. PCA zur postoperativen Analgesie an. Es liegt im Ermessen und an den Möglichkeiten der einzelnen Abteilungen, ob diese Patienten dann vom anästhesiologischen Akutschmerz-Dienst betreut werden. Auf jeden Fall wird die PCA-Pumpe vom Anästhesiepersonal im Aufwachraum bereitgestellt, programmiert und angeschlossen. Erst bei Bestehen von Schmerzfreiheit wird der Patient auf die operative Pflegestation verlegt, wo dann die Weiterbetreuung übernommen werden kann.

Patienten ohne Regionalanästhesie:
Üblicherweise Analgesie durch Stationspersonal, bei größeren Eingriffen und i. v. PCA ggf. durch Akutschmerz-Dienst.

> ▶ **Merke:** Patienten mit epiduralen und peripheren Schmerzkathetern werden mindestens einmal täglich von anästhesiologischem Personal visitiert.

◀ **Merke**

Zu Aufgaben und Voraussetzungen eines Akutschmerz-Dienstes siehe auch S. 672

Zum Akutschmerz-Dienst siehe auch S. 672.

3.2.7 Evaluation und Dokumentation

Im Rahmen einer modernen Akutschmerz-Evaluation müssen regelmäßig (mindestens einmal täglich) mehrere Aspekte der Effektivität der postoperativen Schmerztherapie überprüft werden. Dazu gehören Schmerzintensität bzw. Analgesie/Symptomkontrolle, Ermöglichung aktiver Therapie, Nebenwirkungen, Vitalfunktionen. Entscheidend ist die konsequente und damit lückenlose Dokumentation der erhobenen Daten.

3.2.7 Evaluation und Dokumentation

Dokumentation der Schmerzintensität der Patienten durch eine numerische Rating-Skala (NRS) oder visuelle Analogskala (VAS). Zu Details s. S. 645.

Dokumentation der Schmerzintensität:
Numerische Rating-Skala (NRS) oder visuelle Analogskala (VAS). Siehe S. 645.

> ▶ **Merke:** In der postoperativen Schmerztherapie ist ein NRS- oder VAS-Wert von 0–3 anzustreben. Werte zwischen 4 und 10 sprechen für eine unzureichende Analgesie.

◀ **Merke**

Bei regionalanästhesiologischen Verfahren auch die Untersuchung von Sensibilität und Motorik. Dabei sind vor allem der Verlauf und die Intensität der Blockade wichtige Parameter. Für **rückenmarknahe Verfahren** hat sich zur Überprüfung der **motorischen Blockade** international die **Bromage-Skala** etabliert (Abb. **C-3.13**). Diese einfache Klassifikation unterscheidet 4 Gruppen, die von 0 (keinerlei motorische Blockade nachweisbar) bis 3 (vollständige Blockade) reicht und nur für die untere Extremität anzuwenden ist. Bei PNB beschränkt sich die Testung auf die Kennmuskeln der jeweils blockierten Nerven oder Plexus (z. B. N. radialis und Extensoren von Unterarm und Hand).
Die Überprüfung der sensorischen Blockade erstreckt sich ebenfalls auf das Versorgungsgebiet der blockierten Nerven und Plexus. Bei rückenmarknahen Techniken wird die Ausdehnung der sensorischen Blockade mittels Kältespray entsprechend der Dermatome ausgetestet.

Bei regionalanästhesiologischen Verfahren auch die **Untersuchung von Sensibilität und Motorik** (für rückenmarknahe Verfahren zur Überprüfung der Motorik Bromage-Skala, s. Abb. **C-3.13**).

Überwachung der Vitalfunktionen mittels Pulskontrolle, nichtinvasiver Blutdruckmessung und Bestimmung der Atemfrequenz sowie der peripheren Sauerstoffsättigung mittels Pulsoxymeter.

Überwachung der Vitalfunktionen (Blutdruck, Atemfrequenz, O_2-Sättigung).

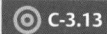

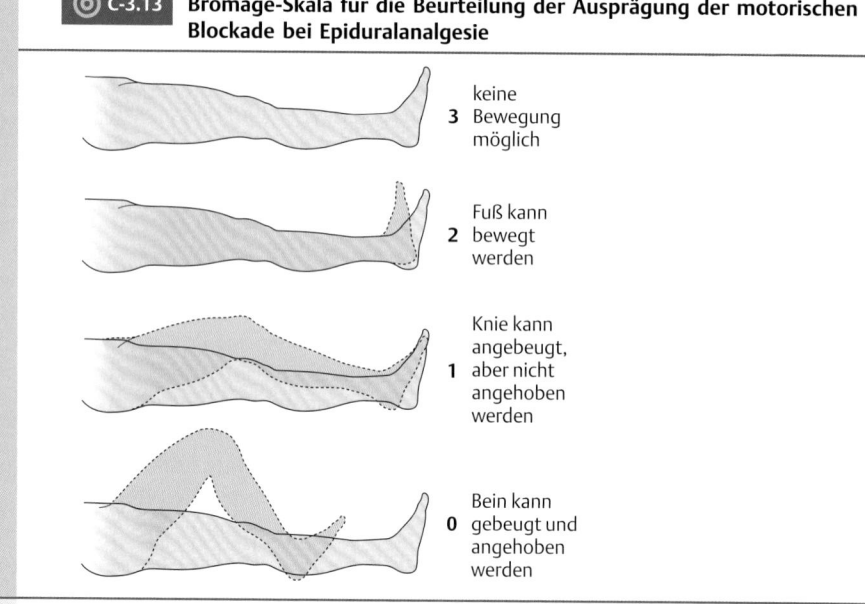

C-3.13 **Bromage-Skala für die Beurteilung der Ausprägung der motorischen Blockade bei Epiduralanalgesie**

3 keine Bewegung möglich

2 Fuß kann bewegt werden

1 Knie kann angebeugt, aber nicht angehoben werden

0 Bein kann gebeugt und angehoben werden

Überprüfung der Vigilanz.

Erfassung und ggf. Therapie von Nebenwirkungen.

Aufzeichnung der verabreichten Medikamente und Dosierungen, inkl. Dokumentation von Vorerkrankungen, der durchgeführten Operation, Begleitmedikation (Abb. **C-3.14**).

Überprüfung der Vigilanz (anhand eines **Sedierungs-Scores**), da hieraus Rückschlüsse auf eine möglicherweise zu hohe Dosierung systemischer Analgetika oder eine vermehrte Resorption regional applizierter Medikamente gezogen werden können. Am häufigsten wird ein vereinfachter Score eingesetzt, der die Patienten in „wach", „müde", „schläfrig aber erweckbar" sowie „nicht erweckbar", einteilt.

Erfassung und ggf Therapie von Nebenwirkungen:
- Typische Nebenwirkungen von **Opioiden** sind Müdigkeit, Übelkeit und Erbrechen, Pruritus sowie Atemdepression. Diese erfordern eine Reduktion der Dosis, einen Präparatewechsel oder die additive Gabe von Antiemetika.
- Typische Nebenwirkungen **rückenmarknaher Katheterverfahren** sind Blasenentleerungsstörungen bei lumbaler EDA oder CSA sowie motorische Blockaden der Beine. Während bei TEA nachweisbare Motorblockaden sehr selten sind, sind diese bei LEA nicht zu vermeiden. Durch eine möglichst niedrige LA-Konzentration unter Hinzunahme von Opioiden wird die Häufigkeit und Intensität dieser Nebenwirkung reduziert. Bei Blasenentleerungsstörungen muss in der Regel ein Verweilkatheter eingeführt werden.
- Bei **PNB** wird ebenfalls versucht, durch Senkung der LA-Konzentration die Intensität der Motorblockade bei erhaltener sensorischer Blockade zu reduzieren (Differenzialblock).

Aufzeichnung der verabreichten Medikamente und Dosierungen: Hierzu empfiehlt sich ein spezieller **Visitenbogen** für den postoperativen Schmerzdienst. Dieser Bogen wird in die Patientenakte eingeheftet und enthält neben den wichtigsten demographischen Daten und Komorbiditäten des Patienten die durchgeführte Operation, die aktuelle Begleitmedikation und als zentrale Information die Art des angewandten Analgesie-Verfahrens und der eingesetzten Medikamente. Dies gilt nicht nur für die Medikamente, die über eine Schmerzpumpe appliziert werden, sondern auch die zusätzlich verabreichten Analgetika und Koanalgetika. Bei den Medikamenten sind die genaue Dosis, der Applikationsweg und der Zeitpunkt zu dokumentieren. Ein Beispiel für ein modernes Schmerzprotokoll zeigt Abbildung **C-3.14**. Hier werden die Daten mittels Strichcode verschlüsselt, über einen Belegleser eingelesen und können anschließend mit einer entsprechenden Software ausgewertet werden.

C-3.14 Beispiel für die moderne Erfassung relevanter Daten im Akutschmerz-Dienst mittels eines beleglesergestützten Protokolls

Universitätsklinikum Hamburg-Eppendorf · Klinik für Anästhesiologie · Direktor: Prof. Dr. Dr. h.c. J. Schulte am Esch · Postop. Schmerzdienst

Barcode Etikett

Alter (J) · **Gewicht (kg)** · **Grösse (cm)** · **Geschl.** männl. weibl. · **ASA** I II III IV · **OP Ort** Extrem. Wirbels. Thorax Abdomen Sectio sonst.

Anästh./Intens. · Hepatobil. · Chir. Allgemein · THG · Chir. Unfall · Urologie · Neurochir. · Orthop. · Gynäkologie · Sonst. · Chir. Kinder · Privat · Studie

Eingriff
I – leichte OP; II – OP mit geringem Blutverlust; III – OP mit deutlichem Blutverlust; IV – Ausgedehnte OP · I II III IV · **Ärztl. Dienst**

Anamnese und Diagnose
präop. Medikation — Dosis
NSAID Nein Ja
ASS Nein Ja
Opioid Nein Ja
Medikamente / Bemerkungen

Drogenab. Nein Ja
Methadon Nein Ja

Punktion
Datum Tag 1 2 3 4 5 6 7 8 9 10 20 30
Monat 01 02 03 04 05 06 07 08 09 10 11 12
Jahr 03 04 05 06 07
Uhrzeit Stunde 0 1 2 3 4 5 6 7 8 9 10 20

Cerv. · Thor. · Lumb. · Caud. · median · param.
Höhe UNTERER Wirbel 1 2 3 4 5 6 7 8 9 10 11 12
Gepl. Verweildauer 1 2 3 4 5 6 7 8 >8
Dauer der Punktion 5 10 20 30 40 50
Tunnel Ja nein

Tiefe des Epiduralraumes Angaben in cm
Kath. im Epiduralraum / Gefäss / Nervenscheide PCEA · Pegasus light · sonstige · Plexus-PCA · Per.Nerv.Kath.
Hautniveau (inkl. Tunnel)

Komplikationen Mehrf. P. · Blut · Parästh. · Durapef. · Ja · Nein · + Adren.
Testdosis Ja Nein

Initialdosis
Initiale Basalrate (ml/h)
Opioid (μg/mg) Sufe Morphin

Medikation zur postop. Schmerztherapie
Sufe · Morphin
Bupi · Ropi
Bolus Ja Nein

Lokalanästhetikum (ml)
1% 0,375% 0,125%
0,75% 0,25%
0,5% 0,2%
Bupi Mepi
Ropi Prilo
0,375 0,2
0,25 0,125
0,1

Bemerkungen zur Punktion

Gerinnung Quick · PTT · Thrombo Datum/Uhrzeit · Dosis
NSAID · ASS · NM Heparin · UF Heparin · Fondaparinux · Tyklopidin · Clopidogrel · Melagatran

Präop. Schmerz
Ruheschmerz VAS
Bewegungsschmerz VAS
Bemerkungen

Abschluss
Katheter entfernt
Datum Tag 1 2 3 4 5 6 7 8 9 10 20 30
Monat 01 02 03 04 05 06 07 08 09 10 11 12
Jahr 03 04 05 06 07
Uhrzeit Stunde 0 1 2 3 4 5 6 7 8 9 10 20

Therapieende
Grund Regulär · Komplikation · Ablehnung · Sonst. Grund
Zufriedenheit (1-6)

Neurologie
nach 4 h · Folgetag
unauffällig · auffällig
SVB Schmerz/Verlaufsbeobachtung
Hämatom · neurologische Ausfälle · Infektion · passager (<5 d) · Fehllage · anhaltend
Dislokation Extra Epid. Spinal

Spezielle Bemerkungen / Empfehlungen nach Abschluss

158 273

► **Merke**

► **Merke:** In der postoperativen Schmerztherapie müssen die Überwachung der Vitalfunktionen, Nebenwirkungen und alle verabreichten Medikamente mit Dosis und Zeitpunkt dokumentiert werden. Bei TEA, LEA und PNB wird zusätzlich der sensomotorische Status erhoben.

3.2.8 Akutschmerz-Dienst

Voraussetzung für ein erfolgreiches postoperatives Schmerzkonzept ist ein funktionierender Akutschmerz-Dienst (Tab. **C-3.11**).

3.2.8 Akutschmerz-Dienst

Voraussetzung für ein erfolgreiches postoperatives Schmerzkonzept ist neben der Beherrschung der Techniken und Verfahren die Existenz eines funktionierenden Akutschmerz-Dienstes (Tab. **C-3.11**). Insbesondere muss auch außerhalb der Regelarbeitszeit, d.h. nachts und an Wochenenden und Feiertagen ein in der Akutschmerz-Therapie erfahrener Mitarbeiter im Krankenhaus vorhanden oder zumindest erreichbar sein. Neben dem Akutschmerz-Dienst an Wochentagen müssen daher alle diensthabenden Anästhesisten in die Prinzipien der Akutschmerz-Behandlung eingewiesen sein.

☰ C-3.11

☰ C-3.11	Voraussetzungen für einen optimalen Akutschmerz-Dienst

- Personal für Akutschmerz-Dienst (Ärzte, anästhesiologischer Funktionsdienst)
- Organisation des Schmerzdienstes auch während des Bereitschaftsdienstes
- schriftliche interdisziplinäre Vereinbarung zur postoperativen Schmerztherapie
- Erhebung eines Schmerzscores (VAS) mind. 2 × täglich
- Dokumentation von Analgesie, Symptomintensität, Symptomkontrolle
- Ermöglichung aktiver Therapie (Physiotherapie).

Der Akutschmerz-Dienst ist eine ärztliche, in der Regel anästhesiologische Aufgabe, die durch Mitarbeiter der Pflege unterstützt wird.

Der Akutschmerz-Dienst ist eine ärztliche, in der Regel anästhesiologische Aufgabe, die durch Mitarbeiter der Pflege unterstützt wird. Insbesondere die Bereitstellung der Medikamente und das Auswechseln der Medikamentenbeutel an den Schmerzpumpen werden in der Regel vom Pflegepersonal übernommen. Es müssen daher fest etablierte Therapieschemata vorliegen (Tab. **C-3.10** S. 666), die allen Mitarbeitern im ärztlichen und Pflegedienst bekannt und schriftlich hinterlegt sein müssen. Am besten eignet sich hierfür ein klinikinternes Informationssystem (KIS), über das die jeweiligen Schemata zu jeder Zeit und auf jeder Station abrufbar sind.

◎ C-3.15

◎ C-3.15	Beispiel für einen Visitenbogen zur Übersicht und Weitergabe der wichtigsten Patientendaten für den Akutschmerz-Dienst

Akutschmerzdienst im Städt. Klinikum Solingen
Klinik für Anästhesie und operative Intensivmedizin
Chefarzt: Prof. Dr. med. Th. Standl

Patient/in	Daten	Katheter	Kathetervisite			
Barcode-Etikett	Operation OP-Datum Pumpen-Nr.	○ EDK ○ ISK ○ AxK ○ FeK ○ IK	Datum HZ Datum HZ			
Barcode-Etikett	Operation OP-Datum Pumpen-Nr.	○ EDK ○ ISK ○ AxK ○ FeK ○ IK	Datum HZ Datum HZ			
Barcode-Etikett	Operation OP-Datum Pumpen-Nr.	○ EDK ○ ISK ○ AxK ○ FeK ○ IK	Datum HZ Datum HZ			

HZ: Handzeichen oder Personenkennziffer des visitierenden Anästhesisten.

© C-3.16

C-3.16 Ablauf der Akut-Schmerzversorgung

Anästhesie am OP-Tag: Anlage von TEA, LEA oder PNB als Monoverfahren
oder Kombinationsanästhesie

↓

Aufwachraum: Anschließen der entsprechenden Schmerzpumpe (PCEA, PCRA oder PCA)

↓

Verlegung des Patienten auf die operative Pflegestation und Übergabe an den
Akutschmerz-Dienst

↓

dokumentierte Visite des Patienten durch Akutschmerz-Dienst 1–2mal täglich

↓

Entfernen des Katheters durch Akutschmerz-Dienst und Übergabe der weiteren
Schmerztherapie an das Stationspersonal

Im Rahmen von **Akutschmerz-Visiten** (Abb. **C-3.16**) wird der Patient nach seinem Schmerzstatus in Ruhe und bei Belastung befragt, die Einstellung der Schmerzpumpe überprüft (Abb. **C-3.17**) und bei Bedarf eine Anpassung der Einstellung (Dosierung, Applikationsintervalle etc.) vorgenommen. Die Austrittsstelle des Schmerzkatheters an der Haut muss täglich inspiziert werden. Hierbei sind durchsichtige Pflasterverbände hilfreich. Eine Überprüfung der Vitalfunktionen, des sensomotorischen Status bei Nervenblockaden und die Frage nach Nebenwirkungen der Schmerztherapie werden ebenfalls täglich durchgeführt und dokumentiert. Neben dem Visitenbogen für den jeweiligen Patienten hat sich für den Akutschmerz-Dienst ein Informationsbogen mit einer Übersicht der zu visitierenden Patienten bewährt (Abb. **C-3.15**). Zu möglichen postoperativen Komplikationen bei TEA und LEA s.S. 663

Im Rahmen von **Akutschmerz-Visiten** werden der Schmerz- und „Blockade"-Status, die Einstellungen der Schmerzpumpe und die Katheteraustrittsstelle überprüft. Die Informationen werden in einem Dokumentationsbogen vermerkt (Abb. **C-3.16** und Abb. **C-3.17**).

▶ **Klinischer Fall.**

Eine 62-jährige Patientin steht wegen eines Pankreaskarzinoms zur OP nach Whipple an. Am OP-Tag wird nach Anlage der Basisüberwachung im Anästhesie-Einleitungsraum eine thorakale Epiduralanästhesie bei Th 5/6 angelegt. Der Katheter wird getunnelt und mit Naht und Pflaster an der Austrittsstelle der Haut fixiert. Nach einer Testdosis wird der Epiduralkatheter an einen Perfusor angeschlossen, über den 6 ml/h einer Mischung aus Bupivacain 0,12 % plus 0,75 µg/ml Sufentanil epidural appliziert werden. Anschließend wird die Intubationsnarkose eingeleitet und die Patientin mit ZVK, arteriellem Zugang und Blasenkatheter versorgt. Postoperativ wird die Patientin im OP extubiert und auf die operative Intensivstation verlegt, wo der Perfusor über Nacht belassen wird. Am Morgen des ersten postoperativen Tages wird die Patientin an der Bettkante mobilisiert. Hierbei steigt der Ruheschmerz von VAS 1 auf VAS 7 an. Nach Injektion eines Bolus des Analgetika-Gemisches über den Perfusor sinkt die VAS unter Belastung auf 3 ab. Eine Schmerzpumpe für die PCEA wird an den Epiduralkatheter angeschlossen. Die Patientin erhält eine Hintergrundinfusion von 6ml/h mit Ropivacain 0,2 % plus 0,75 µg/ml Sufentanil mit der Möglichkeit, sich alle 20 min einen Bolus von 3 ml zu applizieren. Unter dieser Einstellung gibt die Patientin eine VAS in Ruhe von 1 und bei Husten von 3 an. Am Nachmittag des ersten postoperativen Tages wird die Patientin zur weiteren Therapie auf die operative Pflegestation verlegt und dort über 4 Tage vom Akutschmerz-Dienst besucht. Bei nahezu völliger Schmerzfreiheit auch unter Mobilisation wird die Hintergrundinfusion auf 4ml/h am zweiten Tag und auf 2ml/h am dritten Tag reduziert. Am vierten postoperativen Tag wird der Epiduralkatheter morgens um 7:30 Uhr entfernt, nachdem die Patientin während der letzten 12 h keine Bolus-Applikation durchgeführt hatte und beschwerdefrei ist. Um 20 Uhr wird an diesem Tag die Thromboseprophylaxe mit niedermolekularem Heparin fortgesetzt.

◀ **Klinischer Fall**

Die Anforderungen an eine moderne Akutschmerz-Therapie bedeuten für die meisten Anästhesiekliniken eine deutliche Mehrbelastung, da das Anästhesiepersonal auch nachts und an Wochenenden für den Akutschmerz-Dienst verantwortlich und Ansprechpartner für Probleme ist. Darüber hinaus müssen alle Mitarbeiter der Stationen neben der basalen Einweisung in die Handhabung der Schmerzpumpen mit den Methoden der Schmerz-Evaluation und -Dokumentation sowie den wichtigsten Nebenwirkungen und Komplikationen der Methoden vertraut sein. Hierzu gehört auch eine etablierte Meldekette für Notfälle (z. B. Alarmruf an den diensthabenden Anästhesisten).

© C-3.17

© C-3.17   **Patientenkontrollierte Analgesie mit Schmerzpumpe**

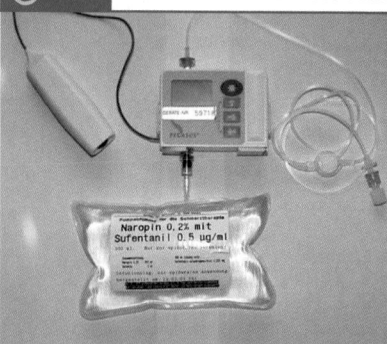
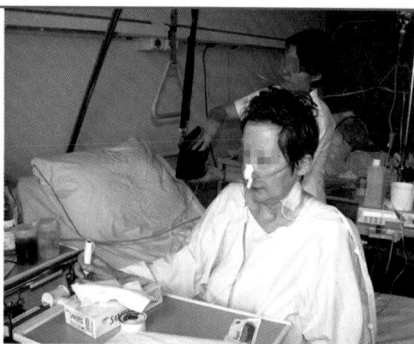

a Pumpe für die PCEA mit Medikamenten-Reservoir
(enthält Ropivacain und Sufentanil).
b Patientin mit PCEA nach Whipple-Operation am ersten postoperativen Tag auf
der operativen Pflegestation. Die Pflegekraft des Akutschmerz-Dienstes prüft im
Hintergrund die Pumpeneinstellung.

Nur so kann im Falle von gravierenden Problemen rechtzeitig Schaden vom
Patienten abgewehrt werden. Auch hier hat sich eine schriftliche Dokumentation der vorgesehenen Abläufe (z. B. Notfallplan) bewährt. Auch diese Leistun-
gen werden in der Regel von Mitarbeitern der Anästhesiekliniken erbracht.
Dieser erhebliche Mehraufwand an Material und Personal, der sich im Budget
der Anästhesiekliniken auf der Kostenseite niederschlägt, ist der Grund, dass in
manchen Krankenhäusern noch kein Akutschmerz-Dienst existiert. Das Klinikmanagement ist hier aufgerufen, interdisziplinäre Konzepte zu fördern. Insgesamt amortisiert sich der Akutschmerz-Dienst für ein Klinikum durch eine
Reduktion der Komplikationsraten und Verkürzung der Liegezeiten. Ein ganz
wesentlicher Pluspunkt für den Akutschmerz-Dienst ist die hohe Zufriedenheit
und Anerkennung der Patienten.

3.3   Therapie chronischer Schmerzen

3.3 Therapie chronischer Schmerzen

3.3.1 Grundlagen

3.3.1 Grundlagen

▶ **Definition**

▶ **Definition:** Der chronische Schmerz wird definiert als ein Schmerzerlebnis,
welches über die zu erwartende normale Heilungszeit (oftmals mehr als 6
Monate) hinausgeht („Schmerzkrankheit").

Ursachen: „Fortsetzung" akuter Schmerzen (nach Trauma oder OP) bzw. bei
Erkrankungen (z. B. Tumoren).

Ursachen: Chronische Schmerzen entstehen einerseits infolge einer akuten
postoperativen oder posttraumatischen Schmerzsymptomatik oder spielen
als Symptom einer Erkrankung, wie z. B. einer Tumorerkrankung eine relevante
Rolle. Über das beim akuten Schmerz komplexe pathophysiologische Geschehen hinaus spielen beim chronischen Schmerz weitergehende pathophysiologische und psychologische Prozesse eine große Rolle.

Mögliche Folgen: Arbeitsunfähigkeit,
sozialer Rückzug, psychische Probleme,
hohe Kosten.

Mögliche Folgen sind teilweise oder komplette Arbeitsunfähigkeit, Verlust
sozialer Kontakte, erhebliche psychische Probleme, Medikamentenmissbrauch
bis hin zum Suizid. Darüber hinaus verursachen chronische Schmerzen hohe
Kosten, die bei adäquater Therapie nicht selten vermieden werden können.

Epidemiologie: 20–25 % der Bevölkerung
von Industriestaaten leiden an chronischen
Schmerzen. Am häufigsten sind **Kopf-**,
Rücken-, Gelenk-, Muskel-, Magen- und
Menstruationsschmerzen. Häufige
Ursache ist ein **Malignom**.

Epidemiologie: In industrialisierten Ländern leiden bis zu 20–25 % der Bevölkerung unter chronischen Schmerzzuständen. Als chronische Schmerzen werden
am häufigsten **Kopf-, Rücken-, Gelenk-, Muskel-, Magen-** und **Menstruationsschmerzen** genannt. Zahlreiche Patienten mit chronischen Schmerzen sind an
Malignomen mit Tumorschmerzen erkrankt.

Kopfschmerzen zählen zu den häufigsten Schmerzen überhaupt, wobei die Inzidenz der Migräne bis zu 40 % betragen kann. Sie kann bereits bei Kindern auftreten, erreicht in der Altersgruppe der 20–40-jährigen einen Häufigkeitsgipfel und tritt bei Frauen deutlich häufiger als bei Männern auf.

Rückenschmerzen können sich als chronisch-rezidivierende Kreuzschmerzen manifestieren und sind die dritthäufigste Ursache der Arbeitsunfähigkeit. Ungefähr 50 % der Patienten, die an Rückenschmerzen (> 6 Monate) leiden, werden erwerbsunfähig.

Typische Begleiterkrankungen bei chronischen Schmerzen sind:
- Schlafstörungen
- Depressionen
- Verdauungsstörungen
- Kachexie.

Die meisten chronischen Schmerzzustände sind **multifaktoriell** bedingt; nur selten gelingt eine monokausale Erklärung. **Psychogene Faktoren** spielen eine wichtige Rolle. Im Rahmen endogener Depressionen werden häufig Schmerzen im Bereich des Kopfes und des Rumpfes angegeben. Auf der anderen Seite stellen sich bei vielen Patienten mit chronischen Schmerzzuständen reaktiv depressive oder manische Persönlichkeitsmuster ein. Daraus kann gefolgert werden, dass zwischen Schmerzkrankheit und einigen psychiatrischen Krankheitsbildern keine scharfe Trennlinie gezogen werden kann. Weiterhin können nicht ausreichend behandelte Schmerzzustände (z.B. postherpetische Neuralgie, Phantomschmerzen, Postnukleotomiesyndrom) zu einem chronischen Psychosyndrom führen. Aus den genannten Gründen ist zur Schmerzlinderung sehr häufig eine begleitende Behandlung mit Antidepressiva indiziert.

Die Verbindung zwischen chronischen Schmerzzuständen und Depressionen wird z.T. über einen zentralen Noradrenalin- oder auch Serotoninmangel hergestellt. Weiterhin wird ein Ungleichgewicht zwischen cholinerg und adrenerg vermittelter Neurotransmission sowie eine Störung der Rezeptorsensibilität angenommen. Dies bildet die rationale Grundlage für die medikamentöse Therapie mit Antidepressiva. Antidepressiva entfalten ihre Wirkungen im Rahmen der Schmerztherapie häufig schon in niedrigen Dosierungen, in denen keine antidepressive Wirkung erzielt werden kann.

Behandlungsprinzipien

Die Behandlung chronischer Schmerzzustände erfordert wegen des in der überwiegenden Mehrzahl der Fälle komplexen Krankheitsbildes eine **interdisziplinäre Zusammenarbeit** zwischen Anästhesisten, Neurologen, Internisten, Chirurgen, Psychologen, Psychiatern und Physiotherapeuten. Grundsätzlich sind alle in der akuten Schmerzbehandlung (S. 660) einsetzbaren Verfahren anwendbar, häufig führt jedoch eine alleinige medikamentöse oder operative Therapie nicht zum Ziel.

Medikamente und Methoden zur **Behandlung chronischer Schmerzen** sind:
- Nichtopioidanalgetika
- Opioide
- α_2-Agonisten
- Antidepressiva
- Glukokortikoide
- Antikonvulsiva
- regionale Blockaden
- transkutane elektrische Nervenstimulation (TENS, s.u.)
- neurochirurgische Verfahren
- Akupunktur
- Physiotherapie
- physikalische Methoden
- psychologische Betreuung.

Die zur Verfügung stehenden Medikamente und Methoden müssen oftmals je nach Krankheitsbild miteinander sinnvoll **kombiniert** werden.

▶ **Merke:** Bei der Behandlung von Patienten mit chronischen Schmerzsyndromen ist insbesondere auch auf ein entsprechendes vertrauensvolles Arzt-Patienten-Verhältnis zu achten. Die meisten Patienten mit chronischen Schmerzen haben häufig schon eine Odyssee bei Ärzten verschiedenster Fachrichtungen und Heilpraktikern hinter sich.

Transkutane elektrische Nervenstimulation (TENS)

Prinzip: Durch unterschiedliche elektrische Impulse werden kutane Aβ-Fasern von peripheren afferenten Nerven stimuliert. Durch die elektrischen Impulse werden Schmerzimpulse moduliert und inhibitorische Mechanismen aktiviert.

Transkutane elektrische Nervenstimulation (TENS)

Prinzip: Bei TENS handelt es sich um ein Verfahren, bei dem über ein oder mehrere Elektrodenpaare durch unterschiedliche elektrische Impulse kutane Aβ-Fasern von peripheren afferenten Nerven stimuliert werden. Die Nervenstimulation erfolgt dabei in den entsprechenden Segmenten, in denen auch die Schmerzsymptomatik besteht. Durch die auf Rückenmarkebene eintreffenden elektrischen Impulse werden die dort über Aδ- und C-Fasern einlaufenden Schmerzimpulse moduliert und inhibitorische Mechanismen im Hinterhorn des Rückenmarks aktiviert. Dies trifft insbesondere bei der Verwendung der Hochfrequenzstimulation (50–100 Hz) zu. Bei der Niederfrequenzstimulation (1–4 Hz) kommt es weiterhin zu einer Freisetzung von Endorphinen.

Voraussetzung: Druck- und Berührungsempfindlichkeit in den entsprechenden Gebieten.

Eine **Voraussetzung** zur Anwendung von TENS ist das Vorhandensein von Druck- und Berührungsempfindlichkeit in den entsprechenden Gebieten. Die Elektroden sollten jedoch nicht in entzündeten Arealen oder über Wunden platziert werden.

Es empfiehlt sich beim TENS-Verfahren im Allgemeinen die Hochfrequenzstimulation direkt in dem schmerzhaften Gebiet mit einer Intensität, die unterhalb der Schmerzschwelle liegt, aber erträgliche Parästhesien ohne eine muskuläre Reizantwort auslöst. Dabei sollte die jeweilige Behandlung für 30–45 Minuten erfolgen.

Indikationen: Es gibt keine eindeutigen (in Studien belegten) Indikationen.

Indikationen: Da die Mehrzahl der bisher publizierten Studien keine eindeutige Aussage darüber erlaubt, welche Schmerzformen sich besonders für die TENS-Behandlung eignen, kann zum jetzigen Zeitpunkt keine endgültige Bewertung der TENS erfolgen. Es ist jedoch unbestritten, dass viele Patienten von TENS profitieren. Allerdings können in seltenen Fällen die Schmerzen sogar verschlimmert werden.

Akupunktur

Die Akupunktur hat ihren Ursprung in China und blickt auf eine 3000 Jahre alte Geschichte zurück.

Akupunktur

Die Akupunktur hat ihren Ursprung in China und blickt auf eine mehr als 3000 Jahre alte Geschichte in der Medizin zurück. Die Akupunktur muss immer im Kontext der Traditionellen Chinesischen Medizin gesehen werden. Hierbei ist es wichtig zu wissen, dass sich die chinesische Vorstellung vom Menschen grundlegend von den westeuropäischen Vorstellungen unterscheidet. Der Mensch wird in China als Teil von Himmel und Erde angesehen, die zwischen 2 Polen liegen. Zwischen diesen Polen, also auch durch den Menschen fließt Energie, ein gestörter Fluss der Energie bedeutet Krankheit.

Prinzip:

Prinzip: Das chinesische Wort Akupunktur besteht aus zwei Teilworten, die bedeuten 1. Einstechen einer Nadel in Akupunkturpunkt und 2. Erwärmen des Punktes. Pro Sitzung werden maximal 16 Nadeln in die entsprechenden Akupunkturpunkte gestochen. In der Akupunktur existieren 361 Akupunkturpunkte, die auf den Meridianen angeordnet sind. Es gibt 12 Hauptmeridiane, die auf beiden Körperseiten paarig angelegt sind, sowie 8 sog. Extrameridiane.

Wirkungen: Folgende Effekte der Akupunktur wurden nachgewiesen:
- Freisetzung von Endorphinen
- Hemmung der Hinterhorne des Rückenmarks
- Aktivierungen von Nervenendigungen.

Wirkungen: Derzeit existieren widersprüchliche Studien über den Nutzen der Akupunktur. Folgende Effekte der Akupunktur konnten jedoch bisher nachgewiesen werden:
- Freisetzung von Endorphinen (auch durch Wirkung auf den Hypothalamus)
- Hemmung im Hinterhorn des Rückenmarks über Monoamine

- Aktivierung von Nervenendigungen, die die Weiterleitung von nozizeptiven Aktivitäten in auf- und absteigenden Bahnen hemmen.

Anästhesiologische Techniken

Durch Anwendung modifizierter bzw. erweiterter **regionalanästhesiologischer Methoden**, die sich aus den Verfahren zur intraoperativen Schmerzausschaltung ableiten, kommt dem Anästhesisten im Rahmen der Therapie schwerer chronischer, gegenüber konventioneller Behandlung resistenter Schmerzen eine wichtige Rolle zu. Diese Verfahren zeichnen sich durch geringe Invasivität, hohe Effizienz und relative Risikoarmut aus.

Diagnostische Blockaden lassen hierbei die Region der Schmerzentstehung identifizieren, **prognostische Blockaden** sollen das Ausmaß der erzielbaren Schmerzreduktion bestimmen, während **therapeutische Blockaden** der langfristigen Schmerzbeeinflussung dienen. Letztere können z. B. bei inkurablen Tumorleiden zur funktionellen Rehabilitation beitragen.

Darüber hinaus können in Zusammenarbeit mit dem Radiologen invasive, perkutan durchführbare **neuroablative Techniken** bei extremen Schmerzzuständen eingesetzt werden (s. u.), die neurochirurgische Eingriffe wie Chordotomie, Lobektomie etc. weitestgehend überflüssig machen. Ein weiterer Vorteil sämtlicher Verfahren besteht darin, dass sie ambulant oder zumindest kurzstationär ausgeführt werden können. In Tab. **C-3.12** sind verschiedene Arten von Nervenblockaden aufgeführt mit ihren Indikationen, Techniken, der Medikamentenauswahl und den spezifischen Risiken zusammengetragen.

Rückenmarknahe Verfahren

Indikationen: Multilokulär-radikuläre und nicht zuzuordnende Schmerzen.

Epidural:

- **Technik:** In Lokalanästhesie Einbringen eines Katheters in den zervikalen, thorakalen oder lumbalen Epiduralraum zur wiederholten Injektion bzw. kontinuierlichen (externes Pumpensystem) Infusion.
- **Medikamente:** Morphin, Sufentanil und/oder Ropivacain (Naropin®), Bupivacain (Carbostesin®).
- **Risiko:** Mechanische Schädigung von Spinalnerven und Rückenmark, intravasale und subarachnoidale Injektion/Infusion, postpunktionelle Kopfschmerzen, Infektion, Querschnittslähmung.

Subarachnoidal:

- **Technik:** In Lokalanästhesie Einbringen eines Katheters in den lumbalen Subarachnoidalraum zur wiederholten Injektion bzw. kontinuierlichen Infusion.
- **Medikamente:** Morphin, Sufentanil und/oder Bupivacain (Carbostesin®).
- **Risiko:** Mechanische Schädigung der Spinalnerven, postpunktionelle Kopfschmerzen, Infektion, Querschnitt.

Interpleurale Analgesie

Indikationen: Unilaterale segmentale Schmerzzustände wie Thoraxschmerzen und Zosterneuralgien.

Technik: In Lokalanästhesie Einbringen eines Katheters in den Pleuraraum zur wiederholten Injektion.

Medikament: Bupivacain, ggf. mit Adrenalinzusatz.

Risiko: Verletzung von Interkostalgefäßen und Lunge; Pneumo-, Hämatothorax.

Anästhesiologische Techniken

Zur Anwendung gelangen modifizierte bzw. erweiterte **regionalanästhesiologische Methoden**, die sich aus den Verfahren zur intraoperativen Schmerzausschaltung ableiten, und neuroablative Techniken.
Diagnostische Blockaden lassen hierbei die Region der Schmerzentstehung identifizieren, **prognostische Blockaden** sollen das Ausmaß der erzielbaren Schmerzreduktion bestimmen, während **therapeutische Blockaden** der langfristigen Schmerzbeeinflussung dienen.

In Kooperation mit Radiologen können invasive, perkutan durchführbare **neuroablative Techniken** bei extremen Schmerzen eingesetzt werden.
In Tab. **C-3.12** sind verschiedene Arten von Nervenblockaden aufgeführt. Vorteil hierbei ist auch die ambulante bzw. kurzzeitige stationäre Durchführbarkeit.

Rückenmarknahe Verfahren

Indikationen: Multilokulär-radikuläre und nicht zuzuordnende Schmerzen.

Epidural: Positionierung eines Katheters im Epiduralraum (zervikal, thorakal, lumbal) und Injektion bzw. Infusion von Medikamenten (z. B. Opioide, Lokalanästhestika).
Mögliche Gefahren sind die Schädigung von Spinalnerven, versehentliche intravasale/subarachnoidale Injektion, Infektion, Querschnittslähmung.

Subarachnoidal: Positionierung eines Katheters im Subarachnoidalraum und Injektion bzw. Infusion von Medikamenten (z. B. Opioide, Lokalanästhestika).
Mögliche Gefahren sind die Schädigung von Spinalnerven, Infektion, Querschnittslähmung.

Interpleurale Analgesie

Anwendung bei unilateralen segmentalen Schmerzen. Über einen im Pleuraraum positionierten Katheter werden Lokalanästhetika verabreicht. Dabei können Lunge und Gefäße verletzt werden (cave Hämato-, Pneumothorax).

Nervenblockaden (Tab. C-3.12)

Nervenblockaden (Tab. C-3.12)

C-3.12	Mögliche Nervenblockaden zur Therapie chronischer Schmerzen			
Blockade	**Indikationen**	**Technik**	**Medikamente**	**Risiko**
Plexus brachialis	Schmerzzustände im Versorgungsgebiet des Plexus brachialis	Bolusapplikation oder Katheteranlage (interskalenär, infraklavikulär oder axillär) zur wiederholten Injektion oder kontinuierlichen Infusion	Lokalanästhetika diagnostisch und prognostisch; Neurolytika therapeutisch	abhängig vom Zugangsweg (Nervenschädigung, intraarterielle und intravenöse sowie epidurale und subarachnoidale Injektion/ Infusion, Pneumothorax)
Plexus coeliacus	Oberbauchschmerzen (mit Ausstrahlung in den Rücken), z. B. bei chron. Pankreatitis oder Pankreastumoren	in Lokalanästhesie unter radiologischer Kontrolle (Durchleuchtung, CT) ventrales oder dorsales Heranführen einer Kanüle präaortal an den Plexus coeliacus	Lokalanästhetika diagnostisch und prognostisch; Neurolytika therapeutisch	intraarterielle Injektion mit Perfusionsminderung des Rückenmarks, Diarrhö
Plexus hypogastricus superior	Schmerzen in Unterbauch und Becken	in Lokalanästhesie unter radiologischer Kontrolle, dorsales Heranführen einer Kanüle an den Plexus hypogastricus superior vor dem 5. LWK	Lokalanästhetika diagnostisch und prognostisch; Neurolytika therapeutisch	mechanische Schädigung von Spinalnerven, chemische Schädigung des Rückenmarks
Plexus lumbosacralis	Schmerzen im Bereich von Leiste und ventralem Oberschenkel	z. B. Femoralisblock, Psoas-Kompartmentblock, Ischiadikusblock	Lokalanästhetika (Bupivacain und Ropivacain), Hydrokortison, ggf. Neurolytika	mechanische Schädigung von peripheren Nerven
Hirnnerven	Schmerzen im Versorgungsgebiet des Ganglion Gasseri, N. trigeminus, N. glossopharyngeus	Identifikation des Ggl. Gasseri unter radiologischer Kontrolle oder durch anatomisch-topographisch orientierte Technik	Lokalanästhetika diagnostisch und prognostisch; Neurolytika therapeutisch	mechanische und chemische Schädigung benachbarter Strukturen
sympathischer Grenzstrang	Schmerzen im Bereich von Kopf, Hals und Rumpf, sowie oberen und unteren Extremitäten bei Affektionen des Sympathikus (neuropathische Schmerzen), z. B. CRPS I und II, Phantomschmerzen	in Lokalanästhesie unter radiologischer Kontrolle Aufsuchen des zervikalen, thorakalen oder lumbalen Grenzstranges mit einer Kanüle	Lokalanästhetika diagnostisch und prognostisch; Neurolytika therapeutisch	abhängig vom Zugangsweg (mechanische Verletzung eines Spinalnervs, chemische Schädigung von Spinalnerven, Rückenmark und Ureter; Pneumo-, Hämatothorax)

Neuroablative Verfahren

▶ Synonym

Prinzip: Längerfristige Ausschaltung von Nerven und deren Geflechtbildungen in ihrer sensiblen Funktion nach diagnostischer und prognostischer Blockade mit Lokalanästhetika.

Indikationen: Extreme chronische Schmerzen.

Technik: Positionierung einer Kanüle an die Nerven/Strukturen.

Medikamente: Lokalanästhetika (diagnostisch, prognostisch), Neurolytika (therapeutisch).

Neuroablative Verfahren

▶ **Synonym:** Neurodestruktive Verfahren, Neurolyse.

Prinzip: Längerfristige Ausschaltung von Nerven und deren Geflechtbildungen in ihrer sensiblen Funktion nach diagnostischer und prognostischer Blockade mit Lokalanästhetika. Diese Technik kann angewandt werden bei peripheren somatischen Nerven, Spinalnerven und Nervenplexus, zervikalem, thorakalem und lumbalem Grenzstrang sowie Hirnnerven.

Indikationen: Extreme chronische Schmerzzustände.

Technik: In Lokalanästhesie unter radiologischer Kontrolle Heranführen einer Kanüle an den Nerv oder entsprechende Nerven.

Medikamente: Lokalanästhetika diagnostisch und prognostisch; Neurolytika therapeutisch (Ethanol, Phenol, Glycerin, Kresol und Ammoniumsalze).

Risiko: Mechanische Verletzung und chemische Destruktion jeweils benachbarter Strukturen, chemische Zerstörung des Rückenmarks und fernab liegender Organe bei akzidenteller intravasaler Injektion, motorische Ausfälle. Neurodestruktive Methoden sind nur temporär wirksam; regenerative Prozesse können im Verlauf der Erkrankung eine erneute Intervention erforderlich machen. Unmittelbar nach Neurolyse treten in der Regel für einige Tage motorische Funktionsstörungen auf.

Risiko: Mechanische/chemische Verletzungen. Nur temporäre Wirkung, evtl. Wiederholung erforderlich.

Spinal Cord Stimulation (SCS), Implantation subarachnoidaler Katheter

Spinal cord stimulation und die Implantation subarachnoidaler Katheter (zur pumpengesteuerten Infusionstherapie) sind wegen alternativer Behandlungsverfahren und hoher Kosten nur selten indiziert. Hierbei werden ein oder zwei Elektroden von lumbal in den Epiduralraum eingeführt und unter Bildwandlerkontrolle in das entsprechende Segment vorgeschoben. Die Elektroden werden kutan ausgeleitet und stimuliert. Nach Feststellung des notwendigen Stimulationsmusters kann ein externer Stimulator angeschlossen werden.

Spinal Cord Stimulation (SCS), Implantation subarachnoidaler Katheter

Wegen Alternativen und hoher Kosten nur selten indiziert.

▶ **Klinischer Fall.** Bei einem 49-jährigen Patienten mit inoperablem Pankreaskarzinom bestehen isolierte Oberbauchschmerzen mit gürtelförmiger Ausstrahlung in den Rücken. Aufgrund der Resistenz gegenüber einer Schmerztherapie mit Metamizol und retardiertem Morphin entschließt man sich zur Neurolyse des Plexus coeliacus (Abb. **C-3.18**). Hierzu wird in Rückenlage unter computertomographischer Kontrolle in Höhe des 12. BWK in Lokalanästhesie transhepatisch und transtumoral eine Kanüle an den Plexus coeliacus herangeführt. Die Kanülenspitze (K) liegt ventral der Aorta (A). Es werden 40 ml Ethanol-Bupivacain-Iopamidol-Lösung injiziert. Die neurolytische Lösung (S) umfließt die Aorta und infiltriert entlang der Kanüle retrograd die Tumormasse.

◀ **Klinischer Fall**

⊚ **C-3.18** | **Neurolyse des Plexus coeliacus bei inoperablem Pankreaskopfkarzinom**

⊚ **C-3.18**

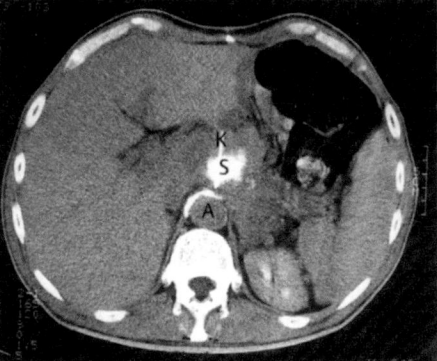

(K = Kanülenspitze, A = Aorta, S = neurolytische Lösung)

▶ **Klinischer Fall.** Eine 67-jährige Patientin mit weit fortgeschrittenem Nierenzellkarzinom leidet an erheblichen Schmerzen im Bereich des dorsalen Oberschenkels aufgrund von Knochen- und Weichteilmetastasen im Becken, die zur mechanischen Irritation von Anteilen des rechtsseitigen Plexus sacralis geführt haben. Orale sowie epidurale Morphinapplikation bewirkt ständige Übelkeit und Erbrechen, alternativ eingesetztes Hydromorphon (Dilaudid®) ebenso. Aus diesem Grund wird eine Neurolyse des 1. Sakralnervs durchgeführt (Abb. **C-3.19**). Unter CT-Kontrolle wird hierzu in Lokalanästhesie eine Kanüle (K) an das rechte Foramen intervertebrale S1 herangebracht, durch die 1ml Phenol-Lösung injiziert wird. Dieses Vorgehen wird bei S2 in derselben Sitzung wiederholt.

◀ **Klinischer Fall**

◎ C-3.19

◎ C-3.19 **Neurolyse des 1. Sakralnervs bei fortgeschrittenem Nierenzellkarzinom mit Knochen- und Weichteilmetastasen im Becken**

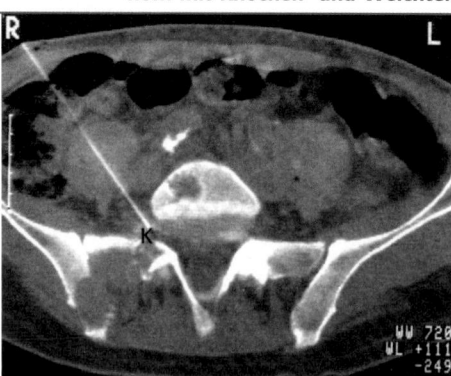

K = Kanülenspitze

3.3.2 Neuropathische Schmerzen

Grundlagen

▶ Merke

Sympathisches Nervensystem und Chronifizierung von Schmerzen: Sympathisch unterhaltener Schmerz kann sowohl beim CRPS als auch bei anderen Schmerzsyndromen wie Neuralgien, Phantomschmerzen eine wichtige Rolle spielen.

Pathophysiologie: Es scheint Verbindungen zwischen dem sympathischen und dem sensorischen afferenten Nervensystem zu geben.

Symptomatik:
- Hauttemperaturunterschiede
- Störung der Schweißproduktion
- Schwellung
- Motorische Symptome
- trophische Störungen der Haut/Hautanhangsgebilde
- Allodynie
- Hyperalgesie
- Hypalgesie.

3.3.2 Neuropathische Schmerzen

Grundlagen

▶ **Merke:** Neuropathische Schmerzen entstehen durch eine Irritation des peripheren und/oder zentralen Nervensystems und können durch das sympathische Nervensystem verstärkt werden.

Sympathisches Nervensystem und Chronifizierung von Schmerzen: Das sympathische Nervensystem spielt eine teilweise unterschätzte Rolle in der Chronifizierung von Schmerzen. Aufgrund der zunehmenden Konfusion über die Terminologie von Schmerzen mit sympathischer Komponente wurde 1993 im Rahmen einer Konsensuskonferenz die Einteilung in zwei Formen des komplexen regionalen Schmerzsyndroms (CRPS I und II) eingeführt. Entsprechend der neuen Definition kann ein sympathisch unterhaltener Schmerz sowohl bei beiden Formen des CRPS als auch bei anderen Schmerzsyndromen (z. B. Neuralgien, Polyneuropathien, Phantomschmerzen) eine wichtige Rolle spielen. In der Vergangenheit, in der Sympathikusblockaden zumeist differenzialdiagnostisch eingesetzt wurden, konnte jedoch gezeigt werden, dass die Beteiligung des Sympathikus an chronischen Schmerzsyndromen sowohl intra- als auch interindividuell sehr unterschiedlich sein kann.

Pathophysiologie: Auf dem Hintergrund von tierexperimentellen Untersuchungen von neuropathischen Schmerzmodellen gibt es Hinweise auf eine mögliche Verbindung zwischen dem sympathischen und dem sensorischen afferenten Nervensystem.
Einerseits kommt es durch die Noradrenalinfreisetzung aus den Nervenendigungen sympathischer Neurone zu einer Steigerung der elektrischen Aktivität an den alpha-adrenergen Rezeptoren der sensorischen Neurone und somit zu einem Anstieg der schmerzhaften Impulse (Abb. **C-3.20a**). Darüber hinaus kann es durch die Ausschüttung von Noradrenalin zu einer Freisetzung von Mediatoren aus den sympathischen Nervenendigungen kommen. Hierbei wird insbesondere eine Freisetzung von Prostaglandinen, die wiederum die sensorischen Neurone sensibilisieren, diskutiert (Abb. **C-3.20b**).

Symptomatik:
- **Hauttemperaturunterschiede:** Die betroffene Extremität ist durch eine abnorme Hautdurchblutung kälter oder wärmer als die kontralaterale Extremität.
- **Störung der Schweißproduktion:** Hierbei kann es sowohl zu einer Hyperhidrosis als auch zu einer Hypohidrosis kommen.
- **Schwellung:** Es kann teilweise zu einer erheblichen Schwellung der betroffenen Extremität kommen.
- **Motorische Symptome:** Es besteht häufig eine Einschränkung der Kraft aller distalen Muskeln der betroffenen Extremität.

⊚ **C-3.20** | **Pathophysiologie neuropathischer Schmerzen**

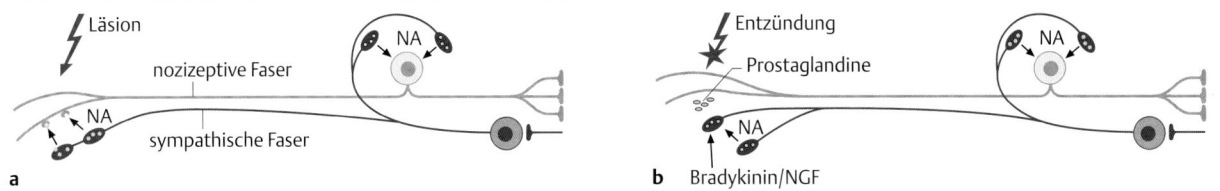

a Noradrenalinfreisetzung aus den Nervenendigungen sympathischer Neurone führt zu einem Anstieg der schmerzhaften Impulse.
b Durch die Ausschüttung von Noradrenalin kann es zu einer Freisetzung von Mediatoren aus den sympathischen Nervenendigungen kommen, die zur Sensibilisierung der sensorischen Neurone führen.

- **Trophische Störungen der Haut und Hautanhangsgebilde:** gestörtes Nagelwachstum, verstärktes Haarwachstum, Hautfibrosierung.
- **Allodynie.**
- **Hyperalgesie** oder **Hypästhesie.**

In diesem Zusammenhang muss erwähnt werden, dass das sympathische Nervensystem auch eine wichtige Rolle in der Modulation der Immunantwort hat und somit Einfluss auf den Verlauf einer Entzündung haben kann. Eine adrenerge Stimulation kann entzündliche Prozesse u. a. durch Antikörpersynthese, Zellproliferation und -migration entscheidend beeinflussen. So ist es denkbar, dass aus peripheren Nervenendigungen freigesetztes Noradrenalin zu einer Freisetzung von Opioidpeptiden aus Immunzellen führen und eine analgetische Wirkung entfalten kann.

Spezielle Krankheitsbilder

Komplexes regionales Schmerzsyndrom (CRPS)

Typen: Beim CRPS werden 2 verschiedene Typen unterschieden:
- **CRPS I** (früher: Morbus Sudeck): Nach einer initialen Gewebeschädigung (z. B. Radiusfraktur) kommt es zu neuropathischen Schmerzen, ohne dass eine periphere Schädigung des Nervs nachweisbar ist.
- **CRPS II** (früher: Kausalgie): Hier ist elektrophysiologisch eine Nervenschädigung nachweisbar.

Diagnostik: Das CRPS kann in den meisten Fällen auf der Grundlage der Anamnese und der klinischen Untersuchung diagnostiziert werden. Häufig sind die Schmerzen lageabhängig, d. h. bei Tieflagern der Extremität Zunahme der Schmerzsymptomatik. Im Labor zeigen sich keine spezifischen Veränderungen. Weiterhin kann eine diagnostische Sympathikusblockade zu einer Absicherung der Diagnose durchgeführt werden.

Spezielle Krankheitsbilder

Komplexes regionales Schmerzsyndrom (CRPS)

Typen:
- **CRPS I:** initiale Gewebeschädigung ohne periphere Nervenschädigung
- **CRPS II:** elektro-physiologische Nervenschädigung nachweisbar.

Diagnostik: Anamnese und klinische Untersuchung sind entscheidend.

⊚ **C-3.21** | **CRPS am rechten Unterschenkel und Fuß** | ⊚ C-3.21

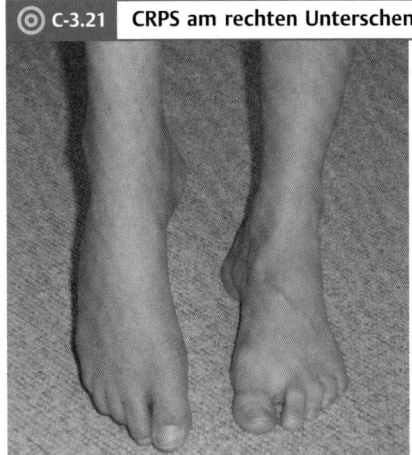

Erkennbar ist eine deutliche Schwellung und Rötung (Hyperämie verbunden mit einer Erwärmung der betroffenen Extremität). Klinisch bestand darüber hinaus eine ausgeprägte Allodynie und Hyperalgesie.

Therapieoptionen: Die Komplexität des Schmerzsyndroms erfordert eine multimodale Therapie.

Therapieoptionen: Aufgrund der Komplexität des Schmerzsyndroms ist auch eine multimodale Therapie indiziert. Insbesondere psychosoziale Faktoren sollten bei der Therapie berücksichtigt und adäquat interdisziplinär therapiert werden.
- Physiotherapie, Lymphdrainage
- Psychologische Betreuung
- Medikamentöse Therapie:
  - NSAR (z.B. Ibuprofen), Paracetamol
  - Opioide (entsprechend WHO-Schema)
  - Antidepressiva (z.B. Amitriptylin)
  - Antikonvulsiva (z.B. Carbamazepin, Gabapentin)
  - Sympathikusblockaden: In Abhängigkeit der Lokalisation evtl. repetitive Ganglion-stellatum-Blockade, thorakale oder lumbale Epiduralanalgesie, thorakale oder lumbale Blockade des sympathischen Grenzstranges und nachfolgende Neurolyse.

Zosterneuralgie

Die Reaktivierung einer Varicella-zoster-Infektion kann zu einer akuten Radikulitis/Neuritis mit Postzosterneuralgie führen.

Zosterneuralgie

Durch die Reaktivierung einer latenten Varicella-zoster-Infektion kommt es zu einer akuten Radikulitis/Neuritis, die zu einer Restitutio ad integrum oder einer Postzosterneuralgie (s.u.) führen kann.

Epidemiologie: Meist bei älteren Patienten, Alkoholikern, Immunsupprimierten oder nach Chemotherapie oder Radiatio.

Epidemiologie: Betroffen sind zumeist ältere Patienten oder Alkoholiker sowie Patienten, die immunsupprimiert sind oder eine Chemotherapie bzw. Radiatio erhalten.

Klinische Zeichen:
- brennende Schmerzen im betroffenen Dermatom
- herpetiforme Bläschen („Gürtelrose")
- Krankheitsgefühl.

Klinische Zeichen:
- starke, brennende Schmerzen im betroffenen, zumeist thorakalen Dermatom
- charakteristische dermatologische Veränderungen („Gürtelrose": herpetiforme Bläschen etc.)
- ausgeprägtes Krankheitsgefühl.

Sonderformen: z.B.
- Zoster ophthalmicus
- Zoster oticus.

Sonderformen: z.B.
- **Zoster ophthalmicus:** Befall des I. Trigeminusastes mit Keratitis, Iritis. Gefahr der Erblindung!
- **Zoster oticus:** Kann zu Fazialislähmung, Tränensekretions- und Geschmacksstörungen führen.

Therapieoptionen:
- virustatische Therapie (z.B. Aciclovir, Valaciclovir)
- topische Therapie (Kühlung, Auftragen von Zinkpaste etc.)
- NSAR, Opioid
- TENS
- Akupunktur
- Sympathikusblockade erwägen (z.B. Ganglion-stellatum-Blockade).

Therapieoptionen:
Es stehen 3 Therapieansätze im Vordergrund: Verhinderung der Virusausbreitung, Schmerztherapie, sowie eine Verhinderung der Postzosterneuralgie:
- virustatische Therapie (z.B. Aciclovir, Valaciclovir)
- topische Therapie (Kühlung, Auftragen von Zinkpaste etc.)
- NSAR
- Opioide (z.B. Tramadol)
- TENS (ggf. auch kontralateral)
- Akupunktur
- Sympathikusblockade erwägen (z.B. Ganglion-stellatum-Blockade, Epiduralkatheter im entsprechenden Dermatom, Blockade des thorakalen/lumbalen Grenzstranges).

Postzosterneuralgie

▶ **Definition**

Postzosterneuralgie

▶ **Definition:** Von einer Postzosterneuralgie wird gesprochen, wenn die Schmerzsymptomatik länger als 4 Wochen persistiert bzw. erneut auftritt. Die Inzidenz der Postzosterneuralgie liegt bei frühzeitigem Therapiebeginn des Zosters bei < 5%.

Klinische Zeichen:

- Ggf. Hautveränderungen.
- Brennender, bohrender Dauerschmerz.
- Einschießende Schmerzen.
- Heftigster Berührungsschmerz, z. B. auch durch Kleidung. Die Schmerzen werden aufgrund Ihrer Intensität häufig auch als „suizidale" Schmerzen bezeichnet.

Therapieoptionen:

- Antidepressiva (z. B. Amitriptylin)
- Antikonvulsiva
- topische Applikation von Capsaicin-Salbe oder Lokalanästhetika (EMLA-Salbe, Lidocainpflaster)
- TENS ggf. auch kontralateral
- Akupunktur
- interventionelle Schmerztherapie durch Sympathikusblockade (s. o.), ggf. auch periphere Nervenblockade.

Phantomschmerzen

> ▶ **Definition:** Phantomschmerzen sind Schmerzen, die in dem nicht vorhandenen, amputierten Körperteil wahrgenommen werden.

Phantomschmerzen treten nach Amputationen von Extremitäten, aber auch Organen auf. Die Häufigkeit liegt bei bis zu 80 %. Sie können prinzipiell in jedem amputierten Körperteil auftreten, werden jedoch zumeist bei Amputationen der Extremitäten berichtet. Hierbei ist es wichtig, Phantomschmerzen von nicht schmerzhaften Phantomsensationen bzw. Stumpfschmerzen zu unterscheiden (s. u. Differenzialdiagnose).

> ▶ **Klinischer Fall.** Bei einem 3-jährigen Jungen muss aufgrund eines Osteosarkoms im linken Oberarm eine Exartikulation des linken Armes durchgeführt werden (Abb. **C-3.22**). Die Anästhesie wird als Kombination einer Allgemeinanästhesie und einer interskalenären Blockade mittels eines Katheters durchgeführt. Nachdem der Katheter mit Ropivacain aufgespritzt wurde, wurde die postoperative Analgesie für 6 Tage mittels Infusion von Ropivacain fortgeführt. Aufgrund dieser Analgesie konnte eine komplette Schmerzfreiheit postoperativ erreicht werden. Auch bis 6 Monate nach Amputation waren zu keinem Zeitpunkt Phantomschmerzen aufgetreten.

Klinische Zeichen:

- ggf. Hautveränderungen
- brennender Dauerschmerz
- einschießende Schmerzen
- heftigster Berührungsschmerz.

Therapieoptionen:

- Antidepressiva
- Antikonvulsiva
- topisch Capsaicin-Salbe oder Lokalanästhetika
- TENS
- Akupunktur
- Sympathikusblockade (s. o.), ggf. periphere Nervenblockade.

Phantomschmerzen

◀ **Definition**

◀ **Klinischer Fall**

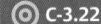 **C-3.22** | **3-jähriger Patient am 6. Tag nach Amputation des linken Armes**

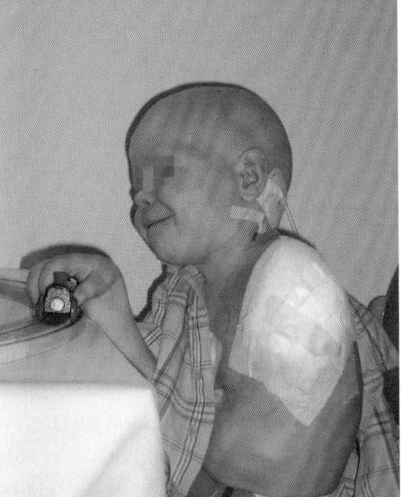

Am Hals der noch liegende interskalenäre Katheter.

Therapieoptionen: Phantomschmerzen sind im Allgemeinen schwierig zu behandeln. Auch hier sollte die Therapie unbedingt multimodal sein und eine psychotherapeutische Betreuung einschließen.

Therapieoptionen: Beim Auftreten von Phantomschmerzen sollte die weitere Therapie frühzeitig und intensiv begonnen werden. Chronische Phantomschmerzen sind im Allgemeinen sehr schwierig zu behandeln. Die Therapie ist immer multimodal und beinhaltet folgende Therapieansätze:

- psychologische Betreuung
- Analgetika nach WHO-Schema (S. 647)
- Antidepressiva
- Antikonvulsiva
- kontinuierliche Schmerzausschaltung mit Kathetertechniken (epidural, periphere Nervenblockade)
- Sympathikusblockade und ggf. Lyse
- Therapieversuch mit Ketamin und/oder Clonidin (i. v. oder epidural)
- kontralaterale TENS
- Spinal cord stimulation (SCS)

Prophylaxe von Phantomschmerzen:
- prä-, intra- und postoperative Epiduralanalgesie oder periphere Nervenblockade
- perioperative Applikation von Ketamin
- event. Applikation von Clonidin i. v.
- psychologische Betreuung.

Prophylaxe: Während eine Phantomschmerzprophylaxe bei traumatischen Amputationen nur nach der Amputation möglich ist, sollte bei elektiven Amputationen immer eine suffiziente perioperative Analgesie durchgeführt werden:
- prä-, intra- und postoperative Epiduralanalgesie oder periphere Nervenblockade
- perioperative Applikation des NMDA-Rezeptor-Antagonisten Ketamin
- eventuell Applikation von Clonidin i. v.
- psychologische Betreuung der Patienten.

Differenzialdiagnose:
- **Phantomsensationen:** nicht schmerzhafte Empfindungen, die in dem nicht mehr vorhandenen Körperteil wahrgenommen werden.
- **Stumpfschmerzen:** Nozizeptorschmerzen z. B. durch eine Entzündung.

Differenzialdiagnose:
- **Phantomsensationen:** Hierbei handelt es sich um nicht schmerzhafte Empfindungen, die in dem nicht mehr vorhandenen Körperteil wahrgenommen werden. Sie treten hauptsächlich in den ersten Monaten nach einer Amputation auf.
- **Stumpfschmerzen** dagegen sind Nozizeptorschmerzen, die z. B. durch lokale Entzündungen nach einer frischen Amputation oder durch eine Irritation durch die Prothese auftreten.

3.3.3 Kopf- und Gesichtsschmerzen

Grundlagen

Zu den häufigsten Kopf- und Gesichtsschmerzen zählen:
- Migräne
- Kopfschmerz vom Spannungstyp
- Clusterkopfschmerz
- medikamenteninduzierter Kopfschmerz
- Trigeminusneuralgie.

3.3.3 Kopf- und Gesichtsschmerzen

Grundlagen

Kopf- und Gesichtsschmerzen sind in den westlichen Industrienationen sehr weit verbreitet. Der Kopfschmerz wird nach der International Headache Society (IHS) in 14 Hauptgruppen bzw. 212 Kopfschmerzformen eingeteilt. Im Folgenden wird auf häufig auftretende Kopf- und auch Gesichtsschmerzen näher eingegangen:
- Migräne
- Kopfschmerz vom Spannungstyp
- Clusterkopfschmerz
- medikamenteninduzierter Kopfschmerz
- Trigeminusneuralgie und andere Formen des Gesichtsschmerzes.

Allgemeine Diagnostik: Bei der Diagnostik von chronischen Kopfschmerzen sollten neben der Anamnese und körperlichen Untersuchung auch immer apparative Untersuchungen durchgeführt werden, um evtl. bestehende intrakranielle Raumforderungen oder entzündliche Ursachen auszuschließen.

Allgemeine Diagnostik: Die Kopfschmerzarten können meist auf dem Boden der Anamnese und der körperlichen Untersuchung eingeteilt werden. Besonders wichtig ist die **Anamnese:** wie ist das zeitliche Ablaufmuster und die Intensität der Kopfschmerzen, nimmt der Patient Medikamente ein, gibt es Auslösefaktoren?

Bei persistierenden Kopfschmerzen sollten immer auch **apparative Untersuchungen**, wie eine Computertomographie, Dopplersonographie oder eine Liquoruntersuchung durchgeführt werden, um eventuelle bestehende intrakranielle Raumforderungen oder entzündliche Ursachen auszuschließen.

Migräne

Epidemiologie: Die Inzidenz der Migräne beträgt in den Industrienationen 5–8 % bei Männern und 12–16 % bei Frauen, wobei der Krankheitsbeginn zwischen dem 10. und 30. Lebensjahr liegt. Mehr als 80 % der Patienten haben eine Migräne ohne Aura.

Pathogenese: Sie ist noch nicht endgültig geklärt, beruht aber wahrscheinlich auf einer neurogenen Entzündung im Bereich des Hirnstammes, die in Folge einer Freisetzung von Neuropeptiden, Prostaglandinen und Substanz P entsteht. Weiterhin wird eine Störung des Serotoninstoffwechsels diskutiert. Die Auraphänomene werden durch eine kortikale Aktivitätsminderung in Verbindung mit einer Minderperfusion erklärt.

Klinik:

- zumeist einseitiger Kopfschmerz mit einer Attackendauer zwischen 4 und 72 Stunden
- Verstärkung durch körperliche Aktivität
- pulsierende, stechende Schmerzen
- Begleitsymptome:
  - Übelkeit/Erbrechen
  - Photophobie
  - Phonophobie.

Von einer **Aura** spricht man, wenn den Symptomen der Migräne folgende neurologische Ausfälle vorausgehen:

- Sehstörungen
- Sprachstörungen
- Parästhesien
- Paresen.

Behandlung der Migräneattacke: Die Behandlung ist abhängig vom Schweregrad der Attacke. Der Patient erhält aufgrund einer regelmäßig vorhandenen Störung der Magenentleerung 20 mg Metoclopramid sowie 1 g Acetylsalicylsäure oder 1 g Metamizol oder 1 g Paracetamol (bei Erbrechen als Suppositorium). Handelt es sich um eine schwere Attacke oder sind die genannten Medikamente wirkungslos werden Triptane eingesetzt (z. B. 50–100 mg Sumatriptan, ggf. intranasal).

Prophylaxe: Eine Prophylaxe sollte durchgeführt werden, wenn die Attacken nicht auf eine Akuttherapie ansprechen, länger als 48 Stunden dauern, schwere Auren auftreten oder die Attackenfrequenz > 2 pro Monat beträgt.
Die allgemeinen Maßnahmen bestehen in der Vermeidung von Auslösern, wie z. B. Alkohol, Kaffee, Schokolade und Rotwein, dem Einhalten eines regelmäßigen Schlaf-wach-Rhythmus sowie in der Erarbeitung von Stressbewältigungskonzepten.
Die medikamentöse Prophylaxe wird mit Hilfe von β-Blockern (z. B. Metoprolol), dem Kalziumkanalblocker Flunarizin oder dem Antikonvulsivum Topiramat durchgeführt.

Kopfschmerz vom Spannungstyp

Epidemiologie: Diese Kopfschmerzform ist der häufigste Kopfschmerz überhaupt.

Als Pathophysiologisch wird eine vermehrte Anspannung der Nackenmuskulatur bzw. eine Schwellenwertverstellung des zentralen nozizeptiven Systems diskutiert.

Formen: Unterschieden wird dabei in einen episodischen Kopfschmerz (< 180 Tage/Jahr) und einen chronischen Spannungskopfschmerz (> 180 Tage/Jahr).

Migräne

Epidemiologie: Inzidenz Männer 5–8 %, Frauen 12–16 %. Erkrankungsbeginn zwischen 10. und 30. Lj.

Pathogenese: Die Migräne beruht wahrscheinlich auf einer neurogenen Entzündung im Bereich des Hirnstammes. Auraphänomene werden durch eine kortikale Aktivitätsminderung erklärt.

Klinik:

- meist einseitiger Kopfschmerz, Attackendauer 4–72 Stunden
- Verstärkung durch körperliche Aktivität
- pulsierende, stechende Schmerzen
- Begleitsymptome: Übelkeit/Erbrechen, Photophobie, Phonophobie.

- Aurasymptome (gehen den Kopfschmerzen voraus): Sehstörungen, Sprachstörungen, Parästhesien, Paresen.

Behandlung der Migräneattacke: Applikation von Metoclopramid, Acetylsalicylsäure 1 g oder Metamizol 1 g oder Paracetamol 1 g, ggf. auch Triptane.

Prophylaxe: Sinnvoll bei fehlender Wirkung der Akuttherapie, Attacken > 48 h, schweren Auren oder einer Attackenfrequenz > 2 pro Monat.
Maßnahmen: Vermeidung auslösender Ursachen, Gabe von β-Blockern oder Flunarizin.

Kopfschmerz vom Spannungstyp

Epidemiologie: Häufigste Kopfschmerzform.

Pathophysiologie: Vermehrte Anspannung der Nackenmuskulatur bzw. eine Schwellenwertverstellung des zentralen nozizeptiven Systems?

Formen:

- episodisch (< 180 Tage/Jahr)
- chronisch (> 180 Tage/Jahr).

Klinik:

- holokranieller Dauerkopfschmerz
- dumpf, drückender Charakter
- Zunahme im Tagesverlauf
- gelegentlich Photophobie.

Therapieoptionen:

- trizyklische Antidepressiva
- Acetylsalicylsäure
- Paracetamol
- TENS und Akupunktur
- Stressmanagement
- Physiotherapie zur Reduktion des muskulären Stresses und Vermeidung unphysiologischer Sitzpositionen.

Clusterkopfschmerz

Formen, Epidemiologie:

- **episodisch (80–90 %):** Dauer 7 d bis 1 Jahr, Remission > 14 d
- **chronisch:** Dauer > 1 Jahr, Remission < 14 d
- Männer >> Frauen.

Pathogenese: Vermutet wird eine aseptische Entzündung sowie eine Vasodilatation im Bereich des Sinus cavernosus.

Klinik:

- heftigster, streng einseitiger periorbitaler Kopfschmerz
- Attackendauer 15–180 min
- Begleitsymptome, z. B. Ptose, Miose, Rhinorrhö
- meist nachts oder in den frühen Morgenstunden.

Therapie der Attacke:

- Inhalation von Sauerstoff
- Sumatriptan 6 mg s. c.
- ggf. intranasal Lidocain 4 %.

Prophylaxe:

- Auslöser vermeiden (z. B. Alkohol)
- Verapamil bis zu 3 × 80 mg/d
- Ergotamintartrat 2–4 mg
- Prednisolon.

Medikamenteninduzierter Kopfschmerz

Die regelmäßige Einnahme von Analgetika kann selbst Kopfschmerzen auslösen.

Klinik: dumpf-drückender Dauerkopfschmerz (häufig bilateral), Übelkeit, Verstärkung bei körperlicher Anstrengung.

Klinik:

- holokranieller Dauerkopfschmerz
- dumpf, drückender Charakter
- Zunahme im Verlauf des Tages
- gelegentlich Photophobie.

Therapieoptionen:

- trizyklische Antidepressiva (Amitriptylin), insbesondere als Prophylaxe bei chronischem Kopfschmerz
- Acetylsalicylsäure
- Paracetamol
- TENS und Akupunktur
- Stressmanagement
- weiterhin sollte eine Physiotherapie zur Reduktion des muskulären Stresses und Vermeidung unphysiologischer Sitzpositionen durchgeführt werden.

Clusterkopfschmerz

Formen, Epidemiologie: Beim Clusterkopfschmerz wird zwischen episodischen (Dauer von 7 Tagen bis zu einem Jahr mit einer Schmerzremission > 14 Tage) und chronischen (Dauer > 1 Jahr mit Schmerzremission < 14 Tage) Kopfschmerzen unterschieden. Der episodische Kopfschmerz ist dabei mit 80–90 % am häufigsten. Männer sind deutlich häufiger betroffen als Frauen.

Pathogenese: Vermutet wird eine aseptische Entzündung sowie eine Vasodilatation im Bereich des Sinus cavernosus. In den meisten Fällen ist die Pathogenese jedoch ungeklärt.

Klinik:

- heftigster, streng einseitiger periorbitaler Kopfschmerz
- Attackendauer 15–180 Minuten
- Begleitsymptome wie Ptose, Miose, Rhinorrhö, Lakrimation etc.
- zumeist nächtliches Auftreten oder in den frühen Morgenstunden.

Therapie der Attacke:

- Inhalation von Sauerstoff
- Sumatriptan 6 mg s. c.
- ggf. intranasale Instillation von Lidocain 4 % bei rekliniertem zur betroffenen Seite gewendetem Kopf.

Prophylaxe:

- allgemein: Auslöser wie Alkohol und Nitroglycerin vermeiden
- Verapamil in steigender Dosierung (bis zu 3 × 80 mg/d)
- Ergotamintartrat 2–4 mg p. o., abendliche Applikation kann nächtlichen Anfall wirksam reduzieren
- Prednisolon (beginnen mit 80 mg/d, anschließend Dosisreduktion).

Medikamenteninduzierter Kopfschmerz

Die regelmäßige, tägliche und langfristige Einnahme von Analgetika wie z. B. ASS, Paracetamol, Triptanen und Ergotaminpräparaten kann selbst Kopfschmerzen auslösen. Man geht davon aus, dass 5–10 % der Kopfschmerzpatienten in einer Spezialambulanz analgetikainduzierten Kopfschmerz haben.

Klinik:

- dumpf-drückender Dauerkopfschmerz, häufig bilateral
- Übelkeit
- Verstärkung bei körperlicher Anstrengung.

Therapieoptionen:

- intensive Patientenaufklärung über Ursache der Kopfschmerzen
- Motivation zum Entzug fördern
- Entzug zumeist ambulant, selten stationär (bei zusätzlicher Einnahme von Barbituraten, Benzodiazepinen, Opiaten)
- Verhaltenstherapie
- medikamentöse Behandlung des Entzugskopfschmerzes nur in Ausnahmefällen: z. B. Naproxen 250–500 mg.

Trigeminusneuralgie

Tritt zumeist bei Patienten > 40 Jahre auf, bei jüngeren Patienten muss unbedingt an Multiple Sklerose gedacht werden. Die typische Trigeminusneuralgie wird durch einen Kontakt der sensiblen Nervenwurzel mit einem Gefäß im Kleinhirnbrückenwinkel hervorgerufen.

Klinik:

- einseitige, blitzartig einschießende unerträgliche Schmerzattacken im Versorgungsbereich (zumeist V_2 und V_3)
- Dauer: Sekunden bis 2 Minuten
- Auslöser: Essen, Zähneputzen, Rasieren, Berührung etc.

Therapieoptionen:

- Carbamazepin 600–1200 mg/d
- Phenytoin 300–400 mg/d
- GLOA (ganglionäre lokale Opioidanalgesie) des Ganglion cervicale superior mit Buprenorphin 0,03 mg in NaCl 0,9 %
- Ganglion-stellatum-Blockade
- Thermokoagulation des Ganglion Gasseri
- operativ: mikrovaskuläre Dekompression nach Janetta; Ausschaltung des Gefäß-Nerven-Kontaktes durch Interposition eines Kunststoffschwämmchens.

Bei anderen eher seltenen Kopf- und Gesichtsneuralgien (Glossopharyngeusneuralgie, Okzipitalisneuralgie etc.) erfolgt die Therapie analog zur medikamentösen Therapie bei Trigeminusneuralgien. Operative Verfahren kommen jedoch nur selten zum Einsatz.

Atypischer Gesichtsschmerz

Der atypische Gesichtsschmerz ist eine Ausschlussdiagnose. Oft besteht eine Komorbidität mit Depressionen, Angsterkrankungen und Schlafstörungen. In der Anamnese finden sich häufig multiple operative Eingriffe im Bereich der Zähne, des Kiefers und der Nasennebenhöhlen.

Klinik:

- täglich vorhandener Schmerz
- initial einseitig, nicht auf ein Innervationsgebiet des N. trigeminus beschränkt
- Ausdehnung des Schmerzes im Verlauf
- Schmerz wird als dumpf und schlecht lokalisierbar angegeben
- kein sensibles oder motorisches Defizit

Therapieoptionen:

- trizyklische Antidepressiva
- Vermeiden nicht indizierter operativer Eingriffe
- Psychotherapie.

Therapieoptionen:

- intensive Patientenaufklärung
- zum Entzug motivieren
- Entzug (meist ambulant)
- Verhaltenstherapie
- bei Entzugskopfschmerzen in Ausnahmefällen z. B. Naproxen 250–500 mg.

Trigeminusneuralgie

Die typische Trigeminusneuralgie wird durch einen Kontakt der sensiblen Nervenwurzel mit einem Gefäß im Kleinhirnbrückenwinkel hervorgerufen.

Klinik: Blitzartige, unilaterale, unerträgliche Schmerzattacken (sek bis 2 min) meist in V_2 und V_3. Mögliche Auslöser sind Essen, Zähneputzen, Rasieren.

Therapieoptionen:

- Carbamazepin
- Phenytoin
- GLOA (ganglionäre lokale Opioidanalgesie)
- Ganglion-stellatum-Blockade
- Thermokoagulation des Ganglion Gasseri
- operativ: mikrovaskuläre Dekompression nach Janetta.

Atypischer Gesichtsschmerz

Der atypische Gesichtsschmerz ist zumeist eine Ausschlussdiagnose. Es besteht oft eine Komorbidität mit Depressionen, Angsterkrankungen und Schlafstörungen.

Klinik:

- täglicher Schmerz (dumpf, schlecht lokalisierbar)
- initial einseitig, nicht auf Innervationsgebiet N. trigeminus beschränkt
- im Verlauf Ausdehnung
- kein sensibles oder motorisches Defizit.

Therapieoptionen: Trizyklische Antidepressiva, Vermeiden nicht indizierter operativer Eingriffe, Psychotherapie.

3.3.4 Tumorschmerzen

In Deutschland kommt es jedes Jahr bei 350.000–400.000 Menschen zu einem Neuauftreten von Tumorerkrankungen. 60–80 % dieser Patienten entwickeln im Verlaufe der Erkrankung Schmerzen.

90 % der Patienten können durch eine medikamentöse Therapie eine befriedigende Schmerzlinderung erreichen. Für die weiteren Patienten stehen verschiedenste interventionelle Maßnahmen zur Verfügung.

▶ Merke

Schmerzanalyse: Bei Tumorschmerzen muss zwischen nozizeptiven und neuropathischen Schmerzen unterschieden werden.

Grundsätze in der Tumorschmerz-therapie:
- Einnahme der Analgetika „nach der Uhr"
- WHO-Stufenplan
- Begleitmedikation (Laxanzien, Antiemetika)
- Einsatz von Koanalgetika
- orale Applikation
- Medikation für Durchbruchschmerzen
- Patientenaufklärung über Wirkung und Nebenwirkung
- Therapiekontrolle
- psychologische und verhaltensthera-peutische Behandlung.

3.3.4 Tumorschmerzen

Jedes Jahr kommt es in Deutschland bei 350.000–400.000 Menschen zu einem Neuauftreten von Tumorerkrankungen. Die überwiegende Mehrzahl der Patienten (60–80 %) entwickelt im Verlauf der Erkrankung insbesondere im Stadium der fortgeschrittenen Erkrankung Schmerzen. Patienten bei denen eine kurative Therapie der Erkrankung nicht mehr möglich ist, sollten in weit fortgeschrittenen Stadien der Erkrankung palliativmedizinisch behandelt werden. Im Mittelpunkt der Palliativmedizin steht die Behandlung von Symptomen, die sich im Verlauf der Erkrankung einstellen und die Lebensqualität der Patienten einschränken. Die Schmerztherapie ist dabei ein wichtiger Bestandteil der Palliativmedizin.

Es konnte gezeigt werden, dass 90 % der Patienten durch medikamentöse Therapie mit Analgetika eine befriedigende Schmerzlinderung erreichen können. Für die verbleibenden Patienten stehen verschiedenste interventionelle Maßnahmen zur Verfügung, die auch bei diesen Patienten eine weitgehende Schmerzlinderung ermöglichen.

In den letzten Jahren wird wieder verstärkt über die Zulassung aktiver Sterbehilfe diskutiert, insbesondere nach der Legalisierung der aktiven Sterbehilfe unter bestimmten Voraussetzungen in Holland im Jahr 2002.

> ▶ **Merke:** Solange allerdings in Deutschland weiterhin eine aus verschiedenen Gründen völlig unzureichende palliativmedizinische Versorgung herrscht und von ärztlicher Seite aufgrund von Wissensdefiziten im Bereich der Schmerztherapie oft nur eine unzureichende analgetische Versorgung durchgeführt wird, ist eine Diskussion um aktive Sterbehilfe fehlplatziert.

Ein Arzt, der an der Therapie von Patienten mit fortgeschrittenen Tumoren beteiligt ist, darf aber das Sterben eines Patienten nicht als persönliche Niederlage ansehen, sondern muss das Sterben eines solchen Patienten auch zulassen können und den Sterbeprozess mit einer adäquaten, bedarfsadaptierten Analgesie begleiten können.

Schmerzanalyse: Bei Tumorschmerzen muss grundsätzlich zwischen nozizeptiven und neuropathischen Schmerzen unterschieden werden.

Nozizeptive Schmerzen entstehen durch ein Tumor- oder Metastasenwachstum mit einer begleitenden Entzündungsreaktion. Je nach dem Entstehungsort der Schmerzen wird zwischen somatischen (Knochen, Gelenke, Muskeln) und viszeralen Schmerzen (Organe) unterschieden.

Neuropathische Schmerzen (Symptomatik siehe oben) entstehen im Gegensatz dazu durch eine Schädigung peripherer Nerven und/oder des zentralen Nervensystems. Hierbei kommt es häufig zur Infiltration von Nervenstrukturen (z. B. Plexus axillaris) oder zur Mitbeteiligung des sympathischen Nervensystems. Weiterhin kann die Tumorinfiltration zu einer Durchtrennung der Nerven bzw. Nervenwurzeln führen.

Grundsätze der Therapie von Tumorschmerzen: Wichtiger als bei allen anderen Schmerzen ist bei der Tumorschmerztherapie die Einhaltung einiger Grundsätze:
- Einnahme der Analgetika „nach der Uhr" (festes Zeitschema), um einen gleichmäßigen Blutspiegel aufrechtzuerhalten
- Applikation der Analgetika nach WHO-Stufenplan
- regelmäßige Verordnung von Begleitmedikation (Antiemetika, Laxanzien)
- adäquater Einsatz von Koanalgetika (Antidepressiva, Antikonvulsiva)
- Bevorzugung der oralen Applikation
- Medikation für Durchbruchschmerzen verordnen
- Aufklärung der Patienten und seiner Angehörigen über Wirkung und Nebenwirkungen der Therapie
- regelmäßige Therapiekontrolle
- frühzeitige psychologische und verhaltenstherapeutische Behandlung.

Insbesondere der zuletzt genannte Aspekt wird leider immer noch nicht adäquat durchgeführt. Eine erfolgreiche Therapie von Tumorschmerzen bedeutet nicht nur die Therapie von physischen Schmerzen sondern immer auch die Therapie nichtphysischer, emotionaler, psychologischer Aspekte. Diese Therapie ist nicht nur Aufgabe von Psychotherapeuten/Psychiatern, sondern von allen Berufsgruppen, die an der Therapie dieser Patienten beteiligt sind.

Nichtmedikamentöse Tumorschmerztherapie:
- Radiatio: Die Bestrahlung kann nach einer initialen Schmerzzunahme durch Ödembildung im Verlauf zu einer deutlichen Schmerzreduktion führen.
- Chemo- und Hormontherapie kann auch unabhängig von einem kurativen Ansatz zu einer Schmerzreduktion führen.
- Antibiotikatherapie bei infizierten Haut- und Weichteilmetastasen.

Nichtmedikamentöse Tumorschmerztherapie: Möglichkeiten sind eine Radiatio, Chemo-/Hormontherapie und Antibiotikatherapie (bei infizierten Haut-/Weichteilmetastasen).

▶ **Merke:** Bei Tumorpatienten darf auf keinen Fall übersehen werden, dass diese Patienten auch vom Tumor unabhängige Schmerzen (ca. 10%) haben können, die entsprechend behandelt werden müssen.

◀ Merke

Hierzu zählen akute postoperative Schmerzen nach entsprechenden Eingriffen, ebenso wie Kopfschmerzen, Arthritis, Bandscheibenprobleme etc. Weiterhin gibt es in bis zu 25% der Patienten auch therapiebedingte Schmerzen, wie Folgen der Chemotherapie oder Strahlentherapie.

Interventionelle Therapieverfahren: Die Indikation für eine interventionelle Therapie muss individuell getroffen werden. Hierbei muss berücksichtigt werden, dass nicht nur Patienten, die mit einer medikamentösen Therapie nicht entsprechend eingestellt werden können von einer interventionellen Schmerztherapie profitieren. Häufig kann durch eine interventionelle Schmerztherapie der Opioidbedarf der Patienten deutlich reduziert und Schmerzen maßgeblich gelindert werden.
Die interventionelle Schmerztherapie erfordert eine entsprechende Ausstattung wie z.B. ein CT und sollte aufgrund der notwendigen Analgosedierung nur durch Anästhesisten oder im Beisein von Anästhesisten durchgeführt werden.
Folgende interventionelle Verfahren können dabei zum Einsatz kommen:
- periphere Nervenblockaden
- rückenmarknahe Verfahren: intrathekale oder epidurale Analgesie mit Hilfe von Kathetern oder implantierten Schmerzmittelpumpen
- chemische Neurolysen:
  - Neurolyse des Ganglion coeliacum (bei Tumoren im Oberbauch)
  - Neurolyse des thorakalen oder lumbalen Grenzstranges bei neuropathischen Schmerzsyndromen
  - Neurolyse von Nervenwurzeln in den betroffenen Dermatomen.

Interventionelle Therapieverfahren: Davon können auch Patienten profitieren, die durch die medikamentöse Therapie ausreichend therapiert sind, da der Opioidbedarf gesenkt werden kann.

Die interventionelle Therapie erfordert eine entsprechende Ausstattung wie z.B. CT und sollte aufgrund der häufig notwendigen Analgosedierung von Anästhesisten durchgeführt werden. Möglichkeiten:
- periphere Nervenblockaden
- rückenmarknahe Verfahren
- chemische Neurolysen (Ggl. coeliacum, Grenzstrang, Nervenwurzeln).

3.3.5 Rückenschmerzen

3.3.5 Rückenschmerzen

Epidemiologie, sozialmedizinische Bedeutung: Nahezu 80% der Bevölkerung in den Industrienationen haben im Verlaufe ihres Lebens Rückenschmerzen. Diese führen häufig zu Arbeitsunfähigkeit, Krankenhausaufenthalten und zu andauernder Erwerbsunfähigkeit. Man geht davon aus, dass nur ca. 50% der Patienten mit chronischen Rückenschmerzen, die länger als 6 Monate anhalten, wieder in den Arbeitsprozess integriert werden können. Rückenschmerzen stehen in Deutschland bei der Anzahl der Arbeitsunfähigkeitstage weiterhin an erster Stelle. Die jährlichen Kosten für Rückenschmerzen betragen in Deutschland ca. 20 Milliarden Euro.

Epidemiologie, sozialmedizinische Bedeutung: Nahezu 80% der Bevölkerung in den Industrienationen haben im Verlaufe ihres Lebens Rückenschmerzen. Diese führen häufig zu Arbeitsunfähigkeit, Krankenhausaufenthalten und zu andauernder Erwerbsunfähigkeit.

Einteilung:
- **Dauer:** Akut (< 6 Monate) und chronisch (> 6 Monate).
- **Symptomatik:** Nichtradikulär (80–90 %) und radikulär.
- **Lokalisation:** Zervikal (35 %), lumbal (64 %) und thorakal (ca. 1 %).

Klinische Untersuchung:
- **Anamnese:** Beginn, Lokalisation, Intensität, Charakter, tageszeitliche Schwankung, Begleitsymptome, bisherige Therapie.
- **Körperliche Untersuchung** (S. 646). Dabei besonders auf Reflexe, Koordination, Oberflächen- und Tiefensensibilität sowie den Zustand der abhängigen Muskulatur und eventuelle Blasen- und Mastdarmstörungen achten.

Therapie: Die Behandlung von Rückenschmerzen sollte immer interdisziplinär mit den Kollegen der Orthopädie, Neurologie etc. und immer auch multimodal erfolgen, d. h. die somatischen, psychischen und sozialen Aspekte müssen berücksichtigt werden.

Grundsätze der Therapie:
- Patient adäquat aufklären
- medikamentöse Therapie (WHO-Stufenschema, S. 647) so kurz wie möglich
- bei nichtradikulärer Symptomatik nur kurzzeitige Entlastung
- bei radikulärer Symptomatik Entlastung, eventuell operative Dekompression
- ggf. TENS, Akupunktur
- ggf. intraartikuläre Facetteninjektion mit Lokalanästhetika
- bei chronischen Rückenschmerzen ggf. zusätzlich Antidepressiva
- ggf. therapeutische Blockaden.

Die Operationsindikation ist insgesamt zurückhaltend zu stellen.

Einteilung:
- **Dauer: Akute** (< 6 Monate) und **chronische Rückenschmerzen** (> 6 Monate).
- **Symptomatik: Nichtradikuläre (80–90 %)** und **radikuläre** Rückenschmerzen. Zu den nichtradikulären Schmerzen zählt man insbesondere entzündliche und degenerative Prozesse der Wirbelkörper, Wirbelgelenke und der Muskulatur, während es sich bei radikulären Schmerzen zumeist um entzündliche oder mechanische Irritationen durch die Bandscheibe, die Facettengelenke oder die Foramina intervertebralia einer oder mehrerer Nervenwurzeln handelt.
- **Lokalisation:** Zervikal (35 %), lumbal (64 %) und thorakal (ca. 1 %).

Klinische Untersuchung: Die spezifische Schmerzanamnese spielt auch bei den Rückenschmerzen eine entscheidende Rolle. Hierbei muss detailliert auf folgende Punkte eingegangen werden:
- Beginn der Schmerzen
- Lokalisation der Schmerzen
- Schmerzintensität
- Schmerzcharakter
- tageszeitliches Auftreten der Schmerzen
- Begleitsymptome
- bisherige Therapie (medikamentös, interventionell, operativ, psychotherapeutisch)

Die körperliche Untersuchung richtet sich nach den auf S. 646 geschilderten Grundsätzen. Ein besonderer Wert muss jedoch zusätzlich auf die Reflexe, die Koordination, Oberflächen- und Tiefensensibilität sowie den Zustand der abhängigen Muskulatur und eventuelle Blasen- und Mastdarmstörungen gelegt werden.

Therapie: Während akut auftretende Rückenschmerzen zumeist eine gute Prognose haben, sind viele der bisher angewandten Therapieformen bei chronischen Rückenschmerzen nicht effektiv. Die Behandlung sollte immer interdisziplinär mit den Kollegen der Orthopädie, Neurologie etc. sowie multimodal erfolgen. Multimodal bedeutet, dass die somatischen, psychischen aber auch sozialen Aspekte der Beschwerden berücksichtigt werden müssen. Ziel der multimodalen Therapie sollte es sein, die Wiederaufnahme körperlicher Aktivität zu fördern, die Dosierungen der Analgetika zu reduzieren, sowie letztendlich die berufliche Tätigkeit wieder aufzunehmen.

Weiterhin gilt für die Therapie von Rückenschmerzen Folgendes:
- adäquate Aufklärung der Patienten
- medikamentöse Therapie nach WHO-Stufenschema (S. 647) möglichst kurzzeitig
- bei nichtradikulärer Symptomatik nur kurzzeitige Entlastung, frühzeitige Mobilisierung, Rückenschule, Haltungsschulung
- bei radikulärer Symptomatik Entlastung, wirbelsäulenschonende Lagerung, Krankengymnastik, eventuell operative Dekompression
- TENS, Akupunktur
- intraartikuläre Facetteninjektion mit Lokalanästhetika zur Unterbrechung der Schmerzen und Ermöglichen der Bewegungstherapie
- bei chronischen Rückenschmerzen Einsatz von Antidepressiva zusätzlich zum WHO-Schema
- eventuell den Einsatz von therapeutischen Blockaden (epidural oder paravertebral) erwägen.

Die Operationsindikation ist insgesamt zurückhaltend zu stellen. Jedoch gibt es auch einige Indikationen, bei denen ein konservatives Vorgehen nicht gerechtfertigt ist. Hierzu zählen das Cauda-equina-Kompressionssyndrom mit Blasen und Mastdarmstörungen, akute Ausfallserscheinungen funktionell wichtiger Muskeln, Spinalkanalstenosen (durch Tumoren, Metastasen, Spondylolisthesen etc.) und konservativ nicht therapierbare Schmerzen.

Anhang

Häufig verwendete Medikamente

Indikationen, Dosierungsempfehlung, Wirkungen und Nebenwirkungen gebräuchlicher Medikamente

Generikum	Präparat (z. B.)	Empfohlene Dosierung	Indikationen	Wirkungen	Nebenwirkungen
▷ **Anästhetika/Hypnotika**					
Etomidat	Hypnomidate, Etomidat-Lipuro	0,2–0,3 mg/kg KG i. v.	Narkoseeinleitung	Kurzhypnotikum ohne analgetische Wirkung	Myoklonien, reversible Hemmung der Kortisolsynthese
Ketamin	Ketamin-X[1]	*Anästhesie:* i.v.: 1–2 mg/kg KG i.m.: 4–8 mg/kg KG *Analgesie:* 0,25–1mg/kg KG i.v.	Analgesie bei Notfallpatienten, Narkoseeinleitung bei Schock oder Asthma bronchiale, Status asthmaticus	Analgetikum: dissoziative Anästhesie	Tachykardie, Hypertonie, Salivation *Kontraindikationen:* Schädel-Hirn-Trauma ohne Beatmung, Eklampsie
S(+)-Ketamin	Ketanest S	0,5–1 mg/kg KG i.v.			
Thiopental	Trapanal	3–5 mg/kg KG i.v.	Narkoseeinleitung, zerebraler Krampfanfall, Status epilepticus, Hirndruck	Barbiturat: generalisierte zerebrale Dämpfung	Atemdepression bis Atemstillstand, arterielle Hypotonie *Kontraindikation:* akute intermittierende Porphyrie
Propofol	Disoprivan	1,5–2,5 mg/kg KG i.v. Erhaltungsdosis: 6–10 mg/kg KG/h i.v.	Narkoseeinleitung und -aufrechterhaltung	Hypnotikum ohne analgetische Eigenschaften	negative Inotropie und periphere Vasodilatation, Kreislauf- und Atemdepression
▷ **Antiarrhythmika**					
Adenosin	Adrekar	3–6 mg zügig i. v., ggf. 6–12 mg i.v.	AV-Reentry-Tachykardie	Hemmung der AV-Überleitung	Sinusbradykardie, Sinuspause
Metoprolol	Beloc, Lopresor	Erwachsene: 1–5 mg i.v.	tachykarde Hypertonie, supraventrikuläre Tachyarrhythmie, kardialer Risikopatient präop.	β-Rezeptorenantagonist	Blutdruckabfall, Bradykardie, SA-/AV-Blockierung *cave:* Hypovolämie, Herzinsuffizienz
Propranolol	Dociton	Erwachsene: 1–5 mg i.v.			
Flecainid	Tambocor	1–2 mg/kg KG i.v.	tachykarde, supraventrikuläre Rhythmusstörungen, WPW-Syndrom, paroxysmales Vorhofflimmern	negativ dromotrop, negativ bathmotrop	negativ inotrop
Lidocain	Xylocain	1–1,5 mg/kg KG i.v.	Kammerflattern, -flimmern (Indikation eingeschränkt), ventrikuläre Extrasystolien	Lokalanästhetikum: Suppression ventrikulärer Ektopien	gering negativ inotrop
Amiodaron	Cordarex	4–5 mg/kg KG i.v.	supraventrikuläre und ventrikuläre Arrhythmien, therapierefraktäres Kammerflimmern, -flattern	negativ dromotrop, negativ bathmotrop	negativ inotrop, Schilddrüsenfunktionsstörungen
Ajmalin	Gilurytmal	Erwachsene: 25–50 mg i.v.	symptom. supraventrikuläre und ventrikuläre Tachykardien, WPW-Syndrom		negativ inotrop
Verapamil	Isoptin	3–5 mg i. v.	supraventrikuläre Tachykardien, Tachyarrhythmia absoluta	Kalziumantagonist: Verlängerung der AV-Überleitungszeit, negativ inotrop	Herzinsuffizienz, AV-Block

X[1] = Firmenname als Anhängsel an Generikum

≡	Indikationen, Dosierungsempfehlung, Wirkungen und Nebenwirkungen gebräuchlicher Medikamente (Fortsetzung)				
Generikum	*Präparat (z. B.)*	*Empfohlene Dosierung*	*Indikationen*	*Wirkungen*	*Nebenwirkungen*
▷ **Antagonisten**					
Flumazenil	Anexate	Erwachsene: 0,2–0,25 mg i. v.	Benzodiazepin-überdosierung	Benzodiazepin-antagonist	Übelkeit, Erbrechen, Krampfanfall
Naloxon	Narcanti	ED Erwachsene: 0,2–0,4 mg i. v.	Opioid- und Heroinüberdosierung	Opiatantagonist	akutes Entzugs-syndrom
Neostigmin	Prostigmin	ED Erwachsene: 0,5–1 mg i. v.	Antagonisierung von nichtdpolarisierenden Muskelrelaxanzien	Hemmung der Acetylcholinesterase	Bradykardie, Bronchokonstriktion, Hypersalivation
Physostigmin	Anticholium	ED Erwachsene: 2 mg i. v.	zentrales anticho-linerges Syndrom (ZAS), akute und chronische Ver-giftung mit Atropin, Phenothiazinen, tri- oder tetrazyklischen Antidepressiva		
▷ **Antihistaminika**					
Clemastin (-hydrogen-fumarat)	Tavegil	Erwachsene: 2–4 mg i. v.	Therapie und Prophy-laxe anaphylaktischer bzw. anaphylaktoider Reaktionen	Histaminrezeptor-antagonist (H$_1$-Blocker)	Venenreizung, Sedierung
Ranitidin	Zantic, Sostril	Erwachsene: 50–100 mg i. v.	Therapie und Prophy-laxe anaphylaktischer bzw. anaphylaktoider Reaktionen, Ulcera ventriculi et duodeni	Histaminrezeptor-antagonist (H$_2$-Blocker)	bei zügiger i. v. Injektion Blutdruck-abfall und Herz-rhythmusstörungen
▷ **Antihypotonika**					
Etilefrin	Effortil	Erwachsene: 1–2 mg (bis 10 mg) i. v.	bradykarde Hypotonie, normfrequente, arterielle Hypotonie	α- und β-Stimulation, Tonisierung des Gefäßsystems, positive Inotropie	Tachykardie, Extrasystolie, Brady-kardie, Tachykardie, Stenokardien
Cafedrin + Theodrenalin	Akrinor	0,25–1 Ampulle (1 Amp = 200+10 mg) i. v.	Hypotonie perioperativ	β$_1$- und β$_2$-Stimulati-on, positiv inotrop	Tachykardie, Extrasystolie, Hypertension
▷ **Benzodiazepine**					
Diazepam	Valium	i. v.: 5–10 mg p. o.: 2–10 mg	Sedierung, Prä-medikation, zere-braler Krampfanfall	lang wirksames Benzodiazepin: Anxiolyse, Sedierung, Amnesie, Antikon-vulsion, zentrale Muskelrelaxierung	respiratorische Insuffizienz, *Kontraindikation:* Myasthenia gravis

☰ Indikationen, Dosierungsempfehlung, Wirkungen und Nebenwirkungen gebräuchlicher Medikamente (Fortsetzung)

Generikum	Präparat (z. B.)	Empfohlene Dosierung	Indikationen	Wirkungen	Nebenwirkungen
Midazolam	Dormicum	i. v.: 0,05–0,2 mg/kg KG p. o.: 3,75–15mg	Sedierung, Prämedikation, Narkoseeinleitung und -supplementierung, zerebraler Krampfanfall	kurz wirksames Benzodiazepin: Anxiolyse, Sedierung, Amnesie, Antikonvulsion, zentrale Muskelrelaxierung	respiratorische Insuffizienz, Blutdruckabfall bei zügiger i. v. Injektion, *Kontraindikation:* Myasthenia gravis
Flunitrazepam	Rohypnol	p. o.: 1–2 mg i. v.: 1–2 mg		mittellang bis lang wirksames Benzodiazepin: Anxiolyse, Sedierung, Amnesie, Antikonvulsion, zentrale Muskelrelaxierung	
Dikaliumclorazepat	Tranxilium	i. v.: 0,5–1mg/kg KG p. o.: 20–100 mg	Sedierung, Prämedikation	lang wirksames Benzodiazepin: Anxiolyse, Sedierung,	respiratorische Insuffizienz, *Kontraindikation:* Myasthenia gravis

▷ Bronchodilatatoren

Generikum	Präparat (z. B.)	Empfohlene Dosierung	Indikationen	Wirkungen	Nebenwirkungen
Fenoterol	Berotec Dosieraerosol	2 Hübe	Asthma bronchiale, Bronchospasmus, Tokolyse bei Geburtskomplikationen	β-Sympathikomimetikum	Tachykardie, Extrasystolie
Terbutalinsulfat	Bricanyl	Erwachsene: 0,5 mg s. c.	Asthma bronchiale, Bronchospasmus		
Theophyllin	Euphylong, Solosin	2–3 mg/kg KG i. v.	obstruktive Atemwegserkrankungen, Status asthmaticus	Xanthinderivat, Bronchodilatation	Übelkeit, Erbrechen, Tachykardie, Extrasystolie, Krampfanfall

▷ Digitalisglykoside

Generikum	Präparat (z. B.)	Empfohlene Dosierung	Indikationen	Wirkungen	Nebenwirkungen
Digoxin	Lanicor	Erwachsene: 0,25 mg 2x/d i. v. Erhaltungsdosis: 0,25–0,375 mg/d i. v.	Tachyarrhythmia absoluta, Myokardinsuffizienz	positiv inotrop, negativ dromotrop, negativ bathmotrop	Übelkeit, Farbensehen, Bradykardie, AV-Block, *cave:* Hypokaliämie
Digitoxin	Digimerck	Erwachsene: 0,25 mg 2x/d i. v. Erhaltungsdosis: 0,07–0,1 mg i. v.	Herzinsuffizienz bei eingeschränkter Nierenfunktion, Untergewicht		

▷ Diuretika

Generikum	Präparat (z. B.)	Empfohlene Dosierung	Indikationen	Wirkungen	Nebenwirkungen
Furosemid	Lasix	Erwachsene: 5–20 mg i. v. bei Lungenödem 40–80 mg i. v.	Hyperhydratation, Herzinsuffizienz, Lungenödem	Schleifendiuretikum: Hemmung der Natriumrückresorption	Hypovolämie, Hypokaliämie, Hypomagnesiämie, Hypokalzämie

≡ Indikationen, Dosierungsempfehlung, Wirkungen und Nebenwirkungen gebräuchlicher Medikamente (Fortsetzung)

Generikum	Präparat (z. B.)	Empfohlene Dosierung	Indikationen	Wirkungen	Nebenwirkungen
▷ Glukokortikoide					
Dexamethason	Fortecortin	Erwachsene: 4–8 mg (–40 mg) i. v.	PONV-Prophylaxe und -Therapie, Allergien, anaphylaktischer Schock, septisch-toxischer Schock, Status asthmaticus, antiödematöse Therapie bei intrakraniellen Operationen und perifokalem Ödem	Hemmung der Antigen-Antikörperreaktion, Hemmung der Mediatorenfreisetzung, Gefäßabdichtung, stabilisiert Zellmembranen, β-permissiver Effekt	Hyperglykämie, Ulcera ventriculi et duodeni, Immunsuppression
Hydrocortison	Hydrocortison	Erwachsene: 200–500 mg i. v.	Substitutionstherapie bei NNR-Insuffizienz		
Prednisolon	Solu-Decortin H	Erwachsene: 250–1000 mg i. v.	Allergien, anaphylaktischer Schock, septisch-toxischer Schock, Status asthmaticus		Hyperglykämie, Natrium- und Wasserretention, Ulcera ventriculi et duodeni, Immunsuppression
Methylprednisolon	Urbason	30 mg/kg KG als Bolus, dann 5,3 mg/kg KG über 24 h i. v.	spinales Trauma (Nutzen nicht nachgewiesen, fragliche Indikation)		
▷ Inhalationsanästhetika (Kurzprofile s. S. 175)					
Xenon					
Lachgas					
Halothan	Fluothane				
Enfluran	Ethrane				
Isofluran	Forene				
Desfluran	Suprane				
Sevofluran	Sevorane				
▷ Kalziumantagonisten					
Nifedipin	Adalat	0,01–0,02 mg/kg KG/h i. v.	Angina pectoris, hypertensive Krise	Senkung des koronaren Gefäßwiderstandes, periphere Gefäßerweiterung, negative Inotropie	starker Blutdruckabfall, Flush, Kopfschmerz, Tachykardie
Nimodipin	Nimotop	15 µg/kg KG/h i. v.	Vasospasmus bei Subarachnoidalblutung	intrazerebrale Vasodilatation	Blutdruckabfall
▷ Katecholamine (Dosierungen nach Wirkung und Bedarf über Perfusor)					
Adrenalin (Epinephrin)	Suprarenin	0,03–0,3 µg/kg KG/min i. v.	anaphylaktischer Schock, kardiogener Schock, Herz-Kreislauf-Stillstand	Erregung der α- und β-Rezeptoren: positiv inotrop, chronotrop, dromotrop, bathmotrop, Tonisierung der peripheren Gefäße	Tachykardie, Extrasystolie, Kammerflimmern, Anstieg des myokardialen O_2-Verbrauchs mit Stenokardien, Anstieg des peripheren Widerstands, Gangrän

Indikationen, Dosierungsempfehlung, Wirkungen und Nebenwirkungen gebräuchlicher Medikamente (Fortsetzung)

Generikum	Präparat (z. B.)	Empfohlene Dosierung	Indikationen	Wirkungen	Nebenwirkungen
Dopamin	Dopamin	0,5–10 µg/kg KG/min i. v.	Herz- und Kreislaufinsuffizienz, *cave:* Wirksamkeit zur Vermeidung des Nierenversagens ist nicht nachgewiesen!!	dosisabhängige Stimulation von dopaminergen, β- und α-Rezeptoren,	Tachykardie, Extrasystolie
Dobutamin	Dobutrex	2–10 µg/kg KG/min i. v.	kardiogener Schock, Myokardinsuffizienz	β-sympathikomimetisch, positiv inotrop, Nachlastsenkung	Tachykardie, Extrasystolie, Kammerflimmern
Noradrenalin (Norepinephrin)	Arterenol	0,03–0,3 µg/kg KG/min i. v.	Schock bei Versagen der Gefäßregulation, septischer und spinaler Schock, akuter Querschnitt, Lungenembolie	Erregung der α-Rezeptoren, Gefäßtonisierung mit Blutdruckerhöhung, Steigerung der zerebralen und koronaren Perfusion	Herzrhythmusstörungen, Stenokardien, Gangrän
Orciprenalin	Alupent	0,15–0,3 µg/kg KG/min i. v.	Bradykardien, AV-Überleitungsstörungen	β-sympathikomimetisch	Herzrhythmusstörungen

▷ **Koanalgetika** (Die genannten Medikamente werden u. a. in der Therapie chronischer Schmerzen eingesetzt.)

Generikum	Präparat (z. B.)	Empfohlene Dosierung	Indikationen	Wirkungen	Nebenwirkungen
Gabapentin	Neurontin	Steigerung bis maximal 1800–2400 mg/d p. o.	neuropathische Schmerzen (CRPS, Trigeminusneuralgie, postzosterische Schmerzen)	Bindung an spannungsabhängige Kalziumkanäle	Sedierung, Verwirrtheit, Ödeme
Pregabalin	Lyrica	75–300 mg p. o. 2x/d			
Amitriptylin *cave:* es werden zunehmend andere, neuere Antidepressiva zur Therapie chron. Schmerzen eingesetzt	Saroten	10–75 mg p. o. am Abend	neuropathische Schmerzen, Brennschmerzkomponente, Tumorschmerzen, chron. Spannungskopfschmerz, diab. Polyneuropathie	Aktivierung der zentralen noradrenergen und serotoninergen schmerzhemmenden Systeme durch Reuptake-Hemmung	Schwindel, Müdigkeit, Kopfschmerzen, Mundtrockenheit
Clonidin (s. auch unter Sympatholytika)	Catapresan	0,15–0,3 mg p. o.	neuropathische Schmerzen,	zentrale Sympatholyse, analgetisch, sedierend, anxiolytisch	Bradykardie, Blutdruckabfall, Sedierung
Dexamethason	Fortecortin	1–2 mg/d p. o. (bei Dauertherapie)	Knochen und Gelenkschmerzen, tumorbedingte Nervenkompression, Hirnmetastasen	Synthesehemmung proinflammatorischer Zytokine	Blutzucker und Blutdruckanstieg
Prednisolon	Decortin H	7,5–10 mg/d p. o. (bei Dauertherapie)			

weitere Koanalgetika:
- Laxanzien
- Antiemetika
- Antazida/Protonenpumpenhemmer
- Bisphosphonate
- Cannabis

Indikationen, Dosierungsempfehlung, Wirkungen und Nebenwirkungen gebräuchlicher Medikamente (Fortsetzung)					
Generikum	**Präparat (z. B.)**	**Empfohlene Dosierung**	**Indikationen**	**Wirkungen**	**Nebenwirkungen**
▷ **Muskelrelaxanzien**					
Mivacurium	Mivacron	0,15–0,25 mg/kg KG i. v. Erhaltungsdosis: 0,03–0,04 mg/kg KG i. v.	Muskelrelaxation zur Intubation für operative Eingriffe	nicht depolarisierendes, kurz wirkendes Muskelrelaxans, Abbau über Plasmacholinesterase	peripherer Atemstillstand, bei schneller Injektion, Blutdruckabfall durch Histaminfreisetzung möglich
Pancuroniumbromid	Pancuronium	0,08–0,1 mg/kg KG i. v.	Muskelrelaxation zur Intubation für lange operative Eingriffe	nicht depolarisierendes, lang wirkendes Muskelrelaxans	peripherer Atemstillstand, Tachykardien, Hypertonie
Vecuroniumbromid	Norcuron	0,08–0,1 mg/kg KG i. v. Erhaltungsdosis: 0,03–0,05 mg/kg KG i. v.	Muskelrelaxation zur Intubation für operative Eingriffe	nicht depolarisierendes, mittellang wirkendes Muskelrelaxans	peripherer Atemstillstand
Rocuroniumbromid	Esmeron	0,5–0,7 mg/kg KG i. v. Erhaltungsdosis: 0,1–2 mg/kg KG i. v.		nicht depolarisierendes, mittellang wirkendes Muskelrelaxans, Wirkeintritt fast so schnell wie bei Succinylcholin	peripherer Atemstillstand, selten Tachykardien
Succinylcholinchlorid	Pantolax, Lysthenon	1–2 mg/kg KG i. v.	Muskelrelaxation zur Intubation für kurze operative Eingriffe, v. a. bei Rapid Sequence Induction	depolarisierendes, kurz wirkendes Muskelrelaxans mit dem schnellsten Wirkeintritt und der kürzesten Wirkdauer	peripherer Atemstillstand, Kaliumfreisetzung, Bradykardie, Herzrhythmusstörungen *Kontraindikationen:* maligne Hyperthermie, neurale Muskelatrophien, Muskeldystrophien, Hyperkaliämie, Querschnittslähmung
Atracurium	Tracrium	0,5 mg/kg KG i. v. Erhaltungsdosis: 0,1 mg/kg KG i. v.	Muskelrelaxation zur Intubation für mittellange OP-Eingriffe	nicht depolarisierendes, mittellang wirkendes Muskelrelaxans	Histaminfreisetzung, peripherer Atemstillstand, Metabolit Laudanosin kann zerebrale Erregungszustände auslösen, keine Kumulation wegen Hofmann-Elimination
Cisatracurium	Nimbex	0,1–0,15 mg/kg KG i. v. Erhaltungsdosis: 0,05 mg/kg KG i. v.	Muskelrelaxation zur Intubation für operative Eingriffe		peripherer Atemstillstand, keine Kumulation wegen Hofmann-Elimination
▷ **Neuroleptika**					
Haloperidol	Haldol	Antiemese: 1–5 mg i. v.	Psychosen, Delir, Sedierung, Übelkeit und Erbrechen	Neuroleptikum, Antiemese, α-Rezeptorenblockade, Antihistaminikum	Blutdruckabfall möglich, extrapyramidale Bewegungsstörungen
Promethazin	Atosil	Erwachsene: 25–50 mg i. v.	Prämedikation, Sedierung	Neuroleptikum, Antihistaminikum	extrapyramidale Bewegungsstörungen

☰ Indikationen, Dosierungsempfehlung, Wirkungen und Nebenwirkungen gebräuchlicher Medikamente (Fortsetzung)

Generikum	Präparat (z. B.)	Empfohlene Dosierung	Indikationen	Wirkungen	Nebenwirkungen
▷ **Nichtopioid-Analgetika**					
Lysinace-tylsalicylat	Aspisol	Erwachsene: 500–1000 mg i. v. oder p. o. (max. 4–6 g/d)	leichte bis mittlere Schmerzzustände, Fieber, Entzündungen, akuter Myokardinfarkt	Prostaglandinsynthesehemmung, analgetisch, antipyretisch, antiphlogistisch	Blutungen wg. Thrombozytenaggregationshemmung, chronisch: Magen-Darm-Ulzera, Nierenschäden, Asthma
Metamizol	Novalgin	Erwachsene: 1–2,5 g i. v. (max. 4–6 g/d)	postoperative, posttraumatische Schmerzen, Koliken, hohes Fieber	analgetisch, antipyretisch, antiphlogistisch, Erschlaffung glatter Muskulatur	Blutdruckabfall, selten anaphylaktischer Schock, Agranulozytose
Para-cetamol	ben-u-ron	Erwachsene: 500–1000 mg p. o./rektal Kinder: 20–40 mg/kg KG p. o./rektal	leichte bis mittlere Schmerzzustände, Fieber	analgetisch, antipyretisch	bei akuter Intoxikation: Leberzerfall
	Perfalgan	Erwachsene: 1 g i. v. Kinder: 0,5 g i. v.			
Ibuprofen	Ibu-X[1]	400–2400 mg p. o./rektal	leichte bis mittlere Schmerzen, rheumat. Erkrankungen, Fieber	analgetisch, antipyretisch, antiphlogistisch	weniger Ulzera als unter Acetylsalicylsäure
▷ **Opioide**					
Alfentanil	Rapifen	10–40 µg/kg KG i. v.	Analgesie bei Allgemeinanästhesien, Analgetikum zur Analgosedierung		Atemdepression, Bradykardie, Übelkeit und Erbrechen, Thoraxrigidität, Miosis
Fentanyl	Fentanyl-Janssen	2–8 µg/kg KG i. v.			
Pethidin	Dolantin	0,5–1 mg/kg KG i. v.	postoperative Analgesie, postoperatives Shivering		Atemdepression, Übelkeit und Erbrechen
Piritramid	Dipidolor	0,1–0,2 mg/kg KG i. v.	postoperative Analgesie		Atemdepression, Bradykardie, Übelkeit und Erbrechen
Sufentanil	Sufenta (mite)	0,25–1 µg/kg KG i. v.	Analgesie bei Allgemein- und Regionalanästhesien	zentrale Analgesie	Atemdepression, Bradykardie, Übelkeit und Erbrechen, Thoraxrigidität, Miosis
Remi-fentanil	Ultiva	Einleitungsdosis 0,6 µg/kg KG/min i. v. Erhaltungsdosis: 0,2–0,4 µg/kg KG/min i. v.	Analgesie bei Allgemeinanästhesien		
Morphin	Morphin-X[1]	0,1–0,15 mg/kg KG i. v.	starke und stärkste Schmerzen, akute und chronische Schmerztherapie		Atemdepression, Obstipation, Sedierung Pruritus Toleranz
▷ **Parasympatholytika**					
Atropin-sulfat	Atropin	Erwachsene: 0,5–2 mg i. v.	Bradykardie, Alkylphosphatintoxikation	Reduzierung des Parasympathikotonus durch muskarinartige Wirkung	Tachykardie, trockene Schleimhäute, Harnverhalt, Temperaturerhöhung bei Kindern
Glycopyr-ronium	Robinul	Erwachsene: 0,1–0,2 mg i. v.	Bradykardie, Magen-Darm-Spasmen	Reduzierung des Parasympathikotonus	Tachykardie, trockene Schleimhäute
Butylsco-polamini-umbromid	Buscopan	Erwachsene: 5–20 mg i. v.	gastrointestinale Spasmen und Schmerzen, Koliken	Relaxation der glatten Muskulatur	Tachykardie, Mundtrockenheit

X[1] = Firmenname als Anhängsel an Generikum

≡ | **Indikationen, Dosierungsempfehlung, Wirkungen und Nebenwirkungen gebräuchlicher Medikamente (Fortsetzung)**

Generikum	Präparat (z. B.)	Empfohlene Dosierung	Indikationen	Wirkungen	Nebenwirkungen
▷ **Sympatholytika**					
Clonidin	Catapresan	Erwachsene: 0,075–0,15 mg i. v.	Hypertonie, Zustände gesteigerter sympathischer Aktivität (Narkosesupplementierung, postoperatives Shivering, Opiat- und Alkoholentzug)	Reduktion des Sympathikotonus durch zentralen α_2-Rezeptoragonismus, zusätzlich periphere Alpharezeptorenblockade	Bradykardie, Blutdruckabfall (bei Gabe i. v. initial Blutdruckanstieg durch periphere Alphablockade möglich), Sedierung
Urapidil	Ebrantil	0,35 mg/kg KG i. v.	normfrequente Hypertonie, hypertensive Krise	peripherer α_1-Rezeptorenblocker, zentraler Serotoninantagonist	selten orthostatische Dysregulation
▷ **Vasodilatatoren**					
Dihydralazin	Nepresol	Erwachsene: 6,25–12,5 mg i. v.	Hypertonie (besonders bei EPH-Gestose)	Erweiterung der Arteriolen	Kopfschmerz, Übelkeit, Tachykardie
Nitroglycerin (Glyceroltrinitrat)	Nitrolingual, Trinitrosan	0,01–0,1 mg/kg KG i. v. Erhaltungsdosis über Perfusor: 1–6 mg/h i. v.	Angina pectoris, kardiogenes Lungenödem, hypertensive Krise	venöse und arterielle Vasodilatation, Vorlastsenkung	Kopfschmerz, Übelkeit, Blutdruckabfall, Tachykardie
Nitroprussid-Natrium	Nipruss	0,3–8 µg/kg KG/min i. v.	hypertensive Krise, kontrollierte Hypotension, Herzinsuffizienz mit »low-output«-Syndrom	Erweiterung der Arteriolen, weniger der Venolen	überschießende Blutdrucksenkung, Zyanidintoxikation
▷ **Varia**					
Calcium	Calciumgluconat, Calciumchlorid	15–20 mg/kg KG i. v.	Hypokalzämie, Hyperkaliämie, Allergien	positiv inotrop, Erhöhung des peripheren Gefäßtonus	Herzmuskelkontraktur bei Überdosierung »stone heart«) *cave:* digitalisierte Patienten
Desmopressin	Minirin	antidiuretisch: 0,03–0,06 µg/kg KG i. v., s. c., i. m. oder intranasal	zentraler Diabetes insipidus, Hämophilie A und von-Willebrand-Jürgens-Syndrom	antiuretisch wie Vasopressin, erhöht die F-VIII-Aktivität	Schwindel, Zittern, Blässe, abdominelle Krämpfe, RR-Anstieg, HRST, AP, allerg. Reaktionen
Metoclopramid	Paspertin	Erwachsene: 10–30 mg i. v.	Übelkeit, Erbrechen, Singultus	zentrale antiemetische Wirkung, Förderung der Magenentleerung	extrapyramidale Bewegungsstörungen
▷ **Lokalanästhetika** (s. a. Kap. 5, Regionalanästhesie)		maximale Einzeldosierung (z. B. PNB) ohne Adrenalin / mit Adrenalin			
Lidocain	Xylocain	ohne Adrenalin: 400 mg	mit Adrenalin: 500 mg		
Mepivacain	Scandicain	400 mg	500 mg		
Bupivacain	Carbostesin	150 mg	150 mg		
Ropivacain	Naropin	300 mg	300 mg		
Prilocain	Xylonest	600 mg	600 mg		

☰ Indikationen, Dosierungsempfehlung, Wirkungen und Nebenwirkungen gebräuchlicher Medikamente (Fortsetzung)					
Generikum	**Präparat (z. B.)**	**Empfohlene Dosierung**	**Indikationen**	**Wirkungen**	**Nebenwirkungen**
▷ **Serotoninantagonisten**					
Dolasetron	Anemet	Erwachsene: i.v.: 12,5 mg p.o.: 50 mg	Übelkeit, Erbrechen perioperativ und bei Chemotherapie	selektive Blockade zentraler 5-HT$_3$-Rezeptoren	Kopfschmerzen, Flush bei rascher i.v. Gabe, vorübergehende Sehstörungen, Obstipation, Diarrhö
Granisetron	Kevatril	Erwachsene: 3 mg i.v.			
Ondansetron	Zofran	Erwachsene: i.v.: 4–8 mg p.o.: 4–8 mg			
Tropisetron	Navoban	Erwachsene: i.v.: 2 mg p.o.: 5 mg			

Quellenverzeichnis

Abbildungen

A-4.13c Berghaus, A., Rettinger, G., Böhme, G.: Duale Reihe Hals-Nasen-Ohren-Heilkunde. Thieme, Stuttgart 1996

A-4.16 Schünke, M., Schulte, E., Schumacher, U.: PROMETHEUS LernAtlas der Anatomie – Hals und Innere Organe. Thieme, Stuttgart 2005

A-4.48 nach Roewer, N., Thiel, H.: Anästhesie compact. 2. Aufl., Thieme, Stuttgart 2001

A-4.49a,b,c Rassow, J., Hauser, K., Netzker, R., Deutzmann, R.: Duale Reihe Biochemie. Thieme, Stuttgart 2006

A-5.4 nach Schünke, M., Schulte, E., Schumacher, U.: PROMETHEUS LernAtlas der Anatomie – Allgemeine Anatomie und Bewegungssystem. Thieme, Stuttgart 2005

A-5.5 nach Schünke, M., Schulte, E., Schumacher, U.: PROMETHEUS LernAtlas der Anatomie – Allgemeine Anatomie und Bewegungssystem. Thieme, Stuttgart 2005

A 5-12 nach Schünke, M., Schulte, E., Schumacher, U.: PROMETHEUS LernAtlas der Anatomie – Allgemeine Anatomie und Bewegungssystem. Thieme, Stuttgart 2005

A-5.14a nach Meier, G., Büttner, J.: Atlas der peripheren Regionalanästhesie. Thieme, Stuttgart 2004

A-5.18b nach Schünke, M., Schulte, E., Schumacher, U.: PROMETHEUS LernAtlas der Anatomie – Kopf und Neuroanatomie. Thieme, Stuttgart 2006

A-5.25 Niesel, H.C., Van Aken, H.: Lokalanästhesie, Regionalanästhesie, Regionale Schmerztherapie. 2. Aufl., Thieme, Stuttgart 2003

B-3.1 nach Rossaint, R., Werner, C., Zwißler, B.: Die Anästhesiologie. Springer, Berlin, Heidelberg 2004

B-3.3 nach Rossaint, R., Werner, C., Zwißler, B.: Die Anästhesiologie. Springer, Berlin, Heidelberg 2004

B-3.4 Reiser, M., Kuhn, F.-P., Debus, J.: Duale Reihe Radiologie. 2. Aufl., Thieme, Stuttgart 2006

B-4.1 Moll, I.: Duale Reihe Dermatologie. 6. Aufl., Thieme, Stuttgart 2005

B-4.3 Kaufmann, R., Podda, M., Landes, E.: Dermatologische Operationen. 3. Aufl., Thieme, Stuttgart 2005

B-10.2 Ohnesorge, H., Weber, R., Standl, T.: Anästhesie in der Urologie. AINS – Anästhesiologie Intensivmedizin Notfallmedizin Schmerztherapie 2001; 36:701–721, Thieme, Stuttgart

B-10.3 nach Schünke, M., Schulte, E., Schumacher, U.: PROMETHEUS LernAtlas der Anatomie. Thieme, Stuttgart 2005

B-11.8a, b Niesel, H.C., Van Aken, H.: Lokalanästhesie, Regionalanästhesie, Regionale Schmerztherapie. 2. Aufl., Thieme, Stuttgart 2003

B-12.1a,b,c Sartor, K.: Referenz-Reihe Radiologie, Neuroradiologie. 3. Aufl., Thieme, Stuttgart 2006

B-13.1 nach Kochs, E., Krier, C., Buzello, W., Adams, H. A.: ains Bd. 1, Anästhesiologie. Thieme, Stuttgart 2001

B-14.1 nach Schwing, C.: Klinikmanagement Aktuell 2002;68:8–10, WIKOM GmbH, Wegscheid

C-1.11a Oestmann, J. W.: Radiologie. 2. Aufl., Thieme, Stuttgart 2005

C-1.12b Reiser, M., Kuhn, F.-P., Debus, J.: Duale Reihe Radiologie. 2. Aufl., Thieme, Stuttgart 2006

C-1.14 Reiser, M., Kuhn, F.-P., Debus, J.: Duale Reihe Radiologie. 2. Aufl., Thieme, Stuttgart 2006

C-1.32 Hamm, Ch. W., Willems, S.: Checkliste EKG. 2. Aufl., Thieme, Stuttgart 2001

C-1.33a,b Hamm, Ch. W., Willems, S.: Checkliste EKG. 2. Aufl., Thieme, Stuttgart 2001

C-1.34 Hamm, Ch. W., Willems, S.: Checkliste EKG. 2. Aufl., Thieme, Stuttgart 2001

C-1.35 Hamm, Ch. W., Willems, S.: Checkliste EKG. 2. Aufl., Thieme, Stuttgart 2001

C-1.36 Hamm, Ch. W., Willems, S.: Checkliste EKG. 2. Aufl., Thieme, Stuttgart 2001

C-1.59 nach Schünke, M., Schulte, E., Schumacher, U.: PROMETHEUS LernAtlas der Anatomie – Allgemeine Anatomie und Bewegungssystem. Thieme, Stuttgart 2005

C 2-16a,b Schuster, H.-P., Trappe, H.-J.: EKG-Kurs für Isabel. 4. Aufl., Thieme, Stuttgart 2005

C 2-24a nach Hempelmann, G., Adams, H.-A., Sefrin, P.: ains Bd. 3, Notfallmedizin. Thieme, Stuttgart 1999

Sachverzeichnis

Halbfette Seitenzahl: Auf dieser Seite wird das Stichwort ausführlich besprochen.

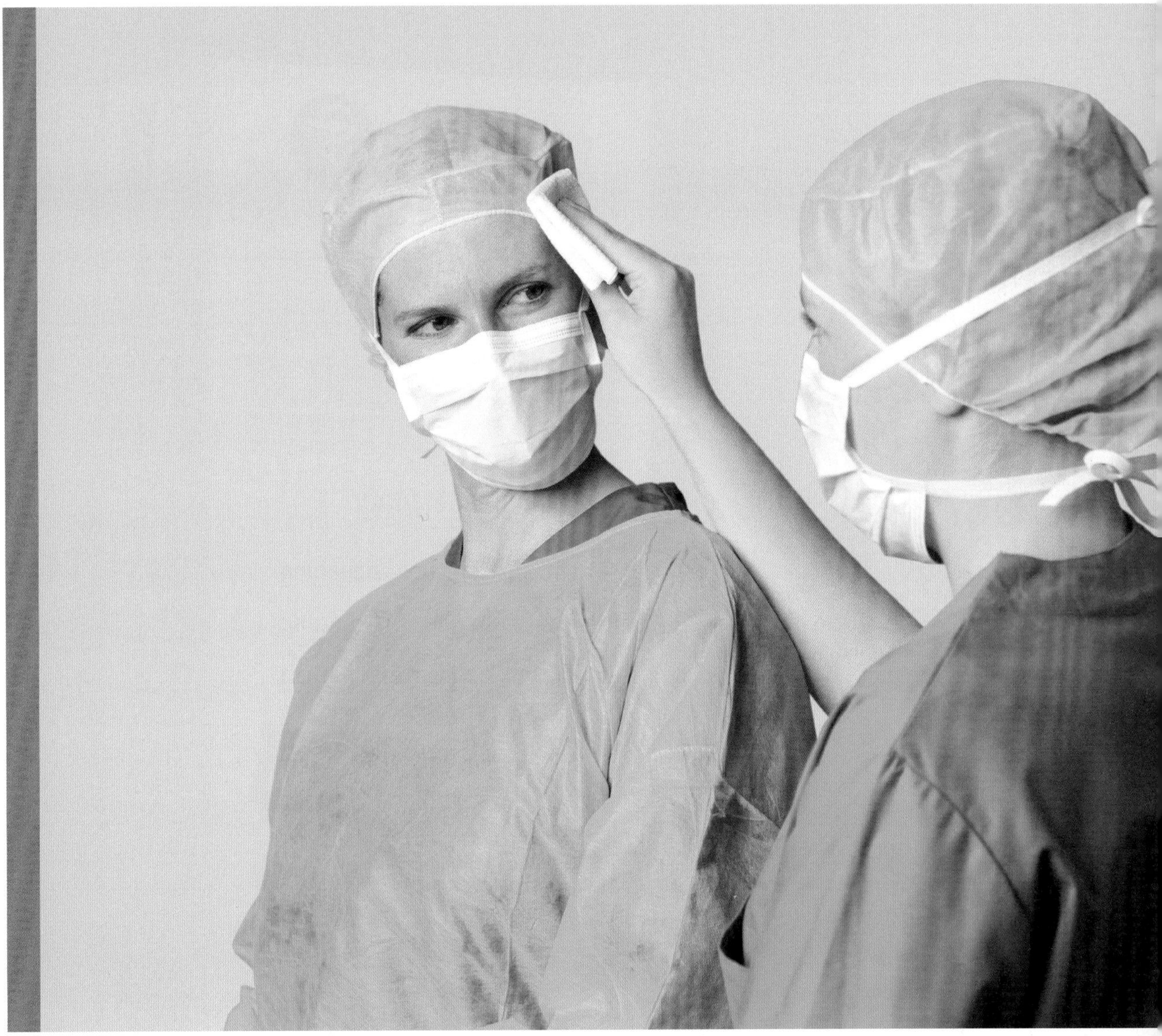

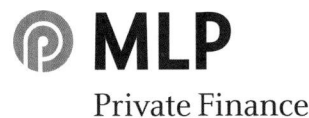

Es gibt 2 Möglichkeiten, bei Ihren Finanzen nicht ins Schwitzen zu kommen.

1. Sie lassen abtupfen.
2. Sie konsultieren Ihren MLP-Berater.

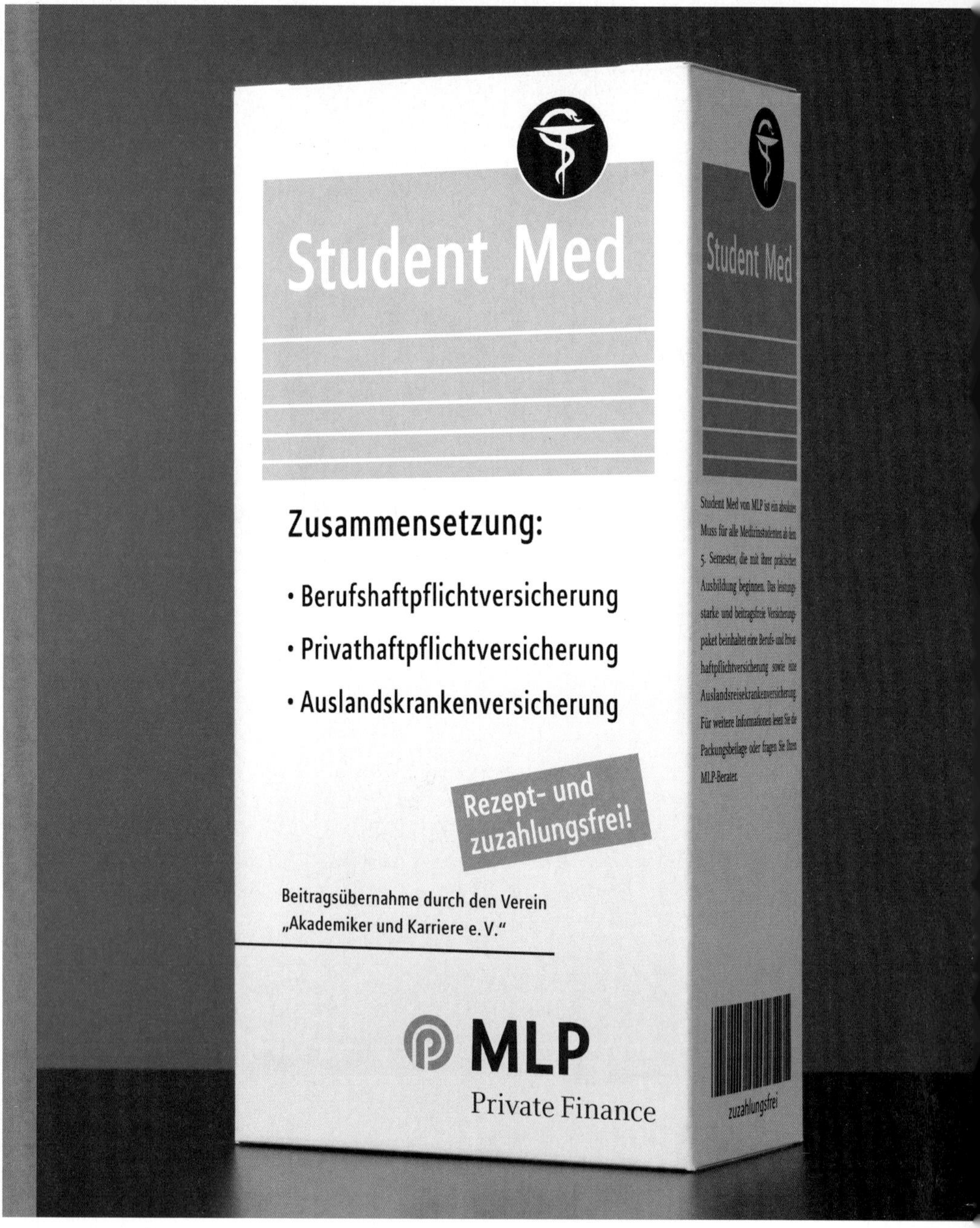

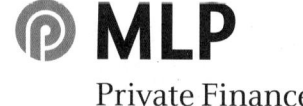